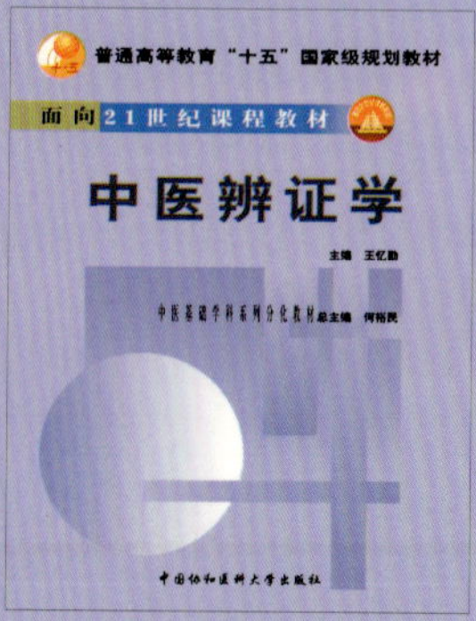

ISBN 7-81072-441-X

9 787810 724418 >

ISBN 7-81072-441-X/R · 436 定价：23.20元

当代呼吸病学进展

(Update in Pulmonary Medicine)

朱元珏　名誉主编
蔡柏蔷　肖　毅　主　编
王孟昭　许文兵　副主编

中国协和医科大学出版社

图书在版编目（CIP）数据

当代呼吸病学进展／蔡柏蔷，肖毅主编．—北京：中国协和医科大学出版社，2008.5
ISBN 978-7-81136-019-6

Ⅰ．当…　Ⅱ．①蔡…②肖…　Ⅲ．呼吸系统疾病-诊疗　Ⅳ．R56

中国版本图书馆CIP数据核字（2008）第028332号

当代呼吸病学进展

主　　编：蔡柏蔷　肖　毅
责任编辑：陈永生　李春宇

出版发行：中国协和医科大学出版社
（北京东单三条九号　邮编100730　电话65260378）
网　　址：www. pumcp. com
经　　销：新华书店总店北京发行所
印　　刷：北京丽源印刷厂

开　　本：787×1092毫米　1/16开
印　　张：57
字　　数：1200千字
版　　次：2008年4月第一版　2008年4月第一次印刷
印　　数：1—5000
定　　价：150.00元

ISBN 978-7-81136-019-6/R·019

内容简介

《当代呼吸病学进展》一书由北京协和医院为主的国内57位有丰富临床经验的专家和教授共同编写而成。全书包括4篇：疾病篇、指南解读篇、新技术、新疗法和新药篇以及临床病案讨论篇。第1～3篇分68章，第4篇介绍24个病例。其内容主要阐述了进入21世纪之后呼吸病学方面的最新进展，例如：慢性阻塞性肺疾病（COPD）的新指南，对肺动脉高压和急性呼吸窘迫综合征的新认识，间质性肺疾病的新分类，对结缔组织病相关性肺部病变发生机制的新见解，睡眠呼吸暂停综合征研究的新观念，社区和医院内获得性肺炎诊治指南，肺癌化疗新方案和介入肺脏病学等。书中对当代呼吸病学中的这些热点问题逐一作了详尽论述，并将一些已经成熟的呼吸内科新理论、新技术和新疗法作深入浅出的阐述。本书对呼吸科医师、高等医学院校教师及呼吸专业研究生均有较好的参考价值。

编　者（按汉语拼音排列）

白春学　复旦大学附属中山医院肺科
蔡柏蔷　中国医学科学院北京协和医院呼吸内科
曹　彬　首都医科大学附属北京朝阳医院、北京市呼吸疾病研究所感染和临床微生物科
高金明　中国医学科学院北京协和医院呼吸内科
顾　晴　中国医学科学院阜外心血管病医院
郭英华　中国医学科学院阜外心血管病医院
何　健　中国医学科学院北京协和医院呼吸内科
何建国　中国医学科学院阜外心血管病医院
贺正一　首都医科大学附属北京友谊医院
侯小萌　中国医学科学院北京协和医院呼吸内科
黄　慧　中国医学科学院北京协和医院呼吸内科
黄　蓉　中国医学科学院北京协和医院呼吸内科
黄克武　首都医科大学附属北京朝阳医院、北京市呼吸疾病研究所
李　俊　中国医学科学院北京协和医院呼吸内科
李　强　上海第二军医大学附属长海医院呼吸内科
李龙芸　中国医学科学院北京协和医院呼吸内科
林耀广　中国医学科学院北京协和医院呼吸内科
留永健　中国医学科学院北京协和医院呼吸内科
柳　涛　中国医学科学院北京协和医院呼吸内科
彭　敏　中国医学科学院北京协和医院呼吸内科
钱　骏　中国医学科学院北京协和医院呼吸内科
邵　池　中国医学科学院北京协和医院呼吸内科
施　毅　南京军区南京总医院、南京大学医学院临床学院
施举红　中国医学科学院北京协和医院呼吸内科
宋　勇　南京军区南京总医院、南京大学医学院临床学院
苏　楠　卫生部中日友好医院呼吸内科
孙永昌　首都医科大学附属北京同仁医院呼吸内科
田欣伦　中国医学科学院北京协和医院呼吸内科
童朝晖　首都医科大学附属北京朝阳医院、北京呼吸疾病研究所
王　辰　首都医科大学附属北京朝阳医院、北京呼吸疾病研究所
王　辉　中国医学科学院北京协和医院检验科
王　薇　中国医学科学院北京协和医院呼吸内科

王京岚　中国医学科学院北京协和医院呼吸内科
王孟昭　中国医学科学院北京协和医院呼吸内科
吴　东　中国医学科学院北京协和医院内科
肖　毅　中国医学科学院北京协和医院呼吸内科
谢海雁　中国医学科学院北京协和医院呼吸内科
谢万木　首都医科大学附属北京朝阳医院、北京呼吸疾病研究所
徐　凌　上海交通大学附属第六人民医院肺内科
徐凯峰　中国医学科学院北京协和医院呼吸内科
徐兴祥　中国人民解放军88医院呼吸科
徐作军　中国医学科学院北京协和医院呼吸内科
许文兵　中国医学科学院北京协和医院呼吸内科
殷凯生　南京医科大学第一附属医院呼吸内科
翟惠芬　首都医科大学附属北京友谊医院
翟振国　首都医科大学附属北京朝阳医院、北京呼吸疾病研究所
张　弘　中国医学科学院北京协和医院呼吸内科
张　力　中国医学科学院北京协和医院呼吸内科
张伟宏　中国医学科学院北京协和医院放射科
张晓彤　中国医学科学院北京协和医院呼吸内科
张宇飞　中国人民解放军88医院呼吸科
赵蓓蕾　南京军区南京总医院、南京大学医学院临床学院
甄俊风　中国医学科学院北京协和医院内科
钟　巍　中国医学科学院北京协和医院呼吸内科
钟　旭　中国医学科学院北京协和医院呼吸内科
朱敏立　中国医学科学院北京协和医院呼吸内科
朱元珏　中国医学科学院北京协和医院呼吸内科

序

临床医学是一门不断发展的科学，新的研究和临床实践正在不断地丰富着医学知识，诊断和治疗技术也在不断地发生革命性的变化。进入21世纪后，呼吸病学取得了突飞猛进的发展，对呼吸系统疾病的认识和研究也跃上了一个新的台阶，国内外呼吸系统疾病的诊断和治疗的新指南不断更新。例如，慢性阻塞性肺疾病（COPD）和哮喘的新指南，对肺动脉高压和急性呼吸窘迫综合征的新认识，对结缔组织病相关性肺部病变发生机制的新见解，间质性肺疾病的新分类，睡眠呼吸暂停综合征研究的新观念，社区和医院内获得性肺炎诊治指南和肺癌化疗新方案等等，这一切改变了既往对这些疾病（或症状）诊断和治疗的认识和观念。此外，由于当代呼吸内科临床科学技术的发展，介入肺脏病学的崛起，也使呼吸内科诊断和治疗技术发生了革命性的进展。

目前，COPD和哮喘仍是危害人民健康的最重要的呼吸系统疾病，近年来COPD和哮喘已受到世界各国的普遍重视，包括我国在内的许多国家先后制订了COPD和哮喘诊治指南。进一步加深对COPD和哮喘的认识，在治疗上发展新的支气管扩张剂或应用新型的抗炎药物等，还需要作长期、深入的研究。对于呼吸道感染性疾病，临床上虽然应用的抗菌药物种类和新药越来越多，但是，细菌对抗菌药物的耐药也越来越为临床医师所忧虑。间质性肺疾病的临床目前已有了新的认识，但其发病机制还需作进一步研究，尤其治疗目前仍是一个大难题。近50年来支气管肺癌的发病率也不断在增加，已成为一种多发病和常见病。我国在20世纪90年代城市居民中罹患癌症的顺序中，肺癌已占首位。因此，肺癌已成为呼吸内科中的重点临床医学课题之一。除此之外，睡眠呼吸暂停综合征、肺血栓栓塞、肺动脉高压、急性呼吸窘迫综合征和结核病的防治也都是呼吸内科医师关切的重大问题。本书对呼吸病学中的这些热点问题逐一作了详尽论述，并注意着重介绍相关新技术、新疗法和新药的最新进展。

当前，我国呼吸内科临床医学的诊断和治疗水平、科研和教学成果，有的已达到国际先进水平。但是，不少方面与国际一流标准还存在相当大的差距，新技术、新疗法和新药仍然需要不断引进和吸收。21世纪的呼吸内科医师既面临机遇，又任重道远。为了反应当代呼吸病学的最新进展，认识当代国际上呼吸病学的新理论和新学说，北京协和医院呼吸内科全体临床医师作为主体，联合国内著名呼吸病专家共同编著了这本反映当代呼吸内科最新进展的《当代呼吸病学进展》。本书共有四篇，分为疾病篇、指南解读篇、新技术、新疗法和新药篇以及临床病案讨论篇。力求反映21世纪初期国内外有关呼吸内科诊断和治疗的最新进展，也注重临床的实用性，试图努力将一些已经成熟的呼吸内科新理论、新技术和新疗法作简明扼要的阐述。相信本书对呼吸内科同道们有所帮助，对医学生、研究生等也有参考价值。

罗慰慈
2008年4月1日

前 言

呼吸系统疾病是危害人民健康的常见病和多发病，人类进入21世纪之后，其发病率仍呈不断上升的趋势，病死率甚高，据统计城市中因呼吸系统疾病死亡者居总死亡率的第3位，农村中则高居第1位。加强对呼吸系统疾病的防治，提高对呼吸系统疾病的诊疗技术水平是当前呼吸内科医师的迫切任务。

近10年来，呼吸系统疾病的诊治技术发展迅速，国内外呼吸系统疾病的诊断和治疗的新指南不断更新。例如，慢性阻塞性肺疾病全球倡议（Global Initiative for Chronic Obstructive Lung Disease，GOLD）和全球哮喘创议（Global Initiative for Asthma，GINA）每年不断在更新内容。现在呼吸病学方面的新概念、新技术和新疗法不断在涌现，同样也要求呼吸内科临床医师进行知识更新，并接受新事物。此外，呼吸内科医师也面临着新的挑战。众所周知，由于新抗菌药物的不断问世，呼吸系统感染性疾病曾一度得到满意的疗效，但近来由于产酶耐药菌株不断增多，许多条件致病菌如真菌、肺孢子菌和军团菌等已成为临床上常见的致病病原体，使难治性支气管－肺感染的病例亦日益增加，肺结核的发病率亦有回升趋势。另一方面，由于环境污染的缘故，吸烟人群的不断增加以及其他的职业性因素等，使慢性阻塞性肺疾病、支气管哮喘、肺癌、肺动脉高压、间质性肺疾病、肺栓塞、结节病、结缔组织疾病引起的肺损害以及免疫功能障碍导致的肺疾病亦日益增多。此外，通气功能调节障碍性疾病如睡眠呼吸暂停综合征、全身性疾病引起肺部损害、弥漫性肺间质纤维化、急性呼吸窘迫综合征等重危和复杂疾病的诊断和治疗，仍然面临着重重困难。因此，必须提高对呼吸系统疾病的诊疗技术水平，才能使这些病因繁多、病情复杂、病情严重的呼吸系统疾病得到合理的诊治。

从诊断技术的角度来看，当今呼吸内科临床的发展突飞猛进，许多新的诊疗技术应运而生，如病原学、细胞学、血清学、生物化学、免疫学、分子生物学、睡眠呼吸监测等得到进一步发展。而介入肺脏病学的崛起，使呼吸内科医师有了崭新的创造领域，呼吸内科介入治疗、内科胸腔镜检查、荧光和超声支气管镜检查及经支气管镜淋巴结活检等已开始应用于呼吸内科领域疾病的诊断和治疗，并取得了划时代的进展。各种有效的新抗菌药物、新型支气管扩张剂、肺癌化疗的新型药物和治疗肺动脉高压的新一代药物亦开始在呼吸内科临床上使用，使呼吸系统疾病的治疗日新月异，大幅度地提高了诊疗水平，收到了满意的效果。

为了适应呼吸内科诊疗水平的迅猛发展，总结经验，发扬光大，可以进一步提高从事本专业医师的诊疗技术水平，我们邀请全国从事呼吸内科专业的医师，特别是对诊疗技术具有丰富经验的著名专家，共同编写了这部《当代呼吸病学进展》一书，试图将呼吸学的临床进展、新指南和各种新出现的诊疗技术、新药等结合起来进行全面地阐述，尽量作到理论结合实践，力求达到实用的目的，以供同道们参阅借鉴。本书编写过程中，力求创新，避免重复其他教科书的模式，努力以临床为重点，突出论述当今呼吸内科的新进展、新理论和新学说，并且把呼吸内科的新技术、新药、新治疗方法作为介绍的重点。各章节的分工主要结合编者的专业特长和经验而定，文中论点尽量尊重编者的意见，一般不予更动，但在编写格式方面力求作到统一。限于主编者的学术水平和经验，书中不周、错漏之处在所难免，衷心希望呼吸内科的同道们不吝赐教，惠予纠正。对于书中存在的谬误和不当之处，敬请各位专家、学者和广大读者批评指正。在编写过程中得到各编者在百忙中辛勤撰著和中国协和医科大学出版社的大力支持，使本书能顺利地完稿和出版。在此，谨致以诚挚的感谢。

北京协和医院呼吸内科
蔡柏蔷
2008 年 4 月 1 日

目 录

第一篇　疾　病　篇

第一章　慢性阻塞性肺疾病的诊断和疾病严重程度的评估

目前在慢性阻塞性肺疾病（COPD）诊治过程中，如何应用常规肺功能检查诊断 COPD 和评价患者病情的严重程度，并选择合适的治疗措施以及判断药物的疗效，已成为影响疾病治疗及影响患者预后的一个重要问题。现在，随着医学模式向生物－心理－社会模式的转变，医学的研究对象不只是针对疾病本身，而是对患者整体，包括精神、心理测评和社会活动能力。COPD 是一种以不完全可逆气流受限为特征的常见病，治疗后肺功能的改善有限，常规的生物学指标往往也不能令人满意地反映疾病对患者健康状况的影响，故需要综合的评估指标，包括临床表现、生活质量以及急性发作（AECOPD）的频率等。

目前常用的 COPD 的诊断和疾病严重程度的评估指标大致分为以下几类：①生理学指标，主要为肺功能指标；②功能性指标，根据呼吸道症状及活动能力评测；③总体临床指标，包括患者的生活质量以及重大临床事件如 COPD 急性加重或死亡等；④生物/结构指标，包括肺组织活检，呼吸道分泌物、呼出气检测以及先进的成像检测技术等。以下将按照上述顺序对目前临床常用 COPD 诊断和评估指标进行概述。

第一节　生理学指标

一、肺功能

临床常用于 COPD 严重程度和治疗效果的肺功能指标有：时间肺活量（FEV）、深吸气量（IC）、呼气峰流速（PEFR）、呼气中期最大流速（MMFR）、气道阻力和弥散功能等。

现在认为肺功能检查是判断 COPD 患者气流受限且重复性较好的客观指标，对 COPD 的诊断、严重程度评估、疾病进展、预后及治疗反应等均有重要意义。目前气流受限的常用肺功能指标是时间肺活量：，即以第 1 秒用力呼气容积（FEV_1）和 FEV_1 与用力肺活量（FVC）

之比（FEV_1/FVC）降低来确定的。FEV_1/FVC 是 COPD 的一项敏感指标，可检出轻度气流受限。FEV_1 占预计值的百分比是判断气流受限程度的良好指标，变异性小，易于操作，为 COPD 肺功能检查的基本项目。通常在吸入支气管扩张剂（吸入 400 μg 沙丁胺醇）后 $FEV_1/FVC\% < 70\%$，表明有气流受限存在并且不可逆，可以诊断为 COPD。

从 COPD 定义出发，存在不完全可逆性气流受限是诊断 COPD 的必备条件，临床上凡是具有吸烟史，及/或环境职业污染接触史，及/或咳嗽、咳痰或呼吸困难（尤其是运动后呼吸困难）的患者，均应进行肺功能检查。COPD 早期轻度气流受限时可无明显的临床症状和体征，所以肺功能在诊断 COPD 时起了至关重要的作用，临床上 COPD 的诊断应该得到肺功能检查的证实。肺功能检查是诊断 COPD 的金标准，对 COPD 的诊断、严重度评价、疾病进展、预后及治疗反应等均有重要意义。

目前，我国呼吸内科医师在临床工作中应用肺功能仪相对较少，大城市医院中诊断 COPD 患者时使用肺功能仪的比例平均仅为 34%，最近文献报道只有 6.5% COPD 患者在诊断过程中应用了肺功能仪。由此可见，COPD 患者病情的正确诊断和病情临床评估可能并不令人满意。现在 COPD 的定义中特别指出 COPD 是“可以预防”、“可以治疗”。应该充分认识到只有在正确诊断 COPD 和判断 COPD 的病情的前提下，COPD 才能“可以治疗”。所以，呼吸内科医师尤其要重视 COPD 的正确诊断和病情严重程度的恰当判断，在诊断和治疗 COPD 患者时普及肺功能检查，把肺功能仪的临床应用提高到新的水平。

（一）时间肺活量

时间肺活量是指在用力呼气过程中各呼气时间段内发生相应改变的肺容积（forced expiratory volume，FEV）。其中常用指标有用力肺活量（FVC）、第 1 秒用力呼气容积（FEV_1）和 1 秒率（FEV_1/FVC、FEV_1/VC）等。

1. 定义

（1）用力肺活量（forced vital capacity，FVC） 指最大吸气至肺总量位后以最大的努力、最快的速度进行呼气，直至残气量位的全部肺容积。用力肺活量占预计值百分比（FVC%）超过正常预计值上限或 >80% 为正常（前者更为准确），同一个人前后误差 < ±5%。

（2）第 1 秒用力呼气容积（forced expiratory volume in one second，FEV_1） 指最大吸气至肺总量位后 1 秒之内的快速呼出量。FEV_1 既是容积检查也是流量检查。FEV_1 与占患者预计值百分数的降低程度可以判断阻塞性肺疾病的严重度。

（3）1 秒率（FEV_1/FVC、FEV_1/VC） 是 FEV_1 与 FVC 或 VC 的比值，常用百分数（%）表示。通常大部分的正常人 1 秒能呼出 FVC 的 70% ~80% 以上。慢性阻塞性肺疾病全球创议（GOLD）建议 COPD 的诊断标准中，如在吸入支气管舒张剂后 1 秒率仍低于 70% 考虑有气流受限，但应注意，1 秒率与年龄呈负相关，年龄越大 1 秒率越低，年幼者正常 1 秒率可 >90%，而高龄年长者 1 秒率也可能低于 70%，需注意鉴别。

（4）6 秒用力呼气容积（forced expiratory volume in six seconds，FEV_6） 指最大吸气至肺总量位后 6 秒之内的快速呼出量。正常人在 6 秒内能呼出全部的 FVC，若不能完全呼出则提示有阻塞性障碍。由于气道阻塞者呼气时间可明显延长，最长可达 20 秒或以上，但呼气时间过长会导致患者呼吸困难，难以继续配合，甚至出现危险，因此近年认为用 FEV_6 来取代呼出全部气体，同样可以做出气流受限的诊断，且较为简便易行。

2. 第 1 秒用力呼气容积（FEV_1） FEV_1是临床上评估 COPD 严重程度和支气管扩张药物疗效最重要的指标，同样也是肺通气功能指标，最常用为 FEV_1、FVC 及 FEV_1/FVC。其中，FEV_1 由于检测结果稳定，可重复性好、分辨率高，应用最为广泛（图 1－1－1）。临床上常以应用支气管扩张剂后，FEV_1 改善的最大程度来显示支气管扩张剂的即时效应，这有多种表达方式，如：FEV_1 改善值占基础 FEV_1 的百分数；占患者预计值的百分数；占患者 FEV_1 最佳值（患者曾记录的最佳值）的百分数；FEV_1 改善的绝对值等。上述 4 种表述方法各有其优缺点，相互之间并无优劣差别。COPD 患者 FEV_1 增高多少才有临床意义，患者才能感受到呼吸困难的缓解呢？美国胸科协会（ATS）及 GOLD 的专家认为，用药后 FEV_1 增加值占基础值的 12%，同时绝对值增加 200 ml 以上才表明患者对支气管扩张剂有反应；而欧洲呼吸协会（ERS）则认为用药有效者 FEV_1 增加值应占预计值的 9% 以上（通常应为 250～300 ml）。由于 COPD 患者其 FEV_1 自然的波动约为 160 ml（95% CI），这与上述两个评测值很接近；因而，在评价患者对支气管扩张剂的反应时，应设置安慰剂对照组。

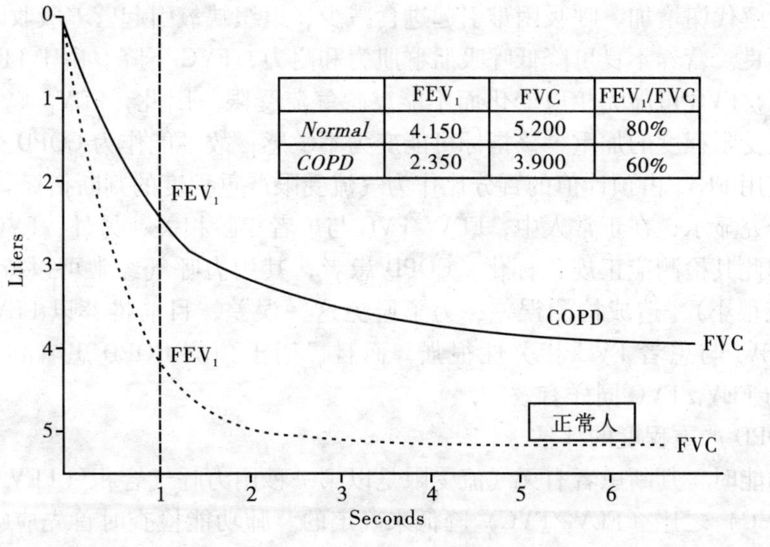

图 1－1－1 正常人和 COPD 患者的第 1 秒用力呼气容积（FEV_1）

在一段时间内重复肺通气功能检测，是研究 COPD 患者病情的自然进展以及观察许多药物及治疗措施疗效的常用方法，如肾上腺受体激动剂、抗胆碱能药物、吸入糖皮质激素以及戒烟的疗效等。由于 FEV_1 检测方便，结果准确，因而 COPD 患者每年 FEV_1 的下降值常用来显示患者肺通气功能的下降。正常成人非吸烟者，每年其 FEV_1 将下降 25 ± 5ml。

FEV_1 应用虽然广泛，但也有局限性。由于 COPD 主要是小气道疾病，FEV_1 并不能敏感地反映小气道阻塞，同时其结果还与患者用力程度有关；而且 FEV_1 与患者平静呼吸及吹蜡烛或打喷嚏等日常生理活动也无关系；最重要的是，FEV_1 与 COPD 患者的一些临床指标如呼吸困难及一些长期的预后指标，如死亡率或医疗诊治费用等相关性也不强。

除 FEV_1 以外，另一常用指标是一定时间内 FEV_1 曲线下面积（AUC），这一指标在考察长效支气管扩张剂时应用较为广泛，由于考虑到治疗药物在一段时间内对通气功能的改善，而非药物短时的效应，所以更为合理；但是，目前还没有明确参考值范围。其他指标包括达峰值 FEV_1 的时间，支气管扩张剂起效时间及维持有效时间（通常以超过基础值 15% 为有效标准），但均为派生指标，应用价值有限。

3. 第 1 秒用力呼气容积/用力肺活量（FEV_1/FVC）　FEV_1/FVC 也常被用作观测气流阻塞性疾病患者长期疗效的指标，与 FEV_1 不同的是，这一指标与患者的年龄、性别、身高以及肺容量无关。$FEV_1/FVC\%$ 被认为是反映早期气流受限的敏感指标。因为 COPD 早期 FVC 可无明显变化而 FEV_1 即可出现下降，故只要 FEV_1 有轻微下降，其比值就会有下降，能首先确定是否存在气流受限。只要 $FEV_1/FVC\% < 70\%$ 即可诊断 COPD，所以目前可以说 $FEV_1/FVC\% < 70\%$ 是 COPD 临床诊断的肺功能重要指标，也是所谓的“金标准”。

但是，随着 COPD 患者病情加重，气流受限日渐明显，呼气末气道陷闭加重致残气量增加，这些均可导致 FVC 降低。而且 FVC 与呼吸肌功能有关，众所周知，COPD 患者常常伴有全身性效应，随病情加重，COPD 患者可发生营养不良，其原因常常与感染、细菌毒素、炎性介质、缺氧、焦虑等使患者处于严重的应激和高分解状态有关。此外，COPD 患者机体能量消耗和分解代谢增加、呼吸困难引起进食减少、组织缺氧引起营养吸收障碍等因素也可以造成营养不良。营养不良可降低呼吸肌群肌力和耐力，FVC 下降。由于 FEV_1 与 FVC 均降低，此时 FEV_1/FVC 可能无相应变化而不能反映气流受限。因此，FEV_1/FVC 对早期 COPD 敏感，随气流受限程度的加重，该指标可能变为不敏感，故不能作为 COPD 分级的指标。所以，临床上应用 FEV_1 占预计值的百分比作为气流受限严重程度的判断指标。

新近的研究显示，在正常人中，FEV_1/FVC 与患者年龄相关；另外，FVC 的检测与患者用力有关，因此其检测应正规且标化。COPD 患者，其用力呼气经常可以持续 20 秒甚至更长（虽然气流很小），造成检测误差；为了避免这一误差，目前推荐以 FEV_6 来取代 FVC。研究证实，FEV_6 与患者 FVC 相关性很强，而且，用于预测 COPD 患者肺功能的下降时，FEV_1/FEV_6 与 FEV_1/FVC 同样有效。

（二）COPD 严重程度的评估

应用肺功能时，判断患者有无气流受限是以第一秒用力呼气容积（FEV_1）和 FEV_1 与用力肺活量（FVC）之比（FEV_1/FVC）降低来确定的。肺功能检查时首先应吸入足够剂量的支气管舒张剂，如果第 1 秒用力呼气容积/用力肺活量比值（FEV_1/FVC）$< 70\%$，表明有气流受限存在并且不可逆，可以诊断为 COPD。FEV_1/FVC 是 COPD 的一项敏感指标，可检出轻度气流受限。FEV_1 占预计值的百分比是中、重度气流受限的良好指标，变异性小，重复性好，为 COPD 肺功能检查的基本项目。气流受限是诊断 COPD 的主要指标，也反映了病理改变的严重度。由于 FEV_1 下降与气流受限有很好的相关性，故 FEV_1 的变化是严重度分级的主要依据。此外，还应考虑临床症状及合并症的程度。目前 COPD 的临床严重度分为 4 级（表 1-1-1）。

Ⅰ级　轻度 COPD：其特征为轻度气流受限（$FEV_1/FVC < 70\%$ 但 $FEV_1 \geq 80\%$ 预计值），通常可伴有或不伴有咳嗽、咳痰。此时，患者本人可能还不认识到自己的肺功能是异常的。

Ⅱ级　中度 COPD：其特征为气流受限进一步恶化（$50\% \leq FEV_1 < 80\%$ 预计值）并有

症状进展和气短，运动后气短更为明显。此时，由于呼吸困难或疾病的加重，患者常去医院就诊。

Ⅲ级　重度 COPD：其特征为气流受限进一步恶化（$30\% \leq FEV_1 < 50\%$ 预计值），气短加剧，并且反复出现急性加重，影响患者的生活质量。

Ⅳ级　极重度 COPD：为严重的气流受限（$FEV_1 < 30\%$ 预计值）或者合并有慢性呼吸衰竭。此时，患者的生活质量明显下降，如果出现急性加重则可能有生命危险。

表 1-1-1　COPD 病情严重程度分级

分级	特征
Ⅰ级：轻度 COPD	• $FEV_1/FVC < 70\%$ • $FEV_1\%$ pred $\geq 80\%$
Ⅱ级：中度 COPD	• $FEV_1/FVC < 70\%$ • $50\% \leq FEV_1\%$ pred $< 80\%$
Ⅲ级：重度 COPD	• $FEV_1/FVC < 70\%$ • $30\% \leq FEV_1\%$ pred $< 50\%$
Ⅳ级：极重度 COPD	• $FEV_1/FVC < 70\%$ • $FEV_1\%$ pred $< 30\%$ 或 $FEV_1\%$ pred $< 50\%$ 合并慢性呼吸衰竭

注：$FEV_1\%$ pred 为 FEV_1 占预计值百分比。

（三）深吸气量（inspiratory capacity，IC）

肺功能检查中另一有意义的肺量计检测指标是深吸气量（IC）。有很多的 COPD 患者，在使用支气管扩张剂后虽然有明显效果，但其 FEV_1 却无显著改善，即所谓“容量反映者”。在这些患者中，支气管扩张剂的应用导致患者肺容积下降，因而用药后进行肺量计检测时患者起始肺容积小于用药前。由于呼气流速与肺绝对容积正相关，肺容积下降后，仍采用传统肺通气功能指标如 FEV_1，则可能会忽视掉支气管扩张剂的疗效。当然，如果在检测 FEV_1 的同时也检测肺绝对容积，有助于明确避免这一误差，但这在实际工作中却不易实施。此时，如果采用深吸气量的指标，则可能避免这一误差。由于 FRC 下降，患者 IC 可有显著改善。IC 的检测相对比较容易，而且，IC 增加 0.3 L 则与患者呼吸困难的改善及活动耐力提高显著相关。但是，IC 检测的意义还需要更深入的研究。肺容积下降时，COPD 患者可在更低的、更舒适的肺容积基础状态下呼吸，因而有助于减轻呼吸困难。为了更为准确的评测 COPD 患者使用支气管扩张剂疗效，应常规检测 FEV_1 及深吸气量（图 1-1-2）。

IC 同样是反映呼吸肌力特别是膈肌肌力的良好指标。COPD 是一个全身性疾病，重症 COPD 患者常有肌肉受累。如果全身肌肉重量下降达 30%，则膈肌的重量也同样可明显下降。肺功能指标与呼吸肌群张力有关，肺过度充气越严重，膈肌越低平，IC 越小。

吸气分数（深吸气量/肺总量，IC /TLC）也是一项有用的 COPD 严重程度的评估指标。近年研究表明，静态过度充气也能反映 COPD 的严重性，由于静态过度充气可能是动态过度充气的前体，在 COPD 症状产生中起重要作用。Casanova 等观察了吸气分数（IC/TLC）与

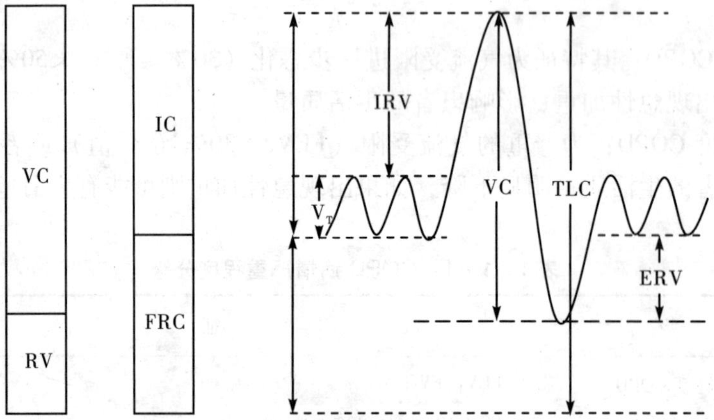

图1-1-2 肺容量组成和IC（深吸气量）

VC：肺活量；RV：残气量；IC：深吸气量；IRV：补吸气容积；V_T：潮气容积；TLC：肺总量；ERV：补呼气容积。

COPD 患者死亡和呼吸衰竭的关系，结果表明 IC/TLC≤25% 的患者，死亡危险度为1.97，呼吸衰竭的危险度为2.042。因此吸气分数也是很好的预测患者病死率和病情的严重度，故在临床评估中可以考虑吸气分数的应用。

（四）肺容量变化

近期多项研究的结果显示，COPD 患者在有效治疗后功能残气量和动态过度充气可以出现改变。吸入支气管舒张剂后，COPD 患者活动耐力和呼吸困难有较明显的改善，这种改善与肺容量的降低有明显的关系，肺容量的降低表现为功能残气量（FRC）和肺动态过度充气的降低。肺容量增加对呼吸动力学有非常显著的不利影响，一方面降低吸气功能，动态过度充气改变了吸气肌的初长和形态，降低了吸气肌的收缩力和工作效率；另一方面增加呼吸做功和呼吸困难程度，COPD 患者产生内源性呼气末正压（PEEPi），患者必须首先产生足够的压力克服 PEEPi，使肺泡内压力低于大气压才能产生吸气气流，因此，胸腔内压下降幅度增加，吸气做功也相应增加。肺容量改变具有重要的生理学意义，肺容量的变化可能比通气功能（即 FEV_1）变化更敏感，可为 COPD 疗效评价的重要指标。

（五）呼气峰流速（PEFR）和呼气中期最大流速（MMFR）

其他的气流指标如 PEFR 和 MMFR，其可重复性及准确性均不如 FEV_1。用力肺活量（FVC）及肺活量（VC）曾被认为有助于区分 COPD 患者中的“容量反映者”（主要是肺气肿）及“流量反映者”（主要是支气管炎型），这种划分方法与 COPD 患者生理的变化相一致，但是，其临床意义尚不明确，目前，这一方法并未被广泛接受。另外一些更为精细的反映支气管扩张剂反应的检测方法包括比气道传导率（specific airway conductance，SGAW），此时，根据不同的肺绝对容积，气道的大小则得以标化，但其意义仍未明确。

（六）其他的肺功能检测方法

包括静态肺容积、气道阻力、传导率，弹性回缩力以及弥散功能检测等。上述检测方法可能在特定环境下对评价一些 COPD 患者的呼吸功能有意义，但由于检查耗时，需要特殊设备并专业技术，并未广泛开展。同时，研究发现这些检测对轻症 COPD 患者不敏感。在体描箱内检测流量－容积环可更确切的反映一定容积下的呼气流速，因而更常用于评价肺减容术的疗效，同样，检测者需要掌握较复杂的技术，目前也未得到广泛应用。静态肺容积（IC 除外）与患者呼气流速变化呈反比，同样与其他肺通气功能指标相比也无明确优势。

（七）肺功能检查在诊断 COPD 时尚需解决的问题

国内外 COPD 新指南中，虽然均主张使用支气管扩张剂后的肺功能数值（FEV_1 和 FVC）来诊断 COPD 和评估疾病严重程度，但是使用支气管扩张剂后的肺功能的相应正常参考值尚未深入研究。最新研究表明，使用支气管扩张剂后 FEV_1 和 FVC 均随着年龄的增加而下降，并随着身高的增加而增加。而且，使用支气管扩张剂后的 FEV_1/FVC 的正常值下限（LLN）在男性和女性人群中均超过 70%。使用支气管扩张剂后预计值方程式所获得的 FEV_1 和 FEV_1/FVC 预计值，高于使用支气管扩张剂前的方程式所获得的数值，支气管扩张剂的反应随年龄而降低。因此，获取支气管扩张剂后的预计值方程式可避免 FEV_1% 预计值的假性增高而低估 COPD 的病情严重程度。如果考虑到肺功能的可变性，在两次测试期间判断 COPD 患者的肺功能改善或恶化，应该采用 FEV_1 的绝对值而不是百分比。

此外，应用肺功能指标诊断 COPD 时，将支气管扩张剂后的 FEV_1/FVC 比值固定为 70%，而不是用 FEV_1/FVC 的正常值下限为临界值来定义气流受限。这一比值随着年龄的增长而下降，有可能过度将老年人诊断为轻度 COPD 患者，因此国内有条件的肺功能室应该研究和探索国人应用支气管扩张剂后的肺功能正常值，以更为准确地诊断 COPD。

二、气体交换与血流动力学

数十年前，John West 开发的多种惰性气体技术可明确肺内各部位的通气（V）、血流灌注（Q）及两者的比例（V/Q），一直是测定肺内气体交换最准确的方法，同样目前也用于检测 COPD 病情及各种药物及干预措施对患者气体交换的影响。但是，该项技术较为复杂，对操作者的技术要求很高，目前仅在一些教学医院能实施，不易于大规模开展和临床应用。

另外，还可以通过动脉血气检查来评测肺内气体交换的情况，这种方法更为间便，应用也更为广泛。如果 COPD 患者出现呼吸衰竭，特别是在低氧血症的基础上出现高碳酸血症，则是预后不良的征兆。如果治疗措施有即时的疗效，可通过检测患者的基础血气及每间断 2 小时重复血气检测来证实，但是，应行动脉置管或者患者能耐受反复的动脉穿刺。同时，还可根据动脉血气值测出患者的肺泡动脉氧分压差，目前常用这两种指标来评价不同的支气管扩张剂的疗效。如果某种药物对肺生理结构有长远的影响，也可以通过一系列的肺泡动脉氧分压差检测来了解其作用。

第二节 功能性指标

一、呼吸困难

由于运动后呼吸困难是 COPD 的主要临床症状，也是标志性症状，2006 年 GOLD 特别强调“每个 COPD 患者的临床病情取决于症状严重程度（尤其是呼吸困难和运动能力的降低)、全身效应和患者患有的各种合并症 — 而并不是仅仅与气流受限程度相关”。因此，评价呼吸困难的程度对了解 COPD 的严重程度很有意义。

(一) 呼吸困难的定义

呼吸困难从患者主观上来说是感觉呼吸费力、胸憋和不适。患者可能用不同的词汇来表达呼吸困难，如 喘憋、上不来气、喘气和费力等。美国胸科学会（ATS）将呼吸困难定义如下：“呼吸困难是以主观上有呼吸费力的感觉为特征的症状，在强烈的程度上是有明显区别的。这种呼吸费力的感觉可以是由于多种因素相互作用所引起的，包括生理学、精神心理学以及社会和环境因素，这些因素可能诱导发生继发的生理学和行为学的反应”。

呼吸困难（dyspnea）需要与下列名词区别：①气短（breahtlesness）：是指感觉到通气量或通气需求增加，但呼吸时无不适感；②呼吸急促（tachypnea）：仅指快速呼吸，并不涉及有无不适的感觉；③呼吸过度（hyperpnea）：指通气量的增加与代谢的增加成比例；④过度通气（hypewentilaton）：指通气量的增加超出了代谢的需要。

呼吸困难的病因多见于心脏和肺部疾病，如支气管哮喘、COPD、肺炎、心力衰竭、心肌缺血、肺间质病变和精神原因等。呼吸困难是疾病严重性的表现，但是有一些患者疾病的好转与加重与呼吸困难症状的改善不成比例，有些患者甚至在疾病稳定期仍有明显的症状，提示呼吸困难症状的存在除了与病理生理机制有关还与精神心理因素有关。

(二) 呼吸困难的测定

呼吸困难与四个方面的因素有关，包括：病史和临床症状、社会背景（包括文化背景、周围环境、家庭状况、社会支持和心理状态等）、患者对呼吸困难的反应以及对应激和治疗的反应。现在根据不同的方面需要，设计出不同的呼吸困难评分量表，如医学研究委员会呼吸困难修正评分（MMRC）、基础呼吸困难指数（BDI）和短暂呼吸困难指数（TDI）、Borg 评分法等。

1. 医学研究委员会呼吸困难修正评分（modified medical research council dyspnea scale，MMRC） 1982 年美国胸科学会提出了修改的“医学研究委员会呼吸困难评分（MRC）”，修改的 MMRC 是一个 5 分的评分表，从 0 ~4 共 5 分，患者按照表中各级的描述来选择符合自己呼吸困难程度的级别，然后记分（表 1 -1 -2）。0 分是除非剧烈运动之外无呼吸困难，4 分表示离开房间或穿脱衣服都有呼吸困难。这个评分标准采取 5 分制评价患者在步行或上楼时引起呼吸困难的活动强度，现已被广泛地运用于慢性呼吸道疾病的流行病学调查和临床研究中。研究表明，MMRC 预测 COPD 患者的死亡风险较第 1 秒用力呼气容积（FEV_1）更准确，且与其他呼吸困难评分方法及生活质量有很好的相关性。但是该量表要求患者有一定的活动能力，使其应用受到一定的限制。

2. 基础呼吸困难指数（BDI）和短暂呼吸困难指数（TDI） MMRC 评分表的缺点在于只能反映一种情况下的呼吸困难，为了克服这个缺点，Mahler 等在 1984 年提出了基线呼吸困难指数（baseline dyspnea index，BDI）和短暂呼吸困难指数（transition dyspnea index，TDI），用这两个指数来评估 3 种情况，包括功能损伤（ADI）、工作量的强度、整体用力的大小。基线情况下呼吸困难被分为从严重损害（0 级）到无损害（4 级）共 5 级，3 种情况都进行评估后记分，共计 0 ~12 分。在变化阶段呼吸困难分为 7 级，从较大恶化（-3）到较大改善（+3）。3 种情况得分相加为疾病变化，得分从 -9 到 +9。COPD 患者治疗后，如果 TDI 总评分改善达到 1 分或以上，则认为具有临床意义的改善。

表 1-1-2 MMRC 呼吸困难评分

评分	呼吸困难严重程度
0	除非剧烈活动，无明显呼吸困难
1	快走或上缓坡时有气短
2	由于呼吸困难比同龄人步行得慢，或者以自己的速度在平地上行走时需要停下来呼吸
3	在平地上步行 100m 或数分钟后需要停下来呼吸
4	明显的呼吸困难而不能离开房屋或者穿脱衣服时气短

3. Borg 评分法 Borg 评分法（modified Borg scale for breathless，Borg）用 10 点标记刻度尺进行评分，在每一点标有提示呼吸困难感觉的用语（表 1-1-3）。通常在运动之前测定患者的通气容量，在运动期间测定通气。患者使用功率自行车或运动平板期间测定呼吸困难的程度。呼吸困难程度可使用 Borg 刻度尺评分进行评价。Borg 刻度尺评分更加直观，容易得到标准的数据，有利于在不同个体间的比较。测定时要首先向患者说明如何理解这个测定方法，如何正确地表达自己对呼吸困难的感受。表达方式也可根据测定的情况而定。如使用“呼吸困难的严重性”、“需要呼吸”、“用力呼吸”等语言来表达。检查者可采用竖立在患者前方的木牌或黑板，将不同的刻度尺标在上面。患者根据检查者所指的点回答“是”或“否”，并进行记录，或患者以伸出手指示意数字，然后检查者说出数字请患者确认。已经有很多的研究证明 Borg 刻度尺评分的可靠性和确定性，老年患者应用 Borg 刻度尺评分较为容易。

表 1-1-3 Borg 刻度

10	呼吸困难非常非常严重
9	
8	
7	呼吸困难非常严重
6	
5	呼吸困难严重
4	呼吸困难比较严重
3	中等呼吸困难
2	轻度呼吸困难
1	很轻的呼吸困难
0.5	非常非常轻的呼吸困难
0	完全没有呼吸困难

4. 影响呼吸困难测定的因素 上述各种呼吸困难评价工具也受到一定的限制。如有些患者除了呼吸系统疾病对运动呼吸困难的影响外，还有下肢功能的影响、心脏功能的影响、

下肢供血的影响。特别是在测定运动中的呼吸困难时患者对症状的表述有易变性。目前没有一种单一的试验可以包含呼吸困难所有的特点。生活质量问卷对此有很大的补充作用，但是内容较多需要一定的时间，这部分内容在评价病情和肺康复过程中都是必要的。

在采用定量的方法评价呼吸困难时，主要影响因素是患者的焦虑和抑郁状态。患者的焦虑和抑郁可以使原有的呼吸困难症状加重，测定结果往往不能反映患者因疾病而不是精神所导致的呼吸困难症状。一些终末期 COPD 患者，其活动已经减少或基本处于不能活动的状态，此时患者常常选择减少活动而不是选择最大限度地耐受呼吸困难。研究发现一些患者的呼吸困难症状在经过治疗后仍处于治疗前的水平，但是在同样呼吸困难的水平下患者所能进行的活动却增加了，提示焦虑和抑郁已经减轻，患者对症状也有更多的控制能力，也就是说在同样的呼吸困难的状态下痛苦减轻。因此，在进行呼吸困难评价时，同时要进行焦虑和抑郁的评价，以便能够全面掌握患者的病情。

二、6 分钟步行试验

定时步行距离检测是评价 COPD 患者活动耐力的重要方法之一，目前常用的 6 分钟步行试验（six minutes walk test，6 MWT）测定，已广泛应用于 COPD 患者运动耐力的评估、病情变化的监测、治疗效果以及死亡风险的评价。6 MWT 简便易行、耐受性好、能有效地反映 COPD 患者日常生活能力的结论。

6 分钟步行试验不需要任何运动设施也不需要训练和先进的技术，只需要一条 30 m 的走廊就足够了，简便易行。除最严重的 COPD 患者外，每天都可进行步行练习。这个试验是让患者在平的硬地上尽可能快地行走 6 分钟，然后测量行走距离。6 分钟步行试验是评价运动能力的次极量水平的试验。大多数 COPD 患者 6 分钟步行试验中不能达到最大的运动量，患者能够选择自己的运动强度，可随时停止或休息一段时间再行走。大多数的日常生活运动也是次极量的运动，故 6 分钟步行的距离可以较好地反映患者日常生活体力活动的水平。6 MWT 已在临床中广泛应用，不仅应用于肺部疾病患者的评估，对于评价周围动脉血管病和心脏康复的结果也有意义。但是目前呼吸内科临床上尚无统一的 6 MWT 试验方案，而且国内医学界尚缺乏 6 MWT 的操作指南和中国人的正常值，今后应该得以补充。现概述近来 6 MWT 的临床研究和美国胸科学会（ATS）有关 6 MWT 的指南。

（一）6 分钟步行试验的适应证

1. 评价患者机体功能状态　常见疾病包括 COPD、囊性纤维化、心力衰竭、外周血管病、纤维性肌痛等，除此之外对于评价老年患者的机体功能状态也是有益的。

2. 治疗前后的对比　6 MWT 可以对 COPD、肺移植、肺切除、肺减容术、肺康复、肺动脉高压、心力衰竭等疾病治疗前后患者运动能力的改变进行评价。

3. 预测患病率和死亡率　6 MWT 可用来预测 COPD、心力衰竭、原发性肺动脉高压等疾病患者的预后。

以上适应证中评价中、重度的心肺疾病的患者，药物干预的反应是 6 MWT 的最佳适应证。某些临床情况下，6 MWT 的结果比氧耗量峰值能够更好地反映患者的日常生活能力，6 分钟步行距离和生活质量的相关性也更好。治疗后的 6 MWT 的改善与患者主观的呼吸困难症状改善也具有很好相关性，能很好地反映 COPD 患者的干预结果。COPD 患者 6 MWT 的可重复性（变异系数为 8%）比用力呼气 1 秒率的可重复性要好。6 MWT 比机体状态的问卷调查更能反映患者功能短期内的变化。

（二）6 分钟步行试验的禁忌证

6 分钟步行试验的绝对禁忌证是 1 个月内的不稳定型心绞痛和心肌梗死，故 COPD 患者在运动前应该复查静息心电图。但是，稳定的劳力性心绞痛并不是 6 分钟步行试验的禁忌证，然而这些患者必须经过药物治疗才能进行运动，而且必须预备急救用的硝酸酯类药物。相对禁忌证包括：①静息心率在 120 次/分以上；②收缩压超过 180 mm Hg 和（或）舒张压超过 100 mm Hg。

排除标准包括患者由于骨骼和肌肉的问题使步行明显受限，例如瘫痪、疼痛和精神问题、尚未控制的心绞痛和高血压、低血氧、近期发生心律失常和心肌梗死及可能引起病情恶化的其他医学情况。当出现以下情况时应立即停止试验：①胸痛；②难以忍受的呼吸困难；③下肢限制活动；④共济失调；⑤大汗；⑥面色苍白。

（三）6 分钟步行试验的实施

1. 地点选择 6 MWT 应在室内进行，选择一条长的平直的地面较硬的封闭的走廊作为进行试验的地点，长度至少达到 30m。走廊每隔 3m 要有一个标志，在起始线和折返点放置标志，可使用桔黄色的锥形交通标志。较短的走廊会使患者花更多的时间来往返行走，使行走距离减少

2. 试验步骤

（1）第一次进行试验前进行呼吸困难 Borg 评分、血压、脉搏、呼吸频率的测定并记录。应记录使用的药物，如患者通常在活动前吸入 β 受体激动剂和硝酸甘油。对 COPD 和哮喘患者在吸入 β 受体激动剂后 15 分钟测定肺活量和基线氧饱和度。

（2）步行应尽量在每天的同一时间进行，至少在饭后 2 小时。患者应按照要求从路的一端走到另一端，在 6 分钟内尽可能走更长的距离。

（3）进行步行试验的距离长度不应少于 30m，应记录当时当地的温度。

（4）试验前应告知患者如何进行试验，告知后应要求患者重复以上内容看其是否已经理解。

（5）第一次步行期间，要连续监测脉搏氧饱和度。进行辅助性氧疗的患者在运动期间可以使用移动性氧疗。氧饱和度低于 85% 的患者应终止步行，并考虑给以氧疗。

（6）步行试验时，每 30 秒钟要给以鼓励的语言，检查者应该在不影响患者行走的情况下跟随患者步行，在喊出鼓励的话时尽量面对患者，并提醒患者已经走了 2 分钟、4 分钟、6 分钟（停止）。目前我国尚无 6 MWT 中使用的规范化语言，在美国 ATS 的指南中对鼓励患者的语言作出了规定，此外不要用其他鼓励性语言，因为富有激情的鼓励可使 6 分钟步行距离（6 MWD）提高 30%。

（7）如果患者在运动中感觉到有不能坚持步行的不适（例如关节疼痛等），患者可以立即休息，当患者在 6 分钟内自觉恢复时，可继续行走，但休息的时间应计算在内。

（8）每一次步行试验结束都要立即测定用力呼吸的 Borg 评分，评估症状，如呼吸困难、腿痛等。

2002 年 ATS 颁布《6 分钟步行试验指南》，指出 6 MWT 不能确定峰值氧摄取量，不能

用于诊断用力时呼吸困难的原因，也不能用于评价运动受限的原因和机制。6 MWT 只是对心肺运动试验的补充，而不是代替心肺运动试验。虽然这两种功能试验是不同的，但是两者有很好的相关性。指南还强调试验场地应备有各种安全措施，包括：快速的急救反应，医师到达场地便利，能够提供氧气、硝酸甘油、阿司匹林、沙丁胺醇气雾剂和呼叫电话以及自动电除颤仪。终止进行 6 MWT 的情况包括：胸痛、不能耐受的呼吸困难、下肢痉挛、出汗和面色苍白。在技术上指南也做了细化的说明，包括步行路程是 30 m，每 3 m 要有标志，回转点应有圆锥标志，起始点和终点用明亮颜色的彩条标记。不推荐使用跑台进行步行试验，因为在跑台上患者不能很好地调控自己的步速。将提示时间改为每 1 分钟提示一次，并要求使用标准提示语，“您走得很好，您还要走 5 分钟”、“保持下去，您还要走 4 分钟”、“走得很好，您已经走了一半了”、“保持下去，您还有 2 分钟了”、“做得很好，您还有 1 分钟”。

（四）6 分钟步行试验结果的影响因素

大多数 6 MWT 是在干预前后进行，结束测试后的首要的问题是患者是否有明显的改善。通过良好的质量控制，由同一位检查者进行测试，经过一次或两次的练习，6 MWT 的短期内的可重复性是良好的。6 分钟步行距离的绝对值、改变的百分比或者与预计值的比较的改善是否最能够体现临床目的还不得而知。

6 MWT 测定的运动耐力与功率自行车测定的最大氧耗量（VO_2 max）和分钟通气量（V_E）有非常明显相关，与时间肺活量（FVC）有明显相关，但与 FEV_1 无关。6 MWT 受多种因素影响，如心肺、神经肌肉功能，以及受试者的主观努力程度等。国外为预测健康人 6 MWD，对年龄范围在 40～80 岁的 117 名健康男性和 173 名健康女性进行了统一的 6 MWT。中位数步行距离是男性 576 m，女性 494 m。结果显示了无论在男性或女性，年龄和体重与 6 MWT 有相关性，男性身高较矮也与步行距离较短有显著相关。通过计算得出 6 分钟步行预计值的计算公式如下：

男性，6 MWD =（7.57 × 身高 cm）－（5.02 × 年龄）－（1.76 × 体重 kg）－309 m

女性，6 MWD =（2.11 × 身高 cm）－（2.29 × 体重 kg）－（5.78 × 年龄）+667 m

对≥65 岁以上的老年人的 6 MWT 研究结果表明，老年人 6 分钟的平均步行距离是 344 ±88 m。与步行距离相关的独立因素有老龄、较重的体重、较大的腰围、握力低、抑郁症状、心理状况差、使用血管紧张素转换酶抑制剂、关节炎等；在女性还与 C 反应蛋白增高、收缩期高血压、FEV_1 降低有关；与男性相关的还有使用洋地黄。此外，还与步行距离相关的因素包括日常活动能力减低、自我报告的健康状况差、受教育水平低、冠心病病史、一过性脑缺血、糖尿病以及纤维蛋白原和白细胞数升高等。

ATS 在指南中指出，6 MWD 增加的因素有：①较高的身高（较长的腿）；②男性；③兴奋性高；④患者既往作过此试验；⑤在试验前刚对疾病进行治疗；⑥给运动中低氧血症的患者吸氧等。6 MWD 减少的因素包括：①较矮的身材；②较大的年龄；③体重超重；④女性；⑤认知能力受损；⑥走廊过短（过多的往返）；⑦ 肺部疾病（COPD，哮喘，囊性纤维化，间质性肺病）；⑧ 心血管疾病（心绞痛，心肌梗死，慢性心力衰竭，卒中，外周血管病）；⑨ 骨关节疾病（关节炎，踝关节，膝关节或者脊柱损伤，肌肉萎缩等）。

COPD 患者的 6 MWD 平均为 371 m（119～705 m），显著低于正常健康人群。COPD 患

者的 6 MWD 减少，除 COPD 疾病本身外，还与患者的肌肉虚弱及其各种常见合并症相关（如关节炎、心力衰竭等），这些均可导致患者运动能力的下降，因而在实施这些检查时应有充分的考虑。

第三节　总体临床指标

COPD 患者的总体临床指标，包括患者的生活质量、重大临床事件如 COPD 急性加重、合并症、死亡率和 BODE 指数等。

一、生活质量评估

COPD 的治疗目的除延长患者生存期外，还应关注患者的生活质量，而且在某些情况下，提高生活质量更为重要。此外，现有的许多实验室指标如肺功能检查等，并不能完全与 COPD 患者病情的严重程度密切相关，客观上需要一种可用于判断病情严重程度及评价治疗反应的指标。研究发现，COPD 患者生活质量与疾病的严重程度存在一定的相关性。因此，在评估 COPD 患者病情时，了解生活质量的意义及掌握其评价方法非常重要。现将对 COPD 患者生活质量的范畴及评价方法与意义，特别是如何使用生活质量量表评价临床试验进行概述。

（一）生活质量基本概念

生活质量（quality of life），世界卫生组织定义为：个人处于自己的生活环境中，对本身生活的一种自我感受，涉及到人们在生活中的文化和价值体系所反映出与其生活的目的、期望、标准及其关注的关系。这里既有人生哲理的概念，也有社会和心理诸多方面的因素构成对人们生活质量的综合影响。从医学观点出发，联系医学实践，必然有疾病本身及其对生活质量的影响。因此，衍生出健康相关生活质量（health - related quality of life，HRQL）的概念。HRQL 关注疾病对患者从事日常生活以及享受生活的能力的影响。现已设计出多种量表来评价患者的 HRQL，即 HRQL 量表。其评价指标可以是某种疾病最重要的症状（如呼吸困难），也可以涵盖很多方面包括患者的精神状态（情绪改变及其他精神症状），社会状况（工作及从事家务劳动能力、社会及家庭关系），日常生活能力（自理能力、活动力）及娱乐能力等。通过分析 HRQL 量表的基本特征，信度及效度以及敏感性，可明确 HRQL 量表对疾病的评价意义。

1. 信度（reliability）　即可靠性，指 HRQL 量表所测试结果的可靠程度或可重复程度（reproducibility）。很多试验，通过对同一调查对象进行重复调查（其间间隔一段时间）和由不同研究者对同一调查对象分别进行调查的方法均证实，HRQL 量表具有很好的可重复性，同时，还证实 HRQL 量表中各条目间内在的一致性很好。

2. 效度（validity）　即真实性，指 HRQL 量表所测试结果符合被测试者生活质量的真实程度。HRQL 量表的条目主要有两个来源，一是来源于患者的切身体会，二则来自专家的经验，HRQL 量表每一条目还要由患者及专家反复进行评测，以保证能准确反应患者的生活质量。判断量表的真实性还应与其他公认的标准进行对比。但多数情况下，评测 HRQL 量表缺乏“金标准”，因此，判断其真实性就只能以疾病的生物学指标如 COPD 患者的 FEV_1、运动耐力，及其他HRQL量表进行对照。量表应和反应疾病严重程度的指标及其他的HRQL量表相关，其真实性是在不断使用该量表的过程中逐渐建立的。

3．反应性（responsiveness）　即HRQL量表反应HRQL变化的程度。这对临床试验研究很重要，因为临床上需要HRQL量表来发现和证实细微的、但意义重大HRQL的变化，以明确临床治疗的疗效。对临床研究者来说，还需要明确HRQL变化有意义的阈值。这一阈值并不能完全以是否具有统计学意义来判断。对于样本量很大的试验，轻微的变化也会具有统计学意义，如COPD患者治疗前后FEV_1改变了10 ml，虽具有统计学意义，却明显与临床症状改善不相关。明确HRQL量表反应性是一个很慎重的过程，需要在长期使用该HRQL量表中逐渐形成。

4．适应性（culture and language adaptations）　适应性即适用于不同文化背景和语言环境的患者。例如，自圣乔治呼吸问卷（SGRQ）问世以来，已经应用于欧洲、美洲、大洋洲和亚洲等各个国家以及不同民族和文化背景的患者，证明SGRQ可以应用于任何国家和民族，研究显示统计学结果无明显的差异。

所以每一HRQL量表在正式使用前，都应选取与预期调查对象的性别构成、年龄、种族、文化程度相匹配的对照组，完成此HRQL量表的调查。好的HRQL量表，对照组的评分与疾病观察组应有显著性差异。评价不同严重程度的某种疾病患者，得到的结果也应有一个均匀的分布。结果分布均匀，才说明量表设计合理，结果可靠；如得到的结果分布不均匀，不论是偏轻还是偏重，均不可靠。

一般而言，HRQL量表有3种用途，根据生活质量差异辨别不同健康状态，判断患者预后，以及观察患者治疗前后的反应等。但生活质量的评价也有一定的适用范围。临床上适宜作生活质量评价的疾病，多为慢性、且需长期维持治疗的疾病，如心脑血管疾病、呼吸系统疾病和糖尿病等。现有的HRQL量表最常用于观察临床试验的治疗效果。同样，用于评价临床试验时也有其适用范围。HRQL量表不适用于观察时间很长以及以生存率为观察指标的临床试验。在观察COPD急性加重期使用皮质激素的效果时，如以患者生存率为观察指标，则HRQL量表并不适用。通常，HRQL量表可用于评价Ⅲ期临床试验的治疗效果。HRQL量表的结果，结合其他经典的观测指标，可对临床试验以一个综合的评价。

（二）HRQL量表的分类及其特点

HRQL量表可设计用于评价患者总体的生活质量，也可评价与某疾病相关的特异的生活质量，据此可分为总体量表及疾病特异量表（表1－1－4）。HRQL的总体量表通常包括生理问题对功能的限制、心理问题对功能的限制以及社会功能受限等部分。疾病特异性HRQL量表主要针对疾病导致的症状来设计条目，其部分条目由患者根据日常生活中受到疾病影响最为明显的项目来设置。由于充分考虑了患者主观的身体、心理体验，有助于提高HRQL量表对症状的敏感性。当然，根据患者自己的体验形成的“个体化”量表的不足之处在于没有标准化，因而无法比较不同试验的结果以及不同人群的试验。目前常用的疾病特异性HRQL量表都已标准化，其条目的设置很多都来自患者的选择。

总体量表和疾病特异HRQL量表各有其优缺点，有各自的适用范围。疾病特异HRQL量表对微小的变化较敏感，故常用于临床治疗试验效果的观察。在评价支气管扩张剂的治疗效果时，由于疾病特异HRQL量表主要关注呼吸困难对患者的影响，容易获得阳性的结果。与之相反，总体量表此时就不易得出阳性的结果。同时，因疾病特异 HRQL 量表关注患者的临床症状，也易于医务人员及患者理解和接受。

HRQL 总体量表的优势在于适用于不同健康状态的人群和不同的疾病，以评价患者总体的生活质量状态。由于总体量表条目涉及的范围很广，用于临床试验时，还可发现一些意想不到的治疗效果和副作用。同时，也可评价治疗的副作用以及治疗对患者总体 HRQL 的影响。另外，总体 HRQL 量表还可用于评价那些很不相关的治疗的效果，如评价肺移植是否和肾脏移植同样有意义等。但 HRQL 总体量表对患者症状加重比较敏感，对其症状减轻则不敏感，难以发现细微的治疗效果。

（三）COPD 患者常用 HRQL 量表

表 1-1-4　COPD 患者常用 HRQL 量表

名称	评测范围	长度	完成方法	评价
总体量表				
疾病对生活的影响（SIP，sickness impact profile）	①生理指标：活动能力 ②社会指标：工作/社会角色表现，社会适应能力，人际关系，情感状态 ③总体健康情况	136 条目 耗时 30 分钟	自我完成	可重复性、真实性好，对 COPD 患者敏感性欠佳
疾病治疗结果研究（MOS-SF36，medical outcomes study）	①功能状态：生理指标，角色表现、社会职能 ②健康情况：精神健康状况、健康认知、躯体疼痛	36 条目 耗时 5 分钟	自我完成	可重复性、真实性好，对 COPD 患者敏感性欠佳
疾病特异量表				
圣乔治呼吸问卷（SGRQ，St George's respiratory questionnaire）	①症状：咳嗽、咳痰、哮鸣、呼吸困难 ②活动力：生理功能，家务劳动、业余爱好 ③疾病影响：对日常生活、社会职能、情感状态的影响	50 条目 耗时 15 分钟	自我完成	可重复性、真实性、敏感性好
慢性呼吸疾病问卷（CRQ，chronic respiratory disease questionnaire）	呼吸困难、疲惫、对疾病控制力、情感障碍	20 条目 耗时 20 分钟	自我完成	可重复性、真实性、敏感性好

1. 疾病对生活的影响（SIP）　是最常用于 COPD 患者的 HRQL 总体量表，是目前内容最多的 HRQL 量表。该表通过对一系列重要的功能方面评价，以便区分不同的健康状况并进行比较。表格包含有 136 个条目，涉及活动能力、情感表现、社会影响、交际能力、工作、休息和睡眠、饮食、家务管理、娱乐和休闲等 12 类，以评价患者的生理、心理及总体健康状况，评分范围 0～100 分，0 分表示功能没有障碍，1～10 分表明轻到中度功能障碍，>10 分显示明显功能障碍。该表用于评价 COPD 患者的 HRQL 非常可靠，重复性也好。但 SIP 的缺点在于，难以区分 COPD 患者症状的严重程度，对患者症状变化也不敏感。SIP 已用于评价 COPD 患者长期氧疗、抗抑郁治疗、家庭呼吸病护理以及间隙正压通气治疗的效果。

2．疾病治疗结果研究（MOS－SF36） 涉及到生理功能、生理问题对功能的限制、心理问题对生理的限制、心理健康、精神疲惫、疼痛、健康总体评价及与既往健康的比较等，共有36个条目。评分范围为0～100分，0分表示最差的健康状态，100分表示最好的健康状态。MOS－SF36较简洁，患者易理解，耗时少。目前也被广泛采用。同样，对于COPD患者，其反应性不够敏感。

3．圣乔治呼吸问卷（SGRQ） 是现在运用最广泛的COPD特异HRQL量表，由Jones等在1991年设计而成。包含有50个条目，分为3个部分。第一部分：症状（Symptoms），有29个条目，主要针对患者咳嗽的频率、痰量、喘鸣、呼吸困难等症状。其典型条目如"在过去的3月里，平均每周有几天是正常的（几乎没有呼吸困难）"，备选项"没有、1～2天、3～4天、几乎每天、每天"。SGRQ后两部分的备选项只有"是、否"。第二部分：活动能力（mobility），关注哪些活动可以引起呼吸困难或因呼吸问题的影响而不能从事某些活动。典型条目"由于我呼吸困难，有些工作，象家务活等我需要较长的时间来完成，或在工作中我不得不停下来休息。"第三部分：疾病影响（impacts），包括工作情况、患者对疾病的自控力、是否需要就诊及治疗的副作用等。典型条目如"当我喘不上气时我非常恐慌"。这一量表中，设计者考虑已有很多的HRQL量表用于评价COPD患者的焦虑和抑郁等精神症状，因此在量表中未包含上述的内容。SGRQ的缺陷在于条目设计比较复杂，统计方法繁琐，完成量表耗时较多，不适用在门诊等时间相对紧迫的场所应用。

SGRQ计算方法较特殊，根据每一条目的描述的症状或患者的状态、及对患者生活质量影响的严重程度，每一条目的每一个备选项都有一个的严重系数（weights），这是一个经验值以一定的分数来表示，然后将每个部分所有条目的总分累加，再除以该部分最大可能的得分，就得到一个值，以0%～100%来表示，0%表示生活质量未受疾病影响，得分越高则受影响程度越大。三部分的平均分为该患者SGRQ总分。严重系数是一个经验值，在SGRQ投入使用前，已在不同国家，选择了不同种族、性别、年龄以及疾病严重程度不同的患者进行了研究，得出这一经验值，并发现这一经验值在患者中变异度不大，多次验证具有的良好的稳定性、可重复性和准确性。与总体量表相比，SGRQ敏感性很高，约为SIP的2倍。目前认为，某一单项评分和总分提高4%（即4分），就具有临床意义，表示临床治疗有效。

北京协和医院呼吸内科曾经应用圣乔治呼吸问卷对86例COPD患者进行了生活质量评估。SGRQ总分平均为44.99±17.55，症状部分平均为51.98±23.21，活动能力平均为60.01±22.37，疾病影响平均为35.53±19.10。研究发现，SGRQ总分、疾病影响与FEV_1/pre%相关性最强。

4．慢性呼吸疾病问卷（CRQ） 专门用于COPD患者HRQL量表，用于评价COPD患者病情的程度及康复治疗的效果。CRQ包括20个条目，分为4个方面。呼吸困难（5条），疲惫（4条），情感状态（7条），以及疾病控制力（4条，评价患者控制自己的慢性肺病的情况）。在呼吸困难的方面，条目设计非常"个体化"：要求患者自行选择5条自认为最为重要而且感觉最为费力的日常活动，并且自行评价从事此项活动时的呼吸困难程度。为了帮助患者选择，表中列举了26种日常活动。其他方面的条目设计则比较传统，每一个条目只有一个问题。每一条目患者可选择1～7分，分数越低则该项障碍越明显。很多的研究均证实，CRQ用于COPD患者的HRQL评价，真实性、重复性、敏感性均很好，其总分改变0.5

分就具有统计学意义。CRQ 主要的缺点是很耗时，约需 20～30 分钟完成问卷，还要求患者有一定的文化程度。其结果计算也比较繁琐。

（四）COPD 患者 HRQL 的特点

关于 COPD 患者 HRQL 的研究很多，每项研究所选患者的病情严重程度差别也很大。患者的病情严重程度不一致，但是其 HRQL 均有明显的下降。研究表明，COPD 患者在活动能力、社会角色表现、社会职能、精神健康状况、健康认知、躯体疼痛等各方面都有明显下降。与心脏病、糖尿病和高血压等慢性病患者相比较，COPD 患者 HRQL 下降更为明显，其间有显著性差异。此外，COPD 对患者的精神和情感方面（如抑郁）、娱乐、家务劳动以及睡眠和休息影响最为明显。很多研究表明，虽然患者疾病严重程度差别很大，其 FEV_1 均值也有显著差异，但患者的 HRQL 在精神和情感方面的得分非常相似，都有明显损害。研究提示，COPD 患者身体活动能力与疾病严重程度有关，但疾病发展到一定阶段，患者精神和情感方面均将受到明显损害，损害程度与病情的严重程度无关。

临床研究希望 COPD 患者 HRQL 评分能与患者的生理指标相关，但这方面的结果不很一致。有的研究表明两者相关，但不论 HRQL 总体量表还是疾病特异量表，其相关强度都不大，部分研究则表明两者无相关性。目前临床判断 COPD 患者严重程度及预后的主要指标是患者的 FEV_1，虽然大多数研究表明患者的 HRQL 值与之相关，但也有研究表明两者无相关性。有的试验表明 PaO_2 与患者的 HRQL 相关，特别是与 SGRQ 评分密切相关，与 SIP 则无相关性。

研究发现，COPD 患者的运动耐力与 HRQL 明显相关，与 FEV_1、PaO_2 等其他参数比较，相关性很好，而且它与患者呼吸困难的相关强度也高于 FEV_1、PaO_2。Jones 等的研究表明，患者的肺功能和 HRQL 相关，但这一相关性完全源于患者的运动耐力的改变。HRQL 评价指标之一是患者的呼吸困难，因此呼吸困难程度就与 HRQL 评分显著相关，这也是 HRQL 评分的预测指标，其准确性高于患者的肺功能以及血氧指标。总之，各研究由于患者的入选标准不一，研究的重点不同，采用统计学方法也不一致，故要综合评价患者的生理学指标、病情的严重程度以及 HRQL 评分之间的关系应非常小心。研究表明，呼吸困难与 COPD 患者的 HRQL 评分相关性最好，其次为患者精神和情感方面评分，最后才是患者的生理学指标。

目前 COPD 的治疗虽可改善患者症状，但是否也可患者改善的生活质量呢？对不同的治疗措施的研究有不同的结果。如吸入沙丁胺醇以及口服茶碱的治疗，在治疗前后，选用 CRQ 分别进行 HRQL 评分，结果表明两种治疗都能提高患者的 FEV_1，运动耐力及 PEFR，同时，患者的 HRQL 评分也有显著提高。有人在 COPD 的患者中使用抗抑郁药进行治疗。虽然肺功能以及血气的指标以及运动耐力均无明显变化，但随着抑郁及焦虑症状的改善，患者的 HRQL 均有明显的改善。对 COPD 患者而言，提高生活质量是首要目的。作为 COPD 特异 HRQL 量表的 SGRQ，经过十余年的发展，目前已应用于不同语言国家 COPD 患者的生活质量的评价。证明 SGRQ 与肺功能及临床症状相关性很好，是可行的、可信的和敏感的，而且优于其他 COPD 相关的生活质量调查表。

总之，SGRQ 与 CRQ 用于 COPD 患者生活质量的评价都很有效，能敏感的反映患者治疗前后生活质量的变化，近年来两者都广泛应用在评价 COPD 患者治疗疗效、非药物治疗的疗效（如肺康复治疗、手术）、急性发作的影响以及随年龄增长病情的变化等。近年研究还发现，SGRQ 可单独用于预测患者的死亡风险，生活质量可作为一独立指标或辅助性指标用于评价 COPD 患者治疗反应或干预的疗效。最近国际上 COPD 多中心临床药理试验都将生活质量评估作为评价药物疗效的一项重要指标。

二、COPD 急性加重（acute exacerbations of COPD，AECOPD）

COPD 患者 1 年内平均会出现 1 ~3 次 AECOPD，而其治疗费用占患者全年治疗费用的一半以上，同时会导致患者死亡率增高，患者预后更差同时其健康状况也有明显下降。因此，所有的 AECOPD 都是 COPD 的重要判断指标。由于 AECOPD 并无明确的实验室诊断标准，目前完全凭借其临床症状进行诊断。但如果研究进一步证实 AECOPD 患者血中 IL－6 或者其他炎症指标的水平有明确增高，也许未来会参照这些指标来确立诊断。现在已经提出一系列以呼吸困难加重、咳嗽或咳痰增加以及痰液性状转为脓性为基础的临床诊断指标，已被广泛应用。同样，根据上述症状的严重程度也可对 AECOPD 分级。疫苗接种、肺康复治疗、支气管扩张剂以及吸入糖皮质激素均可减少根据上述诊断标准诊断的 AECOPD 的发生率。

其他与 AECOPD 密切相关的指标包括：在一段时间内患者 AECOPD 的次数、因 AECOPD 而住院的次数以及住院时间等。由于经常是首诊医师诊断患者是否出现 AECOPD 以及决定患者是否应住院治疗，而首诊医师可能并未参加临床试验，所以对诊断标准的掌握并不一致，诊断的准确性不强。因此，以 AECOPD 为治疗结果的临床研究必须设立对照组。

三、合并症

随着 COPD 病情进展，许多患者可出现合并症，或者原有合并症恶化。实际上，有时很难确定症状恶化（如呼吸困难）是继发于 COPD 还是因为同时合并其他疾病，如充血性心力衰竭、冠心病或肺癌。现有的 COPD 病死率可能是低估的，因为死亡证明书上 COPD 患者的死因常归于冠心病、吸烟、肺癌或肺炎。也有可能患者是因为合并症死亡，而 COPD 增加了这些合并症的死亡危险。研究显示，COPD 的出院诊断与下列疾病的患病率和住院病死率升高相关：肺炎、充血性心力衰竭、缺血性心脏病、胸部恶性肿瘤以及呼吸衰竭。夜间氧疗试验（NOTT）研究结果表明，对明显低氧血症患者进行长期辅助氧疗（ >15 h/d）能延长生存，提高认知能力。另外，研究表明高碳酸血症、卧床、运动受限（6 MWT）、肺动脉高压以及 COPD 急性加重的频率和严重度都能在某种程度上独立预测 COPD 的病死率。近来 COPD 的全身效应得到更多重视。COPD 患者会出现如前所述的焦虑、抑郁以及骨质疏松，最近有人提出 COPD 患者其他脏器的系统性炎症是由肺部产生的物质或细胞介质引起的。COPD 的一些全身表现（合并症）可以寻根溯源到患者在炎症或非炎症状态下肺部释放大量炎症和激素类介质。COPD 时慢性全身性炎症可使预后更差，肺功能下降更快，原因是合并氧化应激、循环中的细胞因子和蛋白水平异常、炎症细胞激活、骨骼肌慢性炎症引起的功能不全等。

四、死亡率

COPD 患者死亡率很高，因此死亡率也是很多临床试验的观测终点。可以评价患者的全疾病死亡率或者 COPD 疾病特异性死亡率，相比而言，全疾病死亡率更为可靠；疾病特异性死亡率虽然可能更为特异，但 COPD 患者可伴发很多严重的疾患，判断其死因时有可能出错，因而结果的可信性欠佳，同时，在大规模的临床试验中进行这种分析可能很耗时费力，可行性差。

回顾性分析的结果由于内源性统计学偏差而结果不可靠，同样，由于存在中途退出试验者，所以前瞻性研究也可能会出现偏差，而且，在试验组观测到的死亡率还可能会低于临床中实际观察的结果。为了避免上述偏差，以 COPD 患者死亡率为观测指标的临床试验需要大样本、选择性的人群以及数年的观察期。由于上述原因，目前很少的临床试验以死亡率为试验的主要观察指标，目前国际上有两个临床药理试验以此为终点观测指标。

五、BODE 指数

BODE 指数是 Celli 等提出的 COPD 病情和预后评估的新指标。这是一种多维分级系统（包括呼吸、感觉、全身状况和运动能力），采用 4 种因素综合判断和预测患者的病情和死亡率：①体重指数（body－mass index，B）；②气流阻塞程度（O）；③呼吸困难（D）；④运动能力（E，6 分钟行走距离），按照这些参数综合计算 BODE 总分，总分 0～10 分（表 1－1－5）。BODE 总分越高，死亡的可能性就越大。BODE 分值与 FEV_1 相比，与 COPD 患者预后相关性更强。这一评估方法在评介治疗效应、肺康复和 COPD 患者的外科手术疗效方面有着相当的潜在价值。而且，BODE 总分容易计算，无需特殊设备，因此可以广泛推广使用。研究结果也表明，BODE 预测准确性高于 FEV_1（0.74 对 0.65），积分越高，病死率越高，每增加 1 分，病死危险性增加 63%（95% 可信区间为 48%～80%，$P<0.001$），但是其临床应用价值尚有待进一步的研究证实。

表 1－1－5　BODE 评分方法

评分指标	BODE 评分的分值（各项累加，0～10 分）			
	0	1	2	3
FEV_1%	≥65	50～64	36～49	≤35
6 MWT（m）	≥350	250～349	150～249	≤149
MMRC	0～1	2	3	4
BMI	21	≤21		

第四节　生物学指标

一、血液、呼出气、痰液以及气道活检的生物学指标

目前临床上尚无通过检测血液诊断 COPD 的方法，但很多研究也发现在 COPD 患者的血液、痰液、呼出气、呼出气凝集液以及气道的活检等检查中，存在一些与 COPD 病理改

变一致的指标，然而，还需要更多的研究来证实上述指标的可靠性。研究比较多的血液指标包括 T 淋巴细胞的细胞因子 Subsets 以及中性粒细胞中粘附因子的表达状况。炎症介质如肿瘤坏死因子 α（TNF - α），其可溶性受体如 sTNF - R55 与 R57，研究还发现 C 反应蛋白与 COPD 患者静息状态下耗能增加以及体重下降有一些松散的相关。也有一些报道指出循环的前炎症因子和抗炎症细胞因子的水平的改变与 COPD 病情相关。Desmosine 和 isoDesmosine，属于肺弹性酶的降解物，其尿液中的浓度可准确的测出，目前已用于监测 α_1 - 抗胰蛋白酶治疗（antitrypsin）、α_1 - 抗胰蛋白酶缺乏的 COPD 患者以及 COPD 急性发作的患者的疗效。

呼出气中包含有很多炎性指标，目前在哮喘患者中已发现有显著增高，近年来也证实 COPD 患者其水平也有变化，但很多指标的意义并不如在哮喘患者中明确。例如，NO，在 COPD 患者中，除了 AECOPD 时可能增高外，其水平在稳定期 COPD 患者中则无明确增高；但在哮喘患者中 NO 为一明确的气道炎症指标。COPD 患者中，花生四烯酸的代谢产物如 LTB_4、PGE_2 以及反映炎症强度及氧化应激状态的 8 - isoprostane 及过氧化氢等则有显著增高，且与疾病严重程度有关。由于呼出气检查无创、可重复好，有可能会成为未来评测稳定期 COPD 新的指标。但是，呼出气的检测尚需特别的检测设备，同时各种呼出气中检测的细胞因子在体内的浓度未定，目前尚未大规模开展。

肺泡灌洗液常用于获取下呼吸道的细胞及各种介质，但属于有创性检查，同时，在灌洗的过程中有稀释，因而结果的稳定性不好，目前，这项检查很少用于 COPD 的疗效评价中。由于痰液中同样含有多种细胞及可溶性炎症介质，而且即使是诱导痰对患者的影响也不大，目前应用比较广泛。但是，由于提取痰液中可溶性细胞因子、分离细胞的技术尚不成熟，痰液检测结果可靠性也差。随着实验技术的提高，痰液化验以评价 COPD 疗效将有很大可能。

气道组织活检是最直接的观测方法，目前也有应用。研究发现，COPD 患者气道内 $CD8^+$ 细胞增多，活检以 T 淋巴细胞以及中性粒细胞为主。目前已以气道组织活检中细胞数的多少及分类来评价吸入糖皮质激素的作用。

二、影像学及 CT 检查

胸部X线片对于 COPD 的早期诊断和预后很不敏感，不能用于病情评估。虽然在 COPD 晚期可以出现典型的改变，如过度充气、横膈变平、肋间隙增宽、肺大疱和肺动脉高压的征象，但这些均不能用以判断预后。所以胸部X线片常用于评价 COPD 急性加重患者或排除合并症（如肺炎，充血性心力衰竭）。

胸部 CT 由于能除外肺外结构的影像重叠，可反映肺组织的实际状况，能定量显示早期的肺气肿并准确分级，作为无创性检查，目前应用非常广泛。CT 检查可早于肺通气功能检查发现肺解剖结构的异常，定量 CT 检查与肺组织学检查的结果相关性很好，是替代肺组织学检查最好的方法。运用计算机自动分级方法，CT 评分与 COPD 患者肺通气容量相关性很好，但与气流检查及血气检查结果相关性较差。定量 CT 检查目前常用于肺减容手术的评价，但在评价支气管炎气道病理解剖时用处有限，未来随着高分辨 CT 技术的发展，也许可以定量检测气道的直/内径、气道壁的厚度。

三、营养

无论 COPD 患者病情严重程度如何，COPD 患者可以有各种营养状况——正常、营养过度，但多数情况是营养不良。尤其是 COPD 晚期，患者在一些简单的活动上就要消耗较多的能量，比如在最低限度活动或静息时呼吸。患者趋向于一种分解代谢状态。在大多数疾病中，体重指数（BMI）越低，病死率越高，这也适用于 COPD。许多研究者已证实，低 BMI 对病死率是一个有意义的预测值。患 COPD 的危险与 BMI 成反比，按其他的 COPD 危险因素（吸烟、年龄和 FEV_1）调整后，死亡的相对危险度是 2.75%。体重增加，即无脂肪体重增加，可以减少低 BMI 患者的死亡危险。体重指数小于 21 kg/m^2 与 COPD 病死率增加相关。

结束语

在 COPD 患者诊治过程中常规、连续地测定一些主要指标具有现实的临床意义。评估 COPD 患者推荐指标包括：①根据肺功能检查和临床表现，诊断 COPD 和判定 COPD 的严重度。尤其应该充分认识到：目前肺功能检查是诊断 COPD 的金标准；②根据一些标准化方法判断运动能力和合并症（如 6 MWT）；③对呼吸困难和日常活动受限程度分层，包括呼吸困难评分和生活质量评估；④判断 COPD 的全身效应和合并症（营养、糖尿病、高血压、冠心病和右心功能状况等）；⑤监测病情急性加重的频率和严重度、住院或其他使用医疗卫生资源的情况；⑥严重度分层：肺容量、IC/TLC、动脉血气、胸部 X 线片、高分辨率 CT 和可测定的生物标志物。

如果进行 COPD 的临床药物试验，则应根据药物或干预措施可能的疗效来选择疗效观察指标。虽然 FEV_1 是一个很成熟的观测指标，但也并非在所有临床试验中都适用。目前认为，在进行Ⅲ期临床试验时，应选择较为广泛的疗效评价指标。只有在那些有明确观测目的的药物研究中（通常为Ⅱ或Ⅳ期临床试验）才会选择较为窄的观测指标。

一般来说，所有 COPD 的临床药物试验，应至少选择在本文中列出的前 3 类疗效评价指标中的一种。上述 3 种指标同时出现有意义的变化，才会认为这种治疗措施肯定临床有效，但如果只有某一种出现有意义的变化，该药物的临床疗效就很可疑。如果采用第 4 类的指标而且出现有意义的变化，则表明该药理论上有效或与疗效相关。

（蔡柏蔷）

参考文献

1. Nicolas J. Gross, Outcome Measures for COPD Treatments: A critical evaluation. Clinical Review, 2004, 1 (1): 41 - 57
2. Marin JM, Carrizo SJ, Gascon M, et al. Inspiratory capacity, dynamic hyperinflation, breathlessness, and exercise performance during the 6 - minute - walk test in chronic obstructive pulmonary disease. Am J Respir Crit Care Med, 2001, 163 (6): 1395 - 1399
3. Kharitonov SA, Barnes PJ. Exhaled markers of pulmonary disease. Am J Respir Crit Care Med, 2001, 163 (7): 1693 - 1722

4. 孟申．呼吸困难评价及治疗．见：孟申主编．肺康复．北京：人民卫生出版社，2007，94 - 115
5. Curtis JR，Patrick DL. The assessment of health status among patients with COPD. Eur Respir J，2003（21：Suppl）41：36s - 45s
6. Jones PW，Quirk FH，Baveystock CM，et al. A self - complete measure of health status for chronic airflow limitation. The St George's respiratory qustionare. Am Rev Respir Dis，1992，145：1321 - 1327
7. Jones PW，Quirk FH，Baveystock CM，The St George's respiratory qustionare. Respir Med，1991，85（Suppl B）：25 - 31
8. Engström C P，Persson L O，Larsson S，et al. Health - related quality of life in COPD：Why both disease - specific and generic measures should be used. Eur Respir J，2001，18：69 - 76
9. Celli BR，Cote CG，Marin JM，et al. The body - mass index，airflow obstruction，dyspnea，and exercise capacity index in chronic obstructive pulmonary disease. N Engl J Med，2004，350：1005 - 1012
10. ATS Statement：Guidelines for the Six - Minute Walk Test. Am J Respir Crit Care Med，2002，166：111 - 117
11. Rabe KF，Hurd S，Anzueto A，et al. Global strategy for the diagnosis，management，and prevention of chronic obstructive pulmonary disease - GOLD executive summary. Am J Respir Crit Care Med，2007，176：532 - 555
12. 中华医学会呼吸病学分会慢性阻塞性肺疾病学组．慢性阻塞性肺疾病诊治指南（2007 年修订版）．中华结核和呼吸杂志，2007，30：7 - 16
13. Rabe K F，Beghe B，Luppi F，et al. Update in chronic obstructive pulmonary disease 2006. Am J Respir Crit Care Med，2007，175：1222 - 1232
14. ATS/ERS TASK FORCE. Outcomes for COPD pharmacological trials：From lung function to biomarkers. Eur Respir J，2008，31：416 - 468

第二章 慢性阻塞性肺疾病稳定期药物治疗新进展

慢性阻塞性肺疾病（COPD）是长期慢性疾病，多发生于40岁以上人群，随全球环境、吸烟状况及老龄化社会的变化，患病人数的增加，COPD已成为重要的全球性健康问题。据WHO预测，到2020年，在常见的死亡病因中COPD将从现在的第6位跃居到第3位。COPD是一种可以预防、可以治疗的疾病，对于稳定期COPD患者应全面管理，采取多种措施以减轻症状并提高生活质量。目前的药物治疗主要在于减少或消除症状、提高活动耐力、减少急性发作的次数和严重程度、改善健康状态。

一、戒烟药物

大部分COPD患者与吸烟有关，同时戒烟在这些患者中是减缓COPD发展最有效的措施。目前临床常用的有传统的尼古丁替代疗法及抗抑郁药物，两者长期效果差，患者复吸率高。随着对尼古丁成瘾的神经机制逐渐明确，多种新型戒烟药物将应用于临床。Varenicline为$\alpha_4-\beta_2$尼古丁受体部分阻断剂，通过减轻或阻断尼古丁对人体的作用，帮助吸烟者戒烟。恶心是最常见的不良反应，其他还包括头痛、呕吐、肠胃胀气、失眠、多梦和味觉障碍。利莫那班是首个大麻脂（CB1）受体阻断剂，它通过作用于大脑与脂肪组织中的CB1受体来减少食物和烟草的摄取，达到戒烟及减肥的效果。

二、支气管扩张剂

COPD的气道阻塞在一定程度上是可逆的，因此，支气管扩张剂通过扩张支气管，缓解气流受限，患者的FEV_1并不增高，但由于肺容积有明显改善，并减小残气量、延迟运动过程中动态过度充气的发生，从而减轻呼吸困难症状，是控制症状的主要治疗措施，在COPD的维持治疗中也起着重要的作用（表1-2-1）。

表1-2-1 稳定期COPD的支气管扩张剂的应用

-支气管扩张剂在控制COPD症状中非常重要
-首选吸入治疗
-受体激动剂，抗胆碱能药物，茶碱，或联合治疗的选择与是否有药以及在缓解症状时的个体反应和副作用有关
-按需使用或规律应用支气管扩张剂以防止或减少症状
-长效吸入支气管扩张剂更为方便有效
-联合应用支气管扩张剂可增加疗效，同时比单纯增加某一种支气管扩张剂的剂量，降低副作用增加的危险性

短效支气管扩张剂目前常用于按需用药来缓解症状，而长效制剂通常作为缓解期规律给

药防止疾病进展。支气管扩张剂的规律性治疗中，长效制剂比短效制剂更方便有效。目前临床上常用的支气管扩张剂有3类：β受体激动剂、抗胆碱能药物和甲基黄嘌呤。

（一）$β_2$ 肾上腺素能受体激动剂

$β_2$ 受体是一种广泛分布于呼吸道平滑肌，上皮细胞和内皮细胞膜上的跨膜受体，尤以小气道和肺泡中的数量居多。$β_2$ 受体激动剂主要作用于呼吸道平滑肌细胞中的 $β_2$ 受体，以舒张支气管。同时，$β_2$ 受体激动剂还能抑制气道的胆碱能神经递质传递，减少血浆蛋白的渗出和细胞因子的分泌，增加气道的排痰作用，改善心血管的血液动力学，降低肺动脉高压，改善膈肌的耐力和收缩力，这对于减轻气道炎症损失和预防COPD病情恶化有重要意义。

$β_2$ 受体激动剂可通过吸入或口服应用，临床常用的口服制剂有丙卡特罗和特布他林等。丙卡特罗为第3代高度选择性支气管 $β_2$ 受体兴奋剂，对心脏的作用要明显弱于特布他林，该药在舒张支气管平滑肌的同时，还具有较强抗过敏和促进呼吸道纤毛运动的作用，因此还具有祛痰和镇咳作用。上述口服制剂均可有心悸、手颤等副作用，临床应用受到一定限制。

临床上稳定期以吸入制剂为主，它起效更快，且不良反应少。常用短效制剂沙丁胺醇是目前较为安全和常用的按需平喘药，由支气管吸收后迅速起效，疗效可维持3~6小时。常用的长效制剂：福莫特罗和沙莫特罗，通过定量吸入装置吸入，起效快，前者可于3~5分钟起效，后者为30分钟起效，疗效均可持续通12 h左右。

在福莫特罗和沙莫特罗之后，多家公司在研制长效 $β_2$ 受体激动剂（LABA），尤其是每日一次应用剂型，如阿福特罗，卡莫特罗，indacaterol，GSK－159797，GSK－597901等，部分已经已经进入三期临床观察，预计大部分药物将在2010年前投入临床。这些药多为R，R异构体，可控制受体的脱敏及蓄积反应。

阿福特罗为福莫特罗一种新的变构体。其吸入制剂和雾化剂型（商品名：Brovana）目前在美国已经获得批准并将投入临床，可用于维持治疗慢性阻塞性肺疾病引起的支气管收缩。该药起效快，主要疗效持续时间不足24小时，通常每日2次应用。2006年Chest会议文摘报道，Ⅲ期临床实验显示，患者吸入较高剂量后，FEV_1%在24h后仍可改善15%，因此在某些情况下可每日1次。阿福特罗可减少小气道上皮细胞在受到抗原刺激后IL－8的释放，这种抗炎效应是否有临床意义目前尚不明确。

卡莫特罗和indacaterol均为新型超长效 $β_2$ 受体激动剂（VLABA），可迅速起效，疗效持续24小时。临床实验显示卡莫特罗可使 FEV_1 改善30小时以上，布地奈德和卡莫特罗合用可增加疗效，很可能制作成一种联合剂型。Indacaterol在人游离支气管中表现出高度的内在拟交感活性，在中重度哮喘患者可保持24小时扩张支气管的疗效，200 mg的剂量可保证安全有效，有可能单独或与其他药物合用。

超长效β受体激动剂可以简化治疗，使患者应用更便利，依从性增高，最终改善疾病的预后。对LABA发展唯一限制是临床需求和市场销售状况。

（二）抗胆碱能药物

抗胆碱能药物通过竞争性阻断毒蕈碱胆碱能受体，抑制副交感神经递质产生的支气管收缩和支气管高分泌，产生作用。COPD中，副交感神经的活性是气流受限的主要可逆部分，因此与哮喘治疗中 $β_2$ 受体激动剂重要不同，抗胆碱能药物在COPD的治疗作用不容忽视。

研究人员对1966～2005年的COPD治疗的文献进行Meta分析，认为抗胆碱能药物可以减少急性加重的发作以及病死率，而β受体激动剂的应用在一定程度上增加了病死率，这可能与β受体激动剂的心血管副作用有关，该分析有一定的局限性，但体现了抗胆碱能药物在COPD治疗中的地位。

1. 短效抗胆碱能药物　短效抗胆碱能药物作用持续时间比短效β_2受体激动剂长，疗效可持续8小时，目前临床常用短效抗胆碱能药物为异丙阿托品及其溴化物，是具有高度选择性的M受体阻断剂，其扩张支气管的剂量仅及抑制腺体和加快心率剂量的1/20～1/10。尤适用于因肌肉震颤、心动过速不能耐受β受体激动剂的患者。

2. 长效抗胆碱能药物　噻托溴铵是第一种选择性和长效抗胆碱能药物，1993年文献首次报道该药，2002年正式投入临床使用。人类毒蕈碱胆碱能（M）受体有5个亚型，其中M1受体位于自主神经节，粘膜下支气管腺体、及肺泡壁，M_3受体位于气道平滑肌，粘膜下支气管腺体及内皮细胞，该药与M_1、M_3受体解离的速度慢，尤其是与M_3受体解离的时间长达34.7h，疗效持续时间长，支气管扩张效果明显。噻托溴铵较福莫特罗可明显改善中重度COPD患者日间的FEV_1水平，而夜间FEV_1的改善无明显差异，而两药联合应用对日间及夜间的FEV_1的影响明显强于两药的单用，其后的1年随诊显示，噻托溴铵可以降低肺功能的下降速度，患者急性加重发作次数及持续时间均减少。

噻托溴铵还可改善机体的生命健康相关质量，如呼吸困难阈值，运动耐力，以及急性发作的频率等。这些生命质量的改善与静态、动态过度充气的下降有关。同时该药安全性好，目前发现的唯一副作用为口干，且为轻度可逆的。而对气道内的粘液清除无影响，主要用于稳定期的规律用药，COPD诊疗指南中并未推荐在急性加重时的应用。

为了更准确地评价噻托溴铵，2003年多国联合进行了为期4年的UPLIFT（The Understanding Potential Long－term Impacts on Function with Tiotropium）研究，观察应用噻托溴铵对肺功能的长期影响，以及生命质量，急性加重及病死率的改变。该研究纳入37个国家中的6000例COPD患者，预计初步结果将于2008年获得。此项研究和著名的TORCH研究对于COPD的药物治疗的意义在于引起进一步讨论并将最终影响指南。

（三）茶碱类药物

非选择性腺苷酸磷酸二酯酶抑制剂——茶碱属黄嘌呤类衍生物，为经典的支气管扩张药，还具有抑制炎症反应和免疫调节作用，增加膈肌的收缩能力及延缓膈肌的疲劳，以及通过增加呼吸中枢对CO_2的敏感性兴奋呼吸中枢，从而并且改善左右心室的收缩功能，使对呼吸肌的氧输送增加，改善呼吸肌的收缩功能等作用。长期以来临床一直应用其治疗哮喘及COPD患者急性发作时的气道痉挛。

虽然这类药物在COPD患者中有效，但其不良反应较明显，可能导致房性或室性心律失常的增加以及癫痫大发作、头痛等，同时由于吸入性抗胆碱能药物及β_2受体激动剂的药物进展，临床上通常不再首选茶碱。然而，最近的研究表明，茶碱缓释片可明显降低COPD患者痰上清液中的3－NT硝基酪氨酸水平（该物质在COPD患者痰液中增多），其作用强于氟替卡松，同时茶碱还可明显降低痰中性粒细胞数，而氟替卡松应用者痰中炎性细胞中仅嗜酸性粒细胞下降，提示茶碱减少COPD气道中氮应激及中性粒细胞浸润的能力，在很大程度上强于吸入糖皮质激素。

三、糖皮质激素类药物

COPD 的特点是肺及系统性炎症反应，糖皮质激素的抗炎症作用多年来用于控制 COPD 急性发作。此外，长期应用布地奈德可明显减少中重度 COPD 患者缺血性心脏病的发生。

然而，全身应用激素所造成的副作用，导致其不能长期应用于稳定期患者。部分 COPD 指南推荐短期（2 周）口服糖皮质激素以确定 COPD 患者长期口服或吸入激素是否有效，理论依据在于短期应用可能预测长期口服激素对 FEV_1 的作用，同时有气流受限的哮喘患者对支气管扩张剂吸入反应可能较慢，但是短期口服激素可明显加快支气管扩张剂的反应。然而，大部分证据表明，短期口服皮质激素对 COPD 对吸入糖皮质激素的效果无预测作用，因此，对于中度以上 COPD 及对吸入皮质激素反应差的患者并不推荐试验性口服皮质激素治疗，同时不建议长期口服激素治疗。

吸入性皮质激素（ICS）在产生对肺部的抗炎症效果时，其全身吸收及其造成的副作用明显减少。在 COPD 稳定期规律应用 ICS，是否可改变 COPD 的自然病程，尤其是加速的 FEV_1 减少仍有争论。有研究显示，患者应用 6 个月 ICS 后，FEV_1 相对增加比值明显高于安慰剂组，然而，在 6 个月之后，ICS 似乎并不能改变参与随机临床研究的 FEV_1 的降低。临床上对有症状且 $FEV_1 < 50\%$ 预计值同时病情反复恶化的患者可进行 1.5 ~ 3 个月的试验性治疗，根据疗效决定是否继续激素吸入治疗。目前，国内常用的激素有倍氯米松、氟替卡松及布地奈德等。

2004 年在英国批准上市的泼尼松龙衍生物环索奈德，是具有新药代动力学性质的新一代类皮质激素吸入剂，具高效局部抗炎作用。由于新的释药和分布性质，呈现肺靶向抗的炎作用，产生的局部和全身不良反应较少，可高剂量应用以改善哮喘患者肺功能及生活质量，同时无明显副作用。

四、药物的联合应用

在 COPD 重度以上稳定期患者，推荐联合用药，从而改善患者的肺功能症状同时减少副作用。目前临床上有多种不同药物的联合应用并制作成混合剂型，并取得了较好的疗效。

支气管扩张剂之间的合用：β_2 受体激动剂与抗胆碱能药物或茶碱缓释剂合用均可明显改善肺功能和缓解症状，疗效均强于两药单用。在中重度 COPD 患者，患者在雾化吸入异丙托溴铵和沙莫特罗 90 ~ 105 分钟后，吸 50% O_2 的同时进行运动或静息状态肺功能检测，结果显示联合吸入支气管扩张剂（减少肺过度充气）和吸氧（降低呼吸驱动）可明显改善运动耐力。噻托溴铵与福莫特罗，同时给药，每日晨起 1 次，强于两者单用，如果晚上再加用 1 次福莫特罗疗效更加显著。

尚有多种新的混合剂型正在研制或已经在进行临床试验中，如新型长效 β 受体激动剂与长效抗胆碱能药物联用，每日仅应用 1 次。在乙酰胆碱、组胺或白蛋白激发试验前，经支气管分别给予卡莫特罗或噻托溴铵，观察人工通气的豚鼠气道的改变，结果显示两药均能产生保护作用，其中噻托溴铵对乙酰胆碱激发的作用强，而卡莫特罗对组胺及白蛋白激发的气道作用明显，当两种药物同时应用时，可产生明显的协同效应。

支气管扩张剂与吸入性糖皮质激素的合用：目前临床常用的复合剂型均为 β_2 受体激动

剂与皮质激素的混合剂，如氟替卡松/沙莫特罗，福莫特罗/布地奈德。糖皮质激素可上调β_2受体激动剂，同时可防止或反转由于应用β激动剂而导致的β_2肾上腺素能受体的下调。β_2受体激动剂，反过来可以促进糖皮质受体从胞质向核内的转录。两者在气道细胞内相互补充的这种生物效应在临床上产生协同效应，因此在气道平滑肌细胞和上皮细胞代谢，炎症介质释放及对呼吸道粘膜的保护作用等方面，两药联用的疗效比单用一种要好。中重度COPD患者应用氟替卡松/沙莫特罗8周，可减少急性发作，改善健康状态，其效果明显优于单一用药，肺功能也有一定程度的改善。2006年德国上市的倍氯米松/福莫特罗，以及未来几年中可能投入市场的环索奈德/福莫特罗，莫米松/indacaterol，卡莫特罗/布地奈德均是以每日1次应用剂型为主。

茶碱可活化组蛋白去乙酰化酶，从而提高激素的作用，因此推测皮质激素与茶碱合用有效。抗胆碱能药物与激素的联合应用体外实验显示，糖皮质激素与粘液腺受体间有一定的关系，提示抗胆碱能药物和激素联用可能有更好的疗效，然而，目前尚无类似的临床研究证实。

对于稳定期患者规律用药中，多为吸入用药，不同的吸入装置及患者的配合能力对于药物能否发挥有效的作用很重要，目前主要的观点认为尽可能发展可容纳多种支气管扩张剂的吸入装置，从而使得治疗简单易行。

药物的选择与疾病的严重程度：轻度COPD患者，仅按需使用短效支气管扩张剂，如无吸入剂型，可规律应用茶碱缓释剂。

按需使用短效支气管扩张剂仍不能进行日常活动的中度以上患者，可增加规律性应用吸入长效支气管扩张剂，目前尚无证据表明哪一种长效支气管扩张剂更为方便有效，如仍需进一步控制症状，可增加茶碱缓释剂，但副作用同时增加。在规律应用短效或长效支气管扩张剂的基础上，还可加用一种按需使用的短效药物。重度以上以及反复急性发作的患者（如3年内发作3次），在长效支气管扩张剂的基础上加用ICS，但避免应用口服皮质激素。

如果家庭应用雾化支气管扩张剂2周，PEF改善明显，可规律应用，但一般来说，由于费用及不方便性，稳定期患者并不推荐规律性雾化治疗。

五、疫苗的应用

2006年指南中仍推荐COPD患者应用流感疫苗及肺炎球菌菌苗，这与COPD患者患流感后出现并发症的几率增高，COPD患者急性发作时病原学检查中最常见的为肺炎球菌有关。研究表明，65岁以下尤其是严重气道阻塞的患者，肺炎球菌菌苗应用，可减少肺炎球菌性肺炎的发生率，及COPD相关疾病入院率，同时减少医疗花费。然而，目前对这种菌苗在老年人的作用低于年轻患者以及是否可产生足够的免疫有效性仍存在争议。

研究人员通过对共纳入941研究对象，4个随机对照实验进一步总结分析发现，肺炎球菌菌苗（14肽和23肽）注射对COPD患者的发病率和死亡率无明显影响，因此仍需大型随机对照实验来证实这些独立实验显示的较小的疗效。

目前应用的肺炎球菌多肽菌苗诱导非依赖性T细胞免疫反应，通过B细胞产生抗体，不诱导免疫记忆。不成熟的免疫系统对这种菌苗不产生反应，而2000年研制的7价肺炎球菌结合菌苗（PCV_7）改变了这种状况，已经证实在幼儿可产生记忆性免疫反应，同时免疫力强，可降低侵入性肺炎的发生率。对 COPD 患者中感染的影响尚未研究，有可能其对 COPD 患者的保护作用强于目前应用的多肽菌苗。2007 年 4 月，美国国立心肺及血液研究所已经对 40 岁以上 COPD 患者应用 PCV_7 菌苗开始临床观察。

六、其他可能改善 COPD 患者状况的药物进展

（一）抗炎症药物

多种炎症介质通过激活炎症细胞和结构细胞，参与 COPD 的发生发展，目前尚无有效治疗抑制 COPD 炎症的进展。随着对 COPD 炎症及结构破坏机制的进一步了解，针对不同途径的针对性治疗可能应用于临床。

1. 白三烯 B_4（leucotriene B_4，LTB_4）抑制剂　LTB_4 为一种强效中性粒细胞化学趋化物，在 COPD 患者的痰液及呼出气中增加，同时急性加重期明显高于缓解期，但中度 COPD 患者应用其阻断剂 LTB019，痰中的炎症指标及肺功能均无改善。在吸烟人群的肺组织中 LTB_4 亚型 BLT_1 受体阳性的中性粒细胞增多，其阻断剂 LY293111 可抑制 COPD 患者痰液中中性粒细胞趋化活性，是否可取得临床疗效尚需观察。

2. 肿瘤坏死因子（TNF）$-\alpha$ 抑制剂　COPD 患者痰中 TNF 和可溶性 TNF 受体浓度升高，TNF $-\alpha$ 通过激活（NF－kB）的转录因子诱导气道细胞中的 IL－8 和其他趋化因子以及扩大炎症反应。人 TNF 单克隆抗体（英夫利西单抗）和可溶性 TNF 受体阻断剂（依那西普）已经应用于慢性炎症性疾病的治疗。但是临床观察显示，英夫利昔单抗治疗中重度 COPD 患者时，肺炎及恶性肿瘤的发生率增加，而扩张前 FEV_1、6 分钟步行距离及健康状况并未改善，该药对恶性肿瘤的影响仍需进一步明确。

3. 磷酸二酯酶 E_4（phosphodiesterase－4，PDE_4）抑制剂　PDE_4 是磷酸二酯酶的主要同工酶，主要表达在中性粒细胞、CD4、CD8 淋巴细胞、单核细胞和噬细胞上，可促进这些细胞中 cAMP 的释放以及破坏炎症活性，由于这些炎症细胞在 COPD 的发病中起着重要的病理生理的作用，所以针对 PDE_4 的治疗将有可能达到疗效。PDE_4 抑制剂西洛司特和罗氟司特的抗炎作用和免疫调节作用已在离体的外周血细胞及在体动物得以证实。COPD 患者服用罗氟司特（500μg/d）4 周，痰液中中性粒细胞和嗜酸粒细胞数下降，同时支气管扩张后 FEV_1 升高水平高于安慰剂组，然而明显的胃肠道副作用限制了临床应用，因此，目前亟需研究一种新的有较强的抗炎活性而较少的胃肠道反应的 PDE_4 抑制剂。

4. 趋化因子抑制剂　多种趋化因子参与中性粒细胞的趋化作用，它们主要属于趋化性细胞因子超家族中的 CXC 亚家族，该家族中最主要的成员是 IL－8。COPD 患者痰液中 IL－8 水平明显增高，并与疾病严重程度相关，阻断其受体，可减少 COPD 患者痰中中性粒细胞的趋化反应，人 IL－8 单克隆抗体在治疗 COPD 的临床观察尚未得出结论。其他针对 CXC 抗体（CXCR1，CXCR2，CXCR3）的药物也在临床观察中。

5. 白介素（interleukin）－10　IL－10 具有广泛的抗炎症作用，可抑制巨噬细胞分泌 NF $-\alpha$ 和 IL－8，降低基质金属蛋白酶的表达，促进基质金属蛋白酶的内源性拮抗体表达，从而保持抗蛋白酶的平衡。COPD 患者诱导痰中 IL－10 水平降低，这可能是肺炎症反应增强的原因之一。目前临床正在观察 IL－10 在其他慢性炎症性疾病中的治疗效果，未来 IL－10 有可能应用于治疗 COPD，但其血液系统的副作用可能影响其临床应用。

6. NF－κB 抑制剂　转录调控因子 NF－κB 广泛参与 COPD 肺内多种因子的调控，在 COPD 患者气道上皮细胞和巨噬细胞中尤其是急性加重期时被激活。小分子 IKK－2（参与κB 降解为 NF－κB）抑制剂可以抑制肺泡细胞中炎症细胞因子和化学因子的释放，有可能产生疗效，尤其是对糖皮质激素耐受的 COPD 患者。但是对 NF－κB 的长期抑制可能导致免疫抑制以及宿主防御功能的降低，限制了临床应用。

7. p38 丝裂原激活蛋白（MAP）激酶阻断剂　MAP 激酶在慢性炎症及多种复合酶级联反应中起着关键作用。其中 p38 MAP 途径在细胞应激中激活，并调节炎症细胞因子的表达。p38 MAP 激酶的小分子抑制剂，如 SB 203580，SB 239063 及 RWJ 67657，有广泛的抗炎效应。SB 239063 可减少大鼠吸入内毒素后气道中炎症细胞的浸润以及肺泡灌洗液中的 IL－6 和 MMP－9 水平，提示该物质有可能在 COPD 患者中起到抗炎作用。这种广泛抗炎药物有可能对机体产生一定的毒性，但是吸入剂型可能减少毒性的发生。

8. 磷酸肌醇 3－激酶（PI－3K）抑制剂　PI－3K 通过促进脂质第二信史的产生来调节细胞功能，其亚型 PI－3Kc，参与中性粒细胞的聚集和活化，敲除该基因可导致中性粒细胞的迁移和激活，以及 T 淋巴细胞和巨噬细胞功能受损。目前 PI－3Kc 和 PI－3Kd 的小分子抑制剂正在研究中，预计可在 COPD 患者机体产生一定的抗炎活性。

9. 过氧化物增殖活化受体（PPARs）激活剂　PPARs 是一种配体活化细胞核激素受体，属甾体激素受体，其亚型 PPAR－a 和 PPAR－d 激活可产生抗炎和免疫调节的作用。PPAR－c 激动剂曲格列酮可以抑制单核细胞释放炎症细胞因子，以及诱导 T 淋巴细胞的凋亡，提示该药物在 COPD 中有可能起到抗炎作用。

（二）抗氧化药物

1. 抗氧化剂——乙酰半胱氨酸（NAC）　氧化应激在 COPD 发病过程中发挥重要的作用，可导致肺组织中弹性蛋白酶活性的增加以及气道内粘液过度分泌，因此抗氧化治疗有可能减少 COPD 的氧化应激而产生疗效。乙酰半胱氨酸（NAC）可促进体内重要的抗氧化物质还原型 GSH 生成，有研究显示长期应用有可能减少 COPD 急性加重的发作次数以及住院率，同时可减少肺的过度充气。然而，对 NAC 在 COPD 治疗中的意义仍有争论，重度 COPD 患者口服 NAC（600mg/d）后，患者 FEV_1、每年急性加重的次数以及健康相关质量与安慰剂组无显著差异，但如同时吸入糖皮质激素，急性加重发作可明显减少。研究人员将 NAC 剂量增加 1200mg/d，患者的肺功能及自觉症状改善效果强于 600mg/d，同时无明显的副作用，增加 NAC 剂量是否可行尚需进一步临床证实。

2. 诱生型一氧化氮合酶（iNOS）抑制剂　iNOS 是由干扰素及脂多糖等诱导，巨噬细胞及血管平滑肌细胞等衍生而成。iNOS 表达可引起氧化应激和 NO 释放增加，逐步硝化蛋白并使其功能改变，在 COPD 患者痰液的巨噬细胞中明显增多。目前选择性 iNOS 抑制剂正在研制中，其中 L－N6－（I－imminvethyl）赖氨酸（L－NIL）持续减少一氧化氮的释放并可能有效。

3. 白藜芦醇　白藜芦醇为红葡萄酒中提取的酚成分，它有抗炎和抗氧化作用。它对激素无反应或反应小的 COPD 患者肺泡巨噬细胞释放细胞因子有显著的抑制作用。该物质的口服生物活性很低，因此吸入剂型将是它的主要研究方向。

（三）作用于结构细胞的药物

1. 粘液调节剂 COPD 患者粘液分泌常伴随加速的 FEV_1 减少以及急性加重发作的增加，因此虽然抑制正常的气道粘液分泌可能有害，减少 COPD 患者粘液高分泌仍有临床意义。粘液溶解剂在临床已应用多年，它可降低粘液的粘滞度，但是这些药物的疗效并不显著。钙离子活化氯通道小分子抑制剂尼氟灭酸，可减少哮喘小鼠气道的粘液高分泌，推测在 COPD 中可能有效。

2. 纤维化抑制剂 肿瘤生长因子 TGF - β_1 是一种强力的纤维化诱导剂，在 COPD 患者小气道的上皮细胞和巨噬细胞中高度表达，通过纤维源性介质、结缔组织生长因子的释放产生作用，可能在 COPD 患者纤维化及外周气道狭窄（阻塞性支气管炎）中起着重要作用。TGF - β_1 可激活基质金属蛋白酶 MMP - 9，反过来 MMP - 9 介导 TGF - β 结合蛋白水解成 TGF - β_1，导致小气道纤维化和肺气肿的相互促进。TGF - β_1 还可下调 β_2 肾上腺素能受体，导致气道对 β_2 受体的反应下降。抑制 TGF - β 受体激酶或 TGF - β 激活通路的小分子抑制剂正在研究中，但由于 TGF - β 可影响组织的修复，同时又是强效的抗炎症介质，所以长期安全性可能成为主要障碍。

3. 抗蛋白酶 COPD 患者体内水解弹性蛋白及其他结构蛋白的蛋白酶与具有保护作用的抗蛋白酶之间的平衡异常。因此，理论上抑制这些蛋白水解酶或增加内源性抗蛋白酶，有可能防止 COPD 患者气流受限的进展。小分子的蛋白水解酶尤其是具有促弹性组织离解活性的蛋白水解酶的抑制剂，如已经研制成功的 ONO - 5046 和 FR901277，局部吸入或全身应用均可抑制动物模型中性弹性蛋白酶诱导的肺损伤。

4. 维甲酸 维甲酸可激活维甲酸受体，这种受体作为转录因子可调节多种生长及分化基因的表达。它可使大鼠肺泡增加，同时可明显逆转弹性蛋白酶诱导的成年大鼠肺组织的组织及生理改变，然而，在狗的实验中肺功能指标仅部分短暂的改善。肺气肿患者应用全反式维甲酸的短期观察未显示临床参数的改善，长期观察正在进行中。

（四）肺血管扩张药物

1. 血管活性肠肽（VIP） VIP 有抗炎，扩张血管和支气管的作用，因此有可能治疗 COPD。COPD 患者雾化吸入 VIP3 个月，6 分钟步行实验显示患者行走距离明显增加，SGRQ 改善，没有严重的副作用。初步证实 VIP 可以改善 COPD 患者的运动能力及生命质量。

2. 内皮素受体阻断剂 20% ~40% COPD 进展期患者可出现肺高压，肺高压可导致患者的运动受限，尤其是动态充气过度患者。中重度 COPD 合并肺高压患者服用内皮素受体阻断剂波生坦 6 ~12 个月，患者肺功能指标及 6 分钟行走实验和 Borg 评分改善，可能与其抗血管及支气管痉挛，抑制粘液分泌等作用有关，然而该结果需要长期大样本临床研究来证实。

（五）免疫相关药物

1. 抑制素 抑制素有抗炎和免疫调节功能，与吸入糖皮质激素联合应用时，COPD 患者病死率降低。前瞻性研究显示，应用抑制素的老年人肺功能（FEV_1 和 FVC）下降速率（平均每年 10.9ml）明显低于未应用抑制素者（平均每年 23.9 ml），同时吸烟人群肺功能下降速率也有所改善，但受到不同程度影响。

2. 抗 IgE 抗体 Omalizumab（奥马珠单抗）为单克隆抗 IgE 抗体，为新型哮喘用药，对过敏性哮喘的疗效基本肯定。它与血循环中游离的 IgE 结合，从而抑制了 IgE 介导的免疫反应，减少哮喘患者急性发作。对部分 IgE 水平增高的有症状的 COPD 患者给予奥莫立迈治疗，患者自觉症状改善，但该观察并未观测客观指标，因此其在 COPD 的应用仍需进一步观察。

3. 口服免疫刺激剂 OM－85 是一种口服细菌溶解产物，通过刺激胃肠道淋巴系统，上调分泌性抗体，以及激活肺泡巨噬细胞，影响呼吸系统的免疫和炎症反应。该药在多个欧洲国家广泛应用于防止冬季呼吸道感染。慢性支气管炎和轻度 COPD（Ⅰ～Ⅱ级）患者服用 3 个月 OM－85，6 个月内急性加重的发作减少，尤其是有吸烟史患者更为明显。也有研究显示 COPD 患者在服用 OM－85 的 6 个月内急性感染和加重无减少，但严重程度改善，下呼吸道感染住院的时间减少，需要住院的比例下降，表明应用该药有一定的临床意义和卫生经济学意义。目前的研究均在冬季进行，同时观察期限均为 6 个月，OM－85 是否可以减少急性加重的发作，提高生命质量并最终节约医疗花费，仍需更长时间和更严密的随机对照临床研究来证实。

六、草药

草药、针灸等在中国及其他亚洲国家常用来治疗慢性疾病，国内多个研究显示对于改善 COPD 肺功能及呼吸衰竭有效。但有学者对多个研究结果进一步综合分析，认为上述研究设计不完善，因此在 2007 年 GOLD－COPD 的指南中不推荐应用，临床尚需进一步研究以证实其是否有效。

七、前景及展望

目前对 COPD 的治疗可改善呼吸困难，运动耐力下降以及患者急性加重发作的频率和生命质量。然而，这些药物在部分患者疗效不显著，尤其是患者常常到可逆损伤已经很少的疾病后期才应用。对于 COPD 早期诊断并及时给与有效的治疗措施非常重要，可以及时改善可逆因素，防止不可逆损伤的发展。因此，有必要发展新的疗效评价指标及其他生物标志物，另外影像学技术，如 HRCT 也可以评价疾病的进展，同时由于药物可能主要针对防止肺气肿或主要防止小气道炎症纤维化，而 HRCT 更准确的确定患者是肺气肿还是小气道阻塞，有利于不同药物的选择。目前仍需更为有效的长期效果好且安全的药物，这些药物将更着重于引起肺内外表现的局部和系统的炎症过程。对 COPD 的细胞及分子机制的研究也将有利于新的治疗方法的研究，从而最终减慢肺功能的下降，降低死亡率。

（朱敏立 蔡柏蔷）

参考文献

1. Mitchell N, Cheryl O, David G, et al. Smoking cessation with varenicline, a selectiveα4－β2 nicotinic receptor partial agonist: Results from a 7－week, randomized, placebo－and bupropion－controlled trial with 1－year follow－up. Arch Intern Med, 2006, 166:1561－1568
2. Rossoni G, Manfredi B, Razzetti R, et al. Positive interaction of the beta2－agonist CHF 4226.01 with budesonide in the control of bronchoconstriction induced by cetaldehyde in the guinea－pigs. Br J Pharmacol, 2005,

144 (3):422 -429

3. LaForce C, Alexander M, Deckelmann R, et al. Indacaterol provides sustained 24 h bronchodilation on once - daily dosing in asthma: A 7 - day dose - ranging study. Allergy. 2008, 63 (1):103 - 111
4. Shelley R, Nicholas S, Edwin E. Meta - analysis: Anticholinergics, but not b - agonists, reduce severe exacerbations and respiratory mortality in COPD. J Gen Intern Med, 2006, 21 : 1011 - 1019
5. Noord J, Aumann J - L, Janssens E, et al. Comparison of tiotropium once daily, formoterol twice daily and both combined once daily in patients with COPD. Eur Respir J, 2005, 26 : 214 - 222
6. Decramer M, Celli B, Tashkin DP, et al. Clinical trial design considerations in assessing long - term functional impacts of tiotropium in COPD: The UPLIFT trial. COPD, 2004, 1 (2):303 - 312
7. Hirano T, Yamagata T, Gohda M, et al. Inhibition of reactive nitrogen species production in COPD airways: comparison of inhaled corticosteroid and oral theophylline. Thorax, 2006, 61 (9):761 - 776
8. Soriano JB, Sin DD, Zhang X, et al. A pooled analysis of FEV_1 decline in COPD patients randomized to inhaled corticosteroids or placebo. Chest, 2007, 131 (3):682 - 689
9. Hartmut D. Pharmacokinetic and pharmacodynamic properties of inhaled ciclesonide. J Clin Pharmacol, 2007, 47 : 782 - 789
10. Rossoni G, Manfredi B, Razzetti R, et al. Positive interaction of the novel beta2 - agonist carmoterol and tiotropium bromide in the control of airway changes induced by different challenges in guinea - pigs. Pulm Pharmacol Ther, 2007, 20 (3):250 - 257
11. Grootendorst D, Gauw S, Verhoosel R, et al. Reduction in sputum neutrophil and eosinophil numbers by the PDE4 inhibitor roflumilast in patients with COPD. Thorax, 2007, 62 : 1081 - 1087
12. Zuin R, Palamidese A, Negrin R, et al. High - dose N - acetylcysteine in patients with exacerbations of chronic obstructive pulmonary disease. Clin Drug Investig, 2005, 25 (6):401 - 408
13. Rosenthal FS. Aerosol probes of emphysema progression in dogs treated with all trans retinoic acid - - an exploratory study. J Aerosol Med, 2007, 20 (2):83 - 96
14. Floyd J, Hans P, Kristine T, et al. Influenza and COPD Mortality Protection as pleiotropic, dose - dependent effects of statins. Chest, 2007, 131 : 1006 - 1012
15. Solèr M, Mütterlein R, Cozma G. Double - blind study of OM - 85 in patients with chronic bronchitis or mild chronic obstructive pulmonary disease. Respiration, 2007, 74 (1):26 - 32
16. GOLD Executive Committee. Global strategy for the diagnosis, management, and prevention of chronic obstructive pulmonary disease (Updated 2007). www.goldcopd.com

第三章 慢性阻塞性肺疾病急性加重

慢性阻塞性肺疾病（chronic obstructive pulmonary disease，COPD）是全世界主要死亡原因之一，目前居全球死亡原因第4位，预测在未来几十年其发病率和病死率仍将进一步升高。COPD急性加重（acute exacerbation of chronic obstructive pulmonary disease，AECOPD）目前被公认为COPD自然病程中的重要事件，对患者的生活质量以及自然病情发展影响重大，反复急性加重严重影响患者健康状况，并且可能会加剧肺功能下降，同时大大增加了社会和患者的经济负担。虽然AECOPD是COPD患者病程中的严重事件，但是目前为止对于AECOPD还存在许多具有争议的问题，包括AECOPD定义，如何评价患者病情状况以及发病机制等等。本文简要介绍目前对于AECOPD的一些研究进展。

一、AECOPD定义

AECOPD的定义在不同地区仍存在差异，最早较为统一的AECOPD定义为Anthonisen定义，即COPD患者出现呼吸困难加重、痰量增加或痰液变脓的临床症状即称为AECOPD，并且根据症状多少分型，3个症状均出现为1型，其次依次分为2型、3型；这种定义多用于评价患者治疗尤其是抗感染治疗效果，但是由于它侧重于感染，不能全面评价AECOPD的病情，仍存在一定缺陷。目前慢性阻塞性肺疾病全球倡议（GLOBAL INITIATIVE FOR CHRONIC OBSTRUCTIVE LUNG DISEASE，GOLD）采用的定义是指，在COPD病程中出现呼吸困难、咳嗽、咳痰急性加重，病情变化大于每日自然病程变化程度，并且需要改变日常治疗方案。这一定义较前一定义更为广泛，不单纯包括了特异性临床症状的改变，而且包含了由于症状的改变是否需要相应的临床治疗的问题。但是这一定义对于临床医生对具体患者的评估仍然存在一定困难，为了方便临床医生的应用，Barnes等根据冠心病的定义提出了COPD的临床定义，具体见表1－3－1。这一定义更为具体，方便临床评估。

表1－3－1 COPD各期临床定义

COPD各期	包含因素
不稳定COPD	呼吸困难、咳嗽、咯痰加重
	呼吸频率<24次/分
	呼吸困难指数<4（0～10分制）
加重期	呼吸困难、咳嗽、咳痰加重
	呼吸困难指数>4（0～10分制）
	胸部X线片正常
	WBC $>9\times10^9$/L，CRP>10 mg/dl
通气不足	条件同上但是合并存在$PaCO_2$潴留

WBC：white blood cell，白细胞计数；CRP：C－reactive protein；$PaCO_2$：动脉血二氧化碳分压.

二、AECOPD危险因素

COPD罹患危险因素主要是吸烟以及有机燃料吸入，而AECOPD急性加重最常见病因是呼吸道感染，最近临床报告显示，78%的AECOPD住院患者有明确的细菌或病毒感染依据，其他诱发因素包括空气污染、过敏、镇静、充血性心衰以及肺栓塞等，尚有一些 AECOPD 患者找不到明确的诱发因素。目前多考虑 AECOPD 加重因素为多发性，但是如病毒感染、空气污染等因素会加重气道炎症，继发引起细菌感染。AECOPD 常见诱发因素见图 1-3-1。

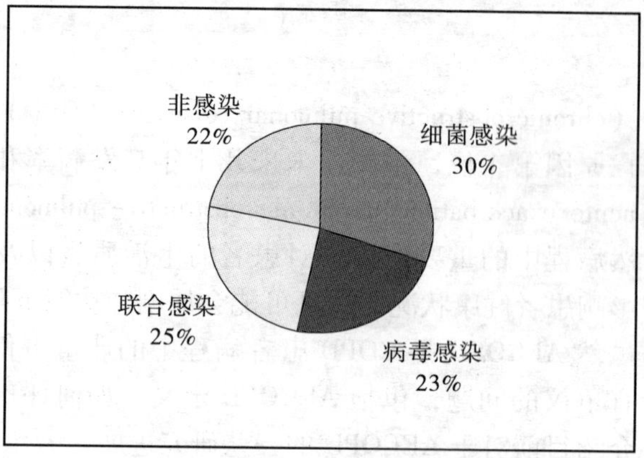

图 1-3-1 AECOPD 常见诱发因素

（一）AECOPD 与细菌感染

支气管镜检查提示 25% COPD 患者稳定期存在下呼吸道细菌定植，而在急性加重期这一数值则提高到 50%。经研究证明吸烟是下呼吸道定植菌存在的独立危险因素。若患者稳定期肺泡灌洗液或痰液中中性粒细胞计数、IL-8、肿瘤坏死因子-α 水平增高，则提示患者存在下呼吸道定植菌，在急性加重期上述指标会进一步加重，抗感染治疗后上述指标会有所下降，这也说明了 AECOPD 时患者气道炎症是加重的。

COPD 患者定植菌与急性加重时感染菌株是否会存在一些变化？研究证明，COPD 患者急性加重时分离出新菌株的机会是未分离出新菌株的 2 倍，具体机制不明，推测可能是因为机体尚未识别新菌株，其更易侵入粘膜，损伤上皮组织以及激活更强的炎症反应，所以新菌株入侵更易引起 COPD 急性加重。

抗感染治疗对于 AECOPD 治疗是有效的，尤其对于气流阻塞严重患者以及急性加重症状较多的患者也就是 Anthonisen 1 型患者疗效明显，也从侧面证明了细菌感染对 AECOPD 的重要性。

（二）AECOPD 与病毒感染

目前已有明确证据证明上呼吸道病毒感染会加重 AECOPD 病情，几乎近 50% AECOPD 患者合并上呼吸道病毒感染，常见病毒为鼻病毒、呼吸道合胞病毒和流感病毒，并且上呼吸道病毒感染引起的 AECOPD 比细菌感染症状重，持续时间长，同时复发次数也有所增加。病毒感染后，痰液中不仅中性粒细胞增高，而且嗜酸性粒细胞数量也增高，推测可能与细菌感染的炎症反应不完全相似。

AECOPD 患者还常存在细菌和病毒混合感染，一组研究数据表明，约 25% 的 AECOPD 住院患者存在病毒和细菌混合感染，并且这组患者住院时间明显延长，病情较重。

（三）AECOPD 与非感染因素

流行病学调查发现空气污染尤其是 10 μm 左右的微粒浓度与 AECOPD 发病有关。研究还发现，卧室温度以及室外温度降低也能诱发 AECOPD。除此之外，尚有一部分患者发病原因不明，在这组患者中约 25% 经过影像学最后诊断为肺栓塞，其他一些因素包括过敏、镇静、充血性心衰等。

三、AECOPD 发病机制

COPD 的发病机制以及并发症并不十分确定，但是最近的研究数据提示，肺部以及全身的慢性炎症为 COPD 的主要病生理改变。

COPD 慢性炎症累及肺脏各个部位，且各部位都具有炎症特异性，中央气道以中性粒细胞浸润为主，巨噬细胞位于气道腔、气道壁和肺实质，$CD8^+$ 淋巴细胞主要侵及气道壁和肺实质。AECOPD 发病与气道炎症加重有关，细菌、病毒感染以及空气污染均可以诱发加重，其中约 50% 与细菌感染有关，临床研究提示吸入糖皮质激素通过抑制气道炎症可以减少 AECOPD 发病率，降低死亡率。

许多研究证明，AECOPD 发病率与本身疾病严重程度密切相关，GOLD 分级为 COPD Ⅲ级的患者每年平均发病率为 3.43%，COPD Ⅱ级的患者每年平均发病率为 2.68%；肺功能差的患者发病率明显增加；同时研究还发现既往发病率高则提示今后发病率也相应增高。

四、AECOPD 与肺功能

AECOPD 的发病频率与肺功能具有相关关系，Donaldson 等临床观察一组 COPD 患者 [肺功能显示 FEV_1 占预计值（$FEV_1\%$）平均值为 38%] 平均每年急性加重发病率为 2.92 次，以 2.92 为分界线分为频发组和少发组，发现 AECOPD 频发组肺功能下降明显大于少发组（FEV_1 40.1 vs 32.1ml/年，$P<0.05$），同时伴有临床症状加重，运动耐量下降。其原因大概有以下几点：首先，急性加重引起一过性肺功能下降，部分患者需要历时几周才能恢复到基线水平；其次，反复急性加重的患者痰液中炎症介质浓度明显上升，甚至稳定期也存在，提示炎症持续存在以及潜在的肺功能受损；第三，急性加重期时气道内中性粒细胞和嗜酸性粒细胞显著增加，而痰液中中性粒细胞数量与肺功能下降具有显著相关性；第四，细菌定植与气道炎症和肺功能下降具有一定的关系；另外也有研究发现肺脏 CT 中的肺气肿程度决定于之前急性加重次数。

虽然气流阻塞与 AECOPD 发作的频率关系密切，但是目前认为许多肺外因素如 BODE 参数，即包括体重指数（body mass index，B）、气流阻塞（obstruction，O）、呼吸困难（dyspnoea，D）和 6 分钟步行距离测验的运动耐量监测（exercise endurance measured by the 6 - min walk distance，E）这些综合指标比单纯肺功能指标与 AECOPD 发作频率关系更为密切。

五、AECOPD 与治疗

（一）支气管扩张剂

支气管扩张剂不仅对于 AECOPD 治疗意义重大，而且对预防发作也具有一定作用。AECOPD 首选药物治疗是支气管扩张剂，常用的药物包括抗胆碱能制剂以及肾上腺素 β 受体激动剂，吸入支气管扩张剂治疗可以缓解急性加重期患者临床症状以及提高肺功能，阻止或治疗呼吸衰竭的发生，但是目前没有确切证据证明其可以改变病程进展以及降低死亡率。研究尚未确定雾化 β_2 受体激动剂或 M 受体阻断剂疗效是否存在差异；稳定期二者合用疗效增加，但是在急性加重期尚未发现二者协同作用；目前为止尚未发现长期应用支气管扩张剂会产生耐药性。

研究还证明长效 β_2 受体激动剂、长效胆碱能受体阻断剂可以减少 AECOPD 发作次数，具体机制不明。

（二）糖皮质激素

目前 AECOPD 应用全身糖皮质激素被广泛推荐以及应用，AECOPD 患者需要住院治疗或因呼吸困难加重需要门诊治疗的患者推荐在基础治疗上加用口服或静脉糖皮质激素，虽然糖皮质激素会带来一些副作用尤其以高血糖、肺部感染增加为著，但是仍显著改善临床症状、降低治疗失败几率以及减少再次发作频率，同时还可以降低住院时间，促进肺功能恢复。

AECOPD 患者全身应用激素是否会加重患者社区获得性肺炎的病情？目前尚未发现这种现象，相反如果在正确抗感染治疗基础上应用全身激素可以降低社区获得性肺炎的病死率和致残率。

临床上对于 AECOPD 患者糖皮质激素的制剂选择、应用方式以及疗程等具体问题尚无统一意见，需要进一步临床观察、研究论证。目前多选用糖皮质激素 0. 5mg/（kg · d），疗程为 7 ~ 10 天，静脉或口服治疗。

（三）抗生素

虽然细菌感染是引起 AECOPDDE 主要原因，但是临床上仍需根据具体病情决定是否应用抗生素。AECOPD 主要临床症状分为呼吸困难加重、痰量增加和痰液变粘稠，临床上多对于具有 2 个以上急性加重症状并且具有脓性痰的患者应用抗生素。同时建议对于需要呼吸机辅助呼吸的患者，不论是无创还是有创通气，均需要应用抗生素治疗。关于对于 AECOPD 选择何种抗生素，目前尚未有统一定论，多推荐根据当地细菌流行趋势经验性选择抗生素。具体流程见图 1 – 3 – 2。

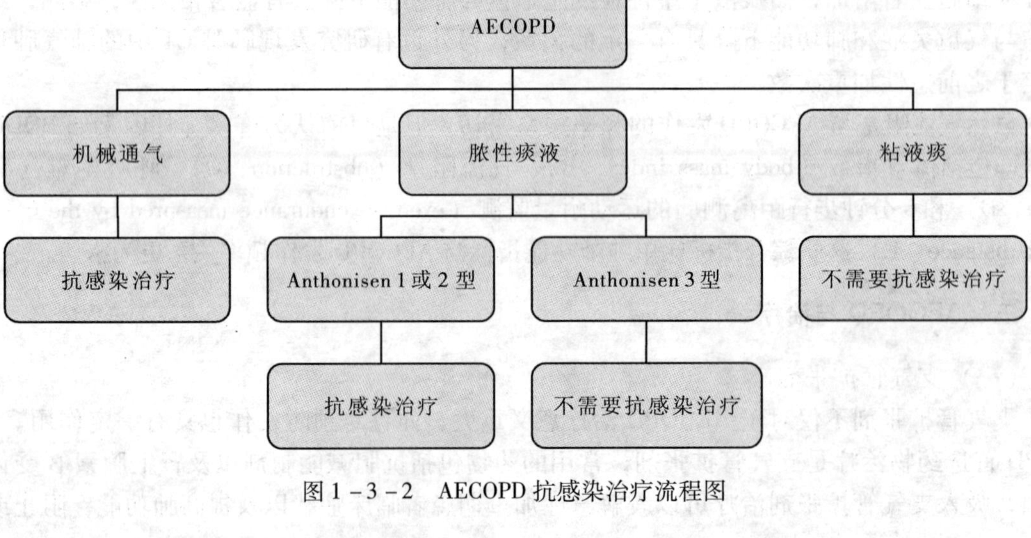

图 1 – 3 – 2 AECOPD 抗感染治疗流程图

COPD 稳定期是否应用抗生素尚存在一定争议，但是大多数研究证明，它对减少 COPD 急性加重次数以及减缓肺功能下降无作用，但是也有研究认为，对于频发 AECOPD（≥4 次/年）患者持续应用抗生素可能会有一定的益处。

（四）机械通气与 AECOPD

呼吸衰竭是 AECOPD 患者最常见也是最危重的临床表现，尽管经药物积极治疗，但是 AECOPD 患者动脉血气 pH >7.30 的患者病死率高达 15%，而 pH <7.30 的患者病死率则升高至 27%；虽然无创机械通气可以降低死亡率，但是病死率仍与二氧化碳潴留具有直接相关关系。

AECOPD 发生呼吸衰竭后首先应该关注如何正确而安全地提高气体交换，药物治疗基本等同于无伴发呼吸衰竭治疗。首先应该去除一些已知明确的病因，如治疗下呼吸道感染、停止镇静药物应用（未进行有创机械通气患者）等；其次，对肺功能降低的修复治疗也非常重要，主要包括长效 β_2 受体激动剂和糖皮质激素的治疗；最后一点也是最重要的一点就是 AECOPD 患者发生急性呼吸衰竭经药物治疗不能逆转的，首选机械通气治疗辅助支持，其中尤其以无创机械通气（noninvasive ventilation，NIV）为主，研究发现相对于有创通气或单纯药物治疗患者 1 年病死率明显下降。

NIV 是 AECOPD 呼吸衰竭患者首选治疗方法，适用于不同场合，包括 ICU、急诊室、普通病房，目前已经作为经药物治疗后呼吸性酸中毒不缓解的续贯标准治疗。它不仅减少了有创通气的应用，相应地降低了呼吸机相关性肺炎等并发症以及 ICU 和住院时间，明显降低了医疗费用。NIV 可以应用于不同程度的 AECOPD 患者，但是 NIV 也并不是适应于所有患者，具体见图 1-3-3。

六、AECOPD 与病死率

COPD 作为一种常见肺脏疾病不仅仅危及肺脏功能，而且会影响心血管功能，同时增加许多疾病发病率，如癌症、代谢综合征、骨质疏松症、恶病质、抑郁等。TORCH 研究报告，引起 COPD 患者死亡原因多种多样，其中占首位的是肺疾病，约占 35%，主要为 AECOPD 引起的呼吸衰竭，其次为心血管疾病，约占 27%，位居第三位的是癌症，约占 21%。

AECOPD 患者若合并存在心肺疾病会显著增加住院率和死亡率，尤其是合并存在缺血性或充血性心脏病那么治疗失败率明显增加；但是进一步研究发现，这种差异仅仅存在于轻中度 COPD 患者中，对于重度 COPD 患者则二者无明显关系，考虑原因可能是对于重度 COPD 患者来说肺功能的损害远远大于心脏病的威胁。研究还发现，年龄也是影响 AECOPD 患者住院率和死亡率的直接相关因素。

调查还发现，AECOPD 患者住院死亡率高达 11% ~24%，出院后 1~2 年内死亡率也高达 22% ~35.6%，而对于因急性Ⅱ型呼吸衰竭住院的 AECOPD 患者 2 年病死率竟高达 49%。AECOPD 发作次数是 COPD 患者的独立死亡危险因素，需要住院治疗的 AECOPD 患者死亡率是不需要住院治疗患者的 4.3 倍。其他影响死亡率的危险因素包括 APACHEⅢ评分、体重指数、年龄、入院 2 周前的肺功能、氧合指数（PO_2/FIO_2）以及充血性心衰、血清白蛋白值等。即使 AECOPD 患者康复出院，那么也仅有 25% 的患者拥有较好的 6 分钟步行试验成绩。由此可以看出如何预防和减少 AECOPD 发作频率事关重大。

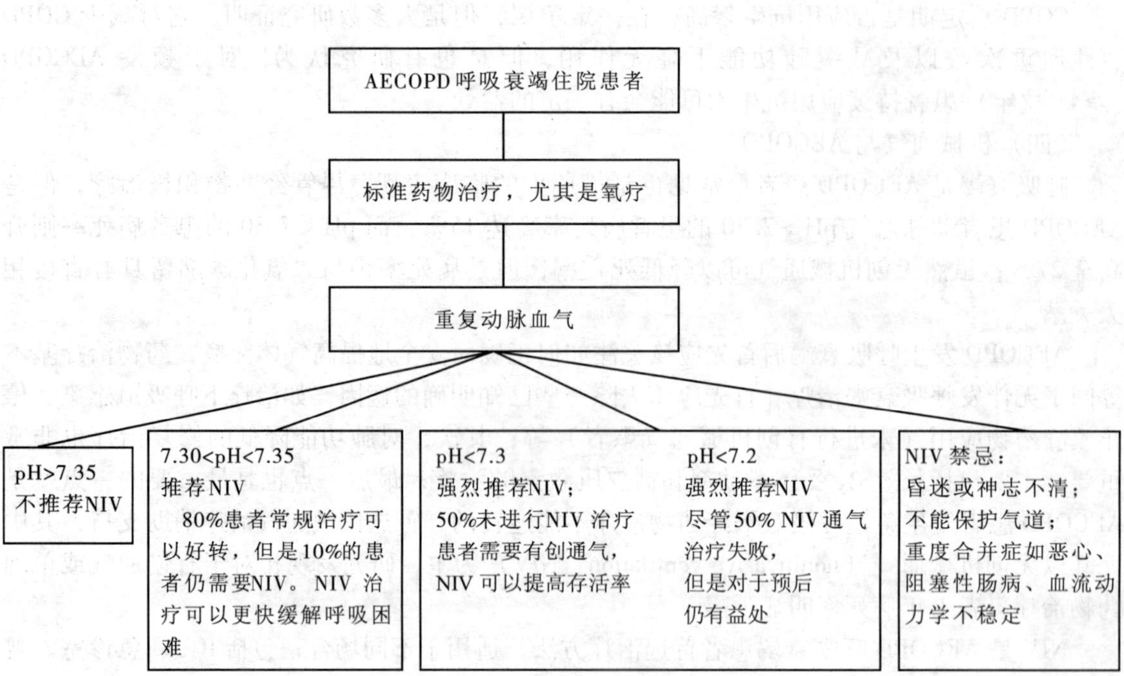

图 1－3－3　AECOPD 患者 NIV 治疗流程图

七、AECOPD 与预防

COPD 急性加重对患者危害大，经济损失巨大，越来越多的医生开始关注如何减少 COPD 急性加重频率这一问题，目前主要有两方面的研究进展。首先，免疫治疗，包括每年流感疫苗和多价肺炎球菌菌苗接种被广泛推荐应用于 COPD 患者。另外，稳定期的持续治疗也非常重要，研究发现，稳定期吸入长效 β_2 受体激动剂、长效 M 受体阻断剂或糖皮质激素联合长效 β_2 受体激动剂吸入治疗可以减少 COPD 患者急性发病次数，具体原因尚不确定，推测可能是因为 COPD 患者支气管粘膜损伤释放营养物质利于细菌生长，而上述药物通过修复损伤粘膜而降低细菌增殖机会。

AECOPD 是 COPD 患者自然病程中的重要事件，与患者的致残率和病死率密切相关。虽然我们已经对 AECOPD 做了大量研究，并且取得了一定的进展，但是仍存在大量问题需要进一步解决，如何建立 AECOPD 动物模型；了解 AECOPD 患者各种诱发因素之间的具体关系以决定具体治疗和预防方案；统一 AECOPD 定义以方便临床工作和科研统计；寻找新的治疗方案；详细了解 AECOPD 对患者远期影响等等，这项工作任重而道远，需要我们不断努力工作。

（柳　涛）

参 考 文 献

1. Anthonisen NR, Manfreda J, Warren CP, et al. Antibiotic therapy in exacerbations of chronic obstructive pulmonary disease. Ann Intern Med, 1987, 106 : 196－204

2. Rodriguez－Roisin R. Toward a consensus definition for COPD exacerbations. Chest，2000，117：398s－401s
3. Celli BR，Barnes PJ. Exacerbations of chronic obstructive pulmonary disease. Eur Respir J，2007，29：1224－1238
4. Dowling RB，Rayner CFJ，Rutman A，et al. Effect of salmeterol on Pseudomonas aeruginosa infection of respiratory mucosa. Am J Respir Crit Care Med，1997，155：327－336
5. Tillie－Leblond I，Marquette C－H，Perez T，et al. Pulmonary embolism in patients with unexplained exacerbation of chronic obstructive pulmonary disease：Prevalence and risk factors. Ann Intern Med，2006，144：390－396
6. Elliott MW. Noninvasive ventilation in acute exacerbations of COPD. Eur Respir Rev，2005，14：94. 39－42
7. Thys F，Roeseler J，Reynaert M，et al. Noninvasive ventilation for acute respiratory failure：A prospective randomized placebo－controlled trial. Eur Respir J，2002，20：545－555
8. Wilson R. Treatment of COPD exacerbations：antibiotics. Eur Respir Rev，2005，14（94）：32－38
9. Balter MS，Laforge J，Low DE，et al. Canadian guidelines for the management of acute exacerbations of chronic bronchitis. Can Respir J，2003，10（Suppl B）：3B－32B

第四章　难治性哮喘的临床评估和处理

临床上大约有5% ~10%的哮喘患者，经常规治疗后症状仍难以控制。这些病例被称之为难治性哮喘。难治性哮喘在英文文献中可用多种术语来表示，如 refractory asthma，steroid resistant asthma，severe asthma，steroid insensitive asthma，therapy resistant asthma，persistent asthma，difficult－to－treat asthma 或 difficult asthma 等。难治性哮喘是内科医师们经常面临的临床难题，也是造成哮喘病情迁延甚至致死的常见原因。

一、难治性哮喘的定义

欧洲呼吸学会（ERS，1999年）把经过推荐的大剂量吸入糖皮质激素（ICS）治疗未能控制的哮喘称为难治性哮喘。美国胸科学会（ATS，2000年）把难治性哮喘定义为，在除外其他诊断，导致哮喘加重的因素得到治疗，治疗依从性较好，患者仍具有以下1或2个主要特点，同时具有2个次要特点的哮喘。主要特点：要达到轻至中度哮喘控制水平：①需要持续应用或接近持续应用（1年中超过50%的时间）口服激素治疗；②需要应用大剂量吸入激素治疗。大剂量 ICS 的标准为：二丙酸倍氯米松（BDP）>1 260 μg/d；布地奈德（BUD）>1200 μg/d；氟尼缩松（FLU）和曲安奈德（TAA）>2000 μg/d，丙酸氟替卡松（FP）>880 μg/d。次要特点：①除每天需要应用激素治疗外，还需要使用长效β受体激动剂、茶碱或白三烯药物治疗；②每天或接近每天均需要使用短效β受体激动剂缓解症状；③持续的气流阻塞：第一秒用力呼气容积占预计值百分比（FEV_1 占预计值%）<80%；最大呼气流量（PEF）日内变异率>20%；④每年急诊就诊次数超过1次；⑤每年需要使用>3次口服激素治疗；⑥口服激素或 ICS 减量≤25%即导致哮喘恶化；⑦过去有过濒死的哮喘发作。

Heaney 等（Thorax，2003）提出难治性哮喘的定义包括：①专家根据持续的难治的哮喘症状判定；②需要每日同时吸入长效 β_2 受体激动剂和800μg以上的丙酸倍氯米松或同等剂量的其他吸入激素；③过去12个月中至少用过一个疗程的全身用激素。

最近英国一个关于难治性哮喘的专家组通过对9所医院哮喘专家的调查后提出定义难治性哮喘的必要条件是“给予英国胸科医师协会（BTS）哮喘指南第四级治疗（吸入大剂量糖皮质激素和长效 β_2 受体激动剂）后仍有哮喘症状，需要看急症”。

2006年 GINA 也把经过第四步治疗（缓解药物加两种或更多的控制药物）仍未达到可控制水平的哮喘考虑为难治性哮喘，这些患者对激素的反应差需要比一般哮喘患者更多的吸入激素。然而，目前没有证据支持持续吸入超过6个月的大剂量激素可达到更好的控制，合适的选择应该是降低剂量以求达到高剂量能达到最好控制。

二、难治性哮喘的临床评估

（一）难治性哮喘的临床类型和特征

1. 急性重症哮喘 临床特征：①常伴有高碳酸血症或需要机械通气；②即使接受了“充分的”治疗后，仍可再次出现这种严重发作；③需要接受多个疗程的全身性糖皮质激素治疗；④常见诱因：未及时给予抗炎药物治疗、对阿司匹林等非甾体类抗炎药物过敏、职业性哮喘、心理社会性因素等。

2. 脆性哮喘（brittle asthma） 分为Ⅰ型（虽经积极、正规的治疗，仍有持续性、极其明显的PEF波动和反复哮喘发作）和Ⅱ型（在哮喘控制“良好”的情况下，突然、急性哮喘发作）。临床特征：①可在没有明显触发因子的情况下，在数分钟（Ⅰ型）至数小时（Ⅱ型）内发作哮喘；②长期给予糖皮质激素（口服或吸入）治不能防止其急性发作；③发作间歇期肺功能可能正常；④PEF变异率大，多在夜间或凌晨肺功能急性降低；⑤有关危险因素：包括特应性、突发的食物不耐受、心理社会学因素等。

3. 慢性难治性哮喘 存在持续性、“固定性”气道阻塞。临床特征：①肺功能进行性下降；②口服糖皮质激素常无效，表现为激素部分抵抗或激素依赖。

4. 致死性哮喘 临床特征：①发作过需要气管插管的呼吸衰竭；②伴有呼吸性酸中毒的哮喘发作；③在长期口服糖皮质激素的情况下仍有2次以上因哮喘发作而住院；④有过2次哮喘伴发气胸或纵隔气肿；⑤其他危险因素：包括血中嗜酸性粒细胞明显增加、PEF波动率明显增大、大量吸烟、高龄、低FEV等。值得注意的是即使病情较轻的哮喘患者也面临致死性发作的危险。

（二）难治性哮喘的临床评估

最近，Prys - Picard等，以英国胸腔协会的难治性哮喘的定义为基础，参考ATS和ERS的定义中的有关诊断参数，综合9所医院哮喘专家组和循证医学调查资料，把83项诊断难治性哮喘的参数的必要性分为以下3种情况（表1-4-1）。

表1-4-1 对于难治性哮喘必须做的评估

对所有患者都需要评估的指标	有关的环境和职业因素 对患者心理素质的评估
有价值的评估工具	峰值呼吸流速/变异率 流速/容量环 对医嘱的依从性 胸部X线片 检查有无声带功能异常 检查有无呼吸异常/过度通气 肺量计测定 气道高反应性测定（PC20） 皮肤点刺试验

续 表

对所有患者都需要评估的指标	有关的环境和职业因素 对患者心理素质的评估
有价值但不是所有难治性哮喘患者都需要评估的指标	外周血嗜酸性粒细胞计数 血清总 IgE 测定 应用放射性变应原吸附试验测定抗原特异性 IgE 高分辨率 CT 怀疑有Ⅱ型呼吸衰竭时做动脉血气分析 了解患者吸烟情况 评估所用药物的不良反应 计算体重指数（BMI） 肺弥散功能测定（Kco） 肺总量（TLC）测定 评价糖皮质激素的疗效 骨密度测定 食管下段 pH 检测 动脉血气分析测定 PO_2，pH 或 PCO_2 Inductance plethysmography 排除变应原食谱 呼出气 NO（eNO） 摄鼻窦 CT 片 支气管镜检查 支气管内活检 支气管肺泡灌洗液白细胞分类 耳鼻咽喉检查 给依从性差的患者试验性肌注 Triamcinolone
不需要常规评估的参数	睡眠呼吸暂停综合征的检查 运动诱发支气管痉挛 吸入变应原激发试验 经口/经鼻阿司匹林激发试验 胸腺功能评估 糖皮质激素吸收能力的评估 呼出气冷凝液分析 运动试验

（三）难治性哮喘的鉴别诊断

因为极少哮喘患者有完全的激素抵抗，且激素仍然是治疗难治性哮喘的主要药物，所以要进一步明确哮喘的诊断和全面的治疗方案。临床上存在诸多因素可能影响到哮喘的疗效，一方面有许多疾病能表现为气流阻塞性喘憋，一些伴随性疾病和诱因常能影响哮喘的治疗，再者，不适当的治疗和哮喘的特殊类型也可以成为哮喘难以控制的重要因素。因此在评价这类患者时，应除外其他喘息相关性疾病，并要考虑到各种可能诱发甚至加重哮喘的相关诊断或条件。

可能误诊为哮喘的疾病：许多呼吸系统疾病可出现哮喘样呼吸困难，包括气道阻塞、急性左心衰竭和 COPD，这些疾病误诊为哮喘时常成为其治疗失败的一个主要原因。因此，考虑是否存在引起喘憋的其他疾病在评价哮喘的诊治上至关重要。

1. 声带功能异常（VCD） 目前病因尚不清楚，该病是由声带上 2/3 内收缩造成上喉气道阻塞所致。这类患者中 32% 合并有哮喘，VCD 得到控制后哮喘症状会缓解。绝大多数患者都伴有精神症状。症状持续的 VCD 患者，流速环显示有扁平的吸气相。该病可通过纤维支气管镜（简称纤支镜）或喉镜检查证实。VCD 的治疗较为困难，可能会接受包括口服激素的强抗哮喘治疗，心理评估及谈话治疗可能有效。

2. 上气道阻塞性疾病 病因包括气道内或纵隔的肿瘤、创伤和感染等。其喘憋特征为吸气性呼吸困难呈进行性加重，无明显缓解期，支气管扩张剂治疗无效。查体可见“三凹征”或吸气性哮鸣。肺功能显示流量－容积曲线出现明显变化时具有诊断价值，根据形态的改变可判定不同的上气道阻塞，如固定型上气道阻塞：其流量－容积曲线表现为吸气和呼气流速均明显下降，且程度呈矩形。CT（最好三维成像）扫描、纤维支气管镜检查可确定病变的部位、性质和程度。

3. 复发性多软骨炎 因气管支架软化及气管壁异常增宽、气道不能维持正常的形态。患者在呼气和咳嗽时胸腔内压升高，引起气管狭窄和闭塞，表现为呼气性哮喘，可伴耳鼻软骨红肿，胸部 CT 及纤维支气管镜有助于诊断。

4. 闭塞性细支气管炎 是气道对许多肺内侵犯因素（包括结缔组织病、病毒、大量有毒气体吸入和肺移植）的恶化性反应。查体中可发现特征性的吸气相暴裂音。患者有喘息，肺功能检查有严重的气道阻塞。确切的诊断需经支气管或开胸肺活检。

5. COPD COPD 诊断将所有引起气流阻塞的疾病包括在内，气道可具有高反应性。该病与难治性哮喘在临床症状、气道炎症及结构变化、病理生理过程上极为相似，因此可采用类似的治疗方法。一些不具有 COPD 的难治性哮喘患者常被当做支气管扩张治疗数年，相反 COPD 患者在没有根据的情况下应用 ICS。弥散功能及胸部 CT 检查有助于鉴别 COPD 与难治性哮喘。肺气肿患者具有 CO 弥散量的减低（$<70\%$）；胸部 CT 可发现肺大疱形成。这些均可与难治性哮喘鉴别。

6. 心源性哮喘 老年哮喘患者应考虑到心源性因素。失代偿性心力衰竭的老年患者常因呼吸困难和喘息就诊于急诊室，予以强心、利尿、降低心脏前、后负荷，有时需要正压通气治疗。虽然尚无就诊于哮喘门诊的充血性心力衰竭患者的统计资料，但对于呼吸专家而言，持续呼吸困难的患者，心脏病变原因与哮喘一样普遍。通过仔细询问病史、查体及超声心动图和心脏负荷试验可帮助鉴别。

7. 具有部分哮喘特征的疾病

（1）变态反应性支气管肺曲菌病 该病是难治性哮喘中控制较差的一种疾病，是对熏烟色曲菌的超敏反应所致。Maurya 等研究发现，对烟曲菌的高敏性增加了哮喘的严重性，而且对于具有烟曲菌高敏性的患者应首先除外变态反应性支气管肺曲菌病（ABPA）。该病外周血嗜酸性粒细胞（EOS）增多、血浆 IgE >2 000 U。此外，既往还有哮喘史、曲菌抗原提取液速发型皮肤试验阳性、血中抗曲菌抗原的 IgG 沉淀抗体阳性、肺部出现短暂性、游走性浸润影等。

（2）Churg－Strauss 综合征（CSS） 又称过敏性肉芽肿，是较少见的疾病，约占难治性哮喘患者的1%。可能与药物（磺胺药、青霉素）、细菌、血清等变应原引起的Ⅲ型变态反应有关，中青年多见。可有哮喘、鼻窦炎、标志性的外周血 EOS 超过 >0.10 和系统性血管炎。在气道病理中可发现血管外肉芽肿病变和坏死性血管炎。所有难治性哮喘患者鉴别诊断时均应考虑到本病可能。

三、难治性哮喘的处理

（一）难治性哮喘的常见原因及处理

1．胃食管反流（gastro－oesophageal reflux，GER）引起的哮喘 Osler 早在 1892 年的医学教科书中就已指出，哮喘患者知道以午餐为主，以避免因晚餐进食过多而导致哮喘发作。1976 年 Mays 首先提出“胃性哮喘”的概念。现已明确，胃食管反流（GER）是引起难治性哮喘的常见原因。Shapiro 等报道一组激素依赖性哮喘患者中 GER 的发生率高达 47%。GER 患者由于酸性胃内容反流到食管刺激食管中下段粘膜感受器，通过迷走神经反射性地引起支气管平滑肌痉挛，也可因少量胃内容物被误吸入呼吸道，直接刺激气道内迷走神经感受器引起气道收缩。这些患者仅仅给予抗哮喘药物进行治疗，往往疗效不佳，应同时治疗 GRE。2006 年 Wong 等报告，56.7% 的难治性哮喘患者伴有 GER。这些患者经过抑酸治疗后哮喘症状获得显著改善。作者在结论中强调，必须重视 GER 在哮喘难治病因中的关键作用。

2．变应原或其他致喘因子持续存在 哮喘患者不断地吸入或反复接触周围环境中的变应原或其他致喘因子，可使其哮喘症状变得难以控制。可造成难治性哮喘的变应原种类繁多。例如：①阿司匹林等解热镇痛药物：新近有学者报道，在 ICU 病房内接受机械通气治疗的支气管哮喘患者中，8% 对阿司匹林类解热镇痛药不耐受；②义齿或其他嵌入体内的金属异物；③食物或添加剂过敏；④其他如丝绵衣服或蚕丝为原料制作的玩具、羽绒枕头或靠背、居室内放置的樟木箱或油漆气味、厨房或卧室中的蟑螂等；⑤职业性变应原：如邻苯二甲酸酐（PA）、甲苯二异氰酸甲酯（TDI）、木尘、蚕丝等。对于动物饲养工作者来说，鼠尿也可能是导致难治性哮喘的重要致喘原。

3．鼻窦炎引起的哮喘 鼻窦炎导致支气管哮喘难治疗的可能机制：①鼻窦粘膜上皮受炎性刺激后，经过副交感神经的鼻－支气管反射，即“神经放大作用”而引起支气管痉挛；②鼻窦内的细菌随鼻窦分泌物向下流进支气管和肺，加重气道炎症和阻塞；③上、下气道形成的慢性嗜酸细胞性炎症，使纤毛清除功能受损、上皮细胞下的 M 胆碱能神经受体暴露等。Slaven 等报道 18 例糖皮质激素依赖型难治性哮喘，经内、外科等各种方法治愈鼻窦炎后，其中 15 例哮喘患者的症状明显改善，能减少或完全停用激素。Frled－man 对 8 例难治性哮喘患儿给予 2 周抗生素治疗后，其中 7 例患儿对平喘药的反应性增加，FEF25%～75% 从 16% 增至 36%，FEV_1 从 8% 增至 15%，临床症状也获得改善。

4．潜在的肺部感染 有学者在为 15 名依赖口服糖皮质激素（平均 35mg/d 泼尼松）仍需经常看急诊的重度哮喘患者做支气管活检时发现，这些患者不像轻度哮喘患者以嗜酸性粒细胞和肥大细胞浸润为特征，而是以中性粒细胞和炎症介质（血栓烷和 LTB）的增加为特征。该结果提示，难治性哮喘可能与支原体、衣原体等潜在感染有关，而主张给予克拉霉素等治疗。用包括 RT－PCR 在内高度敏感技术检测发现，50% 成年人及 80%～85% 学龄儿童哮喘症状加重与病毒感染有关。这些病毒包括呼吸道合胞病毒，副流感病毒和鼻病毒。

5．平喘药的“耐药” 随着 β 受体激动剂气雾剂的大量应用，一些国家和地区哮喘病死率非但没有下降，反而呈增高趋势。学者们认为，这一现象与长期和（或）大量应用 β_2 受体激动剂后哮喘患者对该药产生的“耐药”、“失敏”或“快速减敏”有关。由于短效 β_2 受体激动剂虽然能松弛气道平滑肌、缓解哮喘症状，却不能减轻气道的变态反应炎症，长期、规则地单独应用短效 β_2 受体激动剂可掩盖气道炎症的存在。一旦停用该药，在 24 小时内患者的气道反应性显著增高，并可持续 2 周以上。气道反应性的增高，可使哮喘患者对各种内源性和外源性、特异性和非特异性的刺激更为敏感，使哮喘病情恶化，难以控制。

6．抗 β_2 受体自身抗体的存在 Venter 等 1980 年首次报道了支气管哮喘患者血清中存在有 β_2AR 自身抗体。Wallukat 等（1991 年）和我们研究室（1997 年）分别应用敏感、特异的细胞生物学新方法的研究也证实了哮喘患者体内有抗 β_2 受体自身抗体。他们可像配基一样与 β_2 受体结合，调节腺苷环化酶（AA）的活性，也可以封闭 β_2 受体，导致 β_2 受体功能低下，使 β 受体与 α 受体、胆碱受体之间的平衡失调，导致难治性哮喘的形成一。

7．依从性差的哮喘患者 国内外的多项调查结果及作者的临床经验均显示，许多所谓“难治性哮喘”与患者未能遵照医嘱有关。在严重哮喘患者中不服从治疗的情况相当严重。近年来有学者提出，“低感知者”由于不能认识到自身病情的严重程度而及时就诊，其形成难治性哮喘和因哮喘发作而死亡的风险更大。Rea 等指出，如果哮喘患者从未做过肺功能检测，其死亡率可增加 3 倍。

8．特应性哮喘 特应症（atopy）患者作变应原皮试时往往对多种变应原均呈阳性反应。这种患者减敏治疗的疗效往往不好，成为难治性哮喘的原因之一。近年来的研究注意到 β_2 受体的遗传具有多态性（polymorphyizm），重症哮喘、夜间哮喘和激素依赖型哮喘患者有高频率的 Glyl6，即 l6 位的精氨酸（Arg）被甘氨酸（Gly）替换的几率较多。

9．精神因素 心理压力可加重哮喘，Enfumosa 研究发现，精神压力是男性患者重要的诱因，虽然心理干预有效，但很难将它与社会经济地位、饮酒和其他因素严格区分开。

（二）难治性哮喘的处理程序

1．首先明确该患者是否确实患有支气管哮喘？对于经过积极、正规的平喘治疗而患者的气道阻塞症状依然存在的患者，应做支气管激发试验和外周血嗜酸性粒细胞计数。如果乙酰甲胆碱激发试验阴性和（或）外周血嗜酸细胞数不高，不支持症状性支气管哮喘的诊断。

2．该患者支气管哮喘的严重程度是否能解释他的所有的临床表现？如果不能，应当想到该患者是否同时伴有充血性心力衰竭等情况。应在积极治疗支气管哮喘的同时治疗心力衰竭等伴发疾病。

3．该患者能否正确地应用平喘药？例如在应用定量手控气雾器（MDI）吸入平喘药物时，是否同时应用储雾（spaicer）装置，能否正确掌握吸入技术，以及该患者在应用茶碱类药物时是否及时作了茶碱血药浓度的监测，如果未做到，应指导患者去做。

4. 该患者的依从性怎样？如果依从性不好，应找出原因改善其依从性。Chung 等报告哮喘患者对治疗的依从性不等，在 30%~70% 之间，依从性不好是使支气管哮喘难治的常见原因。测定尿液中可的松水平有助于判断哮喘患者的依从性。

5. 该患者是否存在 GER？应当详细询问他是否有泛酸、胸骨后烧灼感和上腹正中疼痛等临床症状，是否需要做食管内 pH 的动态监测。对于伴有 GER 的支气管哮喘患者，应积极地治疗 GER。

6. 该患者是否已正规应用过气道抗炎剂？对于未正规应用过吸入性糖皮质激素或白三烯调节剂等气道抗炎剂的哮喘患者，应及时纠正。

7. 该患者是否同时患有鼻旁窦炎？对于诊断明确的伴有鼻窦炎支气管哮喘患者应当给予局部穿刺、冲洗、引流和全身应用抗感染药物。

8. 该患者是否对某种（些）药物或食物添加剂过敏？例如阿司匹林等非固醇类抗炎剂和亚硫酸盐、酒石酸盐等食物添加剂。如果是，则应避免接触这些变应原。

9. 该患者哮喘症状的恶化是否与环境有关？如果与某种特定的环境有关，应当查出使该患者哮喘症状加重的变应原或其他致喘因子，并使该患者避免与之接触。

10. 该患者是否患有变态反应性支气管肺曲菌病？如果是，则应较长期口服糖皮质激素。

（三）用于难治性哮喘治疗的药物

2006 年底发布的 GINA 在推荐治疗难治性哮喘的药物（即推荐用于第五级治疗的药物）主要为口服糖皮质激素和抗 IgE 单克隆抗体。

1. 口服糖皮质激素　对重症哮喘难治性哮喘治疗仍十分棘手，糖皮质激素还是临床医生首选药物，因为目前尚无哪一种药物能完全取代它，一般采用较大剂量吸入糖皮质激素加长效受体激动剂，一小部分患者，通常被称为“激素依赖性哮喘”，还需要同时规则口服糖皮质激素。有些病例，尤其是阿司匹林性哮喘用白三烯拮抗剂有一定效果，呼吸道阻塞症状及鼻部症状得到进一步改善。白三烯拮抗剂和（或）口服缓释茶碱可作为综合治疗的一部分，旨在减少对大剂量吸入或口服糖皮质激素的需求，同时维持哮喘症状的良好控制。

2006 年 AbuRuz 等首次研究了难治性哮喘患者肾上腺皮质受抑制情况与哮喘控制情况之间的相关性。他们把经过激素治疗后的难治性哮喘分为 4 种类型，主张酌情给予不同的处理：①哮喘临床症状控制良好但肾上腺皮质已受到抑制：这些患者依从性好，现有激素剂量治疗有效，建议降低治疗级别；②哮喘临床症状控制良好且肾上腺皮质未受到抑制：这些患者情况较为复杂，可能对现有治疗方案未依从或吸入方法不正确，但哮喘症状已得到控制，这些患者也许不需要规则吸入糖皮质激素或仅需要低剂量 ICS，建议与这些患者讨论依从性和其对哮喘治疗的目标；③哮喘临床症状未控制但肾上腺皮质已受到抑制：这些患者确实使用了激素，也能正确掌握吸入技术，但现有治疗无效。其哮喘症状可能不都是支气管哮喘所致（如诊断错误或伴有其他可引起喘息的疾病）、激素抵抗（如以中性粒细胞介导的炎症为主），或存在其他致喘因子；④哮喘临床症状未控制但肾上腺皮质未受到抑制：这些患者的依从性差或未掌握正确的吸入技术，在考虑升级治疗前要加强患者的教育。

2. 抗 IgE 单克隆抗体　奥马珠单抗（Omalizumab，商品名：Xolair），2003 年 6 月通过美国 FDA 认证，现已在美国上市，用于治疗成人和青少年中至重度持续性哮喘。足量 Oma-

lizumab 治疗可使血清游离 IgE 水平降低 95% 以上，可减少重症哮喘患者的住院率（详见相关章节）。2006 年 GINA 将 Omalizumab 作为哮喘规范化治疗的第五步用药。

3. 其他药物

（1）可减少全身激素剂量的药物　如环孢素、甲氨蝶呤、秋水仙碱、醋竹桃霉素、金盐，由于其副作用使得其应用受到一定限制，仅用于难以接受大剂量糖皮质激素的激素依赖性哮喘。吸入环孢素已用于异种肺移植受者，在一些患者获得成功。

（2）免疫抑制剂　免疫抑制剂治疗难治性哮喘的前景可能是通过吸入途径给药，使炎症靶位给药量最大，从而减少全身摄入。

（3）静脉用人血丙种球蛋白　在部分患者有一定疗效，但其费用较昂贵。而且上述治疗的效果总的来说目前并不十分满意。

（4）一些研究中的新疗法　如 IL－5、IL－4、TNF－α 受体阻断剂、血管细胞粘附因子拮抗剂等还在研究之中。最近，法国学者 Pegorier 等应用实时定量 PCR 方法测定了激素抵抗型哮喘、激素敏感性哮喘和健康对照组志愿者气道上皮标本中 transcripts encoding remodeling factors 水平，发现严重激素抵抗型哮喘患者气道上皮内皮素－1（endoshelin－1）表达明显增加，且与气道重塑和气流阻塞的程度具相关性。该研究结果为今后把目前用于特发性肺间质纤维化治疗的内皮素－1 受体阻断剂用于重度激素抵抗型哮喘患者的治疗提供了实验依据。

四、难治性哮喘的预后

最近，美国学者 Sullivan 等在一项名为“哮喘流行病学和自然史：预后和治疗方案（The Epidemiology and Natural History：Outcomes and Treatment Regimens，TENOR）”的全国性调查（共 2942 名哮喘纳入）完成后报告了严重或难治性哮喘患者中哮喘控制与有关事件之间的关系。他们首先根据哮喘治疗评估问卷（Asthma Thrapy Assssment Questionnaire，ATAQ）对受调查者哮喘控制情况进行评估，然后随访 12 个月，统计随访 6 个月和 12 个月中与严重哮喘相关的事件。结果显示，该项问卷有助于对难治性哮喘预后的评估。

（殷凯生）

参 考 文 献

1. 藤木玲，相泽久道．难治性喘息．诊断治疗，2005，93（11）：1981－1984
2. 殷凯生．难治性哮喘诊治中的若干问题．诊断学理论与实践，2006，5（2）：401－405
3. Prys－Picard CO，Campbell SM，Ayres JG，et al. Defining and investigating difficult asthma：Developing quality indicators. Respiatory Med，2006，100：1254－1261
4. Pegorier S，Arouche N，Dombret M－C，et al. Augmented epithelial endothelin－1 expression in refractory asthma. J Allrgy Clin Immunol，2007，120：1301－1307
5. Wong CH，Chua CJ，Liam CK et al. Gastro－oesophageal reflux disease in “difficult－to－control” asthma：Prevalence and response to treatment with acid suppressive therapy. Aliment Pharmacol Ther，2006，23：1321－1327
6. Sullivan SD，Wenzel SE，Bresnahan BW，et al. Association of control and risk of asthma－related events in se-

vere or difficult – to – treat asthma patients. Allrgy, 2007, 62 : 655 – 660

7. AbuRuz S, Heaney LG, Milleraship J, et al. A cross – sectional study evaluating the relationship between cortisol suppression and asthma control in patients with difficult asthma. Br J Clin Pharmacol, 2006, 63 (1): 110 – 115

8. 殷凯生主编. 难治性呼吸系统疾病. 上海：上海科学技术出版社，2007，307 – 327

第五章 妊娠期哮喘的药物治疗与管理

妊娠期支气管哮喘（简称哮喘）是哮喘管理中的一种特殊情况。这一特殊时期既要控制哮喘，使妊娠妇女顺利渡过孕期至分娩，又要避免药物对胎儿可能导致的危害。与哮喘完全控制的妊娠妇女相比，患严重哮喘或哮喘未控制的妊娠妇女更容易出现妊娠并发症，妊娠期哮喘发作与婴儿死亡、早产及低体重儿等不良事件具有明显的相关性。因此，妊娠期哮喘的管理及合理的治疗是非常重要的。美国哮喘教育和预防组织（the National Asthma Education and Prevention Program，NAEPP）在 1993 年首次制定了妊娠哮喘的治疗指南，近 10 几年来先后几次进行了修订，2005 年在总结了近十几年的管理和治疗经验后再次更新了这一以循证医学为依据的指南，为妊娠期哮喘的用药提出了重要的指导原则。

一、妊娠期哮喘的流行病学

哮喘是妊娠妇女最常并发的慢性病，据文献报道妊娠期哮喘的发病率为 3.7% ~8.4%，近几年发现其发病率有增加趋势。妊娠合并哮喘约占孕产妇的 0.3% ~1.3%。近期发现有哮喘病史的女性患者中，有 55% 的患者在妊娠期间将经历至少 1 次哮喘急性发作。

二、妊娠与哮喘的相互影响

妊娠期间哮喘的病情变化是多样的，有 1/3 的患者妊娠期间哮喘会加重，多发生在妊娠期的第 24 ~36 周；另有 1/3 患者在妊娠期间哮喘病情会好转，还有 1/3 患者病情无特殊变化。Byrne 等报道显示妊娠期间发生哮喘持续状态的患者占 0.2%，有 10% 的孕妇在产后会出现哮喘急性发作。大多数哮喘产妇在产后 3 个月病情可恢复至孕前水平。这些患者在继后的妊娠中仍会再次出现哮喘发作。哮喘发作时，特别是重症哮喘及哮喘持续状态不仅危及孕妇，而且发作时由于母体严重缺氧而产生的一系列并发症可造成胎儿宫内乏氧、发育迟缓、窘迫甚至死亡。所以，妊娠期哮喘发作处理不当将对孕妇及胎儿带来严重的影响。

（一）妊娠对哮喘的影响

妊娠可以引起哮喘病情的变化。不同程度的哮喘，在妊娠期间的变化特点不同：较重的哮喘在妊娠期趋向于恶化，而较轻微的哮喘则趋于稳定或改善。妊娠期间导致哮喘恶化的因素主要有：妊娠导致母体免疫功能的变化、妊娠增加了母体的易感性、孕育女性胎儿、不合理用药，以及妊娠前即为重症哮喘患者。

另外，妊娠期鼻炎的病程与哮喘病程也有着明显的相关性。Kaiser – Permanente 进行的妊娠妇女哮喘前瞻性研究显示，鼻部症状的改善或恶化分别与哮喘症状的改善或恶化相关。研究者认为，妊娠妇女变应性鼻炎的病程有助于预测哮喘的病程，积极治疗恶化的变应性鼻炎，有可能改善妊娠妇女哮喘的控制。但妊娠妇女的变应性鼻炎常常被忽视。

妊娠期哮喘病情变化的机制还不是很清楚。在妊娠期各种生化及生理改变都可能加速或恶化妊娠期哮喘的病程。有文献报道，妊娠期间由于胎儿和胎盘的存在使得母体免疫系统发生了变化，而这种变化与非妊娠状态下的非嗜酸性粒细胞性哮喘患者的描述酷似，且研究指出，妊娠期哮喘的恶化可能不仅仅是因为妊娠和哮喘，可能是一种复合的因素和事件。妊娠可以引起哮喘病情3种（加重、无变化和改善）不同的变化，其可能的机制有：妊娠期母体激素水平的变化（包括皮质激素、雌激素和孕酮）、β_2受体敏感性的变化、孕育女性胎儿和母体免疫功能的变化。

（二）哮喘对妊娠的影响

妊娠期间，哮喘的反复发作对妊娠可产生不良的影响。哮喘反复发作对胎儿，可导致早产、发育不良、生长迟缓、过期产、低体重儿；对孕妇可引起先兆子痫、妊娠期高血压、妊娠毒血症、阴道出血和难产等。严重的哮喘发作甚至会危及到孕妇和胎儿的生命。哮喘对妊娠影响可能的机制：母体的炎症反应、糖皮质激素的治疗、母体的缺氧状态、哮喘的急性发作、胎盘功能的改变、母亲吸烟和孕育女性胎儿等。在严密的观察和有效的治疗下，良好的控制哮喘可以明显降低孕妇围产期和分娩的危险，减少胎儿的并发症。

妊娠期过敏性鼻炎对婴幼儿也会产生一定的影响。在一项关于妊娠期过敏性鼻炎对婴幼儿影响的研究中结果显示，与那些妊娠期间没有鼻炎症状的母亲所生育的后代相比，妊娠早期出现过敏性鼻炎症状的母亲其后代出现过敏性鼻炎的校正优势比明显增高（adjusted Odds Ratio：6.26，$P=0.036$）。但是，在妊娠后期出现鼻炎症状的，其优势比没有差异。

三、妊娠期哮喘的药物治疗

妊娠妇女是一个特殊的个体，妊娠期哮喘的治疗要兼顾孕妇及胎儿的安全。平喘药物的选择要视平喘药物与哮喘发作两者中对孕妇及胎儿的危害孰轻孰重而决定。由于哮喘本身对胎儿及孕妇均有不利的影响，故主张积极采用药物治疗控制哮喘。过去认为哮喘是因为支气管痉挛引起的，故治疗上也是以解痉为主，现在认为哮喘是以慢性气道炎症为基础的气道高反应性的表现，即使无症状的患者也能发现支气管存在结构和功能方面的异常，因此治疗哮喘的关键从缓解急性发作转移至预防发作的抗炎治疗。目前，对妊娠期哮喘患者主张首选吸入型糖皮质激素，配合使用茶碱和β_2受体激动剂等支气管舒张剂，在抗炎的同时给予平喘治疗。未良好控制的哮喘对孕妇和胎儿危害很大，因为未控制的哮喘会增加妊娠的并发症（低体重新生儿和早产儿），这一危险要远远高于哮喘治疗药物对妊娠造成的风险。因此，妊娠期间使用药物控制哮喘是十分必要的。

（一）妊娠期哮喘的药物治疗原则

尽可能使用非药物疗法以减轻药物对胎儿的损害；尽量避免使用对孕妇、胎儿安全性尚不确定的药物；如果病情需要用药，应将用药剂量尽量控制在最低水平；尽可能通过吸入方式给药，减少口服或注射用药。

（二）妊娠期哮喘的常用药物

1. 抗炎药物

（1）糖皮质激素（简称激素）　以吸入给药为主，吸入激素可有效抑制气道内炎性细胞数量及其活性，由于是在气道局部发挥作用，可明显降低全身用药的不良反应。其中布地奈德（B类药物：对人类无明显危害性，此类药物在妊娠期应用是安全的）是妊娠期应用最为普遍且安全的吸入型药物。常规治疗量对胎儿无不良影响，吸入剂量达1.4～1.8 mg/d时有可能发生下丘脑－垂体－肾上腺轴功能抑制。其他吸入激素氟替卡松（C类药物：未排除危险性，此类药物妊娠期间可以应用，但应权衡利弊后使用）和二丙酸倍氯米松（C类）的疗效虽然与布地奈德相似，但FDA（美国食品药品管理局）将这两种药物归类为C类药物。因此，妊娠期吸入激素应首选布地奈德。美国国立卫生院的文件指出，对于持续哮喘的妊娠妇女给予色甘酸钠或布地奈德吸入治疗，被认为是一线用药。有研究显示，吸入激素可以改善妊娠期间哮喘患者的肺功能，并且可以减少妊娠期哮喘的急性发作；另有大量前瞻性的研究发现，吸入激素与胎儿先天异常或妊娠期间其他不良事件没有相关性。Murphy指出，哮喘母体的气道炎症与女性胎儿的低体重有相关性，吸入激素可以预防。大约近5%的妊娠期哮喘患者需要口服激素，口服疗程有短期和长期两种用法，短期使用较少出现全身不良反应。动物实验证实，使用大剂量激素可导致胎儿的唇裂、脑水肿和颅骨发育缺陷等，但在人类尚未证实。泼尼松是最为普遍的口服激素，在通过胎盘进入胎儿血循环前，血中87%的药物经过胎盘内的11－脱氢酶的作用而灭活，对胎儿影响甚少。目前认为孕期每天服用泼尼松≤10 mg，对孕妇及胎儿很少发生不良反应。病情严重时可每天服用泼尼松30～40 mg，连续3～7 d，逐渐减量至隔天或每天1次顿服，并逐渐过度为吸入激素治疗。但长期服用此类药物，孕妇可出现糖耐量减低或糖尿病、骨质疏松、高血压等相关疾病。NAEPP指出，妊娠早期（前3个月）应用激素会增加胎儿唇腭裂的发生率，一般人群胎儿唇腭裂的发生率为0.1%，而早期口服激素的孕妇其胎儿唇腭裂的发生率为0.3%，并且整个妊娠期间应用激素可能会增加先兆子痫、早产、低体重儿的发生率。

（2）色甘酸钠和奈多罗米钠　这类药物通过抑制肥大细胞脱颗粒起到抗炎作用，同时可减弱呼吸性神经元反射，对嗜酸性粒细胞和中性粒细胞在肺上皮的积聚具有一定的抑制作用。此类药物无支气管扩张作用，可作为预防性用药。在运动前或暴露于变应原之前吸入其粉剂，可起到预防哮喘发作的作用。这类药物除在吸入时有轻微刺激作用外，无其他不良反应。色甘酸钠属于B类药物，在妊娠期可作为肥大细胞稳定剂应用，全身吸收量不足10%，并且不通过胎盘，可用于轻度持续哮喘的妊娠患者。NAEPP也指出，色甘酸钠是妊娠期间可以安全使用的药物。

（3）白三烯调节剂　该类药物包括白三烯受体阻断剂（孟鲁司特和扎鲁司特）和5－脂氧合酶抑制剂（齐留通－苯噻羟脲）。近年完成的一项临床研究，观察了2205名孕妇，有873例哮喘患者，其中9例使用了白三烯受体阻断剂，孕妇及胎儿没有发现异常。鉴于这一资料NAEPP指出，目前仅有很少数的证据证实妊娠期哮喘可以使用白三烯调节剂。美国FDA也只通过了白三烯受体阻断剂的动物实验研究结果。NAEPP将白三烯受体阻断剂（孟鲁司特和扎鲁司特）归类为B类妊娠用药物。

2. 支气管舒张剂

（1）β_2受体激动剂　该类药物适用于妊娠期各种程度的哮喘患者。目前多采用定量吸入剂或溶液剂雾化治疗，这类药物的最大优点是能迅速解除支气管痉挛，其中临床常用的药物有沙丁胺醇、特布他林、吡布特罗，但其药效只能维持4～6 h。在妊娠早期吸入β_2受体激动剂对母婴尚安全，除特布他林属于B类药物外，其他均属于C类药物，其不良反应主要有震颤、心动过速。β_2受体激动剂可以作为轻度哮喘的一线用药。但长期使用会导致高血压等严重不良反应并增加死亡率，同时长期、大量使用 β_2 受体激动剂可使机体 β_2 受体数量减少或敏感性降低，因此建议按需短期使用。NAEPP 更新的指南，通过十几年来大量的动物及妊娠哮喘患者的用药经验同样证实了 β_2 受体激动剂在妊娠期使用的安全性，并且证实了两种长效 β_2 受体激动剂（沙美特罗和福莫特罗 - C 类药物）也是孕期可以使用的，其药理学和毒理学与短效 β_2 受体激动剂（沙丁胺醇）是相似的，只是其在肺内的沉积时间延长。

（2）茶碱类药物　该类药物通过松弛支气管平滑肌，兴奋呼吸中枢，增强膈肌运动、抗炎等而发挥药物作用，主要作用机制有：抑制磷酸二酯酶的活性；阻断腺苷受体；降低细胞内钙离子的浓度；增加内源性儿茶酚胺的浓度；抑制肥大细胞释放炎症性介质等。该类药物作为二线药物，其治疗浓度范围有限，妊娠期肝脏代谢下降，因此必须监测血或尿中的茶碱浓度，调整剂量，以免发生严重的不良反应。茶碱可通过胎盘屏障，母体和脐带血清中的茶碱浓度无显著差异。若血药浓度 >10 μg/ml，可以出现短暂的新生儿呕吐、震颤和心动过速；非孕哮喘患者的血药浓度应维持在 5 ~ 15 μg/ml，孕妇茶碱血药浓度应维持在 5 ~ 12 μg/ml，当血药浓度 >30 μg/ml 时可以引起严重中毒。妊娠后期，氨茶碱的清除率可能会下降 20% ~35%，因此应密切检测血药浓度。孕妇应用氨茶碱可减少妊娠期高血压疾病和低体重儿的发生率，但可能会提高早产儿和先兆子痫的发生率。目前多主张使用控释型茶碱制剂，其扩张支气管的作用可维持在 10 ~ 12 h，并有利于夜间哮喘的控制；静脉使用氨茶碱多用于急性哮喘发作，目前尚未发现该类药物有致畸作用。NAEPP 更新指南中指出，大量的研究和经验证实妊娠期给予缓释茶碱（血药浓度在 5 ~ 12 μg/ml）是安全的，但也指出了在一个双盲对照的研究中，对比激素和茶碱对哮喘孕妇的影响，茶碱组不良事件发生率、观察期停药率和肺功能 FEV_1 <80% 预计值的患者数均多于激素组。另外，在近期大样本的前瞻性队列研究中，提示口服激素和茶碱的使用是引起妊娠早产最大的风险因素，而特应质不能成为明确的风险因素。

（3）抗胆碱能药物　吸入阿托品（C 类药物）或溴化异丙托品（B 类药物）通过降低迷走神经张力、减少 cGMP（环磷酸鸟苷）产量使支气管平滑肌舒张。吸入溴化异丙托品的循环吸收量极少，且无明显中枢神经系统及全身不良反应，并且与 β_2 受体激动剂、激素和茶碱具有协同作用。目前认为吸入抗胆碱能药物对妊娠期哮喘的治疗是安全的。

3. 禁用对胎儿有害的药物　X 类药物为孕妇禁用的，其危害性比治疗价值更大。抗代谢和细胞毒性药物（如甲氨蝶呤、环孢素等）是禁用的。另外，还有在必要时权衡利弊慎用的药物，如异丙肾上腺素、肾上腺素等，多在急救时使用。

（三）妊娠期哮喘的分级治疗

1993 年美国哮喘教育和预防项目组织（NAEPP）首次颁发了《哮喘与妊娠工作手册》，按照当时哮喘全球防治创议（GINA）对哮喘病情的分级标准，制定出了妊娠期哮喘用药的阶梯治疗方案。NAEPP 在 1997 年和 2002 年，分别对《哮喘与妊娠工作手册》进行了更新，2005 年在总结了近十几年的妊娠期哮喘的管理和治疗经验后，又增加了一些妊娠期哮喘用药的安全性数据，阶梯治疗的药物也作了更新（表 1 - 5 - 1）。

表 1－5－1　妊娠期和哺乳期哮喘阶梯式治疗

临床分级	症状频率	肺功能（治疗前）	阶梯治疗
4 级 重度持续	日间症状连续，夜间哮喘频繁	FEV_1 占预计值百分比≤60%，PEF 变异率>30%	首选： 高剂量吸入激素，联合吸入长效 β_2 受体激动剂，如需要可加用口服激素[2 mg/(kg·d)，<60 mg/d] 次选： 高剂量吸入激素，加缓释茶碱（5～12 μg/ml）
3 级 中度持续	每日均有症状，夜间症状>1 次/周	FEV_1 占预计值%在 60%～80%，PEF 变异率>30%	首选： 低剂量吸入激素联合吸入长效 β_2 受体激动剂或中等剂量吸入激素（如需要，尤其是出现急性哮喘加重时）；中等剂量吸入激素联合吸入长效 β_2 受体激动剂 次选： 低剂量吸入激素加用茶碱或白三烯受体阻断剂；中等剂量吸入激素加茶碱或白三烯受体阻断剂
2 级 轻度持续	日间症状>2 天/周，但<1 次/d；夜间症状>2 次/月	FEV_1 占预计值%≥80%，PEF 变异率 20%～30%	首选： 低剂量吸入激素 次选： 色甘酸钠、白三烯受体阻断剂或缓释茶碱（5～12 μg/ml）
1 级 间歇	日间症状≤2 天/周；夜间症状≤2 次/月	FEV_1 占预计值%≥80%，PEF 变异率<20%	无需每日用药 严重急性哮喘发作，平素肺功能正常、无症状的患者，可给予全身激素治疗

2005 年发表的 NAEPP 对“妊娠期哮喘管理的药物治疗建议”的更新文件中，重点推荐认可的药物包括：

1．快速缓解症状用药　应用短效的吸入性 β_2 受体激动剂如沙丁胺醇，能够快速缓解哮喘的症状。具有哮喘的妊娠妇女在任何时间段都可以使用这种药物。

2．日间哮喘症状每周>2 次，或夜间哮喘症状每月>2 次的患者被认为是未达到哮喘控制的。这部分患者需要每天规律用药控制哮喘症状和预防哮喘急性发作。吸入激素是用于具有持续哮喘症状的妊娠妇女以控制气道炎症推荐的药物。该更新指南中指出，有很多数据证实吸入布地奈德用于妊娠妇女的安全性比其他吸入激素好。但是，没有数据证实妊娠期间使用其他吸入激素不安全。如果吸入激素能够控制患者的哮喘症状则可以连续使用，每天规律使用白三烯受体阻断剂、色甘酸钠或茶碱也是可以选择的治疗方案。

3．对于仅仅吸入低剂量的激素不能很好地控制症状的持续哮喘患者，更新指南推荐增加吸入激素的剂量，或者添加另外一种药物如吸入长效 β_2 受体激动剂。专家组讨论认为推荐其中任何一种联合治疗方案而优于其他几种联合方案的证据还不充分。

4．口服激素可以用于重症哮喘的患者　更新指南中也提出了与“妊娠期间口服激素是安全的”这一观点相反的一些数据。但是，重症、不能控制的妊娠期哮喘显示出明确的对母体和胎儿存在的危险，给予这样的患者口服激素治疗是正确的。

NAEPP 中的“哮喘和妊娠工作组（APWG）”指出，妊娠期间哮喘的治疗也应包括对过敏性鼻炎的治疗，因为鼻炎可以触发和加重哮喘的症状。一般情况下，妊娠期间哮喘和鼻炎的治疗应该遵循阶梯式的治疗。鼻内吸入用激素——布地奈德属于妊娠B类药物，但是对于妊娠期哮喘和鼻炎不能良好控制的患者可以使用C类药物。

（四）妊娠期哮喘急性发作期的治疗

1．积极吸氧，调节吸氧浓度，使动脉血气指标维持在动脉血氧分压（PaO_2）≥70 mm Hg或血氧饱和度（SaO_2）≥95%。

2．雾化吸入短效β_2受体激动剂，开始60～90 min内连续吸药3次，然后，再每1～2 h吸药1次。

3．静脉给予甲泼尼龙1 mg/kg，每6～8 h给药1次，症状改善后逐步减量。

4．静脉给予氨茶碱　负荷量为6 mg/kg，维持量为0.5 mg/（kg·h），调节给药量维持茶碱血药浓度在5～12 μg/ml。

5．若上述治疗不佳，可皮下注射特布他林0.25 mg。

6．经过积极的治疗，若孕妇症状改善不明显，尤其是PaO_2＜70 mm Hg者应严密监测血气变化，对严重哮喘且有生命危险的患者，需要进行气管插管和辅助通气治疗。

（五）哺乳期哮喘患者的用药

哮喘患者在哺乳期应用吸入治疗优先于全身用药治疗。一般治疗剂量的泼尼松、β_2受体激动剂、色甘酸钠以及抗胆碱能药物和茶碱均无禁忌，若病情相对平稳可以哺乳（表1－5－1）。

特布他林可以通过母乳分泌，哺乳期哮喘患者服药后4 h乳汁药物浓度达到高峰，哺乳后婴儿吸收约母体血药浓度的0.7%，至今未发现婴儿出现肾上腺素能兴奋的症状，世界卫生组织（WHO）和美国儿科学会将特布他林定为哺乳期可以使用的药物。

茶碱也可以从母乳中分泌，尽管只有1%的茶碱可由新生儿吸收，但由于个体差异，新生儿仍可能发生不良反应，当乳汁中氨茶碱的含量占到母体血药浓度的10%时，可引起婴儿激惹、失眠，应减量或停用。

另外，应注意抗组胺药物在乳汁中达到一定浓度时可引起婴儿嗜睡。

四、妊娠期哮喘的管理

妊娠期哮喘的发生率在增加，妊娠妇女中度和重度的哮喘发作会增加围生期不良事件的发生，妊娠期哮喘的管理是非常重要的。妊娠期哮喘的管理首先是避免环境因素的影响，然后给予适当的药物治疗和特异性免疫治疗。

妊娠期间，有效避免接触有害刺激物和致敏物质如香烟、尘螨、花粉及饮食等，能够有效预防妊娠期哮喘的发作，并能减少哮喘的治疗用药。文献报道，母亲哮喘及吸烟会增加婴幼儿期患细支气管炎和哮喘的风险。目前的研究显示，没有证据证实妊娠期间避免变应性食物能够减少儿童变态反应性疾病的发生，但是孕妇避免食物和气传变应原似乎可以减少幼儿早期的喘鸣、异位性皮炎和哮喘。对那些有可能生育高危过敏症后代的母亲，通过医学管理使这样的母亲在哺乳期避免过敏性食物是应该选择的唯一方法。妊娠期哮喘的药物治疗是控制哮喘的主要方法，妊娠期和哺乳期用药以吸入治疗优先于全身用药治疗。妊娠前已经开始特异性免疫治疗且进入维持治疗期的哮喘患者，在妊娠期间仍然可以继续进行特异性免疫治疗，这样的治疗可以减少哮喘的急性发作和哮喘的维持用药，但是妊娠期间不能开始特异性免疫治疗。

患者教育是哮喘管理计划中的首项。妊娠期哮喘是哮喘患者的特殊时期，哮喘的孕妇和其家人是否接受哮喘知识的教育直接影响哮喘患者的治疗效果。通过教育使患者及其家属了解哮喘的本质和发病机制；学会监测病情、自我评估和自我处理病情变化；预防和减少哮喘急性发作；正确使用哮喘药物和控制环境致病因素；并进行妊娠和分娩的心理治疗。在一项妊娠期哮喘患者管理教育情况的调查中，调查了211例妊娠哮喘患者，在管理教育前后分别评估妊娠女性的哮喘症状、肺功能、药物使用情况、用药依从性、对哮喘药物的认知和吸入药物的使用技术，以及是否记录哮喘日记和检测PEF值等情况，结果发现经过管理教育，在第二次随访时以上相应的指标均有了相应的改善。严重哮喘的妊娠女性，在管理教育后，其夜间症状、急救药物的使用等均有了明显的减少。调查结果提示在妊娠期哮喘患者的产前门诊中，增加患者自我管理教育对良好地控制哮喘是非常重要的。

哮喘患者在妊娠分娩时，应给予吸氧，纠正水、电解质、酸碱平衡，必要的抗感染以及分娩期良好的心理准备都不可忽视。妊娠是一个心理相对紧张的时期，而妊娠合并哮喘的孕妇这种紧张焦虑的心理状态可能诱发哮喘发作或加剧哮喘症状，因此积极的教育和心理疏导及用药指导对于妊娠合并哮喘的孕妇极为重要。

（苏　楠）

参 考 文 献

1. National Asthma Education and Prevention Program. Report of the working group on asthma and pregnancy: Management of asthma during pregnancy. NIH publication number 93 – 3279. Washington, DC: September 1993 (cited April 2006)
2. National Heart, Lung, and Blood Institute. National Asthma Education and Prevention Program . NAEPP Expert Panel Report: Managing Asthma During Pregnancy: Recommendations for Pharmacologic Treatment—2004 Update. J Allergy and Clin Immunol, 2005, 115 (1):34 – 46
3. Yawn B, Knudtson M. Treating asthma and comorbid allergic rhinitis in pregnancy. J Am Board Fam Med, 2007, 20 (3):289 – 298
4. Freitas Mda G, Duarte AC. Asthma and pregnancy – efficacy and safety of medication during pregnancy. Rev Port Pneumol, 2004, 10:405 – 419
5. Byrne PM, Thomson NC. Manual of asthma management. 2nd Edition. London: WB Sauders, 2001, 55 – 60, 99 – 100, 180 – 190
6. Blaiss MS. Management of rhinitis and asthma in pregnancy. Ann Allergy Asthma Immunol, 2003, 90 (6 Suppl 3):16 – 22
7. Vicki C. Maternal asthma during pregnancy and fetal outcomes: potential mechanisms and possible solutions. Curr Opin Allergy Clin Immunol, 2006, 6:307 – 311
8. Murphy VE, Gibson PG, Smith R, et al. Asthma during pregnancy: mechanisms and treatment implications. Eur Respir J, 2005, 25:731 – 750
9. Shinohara M, Wakiguchi H, Saito H, et al. Symptoms of allergic rhinitis in women during early pregnancy are associated with higher prevalence of allergic rhinitis in their offspring. Allergol Int, 2007, 56 (4):411 – 417

(Epub 2007 Sep 1)

10. Leimgruber A. Treatment of asthma and rhinitis during pregnancy and breast feeding. Rev Med Suisse, 2007, 3 (108): 1044 - 1046, 1048 - 1049
11. Blaiss MS. National Institute of Health (NIH). Mangement of asthma during pregnancy. Allergy Asthma Proc, 2004, 25 : 375 - 379
12. Dombrowski MP, Schatz M, Wise R, et al. Randomized trial of inhaled beclomethasone dipropionate versus theophylline for moderate asthma during pregnancy. Am J Obstet Gynecol, 2004, 190 : 737 - 744
13. Wendel PJ, Ramin SM, Bamett - Hamm C, et al. Asthma treatment in pregnancy: A randomized controlled study. Am J Obstet Gynecol, 1996, 175 : 150 - 154
14. Murphy VE, Gibson PG, Giles WB, et al. Maternal asthma is associated with reduced female fetal growth. Am J Respir Crit Care Med, 2003, 168 : 1317 - 1323
15. Bracken MB, Triche EW, Belanger K, et al. Asthma symptoms, severity, and drug therapy: A prospective study of effects on 2205 pregnancies. Obstet Gynecol, 2003, 102 : 739 - 752
16. Dombrowski MP, Schatz M, Wise R, et al. Asthma during pregnancy. Obstet Gynecol, 2004, 103 : 5 - 12
17. Carroll KN, Gebretsadik T, Griffin MR, et al. Maternal asthma and maternal smoking are associated with increased risk of bronchiolitis during infancy. Pediatrics, 2007, 119 (6): 1104 - 1112
18. Ferreira M, Coelho R, Trindade JC. Primary prevention of allergic disease. Acta Med Port, 2007, 20 (3): 215 - 219. (Epub 2007 Jul 2)
19. Murphy VE, Gibson PG, Tallot PI, et al. Asthma self - management skills and the use of asthma education during pregnancy. Eur Respir J, 2005, 26 : 435 - 441

第六章　特发性支气管扩张症的治疗现状

支气管扩张症在临床并不少见，但其发病率一直是个谜。支气管扩张可出现在很多疾病（表1-6-1），大致分3组：与囊性肺纤维化（cystic fibrosis）相关，与其他肺部疾病相关，单纯性或特发性支气管扩张症。本文简要介绍特发性支气管扩张症的治疗现状，以引起大家对该常见病的关注，促进对支气管扩张症的研究。

表1-6-1　支气管扩张及相关疾病

囊性肺纤维化
感染后并发症［结核、结核分枝杆菌、百日咳、细菌、病毒（麻疹、流感、腺病毒）］
免疫缺陷（低丙种球蛋白、IgG亚型缺乏、HIV感染、移植后）
粘液纤毛清除障碍（Kartegener综合征、原发性纤毛不动症、Young综合征）
吸入性肺炎后
气道吸入性损伤
过敏性支气管肺曲菌病（ABPA）
机械性支气管阻塞（异物、狭窄、肿瘤、淋巴结）
风湿病（类风湿性关节炎、干燥综合征，等）
炎症性肠病
慢性阻塞性肺疾病（COPD）
α_1-糜蛋白缺乏
弥漫性泛细支气管炎（DPB）
特发性肺纤维化（IPF）及其他间质性肺炎
气道软骨发育不全
黄甲综合征
特发性支气管扩张

支气管扩张症的主要症状为慢性咳嗽、咳痰和咯血，肺功能随病情进展可逐渐下降。由于呼吸道感染反复发生，患者使用大量抗菌药物，导致呼吸道耐药菌的增加。支气管扩张症可以通过胸部高分辨CT（HRCT）确定诊断。典型的影像表现为支气管内径大于相邻肺动脉，支气管管径呈轨道状，而不是逐渐缩小，在肺的周边（胸膜下1~2cm）显示支气管，以及支气管内的粘液栓。支气管扩张根据形态可以分为囊状、柱状或混合型；根据受累部位可以分为中心型和周边型。这些分类的临床意义并不清楚。

对于任何一个支气管扩张患者，需要仔细检查其原因（表1-6-1）。其中有不少原因可以采用针对性的治疗，因而十分重要。对整个病程需要详细了解，特别留意症状的演变，发作情况和用药情况。定期的痰培养有助于了解气道内病原菌的演变以及耐药菌产生情况。肺功能及动脉血气分析有助于判断患者肺功能的状态和变化。支气管扩张症治疗的常用治疗措施如下：

一、抗生素的应用

支气管内慢性感染和急性加重不仅导致很多症状，也导致支气管结构的进一步破坏。急性感染时使用抗生素有以下注意事项：

1. 轻中度感染病原菌在治疗后可被清除，但重症感染的病原菌很难被清除。临床上有不少患者的慢性期有病原菌定植于气道。

2. 耐药菌以铜绿假单胞菌（绿脓杆菌）最为常见。

3. 选用组织通透性高的抗菌药：如大环内酯类抗生素和喹诺酮类抗菌药。

4. 重症患者选用静脉制剂，轻中度可选用口服制剂。

对于经常反复感染发作的患者，可以考虑预防性使用抗生素。常用的方法有：长时间使用口服抗生素（每个周期至少四周），雾化吸入抗生素，或定期间断使用静脉抗生素。长时间使用口服抗生素在小规模的临床观察中没有发现可以减少发作、改善肺功能或减少病死率。但确实观察到能够减少病原菌负荷、炎症指标、和改善痰的颜色和量。雾化吸入的治疗方法可能更容易被医师和患者接受，文献中使用的药物有庆大霉素和妥布霉素等。总体来说，在决定是否需要在非急性期使用抗生素时，需要考虑到可能产生的耐药菌、治疗费用和潜在不良反应等。另外，可能需要更多地考虑使用非抗生素的治疗方法来预防复发。

二、抗炎症治疗

慢性气道炎症是支气管扩张症很重要的一个致病机制。抗炎症治疗有可能减轻气道炎症，帮助受损气道粘膜和纤毛功能的修复。有3种药物有潜在研究价值：吸入皮质激素、大环内酯类药物和白三烯受体阻断剂。除了白三烯受体阻断剂，前两者已有一些临床研究报道（表1-6-2）。吸入皮质激素虽然对改善肺功能和减轻发作没有显著作用，但可以改善痰液的粘性和产生量。氟替卡松吸入剂的推荐量为500μg bid。大环内酯类药物具有抗炎症的作用，同时对减轻气道粘液分泌有作用，对破坏铜绿假单胞菌的生物膜有效。小剂量红霉素在弥漫性泛细支气管有效，但在特发性支气管扩张症没有经验。新一代大环内酯类药物，如阿奇霉素、克拉霉素和罗红霉素对支气管扩张症均有一定的效果。

表1-6-2　吸入皮质激素和大环内酯类药物随机临床研究一览表

研究者（年）	病例数	研究设计	治疗	发现
吸入皮质激素				
Elborn 等（1992）	20	DB，交叉，PC	丙酸培氯米松 1500μg/d，6w	↓痰量
Tsang 等（1998）	24	DB，PC	氟替卡松 500μg/d，52 w	↓痰炎症指标（IL-1，IL-8，LTB_4）
Tsang 等（2005）	86	DB，PC	氟替卡松 1000μg/d，52 w	↓痰量 ↓铜绿假单胞菌感染者痰量
Martinez-Garcia 等（2006）	93	DB（剂量）	氟替卡松 500，1000μg/d，6 mo	1000μg/d： ↓痰量、咳嗽、呼吸困难 ↑生命质量
大环内酯类				
Koh 等（1997）	25	DB，PC	罗红霉素 8 mg/（kg·d），12 w	↓气道反应性
Tsang 等（1999）	21	DB，PC	红霉素 1000 mg/d，8w	↓痰量 ↑FEV_1，FVC
Cymbala 等（2005）	12	交叉	阿奇霉素 1000 mg/w，6 mo	↓痰量 ↑急性加重
Yalcin 等（2006）	34	PC	克拉霉素 15 mg/（kg·d），3 mo	↓痰量 ↓痰炎症指标

修改自参考文献：King P，2007。DB：双盲，PC：安慰剂对照，w：周，mo：月。

三、体位引流

体位引流，配合物理治疗方法，常被推荐给患者（图1-6-1）。

四、手术治疗

适合于局限性的支气管扩张。对于弥漫性支气管扩张的治疗价值还不清楚。

五、化痰排痰

气道粘液高分泌是支气管扩张症的一个显著特征。支气管解粘剂常用于急性和慢性期支气管扩张的应用。重组人 DNase I 吸入未证明对支气管扩张症有帮助。甘露醇吸入是一种比较有前景的新的治疗方法。研究显示，甘露醇吸入后，粘液清除显著改善。

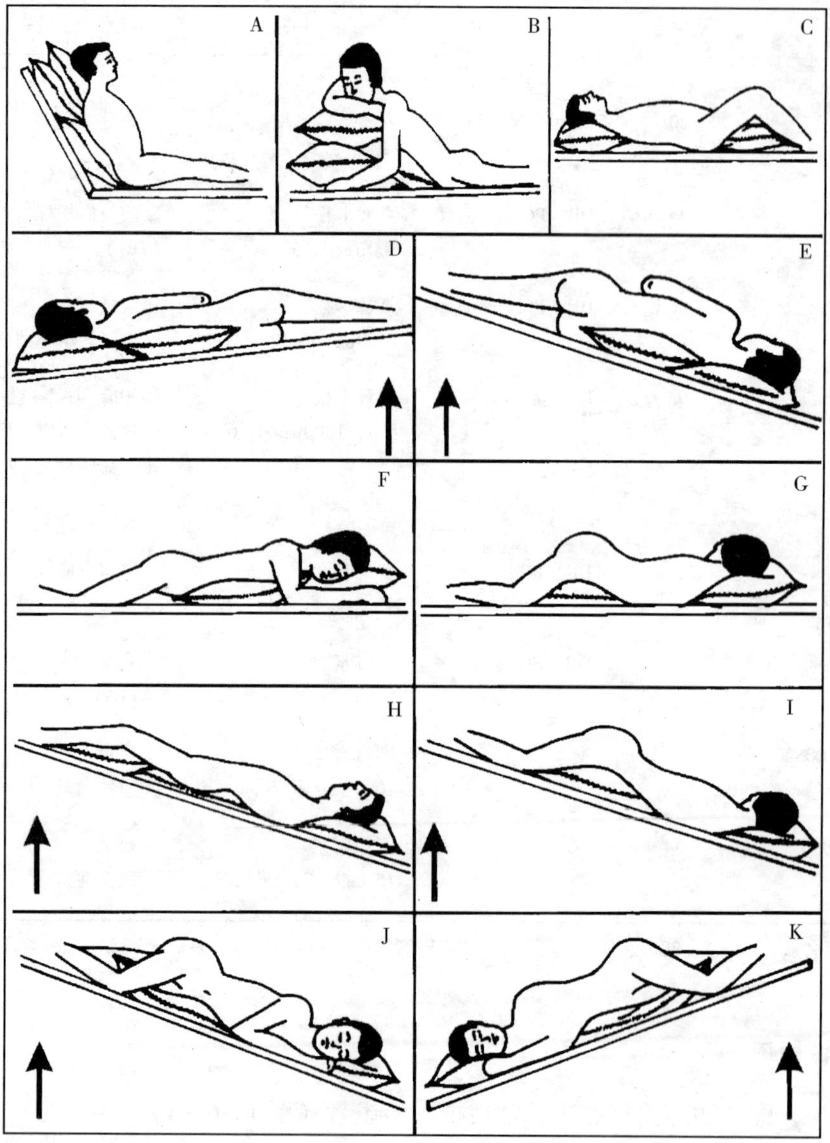

图 1-6-1 体位引流示意图

（A：上叶尖段，B：左上叶后段，C：上叶前段，D：右中叶，E：左舌叶，F：右上叶后段，G：下叶背段，H：下叶前基底段，I：下叶后基底段，J：下叶外基底段，K：下叶内基底段，未标明左右者适用于双侧。）引自 Balachandran 等，2005。

六、支气管扩张剂

尽管缺乏临床研究支持，对于有气流阻塞和气道高反应性的支气管扩张患者，常使用支气管扩张剂来帮助患者。

七、预防感染

通过规律的康复锻炼来增强体质和增加活动耐力对支气管扩张症有益。有吸烟习惯者必须戒烟。建议患者注射流感疫苗和肺炎球菌疫苗。

总之，目前支气管扩张症的治疗状况相当的令人不满意，高质量的大样本随机对照研究严重缺乏。由于支气管扩张与支气管壁的反复感染和慢性炎症相关，急性期有效的抗感染治疗和缓解期的抗炎症治疗可能同样重要。目前的当务之急是，需要加速支气管扩张症的临床治疗研究。

（徐凯峰）

参 考 文 献

1. ten Hacken NHT, Wijkstra PJ, Kerstjens HAM. Treatment of bronchiectasis in adults. BMJ, 2007, 335 : 1089 - 1093
2. King P. Is there a role for inhaled corticosteroids and macrolide therapy in bronchiectasis? Drugs, 2007, 67 : 965 - 974
3. Evans DJ, Bara AI, Greenstone M. Prolonged antibiotics for purulent bronchiectasis in children and adults. Cochrane Database Syst Rev, 2007, 2 : CD001392
4. Balachandran A, Schivbalan S, Thangavelu S. Chest physiotherapy in pediatric practice. Indian Pediatrics, 2005, 42 : 559 - 568
5. Fuschillo S, De Felice A, Balzano G. Mucosal inflammation in idiopathic bronchiectasis: Cellular and molecular mechanisms. Eur Respir J, 2008, 31 : 396 - 406

第七章　小气道疾病

细支气管是指直径为2 mm或小于2 mm的支气管，支气管壁不含有软骨组织，这种气道包括膜性终末细支气管，其功能是传导空气，呼吸性细支气管，包括肺泡及肺泡导管。呼吸性细支气管直接与肺泡导管，直径等于或小于0.5 mm。肺泡或初级肺小叶包括1支终末细支气管，2~5支呼吸性细支气管，肺泡管，肺泡腔及肺部壁，其功能为气体交换。细支气管总的横截面积大于中央支气管的横截面积，因此细支气管在正常肺组织中对气体交换产生的阻力非常小。在疾病状态下，小气道总的横截面积减少，气流阻力增加，出现相应的临床症状体征及影像学表现。

细支气管炎是各种各样炎症影响细支气管的统称，是影响小气道的常见原因。细支管炎是主要的受累部位，因病变广泛而引起临床症状。细支气管疾病分为（表1-7-1）：①原发性细支气管疾病，是指疾病只要位于细支气管的疾病；②肺实质疾病为主，细支气管同时受累；③大小气道同时受累的疾病。原发性支气管疾病包括闭塞型细支气管炎（OB，BO），急性毛细支气管炎，泛细支气管炎，呼吸性细支气管炎，粉尘性矿物气道疾病，滤泡性细支管炎及其他少见疾病。气道受累突出的间质性肺病包括过敏性肺炎，呼吸性细气管炎伴间质性肺炎，肺朗格汉斯细胞组织细胞增生症。一些大气道疾病同时累及细支气管，如支气管扩张症，哮喘及慢性阻塞型肺病。

表1-7-1　细支气管疾病分类

原发性细支气管疾病
闭塞性细支气管炎
急性细支气管炎
弥漫性细支气管炎
呼吸性细支气管炎
矿物粉尘性气道疾病
滤泡性细支气管炎
其他原发性细支气管炎（弥漫性吸入性细支气管炎，淋巴细胞性细支气管炎）
累及细支气管的间质肺病
过敏性肺泡炎
呼吸性细支气管相关的间质性肺病/脱屑性间质性肺炎
隐源性机化性肺炎（特发性BOOP）
其他肺间质病（肺朗格汉斯细胞组织细胞增生症，结节病，气道中心性间质性肺病）
累及小气道的大气道疾病（慢性支气管炎，支气管扩张症，支气管哮喘）

影像学检查特别是胸部高分辨 CT 对临床怀疑小气道疾病时是具有诊断意义的工具。胸部平片可表现为正常，也可表现为受累小气道周围肺组织区域出现过渡充气，可以见到小结节影或网状结节影。在间质病伴有次级支气管受累疾病中，胸部影像学表现为肺实质受累如 COP 及过敏性肺炎。临床怀疑小气道疾病时，应行呼吸相 HRCT 检查。胸部 CT 对直径小于 2mm 的气道显示具有局限性，正常细支管在 CT 扫描图上不能显示。但有病变的细支气管在 CT 上可显示出管径的扩张及管壁增厚。此外，胸部 HRCT 对间质性肺病和大气道疾病均有诊断价值。细支气管疾病在 HRCT 上可分为直接征象和间接征象。直接征象包括细支气管管壁增厚，细支气管扩张以及由于管腔阻塞使肺外带细支气管直接显影。细支气管管壁增厚势由于炎症及纤维化导致。细支气管管腔由于分泌物或纤维化的物质阻塞 CT 则表现为 2 ~ 4 mm 小叶中心性结节。细支气管疾病的间接征象表现为肺膨胀不全及气体陷闭，气体陷闭是由于小气道疾病导致的马赛克征式的局限性透光减低区（肺野内多发地图样改变），但对细支气管疾病的诊断不特异。细支气管疾病在 CT 上表现出的马赛克征是因为细支气管阻塞造成局部肺组织过渡充气形成的（如细支气管瘢痕形成），由于细支气管阻塞后继发局部相应血管阻塞，CT 表现为局部透光度减低。小气道未受累的肺组织区域显示透光度正常或由于血流灌注增加而显示透光度增加。呼吸相与吸气相 CT 的比较能将其他引起马赛克征的肺部疾病鉴别出来，如肺血管病及一些弥漫性渗出性病变。细支气管病变中，吸气相呼气相同时能看见局部透光度减低提示有气体陷闭现象。而呼吸相及细气相 CT 表现为局部透光度及肺容积变化不大者，多考虑为肺血管疾病。

一、原发性细支气管炎

一些细支气管炎具有组织学特点，这些组织病理学定义的细支气管炎可发生于临床不同疾病中。例如，闭塞性细支气管炎可发生于结缔组织病，器官移植后患者，也可以是特发的。其他类型的细支气管炎包括弥散性泛细支气管炎，呼吸性细支管炎，矿物性粉尘性细支气管炎及滤泡性细支管炎，是否有确切病因及相关影响因素尚不肯定。

（一）闭塞性细支气管炎

1973 年，Gosink 及同事将梗阻性细支气管炎，指一组患者由于粘膜下肌支气管周围的纤维化，导致管腔的狭窄及闭塞叫做闭塞性细支气管炎。

1. 病因及发病机制　已知原因或具有相关的包括结缔组织病（常见），感染，吸入损伤，慢性过敏性肺泡炎，药物，器官移植及其他。其他不确定的相关因素包括类风关相关的闭塞性细支气管炎。尽管文献报告类风湿关节炎患者中闭塞性细支气管炎起病急剧，常预后不佳，但最近资料显示，只有部分患者进行性恶化，大部分患者缓慢进展。许多病类风关患者闭塞性细支气管炎程度轻微，处于亚临床阶段。使用青霉胺治疗类风关可能是导致闭塞性支气管炎的潜在病因。其他能引起闭塞性细支气管炎的疾病包括神经内分泌细胞增生或多发良性肿瘤。副肿瘤性天疱疮，炎性肠病，暴露于焚烧炉的烟雾，金制剂及青霉胺治疗。发病机制与病因及基础并的不同而不同。各种各样的损伤最终导致相似的病理损伤。例如，在移植后闭塞性细支气管炎综合征的患者，同种异体排异反应性直接攻击 HLA，气道局部缺血，病毒感染及气道炎症是引起前纤维因子聚集的主要原因，导致细支气管的纤维。发生于副肿瘤性天疱疮的闭塞性细支气管炎还包括 IgG 自身抗体在支气管上皮沉积，并能引起皮肤棘层松解型改变。病毒感染，特别是腺病毒感染，常累及小气道。儿童时感染后引起的闭塞性细支气管炎成年后可发展成为 Swyer - James 综合征。单侧透明肺，可见气体陷闭及肺血管影减少。有毒气体吸入（如氨气）引起的闭塞性气质管炎表现为吸入气体数日至数周后出现的咳嗽及进行性呼吸困难。异基因或自体骨髓移植，心肺移植或肺移植的患者闭塞性细支气管炎可能是慢性排异反应的现象。闭塞性细支气管炎的发生是影响移植后长期存活的难题，移植后患者 5 年内发生闭塞性细支气管的几率是 65%。闭塞性细支气管炎是肺移植术后的主要死亡原因。

2. 病理特征　闭塞性细支气管炎被用于各种不相关的临床病理状态。病理学表现来说，闭塞性细支气管炎的特征是支气管周围的纤维化，最终导致细支气管腔的瘢痕形成。纤维化性的炎症包绕在支气管周围而不是位于管腔内，导致外源性压迫及管腔闭塞。即使在重症患者，纤维化的病灶呈片状分布，因此如果取材不当，会漏诊。经支气管镜肺活检所取得组织标本对诊断帮助不大，对于需要病理明确诊断的患者需开胸肺活检。

3. 临床表现　患者常表现为咳嗽及进行性呼吸困难。一些患者吸气末双肺底部可闻及爆裂音。进行性加重的气道阻塞可引起气体陷闭，在肺功能上可以表现出来，支气管扩张试验常为阴性。气道疾病通常对弥散功能影响不大。胸片常显示正常，或有一些非特异性表现如不同程度的过渡充气，外带血管影稀疏，或者出现结节或网格影。螺旋 CT 可显示肺容量的增加，支气管壁的增厚及支气管扩张的出现。HRCT 显示多段多叶马赛克征，气体陷闭，外周支气管柱状扩张。肺组织表现为密度不均一，其原因为由于小气道闭塞血流重新分布造成的局部灌注减少。尽管 HRCT 表现对闭塞性细支气管炎的诊断非特异，影像学表现得 马赛克样密度增高区也可出现在肺血管疾病及肺实质疾病，但闭塞性细支气管炎患者呼吸相 HRCT 与吸气相 CT 比较明显加重，能将肺血管病区分出来。由于闭塞性细支气管炎病灶呈灶性分布，加之 TBLB 取材小，不能取到小气道，因此 TBLB 不能作为闭塞性细支气管炎的诊断手段。

4. 治疗及预后　大部分闭塞性细支气管炎临床呈进行性加重趋势，对激素治疗反应差。进行性的气流受阻可导致呼吸衰竭及死亡。对肺移植后出现的闭塞性细支气管炎的治疗包括加强免疫抑制剂的治疗，如果仍无效，则考虑重新移植。

（二）急性毛细支气管炎

急性毛细支气管炎是婴儿及儿童呼吸道病毒感染后出现的急性喘息为主药临床表现的一种细支气管疾病。

1. 病因及发病机制　急性毛细支气管炎是 1 岁内婴幼儿常见病，每年冬季流行。大部分患者是呼吸道合胞病毒感染。但其他病毒如腺病毒，流感病毒，副流感病毒及非病毒感染如支原体、衣原体感染也可出现相似的类似的表现。美国每年约 125 000 婴 幼儿因呼吸道合胞病毒感染住院。1% 的婴幼儿因下呼吸道感染住院，8% 的住院患儿在 1 岁以内，多在 2 ~ 8 月。其他的致病源包括真菌感染，分枝杆菌感染也可导致感染性毛细支气管炎。成人有症状的毛细支气管炎相对少见，多由呼吸道合胞病毒感染。成人细支气管对气道阻力影响较小，因此急性感染引起的急性细支气管炎不会引起严重的临床症状。误吸，吸入有毒气体，结缔组织病，肺及骨髓移植及 Stevens - Johnson 综合征也能引起急性毛细支气管炎。

2. 病理特征　急性感染性毛细支气管炎病理学显示急性及慢性重度细支气管炎症，粘膜上皮坏死倒伏，炎症渗出及粘液导致支气管管壁水肿及管腔狭窄。在呼吸到合胞病毒引起的毛细支气管炎患者中，呼吸到上皮细胞对病毒反应包括产生化学因子：巨噬细胞炎症蛋白-1，IL-8，IL-6，IL-1及RANTES等，在感染部位，这些细胞因子募集及激活中性粒细胞，淋巴细胞，巨噬细胞，噬酸细胞及自然杀伤细胞。此外，呼吸道合胞病毒引起的毛细支气管炎患者中，化学因子受体CXCR2可导致粘液增加及气道反应性增加。

3. 临床表现　毛细支气管炎临床可表现为气促，心悸，呼气相延长。在婴儿肺部湿性啰音常见，伴有鼻塞胸部紧缩感。肺功能显示气道阻塞。急性毛细支气管炎的影像学表现多样，胸部平片表现为肺过渡充气，小结节及支气管纹理增粗，磨玻璃样，实变，偶有肺膨胀不全表现。急性感染导致的毛细支气管炎在HRCT显示细小边界不清的小叶中心性结节影，结节影代表炎症物质阻塞支气管管腔及细支气管周围炎，条索影表示气道壁的炎症，局限的实变影表示支气管肺炎。有非常小的一部分患者在急性毛细支气管炎治愈后出现小气道的纤维化性闭塞，导致慢性气流受阻，出现闭塞性细支气管炎。这种现象多在腺病毒感染后出现，也可见于麻疹，支原体感染，A型流感杆菌等。在这些患者中，单侧肺的过渡通气或地图样放射性密度减低区，中心型支气管扩张症及肺血管影稀疏均可在影像学上表现出来。

4. 治疗及预后　因为呼吸道症状轻微，大部分急性毛细支气管炎患者可在家支持治疗。当病情重时，可住院治疗，吸氧，抗病毒制剂及激素治疗，支气管扩张剂可考虑应用。毛细支气管炎的病死率在1%左右。

（三）弥漫性泛细支气管炎

弥漫性泛细支气管炎是细支气管炎的罕见类型，主要发生在亚洲，特别是日本成人，其特征为细支气管的炎症和慢性鼻窦炎。

1. 病因及发病机制　病因不明，在日本人中发现该病与HLABw45抗原相关，发病机制不明确，但种族倾向性表明有基因异常的可能。中性粒细胞及T淋巴细胞，特别是CD8淋巴细胞，以及IL-8，巨噬细胞炎症蛋白-1参与疾病的发生。激活的中性粒细胞在气道周围的聚集引起气道损伤的重要机制。

2. 病理特征　组织病理学显示，弥漫性泛细支气管周围炎，病变位于呼吸性细支气管水平。主要是以细支气管呼吸性细支气管为中心的细支气管炎及细支气管周围炎，呼吸性细支气管壁增厚，有炎症细胞浸润，主要为淋巴细胞、浆细胞和组织细胞，在细支气管腔内有粘液和中性粒细胞，因病变累及细支气管壁全层故称为泛细支气管炎，在病变附近的肺泡间隔中可见成堆的吞噬脂质的泡沫细胞。可见支气管管腔机化。此外，在支气管上皮及粘膜下组织内可见较多树突状细胞。尽管这种病理表现是弥漫性泛细支气管炎的表现，但在其他气道中心性疾病中也可发现这种表现，包括支气管扩张，即类风湿关节炎相关的细支气管炎。

3. 临床表现　患者表现为亚急性起病的咳嗽，咯黄痰，气短及气流受限的其他表现。大多数患者有慢性鼻窦炎的病史，提示这些患者有纤毛功能的异常。胸部查体发现呼吸音减低，可闻及湿性啰音及哮鸣音。杵状指不常见。实验室检查显示冷凝集试验阳性，但支原体的检查阴性。白细胞总数增加，血沉增快。在疾病的早期，痰中可见正常菌群或流感嗜血杆菌。后期发现铜绿假单胞菌，该菌能使病情进一步恶化。肺功能显示阻塞性功能障碍。一些患者还可表现为轻度至中度的限制性通气功能障碍。胸部影像学表现为弥漫的（直径小于5 mm），边界不清的结节影，主要位于下肺，多呈对称性分布。可见轻至中度的过渡膨胀。晚期影像学表现为支气管扩张。HRCT 的表现在不同的时期可由不同的表现，包括小叶中心性结节影，支气管管壁的增厚及支气管扩张，气体陷闭，小叶中心性结节影的边界不清，直径小于 5 mm，结节与远端细支气管相连，表明细支气管内充满分泌物（树芽征）。晚期小结节呈现囊性扩张与细支气管扩张相一致。

4. 治疗及预后　弥漫性泛细支管炎的自然病程是进行性加重的呼吸功能不全伴有间断发作的严重细菌感染，常见为铜绿假单胞菌感染。以前患者常死于慢性呼吸衰竭及肺心病。低剂量的红霉素 400 ~ 600 mg 每天是目前推荐的治疗方案，并认为是有效的。大环内酯类治疗弥漫性泛细支气管炎可能与该类抗生素能破坏前炎症因子包括 IL - 1，IL - 8，而并不完全是抗感染作用。降低化学因子水平可减轻中性粒细胞气道炎症介质在气道内的聚集。大环内酯类还能抑制气道上皮粘液及水的分泌。一些患者进行了肺移植，但移植肺可在此出现弥漫性泛细支气管炎样改变。

（四）呼吸性细支气管炎

1. 病因及发病机制　呼吸性细支气管炎是一类特殊类型的吸烟相关的小气道疾病，被 Niewoehner 及同事描述为呼吸性细支气管炎，在非吸烟人群中吸入气体有害气体此类病变罕见，特别是石棉接触极非石棉其他粉尘及烟雾接触者。

2. 病理特征　呼吸性细支气管炎的特征性改变是在呼吸性细支气管及邻近的肺泡腔内可见到大量的着色的巨噬细胞。

3. 临床表现　呼吸性细支气管炎通常没有症状和体征，部分患者晚期可表现为弥漫性肺实质浸润的临床症状，称之为 RB - ILD。胸片常正常，肺部浸润不明显，或表现为支气管异常。HRCT 表现为小叶中心性微小结节。呼吸性细支气管炎患者多为吸烟患者因其他疾病行 HRCT 时偶然发现。多数患者无临床症状，部分患者有余吸烟相关的咳嗽。

4. 治疗及预后　除戒烟外不需要其他特殊治疗。

（五）矿物性粉尘引起的气道疾病

它是吸入矿物性粉尘后由于肺组织的纤维化（尘肺）引起肺功能表现为限制性的肺疾病。然而矿物粉尘也可引起小气道的异常及气流受阻。

1. 病因及发病机制　矿物性粉尘细支气管炎是患者吸入无机粉尘，包括石棉三氧化二铁，氧化铝，滑石粉，云母，二氧化硅，二氧化硅及煤尘，小气道周围纤维化的程度与吸入粉尘的多少有关。病变程度取决于吸入粉尘的多少及机体对粉尘的炎症反应。吸入金属粉尘的患者，粉尘对小气道损伤与个体清除气道内粉尘的能力有关。焚车引起的气道炎症导致局部产生成纤维因子，造成形态上的改变。

2. 病理特征　矿物性粉尘性气道疾病是指吸入的粉尘沉积在气道周围，有纤维化形成。一般影响呼吸性细支气管有时会影响肺泡导管，造成细支气管管壁周围的纤维化及管腔的狭窄。常为慢性炎症过程。病理形态改变与吸烟引起的呼吸性细支气管炎有明显的区别。

3. 临床表现　病史对疾病的诊断有至关重要的作用矿物粉尘细支气管炎可导致肺功能阻塞性改变，胸部影像学表现为小的边界不清的点状结节影。

4. 治疗及预后　糖皮质激素可能有效。

（六）滤泡性细支气管炎

滤泡性细支气管炎被定义为沿支气管血管束分布的淋巴的滤泡的增生。

1. 病因及发病机制 滤泡性细支气管炎可为特发性也可与结缔组织疾病相关（特别是类风湿关节炎），免疫缺陷综合征，包括 ARDS，肺部感染及不确切的过敏反应。滤泡性细支气管炎表示淋巴组织对外源性刺激的反应，或类风湿关节炎的全身反应。

2. 病理特征 大体观，肺组织显示支气管周围的结节影，直径为 1~2mm。这种淋巴滤泡的增生在支气管扩张症的大气道周围多是继发的，然而滤泡性细支气管炎是原发的肺淋巴组织的增生。患者原发的淋巴组织增生，细支气管周围肺间质淋巴细胞浸润，以及细支气管周围淋巴滤泡的形成常与淋巴细胞间质性肺炎相重叠。

3. 临床表现 患者常表现为进行性气短。肺功能显示多种异常，包括阻塞性通气功能异常或混合性通气功能异常。胸片表现为双肺小结节或网状阴影，伴有纵隔淋巴结肿大。有些患者胸片可表现为正常。HRCT 的主要表现为小叶中性结节，直径在 1~12mm，也可表现为细支气管周围结节，多发斑片状磨玻璃样改变。结节及磨玻璃样改变为双侧，弥漫性分布，部分患者可见细支气管扩张及支气管管壁增厚。未见到马赛克征，胸腔积液及蜂窝样改变。预后不详。

4. 治疗及预后 以治疗原发病为主，特发性患者给与糖皮质激素及支气管扩张剂治疗。新近研究表明红霉素有一定的疗效。

二、有小气道受累的间质性肺病

许多肺实质疾病的炎症及瘢痕可不同程度的累及小气道。肺功能及 HRCT 显示小气道受累。其中包括过敏性肺炎，呼吸性细支气管炎－间质性肺病，脱屑性间质性肺炎，隐源性间质性肺炎。

（一）过敏性肺泡炎

1. 病因及发病机制 过敏性肺泡炎是敏感个体在反复吸入有机粉尘后，由免疫介导的肺实质及终末小气道炎症。疾病的免疫学机制是巨噬细胞及 CD8 T 淋巴细胞起主要作用。

2. 病理特征 过敏性肺泡炎是间质病中常见的类型之一，除了肺实质受累外，患者肺部病理表现均可见小气道的受累，过敏性肺炎的细支气管病变表现为细支气管周围有灶性淋巴细胞浸润，可见疏松的肉芽肿形成及多核巨细胞。一半患者细支气管炎伴有间质纤维化与机化性肺炎相似。支气管周围的纤维化及平滑肌的增生导致管腔狭窄，这种炎症反应可导致气道壁瘢痕形成，气流受限。细支气管受累时气流受限的病理基础，细支气管受累在过敏性肺泡炎患者的各个时期均有可能。细支气管的受累程度与肺实质的受累程度是一致的。

3. 临床表现 各种原因引起的过敏性肺泡炎均可见到小气道的病变，如慢性鸽子肺患者小气道病变类似于闭塞性细支气管炎的表现。因此，在肺功能检查中常表现为混合性通气功能障碍。另一种类型的过敏性肺炎，如农民肺，细支气管受累的表现类似于机化性肺炎。过敏性肺泡炎常见的 HRCT 表现为马赛克样灶性透光减低区（小气道阻塞引起），其次为磨玻璃样变，小叶中心性小结节，边界不清，直径 1~5 mm。网格样变。马赛克样透光度减低区的气体陷闭室小气道受累动的直接证据。过敏性肺泡炎 CT 显示的小结节常为小叶中心性，边界不清，常是细支气管管腔内，管壁及邻近肺间质的肉芽组织。肺间质的炎症和纤维化在 CT 上表现为磨玻璃及网格影。

4. 治疗及预后 过敏性肺泡炎的治疗主要为避免变应原的接触，当变应原不清楚时，或呼吸道病变持续进展时，则需要使用糖皮质激素治疗。

（二）呼吸性细支气管炎伴间质性肺炎和脱屑性间质性肺炎

呼吸性细支气管炎常发生于吸烟人群，常与间质性肺病向伴行。在一小部分吸烟患者中，主要表现为间质病的症状，同时伴有细支气管炎。这是一个临床病理学特征。

1. 病因及发病机制　既往有吸烟史或目前依然在吸烟的患者需考虑本病，但有时常与其他的间质性肺病特别是特发性间质性肺炎相鉴别。发病机制尚不明确。

2. 病理特征　RB - ILD 病理表现为含有大量炭末的巨噬细胞，在呼吸性细支气管周围及邻近肺泡的部位轻度的间质炎症，病变呈灶性，以细支气管为中心的分布，支气管周围的非组织肺泡间隔轻度增宽。DIP 与 RB - ILD 的区别在于肺泡腔内有较多的巨噬细胞聚集，肺泡间隔增宽，病变分布弥漫。也就是说，呼吸性细支气管炎，RB - ILD，DIP 是吸烟引起的肺间质病变的一个连续过程。由于呼吸性细支气管炎及 DIP 样改变在吸烟人群中常被偶然发现，临床与胸部影像学需吻合。病理学表现是吸烟导致上皮细胞损伤后的炎症反应。

3. 临床表现　多数 RB - ILD 及 DIP 患者，多在 40～50 岁时出现临床症状，比 UIP 患者出现临床症状早，男性多发，吸烟平均在 30 包/年。临床表现为进行性加重的咳嗽及气短，特别是 DIP 患者气短和低氧血症常见。一半患者肺部听诊能发现吸气末爆裂音。50% 的 DIP 患者可见杵状指，RB - ILD 患者少见。RB - ILD 患者肺功能可正常，也可表现混合性通气功能障碍。大多数 DIP 患者肺功能表现为限制性通气功能障碍及弥散功能障碍。RB - ILD 及 DIP 患者胸部影像学表现为细网格影，网格结节影，还可表现为磨玻璃样变，支气管管壁增厚。RB - ILD 肺容量正常，而 DIP 时肺容量缩小，除非合并有肺气肿，肺容量会不变。20% 的 RB - ILD 及 DIP 患者胸部平片正常。HRCT 可见磨玻璃样改变，小叶中心性小结节只在 RB - ILD 患者中可见。小叶中心性小结节与呼吸性细支气管内巨噬细胞聚集慢性炎症有关。磨玻璃样改变与肺泡腔积肺泡导管内巨噬细胞聚集相关。还可见小叶中心性气肿，主要位于上肺。特发性间质性纤维化的表现如胸膜下蜂窝变及牵张性支气管扩张不会出现。小叶间隔增宽及纹理增粗叶不常见。

4. 治疗及预后　RB - ILD 及 DIP 的治疗主要是戒烟，但有些患者在积极治疗的情况下肺部病变仍呈进行性加重趋势。目前尚无 RB - ILD 患者死亡的报道，但已有 DIP 患者死亡的文献。糖皮质激素治疗时有效的。

（三）隐源性机化性肺炎（特发性 BOOP）

机化性肺炎（COP）最早在 1983 年由 Davison 及同事描述其病理学特征，表现为肺泡腔内肉芽组织增生，并可见成纤维细胞和肌纤维母细胞和松散的结缔组织。细支气管管腔内也可见肉芽组织增生，认为是间质性肺病的一种。1985 年 Epler 描述了一组病理表现相同的疾病，命名为闭塞性细支气管炎伴机化性肺炎（bronchiolitis obliterans - organizing pneumonia，BOOP），后认为是同一个病。1998 年 Katzenstein 认为 BOOP/COP 其病理改变主要位于肺泡腔内，不应归类于特发性间质性肺炎（idiopathic interstitial pneumonia，IIP）中。在 2002 年 ATS/ERS 发布的 IIP 分类的共识中，将 COP（BOOP）重新包含在 IIP 内，理由是 COP 在临床上有其特征性表现，肺内病变除上述表现外，还可见大量淋巴细胞的浸润和Ⅱ型肺泡上皮的增生，易与其他类型的 IIP 混淆。按这项报告确定的统一命名标准，机化性肺炎在此类患者是主要的病理表现，闭塞性细支气管炎仅见于部分病例，COP 被认为比 BOOP 更接近疾病的本质，而且不容易与缩窄性细支气管炎（bronchiolitis obliterans，BO，又称 constrictive bronchiolitis）相混淆，因此，在北美和中国广泛应用的诊断名称 BOOP 建议用 COP 替代。同时认为，COP 与其他 IIP 一样，不再是单纯的病理诊断名称，而是结合了临床－影像－病理诊断之后的临床诊断名称。这些在过去只能属于组织病理学诊断的名称完成了从病理诊断到临床诊断的蜕变而成为有独特临床－影像－病理特征的独立病种。

1. 病因及发病机制　COP 的病因目前尚不清楚，由于起病时多数患者有类似流感样表现，推测可能与感染有关。Elizabeth 等用呼吸道肠病毒复制出 BOOP 的肺部病理模型，提示呼吸道病毒感染参与 COP 的形成。

2. 病理特征　病变呈斑片状分布，在呼吸细支气管、肺泡管和细支气管周围肺泡腔内有由成纤维细胞组成的息肉样组织。病变区附近的肺泡间隔常常增厚，间质单核炎细胞浸润，肺泡Ⅱ型细胞增生，这种间质的改变仅局限在腔内纤维化区附近。其他部分的肺实质病理改变不明显接近正常。高倍镜下见纤维性息肉样组织是由平行的成纤维细胞及粘液性淡染物质组成（淡染物质中有丰富的酸性粘多糖）并有不等量的淋巴细胞，浆细胞，巨噬细胞，中性粒细胞浸润。纤维性息肉样组织表面覆细支气管或肺泡上皮细胞。弹力纤维染色证实 BOOP 病变是在细支气管壁和肺泡管弹力组织以外。从而证实纤维性病变是在气腔局部。除此之外，在 BOOP 气腔内可见含脂质的巨噬细胞，泡沫细胞聚集，它是由于细支气管阻塞而引起的内源性脂质性肺炎性改变。

3. 临床表现　COP 发病率男女基本相等，年龄在 50～60 岁之间。亚急性起病，表现为发热、刺激性咳嗽，乏力，食欲减低和体重下降。咯血、咳痰，胸痛，关节痛，夜间盗汗不常见。气短的症状较轻。上述临床症状在数周内进展。体检时可发现散在的湿性啰音。机化性肺炎的诊断一般在起病 6～10 周后确定。影像学表现：表现为多发性片状肺泡渗出，分布在周边部及双肺，可伴有支气管充气征及有游走现象。病变也可呈磨玻璃样。肺功能有轻至中度限制性通气功能障碍，CO 弥散率降低。支气管肺泡灌洗液，细胞分类中淋巴细胞（41%～59%）和中性粒细胞（5%～12%）增高，嗜酸性粒细胞也可增高。CD4 与 CD8 比值明显降低，患者血沉和 C－反应蛋白明显增高。白细胞总数正常，中性粒细胞可轻度增高。

4. 治疗及预后　糖皮质激素是目前治疗 COP 的主要药物，文献报道糖皮质激素起始剂量 0.75mg/（kg·d），2～4 周后减量。糖皮质激素治疗后 COP 的预后是良好的。

三、其他类型的间质病

另外还有一些间质病可以累积小气道。肺朗格汉斯细胞组织细胞增生症是吸烟相关的间质性肺病，主要特征是朗格汉斯细胞组织细胞增生，肉芽肿性变及对肺组织的破坏。早期病理改变是朗格汉斯细胞组织细胞及嗜酸性粒细胞在支气管粘膜下，邻近小气道的肺间质及肺泡导管的聚集。香烟烟雾直接或他如肺泡巨噬细胞，气道神经内分泌细胞释放了细胞因子，导致了组织细胞在肺内的聚集及激活。病变主要累及呼吸性细支气管，较少累及远端的终末细支气管。胸部 CT 表现出来的囊状扩张就是细支气管中心性扩张的表现。肺功能比表现为限制性通气功能障碍及阻塞性通气功能障碍。吸烟本身对肺功能的影响会与肺朗格汉斯细胞组织细胞增生症相重叠。由于该病是淋巴管周围病变，肉芽肿性病变是沿气道分布。肉芽肿性病变长累及大小气道，但只有一小部分患者能测通过肺功能出气流受阻。精确的检查手段能检测出结节病患者早期小气道受累。吸气相及呼气相 CT 能表现出斑片状密度不均影及气体陷闭的征象。患者表现出的气体陷闭这种 CT 是小气道受累的征象，比肺实质受累出现的肺内实变影更早表现出来。IPF 患者也可以出现小气道的炎症及纤维化，但慢性过敏性肺炎患者的这种小气道的病变与临床病情严重程度不符合。在 IPF 患者细支气管扩张可再 CT 上表现未蜂窝样改变。另一些以累及小气道为主的间质性肺病如特发性气道中心性间质性肺炎，病理特征为小叶中心性或气道中心性分布的慢性炎症细胞浸润，这种改变与过敏肺炎类似，但没有间质肉芽肿。胸部影像学表现为双肺间质浸润，肺功能表现未限制性通气功能障碍。中年起病，女性多见，特发性气道中心性间质肺病预后差，4 年约有 33% 的患者死亡。

（施举红）

参 考 文 献

1. Ryu JH. Classification and approach to bronchiolar diseases. Curr Opin Pulm Med, 2006, 12 (2):145 -51
2. Cordeiro CR. Airway involvement in interstitial lung disease. Curr Opin Pulm Med, 2006, 12 (5):337 -41
3. Ryu JH, Myers JL, Swensen SJ. Bronchiolar disorders. Am J Respir Crit Care Med, 2003, 168 (11): 1277 -92
4. Couture C, Colby TV. Histopathology of bronchiolar disorders. Semin Respir Crit Care Med, 2003, 24 (5): 489 -98
5. Visscher DW, Myers JL. Bronchiolitis: The pathologist's perspective. Proc Am Thorac Soc, 2006, 3 (1): 41 -7
6. Tazi A. Adult pulmonary Langerhans cell histiocytosis. Eur Respir J, 2006, 27 (6):1272 -85

第八章 细支气管疾病和闭塞性细支气管炎

一、细支气管疾病的定义及特征

所谓“细支气管疾病”是一种非特异性的描述性名称，其包括诸多病变，主要累及内径小2mm的气道，包括细支气管和终末细支气管（12～16级），以及呼吸性细支气管，还包括部分内径较小的小支气管（7～11级），以阻塞性病变为特征。多数患者临床主要症状和体征为呼吸困难、咳嗽、阻塞性通气功能障碍和胸部影像有过度充气。上述虽然从概念似乎已较清楚，但在临床上诊断却非常困难。这是因为在细支气管疾病，许多已有描述的组织病理类型与临床和影像之间缺乏明确的关联，即便存在明确关联者，可能因为有限的病理改变难以转化或解释其影像和不能引起需要临床诊断的症状及功能减退，从而影响临床诊断。另外，由于在解剖上其连接支气管和肺实质（肺泡），从病因上细支气管疾病常常可能是远端肺间质或近端支气道疾病的一部分，各种感染或非感染性因素均可能损害细支气管导致可逆或不可逆损伤（阻塞），并同时影响支气管和肺实质，如病毒感染、结缔组织病和其他免疫性疾病、吸入性损伤、药物反应、异体移植物移植及许多其他疾病，而一些支气管和肺实质疾病，也常累及细支气管。同时在判别细支气管病变呼吸功能减退时，还应考虑肺实质病变及支气管受累的影响。再者，细支气管病无论从临床，影像和病理学均表现得十分复杂、多变。病程可以为急性，也可以是慢性。影像既可表现为局限、多发或弥漫性，也可显示为远端小气道病变。至于病因，虽然可以明确，但大多数不清楚。

二、细支气管疾病分类

细支气管疾病的组织病理学分型及临床特征复杂多样，也导致疾病命名不清、词条冗余或概念范畴重叠。虽然临床医师、病理学家和放射学家等从各自的视角进行了不同的分类，至今尚无一个被人们广泛接受。通常疾病分类主要是根据组织病理学分型或病因学。10年前，Wright及其同事提出了关于“小气道疾病”的权威性综述，其中包括了吸烟、矿物粉尘、移植性细支气管炎、闭塞性细支气管炎以及BOOP。在此之后，有许多文献指出细支气管疾病的范畴可能较先前的认识具有更多的异质性。此外，在大气道疾病和间质性肺病中细支气管受累也受到了重视。Ryu提出一个框架，将细支气管疾病分为（表1－8－1）：①以细支气管病变为主要病变的疾病（原发性细支气管病变）；②肺实质疾病中细支气管的显著受累；③大气道疾病中细支气管的明显受累。原发性细支气管疾病包括闭塞性细支气管炎（constrictive bronchiolitis，obliterative bronchiolitis，bronchiolitis obliterans）、急性细支气管炎、弥漫性泛细支气管炎、呼吸性细支气管炎、矿物粉尘气道疾病、滤泡性细支气管炎以及其他极少见的类型。在数种间质性肺病中，细支气管亦可受累，包括过敏性细支气管炎、呼吸性细支气管相关的间质性肺病、隐源性机化性肺炎（特发性闭塞性细支气管炎伴机化性肺炎，

BOOP)，肺朗格汉斯细胞组织细胞增多症。通过确定基本的组织病理学类型和评价相关的临床－生理学－放射学关系是确定一种细支气管损伤的临床意义最合理的方式。

表1－8－1 细支气管疾病分类

原发性细支气管疾病
闭塞性细支气管炎
急性细支气管炎
弥漫性泛细支气管炎
呼吸性细支气管炎（吸烟者细支气管炎）
矿物粉尘性气道疾病
滤泡性细支气管炎
其他（弥漫性吸入性细支气管炎，淋巴细胞性细支气管炎）
间质性肺病显著累及细支气管
外源性过敏性肺泡炎
RB－ILD & DIP
隐源性机化性肺炎（BOOP或增殖性细支气管炎）
其他间质性肺病（肺朗格汉斯细胞组织细胞增多症、结节病、细支气管中央型间质性肺炎）
大气道疾病显著累及细支气管
慢性支气管炎、支气管扩张、哮喘

三、细支气管疾病在HRCT的主要特征

HRCT是目前公认的诊断和评价细支气管疾病的最佳影像学方法，螺旋CT，特别是多层螺旋CT，可以提供更多用于评价气道形态及功能的成像方法。气道的定量评价为CT对气道疾病，特别是细支气管疾病的研究提供更多的有用信息。

正常情况下，细支气管因管壁厚度（<0.1 mm）低于HRCT的分辨率而不显影，当发生细支气管炎症，出现细支气管管壁增厚、细支气管扩张、气管管腔嵌塞时，受累气道在肺外周易于鉴别。细支气管疾病在HRCT的表现可以简单地分为直接征象和间接征象。其基础是细支气管炎的阻塞性改变所造成的间接征象及细支气管炎的渗出性改变在HRCT上直接观察到的细支气管。

细支气管疾病的直接征象是直接看到病变的细支气管。细支气管管壁增厚可能由炎症或纤维化引起。管腔嵌塞伴分泌物或纤维化物表现为大小为2～4 mm的结节样或线性分叉状小叶中央型暗影。树芽征（tree－in－bud）代表细支气管嵌塞的一种类型，其分叉的线性结构有多个邻近的分叉点。病变的细支气管也可表现为肺外周扩张充气、分支、环状或管状结构，由细支气管壁增厚和扩张所致。

间接征象包括；①空气潴留，即气体陷闭，发生在阻塞或狭窄的小气道远端，系因测支通气或者受累气道未完全闭塞是的球瓣作用所致肺实质过度充气。目前，一些研究对空气潴留是否可以作为吸烟者细支气管疾病的敏感指标存在争议。Berger等认为，在吸烟者空气潴留与小气道平滑肌曾得炎性浸润相关，是吸烟者气道疾病的指标之一；Vikgren则认为，无

论弥漫性或局灶性空气潴留都不能作为吸烟者气道疾病的敏感指标；②小叶中心型肺气肿，通常由吸烟引起，也吸烟气流受阻有关，最先发生于双上肺；③小叶中心气腔结节，是小的（<1cm）边界不清的磨玻璃样密度结节，见于肺实质。在小气道疾病，其细结节源于肺泡腔和细支气管周围间隙的炎症；④亚段肺不张，发生于阻塞的小气道远端肺实质塌陷时，在HRCT上可见到典型的楔形磨玻璃影。

不同呼吸相CT成像，常规CT扫描均于吸气末扫描成像。但是，如果病灶的大小低于HRCT可见的肺结构的下限，或细支气管区域不存在形态学改变，则很难发现这些细支气管病灶。但在呼气末CT或引入高密度气体时，可更清晰地显示常规吸气末CT上难以观察的细支气管疾病的形态学改变，如空气潴留或马赛克灌注等。

四、闭塞性细支气管炎

闭塞性细支气管炎（BO）是临床上少见的导致进行性呼吸困难及气流受阻的肺细支气管闭塞性疾病，1901年由Lange首先提出。BO是一个病理学概念，病理特征为细支气管及其周围炎症和纤维化导致管腔的闭塞。该病药物治疗无明显疗效，63%以上的患者5年内死于呼吸衰竭。

（一）病理学表现及病理机制

1. 病理学表现　BO的病理学表现为细支气管粘膜下或外周炎性细胞浸润和纤维化致管腔狭窄，而管腔内无肉芽组织形成。轻时仅在细支气管粘膜、粘膜下和管壁外周有轻度炎性细胞浸润，细支气管上皮细胞可坏死。随着病变进展，管壁结缔组织产生，逐渐发生纤维化和瘢痕收缩，造成管腔的缩窄与扭曲，严重时管腔可完全闭塞。

2. 病理机制　移植在临床上与BO关系最为密切，骨髓移植及肺移植后的急性排异反应和淋巴细胞性支气管炎、细支气管炎是最显著的危险因素。其他潜在的危险因素包括巨细胞病毒性肺炎、非巨细胞病毒性肺部感染及HLA配型不匹配。这些发现均支持如下假说：BO为同种（异体）免疫介导的上皮细胞和内皮细胞损伤，非免疫性炎症如病毒感染、缺血性损伤也可以诱发BO。另有报道，T淋巴细胞和与其相关的细胞因子（白介素-2和γ干扰素）在移植相关的BO中起重要作用。

（二）BO的发生原因

见表1-8-2。

表1-8-2　与闭塞性细支气管炎相关的病因和基础疾病

隐源性闭塞性肺炎
感染后性包括最常见的病毒（腺病毒、呼吸道合胞病毒、流感病毒、副流感病毒等）和支原体
结缔组织病（类风湿性关节炎和嗜酸性筋膜炎）
吸入性损伤（二氧化氮、二氧化硫、氨、氯、光气、灼热气体、飞灰等）
毒物服入
异体移植物受者（心肺联合移植或肺移植、骨髓移植）
药物（青霉胺、洛莫司汀、可卡因、金等）
其他并发症：炎症性肠病、神经内分泌细胞增生、多发性类癌样微瘤、副肿瘤天疱疮

（三）临床表现

BO 的临床症状和体征往往呈现非特异性。大多数患者表现为逐渐进展的呼吸困难，常伴有咳嗽、喘息，肺部的啰音及哮鸣音是常见的体征。

移植患者出现以下 3 种情况提示移植后 BO：FEV_1 快速下降，12 个月内导致呼吸衰竭和死亡；慢性、逐渐进展性 FEV_1 下降；在较长时间的稳定期之后出现 FEV_1 快速下降。非移植患者 BO 的发生可有 3 个阶段，特别是在有毒气体损伤之后：第一阶段为一个急性的发热过程伴咳嗽和不同程度的呼吸困难，可发生 ARDS 及死亡，该阶段通常为 2 周；第二阶段可为一段时间的缓解；1～2 个月后可进展至第三阶段，进展性的呼吸困难和咳嗽为显著的症状，这个阶段可以进展很快，最早在 1～2 个月内死亡。

（四）影像学表现

BO 的胸部 X 线片表现常呈非特异性，诊断 BO 不够敏感，40% 的 BO 患者的胸部 X 片可能正常。高分辨率 CT（HRCT）在各种原因引起的 BO 诊断中非常有意义。HRCT 中的典型表现为节段性或小叶性透过度减低及马赛克征。马赛克征及呼气相空气潴留征为 BO 患者 HRCT 的间接表现，而直接表现为支气管管壁的增厚。马赛克征产生原因为支气管阻塞区域血流灌注下降，再分配至其他正常的肺组织。呼气相空气潴留征被认为诊断 BO 的敏感性及准确率最高，Leung 等发现，HRCT 所示的空气潴留征诊断 BO 的敏感性为 91%，特异性为 80%，准确率为 86%。另外，支气管扩张也较常见，出现于病程稍晚阶段。

（五）诊断

移植相关 BO 的早期诊断有利于肺功能稳定。肺活检是确诊 BO 的唯一方法，但这是非常困难的，特别是在移植后的早期。1993 年国际心脏与肺移植协会（ISHLT）推荐一个临床上根据肺功能的变化定义替代 BO 的概念——BOS，所以 BOS 可以说是对于 BO 临床症状的描述，可以根据肺功能定义而不需要活检病理。在移植术后间隔 3～6 周两次最高 FEV_1 的平均值，若患者的 FEV_1 下降超过该平均值的 20% 则可以定义为 BOS。FEV_1 下降至少应持续 1 个月，而且非其他病因所致，如支气管吻合口狭窄、急性感染或急性排异反应。2001 年 ISHLT 修订了 BOS 的分级标准，推荐增加新的分级“隐匿性 BOS”或者称为 BOS0－p，应用用力肺活量 25%～75% 水平的平均呼气流量（FEF25%～75%）作为此分级的定义（表 1－8－3）。其他文献也提出 $FEF_{25\%～75\%}$ 在检测早期气道阻塞方面较 FEV_1 更敏感。一项针对单肺移植者的研究证明了 BOS 分级中 0－p 级的 $FEF_{25\%～75\%}$ 标准，具有 80% 的敏感性及 82.6% 的特异性，对于 BOS 的发生有很好的预示作用。但是在双肺移植者的研究中显示 0－p 级的 FEV_1 标准对于疾病的发展有更好的预示作用。

表 1－8－3 修订后的 BOS 诊断标准

原分级	FEV_1	目前分级	FEV_1
BOS0	基础 FEV_1 值 80% 以上	BOS0	基础 FEV_1 值 90% 以上及基础 $FEF_{25\%～75\%}$ 值 75% 以上
		BOS0－p	基础 FEV_1 值 81%～90% 和/或基础 $FEF_{25\%～75\%}$ 值 75% 以下
BOS1	基础 FEV_1 值 66%～80%	BOS1	基础 FEV_1 值 66%～80%
BOS2	基础 FEV_1 值 51%～65%	BOS2	基础 FEV_1 值 51%～65%
BOS3	基础 FEV_1 值 50% 以下	BOS3	基础 FEV_1 值 50% 以下

器官移植及有毒气体暴露后BO的诊断因为有明显的接触史不易遗漏，但是其他原因所致的BO容易被忽视。所以当出现咳嗽、呼吸困难，肺功能提示持续的阻塞性通气障碍，并且在治疗的同时病情仍然进展时应考虑非移植相关性BO的诊断。胸部X线片及HRCT表现的小气道阻塞征象，如呼气相的空气潴留征、马赛克征均可以作为BO诊断的依据。经支气管活检可以提供诊断BO的证据，当非移植相关性BO及支气管镜活检不能提供病理诊断时，肺组织活检包括开胸肺活检或者胸腔镜肺活检（VATS）是必要的。

（六）治疗

虽然近几十年对于移植后病理的认识有了较大的进步，但是对于移植相关BO的治疗没有明显的进展。BOS的治疗主要为增强免疫抑制治疗，包括糖皮质激素、各种抗淋巴细胞抗体治疗、环胞素、他克莫司、甲氨蝶呤、环磷酰胺、西罗莫司、全身淋巴结照射。这些治疗对一些患者可以延缓他们肺功能的恶化，但是没有证据证明可以明显有效的改变移植相关BO的病程。急性排异反应的频率及严重程度与BO的发生明显相关，所以早期、积极的应用免疫抑制治疗预防急性排异反应可以减少BO的发生。

有研究证明，诊断BOS1的患者应用大环内酯类药物阿奇霉素有效，患者在应用免疫抑制剂治疗的同时应用阿奇霉素，平均持续13.7周，5/6的患者肺功能显著改善。

对于非移植相关BO的治疗，大多使用激素，但是效果各异。大环内酯类抗生素被报道应用于RA相关的BO，激素常推荐用于吸入性损伤相关的BO，此治疗的证据较多。

无论BO是移植相关还是其他原因所致，若给予充分治疗后病情仍进展，应考虑再次肺移植。再次移植的患者，BO发生的危险性较第一次移植并无明显不同。但是供体的不足和不断增加的潜在受体，使再移植受到争议和伦理学上的挑战。

综上所述，BO是导致进行性呼吸困难及气流受阻的小气道疾病，它可以继发于骨髓移植、肺移植及心肺移植，但也可为某种肺部感染、药物不良反应、有毒物质吸入及自身免疫疾病的并发症，非移植相关的BO较少见。BO为移植后肺功能衰竭及导致死亡的主要原因，早期发现对于稳定肺功能有重要意义，对于进展期BO的免疫抑制治疗，疗效不确切。故针对移植后的排异反应、病毒感染等危险因素进行积极治疗，对于治疗早期BO，以及延缓其进展有着重要的意义。

（许文兵）

参 考 文 献

1. Laohaburanakit P, Chan A, Allen Rp. Bronchiolitis obliterans. Clin Rev Allergy Immunol, 2003, 25: 259-274
2. Cordeiro CR. Airway involvement in interstitial lung disease. Curr Opin Pulm Med, 2006, 12 (5): 337-41
3. Ryu JH, Myers JL, Swensen SJ. Bronchiolar disorders. Am J Respir Crit Care Med, 2003, 168 (11): 1277-92
5. Couture C, Colby TV. Histopathology of bronchiolar disorders. Semin Respir Crit Care Med, 2003, 24 (5): 489-98
6. Visscher DW, Myers JL. Bronchiolitis: The pathologist's perspective. Proc Am Thorac Soc, 2006, 3 (1): 41-7

第九章 医院内获得性肺炎

医院内获得性肺炎（hospital - acquired pneumonia，HAP）亦称医院内肺炎（nosocomial pneumonia，NP）是指患者入院时不存在、也不处于感染潜伏期，而于入院48 h后在医院（包括老年护理院、康复院）内发生的肺炎，故诊断HAP要排除在潜伏期的其他肺部感染性疾病。传统上医学界将肺炎分为社区获得性肺炎（CAP）和HAP，但某些患者并不能纳入其中任何一种。2005年美国胸科协会（ATS）和美国感染病协会（IDSA）共同制定的关于医院内获得性肺炎（HAP）的新指南，首次提出了医疗护理相关性肺炎（healthcare - associated pneumonia，HCAP）的概念。HCAP指的是具有下列特点的肺炎患者：本次感染前90天内因为急性疾病而住院治疗，并且住院时间超过2天；住在养老院和康复机构中；本次感染前30天内接受过静脉抗菌药物、化疗或伤口护理；在医院或透析门诊定期接受血液透析。由于从未进行气管插管的HAP患者取得细菌学资料既困难又不准确，现有资料大多来自对呼吸机相关性肺炎（VAP）的研究，当然，VAP的诊断和治疗原则同样适用于HAP和HCAP。

一、HAP的发病机制

呼吸系统感染的发生有赖于相当数量的、具有致病力的病原菌进入下呼吸道并破坏宿主防御机制。

（一）细菌进入呼吸道的途径

细菌进入呼吸道的途径包括微量吸入含有移生致病菌的口咽分泌物，误吸胃内容物，吸入已被污染的气雾剂，远处血行播散，邻近感染灶的直接侵入，从气管插管直接进入等。其中以微量吸入含有移生致病菌的口咽分泌物最重要。微量吸入并非在病理状态时才出现，正常人睡眠时其发生率就可达45%。但是此时虽然口咽部也有细菌移生的存在，但多不是肠道革兰阴性杆菌（EGNB）；EGNB的发生率要低于10%且持续时间很短。当出现各种严重疾病时，EGNB就会取代原有的正常菌群。据现有资料，大部分入院患者在入院3天后就可在口咽部检出EGNB，故在患有严重系统性疾病的患者中，EGNB的发生率可达35%，危重患者则高达75%。另外，当患者使用抗菌药物、H_2受体阻断剂或胃酸抑制剂后，EGNB移生的发生率会进一步升高。胃细菌移生被认为是口咽细菌移生的来源。与单独应用抗酸药或抗酸药和H_2受体阻断剂联合使用相比，使用胃粘膜保护剂（如硫糖铝，不提高胃的pH值）可明显降低HAP的发生率。当胃的pH值大于4.0时，胃部细菌移生与胃的pH值呈正相关性，也与HAP的发生率呈正相关性；所以保持胃内低pH值是降低HAP发生率的关键之一。

大量误吸胃内容物引起HAP的情况很少见，只有当吞咽反射出现障碍（如昏迷）时才出现。吸入已被污染的气雾剂对军团菌、结核杆菌、真菌的传播很重要；此外，机械呼吸机的雾化器污染也常见。术后长期输液及安置输尿管的患者，病原体血行播散亦能引起肺炎。

机械通气的患者中，由于气管插管直接跨越和破坏了呼吸道的防御结构和机制（如咳嗽和粘液清除功能等），故为各种致病菌直接进入下呼吸道创造了有利条件。由于气管插管的存在，吞咽反射会受到不同程度的影响。污染的分泌物较易沉积于声门下和插管气囊上方而不易被清除；当发生吞咽和呼吸活动引起气管管径变化时，分泌物就会漏入下呼吸道。胃细菌移生也被认为是机械通气患者气管细菌移生的来源。在这类患者中，革兰阴性菌先移生至口咽部，再移生至气管内。但铜绿假单胞菌可首先移生至气管支气管树，而不必先出现在口咽部。据统计，在气管插管的患者中，革兰阴性杆菌在气管支气管树的移生发生率达50%～100%，且多是多种致病菌；而HAP的病例在有气道细菌移生的患者中占13%～23%。所以，HAP的发生率在机械通气患者中要高于其他患者，且随着插管时间的延长，HAP的发生率也在提高。使用机械通气10天的患者，其患HAP的危险率达6.5%；20天为19%；30天则达28%。

（二）防御机制的破坏

在正常情况下，人体具有一系列的防御结构和机制来抵御细菌微生物的侵犯。但当人体处于某种特殊状态时，这些结构和机制将会受到不同程度的破坏和影响；而这必将出现肺部易感状态。这些特殊状态可被称为引起肺炎的特异性危险因素，而这些危险因素往往又与呼吸道细菌移生共同作用于人体。通常将这些危险因素分为如下几种：

1. 宿主因素　从统计学分析看，85%以上的HAP患者均伴有各种严重的基础病变和/或处于严重的疾病状态。例如，各种严重的慢性疾病（慢性阻塞性肺疾病、呼吸功能衰竭、营养不良、氮质血症），昏迷，低血压，酸中毒，吸烟，高龄，糖尿病和长期住院等。吸烟可以使原本无菌的下呼吸道寄植细菌，50%的慢性支气管炎患者可出现气管支气管束的菌群移生；另外，慢性肺部疾患可以造成气道粘膜清除功能下降。中枢神经系统病变则会造成因吞咽反射失调所致的误吸。系统性疾病可以引起呼吸道细胞受体数量的增加和细胞表面纤维粘连素的丧失，这样就可以促进细菌与组织的粘连。如果呼吸道受损，基底膜和结缔组织就会暴露，因而更易与细菌粘连。细菌的粘连可以使气管支气管的细菌移生，尤其见于机械通气的患者。如果宿主的防御机制完好，单纯的细菌粘连并不会引起细菌移生和感染情况的加重。然而，许多促进粘连的因素同时还可以破坏气管粘膜的清除功能，并干扰肺的细胞及体液免疫功能。如营养不良、糖尿病、氮质血症等因素均可参与呼吸道细菌移生；它们还可以引起气管上皮细胞与细菌粘连的增强，破坏细胞调节的免疫功能，降低中性粒细胞、巨噬细胞的迁移能力，降低补体及呼吸道内IgA的水平。

2. 医源性因素　常常与医院内控制感染的措施不严格有关。例如，医护人员的手或手套可传播感染性疾病；当给患者进行机械通气或呼吸治疗时，未能严格落实消毒措施和程序可造成感染。尤其是前者，应引起医护人员的充分警惕。另一种因素则是由于某些治疗措施的副作用，使得宿主的防御机制遭受破坏，从而使细菌更易进入、侵害人体组织。例如，镇静剂在抑制中枢神经系统功能的同时必然会增加吸入性肺炎的发生率；糖皮质激素和细胞毒性药物的应用将破坏系统的细胞和体液免疫功能；使用抗酸剂、H_2受体阻断剂以及快速大量的鼻饲可以引起胃内pH值上升，胃过度膨胀，增加反流，从而造成胃中以及口咽部EGNB移生率的上升；气管插管不仅直接跨越了呼吸道的防御结构及机制，还会造成内皮细胞的损伤，使得细菌在气管壁上产生菌膜。所以在临床实践中，对这一系列问题，在某些措施使用之前就应有一个清醒的认识，要权衡利弊，力求将治疗的副作用降至最低程度。

二、HAP 的危险因素

临床实践证明，许多危险因素与 HAP 相关（表 1－9－1）。通常，这些危险因素可分成以下几种类型：①患者自身因素，例如年龄、基础疾病（肺部疾病和营养状态等）、意识障碍；②医疗因素，如腹部、胸部手术，抗菌药物的应用，免疫抑制剂的使用和入住 ICU 等；③呼吸治疗器械的应用，尤其是气管插管进行机械通气；④输血。

表 1－9－1 医院内获得性肺炎的危险因素

医院内获得性肺炎的危险因素	
呼吸机相关性肺炎	非机械通气患者
年龄 >60 岁	年龄 >60 岁
COPD/PEEP/肺部疾病	男性，吸烟史
昏迷/意识受损	饮酒
治疗干预	吸入氧浓度 >50%
颅内压监测	肾功能衰竭/透析
器官衰竭	COPD
大量胃内容物吸入	H_2 受体阻断剂或抗酸剂的应用
抗菌药物使用过多	昏迷
H_2 受体阻断剂/抗酸剂	头部创伤
胃内细菌寄植	湿化器的使用
季节：秋季，冬季	连续肠道内营养
呼吸机管道	大量使用抗菌药物
反复气管插管	鼻窦炎
机械通气 >2 日	急诊室手术
气管切开	经鼻支气管插管
输血	鼻胃管
	使用多种医疗器械
	输血

（一）自身因素

年迈者患 HAP 的可能性增加，这往往与年迈者的营养状态、患有慢性肺部疾病、神经肌肉疾病和免疫抑制等因素有关。意识障碍增加了吸入的危险因素。

（二）医疗因素

入住 ICU 是发生 HAP 的重要危险因素。ICU 的患者中，未接受机械通气治疗的患者 HAP 的发生率平均为9.5%，而接受机械通气的患者则可达24%。其他重要因素有颅内压监测、胸腹部手术、大量的胃内容物吸入、反复气管插管、气管切开、大量抗菌药物的应用、器官衰竭和 H_2 受体阻断剂的使用。危重症患者中常使用抗酸剂和 H_2 受体阻断剂预防应激性溃疡出血，因而可导致胃内细菌的过度生长。研究表明，如应用硫糖铝代替 H_2 受体阻断剂，则 HAP 的发生率较低。鼻胃管的使用也增加了 HAP 的危险性。鼻胃管可增加院内获得性鼻窦炎的发生率，也使口咽部细菌寄植增加，并使胃食管反流和细菌移生增多。

（三）呼吸治疗器械的应用

气管插管后进行机械通气为发生 HAP 的一个重要危险因素。由于这一缘故，临床上必须严格掌握气管插管的指征，并且严格做好设备的消毒、维护工作。呼吸治疗器械中的液体污染也是 HAP 的主要危险因素，这些包括机械通气气囊、湿化装置、支气管镜吸引导管和有关护理人员。通常，支气管镜检查所致的术后发热或肺炎少于1%，然而如应用污染的支气管镜可导致 HAP。

（四）输血

研究表明，危重症患者输血后增加医院内感染（HAP、VAP）的可能性，输血造成“输血相关性免疫抑制”。其原因为输血增加白介素 6 和其他炎性介质前体；储存的红细胞中含有大量的炎性介质前体；献血者的白细胞可成为外来抗原并改变 T 细胞的功能。文献报道输血为 VAP 的重要相关因素。

（五）HAP 患者死亡危险性

HAP 患者死亡的危险性通常与下列危险因素有关（表 1－9－2）。

表 1－9－2 医院内获得性肺炎患者病死率的危险因素

需氧革兰阴性菌感染，尤其是铜绿假单胞菌感染
基础疾病的严重程度
年迈
不适当的抗菌药物治疗
休克
恶性肿瘤
双侧肺部浸润性阴影
大量抗菌药物的应用
长期住院
接受机械通气治疗

三、HAP 的常见病原体和病情分类

（一）HAP 的常见病原体

在非免疫缺陷的患者中，HAP、VAP 和 HCAP 通常由细菌感染引起，可能为多种细菌所致的混合感染，真菌和病毒引起的感染则较为少见。常见的致病菌包括：需氧的革兰阴性杆菌，包括铜绿假单胞菌、大肠杆菌、肺炎克雷白菌和不动杆菌。金黄色葡萄球菌（金葡菌）感染常在糖尿病、头部创伤和入住 ICU 的患者中发生。口咽部的定植菌（化脓链球菌、凝固酶阴性葡萄球菌、奈瑟菌属、棒状杆菌属）的过量生长可以造成免疫缺陷者和部分免疫正常患者的 HAP。导致 HAP 的 MDR 病原菌的种类受到多种因素的影响，比如入住所在的医院、基础病、是否接受过抗菌药物治疗、外科患者还是内科患者。另外，MDR 菌还随着时间而改变。因此，要了解 MDR 菌，强调当地实时的、动态的病原学监测非常重要。无气管插管的住院患者可因误吸而引起厌氧菌 HAP，但是 VAP 中厌氧菌少见。

实际上，因为没有气管插管，HAP 和 HCAP 中的细菌病原学资料非常少，医院内获得性肺炎的病原学主要来自对 VAP 的研究。但目前认为没有进行机械通气的患者，与进行机械通气的患者，其病原学差别不大。主要的 MDR 菌包括耐甲氧西林的金黄色葡萄球菌（MRSA）、铜绿假单胞菌、不动杆菌属和肺炎克雷白菌。但某些致病菌，如 MRSA 和肺炎克雷白菌更多见于没有进行机械通气的患者；铜绿假单胞菌、嗜麦芽窄食单胞菌、不动杆菌在 VAP 的患者中更为多见。嗜肺军团菌所致的 HAP 并不少见，特别在免疫缺陷的患者中，比如器官移植的接受者、HIV 感染者、糖尿病、肺部疾病或终末期肾病等患者。如果嗜肺军团

菌在医院供水系统中存在，或医院正在进行基础建设，发生嗜肺军团菌 HAP 的机会则增加。

在 HAP、VAP 和 HCAP 的病原体中，金葡菌占 20%，铜绿假单胞菌 16%，肠杆菌属 11%，克雷白杆菌 7%，白色念珠菌 5% 和不动杆菌属 4%。其中需氧的肠道革兰阴性菌约占肺炎病原体的 1/3。在机械通气的患者中，革兰阴性菌感染占 58% ~83%，革兰阳性球菌占 14% ~38%，而厌氧菌感染只占 1% ~3%。多种病原体感染多见，约占全部病例的 26% ~53%，平均 40%。巨细胞病毒、流行性感冒病毒和呼吸道合胞体病毒的致病作用，目前尚不清楚。从每个医院分离出来的致病病原体，可存在某些差异，与许多因素相关，患者的人类学特征、抗菌药物应用的类型、环境因素对病原体的影响，例如军团菌和烟曲菌，以及机体自身的防御功能。院内获得性肺炎的常见病原体见表 1-9-3。

表 1-9-3 院内获得性肺炎的常见病原体

病原体	发生率（%）	病原体的来源
早期细菌性感染		
肺炎链球菌	5 ~20	内源性，其他患者
流感嗜血杆菌	<5 ~15	呼吸道微粒
晚期细菌性感染	≥20 ~60	内源性，其他患者，环境，经肠道营养，医务工作者，设备
需氧革兰阴性菌		
铜绿假单胞菌		
肠道杆菌		
不动杆菌		
肺炎克雷白菌		
大肠杆菌		
革兰阳性菌	20 ~40	内源性，医务工作者，环境
金黄色葡萄球菌		
早期和晚期肺炎		
厌氧菌感染	0 ~35	内源性
军团菌	0 ~10	饮用水，淋浴器，水龙头，冷却塔
分枝杆菌	<1	内源性，其他患者，工作人员
病毒		
流感病毒 A 和 B	<1	其他患者，工作人员
呼吸道合胞体病毒	<1	其他患者，工作人员
真菌		
烟曲菌	<1	空气，建筑物
白色念珠菌	<1	内源性，工作人员，其他患者
肺孢子菌	<1	内源性，其他患者

入院早期（入院时间 <5 天）的患者发生肺炎时，病原体可为社区获得性菌群，如肺炎链球菌、金葡菌和流感嗜血杆菌；但随入院时间的推移，革兰阴性菌就成为主要的病原体。这与微量吸入上呼吸道分泌物，使得移生在此的菌落进入下呼吸道有关。临床上可以通过患

者的临床表现、基础疾病和住院时间来判断：①肺炎是轻～中度或重度；②特异性的宿主或治疗的危险因素以及特异性致病菌；③入院早期（入院时间 <5 天）或晚期（≥5 天）出现的肺炎。据此将患者分为3组，得到相应的可能致病菌的资料：①患者无特异性危险因素，轻至中度肺炎，发病时间不论早晚，或早期发病的重度 HAP；②有特异性危险因素，轻至中度 HAP，肺炎发生时间不论早晚；③严重 HAP 伴危险因素；或无危险因素，晚期发病。

第一组患者所感染的病原菌被认为是"核心病原菌"。虽然在其他组的患者中也可有此类核心病原菌，但多会有其他细菌感染的可能。这些核心病原菌包括：肠杆菌科细菌（非假单胞类）——大肠杆菌、克雷白菌、变形杆菌和沙门菌；流感嗜血杆菌和革兰阳性菌——对甲氧西林敏感的金葡菌（MSSA）。未纳入核心致病菌的是具有高度耐药性的革兰阴性杆菌——铜绿假单胞菌、不动杆菌属和耐甲氧西林的金葡菌（MRSA）。

（二）病原学与危险因素的相关性

大多数的医院获得性肺炎，特别是呼吸机相关性肺炎（VAP），常由多种致病菌引起。无论早发或晚发 HAP，危险因素对推测病原体和指导治疗均有重要参考价值（表1－9－4），同时尚要兼顾军团菌和厌氧菌感染。在免疫损害宿主应重视特殊病原体，包括真菌、肺孢子菌、分枝杆菌和病毒等。

表1－9－4 病原学与危险因素

病原体	危险因素
耐青霉素肺炎球菌	65岁、过去3个月内使用过β－内酰胺类药物、酗酒、免疫功能受抑制、多种合并症（DM、CRI、CHF、CAD、肿瘤、慢性肝病等）、日间护理机构中的儿童
肠道革兰阴性菌	居住于护理之家、存在心肺基础疾病、多种合并症、近期抗生素使用史
铜绿假单胞菌	结构性肺病（支气管扩张症）、营养不良、长期住 ICU、长期应用糖皮质激素（泼尼松 >10mg/d）、先期抗生素应用（上个月广谱抗生素使用 >7 天）、粒细胞缺乏、晚期 AIDS
金黄色葡萄球菌	昏迷、头部创伤、近期流感病毒感染、糖尿病、肾功能衰竭
军团菌	应用糖皮质激素、地方性或流行性因素
厌氧菌	腹部手术、吸入性肺炎
多重耐药菌	既往90天内曾经使用过抗菌药物
	住院时间为5天或更长
	在社区或其他医疗机构治疗时，对抗生素耐药出现的频率高
	存在 HCAP 相关危险因素
	因感染在90天内加重而紧急送住院，时间在两天及两天以上
	家庭内输液治疗（含抗生素）
	30天内有过持续透析
	家庭外伤治疗
	家庭成员有耐多药病原体感染
	免疫抑制性疾病和/或免疫抑制剂治疗

（三）病毒与 HAP

单纯疱疹病毒（herpes simplex virus，HSV）肺炎与 VAP 的关系是近年来刚认识的。ICU

中气管插管/切开的患者，如果持续发热、白细胞增多和肺部浸润阴影，抗生素治疗达二周以上，仍然有不能解释的低氧血症或肺泡－动脉氧分压差增加，而且出现“撤机失败”，应该怀疑 HSV－1 肺炎的可能性。这类患者的呼吸道分泌物培养往往是 HSV－1 阴性。其他临床发现见表 1－9－5。通常 HSV 的诊断是疑似诊断，临床上可以通过细胞学证据获得确诊，即发现 Cowdry A 型包涵体和 HSV－1 细胞病变的效应。HSV 肺炎的细胞学证据是下呼吸道获得了活动的病毒感染，而不仅仅是呼吸道/口咽部的寄植。HSV－1 细胞病变的效应具有诊断意义，并不需要阳性的 HSV 病毒培养结果、也不需要远端气道内发现 HSV 小囊泡或 HSV－1 血清学检查阳性。HSV 肺炎患者如果不接受特异的抗 HSV－1 治疗，通常改善相当缓慢，病程持续迁延。阿昔洛韦（acyclovir）治疗可使患者的低氧血症在 3～5 天内获得改善。早期应用阿昔洛韦，HSV 医院内获得性肺炎预后良好。

表 1－9－5　HSV 医院内获得性肺炎的临床特点

症状	患者无明显的进展性肺部疾病，但撤机失败
体征	低热
	不能解释的低氧血症、正常或接近正常的胸部 X 线片
	呼吸道内无 HSV 小囊泡
实验室检查	白细胞增多（左移）
	PaO_2降低/P（A－a）O_2增加（＞30 mm Hg）
	血清学检查：HSV－1 阴性；IgM ±；IgG 效价增加；或者 HSV－1 增高；IgM ±；IgG 效价增加
	胸部 X 线片：正常或者出现弥漫性“磨玻璃”样阴影
	镓/铟扫描：双肺对称弥漫性摄取
	胸部螺旋 CT：弥漫性“磨玻璃”样阴影
	支气管镜：呼吸道分泌物中培养出 HSV－1 病毒（±）
	细胞学：HSV－1 核内（Cowdry A 型）包涵体

（四）HAP 病情严重程度分类

1. 轻度至中度 HAP　轻至中度 HAP 中，危险因素的存在是影响病原体种类的重要因素。另外，入院后的发病时间也会影响病原体的种类。入院后 5 天内起病的 HAP，其病原菌多为流感嗜血杆菌、肺炎链球菌和 MSSA；若≥5 天，EGNB 的比例将提高。在一项研究中，轻至中度 HAP 中的肺炎链球菌和流感嗜血杆菌占 31%，革兰阴性杆菌占 24%，金葡菌 10%。假单胞菌属（主要指铜绿假单胞菌）以及克雷白菌、大肠杆菌、沙门菌是革兰阴性杆菌肺炎中最常见的致病菌。假单胞菌和沙门菌又是引起菌血症性 HAP 的常见菌，而克雷白菌和大肠杆菌则多与非菌血症性 HAP 相关。革兰阴性菌引起的菌血症性 HAP 多见于有基础病变的老人，其病死率达 58%～82%。大肠杆菌可通过口咽移生的途径进入下呼吸道，但当患者有严重的原发病如使用过广谱抗菌药物、糖皮质激素，化疗时，则可通过菌血症途径从远处的泌尿、生殖、消化系统侵犯肺部。它所引起的 HAP 的病死率可达 60%～80%，其预后与是否存在菌血症有关。

若有危险因素存在，病原体就可发生变化。例如，患者有明确的误吸发生，除核心病原菌（主要是革兰阴性杆菌）外，还有厌氧菌存在的可能；新近的胸腹手术、气道异物均可为厌氧菌感染的依据。此类患者的厌氧菌培养阳性率达1/3。当有危险因素存在时，金葡菌感染的可能也增加。金葡菌多为MSSA，在昏迷、胸外伤、流感、慢性肾炎和糖尿病等患者中多见。如患者入院时间过长，或已用过大量抗菌药物，那么MRSA出现的可能性就明显增多。同样，具有耐药特性的铜绿假单胞菌和不动杆菌的比例也会升高。

糖皮质激素、肿瘤、肾功能衰竭和血白细胞减少等影响机体免疫力的因素均会造成军团菌感染的HAP的出现，而与意识障碍、已用过抗菌药物和气管插管等无明显关系。军团菌感染的HAP可呈散发或流行方式出现，临床上则很难与其他HAP相鉴别。一旦发现军团菌感染的HAP，流行的危险可能为医院水源的污染。

2. 重度HAP　多见于住ICU的患者，特别是行气管插管及有其他危险因素患者（表1－9－6）。这与特异性危险因素以及致病菌的毒力有关。当重度HAP发生于早期且无危险因素时，多为核心致病菌感染。这多见于急诊手术、急性起病的严重疾病（心肌梗死或脑血管意外）的患者。核心致病菌主要是流感嗜血杆菌和MSSA。流感嗜血杆菌占20%，未使用过抗菌药物、入院时间短的患者，流感嗜血杆菌的比例更高。随着时间的推移，EGNB的比例会上升。

对入院时间≥5天的重度HAP而言，病原体多为核心致病菌＋高度耐药的革兰阴性杆菌（铜绿假单胞菌和不动杆菌）及MRSA。对存在危险因素的早期重度HAP患者也一样。容易引起金葡菌感染的因素有年龄＜25岁、近期创伤、糖皮质激素治疗和昏迷。金葡菌感染时，患者在肺炎发生前使用过抗菌药物是MRSA存在的重要指标。易于感染铜绿假单胞菌的危险因素有使用过糖皮质激素、营养不良、肺实质破坏性疾病（如支气管扩张）、长期住院和机械通气等。菌血症性铜绿假单胞菌感染的HAP在机体免疫功能严重低下者（如肿瘤、化疗引起的白细胞减少者）中较为常见；而无菌血症的则多见于有基础病变的老人。铜绿假单胞菌感染的HAP的病死率取决于原发病和免疫抑制的程度。在呼吸机相关性肺炎的感染中，多种细菌混合感染占40%，已用过抗菌药物的患者更容易感染铜绿假单胞菌和不动杆菌。

医院内病毒性肺炎主要见于儿童。病毒主要是呼吸道合胞体病毒、流感病毒、副流感病毒。医院内病毒性肺炎与细菌性肺炎有着较多的差异：细菌性HAP反映的是医院内环境中的菌群情况，病毒则与同期和社区感染一致；细菌性HAP多见于有危险因素者，病毒感染则多无选择性。

表1－9－6　重度HAP指标

入住ICU
呼吸功能衰竭——需机械通气或需 FiO_2 ＞35% 以维持 SaO_2 ＞90%
影像学进展迅速，多叶肺炎或肺浸润性空洞
严重的低血压性脓毒血症和/或晚期脏器功能衰竭
休克（收缩压＜90 mm Hg，或舒张压＜60 mm Hg）
需用升压药＞4 h
尿量＜20 ml/h 或 4 h 内尿量＜80 ml（除非另有原因）
需要血液透析的急性肾功能衰竭

四、HAP 的诊断

近来已认识到正确诊断 HAP 是困难的。既往较重视临床症状和体征（如发热、咳嗽、咳脓性痰和肺实变体征等），放射学检查发现新的或进展性的肺部浸润影，实验室检查结果（如痰革兰染色涂片、痰培养、血培养、经气管吸引物培养和胸腔积液培养等）。现在发现上述这些标本的培养对获得相关细菌学病原体而言是敏感的，但相当不特异，尤其是对气管插管进行机械通气的患者尤为如此。此外，临床上在考虑 HAP 诊断时，首先要注意 HAP 的鉴别诊断，因为当患者肺部出现进展性肺部浸润阴影时，临床上其他疾病的肺部阴影表现也可与 HAP 的肺部阴影相类似（表 1 -9 -7）。

表 1 -9 -7　胸部 X 线片阴影与 HAP 相似的疾病

间质性肺疾病	结缔组织疾病合并肺部表现（红斑狼疮、类风湿关节炎）
原发性或转移性肺癌	急性呼吸窘迫综合征（ARDS）
肺栓塞、肺梗死	闭塞性细支气管炎伴机化性肺炎（BOOP）
肺部药物反应	心力衰竭
肺出血综合征	

（一）HAP 的临床诊断

HAP 的临床诊断应包括两层含义：一方面可以明确患者是否患有肺炎，另一方面可以确定肺炎的病原学。如果患者有发热、白细胞增多、脓性痰以及痰或支气管分泌物培养阳性，但是影像学没有新发现的浸润影，只能诊断医院内获得性气管支气管炎，而不能诊断 HAP。气管支气管炎可以使 ICU 的住院时间和机械通气的时间延长，但是病死率并不增加。与 VAP 相比较，HAP 的诊断更困难，因为没有气管插管，怀疑 HAP 的患者较少进行支气管镜检查。研究发现，临床标准对诊断 HAP 的准确性影响很大：如果影像学肺部浸润影加 1 项临床表现（即发热、白细胞增多、脓性痰），其敏感性高，但特异性差（特别对于 VAP）；而影像学加 2 项临床表现则是目前最准确的临床诊断标准。

当上述临床表现一项都不存在时，发生 HAP 的可能性很小。但是如并发 ARDS、难以解释的血流动力学不稳定，机械通气过程中血氧下降，要警惕 HAP 的可能性。气管插管的患者往往能培养出多种致病菌，但是如果对单纯的细菌定植就给抗菌药物治疗是危险的。目前临床上不推荐对无感染迹象的患者进行气道分泌物的常规细菌培养，其结果只能产生误导。

临床诊断有其局限性，可以导致临床上抗菌药物的过量使用，这与临床诊断过于敏感有关。许多临床表现类似 HAP 的非感染性疾病患者，也可能接受抗菌药物治疗，例如充血性心力衰竭、肺不张、肺栓塞、药物性肺损害、肺出血或 ARDS 患者。为了提高临床诊断的特异性，Pugin 等提出临床肺炎评分（CPIS），这是一项结合症状、影像学、生理学和细菌学的综合性评分系统，CPIS 超过 6 分诊断 HAP（表 1 -9 -8）。CPIS 可用于动态监测上，如果低度怀疑 VAP，经过抗菌药物治疗 3 天后 CPIS 仍很低，可以比较安全地停用抗菌药物。

表1-9-8 临床肺炎评分（clinical pneumonia infection score，CPIS）

项目	CPIS评分		
	0	1	2
气道分泌物	无	非脓性分泌物	脓性分泌物
胸片	无浸润		有浸润（除外CHF和ARDS）
体温（℃）	≥36.5和≤38.4	≥38.5和≤38.9	≥39或≤36
白细胞计数（$\times10^9$/L）	≥4和≤10	<4或>11	<4或>11+杆状核≥50%
PaO_2/FiO_2	>240或ARDS		≤240，无ARDS
气道吸出物细菌培养	≤1+或没有生长	>1+	>1+，且与革兰染色结果一致

CPIS总分=6项评分的总和；ARDS，急性呼吸窘迫综合征；CHF，充血性心力衰竭。（摘自Pugin J，et al. Am Rev Respir Dis，1991，143:1121）。

（二）HAP病原学的诊断

HAP病原学的诊断往往需要获得下呼吸道分泌物，从血培养或胸液培养中得到病原学的机会非常低。即使血培养阳性，致病菌也往往来自肺外的感染，而不是来自HAP。对于ICU患者出现发热，怀疑有感染存在，但是经保护性毛刷获得的下呼吸道分泌物培养阴性（近期未更换过抗菌药物），这通常提示不存在VAP，临床上需要寻找其他的感染来源。同样，VAP患者如果某种耐药菌培养阴性，往往表明该菌不是真的致病菌。

很多实验室对于HAP的病原学诊断是通过痰或气道分泌物的半定量培养获得的。痰涂片革兰染色直接镜检，通过仔细检查中性粒细胞及细菌形态，并与细菌培养结果比较，可以提高HAP诊断的准确性。

下呼吸道分泌物的定量培养目的是鉴别定植和感染，因此可减少抗菌药物的过量使用，特别是那些低度怀疑HAP的患者。支气管镜肺泡灌洗（BAL）诊断阈值为10^4 CFU/ml，诊断VAP的敏感性为73%±18%，特异性为82%±19%。支气管镜保护性毛刷（PSB）的诊断阈值为10^3 CFU/ml，与BAL比较，PSB的重复性不好，敏感性和特异性分别为66%±19%和90%±15%。因此，PSB对于诊断HAP特异性高于敏感性，阳性结果可提高诊断的准确性。定量培养假阴性主要原因是最近使用过抗生素或抗菌药物发生改变，在这种情况下，适当降低定量培养的阈值可以减少假阴性。定量培养也适用于盲法气管插管内吸引、盲法BAL和盲法PSB，这在支气管镜技术不普及的医院应用较多。3种方法的敏感性分别为74%~97%，63%~100%，58%~86%，特异性分别为74%~100%，66%~96%，71%~100%。至于选择哪种方法，受专业知识、临床经验、仪器设备和费用的影响。与经验性抗菌药物治疗相比，接受侵入性检查（经支气管镜PSB、BAL）的患者住院14天病死率下降（16%和25%），同时第28天停用抗菌药物天数也增加（119±对77±7d）。

（三）HAP的诊断途径

HAP的诊断可采取下列步骤（表1-9-9）。对疑有医院内获得性肺炎的患者，首先应仔细询问病史和进行体格检查，以确定肺炎的严重程度。患者应做动脉血血气分析决定是否需氧疗。如果患者在常规治疗之后仍不能纠正低氧血症或不能保护其气道，应考虑机械通气。所有患者应做影像学检查和血培养。胸部X线检查可发现肺炎的存在、肺部浸润影的范围和位置以及有无胸腔积液。其他常规实验室检查还有血常规、血电解质和肝肾功能等。

表 1-9-9 对疑有医院内获得性肺炎的患者进行常规检查

常规检查
病史 近期内可能接触的呼吸系统感染源（如流行性感冒、结核）
旅行
职业接触史
动物接触史
免疫抑制状态（如皮质激素，HIV 的危险因素）
查体
辅助检查
胸部 X 线
测定动脉血氧分压或血氧饱和度（动脉血气或血氧饱和度仪）
从非机械通气的患者获得咳出的痰液，从已做气管插管或气管切开的患者中吸出痰液
痰液做革兰染色和细菌培养
根据临床情况决定是否做病毒培养，对呼吸道合胞体病毒做直接抗原测定
军团菌 DFA 和培养，分枝杆菌的涂片和培养、真菌培养和涂片、肺孢子菌染色等
评价和排除肺外感染源
常规检查
从 2 个不同的部位做血培养
尿液分析和培养
伤口检查
根据病史、查体和实验室检查
① 如果患者有阳性的血培养和/或脓毒血症的根据，应取中心静脉导管或动脉血管插管皮下部位和导管顶部做细菌培养
② 如果有不能解释的神志改变或神经外科手术后，在头部 CT 或 MRI 后，考虑做腰穿检查
③ 如果患者有腹部体征（腹肌紧张、局部或弥漫性压痛等），做腹部 CT 或 MRI
④ 如果患者有右上腹疼痛或肝功能异常，做腹部超声检查
其他胸、肺部检查
①如果有胸腔积液存在，做超声检查或 CT，并考虑做诊断性穿刺
②如果疑有血栓栓塞性疾病，做下肢血管多普勒超声探测、通气/灌注显像、肺动脉造影
③对急性进展性肺炎、气管插管进行机械通气的重症肺炎、免疫抑制的患者、对经验抗菌药物治疗效果不佳者，则应考虑做支气管镜并进行保护性毛刷和支气管肺泡灌洗检查
④检查和排除肺不张，48 h 后重复胸部 X 线检查
考虑发热的其他原因
抗菌药物治疗的途径、剂量和次数不适当
药物热
非感染性发热或肺部阴影
病原菌耐药

现在已有几项技术可用于 HAP 的诊断，或为培养提供标本，其中有支气管肺泡灌洗液（BALF）定量培养和保护性毛刷（PSB）定量培养。这些新方法的敏感性和特异性可达

70% ~100%。然而，由于缺乏“金标准”，这些检查方法的敏感性和特异性不能被明确地决定其意义。应用PSB也可有假阳性的结果，其原因与先前应用大量抗菌药物或下呼吸道的细菌寄植有关；同样，还有相当数量的病例出现假阴性的结果。应用这些有创的方法来诊断HAP可导致某些临床并发症，如低氧血症、出血和心律不齐。

1. 痰/气道吸出物的化验　应从流行病学和临床发现出发，做相应的有关病毒、真菌、分枝杆菌、军团菌和肺孢子菌等涂片和培养。但是必须认识到咳出痰检查对诊断HAP既不敏感也不特异，其主要临床价值是测定抗菌药物对病原体的敏感程度，帮助选用恰当的抗菌药物。气管插管的患者应从气管内吸引出分泌物。革兰染色可能能显示占优势的病原体。在鉴别HAP病原体时，培养既不敏感也不特异。从气管内吸引出的分泌物培养，最大的用处是排除特定潜在的病原体（如MRSA）以供获得关于分离出病原体的抗菌药物敏感性结果。

但是对这些分泌物直接涂片行革兰染色检查的意义并不大。这是因为口咽部和气管内本身就可存在移生菌群，就是使用定量培养技术，也通常会出现不止一种的病原菌。另外，分泌物的收集方式以及患者当时的状态均可影响检查的结果。但这种方式对结核、真菌的诊断尚有较高的特异性。

将痰或气道吸出物先用氢氧化钾消化，再观察弹性纤维的比例，被认为是诊断HAP的非常可靠的指标；且可在X线胸片的肺部阴影出现前就提示感染的存在。由于弹性纤维是肺实质受损和坏死的指标，故它与坏死性细菌性肺炎密切相关，其敏感性达52%，特异度达100%；但对ARDS患者，其特异度只有50%，这是由于非感染性的肺组织坏死也会产生弹性纤维。

对于免疫抑制的患者、患有严重院内感染的危重患者、经验使用抗菌药物治疗后不见好转的患者，则应该考虑应用创伤性方法，以对潜在的病原体明确诊断。

2. 支气管镜检查　对有气管插管的患者，通过支气管镜行气管内吸引（endotracheal aspiration，ETA）是较为方便的。由于支气管镜必须通过细菌移生率达90%的口咽或气管插管部位，所以吸出物很难避免被污染，且培养出的细菌也无法区分是致病菌还是移生菌。但另一方面的研究也表明，病原菌多会存在于ETA中，故ETA的非定量培养至少可排除一些细菌的存在，修订经验性抗菌药物治疗方案，并可提供一部分分离菌的抗菌谱资料。现在，定量培养技术正在兴起。所谓定量培养，就是将标本培养一段时间后，当生长的某种细菌数目大于预定的阈值时，就可诊断肺炎和该致病菌的存在。这种方法目前基本上都与支气管镜检查联合应用。为了避免污染的产生，有二项技术可供使用。

（1）支气管肺泡灌洗（BAL）　非保护性BAL也存在被污染的可能。就大部分资料来说，BAL定量培养的菌群形成单位（CFU）$>10^5$ CFU/ml，且有1%的腺泡上皮细胞存在，说明有严重污染的可能；而当结果接近10^5 CFU/ml且腺样上皮细胞不足1%时，其诊断HAP敏感性达88%，特异度达100%。现在已有保护性BAL用于HAP诊断，其阈值是10^4 CFU/ml，其敏感度和特异度分别有92%和97%。对BAL液离心的沉淀物行镜检对诊断也有帮助。这里观察的是内含微生物的细胞的数量，当>7%时，诊断的敏感度是86%，特异度为96%。

（2）保护性毛刷（protected specimen brush，PSB）　此种方法开始于1979年，需要有胸部X线指示定位，可以有效地取得未被污染的下呼吸道标本。在HAP患者中，PSB的定量培养结果与尸检的组织学、细菌学结果有着很高的一致性，其敏感性达75%。虽然操作前用抗菌药物会使PSB定量培养的诊断准确度下降，但总的说来，其敏感和特异度均可达70%~90%。通过BAL和PSB两种方法的比较，二者在诊断上具有互补性。当PSB标本的结果处于10^2~10^3 CFU/ml时，对仍怀疑HAP者应考虑重复操作，约1/3~1/2的患者会在重复时出现阳性结果。

如有胸腔积液存在，应进行诊断性胸腔穿刺，尤其是当患者有明显的中毒症状或大量胸腔积液时，更应做胸腔穿刺。胸腔积液应做细胞计数、细胞分类、蛋白、糖、乳酸脱氢酶、pH、革兰染色以及需氧和厌氧菌培养。必要时也应作真菌和分枝杆菌培养。

住院患者中出现发热和肺部浸润阴影，应该与其他疾病相鉴别：如肺不张、急性放射性肺炎、大量的胃内容物吸入、肺栓塞伴肺梗死、肺挫伤和急性呼吸窘迫综合征等。

五、HAP的抗菌药物治疗

理想的治疗应根据细菌培养的结果来选择抗菌药物，而这在临床工作中往往很难办到，大部分情况都是首先依靠经验用药。所以确诊HAP后应该根据疾病严重程度、发病时间、是否有危险因素等给予相应的抗菌药物。一旦有了培养结果，应当及时调整。

HAP的经验性抗菌药物治疗，不仅需要适当（对可能的致病菌有体外活性），而且要迅速。延误治疗导致HAP病死率增加。另外，如果治疗初期抗菌药物选择不适当，等细菌学结果回报后调整抗菌药物，患者的病死率并不下降。目前关于HAP的诊治指南也提出了相关治疗方案，但这些方案只是一般的指导方针，其理由为：①新的抗菌药物不断被批准用于治疗HAP；②HAP的病原体范围变化相当大（如军团菌）；③HAP病原体的抗菌药物敏感性在不同医院内差异相当大（如MRSA）；④诊断HAP的创伤性技术仍然不十分完善。

（一）HAP的经验性抗菌药物治疗

1. 原则　HAP治疗初经验性使用抗菌药物，应依据疾病的严重程度、危险因素的存在可发现某种特殊的病原体，HAP的发生时间等来选择。

抗菌药物的选择取决于以下几个因素：①抗菌药物对引起HAP呼吸道病原体的敏感性；②询问患者对抗菌药物的过敏病史，由于β内酰胺抗菌药物有交叉过敏的可能性，对有青霉素过敏的患者应用头孢菌素应十分谨慎；③抗菌治疗时应该选用药物间相互作用最小的药物；④对肝肾功能不全的患者，需选用特殊药物以避免调整剂量；⑤注意抗菌药物的潜在毒副作用，在某些特殊患者中应考虑到其相对禁忌证，如对患有神经肌肉疾患或有肾功能不全病史的患者应避免使用氨基糖苷类抗菌药物；⑥患者内在因素包括年龄、妊娠和哺乳等限制了某些抗菌药物的应用；⑦如果疗效和副作用相似，选用价格低廉的药物。

药物的抗菌作用机制与选用的抗菌药物与剂量相关。通常优先选用杀菌的抗菌药物而不选用抑菌的抗菌药物。β内酰胺类抗菌药物（青霉素类、头孢菌素类、碳青霉烯类、单环β内酰胺类）和万古霉素均为杀菌药物，并且与时间相关。氨基糖苷类和喹诺酮类抗菌药物也为杀菌药物，但属于浓度依赖性药物，也就是说，在高浓度的情况下，能迅速杀灭病原体。一般而言，杀菌性抗菌药物表现为较长的抗菌药物后效应（PAE），也就是在抗菌药物的浓度低于抑菌浓度后仍能抑制细菌繁殖。这些特殊的药理性能导致了某些药物特殊的临床用法和剂量，如氨基糖苷抗菌药物应用时，提倡每日一次单剂量，故临床上应用氨基糖苷类药物时，可采取一次冲击治疗的方式以取得较高的峰浓度、较长的 PAE 并减少药物的副作用。

β 内酰胺类基本上不具有 PAE 作用（如青霉素类、头孢菌素类、氨曲南等），但亚胺培南（泰能）是个例外。抗菌药物在炎症区域的组织渗透性也是很重要的一个因素。如喹诺酮类药物在气管分泌物中的药物浓度≥血浆浓度，而氨基糖苷类就差些，所以一般不会单独使用氨基糖苷类药物，且炎症区域内的低 pH 环境也不利于其活性的发挥。虽然氟喹诺酮类肺组织浓度高，而且肾毒性小，但是临床研究表明，β 内酰胺类与氨基糖苷类的联合疗效高于内酰胺类与氟喹诺酮类的联合。

2. 抗菌药物合适的剂量和合适的给药方式　临床上要获得最佳的治疗效果，不但要选择合适的抗菌药物，而且要有合适的剂量和合适的给药方式。为此，必须了解常用抗菌药物的药代学和药效学。大多数 β 内酰胺类药物肺组织浓度可以达到血浆浓度的一半，而氟喹诺酮类和利奈唑烷的肺组织浓度可以达到甚至超过血浆药物浓度。氨基糖苷类和氟喹诺酮类是浓度依赖的杀菌剂，万古霉素和 β 内酰胺抗菌药物也是杀菌剂，但属于时间依赖抗菌药物。氨基糖苷类和氟喹诺酮类对革兰阴性杆菌有明显的抗菌药物后效应（PAE），而 β 内酰胺类抗菌药物对革兰阴性杆菌就没有明显 PAE（卡巴培能除外）。时间依赖性抗菌药物要求一天多次给药，甚至持续静脉点滴；而浓度依赖性抗菌药物则要求一天一次给药。

气管内滴药和雾化吸入给药只限于氨基糖苷和多粘菌素 B 两类抗菌药物。虽然局部给药（妥布霉素）并不降低病死率，但是细菌清除率有所增加。局部给药的顾虑在于担心这种方法不用于治疗目的而用于预防，这样可能增加耐药菌感染的危险。雾化吸入抗菌药物的另一个副作用是可能引起支气管痉挛。

3. HAP 常见病原体的临床判断　HAP 的常见致病菌有铜绿假单胞菌、肺炎克雷白菌、肠杆菌属、大肠杆菌、流感杆菌、粘质沙雷菌、不动杆菌和金葡菌。①铜绿假单胞菌：常见于气管插管或气管切开后应用机械通气的患者，以及长期或大量使用抗菌药物或抑菌药物、皮质激素、慢性肺疾病和营养不良者；②流感杆菌：常见于未用过抗菌药物治疗的患者；③金葡菌：可见于昏迷、糖尿病、头部外伤、肾功能衰竭、近期流感、已使用过多种抗菌药物者（多为 MRSA 感染）；④军团菌：应用大量皮质激素、细胞毒化疗药物，未应用过抗菌药物治疗的患者；⑤厌氧菌：大量误吸胃内容物，近期做过胸腹部手术的患者；⑥曲菌：已使用过多种抗菌药物，或慢性阻塞性肺疾病合并应用皮质激素者；⑦混合性细菌感染：慢性阻塞性肺疾病、食管反流伴误吸，反复应用抗菌药物。

4. 早发 HAP 和晚发 HAP　HAP 根据发病时间的不同可分为早发 HAP 和晚发 HAP 两种，二者在病原体、抗菌药物的选择和治疗预后等方面都有不同。早发 HAP 是指患者入院后 48 小时到 5 天内发生的肺炎，其病原菌常多为内源性，为非耐药病原体，通常预后较好；而晚发 HAP 为患者入院后 5 天或 5 天以上发生的肺炎，其病原菌通常来源于定植于口咽部或胃内容物的菌群，多由耐药病原体引起，通常具有较高的病死率和致残率，预后较差。

一般认为，早发 HAP 的致病菌主要为社区获得性病原体，与 CAP 的病原体相似，如肺炎链球菌、流感嗜血杆菌、甲氧西林敏感的金黄色葡萄球菌（MSSA）和非耐药的革兰阴性肠杆菌（大肠杆菌、肠杆菌属、肺炎克雷白菌、沙雷菌和变形杆菌等）。而晚发 HAP 的致病菌需要考虑耐药致病菌，包括铜绿假单胞菌、鲍曼不动杆菌、产超广谱 β 内酰胺酶（extended - spectrum beta - lactamases，ESBLs）的肺炎克雷白菌等耐药肠道细菌属、嗜麦芽窄食单胞菌，以及耐甲氧西林的金黄色葡萄球菌（MRSA）。

5. 经验性抗菌药物治疗的选择　见表1-9-10。

表1-9-10　HAP经验性抗菌药物治疗

	常见病原体	首选治疗药物及备用药物	静脉转换为口服药物
经验性治疗	铜绿假单胞菌 肠杆菌科 克雷白菌 粘质沙雷菌	美罗培南（meropenem）1 g（iv）q8h ×1～2周 或者 左氧氟沙星（levofloxacin）750mg（iv）q24h×1～2周 或者 特治星（piperacillin/tazobactam）4.5g（iv）q6h +阿米卡星（amikacin）1g（iv）q 24 h×1～2周 或者 头孢匹肟（cefepime）2 g（iv）q8h×1～2周	左氧氟沙星750 mg（po）q24h ×1～2周 或者 环丙沙星（ciprofloxacin）750 mg（po）q12h×1～2周
特异性治疗	铜绿假单胞菌	美罗培南（meropenem）1 g（iv）q8h ×2周 或者 左氧氟沙星（levofloxacin）750 mg（iv）q24h×2周 或者 环丙沙星（ciprofloxacin）400 mg（iv）q8h × 2周 或者 特治星（piperacillin/tazobactam）4.5g（iv）q6h + 阿米卡星（amikacin）1 g（iv）q24h × 2周	左氧氟沙星750 mg（po）q24h×2周 或者 环丙沙星750 mg（po）q12h ×2周
	MDR铜绿假单胞菌 MDR克雷白菌 MDR不动杆菌	粘菌素（colistin）1.7 mg/kg（iv）q8h × 2周 或者 多粘菌素B（polymyxin B）1～1.25 mg/kg（iv）q 12 h × 2周	无
	金葡菌（HA-MRSA）	利奈唑胺（linezolid）600 mg（iv）q12h×2周 或者 万古霉素（vancomycin）1 g（iv）q8h×2周	利奈唑胺（linezolid）600 mg（po）q12h×2周 或者二甲胺四环素（minocycline）100 mg（po）q12h ×2周
	金葡菌（MSSA）	萘夫西林（nafcillin）2g q4h（iv）q4h×2周 或者 克林霉素（clindamycin）600 mg（iv）q8h×2周 或者 利奈唑胺（linezolid）600 mg（iv）q12h×2周	利奈唑胺600 mg（po）q12h ×2周 或者克林霉素300 mg（po）q8h×2周 或者头孢氨苄（cephalexin）1 g（po）q6h×2周
	HSV	阿昔洛韦（acyclovir）10 mg/kg（iv）q8h × 2周	

注：引自参考文献1（供参考）。iv：静脉注射；po：口服；q8h：8小时1次；q6h：6小时1次；q12h：12小时1次；q24h：24小时1次；MDR：多药耐药；HA-MRSA：院内获得MRSA；HSV：单纯疱疹病毒。

6. 美国胸科协会和美国感染病协会关于 HAP 经验性抗菌药物治疗建议　2005 年 2 月，美国胸科协会（ATS）和美国感染病协会（IDSA）发表的关于 HAP 的指南认为，初期经验性抗菌药物的选择一方面要根据当地细菌流行病学监测，另一方面取决于有无多药耐药（MDR）菌感染的危险。指南认为，MDR 菌感染的危险因素包括以下几方面：90 天内使用过抗生素治疗、近期内住院时间 5 天以上、当地社区或所在医疗机构内抗生素耐药发生率高、存在 HCAP 危险因素，如本次感染前 90 天内住院史、住院 >2 天，住养老院或康复医院，本次感染前 30 天接受静脉抗菌药物、化疗或伤口护理，定期到医院接受血液透析治疗；免疫缺陷或接受免疫抑制剂治疗。临床上无 MDR 感染危险的 HAP 患者可以选择窄谱抗菌药物治疗，反之则需要选择广谱抗菌药物，甚至多药联合使用。以前联合抗菌药物治疗的目的有两个：协同效应和减少耐药菌的产生；目前联合治疗的目的仅仅为了广覆盖。虽然氟喹诺酮肺组织浓度高，而且肾毒性小，但是临床研究表明，β 内酰胺与氨基糖苷的联合疗效高于 β 内酰胺与氟喹诺酮的联合。经验性抗菌药物治疗见表 1 －9 －11，1 －9 －12。

表 1 －9 －11　无 MDR 菌感染危险的 HAP、VAP 经验性抗菌药物治疗

可能致病菌	推荐抗菌药物
· MSSA	头孢曲松
· 肺炎链球菌	或
· 流感嗜血杆菌	左氧氟沙星，莫西沙星，或环丙沙星
· 革兰阴性肠杆菌（不包括铜绿假单胞菌）	或
－肠杆菌属	氨苄西林/舒巴坦
－大肠杆菌	或
－克雷白菌属	厄他培南
－变形杆菌属	
－粘质沙雷菌属	

表 1 －9 －12　需要覆盖 MDR 菌感染的 HAP、VAP 经验性抗菌药物治疗

可能致病菌	抗菌药物联合治疗
· 表 1 －9 －11 中的致病菌，加上	有抗铜绿假单胞菌活性的头孢菌素（头孢他啶，头孢吡肟）
MDR 菌	或
· 铜绿假单胞菌	有抗铜绿假单胞菌活性的碳青霉烯（伊米配能，卡巴培能）
· 肺炎克雷白菌（产 ESBL）	或
· 不动杆菌属	β－内酰胺/或 β－内酰胺酶抑制剂（哌拉西林/三唑巴坦）
	加上
耐甲氧西林的金黄色葡萄球菌	有抗铜绿假单胞菌活性的氟喹诺酮（环丙沙星，左氧氟沙星）
嗜肺军团菌	或
	氨基糖苷类（阿米卡星，庆大霉素，妥布霉素）
	加上
	利奈唑烷，或万古霉素

注：ESBL，超广谱 β 内酰胺酶；MDR，多药耐药

（二）免疫抑制患者 HAP 的经验性抗菌药物治疗

1. 免疫抑制患者 HAP 的病原体判断　见表 1－9－13，1－9－14。

表 1－9－13　CD4$^+$淋巴细胞数与常见肺部感染的关系

CD4$^+$淋巴细胞数	常见可能的肺部感染病原体
≤500/μl	细菌性肺炎（肺炎链球菌肺炎、流感杆菌肺炎、铜绿假单胞菌肺炎）、结核
≤200/μl	肺孢子菌肺炎 隐球菌病（肺部感染为系统性感染的一部分） 弓形体病（肺部感染为系统性感染的一部分）
≤50/μl	巨细胞病毒肺炎 非结核分枝杆菌肺炎

注：引自参考文献 4

表 1－9－14　从胸部 X 线片阴影判断可能的病原体

浸润阴影的特征	分类	可能的病原体
浸润阴影	细菌	常见细菌，军团菌（多发浸润影）
	真菌	支原体，结核杆菌
		隐球菌
结节状浸润阴影	细菌	奴卡菌
	真菌	曲菌，隐球菌，毛霉菌
空洞形成	细菌	金葡菌，克雷白菌，铜绿假单胞菌，奴卡菌，非结核分枝杆菌
	真菌	曲霉菌
弥漫性间质浸润阴影	病毒	巨细胞病毒
	真菌	肺孢子菌

注：引自参考文献 4

2. 免疫抑制患者 HAP 的经验性抗菌药物治疗（引自参考文献 4）

（1）中性粒细胞减少症　①中性粒细胞数在 500～1 000/μl，选用第三代头孢菌素或第四代头孢菌素；②中性粒细胞数少于 500/μl，选用伊曲康唑联合以下一种抗菌药物治疗方案：第三代头孢菌素＋氨基糖苷类抗菌药物；第四代头孢菌素；碳青霉烯类。

（2）体液免疫抑制　大部分体液免疫抑制患者患肺炎后，病原体主要是细菌：流感杆菌和肺炎链球菌；10% 流感杆菌产 β 内酰胺酶；50% 肺炎链球菌对青霉素不敏感（PRSP）。如果 IgG 水平低于 500 mg/dl，免疫球蛋白联合以下一种抗菌药物：第三代头孢菌素或第四代头孢菌素或碳青霉烯类。

（3）细胞免疫抑制　细胞免疫抑制患者如果发生 HAP，病原体多种多样，经验治疗困难；需考虑常见细菌、肺孢子菌、军团菌等感染的可能性。①CD4$^+$淋巴细胞在 200～500/μl 之间（CD4$^+$淋巴细胞正常值为 850～1 600/μl），选用第三代头孢菌素或第四代头孢菌素；

②$CD4^+$淋巴细胞少于200/μl，或者双肺浸润阴影和/或者$PaO_2 < 70$ mm Hg，应该选用以下方案之一：TMPco 12片/d＋氟喹诺酮＋伊曲康唑＋第三代头孢菌素；TMPco 12片/d＋氟喹诺酮＋伊曲康唑＋第四代头孢菌素；TMPco 12片/d＋氟喹诺酮＋伊曲康唑＋碳青霉烯类。

（三）吸入性肺炎的经验性抗菌药物治疗

1. 导致吸入性肺炎的疾病　常见有神经系统疾病，包括脑血管疾病（急性和慢性期），帕金森病，意识丧失（昏迷、酒精中毒、镇静剂或麻醉剂过量）；卧床不起；口腔疾病、胃和食管疾病，包括食管憩室病，食管运动异常（食管失弛缓、进行性系统性硬化），食管肿瘤，食管反流，胃切除术后（胃全部或大部切除），胃管进食。

2. 吸入性肺炎的经验性抗菌药物治疗　吸入性肺炎以老年人多，多有基础疾病，肺炎严重程度以中至重度居多。通常推荐应用抗菌药物：青霉素/β内酰胺酶抑制剂或碳青霉烯类或第三、四代头孢菌素＋克林霉素。

（四）呼吸机相关性肺炎的经验性抗菌药物治疗

呼吸机应用已有70年历史，呼吸机在现代医学中占有十分重要的地位。但是，在呼吸机使用过程中会有许多并发症，呼吸机相关性肺炎（VAP）随应用机械通气治疗时间的延长而增加。VAP的发生拖延通气时间，并增加病死率。VAP的经验性抗菌药物治疗方案如下。

1. 轻、中症VAP　治疗与医院内肺炎治疗相同，分为经验性治疗和抗病原微生物治疗。

（1）常见病原体　肠杆菌科细菌、流感嗜血杆菌、肺炎链球菌、甲氧西林敏感金葡菌（MSSA）等。

（2）抗菌药物　第一、二代头孢菌素（不包括具有抗铜绿假单胞菌活性者）、β内酰胺类/β内酰胺酶抑制剂；青霉素过敏者选用氟喹诺酮类或克林霉素联合大环内酯类。

2. 重症VAP

（1）常见病原菌　铜绿假单胞菌、耐甲氧西林金葡萄菌（MRSA）、不动杆菌、肠杆菌属细菌、厌氧菌。

（2）抗菌药物　氟喹诺酮类或氨基糖苷类联合下列药物之一：①抗假单孢菌β内酰胺类，如头孢吡肟、头孢他啶、头孢哌酮、哌拉西林、替卡西林等；②广谱β内酰胺类/β内酰胺酶抑制剂，如替卡西林/克拉维酸、头孢哌酮/舒巴坦钠、哌拉西林/他佐巴坦；③碳青霉烯类，如亚胺培南、美洛培南；④如针对MRSA感染，可联合万古霉素、或替考拉宁（teicoplanin）；arbekacin；利奈唑胺（linezolid）；⑤真菌感染可能性大时应选用抗真菌药物。

六、HAP明确病原体后的抗菌药物治疗

（一）铜绿假单胞菌

临床上可以选用：①抗铜绿假单胞菌活性的青霉素（高剂量），如替卡西林、哌拉西林；②第四代抗铜绿假单胞菌头孢菌素，如头孢匹罗、头孢吡肟（马斯平）；③单环β内酰胺抗菌药物，如氨曲南（aztreonam）；④碳青霉烯类抗菌药物，如美罗培南（meropenem）；⑤氟喹喏酮药物，如环丙沙星或左氧氟沙星，后者虽然抗菌活性不如环丙沙星，但由于其在肺泡衬液中浓度很高（＞环丙沙星20倍），也作为推荐用药。以上抗菌药物±氨基糖苷类抗菌药物。

（二）金黄色葡萄球菌

1. 甲氧西林敏感金黄色葡萄球菌（MSSA）　①如果对青霉素敏感，可应用青霉素；

②对于产β内酰胺酶的金葡菌，可以试用苯唑西林（新青Ⅱ号）、含β内酰胺酶抑制剂的青霉素或第一代头孢菌素；③氟喹诺酮类也可以应用；④必要时可以选择利奈唑胺。

2. 甲氧西林耐药金黄色葡萄球菌（MRSA）　可以应用以下抗菌药物中的一个：万古霉素、替考拉宁、arbekacin、利奈唑胺。治疗 MRSA 既往首选万古霉素，但已有多中心临床试验证实利奈唑胺和万古霉素的疗效相当，然而利奈唑胺的肾毒性小，因此其临床应用的地位有所提高，甚至超过万古霉素。故对于肾功能不全或正在接受其他肾毒性药物治疗的患者，可以优先选择利奈唑胺。

（三）肺炎克雷白菌

常用有第三代头孢菌素、碳青霉烯类抗菌药物和氟喹诺酮药物、氨曲南。

（四）肺炎链球菌

口服抗菌药物有氟喹诺酮类药物（呼吸氟喹诺酮类药物对肺炎链球菌活性良好）；静脉注射药物可以选用碳青霉烯类或糖肽类抗菌药物。

（五）流感杆菌

可以应用氟喹诺酮药物、第三代头孢菌素、β内酰胺类/β内酰胺酶抑制剂（氨苄西林/舒巴坦钠、阿莫西林/克拉维酸）。

（六）厌氧菌

常用克林霉素、含β内酰胺酶抑制剂的青霉素和碳青霉烯类抗菌药物。

（七）军团菌

临床上可以应用大环内酯类抗菌药物、氟喹诺酮药物和利福平等。

（八）真菌

患有严重的中性粒细胞减少，伴有发热，抗菌药物治疗无效，怀疑有侵袭性曲病感染时，可以应用：①二性霉素 B，初始剂量 1 mg ~ 5mg 或按体重每次 0.02 ~ 0.1mg/kg，以后根据耐受情况每日增加 5mg，维持剂量 1.0 mg/（kg·d）；累积总量 1.5 ~ 3.0g；②伊曲康唑，200 ~ 400 mg（分为 1 ~ 2 次剂量）；③伏立康唑：负荷剂量：静脉给予 6mg/kg，每 12 h 1 次，连用两次；维持剂量：静脉给予 4mg/kg，每 12 h 1 次；④卡泊芬净（caspofungin）：第 1 天 70mg/d，之后 50 mg/d，输注时间不得少于 1 h，疗程依患者病情而定。

（九）肺孢子菌肺炎

TMPco：8 ~ 12 片/d，分 3 ~ 4 次口服。也可试用卡泊芬净。

（十）不动杆菌

首选抗菌药物为亚胺培南、美洛培南；或者氟喹诺酮类联合阿米卡星或头孢他啶、头孢哌酮/舒巴坦钠。必要时多粘菌素 B 和多粘菌素 E，如耐碳青霉烯类的不动杆菌属 HAP 可用多粘菌素治疗。

此外，如临床怀疑或分离到产 ESBLs 的肠杆菌科细菌，应避免单用第三代头孢菌素，最有效的药物是碳青霉烯类。

七、HAP 对治疗的反应

理论上应根据细菌培养的结果来调整用药；若无细菌培养，则应根据患者对最初经验治疗的反应来决定是否换药。由于临床反应与患者的某些自身因素（如年龄、合并症）以及细菌因素（如毒力、耐药性）有关，所以尚无 HAP 的自然病程的资料可供借鉴。

（一）正常痊愈

这是指临床或微生物学方面的痊愈。临床评判指标有发热、脓痰、白细胞、X 线胸片和衰竭器官功能的痊愈。假使治疗完全正确，这些指标也不会在治疗后 2～3 天内出现改善，所以除非病情恶化或有细菌学结果的提示，否则此期间不宜换药。连续的呼吸道分泌物培养可以提示：细菌消灭，新致病菌感染，再感染或持续存在情况。在一项研究中，在患者治疗 72 h 后，连续行 PSB 定量培养，以判断细菌对治疗的反应，并与临床预后相联系：当 PSB 无菌或 $<10^3$ CFU/ml 时，临床改善率可达30%；PSB $>10^3$ CFU/ml（致病菌未消灭）时，临床失败率达 55.8%。

胸片的改变往往落后于临床表现约 1～2 周（特别是老年人，有肺部其他病变者），所以其临床判断价值有限。除非出现影像学上的急速恶化。

Luna 等以 CPIS 为研究工具，研究 VAP 抗菌药物治疗的疗程，发现治疗后 3～5 天临床就有明显改善。因此，如果经验性抗菌药物有效，治疗 6 天就可达到很好的临床疗效，延长抗菌药物治疗时间只会导致耐药菌的定植，最终引起 VAP 的复发。研究表明，VAP 抗菌药物治疗，8 天疗程和 14 天疗程临床预后相同。

（二）治疗无反应的原因　初始抗菌药物治疗无效可能有 3 种原因：①诊断错误，有很多其他原因临床上被误认为 HAP，例如肺栓塞、肺不张、肺泡出血、ARDS、肺肿瘤；②宿主原因，如高龄、机械通气时间长、呼吸衰竭、潜在致死性疾病、双侧肺浸润、抗菌药物治疗史等；③细菌因素，初始治疗未覆盖某些耐药菌，如铜绿假单胞菌、不动杆菌属，或者其他少见病原体，如结核分枝杆菌、真菌、呼吸道病毒等。另外，在治疗过程中，可能出现导致发热的并发症，如鼻窦炎、静脉导管相关感染、假膜性肠炎、泌尿系感染等。

首先要考虑 HAP 的诊断是否正确。因为肺实变、心力衰竭、肺栓塞、化学性肺炎、ARDS、肺出血等非感染因素，均可误诊为 HAP。当患者长期应用机械通气治疗、呼吸衰竭、年龄 >60 岁、一般情况差、有慢性肺疾病史、使用免疫抑制剂等状态时，病死率也会明显升高。细菌因素也是不可忽视的一个重要方面，如耐药菌持续或中途出现，存在某些特殊致病菌（如结核杆菌、真菌、病毒）以及未列入经验治疗菌范畴的少见菌。最后，还要注意患者有无合并症的存在，如憩室炎、静脉和尿道插管感染、假膜性肠炎、药物热、多器官功能障碍综合征等。

（三）治疗无反应的处理

等候培养结果时应首先扩大抗菌谱的范围，重新鉴别诊断，反复细菌培养。一旦取得细菌学资料（血培养、痰培养），则对初始的抗菌药物进行调整。这既包括初始治疗未覆盖致病菌（主要是耐药菌），又包括初始治疗有效、需要降阶梯换用窄谱抗菌药物。

若仍无效果，则应考虑非感染因素或合并症问题，有时对静脉、尿道引流管的培养会产生意想不到的收获。还可以行 CT、超声检查。若上述检查仍为阴性，则该考虑是否换药。对疑难患者行开胸肺活检是一个很有争议的诊断手段，初步认为在使用前应首先排除肺外感染的可能，再行支气管镜检查，最后在权衡利弊的前提下方可考虑之。

对于初始治疗无效的患者，需要扩大鉴别诊断的范围，同时重复下呼吸道分泌物细菌培养。如果发现耐药菌或少见致病菌，就应该根据药敏结果调整抗菌药物。如果细菌培养阴性，就要考虑其他并发症或非感染性因素。必要时需要更换深静脉插管，并做导管末端、导管血培养，做尿培养。影像学检查可以帮助发现治疗失败的原因，比如侧位胸片、B 超可以发现胸腔积液（通过胸液检查可以排除脓胸），腹部 CT 可以帮助发现腹腔内的感染，鼻窦 CT 可以发现鼻窦的气液平面，帮助鼻窦炎的诊断，另外还要特别警惕肺栓塞的可能。如果微生物学和影像学检查均未发现异常，可以考虑开胸肺活检。但是在肺活检前，可以先考虑纤维支气管镜检查；如果纤维支气管镜也无任何阳性发现，可以先经验性地更换抗菌药物治疗。

八、HAP 的预防

目前尚无特效的预防 HAP 的方法。目前临床应用的方法较多，有些已被证实是有效的，有些则尚待进一步研究。

（一）控制医院内感染的常规措施

主要是发现感染源，隔断传染途径，预防移生菌引起的感染，改善宿主的免疫功能。金葡菌和流感病毒的疫苗对预防特殊人群中的呼吸道感染有一定的效果，从而间接地降低 HAP 的发生率。工作人员的双手容易引起致病菌（尤其是不动杆菌和铜绿假单胞菌）的传播，临床工作中医护人员洗手是非常重要而又易被忽略的控制感染途径的一环。对携带呼吸道耐药菌株的患者施行隔离，对控制 MRSA 流行有一定的预防作用，而对绝大多数的革兰阴性杆菌肺炎无效。

（二）胃肠营养

这是一种非创伤性的较胃肠外营养更为生理，更为经济的营养方式。由于营养不良是 HAP 的危险因素，故此项措施更显重要。胃肠营养可以刺激肠道粘膜，预防细菌的易位（肺炎发生的一种可能机制）；可以促进肝脏合成炎症调节因子以维持宿主免疫功能的平衡。但是，需要指出的是，胃肠营养也会产生一些引起感染的危险因素——最主要的是胃部细菌的移生和进入呼吸道。通过每天同时培养呼吸机使用者（未应用抗酸及 H_2 受体阻断剂）的胃、气管和咽部的分泌物后发现：胃中的革兰阴性杆菌在胃肠营养后明显增多；36% 的患者可先在胃中找到革兰阴性杆菌，再在气管中发现。这种移生可能与自身吸入有关，而自身吸入又与营养管的管径和放置的部位有关。在放置营养管时，应尽可能选用口径小的管，且越深越好。在食物进入胃时，应注意不要使胃体积过于膨胀——这会使细菌易于进入呼吸道；所以持续灌注营养物当为首选。对卧床的患者更为重要。

（三）胃内 pH 和细菌的过度生长

胃内 pH 的上升与胃内革兰阴性杆菌浓度呈对数级生长关系，胃内细菌与咽、气管部位细菌移生之间也存在一定关系。也就是说，提高胃内 pH 值的药物可以升高 HAP 的发生率。如果使用硫糖铝（不影响胃内 pH），可以降低 HAP 的发生率。

（四）抗菌药物的预防作用

1. 全身运用　此法已证明并不成功。此外，它还会引起耐药革兰阴性杆菌肺炎、皮肤感染和菌血症等。研究表明，在 ICU 病房中实行此方案后的 4 天内就有一半的患者发生肺炎。预防性使用抗菌药物并不能使得早期 HAP 的发生率和 HAP 的病死率得到改善。

2. 雾化吸入　将抗菌药物通过雾化的形式送入呼吸道只获得了少数成功降低 HAP 发生

率的报道。由于多粘菌素 B 可以广泛杀伤革兰阴性杆菌（包括铜绿假单胞菌），且它只在上皮细胞表面吸收，故曾较多使用。虽然长期运用可以明显降低铜绿假单胞菌的移生和肺炎的发生率，但会引起耐药菌株的出现，而且并无改善 HAP 病死率的报道。庆大霉素也是如此，故并不被提倡雾化吸入抗菌药物。

3. 选择性灭菌措施　使用不吸收的抗菌药物作用于咽部可以降低 HAP 的发生率，但并不能改善病死率。选择性消化道灭菌是服用不吸收的抗菌药物杀死消化道中的可能的致病菌。但这也有引起耐药菌的可能。近来很多前瞻、随机、双盲对照研究都不能证明选择性胃肠道灭菌可以降低院内感染的发生率（包括肺炎）、缩短住院时间或减少病死率。此种方法只对某些特定患者如腹部手术者有效。

（五）对呼吸治疗器械的处理

细菌可以在呼吸治疗器械中生长。在呼吸机管道中，来自患者的凝集液应被引出，因为其中含有大量的细菌。虽然不少医院规定了每隔 2～3 天就应重新置换管道，但仍无数据表明置换管道较不换管道能降低 HAP 的发生率。使用加热湿化器可减少管道内细菌的污染，也可减少管道中细菌的移生，但对 HAP 的发生率同样无影响。使用特殊的气管插管可以吸出声门下和气囊上部位的分泌物。有报道说这可以降低气管插管中某些 HAP 的发生率。吸引可以以间断、也可以以连续的方式进行，而后者似乎可以延迟 HAP 的发生，预防早期感染。但它对铜绿假单胞菌等可直接移生至呼吸道的致病菌无效。总之，临床上应加强对机械呼吸机的管理以减少 HAP 的发生（表 1－9－15）。

表 1－9－15　在机械通气的患者中应用降低 HAP 发生率的措施

一般方法
积极治疗患者的基础疾病
如为了防止应激性溃疡的发生，应尽量避免使用抗酸剂 + 组胺受体$_2$阻断剂
患者头部抬高 30°
只要临床许可，尽早拔除气管插管和胃管
控制应用抗菌药物
呼吸治疗设备
区别对待雾化器和湿化器
机械通气时应用湿化器者，每 48 h 需更换管道（管道和湿化器）
及时去除管路中的凝集水，防止凝集水倒流到气管内
在患者之间不要交换使用各种设备和装置
仔细护理和应用在管路中的雾化器
感染控制
ICU 中监测感染
对院内获得性感染进行教育和提高认识
洗手和/或预防隔离
应用有效的方法清洗和消毒各种设备和装置
考虑在消化道应用选择性的药物，如口服不吸收的抗菌药物，以预防院内获得性感染

（蔡柏蔷）

参 考 文 献

1. Cunha BA. Pneumonia Essentials. New York: Physicians' Press, 2007, 91
2. Masterton1 R, Craven D, Rello J, et al. Hospital - acquired pneumonia guidelines in Europe: A review of their status and future development. Journal of Antimicrobial Chemotherapy, 2007, 60:206-213
3. Weber DJ, Rutala WA, Mayhall CG. Nosocomial respiratory tract infections and gram - negative pneumonia. In: Fishman AP. et al (eds). Fishman's Pulmonary disease and disorder. 3rd ed, New York: Mc Greaw - Hill, 1998, 2213-2233
4. The Japanese Respiratory Society. The Japanese Respiratory Society guidelines for management of hospital - acquired pneumonia. Respirology, 2004, 9:S1-S59
5. Fiel S. Guidelines and critical pathways for severe hospital - acquired pneumonia. Chest, 2001, 119: 412S-418S
6. Ewig S, Bauer T, Torres A. The pulmonary physician in critical care: Nosocomial pneumonia. Thorax, 2002, 57:366-371
7. Fein A, Grossman R, Ost D, et al. Diagnosis and management of pneumonia and other respiratory infection. 1st Caddo, Professional Communication, 1999, 119-150
8. Archer GL, Polk RE. Treatment and prophylaxis of bacterial infections. In: Wilson JD, et al (eds). Harrison's Principles of Internal Medicine. 14th ed, New York: McGraw - Hill, 1998, 856-869
9. American Thoracic Society Documents. Guidelines for the management of adults with hospital - acquired, ventilator - associated, and healthcare - associated pneumonia. Am J Respir Crit Care Med, 2005, 171:388-416
10. Cunha BA. Herpes simplex virus - 1 (HSV - 1) pneumonia. Infection Disease Practice, 2005, 29: 375-378

第十章　军团菌肺炎

军团菌是一种需氧革兰阴性杆菌，最早于1943年分离得到。1976年在美国费城的退役军人集会中，暴发了一场由该细菌感染导致的肺炎，至1979年，这一类细菌才最终由此被命名为军团菌属。军团菌是淡水原生生物的细胞内寄生菌，广泛存在于人工和天然的水环境中，人类通过吸入含军团菌的气溶胶或尘土而致病。目前已发现的军团菌属中有50个种，70个血清型，其中，接近50%和人类疾病相关。然而，近90%的军团菌肺炎是由嗜肺军团菌引起的，嗜肺军团菌中包括16个血清型，血清Ⅰ型是其中引起军团菌肺炎最常见的病原。

一、流行病学

军团菌目前被认为是社区获得性肺炎的第三大致病菌，重症肺炎的第二大致病菌，资料显示，美国需要住院的社区获得性肺炎患者中，2%～15%的病原是嗜肺军团菌，在亚洲占6.6%，北京协和医院2004～2006年75例社区获得性肺炎住院患者病原学研究显示军团菌感染高达18.7%。军团菌感染的危险因素包括近期的旅游史、接触斡旋水流、肾功能或肝功能衰竭、糖尿病以及恶性肿瘤等，其他如高龄、免疫功能下降也增加感染的风险，特别是在AIDS、血液系统肿瘤以及终末期肾脏疾病的患者中，军团菌感染率明显增加。

二、临床表现

军团菌感染主要有两种临床表现型，其一为军团菌病（Legionnaires'disease，LD），是一种以肺炎为主，累及多系统的疾病；另一种为皮蒂亚克热（Pontiac fever），为自限性，流感样的发作。另外，有很多人经血清学证实曾感染军团菌，但没有任何临床表现。

（一）皮蒂亚克热

表现没有特异性，可能有发热，疲倦，乏力，肌痛等，几乎没有潜伏期，病程很短，无肺炎的X线证据，因为临床表现非常不典型，不需要抗生素治疗可以完全恢复，皮蒂亚克热至今并没有确切一致的定义，而且它是否是由军团菌感染引起尚存在一定的争议。有人认为皮蒂亚克热是由于患者暴露于某些非军团菌微生物及其产物，如某些细菌的内毒素等，所组成的毒性混合物而起病。相关的环境暴露史，如喷泉，冷却塔等，以及恢复期血清抗体效价升高可以帮助证实皮蒂亚克热发作是由军团菌感染引起。

（二）军团病

散发病例各季节均有报道，暴发流行则多在夏秋，可能与环境温暖，促进了细菌在水生环境中增殖有关。主要的易患因素包括中老年，心肺功能不全，嗜烟和免疫抑制状态等。军团病主要的表现为肺部感染，可呈单纯性肺炎或肺炎合并肺外多系统损害，肺部表现与肺炎球菌肺炎难于区分，潜伏期为2～10天，多以发热，周身不适，乏力，头痛起病，1～2天后体温可骤升至39℃以上，伴畏寒、寒战，继而出现干咳，胸痛，气短，少量血丝痰，严重病例可以在短期内进展至 ARDS。患者呈急性病容，发绀，肺部可有湿性啰音或实变体征。常合并肺外多系统受累的表现，如 60% 以上的患者可出现水样腹泻，近一半的患者可伴有神经系统症状，最常见的是意识障碍，其他如幻觉等，也可伴脑炎，脑脓肿。其他还包括肌酶升高，低钠血症，急性肾衰竭，感染性休克等。

肺外军团菌感染并不常见，主要发生在重度免疫抑制的患者，可以累及的系统包括心内膜炎，中枢神经系统，骨髓等。

军团菌是儿童肺炎的少见病因，大多数患儿存在免疫抑制的情况。所有的新生儿军团菌肺炎都是医院获得性的，并且均有早产、应用激素等高危因素。

三、诊断

1998 年，Cunha 发表了 WUH 标准，根据临床特点鉴别军团病与非军团菌肺炎，这一临床标准主要的阳性点包括与 LD 有关的相对特异的临床表现，阴性点为其他病原学特异的临床特点。此后，很多学者就 WUH 标准在军团病的临床诊断和鉴别诊断应用方面进行了一系列的研究，发现 WUH 标准在诊断 LD 中，特异性、敏感性都有待于进一步的提高，其他众多的病例对照研究也表明 LD 和其他社区获得性肺炎的临床表现没有明显的差异，但某些临床特点如腹泻、低钠、肝功能异常、对 β - 内酰胺类抗生素不敏感在 LD 中更常见。

军团病的实验室检查多提示外周血白细胞数轻度增高，血沉增快，1/4 ~ 1/2 的患者有尿蛋白阳性及镜下血尿。此外，可有血钠降低，血磷、血钙降低，肌酶升高，肾功能异常等。

军团病的胸片表现没有特异性，可表现为斑片渗出，实变，空洞和脓胸等，临床症状好转而胸部影像学进一步加重是本病的特点之一。

自 1976 年后，军团病的病原学诊断技术取得了很多进展，20 世纪 70 ~ 80 年代，军团菌主要的检测方法是分离培养和血清学，90 年代中期，尿抗原法迅速进展，在近 10 年来，随着分子技术的发展，军团菌核酸的检测在 LD 诊断中的应用成为研究的热点。然而，LD 现有的诊断方法仍各有缺点，尚没有某种检测方法能够早期快速、敏感、特异地诊断 LD。

（一）分离和培养

目前广泛应用的培养基是缓冲活性炭酵酸浸膏琼脂（BCYE）。在分离培养的同时，加入染料指示剂，能够针对特定的菌种产生颜色变化，进行菌种的鉴定。新近的军团菌培养法已经尝试与克隆杂交及放射免疫自显影技术结合在一起，从而能够大大缩短诊断的时间。培养迄今仍然是诊断军团菌感染的金标准，专业实验室痰培养的敏感性接近 60%，特异性可以达到 100%。但 50% 以上的军团病患者无痰，其他呼吸道标本如经气管镜灌洗液等，也有很好的敏感性，但涉及到一些侵入性的操作。另外，培养时间较长，大多数嗜肺军团菌出现阳性结果需要 3 ~ 7 天的时间，非嗜肺军团菌则需要 10 天以上。取材的限制、耗时过长、培养技术的高要求限制了此检查的临床应用。

（二）DFA 方法

直接免疫荧光抗体（direct fluorescent antibody，DFA）可以用来检测呼吸道分泌物和组织标本。敏感性大致在 25% ~ 66%，特异性约 94%，单克隆抗体试剂较多价的 DFA 试剂特异性高。该方法与其他细菌包括脆弱杆菌、假单胞菌、产黄菌属等有交叉反应。另外，需要较专业的设备和人员，如果由非熟练人员操作，很可能增加实验的假阳性，临床上，如果只有 DFA 结果阳性，而缺乏其他方法的支持，一般不足以诊断军团菌的感染。

（三）血清学方法

血清学方法是诊断军团病的传统方法，至今也是常用的方法，有间接免疫荧光法（IFA），微量凝集法（MAT），酶联免疫法（ELISA）等。IFA 法既往被认为是血清学的标准方法，恢复期抗体效价的 4 倍升高，或恢复期新出现的抗体效价≥1∶128 被认为是军团菌感染的标准，敏感性在 78% ~91% 之间。和所有感染性疾病的血清学检查相似，军团病的血清学检查也不能提供早期诊断结果。在大多数的患者中，抗体效价的 4 倍升高可以在 3 ~4 周内检测到，但在少数病例，抗体反应可能要在 10 周以后才能被检测到，如果恢复期检测时间过早，就造成了假阴性的结果。另外，在 33% 的患者中，抗体在发病后的 48 个月仍然能够检测到，在这种情况下，很难区分新近感染或既往感染。近期的研究表明，检测 IgM 可以作为尿抗原法的有效补充，诊断新近的军团菌感染。但也存在疾病早期只有单独 IgG 的出现，或者 IgM 在血清中长期存在的情况，所以 IgM 的检测目前也未能在临床工作中普遍采用。

因为血清学方法在一定程度上反映了感染后机体的免疫过程，而此过程是非常复杂的，并且是在很多影响因素的共同作用下的综合反应，所以我们能够看到在培养证实的军团病患者中，有 20% ~30% 的患者始终没有抗体效价的升高，这可能是因为：早期特异性治疗影响了抗体的形成、轻症、使用免疫抑制剂或患者体液免疫低下使免疫球蛋白水平达不到检测标准等。

某些非军团菌感染的肺炎或者菌血症的患者可以检测到军团菌抗体阳性，例如脆弱杆菌属、假单胞菌属、鹦鹉螺旋体、分枝杆菌、支原体、弯曲杆菌属等均有报道。在部分健康志愿者、献血者及其他原因的住院患者中，可以发现低效价的抗嗜肺军团菌抗体，这可能提示既往对嗜肺军团菌的暴露。

军团病的血清学方法诊断曾经是使用最广泛的检测方法，虽然有以上提到的种种不足，但就 IFA 方法来说，使用规范的诊断程序和标准，其特异性在 95% 以上。并且有各种方法包括 IFA、ELISA 的试剂盒出售，虽然在 20 世纪 90 年代以后，尿抗原方法的广泛应用使对血清学的依赖有所减少，但迄今为止，血清学方法仍然是临床工作中特别是流行病学调查中常用的方法。

（四）尿抗原法

尿抗原法所检测的抗原是军团菌细胞壁脂多糖的成分，并且具有热稳定性及抗胰蛋白活性。这种抗原也可以在血中检测到，但在血清中此抗原的浓度比尿中低 30 ~100 倍。尿抗原最早可以在出现症状的 1 天内检测到，大约能够持续存在至有效抗生素治疗后的数天或者数周。在军团病暴发的情况下，尿抗原检测的敏感性似乎与病情轻重有关，40% ~53% 的轻症军团病患者中可以检测到尿抗原，而 88% ~100% 的重症患者中可以检测到。尿抗原法的敏感性还被观察到随检测患者类型的不同而有变化，在旅游相关的、社区获得性和医院获得性的军团病患者中，其敏感性分别是 94%、76% ~87% 和 44% ~46%。这种差异反映了尿抗原法的一个缺点，即主要检测的是单克隆抗体 Mab -3/1 - 及 Mab -2 - 阳性的菌株，而这种菌株是旅游相关军团病的主要致病株。

因为在尿抗原方法中所采用的俘获抗体主要是嗜肺军团菌血清1型特异性的，所以尿抗原方法对于检测Lp1的敏感性较高，在70% ~100%，而特异性接近100%。但对于非Lp1的阳性率较低，约14% ~69%。虽然大多数的人类军团病，主要是由Lp1引起的，但完全依靠尿抗原法诊断军团病，可能会漏掉40%的患者。这也成为尿抗原法最大的不足。

尿抗原法试剂盒包括放射免疫分析方法（RIA）、ELISA法、免疫膜层析（immunochromatographic test，ICT）技术等，后者是近年来兴起，被认为是操作更简易、所需时间更短的方法。

尿抗原法作为快速诊断方法，对临床诊断和治疗的意义无疑是非常重要的，特别是在以Lp1感染为主的地区，但在以非Lp1为优势血清型的地区，尿抗原法仍不能满足诊断的需要。

（五）军团菌核酸检测

早期的核酸检测应用的是核酸探针技术，根据军团菌核酸序列合成一段寡核苷酸（即探针），用放射性核素标记探针并与被检核酸分子杂交，通过检测放射性信号，检测军团菌感染。但因为假阳性率高达50%以上，很快退出了市场。

PCR可以快速地、特异性地扩增标本中极少量的核酸，并且可以检测所有已知军团菌血清型，是新型的检测军团菌核酸的方法。多种临床标本可以用于PCR检测，如呼吸道分泌物：痰、BALF、咽拭子，外周血白细胞，血清，以及尿标本等，对于呼吸道标本，PCR被认为与分离培养方法的敏感性一致或者更高。早期的研究发现非呼吸道标本PCR检测敏感性低于呼吸道标本，但最近的一些研究表明，血清中PCR检测的敏感性可以达到50% ~60%，而且敏感性与疾病严重程度相关，在重症军团菌肺炎的患者，敏感性可以达到70% ~90%。

PCR检测军团菌所常用的扩增片段有：军团菌特异性的5S rRNA和16SrRNA gene，嗜肺军团菌特异性的mip（巨噬细胞感染增强因子）gene等。

除了普通PCR外，其他PCR技术也在应用于军团菌的检测。双重或多重PCR，指在同一个PCR反应中，同时使用2对或者多对引物，可同时扩增目的基因中的2个或者几个片段，双重引物PCR常用一对军团菌属特异性引物和一对嗜肺军团菌特异性引物同时扩增，可以在检测到标本阳性的同时，区分出Lp或者非Lp。多重PCR则应用多对针对不同病原体的引物，同时进行扩增，可以在一次反应中区分出数种病原体的感染。巢式PCR应用两对引物先后进行两次扩增，后一次扩增引物互补于前一次所扩增序列的内侧，同样可以区别Lp和非Lp。

近年来，即时定量PCR即real - time PCR也用于军团菌的检测。此技术是在PCR的基础上，利用探针、荧光显像等技术，在PCR进行的过程中，即时监测产物的数量，既可以通过这样的监测调整PCR的条件，又可以节省掉PCR反应后对产物的分析过程，从而避免了在产物分析的过程中出现的污染问题。

四、治疗

早期推荐的抗生素为红霉素，20世纪90年代后，逐渐转为新的大环内酯类以及氟喹诺酮类（表1 -10 -1）。目前还没有大规模的、前瞻性的军团菌肺炎抗生素治疗方面的临床试验，更多的资料来源于动物实验和体外药敏试验，实验室资料表明新型的大环内酯类和多种氟喹诺酮类有很好的抗菌作用，而且相对红霉素而言，副作用更少。

对于CAP患者，经验性抗生素治疗应覆盖肺炎链球菌，对于重症者，以及考虑不除外军团菌肺炎的患者，治疗应覆盖军团菌。病原学诊断明确后，经验性抗生素治疗应调整为敏感抗生素的针对性治疗。

应当个体化的制定抗生素疗程，大多数患者为7~14天，但是，有肺脓肿、脓胸、感染性心内膜炎、或肺外感染的情况，应延长治疗时间至3周以上。

表1-10-1 军团菌病的推荐治疗方案

抗生素	剂量	用法
大环内酯类		
阿奇霉素	500mg/24h	iv，po
克拉霉素	500mg/12h	iv，po
红霉素	1000mg/6~8h	iv，po
四环素		
多西环素	200mg/24h	iv，po
氟喹诺酮类		
环丙沙星	400mg/8~12h	iv
	500~750mg/12h	po
加替沙星[a]	200~400mg/24h	iv，po
吉米沙星[a]	320mg/24h	po
左氧氟沙星	500~750mg/24h	iv，po
莫西沙星	400mg/24h	iv，po
氧氟沙星	400mg/12h	iv，po
酮内酯类		
泰利霉素[a]	800mg/24h	po

a：缺少临床实验证据，仅推荐应用于轻、中度患者。

五、预后

早期的军团病被认为死亡率极高，随着临床医师对军团菌感染的重视，早期经验性应用覆盖军团菌的抗生素治疗，以及早期实验室诊断方法的兴起，死亡率明显下降，但是，某些情况仍提示预后较差：入院时APACHE Ⅱ评分>15分，需要气管内插管，高龄，合并恶性肿瘤、免疫抑制，合并其他细菌感染等。如有肾脏继发受累则预后更差。

（甄俊峰）

参 考 文 献

1. Amsden GW. Treatment of Legionnaires disease. Drugs, 2005, 65 (5): 605 - 614
2. Garbino j, J - E Bornand, I Uckay, et al. Impact of positive legionella urinary antigen test on patient management and improvement of antibiotic use. J Clin Pathol, 2004, 57 : 1302 - 1305
3. Blasi F. Atypical pathogens and respiratory tract infections. Eur Respir J, 2004, 24 : 171 - 181
4. Yu VL, Vergis EN. Legionellosis. In: Fishman AP, Elias JA. Fishman JA et al (eds). Fishman's Pulmonany Diseases and Disorders. 3rd ed, New York: McGraw - Hill, 1998, 2235 - 2246
5. Johnnson DH, Cunha BA. Atypical pneumonia. clinical and extrapulmonary featureas of Chlamydia, Mycoplasma and Legionll infections. Postgrad Med, 1993, 93 (7): 69 - 72
6. Pedro - Botet ML, Sabria - Leal M, Haro Metal. Nosocomical and community - acquired Legionella pneumonia: Clinical comparative analysis. Eur Respir J, 1995, 8 (11): 1929 - 1933
7. Cunha BA, Ortega A M. Atypical pneumonia. extra - pulmonary clues guide the way to diagnosis. Postgrad Mad, 1996, 99 (1): 123 - 128
8. Cunha BA. Clinical feature of legionnaires'disease. Seminars in Respiratory Infection, 1998, 13 : 11 - 127
9. Goetz MB, Finegald SM. Pyogenic bacterial pneumonial, lung abecess and empyema. In: Murray M, Nadel B (eds). Textbook of Respiratory Medicine. 3rd ed, Philadelphia: WB Saunders, 2000, P1014 - 1015
10. Hidiyeh M, Carrol KC. Laboratory diagnosis of atypical pneumonia. Semin Respir Infec, 2000, 15 : 101 - 108

第十一章 肺孢子菌肺炎诊断治疗进展

肺孢子菌于1909年首先由Carlos Chagas在豚鼠中发现，紧接着在1910年由Antonio Carinii在大鼠肺组织中发现。1912年Delanoe's夫妇确认这是一种新的病原体，为纪念其发现者，将之命名为卡氏肺孢子（囊）虫（*Pneumocystis Carinii*，PC）。肺孢子菌长期以来被划归原虫。直至1988年，通过对其核糖体小亚基rRNA的序列分析证实肺孢子菌属于真菌。过去Pneumocystis中文译成肺孢子（囊）虫，目前译作肺孢子菌。

肺孢子菌感染具有宿主特异性，感染人类的肺孢子菌则不会感染大鼠，反之亦然。目前感染鼠类的被命名为卡氏肺孢子菌（PC），而感染人类的被命名为伊氏肺孢子菌（Pneumocystis jiroveci，PJ）。肺孢子菌代替卡氏肺孢子菌成为属，PJ和PC为不同的种。肺孢子菌肺炎的缩写仍为PCP（Pneumocystis pneumonia）。现有的命名方法并未获得国际肺孢子菌研究学会的一致认可，新的命名方法仍在探索当中。

一、宿主对肺孢子菌的防御反应

（一）$CD4^+$和$CD8^+$T细胞在宿主防御反应中的作用

$CD4^+$ T细胞缺乏是HIV感染的显著特征。$CD4^+$ T细胞下降与AIDS患者发生PCP相关。通过抗病毒治疗升高$CD4^+$ T细胞，可以降低PCP的风险。多种动物模型均证实$CD4^+$ T细胞缺乏个体易感染肺孢子菌，包括糖皮质激素诱导的$CD4^+$ T细胞缺乏大鼠模型，严重复合免疫缺陷（severe combined immunodeficiency，SCID）小鼠模型，CD4敲除小鼠模型等等；而进行免疫重建后（停用激素或补充$CD4^+$ T细胞）有助于感染清除。对$CD4^+$ T细胞作用机制的进一步研究表明，共刺激分子CD28的表达在小鼠对肺孢子菌的防御反应中起着重要作用。但是并非所有的炎症反应都对宿主有利。用$CD4^+$ T细胞对SCID小鼠进行免疫重建虽然有利于清除病原体，但同时也引起了过度的炎症反应、导致动物死亡。$CD25^-$细胞在减少肺孢子菌负荷量同时也引起严重的炎症反应；而补充$CD25^+$细胞虽然不能有效清除病原体，但是可以限制炎症反应。仍然需要进一步的研究来探讨$CD4^+$ T细胞的不同亚型对于感染和炎症的调控作用。

$CD8^+$ T细胞在宿主对肺孢子菌防御反应中所起的作用研究得不如$CD4^+$ T细胞清楚，所起的作用是有益或者有害的目前仍有争议。SCID小鼠仅补充$CD8^+$ T细胞并不能保护动物免受感染；但同时缺乏$CD8^+$和$CD4^+$ T细胞的小鼠和单纯缺乏$CD4^+$ T细胞者相比感染更重，提示$CD8^+$ T细胞仍然是有益的。然而动物研究表明，在$CD4^+$ T细胞缺乏合并PCP时，主要是$CD8^+$ T细胞介导了肺部炎症反应，肺损伤和低氧程度与肺内$CD8^+$ T细胞密切相关。至于$CD8^+$ T细胞的哪些亚型参与宿主的保护机制，哪些亚型介导了严重的肺炎症损伤，仍然需要进一步研究。

（二）B细胞在宿主防御反应中的作用

HIV感染也伴随着B细胞功能改变，包括高γ球蛋白血症，B细胞激活标志物表达增加，凋亡易感性增加，对抗原刺激反应下降等等。但是上述 B 细胞功能缺陷如何导致对肺孢子菌易感并不清楚。研究表明，患过 PCP 的个体与健康献血者和未患过 PCP 的 HIV 感染患者相比，血浆主要表面糖蛋白（major surface glycoprotein，MSG）C 的抗体反应增加。MSG C 抗体在肺孢子菌感染后 3～4 周达到高峰，在此后数周内逐渐下降。最近用 PCR 方法发现 PCP 患者的肺组织中有 3 种 MSG C 变异体。这些变异体在核苷酸和氨基酸水平有着同源性，但是 PCP 患者血浆中针对这几种变异体的抗体反应是不同的。需要进一步的研究来明确 MSG C 抗体在 PCP 发生过程中的作用，以及肺内局部抗体的作用。

（三）肺孢子菌与巨噬细胞、上皮细胞和表面活性物质的相互作用

肺泡巨噬细胞可以结合、吞噬、降解肺孢子菌。动物模型证实肺泡巨噬细胞数量下降、对病原体的清除也下降。另外，肺泡巨噬细胞也是 TNF－α 的重要来源。TNF－α 对清除感染有利，但是过多的 TNF－α 也导致炎症细胞聚集和肺损伤。肺孢子菌主要与Ⅰ型肺泡上皮细胞紧密结合，其次也与Ⅱ型肺泡上皮细胞结合。宿主的纤连蛋白和玻璃粘连蛋白包被肺孢子菌、促进其与肺泡上皮细胞结合。肺泡上皮细胞与肺孢子菌相互作用，通过激活激酶信号途径（如 Ste 20 激酶）可以刺激病原体增殖和感染；同时是 MIP－2 等趋化因子的重要来源。

PCP 过程中也存在肺表面活性物质改变。大的聚合磷脂显著减低，与肺泡表明张力增加和肺顺应性下降有关。疏水性表面活性物质蛋白 SP－B 和 SP－C 表达下降，而亲水性 SP－A 和 SP－D 显著增加。SP－A 敲除小鼠肺孢子菌清除延迟、并且肺部炎症和损伤更重，提示 SP－A 表达增加可能有助于宿主的防御反应。SP－D 的作用比较复杂。SP－D 敲除小鼠在感染早期肺孢子菌数量增加并且肺部炎症反应更重；但是 SP－D 过度表达也会加重肺孢子菌感染和肺部炎症反应。因此，SP－A 和 SP－D 表达的平衡对于宿主防御具有重要作用，这方面仍然需要进一步研究。

（四）PCP 的肺部炎症反应和损伤

研究表明，PCP 引起的肺部损伤更多的是由于炎症反应所致、而不是病原体的直接损伤。PCP 患者的 IL－8 和中性粒细胞水平与氧合下降的相关性比病原体数量更强。激素辅助治疗 PCP 的疗效也支持炎症反应在肺损伤中的作用。研究表明，固有性和适应性免疫应答都参与了肺损伤。其中 $CD8^+$ T 细胞显得尤为重要。在 $CD4^+$ T 细胞缺乏合并 PCP 的动物模型中，去除 $CD8^+$ T 细胞可以减轻肺部损伤。TNF 受体信号途径能够引起 $CD8^+$ T 细胞和中性粒细胞募集，从而导致严重的炎症反应。另外，Ⅰ型 IFN 信号途径和 MCP－1/CCR2 信号途径都与 $CD8^+$ T 细胞为基础的肺部炎症有关。总之，以抗原特异性 $CD8^+$ 细胞为主的适应性免疫反应代表了 PCP 的肺部炎症反应损伤机制，提供了可能的治疗方向。

尽管缺乏 $CD4^+$ T 细胞是 PCP 易感的重要原因，但是还存在其他一些独立于 $CD4^+$ T 细胞的防御机制。HIV 感染引起的固有性免疫功能改变也是患者肺部感染的重要原因。HIV 感染可以导致肺泡巨噬细胞对肺孢子菌的吞噬、呼吸暴发、炎症激活等功能下降。肺内 SP－A、纤连蛋白和玻璃粘连蛋白表达增加，改变了肺孢子菌与宿主细胞的相互作用。最近还有研究表明，HIV 感染使肺泡巨噬细胞甘露糖受体表达下降、扣押增加，导致吞噬能力下降。甘露糖受体下降也可以导致纤连蛋白和玻璃粘连蛋白等在肺泡腔内聚集。因此，调节肺的固有性免疫可能是一种预防和治疗 PCP 的新方法。

（五）宿主免疫反应调节

目前有很多研究都在关注如何调节宿主的免疫防御机制，一方面提高对肺孢子菌的清除，同时避免肺组织损伤。已经证明抗病毒治疗提高 $CD4^+$ T 细胞可以减少 PCP 风险。相反，尽管 $CD8^+$ T 细胞可以促进病原体清除，但是同时也介导了严重的肺损伤。

目前认为，在 PCP 过程中多种细胞因子可以调节宿主反应。尽管 TNF－α 对于清除肺孢子菌是必需的，但是 TNF－α 同时加重肺部炎症和损伤，这就限制了它的治疗价值。而 IFN－γ、GM－CSF 和 CXCR3 受体配体（包括 IP－10 MIG 和 I－TAC）可能促进病原体清除、减轻感染。除了 T 细胞和巨噬细胞以外，B 细胞也在宿主对肺孢子菌的防御反应中起到重要作用。因此，最近很多研究注重于开发有效的肺孢子菌疫苗。

二、PCP 的流行病学

19 世纪 80 年代，随着 HIV/AIDS 的流行，PCP 的发病率也呈上升趋势。在流行的早期，HIV 感染并且 $CD4^+ < 200/\mu l$ 的患者中，每年 PCP 发病率为每 100 人中有 20 例。估计 75% HIV 感染患者一生中会发生 PCP。确诊 PCP 几乎就可以作为诊断 AIDS 的依据。自 1989 年开始 PCP 预防治疗，以及 1996 年开始抗反转录病毒治疗，欧美地区 PCP 感染发病有下降趋势。尽管如此，PCP 仍然是 HIV/AIDS 最常见的机会性感染。

我国关于 PCP 的流行病学资料比较有限。目前国内报道 PCP 多数为非 HIV/AIDS 免疫抑制患者，而 HIV/AIDS 合并 PCP 的报道也正在增加。北京协和医院感染科一项回顾性研究表明，143 例 HIV/AIDS 患者中发生 PCP 者有 27 例（34.2%），为最常见的机会感染，并且均发生在 $CD4^+$ 细胞 $< 200/\mu l$ 时。因此临床上两类易感人群需要引起临床的重视，包括：HIV 感染人群、尤其是外周血 $CD4^+$ 细胞 $< 200/\mu l$ 者；非 HIV 感染患者例如肿瘤、移植患者，以及其他使用免疫抑制剂治疗患者。

三、PCP 的临床特点

（一）症状与体征

PCP 的主要症状包括发热、干咳和进行性呼吸困难。体征不明显，即使有严重的低氧或影像学改变时，肺部听诊也可能正常。

HIV 感染和非 HIV 感染免疫抑制患者并发 PCP 的临床特点有所不同。HIV 感染相关 PCP 起病呈亚急性，症状持续时间更长，低氧血症相对较轻，BALF 的肺孢子菌负荷量更低、而中性粒细胞数量更少，诱导痰阳性率更高，病死率较低（10%～20%）。非 HIV 感染合并 PCP 起病更急，进展迅速，肺部炎症反应和低氧更重，病死率更高（30%～60%）。

（二）影像学表现

胸部 X 线片典型改变为双肺弥漫或者肺门旁分布的磨玻璃影或者网格影，可以进展为实变影。有症状的患者中约有 6% 起病时胸部 X 线片可以正常。CT 或 HRCT 表现包括散在或弥漫分布的磨玻璃影或实变影，小叶间隔增厚。约 1/3 的患者可以出现薄壁的囊状影（pneumatoceles），单发或者多发，可以出现于肺内任何部位，也有报道上肺更多见。可以出现气胸。少见的、不典型表现包括肺段或肺叶实变，局灶结节影伴或不伴空洞。胸腔积液、纵隔肺门淋巴结大非常少见。接受喷他脒雾化治疗的患者病变以上肺多见、类似于结核。非 HIV 感染的免疫抑制患者，由于肺部可能存在原发疾病表现，因此合并 PCP 时可能不典型。

四、诊断

高危人群（HIV感染人群、尤其是外周血$CD4^+$细胞<200/μl者；肿瘤、移植患者，以及其他使用免疫抑制剂治疗的患者），一旦出现发热、干咳和进行性呼吸困难，低氧血症，影像学表现为双肺弥漫的磨玻璃影时，临床上应该警惕PCP。但是PCP的症状、体征和影像学表现均不特异，仅靠症状、体征和影像学表现不足以确诊PCP。目前诊断PCP仍然有赖于病原学诊断。由于尚无肺孢子菌的体外培养技术，病原学诊断方法是在呼吸道标本中找到病原体。染色方法包括吉姆萨染色法、哥氏银染色法、甲苯胺蓝染色法等等。呼吸道标本包括痰、诱导痰、支气管肺泡灌洗液（BALF）和各种肺活检标本，以及口腔含漱液（oral wash specimens）。据报道，诱导痰的敏感性为74%~83%，BALF的敏感性为89%~98%。

分子生物学技术是正在发展中的方法，不仅可以用于PCP诊断，还可用于TMP-SMZ耐药、肺孢子菌定植，以及疾病传播的相关研究。

（一）PCR技术在诊断PCP中的应用

有多种PCR方法用于PCP诊断，包括用PCR方法扩增MSG、线粒体大亚基（mitochondrial large subunit，mtlsu）rRNA及内转录间隔区（internal transcribed spacers，ITS）基因等等。

PCR方法目前被用于诱导痰、BALF和口腔含漱液等多种标本的检测。而口腔含漱液作为一种非侵袭性方法，结合敏感的PCR技术，具有很大的临床运用潜力。有研究报道，用定量touch-down PCR（TD-PCR）方法检测口腔含漱液标本中肺孢子菌MSG基因，诊断PCP的敏感性为88%，特异性为85%。治疗前收集可以提高阳性率。另有研究采用TD-PCR扩增mtlsu rRNA基因，口腔含漱液的敏感性达到90%，特异性100%。口腔含漱液的获得方法很简单，让患者含漱10ml 0.9% NaCl约60秒即可，尤其适用于门诊患者或者不适合做支气管镜的情况。它不仅可以用于临床，而且可以用作流行病学研究。

用PCR方法检测血液细胞或血清标本肺孢子菌的研究结果并不一致，目前尚不能用于诊断。

PCR技术检测肺孢子菌是PCP诊断的重要进展。总的来说，和传统的显微镜检相比，PCR方法敏感性更高，而特异性略低。其临床应用价值尚待进一步评估。

（二）肺孢子菌的成活力（viability）检测

多数检测肺孢子菌的PCR方法扩增的是DNA，由于DNA相对稳定，病原体死亡后仍然可以持续存在，所以检测DNA不能说明肺孢子菌的成活力和感染力。而RNA、尤其是mRNA不稳定，在细胞死亡后很快降解，所以检测肺孢子菌的mRNA可以判断其成活力。目前有研究运用反转录PCR（RT-PCR）的方法检测Phsb1转录产物，可以区分存活的或加热灭活的肺孢子菌。研究表明，该方法用于BALF的敏感性为100%、特异性86%，用于诱导痰其敏感性为65%、特异性为80%，用于口腔含漱液敏感性更低，但咳嗽5次、空腹>3小时可以提高敏感性。

（三）PCR在甲氧苄啶-磺胺甲恶唑（trimethoprim-sulfamethoxazole，TMP-SMZ）耐药研究中的应用

肺孢子菌无法体外培养，因此耐药相关研究受到很大限制。目前关于肺孢子菌对TMP-

SMZ 耐药性的研究，多是分析肺孢子菌二氢叶酸合成酶（dihydropteroate synthase，DHPS）基因突变，并将 DHPS 基因突变与提示耐药的临床预后指标（如治疗失败、死亡）作相关分析。现有研究表明，使用 TMP－SMZ 或氨苯砜预防 PCP 与肺孢子菌 DHPS 突变有关。但是存在 DHPS 突变与治疗失败或死亡的相关关系并不确定。有研究表明，存在 DHPS 突变是第三个月总死亡率增加的独立预测因子（HR 3.10；95% CI，1.19～8.06；$P=0.01$）。而另一项研究并未证实 DHPS 突变与死亡率相关，却发现 DHPS 突变与 PCP 治疗失败风险增加有关（RR 2.1；$P=0.01$）。但是，最近一些报道突变与治疗反应或生存率无相关。比较一致的结果是，即使存在 DHPS 突变，PCP 患者大多数对 TMP－SMZ 治疗有反应、能够存活。合并 PCP 的 HIV 感染患者死亡原因很复杂，要明确耐药的问题仍然需要更大的样本量和多因素分析。DHPS 突变的临床意义尚不肯定，有待进一步研究。

五、预防和治疗

（一）常用药物

目前推荐用于预防和治疗 PCP 的药物及剂量见表 1－11－1。

表 1－11－1 PCP 预防和治疗用药*

药 物	预防性用药		治疗性用药	
	途 径	剂 量	途 径	剂 量
首选				
TMP－SMZ	口服	1DS[a] 或 1SS[b] qd	口服	2DS q8h
			静脉	5/25mg/kg q8h
备选				
TMP－SMZ	口服	1DS tiw	/	/
氨苯砜	口服	50mg bid 或 100mg qd	/	/
氨苯砜	口服	50mg qd 或 100mg qw	/	/
伯氨喹啉	口服	50mg qd 或 15mg qw	/	/
亚叶酸	口服	25mg qw	/	/
喷他脒	气雾吸入	300mg qM	静脉	4mg/（kg·d）
阿托伐醌	口服	1500mg qd	口服	750mg bid
TMP	/	/	口服	320mg q8h
氨苯砜	/	/	口服	100mg qd
克林霉素	/	/	口服，静脉	300～450mg q6h
伯氨喹啉	/	/	口服	15～30mg qd
辅助治疗				
泼尼松	/	/	口服，静脉	40mg q12h×5d
				40mg qd×5d
				20mg qd×11d

*摘自：中华结核和呼吸杂志，2007，30（11）：821－834。[a] DS：双剂量片（强化片）含 TMP 160mg、SMZ 800mg；[b] SS 单剂量片：剂量减半。

新型抗真菌药物——卡泊芬净在治疗和预防肺孢子菌肺炎中的作用：卡泊芬净对肺孢子菌有抗菌活性，但目前尚无临床证据。虽然近年来国内有少数文献报道卡泊芬净单药治疗肺孢子菌肺炎有效，但目前尚缺乏大样本的前瞻性研究结果。理论上卡泊芬净可以通过抑制葡聚糖合成，影响肺孢子菌的囊壁形成，从而对囊前期肺孢子菌有很强杀灭作用。动物实验显示，小剂量卡泊芬净即可选择性抑制肺孢子菌的囊壁形成，但对滋养体无明显作用；预防性使用卡泊芬净可有效控制动物模型肺孢子菌感染。实验也提示，卡泊芬净可作为肺孢子菌病的预防用药。

（二）预防性治疗

PCP 预防性治疗主要推荐用于 HIV/AIDS 患者，指征为：$CD4^+ < 200/\mu l$，口腔念珠菌病，或者 PCP 肺炎患者完成抗 PCP 治疗后。疗程为 $CD4^+ > 200/\mu l$ 持续 3 个月以上。也有人认为 TMP-SMZ 及氨苯砜预防治疗可以导致肠道和呼吸道菌群耐药率增加，同时也可能导致肺孢子菌耐药。

预防性化疗在非 HIV/AIDS 的免疫抑制患者应用目前尚无一致意见。最近有 Meta 分析显示，血液系统肿瘤、骨髓移植或实体器官移植患者，使用 TMP-SMZ 预防治疗，可以减少91%的 PCP 发生（RR 0.09；95% CI：0.02~0.32），PCP 相关死亡率显著下降（RR 0.17；95% CI：0.03~0.94）。这个结果说明，对血液系统肿瘤、骨髓移植或实体器官移植患者使用预防 PCP 治疗是有益的。目前有人推荐人体干细胞移植或实体器官移植患者用 TMP-SMZ 1 DS qd 或 1 SS qd，3~7 天/周。疗程为：异体干细胞移植≥6 个月，肾移植 6 个月~1 年，心、肝、肺移植≥1 年或终生使用。

（三）糖皮质激素的应用

目前认为 HIV 感染合并 PCP 应考虑使用激素辅助治疗。激素抑制 PCP 的炎症反应和肺损伤。Meta 分析显示，对中重度 PCP 患者在正规抗肺孢子菌治疗基础上加用激素辅助治疗，可以降低死亡率（RR 0.56；95% CI：0.32~0.98）和减少呼吸机使用（RR 0.38；95% CI，0.20~0.73）。目前推荐激素辅助治疗的指征包括：$PaO_2 < 70$ mm Hg，$P(A-a)O_2 > 35$ mm Hg。激素应该在 TMP-SMZ 前 15~30 分钟给药。在 $PaO_2 > 70$ mm Hg 时应用激素也可能获益，但不主张常规使用。

非 HIV 感染的其他免疫抑制患者合并 PCP 时是否使用糖皮质激素尚无一致意见。有人认为重度 PCP 也应使用激素。

（四）PCP 治疗疗程

AIDS 合并 PCP 时疗程 3 周，非 AIDS 患者疗程为 2 周。临床需要根据患者情况个体化处理。评估 TMP-SMZ 无效或治疗失败需要观察 4~8 天才能判断，如果失败再改用其他方案。

（五）免疫重建综合征（immune reconstitution syndrome，IRS）

AIDS 合并 PCP 的患者，在抗 PCP 治疗过程中开始抗反转录病毒治疗，可能导致肺炎症状恶化甚至呼吸衰竭；部分 AIDS 患者存在临床静止的 PCP，当开始抗反转录病毒治疗时，可能产生显著的肺炎症状。这种现象可能是由于免疫反应增强在所致。多数患者能恢复，少数需要暂停抗病毒治疗或加用激素。

六、肺孢子菌的定植

定植（colonization）是指：微生物在宿主体内复制而没有感染的证据。具体到肺孢子菌定植是指：呼吸道标本检测出病原体，但没有急性 PCP 表现。肺孢子菌定植的研究多使用 PCR 技术，其中巢式 PCR 由于敏感性高应用广泛。目前使用最多的是用巢式 PCR 扩增 mtL-SU rRNA 位点。

动物和人类都有肺孢子菌定植。动物模型中肺孢子菌定植可以伴随显著的肺部炎症，表现为 BALF 中 $CD8^+$ T 细胞和中性粒细胞增加，IL－8 和 TNF－α 等炎症因子增加，提示肺孢子菌定植也改变了宿主的免疫反应。

儿童尤其是婴幼儿的肺孢子菌定植很常见，是贮存宿主，在肺孢子菌的流行病学中可能具有重要作用。<20 个月的儿童中 85% 血浆肺孢子菌抗体阳性；10.5% 健康儿童，以及 15% 有呼吸道症状或细支气管炎婴幼儿，鼻咽冲洗液中检测到肺孢子菌定植；一项研究表明，<1 岁的、无免疫缺陷、死因不同的婴儿中有 58 例在肺组织中检测到肺孢子菌；另有研究表明，因婴儿猝死综合征在家中死亡的婴儿中 52% 在肺组织检测到肺孢子菌。这些研究有的是用巢式 PCR 方法，有的是在肺组织活检标本中显微镜检发现病原体。儿童中肺孢子菌定植常见的原因被认为是由于儿童与成人免疫机制的差异所致。

成人肺孢子菌定植见于 HIV 感染或非 HIV 感染个体。据报道，HIV 感染人群中 10% ~ 69% 有肺孢子菌定植，结果差异很大是由于检测方法、呼吸道标本和人群不同。肺孢子菌定植风险与 $CD4^+$ 细胞数量、使用 PCP 预防治疗以及 PCP 病史等指标的关系并不确切。非 HIV 感染人群中，多数健康人未发现定植。7% ~19% 慢性病或各种呼吸道疾病患者发现肺孢子菌定植。孕妇肺孢子菌定植的风险增加，一项研究表明 16% 的孕妇发现肺孢子菌定植。COPD 患者肺孢子菌定植危险性高于其他呼吸道疾病，吸烟者中有肺孢子菌定植者和无定植者相比肺功能更差，提示肺孢子菌定植可能与 COPD 病情进展有关。关于肺孢子菌定植目前仍有很多问题尚待解决：肺孢子菌定植的流行病学和临床意义仍不清楚，肺孢子菌定植是否有发生 PCP 的危险，是否传染，是否导致肺组织慢性炎症和损伤，仍然需要进一步研究。

（彭　敏）

参 考 文 献

1. Thomas CF, Limper AH. Pneumocystis pneumonia. N Engl J Med, 2004, 350:2487－2498
2. Huang L, Morris A, Limper AH, et al. An official ATS workshop summary: Recent advances and future directions in Pneumocystis pneumonia (PCP). Proc Am Thorac Soc, 2006, 3 (8):655－664
3. Thomas CF, Limper AH. Current insights into the biology and pathogenesis of Pneumocystis pneumonia. Nat Rev Microbiol, 2007, 5 (4):298－308
4. Green H, Paul M, Vidal L, et al. Prophylaxis for Pneumocystis pneumonia (PCP) in non－HIV immunocompromised patients. Cochrane Database Syst Rev, 2007, 18 (3): CD005590
5. Briel M, Bucher HC, Boscacci R, et al. Adjunctive corticosteroids for Pneumocystis jiroveci pneumonia in patients with HIV－infection. Cochrane Database Syst Rev, 2006, 19 (3): CD006150
6. 曹彬，王辉等. 非 HIV 感染/艾滋病患者人肺孢子菌肺炎的临床和预后研究. 中国真菌学杂志，2006，1

(1):31 - 35
7. 王焕玲、李太生、王爱霞，等. 艾滋病合并肺孢子菌肺炎 22 例临床分析. 中华内科杂志 2005，44：653 - 655
8. 戴懿、李太生，等. 143 例首诊发现的中国艾滋病患者临床特征分析. 中国医学科学院学报，2006，28(5):651 - 654
9. 中华医学会呼吸病学分会感染学组. 肺真菌病诊断和治疗专家共识. 中华结核和呼吸杂志，2007，30(11):821 - 834

第十二章 呼吸衰竭

第一节 呼吸衰竭的定义、病因、分类、分型和诊断途径

呼吸衰竭是临床上经常遇到的一种危重病症，实际上许多重症疾病均可发生呼吸衰竭，故呼吸衰竭实际上是一个综合征，而不是一个疾病。呼吸衰竭通常是由于肺通气不足、弥散功能障碍和肺通气/血流比例失调等原因，使静息状态下吸入空气时出现低氧血症和（或）二氧化碳潴留，从而引起一系列生理和代谢混乱的临床综合征。急性或慢性呼吸衰竭也是临床上危重患者死亡的一个重要原因。慢性阻塞性肺部疾病患者晚期常死于呼吸衰竭。肺炎患者的死亡原因，7%以上为呼吸衰竭所致。美国重症监护病房（ICU）的患者中，每年约有34%因呼吸衰竭而接受机械通气治疗，总数达 50 万人之多。急性呼吸衰竭（acute respiratory failure，ARF）患者，如果原先无心肺疾患或系统疾病，存活率可超过 85%，健康老人（>80 岁）患急性呼吸衰竭后，生存率也接近 85%。然而，多器官功能障碍综合征（MODS）或原先有肝、肾、或慢性肠胃道疾病伴营养不良者，其预后较差。其中约 17% 的患者需要机械通气治疗，这些患者中，年龄较大的只有 9% 的存活率，年轻者也不过 36%。表 1-12-1 列举了急性呼吸衰竭的常见原因和预后。

表 1-12-1 急性呼吸衰竭的常见原因和预后

常见原因	发生率%	生存率%
急性呼吸窘迫综合征（ARDS）	7	60
心源性肺水肿	16	60
心肺骤停	10	20
慢性阻塞性肺疾病（COPD）	12	65
中枢系统疾病（外伤、卒中、出血）	11	60
药物过量	7	95
代谢性昏迷	8	30
神经肌肉疾病	8	36
肺炎	10	38
哮喘	<1	90
其他	10	50

呼吸衰竭是一种功能性综合征，由影响肺功能的多种病理情况所致，这些病理改变使肺功能不能维持正常的 PaO_2 或排出 CO_2。呼吸衰竭可为急性或慢性表现，取决于疾病过程的

病理，病理生理和治疗反应。通常急性和慢性呼吸衰竭取决于动脉血气分析，但是临床表现不一定与这些血气分析的数据相符合。

一、呼吸衰竭的定义、病因和分类

（一）呼吸衰竭的定义

迄今尚无一致公认的呼吸衰竭定义。当前国外大多数呼吸内科权威教科书，将呼吸衰竭定义为：当呼吸功能损伤到气体交换不能维持正常的动脉血气水平，动脉血氧分压（PaO_2）降低和/或动脉血二氧化碳分压（$PaCO_2$）增高并超越正常范围时，即有呼吸衰竭存在。通常血气分析诊断标准是在海平面、静息状态及呼吸空气的情况下，$PaO_2 < 60$ mm Hg，和/或 $PaCO_2 > 45$ mm Hg。但是美国1998年出版的《肺脏病学》（Fishman's Pulmonary Diseases and Disorders）则将高碳酸性呼吸衰竭定义为 $PaCO_2 > 45$ mm Hg，而低氧性呼吸衰竭定义为当吸氧浓度≥60%时，$PaO_2 < 55$ mm Hg。2006年11月美国国立心、肺、血液学会（NHLBI）和WHO发表的“慢性阻塞性肺疾病全球创议”（Global Initiative for Chronic Obstructive Lung Disease，GOLD）修订版中把呼吸衰竭定义如下：在海平面呼吸空气的情况下，PaO_2 小于8 kPa（60 mm Hg）伴有或不伴有 $PaCO_2 > 6.7$ kPa（50 mm Hg）。

然而，必须指出：这些实验室血气分析指标并不是硬性规定，指标是为临床服务的，应该结合患者的病史、体征和其他实验室检查结果进行综合评估。一般而言，如果患者失去对体内器官提供充分的氧合能力或通气能力的情况下，则可以认为患者可能发生了呼吸衰竭。对于发生急性呼吸衰竭的患者，临床上需要进行紧急处理，包括：紧急气道管理、机械通气治疗和稳定循环功能。其后的临床任务有：呼吸衰竭病因的鉴别诊断、根据临床和实验室结果制定治疗计划、对患者进行呼吸监护，必要时进行右心导管检查。

（二）呼吸衰竭的病因和分类

1．呼吸衰竭的病因　呼吸衰竭的病因繁多，脑、脊髓、神经肌肉系统，胸廓或胸膜，心血管，上气道、下气道和肺泡，其中任何一个环节的异常均可导致呼吸衰竭。临床上通常引起急、慢性呼吸衰竭的主要病因有：

（1）气道阻塞性疾病　①急性发病：如会厌炎、喉水肿、气道内异物、细支气管炎、支气管哮喘；②慢性起病：如慢性阻塞性肺部疾病；其中包括慢性支气管炎、肺气肿；以及睡眠呼吸暂停综合征、支气管扩张等。

（2）肺实质浸润性疾病　①急性起病：各种原因引起的肺炎、结缔组织疾病合并肺间质病等；②慢性发病：结节病、尘肺、弥漫性肺间质纤维化，包括特发性肺间质纤维化和其他各种原因引起的肺间质纤维化。

（3）肺水肿性疾病　①心源性：心肌梗死、二尖瓣或主动脉瓣疾患、左心衰竭；②肺泡-毛细血管膜通透性增加：各种原因引起的休克、海洛因中毒、吸入化学物质、败血症、急性呼吸窘迫综合征（ARDS）等。

（4）肺血管疾病　①急性发病：肺血栓栓塞、空气、脂肪栓塞等；②慢性发病：肺血管炎、多发性微血栓形成等。

（5）胸壁与胸膜疾病　①急性：气胸；②慢性：脊柱后侧凸、胸膜纤维化、胸腔积液等。

(6) 神经肌肉系统疾病　①脑部：镇静药和麻醉药的应用、脑血管疾病、感染、肿瘤；②外周神经：多发性神经炎、多发性脊髓炎；③肌肉：肌萎缩症、重症肌无力、肥胖和急性炎症性脱髓鞘性多神经病（格林－巴利综合征）等。

2. 呼吸衰竭的分类　虽然临床上有许多疾病可以引起呼吸衰竭，但是如果按照其原发异常改变对呼吸系统的效应分类，通常能将上述各种疾病分类如下：

(1) 中枢神经系统的异常　药物的作用，结构病变和代谢疾病对中枢神经系统的影响，均可导致中枢呼吸驱动的抑制，产生低通气综合征和高碳酸血症，临床上可为慢性或急性呼吸衰竭的表现。麻醉药物或其他镇静药物的过量是呼吸衰竭的常见原因。最常见的是急性中毒，长期应用某些制剂（如：美沙酮），可产生慢性高碳酸血症呼吸衰竭。“结构型”的中枢神经系统异常所产生的高碳酸血症，其常见疾病有脑膜脑炎、局部的肿瘤或髓质的血管异常或影响髓质控制系统的卒中。通常呼吸衰竭伴有其他神经系统的异常临床表现。各种代谢异常通过抑制呼吸中枢而产生高碳酸血症。常见原因有：粘液性水肿、肝功能衰竭和晚期尿毒症。除此之外，中枢神经系统的 PCO_2 升高可使中枢神经系统进一步抑制，并促使 CO_2 潴留。例如，慢性代谢性碱中毒时，常有 $PaCO_2$ 的升高，其原因常与利尿剂的应用有关。

(2) 周围神经系统或胸壁的异常　各种周围神经系统疾病，神经肌肉疾患和胸壁的异常，常伴有高碳酸血症和低氧性呼吸衰竭。这类疾病主要特征是患者不能维持适当的每分钟通气量水平以排出机体所产生的 CO_2，且常伴随有呼气肌群的损害，肺不张和吸入性肺炎。神经肌肉疾病所致高碳酸血症呼吸衰竭的常见原因是格林－巴利综合征、重症肌无力、多发性肌炎、肌萎缩和代谢性肌肉疾病。除此之外，急性脊髓灰质炎和创伤性脊髓损伤也常伴有高碳酸血症。药物所致的高碳酸血症，其原因包括应用去极化和非去极化的麻醉制剂，尤其在应用皮质类固醇激素时（如：处理哮喘持续状态）、重症肌无力治疗时出现胆碱能危象，肌无力的患者应用氨基糖苷类抗生素等。胸壁异常是呼吸衰竭另一类常见的呼吸衰竭原因。常见有：严重的脊柱侧凸，连枷胸、广泛的胸廓成形术和重度肥胖等。

上述各种原因所致的呼吸衰竭，其共同特点为吸气肌群的衰弱或胸廓活动程度受限制，从而造成潮气量的降低。患者最初可通过增加呼吸频率来代偿潮气量的降低，以维持一定的每分钟通气量，但随着病情进展，最终仍导致每分钟通气量降低。此外，患者的叹气机能也受损，加上潮气量的减少，导致肺不张的发生和肺顺应性的降低。肺顺应性的下降则使潮气量进一步减少和呼吸功的增加。因此造成通气量下降，而另一方面由于 V_D/V_T 的增加（原因为肺不张等），使患者的通气需要增加。通气供应和通气需要之间产生了明显的失衡，从而造成高碳酸血症，更进一步由于延髓反射机制受损及呼吸肌群的受累，造成咳嗽机能障碍，造成吸入性肺炎和继发性的低氧血症。

除上述原因外，由于胸廓形态异常（如脊柱侧凸等）可造成呼吸功增加，造成呼吸肌群氧耗量增加，呼吸肌群的总氧耗量比例也增加。

(3) 气道的异常　上气道或下气道的阻塞性疾病，均为慢性高碳酸血症的常见原因。上气道阻塞的病因有：急性会厌炎、异物吸入、气管内肿物和气管狭窄等。引起下气道阻塞的疾病有：慢性阻塞性肺疾病（COPD）、哮喘和晚期囊性肺纤维化。气道的狭窄可导致跨胸壁压力梯度的增加，从而需要吸气气流的增加。呼吸功的阻力成分增加，并伴有氧耗量的增加。此外，潮气量下降和死腔通气增加可发生呼气肌群衰竭，其结果产生浅而速的呼吸类型。最后某些疾病中（如哮喘或 COPD 加重期），可发生气体陷闭和肺过度充气，导致膈肌扁平和膈肌功能受损。

（4）肺泡异常　这类疾病中，常见临床病因有心源性和非心源性肺水肿，弥漫性肺炎、广泛的肺出血、胃内容物吸入和溺水。弥漫性肺泡内充填，造成了一个大量的右向左分流，如同肺血流通过一个无通气或通气不佳的肺区。此外，伴随存在的肺间质水肿可损害肺－毛细血管膜的弥散功能，进一步损伤混合静脉血的氧合。

以肺泡内充填为特征的急性、广泛的肺疾病，通气需要明显增加，其原因有：低氧血症、V_D/V_T 的增加、呼吸功的弹性成分增加（因肺顺应性降低）、呼吸功的阻力成分也增加（因气道狭窄和气道反应性的增加），呼吸中枢的神经驱动增加（由于肺实质迷走神经纤维的调节）。一方面是通气需要的增加，另一方面却由于肺泡内充填、肺弹性降低、呼吸肌疲劳、膈肌功能受损而造成了通气供应的下降，这种失衡造成了高碳酸血症。

二、呼吸衰竭的分型

（一）呼吸衰竭的分型

呼吸衰竭是一病理生理学诊断术语，随病因、病变性质及病程的发展阶段不同，其主要病理生理改变和血气特点也所不同。临床上根据病理生理的不同类型、有无二氧化碳潴留等，将需要机械通气治疗的呼吸衰竭患者，划分为四大类型（图 1－12－1）：其一为低氧性呼吸衰竭，主要或全部表现为低血氧症，通常为肺内分流（Qs/Qt）增加和肺泡通气/血流（V/Q）比例失调所致；其二为通气衰竭，主要表现为高碳酸血症，主要是呼出 CO_2 障碍，是一种肺泡通气（V_A）降低所致；其三为肺不张型呼吸衰竭，是一种围手术期呼吸衰竭；其四为低灌注型呼吸衰竭，即休克型呼吸衰竭。实际上，将呼吸衰竭划分为这 4 种类型的呼吸衰竭，完全是人为的，但是有利于临床医师了解其相应的病理生理和常见的临床表现，也利于掌握相应的临床措施。

1．低氧性呼吸衰竭（hypoxic respiratory failure，HRF）　通常也称Ⅰ型呼吸衰竭或换气性呼吸衰竭，血气特点是 $PaO_2 < 60$ mm Hg，$PaCO_2$ 正常或降低。主要病理生理机制是肺内分流（Qs/Qt）增加和肺泡通气/血流（V/Q）比例失调。重症急性呼吸衰竭患者则往往存在明显的右向左的肺内分流增加，称为急性低氧性呼吸衰竭（acute hypoxaemic respiratory failure，AHRF）。其原因主要是肺泡腔内充满水肿液或者肺泡塌陷所致，因而对氧气治疗效果不佳。弥散功能障碍只是在 $PaO_2 < 50$ mm Hg 时才参与作用。其总肺泡通气量正常或增加。常见于支气管炎、肺气肿、肺泡纤维化、支气管哮喘、肺炎、心源性肺水肿、ARDS、肺泡出血综合征及肺不张等疾病。这种难治性低氧血症常常伴有肺泡通气和每分钟通气量（V_E）的增加以及 $PaCO_2$ 降低。但是，随着病情的进展或者持续，可以发生呼吸肌群的衰竭，从而导致肺泡通气量的下降和 $PaCO_2$ 增加。

2．高碳酸－低氧性呼吸衰竭（hypercapnic－hypoxic respiratory failure，HHRF）　也称Ⅱ型呼吸衰竭，主要是有效肺泡通气量不足，血气特点除低氧血症外，$PaCO_2 > 45$ mm Hg。进一步可分为 2 个亚型：①总肺泡通气量下降，多发生于神经肌肉系统所致呼吸动力障碍而肺实质正常的患者；②净肺泡通气下降，两上肺区灌注进一步减少，形成类似死腔效应，不能进行正常的气体交换。尽管总肺通气量无改变，但有效肺泡通气量却明显减少。常见病因是慢性阻塞性肺部疾病。

3．肺不张型呼吸衰竭　即围手术期呼吸衰竭（perioperative respiratory failure），现称为Ⅲ型呼吸衰竭，围手术期呼吸衰竭通常是肺不张所致。一般而言，这些患者中，由于异常的腹部情况使呼出气的肺容积（功能残气量，FRC）低于增加的关闭容积，因而导致肺下垂部位的肺泡出现进行性塌陷。其结果常常导致Ⅰ型急性低氧性呼吸衰竭（AHRF）。

把这一肺不张类型的呼吸衰竭，作为临床上一种特殊的呼吸衰竭类型来处理，其主要目的是为了引起临床的注意，预防在手术后发生肺泡塌陷、FRC 降低以及在肺容积增加的情况下发生气道的异常关闭，从而产生呼吸衰竭。由于许多Ⅰ型和Ⅱ型呼吸衰竭患者也可能存在这一类似情况，所以设法减少肺不张所致的呼吸衰竭发生，是临床上处理所有呼吸衰竭患者时所必须考虑的问题之一。临床上常常需要采取的处理措施如下：①每 1 ~ 2 h 改变体位，从仰卧位转换为侧卧位；积极采取胸部理疗，勤从气道内吸痰；②保持 35 ~ 45°的端坐体位，以减少腹部的压迫；③机械通气时加用叹气（sighs）、CPAP、PEEP 等模式，使呼气末肺容量高于关闭容量（CV）；④特别关注切口疼痛以及腹痛的处理，镇痛和降低腹压。

4．低灌注状态所致的Ⅳ型呼吸衰竭　临床上某些机械通气治疗的患者并不属于上述 3 种类型的呼吸衰竭分类，尤其是低灌注状态的患者。Ⅳ型呼吸衰竭常见于心源性休克、低容量休克或脓毒性休克患者，而并未发生肺部病变。对这些呼吸困难的患者进行通气治疗的原因往往是为了稳定气体交换和通过减少呼吸肌群作功来降低心排出量的消耗，直到低灌注状态得以纠正为止。Ⅳ型呼吸衰竭患者的撤机相对较为简便，休克纠正，患者恢复自主呼吸并且拔除气管插管后，即可撤机。

（二）急性和慢性呼吸衰竭

根据临床经过，呼吸衰竭又可分为 3 种情况：

1．急性呼吸衰竭　既往无慢性呼吸道疾病患者，从中枢神经系统到肺泡之间任何急性损伤和功能障碍均可致急性呼吸衰竭，通常在数分钟到数小时内发生。同样可分为Ⅰ型和Ⅱ型。

2．慢性呼吸功能不全发展的慢性呼吸衰竭　早期可呈Ⅰ型特点，为低氧血症和呼吸性碱中毒；晚期发展到Ⅱ型，但进展缓慢，发生在几日或更长时期内，体内已充分代偿。除 PaO_2 进一步下降外，$PaCO_2$ 升高，HCO_3^- 增加。

3．慢性呼吸衰竭的急性发作　多见于慢性阻塞性肺部疾病患者，在低氧血症或低氧血症合并高碳酸血症的基础上，PaO_2 进一步下降，$PaCO_2$ 明显升高，酸碱代偿机制不充分，pH 改变明显，常伴有复合性酸碱紊乱。

三、呼吸衰竭的诊断

（一）呼吸衰竭的临床表现

早期轻症呼吸衰竭不易及时发现，中、重度呼吸衰竭诊断比较容易。根据呼吸衰竭的定义，临床表现并结合动脉血气分析，在综合判断的基础上，可以作出确切的诊断。最好包括其病因、类型和程度，以及相关的肺功能、酸碱改变和氧运输等情况，以便指导治疗和估计预后，以下几方面可作为临床诊断的参考：

1．导致呼吸衰竭的基础疾病和临床表现。

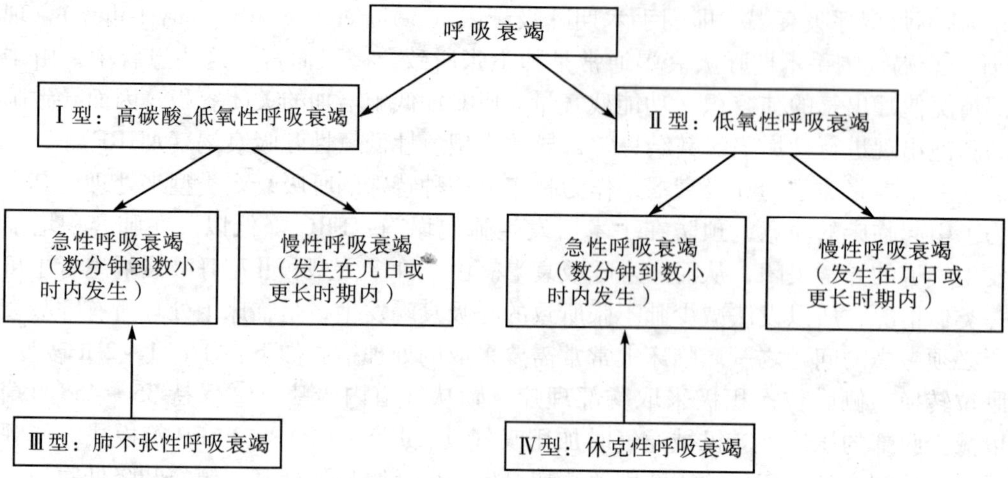

图1－12－1　呼吸衰竭的分型

2. 低氧血症的表现　主要为呼吸困难和发绀。呼吸困难是最早出现的临床症状，随呼吸功能的减低而加重，可以有呼吸频率及节律的改变，辅助呼吸肌参与时可有“三凹征”，也可表现为呼吸浅速、点头样呼吸等。进入二氧化碳麻醉后，呼吸困难表现可能不明显。发绀是缺氧的典型症状。

3. 神经精神症状　缺氧和二氧化碳潴留均可引起神经精神症状，急性缺氧可出现精神错乱、狂躁、昏迷、抽搐等。慢性缺氧只表现为智力、定向力障碍。二氧化碳潴留主要表现为中枢神经系统抑制。$PaCO_2>80$ mm Hg（10.7 kPa）时，患者有表情呆滞、精神错乱。$PaCO_2>120$ mm Hg（16 kPa）时，患者进入昏迷，对各种反射均无反应。“肺性脑病”为二氧化碳潴留的典型临床表现。

4. 血液循环系统症状　有心率增快、心搏出量增加，血压上升，心律失常。如缺氧加重、心肌可受累此时心搏出量减少、血压下降，可导致循环衰竭。另外，二氧化碳潴留使血管扩张，皮肤温暖、红润、多汗。

5. 消化系统和肾功能的改变　缺氧可使肝细胞变性坏死，导致血清谷－丙转氨酶升高；严重缺氧和二氧化碳潴留时可导致胃肠道粘膜充血水肿或应急性溃疡，临床上可发生呕血、便血。严重缺氧可损害肾功能，出现少尿、无尿，甚至急性肾功能衰竭。

6. 值得警惕的呼吸衰竭早期表现　①睡眠规律倒转；②头痛，晚上加重；③多汗；④肌肉不自主的抽动或震颤；⑤自主运动失调；⑥眼部征象：球结膜充血、水肿，是反映$PaCO_2$升高的敏感征象。

动脉血气测定：动脉血气和酸碱指标的测定是确定诊断、判断病情轻重呼衰和酸碱紊乱类型及指导治疗的重要依据。

（二）呼吸衰竭诊断的临床途径

临床上处理呼吸衰竭患者时首先应该明确以下几个方面的问题：临床上患者有无呼吸衰竭、呼吸衰竭分型、呼吸衰竭的病情程度、呼吸衰竭的基础疾病是什么、本次发生呼吸衰竭的诱发因素是什么、患者有无伴发症和并发症、及其已经进行的治疗和对治疗的反应如何等等，故临床医师必须对患者的病史、症状和实验室检查结果作一详尽分析。

1. 病史和症状

(1) 现病史　从现病史中可发现呼吸衰竭的临床表现：如呼吸困难、发绀、烦躁不安、嗜睡或昏迷等。同时也能了解患者原发病的情况：如发热伴咳嗽、咳痰、气急，要考虑肺部炎症引起的呼吸衰竭；如果出现突发昏迷，一侧肢体偏瘫伴呼吸障碍，应考虑脑血管意外引起的急性中枢性呼吸衰竭；进食时突然呛咳、颜面发紫、呼吸困难、意识障碍，应考虑食物窒息导致急性呼吸衰竭等。病史有助区分急、慢性呼吸衰竭。如为慢性呼吸衰竭，还需了解患者缓解期的临床表现，如气急程度、活动范围、肺功能以及动脉血氧分压和二氧化碳分压值，以判断是否慢性呼吸衰竭稳定期或者急性加重。还可以根据患者并发症的表现：如有无呕血、黑便等消化道出血症状，尿少、水肿等肾脏功能不全表现，以判断病情轻重。通过病史可显示诱发因素，如肺部感染诱发 COPD 加重，接触过敏原导致支气管哮喘发作，手术诱发 COPD 急性发作等。现病史还应注意经过何种治疗、治疗反应如何。

(2) 过去史　过去史可显示基础疾病，详细询问患者的既往病史往往可以给呼吸衰竭的诊断带来意想不到的结果。作者曾经处理过一例急性呼吸衰竭的患者，患者在其他医院一直按“支气管哮喘”治疗，但疗效不佳。来急诊室时患者由于二氧化碳严重滞留，已经处于昏迷状态。仔细向家属询问病史，得知患者每次“哮喘”发作均与体位有关，故对“哮喘”的诊断发生疑问。此外查体也发现患者有典型的吸气性呼吸困难，提示上气道阻塞。后来影像学检查证实患者在正气管上方有一肿物，肿物带蒂，并可随体位活动。患者经急诊手术患者完全康复。仔细询问过去史也可发现患者伴发病的一些情况，如糖尿病、冠心病、高血压及贫血等。

(3) 个人史　个人史资料可提供诊断和鉴别诊断的临床资料，如长期吸烟史要考虑 COPD 的可能，有过敏史者要想到支气管哮喘诊断的可能，接触粉尘史要考虑职业性肺病，有酗酒史要注意与肝性脑病鉴别。

2. 体征　临床上处理呼吸衰竭患者时，除了观察呼吸衰竭的体征外还要注意患者基础疾病的体征及并发症和伴发症的体征。①呼吸衰竭体征：要注意观察患者的神志改变、呼吸频率和节律，有无发绀，有无端坐呼吸、三凹症、张口抬肩等呼吸困难的表现。胸腹矛盾呼吸提示呼吸肌疲劳。呼吸不规则提示中枢性呼吸衰竭；②基础疾病体征：桶状胸常常提示患者可能患有 COPD；两肺哮鸣音则表明患者可能是支气管哮喘或喘息性支气管炎患者；一侧肢体偏瘫提示脑血管意外；下肢软瘫考虑格林－巴利综合征；③诱发因素体征：发热伴肺部湿性啰音往往提示肺部感染；一侧胸廓饱满、叩诊为鼓音伴呼吸音低下或消失则提示气胸；④并发症体征：有无休克、心律失常、心力衰竭和肺性脑病，有无黄疸、水肿、皮肤淤斑和脏器出血等；⑤伴发症体征：如贫血、高血压、脑梗死后遗症表现等。

3. 实验室和辅助检查　血、尿、粪常规、动脉血气、血电解质、心肝肾功能、痰培养、心电图、X 线胸片等应视为临床上必须检查的项目。肺功能、血培养、细胞免疫、肿瘤标志物测定等可作为酌情选择项目。临床应针对不同的目的，围绕患者的诊断、基础疾病、诱发因素、病情轻重、并发症和伴发症等开展相关必要的检查项目。①为明确临床诊断：首先要明确呼吸衰竭诊断，动脉血气检查是必需的；②为发现患者的基础疾病：如胸片、肺功能检查有助于发现 COPD；而 D－二聚体、胸部螺旋 CT 或磁共振、肺通气/灌注显像和 CT 肺动脉造影等检查有助于发现或排除肺栓塞；头颅 CT、磁共振或脑脊液穿刺检查有助于脑血管疾病等神经系统疾病的发现；③为明确诱发因素：胸部 X 线可发现肺部炎症或气胸，痰细菌培养和药敏试验可了解细菌耐药情况；④为判断病情轻重：动脉血气、胸片、血液生化等指标有助于病情轻重的判别；⑤为了解伴发症和并发症情况：酌情选择糖代谢指标、电解质、肝肾功能、出凝血功能、多导睡眠监测和心脏超声检查等；⑥为疗效评估和不良反应监测：复查血气指标、胸片、血常规，进行血药浓度监测和肝肾功能电解质的密切随访等。

第二节　通气供应与通气需要

目前有一种有用的理论假设有助于了解高碳酸性呼吸衰竭的病理生理基础，即通气供应和通气需要（ventilatory supply versus demand）的关系（图 1－12－2）。

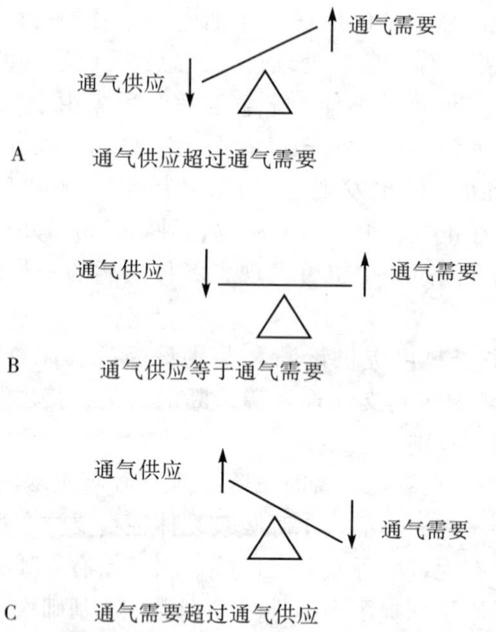

图 1－12－2　通气供应（最大持续通气）和通气需要之间的关系

A. 正常：通气供应大大超过通气需要保持生理“贮备”；B. 通气供应降低和通气需要增加（如：急性哮喘发作），存在有“边缘状态”的呼吸衰竭；C. 通气需要超过通气供应　（如：COPD 患者发生脓毒血症）。发生呼吸肌群衰竭和高碳酸血症呼吸衰竭。

一、通气供应与通气需要的关系

通气供应是指机体能维持最大的自主通气而不发生呼吸肌群衰竭；通气供应也称之为最大持续通气（maximal sustainable ventilation，MSV）。通气需要是指当通气需要量保持不变时，使 $PaCO_2$ 保持恒定的自主每分钟通气（假定 CO_2 生成量保持稳定）。

正常情况下，通气供应大大超过通气需要。因而在运动时，虽然每分钟通气需要量发生巨大变化，但不会产生高碳酸血症。肺部疾病时，在通气需要对 MSV 发生影响之前，已可能存在明显的异常。此后，则会发生高碳酸血症。当通气需要超过 MSV 时，$PaCO_2$ 则增加。通常，MSV 约等于最大自主通气量（maximal voluntary ventilation，MVV）的一半。70 kg 的成人，MVV 为 160 L/min，则 MSV 为 80 L/min，基础情况下，每分钟通气量约为 6 ~ 7 L/min [90 ml/（kg · min）]。正常情况下，MSV 比静息状态下的每分钟通气量高约 10 ~ 15 倍。疾病状态下，每分钟通气量的需要可能接近 MSV 的低值。MSV 的进一步降低则可导致通气需要超过通气供应和发生高碳酸血症。

二、通气供应的影响因素

（一）通气供应降低的影响因素

呼吸中枢系统传出神经的任何损伤均能降低通气供应（表 1 – 12 – 2）。多种疾病可影响和产生传出途径的异常（如膈神经和呼吸肌群疾病，有些可造成呼吸肌群的衰竭）。

表 1 – 12 – 2　通气供应下降的因素

因　素	临床举例
呼吸肌群强度的降低	
呼吸肌群疲劳	急性呼吸衰竭恢复期，呼吸频率增加，吸气时间增加
废用性萎缩	长时期的机械通气，膈神经受损
营养不良	缺乏蛋白热量
电解质异常	血清磷或钾浓度降低
动脉血气异常	$PaCO_2$ 增加，pH 下降，$PaCO_2$ 降低
膈肌脂肪浸润	肥胖
膈肌长度 – 张力关系的不良变化	因过度充气引起横膈变平
肌肉能量需要增加或肌肉的血流供应降低	
呼吸功的弹性因素增加	肺或胸顺应性降低，呼吸频率增加
呼吸功的阻力因素增加	气道阻塞
横膈的血流供应降低	休克、贫血
运动神经功能下降	
膈神经输出降低	多发性神经病，格林 – 巴利综合征，膈神经横断或受损，多发性肌炎
神经肌肉传导降低	重症肌无力，应用肌松剂
呼吸功能下降	
气流受限	支气管痉挛，上气道阻塞，气道内大量分泌物
肺容量减少	肺叶切除，大量胸腔积液
其他限制性疾患	疼痛 – 限制吸气，因肠梗阻所致的腹胀，腹水或腹膜透析

（二）通气需要增加的影响因素

通气需要可用下列方程式来表示：$V_E = K \times (VO_2 \times RQ) / [PaCO_2 / (1 - V_D/V_T)]$

式中：V 为每分钟通气量，VO_2 氧消耗量，RQ 为呼吸商，V_D 为无效腔容量，V_T 潮气量。任何影响方程式右侧的因素均可能导致通气需要超过通气供应（表 1-12-3）。

表 1-12-3 通气需要增加的疾病

因素	临床举例
VD/VT 增加	急性哮喘、肺气肿、ARDS 晚期、肺栓塞
氧耗量增加	发热、脓毒血症、创伤、寒战、呼吸功增加、严重肥胖
呼吸商增加	大量进食碳水化合物
$PaCO_2$ 下降	低氧血症、代谢性酸中毒、焦虑、脓毒血症、肾功能衰竭、肝功能衰竭

第三节 急性低氧性呼吸衰竭

低氧性呼吸衰竭（HRF）为严重的动脉低氧血症（PaO_2 <60 mm Hg），常常不能用增加吸氧浓度（即 FiO_2 >0.5）来纠正。PaO_2 <60 mm Hg 和 FiO_2 >0.5 两者均为人为的水平，但两者代表了临界生理指标。PaO_2 为 60 mm Hg 时，只有 80% 的血红蛋白达到饱和，PaO_2 如再稍有下降，将显著降低动脉血氧含量。在这种情况下，患者的氧贮备相当少，且容易出现临床症状。FiO_2 为 0.5，这是患者无需用特殊的面罩或气管插管，也是患者无需入住 ICU 的最高吸氧浓度，该浓度的氧气能较容易地进入气道。此外，FiO_2 为 0.5 时，通常也能纠正高碳酸-低氧性呼吸衰竭所致的低氧血症，当然在这些病理情况下，右向左的分流并不占主要地位。如果低氧血症能通过 FiO_2 为 0.5 来解决，则患者的治疗就相对简单。然而，在急性呼衰时较低的 PaO_2 是由大量的右向左分流分致，因而增加 FiO_2，PaO_2 的增加相当微小，结果使肺泡-动脉氧分压差 P（A-a）DO_2 显著增加，并且 PaO_2/FiO_2 的比率仍然很低（通常 <200 mm Hg）。实际的 PaO_2 依赖于旁路通过气体-交换部分的肺血流的量，肺泡内氧分压（FiO_2）和混合静脉血氧分压。在无大量右向左分流的情况下，因心排血量下降所致 PaO_2 的改变或代谢的增加，也可导致 PaO_2 的显著下降。大部分患者中根据计算所得的右向左分流在 25%～50% 之间。

一、急性低氧血症的病因和发病机制

（一）急性低氧血症的病因和分类

1. 常见疾病　急性低氧性呼吸衰竭的常见疾病如下：①急性呼吸窘迫综合征（ARDS）；②肺炎：大叶性肺炎、多叶性肺炎；③肺栓塞；④肺不张（急性、叶段性肺不张）；⑤心源性肺水肿；⑥肺创伤或肺泡出血、Goodpasture's 综合征、系统性红斑狼疮合并急性狼疮性肺炎等。

2. 急性低氧性呼吸衰竭的影像学分类　这些疾病的氧合功能障碍通常可以用其放射学

检查发现来进行分类，可以为诊断和处理提供重要的依据。肺部塌陷（肺不张）、弥漫性或斑片状肺实质病变、肺水肿，局部或单侧肺的浸润阴影和胸部 X 线表现正常等可以为常见低氧血症类型（表 1－12－4）。

表 1－12－4　根据胸部 X 线表现对氧合衰竭进行分类

类型	胸部 X 线片正常	弥漫性病变	肺叶病变	单侧肺病变
病因	心内分流	支气管肺炎	肺梗死	吸入性肺炎
	肺血管分流	支气管肺发育异常	肺闭塞（肺溺淹）	胸膜病变
	动静脉畸形	肺出血	大叶性肺炎	肺部肿块
	肝硬化	ARDS		肺梗死
	肺栓塞	肺水肿		主支气管插管
	气胸	吸入性肺炎		粘液栓塞
	头部创伤			肺挫伤
	混合静脉血氧饱和度下降			复张性肺水肿
				对侧肺气胸
	肥胖/气道关闭			肺水肿
				肺炎

（1）肺不张　肺不张有多种形态学类型和发生机制。正常人如果在低于潮气量的情况下进行浅表呼吸，局部也可以出现微小肺不张。肺部局部膨胀不全可能加重上述现象，从而造成盘状肺不张，其原因有胸膜腔积液或者膈肌功能障碍。微小肺不张和盘状肺不张均常见于肺部的下垂部位。肺叶的塌陷通常与分泌物滞留造成的气道阻塞、气管插管位置不当或者气管内肿块等因素有关，这些原因可造成肺泡内气体吸收从而产生肺不张。某些患者可能与支气管外压迫或局部低通气相关。患者如果长期卧床以及上腹部手术后，常常可以发生微小和盘状肺不张。

急性肺不张的潜在后果是气体交换的恶化、易发生肺炎和增加呼吸功。如果支气管突然发生阻塞，则 PaO_2 可以在几分钟到数小时之内急剧降到最低点；但是通过低氧性血管收缩和增加局部肺血管阻力，数小时至数日后，PaO_2 可逐渐得到改善。患者低氧血症的临床表现取决于低氧性血管收缩的反应、肺不张发生的速度以及累及的肺组织的容积。如果肺不张发生的部位较小、发生速度较慢，则临床上可能无低氧血症的表现。

影像学检查很难发现弥漫性微小肺不张，但是查体可发现这些微小肺不张，肺下垂部位或肺底部听诊有吸气末湿啰音，深吸气或咳嗽后湿啰音则可消失。盘状肺不张查体也可以发现湿啰音，此外受累部位还可以有管状呼吸音和羊鸣音。如果由于分泌物所致的支气管阻塞而产生肺叶不张，则查体发现叩诊呈浊音，呼吸音降低。如果中心气道阻塞，往往有管状呼吸音和羊鸣音。这些临床表现与影像学检查相一致。盘状肺不张常常发生于胸腔积液之上，或抬高的一侧横膈上方。肺叶不张常见于分泌物明显增加、而且无力排出的患者。一般而言，急性肺上叶肺不张少见，因为肺上叶容易引流。而左下叶肺不张较为多见，这与左下叶邻近心脏、口径较小、支气管的走向角度较为锐利有关。影像学检查容易发现肺不张，其表现为密度增高的阴影、叶间裂移位、周围肺组织有代偿性肺部膨胀和支气管充气征消失。

（2）弥漫性肺浸润和渗出性病变　肺泡内充满液体或细胞浸润可导致严重的难治性低氧血症。间质内液体造成低氧血症，与支气管周围水肿、V/Q 比例失调和微小肺不张相关。肺泡充填的影像学改变包括：叶段分布的实变影、融合阴影、绒毛状边缘、气道充气征、玫瑰样病变和正常肺组织结构的轮廓影。通常，弥漫性间质病变的影像学分布主要出现在肺基底部位，肺尖部位很少有间质改变。临床上产生这种肺部弥漫性病变和低氧血症的疾病，主要有：肺炎（肺部感染和吸入性肺炎）、肺水肿、血管内液体过多和 ARDS。单从影像学的观点出发，很难鉴别这些疾病。某些特征有助于鉴别诊断。

1）水肿性肺水肿　周围肺组织浸润，主要分布在肋膈角，是一种血管病变为主要特征的肺浸润，血管分布的特征提示容量负荷增加或心源性肺水肿。水肿的重力分布与左心衰竭密切相关，常常伴有心脏扩大。周围斑片状肺部浸润阴影，如果缺乏重力分布，并且随体位改变则提示 ARDS。此外，支气管空气造影征在水肿性肺水肿的病因中相当少见，而在渗出性肺水肿（ARDS）和肺炎中则常见。

2）急性肺损伤（ALI）和 ARDS　ALI/ARDS 的发生可能与肺部直接损伤有关：如吸入、肺炎、肺溺淹、肺部挫伤和毒气吸入等，这与肺泡上皮直接损伤有关。ALI/ARDS 的发生也可以与肺部间接损伤相关，例如：脓毒血症、输血、胰腺炎伴有系统性炎症反应等产生上皮－肺泡界面创伤。损伤造成肺泡－毛细血管渗出，富有蛋白的液体进入间质和肺泡，并且抑制表面活性物质的功能，造成广泛的肺不张。

（3）低氧血症伴随胸部 X 线片正常　某些患者临床表现为严重的低氧血症，而影像学检查无明显的肺部浸润阴影。这种情况下，最可能的发病机制是隐性的分流和严重的 V/Q 比例失调。心内分流或者肺内分流，哮喘和其他类型的气道阻塞性疾病，闭合容量增加造成的肺容量降低（例如：患有支气管炎的肥胖患者），肺栓塞和隐性微小血管交通（肝硬化并发肝肺综合征）等常常可以伴发这种类型的低氧血症。混合静脉血氧饱和度的降低、应用血管活性药物治疗低氧性收缩（例如：硝普钠、钙离子通道阻断剂和多巴胺）、头部创伤后发生严重的 V/Q 失调等都可能加剧低氧血症。

3．单侧肺部疾病　影像学检查发现肺部有单侧肺浸润阴影或双侧肺部阴影明显的不对称，表明患者肯定存在某种疾病，大部分发生在某些特殊的临床疾病中。此时，应该仔细检查患者低氧血症的原因。

（二）急性低氧性呼吸衰竭的解剖结构分类

按照解剖结构也可以对急性低氧性呼吸衰竭进行分类（表 1－12－5）。根据原发病变的病理学改变部位，划分为肺泡腔、肺间质、心脏和肺血管、气道和胸膜五类。这一分类能够较容易判断病因，并考虑到某些疾病，如肺水肿或肺炎、过敏性肺炎、肺栓塞、支气管痉挛和气胸等。

表 1-12-5　急性低氧性呼吸衰竭的解剖结构分类

解剖结构	可能诊断举例
肺泡腔	心源性肺水肿、急性肺损伤（ALI）、ARDS、肺出血、肺炎
肺间质	肺纤维化（例如：Hamman - Rich 综合征）、外源性过敏性肺泡炎、病毒性肺炎或非典型肺炎
心脏/肺血管	肺栓塞、心内分流、肺内分流、充血性心力衰竭
气道	支气管哮喘、慢性阻塞性肺疾病（COPD）、粘液栓塞、右主支气管插管
胸膜	气胸、胸膜渗出

（三）急性低氧性呼吸衰竭的发病机制

呼吸生理方面，PaO_2 减低主要有几方面的原因所致：吸入气氧浓度（FiO_2）降低、通气不足、换气障碍等。

1. FiO_2 降低　环境中氧浓度降低，如在高原上。吸入氧浓度的降低必然引起肺泡氧分压（P_AO_2）降低，因而使 PaO_2 下降。通常在高原或井下发生的低氧血症，多与 FiO_2 降低有关。

2. 肺泡通气量下降　肺泡通气量（V_A）是反映肺通气功能的一项基本指标。正常健康成人呼吸空气时，约需 4 L/min 的肺泡通气量才能保持有效氧和 CO_2 通过血气屏障进行气体交换的气体分压差。肺泡通气量不足，肺泡氧分压下降，CO_2 分压增加，肺泡 - 毛细血管分压差减少，即可诱发呼吸衰竭。

每分钟肺泡通气量与每分钟通气量（V_E）、每分钟无效腔通气量（V_D）的关系，可用公式来表示：$V_A = V_E - V_D$。V_A 减低有两个原因，一是当氧耗量增加时，V_E 不能相应增加；二是 V_E 虽然没有减少，但解剖或生理无效腔增大，使 V_A 减低。呼吸频率的变化对 V_A 有很大影响，在同一 V_E 前提下，呼吸频率越快，V_D 越高。因而浅而快的呼吸比深而慢的呼吸 V_A 要小，也就是呼吸“效率”降低。

因二氧化碳的弥散能力是氧的 20 倍，$PaCO_2$ 不受弥散的影响，主要受 V_A 的影响，$PaCO_2$ 升高在二氧化碳产量不变的前提下，提示 V_A 不足。计算 $P(A-a)O_2$，有助于判断 PaO_2 下降的原因。单纯 V_A 不足，不合并弥散功能障碍，通气、血流分布不均，肺内从右向左分流等时，虽 P_AO_2 降低，而 $P(A-a)O_2$ 保持在正常范围。V_A 下降的纠正方法是：增加每分钟通气、或设法减少死腔，或通过增大潮气量减少呼吸频率的办法，来减少每分钟死腔通气。吸氧可使 P_AO_2 升高，可有效地改善 V_A 减低所致低氧血症，但因 V_A 没有增加，无助于同时存在的二氧化碳潴留。机械通气是有效的改善肺泡通气的方法之一。产生肺泡通气不足的常见原因，为阻塞性或限制性通气障碍，临床上以慢性阻塞性肺部病变引起的通气障碍最为常见。

3. 弥散功能障碍　氧从肺泡向血液弥散的速率，主要取决于两个条件：①能进行弥散功能的与毛细血管相接触的肺泡面积，即弥散面积的大小；②构成血 - 氧屏障的肺泡膜，间质、毛细血管膜、红细胞、血红蛋白的情况，又称为弥散距离。如肺气肿时，大量肺泡、毛细血管破坏，致使弥散面积缩小；而在肺纤维化时，肺泡膜、间质增厚、弥散距离增大，均可使弥散能力下降。另外，如心率过快，使肺泡气与血液接触时间过短，也可能影响到弥散功能。轻度弥散功能下降，在静息时并不表现出明显低氧血症，但稍一活动即可表现出缺氧。因二氧化碳的弥散能力是氧的 20 倍以上，故弥散功能下降并不引起二氧化碳潴留。

4. 通气/血流分布不均　有效的气体交换除了要有足够的肺泡通气量以外，还需要肺泡通气和血流在数量上的协调、匹配，正常时通气/血流的比值为 4 L/min 与 5 L/min 之比，约为 0.8。所以，在理论上每个肺泡通气/血流比值都保持在 0.8 时，才能发挥肺的最大换气效率。在生理情况下因肺的各微小局部之间气流阻力与肺顺应性不尽相同，充气与排空并不完全相等，再加上重力的影响等，气体与血流在肺内的分布也并不是完全均等的。但是就整个肺部来说，大致保持在这一比例，即为 0.8。然而在病理情况下却大不相同，如：①血流正常，通气障碍：如果肺叶不张，虽流经这一肺叶的血流正常，但因无气体存在，流经该部分的静脉血得不到气体交换，直接注入左心，产生了右向左血液分流效果；②通气正常，血流障碍：如果肺叶分支动脉栓塞，虽该肺叶通气正常，但进入该肺叶的气体无机会与血液进行气体交换，即产生生理无效腔样效果——“无效腔效应”。

5. 自右向左的血液分流　如某些先天性心脏病、肺血管畸型，ARDS 等，存在着自右向左的血液分流，则静脉血不经气体交换，直接混入动脉血，必然会引起 PaO_2 的下降（详见后述）。

二、急性低氧性呼吸衰竭的临床特征和诊断途径

（一）缺氧对机体的影响

机体的生理活动需要充分的能量供应，食物中的碳水化合物、蛋白质、脂肪借氧分子的氧化磷酸化作用转化为高能磷酸健。无氧代谢的能量转化效率很低，而且形成大量乳酸，因而可引起代谢性酸中毒，故缺氧对机体的危害比二氧化碳潴留更严重，其危害程度不仅与缺氧程度有关，也与其发生速度、持续时间长短有关。心、脑、肺等重要脏器对缺氧极为敏感。

1. 缺氧对细胞代谢、电解质平衡的影响　在缺氧条件下组织细胞释放能量的生物氧化过程无法正常进行，机体的生理功能将不能维持正常，线粒体内氧分压至少应在 2 mm Hg (0.27 kPa) 以上，氧化磷酸化过程才能正常进行，同时生成酸性代谢产物乳酸。其结果是能量供应不足，脏器功能失调。另外，乳酸的堆积可导致代谢性酸中毒，又因能量供应不足，钠泵功能失调，钾离子到细胞外，钠、氢离子进入细胞内，可产生高钾血症及细胞内酸中毒。

2. 缺氧对神经系统的影响　中枢神经系统对缺氧十分敏感，缺氧的程度和发生的缓急不同，其影响也不同。大脑的氧耗量大约为 3 ml/（100g·min），较长时间停止供氧，脑组织会发生不可逆损伤。当颈内静脉血氧分压低于 2.67 kPa（20 mm Hg）时，患者即可进入昏迷状态。大脑皮层对缺氧十分敏感，轻度缺氧表现为注意力不集中，记忆力减退，定向力差，严重缺氧则可出现烦躁不安，意识蒙眬，昏迷、抽搐等。缺氧引起的脑水肿，与能量供应不足、钠泵功能失调及细胞内酸中毒、多种酶的功能丧失有关。

3. 缺氧对循环系统的影响　心血管系统对缺氧十分敏感。心肌的耗氧量为 10 ml/（100g·min）。急性缺氧早期通过化学感受器兴奋交感神经，可出现心率增快，血压升高，

心排出量增加。但在老年人及原有心力衰竭患者，可不出现上述反应。缺氧早期的心排出量增加也与呼吸代偿性幅度增大，胸腔负压增大，回心血量增多有关。慢性缺氧时心排出量与周围循环变化不明显，但可使肺小动脉收缩，肺动脉压升高导致右心负荷加重，以后可逐渐发展成为慢性肺源性心脏病，右心功能不全。身体不同部位血管对缺氧反应不一，脑与冠状动脉扩张，肺血管、腹腔脏器血管、肾血管收缩，血流重新分布。缺氧对心搏节律的影响可出现较早，原有心脏病患者在 PaO_2 接近 8 kPa（60 mm Hg）时，即可发生心律不齐。这种心脏传导系统不稳定所致的心律不齐，尤其容易出现在应用洋地黄及排钾利尿剂时。

4. 缺氧对呼吸系统的影响　缺氧主要通过颈动脉窦和主动脉体的化学感受器的反射作用来刺激通气。而呼吸中枢对低氧血症时的通气量增加反应较二氧化碳潴留为低。一般来说，只有当 PaO_2 降至 8 kPa 以下时，通气量才开始增加，当 PaO_2 在 5.3 ~4 kPa（40 ~30 mm Hg）时通气量增加达高峰。吸入气氧浓度低于 12% 时通气量才会有明显增加。其原因是，化学感受器对低氧血症的敏感性较差，另外，通气量增加后二氧化碳排除增多，$PaCO_2$ 下降反而对呼吸有抑制作用，严重缺氧也可引起不规则呼吸和潮式呼吸。

5. 缺氧对血液系统的影响　慢性缺氧可刺激骨髓造血功能，红细胞体积及数量增加。一方面可增加血液的携氧能力，但另一方面也增高了血液粘滞度，使血流阻力增加，加重心脏的负担。缺氧及血液粘滞度增加也是导致弥散性血管内凝血（DIC）的原因。

6. 缺氧对肾的影响　缺氧可使肾血管收缩，肾血流量减少，如再伴有低血压、DIC 等，很易产生肾功能不全，严重时可引起肾小管变性、坏死以至引起急性肾功能衰竭。

7. 缺氧对消化系统的影响　低氧血症是呼吸衰竭时产生消化道溃疡与出血的原因之一。肝细胞氧的供应来自氧分压较低的门静脉血，故易受缺氧的影响，缺氧可引起肝细胞水肿，变性，甚至坏死，因而可出现谷－丙转氨酶增高，个别还可出现黄疸。多器官功能障碍综合征的出现，是呼吸衰竭、缺氧的最为严重的合并症，可使死亡率大大增加。

（二）临床特征和诊断途径

由于急性低氧性呼吸衰竭患者的基础疾病不同，其临床表现也千差万别。如果患者的中枢呼吸驱动功能完好，并且患者也无呼吸肌疲劳，低氧血症的患者可表现为呼吸急促和心动过速。当血红蛋白浓度下降（去氧饱和度）大于 50g/L 时，患者常有口唇和舌发绀（所谓中心性发绀）。急性低氧性呼吸衰竭的鉴别诊断相当广泛，而且往往需要紧急处理，临床医师必须富有实际经验且理论知识丰富。首先需获得基础病史以鉴别患者的危险因素，例如：心功能不全、肺部感染或吸入性肺炎、静脉血栓栓塞以及阻塞性肺部疾病。如果胸部有创伤，则应该考虑气胸、血胸和肺部挫伤。急性低氧性呼吸衰竭的少见原因也应当考虑到。临床查体的重点是心脏和呼吸系统，以确定患者有无充血性心力衰竭、有无肺实变或胸腔积液。同样，通过仔细的临床查体也能较为迅速和满意地诊断气胸，而不是单单依靠胸部 X 线检查来诊断气胸。

在进行急性低氧性呼吸衰竭鉴别诊断的同时，应该积极治疗。通常可以用“ABC”来表示，即：气道（air way）、呼吸（breathing）和循环（circulation）。一旦“ABC”得以保证，患者应该给予氧疗（如果合并高碳酸血症，则应当仔细调节氧流量）和建立静脉通道，并且应该进行心脏监护和氧饱和度监测。

所有患者都必须进行胸部 X 线、心电图、血常规和血液生化检查，并作血气分析和计算肺泡－动脉氧分压差。如果在动脉低氧血症的情况下，而肺泡－动脉氧分压差正常，则提示低通气可能是低氧血症的唯一原因。血气分析对诊断酸－碱失衡同样也相当重要。根据初步检查，可以考虑进一步的检查，包括支气管镜检查、胸部 CT 和超声心动图等。如果急性低氧性呼吸衰竭患者的胸部影像学检查正常，则其后的鉴别诊断范围大大缩小。此时，临床上应该考虑到肺栓塞和右向左的分流（例如：心内分流或肺动静脉分流）。

三、急性呼吸窘迫综合征的发病机制和病理生理

急性呼吸窘迫综合征（acute respiratory distress syndrome，ARDS）是一种以进行性呼吸困难和顽固性低氧血症为主要特征的急性呼吸衰竭。其实质上是多种原因所引起的急性肺损伤（acute lung injury，ALI）。ARDS 是在严重感染、创伤、休克等之后出现的肺实质损伤为主要病因；以顽固的低氧血症、呼吸频速以及胸部 X 线上显示有双肺斑片状阴影为临床特征；以肺内分流增加、肺顺应性下降等肺功能改变为病理生理特征；以肺毛细血管内皮细胞和肺泡上皮损伤而导致的广泛肺水肿、微小肺不张等病理改变为特征的一组临床综合征。

（一）发病机制

ARDS 为多种原发疾病或病因所引起的，是一组具有病理和临床表现相似的综合征，其发病机制难以用一种效应细胞或介质予以解释，常常是多种因素在不同的环节下共同作用的结果。近年对 ARDS 发病机制的主要认识为：ARDS 的病程实质上是一种肺的炎性反应过程。炎性反应通常在严重创伤或感染后出现。许多效应细胞和炎性介质在组织损伤中起了不同的作用。总之，ARDS 的发病机制有如下特征：①感染、创伤等所引起的全身炎症反应，在 ARDS 的发生过程中起了重要作用；②ARDS 时，各种效应细胞通过释放多种炎性介质参与 ARDS，介质之间可以相互刺激诱发，及生物活性的相互影响，构成一个极其复杂的调控机制。今后尚需确定在何种条件下，何种介质起主导或启动作用；需要探讨调控炎性介质合成与释放的机制；③中性粒细胞（PMN）等效应细胞激活释放氧自由基、血小板活化因子（PAF）、白三烯（LT）等介质损伤肺泡毛细血管膜；还可通过上述介质激活补体、凝血、纤溶和激肽系统，及刺激巨噬细胞和肺血管内皮细胞，诱导其他介质释放，产生级联反应，出现恶性循环，这是 ARDS 难以治愈的原因之一；④ARDS 损害肺脏的气体交换和代谢功能，后者又可加剧 ARDS 的病变进展；⑤治疗、处理不当可加重 ARDS，如长时间持续吸入高浓度氧、机械通气使用较大潮气量或过高的气道压等。

（二）病理生理

1．非心源性肺水肿和肺表面活性物质减少　ARDS 时由于肺泡上皮细胞毛细血管内皮细胞受损，肺泡毛细血管膜通透性增加，含蛋白的液体渗出血管外至肺间质和肺泡腔内，形成 ARDS 的特征——非心源性肺水肿。肺泡Ⅱ型上皮细胞受损，肺泡血液灌流不足，肺泡水肿、出血渗液的稀释破坏，加之高浓度氧的吸入，机械通气等因素均可影响肺表面活性物质，可使肺泡早期关闭，容量变小，导致广泛分布的肺不张，功能残气减少。

2．气体交换　发病初期，ARDS 患者的突出临床表现为严重的心动过速和低氧血症。ARDS 时的低氧血症主要是由于广泛的右向左的肺内血流分流所致，常常占心排出量的 25%～50%。由于经过分流的血液不与肺泡气体相接触，故几乎没有氧补充，这也说明低氧血症的顽固性。ARDS 时的分流是由肺不张和充满液体的肺泡产生的持续灌注所造成的。通

常，缺氧性的肺血管收缩能减少通往通气不佳肺区的血流灌注，因而可减少通气不佳肺区的分流。但是，在某些 ARDS 患者中，低氧性的血管收缩可能是无效的或缺少的，因此实际上增加了分流量。

生理死腔通气和肺内分流的增加，与心动过速和每分钟高通气有关，每分通气量的增加可使 ARDS 患者有效地排出 CO_2。死腔通气量增加的另一个原因是，仍正常或相对正常的肺泡单元过度通气，这种通气可因机械通气而增加，由于应用 PEEP 或其他措施，而使平均气道压力增加，而造成肺泡单元过度充气，也可使死腔通气增加。死腔/潮气量之比的正常值为 0.3，但是在 ARDS 时，这一比例可增加到 0.6～0.9。换句话说，在严重的 ARDS 患者，90% 的潮气量是"浪费"的，这一潮气量不参加气体交换。结果，每分通气量为 30 L 或更高，才有可能维持血中正常的 CO_2 分压，而正常人每分通气量才 8 L。

如果 ARDS 患者好转较快，那么每分通气量和死腔通气减少，并伴随用氧合的改善。如果 ARDS 病情进展，如发展为肺纤维化，这时尽管氧合状态所有改善，但是每分钟通气量仍然可很高。假定肺纤维化继续进展，许多血管将发生闭塞，这样也可使死腔通气增加，即使肺泡性肺水肿和肺内分流有所好转。

3. 肺顺应性　ARDS 时由于肺间质和肺泡水肿、充血，（肺表面活性物质减少）肺容量变小，肺顺应性下降，从而增加了呼吸功，耗氧量增加。呼吸浅而速，潮气量减少，有效的肺泡通气量降低，缺氧加剧。

ARDS 患者接受通气治疗时，如果应用常规潮气量，那么总可以发现气道压力升高，这与肺顺应性的下降有关。例如，对于正常人来说，潮气量为每公斤体重 8 ml，其肺部顺应性，大于 100 ml/cmH_2O，因而，如用机械通气且不伴有呼气来正压时，在这一水平的潮气量下，静态扩张压力应小于 6 cmH_2O。但是在 ARDS 时，其静态扩张压力通常要大于 28 cm H_2O（也就是，顺应性 $<$20 ml/H_2O）。为反应肺组织的实际弹性性质，顺应性可从充气的肺部计算而得。ARDS 时，由于肺泡中充满了液体造成了肺水肿，肺的充气容量常常下降。ARDS 时的肺泡表面活性物质也是异常的，此时，肺部充气容量的下降，部分也与肺不张有关。所以，此时肺扩张压力的增加实际上也反映了肺水肿量的多少和肺不张的程度，而不是反应肺损伤本质。只有在发生肺纤维化后，肺实质的弹性发生改变，导致肺顺应性实质上的降低。ARDS 患者机械通气时，气道峰压（peak airway pressure）也增加，有时其增加程度超过了静态扩张压的增加。这表明气道阻力也是增加的。气道分泌物、水肿和各种介质的存在，可激发支气管痉挛，这些与气道阻力的增加有关。此外，气道阻力的增加也与气管内插管有关，插管可增加气道阻力，有关医疗的机械通气装置也在不同程度上增加了气道阻力。

4. V/Q 比例严重失衡，肺内分流量增加　上述原因可致巨大低 V/Q 区的存在。肺间质水肿，进入这些面积血管分支血流减少，加之缺氧，血液流速增快，而肺泡毛细血管膜增厚，气体交换弥散时间缩短，流经肺泡的静脉血得不到充分氧化，使肺内分流量增加，是低氧血症形成的重要机制。肺内小血管栓塞，血液灌流减少，可致生理死腔增加，晚期患者可因生理死腔增加，肺泡通气量下降而发生二氧化碳潴留而形成高碳酸血症。

5. 呼吸功　由于 ARDS 时肺功能改变，ARDS 患者的呼吸功也是增加的。ARDS 时呼吸功的氧耗量占全身氧耗量的 25%～50%。为维持这一水平的呼吸功，必须提供一定的能量，因而相应的血流必然从其他重要生命器官中分流出去。ARDS 时，应用机械通气辅助呼吸有利于降低患者的呼吸功，并使血流重新分布到重要生命器官中去。

6. 血流动力学改变　ARDS 时血流动力学改变并非特异性，随着急性肺损伤的进展、条件不同、血流动力学的也有各种变化。实际上，血流动力学在各种特异类型的 ARDS 患者中的变化，主要反映了其基础疾病本身。

然而，当有肺水肿存在时，较低的肺动脉楔压，则有力地支持非心源性肺水肿。但是，由于常常有液体容量过量，肺动脉楔压也可增加，其他并发症（如心肌功能不全）也可使临床表现不典型。一般而言，肺微血管压力大于 18 mmHg（2.4 kPa）时，静水压力升高后，才会发生肺水肿，这一水平的压力（18 mmHg）常用于诊断 ARDS。许多 ARDS 的研究表明，ARDS 的肺动脉楔压比较低。18 mmHg 可作为诊断 ARDS 的一个标准。

目前，ARDS 时的血流动力学的另一引人注目的特征为肺动脉高压。通常肺血压力只是轻到中度升高，但有些患者可发生右心室衰竭。肺血管阻力显著增加的患者，其预后较差。

ARDS 时，肺循环压力的增加是多因素的。如由于低氧血症所致的肺血管收缩，以及某些血管活性物质的作用；例如：血栓素，血小板栓塞所致的血管管腔阻塞，血管周围水肿，肺组织发生纤维化后造成的血管闭塞等等。最初几天内，血管活性物质的作用和血小板栓塞可能是最重要的因素。降低通向损伤肺区的血流，来改善通气/血流比率和降低肺泡内水肿液的蓄积，可以达到较好的效果。在晚期阶段、持续和继续恶化肺循环高压，可能反映了肺纤维化的程度。ARDS 后期的肺循环高压意味着预后不良，也直接表明了纤维化程度的严重性。由于周围组织中，氧摄取的异常，ARDS 患者的氧耗量和氧输送量也是受损的。

7. 肺血管改建与肺纤维化的机制　ARDS 时除肺泡 - 毛细血管受损外，常常可发生肺血管改建，尤其可发生于存活较久的患者。肺泡管和肺泡伴行的细动脉出现平滑肌细胞前体，并发生肌化，肌型和部分肌型细动脉中膜增厚，管腔变细，甚至阻塞闭锁，以致肺血管的数目减少。闭锁的血管有时可再通。较大的肺动脉也可发生中膜与外膜增厚。肺动脉结构改建可能为 ARDS 患者肺血管阻力和肺动脉压增加的重要原因。ARDS 的病因如败血症等均可引起肺血管改建。

ARDS 时肺间质改变可继发于肺微血管和上皮细胞损伤，而发生弥漫性的病变。肺泡 - 毛细血管的基底膜可完整或成复层。除水肿出血外，基质中胶原增加、胶原类型改变，Ⅰ型增多，Ⅲ型与Ⅰ型之比显著下降，弹性蛋白、蛋白多糖和糖蛋白也有变化。间质内炎性细胞增加，间质细胞增生肥大，有的发生表型的改变，如在成纤维细胞间出现肌成纤维细胞（myofibroblast）。ARDS 发病 2 周后就可出现纤维化，慢性期肺间质增厚，肺泡 - 毛细血管膜被大量纤维组织所代替，肺泡腔与肺泡管内渗出物机化，发生间质与肺泡纤维化。

纤维化的发生机制可能为：①胶原，弹性蛋白，纤维连接蛋白等对成纤维细胞和单核细胞有趋化作用，可吸引成纤维细胞进入肺泡腔，肺脂质过氧化产物也可引起成纤维细胞浸润；②肺泡巨噬细胞和淋巴细胞产物，内毒素，纤维连接蛋白可影响成纤维细胞的代谢，促进其增殖。纤维连接蛋白又是成纤维细胞附着和生长的良好支持。成纤维细胞被激活后生成的前胶原增加，转变为胶原沉积；③血小板粘附于损伤组织，释放 PDGF 与表皮生长因子，促进成纤维细胞在损伤部位聚集增殖；④肺泡巨噬细胞表达特异性内源性纤溶酶原激活物的抑制物（plasminegen activator inhibiter，PAI）增加。正常肺内富含尿激酶，PAI 可调节其活性。ARDS 时 PAI 合成与释放增加，可抑制纤溶，可能为促进纤维蛋白机化的一个原因；⑤

抑制胶原酶活性的因子多于增进其活性的因子，沉着与降解处于动态平衡状态。肺急性损伤改变其代谢，使修复反应不适当，胶原合成加快或降解缺陷，肺泡及间质胶原过度沉积，控制失调而导致愈合异常，发生肺纤维化。

第四节　高碳酸－低氧性呼吸衰竭

高碳酸－低氧性呼吸衰竭（HHRF）为一种威胁生命的严重病理状况，伴有 CO_2 的大量滞留，故也称为通气衰竭（ventilatory failure）。根据方程式：$PaCO_2 = K(Vco_2/V_A)$，$PaCO_2$ 与肺泡通气（V_A）成反比关系，而 $PaCO_2$ 值与单位时间内二氧化碳产量成正比。引起二氧化碳产量增高的原因有：体温升高、感染、败血症、癫痫等引起的肌肉抽搐，以及不适当大量补充高二氧化碳负荷的营养物质（如葡萄糖）。相反，昏迷等致肌肉活动减低时，物理降温，人工冬眠后二氧化碳产量减少。肺泡通气量为每分钟通气量与每分钟无效腔通气量之差，因而每分通气量减少或生理无效腔增大，均可发生高碳酸血症。

二氧化碳产量（Vco_2）稳定状况下，每分钟生成的 CO_2 通常由患者的代谢所决定的。因而，$PaCO_2$ 水平的增加，通常是由肺泡通气的降低或低通气所致。CO_2 排出障碍，其机制随病情的不同而变化。在 COPD 或哮喘中，常常有严重的气流障碍（阻塞）、通气中枢改变（镇静药过量）或神经肌肉疾患。

HHRF 通常由 $PaCO_2$ 的水平来定义的，然而找到一个绝对正确的数值来表示呼吸衰竭是相当困难的，因为这不仅取决于患者病情恶化的原因，而且与患者原先的疾病有关。在 COPD 中，$PaCO_2 > 55$ mmHg，如原先 $PaCO_2$ 正常，即可考虑呼吸衰竭。但是在急性哮喘，药物过量，神经肌肉疾患，则 $PaCO_2 > 45$ mmHg 就相当重要。对于已知有慢性高碳酸血症的患者，尚没有一个确切的 $PaCO_2$ 来表示病情的恶化。由于肾脏的代偿和剩余碱过量，动脉血 pH 总不能实际反应 $PaCO_2$ 的上升。25% 急性呼吸衰竭患者在住院时，由于 V_A 的短暂增加，pH 可得到代偿。在低通气期间，$PaCO_2$ 和 PaO_2 的水平几乎以相等数量互换位置，而肺泡－动脉氧分压差并无明显增加。

例如：正常情况下：$PaCO_2$（40 mmHg）$+ PaO_2$（90 mmHg）$= 130$。如果 $PaCO_2$ 的改变数量不等于 PaO_2 的变化数量，除了单纯的低通气外，可能还有其他的低氧血症的原因。继发于 COPD 和哮喘所致的 HHRF，其低氧血症的主要机制为通气障碍的肺区灌注或通气－灌注（V/Q 失衡）。$PaCO_2$（60 mmHg）$+ PaO_2$（40 mmHg）$= 100$，通过吸入 100% 的纯氧，可以发现较低的 V/Q 比例。

一、高碳酸－低氧性呼吸衰竭的病因和分类

（一）高碳酸－低氧性呼吸衰竭的病因

通常，临床上可将 $PaCO_2$ 升高所致的高碳酸血症原因归纳为以下几种（表 1－12－6）：①因通气驱动力下降所致的急性通气衰竭；②因神经肌肉疾患，呼吸肌疲劳等，产生的通气频率减慢、幅度缩小，而致每分通气量绝对不足；③因限制性肺疾患所致的急性通气衰竭；④阻塞性通气障碍时，无效腔通气量增加，但因气道阻力增加，呼吸功增大，呼吸肌疲劳，每分通气量得不到足够地代偿性增加，而发生相对每分通气量不足；⑤因血管疾患造成的急

性通气衰竭；⑥各种原因所致二氧化碳产量增大，而肺泡通气量不能得到相应提高。在呼吸衰竭经机械通气治疗好转，脱离通气机之初，如补充大量高二氧化碳负荷的营养物质，使二氧化碳产量增高，因此时患者通气功能增加有限，往往可发生高二氧化碳血症，又重新需要机械通气。

表1-12-6　高碳酸-低氧性呼吸衰竭（通气衰竭）的病因

通气衰竭的类型或部位	机制或分类	临床举例
通气驱动	药物	药物过量（阿片、镇静剂、酒精）、常规麻醉
	先天性	原发性肺泡低通气综合征
	获得性	脑血管意外、新生物、颈动脉体切除
		肥胖低通气综合征
神经传递至呼吸肌群	颈脊髓束损伤	创伤、肿瘤、血管疾患
	原因不明的周围神经病变	格林-巴利综合征
	前角细胞疾病	急性脊髓灰质炎；肌萎缩性侧索硬化
	横膈神经损伤	创伤；心脏手术
		新生物；非特异性
呼吸肌群	药物	神经肌肉阻断剂
	原发性肌肉疾患	肌肉萎缩；多发性肌炎；皮肌炎
	神经肌肉结合部疾患	重症肌无力；肉毒中毒；破伤风
	电解质和代谢混乱	低磷酸血症；低钾血症；低镁血症；粘液性水肿
胸壁	胸壁活动度降低	脊柱后侧凸；创伤性窒息；严重肥胖
胸膜疾病	肺脏活动受限	气胸；胸膜腔积液；胸膜增厚
气道阻塞	上呼吸道阻塞	会厌炎；异物；肿瘤；声带麻痹；气管软化
	下呼吸道阻塞	COPD；重症哮喘
无效腔通气增加	V/Q 显著增加	COPD
	V/Q 显著降低；右向左分流	重症 ARDS
	肺部广泛低灌注	低血容量或心源性休克；心肺复苏；肺部过度通气（应用 PEEP 过度；内源性 PEEP）
	肺部局部低灌注	肺血栓栓塞；静脉空气栓塞
CO_2生成增加	炎症；高代谢	发热；脓毒血症；烧伤；严重创伤
	肌肉活动	颤抖：手足抽搐：癫痫发作；恶性高热
	高热量摄入	大量摄入高热卡食物（尤其是碳水化合物）
外源性 CO_2 摄入	PCO_2 吸入增加	实验室或工业事故；治疗性应用

（二）高碳酸-低氧性呼吸衰竭的分类

1．通气驱动降低所致的通气衰竭

(1) 药物所致 药物引起的通气驱动的降低相当常见，阿片是最强有力的通气驱动抑制剂，既能抑制缺氧所致的呼吸驱动，又能抑制高碳酸血症所致的呼吸驱动；其他药物，如各种镇静药物、催眠药和抗焦虑药，只要服用剂量足够大，均可发生通气驱动的抑制。当药物从体内得以清除，患者可以逐渐恢复自主呼吸。

(2) 疾病所致 肥胖低通气综合征，其特点为对低氧血症和高碳酸血症反应迟钝，某些情况下，患者首先出现的临床症状是急性通气衰竭，常常合并有严重的高碳酸血症和呼吸性酸中毒。患者典型的临床表现：体重增加、显著的水滞留和肺心病的临床特征。由于胸壁顺应性降低、心脏肥大和大量胸腔积液等因素，患者呼吸功的增加，可进一步加重低氧血症，这些也与呼吸肌群疲劳有关。粘液性水肿、因性腺功能减退而应用外源性睾丸激素治疗的患者，由于通气功能低下，同样也可以出现低氧和/或高碳酸血症。急性卒中是引起急性通气衰竭的另一个通气驱动性疾病。

(3) 原发性肺泡低通气（primary alveoLar hypoventiLation，PAH）所致 PAH为一种原因不明的低通气疾病，其特征为慢性高碳酸血症和低氧血症，诊断原发性肺泡低通气时，需除外各种神经系疾病，呼吸肌衰竭或通气功能障碍所致的低通气。该疾病的发生可能与代谢性呼吸控制系统衰竭有关，使之产生中枢性呼吸驱动作用下降。大多数患者中，在睡眠时低通气更为加重，常有呼吸暂停的表现。因为PAH患者的自主呼吸控制系统是完整的，PAH患者能应用过度通气来降低 $PaCO_2$ 至正常水平。PAH是一种代谢性呼吸控制系统的病变，往往与化学感受器功能障碍或脑干神经元的功能不全有关，而并不是呼吸肌或通气功能障碍所引起的疾病。

2. 神经肌肉损伤所致的急性通气衰竭

(1) 颈脊髓束损伤 颈脊髓束上部损伤可以损伤脑干呼吸中枢的呼吸信息传递到膈肌和其他呼吸肌群。因为供应膈肌的膈神经根起源于 C_3 到 C_5 的脊髓段，在这一水平造成的急性损伤患者，通常需要机械通气治疗。在 C_1 ~ C_2 脊髓水平造成的损伤，患者需要终身机械通气治疗；而在 C_3 ~ C_4 水平造成的损伤，患者最终可能部分依赖于呼吸机。C_4 以下水平的损伤，患者可能不需要机械通气，除非患者还有其他并发症，例如胸内创伤或者精神状态的损伤。

脊髓束损伤的病理效应，在初期有肺容积的丧失，患者不能深呼吸（易产生肺不张），不敢咳嗽（易发生肺炎和其他并发症），和损害低氧性血管收缩，如果伴有肺不张或发生肺炎，易出现严重的和常常为难治性低氧血症。尽管患者的短期内病程与脊髓损伤的部位相关，但是，回顾性研究发现脊髓损伤的患者，如果和脊髓损伤的水平相比较，其死亡率和住ICU的时间与发生肺炎以及其他呼吸系统并发症更为相关。

(2) 影响膈神经的损伤或疾病 膈神经损伤可以导致膈肌麻痹，其原因大都为膈神经损伤，通常发生在单侧膈神经，往往与心脏手术有关。临床表现差异很大，轻者仅仅在放射学检查时被发现有异常，而无临床症状；重症患者则需要长期机械通气治疗。

双侧膈肌麻痹是急性通气衰竭的罕见原因，某些患者可能既无创伤也无手术治疗的病史，也不能发现系统性疾病或者某些特异的病因。神经肌肉疾病的最初表现可能为通气肌群无力，例如重症肌无力和肌萎缩性（脊髓）侧索硬化。

(3) 神经肌肉疾病 急性麻痹和神经肌肉通气衰竭最常见的原因是格林 - 巴利综合征，

患有此综合征的患者，约1/3可发生急性通气衰竭。血浆交换免疫球蛋白治疗能改善患者的预后，但仍然有3% ~8%的患者死亡，存活的患者中，5% ~10%可能仍然合并有严重的残疾。重症肌无力所致的急性通气衰竭相对而言较为少见。肌萎缩性（脊髓）侧索硬化和其他运动神经元疾病可以出现进行性的球麻痹和通气肌群无力，其临床表现和进展情况各有异同。典型肌萎缩性（脊髓）侧索硬化病例在确诊之初，即可有通气肌群的无力。然而，呼吸困难或急性通气衰竭也可能是运动神经元疾病的最初临床表现。此外，肉毒杆菌中毒仍然是急性通气衰竭的重要原因。皮肌炎也可造成呼吸肌群的无力，如病情严重同样会伴发急性通气衰竭。

（4）重症患者伴有神经肌肉无力　重症患者伴有神经肌肉功能不全常常是难以撤离呼吸机的重要原因。以下几种情况常见：①长期使用神经肌肉阻断剂：机械通气患者中有时在应用镇静剂的同时，还应用神经肌肉阻断剂以降低氧耗量。如果患者有肝功能不全，尤其存在肾功能不全，则大部分神经肌肉阻断的剂排出会变慢。这种清除延缓的后果常常可以造成长期的肌无力；②危重症疾病合并多发性神经病变和肌病：住入ICU的患者常常合并全身性炎症反应综合征（SIRS），如果进行神经生理检查则可以发现患有危重症疾病合并多发性神经病变和肌病。临床上患者表现为严重的神经肌肉无力，并长期依赖于呼吸机治疗。这种情况在没有控制的高血糖症患者中更易发生。神经传导试验或肌电图检查可以明确这一疾患；③急性四肢瘫痪性肌病：发生急性肌病后，患者患者表现为严重的衰弱，需要长期机械通气治疗，这种情况见于重症哮喘患者在使用皮质激素治疗的同时，也应用神经肌肉阻断剂。通常患者应用较大的皮质激素剂量，但是也可见于没有使用皮质激素和神经肌肉阻断剂的患者。这些患者的近端和远端肌群均可受到影响，包括膈肌。肌电图或肌活检可协助诊断；④呼吸机诱发膈肌功能不全：机械通气本身可以诱发膈肌功能不全。动物实验表明：3 ~10日的控制机械通气，如果无自主呼吸则膈肌的收缩能力会发生时间相关性降低。

3. 限制性通气功能障碍所致的急性通气衰竭

（1）胸壁和胸膜疾病　因严重的脊柱后侧凸所致的肺部受限和通气肌群功能不全，常常可导致进行性呼吸功能障碍，可以表现为急性或慢性通气功能障碍急性发作。脊柱后侧凸的患者合并急性呼吸衰竭时，其肺和胸壁的功能均有功能不全的表现。胸腔积液或气胸也可能参与急性呼吸衰竭的发作，但患者往往存在限制性或阻塞性通气功能障碍。肥胖低通气综合征伴有失代偿性肺心病是慢性呼吸衰竭急性发作的另一种类型，常常表现为限制性通气功能障碍。

（2）肺实质疾病　特发性肺间质纤维化（IPF）和其他肺实质限制性疾病往往伴有高通气，而不是低通气。但是，在这些疾病的晚期阶段可并发急性通气衰竭，可以为原发疾病过程的临床表现，或者是合并肺炎，也可能是外科手术及患有其他伴随疾病的缘故。晚期IPF患者可以出现严重的肺部僵硬和阻力增加的表现，伴有急性通气衰竭和低氧血症，往往需要机械通气治疗。这些晚期肺间质疾病患者，如果出现通气衰竭，则预后相当差。

4. 气道阻塞所致的急性通气衰竭

（1）上气道阻塞　上气道阻塞偶尔可以引起急性通气衰竭。患者发病常常呈急剧发生，如外来异物阻塞声门，急性会厌炎造成会厌水肿等。病程亦可呈隐匿性，发病过程需要数月，如气管内肿物。进行性上气道狭窄，患者往往在静息时尚可以耐受，但是当气道直径狭窄至5～6 mm时，为狭窄的最低限度，则易发生急性通气衰竭。当然，狭窄的部位和狭窄的变异程度也决定其临床表现。病理生理上，上气道阻塞引起急性通气衰竭的主要原因是气道阻力的增加，此时呼吸肌群不能再维持适当的每分钟通气量和二氧化碳的动态平衡。

（2）慢性阻塞性肺疾病（COPD）　COPD急性加重是急性通气衰竭的最常见原因，通常细菌感染或病毒感染是最为常见的诱因，其他原因还有急性肺炎、充血性心力衰竭、肺栓塞、气胸和环境因素等。若诱因破坏了呼吸系统通气储备与代谢需要之间的平衡，将导致COPD患者急性通气衰竭的发生。急性通气衰竭是呼吸肌群承受的高吸气负荷与既已存在的解剖和/或生理异常相互作用的结果，是神经肌肉代偿能力与呼吸系统所承受的机械负荷之间的一种失衡，这种失衡触发了继发于呼吸肌疲劳的通气衰竭（图1－12－3）。其病理生理如下：

1）呼吸系统所承受的负荷增加　急性通气衰竭的各种诱因可通过减少胸壁和/或肺的顺应性而增加弹性负荷，也可通过引起气道病变而增加非弹性负荷。另外，中枢驱动力的降低或神经肌肉的异常可降低呼吸泵功能，从而造成肺泡通气不足。

2）呼吸系统力学异常　气道阻力增加是COPD最重要的特征，所有其他病理生理异常都起因于气道阻力的增加。COPD患者在呼气相时气道阻力增加明显，在高肺容量时，呼气相阻力与吸气相阻力之比为2∶1，而在低肺容量时上升到10∶1。低肺容量时气道阻力的显著增加与呼气时小气道的塌陷有关，其原因主要是肺泡壁和周围支持结缔组织结构的破坏。这些支持结缔组织可在呼气时，当周围压力超过气道内压力时，维持气道的开放。这些结构的丧失使气道在呼气相时发生塌陷，甚至在较高肺容量时也可发生，从而造成气流阻塞和气体陷闭。如果呼气时增加呼气力量，只能使已塌陷的气道更趋于闭塞，并不能增加呼气流速，这种现象有时被称为气流限制性“阻塞点”。COPD急性加重期的机械通气治疗原则正是基于呼气气流受限这一概念。气道阻力的增加及呼气气流受限会妨碍肺泡充分排空，从而增加动态过度充气及内源性PEEP（PEEPi）。PEEPi是指呼气末肺泡内所产生的正压。肺脏不能回到功能残气位——对抗弹性力量的平衡点，于是肺的弹性回缩力就产生了一种正压。“动态过度充气”是指肺部气体排空延缓而引起呼气末肺容量增加，是产生PEEPi的原因。从本质上看，PEEPi的发生与肺部完全排空所需时间超过呼气时间有关。产生肺部排空延缓或呼气时间缩短的因素见表1－12－7。在呼气末，如果呼气肌群持续收缩，也可发生PEEPi。这与腹内压升高传递到肺部有关。PEEPi与外源性PEEP不同，并不能从外界随意调节，但是PEEPi对呼吸功和血流动力学的影响与外源性PEEP类似。在机械通气时，PEEPi也称为隐性PEEP，因为PEEPi的存在不能为常规压力测定技术所检测到。

表1-12-7 PEEPi的产生原因：肺部排空延缓或呼气时间缩短

排空延迟	呼气时间缩短
气道阻力增加	呼吸急促
动态萎陷	吸气时间延长
支气管痉挛	反比通气
气道水肿	
分泌物增多	
肺顺应性增加	
气管插管口径小	
外源性 PEEP（无动态过度充气时）	
较高的 V_T	
呼气时吸气肌群工作	

急性通气衰竭患者气流受限和被动性及动态性过度充气的总的结果是：维持正常肺泡通气所需的呼吸功将增加2～3倍，这使吸气肌负担加重。有人对机械通气的COPD患者吸气功的增加成分进行了分析，并与健康人比较，发现吸气功的静态成分和动态成分均增加，吸气功中所有的静态成分及吸气功总增加量的57%是由PEEPi引起的。COPD患者在自主呼吸时，PEEPi平均为13～15cm H_2O，而在机械通气时，可高达20cm H_2O。大部分动态功的增加是由高气道阻力引起，肺和胸壁的粘弹性行为以及时间常数的不等在动态功的增加中也起一定作用。

3）呼吸肌群功能异常　如前所述，许多诱因可引起呼吸肌群肌力的降低，COPD患者呼吸系统的异常也能改变吸气肌的功能。肺容量增加使膈肌低平，肌小节平均长度变短、产生最大收缩力的能力下降。按照Laplace定律，横膈的曲度半径增加时，肌张力变大，使血流受阻。横膈和胸壁之间的并行空间缩小，使横膈对肋骨的束缚作用受限。胸壁的过度膨胀，使辅助吸气肌参与呼吸，增加了呼吸氧耗，与增加的血流阻力一起，使能量供求失衡，导致呼吸肌疲劳。

COPD急性加重期，气道阻力增加，在特定肺容量时的气流下降。由于呼出气流在急性加重期之前已处于最高水平，患者只能在更高的肺容量下进行呼吸以维持气流。这样进一步加重了呼吸肌疲劳，导致急性呼吸衰竭。

4）血气异常　COPD患者合并急性通气衰竭时，低氧血症是一个普遍的现象，高碳酸血症也很常见，尤其在严重急性通气衰竭时更为显著。V/Q失调是引起低氧血症的主要因素，心排出量改变导致的混合静脉血氧分压的改变也是引起 PaO_2 降低的原因之一。肺泡水肿或肺炎时肺内分流的存在，使生理无效腔与潮气容积比（V_D/V_T）增加，机体通过增加每分钟通气量以使静息时 $PaCO_2$ 接近正常。当 V_T 保持不变时，每分钟通气量的增加是通过增加呼吸频率（RR）实现的，与正常人相比，RR增加了50%～100%。V/Q分布的不均一性也会导致高碳酸血症。浅快呼吸、氧疗、使用镇静剂及呼吸肌群的疲劳都能引起肺泡通气不足，从而引起高碳酸血症。

呼吸力学的异常、血气的改变、呼吸肌群过度负荷及呼吸肌功能异常之间相互作用，形

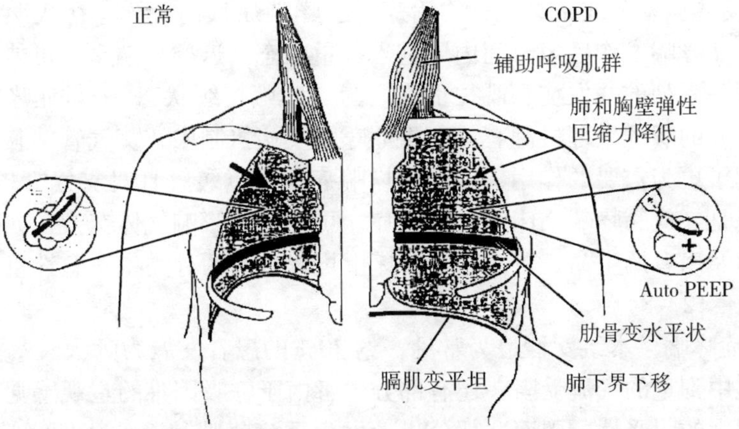

图 1-12-3　重症 COPD 患者呼吸力学功能不全的示意图

过度充气导致膈肌变平坦，肺下界下移，肋骨变水平状，所有这些都可使呼吸肌群功能降低。患者需要应用辅助呼吸肌呼吸，使能量消耗增加。弹性回缩力的降低导致气流受限，呼气时发生小气道塌陷，从而产生 auto-PEEP。

成恶性循环，使呼吸功增加，呼吸泵的有效性丧失。纠正这些异常的唯一办法是治疗病因以减少呼吸肌群的负荷，或进行通气辅助治疗使呼吸肌群暂时处于无负荷状态。

5）心血管系统功能异常　肺气肿可造成肺毛细血管床丧失、肺血管横断面积减少。持续性低氧血症和呼吸性酸中毒可引起肺血管收缩。两者共同作用导致肺动脉高压的发生。血液粘稠度的增加和呼气气流阻塞所造成的胸内压增加在促进肺动脉高压的发生中也起一定作用。长期肺动脉高压可引起右心结构和功能紊乱。尸检发现约 50% 的 COPD 患者存在右心室肥厚。右心室射血分数有明显下降者达 53%。即使在静息状态下右心室功能正常者，活动后也会出现心功能的异常。COPD 患者左心室功能也受到影响，这是右心房压力增加和胸内压增加使静脉血回流减少以及右心室的扩张效应使左心室射血功能降低所致。肺脏的过度充气也会对心脏产生直接压迫作用。

6）睡眠-病态呼吸　重症 COPD 患者有很高的睡眠-病态呼吸发生率，估计阻塞性睡眠呼吸暂停在 COPD 患者中的发生率为 10% ~15%，高于一般人群的 3% ~4%。而且 COPD 患者经常出现与呼吸暂停无关的氧饱和度下降，有时非常严重，这在快速眼运动（REM）睡眠期间最易发生。醒时较低的 PaO_2 可提示这一点。这种现象至少部分是由于低通气所致，因为据报道氧饱和度下降时经皮 $PaCO_2$ 升高。部分患者的氧饱和度下降被认为与通气血流比失调有关，因为不是所有的病例均能以低通气解释。这种夜间气体交换紊乱扰乱了 COPD 患者的睡眠，使 REM 睡眠减少，总睡眠时间缩短，睡眠质量差。

（3）哮喘　哮喘所致的急性通气衰竭不常见。一般而言，只要哮喘患者坚持应用糖皮质激素吸入治疗、监测峰流速和按照峰流速率选择治疗方案，患者不会发生呼吸衰竭。但是，如果哮喘触发因素持续存在、呼吸道感染、糖皮质激素使用不当、水及电解质紊乱和酸中毒、精神因素、阿司匹林或其他非甾体类抗炎药物的不适当使用或出现严重的并发症，患者可以出现重症哮喘。通常，重症哮喘是指哮喘患者虽经吸入糖皮质激素（≤ 1 000μg/d）和应用长效 $β_2$ 受体激动剂或茶碱类药物治疗后、哮喘症状仍持续存在或继续恶化；或哮喘呈暴发性发作，从哮喘发作后短时间内即进入危重状态。这类哮喘患者可能迅速发展至急性呼吸衰竭并出现一系列的并发症，既往也称之为“哮喘持续状态”。重症哮喘对常规治疗反应较差，与其特异的病理生理机制有关。重症哮喘发病机制中，支气管粘膜水肿和粘液栓塞比支气管痉挛起了更为重要的作用，因而其哮喘症状难以缓解且对支气管扩张剂反应欠佳，故哮喘持续状态是支气管哮喘临床上的危重症，可严重地影响气体交换，如病情不能得到有效的控制，可危及患者的生命。重症哮喘临床上可以分为两种类型：急性重症哮喘和急性窒息性哮喘（表 1 －12 －8）。

1）急性重症哮喘　本组女性最为常见，约 70% 的患者发展为呼吸衰竭。患者病情往往难以控制而导致中到重的气流受阻。还有部分患者由于呼吸困难的主观感觉下降，对于慢性的气流阻塞有很大的耐受性，因而这部分患者发生重症哮喘甚至致死性哮喘的危险性更大。此外，由于这部分患者常规使用 $β_2$ 受体激动剂，较少发生支气管痉挛，然而治疗反应慢，即使系统使用糖皮质激素效果也不好。但清除气道分泌物可大大改善患者的病情。

2）急性窒息性哮喘　有少数年轻重症患者从首次哮喘发作到呼吸停止往往不到 3 小时，发作前症状很轻甚至无症状，但气道反应性很高。该类型哮喘可能与某种特异性变应原刺激有关，但具体是何种变应原目前尚不明了。此种哮喘发作与急性支气管痉挛、中性粒细胞浸润有关，而与嗜酸性粒细胞无关。对于这部分患者若积极地使用支气管扩张剂往往能收到很好的效果。即使需要气管插管或机械通气治疗，也可能在短时间内改善病情。

表 1 －12 －8　重症哮喘所致呼吸衰竭的类型

	组　Ⅰ 急性重症哮喘	组　Ⅱ 急性窒息性哮喘
性别	女 > 男	男 > 女
基础状况	中到重度气道阻塞	正常或轻度肺功能受损
发作时限	几天到几周	几分钟到几小时
病理特点	①气道壁水肿 ②粘液腺肥大 ③分泌物粘稠	①急性支气管痉挛 ②中性粒细胞而非嗜酸性粒细胞支气管炎
治疗反应	慢	快

重症哮喘的病理和病理生理机制：重症哮喘的气体交换、血流动力学均有明显的异常，气道的阻力明显升高。重症哮喘的组织学特点是气道壁水肿、粘液腺肥大、粘稠的分泌物广泛地阻塞大小气道。分泌物的成分包括粘液、脱落的上皮细胞、嗜酸性粒细胞、纤维蛋白原和其他血浆蛋白。粘液的嵌顿、细胞浸润、支气管粘膜和粘膜下水肿以及气道平滑肌的收缩导致了气道阻力在吸气和呼气时均大大增加。以上气道的病理学改变也引起了肺泡通气/血流比例的失调（在某些肺泡区 V/Q 比值降低）以及氧的弥散距离增大。在重症哮喘患者常

见中度低氧血症，但此种低氧血症易被高流量的氧疗所纠正。采用多价惰性气体研究重症哮喘患者低氧血症的原因，结果表明低氧血症的发生并非真性分流所致，而是由于肺的大部分灌注区域 V/Q 比值失调，低氧血症的严重程度与肺活量异常的严重程度的关系不大。

小气道阻塞可导致肺泡过度充气以及相应区域毛细血管的灌注减低；灌注减低而通气正常会导致死腔的增大，使有效通气量降低。哮喘急性发作时，多数患者表现为过度换气，通常动脉血 $PaCO_2$ 降低。若动脉血 $PaCO_2$ 正常或增高，临床医师应高度警惕呼吸衰竭的可能性或是否已经发生了呼吸衰竭。

气道阻塞可大大增加呼吸功。哮喘急性发作时，吸气相跨肺压可达 50 cm H_2O（正常呼吸时吸相跨肺压为 5 cm H_2O），此时呼气相也变成主动过程，患者用力呼气，将肺内残气排出狭窄的气道，但是此时的呼气流率明显降低，呼气时间延长，肺内残气量增加。肺的代偿性变化为过度充气，在这种情况下，呼出气流量超过肺容量，但最终可造成吸气肌肉起始收缩时的静息长度变短，吸气肌肉的收缩力下降。在肺内残气不能完全排空时，内源性呼气末正压（$PEEP_i$）增大，导致吸气功耗增大。

哮喘持续状态时，也存在血液循环的紊乱。胸内压增高可降低静脉回流，虽然静脉回流的降低可通过增强吸气来代偿，但是随着右室充盈的增加，室间隔移向左室，导致舒张功能受损以及充盈不完全。吸气时胸内负压的增大可降低心室肌肉的收缩力，进而增加左心室的后负荷，肺动脉压力可因肺的过度充气而增高，肺动脉压的增高又可增加右心室的后负荷。以上病理生理改变最终将导致每搏量和收缩压的下降（收缩压在吸气和呼气末的变化更为明显）。重症哮喘时，若脉搏反常超过 10 mm Hg 提示 $FEV_1 < 1$ L。

肺过度充气会加重吸气肌肉的负荷，降低肺的顺应性。PEEPi 也是增加呼吸肌肉负荷的一个重要因素，肺过度充气时膈肌血流减少。哮喘持续状态患者若血清肌酐和乳酸水平升高可能提示呼吸肌肉的疲劳，此时若气道阻塞不迅速解除，潮气量将进行性下降，最终将会发生呼吸衰竭。

5. 血管疾病所致的急性通气衰竭　患有肺血管疾病时，由于生理无效腔的增加，相对于每分钟通气量而言肺泡通气量是下降的。在这种情况下高碳酸血症可能发生，但是稍增加总通气量即可预防，肺血管疾病患者很少发生急性通气衰竭。例如，肺血栓栓塞时，患者如果没有并发其他疾病（重症 COPD 或药物诱发的通气驱动低下），高碳酸血症很少见。肺循环疾病，例如：肺静脉空气栓塞，可能发生急性通气衰竭，但这种情况很罕见。此时，患者有高碳酸血症，动脉血二氧化碳水平和呼出气二氧化碳水平之间可有显著差异。

二、高碳酸－低氧性呼吸衰竭的临床特征和对机体的影响

（一）高碳酸－低氧性呼吸衰竭的临床特征

如果通气需要超过患者的通气供应能力（泵衰竭）或者由于患者的呼吸驱动不足，肺泡通气与二氧化碳生成相比较，就显得不足。尽管急性通气衰竭是一种肺泡通气衰竭的，也常常存在低氧血症。按照气体交换方程式：$P_AO_2 = P_IO_2 - (PaCO_2/R)$，可以解释肺泡低通气时出现动脉血氧分压下降的机制。应用方程式也能获得肺泡 PO_2，从而计算肺泡－动脉氧分压差。通过计算，能够分辨两种不同的低通气，一种为单纯的低通气，其肺泡－动脉氧分压差正常；其二是通气－灌注比例降低和右向左的分流。

如果气体交换严重恶化，高碳酸血症也可为低氧性呼吸衰竭的一个临床表现。ARDS 患者右向左的分流和通气－灌注比例降低，根据 Bohr 方程式，（V_D、V_T）可以增加，从而影响二氧化碳的排出并造成高碳酸血症。急性 HHRF 可见于原先健康的正常人或原有基础肺部疾病的患者，常见原因见表 1－12－9。

表 1－12－9 低氧性和高碳酸－低氧性急性呼吸衰竭的临床特征

	低氧性呼吸衰竭	高碳酸－低氧性呼吸衰竭
生理	大量的右向左分流，低通气	COPD：因显著死腔通气所致的低通气；V/Q 失衡伴 P（A－a）O_2 增加；神经肌肉疾患：由于每分钟通气量的降低所致，P（A－a）O_2 正常
解剖	广泛的肺水肿、肺不张或肺实变	支气管炎：粘液腺增生；肺气肿：肺泡壁破坏；哮喘：支气管平滑肌增厚和粘液栓塞；上气道阻塞
临床表现		
年龄	任何年龄	任何年龄，COPD 通常大于 55 岁
既往病史	无心脏病和高血压等病史	慢性气短、喘、憋气史
现病史	与目前严重病情（如休克、败血症、创伤、胸痛等）有关的急性呼吸困难	近期上呼吸道感染，逐渐加重的气短、咳嗽、多痰、喘息；新近发生或逐渐增加的肌无力
查体	急性疾病的表现，呼吸急促（>35 次/分）；低血压；弥漫性的啰音（crackle）；肺实变的表现	呼吸急促（<30 次/分）；心动过速；呼气延长；呼吸音降低；喘息；下肢水肿；肌力下降；意识改变
实验室检查		
胸部 X 线	肺容量降低；白肺；多发性斑片状阴影；弥漫性浸润；肺不张或实变	肺过度充气；肺透光度增加；肺大疱；肋间隙增宽；COPD 或哮喘常伴有肺纹理增加；药物过量或神经肌肉疾病：肺低通气，“小而黑”的肺
心动图	窦性心动过速；急性心肌梗死；左心室肥厚	右心室肥厚；肺性“P”波；低电压
实验室检查	非特异；血红蛋白低于正常；呼吸性碱中毒；代谢性酸中毒；BUN 上升	血红蛋白正常或升高；呼吸性酸中毒；混合性代谢和呼吸性酸中毒；低钾

1. HHRF 继发于每分通气量的下降　继发性的每分通气量下降所致的 HHRF 见于多种情况和疾病。每种疾病或病情情况，从症状、体征到基本病理改变都有其本身的特征。

呼吸衰竭可表现为急性发作，如：高位脊髓受损伤或肉毒中毒；亚急性发作可见于：多发性神经炎或重症肌无力；缓慢发生的呼吸衰竭常见于甲状腺低下和呼吸肌群的衰弱。脊柱侧凸所致心肺疾病和肥胖－低通气综合征、睡眠－呼吸暂停综合征，到发生呼吸衰竭，常需数十年的时间。许多慢性神经肌肉或骨骼肌肉疾病中，一些微小的呼吸系统病变也许就能加重呼吸衰竭，如重症肌无力患者，发生吸入性肺炎等。

呼吸中枢受影响时，呼吸衰竭的程度与患者的意识水平并不一定相平行。这里最好的例子就是巴比妥和吗啡过量，巴比妥常导致昏迷，但并无 CO_2的滞留，而吗啡中毒时，常常有明显的高碳酸血症而只有中等程度的意识障碍。对于所有患意识障碍和感觉迟钝的患者，都应怀疑呼吸衰竭的可能性，对于患有神经肌肉疾患的患者也如此。诊断呼吸衰竭应该依靠动脉血气分析的数据。所有患神经肌肉疾病的患者，都应定期测定其肺活量和负压吸气力。如当肺活量小于1L，或吸气力不能超过15 cm H_2O时，应该考虑到急性呼吸衰竭，应将患者转移到ICU密切观察。

2. HHRF继发于下呼吸道疾病　COPD和哮喘是急性HHRF的主要原因。许多患者常有急性发作的病史或过去曾有急性呼吸衰竭的病史。查体可发现患者有呼吸困难、焦虑、呼吸频率增加，发绀明显，但如无明显发绀也不能排除严重的低氧血症。偶可有视盘水肿，球结膜水肿，多见于昏迷的患者，但是也可为呼吸衰竭的突出症状。严重的COPD患者常见室性心律失常和右心衰的症状。胸像可以发现慢性肺部病变或急性肺部浸润性改变，然而，许多HHRF患者的胸像帮助不大。白细胞增多意味着感染。

（二）高碳酸血症对机体的影响

$PaCO_2$升高对机体的危害程度与$PaCO_2$的绝对值有关，但主要与$PaCO_2$增高的速度有关。如COPD患者长期逐步形成的二氧化碳潴留，机体通过各种代偿机制已慢慢耐受，并不对机体产生大的危害。相反，如在短时间内$PaCO_2$迅速升高，则对机体危害更大。高碳酸血症对机体的影响来自二氧化碳本身的直接作用及氢离子浓度升高两个方面，慢性二氧化碳潴留因机体代偿，pH往往在正常范围，故对机体影响较少。

1. 对神经系统的影响　高碳酸血症对神经系统的影响包括以下几方面。

（1）对脑血流的影响　$PaCO_2$的升高可引起脑血管扩张，因而脑血流量增加，$PaCO_2$每升高0.133 kPa（1 mm Hg），脑血流量约增加4%。脑血流过度增加可产生头痛、颅内压升高。

（2）对脑脊液的影响　与H^+、HCO_3^-相比二氧化碳较容易透过血脑屏障，在急性通气衰竭时，数秒钟内脑脊液pH即可发生改变。再加上二氧化碳本身的作用，呼吸中枢兴奋，通气量增加，并产生相应的细胞代谢改变。

（3）对意识的影响　二氧化碳潴留对中枢神经有类似笑气（氧化亚氮）的麻醉作用，出现所谓的“二氧化碳麻醉”，患者可出现嗜睡、昏迷，但也可表现为扑翼样震颤、抽搐等。

（4）对周围神经的影响　刺激交感神经，肾上腺、神经末梢，使儿茶酚胺分泌增多。

2. 对循环系统的影响　$PaCO_2$升高可使心率减慢、心肌收缩力下降，但这些作用可被儿茶酚胺的释放作用所掩盖，其结果是血管阻力轻度下降，心排出量增加，血压轻微升高。$PaCO_2$升高使血管平滑肌松弛，血管扩张，而继发的儿茶酚胺增多则引起血管收缩，其结果与单纯缺氧相类似，心、脑、皮肤血管扩张，血流量增加，肺、肾、腹腔脏器血管收缩，血流量减少。急性二氧化碳潴留也可引起心律不齐，有的呼吸衰竭患者在行气管插管时，偶可发生心脏骤停，可能与$PaCO_2$升高加强了迷走神经对心率的抑制作用有关。

3. 对呼吸系统的影响　二氧化碳是强有力的呼吸兴奋剂，$PaCO_2$增高兴奋呼吸中枢，增加通气量，吸入15%以下二氧化碳时，$PaCO_2$每增高0.133 kPa（1 mm Hg）每分通气量可增加2 L，但COPD患者因长期二氧化碳潴留，中枢对二氧化碳反应并不敏感。$PaCO_2$升高引起肺小动脉轻度收缩，二氧化碳对支气管平滑肌的直接作用是使其松弛，但它也通过刺激迷走神经使平滑肌收缩。因$PaCO_2$升高肺泡气二氧化碳分压（P_ACO_2）相应升高，P_ACO_2相应下降，PaO_2亦可有一定程度下降。$PaCO_2$升高使血红蛋白氧解离曲线右移，有利于组织细胞对氧的利用。

4. 对肾及电解质的影响 轻度高碳酸血症对肾小球滤过率影响不大，当 $PaCO_2$大于 60 mm Hg（8 kPa）时，pH 明显下降时，肾血流量可减少，引起少尿。为代偿呼吸性碱中毒近端肾小管回收碳酸氢钠增多，但当高度二氧化碳潴留时，这种能力可能会减弱。$PaCO_2$升高直接影响到 pH，可产生呼吸性酸中毒，继而钠、氢离子进入细胞内，钾离子转到细胞外，肾代偿性减少碱的排出，使碳酸氢根增多，并可因此产生低氯血症。

第五节 急性呼吸衰竭的并发症

急性呼吸衰竭的并发症可大致分为呼吸系统、心血管系统、胃肠道、肾脏、感染、营养和其他几个方面（表 1－12－10）。

一、呼吸系统

急性呼吸衰竭时的肺部并发症包括：肺栓塞、肺部气压伤、肺纤维化和应用机械通气后产生的直接并发症。监护病房中约 1/4 以上的急性呼吸衰竭患者可发生肺栓塞，这种情况下，诊断较为困难，因为患者有广泛的肺部疾病，异常的气体交换，其临床表现、影像学检查以及病理生理改变，与肺栓塞有相似之处。肺部气压伤，是指患者接受机械治疗之后，正常情况下不含有气体的组织结构内，出现了肺泡以外的气体。常见于 ARDS 的患者。肺部气压伤的表现有肺间质气肿、气胸、纵隔气肿、气腹、皮下气肿和胸膜下含气囊肿等。急性肺损伤伴发 ARDS 之后，常出现肺纤维化。此外，应用高浓度氧吸入之后可加速肺纤维化的发生。临床上常用的检查方法，如肺动脉漂浮导管、气管插管和气管切开等也可产生某些肺部并发症。

二、心血管系统

ARDS 患者的心血管系统并发症，包括高血压、心排出量下降、心律不齐、心包炎和急性心肌梗死等。这些并发症常常与患者的基础疾病过程、机械通气或应用肺动脉漂浮导管有关。

三、胃肠道

急性呼吸衰竭时主要的胃肠道并发症有：胃肠道出血、腹胀、肠梗阻、腹泻和气腹。急性呼吸衰竭时“应激性”溃疡相当常见，其相关的危险因素有创伤、各种原因所致的休克、脓毒血症、肾功能衰竭和肝病。

四、感染

医院内感染是急性呼吸衰竭的一个常见并发症。其中以肺炎、脓毒血症和尿路感染最为常见。这些感染常发生在应用某些医疗器具之后，包括气管插管和气管切开、应用中心静脉和肺动脉导管和导尿管等。医院内获得性肺炎在 ICU 内的发生率为 70%，尤其好发于 ARDS 患者。长时期机械通气往往是发生医院内获得性肺炎的先兆因素。呼吸衰竭患者如长期住在内科 ICU 也易发生医院内获得性肺炎，且有较高的死亡率。

五、肾脏

约10% ~20%的急性呼吸衰竭患者可发生急性肾功能衰竭。急性呼吸衰竭患者如发生急性肾功能衰竭，其预后较差且死亡率较高。发生急性肾功能衰竭的原因相当多，其中包括因低血压和应用肾毒性药物所致的肾前性氮质血症和急性肾小管坏死。

六、营养

急性呼吸衰竭患者营养方面的并发症，包括营养不良及应用经肠营养或肠外营养的各种并发症。经肠营养的并发症有经鼻胃管所致的鼻窦炎和吸入性肺炎。此外，呕吐、腹胀和腹泻也较为常见。肠外营养的并发症有静脉插管时发生气胸、感染（如：导管 - 相关的脓毒血症）或代谢的异常（如：代谢性酸中毒、高血糖、高渗性昏迷和低磷血症等）。因经肠营养或肠外营养所诱发的高碳酸血症可使通气储备受限的患者治疗更为困难。

表 1-12-10 急性呼吸衰竭的并发症

呼吸系统
肺栓塞
肺部气压伤（间质气肿、气胸、皮下气肿、气腹等）
肺纤维化
与应用呼吸治疗设备有关的合并症
机械通气的并发症（感染、低血压、肺部气压伤等）
插入和保留肺动脉导管所致的并发症（气胸、空气栓塞、心律不齐、感染、血栓、肺动脉破裂）
气管插管的并发症
长期插管的合并症：低氧性脑损伤、心脏骤停、抽搐等
右主支气管插管的并发症：低通气、气胸、肺不张等
患者自我拔管
气管内插管易位
咽、喉、气管损伤
气管切开的并发症（气胸、出血、气管切开管易位、气管食管瘘、气管狭窄）
胃肠道（出血、应激性溃疡、肠梗阻、腹泻等）
心血管系统（低血压、心律不齐、心排出量降低、心肌梗死、肺动脉高压）
肾脏（急性肾功能衰竭、液体潴留）
感染（医院内获得性肺炎、菌血症、脓毒血症、鼻窦炎等）
营养
营养不良的并发症（呼吸肌群强度减退、免疫抑制及其他）
肠内营养的并发症（气胸、胸腔积液、鼻窦炎、吸入性肺炎、腹泻等）
肠外营养的并发症（气胸、脓毒血症、高血糖症、高渗性昏迷、低磷血症、肝功能异常）
应用碳水化合物过多的并发症（高碳酸血症）
其他
精神因素（焦虑、抑郁、混浊、睡眠障碍、精神病）
血液学异常（贫血、血小板减少）

（蔡柏蔷　何　健）

参 考 文 献

1. Zakynthinos SG & Roussos CS. Respiratory intensive care. In: Gibson G, J et al (eds). Respiratory medicine. 3rd ed, London: Elsevier Science, 2003, 522 - 540
2. Lee WL & Slutsky AS. Hypoxemic respiratory failure, including acute respiratory distress syndrome. In: Mason RJ & Broaddus VC (eds). Murray and Nadel's textbook of respiratory medicine. 4th ed, Elsevier Saunders, 2005, 2352 - 2365
3. Pierson D J & Hill NS. Acute ventilatory failure. In: Mason R J & Broaddus V C (eds). Murray and Nadel's textbook of respiratory medicine. 4th ed, Elsevier Saunders, 2005, 2379 - 2392
4. 蔡柏蔷. 呼吸衰竭病理生理的新概念. 见：蔡柏蔷，李龙芸主编. 协和呼吸病学. 北京：中国协和医科大学出版社，2005，3 - 29
5. 徐凌，蔡柏蔷. 慢性阻塞性肺疾病合并急性呼吸衰竭的诊断与治疗. 见：蔡柏蔷，李龙芸主编. 协和呼吸病学. 北京：中国协和医科大学出版社，2005，1796 - 1723
6. Reardon C, Marini JJ, Wright LA. Acute respiratory failure. In: Baum's textbook of pulmonary diseases. 7th ed, Philadelphia: Lippincott Williams & Wilkins, 2004, 1049 - 1071
7. Hill NS. Chronic respiratory failure and noninvasive ventilation. In: Baum's textbook of pulmonary diseases. 7th ed, Philadelphia: Lippincott Williams & Wilkins, 2004, 1103 - 1020
8. Douglas NJ. Sleep. In. Calverley & Pride N. Chronic obstructive pulmonary disease. 1st ed, London: Chapman & Hall, 1995, 294
9. Roussos C & Koutsoukou A. Respiratory failure. Eur Respir J, 2003, 22: Suppl. 47, 3s - 14s
10. Grippi M A. Respiratory failure: An overview. In: Fishman AP. Pulmonary diseases and disorders. 3rd ed, New York: McGraw - Hill, 1998, 2525 - 2535
11. Rabe KF, Hurd S, Anzueto A, et al. Global strategy for the diagnosis, management, and prevention of chronic obstructive pulmonary disease - GOLD executive summary. Am J Respir Crit Care Med, 2007, 176: 532 - 555

第十三章　急性呼吸窘迫综合征

急性呼吸窘迫综合征（acute respiratory distress syndrome，ARDS）是多种原因（包括SARS）诱发的综合征。ARDS最早的定义是科罗拉多大学的呼吸和危重医学家Ashbaugh于1967年提出，患者表现为呼吸急促、严重低氧血症、胸部X线片异常和肺静态顺应性降低。随着肺动脉插管的普及，认识到ARDS是一种非心源性肺水肿，临床上以肺泡蛋白和细胞沉积而左室充盈压正常为特征。以后的研究进一步表明，ARDS特征为肺泡毛细血管膜通透性增高，弥漫性肺损伤和蛋白性肺泡水肿液聚集。该病理改变伴随的生理功能异常包括严重低氧血症和肺顺应性降低。因此认为，ARDS不是一种疾病，而是综合征。这可对临床诊治工作提供重要帮助，可帮助鉴别有共同临床表现的患者群，进行早期治疗。该病发病率和死亡率均很高，美国发病率约16万/年，在欧美死亡率40%～50%左右，上海ARDS协作组调查的结果表明，死亡率可高达70%。这除了与诊断偏晚有关外，也与保护性机械通气策略、甚至一些新的治疗方法使用是否得当有关。为此，有必要对其发病机制、临床特征和诊断进行全面阐述，并讨论其发展机制、消散和治疗进展。

一、ARDS相关危险因素

临床上可将ARDS相关危险因素分为9类（表1－13－1），其中部分诱因易持续存在或者很难控制，是引起治疗效果不好、甚至患者死亡的重要原因。其中，严重感染、DIC、胰腺炎等是难治性ARDS的常见原因。美国麻省总院总结该院在1978～1988年10年间收治的533例ARDS患者中，胸部创伤占27%，吸入性肺炎占16.1%，腹腔败血症占12.3%，细菌性肺炎占11.8%。根据入院时诊断的呼衰病因，细菌性肺炎导致的死亡率最高，达65.1%，其次是腹腔外败血症，为51.9%，而最低的是非胸部创伤，为19.2%。一项在澳大利亚的研究显示直接肺损伤为急性肺损伤（ALI）的常见原因，其中又以肺炎最为常见，其次为吸入和创伤性肺挫伤。Estenssoro等分析了271例ARDS患者，发现败血症为主要原因（44%），其中肺炎为最常见的单一因素。

中国的两个回顾性调查表明，感染是ARDS最常见的原因。单纯菌血症引起ARDS的发病率并不高，仅为4%左右，但严重脓毒血症临床综合征合并ARDS者可高达35%～45%。

表1-13-1 ARDS相关危险因素

1. 感染
    细菌（多为革兰阴性需氧杆菌和金黄色葡萄球菌）
    真菌和肺孢子菌
    病毒
    分枝杆菌
    立克次体
2. 吸入
    胃酸
    溺水
    碳氢化合物和腐蚀性液体
3. 创伤（通常伴有休克或多次输血）
    软组织撕裂
    烧伤
    头部创伤
    肺挫伤
    脂肪栓塞
4. 药物和化学品
    阿片制剂
    水杨酸盐
    百草枯（除草剂）
    三聚乙醛（副醛，催眠药）
    氯乙基戊烯炔醇（镇静药）
    秋水仙碱
    三环类抗抑郁药
5. 弥散性血管内凝血（DIC）
    血栓性血小板减少性紫癜（TTP）
    溶血尿毒综合征
    其他血管炎性综合征
    热射病
6. 胰腺炎
7. 吸入
    来自易燃物的烟雾
    气体（NO_2，NH_3，Cl_2，镉，光气，氧气）
8. 代谢性疾病
    酮症酸中毒
    尿毒症
9. 其他
    羊水栓塞
    妊娠物滞留体内
    子痫
    蛛网膜或颅内出血
    白细胞凝集反应
    反复输血
    心肺分流

二、临床表现

ARDS临床表现可以有很大差别，取决于潜在疾病和受累器官的数目与类型，而不取决于正在发生的肺损伤所导致的表现。许多危险因素均可以引起ARDS，最常见的是严重的脓毒血症或脓毒血症综合征，多发的严重创伤也是ARDS的高危因素。脓毒血症和创伤引起急性肺和其他器官损伤的机制可能是通过血液中存在的损害血管内皮和上皮的炎症介质所致。炎症介质损伤肺毛细血管膜屏障和肺泡上皮细胞，引起血管通透性增加，富含蛋白的液体渗出血管间隙启动了ARDS，导致了肺水肿和表面活性物质的异常。首先出现在相关肺区域的局灶性肺泡水肿和肺泡萎陷逐渐增多，最后向全肺蔓延。肺组织的水肿和肺泡的萎陷导致了肺内分流，造成了严重的低氧血症和呼吸窘迫。其他的表现反映了相同机制启动的其他损伤器官的功能衰竭。其病理生理基础赋予ARDS具有以下特征。

（一）发病迅速

ARDS多发病迅速，通常在受到发病因素攻击（如严重创伤、休克、败血症，误吸有毒气体或胃内容物）后12～48小时发病，偶有长达5天者。在此期间的症状、体征多为原发病的表现，不一定提示ARDS，特别是基础病为呼吸系统疾患时，如肺炎或吸入有毒气体。但是与肺炎或其他非肺损伤性疾患不同，ARDS一旦发病，即很难在短时间内缓解，因为修复肺损伤的病理改变通常需要一周以上的时间。

（二）呼吸窘迫

呼吸窘迫是ARDS最常见的症状，主要表现为气急和呼吸次数增快。呼吸次数大多在25～50次/分之间，其严重程度与基础呼吸频率和肺损伤的严重程度有关。基础呼吸频率越快和肺损伤越严重，气急和呼吸次数增加越明显。ARDS患者也常见到呼吸类型改变，主要表现为呼吸加快或潮气量变化。病变越严重这一改变越明显，甚至伴有吸气时鼻翼扇动，锁骨上窝及胸骨上窝和肋间隙凹陷等呼吸困难体征。在早期自主呼吸能力强时，常表现为深快呼吸，但是出现呼吸肌疲劳后，则表现为浅快呼吸。

（三）难以纠正的低氧血症

ARDS可引起呼吸力学、呼吸驱动和气体交换等多种呼吸功能变化，其中的特征性改变为严重氧合功能障碍，或称为难以纠正的低氧血症。在潜伏期即可由于肺毛细血管内皮和/或肺泡上皮损害，形成间质肺水肿引起肺毛细血管膜弥散距离加大，影响弥散功能。但由于CO_2弥散力较大（为氧的21倍），另外，两者的肺泡和血液分压差不同（CO_2为6 mmHg，氧为60 mmHg），所以主要影响氧合功能，表现为动脉血氧分压降低。到肺损伤期后，随着肺泡上皮和毛细血管内皮损伤的加重，肺间质特别是肺泡渗出引起的动－静脉分流效应，将出现难以纠正的低氧血症。其变化幅度与肺泡渗出和不张形成的低通气或无通气肺区与全部肺区的比值有关，比值越大，低氧血症越明显。

（四）无效腔/潮气比值增加

在ARDS时肺死腔/潮气（V_D/V_T）比值不断增加，而且V_D/V_T比值的增加是ARDS早期的一种特征。这一比值大于或等于0.60时可能与更严重的肺损伤相关。在ARDS早期，平均V_D/V_T比值均显著增加，死亡患者的V_D/V_T比值比存活患者的还要高。多因素分析结果显示，ARDS患者无效通气量增加，是预测死亡率的独立危险因素。尽管该法不能确定无效通气的病因（毛细血管毁损、毛细血管可逆性或非可逆性阻塞），但它为毛细血管损伤在ARDS发病机制及预后中的重要作用提供了参考。

（五）重力依赖性影像学改变

在ARDS早期，由于肺毛细血管膜通透性增高，可引起血管内液体甚至有形成分渗出到血管外，呈非重力依赖性影像学变化。对于检测这一变化，HRCT具有很高的灵敏性，甚至在渗出局限于肺间质时，即可发现。随着病程进展，当渗出突破肺泡上皮防线进入肺泡内后，由于重力依赖性作用，渗出液易坠积在下垂的肺区域（仰卧时，主要在背部），HRCT可发现肺部斑片状阴影主要位于下垂肺区（图1－13－1）。为提高鉴别诊断的精确性，还可分别进行仰卧和俯卧位比较性CT扫描。无肺毛细血管膜损伤时，两肺斑片状阴影应均匀分布，既不出现重力依赖性现象，也无变换体位后的重力依赖性变化。这一特点有助于与肺部感染性疾患相鉴别，但很难与心源性肺水肿区分，因为充血性心衰引起的高静水压性肺水肿可完全模仿ARDS的体位性影像学变化。

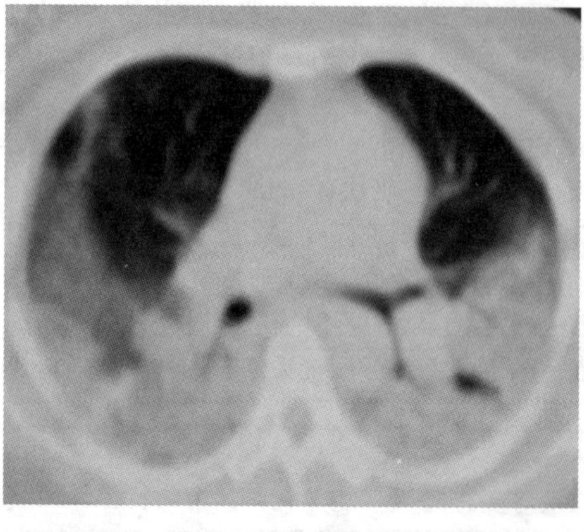

图1－13－1　HRCT示肺部斑片状阴影主要位于下垂肺区

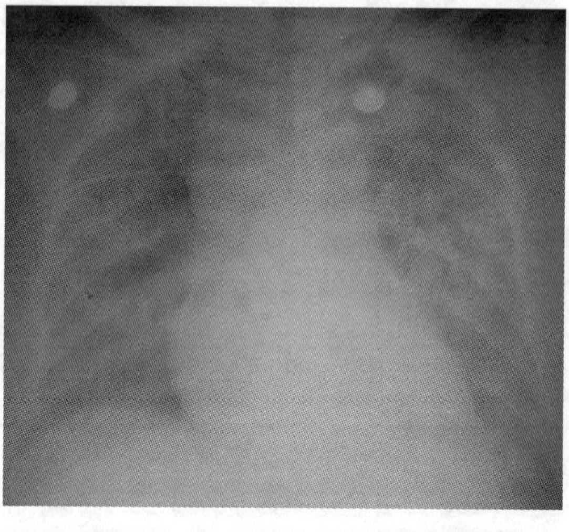

图1－13－2　胸部X线片表现为双侧肺浸润

三、诊断

1994年欧美的ARDS会议上认为ARDS的诊断应符合以下要求：①氧合指数（PaO_2/FiO_2）≤200，不管有无PEEP以及PEEP水平多高；②胸部X线片为双侧肺浸润（图1－13－2），可与肺水肿共同存在；③临床上无充血性心衰，证据为应用肺动脉导管测定肺动脉楔压≤18 mmHg。如果患者居住在海拔较高的地区，根据PaO_2/FiO_2可能无法评价患者的病情，特别是无法比较不同海拔高度时PaO_2/FiO_2的意义。此时，可采用肺泡氧分压（PAO_2）/FiO_2比值。因其较少受海拔高度的影响，PAO_2/FiO_2＜0.2可代替PaO_2/FiO_2≤200作为第一项标准。根据这一定义，很多达到ADRS诊断标准的急性肺损伤仅代表了最严重的临床表现，无法包括程度较轻的肺损伤，不利于对这一综合征的早期诊断和治疗。为此，欧美 ARDS 共识会议上也就这一问题进行了讨论，并力图将其包括在内，称之为急性肺损伤（ALI）。在 ALI 定义中，除了氧合损害较轻外，PaO_2/FiO_2 比值 < 300，但 > 200，其余要求与 ARDS 相同（表 1 - 13 - 2）。

表 1 - 13 - 2　ARDS 与 ALI 的定义比较

	发作形式	氧合状态	胸片	PCWP
ARDS	急性	$PaO_2/FiO_2 \leqslant 200$ mmHg	双侧间质或肺泡浸润	≤18 cmHg；或无充血性心衰的临床表现
ALI	急性	$PaO_2/FiO_2 \leqslant 300$ mmHg	双侧间质或肺泡浸润	≤18 cmHg；或无充血性心衰的临床表现

这一区分的目的不是用这项评分标准发现 ARDS 和 ALI 标准中的差别，而是为提高急性肺损伤的早期诊断率。以往研究也发现，在综合征的其他标准相同时，最初氧合异常的严重性不影响死亡率。因此，欧美共识会议提出的程度较轻的急性肺损伤伴较轻的临床过程和有较好预后的观点，并不能从目前的定义中得到精确的反映。既然两者的病因，发病机制均相同，氧合受损程度和临床表现的轻重不过是同一综合征的病情差别的表现，也许分别称为轻度和重度肺损伤更恰当。

此外，在欧美 ARDS 会议上的诊断标准，并没有提及诱发因素和呼吸窘迫的临床表现。中华医学会呼吸病分会提出的急性肺损伤/ARDS 的诊断标准（草案）中，对这些问题给与了充分重视，并明确提到：①有发病的高危因素；②急性起病，呼吸频数和（或）呼吸窘迫；③低氧血症：ALI 时动脉血氧分压（PaO_2）/吸氧浓度（FiO_2）≤300 mmHg；ARDS 时 $PaO_2/FiO_2 \leqslant 200$ mm Hg；④胸部 X 线检查两肺浸润阴影；⑤肺毛细血管楔压（PCWP）≤18 mm Hg 或临床上能除外心源性肺水肿。

凡符合以上 5 项可以诊断为 ALI 或 ARDS。

四、鉴别诊断

与欧美诊断标准比较，中华医学会呼吸病分会提出的诊断标准进一步强调了发病的高危因素和临床症状，但是对于欧美诊断标准标准中的争论，尤其是第 4 和第 5 项的不足，并没有办法解决。如果既往存在呼吸系统疾病或 ARDS 的病因为肺炎，吸入毒性气体或胃内容物，即可明显窜改上述的影像学变化，或与上述表现重叠而影响诊断。此外，PCWP < 18 mm Hg 确实可排除心源性肺水肿，但 PCWP > 18 mmHg，却不能只诊断为心源性肺水肿而除外 ARDS。因为两者可同时存在，特别在 ARDS 输液过多或原有心功能失代偿时，可出现两者并存。如果只诊断为心源性肺水肿，势必漏诊 ARDS，进而影响其治疗和预后。由于高压性和高通透性肺水肿在处理上有所不同，二者需加以鉴别（表 1 - 13 - 3）。

表1－13－3 高压性和高通透性肺水肿鉴别

项目	高压性肺水肿	高通透性肺水肿
病史	有心脏病史	无心脏病史，但有其他基础疾患病史
体征	有心脏病体征	无心脏异常体征
发热和白细胞数升高	较少	相对较多
X线表现	自肺门向周围蝴蝶状浸润，肺上野血管影增深	肺门不大，两肺周围弥漫性小斑片阴影
水肿液性质	蛋白含量低	蛋白含量高
水肿液胶体渗透压/血浆胶体渗透压(kPa)	<0.6	>0.7
肺毛细血管楔压（kPa）	出现充血性心衰时 PCWP >2.4	$\leqslant 1.6$
肺动脉舒张压－肺毛细血管楔压差(kPa)	<0.6	>0.6
利尿剂治疗效果	心影迅速缩小	心影无变化，且肺部阴影不能在1～2天内消散

如果根据病史、症状、体检、X线表现和治疗反应仍不能对高压性和高通透性肺水肿作出明确鉴别诊断，可根据评价肺毛细血管膜通透性的方法来排除可引起氧合指数降低和影像学与ARDS相混淆的其他疾病。可采用标准14～18F导管，经气管导管楔入到右下肺的段或亚段支气管内，不能前进时再用尽可能低的负压（通常为50 cm H_2O 左右）吸引肺水肿液体至集液器内。如果吸不出液体，可慢慢转动患者卧位姿势，使导管对应的支气管高于导管端口，靠重力帮助液体流出。标本含有气道分泌物时，如粘液和脓液碎屑，应用纱布滤过丢弃。同时也采取血液标本，分别测定肺水肿液体和血浆中蛋白浓度，为迅速鉴别高通透性和高压性肺水肿提供可靠证据。高压性肺水肿时，由于微血管屏障功能完整，水肿液蛋白/血浆蛋白比值通常 <0.6。而在高通透性肺水肿时，由于微血管屏障功能受损不能有效地限制血浆蛋白流到血管外，所以水肿液蛋白/血浆蛋白比值通常 >0.7。水肿液蛋白/血浆蛋白比值在0.6～0.7之间时，通常提示高通透性与高压性肺水肿并存。水肿液与血浆渗透压比值也有类似临床意义。

再次制定ARDS诊断标准时，可能有必要加上肺水肿液体中蛋白测定，或者它与血浆蛋白的比值。但是，只有在早期进行这一检查才有重要临床意义。因为肺泡具有主动清除液体作用，当患者处于恢复期时，水肿液蛋白/血浆蛋白比值也会逐渐增高。

五、治疗

ARDS的理想治疗应包括以下几方面效果：①去除病因；②中止肺损伤；③减轻肺水肿；④改善通气/血流比值失调；⑤保证组织氧供；⑥减少并发症；⑦修复肺损伤；⑧缩短病程。但是目前尚无有效的方法能中止ARDS的炎症性肺损伤，也无修复肺损伤的药物应用于临床，所以可应用的治疗原则主要为去除病因、抗感染、改善氧合和组织氧供，纠正水、电解质紊乱和酸碱失衡以及支持治疗，为肺损伤的自然修复争取时间。

（一）去除病因

病因治疗在 ARDS 的防治中占有重要地位，主要为针对 ARDS 涉及的基础疾病。如果 ARDS 的基础疾病为脓毒血症，除了清除感染灶外，还应根据经验或药敏试验结果选择敏感抗生素。脓毒血症本身即可明显影响患者预后，所以应及早凭经验联合选用可能有效的抗生素。同时加强呼吸道卫生，如有效地进行呼吸道湿化，物理排痰，鼓励患者咳嗽等，以切断院内感染途径。有部分直接和间接的肺损伤原因（严重感染，急诊大量输血输液）是可以治疗和避免的。所以，避免大量输血输液及积极早期诊断和治疗原发病，对预防 ARDS 具有重要意义。避免高浓度吸氧和保护性机械通气也有助于预防机械通气相关性肺损伤。

（二）防治肺水肿

在 ARDS 治疗中应采取有效措施防治血管内静水压力升高，以减少肺水肿和改善肺功能，并采取积极措施加速肺水肿消散。一个合理的策略是在保持适当的系统灌注的前提下保持低水平的血管内容量。如果在恢复血管内容量后不能保持系统灌注，如脓毒血症休克时见到的，即提示应该用血管加压药物治疗来恢复最终的器官灌注并保持氧运输正常。可考虑使用多巴酚丁胺，该药为一个活跃的正性肌力药物，并有轻微的血管舒张效应，其增加心排出量的机制是由于直接的变力效果并降低系统血管阻力。使用多巴酚丁胺趋于降低心脏灌注压（多巴胺则升高），也可能增加肺泡液体清除率。使用多巴酚丁胺时，因为心排出量改善而增加肾血流，将其用于治疗心肌失代偿心室收缩力降低导致的肺水肿特别有效。当左室灌注压保持在 18～20mmHg 或更高时，多巴酚丁胺的治疗效果最好。房颤患者应谨慎使用多巴酚丁胺，因该药可以加速房室结传导增加心室率，此时洋地黄可能是更恰当的选择。

（三）改善气体交换

1. 提高吸氧浓度　提高吸入 FiO_2 可以纠正低通气/血流比值所致的中度缺氧，也可改善低氧血症和急性呼吸衰竭患者的动脉血氧合。但是，当肺内分流量较大时，单纯增加 FiO_2 是不够的。因为 ARDS 患者的低氧血症是肺泡内渗出和肺不张所引起的分流样效应，仅仅提高吸氧浓度起到的作用有限，需应用呼气末正压（PEEP）呼吸支持。

2. 呼吸支持　ARDS 所以存在难以纠正的低氧血症，是因为肺损伤后肺水肿和肺泡陷闭引起的静动脉分流样效应，呼气末尤甚。PEEP 恰恰可以防止肺泡呼气末陷闭，进而改善通气/血流比值失调和消除分流样效应，最终改善动脉血氧合。已往的研究已经充分证明 PEEP 改善肺功能的机制是增加功能残气量，可使萎陷的肺泡重新启用。在 ARDS 患者的呼吸支持治疗中，对于最佳 PEEP 水平也曾进行了认真研究。现已清楚地注意到，使用 PEEP 可改善这些患者的氧合，允许减少吸氧浓度。虽然可预防性使用 PEEP 防治大鼠的实验性肺损伤，但对有 ARDS 风险的患者预防性应用 8 cm H_2O PEEP 却是不成功的。

对 ARDS 最合适的呼吸支持方法一直存在争论。虽然正常人的潮气量多为 6～7 ml/kg，但历史上多推荐用 12～15 ml/kg 的潮气量进行呼吸支持。这一相对大的潮气量可引起进一步肺损伤。美国国立卫生研究院 ARDS 网对 861 例 ARDS 患者比较了传统潮气量（12 ml/kg）与小潮气量（6 ml/kg）的临床效果。在接受小潮气量组中，要求平台压（在吸气末 0.5 秒时测定气道压）不能超过 30 cmH_2O，并制定了详细的方案来调整 FiO_2 和 PEEP。结果表明死亡率在传统潮气量组为 39.8%，小潮气量组为 31%（$P=0.007$）。与传统潮气量相比较，小潮气量治疗组的死亡率减少了 22%，为其有重要意义的发现。这一大规模的多中心试验提供了令人信服的证据，证明特殊治疗可减少 ARDS 死亡率。它也提供了临床呼吸机相关肺损伤的有意义证据，也提供了良好设计的可为将来治疗策略比较的通气方案。小潮气量呼吸支持存在着人机不配、氧合改善不满意和 CO_2 排除困难等问题。

近来 Amato 等人应用开放－肺方法给 ALI 和 ARDS 患者呼吸支持。除了低潮气量和压力控制反比通气之外，这方案还包括对每个患者增加的 PEEP 水平均在压力－容量曲线下部的较低反折点之上，以保证使不张肺泡达到适当的复张。应用这一方案后减少了死亡率，但在推广之前，还需要多中心的循证医学研究结果。

（四）防治肺损伤

1. 抗炎和抗氧化治疗　ARDS 肺损伤的本质是炎症的认识引起了抗炎治疗的兴趣，特别是应用糖皮质激素治疗。然而，在发病前或早期使用糖皮质激素，并没有表现出明显效果。最近糖皮质激素被试用于治疗这一疾患后期的纤维化性肺泡炎。一个对 24 例患者的随机小样本研究结果令人欣慰。在美国正在进行一个大样本的多中心随机大剂量甲基泼尼松龙 7 天试验治疗。因为用大剂量甲基泼尼松龙治疗可增加感染发病率，所以除非有大样本的多中心临床试验才能证明其有效性。除了糖皮质激素外，其他的抗炎药物也被设计用来干扰急性肺损伤的过程，但结果也没发现有明显疗效。这提示急性肺损伤炎症的复杂性和严重性，也可能因为给药时间不够早。

2. 防治继发性肺损伤　大量临床研究已经证实，呼吸机相关性肺损伤促进了患者的死亡。损伤性机械通气可能通过加重已存在的肺损伤、随之延长需要机械通气的时间、增加患其他监护室并发症的危险，从而增加患者死亡率。损伤性通气也可以增加炎症介质释放入全身血流，造成其他脏器的功能障碍，直接介导 MODS。现在临床上采用的小潮气量通气策略可能无法完全预防 VILI 的发生。更好地了解 VILI 的细胞学机制可以进一步指导和完善 ARDS 患者的通气策略及其他治疗方法。但是小潮气量通气通过何种机制降低死亡率尚不明了。

（五）防治并发症

1. 预防呼吸机相关肺炎　为预防呼吸机相关肺炎，除了积极治疗原发病、选择合适抗生素外，也应采取积极措施缩短病程和机械通气时间、加强物理治疗和营养支持。应尽可能采用无创通气、缩短有创机械通气治疗时间。肺部物理治疗，包括体位、翻身、拍背、主动或被动性咳嗽、排痰和气道湿化，有利于充分发挥人体呼吸道非特异性防御功能的作用，可获得事半功倍的疗效。

2. 防治气压伤　气压伤是影响 ARDS 机械通气患者预后的重要因素之一，一旦发现即应及时处理。包括积极治疗基础病、调整呼吸机和气道压力，同时建立引流通道，排除积气。气胸是气压伤中最常见的形式，应立即切开插管闭式引流。肺复张不满意时，可用 $-10 \sim -20cmH_2O$负压吸引。如果连续吸引 24 小时后还有大量气泡溢出，提示存在支气管胸膜瘘。常规方法无效时可请外科医生帮助，进行明视或经胸腔镜手术修补。有条件者也可考虑分侧通气，但技术复杂，护理困难。

纵隔气肿、心包积气和体循环气体栓子是更需要立即处理的气压伤。其中心包积气可明显影响血流动力学，发现后即应穿刺，留置导管连续排气。体循环气体栓塞的诊断很难，冠状血管和脑血管气体栓塞的诊断更难，CT 和 MRI 也帮助不大。治疗也无特殊办法，可采取左侧头低卧位，预防气泡栓塞到心脑等重要器官。同时吸氧，升高 PaO_2 加速气体吸收。此外，应减少 PEEP、V_T 和 V_E，以减少气体进一步进入血管的可能。

3．防治应激性溃疡　能够引起 ARDS 急性上消化道出血的病因与诱发因素很多，各种能造成胃粘膜缺血、缺氧、低灌注的病因和诱发因素均可导致应激性溃疡。应激性溃疡的治疗应针对病因，积极纠正低氧、CO_2 潴留、低血压，改善微循环和纠正酸中毒。此外，对应激性溃疡和上消化道出血的预防性治疗对高危人群具有重要意义。可应用抗酸药物或减少胃酸分泌的药，如西咪替丁、雷尼替丁或洛赛克，具有明显的预防效果。但胃液 pH 升高后胃部细菌定植也随之增多，可增加呼吸机相关肺炎的发病率。因此，也可用硫糖铝，既不减少胃酸或胃蛋白酶水平，又有助于预防应激性溃疡。胃肠营养也有助于预防应急性溃疡，但机制尚不清楚。发现应急性溃疡出血后应积极给予洛赛克等有效的抗酸药物，同时还可经鼻胃管给予去甲肾上腺素加冰盐水或凝血酶治疗。

4．防治多器官功能障碍综合征（MODS）　能引起 MODS 病因很多，但缺氧和休克导致的组织器官灌注不良和感染是主要因素。因此，应格外重视缺氧、休克和感染的治疗。

（六）特殊治疗

1．加速肺水肿吸收　对 ARDS 肺泡液体转运的认识，引起了通过改善肺损伤患者肺泡液体吸收进行治疗的兴趣。现有的研究表明，从肺泡腔移除肺水肿液体可被儿茶酚胺依赖性和儿茶酚胺非依赖性机制促进，包括那些吸入和全身应用的 β 肾上腺素能受体激动剂均是有希望的候选药物。β 肾上腺素能受体激动剂也可增加表面活性物质分泌，也许还有抗炎作用，因此可帮助恢复肺血管的通透性。但是，目前还没有临床研究探讨这一问题，其确切疗效还有待于循征医学验证。

2．降低肺动脉高压　一氧化氮（NO）是强力的血管扩张剂，可通过吸入释放到肺血管结构中而不引起系统血管扩张。虽然观察性研究提示吸入 NO 对 ARDS 可能有效，但Ⅱ期临床试验却表明吸入 NO 没有减少死亡率或缩短机械通气时间。这一治疗改善氧合的作用也不大，不持久，降低肺动脉压力幅度也有限。近来的临床试验也没发现其对死亡率和机械通气时间的积极作用。因此，目前尚不能推荐将 NO 作为常规治疗手段，但是用于难治性低氧血症的抢救性治疗可能是有效的。也有报道前列腺素可在降低肺动脉压力的同时，不明显影响气体交换，但也缺乏大规模临床验证。

3．膜氧合和血液净化　早在 1970 年即认识到了呼吸机相关肺损伤的可能性，并导致了启动体外膜肺（ECMO）合并应用较小潮气量机械通气的试验。然而，如同体外移除 CO_2 的研究一样，并没有减少死亡率，而且可产生炎症因子而导致肺及其他器官的损害。近年，随着血液净化技术的进步，又重新引起了用血液净化和体外膜肺合治疗 ARDS 的兴趣。

ARDS 患者血液中存在着大量中分子的炎性介质，如 TNF－α、IL－1、IL－6、IL－8，可加重或导致肺及其他脏器功能障碍或衰竭。使用高生物相容性、高通透性滤器，能通透分子量达 300 000 的分子。在高容量血液滤过的情况下可通过对流机制清除大部分分子量为 10 000～300 000 的中分子细胞因子，还可通过吸附机制清除炎症细胞因子。目前研究已表明，使用高通透性滤器确实可清除大量细胞因子，如 TNF－α、IL－1、IL－6、IL－8、花生四烯酸代谢产物、血小板活化因子、补体片段 C3a、D 因子、一氧化氮等，甚至改善组织病理学。此外，还可以通过超滤作用清除体内多余的液体进而减少血管外肺水，连续血液滤过治疗时的低体温可以减少二氧化碳产生。

血液滤过对于改善气体交换障碍有一定的局限性，却可克服 ECMO 产生炎症因子的缺点。由于 ECMO 可以明显改善机体的氧合和清除二氧化碳，所以与血液滤过一同应用可起到扬长避短的作用。我们的动物实验表明，给油酸诱发的犬急性肺损伤使用 ECMO 和血液滤过后，明显改善氧合，并明显降低血浆中炎症因子。从理论上分析这是一种有可能用于重症 ARDS 治疗方法，是否可推广应用，还有待于循证医学验证。

（白春学）

参 考 文 献

1. 中华医学会呼吸病分会. 急性肺损伤/ARDS 的诊断标准（草案）. 中华结核和呼吸杂志，2000，23：203
2. 白春学. ARDS 诊断中存在的某些问题和对策探讨. 中华结核和呼吸杂志，2001，24：621 – 2
3. 白春学. 肺水肿形成和消散的新机制. 中华内科杂志，2002，41：203 – 5
4. 白春学，孙波. 急性呼吸窘迫综合征. 上海：复旦大学出版社，2005
5. 白春学. 应用连续血液净化救治急性呼吸窘迫综合征. 肾脏病与透析肾移植杂志，2006，15：137 – 8
6. Bernard GR，Artigs A，Brigham KL，et al. The American – European Consensus Conference on ARDS：Definitions，mechanisms，relevant outcomes，and clinical trial coordination. Am J Respir Crit Care Med，1994，148：818 – 24
7. Matthay MA. Acute hypoxemic respiratory failure：Pulmonary edema and ARDS. In：George RB，Light RW，Matthay MA，et al（eds）. Chest medicine. 3th ed，Baltimore：Williams & Wilkins，1995，593 – 608
8. Schuster DP. Pulmonary edema. In：Fishman AP，et al（eds）. Fishman's pulmonary diseases and disorders. 3th ed，New York：McGraw – Hill Health Professional Division，1998，1331 – 1356
9. Matthay MA. Conference Summary：Acute lung injury. Chest，1999，116：119S – 126S
10. Matthay MA，Horan C，Bai C，et al. Alceolar epithelialfluid transport under normal pathological conditions. in acute respiratory distress syndrome，edited by Matalon and Sznajder，New York：Plenum Press，1998，71 – 85
11. Hardie WD，Prows DR，Leikauf GD，et al. Attenuation of acute lung injury in transgenic mice expressing human transforming growth factor – alpha. Am J Physiol，1999，277：L1045 – 1050
12. Hayashi R，Yamashita N，Matsui S，et al. Bradykinin stimulates IL – 6 and IL – 8 production by human lung fibroblasts through ERK – and p38 MAPK – dependent mechanisms. Eur Respir J，2000，16：452 – 458
13. Armstrong L，Millar AB. Relative production of tumour necrosis factor alpha and interleukin 10 in adult respiratory distress syndrome. Thorax，1997，52：442 – 446
14. Nakos G，Kitsiouli El，Tsangaris I，et al. Bronchoalveolar lavage fluid characterictics of early intermediate and late phases of ARDS. Alterations in leukocytes，proteins，PAF and surfactant components. Intensive Care Med，1998，24：296 – 303
15. Bachofen M，Weibel ER. Alterations of the gas exchange apparatus in adult respiratory insufficiency associated with septicemia. Am Rev Respir Dis，1977，116：589 – 615
16. Christman JW，Sadikot RT，Blackwell T. The role of nuclear factor – κB in pulmonary diseases. Chest，2000，117：1482 – 1487
17. Idell S. Anticoagulants for acute respiratory distress syndrome：Can they work？Am J Respir Crit Care Med，2001，164：517 – 520

18. Xiao Su, Chunxue Bai, Qunying Hong, et al. Effect of continuous hemofiltration on hemodynamics, lung inflammation and pulmonary edema in a canine model of acute lung injury. Intensive Care Med, 2003, 29: 2034 - 2042

第十四章　重症脓毒症诊断和治疗所面临的问题

近10年来，虽然对有些临床问题尚不能获得最终的合理和满意的解释，但在重症脓毒症（severe sepsis）的许多治疗方面所取得的进展却相当显著。目前起始治疗包括获得微生物的培养标本、去除感染源和针对怀疑的病原体进行抗生素治疗。此后的措施主要是用于支持衰竭的组织脏器系统。比如，对呼吸功能衰竭者采用气管插管、机械通气治疗——给予一定量的呼吸末正压（PEEP）和吸入氧浓度，以维持 $PaO_2 > 60mmHg$ 或 $SaO_2 > 90\%$。选择10～15ml/kg的潮气量以及相匹配的呼吸频率用以维持正常的pH和 $PaCO_2$。如果为了达到设定的血气指标，也是可以应用高气道压；如果发生气压伤可以使用胸腔插管技术处理。为了减轻患者的痛苦和不适，深度镇静乃至肌松剂已成为常用的手段。个体化的脱机方案业已使用于脱机过程。

为确定低血压和/或低血管阻力，肺动脉导管是经常使用的技术；之后则是扩容以使肺动脉楔压通常达到18 mm Hg。持续的低血压特别是少尿者，可常规使用多巴胺。对难治性低血压则可选用去甲肾上腺素。现在临床上对轻度的贫血相当重视，输血治疗已几乎成为习惯。

被称之为“应激剂量的糖皮质激素”已长期使用于患者，虽然以前绝大部分患者未接受过促肾上腺皮质激素刺激试验。营养支持多会采取静脉输注的方法进行——消化道功能此时不健全。血糖水平应 <200 mg/dl。皮肤护理和患者的体位同样不可忽视。防止深静脉血栓和消化道出血的策略业已应用。

如果经过上述的治疗仍然不能控制病情的发展的话，那么就当今的临床治疗水平而言，预后常常是悲观的。

这10年来的变化真是不小！每个衰竭脏器的处理有了进步，新的治疗手段有了发展，既往的治疗措施注入了新的内容，一些长期使用的方法已被废弃。重要的是医学界已逐渐认识到：一系列的综合策略、而非单一的策略改善了患者的预后。但是，重症脓毒症的基础和临床研究依然面临着许多的未知和挑战；即便是对指南本身而言，也存在着许多争论和尚未解决的问题。

一、脓毒症（sepsis）的诊断

脓毒症（sepsis）是一类感染引起的严重临床综合征，并且根据病情轻重分为 sepsis，severe sepsis，septic shock，现在分别翻译为“脓毒症、重症脓毒症、脓毒性休克”。阅读文献可以发现 sepsis 的现代定义发生了变迁，1991年美国学者将 sepsis 定义为“感染引起的 SIRS”，2001年将感染因子表述为微生物。对新定义可作5个层面的解读：①sepsis 是由感染引起的；②感染因子是微生物，因此可以理解为包括病毒等，但不包括寄生虫；③可能存在、也可能不存在化脓性病灶；④病原体可能侵入、也可能不侵入血流；⑤sepsis 具有 SIRS 过程。

2001 年，美国胸科医师学会和危重病医学会等学术团体在华盛顿联合召开了“国际 sepsis 定义研讨会”，推出了 sepsis 改良诊断标准（表 1－14－1）。今后仍需根据患者的基础疾病、遗传素质、感染因子性质、机体反应强度、器官功能损害程度等多种指标进一步修改完善。

表 1－14－1 sepsis 改良诊断标准

临床类型	诊断标准
sepsis	感染*：证实或疑似存在感染，同时含有下列若干征象：
	体温：中心体温 >38.3℃或 <36.0℃
	心率：>90 次/分，或大于不同年龄段正常心率 2 个标准差
	呼吸：气促 >30 次/分
	意识改变
	明显水肿，或液体正平衡 >20 ml/kg 超过 24 h
	高糖血症：血糖 >7.7 mmol/L，无糖尿病史
	炎症参数
	外周血白细胞：计数 $>12\times10^9$/L 或 $<4\times10^9$/L，或计数虽正常，但不成熟白细胞 >10%
	C 反应蛋白：>正常 2 个标准差
	前降钙素：>正常 2 个标准差
	血流动力学参数
	低血压：收缩压 <90 mm Hg
	平均动脉压 <70 mm Hg，或成人收缩压下降 >40 mm Hg 或按年龄下降 >2 个标准差
	混合静脉血氧饱和度#：>70%
	心排出指数#：>3.5 L/（min·m^2）
	器官功能障碍参数
	低氧血症：PaO_2/吸气氧浓度 <300
	急性少尿：尿量 <0.5 ml/（kg·h），至少 2 h
	肌酐增加：≥44.2 μmol/L
	凝血异常：INR >1.5 或 APTT >60 s
	腹胀：肠鸣音减弱或消失
	血小板：$<100\times10^9$/L
	血胆红素升高：总胆红素 >70 mmol/L
	组织灌注参数
	高乳酸血症：>3 mmol/L
	毛细血管再充盈时间延长或皮肤花斑
severe sepsis	合并器官功能障碍的 sepsis。由于上述 sepsis 诊断中已包含一定的器官功能障碍参数，故此处指更为严重的器官功能障碍
septic shock	其他原因难以解释、以低血压为特征的急性循环衰竭。收缩压 <90 mm Hg（儿童 < 2 个标准差）或降低 >40 mm Hg；平均动脉压 <60 mm Hg；毛细血管再充盈 >2 s；四肢厥冷或皮肤花斑；尿量减少

*微生物侵袭机体；#不适用于新生儿及儿童；INR：国际标准化比率；APTT：活化部分凝血活酶时间；1 mm Hg = 0.133 kPa。

二、对定义的理解和落实

脓毒症指南中，全身性炎性反应综合征（systemic inflammatory response syndrome，SIRS）被定义为下述项目中有两项存在，即可成立：体温 >38℃或 < 37℃，脉搏 >90 次/分，呼吸频率 > 20 次/分，外周血白细胞 $>12\times10^9/L$ 或 $<4\times10^9/L$ 或 >10% 幼稚细胞类型。脓毒症被定义为 SIRS + 被证明存在的感染。而重症脓毒症则是指脓毒症 + 脏器衰竭。不难看出，对脓毒症的研究已取得了许多进展。但是，很多事情又是不变的——比如，临床医师一直希望获得一种简便易行的实验来直接诊断重症脓毒症；因为病史、常规的化验以及影像资料有时反而会混淆诊断。

前降钙素和 C – 反应蛋白已被认为可用于疾病的诊断，且前者还被认为可预测预后；但是它们尚未达到临床广泛使用的程度。Ⅰ型骨髓细胞所表达的可溶性靶受体的检测技术尚在试验之中。D – 二聚体和 IL – 6 虽具有较高的敏感度，但特异度较差；且后者的临床使用尚未成熟。目前，由于使用的局限性和时效性的困扰，全蛋白 C（total protein C）水平测定在重症脓毒症诊断中的适用范围受到了局限，但多数研究结果仍支持其可成为判别预后的手段。虽然遇到了一定的困难，但是寻求诊断重症脓毒症的高敏感度和高特异度的系列生物指标依然是目前的研究方向。

虽然重症脓毒症的定义很明确，但有时应用时却不那么清晰明了，尤其是在疾病的早期阶段。这种情况的产生部分源于对“脏器功能衰竭”定义的理解。比如，尿量减少、血肌酐水平上升以及肾替代治疗都可被视为“肾功能衰竭”，但这并不一定就是源于肾脏本身的问题。对于已经诊断为重症脓毒症的典型病例，两个以上脏器功能的衰竭很常见，而心/循环、肺往往纳入其中；但是我们应该知道，心肺的支持治疗并不意味着心/循环、肺功能的衰竭，同样也不意味着患者就是重症脓毒症。从这里衍生出的问题是，当我们给与患者心/循环、肺支持，并使用抗生素时，想要更改重症脓毒症的诊断就不那么简单容易。在此我们想说的是，使用心/循环、肺支持和加用抗生素固然可以挽救部分高死亡率患者的生命，但是它同样会掩盖部分患者的单器官衰竭（如凝血障碍）的表现、以及延误疾病的真实诊断。所以说，对怀疑是感染的患者，观察其是否存在低血压或乳酸水平的上升以判断其是否存在脏器功能衰竭的早期表现，要比已经出现了呼吸/循环衰竭再处理更为重要。这样做一来可以避免对重症脓毒症诊断的偏差，二来可以早期发现和治疗重症脓毒症。

三、疾病的严重度和预后的判断

近 5 年来的研究已经改变了人们长期以来所认为的“微生物的特性是决定预后的主要因素”的这种认识。鉴定感染微生物对大部分业已接受适时、适当抗生素治疗的患者而言并不具有重要性。

凝血障碍是器官衰竭发展和之后死亡的有力预测手段。需要血管活性药物支持的休克和衰竭器官的数目同样提示预后差。除了衰竭器官的数目，器官衰竭的严重度以及支持治疗的强度同样与预后相关。比如，高剂量血管活性药物使用者的预后要差于低剂量药物使用者。此外可以理解的是，高龄和肿瘤患者的预后明显要差。

疾病严重度评分系统，如 APACHE Ⅱ与预后相关。但是我们应该知道，这些评分系统的设计并不是用来评判个体的预后的，而且不同国家之间相同的得分会有不同的病死率、甚至同一国家内的不同医院之间相同的得分也会有不同的病死率。

血浆乳酸浓度、IL-6和蛋白C的基础值以及变化情况被认为与预后相关。在临床实验中，凝血酶原时间被认为是最有用的预后指标。

四、降低脓毒症的发生

脓毒症曾被认为是炎症的过度反应。随着近十余年来的研究进展，已经发现脓毒症的病理生理极其复杂，至少包括了炎症、促凝血、抗纤溶和微血管等诸多方面。

（一）院内感染的预防

对住院患者而言，包括诸如认真洗手、血管导管植入前的预防干预措施和抬高床头等手段，可以避免许多患者发展为重症脓毒症。虽然此属老生常谈，但其重要性日渐突出。近来有文献报告，通过使用双氧水或抗菌制剂来保持口腔卫生也可以降低院内获得性肺炎的危险性。

（二）支持措施

有许多相对安全、简便和便宜的措施是可以降低重症脓毒症的发病率的。虽然尚缺乏直接的证据表明它们可以降低ICU中重症脓毒症的死亡危险性，但是仍然具有运用价值。比如，预防深静脉血栓形成、预防消化道出血、保护性输血策略、镇静-唤醒交替策略、标准的消化道喂食策略以及急性肾功能衰竭的预防策略等。

五、抗微生物治疗

不论抗微生物治疗是否及时，在治疗前获取血液和其他可疑体液作为培养标本都是有意义的。不论所发现的微生物是敏感的还是耐药的，也不论总的标本培养阴性率高达20%、血培养阳性率只有1/3，微生物的培养依然是非常有用的。尽管血和脑脊液的培养结果多为阴性，但相较于尿和痰标本而言，如果血和脑脊液的培养出现阳性结果就意味着真实的阳性结果。

通过仔细的分析我们可以发现，对于重症脓毒症的抗生素研究而言，其科学的严谨性不及其他脓毒症的相应研究。而这种情况的出现是有其特定的原因的。比如，我们不能在实施随机分组时将某一部分的重症脓毒症患者定为空白对照、也不能有意地延迟某一部分患者的治疗。所以，对发生此类情况的研究结果应该有一个客观的认识。

由于存在以上的情况，在这类非随机研究之中就有可能存在一些与选择抗生素无关的、却可以影响到最终预后的患者的自身特性或因素。比如，不适当抗生素的使用会增加真菌和耐药菌的几率，从而使得初始治疗的选择发生错误；而这多见于患者本身的特性——反复使用抗微生物治疗的免疫抑制或慢性疾病状态。还有一种影响因素属于系统影响。比如，在“硬、软件”条件都好的医院中患者所接受的诊断和治疗都会优于条件差一些的医院，这会影响到Meta分析的结果。

虽说研究中受到了一些限制，但是大家仍然公认，应该在器官衰竭发生之前给与积极的抗微生物治疗。同时，新的研究表明，即使在患者出现休克时运用抗微生物治疗也会改善存活率；而且时间是越早越好。这些新研究成果的存在固然可以支持指南中“推荐使用广谱、快速抗微生物药物”的条款，但同样也会对过度、不适当使用抗微生物产生影响。另外，已有许多文献提到，当培养呈阴性时的降阶梯治疗可以降低病死率。

六、血流动力学策略

确定患者是否存在循环的不稳定以及提供及时的液体复苏是决定患者预后的关键。大样本随机研究——盐水和白蛋白在液体复苏中的作用效果比较，证实了两者之间并无差异。对重症脓毒症使用6～10L的晶体（或相应的胶体）溶液来维持正常的血管内压已为临床所共识。

对初始液体治疗后依然低血压或血乳酸水平持续上升的患者，采取血流动力学策略可以有效降低死亡率达16%。通过对以往失败病例的分析，人们发现，以往的策略多在业已出现了脏器衰竭后才会提高氧供。而新的早期目标直接治疗（EGDT）除去其尽早干预会直接影响预后之外，其他的各项内容也应该影响到患者的预后。比如，EGDT要求，当通过液体复苏使中心静脉压>8～12mmHg时，为保持平均动脉压>65 mm Hg，可以使用血管活性药物。新法与以往关键的不同点在于：要保持混合静脉血氧饱和度>70%——对贫血患者（红细胞压积<30%）通过输血达到、对非贫血者通过使用多巴酚丁胺达到。当出现血流动力学异常后6小时内达到上述原则时，可以降低病死率、使用呼吸机和血管活性药物的时间、住院时间以及住院费用。

与其他重症脓毒症的治疗措施一样，血流动力学策略同样存在各种争议。比如对于输血，就有文献认为降低输血的目标值是可以接受甚至是有益的。对这一问题尚无明确的答案。但我们应该知道，降低输血的目标值的研究是在血流动力学稳定的患者组中取得的，而目前尚无血流动力学不稳定患者的研究资料。

还有一个尚不能回答的重要问题：血流动力学策略的最长时间窗是多少？这个问题对于以往的一项研究——“调整氧供可能有害”非常重要。这项研究目前尚未得到公认，其潜在的一个原因是它是一个小量本、单中心和非盲的设计研究。

“液体和导管治疗试验”的结果表明，在初始复苏完成后，应该慎重对待急性肺损伤（ALI）患者的过多液体补充。虽然此项研究并非针对重症脓毒症患者，但是其入选的病例有2/3符合重症脓毒症的诊断标准。该试验是在不引起肾功能不全或低血压的前提下进行的——在纠正休克后的一周内，使中心静脉压<4 mm Hg或肺动脉楔压<8 mm Hg，从而使液体的正平衡明显降低。尽管字面上降低的病死率（约3%）并无统计学差异，但限液组中不使用呼吸机和不住ICU的时间要长、其存活患者的呼吸机使用时间明显缩短。另外，研究还告诉我们，使用何种测定血管压力的技术（如，中心静脉导管或肺动脉导管）并不重要；以及，肺动脉导管所致的导管相关性感染的发生率要高。

那么如何将EGDT与液体和导管治疗试验相结合呢？可行的方法也许是视病情而定——休克的6小时内使用EGDT策略、休克纠正后控制液体的摄入。

尽管大量的研究并不能证实多巴胺在休克或脓毒症中具有肾脏保护作用，但使用多巴胺保护肾脏仍然很常见。虽然大量研究同样表明，升压药物之间并无优劣之分，但是仍有少量研究发现，去甲肾上腺素较其他升压药物能更快取得目标血压、较少引起心动过速。

近几年的研究指出，部分脓毒症休克患者的加压素水平低，给予固定剂量的替代可以减少或避免儿茶酚胺的使用。以往的大量随机研究和近期完成的“加压素和脓毒症休克试验”并未发现加压素优于去甲肾上腺素；但加压素引起的内脏缺血在使用中值得警惕。

七、正常潮气量通气

大部分重症脓毒症患者会出现不同程度的ALI。在ALI患者中，“正常”潮气量（6 ml/kg理想体重）较传统的12 ml/kg潮气量可以降低病死率9%。此策略在脓毒症患者中的优越性也已体现，它同时要求当必须维持平台压<30 cm H_2O时，潮气量可降至4 ml/kg。表面上看这是通过定容通气模式完成的，但有理由相信定压通气模式也完全可以取得相同的参数和效果。目前，我们还不知道安全的平台压究竟是多少、6～12 ml/kg潮气量之间是否存在最佳的潮气量。我们应该非常清楚的是，潮气量的单位是源于身高而非真实体重、6ml/kg并非小潮气量而是正常潮气量，只是以前未常规运用。

因为低水平的PEEP可以减少肺不张的发生以及在动物模型中减轻ALI的发展，所以给患者施加约5 cm H_2O的PEEP非常普遍。当所给的PEEP超过5cm H_2O时，应将SaO_2维持在85%～95%（或相应的PaO_2）作为所施加PEEP和$FiaO_2$的目标，以避免肺泡气压伤和氧中毒。不论是高水平的PEEP、还是根据肺顺应性或P－V曲线低拐点来确定的PEEP值，均还未能显示出比其他简易手段更好的预后效果。尽管通气策略中肺复张措施可以明显改善肺部的影像学以及氧和指数，但至今尚无能改善患者预后的报道。

八、重症脓毒症的糖、盐皮质激素的应用

大量研究已经表明，短期的大剂量糖皮质激素并不能改善重症脓毒症患者的预后。近期，随着“相对肾上腺功能不全”概念的出现，低剂糖皮质激素的使用大行其道。在Annane所行的脓毒症休克研究中，约300位在8小时内发生休克的患者被随机分入氢化可的松＋氟氢可的松或对照组，治疗持续7天；结果发现，两组在28天、ICU、住院、1年死亡率上并无差别。而进一步的分析发现，①那些接受250μg ACTH刺激后血浆皮质醇水平不能达到9μg/dl的患者，其死亡率较其他组患者会下降约10%；②对ACTH有反应的患者，其死亡率较空白对照组患者要高——虽无统计学差异。

这项研究提示我们，糖皮质激素治疗的优势产生于对ACTH无反应的患者。接下来的现实问题是：是否需要对所有患者都行ACTH刺激试验？而大部分医院是无法在数天内完成皮质醇实验的。另一个问题是：皮质醇基础值高的患者可否从更高的糖皮质激素治疗中获益？——他们不能在ACTH刺激后再提高血浆皮质醇水平。有学者就这些问题进行了进一步的研究。比如，有人认为应该使用1μg ACTH刺激试验；也有人认为游离皮质醇和总皮质醇之间的相关性很差，应使用总皮质醇水平作为观测指标；还有学者质疑氟氢可的松的功效——它会增加体液量。

使用各种剂量糖皮质激素对患者预后影响的结果并不一致。当糖皮质激素与活化蛋白C合用时，它较单用活化蛋白C的存活率要低。虽然还有一系列问题尚未得到解决，但医师们在遇到不伴休克的重症脓毒症或休克时间延长的患者时，还是愿意使用糖皮质激素。

也许糖皮质激素的随诊研究将会为我们对其在脓毒症休克中的作用提供更多的信息。遗憾的是，截至目前为止其作用有限。

九、血糖控制

有数据表明，糖尿病患者如果长期血糖控制不恰当，则长期预后不良，而且对于存在高血糖的各种类型的危重病患者也是如此。现在，这一概念还推广到存在脓毒症或者存在脓毒症危险的患者。在一个包含约1500例术后患者大规模的研究中发现，根据预案将血糖控制在80～110 mg/dl患者的获益明显比血糖未严格控制的患者好。同时，医院的死亡率轻微下降>3%，并且疾病较为严重的患者死亡率下降更明显。虽然这个研究不是以重症的脓毒症患者为基础的，但是有理由相信血糖控制可能可以减少脓毒症的发生并改善其预后。

但随后的研究却是令人失望的，其中包括一个针对内科ICU患者的研究。结果显示，虽然严格的胰岛素治疗能减少肾脏损害、缩短呼吸机使用时间，但是未降低整体的死亡率。研究数据还显示，治疗时间较短（<3天）的患者进行严格的血糖控制死亡率实际升高了，可观察到的好处只存在在治疗时间较长的患者中。因为重症的脓毒症患者治疗时间常<3天，所以对这一人群的血糖治疗尚存疑虑。

因为很难想象患者可以从极高的血糖水平中获益，所以通常倾向于将血糖维持在150 mg/dl水平以下，甚至控制在80～110 mg/dl水平。尽管这一观点被快速而广泛地接受，但是在血糖控制方面仍存在不少问题。最主要的问题包括：对于明确的脓毒症的患者控制血糖是否能改善患者的预后；什么是最佳血糖水平；如何在降低低血糖发生率的同时，通过实施血糖控制方案以获得尽可能大的益处。虽然这些并无结论，但是，如果糖皮质激素成为治疗休克的一部分，血糖控制方案将有可能更为重要。有迹象表明，有益结果与血糖控制有关，但与胰岛素的使用无关。

十、有活性的纤维蛋白原阻断剂

有活性的纤维蛋白原阻断剂成为近年来首个能治疗重症脓毒症的药物，它也被称为重组人激活蛋白C（rhAPC）。一个大规模的多中心的对照研究证实，有活性的纤维蛋白原阻断剂确实能使重症脓毒症患者的死亡率下降大约6%。长期随访也证实，治疗后生存率改善持续2～3年。另外，受治疗的患者与对照组相比，血管活性物质和机械通气时间均减少。如果以APACHE Ⅱ评分>25分为界，“高死亡威胁”患者的绝对死亡率下降13%。与EGDT和血糖控制相似，如果认为一个亚组改善生存率优于整体，那么必然有相对应的亚组难以改善生存率。随后对这组中“低死亡威胁”的患者的研究证实，这些患者的生存率并未改善，而且与对照组相比出现严重出血的比例上升1%～2%。在几个对照实验中，颅内出血的比例也高0.1%～0.3%。在一个病例数相对少的研究的初步报告中，也未观察到同组中患者的生存率有升高。

与现在抗生素治疗研究所见相同，一个大规模的开放的多医院参与的研究（a large open-label trail and a multihospital case series），发现在重症的脓毒症发生的首日给予rhAPC治疗与第二日给予相比患者的生存率较高。早期治疗还可以减少机械通气的治疗时间。一个大规模的回顾性对照分析对在发生脓毒症第一个24小时与第二个24小时给予治疗的结果进行了研究，结果支持早期治疗优于晚期治疗。尽管有大量研究支持rhAPC治疗的花费-效用比，但是，对于许多临床医师来说，关于医院内或ICU内休克患者与对照组相比，给予rhAPC治疗后生存率改善、机械通气时间缩短的数据，仍难以使其对rhAPC治疗的花费进行正确的评价。

十一、治疗流程的变更

最令人兴奋的进展可能是多个研究中心设计的标准化的流程与方案，这些流程与方案可改善治疗过程和结果，包括生存率、机械通气使用时间、住ICU时间和住院时间。多个医院实行方案治疗后都发现治疗过程获得改善，包括获得治疗的患者比例增加，开始治疗的时间缩短，包含肺动脉导管和机械通气在内的介入性操作提前。

总之，近5年来对重症脓毒症的治疗取得了长足的进步，这包括了器官支持、对炎症和凝血异常的直接处理。虽然从长远的角度出发，现有的治疗策略肯定存在不足；但从目前而言这些策略是最好的。

（王京岚）

参 考 文 献

1. Levy MM, Fink MP, Marshall JC, et al. 2001 SCCM/ESICM/ACCP/ATS/SIS International sepsis definitions conference. Crit Care Med, 2003, 31:1250-1256
2. Levy MM, Macias WL, Vincent JL, et al. Early changes in organ function predict enventual survival in severe sepsis. Crit Care Med, 2005, 33:2149-2201
3. Vincent JL, Sakr Y, Sprung CL, et al. Sepsis in European intensive care units: Results of the SOAP study. Crit Care Med, 2006, 34:552-554
4. Hotchkiss RS, Karl IE. The pathophysiology and treatment of sepsis. N Engl J Med, 2003, 348:138-150
5. Micek ST, Heuring TJ, Hollands JM, et al. Optimizing antibiotic treatment for ventilator-associated pneumonia. Pharmacotherapy, 2006, 26:204-213
6. The SAFE Study Investigators. A comparison of albumin and saline for fluid resuscitation in the intensive care unit. N Engl J Med, 2004, 22:2247-2256
7. Wiedemann HP, Wheeler AP, Bernard GR, et al. Comparison of two fluid-management strategies in acute lung injury: National Heart, Lung, and Blood Institute Acute Respiratory Distress Syndrome (ARDS) Clinical Trials Network. N Engl J Med, 2006, 354, 2564-2574
8. Wheeler AP, Bernard GR, Thompson BT, et al. Pulmonary artery versus central venous catheter to guide treatment of acute lung injury: National Heart, Lung, and Blood Institute Acute Respiratory Distress Syndrome (ARDS) Clinical Trials Network. N Engl J Med, 2006, 354:2213-2224
9. Annane D. Corticosteroids for severe sepsis and septic shock a systematic review and meta-analysis. BMJ, 2004, 329:480
10. Van den Berghe G, Wilmer A Hermans G, et al. Intensive insulin therapy in the medical ICU. N Engl J Med, 2006, 354:449-461
11. Vincent J-L, Light B, Wright T et al. Drotrecogin alfa (Activated) treatment in severe sepsis form the glob-

al open – label trial ENHANCE: further evidence for survival and safety and implications for early treatment. Crit Care Mde, 2005, 33 : 2266 – 2277

12. Wheeler AP. Recent developments in the diagnosis and management of severe sepsis. Chest, 2007, 132 : 1967 – 1976

第十五章 无创正压通气进展

无创正压通气（non－invasive positive pressure ventilation，NIPPV）指通过面罩、鼻面罩或其他连接设备等非侵入性连接装置进行的正压通气。由于无创正压通气避免或减少了诸多有创正压通气的并发症，如创伤、需要镇静、呼吸机相关性肺炎等，使其日益得到重视。无创正压通气的病理生理方面的研究近年进展不大。近年来，对无创正压通气认识的提高主要包括以下几个方面。

一、连接设备

无创通气与有创通气的主要区别在于最终端的气体输送设备是面罩还是有创气管插管。连接设备是连接呼吸机管道和患者脸部的设备，它有利于正压气体进入上气道。连接设备的选择是无创通气的关键。现在，可用的连接设备包括鼻罩、口鼻面罩、口咽管和头罩，尚未明确某一连接设备明显优于其他。对于治疗急性呼吸衰竭，面罩的使用最为广泛（占70%的病例），其次为鼻罩（25%）和鼻塞（5%）。

由于面罩可以避免气体由口漏出，对于主要经口呼吸的患者来说连接设备的选择优先使用面罩。面罩允许患者经口呼吸，能够提供较高的压力而漏气较少，不需要太多患者的配合，在这些方面它优于其他连接设备。在治疗慢性呼吸衰竭的患者的时候，选择面罩与选择鼻罩相比，面罩可以提供更好的通气（尤其是起始的时候），体现在改善分钟通气量和血气状况。但是，面罩一般会增加幽闭恐惧症的发生、减少交流、限制经口进食和吐痰、增加死腔导致 CO_2 重复呼吸等副作用。

头罩连接设备是最近才被引入的，与其他连接设备相比似乎有一些优势。对患者来说耐受性较好，患者可以与周围环境进行适当的交流。头罩还可用于缺齿、面部损伤等解剖情况复杂的患者。相对于面罩、头罩，不与患者的面部接触，也就避免了患者面部皮肤的损伤。头罩提高了患者的舒适度，适于无创通气较长时间使用。然而，由于头罩比面罩大，通气时系统内压力会因为头罩的顺应性而降低，从而影响正确的压力传导和通气功能。

二、呼吸机与通气模式

重症治疗型呼吸机和轻便型呼吸机均可用作无创正压呼吸机。呼吸机种类的选择取决于患者的病情和在场医务人员的经验。最常见的无创通气模式是持续气道正压和压力支持。一项流行病学调查发现，因急性呼吸衰竭使用无创正压通气的患者中，使用压力支持通气同时使用或不使用呼气末正压的比例为67%，持续气道正压的使用比例为18%。

尽管持续气道正压不是一个真正的模式，它通常被认为是一种通气形式。这种技术使用一个带有高压氧源的流量发生器或一个轻便的气体压缩机，在患者吸气和呼气阶段均给予一个持续的正压。因为持续气道正压通气不能在患者没有自主呼吸的情况下提供通气，所以它只能用于有自主呼吸的患者。持续气道正压通气的生理影响有增加心排出量和氧输送，增加功能残气量，改善呼吸系统机械状况，减少呼吸功，降低左心负荷。对于左心衰竭患者，持续气道正压改善射血分数并降低吸气做功。对于慢性阻塞性肺疾病患者，持续气道正压能对抗因气流受限导致的内源性呼气末正压而减少呼吸做功。

压力支持通气允许患者控制吸气和呼气时间并提供相应的压力。根据患者的需求和呼吸系统机械状况，可通过设置压力来决定吸气流速和潮气量。此模式将压力辅助和呼气末正压两者结合（也称为双水平通气或双水平气道正压通气），被认为相对于持续气道正压更能够减少呼吸做功并缓解呼吸窘迫。

三、无创正压通气的适应证

（一）慢性阻塞性肺疾病急性发作

慢性阻塞性肺疾病的传统治疗手段包括支气管扩张剂、糖皮质激素、抗生素和氧疗。疗效不佳或病情严重的患者常需要无创通气支持。在 2001 年的国际会议上指出，当患者符合表 1－15－1 所列的标准时，无创通气可以作为慢性阻塞性肺疾病急性发作的一线治疗手段。表 1－15－2 列举了英国胸科协会推荐使用无创通气治疗呼吸衰竭的情况。

表 1－15－1　重症监护医学国际会议关于无创正压通气在急性呼吸衰竭患者中应用的推荐

- 只有在医务人员经过认真的训练后，无创正压通气可在急诊科内开展
- 现今不断有数据表明，大多数接受无创正压通气的患者应在 ICU 内治疗或处于系统性监护下，以保证能够获得严密监护以及能够及时接受有经验医师实施的有创气道管理
- 对于慢性阻塞性肺疾病合并高碳酸血症（pH≥7.30），如有经过训练并有经验的医务人员在场，可进行无创正压通气治疗
- 在 ICU 外进行无创正压通气的患者，如果出现血气、pH 值、呼吸频率恶化，出现呼吸困难、意识障碍、血流动力学障碍，均应尽快转至 ICU

表 1－15－2　英国胸科协会治疗标准委员会关于无创通气治疗失败的建议

考虑治疗条件是否适当：

- 检查药物治疗，并了解是否已经给予
- 考虑排痰的物理治疗，是否有并发症发生
- 考虑是否发生气胸或吸入性肺炎，是否 PaO_2 仍在恶化
- 吸氧浓度是否过高——调整 FiO_2 使得 SpO_2 维持在 85%～90%
- 漏气量是否过大
  - 检查面罩是否合适
  - 如果使用鼻罩，考虑拉紧绷带或换用面罩
- 管路是否连接正确
  - 检查管路连接是否正确
  - 检查管路是否漏气
- 是否有重复呼吸发生
  - 检查呼气阀的状况（如果安装）
  - 考虑增加呼气末正压（如果是双水平压力支持）
- 是否出现人机对抗
  - 肥胖患者

续　表

–调整吸呼比（如果是辅助/控制模式） –检查吸气触发（如果可以调整） –检查呼气触发（如果可以调整） –考虑增加呼气末正压（如果是双水平压力支持治疗慢性阻塞性肺疾病患者） • 是否存在通气不足 –检查胸廓动度 –增加压力或容量 –考虑增加吸气时间 –考虑增加呼吸频率（以增加分钟通气量） –如果允许的话，考虑改变其他通气模式或呼吸机 如果 $PaCO_2$ 改善而 PaO_2 仍低： • 增加吸入氧浓度 • 考虑增加呼气末正压（使用双水平正压通气时）

数个研究和系统回顾对无创正压通气治疗慢性阻塞性肺疾病急性发作的疗效进行了评估。Ram 和他的研究小组系统回顾了 8 个研究发现，与单独的传统治疗相比，无创正压通气可降低死亡率［相对风险度（RR）0.41，95% 可信区间（CI）0.26 ~ 0.64］，减少插管的需要（RR 0.42，95% CI 0.31 ~ 0.59），降低治疗失败率（RR 0.51，95% CI 0.38 ~ 0.67），改善治疗 1 小时相关生理指标，pH 值（平均差异 0.03，95% CI 0.02 ~ 0.04）、$PaCO_2$（平均差异 −0.40mmHg，95% CI −0.78 ~ −0.03）、呼吸频率（平均相差 −0.38 次/分，95% CI −0.78 ~ −0.03）。无创通气的治疗并发症相对较少（RR 0.38，95% CI 0.24 ~ 0.60），而且能缩短住院时间（平均相差 −3.24 次/分，95% CI −4.42 ~ −2.06）。Keenan 和他的治疗小组的分析结果与前者相似，同时他们发现无创通气的疗效只体现在重症慢性阻塞性肺疾病急性发作的患者，而对病情不严重的患者未见明显疗效。

一个随机对照研究对无创通气和有创通气进行了比较。该研究入选了 49 例重症慢性阻塞性肺疾病急性发作的患者，这些患者均需通气支持。与以往的研究相比，入选的患者病情较重。另外，在先前的研究中，无创通气均在病情早期（入选病例的平均 pH 值为 7.20）给予应用。该研究发现，在无创通气组，治疗失败换用有创通气的病例为 12 例（52%）。治疗组和对照组在死亡率（ICU 内或医院内）、并发症的发生率、机械通气时间、住 ICU 时间无明显差异。根据 12 个月的随访结果发现，无创通气组再住院的比例比对照组要低。

Confalonieri 和他的研究小组的研究也发现了无创通气的其他长期好处。接受无创通气的慢性阻塞性肺疾病急性发作患者，6 个月生存期比例有所升高（治疗组为 71%、对照组为 51%，$P < 0.05$），同时一年生存期也有所升高（治疗组为 71%、对照组为 50%，$P < 0.05$）。

由此可见，对于慢性阻塞性肺疾病急性发作患者，将早期使用无创通气作为一线治疗手段可以提高生存率和减少住院时间。尽管在急性呼吸衰竭的进展期无创通气治疗更易失败，但是在插管和有创通气前尝试使用无创通气对患者可能并无损害。同时，患者应在 ICU 内密切监视，而且，如果需要，插管不能过分拖延。

由 Sinuff 和他的研究小组起草的慢性阻塞性肺疾病急性发作患者无创通气治疗步骤示意图见图 1 −15 −1。但此图缺乏停止无创通气治疗相关信息；Sinuff 和他的研究小组提议的相关策略（图 1 −15 −2）可能对治疗慢性阻塞性肺疾病患者有帮助。

如果标准药物治疗疗效不佳，可考虑尝试无创正压通气试验

适合标准

临床标准（必须全部满足）
- 充血性心力衰竭或慢性阻塞性肺疾病的急性加重
- >18 岁
- 有能力保护气道
- 有能力清除气道分泌物
- 呼吸频率>30 次/分钟

气体交换
- pH<7.35
- $PaCO_2$>50mmHg
- FiO_2 为 0.21 时 PaO_2<60mmHg 或者 FiO_2/ PaO_2<200

影响学（必须满足）
- 没有气胸

禁忌证
- 心脏骤停或心律失常
- 急性冠脉综合征
- 血流动力学不稳定（收缩压<90mmHg）
- 需要紧急插管
- 呼吸停止
- 上气道阻塞
- 意识趋于障碍（中重度）
- 上消化道出血
- 面部损伤
- 呕吐
- 怀孕
- 患者拒绝

→ 有创通气

医师工作
- 临床评估
- 胸片检查
- 血气分析
- 心电图检查

护士工作
- 临床评估
- 向患者介绍环境
- 1∶1 护士配比
- 安抚患者

↓

继续适当的药物治疗

↓

开始实施无创正压通气
- 对充血性心力衰竭的患者使用持续气道正压通气
- 对慢性阻塞型肺疾病的患者使用双水平正压通气或压力支持通气
- 呼吸内科会诊无创正压通气相关指标并随诊
- 使用面罩

↓

继续临床评估

↓

患者监测
- 监测相关数据（心率、血压、呼吸频率、动脉血氧、一般状况）每 5 分钟一次直至稳定，以后根据临床情况调整监测时间

↓

继续临床评估
- 患者病情稳定
- 血气分析检查每 3 小时 1 次

图 1－15－1 关于慢性阻塞性肺疾病和充血性心力衰竭发生急性呼吸衰竭患者使用无创正压通气的操作指南

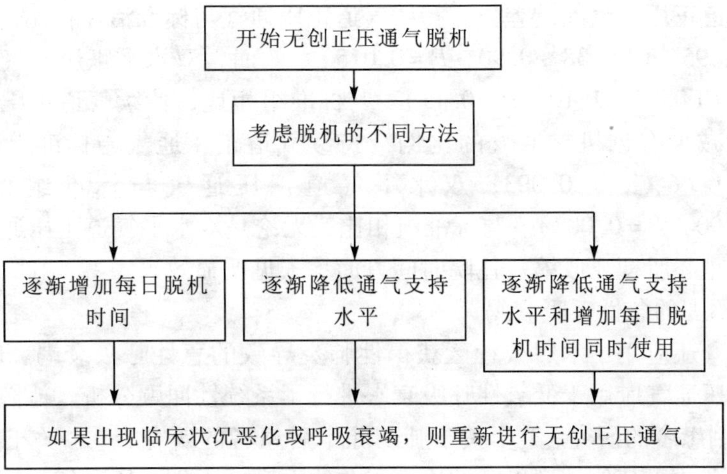

图 1-15-2　慢性阻塞性肺疾病急性发作患者发生急性呼吸衰竭，使用无创正压通气好转后脱机的示意图

（二）支气管哮喘

可能是由于哮喘持续状态导致的呼吸衰竭的几率较低，无创通气治疗相关情况的研究较少。Meduri 和他的研究小组的前瞻性研究入选了 17 例哮喘持续状态的患者，发现使用低吸气压的无创正压通气（使用面罩）能明显改善气体交换异常。在 17 例患者中 2 例（12%）需要插管，无一例出现并发症。Fernandez 和他的研究小组对 33 例收治入 ICU 的哮喘持续状态的患者进行了回顾性研究，其中 11 例接受了有创机械通气，22 例接受了无创正压通气。他们发现两组的住 ICU 时间的中间值（有创通气和无创通气组分别为 4.5 天和 3 天）或住院时间中间值（分别为 15 天和 12 天）均无明显差异。他们在死亡率方面也没有差异（分别为 0% 和 4%）。

最近，一个无创正压通气治疗哮喘持续状体的随机对照研究入选了 30 例患者发现，无创正压通气能明显改善肺功能结果。在无创正压通气组，80% 的患者达到预期目标（与基础值相比 FEV_1 升高 50%），而对照组中只有 20% 达到预期目标（$P<0.004$）。无创正压通气组 FEV_1 平均上升 53.5% ［标准差（SD）23.4%］，而对照组为 28.5%（SD22.6%）。

给予哮喘持续状态的患者无创正压通气治疗仍存在争议。仍需要大规模的随机对照研究以确定无创正压通气在治疗哮喘持续状态中的作用。

（三）急性心源性肺水肿

使用何种呼吸支持方式治疗心源性肺水肿导致的急性呼吸衰竭效果最佳，仍不明确。欧洲心脏病学在其急性心力衰竭的诊断和治疗指南中建议无创正压通气的使用（推荐级别：ⅡA 级；循证级别：A）。3 个随机对照研究也建议使用无创正压通气治疗急性心源性肺水肿以减少气管插管；然而，这并不能改变死亡率或改善长期心肺功能。

最近，Peter 和他的研究小组进行的一个荟萃分析，共入选了 29 个关于持续气道正压通气和双水平正压通气的随机对照研究，其中 12 个研究比较了持续气道正压通气与标准治疗间的差异，7 个比较了双水平气道正压通气与标准治疗间的差异，10 个比较了持续气道正压通气与双水平气道正压通气间的差异。持续气道正压通气与标准治疗相比，住院死亡率明显下降（RR 0.59，95% CI 0.38 ~ 0.90，P = 0.015）。然而，双水平正压通气却未见明显差异（RR 0.63，95% CI 0.37 ~ 1.10，P = 0.11）。与标准组相比，持续气道正压通气与双水平气道正压通气均能减少有创机械通气的比例（持续气道正压通气与标准组相比：RR 0.44，95% CI 0.29 ~ 0.66，P = 0.003；双水平气道正压通气与标准组相比：RR 0.50，95% CI 0.27 ~ 0.90，P = 0.002）。与标准组相比，无论是双水平气道正压通气还是持续气道正压通气，在阻止心肌梗死或缩短住院时间方面均未见明显效果。

（四）其他原因的急性呼吸衰竭

无创正压通气还应用于术后或社区获得性肺炎导致的急性呼吸衰竭。Keenan 和他的研究小组对无创正压通气应用于低氧性呼吸衰竭进行了系统性回顾分析。他们总结的研究包括 2 个关于免疫抑制患者的研究、1 个关于肺切除术后患者的研究、1 个关于拔管后呼吸衰竭患者的研究和 3 个关于其他类型患者的研究。总体而言，无创正压通气与标准组相比，具有较低的插管率（绝对风险下降 23%，95% CI 10% ~ 35%）。6 个不包括慢性阻塞性肺疾病和心源性肺水肿的研究亚组结果与之相似（风险下降 24%，95% CI 8% ~ 36%）。同时，无创正压通气可降低 ICU 内死亡率 17%（95% CI 8% ~ 26%），6 个研究亚组也有相似的死亡率下降，为 16%（95% CI 5% ~ 27%）。

由于 Keenan 和他研究小组的荟萃分析结果的提示，另外 2 个研究开展并已完成。Squadrone 和他的研究小组检验了无创正压通气治疗腹部手术后急性低氧血症患者的疗效。结果发现，使用无创正压通气的患者插管率较低（RR 0.099，95% CI 0.01 ~ 0.76），无 1 例于医院内死亡；而只给与氧疗的患者中有 3 例死亡（P = 0.12）。Honrubia 和他的研究小组的研究入选了 64 例因各种原因导致急性呼吸衰竭的患者。这些患者随机接受无创正压通气（使用面罩连接，使用压力支持模式和呼气末正压）或接受有创通气。无创通气减少了插管率（相对风险下降 43%）。无创通气组 ICU 内死亡率为 23%，而传统治疗组为 39%（P = 0.09）。

各研究得出的结果不同表明，无创通气治疗在不同人群疗效可能不一，并不能在所有急性低氧性呼吸衰竭的患者中作为常规治疗手段。实际上，重症监护医学国际会议的结论是尚需大规模的对照试验以确定使用这种通气方式的潜在好处，并确定可以避免一些急性低氧性急性呼吸衰竭的气管插管的治疗标准。

（五）无创正压通气在脱机中的应用

有创通气是治疗严重呼吸衰竭患者的有效手段，但是其并发症，尤其是呼吸机相关性肺炎，对患者危害较大。及时顺利地脱机成为挽救患者生命的重要一环。约 20% ~ 30% 的上机患者中，尤其有 COPD 基础的患者，需要逐步通过降低呼吸支持以保证顺利脱机。如何减少这部分患者脱机时间和再插管率，不少国内外学者尝试使用无创正压通气减少有创通气时间。

Nava 和他的研究小组最先在这方面开展随机对照研究。他们入选 50 个需要有创机械通气支持的 AECOPD 患者，这些患者从急性期恢复但未能顺利完成 T 管自主呼吸试验。将其随机分入拔管并给予无创正压通气组和传统治疗对照组。发现试验组相对于对照组机械通气时间、住 ICU 时间明显下降，院内感染率下降，而且 60 天生存率升高。

2006 年，有创 - 无创序贯机械通气多中心研究协作组发表了以肺部感染控制窗为切换点行有创与无创序贯机械通气治疗慢性阻塞性肺疾病所致严重呼吸衰竭的随机对照研究报告。该研究采用了多中心前瞻性随机对照的研究方法。入选因支气管－肺部感染致 AECOPD 并严重呼吸衰竭行有创通气，治疗后出现 PIC 窗的患者 90 位，随机分入有创－无创序贯通气组和常规通气组，监测患者有创通气时间、呼吸机相关肺炎（VAP）发生率、住 ICU 时间和病死率等。结果显示：序贯通气组与常规通气组比较，有创通气时间明显缩短［分别为（614 ± 414）、（1113 ± 612）d，$P = 0.1000$］，VAP 发生率明显下降（分别为 3/47、12/43，$P = 01014$），住 ICU 时间减少［分别为（12 ± 8）、（16 ± 11）d，$P = 01047$］，患者病死率降低（分别为 1/47、7/43，$P = 0.1025$）。该组研究与国外研究的主要区别在于有创通气转为 NIPPV 的切换点不同，国外研究在有创通气早期以 T 管撤机试验为标准，对撤机试验失败的患者行序贯通气，作者认为对肺部感染不显著的患者可采用此法，而支气管－肺部感染明显的患者，以 PIC 窗的出现作为切换点，更符合 AECOPD 的治疗规律。

无创正压通气在脱机中应用的多个研究均着眼于慢性气流受限合并高二氧化碳血症的患者，且这些患者血流动力学稳定、意识清楚、存在咳嗽反射。所以，在临床实践中应把握好适应证。对于不符合以上条件的患者中，是否仍有适用有创与无创序贯治疗的、有创与无创序贯治疗是否有更好的切换点均需要有进一步的试验证实。

（六）使用无创通气预防呼吸衰竭

近年来，关于脱机的指南不断完善；但是，拔管失败（在 48 ~ 72 小时内需要重新插管）的比例仍接近 18%。导致拔管失败的主要原因是拔管后数小时内发生的呼吸衰竭。无创正压通气正在被评估是否可预防或处理此类情况。直到最近，关于无创通气的经验仅限于一些以生理学指标为观察对象的观察性研究。

Jiang 和他的研究小组进行的随机对照试验共入选了 93 例患者，其中 56 例接受了选择性拔管，另外 37 例接受了非计划性拔管。拔管后，患者随机分入双水平气道正压通气或无辅助氧疗组。结果发现，两组在再插管方面没有明显差异（无创正压通气组和氧疗组分别为 28% 和 15%）。

Nava 和他的研究小组进行的随机对照研究共入选了 97 例连续治疗的患者，这些患者接受机械通气治疗超过 48 小时，而且被认为拔管后呼吸衰竭的风险很高。这些患者在成功完成脱机试验后，拔管并随机接受无创正压通气或标准治疗。与标准治疗组相比，无创正压通气组的再插管率较低（RR 0.34，95% CI 0.12 ~ 0.98）。无创正压通气并不能影响整个意向处理分析的死亡率，但是作者认为，因降低了再插管率，ICU 内的死亡率可降低。

在 2006 年，Ferrer 和他的研究小组进行的随机对照研究入选了 162 例接受机械通气的患者，这些患者能够耐受自主呼吸试验，但拔管后呼吸衰竭的风险较大。这些患者拔管后，随机接受 24 小时无创正压通气治疗或传统氧疗。接受无创通气的患者，拔管后呼吸衰竭的发生率较低（RR 0.51，95% CI 0.28 ~ 0.91），但 90 天死亡率没有下降。亚组分析发现，使用无创正压通气死亡率下降的主要为高碳酸血症的患者。

根据这些结果，早期使用无创正压通气可预防拔管后呼吸衰竭并降低再插管率。然而，可能更需要进一步研究以确定哪类人群拔管后易出现呼吸衰竭。

（七）无创通气治疗拔管后呼吸衰竭

关于拔管后呼吸衰竭的治疗被认为需要区别对待。现已发表了两篇有关无创通气治疗拔管后呼吸衰竭的研究。Keenan 和他的研究小组入选了 81 例患者。这些患者接受机械通气超过 2 天，并在拔管后 48 小时内出现呼吸衰竭。他们随机接受单独的标准药物治疗或接受经面罩的无创正压通气和标准药物治疗。作者发现，两者在再插管率（RR 1.04，95% CI 0.78～1.38）和住院死亡率方面没有差异（RR 0.99，95% CI 0.52～1.91）。

使用相同的方法学，Esteban 和他的研究小组进行的国际多中心研究入选了 221 例患者。在此研究中在再插管率方面，接受无创通气组与传统治疗组间无明显差异（RR 0.99，95% CI 0.76～1.30）。然而，与标准治疗组相比，无创治疗组的 ICU 内死亡率反而升高了（RR 1.78，95% CI 1.03～3.20）。对此差异的一个可能解释是，接受无创正压通气的患者的再插管时机被延误了。接受无创正压通气组从发生呼吸衰竭到再插管的中位时间要比标准组长（分别为 12 小时和 2 小时 30 分钟）

这些研究表明，无创正压通气治疗拔管后呼吸衰竭的疗效不佳，延误再插管时间可能增加死亡率。

（八）无创通气治疗拒绝插管患者

无创正压通气曾被作为有创通气的变通用来治疗拒绝插管的患者。最近一个研究入选了 114 例患者，这些患者发生急性呼吸衰竭但拒绝插管，结果发现其中 43% 的患者存活并出院。这些患者的疾病状况是生存率的一个重要决定因素。慢性心功能衰竭的患者的死亡率是 25%，慢性阻塞性肺疾病为 48%，而恶性肿瘤和肺炎分别为 77% 和 74%。

Schettino 和他的研究小组入选了 131 例患者的前瞻性观察研究也得出相似的结论。入选患者出现急性呼吸衰竭并拒绝插管。他们发现，这些患者的死亡率为 64.9%。慢性阻塞性肺疾病急性发作患者的院内死亡率为 37.5%，心源性肺水肿的患者为 39%，非慢性阻塞性肺疾病合并Ⅱ型呼吸衰竭的患者 68%，拔管后呼吸衰竭的患者为 77%，急性低氧性呼吸衰竭的患者为 88%。其中有 40 例为恶性肿瘤进展的患者，他们的死亡风险明显升高［死亡率 85%，相对风险（OR）4.44，95% CI 1.70～11.62，$P=0.002$］。

（九）无创通气在普通病房中的应用

无创正压通气一般建议在 ICU 内使用，但随着无创正压通气使用越来越频繁，普通病房使用无创通气的频率也在上升。一个关于新英格兰医院的调查发现，在 82 例无创通气患者中有 18% 是在普通病房中进行的，有 2/3 的受访医务人员认为可以在普通病房中进行无创通气。

Samar 和他的研究小组的前瞻性观察研究入选了 76 例患者，这些患者因急性呼吸衰竭在普通病房给予无创正压通气支持治疗。在治疗前，将患者分为拒绝插管组和非拒绝插管组。结果发现，62 例非拒绝插管组的患者中有 19 例（31%）因病情恶化需要转入 ICU 内继续治疗；14 例拒绝插管组患者中有 7 例死亡（50%）。与以往报道的 ICU 内治疗情况相差不大。

据此，认为在普通病房中运用无创正压通气也是可行的。但研究也指出，无创通气的使用的疗效，会受到所在医院普通病房医务人员使用无创通气的经验以及医务人员与患者的配比的影响。

（十）家庭无创正压通气的应用

20 世纪 90 年代，由于无创正压通气技术的进展和应用日趋广泛，在家中进行 NIV 治疗的患者明显增加，大部分患者需要间断在家庭内实施 NIV 治疗，特别是夜间经面罩正压治疗的患者有了大幅度的增加。一项来自美国的资料显示，从 1986～1992 年，在美国应用

NIV 治疗的患者增加了 11 000，从 1992～1997 年，人数增长了 4 200，其中接受 NIV 治疗的患者占需要长期机械通气治疗的患者的比例增加了 47%。

神经肌肉疾病的使用患者数量在不断增加，在英国其数量约占家庭无创正压通气使用人数的 1/4。Green 和他的研究小组对 42 例运动神经元病合并呼吸衰竭患者进行研究，根据其能否耐受并接受无创正压通气，将其分为无创正压通气组和非无创正压通气组，结果显示，两组的平均生存时间分别为 26 个月和 13 个月。Ali 和他的研究小组对 Duchenne 型肌营养不良使用无创正压通气病例的回顾性研究发现，发生呼吸衰竭后如果不使用无创正压通气，患者会很快死亡，而使用无创正压通气的患者最多使用了 22 年现仍存活。这显示了，家庭无创正压通气能有效延长神经肌肉疾病患者的生命。

以往，未发现无创正压通气能改善稳定期 COPD 患者的生存率。Budweiser 和他的研究小组对 140 位高二氧化碳 COPD 患者（$PaCO_2$ 60.1 ±9.2mmHg）进行前瞻性观察研究，根据其能否耐受并接受无创正压通气，将其分为无创正压通气组和非无创正压通气组，结果显示，1 年和 2 年生存率分别为 87.7% 和 71.8 与 56.7% 和 42.0%。无创正压通气似乎能改善高二氧化碳 COPD 患者的生存时间。但仍需进行随机对照研究以确定。

呼吸睡眠暂停综合征中的应用进展将在其他章节中介绍。

四、无创正压通气的禁忌证

尽管无创正压通气适用很广，但并不是适用于所有的患者。表 1－15－3 列举了一些无创通气绝对的和相对的禁忌证。

表 1－15－3 使用无创正压通气的禁忌证

绝对禁忌证

- 明确的意识障碍
- 严重谵妄
- 分泌物过多
- 未控制的呕吐
- 不能保护气道
- 反复咯血
- 近期有胃切除术
- 心脏骤停
- 须要紧急气管插管
- 呼吸停止
- 上气道梗阻
- 面部损伤
- 患者拒绝

相对禁忌证

- 意识状态中度障碍
- 进展的严重呼吸衰竭
- 不合作且难以使其安静或舒适的患者
- 怀疑急性冠脉缺血
- 血流动力学不稳定
- 孕妇

无创通气作为通气支持手段需要患者的配合并有能力保护自己的气道。因此，对于存在意识障碍或难以保护上气道的患者，医师们应选择其他的呼吸支持方式。

对于频繁呕吐的患者和上呼吸道或上消化道出血的患者，使用面罩也是不安全的。呕吐或出血进入面罩极有可能导致患者误吸。可以想象，此时气道分泌物的清除也将是个难题。此外，正压导致的气体进入胃内引起的腹胀，是无创正压通气的一个潜在的并发症。

最后，无创正压通气在治疗急性冠脉综合征方面并无优势。对于急性心肌梗死合并低氧性呼吸衰竭和血流动力学不稳定的患者，与有创手段相比，无创正压通气使心肌梗死恶化的几率更高，这时需要对氧合和血流动力学进行更直接的控制。

（钱 骏）

参考文献

1. Oscar P, Fernando FV, et al. Noninvasive positive - pressure ventilation in acute respiratory failure. Canadian Medical Association Journal, 2007, 177 (10): 1211 - 1217
2. Samar F, Ziad WG, Edward RH, et al. Use of noninvasive positive - pressure ventilation on the regular hospital ward: Experience and correlates of Success. Respir Care, 2006, 51 (11): 1237 - 1243
3. Hess DR. The evidence for noninvasive positive - pressure ventilation in the care of patients in acute respiratory failure: A systematic review of the literature. Respir Care, 2004, 49: 810 - 829
4. Nava S, Ambrosino N, Cini E, et al. Noninvasive mechanical ventilation in the weaning of patients with respiration failure due to chronic obstructive pulmonary disease. A randomized, controlled trial. Ann Intern Med, 1998, 128: 721 - 728
5. Marcelo P, Geraldo LF. Noninvasive mechanical ventilation in the treatment of acute cardiogenic pulmonary edema. Clinics, 2006, 61 (3): 247 - 252
6. Dean RH, Henry EF. Should noninvasive positive - pressure ventilation be used in all forms of acute respiratory failure? Respir Care, 2007, 52 (5): 568 - 578
7. 有创 - 无创序贯机械通气多中心研究协作组. 以肺部感染控制窗为切换点行有创与无创序贯机械通气治疗慢性阻塞性肺疾病所致严重呼吸衰竭. 中华结核和呼吸杂志, 2006, 29: 14 - 18
8. 王东, 张波. 家庭无创通气治疗应用现状. 国外医学呼吸系统分册, 2005, 25: 620 - 623
9. B Green, K Adeniji, J Wilkinson, et al. Noninvasive ventilation in motor neuron disease: An audit of current practice. Thorax, 2007, 62 (3): A4
10. M Ali, IE Smith, T Quinnell, et al. Long - term outcome of ventilatory support in patients with respiratory failure due to Duchenne muscular dystrophy. Thorax, 2007, 62 (3): A9
11. S Budweiser, AP Hitzl, RA Jörres, et al. Impact of noninvasive home ventilation on long - term survival in chronic hypercapnic COPD: A prospective observational study. International Journal of Clinical Practice, 2007, 61 (9): 1516 - 1522

第十六章　肺动脉血栓栓塞症诊断和治疗进展

肺栓塞（pulmonary embolism，PE）是内源性或外源性栓子堵塞肺动脉或其分支引起肺循环和呼吸功能障碍的临床和病理生理综合征，其栓子99%是血栓性的，故也称为肺动脉血栓栓塞症（pulmonary thromboembolism，PTE）。PTE是一种比较常见且误诊率、病死率和致残率高的疾病。由于PTE与深静脉血栓形成（deep venous thrombosis，DVT）被认为是同一疾病的不同阶段和不同临床表现，约30% PE患者合并无症状的DVT，而40%～50%的DVT患者出现无症状的PE，两者发病机制上有因果关系且治疗方法相似，故DVT－PTE通称为静脉血栓栓塞症（venous thromboembolism，VTE）。近年来VTE无论在流行病学、还是在诊断及防治方面都有较大的进展，尤其是国内外发布的以循证医学为基础的各项有关指南，为VTE临床诊断和防治提供了依据，起到一定的指导作用。

一、流行病学

流行病学研究对于建立完整的VTE防治体系具有重要意义。国外有关VTE的流行病学数据主要来源于大型社区研究，所反映者有症状远多于无症状，因此其真实的发生率、患病率和死亡率很可能被低估。我国目前缺乏系统的有关VTE的流行病学资料，多为单中心研究资料。

（一）发病率和患病率

西方国家VTE的年发生率为1‰，其中DVT的年发生率约是0.5‰，伴有或不伴DVT的PE的年发生率约是0.48‰。约超过30% DVT的患者发展成有症状的PE，另40%的患者发生无症状的PE。

VTE的发生率与年龄和性别有关。首次发生率随年龄呈指数增长。孩童时期年发生率约0.001%～0.005%，65岁的老年人可达0.3%～0.4%，80岁以上的老年人约0.5%。以年龄分布而言，20～39岁、40～59岁、60～79岁分别占7.5%、21.5%、45.9%，大于80岁的老年人可达近23.6%。总体而言，首次发生率在男性与女性相似，但年轻女性由于妊娠、产褥期、服用避孕药等因素，发生率较男性高，并且其中1/10是致死性的，反之，老年女性的发生率远低于同年龄的男性。阜外心血管病医院分析1974～2002年收治的442例PTE住院患者资料，发病年龄大多数处于30～60岁，男性发病高峰在30～60岁，女性为40～60岁，男性较女性提前10年进入发病高峰。VTE发生再发的可能性很大。Heit等报道VTE后7天、30天、90天、180天、1年、2年、5年、10年的累计再发率分别为1.6%、5.2%、8.3%、10.1%、12.9%、16.6%、22.8%、30.4%。Prandoni等报道相似的结果，首次DVT后2年、5年、8年的再发率分别为17%、24%、30%。并且，有许多研究报道显示男性较女性有较高的再发率，女性比男性再发的危险低40%～400%。

慢性血栓栓塞性肺动脉高压（chronic thromboembolic pulmonary hypertension，CTEPH）

是PTE中的一种特殊类型，由于非特异的症状和缺乏VTE病史，其发生率和患病率尚无准确的数据。以往的尸检报道表明，CTEPH的总发生率为1%～3%，其中急性PE幸存者的发生率为0.1～0.5%。最近前瞻性研究报道，CTEPH的发生率高于回顾性研究，以往的尸检报道低估了CTEPH的发生率，这些前瞻性的流行病学资料表明有症状的急性PE后CTEPH的发生率约为4%。Pengo等完成的一项前瞻性队列研究对既往无VTE史的急性PE患者随访近8年，发现有症状的CTEPH在6个月、1年、2年的累计发生率分别为1.0 %、3.1%、3.8%。以上为单中心研究资料，尚需设计更为完善的多中心研究加以证实。

（二）病死率

在西方国家，VTE的病死率占全部疾病死亡原因的第三位，仅次于肿瘤和心肌梗死。最近公布的挪威一项94194名成人参加的历时6年余的人群研究表明，30天和1年VTE的死亡率分别为6.4%和21.6%，与以往的其他一些不包括尸检资料的组群研究结果相似。由于许多PE患者生前未能诊断，包括尸检资料的报道其30天和1年的死亡率分别为28%和近40%。美国一个14629例非选择性人群的回顾性研究，确诊VTE后7天、30天、1年的死亡率高达25%、28%、36%。一项52家试验中心参加的有关急性PE患者大规模国际注册（ICOPER）研究结果表明，3个月的死亡率为17.4%。特发性VTE患者的死亡率较低，而癌症栓塞的死亡率最高。阜外心血管病医院分析1974～2002年收治的PTE住院患者资料，病死率从1970年代的20%降到21世纪初的5.8%，1990年之前住院病死率为12.5%，1990年之后为4.5%，男性与女性患者住院病死率无统计学差别，≥70岁患者住院病死率为19.0%，远高于年龄<70岁的5.5%。

CTEPH患者死亡率高，平均肺动脉压力>40mmHg，死亡率为70%，平均肺动脉压力>50mmHg，死亡率为90%。

（三）危险因素

有关VTE的危险因素以往有很多研究和报道，本文不多加赘述，仅就近年最新的进展，如种族、遗传、可能的新危险因素以及CTEPH的危险因素加以介绍。

1. 种族和遗传因素　种族是首发和复发性VTE的重要危险因素之一。美国的几项研究证明，首次VTE的发生率，亚洲人、太平洋岛民、西班牙人较白种人低，西班牙人仅约为白种人的一半，非洲裔美国人最高，较其他人种约高25%。复发性VTE的发生率，非洲裔美国人和西班牙人比白种人高。凝血因子V Leiden突变和凝血酶原基因G20210A突变是白种人发生VTE的常见遗传因素之一，其中前者在白种人有较高的发生率为2%～15%，在VTE患者更是高达60%，这两种基因突变在其他人种罕见。非洲裔美国人尽管这两种基因突变罕见，但也许某种未确定的基因突变起重要作用，与白种人相比，黑人的包括Ⅷ因子、von Willebrand因子和D－二聚体等反映栓塞危险的凝血标志物水平增高。亚洲人发生VTE亦与独特的基因突变有关。日本人中纤溶酶原缺乏症和蛋白S缺乏症（K196E突变）的发生率较高，分别为4.29%和1.12%，而在白种人的发生率较低，分别为0.3%～0.5%和0.03%～0.13%。日本人ADAMTS13多态性等位基因频度为0.05，但在中国人则较低。纤溶酶原A620T突变明确与日本人复发DVT有关，但未在白种人中发现。我国是一个多民族的人口大国，尽管陆续有研究报道国人VTE的发生与蛋白S缺乏、抗凝血酶缺乏、V因子含量增高、纤溶酶原激活物抑制剂－1（PAI－1）增高、高同型半胱氨酸血症、ACE基因I/

D 多态等因素有关，但缺乏具有广泛代表性的分子流行病学资料。

2. 可能的新危险因素　最近有报道提示一些新的危险因素可能与 VTE 有关，但尚需进一步的研究加以明确。

（1）体力活动程度　在多重环境和遗传评估（MEGA）病例控制研究提示，中度的体力活动使上肢 DVT 的发生率较低，另有研究提示长时间静坐是 DVT 的危险因素，但在 LIFE 研究则表明，休息时间和体力活动的程度与静脉血栓形成无关。

（2）饮食　一项历时 12 年有 14962 人参加的研究表明，每天食用 4 个以上的水果和 1 份蔬菜能减少未来静脉栓塞的发生率，而增加多于 1.5 份以上的红肉则增加栓塞的发生率。

（3）动脉粥样硬化　Prandoni 等报道既往有特发性静脉栓塞的患者有较高的颈动脉粥样硬化斑块的发生率，静脉栓塞的危险性与动脉粥样硬化有关联。

（4）季节　有部分研究报道冬季 VTE 的发生率增高，推测可能与感染有关。阜外医院住院资料提示，PTE 患者发病高峰时间是每年 12 月和来年 1 月。

3. CTEPH 的危险因素　目前的研究数据提示，CTEPH 不是由于传统的、已知的血栓形成倾向或血浆纤维蛋白溶解缺陷引起，与抗凝血酶、蛋白 S、蛋白 C、凝血因子Ⅱ和凝血因子Ⅴ Leiden 的关系尚不清楚。在 CTEPH 患者中，已发现第Ⅷ因子、抗磷脂抗体以及与再发血栓有关的 2 种凝血因子水平升高，其他危险因素还包括血型和脂蛋白 a 异常。某些特定的临床情况，如脾切除、脑室－心房分流/静脉通路、急性 PE、慢性炎症也是 CTEPH 发生的独立危险因素。一项随访 5 年的研究证实急性 PE 经心脏超声诊断肺动脉压力 >50mmHg 的患者，1 年后发生持续性肺动脉高压的危险高 3 倍，并且年龄 >70 岁也确定是持续性肺动脉高压的一个危险因素。另有研究证实复发性 PE 增加 CTEPH 的危险性。

二、诊断

VTE 是医学领域较难诊断的疾病之一。据统计 PTE 患者最常见的症状分别为呼吸困难、胸部不适和咳嗽，较常见的体征为呼吸急促、心动过速、发绀、三尖瓣杂音和 P_2 亢进，这些症状和体征均无特异性，因此临床诊断不可靠，必须通过诊断性检查来确诊 PTE，但进行诊断性检查前进行临床可能性评估对选择合适的诊断途径有重要意义。

目前较常用的诊断急性 PTE 临床可能性评估方法是 Wells 评分，包括既往栓塞病史、心动过速、近期手术或卧床史、DVT 临床特征、咯血、肿瘤以及诊断其他疾病的可能性小于 PTE 等 7 个变量，根据评分值将预测可能性分低度、中度和高度可能三级。这些评分变量资料易收集，临床使用简单。Righin 等对连续 965 例怀疑 PTE 的门诊患者根据 Wells 评分评估，低度、中度、高度疑诊 PTE 的患病率分别是 10%、40%、77%，这与 Perrier 等对 1034 名怀疑 PTE 的急诊患者评估结果相似，其低度、中度、高度疑诊 PTE 的患病率分别是 8.2%、36%、67%。Wells 评分最适于评估无 VTE 史的年轻患者。

最近一些高质量的系统性综述评价 D－二聚体在诊断和排除 VTE 的作用。酶联免疫吸附法定量测定 D－二聚体作为 VTE 的辅助诊断具有高度敏感性。高敏的 D－二聚体检查对于 Wells 评分预测临床可能性低、症状持续短的年轻患者有排除近端 DVT 和 PE 的阴性价值，可减少进一步影像学检查的必要性。而对于症状持续较长时间的老年患者，即便是低度可能者，D－二聚体检查也不足以排除 VTE。此外，另有一些研究表明，心脏生物志记物肌钙蛋白和利钠肽对急性 PE 可能有临床预后价值，将有助于划分哪些患者会从加强监护和进一步的干预中获益，指导临床治疗。

床旁超声心动图检查是对疑诊急性大面积 PTE 患者的首选检查。大面积 PE 伴随右心室扩大、右心室游离壁运动障碍、肺动脉扩张、肺动脉收缩压大于 90mmHg。肺栓塞国际协作登记研究证明，右心室游离壁运动障碍合并肺动脉收缩压大于 90mmHg 患者在 30 天时生存危险明显增加。因此超声心动图用于辨别低危的急性 PTE 患者，以减少不必要的进一步加强监护。此外，有证据证明，超声检查对诊断有症状的下肢近端 DVT 患者有较高的敏感性和特异性，Segal 等分析 8 篇系统的综述表明，超声检查对上述患者的敏感性为 89% ~96%，特异性为 94% ~99%。超声检查对诊断无症状的下肢近端 DVT 患者有较高的敏感性，但特异性较低。因此，美国家庭医师协会（American Academy of Family Physicians，AAFP）和美国内科医师学会（American College of Physicians，ACP）指南建议超声检查适用于 Wells 评分中度和高度可能性的患者。英国临床应用的最新急性肺栓塞诊治指南建议超声心动图仅对可疑急性大面积肺栓塞有诊断价值，可显示右心大小、肺内和心内血栓。对病情危重、血流动力学不稳定的可列入首选，在患者就诊 2 小时内完成，待病情稳定后再行下肢静脉超声检查发现有无下肢深部静脉血栓形成。

以往放射性核素肺通气/灌注（V/Q）显像是临床诊断 PTE 的第一线影像学检查，但包括 PIOPED 在内的几项严格研究显示，单独使用肺扫描或与临床评估结合，只能在少数患者确诊或排除 PTE，尤其是对低度或中度疑诊患者，单独使用肺扫描不但难以确定诊断，而且会将疑似患者置于不可接受的危险之中。肺 V/Q 显像目前多被 CT 所替代。对于那些胸片正常且不伴有心肺疾患的患者，肺 V/Q 显像可作为一线检查，若扫描结果阴性可排除肺栓塞。肺 V/Q 显像对诊断亚段及以下的 PTE 和 CTEPH 有独到价值。过度吸烟、慢性阻塞性肺疾病或左心衰竭可引起肺灌注显像改变，应注意鉴别。此外，一些检查新鲜血栓的新措施正试用于临床，如与血小板特异结合的人工多肽 P280 和 ^{18}F－脱氧葡萄糖 PET 显像，但这些都有待进一步的研究证实。

近年来，多排螺旋 CT 肺动脉造影在诊断 PTE 中的应用受到临床医师的关注，其临床应用急剧增加，超过了肺 V/Q 显像。CT 不仅能证实患者是否存在 PTE，而且还能观察到受累肺动脉内栓子的大小、具体部位、分布与管壁的关系，以及右心房、右心室内有无血栓，心功能状态、肺组织灌注、肺梗死病灶及胸腔积液情况等。多排螺旋 CT 肺动脉造影是否优于传统的肺 V/Q 显像以及可否取代肺动脉造影成为近年研究的热点。近期公布的 PIOPED II 研究纳入 1090 例临床评估可疑 PTE 患者均进行螺旋 CT 检查，与复合的参考标准（静脉造影、超声心动图、肺 V/Q 显像、肺动脉造影）相比，临床评估高度、中度可疑 PTE 者，多排螺旋 CT 的阳性预测分别是 96% 和 92%，对低度疑似者多排螺旋 CT 的阴性预测是 96%。Segal 等汇总一些临床研究，螺旋 CT 与常规肺动脉造影相比，敏感性充其量为 90%，特异性约 95% 左右。螺旋 CT 与常规肺动脉造影相比，有较高的敏感性和特异性。但对于临床高度怀疑而 CT 阴性的患者尚待进一步影像学检查。

常规肺血管造影是诊断 PTE 的“金标准”，其敏感性为 98%，特异性为 95% ~98%，但其属于有创检查，应严格掌握适应证。

VTE，尤其是 PTE 的诊断仍是目前最富挑战的难点之一，应提高对疾病的诊断意识。其简单易行的诊断流程如下：首先应对临床疑似 PTE 的患者进行临床可能性评估，根据评分值分级；联合测定的 D－二聚体，对临床评估低度疑似组可排除诊断，不需做进一步影像学检查；CT 造影可作为病情稳定患者的一线检查，若患者对 CT 造影有禁忌证则选用肺 V/Q 显像；对大面积 PTE 患者还可选用超声检查协助诊断；最终可选择有创的肺动脉造影以确定 PTE。在诊断 PTE 期间及其后应寻找危险因素，并进行肢体 DVT 的检查。未来高质量的前瞻性研究将继续对这些诊断方法和策略提供有证可循的改进和指导。

三、治疗

VTE 的治疗包括一般和急救措施（吸氧、镇痛、加强监护、抗感染、抗休克等）、溶栓治疗、抗凝治疗、腔静脉滤器置入术、经导管和外科肺动脉血栓清除术、肺动脉血栓内膜剥脱术。

（一）溶栓治疗

尽管在 VTE 急性期溶栓治疗对血栓的溶解更迅速、更彻底，减少栓塞后综合征的发生，但更应考虑治疗的风险效益比。一项汇总 12 项有关急性 DVT 研究的综述资料表明静脉溶栓治疗与抗凝治疗相比，不减少早期和后期随访的死亡率，对 VTE 的复发亦无定论。因此，ACP 的指南不建议对 DVT 患者进行静脉溶栓。至于经导管直接溶栓治疗急性 DVT 的长期受益未被证实，有学者建议该治疗限于股青肿患者。颅脑出血在溶栓治疗的发生率为 2%。目前国际上，溶栓治疗主要用于血流动力学不稳定者的急性大面积 PTE，对于次大面积 PTE 患者仍有争议。以往多中心临床试验证明，PTE 患者经静脉溶栓和经导管肺动脉直接溶栓相比并无优势，但目前建议采用导管破碎或抽吸肺动脉血栓并局部溶栓的新技术治疗 PTE。

（二）抗凝治疗

抗凝治疗虽然不能溶解血栓，但能够防止血栓进一步形成，并使自身的纤溶系统激活以溶解血栓，进而降低死亡率。常用抗凝药物包括肝素、华法林、选择性抗 Xa 和直接凝血酶抑制剂等。肝素是 VTE 的标准治疗。

由于低分子肝素（LMWH）与未分化肝素相比，在 DVT 的初始治疗能够降低死亡率和大出血的风险，因此 ACP 和 AAFP 建议 LMWH 用于 DVT 的初始治疗。对于血流动力学稳定、非大面积 PE 的患者主要应用抗凝药物进行治疗。有研究表明，选择性抗 Xa 和直接凝血酶抑制剂对防治 VTE 至少与 LMWH 一样有效，对于高危的矫形手术患者防治 VTE 优于肝素标准治疗。

抗凝治疗持续的时间取决于 VTE 复发的风险。ACP 和 AAFP 建议：继发于短暂危险因素 VTE 患者的抗凝治疗为 3～6 个月，复发的 VTE 患者的抗凝治疗持续大于 12 个月，特发性 VTE 应延长抗凝治疗的时间。

（三）腔静脉滤器置入术

腔静脉滤器置入术用于急性静脉血栓伴抗凝和溶栓治疗禁忌证或经充分抗凝治疗仍反复发作的高危患者，以及 CTEPH 者行肺动脉内膜血栓切除术后。可回收腔静脉滤器可用于暂时抗凝禁忌的患者。目前尚无证据表明下腔静脉滤器置入术能够降低 PTE 复发率。唯一的一项长期随机临床研究证明，腔静脉滤器置入术能够减少 8 年时 PE 的危险，减少 PE 的累积发生率，但使 DVT 的发生率增加。近期公布的 ICOPER 研究证明腔静脉滤器置入术可显著减少 PE 患者 90 天死亡率。

（四）经导管和外科肺动脉血栓清除术

经导管肺动脉取栓术在溶栓或外科肺动脉清除术禁忌时适用，对 PE 症状出现 5 天内的新鲜血栓最为有效。

对于大面积和次大面积 PE 患者若溶栓禁忌或溶栓失败，应考虑外科肺动脉血栓清除术。此外，还包括矛盾性肺栓塞、持续的右心室血栓、血流动力学不稳定或呼吸窘迫需要心肺复苏者。在一些特定的有经验的研究中心，外科肺动脉血栓清除术对治疗大面积 PE 安全有效，成功率为 80% ~90%。

（五）肺动脉血栓内膜剥脱术

肺动脉血栓内膜剥脱术是治疗 CTEPH 患者十分重要且行之有效的方法，术后大多数患者肺动脉压力和肺血管阻力持续下降，心排血量和右心功能提高。手术死亡率为 5% ~24%。术后主要并发症包括由于肺动脉内膜剥脱不全或继发于肺血管病变引起的持续性肺动脉高压，以及再灌注肺水肿，因此术后应加强监护和护理。预测手术效果的因素包括术前血流动力学严重程度和栓塞肺血管的解剖结构改变。

（顾　晴　何建国）

参 考 文 献

1. Ageno W, Squizzato A, Garcia D, et al. Epidemiology and risk factors of venous thromboembolism. Semin Thromb Hemost, 2006, 32 (7):651
2. Rosendaal FR, VAN Hylckama Vlieg A, et al. Venous thrombosis in the elderly. J Thromb Haemost, 2007, 5 (Suppl) 1:310
3. Cushman M, Epidemiology and risk factors for venous thrombosis. Semin Hematol, 2007, 42 (2):62
4. 邹治鹏，何建国，程显声，等. 肺动脉血栓栓塞症患者住院构成比与病死率的变迁. 中华医学杂志，2005，85（23）：1605
5. Victor FT, Marc H. Incidence and prevalence of chronic thromboembolic pulmonary hypertension – from acute to chronic pulmonary embolism. Proc Am Thorac Soc, 2006, 3 (7):564
6. Lang I, Kerr K. Risk factors for chronic thromboembolic pulmonary hypertension. Pro Am Thorac Soc, 2006, 3 (7):568
7. Naess I A, Christiansen SC, Romundstad P, et al. Incidence and mortality of venous thrombosis: A population – based study. J Thromb Haemost, 2007, 5 (4):692
8. Miyata T, Kimura R, Kokubo Y, et al. Genetic risk factors for deep vein thrombosis among Japanese: Importance of protein S K196E mutation. Int J Hematol, 2006, 83 (3):217
9. Jodi B. S, John E, Leonardo JT, et al. Review of the evidence on diagnosis of deep Venous Thrombosis and Pulmonary Embolism. Ann Fam Med, 2007, 5 (1):63 – 73
10. Righin M, LE Gal G, Perrier A, et al. Clinical probability assessment of pulmonary embolism by the Wells' score: Is the easiest the best?. J Thromb Haemost, 2006, 4 (3):702
11. Hunt D. Determining the clinical probability of deep venous thrombosis and pulmonary embolism. South Med J, 2007, 100 (10):1015
12. Sherri Damlo. AAFP and ACP publish recommendations on diagnosis and management of VTE. Am Fam Physi-

cian, 2007, 76 (8):1116

13. Segal JB, Eng J, Tamariz LJ, et al. Review of evidence on diagnosis of deep venous thrombosis and pulmonary embolism. Ann Fam Med, 2007, 5 (1):63

14. Hull RD. Diagnosing pulmonary embolism with improved certainty and simplicity. JAMA, 2006, 295 (2):213

15. Piazza G, Goldhaber, SZ. Acute pulmonary embolism: Part II: treatment and prophylaxis. Circulation, 2006, 114 (3):e42

16. Emmerich J, Meyer G, Decousus H, et al. Role of fibrinolysis and interventional therapy for acute venous thromboembolism. Thromb Haemost, 2006, 96 (3):251

第十七章 特发性肺动脉高压

特发性肺动脉高压（idiopathic pulmonary arterial hypertension，IPAH）这个名词在2003年威尼斯第三届肺动脉高压会议上第一次提出。在此之前，曾经将特发性肺动脉高压称为散发的原发性肺动脉高压，与家族性肺动脉高压（familial pulmonary arterial hypertension，FPAH）统称为原发性肺动脉高压（primary pulmonary hypertension，PPH）。特发性肺动脉高压是指原因不明的肺血管阻力增加引起持续性肺动脉压力升高，导致右心导管检测的平均肺动脉压力大于25mmHg，而肺毛细血管楔压或者左房压 <15 mmHg，并且排除所有引起肺动脉高压的继发性因素。由于PPH原指病因未明的肺动脉高压，随着人们对肺动脉高压遗传学认识的深入，目前已发现BMPRⅡ基因突变等PPH的病因，于是将以往的原发性肺动脉高压患者中具有肺动脉高压家族史的患者归入家族性肺动脉高压，其余的即为特发性肺动脉高压。

一、流行病学

（一）发病率和死亡率

目前的统计数据表明，IPAH的发病率约为15～30/100万左右。IPAH患者一般在出现症状后2～3年内死亡，根据1987年美国国家卫生院对194例特发性肺动脉高压患者的统计，估计平均生存期仅为2.8年，1年、3年和5年的生存率分别为68%、48%和34%。大部分患者最终死亡的原因是右心衰竭，而猝死人数占总死亡人数的7%。

（二）易感因素

1. 年龄和性别 老人及幼儿皆可发病，但是多见于中青年人，平均患病年龄为36岁，女性多发，女:男为2～3:1。

2. 环境因素 包括药物因素、病毒感染和其他因素。

（1）药物因素 包括食欲抑制剂芬氟拉明、氨苯唑啉、芬特朋；中枢兴奋药苯丙胺、甲基苯丙胺，雌激素类等。应用这类药物的时间越长发生肺动脉高压的危险性越大。如果明确肺动脉高压因服用药物引起，根据最新的肺动脉高压分类，应将此类肺动脉高压归于药物相关性肺动脉高压。

（2）病毒感染（如人类免疫缺陷病毒） 已经发现人类免疫缺陷病毒（HIV）感染引发IPAH是通过抑制肺动脉平滑肌细胞的钾离子通道（Kv）使其功能缺陷而实现的。最新的肺动脉高压分类将此类肺动脉高压归属于HIV相关性肺动脉高压。

（3）其他因素 此外，食用掺假的菜子油也能诱发该病；孕妇服用吲哚美辛，产后婴儿可出现IPAH等等。

然而，并非所有具有以上危险因素的人都发生IPAH，某些人群对某种因素存在着明显的易患性与各人的遗传素质有关。

3．遗传因素　目前发现与特发性肺动脉高压有关主要是骨形成蛋白Ⅱ型受体（bone morphogenentic protein receptorⅡ，BMPRⅡ）基因。2000 年 9 月，国际原发性肺动脉高压协作组 Lane 等发现 BMPRⅡ基因突变是部分西方白种人群家族性肺动脉高压的致病基因，而且在至少 26% 的特发性肺动脉高压人群中也发现有此基因突变。

二、特发性肺动脉高压的病理与病理生理学

（一）病理

主要累及肺动脉和右心，表现为右心室肥厚，右心房扩张。肺动脉主干扩张，周围肺小动脉稀疏。肺小动脉内皮细胞、平滑肌细胞增生肥大，血管内膜纤维化增厚，中膜肥厚，管腔狭窄，闭塞，扭曲变形，呈丛状改变。肺小静脉也可以出现内膜纤维增生和管腔阻塞。

IPAH 特征性的病理改变为肺小动脉管壁增厚，可涉及中层、内膜和外膜。有肺小动脉闭塞、向心性内膜增厚的改变。较大的血管可有丛状损伤和偏心性内膜增厚。肺动脉高压与肺动脉管壁增厚，管腔狭窄和原位血栓形成的联合效应有关。IPAH 常见的肺小动脉的病理改变如下：

1．小动脉中膜肥厚和细动脉肌化　这是 IPAH 早期的血管改变。以显著的小动脉中膜增厚和无肌层的泡内动脉肌化为特征。小动脉中层增厚主要是由平滑肌细胞肥厚和增殖，弹力纤维增加，泡内动脉肌化，以及结缔组织基质的增加等构成。因病变广泛，导致肺血管收缩性增强、松弛性下降；小动脉和泡内动脉中层横断面积增加，管腔变小，阻力增加。

2．内膜增生　内膜增生主要有两种类型：①内膜细胞性增生，此时疾病处于较早的阶段，病变具有可逆性；②向心性板层性（洋葱皮样）内膜纤维化，由肌纤维母细胞和弹力纤维组成，被丰富的无细胞结缔组织基质分隔，多属于不可逆性改变，反映病情进展到了较严重的阶段。内膜增生导致肺血管床减少，甚至血管腔闭塞，可伴有原位血栓形成。

3．丛样病变　丛样病变是由肌纤维母细胞、平滑肌细胞和结缔组织基质作为衬里的内皮管道局灶性增生，局限于小肺动脉和泡内肺动脉，并有动脉壁扩张和部分破坏，病变内有纤维蛋白血栓和血小板，病变可进入血管周围结缔组织。多发生在动脉分叉或新生动脉发源处。特发性肺动脉高压易发生在血管外径小于 100μm 的动脉。丛样病变并非是特发性肺动脉高压所特有的病理改变，其实也见于其他疾病，如先心病左向右分流性肺动脉高压。

4．外膜增厚　部分 IPAH 患者病理学检查尚表现有肺小动脉外膜的纤维性增厚。

（二）病理生理

导致特发性肺动脉高压的病理生理机制尚未完全清楚，目前认为与以下几个方面有关。

1．肺动脉内皮细胞功能失调　血浆 vW 因子抗原水平是血管内皮细胞功能的一个标志物，有研究表明在 IPAH 患者中其水平明显高于继发性肺动脉高压患者，说明 IPAH 患者的肺动脉内皮细胞功能异常。

（1）内皮功能失调导致的肺血管收缩和舒张功能异常　肺血管是全身脏器内血管系统中最复杂的一个血管系统，其中的内分泌功能也是较为特殊的一部分，肺血管收缩和舒张是由肺血管内皮分泌的收缩因子和舒张因子共同调控的，前者主要为血栓素 A_2（thromboxance，TXA_2）和内皮素 -1（endothelin -1，ET -1），后者主要是前列环素和一氧化氮，内皮受损必将导致收缩和舒张因子失去平衡。有研究发现，IPAH 患者血浆中血栓代谢产物增

加，而前列环素代谢产物减少，血栓素代谢产物还有刺激血小板聚集的作用。另有研究证实，IPAH 患者内皮一氧化氮合酶表达明显降低，而内皮素及内皮素转换酶 -1 的血浆水平及其在肺动脉内皮细胞内的表达明显升高。在野百合碱诱导的肺动脉高压的大鼠模型上，抑制内皮素受体可以降低肺动脉高压。血栓素和内皮素分泌增加还可以通过激活蛋白激酶 C 途径使肺动脉平滑肌细胞增殖。以上均提示肺动脉内皮受损导致的血管舒缩因子失衡是 IPAH 发病过程中的重要机制。

（2）内皮细胞依赖性凝血和纤溶系统功能异常　IPAH 时，肺动脉内有血栓形成。病理状态下，血管内皮细胞往往是接受致病因子最初反应者，血栓形成的最大危险因子可能是直接损伤血管内皮细胞。在 IPAH 患者，没有明确的血栓来源，因此 Moser 认为是肺动脉内皮细胞的损伤导致原位血栓的形成，其机制如下：①内皮细胞损害和凝血途径的启动：正常的内皮细胞的屏障功能能防止血液中有形成分粘附在内皮表面。内皮细胞的损害造成内皮下胶原和微纤维暴露诱发血小板粘附。另外内皮细胞损伤后内皮源性舒张因子（endothelium derived relaxing factor，EDRF）和前列环素（prostacyclin，PGI_2）释放减少，血栓素释放增加，使其对血小板粘附聚集功能的抑制作用减弱，反过来又进一步促进血小板的粘附与聚集。另一方面，受损伤的内皮细胞释放组织因子，促进凝血因子参与的外源性凝血途径的启动，导致局部血栓的形成；②抗凝和纤溶系统功能异常：正常情况下，血管内皮细胞通过蛋白 C 系统发挥抗凝作用，而且也能合成和释放组织纤溶酶原激活物（tissue - plasminogen activator，TPA）和少量尿激酶样纤溶酶原激活物（urokinase - plasminogen activator，UPA）发挥促纤溶的作用。在病理状态下，内皮细胞的受损使蛋白 C 系统的抗凝功和纤溶功能降低及纤维蛋白原含量增加促使血栓形成。

2．血管壁平滑肌细胞钾离子通道缺陷　K^+ 通道是 K^+ 允许跨膜转运的一种高度选择性的蛋白通道，共有 4 种 K^+ 通道，但对于肺动脉平滑肌细胞与肺动脉高压来说，电压依赖性 K^+ 通道（voltage - dependent K^+ channel，Kv）是研究最多、结论最明确的一种。Kv 对于维持膜电位以及调节细胞内游离 Ca^{2+} 浓度来说十分重要，如果抑制 Kv 会使细胞内钾离子积聚，导致膜电位升高而去极化，激活 L 型电压门控 Ca^{2+} 通道，Ca^{2+} 进入细胞内导致血管收缩并启动平滑肌细胞增殖，参与血管壁重构。已证实特发性肺动脉高压患者与继发性肺动脉高压患者相比，其肺动脉平滑肌细胞 Kv 明显受到抑制，从而细胞 Ca^{2+} 内流增多，使肺动脉收缩加强，平滑肌细胞增殖。

3．肺动脉重构　血管重构是心血管疾病的一个重要病理生理机制，对于特发性肺动脉高压来说，肺动脉血管壁重构使肺动脉压升高变得持续并且不可逆。所以肺血管重构的病理过程，对于肺动脉高压的病程进展有着重要意义。

肺血管重构分两个方面：①实质细胞的改变，即内皮细胞和平滑肌细胞的增殖和凋亡失去平衡及功能改变；②血管间质的改变，主要是细胞外基质大量沉积，包括胶原蛋白、弹性蛋白、纤维连接蛋白、细胞粘合素等生成增加，使血管僵硬度增加，弹性下降。前面已提到 ET -1、TXA_2 的刺激和平滑肌细胞 Kv 受抑制都可以致使 Ca^{2+} 进入细胞内导致血管收缩并启动平滑肌细胞增殖，导致平滑肌细胞增殖与肥厚。间质成分的重构与基质金属蛋白酶（matrix metalloproteinase，MMPs）的活性变化密切相关。在 IPAH 早期，内膜损害通过内皮素等因子刺激平滑肌细胞产生丝氨酸弹性蛋白酶，释放与基质结合的平滑肌细胞分裂素如成纤维细胞生长因子，并可激活基质金属蛋白酶加强其他平滑肌细胞周围基质成分的降解，促进平滑肌细胞分裂和增殖，而基质金属蛋白酶又可通过刺激细胞粘合素进一步导致平滑肌细胞的增殖，最终使血管壁重构。

总之，是多种因素的作用最终导致血管收缩、血管重建和原位血栓形成，最终产生IPAH的血流动力学改变和病理改变。①肺循环的血流动力学改变：IPAH由于肺小动脉广泛狭窄或闭塞，肺循环阻力增加，导致肺动脉高压，右心室负担也不断增加，右心室肥厚进而扩张，右心室舒张压、右心房平均压显著增高，心排血量下降，最终发生右心室衰竭；②呼吸功能的改变：IPAH由于广泛的肺小动脉管腔狭窄，肺微血管血流充盈不足，因肺微血管床减少，随着病变的进展可引起弥散功能的下降，进而影响肺泡换气功能，通气/血流比例失调，出现 PaO_2 和 $PaCO_2$ 均下降。

二、临床表现

（一）病史

通过询问病史排除继发性肺动脉高压。

1. 既往史

（1）肝炎史　肝炎后肝硬化可导致肝肺综合征而引起肺动脉高压，肝硬化可引起门脉高压性肺动脉高压。

（2）心脏杂音史　应询问出生时有无心脏杂音，如有则高度提示先天性心脏病。

（3）风湿免疫性疾病史　应询问有无风湿免疫性疾病史。包括以下表现：①不明原因的发热/皮疹/关节痛/肌肉痛肌无力；②口腔会阴溃疡；③不明原因的肾脏损害，如尿蛋白、镜下血尿、管型尿或肾功损害；④不明原因的血细胞减少或溶血性贫血；⑤不明原因的神经精神病变；⑥不明原因的多浆膜炎；⑦不明原因的口干、眼干、猖獗齿；⑧雷诺现象；⑨指端硬化；⑩肺间质病变。

（4）避孕药物接触史　因它是药物相关性肺动脉高压的高危因素。

（5）减肥药物接触史　在服用食欲抑制剂人群中，IPAH发病率显著增高，可能与此类药物损害肺动脉内皮有关。因服用减肥药而致的肺动脉高压也属于药物相关性肺动脉高压。

2. 个人史　有无吸毒、不洁性交及同性恋史等HIV感染高危因素。注意有无有毒油类接触史，因食用污染菜籽油、长期接触印刷油及其他可挥发性工业油的人群，肺动脉高压发病率显著增高。

3. 婚育史　女性患者应注意有无习惯性流产史，因为习惯性流产是抗磷脂抗体综合征的重要临床特点，而抗磷脂抗体综合征可引起栓塞性肺动脉高压。

4. 家族史　与家族性肺动脉高压相鉴别，应询问其直系家属有无类似疾病发作史，家族中至少有两人受累（有症状或体征或直接超声心动图检查示肺动脉高压）、且并未伴发其他疾病者诊为家族性肺动脉高压。对于男性患者应询问其母亲、姐妹有无习惯性流产史。注意有无家族性静脉血栓栓塞史。

（二）症状

IPAH患者早期无明显症状，临床上早期诊断困难。出现症状到IPAH确诊平均需2年。出现症状就诊时肺动脉平均压多已大于45mmHg，其主要原因是症状的非特异性。最早的症状为劳力性呼吸困难，其他常见症状包括胸痛、咯血、晕厥、下肢水肿。约10%患者（几乎均为女性）呈现雷诺现象，提示预后较差。少见症状有声嘶和咯血。

1．呼吸困难　为最早出现，也是最常见症状。表现为进行性活动性气短。在美国国立卫生研究院进行的原发性肺动脉高压前瞻性、登记注册研究中，大约60%患者以劳力性呼吸困难为首发症状。随着病程的进展，所有患者均可出现呼吸困难，其他常见症状有疲乏和活动耐量下降等。严重肺动脉高压患者休息时也可出现呼吸困难。若呼吸困难无法用其他疾病解释，应考虑到肺血血管疾病。

2．胸痛　表现为心绞痛样胸痛，为右心室血流灌注减低所致，与右心肥厚和冠状动脉供血不足有关。

3．晕厥或晕厥前兆　常发生在疾病后期，存在心力衰竭、心排出量明显降低时出现。晕厥是心排血量下降导致的脑供血不足所致。

3．其他　雷诺现象发生率约10%，如出现常提示预后不佳。出现声音嘶哑，系肺动脉扩张挤压左侧喉返神经所致。恶心、呕吐往往提示右心衰竭加重，应警惕小量消化道出血，因为这种不易觉察的出血是晚期IPAH患者贫血的重要原因。

（三）体征

主要是肺动脉高压和右心功能不全的表现，具体表现取决于病情的严重程度。

1．肺动脉高压的表现　最常见的是肺动脉瓣区第二心音亢进及时限不等的分裂，是因肺动脉压升高导致肺动脉高压瓣提前关闭所致。当出现右心衰竭时 P_2 分裂固定。肺动脉瓣环扩大或右室流出道增宽时可闻及Graham－Steell杂音。晚期患者，常因肺动脉高压导致卵圆孔被动开放，出现右向左分流，导致患者发绀。

2．右室肥厚和右心功能不全的表现　右室肥厚严重者在胸骨左缘可触及搏动。右心衰竭时可见颈静脉怒张，肝脏肿大搏动、心包积液（32%的患者可发生）、腹水、双下肢水肿等体征。闻及右心室 S_3 奔马律提示右心衰竭严重。

3．其他体征　对疑及特发性肺动脉高压的患者，除了心肺表现外，还有可能有其他表现：①20%的患者可发绀，是由于右向左分流、心排出量明显下降或肺内气体交换功能障碍所致；②低血压、脉压变小及肢体末端皮温降低。患者病情较重时可出现，是由于心排出量明显下降及外周血管收缩所致。

特发性肺动脉高压并无特异性的临床体征，重要的是在查体过程中注意排除可引起继发性肺动脉压升高的疾病：如虽然特发性肺动脉高压可发绀，但是杵状指在IPAH中很少见，一旦出现往往提示先天性心脏病或肺静脉闭塞病。肺内水泡音、呼吸音粗及呼吸音低分别提示肺淤血、肺纤维化及肺内渗出增多。肺内湿啰音、肌肉收缩附加音、哮鸣音及呼气时间延长提示肺实质或气管病变。肥胖、脊柱侧凸及扁桃体肥大提示可能合并气道阻塞性疾病。硬皮病皮肤改变、皮疹、甲床下毛细血管异常、关节炎及皮肤红斑提示结缔组织病。外周静脉血栓或栓塞提示静脉血栓栓塞症及肺栓塞。

（四）实验室检查

确诊特发性肺动脉高压必须要排除各种原因引起的继发性肺动脉高压。

1．实验室检查

（1）自身抗体的检查　怀疑风湿免疫性疾病者，常用的自身抗体筛查：ANA、抗dsD-

NA、抗 ENA，包括抗 SSA，抗 SSB，抗 Sm，抗 Scl－70 抗体，抗 RNP 抗体，抗 rRNP，抗 Jo－1，抗着丝点抗体、抗磷脂抗体和 ANCA 等。IPAH 患者以上抗体除抗核抗体与抗 KU 抗体可呈低度阳性外，其余均应阴性。

（2）肝功能与肝炎病毒标志物　排除肝炎所致肺动脉高压，晚期特发性肺动脉高压患者可出现肝淤血所致肝功能损害。

（3）HIV 抗体　排除 HIV 感染所致肺动脉高压。

（4）甲状腺功能检查　自身免疫性甲状腺炎可引起肺动脉高压，必须排除。

（5）血气分析　早期正常，但重症患者有低氧血症和低碳酸血症。

（6）凝血酶原时间与活动度　少数患者可有血液高凝状态。

2．心电图　对于疑诊 IPAH 的患者应进行心电图检查，可以对心脏解剖和心律失常等等一系列问题进行筛选，但心电图诊断肺动脉高压的敏感性较低。主要心电图改变有：

（1）肺动脉高压导致右室肥厚和右室扩张引起的心电图改变　电轴右偏，RV1 >0.5 mV，R/S >1，V5、V6 导联呈 Sr，R/S <1 及右束枝阻滞。

（2）右胸前导联可出现 T 波低平或倒置　胸前导联 T 波倒置多见于有胸痛的患者，与右室肥厚及右心缺血有关。

（3）右房扩大的心电图表现　Ⅱ、Ⅲ及 aVF 导联可出现 P 波高尖（≥2.5 mm），P 波顺钟向转位≥75°。心电图评估确诊肺动脉高压患者的预后也有一定价值。Ⅱ导联 P 波≥0.25 mV 的肺动脉高压患者，其病死率升高 2.8 倍，且Ⅲ导联 P 波每升高 1 mm 则病死率升高 4.5 倍。

3．多普勒超声心动图　它是临床应用最广、操作最简便的无创影像诊断技术，既可估测肺动脉压，又可评价心脏的结构和功能，因此是最常用的筛查肺动脉高压手段。最常用的方法是三尖瓣反流压差法，计算反流压差，加右房压即等于肺动脉收缩压。尽管多普勒超声心动图在测定实际肺动脉压力的精确度方面在部分患者中不如有创检查，但是超声测得值与心导管实测值显著相关。另外，它可以排除先天性心脏病及二尖瓣狭窄等可引起肺动脉高压的常见疾病。还可以评估病情、预后与对治疗的反应，通过观察右心扩张程度、主肺动脉直径、室间隔运动、左右心室射血分数变化来评估病情及预后，并在随诊时反复测量上述指标判断治疗效果。特发性肺动脉高压的超声心动图常表现为右心室内径扩大、右室壁肥厚、室间隔向左移位、肺动脉明显增宽。多普勒检查可测定肺动脉收缩压。经食管超声心动图检查比经胸超声更敏感，尤其在评价心脏内缺损方面更优。

4．胸部 X 线片　为临床常规检查，可排除实质性肺部疾病引起的继发性肺动脉高压。轻到中度患者胸部 X 线片可正常，但较重患者胸部 X 线片可见：①中到高度的肺动脉段突出，肺门动脉明显扩张，左右肺动脉粗大；②整个肺野清晰，肺纹理纤细，与扩张的肺门动脉形成鲜明对比（截断现象）；③右心房、右心室扩大。

5．肺功能测定　可以排除明显的肺实质或气道疾患。IPAH 患者可有轻度限制性通气障碍与弥散功能减低。部分重症患者可出现残余容积增加及最大通气量降低。如有其他表现，往往提示可排除特发性肺动脉高压。心肺运动试验表明患者运动能力受限，表现为最大氧耗量、最大氧峰值、最大每分通气量及缺氧阈值均降低，而肺泡动脉氧压差增大。6 分钟步行试验简便易行，是一项实用的评价方法。

6. 肺通气灌注扫描　它是排除慢性栓塞性肺动脉高压的重要手段。慢性栓塞性肺动脉高压有不同程度的灌注缺损，而特发性肺动脉高压患者可呈弥漫性稀疏或基本正常。

7. CT　CT能准确显示主肺动脉及左右肺动脉均扩张，与周围肺血管的纤细对比鲜明，并能观察到右心肥厚与扩张；CT增强造影可帮助排除慢性栓塞性肺动脉高压；高分辨CT能有助于排除肺间质纤维化、肺泡蛋白沉积症等肺部疾病。

8. 肺动脉造影术　不常用于特发性肺动脉高压的诊断，当鉴别诊断有困难时，肺动脉造影可帮助排除肺栓塞、肺动脉肿瘤等继发性引起肺动脉高压的疾病。

9. 多导睡眠监测　因10%～20%的睡眠呼吸障碍患者合并有肺动脉高压，所以对可疑患者应行睡眠监测，排除缺氧性肺动脉高压。

10. 右心导管术　因右心导管术是唯一准确测定肺血管血流动力学状态的方法，所以严格讲，如无右心导管资料不能诊断特发性肺动脉高压。WHO的原发性肺动脉高压资料登记委员会就明确规定，入选患者必须有右心导管资料。WHO提出的IPAH诊断标准是静息时肺动脉平均压>25mmHg，运动时>30 mmHg。NIH注册的IPAH患者平均右房压9.7 mmHg，平均肺动脉压60 mmHg，心脏指数为2.3L/（min·m^2），肺血管阻力指数为26。但因其有创，价格较高、操作复杂，有一定的危险性。建议有条件的医院，如患者无禁忌证应行此检查。右心导管术的作用有：①准确测定肺动脉压力及肺毛细血管楔压；②药物试验估测肺血管反应性及药物的长期疗效；③鉴别诊断：特发性肺动脉高压的肺动脉压力增高应属肺毛细血管前压力增高，而肺毛细血管楔压应正常，即使晚期IPAH患者其肺毛细血管楔压略增高，亦不应该大于16 mmHg，如大于16 mmHg高度提示此患者为肺静脉压增高所致肺动脉高压。另外，心腔内血氧含量测定和/或导管走行径路异常有助于排除分流性先天性心脏病。

11. 胸腔镜肺活检　病理学检查可以发现临床难以发现的早期间质性肺炎、肺静脉阻塞性疾病和肺毛细血管瘤等而排除IPAH。但肺活检是有创的检查，具有一定的危险性，因此美国胸科医师协会不推荐肺动脉高压的患者常规的进行肺活检检查。活检时应注意取材深入肺内1 cm，肺组织应大于2.5 cm×1.5cm×1cm。

12. 基因诊断　已发现BMPRⅡ基因突变可能是IPAH的病因。目前只有阳性检查结果才有助诊断，阴性检查结果的诊断价值有限，并且对IPAH家族成员进行遗传学检查有助于发现FPAH。美国胸科医师协会（ACCP）建议IPAH患者应接受遗传学检查，并为其家族成员提供遗传学咨询。利用遗传信息制成基因芯片对IPAH进行基因诊断，可简化IPAH的诊断流程，目前这项研究正在进行中。

四、诊断和鉴别诊断

由于IPAH患者早期无特异的临床症状，诊断有时颇为困难。首先应先依据患者病史，症状，体征和常规的心电图、胸部X线片和超声心动图检查筛选出疑诊肺动脉高压的患者，接下来再进一步进行右心导管检查来确诊，最后明确导致肺动脉高压的病因，排除其他类型的肺动脉高压。

（一）筛查肺动脉高压患者

存在任何不能解释的劳累性呼吸困难、疲乏、心绞痛样胸痛、晕厥或运动受限、右心功能不全等临床表现时要考虑到肺动脉高压的可能性。

心电图表现为Ⅱ、Ⅲ和 aVF 导联 P 波高尖（≥2.5 mm）；电轴右偏；V1 导联的 R/S > 1；V5 导联的 R/S < 1；右束支传导阻滞。胸部 X 线平片显示中心肺动脉扩张伴外周肺血管稀疏（剪枝征）；侧位胸部 X 线片上胸骨后间隙变小。上述表现不能用基础疾病解释时，也要高度怀疑肺动脉高压。心脏超声是诊断肺动脉高压最为可靠的无创性检查方法，也是肺动脉高压早期筛查的最主要工具，还可以排除或确诊继发于左心病变的肺动脉高压如左心瓣膜病和心肌病所致肺静脉高压、先天性体 - 肺分流性心脏病和缩窄性心包炎等。

（二）确诊肺动脉高压

右心导管检查是确诊和量化肺动脉高压的一项标准的检查方法。所有的肺动脉高压患者在治疗前均应进行此项检查。其目的是直接测量肺动脉压力、估测肺血管阻力，测定心排出量，确定有无左向右分流，评价对短效血管扩张剂的反应性，并有助于制定治疗策略。如仅需要进行压力测定，使用右心导管即可，但如果需要进行心排出量、肺毛细血管楔压测定时则应采用 Swan - Ganz 导管。

右心导管检查需要监测的参数包括：心率、血压、右心房压力、肺动脉压力（收缩压、舒张压、平均压）、肺毛细血管楔压、心排出量（热稀释法或 Fick 法）、肺血管和体循环血管阻力、动脉和混合静脉血氧饱和度。

（三）特发性肺动脉高压的鉴别诊断

通过 X 线片、心电图、超声心动图、肺功能测定及放射性核素肺通气/灌注扫描，排除肺实质性疾病、肺静脉高压性疾病、先天性心脏病及肺栓塞。血清学检查可明确有无胶原血管性疾病，肝脏，甲状腺疾病及 HIV 感染。

五、肺动脉高压分级和运动耐力评价

明确 IPAH 诊断后，还应对 IPAH 患者的肺高压功能分级和运动耐力进行评价，来明确病情的严重程度和预后。

（一）肺动脉高压分级

见表 1 - 17 - 1。

表 1 - 17 - 1 WHO 对肺动脉高压患者的功能分级

分级	描述
1	日常活动不受限。一般体力活动不会引起呼吸困难、疲乏、胸痛或晕厥
2	日常活动轻度受限。休息时无不适，但一般体力活动会导致呼吸困难、疲乏、胸痛或头晕加重
3	体力活动明显受限。休息时无不适，但轻微活动即可加重呼吸困难、疲乏、胸痛或头晕
4	不能进行任何体力活动，即使在休息时也会出现右心衰竭的征象

（二）运动耐量评价

6 分钟步行试验被用于肺动脉高压患者活动能力和预后的评价。6 分钟步行试验原是评价充血性心力衰竭患者运动耐量的一个客观检查，具有可重复性，与其他新功能评价方法具有良好的相关性，后来被用于特发性肺动脉高压患者的心功能评价。6 分钟步行试验简单易行，患者容易接受，更能反映日常活动情况。试验方法：受试者在安静及空气流通的长20～30m的走廊上来回行走，最后测量6分钟行走的距离，评价患者的运动耐量。6MWT通常与Borg呼吸困难评分（表1－17－2）联合应用来评价患者运动前后呼吸困难的程度。6分钟步行试验已作为肺动脉高压的评价指标应用于一系列临床试验。该检查也可预测特发性肺动脉高压患者的预后，如果6分钟步行距离<332m，患者的病死率明显升高。

表1－17－2 Borg呼吸困难分级量表

分级	呼吸困难情况
0	一点也不
0.5	非常、非常轻微，几乎没被察觉
1	非常轻微
2	轻度
3	中度
4	有一些严重
5	严重
6	
7	
8	非常严重
9	
10	非常、非常严重（最大程度）

六、急性血管扩张试验

急性血管扩张试验（表1－17－3）是IPAH一项重要的检查手段，其目的是检测患者对血管扩张剂的急性反应情况，用以指导治疗。欧洲心脏病协会制定了评价IPAH急性血管扩张试验的阳性标准：应用血管扩张剂后肺动脉压力至少下降10～35mmHg，伴心排出量不变或增加。

表1－17－3 用于急性血管扩张试验的药物及使用方法

药物	使用方法	半衰期	起始剂量	增加剂量	最大剂量	间隔时间(min)
依前列醇	静脉	3min	2.5ng/(kg·min)	2.5ng/(kg·min)	10ng/(kg·min)	10
腺苷	静脉	5～10s	50μg/(kg·min)	50μg/(kg·min)	350μg/(kg·min)	2
一氧化氮	吸入	15～30s	10～20ppm	—	—	10
依洛前列素	吸入		20μg	—	—	10

意义：对IPAH患者进行血管扩张试验的首要目标是筛选可能对口服CCBs治疗有效的患者。对病情不稳定或合并严重右心功能衰竭的患者，无法接受CCBs治疗时，不必进行血

管扩张试验。大量证据表明吸入或静脉应用依前列醇或吸入 NO 是血管扩张试验的理想药物。而腺苷仅在特定情况下或者上述两者药物缺乏时才使用。应用口服 CCBs 进行血管扩张试验可能引起严重并发症。

七、治疗

治疗原则：由于 IPAH 是一种进展性疾病，目前还没有根治方法。治疗主要应针对血管收缩、血管重构、血栓形成及心功能不全等方面进行，旨在降低肺血管阻力和压力，改善心功能，增加心排出量，提高生活质量，改善症状及预后。治疗流程可参照图 1－17－1。

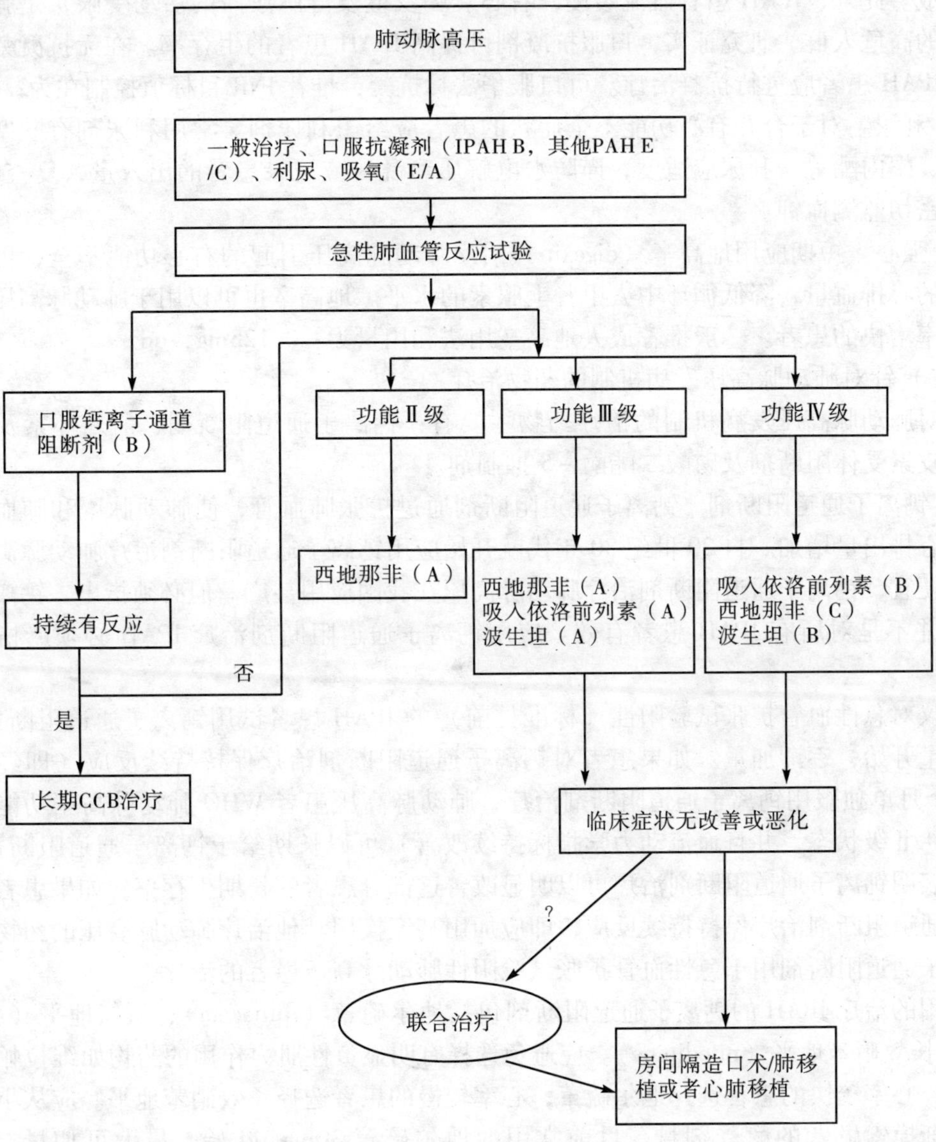

图 1－17－1　治疗流程图

（一）一般治疗

1. 健康教育 加强肺动脉高压卫生知识的宣传教育，增强患者战胜疾病的信心，对肺动脉高压患者进行生活指导。合理运动，不宜在餐后、气压过高或过低时进行，运动量以避免出现症状为宜；预防肺部感染；预防贫血；避免到海拔 1500～2000m 的低压低氧地区；育龄期妇女避孕等。

2. 吸氧 低氧可引起肺血管收缩，红细胞增多，肺动脉重构引起肺血管床的闭合而加速 IPAH 的进展。氧疗可用于预防和治疗低氧血症，IPAH 患者的动脉血氧饱和度宜长期维持在 90% 以上。但氧疗的长期效应尚需进一步研究评估。

3. 抗凝 IPAH 存的凝血和纤溶系统方面的异常导致部分患者的肺动脉出现血管内原位血栓形成。此外，IPAH 患者血流缓慢，右心衰竭及继发静脉淤滞的活动受限，是肺动脉血栓栓塞的高危人群。研究证实，口服抗凝剂可提高 IPAH 患者的生存率。在无抗凝禁忌的情况下，IPAH 患者应进行抗凝治疗。可口服华法林抗凝，推荐 INR 目标值控制在为2.0～3.0。

4. 利尿 对于合并有心功能不全症状的患者应给予利尿剂。常用利尿剂有呋塞米、氢氯噻嗪、螺内酯等。利尿应适度，谨防水电解质紊乱，应记录患者的出入量，复查电解质，尤其应密切监测血钾。

5. 强心 短期应用地高辛（digoxin）治疗肺动脉高压引起的右心功能不全，可轻度增加患者的心排血量，降低循环中去甲肾上腺素的水平。地高辛也可以用于肺动脉高压合并房颤心室率增快的患者。一般推荐成人地高辛用法和用量为：0.125mg，qd。

（二）针对肺动脉高压发病机制的药物治疗

针对肺动脉高压发病机制的治疗药物主要有：钙离子通道阻断剂、前列环素及其类似物、内皮素受体阻断剂及磷酸二酯酶－5 抑制剂。

1. 钙离子通道阻断剂 钙离子通道阻断剂通过扩张肺血管，使肺动脉压和肺血管阻力降低，心排出量增加。自 20 世纪 80 年代就开始应用钙离子通道阻断剂治疗肺动脉高压。因其价格便宜，钙离子通道阻断剂治疗肺动脉高压在我国应用甚广。但必须指出，钙离子通道阻断剂并不是对所有 IPAH 患者有效。应用钙离子通道阻断剂治疗 IPAH 必须严格掌握适应证。

建议对急性血管扩张试验阳性（标准见前）的 IPAH 患者试用钙离子通道阻断剂治疗，从低剂量开始，逐渐加量。如果患者对钙离子通道阻断剂治疗保持持续反应（即经过 3 个月～6 个月单独服用钙离子通道阻断剂治疗，肺动脉高压患者 WHO 肺动脉高压功能分级维持在Ⅰ～Ⅱ级状态，并且血流动力学指标持续改善）可以长期给予钙离子通道阻断剂治疗，有证据表明钙离子通道阻断剂治疗可以明显改善这部分患者的长期生存率；如果患者不能对钙离子通道阻断剂治疗保持持续反应，即应加用甚至换用其他治疗肺动脉高压的药物。不应将钙离子通道阻断剂用于急性血管扩张试验阴性肺动脉高压患者的治疗。

常用的治疗 IPAH 的钙离子通道阻断剂包括地尔硫䓬（diltiazem）、氨氯地平（amlodipine）和长效硝苯地平（nifedipine）。应避免选择有明显负性肌力作用的药物如维拉帕米。经验认为，心率较快的患者选择地尔硫䓬，心率较慢的患者选择长效硝苯地平。应从小剂量开始，逐渐摸索患者的耐受剂量。目前常用的地尔硫䓬 30mg tid 始，最大可加量至 240～720mg/d；氨氯地平 2.5mg qd 始，最大可加量至 10mg qd；长效硝苯地平从 5～10mg qd 始，最大可加量至120～240mg/d。国内应用短效地尔硫䓬经验较多，较少应用长效硝苯地平。在加量过程中应密切观察，防止药物的副作用。钙离子通道阻断剂的主要副作用包括低血压、通气－灌注不匹配、心脏抑制作用；有时患者还可出现头痛、面红、心悸等不良反应，要严密随访。3～6个月应再次评价患者是否对钙离子通道阻断剂保持持续反应性。

2．前列环素及其类似物　前列环素是花生四烯酸的代谢产物，主要由血管内皮细胞产生。前列环素是很强的肺血管舒张剂和血小板聚集抑制剂，还具有内皮细胞保护和抗增殖的特性。前列环素类似物包括：静脉制剂依前列醇（epoprostenol），皮下注射制剂曲前列环素（treprostinil），口服制剂贝前列环素（beraprost），吸入制剂伊洛前列素（iloprost）。这几种制剂治疗肺动脉高压都是有效的。

在我国被批准上市的只有吸入性伊洛前列素（2006年4月上市，商品名ventavis－万他维，德国先灵公司）。伊洛前列素性质较稳定，通过吸入方式局部给药，选择性作用于肺血管。这种给药方式可减少或避免全身副作用，并发症少。大规模多中心随机对照临床试验结果证明吸入伊洛前列素可以使NYHA功能分级为Ⅲ或Ⅳ级的特发性肺动脉高压、结缔组织病相关性肺动脉高压和无手术适应证的慢性血栓栓塞性肺动脉高压患者的活动耐力明显改善、肺血管阻力降低，心排血量增加，临床事件减少。

伊洛前列素的血浆浓度下降半衰期为20～25分钟，作用时间较短，药物吸入30～60分钟后，血流动力学效应基本消失。为维持一定的血药浓度，每天需要吸入6～9次，每次吸入从2.5μg（吸入装置中口含器所提供的剂量）开始，根据不同患者的需要和耐受性增加到5μg。为了使药物最大限度的发挥作用，正确的吸入方法很重要。患者在接受治疗伊洛前列素前可吸入生理盐水进行模拟练习。不良反应有潮热、头痛、血压降低等。

3．内皮素受体阻断剂　内皮素－1（ET－1）是强烈的血管收缩剂和血管平滑肌细胞增殖的刺激剂，参与了肺动脉高压的形成。已确认的内皮素受体有两种：ET－A受体和ET－B受体。激活ET－A受体可促进血管收缩和平滑肌细胞增殖；而ET－B受体主要参与肺和肾血管床内皮素的清除，激活ET－B受体可能会引起血管舒张和一氧化氮释放。理论上来说，选择性ET－A受体阻断剂应该更有益，因为其可以保留ET－B受体清除ET和舒张血管的作用。但是非选择性内皮素受体阻断剂和选择性ET－A受体阻断剂相比哪个更好，尚需进一步的循证医学证据。内皮素受体阻断剂有非选择性内皮素受体阻断剂波生坦（bosentan）和选择性ET－A受体阻断剂塞塔生坦（sitaxsentan）、安倍生坦（ambrisentan），对治疗肺动脉高压都是有效的。

在我国被批准上市的内皮素受体阻断剂只有波生坦（bosentan）（2006年10月上市，商品名Tracleer－全可利，爱可泰隆公司）。大样本多中心随机双盲的临床研究已证实，波生坦能改善NYHA分级为Ⅲ和Ⅳ级有症状的特发性或结缔组织病相关或先天性体－肺分流相关肺动脉高压患者的症状、活动耐力、血流动力学指标和临床恶化的风险。

波生坦是口服制剂，可在进食前或进食后服用，起始量62.5mg bid，治疗4周后，加量至125mg bid维持治疗。主要副作用是肝功能异常，需要每月检测一次肝功能。如果转氨酶升高小于或等于正常高限的3倍，可以继续用药观察；3～5倍之间，应减量或停药，复查肝功待转氨酶恢复正常后可再次用药；5～8倍之间，应立即停药，待转氨酶恢复正常后可考虑继续减量用药。其他的副作用包括：血红蛋白减少、贫血、致畸、睾丸萎缩、男性不育、液体滞留和下肢水肿。

4. 磷酸二酯酶-5抑制剂　一氧化氮（NO）信号传导主要是通过鸟苷酸环化酶/环磷酸鸟苷通路介导。磷酸二酯酶-5（phosphodiesterase-5，PDE-5）抑制剂可抑制肺血管环磷酸鸟苷（cyclic guanosine monophosphate，cGMP）的降解，使血管平滑肌细胞松弛，抑制细胞增殖，从而降低肺动压力、改善重构。在国外包括美国FDA批准上市治疗肺动脉高压的磷酸二酯酶-5抑制剂有西地那非（sildenafil），商品名：Revatio。

大规模多中心随机对照的临床试验证实，西地那非可以改善WHO功能分级为Ⅱ～Ⅳ级有症状的肺动脉高压患者（包括特发性肺动脉高压、结缔组织病导致的肺动脉高压及先天性体-肺循环分流修复术后的肺动脉高压）的活动耐量、WHO肺动脉高压功能分级、降低肺动脉平均压和肺血管阻力，增加心排出量。

对西地那非（sildenafil）的推荐用量为20～25mg tid，饭前30～60分钟空腹服用。主要不良反应为：头痛、面部潮红、消化不良、鼻塞、视觉异常等。

尚需进一步的循证医学证据明确伐地那非（vardenafil）和他达那非（tadanafil）治疗肺动脉高压的安全性和有效性。

5. 其他药物

（1）吸入一氧化氮（inhaled nitric oxide，iNO）　由血管内皮细胞上的Ⅲ型一氧化氮合酶（nitric oxide synthase，NOS）分解L-精氨酸生成，有舒张血管、降低肺动脉高压的作用。iNO治疗肺动脉高压的长期疗效和安全性有待证实。因iNO作用时间短暂，只有数分钟，需要一个持续吸入的监测装置才能得以在临床推广，而且iNO还有潜在毒性。因此，目前并不推荐iNO用于长期治疗肺动脉高压。外源给予L-精氨酸可促进内源性NO的生成，可作为特发性肺动脉高压辅助治疗的一种选择。

（2）他汀类药物　他汀类药物具有抗炎作用，主要基于肺动脉高压发病的炎症机制来治疗肺动脉高压。已有小规模非随机对照的临床试验数据证实他汀类药物治疗肺动脉高压的有效性，尚有待进一步的循证医学证据。

6. 联合治疗　有关药物联合治疗肺动脉高压的经验较少，大部分关于联合治疗的研究为非随机，且入选样本例数较少，结果分析受多种因素影响，因此联合治疗的效果目前尚无确定的结论。一般认为，重度特发性肺动脉高压单一用药病情无明显改善、持续恶化或者加量过程中出现副作用时，可考虑联合用药。

总之，钙离子通道阻断剂仅对少数患者有效，NO治疗肺动脉高压选择性高，起效快，但作用时间短暂，临床长期应用尚有很多困难。前列环素类药物及内皮素受体阻断剂效果较好，将成为主要治疗手段。但是价格昂贵使我国绝大部分IPAH患者并不能从中获益。西地那非价格较前列环素类药物和内皮素受体阻断剂低很多，更容易在我国肺动脉高压患者中推广应用，将是一种治疗肺动脉高压很有希望的药物。另外，这几种药物不仅可以单用也可以联合应用。联合用PDEI、内皮素阻断剂、NO和前列环素进行治疗可能会使前列环素的用量减少，从而使剂量有关的不良反应和医疗费用减少。我们还应致力于新的、性价比更高的治疗肺动脉高压的药物的开发，使我国广大肺动脉高压患者获益。

（三）介入及外科手术治疗

1. 经皮球囊房间隔造口术（balloon atrial septostomy，BAS）　BAS是通过建立房间交

通，产生右向左分流，达到减轻重度肺动脉高压患者症状的目的。原理：一方面心房水平分流能减轻右房室的负荷，减轻右心衰竭的症状和体征；另一方面心房水平分流可增加体循环的血流量，虽然右向左分流使体动脉血氧饱和度下降，但氧运输量增加。

BAS的风险性较高，要求严格掌握适应证。一般选择晚期IPAH患者WHO功能Ⅲ级或Ⅳ级，经过充分的内科治疗仍反复出现晕厥和右心衰竭者；或用于肺移植前的过渡。肺血管阻力显著增加，静息时血氧饱和度低于80%，存在严重右心衰竭的患者行BAS后恶化、死亡的风险增加。

BAS通常用切割球囊技术，建议在有经验的中心进行。

2. 肺移植和心肺联合移植　根据国际心肺移植学会（International Society of Heart and Lung Transplantation，ISHLT）数据库和器官分配联合网（United Network for Organ Sharing，UNOS）数据库的资料表明，肺移植和心肺联合移植用于治疗肺动脉高压是有效的。

肺移植或心肺联合移植选择时机很重要，那些WHO功能分级为Ⅲ级或Ⅳ级的IPAH患者尽管进行了最大程度的内科和（或）外科治疗，疾病仍然呈进展性，是进行移植的候选对象。具体选择哪种移植方式应首先依据患者的个体情况和匹配移植器官的可用性来决定。单肺移植和双肺移植患者的存活时间长短无明显差别，但双肺移植的并发症较少。接受肺移植的患者首选方法是双肺移植。对于复杂先天性心脏病以及终末期心衰的患者应进行心肺联合移植。对于简单的先天性心脏病患者在进行肺移植的同时修补心脏缺损。

（四）其他治疗

内皮祖细胞移植：有小规模非随机对照的临床研究表明内皮祖细胞移植可阻抑肺动脉高压的进展，尚需进一步的循证医学证据。

八、预后

特发性肺动脉高压进展迅速，预后险恶，若未及时诊断、积极干预，患者一般在出现症状后2~3年内死亡。IPAH是一种进行性血管病，晚期IPAH患者出现进行性右心功能障碍，血流动力学指标出现心排出量下降、右心房压力上升以及右心室舒张末压力升高表现，最终导致心衰和死亡。

对于特发性肺动脉高压患者，在基础状态下评估以下参数，可能对于评估不良预后有用：①NYHA分级级数高；②6分钟步行距离短；③合并心包积液；④平均右房压高；⑤心指数低；⑥平均肺动脉压力高；⑦多普勒超声心动图检测出的右室Tei指数高；⑧心肺联合运动试验显示最大氧耗量降低和运动峰值时收缩压及舒张压降低；⑨心电图发现的Ⅱ导联P波振幅增高，V1导联呈qR型，以及符合世界卫生组织定义的右室肥大标准。另外，患IPAH的儿童，诊断年龄小，可能提示预后差；接受依前列醇治疗的肺动脉高压患者，治疗时间大于3个月后NYHA分级仍为Ⅲ级或Ⅳ级，也可能提示预后差。

由于近年来肺动脉高压发病机制研究的重大进展及治疗方面新的突破，新的治疗药物的诞生变了IPAH的进程，患者的预后明显改善。有报道没有右室功能不全血流动力学证据的IPAH可以存活10~15年。随着科学技术的发展，IPAH的预后仍将进一步改观甚至完全攻克这一难题。

要点：

近年来特发性肺动脉高压的发病机制的研究（包括在分子遗传学和病理生理学方面的研究）取得了很大的进展。只有了解了特发型肺动脉高压的发病机制，才能针对这些机制对特发性肺动脉高压进行有效的预防和治疗，而不是盲目用药。

只有排除了其他原因引起的肺动脉高压，才能做出特发性肺动脉高压的诊断，因此特发性肺动脉高压的鉴别诊断显得尤其重要。特发性肺动脉高压是一种恶性程度很高的疾病，只有进行有循证医学证据支持的规范化的治疗，才能真正使患者获益。

（郭英华　何建国）

参 考 文 献

1. Frank H, Mlczoch J, Huber K, et al. The effect of anticoagulant therapy in primary and anorectic drug - induced pulmonary hypertension. Chest, 1997, 112:714 - 721
2. Rich S, Kaufmann E, Levy PS. The effect of high doses of calcium channel blockers on survival in primary pulmonary hypertension. N Engl J Med, 1992, 327:76 - 81
3. Sitbon O, Humbert M, Jais X, et al. Long - term response to calcium channel blockers in idiopathic pulmonary arterial hypertension. Circulation, 2005, 111:3105 - 3111
4. Olschewski H, Simonneau G, Galie N, et al. Inhaled iloprost for severe pulmonary hypertension. N Engl J Med, 2002, 347:322 - 329
5. Rubin LJ, Badesch DB, Barst RJ, et al. The treatment of pulmonary arterial hypertension with Bosentan. N Engl J Med, 2002, 346:896 - 903
6. Galie N, Ghofrani HA, Torbicki A, et al . Sildenafil citrate therapy for pulmonary arterial hypertension. N Engl J Med, 2005, 353:2148 - 2157
7. Germann P, Braschi A, Della Rocca G, et al. Inhaled nitric oxide therapy in adults: European expert recommendations. Intensive Care Med, 2005, 31:1029 - 1041
8. O'Callaghan D, Gaine SP. Combination therapy and new types of agents for pulmonary arterial hypertension. Clin Chest Med, 2007, 28:169 - 185
9. Doyle RL, McCrory D, Channick RN, et al. Surgical treatments/interventions for pulmonary arterial hypertension: ACCP evidence - based clinical practice guidelines. Chest, 2004, 126:63S - 71S

第十八章　结缔组织病相关肺部病变

一、概述

结缔组织病（connectic tissue diseases：CTD）是一组慢性炎症和自身免疫性疾病，病因不清，可累及全身不同的器官，临床表现和预后复杂多变。目前认为是多种原因引起自身免疫反应的启动和发生发展，最终导致脏器损伤的结果。在大多数结缔组织疾病中，肺部并发症的临床患病率高，与该组疾病的高死亡率相关，是影响 CTD 预后的最重要的合并症。因此，若患有结缔组织病的患者出现呼吸系统症状时，应及时对其有无合并肺部病变进行评价。部分患者的肺部病变可在其结缔组织基础疾病出现症状之前发生，并可独立进展。因此，对易合并肺病变的 CTD 患者进行针对 ILD（interstitial lung disease，ILD）的常规筛查，正越来越多地受到重视。

常合并肺部病变的结缔组织疾病包括：系统性硬皮病（systemic sclerosis，SSc）、皮肌炎（dermatomyositis，DM）、多发性肌炎（polymyositis，PM）、类风湿性关节炎（rhematoid arthritis，RA）、系统性红斑狼疮（sestematic lupus erythematisis，SLE）、干燥综合征（Sjogren syndrome，SS）、混合性结缔组织病（mixed connective tissue disease，MCTD）、强直性脊柱炎（AS）等。结缔组织疾病累及肺导致肺部病变的基本病理变化为：肺泡渗出、肺泡间隔及间质炎症、小血管炎性坏死、肉芽肿形成、胸膜渗出等组织损伤性改变。结缔组织病（CTD）能在不同程度上累及呼吸系统，临床主要表现形式为浆膜炎、间质性肺疾病（ILD）、呼吸肌无力、肺血管病变及感染。其中 ILD 是最重要的病变类型。

结缔组织疾病是继发性间质性肺炎的首要原因，总发生率约 15%。但在 CTD 各疾病类型中 ILD 出现的频率有所不同，据报道在 SSc 为 58%～80%、PM/DM 为 43%、RA 为 18%、SLE 为 18%、SS 为 13%、MCTD 为 30%～85%。ILD 是导致 CTD 死亡的重要原因之一，据国外报告 CTD－ILD 的病死率在 SSc 为 9%～30%、PM/DM 为 30%、RA 为 5%、SLE 为 18%、SS 为 13%。根据北京协和医院 1990～1997 年住院 CTD 病例的统计结果，ILD 的合并率和死亡率分别为 SSc 49.4% 和 12.5%；PM/DM 为 57.4% 和 31.9%；SS 为 15.5% 和 11.1%。ILD 的合并率 RA 22.5%、SLE 3.2%、MCTD 14.5%。另据统计，在美国，CTD－ILD 占全部 ILD 死亡的 25%。

CTD－ILD 是在结缔组织疾病发生、发展过程中各种因子作用于肺的结果。由于致病因子直接或间接的作用导致肺泡毛细血管内皮的损伤，胶原纤维向间质和肺泡腔内的异常沉积、异常修复，使肺结构发生改建。换言之，肺间质病变是在损伤肺组织的修复过程中形成的疾病。

二、CTD－ILD 与 IIP－ILD 的不同点

以前曾认为 CTD－ILD 与特发性间质性肺炎/间质性肺疾病（IIP/ILD）具有相同的免疫病因学基础，近年随着 IIP 病理学分类的不断进步，使我们逐渐认识到二者之间的差别。据报道，IIP/ILD 为非免疫介入型，病理类型以寻常型间质性肺炎（UIP）优势，其中 UIP 发生率为60%，非特异性间质肺炎（NSIP）发生率为20%。CTD－ILD 为免疫介入型，病理类型 UIP 少见，发生率仅为5%，NSIP 发生率为40%。但在 CTD－ILD 这两种病理类型的5年生存率相同，UIP 类型均为40%，NSIP 类型均为90%～100%。一般来说，CTD－ILD 有明确的基础疾病，病情相对轻，病程较长，发生急性加重情况少。另外，二者对治疗的反应及预后不同。糖皮质激素（激素）治疗有反应在 IIP/ILD 的 UIP 类型为 17%，NSIP 类型为40%，CTD－ILD 的资料一直缺如。但前不久一项 27 例 SSc 肺活检患者的随访结果证实，在同样给予激素和免疫抑制剂的情况下，NSIP 类型中位生存时间（15.3 年）较 UIP 亚型（3年）明显延长。因而，目前认为 IIP/ILD 与 CTD－ILD 确实存在很多不同点。

国外有学者认为二者的预后之所以不同是以下原因造成的：首先，多数 CTD－ILD 病例CTD 先发病，因而在 ILD 发病前患者已经在医疗监控下，并接受着包括肺功能测定、胸HRCT 等检查在内的多种监测，能较早的发现肺部病变并及时接受治疗。其次，CTD 患者较早的接受激素及免疫抑制剂等治疗，其改变了 ILD 的发生和转归。还有，CTD 易发于生年轻人群和女性，另外在吸烟率方面二者也存在差别。较大样本的研究结果证实，二者在死亡率上并没有区别。因目前尚缺乏大样本的 CTD－ILD 的比较研究，还很难做出二者相同与否的结论。

三、关于 IIP 的组织学疾病类型

为了更好地认识 CTD－ILD，首先应对 IIP 组织学疾病类型有很好的理解。2002 年 ATS/ERS 联合委员会制定了特发性弥漫性肺疾病的新分类，中华内科学会呼吸分会以此为基础制定了我国的诊断标准，沿用至今。目前新分类将 IIP 分为 7 种亚型，即：①寻常型间质性肺炎（usual interstitial pneumonia，UIP）；②急性间质性肺炎（acute interstitial pneumonia，AIP）；③非特异性间质性肺炎（nonspesitic interstitial pneumonia，NSIP）；④隐源性机化性肺炎（cryptogenic organizing pneumonia，COP）；⑤脱屑性间质性肺炎（desguamative interstitial pneumonia，DIP）；⑥呼吸细支气管炎伴间质性肺炎（respiratory bronchiolitis－interstitialLung disease，RB－ILD）；⑦淋巴细胞性间质性肺炎（lymphocytic interstitial pneumonia，LIP）。新分类指出，组织学类型的本质是以疾病表现的显著不同为特征的。因多数在特发性间质性肺炎所表现的组织病理学类型都能在结缔组织病相关肺间质病变发现，有人期望这同样也适用于 CTD－ILD。其实所谓 IIP 中的一部分可能只是在现阶段原因不明，随着对疾病认识的不断深入，可能将来会成为已知病因的 ILD。并且 IIP 中尚含有部分先发现肺部表现的CTD－ILD。据报道有 20%～30% 的 IIP 患者在随诊中最终确诊为 CTD－ILD。有学者推测，组织学类型的不同可能源于触发因子的不同并导致疾病转归的不同，并基于上述观点曾试图分别在多种诱发因素与组织学终点间寻找相关性；但有学者却假定组织学类型并不依赖于诱发因素，是随机的且可能与其他未知基因或环境因子有关。还有人观察并阐述了不同病理类型可

能为该组疾病同一病理过程的不同阶段，最终进展到 UIP 或纤维化的 NSIP，成为终末期肺疾病。

四、CTD－ILD 的主要病理类型

结缔组织疾病累及肺、导致肺间质病变的主要病理类型有 NSIP、UIP、COP、DAD 和 LIP 等。一些研究证实了不同 CTD－ILD 疾病间的病理学类型各有其特点，发生率各不相同，并且在同一病例表现的组织病理学类型间有重叠现象。在结缔组织疾病中，肺组织病理类型表现为 NSIP 的发生概率依次为 PM/DM、SSc、RA、SLE、SS、MCTD；表现为 UIP 的发生概率依次为 RA、SSc、PM/DM、SS；表现为 COP 的发生概率依次为 PM/DM、RA、SSc、SLE、SS；表现为 DAD 主要发生在 SLE；表现为 LIP 的发生概率依次为 SS、PBC、SLE。一项 39 例的研究观察到，NSIP 是 RA 最常见的病理类型，而另一个 18 例的研究却证实，UIP 类型最为常见（10/18），有人认为这是地域差别，因小样本倾向性并不显著。较有说服力的是 80 例 SSc－ILD 患者肺活检的结果，显示 NSIP 为主要病理类型（78%），仅有 6 例 UIP 类型。有研究认为 CTD－ILD 不同的病理类型的病程、对治疗的反应及预后不同。

五、CTD－ILD 的发病机制

（一）肺对损伤的反应

气道的组成成分如Ⅱ型肺泡上皮细胞、支气管上皮细胞和成纤维细胞等受到损伤以后，针对损伤的修复过程导致了肺纤维化的发生。在针对肺泡结构损伤发生的反应中，肺泡巨噬细胞和Ⅱ型肺泡上皮细胞分泌细胞因子（TNF－α，IL－1 和 IL－6）、趋化因子（IL－8 和单核细胞趋化蛋白 MCP－1）以及防卫素，募集中性粒细胞和其他炎细胞到达损伤的部位。中性粒细胞能够释放毒性活化酶和超氧化物自由基，这些将加重肺泡壁的肺泡上皮和肺泡基底膜的损伤。多种损伤（以急性呼吸窘迫综合征为临床特征）能够引起弥漫性肺泡损伤（DAD）。DAD 中，除了发生非常严重的肺泡损伤，同时发生的还有位于血管壁内的凝血反应和肺间质的纤维蛋白沉积。沉积在肺泡腔内的纤维蛋白，形成的纤维样物质发生玻璃样透明膜变性，覆盖在裸露的基底膜表面。这些都是对肺损伤的正常修复反应。肺泡巨噬细胞清除了凋亡的上皮细胞和中性粒细胞，Ⅱ型肺泡上皮细胞转变为Ⅰ型肺泡上皮细胞，覆盖在裸露的基底膜表面。纤维沉积、纤维蛋白溶解反应降低、巨噬细胞释放细胞因子和趋化因子、上皮细胞和内皮细胞均能诱导成纤维细胞的活化，这时候的 DAD 修复就表现为纤维的沉积过程。成纤维细胞分化为肌纤维母细胞，产生大量的胶原蛋白，逐渐发展为纤维化和瘢痕形成。

（二）获得性免疫在肺纤维化中的作用

获得性免疫由针对自身或者外源抗原而表达特异性受体的 T 细胞和 B 细胞组成。T 细胞活化的重要因素是 APC（antigen presenting cell，APC）提呈细胞 DCs（dendritic cells，DCs）将抗原和 MHC 分子共同递呈到细胞的表面。B 细胞活化的重要因素是 $CD4^+$ T 细胞。因此，DC 可以通过控制 $CD4^+$ T 细胞的活化，间接控制 B 细胞的活化。很多证据显示肺纤维化中有适应性免疫的参与。在长期存在的肺纤维化反应中，人们能够找到大量 Th2 细胞聚集和它们释放的 Th2 细胞因子 IL－4 和 IL－13 以及血浆细胞的聚集。Th2 细胞因子引起肌纤维母细

胞的进一步活化和巨噬细胞的替代性活化，巨噬细胞的替代性活化是胶原产生的重要源泉，进一步加重肺纤维化。在自身免疫疾病并发肺纤维化的终末期，随处可见排列整齐的淋巴细胞聚集在肺间质内。这些淋巴细胞的聚集模拟支气管相关的淋巴结组织，有时候甚至形成生发中心，提示发生了B细胞亚型的转换。

在慢性肺纤维化中能看到大量针对细胞骨架蛋白（由Ⅱ型肺泡上皮细胞产生）的自身抗体，但这些细胞反应所针对的具体抗原目前尚不清楚。在漫长的特异性肺纤维化（IPF/UIP）过程中，1/3的患者可以找到直接针对ANAs或者Ig的自身抗体（抗核抗体和RF），是这些自身抗体直接诱导了肺纤维化进程还是只是一种存在尚不清楚。一些支持自身抗体直接损伤的数据显示，伴有肺纤维化的系统性自身免疫性疾病，如系统性硬化、多发性肌炎/皮肌炎和SLE均发生类似的UIP或NUIP肺纤维化损伤。另一个更为极端的例子显示，直接针对tRNA合成酶（anti－JO－1）的自身抗体除了形成肺间质纤维化外，几乎不伴有其他自身免疫疾病。

（三）树突细胞（DCs）的启动作用

DCs在肺抗原特异性免疫反应中发挥重要作用。最近的研究显示，DCs在调控机体遇到的无害抗原中发挥最基本的作用。类浆细胞DCs能保护肺免受吸入抗原引起的大量炎性反应的损伤，类肌细胞DCs则诱导机体对吸入抗原的免疫反应。人们最近研究了间质内抗原是如何提呈的。机体的肺毛细血管能够通过静脉注射抗原包被的乳液颗粒进行抗原提呈，这些抗原由间质的$CD11c^+$树突细胞识别，DCs捕获抗原后，迁移至纵隔淋巴结，诱导特异性$CD4^+$ T细胞的活化，产生大量的效应性T细胞，这些$CD4^+$效应性T细胞回到初始的暴露乳液颗粒抗原的提呈部位，在那里DCs重新聚集。这些数据显示，DCs并非象以前认为的那样在肺间质内固定不动，原地等待初始T细胞进行抗原识别。在特发性NSIP和结缔组织疾病相关性NSIP中可见大量与淋巴细胞反应的DCs细胞的浸润。因此，推测DCs也是自身免疫疾病和肺纤维化中，自我指挥的自身免疫反应的基础之一。在特发性肺纤维化中，尚不清楚的肺损伤因子通过上皮细胞和巨噬细胞释放的TNF－α，诱导了DCs的活化，导致了肺组织损伤，引起以前逃避了胸腺阴性克隆筛选的自我决定子的释放，局部成熟的DCs携带自我抗原到达回流淋巴结，引起了特异性的自身免疫应答和继发的肺损伤和炎症反应。在这个过程中，自我免疫反应是肺损伤的主要原因。结缔组织疾病相关性肺纤维化可能有所不同。在炎症反应的背景下，大量自我免疫应答反应，引起肺结构细胞的损害，这个过程引起DCs吞噬自身抗原，并且级联这个反应，加重了肺部的损伤。长期暴露于吸入物质和病原体的肺脏，附加成熟DCs的内源性诱导，可以解释为什么结缔组织疾病相关性疾病的自我免疫应答多发生在肺。

（四）纤维化的分子机制

1．结缔组织与纤维化　结缔组织是全身最丰富的组织，其成分包括细胞和细胞外基质（ECM）。结缔组织就是由含有各种成分的细胞外基质（ECM）及嵌入基质中的各种各样的固有间质细胞（主要是成纤维细胞）组成。它们的功能包括连接和整合各个器官，划分这些组织和细胞的界限，并可形成骨骼、皮肤和肌腱等其他组织。Ⅰ型胶原是细胞外间质的最重要成分，固有细胞的主要作用为控制ECM的产生、数量和重塑，保持结缔组织的稳态。除了结构性支持作用，结缔组织还发挥损伤修复作用。这个过程需要严格的调控，防止组织的过度修复和结痂。一部分以结缔组织失稳态和功能障碍为特征的疾病发生后，将导致复杂的组织重塑、结痂和纤维化。其中包括自身免疫疾病如系统性硬化和器官纤维化疾病如肺纤维化。

所有这些疾病的一般病理特征是Ⅰ型胶原蛋白在受损组织中过度合成和沉积。损伤局部的大量的特异性细胞因子、趋化因子、生长因子和其他活性介质有序调控Ⅰ型胶原蛋白，完成组织的修复过程，但间质细胞调控和翻译Ⅰ型胶原蛋白的确切分子机制，尚不完全清楚。

2. 纤维化的进程　纤维化的发生是一个对持续存在的炎性刺激过程的反应，是对损伤的异常修复过程。长期慢性刺激，引起过多的组织重塑，由瘢痕组织替代正常的组织结构的过程在病理上称为“纤维化（修复/替代）”。在这一过程中免疫系统的激活，促进了炎性介质的释放和合成，如自由基、细胞因子、趋化因子、生长因子和蛋白溶解酶等很多活性蛋白，共同调控间质细胞的表型并诱导其合成，引起损伤组织的ECM沉积和聚集。

3. 促纤维化因子　很多取自正常和纤维化疾病的原代细胞和组织样本的体外和动物实验，揭示了纤维化进程中出现的大量可溶性介质。最近的研究是应用基因蛋白表达分析方法评估这些介质的分泌谱。通过对全基因组炎性细胞（T细胞和单核/巨噬细胞）的研究，发现了早期促纤维化基因位点，鉴定了更多的促纤维化因子。目前研究最多且相关最密切的生长因子是TGF－β，研究还证实了有很多纤维化相关细胞因子和生长因子，包括CTGF、ILs（IL－1、IL－4、IL－6、IL－13）、PDGFs、MCP－1和MCP3等。

最近，美国的研究小组观察到一个新的成纤维细胞增殖的调节因子，即caveolae－1，是胆固醇结合蛋白，为细胞膜caveolae的主要结构成分，其可抑制TGF－β诱导的细胞外基质过表达，并对药物性肺纤维化动物模型肺结构起保护作用。

另外，凝血级联瀑布中的很多组分，如凝血酶、Xa因子、纤溶酶，还有其他生物介质如自由基损伤产物、低氧血症标志物等均参与了纤维化的进程。尽管炎症反应是纤维化进程的始动因素，但是炎症的强度和组织纤维化的程度并非总是相关，这提示有更复杂的独立机制调控炎症和纤维化过程。研究强调了$CD4^+$ T细胞在纤维化和疾病进展中的重要作用，且Th2细胞因子密切相关。Th2细胞因子谱是以优势表达IL－4、IL－5和IL－13为特点的Th细胞优势，这种失衡能刺激机体进行组织修复和创伤愈合。虽然目前人们不能完全证实Th2因子加强了纤维化的进展，证据显示它们能直接和/或与TGF－β合作，诱导基因表达结缔组织蛋白，如胶原Ⅰ和胶原Ⅲ。Th2因子还能促进免疫细胞表达纤维化最重要的细胞因子TGF－β的表达。

（五）纤维化的受体和信号转导途径

大量的介质通过异常的细胞表面受体和信号转导途径诱导ECM过度合成而参与了纤维化的过程。这些受体包括TGF－β的受体（Ⅰ型、Ⅱ型和辅助受体）、内皮素受体（A型和B型）、PDGF受体（α型和β型）、蛋白酶活化受体、特异性趋化因子受体（CCR2与CCR3）和类花生酸类物质的受体。此外，特异性整合素、尤其α1、α2β1、αvβ5、αvβ3，作为生长因子表面受体和ECM蛋白受体，均能刺激胶原的产生。纤维化过程中的异常受体表达非常复杂，涉及表达数量、表达种类及辅助因子和配体分子的表达。主要为表达水平上调、信号增强和结构性自我活化。

纤维化过程中的特点是TGF－β信号的失控和下游信号Smad的过表达，诱导ECM生成，并且 TGF－β 信号与其他途径的信号分子之间存在相互作用，这种交互性调控引起了基因的转录活化，直接影响到了纤维化的进展。

（六）成纤维细胞的 ECM 基因转录水平调控

细胞外基质包括弹力蛋白、纤维胶原蛋白、原纤维蛋白、纤联蛋白、层粘连蛋白、寡聚糖蛋白和其他糖蛋白。尽管人们研究了很多编码 ECM 组分的基因转录调控，研究最广泛的为 I 型胶原蛋白。调控通用模板编码 α1 和 α2 胶原链基因的转录因子，是纤维化调控的核心步骤。这两个基因所在的染色体不同，但转录同步。现在已经找到启动子域上调控转录的主要元件。研究显示 3 种转录因子，Sp1、CBF 和 Smads 是纤维化过程中胶原蛋白表达上调的重要因子。这些转录因子不仅在纤维化损伤的细胞核抽取物中增加，还表现出基因结合的亲和力增强。这是因为 Sp1 和 2/3 的 Smad 启动子磷酸化水平增强，磷酸化转录因子的核锚定水平与纤维化过程中 I 型胶原的表达水平正相关。在转录子与 DNA 结合的过程中，转录活性受到增强子（CBP 和 p300）以及抑制子（TGIF 和 NCOR）的调控。这些因子本身并不结合 DNA，它们通过与转录因子的作用，通过重组染色体结构，调控靶基因的转录状态。越来越多的证据显示，特定转录因子之间（如 Smad3 和 2）有负反馈调控机制，限制针对细胞因子和生长因子的转录活性。尽管在纤维化过程中，转录增强子、抑制子和脱离 DNA 作用发挥了强大的基因活性调控机制，但这些作用的确切机制，以及是否还有其他的作用机制，目前尚不清楚。

（七）CTD－ILD 的基因多态性

目前认为基因因素在特发性 ILD 和结缔组织病相关 ILD 的发病机制中，均发挥重要作用。很多人研究了结缔组织病 ILD 的基因多态性，其中以系统性硬化的研究最多。

1．MHC 基因　ATA（又称 anti－Scl70）阳性的系统性硬化患者出现肺纤维化的危险最高。MHC 基因中 HLA－DRB1＊11 等位基因、HLA－DPB1＊1301 等位基均与 ATA 阳性密切相关，尤其 HLA－DRB1＊11 基因的＊1104 亚型和肺纤维化相关。系统性硬化相关基因因子位点，即 6 号染色体的 MHC－HLA 相关表位。家族聚集性也说明了疾病的基因易感性，相同家族成员易发生自身免疫疾病和携带自身免疫抗体，而不同的种族的疾病发病率和临床表现均不相关，这些都证实了基因因素的作用。除了上述基因，成纤维细胞和上皮细胞编码促炎和抗炎细胞因子的非 MHC 基因也是系统性硬化的候选研究基因。

2．细胞外基质 ECM　在很多纤维化肺病，尤其是 SSc 肺纤维化中，与 ECM 稳态相关的大量基因的变异度引起人们的研究兴趣。但是，到目前为之，仅有一个编码纤联蛋白 1 的基因和 SPARC 的基因，显示了与 SSc 的微弱相关性。TAN 系统地研究了 FBN1 基因在 SSc 中的作用，FBN1 是细胞外微纤维的主要组分，广泛分布在人体的弹力和非弹力组织中。FBN1 基因突变是 Marfan 综合征的主要病因。Tan 筛查了 FBN1 的 69 个已知外显子。在日本和乔克托人的 SSc 中，发现了 5 个单核苷酸多态性。基因表型的研究显示，有两个单倍体（Hap5 和 Hap6）与各个种族的 SSc 相关。

3．Non－MHC 细胞因子相关基因　Renzoni 研究了 SSc 患者中，编码 IL－8 和它们的受体（CXCR1 和 CXCR2）的基因的变异度。CXCR2＋785C 和＋1208T 等位基因的频数，与对照比较显著增加。但是，未发现该基因与肺纤维化的相关性。

4．细胞因子基因　TGF－β1 是活化巨噬细胞和 T 细胞分泌的重要促炎因子，在 SSc 的组织纤维化中发挥重要作用。两个关于 SSc 的研究显示，编码 TGF－β 的 10 密码子单核苷酸多态性与肺纤维化（尤其是 IPF 进展的肺病）密切相关，这意味着细胞因子的高生成表型与临床表型有特殊关系。

（八）自身免疫与疾病的发生

1．自身免疫反应与组织损伤　目前尚无自身免疫反应导致组织损伤的直接证据，但一些自身抗体与特定疾病或某些症状的密切相关性，提示自身免疫反应与发病相关，如 goodpasture 综合征患者抗肾小球基底膜抗体（anti－GMB）在病变局部的检出；另外在 ANCA 相关性血管炎（包括 Wegener's 肉芽肿、显微镜下多发血管炎、Churg－Strauss 综合征），用鼠 MPO 免疫 MPO 基因敲除鼠，可诱导动物产生针对 MPO 的免疫应答，把产生的 IgG 抗体片段或者直接把敲除鼠的脾细胞过继给野生型鼠，这些野生型动物可出现新月体形成性肾小球肾炎和出血性肺毛细血管炎。还有一组包括 IIP/ILD 和 CTD－ILD 患者的 42 例肺活检的组织学及超微结构的研究，未能发现肺泡透明膜有抗原抗体复合物的沉积，但有 1 例 SLE－ILD 患者在其肺泡毛细血管壁和肺泡透明膜上检出了免疫复合物成分。因此，推测在某些 SLE－ILD 病例，自身抗体标的它们认识的抗原，形成循环免疫复合物不断与存在于肺结构上的固定补体结合，激惹了炎症过程。这一迹象表明自身免疫反应发生于 ILD，并提示了这一机制可能与该病的发生有关。

2．自身抗体与疾病的相关性　抗核抗体 ANAs 是一组针对细胞内所有抗原成分（细胞核、细胞质、细胞骨架、分裂周期蛋白等）的自身抗体的总称，主要靶抗原为细胞核的核酸和核蛋白成分，形成了一个抗体谱（表 1－18－1）。

表 1－18－1　抗核抗体与疾病的相关性

抗原特异性	相关疾病	敏感性（%）	特异性（%）
ANAs（IIF）	SLE	90～100	50
dsDNA	SLE	70	>95
U1RNP	MCTD	90	85
Sm	SLE	25	>95
SSA/Ro	SLE	45	70
	SS	70	70
SSB/La	SLE	20	80
	SS	40	80
PM－Scl	多发性肌炎（系统性重叠综合征）	10	>95
Jo－1	多发性肌炎（肺脏并发症）	20	>95
Scl－70（ATA）	系统性硬化（弥漫性）	30	>95
着丝点抗体（ACA）	系统性硬化（局限性）	30	>90

ANAs：抗核抗体；IIF：间接免疫荧光；ds：双链；PM－Scl：多发性肌炎－硬皮病；Scl－70：硬皮病 70；SLE：系统性红斑狼疮；MCTD：混合结缔组织病。

（1）自身抗体与 SSc　大于 90% 的系统性硬化患者血清中出现 ANAs。其中 3 个抗体型是最重要的，包括抗着丝点抗体（ACA），抗拓扑异构酶抗体（ATA）和抗 RNA 聚合酶抗体。不同的抗体表型与各自的临床表现密切相关。其中，ATA（又称 anti - Scl 70）为 SSc 的疾病标记抗体，特异性为 100%，敏感性 40%。SSc 患者的阳性率为 15% ~30%，CREST 13%，PM/Scl 综合征 12%，而局限性 SSc 一般为阴性。SSc 合并肺纤维化患者该抗体阳性率升高至 40% ~70%，提示发生肺纤维化的危险性及不良预后。不同的自身抗体有不同的敏感性和特异性，可能与疾病相关。据报道，SSc 患者不同抗体的阳性率为 ANA 90%；ACA 在局限性 SSc 阳性率为 40% ~80%、弥漫性 SSc 阳性率为 8%；Scl -70 阳性率为 20% ~40%；NRNP 阳性率为 20%；ACA 为 CREST 的标记抗体，阳性率为 50% ~90%。

（2）自身抗体与 PM/DM　自身抗体中的抗 JO -1 抗体即抗组胺酰 - tRNA 合成酶抗体是抗合成酶抗体家族中的主要成员（占 75%），其在 PM 病例有较高的检出率（11% ~30%），是 PM 特异的标志抗体，如合并 ILD 则阳性率可增加 -70%，特异性大于 95%。DM 的阳性率 5%，不伴肌炎者无阳性检出。抗 JO -1 抗体的遗传学标志是 HLA - DR3，据报道 HLA - DR3 阳性者抗 Jo -1 抗体的检出率 64%，阴性者仅 22%。其他抗合成酶抗体家族成员阳性率则很低，均小于 5% 如：抗 PL -7 抗体（anti - threonyl - tRNA synthetase autoantibody）；抗 PL -12 抗体（anti - alanyl - tRNA synthetase antibody）；抗 - KS 抗体（anti - asparagyl - tRNA synthetase antibody）和抗 JO -1 抗体（anti - isoleucyl - tRNA synthetase antibody）等。但也有小样本的抗合成酶抗体的研究不断证实该组抗体在合并 ILD 患者检出率极高（90% ~100%），甚至在无 PM 表现的 ILD，提示这些抗体与肺部病变有强烈的相关性。另据报道，抗 Mi -2 抗体与 DM 有关. 为 DM 特异的标志抗体，特异性大于 97%。美国的统计资料 PM 患者该抗体阳性率为 8%，DM 患者的阳性率为 15% ~20%，日本的统计资料 DM 患者阳性率为 10%。并且该抗体阳性患者对激素反应好。75% 患者血中抗核抗体（ANA）阳性，50% 患者类风湿因子（RF）阳性。当合并其他结缔组织疾病时亦可出现相应特异性抗体，如伴发 SLE 出现抗 nRNP 及抗 Sm 抗体阳性；伴发系统性硬化病出现抗 Scl -70 抗体；伴发干燥综合征或系统性红斑狼疮出现抗 SSA 和抗 SSB 抗体阳性；10% 的肌炎患者抗 PM - Scl 抗体阳性，其 50% 合并硬皮病。

（3）自身抗体与 RA　RA 患者的血清和关节液中可检测出多种自身抗体，如类风湿因子（RF）、抗角蛋白抗体（AKA）、抗核周因子（APF）、抗环瓜氨酸肽（CCP）和抗胶原抗体，目前认为上述抗体通过与自身的 IgG 结合，形成免疫复合物並激活补体，引起自身免疫反应，导致关节组织的破坏。炎症细胞和趋化因子参与了 RA 的病理过程。

1）类风湿因子（RF）　类风湿因子是一个针对 IgG 的 Fc 段产生的免疫球蛋白（Ig）。RF 可以表现为各种亚型的免疫球蛋白 Ig（IgG、IgM、IgD、IgA 及 IgE）。临床血清中检出的类风湿因子多为 IgM 类型。RF 在 RA 的诊断敏感性较高，特异性较低。RF 水平与关节外病变如皮肤结节、间质性肺炎和血管炎相关。血清中含有高效价类风湿因子的 RA 患者，较血清阴性患者的临床表现更严重。IgG - RF 具有高亲和力和高度特异性，是在 T 淋巴细胞辅助下经特异性诱导抗原或超抗原作用下产生的。RA 患者血清和关节液中还可检测出多种抗胶原抗体，其中Ⅱ型胶原抗体最为重要。

2）抗角蛋白抗体（AKA）/抗核周因子（APF）抗体　它是抗口腔粘膜细胞抗原得到的抗体。多数 RA 患者中该抗体阳性。APF 和 AKA 为针对同一抗原，即人口腔上皮细胞胞质内的透明角质蛋白颗粒［human epide rmal filaggrin and（pro）－filaggrin－related proteins of buccal epithelial cells］的抗体，瓜氨酸是抗 filaggrin（上皮细胞分化终末阶段的骨架成分）相关抗体识别的主要抗原决定簇。APF 在 RA 患者的阳性率为 48%～92%，特异性 72.7%～90%。RF 阴性者 APF 的阳性率为 40%。据国外报道，抗角蛋白抗体（AKA）在 RA 患者的阳性率为 50%～60%，特异性 95%～100%。国内报道，阳性率为 44%，特异性 89%。另有报道，IgM－RF 和 CCP 同时阳性者，RA 诊断特异性为 98%。IgG－RF 阳性率较低但诊断特异性强，IgM－RF 特异性差，但与 IgA－RF 同时阳性者提示 RA。

3）抗环瓜氨酸肽　是最近发现的一种新抗体，即 anti－citrullinated 肽（CCP）抗体，RA 诊断的敏感性为 75.4%，特异性高达 97.3%。尤其对 RA 的早期诊断的敏感率为 50%，特异性高达 97%。抗 citrullinated 肽抗体与 RF 间无相关性。

（4）自身抗体与 SLE　几乎所有的 SLE 患者血清中都能检测到 ANAs。ANAs 包括抗细胞核抗原 ENA 抗体或者抗双链 DNA 抗体的各种亚型。其中抗 dsDNA 抗体的敏感性跨度很大，文献报道为 19%～100% 不等，特异性很高约为 97.4%。抗 Sm 抗体阳性率为 15%～30%，特异性极高，二者均为 SLE 的疾病标志抗体。抗 Sm 抗体与狼疮脑病、肾病及不良预后有关，常与 U1RNP 抗体同时出现，dsDNA 尤其与活动性狼疮和狼疮肾相关。抗－RNP 抗体可以在 SLE 和混合结缔组织病的患者血清中检测到。抗核糖体抗体（anti－P）可以在 SLE 患者血清中出现，而且特异性也很高。抗组蛋白抗体可以在 SLE 患者和药物性狼疮患者中出现。而药物性狼疮患者其他的抗核抗体一般均为阴性。抗 SSA/Ro 以及抗 SSB/La 抗体可以出现于 SLE 患者和 SS 患者的血清中。LE 因子为针对脱氧核糖核酸的自身抗体，活动性狼疮 50%～60% 可检出该抗体，部分 MCTD 亦可阳性。抗磷脂抗体阳性者常伴严重的出血性肺泡炎，可见血管内凝血和内皮损伤。

（5）自身抗体与 SS　抗 SSA 和抗 SSB 抗体均属 IgA 型，与干燥综合征密切相关，也可出现在部分 SLE 患者。抗 SSA 抗体识别的抗原为细胞质内的小 RNA 相连的 60kD 和 52kD 的蛋白质成分。这两种蛋白都属于核糖核蛋白复合物。对 52kD 起作用的抗体 80% 来自 SS 患者血清，对 60kD 起作用的抗体往往来自 SLE。约 85% SS 同时具有对 52kD 和 60kD 起反应的抗体。抗 SSB 抗体阳性者均具有抗 SSA 抗体。抗 SSA 和 SSB 抗体对 SS 的诊断有重要意义。

（6）自身抗体与 MCTD　抗 U_1RNP 抗体为 MCTD 的标志抗体，为 IgG 型，与特定的抗原表位识别相关，其抗原决定簇位于 U_1－A 蛋白的 RNA 结合部位。而系统性红斑狼疮患者抗 U_1RNP 为 IgG 和 IgM，不识别该抗原决定簇。抗核抗体也增高，但抗体水平与疾病的活动性不成比例。近来研究发现抗 U_1RNP 抗体能和 U_1RNA 反应，抗 U_1RNA 和疾病的活动性及典型的临床表现相关。因此，抗 U_1RNA 亦被认为是 MCTD 的特异性标志。

（7）自身抗体与血管炎　c－ANCA 为针对 PR3 的抗体，Wegener's 肉芽肿的特异性大于 95%，急性期阳性率为 70%～95%。p－ANCA 为针对 MPO 的抗体，Churg－Strauss 综合征的阳性率为 70%，显微镜下多发血管炎 50%，其与肺泡出血密切相关。

自身抗体的产生机制不清，以抗 JO－1 抗体为例，目前认为有以下可能：①组胺酰－tRNA 合成酶为其靶抗原，后者局在于细胞质和细胞核等部位，以避免暴露于免疫系统。微小核糖核酸病毒对 RNA 的免疫反应产生了抗 JO－1 抗体，然后结合到自身靶抗原导致肌肉局部自身免疫性肌炎的发生；②细胞凋亡中这些酶的相关片段产物表面表达 JO－1 抗原 CASPASE，或颗粒酶 B 的修改形式，这些白细胞抗原不被其本身识别，却能激惹抗体产生，导致肌损伤；③另有研究观察到被清除的 tRNA 分泌并结合到淋巴因子受体导致免疫和炎症细胞再循环；④已证明人工合成 JO－1 抗体的片段，来自于抗原提呈细胞存在下 T 细胞增殖。以上提示自身免疫参与 CTD 的病程。但这些抗体的出现是疾病的起因还是病变所产生的结果尚不清楚。

六、CTD－ILD 的免疫病理

（一）细胞炎症的组织学分析

无论是 CTD－ILD 还是 IIP/ILD 其病变局部浸润的主要为淋巴细胞，提示了抗原特异性免疫过程的发生，然而这一过程是造成肺结构损伤的原因还是其结果目前尚有争论。使用嵌合小鼠的试验观察到药物和放射导致的肺损伤能进展为肺纤维化。T 细胞欠损啮齿动物模型的肺纤维化被抑制，将诱发肺损伤供体的 T 细胞移植给其他小鼠诱发了其发生肺损伤。相反也有研究证明了纤维化过程完全不依赖于 T 细胞。

使用 S－100 做为树突状细胞标志物的研究证明了其能清楚地区分 NSIP 和 UIP，前者表达丰富后者缺乏。在纤维化区域树突状细胞被以 $CD8^+$ 细胞为主的 T 细胞围绕，而抗原提呈细胞的存在是 T 细胞发动抗原引起的免疫反应所必需的。

（二）细胞因子的免疫组化分析

如果间质性肺炎是由免疫引起的，就应该在炎症局部有其信号细胞因子的增加而发生细胞因子的失衡。一些研究不断地证明了 Th2 优势，并且在普遍认为非炎症过程的 UIP，其细胞因子的水平虽较 NSIP 和 SSc－ILD 低，却更倾斜于 Th2，并发现有 IL－13Ra 和 IL－4Ra 等关键性 Th2 细胞因子受体的连续表达。BALF 分析也同样观察到这一现象，但二者的相关程度不明确。上述观察提示 ILD 病变局部浸润的炎症细胞是活化的，其产生的细胞因子所形成的内环境具备免疫反应所需要的条件。

（三）细胞因子环境

肺泡结构细胞成分损伤的结果是肺泡结构的丧失和肺萎陷因而启动修复过程，正是这种不适当的修复产生了间质性肺炎的不同组织学类型和临床不同的转归，导致多种程度的器官受累和纤维化。这一途径可能部分由基因或环境因子的影响，像 TGF－B 等前纤维化细胞因子的功能及诱发损伤的性质（种类）所决定。而以 Th2 细胞因子为特征的炎症反应似乎激发和伴随肺泡损伤这一过程。

七、结缔组织病相关肺部病变的临床表现形式

活动后气短、呼吸困难、干咳、胸痛、咯血、吸气末爆裂音（Velcro）、杵状指、发热、胸膜病变、类风湿结节等（表 1－18－2）。

表 1-18-2　结缔组织病相关肺部病变的临床表现形式

CTD	RA	SLE	SSc	DM/PM	SS	MCTD	AS
胸膜病变							
胸膜炎	+	+	+	+	+	+	+
自发性气胸	+	−	−	+	−	−	+
间质病变							
DAD	+	+	+	+	−	+	−
UIP	+	+	+	+	+	+	−
OP	+	+	+	+	+	+	−
LIP	+	−	−	−	+	+	−
NSIP	+	+	+	+	+	+	−
淀粉样变	+	−	−	−	+	−	+
不典型纤维化疾病	+	−	+	−	−	+	+
类风湿结节	+	−	−	−	−	+	−
气道病变							
RB	+	−	−	−	−	+	−
支气管扩张症	+	+	−	−	−	+	−
肺泡损伤							
肺出血	+	+	+	+	−	+	−
嗜酸细胞性肺炎	+	−	−	−	−	+	−
血管病变							
血管炎	−	+	+	+	+	+	−
肺高压	+	+	+	+	+	+	−
肺栓塞	−	+	−	−	−	−	−
间接作用							
膈肌功能障碍	−	−	+	−	−	+	−
肺萎陷综合征	−	+	−	−	−	−	−
胸廓固定	+	−	−	+	−	+	−
环杓软骨关节炎	+	+	−	−	−	−	+
干燥气道	−	−	−	−	+	−	−
盘状肺不张	−	+	−	−	−	−	−
肿瘤	−	−	+	+	−	+	+
淋巴瘤	−	−	−	−	+	+	−

结缔组织病相关肺部病变的诊断应在基础疾病诊断的基础上结合呼吸系统的临床表现、胸部影像学、肺功能检查、支气管肺泡灌洗、临床运动试验、血清标志物测定及肺活检等手段进行综合判断，其中临床表现、胸部影像学和肺病理三者最为重要。2002 年 ATS/ERS 联

合委员会制定的特发性弥漫性肺疾病的新分类和诊断标准中，强调了IIP确诊的CRP诊断形式，即临床影像病理（clinical－radiological－pathological：C－R－P）的诊断形式。这同样适用于CTD－ILD，所不同的是当CTD基础疾病诊断明确，结合典型的胸部影像学表现常能做出正确诊断，而不一定必须依靠肺活检的结果。

八、CTD－ILD评估中辅助检查的位置及意义

结缔组织疾病是继发性间质性肺炎的首要基础疾病，总发生率约15%。因此，对患有结缔组织病的患者出现呼吸系统症状时应及时对其有无合并肺部病变进行评价。值得注意的是，有些结缔组织疾病患者的肺部病变，可能在出现症状的很长一段时间之前发生，有些甚至出现在其基础疾病前若干年，即肺部表现先行，结缔组织疾病症状后移。肺部病变的状态或病程与基础结缔组织疾病本身的程度无关，独立进展。因此，对患有CTD的患者进行针对ILD的常规检查，正越来越多的受到重视。尤其是那些与肺部病变高度相关的结缔组织疾病，如系统性硬化（SSc）等。对此，仅有临床评价是不充分的，通常需要根据影像学检查、肺功能试验、支气管肺泡灌洗（BAL）和肺活检的结果综合判定。最近，一些血清标志物也正被测试用于进展性肺纤维化的早期检测。

（一）胸部影像学

1. 胸部X线片　在CTD肺间质受累的检测上价值有限。有4%～10%肺间质病变患者胸部X线片开始表现为正常。

2. 胸部HRCT　CTD－ILD的胸部HRCT的主要表现：①线状阴影：小叶间隔肥厚；②网状阴影；③蜂窝：囊泡聚合，壁厚；④磨玻璃样阴影；⑤小结节；⑥支气管扩张等。其中磨玻璃样阴影是指病变部位的血管影可透视的淡片状阴影，为可逆性病变，具有重要的治疗学意义。

与传统胸部X线片相比胸部HRCT的优点在于：①薄层1～2mm，更能清楚地显示肺的微细结构和轮廓，能解读到肺的次级小叶，能进一步明确胸部X线平片上易混淆的表现，对肺间质病变的有无、大体特征和其分布检出敏感性最高，是肺间质病变的诊断所必不可少的；②多排一次成像后资料储存于计算机内，可重建任意条件的影像如矢状、冠状像；③呼气像HRCT对评价肺部与气流受限相关病变时尤为实用，如SS患者的细支气管周围和/间质性淋巴细胞浸润病变的检出；④HRCT为无创性，可反复检查，是CTD－ILD进行病程随访和评价治疗效果的最实用的检查方法，能定期随诊，观察病变全貌；⑤有利于指导有创操作如肺活检的部位；⑥能鉴别出多种ILD病理亚型，尤其对鉴别UIP和非UIP病变的评价极有价值。有报道HRCT对非UIP的特异性仅为40%，敏感性88.8%。对UIP的特异性为90%，敏感性62%～78.5%。对CTD诊断明确且HRCT有典型表现的ILD患者的诊断无须开胸肺活检，这对于不能接受肺活检的患者UIP和NSIP的鉴别更为有用；⑦对一些组织病理学类型对预后及治疗影响不大、不需常规做肺活检的CTD－ILD亦有意义；⑧HRCT能识别大部分的CTD－ILD包括SSc、SS、AS、SLE、RA。因此当CTD疑诊ILD时HRCT可作为一种筛查手段，有资料证实，外科肺活检IPF的临床诊断正确率62%～77%；而HRCT 75%～76%；⑨肺部受累是导致CTD患者的重要死因，HRCT的另一个潜在的用途可帮助预测预后。但缺点是空间分解能不足、对比差，放射线暴露量大，有报道在不影响对肺部病变的判

断时，三次低剂量薄层 CT 与胸部 X 线片剂量相当。另外，对于亚临床状态的肺部病变怎样进行 HRCT 的评估尚不清楚。

当 HRCT 表现不是某种 CTD 的已知的典型 HRCT 表现时，必须考虑其他的鉴别诊断，包括药物性肺损伤、感染（尤其是免疫系统受抑制的患者）、支气管肺泡细胞癌以及以血管为中心的和以支气管为中心的病变，总之，若 HRCT 的发现不典型，应当考虑进行肺活检。

目前认为肺功能试验和 HRCT 是检测、随访和评估 CTD－ILD 对治疗的反应的、既实用又有帮助的无创性诊断方法。

（二）肺功能检查

肺功能试验是系统性疾病中肺实质病变临床评价的重要手段之一。临床应用普遍、无创且便于操作。在这方面最能提供信息的肺功能参数包括肺总量（TLC）、肺活量（VC）、一秒钟用力呼气量（FEV_1）和一氧化碳弥散量（DLco）。

CTD－ILD 主要表现为限制性通气功能障碍。肺活量（VC）、用力肺活量（FVC）、呼吸峰值（PEF）、肺总量（TLC）、弥散（DLco 及 DLco/VA）均下降。其机制较复杂，包括通气受限、弥散障碍、V/Q 不匹配和骨骼肌无力。其中 DLco 是纤维化病变严重度的重要指标和疾病预后重要的预测因子。SSc－ILD 的大样本队列研究的结果显示，和其他肺功能指标相比，DLco 与 HRCT 的形态学病变程度有密切相关性。DLco 小于 54% 的 RA 患者提示纤维化肺泡炎（FPA）的进展。2002 年另有资料表明，SSc－ILD 患者的 FVC 减少常发生于前 4 年，尤其第 1 年。

然而，肺功能试验在肺间质病变的评价方面也存在局限性。如 DLco 减少可能反映进展性间质纤维化，也可能是肺血管疾病，如果不伴肺容量减少，则孤立性肺血管疾病可能性较大。评价时还需注意 DLco 有实验室误差，并且 HRCT 检测到的实际患有 ILD 的患者，其数值常在正常范围内。

（三）临床运动试验

在心肺运动试验（CPET）中可观察到的肺间质受累的典型反应。①有氧代谢能力（耗氧量）和峰值功率下降；②异常的肺气体交换（氧饱和度下降、动脉血氧分压降低、肺泡动脉血氧梯度增加、无效腔通气增加）；③异常的通气反应（高频通气伴潮气量轻度增加）；④异常的心血管反应（氧脉搏减少、心率减慢或增快、ECG 异常）。

曾有报道对胸部 X 线片、肺功能甚至 HRCT 表现正常的 ILD 患者，做心肺运动试验（CPET）能早期观察到异常。肺间质病变早期即可出现运动性低氧血症和/或肺泡－动脉氧压差的改变，对于不便或不能耐受运动试验检查的患者，可通过 6 分钟步行实验，用脉搏血氧计监测动脉去饱和作用和低氧血症及 6 分钟内行走距离进行评估。因运动时的过度通气可掩盖缺氧，一般氧梯度检查较为精确。如果说 HRCT 可为 ILD 提供影像学检查结果，那么 CPET 和 6 MWD 既是对患者功能状态的客观评估，对识别限制运动的因素具有价值，并可用于观察治疗效果。甚至有报道指出其可预测 ILD 肺移植患者的术后存活率。

（四）支气管肺泡灌洗

支气管肺泡灌洗（bronchoalveolar lavage，BAL）在 ILD 的诊断和分期中的作用还没有得到证实，其价值在于除外诊断，排除感染、结核、肿瘤、肺泡蛋白沉积症、药物反应、肺泡出血、嗜酸性粒细胞性肺炎、外源性过敏性肺泡炎等其他弥漫性肺实质疾病。尽管 BALF (bronchoalveolar lavage fluid，BALF）的成分对 CTD-ILD 的诊断不具有特异性，但许多间质性肺疾病都有特征性的细胞学分类改变（表1-18-3）。UIP 以淋巴细胞不增加为特征可与非 UIP 鉴别；COP 和细胞性 NSIP 淋巴细胞增加，CD4/CD8 比值降低。也有报告指出 AIP 以中性粒细胞增加为特征，部分病例有淋巴细胞增加；DIP 嗜酸性粒细胞增加，也有部分病例淋巴细胞增加；LIP 病初淋巴细胞增加，末期中性粒细胞增加。以上 IIP-BALF 鉴别要点亦基本适用于 CTD-ILD。但在某些患者，嗜酸性粒细胞和/或淋巴细胞也可能因各种并发症而升高。通过 BALF 评价 CTD 亚临床肺泡炎已有报道，但其意义仍不明确。在伴有肺纤维化的 SSc 中，BAL 中性粒细胞数升高与 HRCT 上的网状纤维异常有关，且被认为是疾病程度而不是进展性疾病的反应。另一方面，BALF 嗜酸性粒细胞数升高似乎具有更多的预后意义，且不依赖疾病严重程度。

表1-18-3 特发性间质性肺炎的支气管肺泡灌洗液细胞学特点

	特发性 NSIP		特发性 BOOP	IPF/UIP
	细胞型	纤维化型		
Cell recovery（$\times10^5$/ml） Cell differentials（%）	3.17+2.65*	5.89+9.84	3.52+2.54	1.87+0.08
巨噬细胞	51.8+20.6**	42.3+27.3**	45.4+7.1**	83.0+14.7
淋巴细胞	40.0+19.2**	34.4+27.3**	44.4+7.3**	7.2+7.4
中性粒细胞	2.5+3.9	13.9+18.4	6.4+3.7	5.9+9.8
嗜酸性粒细胞	5.7+12.7	5.4+7.4	2.2+3.1	3.3+5.1
CD4/CD8 比例	0.30+0.17**	1.20+1.63**	0.97+1.35**	1.65+1.71

** 具有统计学意义（Wilcoxon Kruskal Wallis test）。* mean+SD。

（五）血清标志物测定

血清标志物是可测量的生物学参数，能作为诊断、治疗选择、治疗效果和预后评估的指标。在 CTD-ILD 中很多血清标志物被报告，包括血清表面活性蛋白 A 和 D（serum surfactant proteins A and D，SP-A 和 SP-D），粘蛋白高分子量糖蛋白（Krebs von den lungen-6，KL-6）。

SP-A 和 SP-D 为分泌型糖蛋白，主要为肺泡Ⅱ型上皮细胞、部分由 Clara 细胞产生。具有肺内自然免疫调节作用，SP-A 或 SP-D 缺欠小鼠气道感染的死亡率增高。SP-D 正常值 110ng/ml（ELISA）。SP-D 值可预测肺损伤程度，高值反映蜂窝肺形成前的渗出性反应，为评价纤维化前肺活动性病变（磨玻璃样病变）的重要指标。

一个包括 CTD-ILD 在内的观察指出，SP-A 和 SP-D 的检出敏感性分别为 81.8% 和 69.7%、特异性 86.6% 和 95.1%。硬皮病是最易合并 ILD 的结缔组织疾病，其胸部 X 线片异常患者血 SP-D 增高（23/30 例占 77%，特异性 83%）。甚至在胸部 X 线片正常、HRCT 不易检出的早期肺病变中（5/6 例），SP-D 值亦呈现高值。在 SSc-ILD 患者，SP-D 与 VC、DLco、TLC 呈负相关。

另一个生物标志物是 KL－6，为膜结构蛋白，正常由肺泡Ⅱ型上皮细胞产生，异常时亦可由蜂窝肺囊泡内覆盖的纤毛上皮细胞产生，因而该值高低能反映肺组织纤维化病变的严重度，可出现与 SP－D 的偏移现象。KL－6 值 1000U/ml 以上者预后不良。CTD－ILD 中其敏感性 39%～60.7%，特异性 98.9%～100%%。硬皮病伴肺部受累患者的血清 KL－6 水平较没有实质病变和健康对照组比明显升高，KL－6 敏感性为 93.9%；特异性 96.3%。在 PM/DM 患者肺间质受累评价中 KL－6 检测的结果已被陆续报道。

SP－D 和 KL－6 二者均增高例提示肺功能进行性恶化。KL－6 在肺部感染性疾病中不增高，这对于 CTD－ILD 在激素治疗过程中出现新的肺部阴影时，它有助于继发感染还是 ILD 急性加重的鉴别。因此，SP－D 和 KL－6 可做为急性加重、疗效观察和预测预后的指标。然而，研究仅观察到了生物标志物升高与病变之间的相关性，但尚缺少像肺功能试验和 HRCT 那样大量的应用资料以确认其在临床实践中对间质性肺病变诊治的地位。

（六）肺活检/病理

多数病例根据临床、HRCT、肺功能均能确诊，对诊断困难者应行肺活检。目前为止，肺病理仍然是 ILD 诊断的金标准。

1. TBLB（transbronchial lung biopsy，TBLB） TBLB 做为活检手段已广泛应用于肺部疾病检查。约 40%～85% 的患者可根据 TBLB 明确诊断。但因 TBLB 为盲检且取材小，对于肺纤维化严重病例常因取材不理想不能提供可靠的诊断依据。在 ILD 诊断中的价值远不如 HRCT 大。但它有创伤小、易操作、可重复性强等优点，并可除外结核、肿瘤、肉芽肿等疾病，仍有重要作用。

因 TBLB 易受挤压，应在取材后迅速负压充气防止肺组织萎陷，使标本能在比较自然状态下进行组织学分析。一般应多次多部位取材，选择至少 2～4 个部位进行活检，有报道提示一次阳性率为 53.3%，2 次为 86.6%。对上述诊断困难者，选择外科肺活检（surgical lung biopsy，SLB）。

2. 外科肺活检 外科肺活检包括开胸肺活检（open lung biopsy，OLB）和电子胸腔镜肺活检（video－assissted thoracoscopic lung biopsy，VTLB），因后者损伤小，能缩短住院时间，多被优先选择。对于病变均一的疾病，无需特定部位，1 处取材即可。而对于 CTD－ILD 病变部位不同标本各异时，需慎重选择，应避开纤维化蜂窝部位。支气管周围病变建议选择病变进展部位楔状切除。肺尖、中叶、舌叶等非特异性纤维化病变多的部位不宜取材。外科肺活检术后死亡率在 UIP 和非 UIP 病理类型间无差别，而与疾病活动性有关均为 7.1%，稳定期患者为 1%。

3. 病理 在最近 ATS/ERS 联合提出的特发性弥漫性肺疾病的新分类中指出：组织学本质是以疾病行为的显著不同为特征的。因此有人期望包括 CTD－ILP 在内也有同样的结果。CTD－ILP 病理类型为 NSIP、UIP、COP、DAD 和 LIP，其他病理类型亦有报道。

在个别 CTD 病种的病理类型有显著不同，除 RA 外，总体上 UIP 少见，如 1 项 80 例 SSc 患者的肺组织学研究中，NSIP 占 78%（62/80），UIP 占 8%（6/80），PM/DM 中以 NSIP、COP 为主，SS 中 LIP 为特征性组织学改变，RA 以 UIP 为主，但亦有报告指出 NSIP 为主要类型。关于 SLE 方面的数据很少。一般认为 CTD－ILP 的 UIP 组织学类型的预后较 IIP－IPF 好，可能因为成纤维细胞灶较少，SSc－UIP 和 SSc－NSIP 的预后无差别。

因为病理是一时所见，很少能观察整个病程的演变，且为局部所见，不能充分把握肺整体病变。CTD - ILD 中不同疾病可能出现同一种肺病理类型，一种疾病也可能在不同阶段有不同的病理表现。因而，单纯靠肺病理不能确定其病因时，结合临床判断很重要。

九、肺实质疾病严重程度的评估标准及 CTD - ILD 筛选方案的提出

目前关于 CTD 中肺部并发症还没有统一的筛选标准。由于 SSc 患者的肺间质和血管并发症的发生率较高，需常面临对该病进行上述并发症的筛选问题。有学者提出了肺实质疾病严重程度的评估标准以及 SSc - ILD 的评价和治疗的倡议，尚需要在其他 CTD 中进一步验证。表 1 - 18 - 4 为呼吸困难的评价标准，表 1 - 18 - 5 为系统性硬化患者中肺部并发症的评价和治疗的提议。

表 1 - 18 - 4　肺实质疾病严重程度的评估标准

ILD 严重度	呼吸困难评分	TLC，VC	DLco	VO_2
A = 轻度	0 ~ Ⅰ	>70%	>70% 预计值	70% 预计值 + 饱和度 >95%
B = 中度	Ⅱ	50% ~70%	50% ~70%	50% ~70% 预计值 + 饱和度 85% ~95%
C = 重度	Ⅲ	< 70%	< 50%	< 50% 预计值 + 饱和度 <85%

ILD：间质性肺病；TLC：肺总容量；VC：肺活量；DLco：一氧化碳肺弥散量；Vo_2 max：最大氧摄取；使用由美国胸科协会/欧洲呼吸学会提出的医学研究委员会量表定义的功能性呼吸困难：

0 = 除了大强度运动，不受气促的影响；

Ⅰ = 当快步行走或走上有坡度的小山时受到气短的影响；

Ⅱ = 由于气促比同龄人行走更慢，或当在水平地面以正常最大耗氧量速度步行时必须停下进行呼吸；

Ⅲ = 步行大约 100m，或在水平地面步行几分钟后停下进行呼吸；

Ⅳ = 气短以至于不能离开房间或在穿衣或脱衣时气短。

表 1 - 18 - 5　系统性硬化患者中肺部评价和管理的提议

初期评价

呼吸困难的评价（参见表 1 - 18 - 4）

肺功能试验：TLC，VC，FEV_1，DLco

CPET，包括休息时和最大负荷时的血气；如果无法得到：简单的场地试验例如 6MWD

胸部 HRCT 扫描；如果异常：支气管肺泡灌洗；超声心动图*

治疗

A　观察：每 6 个月进行肺功能，2 年后每 12 个月 1 次（显著变化指 VC > 10% 基线和/或 DLco > 15% 基线 + HRCT 确认）

B，C　治疗：糖皮质激素，环磷酰胺

TLC：肺总容量；VC：肺活量；FEV_1：一秒钟用力呼气量；DLco：一氧化碳肺弥散量；CPET：心肺运动试验；6MWD：6 分钟步行距离；HRCT：高分辨率计算体层成像；ILD：间质性肺病；如果异常或 B，C 伴 HRCT 上 <5% 异常或 CPET 显示可疑，则进行肺动脉高压的分析；* 如果临床上怀疑活动性疾病。

十、治疗

（一）糖皮质激素和免疫抑制剂

尽管糖皮质激素存在较多的不良反应，但因其强有效的抗炎及免疫抑制作用，仍被广泛地用于结缔组织疾病及合并症的治疗。其他的免疫抑制剂有环磷酰胺、硫唑嘌呤、甲氨蝶呤（MTX）。这些药物具有细胞毒性和较多严重的不良反应，尤其是MTX能导致肺损伤，有时很难与基础疾病鉴别。这些内容将在后面相应章节中讨论。另外，由于环孢素（cyclosporin）和他克莫司（tacrolimus）对T细胞的强有力的、特异的抑制作用，临床亦有治疗作用，但需要仔细监测血药浓度，以预防和减少不良反应。目前虽然仍是以糖皮质激素为中心、免疫抑制剂、细胞毒性药物为辅助的治疗法，但近年来随着疾病分类和发病机制研究的不断深入，针对参与炎症反应的特异性细胞因子和基因的靶向治疗的生物制剂方面有了较多新进展，为临床治疗提供了更强有力的工具。

（二）细胞因子调节治疗

1. 肿瘤坏死因子－α　肿瘤坏死因子（TNF）－α阻断剂被广泛用于对MTX治疗耐受的RA患者的治疗。已有3种TNF－α阻断剂（依那西普，etanercept；英夫利西单抗，infliximab和阿达木单抗，adalimumab）目前在市面销售，用于该指征的治疗，其他的药物正在开发过程中。尽管它们的药理性质不同，这3种可获得的药物具有相同的安全性和有效性。TNF－α阻断剂与MTX效果好于单用。尤其对肺部受累的RA患者有益。因有使用英夫利西单抗的患者发生RA相关纤维化肺泡炎恶化的报道，使用时应当谨慎。遗传因素可能在RA患者对TNF－α阻断剂阳性作用的易感性中发挥一定的作用。不良反应为注射局部反应上呼吸道感染和过敏反应。对潜伏性结核感染的患者，有必要进行预防性抗结核治疗。部分患者出现抗核抗体和抗DNA抗体阳性，曾有发生脱髓鞘病的病例报道，停药后即缓解。另有关于ANCA相关性血管炎患者使用TNF－α阻断剂疗效良好的报告。几种新型TNF－α阻滞分子正在开发中。CDP571和AME527为人源性抗体，能够抑制细胞因子；CDP870由长效人源性抗体片段组成，sTNF－RI为另一种可溶性受体。这些分子正在RA患者进行临床试验。TNF－α阻断剂（etanercept）等生物治疗疗效尚不肯定需进一步研究。

2. 白介素－1，－6，－12和－15　与安慰剂相比，白介素－1受体阻断剂（IL－lra，anakinra）和IL－6受体抗体能显著改善RA患者的临床症状。IL－1的Ⅱ型受体和IL－1细胞因子（与人类IgGl的Fc片段结合的IL－1受体）阻断剂，目前正在进行RA患者的临床试验。几个公开标签实验显示，IL－6受体阻滞抗体对全身起病的青少年特发性难治性关节炎患者有效。一个初步实验报道了IL－15抗体对RA患者有效。最近1个临床Ⅰ期试验已被启动，目的在于观察IL－12抗体的安全性。

3. 白介素－10和TALL－1　一个系统性红斑狼疮患者的小型临床公开试验观察了IL－10的阻断作用。尽管没有抑制自身抗体的产生，但患者在给药后出现显著的临床反应，提示该治疗在SLE治疗中的潜在作用。人体试验目前也在进行中，BAFF/TALL－1，一种B细胞激活因子/ TNF和APOL相关的白细胞表达的配体－1阻断融合蛋白对SLE病程的作用。

4. 转化生长因子－β　使用转化生长因子－β1（TGF－β1）单克隆抗体在45名SSc患者进行的一项Ⅰ/Ⅱ期双盲剂量实验发现该药物既安全且耐受性好，但目前尚未得出临床疗效的确切结论。TGF－β抗体在IPF的初步试验中也取得了结果。

（三）抗纤维化药物

在CTD肺纤维化中，血管、炎症和纤维化进程之间具有相互作用，并受多种重要细胞因子的调节，这些介质决定或维持肺间质成纤维细胞的纤维增生特性。在肺纤维化中，抑制基质合成成纤维细胞的功能是重要的治疗目标。包括阻断关键细胞因子和生长因子的治疗方法正在各疾病模型中接受评估。

1. 抗转化生长因子－β策略　TGF－β配体的内源性抑制因子的过量表达，能够阻断TGF－β配体活性，包括抗TGF－β1（CAT－192）的重组抗体和针对TGF－β1和TGF－β1－3具有特异性的同功抗体。重组受体－IgG融合蛋白在动物模型中取得疗效。最近大量的受体样激酶5抑制剂已被开发。这些抑制剂似乎具有对TβRI激酶特异的抑制活性，因此能够阻断TGF－β在成纤维细胞和其他类型细胞中的作用。实验结果显示，这些抑制剂具有潜在的抑制实验模型纤维化的活性，包括博来霉素肺损伤。

2. 内皮素受体阻断剂　实验证据显示，内皮素（ET）配体有促纤维化作用，这些作用由2种主要高亲和力ET受体——ET_A和ET_B调节。ET的受体阻断剂，包括双重特异性受体阻滞剂波生坦，能抑制细胞外基质产生过剩、基质降解酶降解和肌成纤维细胞分化。同时还使培养的硬皮病肺成纤维细胞的生化表型正常化。波生坦常用剂量62.5 mg，每日2次。波生坦对肺动脉高压的较好疗效和安全性，促成了2个“概念的证据”临床试验的产生，即BUILD－1：波生坦对IPF的作用；BUILD－2：波生坦对继发于硬皮病的肺纤维化的作用。欧洲的研究结果表明波生坦125 mg每日2次，患者2年生存率90%，3年生存率86%。另一项包括CTD－ILD患者的临床观察证实波生坦125 mg每日2次，16周后患者6 MWD及其他指标均有改善。其他如sitaxentan和amorisentan等新药也正在开发中。

3. 抗CCN－2单克隆抗体　CCN－2是一种重要的调节物，可调节TGF－β的作用。CCN－2的过量产生是激活的基质过量产生成纤维细胞的标志。在硬皮病患者的纤维化的肺组织和痰中能够观察到CCN－2的水平升高。阻断CCN－2的单克隆抗体的临床试验已开始进行，以评价其对肺纤维化的作用和安全性。

4. γ干扰素　IFN－γ是由活化的Th1细胞产生的细胞活化因子，抑制成纤维细胞增殖及胶原产生。已发现IFN－γ是有效的，重组干扰素已经被提出作为抗纤维化药物。有些临床试验数据显示，IFN－γ能下调肺纤维化的标志物，包括CCN－2，可能对治疗肺纤维化有效。几个使用干扰素（IFN）－γ－lb的试验在IPF患者中取得了初步结果，但在近期发布的安慰剂－对照试验中仍存在争议，北美330例多中心Ⅲ期临床研究结果表明，患者生存期未见延长。但分层解析发现FVC大于62%组死亡率下降，提示其可能改善轻、中度IPF的预后，进一步的研究正在进行中。

5. N－乙酰半胱氨酸（N－acetylcysteine，NAC）　抑制TGF－B_1活性、成纤维细胞增殖及胶原产生。2005年ERS公布184例IPF临床观察结果口服大剂量〔（NAC 1800 mg/d＋泼尼松0.5 mg/kg＋硫唑嘌呤2 mg/（kg·d）〕疗程12个月，抑制了DLco的减少。对CTD－ILD的疗效需临床对照试验的进一步证实。

6. 吡啡尼酮（pirphenidone）　它是一种羟基吡啶低分子量化合物，在实验动物中对纤维化有抑制作用。1个54例的研究结果表明能使DLco显著改善，1年生存率达78%，2年

63%。另有107例IPF的研究观察到急性加重显著减少，VC、TLC增加，DLco、PaO_2得到改善，对CTD－ILD的疗效需进一步观察。

7. 其他抗纤维化策略　环磷酰胺是一种广谱免疫抑制剂，最近在北美（SLS）和英国（FAST）完成的试验的最初终点与肺纤维化有关。美国以158例SSc患者为对象进行了多中心、随机、双盲、安慰剂对照的临床研究，口服环磷酰胺大于或等于2 mg/（kg·d），治疗和随访各1年的结果证实，对SSc－ILD有效。

参与胶原或细胞外基质生物合成的分子的抑制剂已经通过试验进行评估，包括溴氯哌喹酮和胶原翻译后修饰酶的抑制剂。

（四）肺移植

目前肺移植已成为终末期肺或心肺疾病患者的一种治疗方式。根据最近国际心肺移植登记学会的报告，目前全世界40%的移植手术是针对肺气肿、17%是针对IPF进行的。包括结缔组织疾病在内的系统性疾病引起的肺纤维化，如硬皮病等，仅占全部肺移植的4.4%。慢性排斥反应是影响长期存活率的重要因素。

下列情况的终末期肺疾病患者可考虑行肺移植治疗：免疫抑制剂治疗无效、FVC小于60%预计值、DLco小于50%预计值、平均肺动脉压高于55 mm Hg者等。

据报道，9名接受肺移植的SSc患者中，4年存活率为76%，与非硬皮病肺纤维化移植后的存活率相同。系统性疾病伴肺动脉高压的患者与其他患者的存活率相同但排斥反应少。另一组观察指出（狼疮，n=3和Churg－Strauss，n=1），还有1例常见变异型免疫缺陷病的患者。30天死亡率仅为5.3%，1年和2年精确存活率为71%。狼疮患者中2人因基础血管炎进展死亡，因此有人认为这样的患者（尤其是伴有抗心肌磷脂抗体时）或许不宜进行肺移植。目前为止，在Leuven的系列中，262名肺移植的患者，其中17人（6.5%）有系统性基础疾病：伯克肉样瘤（n=6），朗格汉斯细胞组织细胞增生症（n=5），SSc（n=3），LAM（n=2）和PM（n=1）。11名男性，6名女性，移植时平均年龄为52+7岁（范围为40～66岁）。13人进行了单纯肺移植，3人进行了连续的单纯肺移植，1人进行了心肺联合移植（由于并发的特发性充血性心肌病）。3个月存活率为94%，4年和5年存活率为71%。系统性疾病和终末期肺纤维化的患者可能适于肺移植，移植后的结果与因其他疾病移植的结果相近。

术前使用激素并非肺移植禁忌证。虽然移植的最初阶段，合并其他脏器衰竭者不宜接受肺移植，但目前这一观点有所改变。

（五）康复锻炼

肺功能恢复即对有慢性呼吸系统疾病患者的循证的、多学科的、以患者为中心的治疗。

作为整体治疗的一部分，它的目标包括：减少症状、最大恢复肺功能、提高生活质量和减少医疗保健成本。通过稳定或逆转呼吸系统疾病的症状和并发症来实现这些目标。ILD患者是肺功能恢复的最佳候选者。因为这些患者通常有气短、干咳、活动耐量减低、体重下降、不适和乏力，这些症状都影响健康状态，运动训练可改善患者的运动能力和健康状态。

肺机能恢复项目，包括运动训练、营养支持、心理咨询、职业疗法和患者教育可能改善生理和心理及健康状态，与在慢性阻塞性肺疾病中观察到的相似。然而，肺功能恢复在特发或有慢性CTD基础病的ILD患者中却很少应用。Foster和Thomas曾研究肺纤维化等肺部疾病的患者通过4周运动训练，用6 MWD评估其恢复情况，结果显示与在肺慢性阻塞性疾病中观察到的结果相近。

总之，虽然不同的结缔组织疾病可能有相同的肺部表现、临床特征及病理类型，但又有各自的特点，不同的治疗反应及预后，详见相关章节。

（王 薇）

参 考 文 献

1. Fischer A, et al. Unique characteristics of systemic sclerosis sine scleroderma – assciated interstitial lung disease. Chest, 2006, 130 : 976 – 981
2. American Thoracic Society/European Respiratory Society Internatioanal multidisciplinary consensus classification of the idiopathic interstitial pneumonias. Am J Cric Care Med, 2002, 165 : 277 – 304
3. 特发性肺（间质）纤维化诊断和治疗指南（草案）. 中华结核和呼吸杂志，2002，25（7）：387 – 389
4. Vassallo R, et al. Advances in the treatment of rheumatic interstitial lung disease. Curr Opin Rheumatol, 2004, 16 : 186 – 191
5. Fischer A, et al. Unique characteristics of systemic sclerosis sine scleroderma – assciated interstitial lung disease. Chest, 2006, 130 : 976 – 981
6. Wang XM, et al. Caveolin – 1: A critical regulator of lung fibrosis in Idiopathic pulmonary fibrosis. J Exp Med, 2006, 203 : 2895 – 2906
7. Subodh V, et al. Idiopathic pulmonary fibrosis – new insights. N Engl J Med, 2007, 356 (13) : 1370 – 1372
8. Vlachoyi annopoulos PG, et al. Systemic scleroderma in Greece: Low mortality and strong linkage with HLA – DRB1 * 1104 allele. Ann Rheum Dis, 2000, 5 : 359 – 567
9. Tan FK, et al. Association of fibrillin 1 single – nucleotide polymorphism haplotypes with Systemic scleroderma in Choctaw and Japanese populations. Arthritis Rheum, 2001, 44 : 893 – 901
10. Crilly A, et al. Analysis of transforming growth factor betal gene polymorphasims in patients with systemic scleroderma. Ann Rheum Dis, 2002, 61 : 678 – 681
11. Sugiura Y, et al. Transforming growth factor betal gene polymorphasims in patients with Systemic scleroderma. J Rheumatol, 2003, 30 : 1520 – 1523
12. Fanquet T, et al . high – resolution computed tomography of the lungs. In: Wells AU, Denton CP, eds. Pulmonary involvement in systemic autoimmune diseases. London: Elsevier, 2004, 25 – 44
13. Bna C, et al。Differential diagnosis between usual interstitial pneumonia (UIP) and nonspecific interstitial pneumonia (NSIP) assessed by high – resolution computed tomography (HRCT). Radiol Med (Torino), 2005, 109 : 472 – 487
14. Shama S, et al. Is HRCT the best way to diagnose idiopathic interstitial fibrosis? Curr Opin Pulmonary Med, 2006, 12 : 323 – 330
15. Mayo JR, et al. Radiation exposure at chest CT: A statement of the Fleischner Society. Radiology, 2003, 228 : 15 – 21
16. Kunio H, et al. Significance of pulmonary arterial pressure and diffusion capacity of the lung as prognosticator in patients with idiopathic pulmonary fibrosis. Chest, 2007, 131 : 650 – 656
17. Egan JJ, et al. Lung fuction estimates in idiopathic pulmonary fibrosis. The potential for a simple classification. Thorax, 2005, 60 : 270 – 273
18. Kawut SM, et al. Exercise testing determines survival in patients with diffuse parenchymal lung disease evalua-

ted for lung transplantation. Respir Med, 2005, 99 : 1431 – 1439

19. Takanishi H, et al. Monitoring markers of disease activity for interstiting lung diseases with serum surfactant protein A and D. Respirology, 2006, 11 : 351 – 354

20. Yanaba K, et al. Comparative study of serum surfactant protein – D and KL – 6 concentrations in patients with systemic sclerosis as markers for monitoring the activity of pulmonary fibrosis. J Rheumatol, 2004, 31 : 1112 – 1120

21. Yokoyama A, et al. Prognostic valve of circulating KL – 6 in idiopathic pulmonary fibrosis. Respirology, 2006, 11 : 164 – 168

22. Yantration aba K. et al. Longitudinal analysis of serum and KL – 6 levels in patients with systemic sclerosis: Association with the activity of pulmonary fibrosis. Clin Exp Rheumatol, 2003, 21 : 429 – 436

23. Yanaba K, et al. Comparative study of serum surfactant protein – D and KL – 6 concentrations in patients with systemic sclerosis as markers for monitoring the activity of pulmonary fibrosis. J Rheumatol, 2004, 31 : 1112 – 1120

24. Bargagli E, et al. Infliximab treatment in a patient with rheumatoid arthritis and pulmonary fibrosis. Eur Respir J, 2004, 24 : 708

25. Ostor AJ, et al. Fatal exacerbation of rheumatoid arthritis associated fibrosing alveolitis in patients given Infliximab. BMJ, 2004, 329 : 1266

26. Booth A, et al. Prospective study of TNF alpha blockade with infliximab in anti – neutrophil cytoplasmic antibody – associated systemic vasculitis. J Am Soc Nephrol, 2004, 15 : 717 – 721

27. Abdelaziz MM, et al. Treatment of idiopathic pulmonary fibrosis is there anything new? Respirology, 2005, 10 : 284 – 289

28. Bonniaud P, et al. Progressive transforming growth factor beta1 – induced lung fibrosis is blocked by an orally active ALK5 kinase inhibitor. AmJ Respir Crit Care Med, 2005, 171 : 889 – 898

29. Ahmadi – Simab K, et al. Bosentan for severe pulmonary arterial hypertension related to systemic sclerosis with interstitial lung disease. Eur J Clin Invest, 2006, 36 Suppl 3 : 44 – 48

30. Antoniouo KM, et al. Long – term clinical effects of interferon gamma – 1b and colchicines in idiopathic pulmonary fibrosis. Eur Respir J, 2006, 28 : 463 – 465

31. Demedts M, Behr J, et al. High – dose N – acetylcysteine in idiopathic pulmonary fibrosis. N Engl J Med, 2005, 353 : 2229 – 2242

32. Raghu G, et al. Idiopathic pulmonary fibrosis treatmentoptions in pursuit of evidence – based approaches. Eur Respir J, 2006, 28 : 463 – 465

33. Azema A, et al. Double – blind, placebo – controlled trial of pirfenidone in patients with idiopathic pulmonary fibrosis. Am J Respir Crit Care Med, 2005, 171 : 1040 – 1047

34. Tashkin DP, et al. Cyclophosphamide versus placebo in scleroderma lung disease. N Engl J Med, 2006, 354 : 2655 – 2666

35. Reed A, et al. Outcomes of patients with interstitial lung disease refered for lung transplant assessment. Intem Med J, 2006, 36 : 423 – 430

36. KhannaD, et al. Correlation of the degree of dyspnoea with healthrelated quality of life, functional abilities, and diffusing capacity for carbon monoxide in patients with systemic sclerosis and active alveolitis: Results from the Scleroderma Lung Study. Arthritis Rhreum. 2005, 52 : 52 – 600

第十九章　多发肌炎皮肌炎的肺受累

多发性肌炎（多肌炎）（polymyositis）和皮肌炎（dermatomyositis）（简称PM/DM）系指横纹肌弥漫性炎性疾患，主要累及对称性的近端肌带肌，颈和咽部肌肉无力和萎缩，严重者导致心肌、呼吸肌群受累，引起死亡。仅有横纹肌受累的肌炎称为多发性肌炎（多肌炎），既有横纹肌炎症，又有皮肤病变称为皮肌炎。伴随PM/DM的发生，患者可有内脏器官损害，甚至发生肿瘤和其他结缔组织病。PM / DM可以单独存在，病因不明，也可以和结缔组织病合并存在，包括风湿热，类风湿关节炎，硬皮病，系统性红斑狼疮，结节性多动脉炎和混合性结缔组织病。

目前对于PM/DM发病率的流行病学调查资料不多，且各种文献报道差异较大。总体来看，本病并不常见。有人统计，PM/DM发病率大约在0.5～8/10万之间。仅为类风湿性关节炎的1/10，系统性红斑狼疮的1/3，硬皮病的1/2。某些报道资料显示，PM/DM发病率有种族差异，在美国和英国的发病率为0.1～0.6/万人，日本为0.5/10万人，美国黑人的发病率是白人的4倍。成年男女发病率之比为1∶2。本病可发生于任何年龄，但其发病年龄在人群中有两个高峰，第一个高峰是5～14岁的儿童，第二个高峰是45～64岁的成年人。有研究表明，本病伴发肿瘤的年龄平均60岁，而合并其他结缔组织病者的平均年龄则在35岁左右。

一、病因及发病机制

PM/DM的发病原因未明，目前人们大多认为在某些遗传易感个体中，由于免疫作用的介导和感染或非感染环境因素的诱发，促发了本病。以下三个方面可能参与疾病的发生。

（一）遗传因素

大多数人认为本病的发生可能与HLA遗传等位基因有关，最早有人研究发现在成人多发性肌炎（PM）患者HLA－B8的出现率较高，但以后的研究却表明，在儿童皮肌炎（DM）患者中，HLA－B8亦多见。在成人PM中白种人HLA－B8和HLA－DR3的出现率高，并且抗Jo－1抗体阳性与HLA－D3、B8相关，而在黑人患者中多见HLA－B7和HLA－DRw6，这些位点未见与成人DM存在相关性。另外，PM/DM常伴发恶性肿瘤，两者常同时或先后发生，在时间先后顺序上并不像一种因果关系，而更像继发于同一种疾病的两种表现。因此人们很难确定是PM/DM诱发了肿瘤，还是肿瘤引起了PM/DM的发生。

（二）免疫功能异常

因为PM/DM常伴发其他自身免疫性疾病，所以临床上对该病进行了深入的免疫学研究，发现该病患者的细胞免疫和体液免疫都不正常。

1．细胞免疫异常　患者肌肉活组织检查，常见炎性细胞（大多为淋巴细胞和巨噬细胞）浸润。在疾病活动期患者的外周血中，还可检测到可溶性IL－1及IL－2受体，这些受体常为活化的单核细胞和淋巴细胞所具有。淋巴细胞通过释放淋巴细胞毒和直接粘附于肌纤维并侵入肌纤维内而引起骨骼肌的炎性损害。患者外周血单核细胞与自体肌肉匀浆一起培养后，能释放出一种物质，该物质能抑制 Ca^{2+} 与肌肉网膜的结合，这可能就是造成患者肌无力的原因。为了进一步证实淋巴细胞在 PM/DM 发病中的作用，人们以肌肉匀浆或其不同成分作抗原，注入实验动物，可诱发产生炎性肌病。

2. 体液免疫异常 大多数 PM/DM 患者的血沉增快，免疫球蛋白增高，抗甲状腺抗体、抗核抗体、类风湿因子、LE 细胞阳性，在合并其他结缔组织病患者中更为多见。这些现象反应了本病的体液免疫反应异常。

血清学研究发现患者血清中存在抗肌肉成分，如肌球蛋白、肌红蛋白、肌凝蛋白等特异性抗体。有人报道在 70% 患者的外周血中发现免疫复合物，这些免疫复合物沉积于血管壁而导致血管损伤。在儿童 DM 患者的肌肉小血管壁还可见到膜攻击复合物的存在，这种复合物能直接造成或诱发血管损伤而引起一系列炎性病理过程。

（三）感染因素

近年来有学者将患者的皮损和肌肉作电镜观察，发现肌细胞核内，血管内皮细胞、血管周围的组织和成纤维细胞胞质和核膜内有类似病毒或副病毒的颗粒，故提出感染学说。现已发现多种感染（细菌、病毒、真菌、原虫等）与本病有关，其中以病毒和弓形虫更受重视。

1. 据实验室检验，30% PM 患者有抗 Jo－1 抗体。此抗体抑制组胺酸 tRNA 合成酶的活性，此酸有一段氨基酸序列与小 RNA 病毒外壳抗原序列抗原相似，而小 RNA 病毒感染，通过分子模拟机制，诱发人类肌炎，部分 DM 患者血中抗克萨奇病毒抗体的效价升高，使人怀疑病毒是致病原因之一。

2. 弓形虫感染 弓形虫感染的患者常有严重的肌肉病变，出现 PM/DM 样表现，在这类患者的肌肉活组织检查中有时可见到弓形虫，患者经用乙胺嘧啶、磺胺类治疗后，症状得到改善。

二、临床表现

本病起病隐匿，大多数发展缓慢，但也有突然起病，迅速恶化，很快生活不能自理。通常以肌无力起病，少数患者因肌痛而就诊。全身表现有低热或中度发热；乏力、倦怠和体重下降。

（一）肌肉病变

表现为对称性的上下肢近端肌肉逐渐加重的肌无力。下肢骨盆带肌肉受累时，患者常常上楼困难，需扶梯而行，下蹲后站立或从坐位到立位时，需借助双臂的力量协助，步态缓慢，摇摆不稳，甚至呈鸭步等。上肢肩胛带肌肉受累，则出现举臂、穿衣和梳头困难。颈肌受累，患者平卧时头部不能抬离枕头或从平卧位自行坐起，严重者不能翻身，坐立时头不能竖直。当咽喉肌和食管肌受累时，出现声哑、鼻音、发音含糊和吞咽困难。呼吸肌受累时，出现呼吸急促、表浅和无力。但面部和眼部肌肉几乎从不受累，这是与重症肌无力不同之处。肌痛只出现于少数患者的早期。体格检查时肌压痛多见。肌萎缩常出现在晚期患者，并伴有肌腱反射低下。肌力一般按 6 级分级。0 级：完全瘫痪；1 级：可有肌肉收缩，但不能产生移动动作；2 级：肢体能在平面移动，但不能抗地心引力，不能抬离平面；3 级：肢体可以抬离平面，但不能抵抗阻力；4 级：肢体能抵抗阻力，但是肌力较弱；5 级：正常肌力。肌力检查及分级可作为观察疾病发展和治疗效果的重要临床指标。

（二）皮肤病变

皮肤病变可出现在肌肉病变之前或之后，或与肌肉病变同时出现。皮肌炎的皮疹包括：①向阳性皮疹：出现在双侧的上眼睑，往往伴有水肿。病变可延及眼眶周围，甚至累及整个颜面。呈淡紫色或暗紫红色，是本病特征性皮疹；②“高雪”斑丘疹：在掌指关节和近指关节处皮肤有红紫色的魔丘疹，顶面扁平，伴少许脱屑，久后皮肤萎缩，色素减退，是皮肌炎另一特征性皮疹；③皮肤异色病：在肩背部、颈前部、前胸 V 形区有弥漫性暗紫红色斑疹，皮肤可呈片状萎缩，并伴有毛细血管扩张、色素沉着和色素减退形成的斑点；④技工手：在手指伸侧或两边交替出现暗黑色或污后样皮疹，似长期进行油污操作的手；⑤其他：有指缘皮肤充血、脱屑、粗糙、甲床增厚、甲周红斑及瘢痕等。另外，还可出现颜面部鲜红色或深红色水肿性红斑，似醉酒样外观；伴深褐色色素斑及毛细血管扩张，常提示合并恶性肿瘤。雷诺现象、指端溃疡、坏死、皮下钙质沉着也可见到。特殊部位的钙质沉着可影响运动功能。

（三）关节病变

40% ~60% 的多发性肌炎和皮肌炎患者可出现关节痛或关节炎，伴有晨僵。受累的关节有指、腕、膝、踝、肩。偶有关节畸形出现；由于肌肉痉挛造成，X 线并不出现骨关节的破坏。

（四）肺部病变

临床统计，大约 5% ~10% 患者发生间质性肺病，出现肺功能障碍，气短、呼吸困难。出现间质性肺病的患者，临床表现多种多样。急性间质性肺病可有发热、干咳呼吸困难、发绀，并不一定出现肌无力现象，但病情进展迅速，出现呼吸衰竭，常可在 6 个月内死亡。慢性间质性肺病者起病缓慢而隐匿，出现干咳、进行性呼吸困难，易伴发肺部感染，大多伴有肌无力现象，早期体征不明显。另外，由于咽部肌群无力，可出现咽下困难，易致吸入性肺炎。有约 36% 的 PM 和 DM 出现咳嗽、咳痰、呼吸困难等症状，可因肺间质病变、各种病原体的感染或两者兼有的病因所引起。肺间质病变的病理为间质内出现单个核细胞和巨噬细胞的浸润，局部组织有纤维化，有的尚有阻塞性细支气管炎。小部分的肺间质性病变者演变为严重的弥漫性肺纤维化，但大部分呈非进行性的慢性过程，有肺功能的异常和肺 X 线的改变但并无呼吸道的临床症状。少数患者出现肺动脉高压，其病理基础为肺小动脉壁增厚和管腔的狭窄。有肺间质性病变的 PM 和 DM 患者的血清出现各类抗合成酶抗体的阳性率很高，如抗 Jo－1 抗体的阳性率达 68%，因此肺间质病被视为 PM 和 DM 的抗合成酶综合征（anti synthetase syndrome）的主要症状，其他症状包括有发热、技工手、多关节炎、雷诺现象。本综合征的另一特点为病情易于复发。

由于本病患者的肺有间质病变的基础，食管反流又引起吸入性肺炎，长期应用肾上腺皮质激素和免疫抑制药等危险因素，因此肺部感染包括机会性致病菌感染是不少见的。

肺受累与皮肤肌肉症状表现不平行，表现在：①症状出现时间不一致，约 50% 的患者先出现皮肤肌肉症状；而 20% 的患者首先表现为呼吸系统受累，即双肺弥漫性病变出现在前，在治疗肺部疾病的过程中出现典型的皮肤及/或肌肉受累的表现；②皮肌炎的临床表现轻重不一，部分患者出现呼吸衰竭时没有皮肤肌肉症状，肌酶也可不高；③治疗后皮肤肌肉症状与肺部病变的变化不平行，即激素及免疫抑制剂治疗后皮肤肌肉症状迅速减轻，但肺部病变好转相对滞后，胸部影像学吸收至少需要 3 月以上时间。因此，间质性肺病可以是多发肌炎/皮肌炎或其他结缔组织病的首发症状，到目前为止我们还没有因间质性肺病使用激素后出现典型的肌炎皮肌炎临床表现者的具体统计数据，因此对于病理表现为间质性肺炎患者需进行严密随访，除外结缔组织病继发。此外，多发肌炎/皮肌炎患者可出现 HRCT 及肺功能结果提示肺受累，但患者临床并未出现咳嗽及呼吸困难的症状，所以对于皮肌炎患者不能根据临床症状判断是否有肺受累，建议对确诊多发肌炎/皮肌炎患者，常规筛查 HRCT 及肺功能，以明确是否有肺受累。

多发肌炎/皮肌炎患者可出现心脏病变，表现为心悸、心前区不适及呼吸困难等，也可有心律失常、传导障碍、二尖瓣脱垂、心脏病和心包积液等；消化道病变，表现为吞咽困难、食管反流及经鼻反流等，在重症患者更多见。少数患者可出现胃肠道溃疡和出血。另外可出现腹泻、便秘及肠吸收不良等；肾脏病变，在病情活动时，可出现蛋白尿，随病情缓解而消失。有持续的肌红蛋白尿者，可以出现肾功能不全。

三、实验室检查

1. 血沉增快，白细胞数正常或增高。

2. 肌酶谱　血肌酸磷酸激酶（CPK）最敏感，但醛缩酶、丙氨酸转氨酶、天冬氨酸转氨酶、乳脱氢酶也有诊断价值，99% 的患者有酶升高。肌炎的急性期肌酶谱升高，提示肌肉受损分解，病情好转后下降。病程中多次检测，连续观察，可判断肌炎的进展和治疗情况。

3. 尿肌酸测定　正常情况下，24 小时尿肌酸排量少于 200mg，即小于 4mg/kg 体重。PM/DM 患者，24 小时尿肌酸排出量可达 2000mg，而尿肌酐排量明显减少。

4. 90% 患者有肌电图异常　典型表现为：A 低波幅，短程多相波；B 插入（电极）性激惹增强，表现为正锐波，自发性纤颤波；C 自发性、杂乱、高频放电。肌电图示肌原性损害，对本病有诊断价值。

5. 肌活检 90% 异常　表现为肌纤维变性或空泡性坏死，肌纤维粗细不一，有再生现象，间质有炎性细胞浸润和纤维化。

6. 自身抗体　抗 Jo－1 抗体为特异性抗体，PM 患者阳性率达 30%，DM 患者阳性率为 10% 左右。少数还可查到对 PM/DM 有特异性的 PL－7，PL－12，SRP，M1－2，PM－Sc1 抗体。不出现系统性红斑狼疮与系统性硬化症的标志性抗体。

7. 影像学表现　双肺斑片状阴影，网格影，磨玻璃样变，也可出现胸腔积液。

8. 肺功能　表现为限制性通气功能障碍及弥散功能障碍。

9. 肺部病理　可表现为 BOOP，LIP，NSIP 及 UIP 样改变。

四、治疗及预后

治疗药物包括激素及免疫抑制剂。疗效与病理特点有关，病理表现为 LIP、BOOP 及 NSIP 富细胞型疗效明显首先表现为临床症状改善，在治疗 1 月左右，其次是肺功能改善，胸部影像学改善需要 3 个月以上。病理表现为 DAD 的疗效差，患者短期内出现呼吸衰竭，肌炎/皮肌炎患者在出现急性或亚急性间质性肺炎时，若只给与1mg/（kg·d）的泼尼松和CTX或硫唑嘌呤治疗，死亡率为75%，而给与大剂量甲基泼尼松龙联合CTX及环孢素治疗，死亡率则降为50%。

肌炎/皮肌炎患者出现DAD时死亡率高，但目前对于该类患者还没有统一的治疗方案，也没有大规模的临床研究。除了大剂量激素及环磷酰胺外，有人报道大剂量免疫抑制剂联合自体干细胞移植对急进型DM合并ILD患者有效，新近有报道认为对大剂量激素，静脉CTX及环孢素治疗反应差时，他克莫司可显著改善多发肌炎/皮肌炎肺受累，但这些新药、新方法均为个案报道，其疗效有待于临床研究验证。

（施举红）

参 考 文 献

1. Fathi M, Lundberg IE, Tornling G. Pulmonary complications of polymyositis and dermatomyositis. Semin Respir Crit Care Med, 2007, 28 (4): 451 - 458
2. Related Articles, LinksWon Huh J, Soon Kim D, et al. Two distinct clinical types of interstitial lung disease associated with polymyositis - dermatomyositis. Respir Med, 2007, 101 (8): 1761 - 1769
3. Ideura G, Hanaoka M, Koizumi T, et al. Interstitial lung disease associated with amyopathic dermatomyositis: Review of 18 cases. Respir Med, 2007, 101 (7): 1406 - 1411
4. Murota H, Muroi E, Yamaoka T, et al. Successful treatment with regimen of intravenous gamma globulin and cyclophosphamide for dermatomyositis accompanied by interstitial pneumonia, opportunistic infection and steroid psychosis. Allergol Int, 2006, 55 (2): 199 - 202

第二十章 类风湿关节炎的肺部表现

类风湿关节炎（rheumatoid arthritis，RA）是一种主要侵及滑膜关节，以慢性、对称性多关节炎为主要临床表现的全身性自身免疫病，RA还可以累及呼吸系统、心血管系统、皮肤、眼和神经系统等关节外系统。到目前为止RA的发病原因不明，其发病机制目前认为是由细胞免疫、体液免疫共同引起的滑膜炎所致。临床上以40～50岁的女性多见，是当今最常见的自身免疫系统病；中国RA的患病率约为0.34%。美国成人中RA的患病率为0.5%～1%，RA患者的中位生存期通常在10～11年之间。美国每年用于RA患者诊疗的费用达3亿美元，RA患者的大部分诊疗费用，以及致死的主要原因都与RA的关节外系统/脏器受累呈明显的相关关系。其中呼吸系统受累是引起RA患者死亡的最常见原因，为10%～20% RA患者的直接死因。本文就RA的呼吸系统受累的临床方面作一系统介绍。

一、流行病学特点

RA以中年女性多见，但呼吸系统受累的RA患者中，以男性多见。年龄分布方面与是否合并呼吸系统受累并无明显差别。多项研究认为，吸烟是RA患者呼吸系统受累的高危因素，但目前尚未达成共识。呼吸系统受累多出现在RA诊断后5年内，部分患者在被诊断RA时常常发现有呼吸系统受累；少部分RA患者，肺部受累可早于其典型的关节炎出现。大多数患者在有呼吸系统症状时，经过进一步检查化验即可发现有呼吸系统受累。但随着对于RA肺部受累的认识提高，部分患者经高分辨CT（HRCT）、肺功能等检查，在呼吸系统临床表现出现之前，就可以被诊断为RA合并呼吸系统受累。RA呼吸系统受累的确切的比率因各医疗单位的诊断方法不同，而存在一定的差异。

二、风湿关节炎呼吸系统表现概况

RA可以累及呼吸系统的多个组织、脏器，其中以胸膜受累和肺间质病变最多见。此外，RA的治疗中，需要使用糖皮质激素（激素）、甲氨蝶呤（MTX）等免疫抑制剂，这些药物的使用，也会引起继发性呼吸系统受累；在临床实际中需保持警惕。RA的呼吸系统受累的具体表现详见表1－20－1。

表 1－20－1　RA 呼吸系统受累的表现

- 胸膜病变
    - 胸膜炎
    - 胸腔积液
    - 气胸
    - 液气胸
    - 支气管胸膜瘘
    - 脓胸
    - 胸膜纤维化
- 气道病变
    - 环勺关节炎相关性气道病变
    - 支气管扩张
    - 闭塞性细支气管炎
    - 滤泡性细支气管炎
    - 弥漫性泛细支气管炎
- 肺实质病变
    - 间质性肺炎
        - 寻常（普通）型间质性肺炎（UIP）
        - 非特异性间质性肺炎（NSIP）
        - 机化性肺炎（OP）
        - 淋巴细胞性间质性肺炎（LIP）
        - 弥漫性肺泡损伤（DAD）
    - 急性嗜酸性粒细胞性肺炎
    - 肺尖纤维化
    - 淀粉样变
    - 肺类风湿结节
- 肺血管病变
    - 肺动脉高压
    - 肺血管炎
    - 弥漫性肺泡出血合并毛细血管炎
- 继发性呼吸系统受累
    - 机会感染
        - 肺结核
        - 非结核分枝杆菌感染
        - 奴卡菌感染
        - 肺孢子菌肺炎（PCP）
        - 巨细胞病毒（CMV）肺炎
    - 药物相关性
        - MTX
        - 金制剂
        - D－青霉胺
        - 硫唑嘌呤

三、胸膜病变

RA 的胸膜病变是 Baggenstoss 和 Rosenberg 于 1943 年首次报道的。RA 合并胸膜病变很常见，RA 和系统性红斑狼疮（SLE）是在所有系统性自身免疫病中胸膜受累最常见的疾病。在 RA 尸检病例中，胸膜受累比率高达 38% ~73%，尤其是 HRCT 的使用，RA 胸膜病变的诊断率明显增加。

RA 胸膜病变的确切机制不详，有学者认为，这与 RA 患者胸膜腔内高蛋白水平及胸膜下类风湿结节的破裂有关。胸膜病变可以表现为胸膜炎、胸腔积液、气胸、液气胸、脓胸、支气管胸膜瘘和胸膜纤维化等，但以胸膜炎、胸腔积液为多见，以男性患者多见。临床中，20% ~28% 的胸膜病变者可以有轻微胸痛，很少有患者出现明显的呼吸困难；大多数患者无明显临床表现。

约 5% 的 RA 患者可合并胸腔积液，RA 胸腔积液以单侧、少至中量为多见，多可以自行缓解；约 25% 的患者有大量胸腔积液，有咳嗽、呼吸困难等临床表现；约 1/3 患者合并肺实质病变。RA 胸腔积液的理化特点是：外观为淡黄色，低糖、低 pH 值、高蛋白、高 LDH 水平。少部分患者可以有双侧胸腔积液，也有血性胸腔积液、脓胸、乳糜胸腔积液的报道。其中约 70% 的患者，胸腔积液中糖的水平低于 30 ~40mg/dl，40% 的病例则低于 10mg/dl。通常认为与血液与胸腔积液之间的糖的运输过程受累有关，这与癌性胸膜炎及脓胸中因糖的消耗过多的机制不同（RA 胸腔积液的特点详见表 1 -20 -2）。但是，对于老年男性的 RA 患者，合并大量胸腔积液时需要警惕合并肿瘤的可能性。

表 1 -20 -2　RA 胸腔积液的特点

单侧多见
少至中量
淡黄色
pH：<7.2
细胞学：中性粒细胞为主
蛋白：胸腔积液蛋白/血清蛋白 >0.5
LDH：胸腔积液 LDH/血清 LDH >0.6
胸腔积液 LDH >2/3 血清 LDH 高限
糖：<30 ~40 mg/dl（70% 患者）
<10 mg/dl（40% 患者）
其他：低 C3、C4 水平
高 RF 水平
高 ADA 水平

自发性气胸、脓胸、液气胸等很罕见，自发性气胸多因渐进性坏死的胸膜类风湿结节破裂引起，部分患者可以引起长期的支气管胸膜瘘。脓胸则是由于胸膜类风湿结节感染后坏死、破裂引起，对于这类患者需要积极胸腔引流和全身抗生素的使用。这些情况在临床中都很罕见。

RA合并胸膜病变，需要与胸膜腔感染、肿瘤性病变等相鉴别；一经诊断，一般不需要特殊处理，常常呈自限性；另外，针对关节炎的全身用药对胸腔积液也有很好的疗效。但对于经全身治疗无明显疗效的中至大量胸腔积液，需要胸腔穿刺引流以缓解症状，对于极少数复发性胸腔积液患者，可考虑使用胸膜粘连术。

四、肺实质病变

（一）RA间质性肺病（RA－ILD）

RA－ILD是RA呼吸系统受累中最常见的表现之一，是由Ellman于1947年首次报道的。以男性、吸烟者多见，部分学者认为在高RF效价的患者及全身关节症状重的患者中多见。其发生率因诊断技术差异而不同，如普通胸部X线片的RA－ILD诊断发生率为2%～6%，而HRCT则可高达47%。

RA－ILD的临床表现与特发性间质性肺炎（IIP）患者并无区别，临床上以干咳、活动后气短为主要表现，部分患者可出现杵状指，可以在双下肺闻及爆裂音。血清学检查上，RA的特征性自身抗体阳性；有不同程度的低氧血症；肺功能检查方面：22%～40%的RA患者可以不同程度的肺功能指标的异常，主要表现为限制性通气功能障碍、不同程度的一氧化碳弥散率（DLco）下降；对于合并阻塞性气道病变的患者，可以合并有阻塞性通气功能障碍。胸部影像学改变常以双肺下叶基底段、胸膜下病变为重，一般是非对称性的；影像学表现与病理类型及病程不同而不同，病理类型为富细胞性病变时表现为肺内磨玻璃样影，纤维化型病变表现为网格影、蜂窝影为主，还可以有牵张性支气管扩张、纵隔淋巴结肿大等合并。支气管肺泡灌洗液（BALF）的细胞分析：由于这方面的报道结果不一，目前尚未获得共识。考虑BALF与肺间质病变的病程及病理类型有关，如病理类型为UIP的，BALF中以中性粒细胞和巨噬细胞增多为多见；LIP及富细胞型的患者，BALF中以淋巴细胞增多为主。

RA－ILD的肺部病变的病理类型上，国外研究认为以UIP为主；其次为NSIP、COP，而LIP、DAD少见。RA患者在治疗中，往往需要使用免疫抑制剂，部分患者还需要使用激素。部分患者可以合并机会性感染；所以在鉴别诊断上，需要与RA合并机会性感染，如PCP、巨细胞病毒（CMV）肺炎等、治疗药物相关性肺损害（NSAIDs类药物引起的急性过敏性肺炎、MTX所致肺损害等）相鉴别。

RA－ILD是影响RA患者生活质量和生存期的重要因素，也是RA致死的主要原因之一，一旦诊断，需要积极治疗。治疗上，目前认为对于关节炎有效的方案对于RA－ILD不一定有效，或者并不能使RA－ILD患者得到满意的治疗；治疗方案上以激素（中等量至足量）及免疫抑制剂的使用为主，但确切的方案目前尚未达到共识，如激素的起始量、使用疗程、减量方案以及免疫抑制剂的种类、量及疗程、减停药方案等等。然而，鉴于甲氨蝶呤（MTX）易引起肺损害，临床上不建议选用MTX作为免疫抑制剂治疗RA－ILD。而TNF－α受体阻断剂等生物制剂在RA的关节炎治疗上有很好的疗效，但在RA－ILD治疗效应还有待进一步明确。

临床上如果有杵状指、一氧化碳弥散率（DLco）降低、病理类型为UIP的患者，往往提示预后不良。但是，纤维化型RA－ILD（病理类型为UIP、纤维化为主型的NSIP）的预后较纤维化型的IIP要好。

（二）其他

除了 RA－ILD 外，RA 患者的肺实质病变还可以表现为肺内小结节影、急性嗜酸性粒细胞性肺炎、肺尖纤维化、肺内小结节等，罕见的还有肺淀粉样变等。

以前认为 RA 合并肺内小结节影并不多见，但随着 HRCT 在临床的广泛应用，现在发现 RA 合并肺内小结节影并非少见，发生率约在 22%～32.5%之间。肺内小结节影可以在 RA 的各个病程中出现，少部分还可以早于 RA 的诊断而出现。通常在男性、RF 阳性、有皮下结节的患者中多见；一般无明显的临床症状，但若出现结节破溃、继发感染可以合并胸腔积液、支气管胸膜瘘、脓胸等而出现相应的临床表现。胸部 CT 以小结节或微结节多见，一般直径小于 3 mm；多分布于外周、胸膜下，部分可以是钙化的小结节。病理上小结节中心是纤维素性坏死，周围有单个核细胞及肉芽肿形成。肺内类风湿结节一般可以自行消失，类风湿结节对治疗关节炎的药物反应也很好，一般明确诊断后，无需特殊治疗，只要定期随诊就行。但要特别注意与其他结节性病变的鉴别，尤其是肿瘤性病变、感染性病变，后者一般有其他临床表现，结节直径较大，且在短期内有增大。

急性嗜酸性粒细胞性肺炎或急性过敏性肺炎主要是由治疗药物引起，如 NSAIDs 类药物、MTX 等，临床表现为发热、咳嗽、呼吸困难，常伴有皮疹、外周血嗜酸性粒细胞数升高等，在停药后症状能减轻、缓解，部分患者需要在停药同时予以糖皮质激素的积极治疗。

少部分 RA 患者还可以合并肺尖纤维化；这与强制性脊柱炎合并的肺尖纤维化类似；有部分学者认为，部分肺尖纤维化与渐进性坏死性肺类风湿结节的空腔化病变有关。另外，在 RA 患者中可以继发肾、胃肠道的淀粉样变，对于这方面的认识也越来越多；但是，RA 继发肺淀粉样变很罕见，目前对这些改变的认识也不多。

五、气道病变

RA 患者容易合并气道病变，尤其是 HRCT 的广泛应用后，RA 合并气道病变的比率越来越高。其中以支气管扩张最为多见，其他还有环杓关节炎相关性气道病变、闭塞性细支气管炎、滤泡性细支气管炎等。

（一）支气管扩张

尤其是 HRCT 的使用，发现 RA 合并支气管扩张并不少见，有报道其发生率为 30%；但绝大多数 RA 合并支气管扩张的患者并无典型的支气管扩张的临床表现。目前研究认为，支气管扩张的成因与 RA 患者反复的气道感染、阻塞性气道病变有关，也有学者认为，与遗传因素有关。治疗上，对于无症状的支气管扩张患者，以预防为主，注意监测胸部影像学变化，无需特殊处理。对于病变重、有临床表现者，处理原则同一般的支气管扩张。

（二）其他

闭塞性细支气管炎（BO）是 Geddes 于 1977 年首次报道的，与其他 RA 呼吸系统受累不同，BO 以女性患者多见。BO 并不多见，且这类患者预后不良；临床以呼吸困难、干咳为主要表现，胸部影像学上以过度通气为主要表现。有学者报道，用大剂量的糖皮质激素合并环磷酰胺（CTX）治疗 RA 合并 BO，可能有效。

环勺关节炎相关性气道病变可以累及上气道，有研究报道，若用喉镜和喉部 CT 扫描，RA 合并环勺关节炎的比率高达 75%；但有临床症状的环勺关节炎并不多见。环勺关节炎可以在 RA 的各个病程中出现，但多发生在 RA 诊断之后。主要以声嘶、喉部胀满感/异物感、呼吸困难、耳部放射痛、吞咽痛、发音痛及吸气困难等为临床表现，尤其以夜间症状为重；部分患者可合并严重的睡眠呼吸暂停综合征。局部 CT 扫描可见环勺关节肿胀、损坏，严重的患者表现为环勺关节强直。肺功能上可见流速容量环的吸气支平直，对于强直性环勺关节炎患者，吸气支和呼气支都变平直；且这类患者的颈部活动受限，不能胜任气管插管，必要时，只能采用气管切开来开放气道。治疗上，在急性炎症期，针对关节炎的药物就能起到很好的作用；但对于慢性期，尤其是强直性关节炎期，药物治疗无效；对于这类患者，若有严重的上气道阻塞性病变，则需要手术治疗。

六、肺血管病变

RA 的肺血管病变并不多见，主要表现为毛细血管炎、肺动脉高压。对于 RA 合并系统性血管炎，很少见，常有皮肤溃疡、多发性单神经炎、指端溃疡等肺外表现；肺部主要表现为弥漫性肺泡出血，部分患者可以合并肾损害。也有 RA 患者弥漫性肺泡出血合并 ANCA 阳性的个案报道。系统性自身免疫病合并肺动脉高压的并不少见，其中以硬皮病合并肺动脉高压最多见；RA 患者也可以合并肺动脉高压，但临床上少见，且部分是由于继发于 RA - ILD。

七、药物相关性肺损害

RA 的治疗时经常用到 NSAIDs 类药物、各种免疫抑制剂、糖皮质激素，近年来，还有多种生物制剂上市，这些药物均可引起肺部损害。此外，由于激素、免疫抑制剂、生物制剂等使用，机体抵抗力下降，容易合并肺部机会菌感染，发生如肺孢子菌肺炎（PCP）、CMV 肺炎、结核等肺部并发症，这都需要与 RA 的肺部受累相鉴别，并及时给予适当处理。不过，有时药物性肺损害与 RA 肺受累的鉴别并非容易。这里主要介绍一下免疫抑制剂甲氨蝶呤（MTX）肺损害。

MTX 早在 1948 年左右首次是作为肿瘤化疗药物应用于临床的，在 20 世纪 80 年代才被逐渐应用于 RA 的治疗中。其主要副作用有口腔溃疡、脱发、骨髓抑制等，肺损害也并不少见。自 1983 年首次报道后，越来越受到人们的关注，到目前为止，报道的 MTX 肺损害的发生率在 1% ~5% 左右。具体的发病机制还不明确，有学者认为可能与过敏反应有关，但也有学者发现部分患者再此使用 MTX，并未再次出血肺部受累。临床以发热（93%）、干咳（82%）、呼吸困难（69%）为主要表现，HRCT 主要表现为双肺对称性分布的磨玻璃样渗出影，也可以有气体陷闭、索条影、结节影等表现。部分患者可出现肺内网格、蜂窝影等慢性肺纤维化的表现；还有 7% ~17% 的患者会合并胸膜肥厚。约 50% 的患者，会出现外周血嗜酸性粒细胞数的不同程度的升高。临床研究也发现，高龄、合并糖尿病、已有肺部受累、先前曾用过硫唑嘌呤、金制剂或 D - 青霉胺等药物、低白蛋白血症等的 RA 患者，往往容易出现 MTX 肺损害；所以尽可能避免在上述高危患者中使用 MTX。

鉴别诊断上，需要与 RA 肺受累、继发感染等鉴别；但有时鉴别上述情况很困难。一般认为经皮肺穿刺病理学检查是最好的鉴别诊断方法，但这是一项有创检查，有一定风险。支气管肺泡灌洗液中若以淋巴细胞增多为主，且以 $CD4^+$ 的 T 细胞为主，则更提示是 MTX 损害；病原学的阳性则提示继发感染。治疗方面，如果诊断或高度怀疑是 MTX 所致的肺损害，应该及时停药，并予以糖皮质激素 + 环磷酰胺或硫唑嘌呤等免疫抑制剂，常可以获得很好的疗效。

类风湿关节炎呼吸系统受累很多见，是影响 RA 患者预后的一个重要因素。目前，还有许多未知因素。有必要在诊断 RA 的同时及以后的随访中，对呼吸系统的可能的并发症进行评价，以期进一步认识 RA 的呼吸系统并发症，并能早期发现、早期治疗，改善这类患者的预后。

（黄　慧）

参考文献

1. Costenbader KH, Feskanich D, Mandl LA, et al. Smoking intensity, duration, and cessation, and the risk of rheumatiod arthritis in women. Am J Med, 2006, 119:5031 – 5039
2. Ballbir – Gurman A, Yigla M, Nahir AM, et al. Rheumatiod pleural effusion. Semin Arthritis Rheum, 2006, 35:368 – 378
3. Devaraj A, Wells AU, Hansell DM. Computed tomographic imaging in connective tissue diseases. Semin Respir Crit Care Med, 2007, 28 (4):389 – 397
4. Gauhar UA, Gaffo AL, Alarcón GS. Pulmonary manifestations of rheumatoid arthritis. Semin Respir Crit Care Med, 2007, 28 (4):430 – 440
5. Brown KK. Rheumatoid lung disease. Proc Am Thorac Soc, 2007, 4 (5):443 – 448
6. Metafratzi ZM, Georgiadis AN, et al. Pulmonary involvement in patients with early rheumatoid arthritis. Scand J Rheumatol, 2007, 36 (5):338 – 344
7. Lee HK, Kim DS, Yoo B, et al. Histopathologic pattern and clinical features of rheumatoid arthritis – associated interstitial lung disease. Chest, 2005, 127 (6):2019 – 2027
8. Leslie KO, Trahan S, Gruden J. Pulmonary pathology of the rheumatic diseases. Semin Respir Crit Care Med, 2007, 28 (4):369 – 378
9. Coghlan JG, Handler C. Connective tissue associated pulmonary arterial hypertension. Lupus, 2006, 15: 138 – 142

第二十一章 白塞（贝赫切特）病的肺部受累

白塞（贝赫切特）病（Behçet disease）是一种以反复发作的口腔和生殖器溃疡、视力障碍为特征的多系统疾病。根据1937年土耳其皮科医生 Hulusi Behcet 首次病例报道命名。后发现白塞病也可有关节、胃肠道、神经系统、外周血管等全身各个系统受累表现。

本病发病年龄多在30～40岁，在地区、种族、性别间发病率均存在一定差异：在远东和地中海国家发生率为100～1000人/100万，英国和北美仅为1～2人/100万，中国白塞病发生率约为140人/100万。其中地区与种族分布不同可能与基因遗传因素有关，目前已知的人类组织相容性抗原（HLA）－B5等位基因为白塞病易感基因。HLA－B51阳性或其他与其紧密连锁的基因（如HLA－B8、B12、B21和B27）与疾病的严重程度的关系仍在研究中，有些报道认为其对临床分型和判断预后有一定的意义，HLA－B51是继“男性”和“以系统受累表现起病”之后的第3位不良预后因素。

讨论白塞相关肺部问题的第一篇论文发表于1959年，之后陆续出现肺部受累的相关报道，本文主要针对白塞病肺部受累的临床表现、病理学基础、辅助检查、治疗和预后的相关研究进行简要叙述，以提高对此病的认识。

一、临床表现

（一）白塞病的全身表现

本病为多系统受累的疾病。皮肤受累多见于反复口腔溃疡、生殖器溃疡和多种形态的皮损。大致一半的白塞病人会有各种各样眼部受累表现，大多双侧受累。葡萄膜炎及其并发症是致盲的主要原因。关节受累的发生率约50%，临床症状不特异，为关节炎或关节痛，影像学及关节腔滑液检查多为正常。神经系统受累的发生率为5%，神经受累者多严重病情，预后不佳，是白塞病致死原因之一。临床表现有头痛、头晕、Horner综合征、假性球麻痹、癫痫、颅内压增高、视盘水肿、意识障碍、精神症状、偏瘫、截瘫、周围神经感觉障碍、四肢麻痹等。心血管病变是白塞病常累及的部位，可以出现全身各个大小动静脉病变。静脉系统较动脉系统受累多见，表现为血栓性静脉炎、血栓形成，其中下肢静脉受累最为多见，下腔静脉、门静脉等大静脉也可受累，严重的梗阻和闭塞可出现Budd－Chiari综合征、腹水等临床表现。动脉受累导致动脉壁弹力纤维破坏，形成动脉瘤样扩张或闭塞，有发生缺血坏死和破裂出血的危险。动脉瘤可见于主动脉、股动脉、髂动脉、腋动脉、颈总动脉、颈外动脉、肾动脉、颅内动脉、肺动脉和冠状动脉等，影响身体多个脏器。心脏受累发生率较低，可分为心脏瓣膜病变、心肌病变、心内膜受累、传导系统受累、供血血管受累等。消化道病变的基础为血管炎，可累及全消化道，但以回盲部受累多见。临床表现有腹痛、腹泻、消化道出血、肠梗阻甚至肠穿孔表现。较为少见的还有肾脏受累，肾穿病理可见肾小球、间质小管受累或继发性淀粉样变。北京协和医院白塞病临床资料见表1－21－1。

表 1－21－1　北京协和医院 1983 年 1 月至 2004 年 6 月确诊白塞病的 173 例患者的临床资料

临床表现	男性（107 例）		女性（66 例）		合计（173 例）		P 值
	例数	比率（%）	例数	比率（%）	例数	比率（%）	
口腔溃疡	107	100.0	66	100.0	173	100.0	> 0.05
外阴溃疡	78	72.9	50	75.8	128	74.0	> 0.05
结节红斑	52	48.6	34	51.5	86	49.7	> 0.05
假性毛囊炎	13	12.1	7	10.6	20	12.1	> 0.05
关节受累	29	27.1	23	34.8	52	30.1	> 0.05
眼部受累	61	57.0	30	45.4	91	52.6	> 0.05
血管受累	37	34.6	4	6.1	41	23.7	< 0.01
神经系统受累	20	18.7	6	9.1	26	15.0	> 0.05
消化道受累	11	10.3	13	19.7	24	13.9	> 0.05
血液系统受累	1	0.9	6	9.1	7	4.0	< 0.05
肾脏受累	2	1.9	2	3.0	4	2.3	> 0.05
心脏受累	9	8.4	2	3.0	11	6.3	> 0.05
针刺反应阳性	67	62.6	35	53.0	102	60.0	> 0.05

（二）肺受累

文献报道白塞病肺部受累发生率的差异性较大，大致为 1～18%，近年来比例有所增高，可能与辅助检查水平的提高及诊断技术的不断发展有关。在中国近年肺受累发生率大致为 7.4%～15.2%。肺部病变大多病情严重，为白塞病的最常见的致死原因之一，尤其是肺动脉瘤形成者，随时有破裂危及生命的风险。1980 年报道的死亡率近 50%，近年来由于早期发现及免疫抑制剂的使用，可以使动脉瘤缩小甚至消失，死亡率明显下降，但仍有 20% 的死亡率。表 1－21－2 列出文献报道的白塞病肺部受累情况。

1．病理　白塞病的基本病理改变已证实为血管炎，可累及大、中、小动脉或静脉。血管炎症反应主要为血管周围有淋巴单核细胞浸润，也可见浆细胞、嗜酸性粒细胞、巨噬细胞和中性粒细胞浸润。管壁上有时可见到 IgG、IgM 和 C3 沉积。

白塞病的肺脏病变可分为血管病变和间质病变两种类型，以前者为主，病理学特征为毛细血管和不同口径动脉和静脉受累的节段性血管炎，可有肉眼可见的改变，也可以是显微镜下多血管炎改变。炎症渗出可以破坏动脉壁的弹力组织和肌组织，由纤维组织取代，形成动脉瘤或瘤样扩张，还可使血管内膜显著增厚、弹力纤维退行性变、栓子阻塞血管和栓子机化血管再通等，可造成肺血管闭塞，导致肺动脉高压、肺梗死。肺间质也可以有炎细胞浸润，造成内皮细胞增生及间质广泛纤维化。肺泡毛细血管周围炎可使内皮增生、纤维化，影响换气功能。胸膜下小静脉和毛细血管也可发生炎症造成渗出性胸腔积液。

2．肺部受累的临床表现　白塞病的肺部受累病例大致可分为 3 种临床类型，一为肺动脉瘤（PAA）形成；二是肺实质改变；三是包括血管闭塞、胸膜炎、支气管炎、肺气肿、肺纤维化、肺炎、胸腔积液、阻塞型肺病等其他表现类型。白塞病肺部受累临床表现没有特异性，主要为咳嗽、咯血、胸痛、呼吸困难等，有报道咯血发生率可达 91.7%。咯血的主要原因有动脉瘤破裂、支气管血管吻合处破裂、血栓栓塞所致肺梗死、支气管粘膜溃疡等。呼吸困难通常是肺实质受累所致，包括支气管炎、肺气肿和肺纤维化，形成限制性或阻塞性通气障碍。胸膜炎样胸痛、咳嗽和发热与肺梗死或肺部感染有关。肺实质改变和其他肺部问题多可通过影像学异常发现。

表 1-21-2　文献中白塞病肺部受累情况

肺动脉瘤
肺实质受累及其他改变
血管相关问题
造影可见充盈缺损
肺出血和/或梗死
血管炎
出血性纤维组织
肺动脉闭塞
肺栓塞
右肺的肺动静脉分流
自左主冠状动脉到肺静脉的动静脉瘘
影像学异常
胸片或 CT 上的浸润影（包括结节影或网状结节影）
胸片、CT 或血管造影可见楔形，线状的或圆形影
空洞
单侧肺透亮度增高
肺部肿块
肺门增大
膈肌上抬
不典型的结核球样改变
感染及免疫抑制相关的疾病
肺炎
肺结核
肺部真菌感染
肺孢子菌病
其他可能相关的疾病
胸腔积液或胸膜粘连
肺功能异常或 COPD
支气管狭窄
肺癌
肺纤维化或肺泡炎
嗜酸性粒细胞性肺炎
纤维化性纵隔炎
淀粉样变
闭塞性细支气管炎并机化性肺炎
其他非特异性肺受累

肺动脉瘤是最常见的肺部受累临床表现类型，89%的患者为男性，男性为肺动脉瘤的高危人群。患者平均发病年龄为30.1岁（范围为10岁~59岁）。若肺动脉瘤不是白塞病的首发表现，则诊断白塞病直到诊断出肺动脉瘤平均病程约为5.5年（范围为6个月~26年），其中女性的间隔时间约为3.3年，比男性的6.1年短（$P<0.01$）。肺动脉瘤可单发或多发，可发生于一侧或双侧肺叶，也可合并动静脉瘘。肺动脉瘤最常伴随的症状及临床表现可见于表1-21-2，1-21-3，如表所见，肺动脉瘤是白塞病肺部受累最常见的类型，也是白塞病常见的致死原因之一。肺动脉瘤患者中93%有咯血，所以对于咯血的白塞病人首先要考虑到肺动脉瘤形成。大咯血的发生率也高达26%，应高度重视。78%的肺动脉瘤患者伴有肺外静脉血栓及血栓性静脉炎表现，这是肺动脉瘤的特征之一。肺动脉瘤的患者的死亡往往发生于诊断的1个月之内。

3．辅助检查　总体来说，白塞病肺部血管病变的病理学基础是血管炎，表现有出血、梗阻、血栓形成、肺动脉瘤形成等，目前X线和螺旋CT检查是协助诊断白塞病肺部受累最简单、安全、可信的检查方法。其他检查如肺通气/灌注扫描、血管造影、肺功能、支气管镜、胸部MRI等也有一定的诊断意义。

表1-21-3　动脉瘤患者常见临床表现

临床表现	比率（%）
关节炎/关节痛	95
口腔溃疡	94
生殖器溃疡	90
针刺反应	82
皮肤受累	79
血管受累	78
眼受累	46
HLA-B（51）5	53
中枢神经受累	8

（1）胸部X线片和胸部CT　X线和螺旋CT检查是协助诊断白塞病肺部受累最简单、安全、可信的检查方法。肺动脉瘤形成较为常见，增强胸部螺旋CT和肺动脉造影是最常应用于诊断早期小肺动脉瘤的影像学检查。肺血管造影是诊断肺动脉瘤的金标准，但应考虑到侵入性检查存在一定的危险性，且白塞病病理基础为血管炎，动脉造影检查有可能会使病情复杂化，所以推荐无创检查。目前螺旋CT血管成像技术可以根据CT重建血管形态，是最安全最理想的肺动脉瘤辅助检查手段。

除肺动脉瘤形成外，其他白塞肺部受累的胸片及胸部CT检查表现不特异。因白塞病的病理为血管炎，白塞病患者的血管病变中出现腔静脉血栓形成、狭窄、闭塞或形成丰富的侧支循环，会导致相应的肺灌注不良、肺梗死、灶性或弥漫性出血、局限性肺不张、肺气肿、支气管炎、胸膜炎、胸腔积液、肺部间质性改变和阻塞性肺疾病等影像学表现，可表现为显示为单/双侧大小不一弥漫性渗出或圆形结节状阴影、肿大的肺门影、肺门周围高密度的模糊影及胸腔积液影等。除肺动脉瘤形成外，肺动脉梗死和出血是白塞病常见血管病变，楔形影、线状或圆形不透光影、空洞影是肺动脉中小血管血栓形成的特征，浸润影可能为肺动脉瘤破裂的表现。总之高分辨CT及增强CT对于肺间质病变、胸膜改变、肺灌注不良、肺动脉瘤等有不同的影像学表现，较X线有较高的敏感性。

（2）肺通气/灌注扫描　大部分患者肺灌注/通气扫描可见双侧弥漫性或亚段灌注减低，与通气不匹配，此由病变区内的血管收缩、血管腔狭窄和血量减少及肺通气不良所致，有助于检出肺内病变。白塞病的肺动脉血管闭塞合并肺外血栓形成是在血管炎背景下形成的，与通常意义上的肺栓塞不同，前者是由于肺动脉壁炎症造成的狭窄及原位血栓形成，与后者的血栓脱落是不同的。因此，单因肺通气/灌注缺损合并下肢深静脉血栓，容易误诊为肺栓塞，从而忽略白塞病的诊断。同样，也不能单凭通气/灌注缺损合并下肢血栓而认为白塞病的肺栓塞诊断成立。白塞病肺动脉瘤患者合并肺栓塞与肺动脉闭塞治疗方案不同，这关系到是否进行抗凝治疗，两者预后也完全不同。

（3）肺血管造影　肺动脉血管造影检查能显示肺动脉高压、肺动脉受累、肺动脉瘤形成、单个或多个肺动脉闭塞情况。但操作时需要考虑穿刺损伤及其并发症的问题。

（4）肺功能检查　白塞病肺部受累者多呈阻塞性通气功能障碍，对于支气管扩张药物治疗反应很差。白塞病患者一旦有严重的阻塞性通气功能障碍时，应考虑有无肺部受累。

三、诊断标准

白塞病的临床诊断标准见表 1 -21 -4。

表 1 -21 -4　1989 年白塞病的国际诊断标准

1. 反复口腔溃疡：1 年内反复发作 3 次。医师观察到或患者述说有阿弗他溃疡
2. 反复生殖器溃疡：医师观察到或患者述说生殖器有阿弗他溃疡或瘢痕
3. 眼病变：前和（或）后葡萄膜炎、视网膜血管炎、裂隙灯检查玻璃体内有细胞
4. 皮肤病变：结节性红斑、假性毛囊炎、脓性丘疹、痤疮样皮疹（非青春期且未服用糖皮质激素者）
5. 针刺试验阳性。

反复口腔溃疡伴其余 4 项中 2 项以上者，可诊断本病

其他与本病密切相关并有利于诊断的症状：关节痛或关节炎、栓塞性浅静脉炎、深部静脉栓塞、动脉栓塞和（或）动脉瘤、中枢神经病变、消化道溃疡、附睾炎和家族史

四、治疗

白塞病目前治疗的治疗目的在于控制现有症状以防治重要脏器损害，减缓疾病进展。对于年青人和男性人群，病情发展可能会更严重，死亡率高，治疗应更积极一些。目前还没有一个随机双盲安慰剂对照的研究来说明白塞病肺受累应用何种治疗更为有效。荟萃分析发现，抗凝治疗的预后较差，栓塞治疗的患者预后较好，手术患者的死亡风险较高。

（一）一般治疗

急性活动期注意饮食休息，治疗感染，发作间歇注意预防复发。白塞病可能出现肺血栓形成，导致血管堵塞，使通气灌注显像有肺栓塞表现。通常我们治疗肺栓塞的主要方法是抗凝溶栓，但对于白塞病肺部受累的患者，在使用抗凝药物时有大咯血甚至死亡的可能，而且通常血栓会牢固附着于血管内壁形成机化，抗凝效果不好，且有诱发大咯血的风险，这也是文献不建议使用抗凝药物的原因。白塞病合并肺动脉瘤患者在大量咯血时可以选用止血剂甚至行血管栓塞术。若确有必要使用抗凝药物，则建议在使用免疫抑制剂之后。

（二）全身治疗

1. 非甾体类抗炎药　减缓皮肤损害、生殖器溃疡疼痛及关节炎症状。

2. 秋水仙碱　有抗个性粒细胞趋化和免疫调节作用。有报道与抗生素如青霉素类、四

环素类抗生素联合应用效果更佳。对关节病变、结节红斑、口腔生殖器溃疡、眼色素膜炎均有一定的治疗作用，用法为0.5 mg，tid。

3. 沙利度胺 可以促进mRNA降解，减少TNF-α产生。用于治疗严重的口腔生殖器溃疡。用法为逐渐加量至50 mg，tid，因有致畸和神经轴索变性副作用，应严格筛选适用人群。

4. 肾上腺糖皮质激素 合理使用糖皮质激素及免疫抑制剂是治疗白塞肺部受累的首选方案，有效生存率大于2年。单纯应用抗凝、止血药物治疗效果很差。糖皮质激素主要用于全身症状较重时，对中枢神经系统病变，内脏系统血管炎，口、生殖器巨大溃疡及急性眼病均有效。一般2周内症状控制即可减量，逐渐停药。常用剂量为1mg/（kg·d），约为40～60 mg/d。对于重症患者，如严重眼炎、中枢神经受累、严重血管炎如肺部的血管炎导致的血栓、梗死、血管瘤形成、破裂者，必要时可静脉应用大剂量激素冲击治疗，用法1g/d，3～5天后迅速减量，续口服糖皮质激素。

5. 免疫抑制剂 可单用，重要脏器损害时常与糖皮质激素联合应用，要注意此类药物副作用，使用时注意严密监测。小的动脉瘤在单独使用免疫抑制剂治疗就能取得很好的疗效。

（1）苯丁酸氮芥 可以抑制淋巴细胞转化及粒细胞、血小板功能，用于治疗视网膜、中枢神经系统及血管病变。某些报道对于神经系统受累也有一定作用，但未达成共识。用法2 mg，tid。持续使用数月直至病情控制至稳定，然后逐渐减量至小量维持。病情完全缓解半年可以考虑停药，一般神经系统病变经治疗后可获得较长时间缓解，但眼部受累需用药2～3年以上，用药期间定期检测视力及视网膜炎的活动。副作用有继发感染，生殖系统影响。

（2）硫唑嘌呤 抑制体液及细胞免疫，有抗炎作用。用法2.5 mg/（kg·d），治疗眼部受累，可以有效保存视力，防止单侧眼部受累发展为双侧，也可与类固醇合用治疗神经系统受累，并可减少类固醇用量。但对高风险男性和年轻患者是否预防应用硫唑嘌呤尚未达成共识。

（3）环磷酰胺 可导致B淋巴细胞减少，减低血浆Ig水平，影响细胞免疫及体液免疫功能。在急性中枢系统损害或肺血管炎、眼炎时，可以和糖皮质激素合用，如甲基泼尼松龙联合环磷酰胺治疗白塞病合并肺动脉瘤的常用治疗方案为：环磷酰胺1g/月冲击，或2 mg/（kg·d）同时合用口服甲基泼尼松龙1mg/kg，对于严重咯血者可采用甲基泼尼松龙0.5～1.0g/d联合环磷酰胺，连续冲击3日。根据病情甲基泼尼松龙可逐渐减量，而环磷酰胺则需至少维持1年，也可用硫唑嘌呤替代环磷酰胺。环磷酰胺有可能导致出血性膀胱炎，消化道反应，白细胞减少及性腺抑制等副反应。

（4）甲氨蝶呤 以竞争方式使叶酸不能转变为四氢叶酸，从而使脱氧尿苷酸不能转变为脱氧嘧啶核苷酸，阻止DNA合成，亦干扰RNA，蛋白质合成，对体液免疫及细胞免疫均有抑制作用，低浓度可促进自然杀伤细胞增殖，调控机体免疫反应。低剂量7.5～15 mg/w，可以治疗神经系统病变。副作用有消化道反应及骨髓抑制、肝功能损伤等。

（5）环孢素 治疗眼白塞病，症状较重的葡萄膜炎效果较好。剂量5～7 mg/（kd·d）。应用时应注意监控血压和肝肾功能、过敏反应，因神经毒性副作用也应避免应用于神经系统受累。

6. 干扰素 - α　治疗皮肤粘膜、关节炎、眼部病变及胃肠道受累有效，但使用的剂量不统一，副作用有过敏反应、合并慢性白血病的报道。还有报道发现停用本药后病情恶化。

7. 磺胺类　柳氮磺吡啶，剂量为 2 ~4g/d，主要用于白塞病肠道受累。

8. 手术　部分患者需要手术或介入治疗，如重症肠白塞病并发肠穿孔、冠状动脉堵塞、肺动脉瘤破裂引起的大咯血、眼失明伴持续疼痛者等，但肠道受累的白塞病术后复发率可达 30% 以上，血管病变术后也可于术后吻合处再次形成动脉瘤或出现其他医源性血管损伤。由于白塞病易复发，故选择任何手术均应慎重，术前应用类固醇及免疫抑制剂可减少手术并发症发生风险。对于肺动脉瘤患者，目前多个研究表示，无论是哪种手术方式都比药物治疗来说有更高的死亡率，可能是由于动脉瘤常为双侧，肺叶切除后会使残余肺的动脉压力进一步升高，增加动脉瘤部位破裂出血的风险，所以建议仅在危及生命的情况下可以施行抢救手术。

五、预后

白塞病临床表现复杂多样，且缺乏实验室特异诊断标准，无有效根治方法，但大部分患者较风湿性关节炎、系统性红斑狼疮（SLE）等自身免疫系统疾病预后好，不影响预期寿命。然而，有肺部受累者，尤其肺动脉瘤形成和神经系统受累者，男性及年轻患者的死亡率将明显增加。对于肺动脉瘤预后，有报道约 50% 的患者死于发生咯血后的 10 个月内，图 1 - 21 - 1 反映了白塞病肺动脉瘤患者不良的预后，大部分患者死于诊断肺动脉瘤 1 月内。1 年和 5 年生存率分别为 57% 和 39%。所以对该病的早期认识和积极有效的治疗有助于改善患者的预后，对于已经发生咯血的男性白塞患者，临床上应提高警惕，早期诊断诊断和治疗显得更加紧迫。

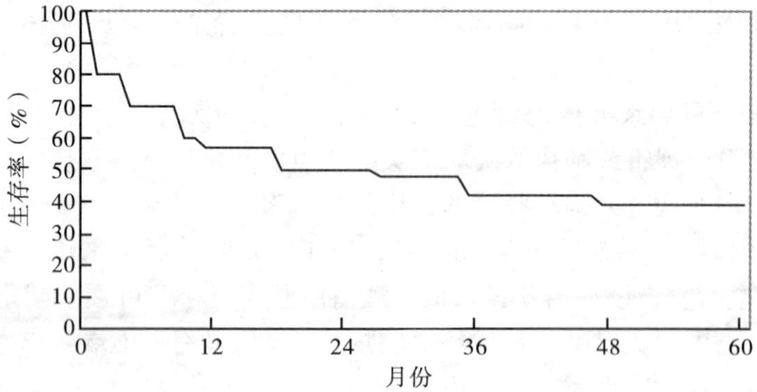

图 1 - 21 - 1　白塞病合并动脉瘤形成的患者预后

（田欣伦　高金明）

参 考 文 献

1. Behçet H. Uber rezidivierende aphthose, durch ein virus verursachte Geschwure am Mund, am Auge und an

den Genitalien. Dermatol Woschenschr, 1937, 105:1152 - 1157

2. Suzuki Kurokawa M, Suzuki N. Behçet's disease. Clin Exp Med, 2004, 4:10 - 20
3. Yazici H, Tuzun Y, Pazarli H, et al. Influence of age of onset and patient's sex on the prevalence and severity of manifestations of Behçet's syndrome. Ann Rheum Dis, 1984, 43:783 - 789
4. Zouboulis CC, Turnbull JR, Martus P. Univariate and multivariate analyses comparing demographic, genetic, clinical, and serological risk factors for severe Adamantiades Behçet's disease. Adv ExpMed Biol, 2003, 528: 123 - 126
5. Sulheim O, Dalgaard JB, Andersen RY. Behçet's syndrome. Acta Pathol Microbial Scand, 1959, 45:145 - 159
6. International Study Group for Behçet's Disease. Criteria for diagnosis of Behçet's disease. Lancet, 1990, 335: 1078 - 1080
7. 彭劲民，张卓莉，董怡. 白塞病 173 例的临床特点分析. 中华全科医师杂志，2006，5（3）：154 - 157
8. 侯小萌，张卓莉，董怡，中国白塞病患者的临床特点. 中华全科医师杂志，2005，4（11）：666 - 667
9. Fresko I, Yurdakul S, Hamuryundan V, et al. The management of Behçet's syndrome. Ann Med Interne, 1999, 150:576 - 581
10. 刘永太，田庄，方理刚，等，白塞病血管受累的临床分析，北京医学，2007，29（8）：452 - 454
11. Dils en N, Konice A, Aral O, et al. Risk factors for vital organ involvement in Behçet's disease. Amsterdam, the Netherlands: Elsevier Science, 1993, 165 - 169
12. Valesini G, Pezzi PP, Catarinelli G, et al. Clinical manifesations of Behçet's disease in Italy: Study of 155 patients at Rome University. In: O'Duffy JD, Kokmen E (eds). Behçet's disease: Basic and clinical aspects. New York, NY: Marcel Dekker, 1991, 279 - 289
13. Shahram F, Davatchi F, Akbarian M, et al. The 1996 Survey of Behçet's disease in Iran: study of 3153 cases [abstract]. VIIth International Conference on Behc, et's Disease. Revue du Rhumatisme, English ed, 1996, 63:538
14. Oshima Y, Shimizu T, Yokohari R, et al. Clinical studies on Behçet's syndrome. Ann Rheum Dis, 1963, 22:36 - 45
15. 蔡柏蔷. Behcet 病. 见：蔡柏蔷，李龙芸主编. 协和呼吸病学. 中国协和医科大学出版社，2005，1580 - 1581
16. Oğuz Uzun, Levent Erkan, Ilkser Akpolat, et al. Pulmonary Involvement in Behçet's disease clinical investigations, Respiration, 2007, 695:1 - 12
17. Mehta p Tuna C, Berrin Ozkorkmaz, Atadan Tunac, et al. CT findings of pulmonary artery aneurysms during treatment for Behçet's disease, AJR, 1999, 172:729 - 733
18. Hasan Yazici, Izzet Fresko, Sebahattin Yurdakul. Behçet's syndrome: Disease manifestations、management and advances in treatment. Nature Clinical Practice rheumatology, march 2007, 3 (3): 148 - 155
19. Moutscopulos HM. Behçet's syndrome. In: Braunwald E, Fauci AS, Issebacher KJ, et al eds. Harrisons principles of internal medicine. 15th ed, New York: McGraw - Hill, 2002, 1956 - 1956
20. Oguz Uzun, Tekin Akpolat, Levent Erkan, Pulmonary Vasculitis in Behçet Disease. Chest, 2005, 127: 2243 - 2253
21. Hamuryudan V, Yurdakul S, Moral F, et al. Pulmonary arterial aneurysms in Behçet's syndrome: A report of 24 cases. Br J Rheumatol, 1994, 33:48 - 51
22. Mouas H, Lortholary O, Lacombe P, et al. Embolization of multiple pulmonary arterial aneurysms in Behçet's disease. Scand J Rheumatol, 1996, 25:58 - 60

23. Erkan F, Gul A, Tasali E. Pulmonary manifestations of Behçet's disease. Thorax 2001, 56:572 - 578
24. Fresko I, Yurdakul S, Hamuryundan V, et al. The management of Behcetps syndrome. Ann Med Interne, 1999, 150:576 - 581
25. Mahendran C, Singh P, Mani NB, et al. Successful treatment of pulmonary artery aneurysms secondary to possible Behcetps disease. Respiration, 2002, 69:355 - 358
26. Erkan F, Gul A, Tasali E. Pulmonary manifestations of Behçet's disease. Thorax, 2001, 56:572 - 578

第二十二章 弥漫性实质性肺疾病的病因鉴别

弥漫性实质性肺疾病（diffuse parenchymal lung disease，DPLD）是一组以肺间质炎症和纤维化为主要表现的异源性疾病，目前已知病因近200种。除了特发性间质性肺炎［到目前为止，依据其病理类型可分为：寻常型间质性肺炎（UIP）、脱屑型间质性肺炎（DIP）、呼吸性细支气管炎伴间质性肺病（RBILD）、非特异性间质性肺炎（NSIP）、急性间质性肺炎（AIP）、淋巴细胞间质性肺炎（LIP）和隐源性机化性肺炎（COP）］的病因不明外，其他病因可大致分为：吸入性、药物性、感染性、肿瘤性、肉芽肿性、遗传性、特殊病因性和结缔组织疾病相关性等。这一组间质性肺疾病在临床症状、胸部影像学、肺功能和肺部病理生理改变等方面有许多相似的地方，如不加以鉴别，很容易造成误诊和漏诊，因此，临床上应加强对DPLD病因的鉴别，本文就临床上常见的除IIP以外的其他DPLD的原因作一概述，以引起同道的注意。

一、感染性疾病

许多感染性疾病可以引起双肺弥漫性病变，有的以间质性为主，也有的以实变性为主，可表现为斑片状、磨玻璃状或弥漫性小结节状，也有的以多种形态混合存在。

（一）肺结核

我国的结核病患者众多，结核病在综合医院的诊断和鉴别诊断一直处于非常重要的地位，但近20年来肺结核病的临床表现和胸部X线片表现越来越不典型。传统观念认为肺结核均为隐匿起病，进展缓慢，胸部X线片表现为斑片、斑点或结节状密度增高影。但随着肺活检病例的增多，我们发现一些结核病的起病较急，病情进展较快，双肺呈弥漫性磨玻璃样阴影，胸部X线片和胸部CT影像均与IIP有非常相似之处，甚至在给予糖皮质激素治疗后，患者的病变会有所吸收好转，这很容易误诊。

这些患者往往有以下特点：①年龄相对小于IIP患者，平均年龄仅38岁；②均有不同程度的发热；③实验室检查ESR、C反应蛋白等增高明显；④胸部影像学所示虽然全肺均有病变，但双上肺病变相对较多，形态上虽然可以表现为双肺弥漫性均匀的磨玻璃样阴影，但在双肺某些局部可以找到一些小结节影和相对融合的斑片或团块状密度增高影；⑤需要依靠有创检查来确诊，如经皮肺穿刺或开胸肺活检，部分患者经纤维支气管镜肺活检也可以明确诊断；⑥使用糖皮质激素可以使双肺磨玻璃样影有所吸收、好转，但不能完全吸收。

（二）病毒感染

众所周知，病毒可以引起双肺弥漫性间质性改变。临床上以流感病毒、呼吸道合胞病毒、腺病毒、巨细胞病毒和EB病毒等较为常见，当然也包括SARS病毒。该病常发生在病毒性疾病的流行季节，年老体弱或有机体免疫功能低下者多见。发病初期患者常有咽干、咽痛、鼻塞、流涕、头痛和全身酸痛等上呼吸道感染症状，发热和咳嗽为其主要临床症状，严重者可出现呼吸困难、发绀和急性呼吸窘迫综合征等，起病较急。胸部影像学以弥漫性间质性的磨玻璃样改变最为常见，确诊需要依靠病原学证据，但临床上具体实施起来有一定困难。对于临床不能排除有病毒感染的患者，可以给予抗病毒或丙种球蛋白等治疗。

（三）肺孢子菌肺炎

肺孢子菌肺炎是肺孢子菌引起的一种呼吸道机会感染，本病主要发生于免疫功能低下者，如严重营养不良、免疫缺陷综合征、恶性肿瘤、器官移植和临床上应用糖皮质激素或免疫抑制剂治疗的患者。本病的临床表现大多数为隐性感染，当宿主免疫力低下时，病原体大量繁殖可导致肺炎，出现进行性加重的咳嗽、气短、呼吸困难和发绀。早期影像学表现为肺门周围有粟粒状或网状间质性阴影，病情加重时可出现由肺门向外扩展的弥漫性间质浸润影，并迅速形成蝶状实变阴影。胸部 CT 表现为双肺弥漫性磨玻璃样渗出、小结节和小囊泡状影。

本病的特点：①存在机体免疫功能低下状况；②以咳嗽、气短、呼吸困难为突出症状，有时与 X 线胸片表现不匹配；③肺部体征很少；④影像学表现为弥漫性磨玻璃样渗出、小结节和小囊泡状影；⑤需要依据病原学检查确诊。

（四）非典型病原菌

支原体和衣原体均可引起双肺磨玻璃样斑片状阴影，以中、下肺野明显，有时呈网状、云雾状、粟粒状或间质浸润，少数病例可有胸腔积液。主要依靠血清抗体检测来诊断。

（五）播散性侵袭性肺曲菌感染

近年来，由于糖皮质激素和广谱抗生素的广泛使用，导致肺曲菌感染病例增多，患者可以表现为低热、咳嗽甚至伴有支气管哮喘，如果医师对本病的认识不够，再大量使用糖皮质激素，很容易导致双肺播散性侵袭性曲菌感染，表现为快速进展的双肺弥漫性斑点、小结节和磨玻璃样病变，因为患者痰中曲霉菌的阳性率很低，故明确诊断有一定困难，经皮肺穿刺或检测血清曲菌半乳甘露聚糖和 1，3－β－葡聚糖可以作为诊断的手段。

二、结缔组织疾病（CTD）

CTD 继发间质性肺疾病（CTD－ILD）的主要原因：①继发于 CTD 而发生的肺间质病变；②机体免疫功能低下合并感染。

易合并 ILD 的 CTD 为皮肌炎/硬皮病、类风湿关节炎和干燥综合征，其病理类型可分为 UIP、NSIP、LIP 和 COP，影像学可以表现为网格状、磨玻璃样、弥漫性小结节状，有时与 IIP 相对应的病理类型相似，但也有其特点：①常有其他器官受累的表现，如发热、关节肿痛、雷诺现象、口干、眼干、肌无力和皮疹等；②血清学检查相关抗体可为阳性；③影像学表现的周边性分布不如 IIP 明显，而且网格状阴影直径较粗，有时呈条索状；④对于已明确诊断为 CTD 并已进行药物治疗的患者，应注意药物引起的肺间质纤维化。

血管炎也属于 CTD，系统性血管炎，特别是显微镜下多血管炎（MPA）常可合并肺间质改变，若有肺泡出血时，可表现为弥漫性磨玻璃样改变，需注意鉴别。患者常有发热、外周血白细胞增高等表现，很容易误诊为肺炎，其特点是：①有系统性损害，如尿中有红细胞或蛋白；②血清抗中性粒细胞胞浆抗体常为阳性。

三、弥漫性肺泡出血

临床上能引起弥漫性肺泡出血的原因很多，包括肺血管炎、CTD、各种原因引起的弥漫性肺泡损伤（如病毒感染、抗原抗体介导的免疫损伤等），以及肺出血－肾炎综合征等。

患者的特点是：①可以在各年龄段发病；②起病呈急性或亚急性经过；③呼吸困难重，低氧血症明显；④可有咯血，也可以无咯血；⑤胸部高分辨率 CT（HRCT）示双肺呈腺泡结节性密度增高影；⑥大量肺泡出血时常伴有贫血；⑦如在出血时检查肺弥散功能，结果可以正常或增大；⑧支气管肺泡灌洗可以明确诊断。

四、药物性 ILD

临床上药物引起的 ILD 并不少见，但因确诊困难而不易被诊断。药物导致的肺损伤机制甚为复杂，引起的呼吸系统表现也各异，可表现为肺水肿、肺出血、肺栓塞、肺间质纤维化、气管痉挛和胸腔积液等。能引起 ILD 的药物很多，除人们非常熟悉的细胞毒性药物（博来霉素、环磷酰胺等）外，还有抗菌药物（呋喃妥因、青霉素等）、抗风湿药物（青霉胺、金制剂等）、抗心律失常药物（胺碘酮）等。

药物引起的 ILD 临床表现与起病缓急直接相关，慢性损害主要表现为进行性肺间质纤维化过程，X 线胸片表现为弥漫性网状阴影；急性或亚急性损害常表现为咳嗽、呼吸困难和低氧血症，X 线胸片主要表现为弥漫性浸润影或磨玻璃样影，有时与 NSIP、AIP 等很难鉴别。我们应提高对本病的认识，详细询问患者的用药情况，特别是使用多种药物者，要注意分析患者用药与临床症状之间的因果关系，必要时可停药观察或进行有创检查（如肺组织活检等）以明确诊断。

五、肺泡蛋白沉着症

肺泡蛋白沉着症的特点是肺泡内有类似于肺泡表面活性物质的脂蛋白大量沉积，临床上可表现为咳嗽、进行性呼吸困难，X 线胸片或普通胸部 CT 表现为弥漫性双肺斑片及磨玻璃样改变，很容易误诊为肺间质纤维化。在鉴别诊断时须注意如下几点：①临床症状（如呼吸困难、低氧血症）与胸部 X 线表现不匹配，临床症状相对较轻；②一定要进行 HRCT 检查，HRCT 可将其“地图”样分布和“铺路石”样改变显示得更清楚，而在普通 X 线胸片或胸部 CT 仅表现为磨玻璃样改变，易被误诊或漏诊；③患者易合并条件致病菌等感染；④经纤维支气管镜进行支气管肺泡灌洗或肺活检可以明确诊断。

六、肺泡癌或癌性淋巴管炎

肺泡癌可以表现为双肺多发性腺泡结节样阴影或淡片状影，病变范围扩大时可以融合成片，类似于肺实变，可以见到支气管充气征。癌性淋巴管炎可以表现为双肺多发沿支气管血管束分布的小叶间隔串珠样改变、磨玻璃影、网状结节影或斑片影，上述病变有时需与 IIP 相鉴别。此类患者常有呼吸困难，仔细观察可发现肺内有比 IIP 结节大的多发结节，有时可合并有胸腔积液和肺门纵隔淋巴结肿大，患者的总体状况相对较差。对于疑似患者可进行痰脱落细胞学和血肿瘤标志物检查，必要时可进行纤维支气管镜或经皮肺穿刺肺活检证实。

七、左心功能不全

左心功能不全或肺静脉压力增高时（如肺静脉栓塞），患者可出现咳嗽、呼吸困难和低氧血症，胸部 X 线片或胸部 CT 表现为双肺弥漫性磨玻璃样改变，需与 IIP 鉴别。

患者有以下特点：①多为老年人，特别是既往有高血压、冠心病或（和）糖尿病者；②胸部 X 线片或胸部 CT 示心影增大；③双肺磨玻璃样影的分布多以肺门为中心，有时上肺病变比下肺野重；④常合并有胸腔积液；⑤超声心动检查结果提示心功能不全；⑥经强心、利尿或经鼻正压通气后，胸部影像学可有显著改善。

八、结节病

结节病是一种可以累及全身各脏器的肉芽肿疾病，其病理特征为非干酪坏死性肉芽肿，对于Ⅳ期结节病来说（国内分期为Ⅲ期），胸部影像学可表现为肺间质纤维化而无肺门及纵隔淋巴结肿大，因此需与 IIP 鉴别。

其特点为：①间质性改变表现为粗乱的索条影和网状影，有时也可见到双肺磨玻璃影或结节状阴影，病变严重时可并发肺大疱、囊状支气管扩张等；②病情进展相对较为缓慢；③仔细询问病史可以有其他系统受累表现；④临床确诊有一定困难，需依靠肺脏病理活检和血清血管紧张素转化酶进行综合判断。

九、嗜酸性粒细胞性肺炎

嗜酸性粒细胞性肺炎（eosinophilic pneumonia，EP）是指一组以肺部嗜酸性粒细胞浸润伴或不伴有周围血嗜酸性粒细胞增多的疾病。临床上许多原因可以引起嗜酸粒细胞增多，包括：药物过敏、寄生虫感染、真菌感染、CTD、系统性血管炎和特发性嗜酸粒细胞增多症。

本病的特点为：①有咳嗽、气短、胸闷、支气管哮喘等症状，症状的轻重与起病缓急、病变程度有关；②影像学表现以双肺淡片状磨玻璃影为主；③胸部 X 线片示阴影呈游走性；④血中嗜酸性粒细胞增高；⑤对糖皮质激素的反应良好。

十、外源性变应性肺泡炎

外源性变应性肺泡炎（extrinsic allergic alveolitis，EAA）也称作过敏性肺炎，是反复吸入有机粉尘或化学活性物质引起免疫介导的肺部疾病，根据所接触的抗原不同，可分别称作农民肺、蔗尘肺、蘑菇工人肺、饲鸽者肺、化学工人肺等。近年来，一些与家庭环境有关的 EAA 也陆续出现，如湿化器肺、空调肺和夏季型肺炎等。临床主要表现为发热、咳嗽、呼吸困难、低氧血症和全身肌肉及关节酸痛，其基本的病理组织学改变是早期肺间质、肺泡和终末细支气管的弥漫性单核细胞浸润，其后常出现肉芽肿，晚期可发展为肺间质纤维化。根据病情可分为急性、亚急性和慢性 3 种不同临床表现，急性期在接触抗原 24 h 内双肺出现磨玻璃样改变、弥漫性小结节影或斑片状浸润影；亚急性期主要表现为双肺弥漫性 1 ~ 4 mm 的小结节影；慢性期表现为弥漫性肺间质纤维化、肺容积缩小和蜂窝肺。

本病的特点为：①病史非常重要，可有职业、环境或饲养宠物史，特别是脱离环境后症状好转，再有环境接触时症状又复发者，有强烈的提示意义；②BALF 中淋巴细胞比例增加，CD4/CD8 比值倒置；③发病机制与Ⅲ型和Ⅳ型变态反应有关，因此外周血嗜酸性粒细胞不增加；④对糖皮质激素的反应好。

能够引起弥漫性实质性肺疾病的病因很多，尽管其临床和胸部影像学表现与 IIP 有许多相似之处，但各种不同的 DPLD 在病因、发病机制、病理改变、自然病程、治疗方法和预后等方面都不尽相同。因此，诊断不能仅限于 DPLD，更不能都笼统归为 IIP，而是要尽可能地明确病因和病理类型，这样才能因病施治。临床诊断 DPLD，除了依靠详细的病史、体格检查、胸部 X 线检查（特别是 HRCT）和肺功能测定来进行综合分析外，还需要临床、放射和病理科医师的密切合作，经共同讨论后作出诊断。

（徐作军）

参 考 文 献

1. American Thoracic Society/European Respiratory Society International Multidisciplinary Consensus Classification of the Idiopathic Interstitial Pneumonias. Am J Respir Crit Care Med，2002，165：277－304
2. American Thoracic Society. Idiopathic Pulmonary Fibrosis：Diagnosis and Treatment：International Consensus Statement. Am J Respir Crit Care Med，2000，161：646－664
3. Kinder BW，Collard HR，Koth L，et al. Idiopathic nonspecific interstitial pneumonia：Lung manifestation of undifferentiated connective tissue disease? Am J Respir Crit Care Med，2007，176：691－697
4. Tzelepis GE，Toya SP，Moutsopoulos HM. Occult connective tissue diseases mimicking idiopathic interstitial pneumonias. Eur Respir J，2008，31：11－20
5. 徐作军. 多发性肌炎/皮肌炎的肺损害. 中华结核和呼吸杂志，2007，30：245－247
6. 徐作军. 免疫系统疾病的肺部表现. 见：蒋明主编. 中华风湿病学. 北京：华夏出版社，2004，602－619
7. Sung A，Swigris J，Saleh A，et al. High－resolution chest tomography in idiopathic pulmonary fibrosis and nonspecific interstitial pneumonia：utility and challenges. Curr Opin Pulm Med，2007，13：451－457
8. Ryu JH，Daniels CE，Hartman TE，et al. Diagnosis of interstitial lung diseases. Mayo Clin Proc，2007，82：976－986
9. Marzouk K，Corate L，Saleh S，et al. Epstein－Barr－virus－induced interstitial lung disease. Curr Opin Pulm Med，2005，11：456－460
10. Pazos C，Ponton J，Del Palacio A. Contribution of（1→3）bata－D－glucan chromogenic assay to diagnosis and therapeutic monitoring of invasive aspergillosis in neutropenci adult patients：A compatison with serial screening for circulating galactomannan. J Clin Microbiol，2005，43：299－305
11. 徐作军. 药物导致的肺部疾病. 见：朱元珏，陈文彬主编. 呼吸病学. 北京：人民卫生出版社，2003，1089－1097
12. Judson MA. Sarcoidosis：Clinical presentation，diagnosis，and approach to treatment. Am J Med Sci，2008，335：26－33
13. 徐作军. 结节病. 实用诊断与治疗杂志，2006，20：161－164
14. Silva CI，Müller NL，Lynch DA，et al. Chronic hypersensitivity pneumonitis：Differentiation from idiopathic pulmonary fibrosis and nonspecific interstitial pneumonia by using thin－section CT. Radiology，2008，246：288－297

第二十三章　非特异性间质性肺炎

自从 Liebow 等人于 1969 年首次对特发性肺纤维化进行分类至今，特发性间质性肺炎（IIP）的分类方法也几经修订，伴随的是人们对这类疾病的认识不断深入。这一过程很大程度上要归功于病理学家的努力。根据美国胸科学会和欧洲呼吸协会于 2002 年共同发表的国际多学科共识性分类标准，弥漫性实质性肺疾病（DPLD）可以分 4 大块，即：有相关病因的 DPLD（药物，环境或结缔组织病相关）；肉芽肿性疾病（如结节病）；特发性间质性肺炎（IIP）；以及其他一些特殊类型的 DPLD，如淋巴管血管平滑肌肌瘤病（LAM）、肺朗格汉斯细胞增多症等。通常所称的肺纤维化属于 IIP 这一大类，又分为 7 个临床类型：特发性肺间质纤维化（IPF）、非特异性间质性肺炎（nonspecific interstitial pneumonitis，NSIP）、隐源性机化性肺炎（COP）、急性间质性肺炎（AIP）、脱屑性间质性肺炎（DIP）、呼吸性细支气管炎相关的间质性肺疾病（RBILD）和淋巴细胞性间质性肺炎（LIP）。IPF 和 NSIP 是最常见的两种类型。这一分类法强调病理学与临床及影像学资料的结合，病理学类型是分类的最终依据。IPF 所对应的病理类型是普通型（寻常型）间质性肺炎（UIP），而其他几种类型 IIP 所对应的病理学类型名称则和临床分类名称相同。在临床工作中，如果诊断范围已经缩小到慢性的 IIP，那么进一步鉴别一个患者是 IPF 还是非 IPF 有重要意义，因为 IPF 无论在治疗反应还是在预后方面都明显差于其他类型。这其中又以 NSIP 和 IPF 最难区分，关于二者之间的联系也最有争议。

NSIP 最初是个排除性的诊断，差不多是在鉴别诊断中起一个垃圾桶式的角色。在 IIP 中，较早被认识并分类的是 UIP、DIP 和 AIP。但是有相当一部分 IIP 病例不能划归上述任何一类，NSIP 这个名字应运而生。Non - specific 意指“不能划归入特定类型”（not otherwise specified），所以 NSIP 当时也有人称为“不能分类的间质性肺炎”（unclassified interstitial pneumonia）。美国病理学家 Katzentein 等人总结了 NSIP 病例的临床和病理学表现，发现其实这一组病例并非杂乱无章，而是有很多共同特征。这些患者相对而言较年轻（多为 40 ~ 50 岁），女性比例高（男女比约 1:1），部分患者有发热（22% ~ 33%），支气管肺泡灌洗液淋巴细胞增多，治疗及预后较好。部分患者在发现肺部疾病后不久出现结缔组织病的表现，而另一些不能完全排除环境因素（有机粉尘）的影响。1994 年，Katzentein 等提出应该将 NSIP 作为 IIP 的一个独立的临床病理学类型。多数研究者认同他们的意见。但关于 NSIP 这一组病仍有许多未知或不确定的地方，比如 NSIP 和 IPF 的关系，NSIP 和结缔组织病之间的关系。2002 年的分类标准保留了这一类别，同时指出，这是个临时的名称，有待进一步研究。此后美国胸科学会组织了一个由病理学家、影像学家及临床学家组成的工作组专门对 NSIP 研究，预计不久就会发表研究结果。

NSIP 在组织学上的特点是：肺泡壁明显增厚，其间含有不同程度的炎症与纤维化表现。病灶可呈片状分布，但最重要的特征是不同部位病变在时相上的一致性，在同一标本上见不到像 UIP 那样的新老病灶共存的现象。总的来说 NSIP 对肺泡结构的破坏较轻，即使在纤维化明显的患者蜂窝样改变也不显著，且很少见到成纤维细胞灶（fibroblastic foci）。根据组织学上炎症和纤维化的程度可将 NSIP 分为两组类型：只有细胞性炎症而几乎没有纤维化的划归为细胞型组，若肺泡间隔有不同程度的疏松或致密的纤维组织，则是纤维化型。两组类型代表了 NSIP 疾病表现谱的两端。绝大多数患者都是纤维化型。细胞型组的治疗反应和预后都明显好于纤维化型组。

NSIP 在高分辨 CT（HRCT）的表现为：双肺磨玻璃样影，呈片状分布，胸膜下区域通常更显著，常伴小片实变影。也可能见到不规则线状影及牵拉性支气管扩张。磨玻璃样变对应的组织学改变是肺泡间隔的增厚，而线装影和牵拉性支扩提示含有纤维化的成分。对蜂窝样变的报道很不一致，发生率从 0% ~25.8% 不等。但即使有蜂窝样变，其所占总体病变的比例也很小。

一、NSIP 和 IPF

美国胸科学会和欧洲呼吸协会于 2000 年制定了 IPF 的诊断标准。如果一个患者的临床表现和影像学（HRCT）特征均很符合典型的 IPF，并且支气管肺泡灌洗或经支气管肺活检也没有其他疾病的表现，则诊断 IPF 的准确性很高，甚至可以不必外科肺活检。然而并非所有患者都表现如此典型，30% ~40% 的 IPF 患者必须通过外科肺活检才能得到诊断。这部分患者在临床上跟纤维化型的 NSIP 很难区别。支气管肺泡灌洗也不能对两者进行区分。同时需要鉴别的还包括部分慢性过敏性肺炎 DIP，RBILD，以及 LIP。所以临床上怀疑 NSIP 的病例均应行外科肺活检。有些作者建议对于临床难以鉴别的病例可以先以皮质激素治疗 3 个月，以治疗反应来区分 IPF 与 NSIP，从而可能不需要外科肺活检。但糖皮质激素作为一种“诊断性治疗”要充分权衡它可能带来的益处和害处。对于有些 NSIP 病例，或许短期较大剂量的糖皮质激素比通常推荐的用法更有益，但这也需要组织学结果的指导。至于较晚期的 NSIP，Latsi 等发现，如果一氧化碳弥散率已不足预计值的 35%，则预后同 UIP 没有多大区别。

外科肺活检是诊断 IIP 的最可靠标准，确诊率可高达 95%。通常 UIP 和 NSIP 的病理标本不难鉴别。但 NSIP 与 UIP 病变可能出现于同一患者甚至同一个肺叶来源的标本中。Flaherty 等人复习了 109 例进行了多肺叶活检的 UIP 或 NSIP 患者，其中一致为 UIP 的 51 例，一致为 NSIP 的 30 例，另有 28 例（26%）患者不同肺叶显示的组织学分类并不一致，既有 UIP 又有 NSIP（其中纤维化型占 92%）。在预后方面纯 NSIP 组最好，而纯 UIP 组和 UIP/NSIP 混杂组之间的预后没有显著差异。该研究表明，只要任何部位发现 UIP 的表现就是一个预后不好的指标，作者建议 UIP/NSIP 混杂的病例实际上临床上可以归入 UIP。同时这也说明进行外科肺活检时应该尽量选取可能诊断 UIP 的部位，漏诊 UIP 的后果比漏诊 NSIP 要严重得多。Katzenstein 等人对比了 20 例因 UIP 而肺移植的患者切除的病肺和他们以前的肺活检标本。移植时切除的肺均为 UIP，而在对应的肺活检标本中有 15 例可诊为 UIP，另外，5 例则不足以作出任何特异诊断。他们没有发现任何一例早先的肺活检可诊断为 NSIP，但是绝大多数患者的肺切除和肺活检标本上都有 NSIP 样的改变，并且部分病例的 NSIP 样改变相当显著。另外，他们还研究了一例因 NSIP 而肺移植的病例，前后组织学都是 NSIP。虽然

NSIP 和 UIP 之间的关系仍不很清楚，但到目前为止还没有任何研究证明 NSIP 可以演变发展为 UIP。

二、NSIP 和结缔组织病

在较早的 NSIP 的研究中，病例的入选只以组织学表现为准，并非严格的“特发性”，部分 NSIP 的患者伴有可能与病因相关的因素如结缔组织病、有机灰尘吸入以及过去急性肺损伤史。NSIP 伴发的结缔组织病最常见的是多发性肌炎－皮肌炎，系统性硬化症，干燥综合征和类风湿关节炎。在合并结缔组织病的病例，部分患者可能以肺部病变为系统性疾病的首发表现，尤其是多发性肌炎－皮肌炎更易如此。近几年的研究表明，结缔组织病相关的间质性肺炎中绝大多数是 NSIP。有人汇总多项报道的经过外科肺活检的一共 177 例风湿免疫病合并的 IIP，其中 82% 是 NISIP，在多发性肌炎－皮肌炎中这一比例高达 90%（46/51），在系统性硬化症为 81%。另外，LIP 可见于干燥综合征和类风湿关节炎；多发性肌炎－皮肌炎也可合并机化性肺炎。

至于结缔组织病相关的 NSIP 和特发性的 NSIP 之间的异同，就肺脏而言两者并无区别。Fujita 等分析了 46 例病理表现为 NSIP 的病例，其中 24 例合并有系统性疾病（多发性肌炎－皮肌炎 12，系统性硬化症 5，干燥综合征 2，类风湿关节炎 2，溃疡性结肠炎 1，原发性胆汁性肝硬化 1，多发性骨髓瘤 1）；另外 22 例则未合并其他疾病。两组 NSIP 病例无论从肺部的临床影像学表现还是组织学均不能区分，作者甚至建议将没有基础疾病的 NSIP 命名为“自身免疫性间质性肺炎”。

最近比较令人感兴趣的是 Kinder 等人的一项研究。他们分析了所在医院的 NSIP 病例，发现 88% 的“特发性” NSIP 可以诊断为未分化结缔组织病（undifferentiated connective tissue disease，UCTD）。他们对 UCTD 的诊断标准是：至少有结缔组织病的一个临床表现，有非感染性的系统性炎症的血清学证据，不能满足美国风湿病学会制订的其他各类风湿免疫疾病的诊断标准。这些 NSIP 和对照的非 UCTD 的 IIP 相比，患者更年轻，女性及不吸烟者为多。作者提出，原先认为的特发性的 NSIP 有可能是 UCTD 的肺部表现。但是该研究中采用的 UCTD 的诊断标准跟风湿免疫学家常用的标准有所不同：后者需要有抗核抗体阳性，并且观察时间 3 年以上。由此看来该研究所得的结论显然有失严谨。不过根据现有的研究，至少有一部分 NSIP 可能是某种未分化完全的结缔组织病的肺部表现。

由于 NSIP 仍存在诸多不确定因素，所以一旦给某个病例作出 NSIP 的诊断，则更应仔细探究有无有机粉尘接触史或合并结缔组织病的可能，并在随诊时继续注意监测有关的临床表现和实验室指标。

（留永健）

参 考 文 献

1. Liebow AA，Carrington CB. The interstitial pneumonias. In：Simon E，Potchen EJ，LeMay M（eds）. Frontiers of Pulmonary Radiology. New York：Grune and Stratton Inc，1969，102－141
2. Katzenstein A－L A，RF Fiorelli. Nonspecific interstitial pneumonia/fibrosis：Histologic feature and clinical

significance. Am J Surg Pathol, 1994, 18:136-147

3. Katzenstein A-L A, JL Myers. Idiopathic pulmonary fibrosis: Clinical relevance of patholigic classification. Am J Respir Crit Care Med, 1998, 157:1301-1315
4. ATS/ERS International Consensus Statement. Idiopathic pulmonary fibrosis: Diagnosis and treatment. Am J Respir Crit Care Med, 2000, 161:646-664
5. ATS/ERS International Multidisciplinary Consensus Classification of the Idiopathic Interstitial pneumonias. Am J Respir Crit Care Med, 2002, 165:277-304
6. Ryu YJ, Chung MP, Han J, et al. Bronchoalveolar lavage in fibrotic idiopathic interstitial pneumonias. Respir Med, 2007, 101:655-660
7. Latsi PI, du Bois RM, Nicholson AG, et al. Fibrotic idiopathic interstitial pneumonia; the prognostic value of longitudinal lung function trends. Am J Respir Crit Care Med, 2003, 168:531-537
8. Flaherty KR, Travis WD, Colby TV, et al. Histopathologic variability in usual and nonspecific interstitial pneumonias. Am J Respir Crit Care Med, 2001, 164:1722-1727
9. Flaherty KR, Thwaite EL, Kazerooni EA, et al. Radiological versus histological diagnosis in UIP and NSIP: Survival implications. Thorax, 2003, 58 (2): 143-8
10. Katzenstein AL, Zisman DA, Litzky LA, et al. Usual interstitial pneumonia: Histologic study of biopsy and explant specimens. Am J Surg Pathol, 2002, 26:1567-1577
11. Yang Y, Fujita J, Tokuda M, et al. Chronological evaluation of the onset of histologically confirmed interstitial pneumonia associated with polymyositis/dermatomyositis. Intern Med, 2002, 41:1135-1141
12. Talmadge EK, Jr. Clinical Advances in the Diagnosis and Therapy of the Interstitial Lung Diseases. Am J Respir Crit Care Med, 2005, 172:268-279
13. Fujita J, Ohtsuki Y, Yoshinouchi T, et al. Idiopathic non-specific interstitial pneumonia: As an "autoimmune interstitial pneumonia." Respir Med, 2005, 99:234-240.
14. Kinder BW, Collard HR, Koth L, et al. Idiopathic nonspecific interstitial pneumonia: Lung manifestation of undifferentiated connective tissue disease? Am J Respir Crit Care Med, 2007, 176:691-697
15. Kim DS, Nagai S. Idiopathic nonspecific interstitial pneumonia: An unrecognized autoimmune disease? Am J Respir Crit Care Med, 2007, 176:632-633
16. Doria A, Mosca M, Gambari PF, et al. Defining unclassifiable connective tissue diseases: Incomplete, undifferentiated, or both. J Rheumatol, 2005, 32:213-215

第二十四章　特发性肺间质纤维化急性加重

以往认为特发性肺间质纤维化（IPF）的自然病程是缓慢、逐渐进展的过程，在一定时间内肺功能和气体交换逐渐恶化，最终死亡，其中位生存期为3～5年。近来的研究发现，一些IPF患者可以出现不可预知的急骤加重，部分患者诱因不清，并非由于感染、心功能不全或肺栓塞等所致，病理表现为弥漫性肺泡损伤（DAD），而这种加重常常预后极差，死亡率很高，这是1984年由日本学者提出的。随后1993年日本学者报道了3例UIP患者出现急性加重，这些患者最初有类似感冒样症状，血白细胞数升高及C反应蛋白升高，但无任何感染的证据，最终病理诊断为寻常型间质性肺炎（UIP）合并DAD。但直到2007年，美国方达成IPF急性加重的共识。虽然IPF的急性加重诊断标准还有待讨论，完善和统一。但是，显然此问题的提出和认识，将有益于阐明IPF发病的本质，提高对本病的临床诊治。

一、诊断标准

为了统一IPF急性加重的诊断，方便大家共同研究和交流，2007年美国特发性肺纤维化工作组制定了IPF急性加重的诊断标准。

1. 以前已经诊断或新诊断IPF。

2. 没有可以确认原因的呼吸困难在30天内发生或加重。

3. HRCT见双肺新出现的磨玻璃样阴影或在UIP的网状、蜂窝状的影像改变基础上重叠实变阴影。

4. 气管内吸取物或肺泡灌洗液的一系列病原学检查（包括常见的细菌、机会性致病病原体和常见的病毒）没有发现肺部感染的证据。

5. 排除其他原因　①左心衰；②肺栓塞；③已知的可以导致急性肺损伤的病因（如败血症、误吸、外伤、再灌注性肺水肿、脂肪栓塞、肺挫伤、吸入性肺损伤、心肺分流、药物毒性、急性胰腺炎、成分输血和干细胞移植等）。

如果IPF患者出现不明原因的症状急剧恶化，但不满足以上5条诊断标准，应该考虑“可疑IPF急性加重”的诊断，主要包括以下情况：症状加重超过30天，单侧肺的磨玻璃样改变，没有经过气管内吸取物或肺泡灌洗液的病原学评价。

和1993年Kondoh等提出的诊断标准以及2004年日本厚生省提出的诊断标准比较，新的诊断标准主要有两点不同之处：①无“气体交换功能异常”这条指标，主要是因为虽然用“气体交换功能异常”的证据来评价IPF急性加重具有较高的特异性，但敏感性差，以前没有血气分析的IPF患者，无法评价氧合指数或PaO_2的改变；②明确提出新诊断的IPF患者可以同时诊断为IPF急性加重。

二、发生率和死亡率

由于以前没有统一的 IPF 急性加重的诊断标准，且病例数较少，不同的文献报道的 IPF 急性加重的发病率和死亡率差异较大。Kim 等总结 1993～2006 年间 10 位作者回顾性分析和报道 IPF 急性加重的发生率为 7.0%～57.6%。最近的一项前瞻性研究报道，随访 56 位 IPF 患者 3 年，57% 的患者因急性加重再次入院，53% 的急性加重患者死亡。另外的一项前瞻性研究报道，IPF 急性加重的 1 年发生率为 8.5%，2 年发生率为 9.6%，3 个月死亡率为 81.8%。UIP 患者尸检发现 60% 的患者死于弥漫性肺泡损伤。由于现有的文献均为回顾性研究，因此很难推断 IPF 急性加重的实际发生率。准确的数据还有待大样本的前瞻性研究来获得。

三、诱因及病因

IPF 急性加重的病因和诱因不明，可能是疾病本身的一种特异的病理生理表现。但以下因素可能和 IPF 急性加重相关：

（一）外科肺活检或肺癌肺叶切除术

文献表明 UIP 急性加重的患者行外科肺活检出现加重的概率在 3.9%～18.2% 之间，外科肺活检有可能是急性加重的一种诱因。一般认为 IPF 患者进行外科肺活检的死亡率小于 1%，并发症的发生率为 10%～20%。基础肺功能差（FEV_1 < 1L），需要机械通气，活检前呼吸状况恶化，肺动脉高压，使用免疫抑制剂和存在出血倾向的患者行外科肺活检的风险高，胸腔镜肺活检的并发症较开胸手术少。文献中出现急性加重的患者也常常并非终末期的 IPF 患者。外科肺活检是目前间质性肺病（IP）诊断的重要手段，很难依此来得出肺活检不安全这一结论，但至少提示我们对于外科肺活检应该采取谨慎的态度。

（二）胃食管反流

已知胃食管反流病和多种呼吸系统疾病相关：如支气管炎、支气管扩张、哮喘，据估计在美国普通人群中异常的胃食管反流的发生率为 20%～30%，Raghu 等报道在 IPF 患者，异常的酸胃食管反流发生率为 87%，作者推测胃食管反流可能和 IPF 的慢性进展和急性加重相关。Sweet 等报道在 IPF 患者，胃食管反流发生率为 67%，根据典型症状诊断的敏感性（65%）和特异性（71%）不高。误吸是弥漫性肺泡损伤的一个已知原因，而胃食管反流可能导致误吸，因此推测胃食管反流可能和 IPF 急性加重相关。

（三）遗传易感性

最近报道了在几个家族性肺纤维化患者和一个散发 IPF 患者中存在端粒末端反转录酶的变异和（或）编码末端转移酶的 RNA 基因的变异，这种变异导致端粒变短，限制了肺泡上皮细胞的再生能力，可能和 IPF 急性加重的发生相关。

（四）感染的问题

大部分患者在急性加重前曾出现体温升高，部分患者的血白细胞计数及中性粒细胞计数升高，提示患者存在炎症反应。目前国外资料把感染作为急性加重的排除标准，从临床角度来界定患者是否存在感染是非常困难的。尽管新近的文献将排除感染的标准规定为经气管内吸取物或支气管肺泡灌洗液培养阴性，仍不能排除存在诸如病毒感染或支原体、衣原体等非典型致病微生物感染的可能。何况对于没有气管插管的危重患者进行支气管镜检查的难度也很大，病原学资料获得极为困难。IPF 急性加重的诱因中或许也不应该将感染这一因素排除在外。是否为感染后诱发肺内炎症瀑布反应，导致在原有肺间质病变基础上出现急性加重值得进一步探讨。正如慢性阻塞性肺病急性加重（AECOPD）患者的诱因可能为感染一样，IPF 和急性加重的诱因中或许也有感染的参与，只是在其恶化的过程中感染并不占有主导地位。

四、临床特点

（一）临床表现

IPF 急性加重最主要的症状是呼吸困难的快速进展或新出现的呼吸困难，患者从发病到就诊的时间为 13.0 ±10.7 天（2 ~30 天），一些患者可能有干咳和发热。IPF 急性加重可以发生在病程的任何时候，Ambrosini 等报道 5 例患者，从诊断 IPF 到 IPF 急性加重的时间为 3 个月到 3 年，Kim 等报道 10 例患者从诊断 IPF 到 IPF 急性加重的时间为 3 ~60 个月。急性加重的风险与年龄、性别、吸烟史以及肺功能似乎没有明显的相关性。如果临床上发现患者出现呼吸困难在短时间内加重而没有痰量明显增加等感染证据，或抗感染治疗效果不佳，应高度怀疑急性加重的可能。

（二）血液检查

多数患者血清中可以检测到白细胞总数、C 反应蛋白、乳酸脱氢酶、KL－6（一种粘性高分子量糖蛋白）升高，Yokoyama 等研究发现治疗有效的患者 KL－6、乳酸脱氢酶常有明显的下降，并指出 KL－6 可以作为 IPF 治疗效果和预后观察的指标。

（三）支气管肺泡灌洗液（BALF）

BALF 对于间质性肺疾病的鉴别诊断具有重要意义。大多数 IPF 患者 BALF 中性粒细胞比例明显升高，部分患者可以有嗜酸性粒细胞轻到中度升高，少数患者可能有淋巴细胞比例升高。在 IPF 急性加重期，中性粒细胞比例升高常见，可同时有淋巴细胞和（或）嗜酸性粒细胞比例升高，但由于病例数较少，同时缺乏 IPF 患者在慢性期和急性加重期的 BALF 细胞分类之间的纵向比较，因此无法得出 IPF 急性加重期 BALF 细胞分类的变化特点。BALF 的重要价值在于除外感染引起的 IPF 加重。

（四）肺功能和血气分析

IPF 急性加重的患者肺功能表现为肺总量、肺活量和肺弥散功能降低。血气分析表现为氧合指数降低，$PaCO_2$正常或升高，文献报道的常用于诊断 IPF 急性加重的诊断标准是氧合指数小于 225 或者 PaO_2 下降大于 10 mm Hg。

（五）影像学检查

胸部 HRCT 是诊断 IPF 急性加重的重要方法，特征性的表现是在原有 IPF 的双肺底、胸膜下网状阴影、蜂窝肺、牵张性支气管扩张状等影像改变的基础上出现双肺磨玻璃样阴影或实变影（图 1－24－1，1－24－2），这种阴影可为周围性、多灶性或弥漫性。患者的生存期可能和肺的受累程度存在相关性，以弥漫型预后最差，周边型预后较好。对于以往没有 CT 结果的患者蜂窝影可以用于鉴别急性间质性肺炎（AIP）和 IPF 急性加重。

五、病理改变

肺活检发现 IPF 最常见的病理改变是在 UIP 的基础上叠加弥漫性肺泡损伤（DAD）。几乎所有患者均可见基础的 UIP 特征：双肺受累，病变分布不均匀，主要发生在胸膜下和下肺，斑片状胶原纤维化，大量成纤维细胞灶，蜂窝样囊肿等。大部分患者有 DAD 改变：弥漫性肺泡间隔增宽，肺泡壁肿胀和单核细胞浸润，Ⅱ型细胞增生，肺泡内可有纤维蛋白性渗出物，伴有或不伴有透明膜形成及支气管上皮鳞状化生。但也有机化性肺炎（OP）的报道，可以在 UIP 或非特异性间质性肺炎（NSIP）的病理改变基础上出现 DAD 或 OP 改变。因此可以推知，病理为 OP 的患者可能较 DAD 的患者有更好的治疗效果，也因此导致不同文献中急性加重的死亡率的差异。

六、治疗和预防

由于对 IPF 急性加重的认识较晚，以往很多研究没有把预防或减少 IPF 急性加重作为评价药物治疗效果的标准，而主要以存活时间作为药物的疗效指标。IPF 急性加重的治疗方法有限，治疗效果差，死亡率高，因此在 IPF 慢性进展期如何治疗才能预防或减少 IPF 急性加重的发生逐渐受到大家的研究和重视，但是由于下述治疗多数缺乏循证医学的证据，很难判断各种治疗的确切效果。

（一）糖皮质激素和免疫抑制剂

在 IPF 急性加重期，文献报道采用糖皮质激素（简称激素）冲击及序贯治疗（甲基泼尼松龙 1000 mg/d，3 天，随后口服强的松 40 ~ 60 mg/d），联合使用免疫抑制剂（环磷酰胺，每 3 周 500 mg）可能有一定的治疗效果，激素减量的同时加用环孢素［剂量为 1 ~ 2mg/（kg · d）］治疗效果更好。在 2004 年的 ATS 年会上 Schwarz 指出，在 IPF 急性加重时，激素治疗可能有效。但最近文献报道激素冲击治疗联合环磷酰胺或环孢素无明确的治疗效果。在 IPF 慢性进展期，激素和免疫抑制的治疗效果不确切，大多数临床试验未能发现单用激素或者联合应用免疫抑制药物（环磷酰胺、硫唑嘌呤）可以提高患者存活时间，而有关激素和免疫抑制剂对 IPF 急性加重的影响报道较少。

（二）抗纤维化药物

IPF 的发病机制是弥漫性肺泡炎症和肺实质损伤造成的修复失衡和过度，最终导致肺纤维化，糖皮质激素治疗 IPF 效果不佳，表明激素并不能阻止肺泡炎向纤维化方向发展，因此抗纤维化药物可能比激素更有治疗效果。

1. 吡非尼酮（pirfenidone）　体内外研究均已证实，吡非尼酮是一种新型口服有效抗纤维化药物。2005 年发表的一项双盲、多中心、临床随机对照研究发现，IPF 患者口服吡非尼酮治疗（200 ~ 600 mg，每日 3 次），在 9 个月时的肺活量下降明显低于安慰剂组，无 1 例发生 IPF 急性加重，而安慰剂组有 14%（5/35）的患者发生急性加重，但该研究观察和随访时间短，吡非尼酮是否能提高患者生存率尚不清楚。国内已经完成了吡非尼酮胶囊的 I 期临床试验，目前正在开展吡非尼酮治疗 IPF 的Ⅱ期临床试验。

2. 细胞因子治疗　虽然 IPF 的发病机制尚不完全清楚，但许多细胞因子参与了肺纤维化的发生，利用或阻断某些细胞因子的作用为治疗肺纤维化提供了新的途径和方法。γ－干扰素1b：可以下调TGF－β的表达，抑制成纤维细胞的增殖和基质蛋白的降解，因此具有抗纤维化作用，但目前大多数临床试验结果显示γ－干扰素1b治疗作用不确切，例如一项临床三期试验结果显示：γ－干扰素1b治疗组43.6%的患者出现病情恶化或死亡，对照组为51.8 %，两者差异无统计学意义（$P=0.08$），但γ－干扰素1b组呼吸困难发生率、氧气使用率较对照组有减少趋势，另外，γ－干扰素1b对于轻、中度肺功能损害者疗效较重度肺功能损害者为佳。γ－干扰素1b有导致肺气肿、急性肾功能衰竭等副作用，这也限制了γ－干扰素1b在临床上的应用。TGF－β、TNF－α、IL－10、PGE_2等细胞因子尚处于实验或临床研究阶段，目前没有相关的临床试验结果公布。

（三）抗凝治疗

Kubo等研究报道11例IPF急性加重的患者在使用口服激素的基础上，给予低分子肝素（达肝素钠）治疗1～2周，仅2例死亡，而21例未进行抗凝治疗的患者有15例死亡，提示抗凝治疗可降低IPF急性加重患者的死亡率。但这项研究没有采用盲法，并且在低分子肝素治疗组有25%的退出率，另外没有说明是如何除外肺栓塞的，这影响了的实验的随机性。

（四）质子泵抑制剂

Raghu等报道4例同时存在过多的酸胃食管反流的IPF患者，接受长期抑酸治疗（2～6年），肺功能可以长期稳定甚至得到改善，并且未发生IPF急性加重。但这是一项回顾性研究，病例数少，无随机对照，因此需要大规模的随机对照双盲试验来证实质子泵抑制剂的治疗效果。

（五）多粘菌素－B－聚苯乙烯纤维柱血液净化

文献报道了多粘菌素－B－聚苯乙烯纤维柱血液净化治疗UIP/IPF急性加重的方法。这种方法最初是用于血液净化及多器官功能障碍综合征治疗中清除内毒素。6例需要使用呼吸机辅助呼吸的患者，其中4例成功脱机病存活超过30天。但这一研究缺乏对照组，只能说是一种潜在有效的治疗手段。

（六）其他

呼吸衰竭的患者使用机械通气并不能改变肺间质病患者出现急性呼吸衰竭时的预后。另外，还有给予大剂量的静脉丙种球蛋白治疗取得一定疗效的报道。

七、结语

IPF急性加重的发生难以预测，死亡率高，激素和免疫抑制剂对于预防和治疗IPF急性加重没有确切疗效，而吡非尼酮等新型抗纤维化药物得到了广泛的研究，有望用于IPF的治疗，未来需要大规模的随机对照双盲试验来评价各种药物的治疗效果，以后应该把IPF急性加重作为观察药物治疗效果的指标。还有学者发现UIP这种以往认为的缓慢进展的疾病也可以急性加重为首发症状。另外，各种IIP以及结缔组织病（如类风湿性关节炎，肌炎或皮肌炎，系统性硬化症或混合性结缔组织病）导致的IP以及慢性过敏性肺炎都有出现急性加重的相关报道。因此，可以认为缓慢进展的各种IP都有急性加重的可能。间质病急性加重的病因、发病机制以及和ARDS的关系值得以后进一步研究。

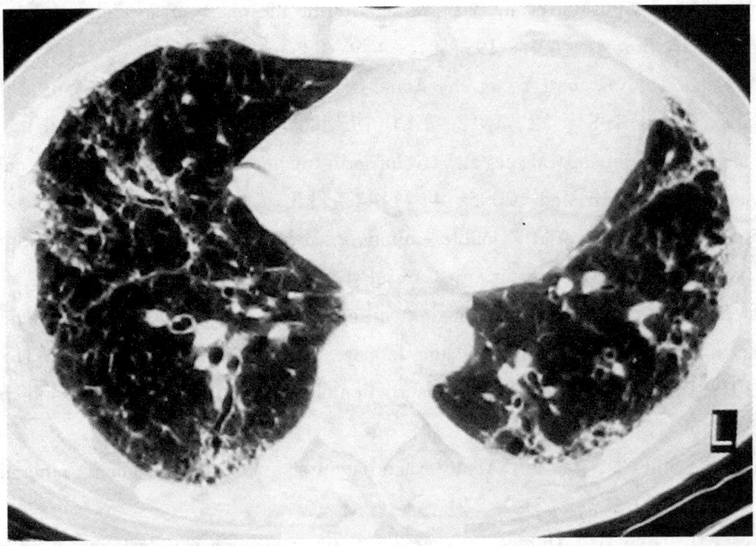

图 1－24－1　CT 可见胸膜下为主的网状及蜂窝样改变

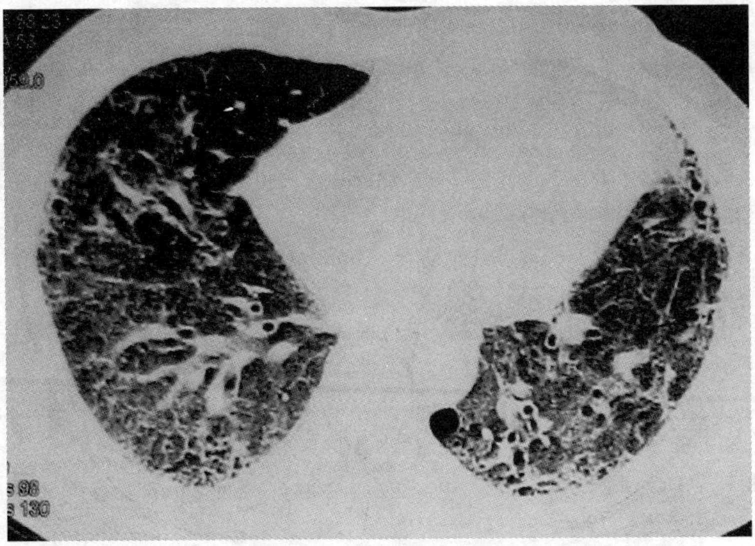

图 1－24－2　上例患者 4 月后病情加重后，CT 示在原有病变基础上出现大量磨玻璃样渗出影

（田欣伦）

参 考 文 献

1. Kondoh Y，Taniguchi H，Kawabata Y，et al. Acute exacerbation in idiopathic pulmonary fibrosis：Analysis of

clinical and pathologic findings in three cases. Chest, 1993, 103 : 1808 - 1812
2. Akira M, Hamada H, Sakatani M, et al. CT findings during the phase of accelerated deterioration in patients with idiopathic pulmonary fibrosis. AJR, 1997, 168 : 79 - 83
3. Yoshimura K, Nakatani T, Nakamori Y, et al. Acute exacerbation in idiopathic interstitial pneumonia. Nippon Kyobu Sikkan Gakkai Zassi, 1984, 22, 1012 - 1020 (In Japanese, Abstract in English)
4. Homma S, Sakamoto S, Kawabata, M, et al. Cyclosporin treatment in steroid - resistant and acutely exacerbated interstitial pneumonia. Intern Med, 2005, 44 : 1144 - 1150
5. Azuma A, Nukiwa T, Tsuboi E, et al. Double - blind, placebo - controlled trial of pirfenidone in patients with idiopathic pulmonary fibrosis. Am J Respir Crit Care Med, 2005, 171 : 1040 - 1047
6. Parambil JG, Myers JL, Ryu JH. Histopathologic features and outcome of patients with acute exacerbation of idiopathic pulmonary fibrosis undergoing surgical lung biopsy. Chest, 2005, 128 : 3310 - 3315
7. Kim D S, Park J H, Park B K, et al. Acute exacerbation of idiopathic pulmonary fibrosis: frequency and clinical features. Eur Respir J, 2006, 27 : 143 - 150
8. Park I - N, Kim D S, Shim T S, et al. Acute exacerbation of interstitial pneumonia other than idiopathic pulmonary fibrosis. Chest, 2007, 132 : 214 - 220
9. Parambil JG, Myers JL, Ryu JH. Diffuse alveolar damage, uncommon manifestation of pulmonary involvement in patients with gonnective tissue diseases. Chest, 2006, 130 : 553 - 558
10. Churg A, Müller NL. Silva CIS, et al. Acute exacerbation (acute lung injury of unknown cause) in UIP and other forms of fibrotic interstitial pneumonias. Am J Surg Pathol, 2007, 31 : 277 - 284
11. Kreider M E, Hansen - Flaschen J, Ahmad N N, et al. Complications of video - assisted thoracoscopic lung biopsy in patients with interstitial lung disease. Ann Thorac Surg, 2007, 83 : 1140 - 1144
12. Tiitto L, Heiskanen U, Bloigu R, et al. Thoracoscopic lung biopsy is a safe procedure in diagnosing usual interstitial pneumonia. Chest, 2005, 128 : 2375 - 2380
13. Lettieri CJ, Veerappan GR, Helman DL, et al. Outcomes and safety of surgical lung biopsy for interstitial lung disease. Chest, 2005, 127 : 1600 - 1605
14. Utz JP, Ryu JH, Douglas WW, et al. High short - term mortality following lung biopsy for usual interstitial pneumonia. Eur Respir, J 2001, 17 : 175 - 179
15. David J Riley. Risk of surgical lung biopsy in idiopathic interstitial pneumonias. Chest, 2005, 127 : 1485 - 1486
16. Lee H - K, Kim D S, Yoo B, et al. Histopathologic pattern and clinical features of rheumatoid arthritis - associated interstitial lung disease. Chest, 2005, 127 : 2019 - 2027
17. Asada K, Mukai J, Ougushi F. Characteristics and management of lung cancer in patients with idiopathic pneumonia. Jpn J Thor Dis, 1992, 51 : 214 - 219
18. Honore I, Nunes H, Groussard O, et al. Acute respiratory failure after interferon - therapy of end - stage pulmonary fibrosis. Am J Respir Crit Care Med, 2003, 167, 953 - 957
19. Shigeki Misumi and David A Lynch. Idiopathic pulmonary fibrosis/usual interstitial pneumonia imaging diagnosis, spectrum of abnormalities, and temporal progression. Proc Am Thorac Soc, 2006, 3 : 307 - 314
20. Inase N, Sawada M, Ohtani Y, et al. Cyclosporin A followed by the treatment of acute exacerbation of idiopathic pulmonary fibrosis with corticosteroid. Intern Med, 2003, 42 : 565 - 570
21. Ambrosini V, Cancellieri A, Chilosi M, et al. Acute exacerbation of idiopathic pulmonary fibrosis: Report of a series. Eur Respir J, 2003, 22 : 821 - 826
22. Seo Y, Abe S, Kurahara M, et al. Beneficial effect of polymyxin B - immobilized fiber column (PMX) he-

moperfusion treatment on acute exacerbation of idiopathic pulmonary fibrosis. Internal Medicine, http: //www. naika. or. jp/imindex. html1033 - 1038

23. Kubo H, Nakayama K, Yanai M, et al. Anticoagulant therapy for idiopathic pulmonary fibrosis. Chest, 2005, 128 : 1475 - 1482
24. Fumeaux T, Rothmeier C, Jolliet P. Outcome of mechanical ventilation for acute respiratory failure in patients with pulmonary fibrosis. Intensive Care Medicine, 2001, 27 : 1835 - 1964

第二十五章 过敏性肺炎

过敏性肺炎（hypersensitive pneumonia，HP），又名外源性过敏性肺泡炎（extrinsic allergic alveolitits，EAA），是由于反复环境抗原吸入造成的一大组疾病。最常见的是农民肺（farmer lung，FL）和鸽子肺（pigeon breeder's lung，PBL）/禽肺（bird - fancier's lung，BFL）。许多动物或植物产物，化学制剂及一些不明抗原产物可以导致HP的病理改变。大多数HP患者的发病与工作相关，但也有一些患者由于居住于不通风或木质结构的房屋中导致发病。HP的发病率不高，除非仔细询问病史，常被误诊为病毒感染或特发性间质性肺炎。大约5%～15%的环境暴露者会发展成HP，提示此病存在宿主的易感性差异。本节从流行病学、临床表现、病理、诊断和治疗上阐述HP。

一、流行病学及病因

HP往往与职业相关，因此不同类型的HP的高发人群不同。例如，农民肺常见于男性，且几乎均为成年人。但总体来讲HP的发病没有性别差异。许多HP患者在40～60岁时发病，但也有婴儿发病的报道。HP的发病率很难估计，因为准确的诊断即使对于认识成熟的农民肺而言也是非常困难的。大型的队列研究常常是采用调查问卷结合对可疑抗原的血清沉淀抗体检测获得的，但是问卷对以往或活动的HP病例的敏感性和特异性有限，且血清沉淀抗体与临床的一致性也并不好。在工人中的HP发生率随环境不同而差异显著，只有少部分环境暴露的人会发生HP，宿主和环境因素可能都参与了HP的表现。

有报道表明，PBL患者中主要组织相容性抗原和肿瘤坏死因子α的基因异常参与作用。各种类型的HP患者多为非吸烟者（80%～95%），在相同的暴露下非吸烟者的发病率明显增高。这一机制尚不清楚，但提示吸烟可能改变了肺的防御机制或免疫反应，可能产生了轻微的免疫抑制效应。以往的研究表明，吸烟者肺部的肺泡巨噬细胞降低了在抗原暴露后的T细胞参与的细胞表面共同刺激的分子信号途径。作者推测由于吸烟改变了肺泡巨噬细胞亚型，导致T细胞信号下调，造成吸烟人群中HP的发生率较低。因此，临床上目前大量吸烟的患者往往不支持HP的诊断。有意思的是一些间质性肺病，如嗜酸性肉芽肿和脱屑性间质性肺炎（DIP）却常见于吸烟患者。

患者的吸入抗原多种多样，可分为4类：①微生物类：包括细菌（嗜热放线菌、枯草杆菌、克雷白菌等），真菌（曲菌、青霉菌、分支孢子菌等）；②寄生虫：阿米巴；③动物蛋白：禽类粪便或蛋白、动物皮毛、鼠尿、鱼肉、蚕蛹等；④化学制剂：异氰酸盐等。较常见的农民肺是由于存在于霉干草及谷物中的嗜热放线菌引起。发病机制与Ⅲ型和Ⅳ型变态反应有关。

二、临床表现

虽然导致发病的抗原差异很大，但是其临床症状非常相似。HP 的临床表现分为急性，亚急性和慢性。最常见的类型是急性型，症状包括：在抗原暴露后的 4～8 小时出现发热、寒战、咳嗽、呼吸困难、胸闷和无力。常在 24～48 小时内缓解。亚急性型常在数月或数周内隐匿起病，逐渐出现肺部症状，如咳嗽和呼吸困难加重，也可以由低热、乏力、体重下降等。转为慢性者常见于持续少量接触，也可能是由前两种类型发展而来。

三、影像学表现

（一）胸部 X 线片

急性和慢性 HP 患者的胸部影像迥异。急性 HP 的胸片显示气腔弥漫的实变，对应活检中的气腔中的炎症浸润。数日之后实变区被柔和的结节影取代，这代表支气管周围的炎症和肉芽组织形成。影像学上的慢性 HP 表现为：纤维化、小叶间隔增厚，牵张性支气管扩张，严重者可以出现蜂窝肺（图 1－25－1）。急性 HP 更易累及下肺，而肺尖病变较轻。相反，慢性 HP 的线状浸润影上肺多，而肺基底部较轻。急性 HP 的结节和磨玻璃状影在停止接触后可以逐渐消失，而慢性 HP 的弥漫的线状浸润影则为不可逆的改变。急性期的 HP 很少见到胸腔积液、胸膜增厚、钙化、空洞、肺不张、局部放射性浓聚（硬币征或肿块影）或是胸内淋巴结肿大等征象。即使是慢性期 HP 也很少见到胸腔积液或胸膜增厚。由于细支气管炎和小叶过度充气可以导致胸膜破裂，而出现皮下气肿表现。但是胸片的敏感性差，研究发现仅有 10% 的 HP 患者胸片可见异常。

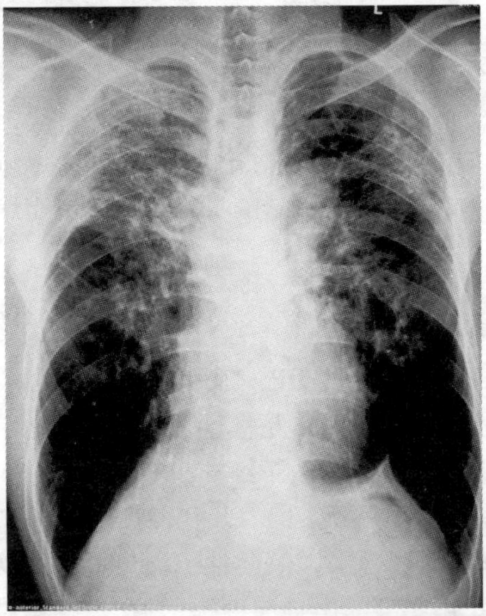

图 1－25－1　慢性 HP 患者的胸片表现为上肺为主的纤维条索影

（二）CT 和高分辨 CT（HRCT）

急、慢性 HP 的最有力的影像学诊断依据是磨玻璃状影和微结节。一些慢性 HP 患者的 CT 表现为线状影，磨玻璃状影和蜂窝样改变，与 UIP 和结缔组织病难以鉴别。HP 的其他 CT 表现包括马赛克征，气体陷闭，混合病变以及纤维化改变。HRCT 比起平片和平扫 CT 能发现更多异常改变。不同的 HRCT 表现与疾病的分期、病理改变和肺功能的异常相关。但也有报道说，有症状的患者 HRCT 正常，经活检证实也可以存在 HP 的改变。

亚急性 HP 患者的 HRCT 表现包括：大小不等的磨玻璃状影，边界不清的小叶中心性微结节，局灶性透过度降低（即肺内气体分布不均）（图 1－25－2）。小结节为圆形，边界模糊，直径小于 5mm，双肺均有分布，但中、下叶更常见。虽然小结节常为小叶中心性分布，但很少见到树枝出芽征。这些小结节常常在避免接触抗原后消失。透过度降低（如马赛克征）与气体陷闭密切相关。呼气相 CT 中的气体陷闭见于绝大多数亚急性 HP 患者，反映了细胞性的细支气管炎导致的管腔狭窄和气体潴留。由于病变常累及小气道，CT 上可见支气管管壁增厚，以支气管为中心的病变分布特点（图 1-25-3）。10% 的亚急性 HP 患者 CT 可见囊性改变，类似淋巴细胞性间质性肺炎。

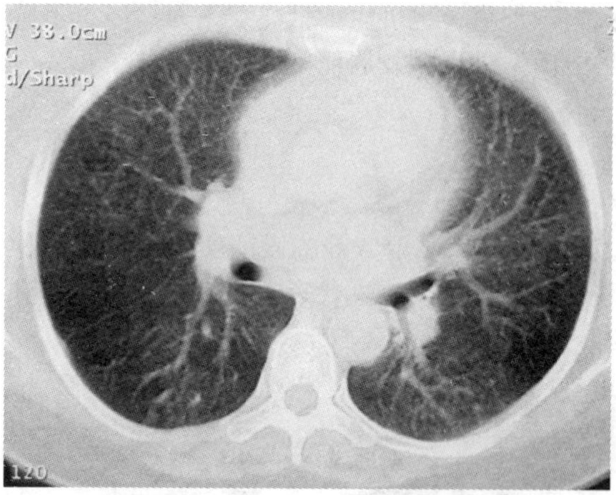

图 1-25-2　患者为亚急性 HP 患者，肺内可见小叶间隔增厚，磨玻璃状影及少许小结节影

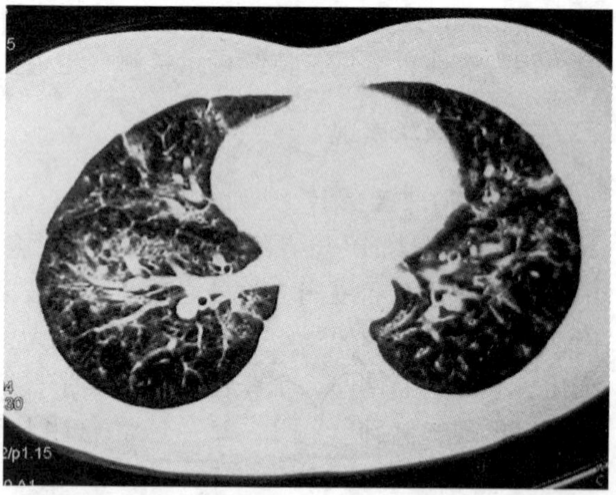

图 1-25-3　患者为慢性 HP，可见支气管管壁增厚，以支气管血管束分布的网状影和磨玻璃状影，胸膜下病变较少。本例患者胸膜增厚，在使用糖皮质激素治疗后出现结核性胸膜炎

即使是慢性 HP，呼气相 CT 也可能在反映纤维化的网状影背景上出现小叶的气体陷闭。气体陷闭甚至可以是慢性 HP 的 CT 唯一征象。半数以上的 HP 患者可以出现马赛克征。这两种表现可能是由于细支气管炎所致。50% 的慢性农民肺患者可以出现肺气肿征象，而这些患者可能并不吸烟。IPF 和慢性 HP 的 CT 表现研究证明，如果 CT 质量好，能将 90% 的 IPF 与 HP 区分开来，但慢性 HP 与 UIP 可以酷似，任何 UIP 患者的鉴别诊断均应该包括慢性 HP。微结节的出现高度提示 HP，蜂窝肺和下叶及周边为主的病变提示 IPF。在这一研究中不能区分脱屑型间质性肺炎（DIP）与急、亚急性 HP。因此，肺活检仍然是间质性肺病诊断的金标准。

有高达 50% 的 HP 患者可以出现纵隔淋巴结肿大，但其短径常常不超过 20 mm。

四、实验室检查

（一）肺功能和血气分析

HP 的肺功能表现不特异，与包括结节病、UIP、结缔组织病以及药物导致的肺疾病等一系列疾病相似。总体来讲，HP 患者表现为限制性和阻塞性肺功能障碍。大多数 HP 患者的肺功能和血气分析显示肺容积缩小，一氧化碳弥散量下降，肺顺应性下降和运动后的低氧血症。一些患者会出现静息时低氧。一秒率（FEV_1/FVC）常正常，但是最大中期流率（MMFR）和用力呼气流速（FEF），中期呼气（$FEF_{0.25\sim0.75}$）可能下降。气流的这些异常可能是由于HP中的细支气管炎所致。由于片状肺炎导致压力容积曲线常右移。动脉血气常见低氧、低碳酸血症和呼吸性碱中毒。少数患者以气体交换障碍为主，多数患者以气道阻塞为主。肺顺应性下降同时气体流率广泛降低。前者在病理上表现为肺气肿。慢性期HP，其临床、影像和肺功能很少互相影响。急性期缓解后肺功能可能恢复正常，但慢性患者的肺功能异常可能持续存在。许多患者（20%～40%）出现非特异性的气道反应性增高，可能与肺内肥大细胞增多及支气管上皮受损有关。一些患者（5%～10%）发展为哮喘。在停止接触后气道高反应和哮喘趋于缓解。

（二）支气管肺泡灌洗（BAL）

在慢性农民肺和鸽子肺患者中，CD4与CD8细胞的比例（CD4/CD8）常常降低，但是由于支气管肺泡灌洗液（BALF）中的细胞绝对计数增高，HP患者CD4阳性T细胞仍然比正常者高。与之相似，虽然BALF中的肺泡巨噬细胞与淋巴细胞的比例降低，但是HP中的巨噬细胞绝对计数仍然升高了。HP患者的BALF中及外周血γσT细胞比例也升高。有报道说HP患者的BALF中的肥大细胞数升高可能解释了HP的发病机制。BALF中的淋巴细胞数量与HP组织切片的改变相关。因此，BALF的淋巴细胞计数可能是在疾病活动期代替活检来评价肺泡炎的一种方法。环境暴露后24小时内的急性HP，最初是中性粒细胞数升高，随后才是淋巴细胞数升高。这种细胞动力学的改变也可以见于HP的实验模型中。急性期过后，中性粒细胞计数降低，淋巴细胞计数上升。但是，如果患者近期再次接触抗原或持续接触抗原，则会出现中性粒细胞数中度升高。以往的研究表明，肺的中性粒细胞比例和肺纤维化程度相关。这一研究提示，HP中的中性粒细胞持续聚集，导致中性粒细胞蛋白酶（如明胶酶B和胶原酶）的升高，可能是造成肺损伤和纤维化的原因。虽然淋巴细胞性肺泡炎与HP密切相关，但是一些抗原暴露后有或没有血清沉淀素的无症状患者BALF中也可以出现明显的淋巴细胞性肺泡炎。一个临床研究确定，无症状患者的BALF中的淋巴细胞炎可以没有临床意义。另外，对于急性HP，其CD4/CD8常倒置，但随着病程的迁延，CD4/CD8常常升高，甚至可以高达15。因此，BALF中的淋巴细胞炎或CD4/CD8比例倒置对于HP的诊断仅有提示作用，而并不特异。

（三）皮肤反应试验

皮肤反应实验在HP的诊断中价值有限。1965年，Pepys和Jenkins观察到霉干草抗原在他们的非异质性患者中并不能诱发出皮肤反应。Freedman等也发现了同样的结果，因此认为霉干草抗原对于鉴别农民肺患者和无症状的接触者没有任何价值。但是Morell等得到了不同的结果。他们给26名农民肺患者和25名无症状的农民使用孢子菌抗原，18人中的15人出现了Ⅰ型即刻变态反应，18人（100%）出现了晚发反应，8例（44%）出现了延迟反应。25名无症状的患者中，28%出现Ⅰ型变态反应，68%出现晚发反应，仅有4%的患者出现迟发反应。因此，他们认为皮内注射霉干草抗原有助于诊断农民肺。皮肤反应实验可能有助于诊断鸽子肺，但许多无症状的养鸽者也出现阳性反应。

（四）血清沉淀素检测

特异性血清沉淀抗体（IgG）可以见于几乎所有的HP患者，40%的无症状的同样环境暴露者也可以阳性（敏感性高，特异性低）。因此，方法可靠的沉淀抗体是排除诊断的手段。然而，Krasnick等报道一些医师依赖于商业实验室得出的假阴性报告而漏诊了越来越多的 HP。这种假阴性结果是由于不适当的质量控制、方法不敏感、使用了错误的抗原等因素造成的。

（五）吸入抗原刺激

从理论上讲，诊断 HP 的最佳途径是通过给患者吸入抗原复制其临床过程。然而，出于安全考虑，应该在适当的医疗监护下进行。近期的研究表明，对慢性鸽子肺患者进行安全可行的吸入刺激试验。这一试验成为目前诊断标准的附加条件，且成为鉴别慢性 HP 与 IPF 的重要手段。

五、病理改变

HP 的病理改变可以作为肺间质病的独立的基本病变。HP 的典型病理三联征包括：弥漫的间质淋巴细胞浸润，散在、小的、形态不完整的肉芽肿和细胞性的细支气管炎。50% ~ 70% 的 HP 患者可见这三联征。然而，这些表现对 HP 而言不特异。临床病史和阳性的血清沉淀物足以诊断典型急性的 HP。因此，急性 HP 患者很少进行活检，文献中也很少有急性 HP 的病理表现报道。急性 HP 可能出现界限不清的结节和实变，反映了支气管周围的炎症。病理常得到亚急性和慢性期的 HP 患者的活检标本。

HP 患者取活检的原因常有以下几方面：①活检的组织病理学表现提示 HP 的诊断后，仔细询问病史可以找到可能的接触史（仍有 2/3 的病例找不到确切的接触史）；②活检是为了证实临床暴露史或/和纤维化的程度；③活检是为了排除感染或其他疾病。

亚急性和慢性 HP 本身在病理上表现为慢性间质性肺炎。典型的亚急性 HP 显示三联征：弥漫性慢性间质炎症，细胞性细支气管炎和小的、形态不完整的非坏死性肉芽肿，有时肉芽肿仅表现为单个的巨细胞。在不同病历中这 3 种表现均有可能占据优势，有时并不同时存在。典型的亚急性 HP 间质纤维化常被间质炎症浸润所掩盖，而 UIP 则相反。当存在纤维化时，HP 常分布在支气管周围，而 UIP 则分布在胸膜下和叶间裂周围。进展的慢性 HP，显示为广泛的纤维化和蜂窝样改变，与 UIP 难以鉴别。此时需要依据患者的临床资料。

HP 的间质浸润绝大多数为淋巴细胞，在肺实质内相对规则。这种浸润的差异很大，从轻微到大量，甚至可以类似淋巴细胞性间质性肺炎改变。虽然在 BALF 中可以检测到大量的细胞，肺泡内炎症却仅限于支气管周围区域。

以往的研究建立了急性农民肺患者行经支气管镜肺活检（TBLB）检查的病理诊断三大要点：①弥漫性淋巴细胞浸润；②局灶性淋巴细胞浸润；③肉芽肿。弥漫性的淋巴细胞浸润对诊断很有帮助。HP 中的肉芽肿是非干酪性，非坏死性的，有时仅表现为一小簇上皮样细胞甚至没有巨细胞。巨细胞可以表现为单个的和/或一小簇。肉芽肿在肺实质内、间质气腔内散在分布。HP 中的巨细胞常常包含有胆固醇裂隙，蓝染的同心状板层钙化的 Schaumann 小体，或是半透明双折光的草酸盐结晶。这些结构是内源性的代谢产物，不应将之误认为是异物。偶尔这些结构也可以见于枫树皮病等肉芽肿性疾病。细胞性细支气管炎的程度在不同病例中差异很大，可以非常显著，也可以几乎不见。一个关于慢性鸽子肺患者的细支气管炎的形态学研究报道，细支气管的改变与肺实质损伤的严重程度及类型相关。有管腔内息肉的闭塞性细支气管炎和有肺泡管气腔内的机化的机化性肺炎以及更远端的实质（被称为 BOOP 样改变）常常可见，特别是急性期的患者。肺泡腔内的泡沫样巨噬细胞常见于细支气管周围，但对诊断并非必需。总之，除非细支气管周围，气腔内细胞不应过多，但也有些患者可以出现肺泡巨噬细胞增多，类似 DIP 改变。HP 中很少见到组织学表现为大量的嗜酸性粒细胞性炎症和血管炎者。HP（或 EAA）的名称常令人误认为本病为嗜酸性粒细胞作为效应细胞导致的Ⅰ型变态反应性炎症，但实际上 HP 中少见嗜酸性粒细胞浸润。当活检标本显示嗜酸性粒细胞炎症显著时，应考虑其他疾病的诊断。HP 中基本没有血管炎，而标本足够大时，60%～70%的结节病患者可以出现血管炎。2 型肺泡上皮细胞增生常常并不显著。胸膜纤维化有时可见，但活动性的胸膜炎非常少见。慢性 HP 依其严重程度不同可见不同程度的间质纤维化和蜂窝肺。细支气管周围的病变往往更显著。近来有学者将慢性 HP 的病理归为 3 类：UIP 型、NSIP 型和小气道周围型，提示 HP 的病理改变较为多样。支气管相关淋巴组织（BALT）的发生可见于部分 HP 患者。慢性抗原刺激和/或慢性 HP 的炎症可能导致了 BALT 的发生，从而可能在疾病的粘膜免疫反应中起重要作用。

近来一些研究报道了 HP 的超微结构改变。早期的超微结构改变包括：1 型细胞水肿和部分或全部的分离，这导致了上皮细胞基底膜的剥脱，内皮气泡形成和细胞水肿伴毛细血管腔狭窄。HP 可以导致内皮细胞基底膜复制，出现多层和变薄的基底膜。这些改变也可以见于结节病患者，而 HP 中程度较弱，可能是由于肺泡炎不那么显著。另一方面，在看起来正常的区域，通过光镜也可以发现这些病变，提示他们出现于 HP 的早期过程中。HP 的严重肺泡炎伴有 1 型肺泡上皮细胞及其基底膜的损伤，将导致肺泡内纤维物质的形成（机化性肺炎），有可能通过间质肌成纤维细胞及成纤维细胞延伸至肺泡腔。结节病中，肺泡内纤维化不常见，可能是由于肺泡炎和肺泡上皮损伤不严重所致。

六、诊断及鉴别诊断

及时的诊断能有效地避免不可逆的肺损伤及日后更多的抗原暴露。农民肺的诊断标准见表 1－25－1，也可以将之推广用于各种类型的 HP。最重要的诊断步骤仍是职业和环境暴露的识别。应该认识到职业或环境接触与间断出现的症状之间的关系，并由此想到 HP 的诊断。急性型中，症状常在抗原刺激后 4～8 小时出现。此时的症状应与病毒性肺炎、支原体肺炎以及军团菌肺炎相鉴别。胸部 X 线片、肺功能和常规的实验室检查对 HP 的诊断都不特异。血清沉淀素和皮肤反应试验可能有助于诊断，但是可靠的标准抗原不常能获得。急性期的患者，肺活检并非必需。在 BALF 中主要为淋巴细胞，且多为 CD8 阳性 T 细胞有助于诊断，但并不特异。HP 的组织学鉴别诊断包括一大类病变（表 1－25－2），这些疾病都可以出现细支气管炎，间质浸润或肉芽肿。UIP 在活检时可以出现广泛的瘢痕形成以及蜂窝肺，纤维化掩盖了间质的浸润，且常常在胸膜下和多段分布。隐源性机化性肺炎或继发性机化性肺炎，细支气管和肺泡管管腔内的机化比弥漫性的间质炎症更为显著。而真正的 HP 则正好相反。这就是说，这两种情况可以同时存在，但任何有 BOOP 样改变同时偶尔可见小的肉芽肿的病例应该在诊断时考虑到 HP 的可能。结节病和铍中毒易形成形态完好的肉芽肿，可以融合，并沿淋巴道（包括支气管血管束，胸膜和叶间裂）聚合成簇。在这 2 种疾病中，肉芽肿较间质浸润更明显，而 HP 则正好相反。肉芽肿型的感染常常在肉芽肿中心有坏死，即使没有坏死，感染的肉芽肿也更像结节病样，掩盖了间质炎症浸润。吸入异物或胆固醇所致的肉芽肿与 HP 非常相似。不同疾病的鉴别诊断要点见表 1－25－1。

表1-25-1 农民肺的诊断标准

必要标准
1. 适当的暴露
2. 活动后气短
3. 吸气相湿啰音
4. 淋巴细胞性肺泡炎（如果行BAL；如果符合2个或以上的标准，此条并非必需）
次要标准
1. 反复发热
2. 胸部X线片显示浸润影
3. DLco弥散下降
4. 农民肺抗原沉淀抗体阳性
5. 肺活检病理可见肉芽肿（常非必需）
6. 避免接触后病情好转

表1-25-2 几种肺间质病与HP的鉴别要点

表现	HP	结节病/铍肺	肉芽肿性感染	吸入/异物/胆固醇肉芽肿	UIP
肉芽肿	大小不等，部位不一；常边界不清，非坏死性	孤立的支气管周围上皮样肉芽肿，可以有坏死，可以融合	肉芽肿内常见坏死	大小不等，部位不一；坏死不常见	无
巨细胞内容物	双折光或非双折光的内容物，钙化的Schaumann小体、胆固醇裂隙、草酸盐结晶	肉芽肿内仅见朗格汉斯细胞，常见双折光、钙化的草酸盐结晶	朗格汉斯细胞	异物的存留对诊断有提示（如植物、矿物质、胆固醇裂隙）	无
炎细胞	以淋巴细胞和浆细胞为主，有时可见嗜酸性粒细胞，急性期为中性粒细胞	肉芽肿周围局灶分布，淋巴细胞为主	肉芽肿周围局灶分布，淋巴细胞为主	局灶分布，淋巴细胞和浆细胞为主	片状的、分布不均的淋巴细胞和浆细胞
细支气管炎	常见（50%）	罕见或无	不等	吸入者有其他无	罕见
纤维化	仅见于晚期	结节样	结节样	结节样	片状
肺泡炎，机化性肺炎	急性期（65%）	无	可有	可有	不等
特异的研究	特殊接触 沉淀抗体	Kveim/淋巴细胞增殖检测	培养 特殊染色	偏光显微镜检查	结缔组织病相关的检查

一些间质性肺病常见于吸烟患者，而在组织病理上与HP并不类似，但是大量吸烟的患者很少患HP。这些间质性肺病包括，DIP，嗜酸性肉芽肿（EG）和呼吸性细支气管炎并间

质性肺炎（RBILD）。组织学的发现也有助于鉴别 HP。例如，RBILD 显示细支气管狭窄，可见大量充斥黄褐色色素的肺泡巨噬细胞（被称为吸烟者巨噬细胞），缺少肉芽肿，容易诊断。药物反应与 HP 在病理学上不能鉴别，但是绝大多数药物反应很少见细胞性的细支气管炎。众所周知，也有一些口服或静脉药物使用后导致 HP 的个案报道。但是这种经过全身途径到达肺部引起的 HP 样症状与肺内吸入抗原导致的 HP 是不同的。一些 HP 患者有密集的间质淋巴细胞浸润与 LIP 难以鉴别。但 HP 很少见到生发中心，很少与淋巴增殖性疾病混淆。病毒性肺炎也可以出现类似细胞性细支气管炎样的弥漫性间质性炎症，但是缺少小肉芽肿，病毒包埋有助于与 HP 的鉴别。由于一些 HP 患者在病理上不具有典型的三联征，仍有许多可能与 HP 相关的未能分类的间质性肺炎。非特异性间质性肺炎（NSIP）1994 年最早由 Katzenstein 和 Fiorelli 提出，用于包括不能诊断为 UIP、DIP 或 AIP 的其他间质性肺炎。他们明确指出 NSIP 并不代表疾病的本质。相反，NSIP 可能包括临床相关的一个疾病谱，包括结缔组织病，HP，缓慢缓解的急性肺损伤，不典型的 BOOP，不能诊断的 UIP，虽然绝大多数 NSIP 的病因尚不清楚。这一研究发现 17% 的 NSIP 患者在家庭或工作中有可能接触诱发疾病的物质。仅 1 例患者有确切的鸟类接触史（鹦鹉）和阳性血清学，因此诊断改为 HP。其他暴露包括：金丝雀、木烤炉、细粒粉尘、煤尘、灰烬，以及成衣厂的不明物质。虽然其余的 NSIP 患者与暴露抗原之间缺乏确切的联系，但一些 HP 患者可能由于缺乏抗原接触史或实验室支持点不足而被诊断为 NSIP。

七、治疗及预后

绝大多数 HP 患者，经过适当的治疗，如避免抗原接触，使用糖皮质激素进行对症治疗，按需使用支气管扩张剂，都预后良好。在接触时戴面罩有助于防护。严重患者需要使用 2～4 周的糖皮质激素治疗（泼尼松 30～60mg/d）能缓解临床症状及肺功能和影像学改变，待症状好转后减少糖皮质激素用量，总疗程 4～6 月。糖皮质激素可延缓慢性 HP 患者远期肺损害的发生。理论上应该完全避免抗原刺激并口服糖皮质激素来缓解症状，但是对任何患者都很难做出最适当的治疗选择。唯一的随机双盲安慰剂对照的研究证实了既往的观察结果，即糖皮质激素治疗促进急性农民肺的缓解，但对远期预后没有影响。慢性或后遗疾病采取支持治疗。HP 的预后在一定程度上是可逆的，不同抗原导致的疾病有不同的转归。然而暴露的类型比抗原本身更重要。例如，在家庭中暴露于低剂量的鸽子抗原（墨西哥常见）的患者往往比欧美国家间断暴露于家庭之外环境中的患者病情重。许多病例对糖皮质激素有非常好的反应，一些患者通过活检证实存在纤维化，如 UIP 型的 HP，在糖皮质激素治疗之后仍然可能获得戏剧性的疗效。

（田欣伦）

参　考　文　献

1. Barrera L, Mendoza F, Zúñiga J, et al. Functional diversity of Tcell subpopulations in subacute and chronic hypersensitivity pneumonia. Am J Respir Crit Care Med, 2008, 177:44－55
2. Eunhee S Yi. Hypersensitivity pneumonitis. Critical Reviews in Clinical Laboratory Sciences, 2002, 39:581－

629
3. Churg A, Muller N L, Flint J, et al. Chronic hypersensitivity pneumonitis. Am J Surg Pathol, 2006, 30: 201 - 208
4. Sahin H, Brown KK, Curran - Everett D, et al. Chronic hypersensitivity pneumonitis: CT features comparison with pathologic evidence of fibrosis and survival. Radiology, 2007, 244: 591 - 8
5. Solaymani - Dodaran M, West J, Smith C, et al. Extrinsic allergic alveolitis: Incidence and mortality in the general population. QJM, 2007, 100: 233 - 7
6. Rassl D M, Maidment G and Black F M. The pathology of occupational lung disease. Imaging, 2003, 15: 31 - 39
7. Hansell DM, Armstrong P, Lynch DA, et al. Imaging of the diseases of the chest. 4th ed, USA. ELSEVIER MOSBY, 2005, 435 - 440

第二十六章 弥漫性泛细支气管炎

弥漫性泛细支气管炎（diffuse panbronchiolitis，DPB）是以两肺弥漫性存在呼吸性细支气管范围的慢性炎症为特征，造成呼吸功能障碍的疾病。近期有学者把DPB进一步界定为：DPB是以慢性鼻窦支气管炎症、两肺弥漫性分布由细支管周围炎性细胞浸润形成的小叶中心性病变为特点的疾病。20世纪60年代日本临床、病理专家本间、山中等在对收集的病例临床、影像和病理特点进行复习分析，发现一些病例不同于COPD，其病理学特点表现为呼吸性细支气管壁由于慢性炎性细胞浸润，在肺内形成大量微小结节性病灶。根据临床病理学特点，于1969年首次提出这是一种独立的疾病并命名为弥漫性泛细支气管炎。随后在日本全国范围内进行了调查，确定了DPB的临床特点。14年后，1983年美国胸科医师学会杂志CHEST首次介绍了DPB的概念。1989年后欧美一些教科书开始对DPB加以描述，使其成为世界公认的新疾病。

DPB集中发生在东亚地区，欧美地区病例极少，且多是亚裔移民，具有明显的种族差异。84.8%DPB患者合并或既往有慢性鼻窦炎或鼻息肉，呈慢性经过，并且20%的患者有慢性鼻窦炎的家族史，属于鼻窦支气管综合征（sinobronchiol syndrome，SBS）的一种，慢性鼻窦支气管感染是DPB的特点。从与人类白细胞抗原（HLA）相关等也提示与遗传因素相关。DPB发病无性别差异，发病年龄高峰在40~50岁，日本的患病率调查1980年为11.1/10万，1995年为3.4/10万，有下降的倾向。其主要临床表现为慢性咳嗽、咳痰（多为大量脓痰）和劳力性气短，多合并或既往有慢性鼻窦炎。胸部CT尤其是高分辨CT可见双肺弥漫性小叶中心性病变。肺功能主要为阻塞性通气功能障碍。DPB进展常合并铜绿假单胞菌感染，慢性进行性气道感染导致呼吸衰竭，多数预后不良。自从日本学者工藤翔二于20世纪80年代中期提出小剂量长疗程使用14员大环内酯类药物治疗方法以来，预后显著改善，认为DBP是一种可治疗的疾病。虽然至今DPB的病因尚不明确，但随着分子生物学的发展，目前认为与HLA位点易感基因有关。

我国自1996年首次报告经病理确诊1例以来，各地相继有个案报道，综合目前中国大陆地区文献报告总共例数不足100例，可能与国内呼吸科医师对本病的认识不足有关，DPB常被诊断为慢性支气管炎、支气管扩张、慢性阻塞性肺疾病（COPD）和肺间质纤维化等疾病。现对DPB的概况及近年的进展做简要介绍。

一、DPB的流行病学

日本从第一次全国性DPB病例调查（1980~1982年）中收集了1000余例可能为DPB的病例，经临床病理学讨论，临床诊断319例，其中82例经病理组织学证实，第二次调查（1988年）诊断229例，根据调查得出结论：①DPB遍及日本各地，无明显的地区分布差异；②DPB的发生年龄10~80岁，各年龄组均可发生，以40~50岁为发病高峰，根据当时调查日本铁路 7 万员工中 DPB 的发病情况，推算发病率为 11.1/10 万；③发病无明显性别差异，男∶女为 1.4∶1；④84.8%合并慢性鼻窦炎或既往史，并且 20% 的患者有慢性鼻窦炎的家族史；⑤发病与吸入刺激性气体及吸烟无密切关系，2/3 的患者是非吸烟者；⑥发病的最初诊断常为其他呼吸道疾病，初诊有疾病名称记录的 260 例中，慢性支气管炎者 30.4%、支气管扩张 26.2%、支气管哮喘 16.5%和慢性肺气肿 2.3%，其他 14.6%，诊断为 DPB 仅为 10%。

近年来，DPB 在日本的发病率有所下降，1995 年的全国调查发现发病率为 3.4/10 万，这可能与环境变化有关。

我国 1976 年曾有使用弥漫性泛细支气管炎疾病名称的报告，但缺乏更为详细的资料。1995～1996 年中日两国呼吸界专家进行了多次有关 DPB 的学术交流，1996 年在北京举行了第一届中日 DPB 学术研讨会，促进了国内呼吸科医师对 DPB 的研究，以后各地相继有 DPB 的报道，1998 年在日本熊本举行的 DPB 研讨会上，中国北京报告 10 例、台北 20 例、香港 10 例。综合当前中国大陆资料完整的报告 40 余例，其流行病学特点与日本相似：①DPB 病例分布于全国各地；②年龄 17～75 岁，以 40～50 岁为高峰；③男∶女为 2∶1；④95.6%有慢性鼻窦炎的病史；⑤误诊率高（95.6%），最易误诊的疾病是慢性支气管炎。目前仍缺少全国性的调查来明确中国 DPB 的流行病学特点。

韩国曾在国内调查收集到 132 例 DPB 病例。

东亚地区以外报告病例数极少，其中半数以上是亚洲移民。目前有理由认为，DPB 是主要发生在东亚地区的一种慢性气道疾病。

二、病因

DPB 的确切病因尚未明了。过去曾认为本病与吸入刺激性气体有关，但研究表明，两者无关，且与吸烟也无密切关系。近年来随着本病的临床报道日渐增多及分子生物学和免疫学等技术的进展，对 DPB 的发病机制有了进一步的了解，研究表明，DPB 与遗传相关，但不是单一遗传性疾病，且与慢性气道炎症（炎症细胞与炎症因子）及免疫功能障碍有关，也有证据表明其与特定感染有关。

（一）遗传

最初认为 DPB 与遗传体质有关基于以下事实：①DPB 患者几乎都患有或既往有鼻窦炎病史，与“鼻窦支气管综合征”所含的疾病如囊性纤维化、纤毛不动综合征类似，推测上气道感染引发下气道防御机能障碍；②DPB 发病有家族的倾向，有报道 6 个家庭有多个成员发生 DPB 的病例，鼻窦支气管综合征也有很强的家族因素。工藤等报告 50 例鼻窦支气管综合征并有 DPB 的患者中有 27 例（54%）其父母或其他家庭成员患有鼻窦炎或鼻窦支气管综合征；③DPB 发病有明显的人种特异性。DPB 最初仅见于日本，20 世纪 90 年代在中国、韩国等东亚地区也有一定数量的病例报告，西方国家报告病例极少，约一半为亚裔移民，具有明显的种族差异；④DPB 与蒙古系人种所具有的 HLA－B54 高度相关，具有 HLA－B54 只有日本人（14.1%）、中国人（10.4%）、朝鲜人和少数犹太人（0.8%）。另有报告日本人硅尘肺发病与 HLA－B54 有关。具有 B54，可作为肺的免疫学过度反应性的标志，推测 DPB 发病是在上、下气道持续感染（鼻窦支气管综合征）基础上机体发生过度反应，表现在呼吸性细支气管范围的特异性炎症反应。

根据临床免疫学的研究，目前认为 DPB 是多因素疾病，把研究重点放在寻求疾病易感基因方面。研究发现 DPB 发病与人类白细胞抗原（human leukocyte antigen，HLA）、粘蛋白（mucin，MUC）基因、白介素 - 8（interleukin - 8）基因、抗原处理相关转运蛋白体（transporter associate with processing，TAP）基因等均有一定关系，其中最引人注目的是与 HLA 相关的易感基因。

日本 DPB 患者 B54 抗原阳性率明显增高，这种相关性近来经大量病例对照研究，已被核苷酸排序所证实，比值比率为 3.4（95% 置信区间：1.7 ~ 7.0）。进一步研究其等位基因发现，日本 DPB 患者与编码 B54 抗原的 HLA - B * 5401 等位基因及编码 B55 抗原的 HLA - B * 5504 等位基因呈正相关。日本学者 Keicho 与韩国学者 Park 共同研究发现，韩国 DPB 患者 A11 抗原阳性率明显增高。从日本与韩国不同的研究结果推测 HLA - B54 或者 HLA - A11 本身并不决定 DPB 的易感性，而以 DPB 的易感基因位于第 6 号染色体短臂上 HLA - A 与 HLA - B 基因位点之间可能性更大（图 1 - 26 - 1）。Keicho 等提出一假说解释为什么日本人、韩国人与 DPB 相关的 HLA 各不相同，即亚洲人的祖先从其他人种分离之后，可能由于历史上的进展变革，在确定 DPB 易感基因方面发生了新的变异，日本人在 B 位点侧发生重组，基因变异为 B54 的连锁不平衡，而韩国人在 A 位点侧发生重组，变异为 A11 的连锁不平衡。

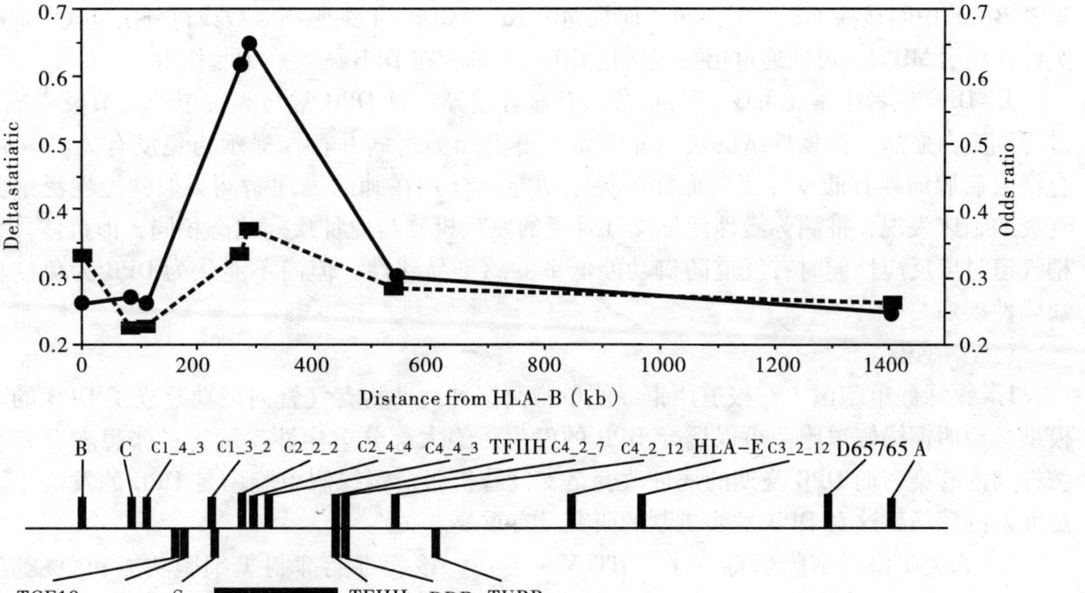

图 1 - 26 - 1 DPB 主要疾病易感性基因位点的精确定位

引自参考文献 3。

基于这一假说，Keicho 等对这一区域进行了精确定位，推定 DPB 疾病易感基因存在于从 HLA - B 约 300kb 处向 A 侧约 200kb 范围内（图 1 - 26 - 1）。目前已将这一范围缩小到

80kb 的范围。

近来国内有中国 DPB 患者与 HLA 相关性的研究，北京友谊医院分析 13 例北方汉族 DPB 患者的 HLA－Ⅰ类抗原，未发现与疾病明显相关的抗原，但与日本相似点更多。上海佘君等研究 24 例 DPB 患者发现与 A11 呈正相关，与 A2 呈负相关，最近的遗传学研究提示，HLA－A2 可能是中国人的一个“保护”因素，这可部分解释 DPB 在中国发生率低的原因。

另外，DPB 患者的家族成员中 50% 有鼻窦炎，普通人群中则为 18.9%，对 DPB 家族成员 HLA 进行分析表明，有鼻窦炎者其 HLA 单倍体与 DPB 患者完全相同，提示鼻窦炎患者与 DPB 患者有相似的遗传背景，慢性鼻窦炎可以认为是轻型或不完全型的 DPB。

（二）慢性气道炎症与免疫功能障碍

1. 炎症细胞　对 DPB 患者的支气管肺泡灌洗液（BALF）进行检测，结果显示 DPB 患者的 BALF 中中性粒细胞百分比与正常对照组相比明显升高，淋巴细胞绝对数明显高于正常对照组，$CD8^+$ 细胞百分比和总数及 $CD4^+$ 细胞总数高于对照组，但 $CD4^+/CD8^+$ 比值明显下降。Kawakami 等证实，患者 BALF 中活化的 $CD8^+$ 细胞，尤其是细胞毒性 T 细胞（Tc）是 DPB 发病中的重要细胞组成。

2. 炎症因子　白介素 8（IL－8）、脂类介质 LTB_4（白三烯 B_4）是中性粒细胞趋化因子，研究发现 DPB 患者中性粒细胞、IL－1β、IL－1Rα、IL－8 及 LTB_4 含量和中性粒细胞趋化活性（NCA）都明显增加，提示上述细胞因子很可能在 DPB 患者中的中性粒细胞介导的慢性炎症中起了重要作用。巨噬细胞炎性蛋白 1α（MIP 1α）属于 β 趋化性细胞因子家族，MIP 1α 在 DPB 患者 BALF 中明显高于正常对照组，而且 MIP 1α 和 $CD8^+$ T 细胞绝对数或百分比呈现明显的相关性，提示 MIP 1α 可能通过招募或活化 $CD8^+$ T 细胞在 DPB 的发病中起作用。

3. DPB 患者中常无 IgG_4，与正常人有显著差异，且 DPB 常与类风湿性关节炎、成人 T 淋巴细胞白血病、溃疡性结肠炎、非霍奇金淋巴瘤等疾病并存，提示与免疫有关。Good 综合征（胸腺瘤伴有低 γ 球蛋白血症等免疫功能不全）在肺的表现病例类似弥漫性泛细支气管炎的临床表现，推测弥漫性泛细支气管炎的发病机制与此种疾病状态相同，即机体具有末梢气道过度反应性同时有气道防御功能低下的感染易感性。但尚不能认为 DPB 为免疫功能缺陷性疾病。

（三）感染

1. 铜绿假单胞菌　有报道用铜绿假单胞菌接种到动物支气管内成功建立了 DPB 的动物模型，说明铜绿假单胞菌可以诱导 DPB 的发生。绝大部分重症性支气管扩张患者合并有绿脓杆菌的感染，而 DPB 晚期的病理改变是支气管扩张，铜绿假单胞菌是 DPB 的发病原因还是继发的感染，这对 DPB 发病机制的研究具有重要意义。

2. 人类 T 淋巴细胞病毒－Ⅰ（HTLV－Ⅰ）　该病毒能抑制 T 细胞功能和免疫应答，HTLV－Ⅰ感染后与 DPB 临床病理学相似，而这两种病在日本均很常见，提示 DPB 为 HTLV－Ⅰ慢性感染后的肺部表现。

三、临床表现

（一）下呼吸道症状

DPB 通常隐袭缓慢发病，常见三大症状为慢性咳嗽、咳痰、劳累性气短。首发症状常为咳嗽、咳白粘液痰，量不多，随着流感嗜血杆菌或肺炎球菌的反复感染，痰量增多且有黄脓痰，类似支气管扩张，随着病程进展逐渐出现活动后气短。也有患者在初始症状即为活动后呼吸困难。胸部听诊多为双下肺间断性湿性啰音，约占80%，以水泡音为主，有时可闻及干性啰音或捻发音，尤以两下肺明显。部分患者常有喘鸣，常被误诊为哮喘或COPD，喘鸣可随痰的排除而改善，发作性喘息少见。日本患者常有咯血、杵状指等支气管扩张的表现，从国内报道病例来看，此两项症状相对较少。

（二）鼻部症状

80%的患者合并或既往有慢性鼻窦炎，大多数有鼻塞、流脓涕、面部疼痛或紧胀感、嗅觉减退等症状，许多患者在出现呼吸道症状之前曾多次到耳鼻喉科就诊。有部分患者无自觉症状，可行鼻窦影像学检查明确。

四、实验室检查

（一）影像学检查

1．胸部X线　胸片特点为由于外周气道气体陷闭（air trap）含气量增加所致的肺透亮度增加和由于病理改变为细小支气管壁增厚所致的两肺野弥漫散在边缘不清的颗粒结节状阴影，颗粒结节直径2～5mm，以两下肺野显箸。有时有中叶和舌叶不张，病程进展可见环形、囊腔性改变或弥漫性支气管扩张表现（图1－26－2）。

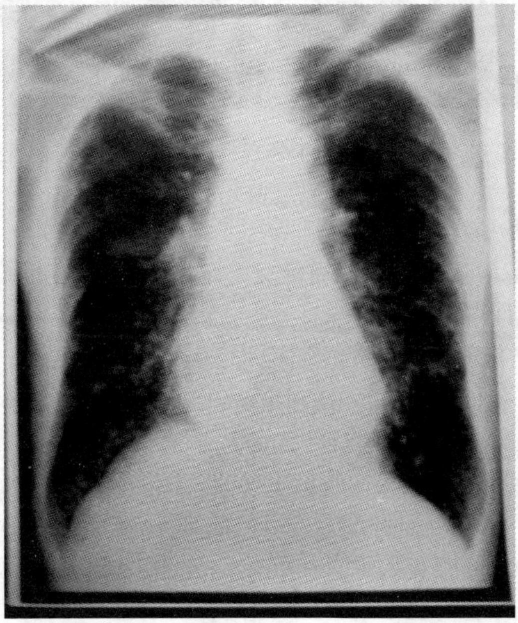

图1－26－2　DPB的典型胸部X线片表现：双下肺野弥漫性小结节影伴过度充气

2．胸部CT　CT特别是HRCT的应用可以发现X线胸片上不易发现的颗粒结节影，有利于疾病的早期诊断。典型表现为：两肺野弥漫性小叶中心结节病变（图1－26－3）。特点为结节影与末梢动脉相连，结节间存有一定间隔，结节距胸膜 3～5mm，小叶间隔明显时，结节位于其中心。细支气管病变、血管病变和小叶中心的间质性病变均可表现为小叶中心结节影。除小叶中心性结节外，可见结节近侧端有分枝“Y”字型树芽征，提示末梢气道扩张、渗出物贮留气道感染。由于含气量增加可突显肺内病变阴影。病情进展细小支气管扩张呈管状或环状，伴有管壁增厚，小支气管扩张为不可逆病变。

3．鼻窦影像学　以往多采用鼻窦瓦氏位 X 线，可有以下征象：①粘膜增厚；②窦腔密度增高；③液气平面。但是因鼻窦瓦氏位 X 线有较高的假阳性率和假阴性率，目前耳鼻喉科医师倾向于选择鼻窦 CT 扫描，慢性鼻窦炎的 CT 表现为鼻窦或鼻道窦口复合体粘膜改变，粘膜增厚在儿童 >6mm，成人 >8mm。

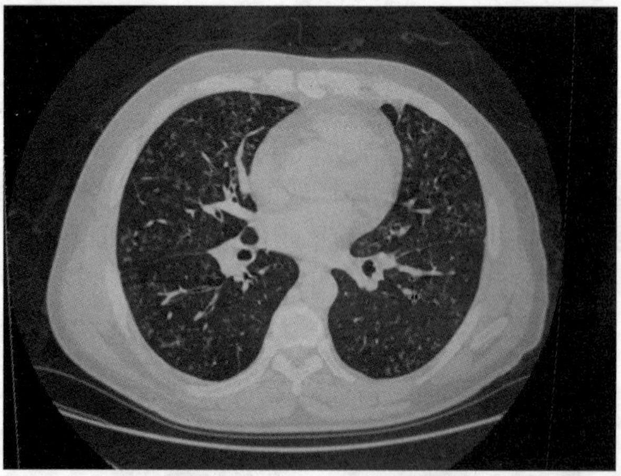

图 1－26－3　DPB 的典型 CT 表现：弥漫性小叶中心性结节病灶

（二）血液和血清学检查

1．一般检查　白细胞增多常见，但通常无贫血，合并感染时 C 反应蛋白阳性和血沉也增快。可有类风湿因子阳性。

2．冷凝集试验　日本 DPB 患者血清学检查 90% 冷凝集试验（cold hemoagglutinin test，CHA）效价增高，多在 64 倍以上，可持续增高而没有支原体感染的证据，恶化时高达 1024～2048 倍。但国内的研究与此有差异，谢广顺等分析北京协和医院 9 例病理确诊的 DPB 病例，仅有 1 例冷凝集试验阳性，效价 1∶64。李惠萍等回顾分析 24 例 DPB 患者，有 4 例冷凝集试验阳性（≥1∶64），阳性率 16.6%，最高 1∶256，原因可能与这一试验本身在各实验室有一定误差有关，也可能多数患者在确诊前应用多种抗生素，包括大环内酯类药物有关，同时也提示这一指标可能不适于日本以外的其他人种。

冷凝集素是抗红细胞 I 抗原的 IgM 抗体，56℃ 30min 仍保持活性，在 0～5℃ 低温条件下，A、B、O 任一种血清型均可与自身红细胞以及 O 型和同型血细胞相凝集，属一种非特异性的结合，在肺炎支原体感染、肺间质炎症、自身免疫性溶血性贫血、重症贫血、肝硬化等也可呈阳性反应。已有报道，DPB 的冷凝集为多克隆，含有 IgG，在某些病例中，含有 IgA、IgM，并有特异性的抗－I 抗体，这与支原体感染所致的相近，但在 1 例 CHA 效价与症状平行的患者中，其补体结合值不升高，这与支原体感染使 CHA 升高的机制不同。

3. 淋巴细胞亚群　外周血中淋巴细胞 $CD4^+/CD8^+$ 比值上升，而支气管肺泡灌洗液中 $CD4^+/CD8^+$ 比值下降，红霉素治疗后两种淋巴细胞比值恢复正常。B 淋巴细胞和自然杀伤细胞与正常人无明显差别。

4. 免疫球蛋白　IgG、IgA 常有增高，未见免疫球蛋白（IgG、IgA、IgM、IgD 和 IgE）的持续下降或不足。调查 26 例 DPB 患者，其中 8 例 IgG_4 亚类不足，这种现象原因不清。

（三）肺功能测定及血气分析

肺功能测定表现为严重的阻塞性通气功能障碍（$FEV_1/FVC < 70\%$），肺活量下降（VC < 80% 预计值）、残气量增加（RV > 150% 预计值），可伴有轻、中度的限制性通气功能障碍，动脉血气分析在早期即可有低氧血症，但肺顺应性及弥散功能通常在正常范围。

从病理生理角度来看，DPB 因广泛的细支气管的狭窄或阻塞而引起阻塞性通气功能障碍，细小的支气管壁的纤维化又可造成限制性通气功能障碍，肺泡或肺泡膜的功能障碍则不明显。所以，本病与肺气肿的肺功能改变有所不同。由于呼吸性细支气管壁的增厚、管腔的狭窄，致使残气量增加，血流和气体分布不均，通气/血流比例失调，导致早期就发生低氧血症，随着疾病的进展，肺泡通气不足加重，出现高碳酸血症，经长年累月之后，可致肺动脉高压和肺心病。

（四）组织病理学

DPB 的组织形态学表现为以呼吸性细支气管为中心的细支气管炎及细支气管周围炎。所谓“弥漫”，是指病变累及双肺，所谓“泛”，是指病变累及呼吸性细支气管的“全层”。

肉眼所见：肺脏过度充气，直径约 2～3mm 的淡黄白色结节较均匀一致、弥漫地存在于两肺中。

镜下所见：在呼吸性细支气管区域中，淋巴细胞、浆细胞等圆形细胞浸润使管壁增厚，常常伴有淋巴滤泡的增生。由于肉芽组织及瘢痕灶的形成，使呼吸性细支气管狭窄、闭塞。闭塞的呼吸性细支气管及其末梢肺泡隔和肺泡壁中，有成堆的吞噬脂肪的泡沫细胞（黄色瘤），进而引起从闭塞部位至中枢侧的支气管扩张。另外，粘液和中性粒细胞充满在受累的细支气管腔中。与其他呼吸疾病相比，DPB 更容易表现出与气管相关的淋巴组织增生。北市正则提出的 DPB 的病理诊断标准，须满足 3 项内容：①病变为累及两肺的弥漫性慢性炎症气道疾病；②慢性炎症以细支气管（膜性细支气管、呼吸性细支气管）及小叶中心部为主；③见到包含呼吸性细支气管壁、呼吸性细支气管相邻的肺泡管及肺泡间质有泡沫细胞积聚、淋巴细胞浸润。

开胸活组织检查可获得满意的组织标本，而经支气管肺组织检查，能取得包括呼吸性细支气管组织的可判断标本率很低，为 36.6%。

（五）病原学检查

早期 DPB 患者痰培养多呈阴性或可见流感嗜血杆菌和肺炎链球菌，偶见克雷白菌及金黄色葡萄球菌，随着感染反复发作，合并继发性支气管扩张后可出现铜绿假单胞菌感染，病情加重，最后导致呼吸衰竭。在 1980 年日本全国范围调查的 81 例病理组织学确诊的病例中，44% 患者痰中可检测出流感嗜血杆菌，22% 检测出铜绿假单胞菌。4 年后绿脓杆菌的检出率增加到 60%。国内报道以绿脓杆菌为多，占 68.75%，其他病原菌少见。

（六）支气管镜检查

DPB 支气管镜下无特殊表现，可见粘膜充血，大量脓性或粘性分泌物。在 HRCT 引导下可获得受损部位的高质量支气管肺泡灌洗液，对灌洗液进行细胞学分析和病原学检查，有助于评价病情及选择恰当治疗方案。对病变部位也可以进行经支气管镜肺活检（TBLB）。

五、DPB 与慢性鼻窦炎的相关性

呼吸道在解剖学上被人为地分为上、下呼吸道，但从形态、结构和功能上实为一个整体，两者发病往往相互关联，上、下呼吸道炎症反应的相关性也引起了人们的重视，随着认识的不断深入，20 世纪中期提出鼻窦支气管综合征（SBS）的概念，DPB 即是其中十分重要的一种。

日本的流行病学调查显示，DPB 常合并慢性鼻窦炎或有既往史（84.8%），并且 20% 的患者有慢性鼻窦炎的家族史。北京友谊医院对 21 例 DPB 患者进行鼻窦 CT 扫描，其中 85.7% 合并慢性鼻窦炎，受累部位依次为上颌窦 85.7%，筛窦 47.6%，额窦 23.8%，蝶窦 14.3%，与单纯慢性鼻窦炎者受累部位相似。

鼻部症状与咳嗽咳痰症状发生的时间似无一定规律，二者并存的时间可为 1～8 年，鼻窦炎在 DPB 发生与发展中的有一定作用。国内研究发现，慢性鼻窦炎发病时间越长，肺功能损害越重，且更易发生下呼吸道细菌感染或定植，推测 DPB 病情相对越重，其中肺功能损害主要表现为 VC、FEV_1 降低。另有文献报道，无慢性鼻窦炎的 DPB 患者预后更好。

慢性鼻窦炎与下呼吸道疾病具有相关性的机制不完全清楚，主要有以下几种学说：①遗传因素：日本学者对 46 例 SBS 患者采用血清学方法检测 HLA 抗原，发现 B54 抗原阳性率为 50%，显著高于对照组；Kartagener 综合征、Young 综合征、原发性纤毛不动综合征和囊性纤维化等均与遗传因素有关；②下行说：大量调查表明，鼻塞、鼻涕、鼻后滴流等鼻部症状多在幼年时出现，咳嗽、咳痰等下呼吸道症状多在青年期后出现，并且鼻部症状与下呼吸道症状的严重程度平行。Quiunn 等把造影剂注入鼻窦，次日即在支气管显影的实验结果也支持此观点；③上行说：正常支气管粘膜具有使停滞在其上的分泌物向外界排出的功能，分泌物的上行性排出使得炎症波及鼻部。支持这一见解的证据是鼻窦炎术后的患者，鼻部症状改善，却新出现下呼吸道症状；④鼻呼吸障碍学说：上、下呼吸道在胚胎发育中都始于妊娠第 4 周，持续至出生以后，下呼吸道和鼻窦被覆假复层纤毛柱状上皮，防御机制相似，均依赖于粘液分泌、粘膜表面的免疫球蛋白和纤毛摆动。吸入的空气经鼻腔滤过、加温、加湿后进入下气道，慢性鼻窦炎时鼻呼吸障碍，因此损害下呼吸道。有报道 SBS 患者气道粘膜纤毛清除功能受损，这种损害可能是由 NO 含量下降和粘液纤毛系统分泌的某些分子利用度下降造成的。该学说更强调上、下气道防御功能的重要性。

目前上下气道一致的学说均不能很好解释所有病例，有关 DPB 患者鼻窦与肺部病变的关系，还有待于病理学、病原学及免疫学的深入研究。

六、诊断和鉴别诊断

有关 DPB 的诊断标准，自 1980 年以来在日本经数次更新，1998 年厚生省特定疾病弥漫性肺疾病调查研究组（组长工藤翔二）两度对诊断标准进行修订，并加上了严重程度的分类。目前临床仍在沿用这一标准。

（一）必需项目

1．持续咳嗽、咳痰及劳力性呼吸困难。

2．合并慢性鼻窦炎或有既往史。

3．胸部X线见两肺有呈弥漫性散在分布的颗粒样结节状阴影或胸部CT见两肺有呈弥漫性小叶中心性结节状阴影。

（二）参考项目

1．胸部听诊断续性湿啰音。

2．第1秒钟用力呼气容积/用力肺活量（FEV_1/FVC）比值低下（<70%）以及低氧血症（PaO_2<80mmHg）。

3．血清冷凝集试验（CHA）效价增高（>1∶64）。

确诊：符合必需项目1、2和3，加上参考项目中的2项以上；

拟诊：符合必需项目1、2和3；

疑似诊断：符合必需项目1和2。

补充说明：鼻窦炎由影像学确定；胸部X线常伴有过度充气，进展可见两下肺支气管扩张，有时伴有灶性肺炎；胸部CT常有细支气管扩张及管壁增厚；肺部听诊多数为水泡音，有时伴有持续的喘鸣音或干啰音；肺功能随病情进展可出现肺活量减低，残气量增加，未见肺扩张能力的降低；冷凝集试验采用人红细胞凝聚法。

需要说明的是，典型病例经X线和HRCT即可诊断；临床和影像学改变不典型者，应取肺组织活检。肺活检以开胸或经胸腔镜为好。

鉴别诊断：需要与以下疾病鉴别：慢性支气管炎、支气管扩张症、原发性纤毛运动障碍综合征、闭塞性细支气管炎（BO）及囊性纤维化等。病理组织学对DPB的确诊有意义。

七、治疗和预后

1980年之前，DPB是一种致命的疾病，5年生存率为63%，口服糖皮质激素和抗生素均不能改善预后，服用粘液溶解药和支气管扩张剂不能改善由于细支气管炎症所致的气流受限。1980～1984年间，曾使用喹诺酮类药治疗铜绿假单胞菌感染，但5年生存率也不超过72%；1982年日本学者工藤翔二发现一名患者服用小剂量红霉素2年，其临床症状及胸片发生了令人惊奇的明显改善，推测与长期使用红霉素治疗有关，为证实这一推测，开始小剂量长疗程红霉素治疗DPB的开放试验研究，18例经过6个月～3年每日600mg红霉素治疗，临床症状、肺功能指标明显改善，FEV_1由平均1.61L上升到2.17升L（$P<0.01$），PaO_2由平均65.2mmHg上升至75.1mmHg，60%以上病例胸部X线片小颗粒结节影消失。以后此种方法广泛应用于DPB的治疗，并由多项研究证实其疗效。在这些研究中，临床效果很满意，痰量减少，体重增加，呼吸困难程度减轻，EFV_1/FVC、PaO_2明显升高，而RV/TLC下降，影像学上小叶中心性结节同时减少，治疗期间痰的细菌种类未发生铜绿假单胞菌替代，即使在开始治疗前已有铜绿假单胞菌感染的患者中，虽然铜绿假单胞菌未清除，其气流受限和气体交换异常也得到改善。有研究对DPB患者分为两组，分别用红霉素和其他抗生素，应用红霉素组患者的生存率显著高于其他抗生素组。因此1985年开始使用红霉素治疗DPB

以后，DPB 的 5 年生存率由 70 年代的 63% 提高到 91%，DPB 成为一种可治疗的疾病。

新的 14 员大环内酯类药物如罗红霉素、克拉霉素可获得与红霉素类似的临床效果，甚至在红霉素无效的情况下有时有效。15 员大环内酯类药物阿奇霉素似乎对 DPB 有效，但因在日本应用受限，疗效尚不能肯定。

（一）首选治疗

1. 推荐治疗方案　根据循证依据和专家共识，2000 年 1 月日本厚生省弥漫性肺疾病调查研究组制定了弥漫性泛细支气管炎（DPB）的大环内酯类药疗法临床应用指南。主要内容为：

（1）小剂量大环内脂类药疗法是 DPB 的基本疗法，一经诊断应尽快应用，因为越在病程早期临床效果更好。

（2）药物的选择和每日剂量

1）首选药物　红霉素（EM）每日 400mg 或 600mg，分 2～3 次，口服。

若其无效或存在不良反应停药，或有药物之间作用时可选择：

2）二线药物　克拉霉素（CAM）每日 200mg 或 400mg，1 次或分 2 次，口服；罗红霉素（RXM）每日 150mg 或 300mg，1 次或分 2 次，口服。

注意：16 员大环内酯类药物无效。

（3）疗效评估和疗程

1）多数在 2～3 月内可见到临床疗效，治疗应持续至少 6 月可对临床疗效评价。

2）当临床表现、影像学表现和肺功能改善或对日常活动无显著受限时，总疗程为 2 年。

3）停药后若症状复发，应重新开始治疗。

4）当对有广泛性支气管扩张、伴有呼吸衰竭病情进展的患者有效时，疗程不限于 2 年可继续给药。

2. 作用机制　近 10 多年的研究发现，低剂量、长疗程 EM 疗法治疗 DPB 的作用机制是其抗炎作用而非杀菌作用，原因如下：首先，细菌未清除而 DPB 患者症状改善。第二，即使铜绿假单胞菌感染的患者也可取得改善。第三，血清或痰中的药物浓度低于主要菌属的最小抑菌浓度（MIC）。已经证实 EM 通过抑制炎症过程切断慢性气道感染的恶性循环（抑制气道高分泌，中性粒细胞聚集，气道上皮层的损伤）。而且 14 员大环内酯类药物即使亚最小抑菌浓度（sub－MIC）也能表现出抑制生物膜形成和铜绿假单胞菌毒力因子的表达。因此，EM 的抗炎作用是两方面的，分别针对宿主防御机制和细菌活性。

（1）在宿主方面，EM 通过抑制上皮细胞水和粘液分泌来抑制气道高分泌，通过抑制中性粒细胞向毛细血管炎症部位的粘附和迁移及上皮细胞和中性粒细胞分泌 IL－8 和白三烯 B_4（LTB_4），从而抑制中性粒细胞在炎症部位的聚集。后一作用使得弹性蛋白酶、超氧阴离子等损伤物质水平降低，并在改善气道炎症上起重要作用（图 1－26－4）。但是有关 EM 对中性粒细胞活性和淋巴细胞、巨噬细胞的作用仍有争议。

1）抑制气道高分泌　痰量减少是治疗 DPB 最敏感的指标，体外试验表明 EM 附着于浆膜时通过阻滞氯通道可抑制上皮细胞离子转运，从而抑制浆液分泌，表现出抑制粘液分泌的作用，呈剂量依赖性。

2）抑制中性粒细胞活性　大环内酯类药物治疗后，痰和支气管肺泡灌洗液中的中性粒

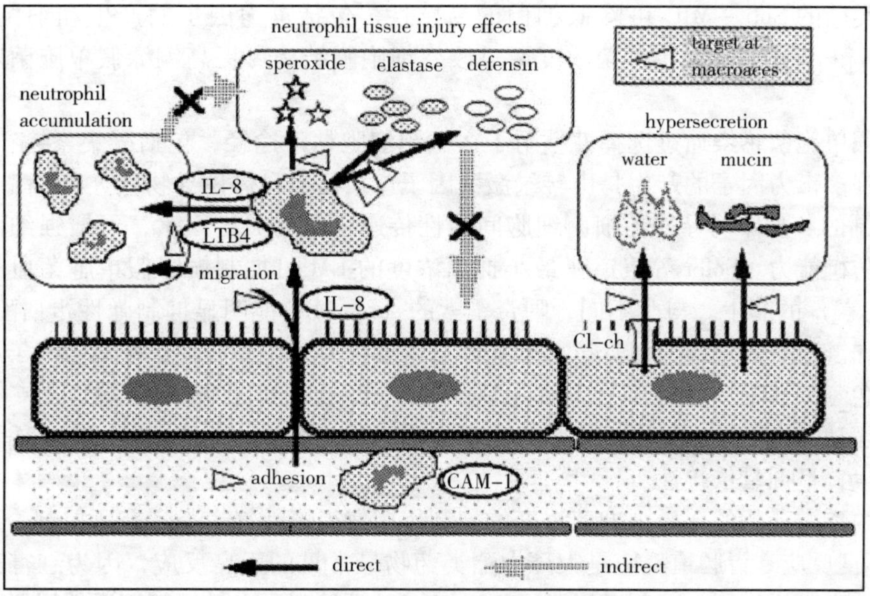

图 1-26-4 大环内酯类药物作用机制

引自参考文献 8。

细胞弹性蛋白酶水平下降，支气管肺泡灌洗液中的中性粒细胞比例显著下降，后者与弱化中性粒细胞趋化性有关。支气管肺泡灌洗液中 IL-8 水平显著下降，同时中性粒细胞数量及其弹性蛋白酶浓度也下降。在体外应用人气道上皮细胞系研究发现，EM 呈剂量依赖性的抑制由上皮细胞引起的 IL-8，IL-6 和粒-巨噬细胞集落刺激因子分泌（GM-CSF）。最近发现 EM 通过抑制人支气管上皮细胞核因子-kappaB（NF-κB）和蛋白-1 激动子来抑制上皮细胞 IL-8mRNA 的表达。

3）对淋巴细胞和巨噬细胞的作用　细支气管周围区域淋巴细胞、浆细胞和泡沫细胞浸润的慢性炎症是 DPB 的病理学特点。EM 治疗后病灶消失，支气管肺泡灌洗液中记忆 T 细胞的数量和 $CD8^+$ 细胞（主要包括细胞毒性 T 细胞）的活性显著下降。淋巴细胞数量的增加通过 EM 治疗可被抑制，呈剂量依赖性。这一抑制 T 细胞增殖的作用与降低 T 细胞对 IL-2 的反应性后效应有关。而且，已经发现 EM 可促进单核巨噬细胞系统细胞的分化和增殖。在体外试验证实，人单核细胞可抑制由脂多糖（LPS）介导的 TNF-α 生成。

人类 T 淋巴细胞 1 型病毒（HTLV-Ⅰ）感染可模拟成 DPB 的模型，但已有报道 HTLV-Ⅰ相关性细支气管炎对 EM 治疗反应差。EM 在清除呼吸性细支气管炎症过程中的作用还需将来进一步证明。

大环内酯类作用点的研究涉及到转录因子。最近的文献报道，大环内酯类抗菌作用在于调节细胞外信号调节激酶（ERK）的磷酸化，从而抑制人支气管上皮细胞产生 IL-8 和 GM-CSF。此外，新的大环内酯类衍生物 EM703 在转化生长因子-β（TGF-β）引起的纤维化过程中抑制 Smad 磷酸化（Smad 是 TGF β 超家族信号传导的下游因子，介导 TGF β 信号从胞质中传入细胞核，特异性调节 TGF-β 靶基因的表达）。

（2）对细菌的作用　大环内酯类药物的抗炎作用的另一研究方向是关于对细菌的作用。大环内酯类药的 Sub－MIC 可降低细菌的易感性，包括毒力因子的产生和细菌活性本身。EM，CAM 和 AZM 的亚最小抑菌浓度通过改变细胞膜结构可提高铜绿假单胞菌对杀菌活性的易感性。

铜绿假单胞菌感染通过选择性粘附于宿主靶细胞粘附途径，包括凝集素途径才会发生。凝集素和许多毒力因子的产生是由转录激活因子包括信号自体诱导物（N－乙酰－高丝氨酸内酯）控制的。自体诱导物是细菌细胞间活性传递系统的关键因素，可增强细菌对人类免疫系统的防御能力。Sofer 等报道亚最小抑菌浓度的 EM 可抑制铜绿假单胞菌血细胞凝集素（包括凝集素）的产生。与此不同，阿奇霉素的 sub－MIC 能明显抑制弹性蛋白酶、蛋白酶、卵磷脂酶和链道酶的合成，而克拉霉素和红霉素效果要差得多。在这些毒力因子中，绿脓菌素（一种色素）抑制中性粒细胞生成超氧阴离子、淋巴细胞的分化和增殖、支气管上皮细胞的纤毛摆动、内源性一氧化氮和肺泡巨噬细胞因子的生成。体外试验证明 EM 可抑制绿脓菌素的产生，呈剂量依赖性。

大环内酯类药物的亚最小抑菌浓度的抑制作用使得慢性气道炎症有所控制。

3．不良反应　胃肠道反应是大环内酯类药物最常见的不良反应，因为红霉素及其衍生物有胃肠动力药样作用，可刺激胃肠道运动。有时可见到恶心、胃部不适等胃肠反应，症状基本在开始治疗 2 周内出现。肝毒性和过敏样皮疹不常见。有报告认为丙氨酸转氨酶或及天冬氨酸转氨酶在 100U/L 以上应停药，若不超过此值可继续观察用药。罕见有大环内酯类药物导致的心律失常，包括 QT 间期延长的室性心动过速，但在以小剂量大环内酯类药物治疗 DPB 患者时尚未发现这种严重的不良反应。红霉素和其他 14 员大环内酯类药物通过干扰肝脏细胞色素 P450 通路影响许多药物的作用，新的 15 员大环内酯类药物如阿奇霉素似乎对药物间相互作用影响较小。

任何抗生素的频繁应用均增加细菌耐药性的出现。目前尚无长期大环内酯类药物治疗的患者出现威胁生命的耐大环内酯类药物的细菌感染性疾病方面的报道。然而，应当尽量避免如耐药肺炎链球菌类细菌的增加。因此，应当开发其他新的具有抗炎活性而无抗微生物活性的大环内酯类药物。

（二）对症治疗

口服祛痰剂及支气管舒张剂等。

（三）急性加重期的治疗

当患者有感染征象，如发热、脓痰、痰量增多、血沉增快、CRP 阳性、血白细胞总数及中性粒细胞增加时，应作病原学检查，可针对病原菌及药物敏感性选用羧苄青霉素、氨基糖苷类抗生素或新喹诺酮类、三代头孢等药物，用药期间不停用红霉素等药物。

（四）其他

1．氧疗　DPB 患者多有低氧血症，长期氧疗可提高患者生活质量，如有条件可行家庭氧疗。

2．激素　关于肾上腺皮质激素，早年曾有提倡，但目前认为，除非有严重支气管痉挛及重症呼吸衰竭时，一般不主张应用，尤其对有感染的患者弊多利少。

3．慢性鼻窦炎的治疗　内科治疗可选用大环内酯类药物、减充血剂、鼻内激素等药物。

必要时外科手术，目前功能性内镜手术（functional endoscopy sinus surgery，FESS）在保留粘膜和恢复正常粘液纤毛传输功能的前提下准确去除病变，已成为手术治疗慢性鼻窦炎的首选方法。

经历30余年，在DPB病因学方面的研究取得了很大进展，但仍需扩大对该病的认识。使用大环内酯药以来明显改变了DPB的预后，其抗炎机制仍有待进一步研究。

（贺正一　翟惠芬）

参 考 文 献

1. 神尾孝一郎，慶長直人．DPBにおけるMHC关连疾患感受性遗传子．日胸，2002，61∶582－589
2. 土方美奈子，慶長直人．DPBと疾患感受性遗传子．日本内科学会杂志，2006，95∶1063－1068
3. Keicho N，Ohashi J，Tamiya G，et al. Fine localization of a major disease－susceptibility locus for diffuse panbronchiolitis. Am J Hum Genet，2000，66∶501－507
4. 翟惠芬，贺正一，贾保祥．北方汉族弥漫性泛细支气管炎患者人类白细胞抗原Ⅰ类抗原的特点．中华结核和呼吸杂志，2008，31∶60－61
5. Jun She，Qingyi Sun，Lihong Fan，et al. Association of HLA genes with diffuse panbronchiolitis in Chinese. Respiratory Physiology & Nurobiology，2007，157∶366－373
6. 杉山幸比古．Good症候群とびまん性汎细气管支炎．日胸，2007，66∶130－136
7. 翟惠芬，贺正一．弥漫性泛细支气管炎和慢性鼻窦炎相关性的初步研究．中国呼吸与危重监护杂志，2007，6∶360－363
8. Azuma A，Kudoh S. Diffuse panbronchilitis in East Asia. Respirology，2006，11∶249－261
9. 谭春婷，贺正一．鼻窦支气管综合征及其新进展．国际呼吸杂志，2007，27∶1150－1153

第二十七章 气道中心性间质纤维化

气道中心性间质纤维化（airway - centered interstitial fibrosis，ACIF）是近年提出的一种弥漫性间质性肺病的新类型，可能是特发性间质性肺炎家族的新成员。此病于2004年由Churg等首先报道，目前共报道18例，其中国内报道4例。病理上以细支气管中心性纤维化为特征，影像学上则有大气道周围纤维化的表现。

一、病因

ACIF的病因目前不清。在报道的18例患者中，11例有不同的环境或职业暴露史，其中3人有鸽子接触史，这3人中1人尚使用油炉进行烹调，另一人在棉织厂工作，3人血中鸟类抗体均阴性；2人有木材烟雾接触史；1人吸入可卡因；1人接触粉笔灰；1人接触农药；1人为热处理工人；1人为农业工人，接触牧场灰尘；1人为清洁工，接触盐酸、氢氧化钠、表面活性剂和乙二醇。

二、临床表现

18例患者年龄23～69岁，平均49.5岁，男：女为7：11。病程通常大于1年。主要表现为慢性咳嗽和缓慢进展的呼吸困难，可有咳痰，1例尚有胸痛表现。查体双肺底可闻及爆裂音，可有杵状指。

三、辅助检查

（一）影像学（见第四篇图4－1－1）

胸片上显著的异常为弥漫性网状结节影，以中内带为主，有支气管壁的增厚以及小环状影，多有肺容积减小。CT上主要的异常是支气管血管周围间质增厚，牵引性支气管扩张伴气道壁增厚以及周围纤维化。一些病例中，邻近中心气道可见纤维团块影。偶见小片状磨玻璃影、外周网状结节影。蜂窝肺少见。1例患者尚有囊状影、胸腔积液以及纵隔淋巴结肿大。

（二）肺功能

肺功能表现为限制性通气功能障碍，弥散功能障碍。血气分析多有不同程度的低氧血症，仅3例患者血气分析正常。

（三）支气管肺泡灌洗

10例患者进行了支气管肺泡灌洗，其中2例患者支气管肺泡灌洗液（bronchoalveolar lavage fluid，BALF）分析正常，但未给出具体数值，其余8例BALF中淋巴细胞平均为(20±11)%；中性粒细胞仅1例为7%，其余0～1%；嗜酸性粒细胞1例为3%，1例为4%，其余0～1%。

（四）病理（见第四篇图4－1－2）

ACIF病理上表现为以膜性和呼吸性细支气管为中心的间质纤维化。细支气管常有狭窄和扭曲，但无肉芽组织或纤维组织引起的闭塞。因外膜纤维组织增生，细支气管壁常显著增厚，某些病例有细支气管壁上皮下纤维化和显著的平滑肌增生。受累气道周围肺实质有不同程度的纤维化。气道壁和间质偶有少量淋巴细胞和浆细胞浸润。肺泡内通常没有或仅有少量的巨噬细胞。胸膜也常有纤维化改变。

肺活检标本均是开胸肺活检所得，因此只能从胸部CT上推测有大气道受累。正是因为有大小气道的同时受累，所以将此病命名为气道中心性间质纤维化。难得的是，Magali等对一例肺移植患者进行了研究，肉眼下，肺体积缩小，切面有弥漫的支气管和细支气管血管束周围纤维性增厚，胸膜下也可见到局灶性纤维带。组织学上最明显的改变是以大小气道为中心的间质纤维化，纤维病变中有一些小血管结构。间质炎症反应轻微。Magali等的研究证实了大气道受累的存在。

四、诊断

缓慢起病，以咳嗽、进行性呼吸困难为主要表现，肺功能呈限制性通气功能碍，CT上有支气管壁增厚以及支气管血管周围间质增厚，病理上表现为以膜性和呼吸性细支气管为中心的间质纤维化，无上皮样肉芽肿，据此可诊断。

五、鉴别诊断

在间质性肺病中能显著影响细支气管的疾病有外源性过敏性肺泡炎（extrinsic allergic alveolitis，EAA）、呼吸性细支气管炎伴间质性肺病（respiratory bronchiolitis interstitial lung disease，RBILD）、隐源性机化性肺炎（cryptogenic organizing pneumonia，COP）以及其他一些间质性肺病，如肺朗格汉斯细胞组织细胞增多症（pulmonary Langerhans cell histiocytosis，PLCH）等。这些疾病均可有慢性咳嗽和呼吸困难的临床表现，但影像学和病理上各有特点。

（一）EAA

EAA是由反复吸入各种具有抗原性的有机气雾颗粒、低分子量化学物质所引起，临床症状的出现与从事某些活动在时间上有相关性。EAA的典型CT表现为弥漫分布、边界不清、密度较淡的、以小叶为中心的微小结节影，弥漫性磨玻璃状影以及气体陷闭引起的斑片状密度减低区，慢性期除上述表现外，还可见不规则线状影、牵引性支气管扩张和蜂窝肺。BALF中淋巴细胞数显著升高，通常占40%以上。病理上EAA可表现为气道中心性炎症，但EAA炎症反应明显，可见淋巴细胞、浆细胞以细支气管为中心斑片状浸润肺泡壁，常见上皮样肉芽肿或巨噬细胞。

（二）RBILD

RBILD常见于严重吸烟者（平均在30包年以上），胸部X线表现为弥漫对称分布的网状或网状结节影伴磨玻璃样变、支气管壁增厚，肺容积通常正常。此外，约20%的RBILD患者胸部X线检查可正常。BALF中巨噬细胞显著增加。病理上表现为以呼吸性细支气管和邻近肺泡为中心的肺泡巨噬细胞聚集伴轻度间质炎症，巨噬细胞胞浆中含棕或褐色颗粒，细支气管周围可有轻度纤维化，并向邻近肺泡间隔延伸。戒烟或糖皮质激素治疗病情可改善。

（三）COP

无明显病因，呼吸困难常呈亚急性发作。最常见的 X 线表现为双肺斑片状分布的肺泡浸润影，可游走。不到 20% 的患者可以弥漫间质浸润为主要表现，75% 的患者肺容积正常。HRCT 上表现为斑片状分布的气腔实变影或磨玻璃样影，50% 以上的患者表现为胸膜下或支气管周围分布。BALF 中淋巴细胞增加（可达 40%），嗜酸性粒细胞和中性粒细胞也可增加。病理上的特征性改变为肺泡和细支气管管腔内的肉芽组织，由增生的成纤维细胞和肌纤维母细胞组成。

（四）闭塞性细支气管炎（bronchiolitis obliterans，BO）

BO 与 ACIF 也有许多类似之处，如：小支气管和细支气管壁的增厚，不同程度的上皮下纤维化和平滑肌增生，还可有外膜的纤维化，但 BO 的主要病理学表现为小支气管和细支气管的狭窄和闭塞；早期胸片可正常或仅有轻度的过度充气，随着疾病的进展，可出现亚段肺不张、肺容积缩小和/或纤维化；HRCT 上表现为肺段或肺叶分布的密度减低区，尤以呼气相明显；肺功能呈阻塞性通气功能障碍；BALF 中中性粒细胞增加，由此可与 ACIF 鉴别。

（五）PLCH

PLCH 是一种较罕见的单核 - 吞噬细胞异常增生性疾病，此病与吸烟密切相关，90% ~ 100% 的患者为吸烟者，肺功能可表现为阻塞、限制或混合性通气功能障碍，VC 通常降低，但 RV 正常或增加，因此 TLC 相对正常，RV/TLC 增加，70% ~ 100% 的患者有弥散功能障碍。影像学上表现为双侧对称分布的小结节影，伴薄壁或厚壁囊状影。病变主要集中在上中肺野。胸腔积液和肺门淋巴结增大非常罕见。BALF 中巨噬细胞显著增加，中性粒细胞和嗜酸性粒细胞也有中度增加，淋巴细胞比值正常或下降。PLCH 的特征性组织学改变为肉芽肿性病变，早期集中在终末细支气管和呼吸性细支气管周围，进行性侵犯和破坏细支气管壁，肉芽肿中心区含大量朗格汉斯细胞，周围有淋巴细胞、嗜酸性粒细胞、浆细胞、巨噬细胞浸润，随后病变逐渐向临近的肺泡间质扩展形成典型的星形灶或环形结节灶，邻近肺泡腔内可见大量巨噬细胞，以后病灶内可出现纤维化。免疫组化染色示膜表面 CD1a、S - 100 蛋白阳性。

此外，De Carvalho 等曾于 2002 年报道 12 例小叶中央性纤维化，其 HRCT 表现为斑片状分布的胸膜下实变影，常累及中下肺野，较大气道也受累，表现为明显的支气管壁增厚。病理上病变以细支气管为中心，可见明显的小叶结构紊乱，扩大的支气管腔和囊腔中充满嗜碱性物质，囊腔上皮有广泛的坏死和再生现象，异物见于 41.57% 的患者。作者认为上述病变是由吸入所致。同年 Yousem 等报道 10 例特发性细支气管中心性间质性肺炎，其影像学表现为双侧基底分布的网状、网状结节影。病理上表现为以细支气管为中心的慢性炎症细胞浸润，主要为淋巴细胞和浆细胞，严重病例可伴有细支气管周围纤维化。

ACIF 以及 De Carvalho 等报道的小叶中央性纤维化、Yousem 等报道的特发性细支气管中心性间质性肺炎是否为一种新的间质性肺炎，还是同一类型的不同表现尚需要更多的临床病例积累和研究。

六、治疗和预后

文献报道 18 例患者均接受了不同剂量的激素治疗，1 例患者尚接受了硫唑嘌呤治疗，3 例预后不详，1 例治愈，3 例改善，2 例稳定，3 例进展，6 例患者分别于诊断后 6 个月、8 个月、1 年、3 年、3 年、10 年死亡。

（徐　凌）

参　考　文　献

1. Churg A, Myers J, Suarez T, et al. Airway - centered interstitial fibrosis. A distinct form of aggressive diffuse lung disease. Am J Surg Pathol, 2004, 28 (1):62
2. Serrano M, Molina - Molina M, Ramírez J, et al. Airway - centered interstitial fibrosis associated with exposure to fumes from cleaning products. Arch Bronconeumol, 2006, 42 (10):557
3. Magali C, Odile G, Camille T, et al. Lung transplantation in a patient with airway - centered fibrosis. Am J Surg Pathol, 2004, 28 (11):1540
4. 苗立云，蔡后荣，章宜芬，等. 气道中心性间质纤维化一例并文献复习. 中国呼吸与危重监护杂志，2007, 6 (5):393
5. Yi XH, Chu HQ, Cheng XM, et al. Idiopathic airway - centered interstitial fibrosis: report of two cases. Chin Med J (Engl), 2007, 120 (9):847
6. 徐凌，蔡柏蔷，刘鸿瑞，等. 气道中心性间质纤维化的诊断及鉴别诊断. 中国医学科学院学报，2005, 27 (1):99
7. de Carvalho ME, Kairalla RA, Capelozzi VL, et al. Centrilobular fibrosis: a noval histological pattern of idiopathic interstitial pneumonia. Pathol Res Pract, 2002, 198 (9):577
8. Yousem SA, Dacic S. Idiopathic bronchiolocentric interstitial pneumonia. Mod Pathol, 2002, 15 (11):1148

第二十八章　淋巴细胞性间质性肺炎

淋巴细胞性间质性肺炎（lymphocytic interstitial pneumonia，LIP）是一个临床病理学术语，最初于1969年由Liebow和Carrington用来描述肺弥漫淋巴细胞性间质浸润，以与常见的间质性肺炎区别，因此LIP是当时间质性肺炎中的一种。由于LIP常需与肺部的非霍奇金淋巴瘤鉴别，而且历史上LIP被认为是一种癌前期病变，常进展为淋巴瘤，因此后来又把LIP从间质性肺炎的分类中划出，归为淋巴增生性疾病。以后免疫组化以及分子学分析显示那些“进展”为淋巴瘤的病例可能开始即为淋巴瘤。虽然LIP有可能转变为恶性肿瘤，但这种情况极其少见，目前LIP被认为是一种反应性肺淋巴增生，属弥漫性肺实质疾病。美国胸科协会/欧洲呼吸病协会（ATS/ERS）组建的间质性肺病国际分类委员会（ICCID）已将LIP再次划归为间质性肺炎。

一、病因

LIP的确切病因目前尚不清楚，很可能是多种因素共同作用的结果。然而有证据提示，病毒感染在某些病例的发病中起一定作用。在成人及儿童LIP患者中均检测到EB病毒DNA，因此EB病毒可能是造成某些病例发病的原因之一。HIV感染也与LIP相关，HIV感染的儿童中16%～50%出现LIP，常发生于2～3岁。与儿童不同，HIV阳性的成人中非特异性间质性肺炎（nonspecific interstitial pneumonia，NSIP）要比LIP更常见。在一组成人AIDS患者尸检病例中，LIP的发病率不足5%。LIP与人疱疹病毒8（human herpes virus type 8，HHV-8）、乙型肝炎病毒、人T淋巴细胞病毒（human T lymphotropic virus，HTLV）、肺孢子菌间的相关性也有报道。然而，这些病原体是通过何种通路诱导淋巴样组织增生尚不清楚。自身免疫性疾病与LIP亦强烈相关，约占LIP的39%，这些自身免疫性疾病包括干燥综合征、系统性红斑狼疮、类风湿关节炎、多发性肌炎、自身免疫性甲状腺炎、重症肌无力、溶血性贫血、恶性贫血、自身红细胞致敏综合征、慢性活动性肝炎、口炎性腹泻及原发性胆汁性肝硬化，其中最多见的是干燥综合征，约25%的LIP与干燥综合征相关，而1%的干燥综合征患者在病程中会出现LIP。LIP还与各种免疫缺陷有关，无丙种球蛋白血症、低丙种球蛋白血症以及普通变异性免疫缺陷病均可合并LIP，进一步提示淋巴细胞调节紊乱参与LIP的发病。此外有Castleman病、肺泡蛋白沉积症、肺泡微石症、共济失调性毛细血管扩张症以及军团菌、支原体、衣原体、鸟胞内分枝杆菌感染合并LIP的报道。LIP还可以是同种异体骨髓移植的一种晚期并发症，常发生于移植后200～400天。也有苯妥英引起LIP以及家族性LIP的报道。特发性LIP非常罕见，在特发性间质性肺炎（idiopathic interstitial pneumonia，IIP）中不足2%。

二、发病机制

目前LIP的发病机制不明，这方面的研究甚少。Teruya－Feldstein 等报道，LIP伴 HIV 感染的儿童，肺组织中 IL－18、IFN－γ 的表达增加，IFN－γ 诱导的分子，如 IFN－γ 诱导的蛋白－10（interferon－γ inducing protein－10，IP－10）和 IFN－γ 诱导的单核因子（monokine induced by interferon－γ，Mig）的表达也增加。IL－18 由活化的 T 细胞产生，具有 IFN－γ诱导活性，并能抑制 IL－10 的产生。IP－10、Mig 是 T 和 NK 细胞的趋化因子。因此，这些细胞因子和趋化因子的增加可能是炎症细胞在肺内募集的原因。Brodie 等同样对 LIP 伴 HIV 感染的儿童进行了研究，发现肺组织血管内皮上有血管细胞粘附分子－1（vascular cell adhesion molecule－1，VCAM－1）的高表达，血管周围淋巴细胞上有极晚期激活抗原－4（very late activation antigen－4，VLA－4，VCAM－1 的白细胞配体）的高表达。将 $CD8^+$T 细胞用抗 VLA－$4_{\alpha4\beta1}$ 抗体预处理和/或将肺组织用 VCAM－1 抗体预处理，可抑制 $CD8^+$T 细胞与血管内皮的粘附，表明 VCAM－1 与 VLA－4 的相互作用在肺组织淋巴细胞的浸润中起重要作用。

三、临床表现

成人 LIP 患者常为女性，发病时的年龄 40～70 岁，平均为 50 岁左右，起病缓慢，表现为进行性干咳、呼吸困难，可有发热、盗汗、消瘦，偶有咯血、胸痛、关节痛，一些患者无症状。儿童 LIP 患者通常在 2～3 岁发病，表现为咳嗽、呼吸困难、发热、发育停滞。体检时可在双肺底听到爆裂音。杵状指及外周淋巴结肿大或肝脾大在儿童患者中多见。特发性 LIP 极少进展为纤维化，因而杵状指（趾）、爆裂音及其他生理特征常缺如或轻微。

四、辅助检查

（一）影像学

胸部 X 线片上 LIP 表现为特征性的以双下肺为主的网状、粗网状结节状或细网状结节状影，还可有粟粒影以及斑片状的浸润影、实变影，病变也可弥漫分布。个别患者胸片无异常发现，需行 HRCT 检查。HRCT 表现为边界不清的小叶中央性结节和胸膜下小结节（1～4mm）、磨玻璃样影、支气管血管束增厚、小叶间隔增厚，以下叶分布多见，此外 68%～82%的患者有薄壁囊状气腔，大小一般在 1～30mm，最大者直径可达 10cm。纵隔淋巴结肿大多见于儿童患者或干燥综合征患者。不常见的表现有：1～2cm 的大结节、肺气肿、气腔实变、支气管扩张、胸膜增厚等，胸腔积液罕见。

（二）肺功能

肺功能常表现为限制性通气功能障碍，包括 TLC、FVC、FEV_1 降低，FEV_1/FVC 升高，但也有肺通气功能正常的报道。一氧化碳弥散量降低，弥散系数可以正常。

（三）支气管肺泡灌洗和实验室发现

支气管肺泡灌洗对 LIP 有一定的诊断价值，表现为支气管肺泡灌洗液中白细胞总数增加，淋巴细胞增加，$CD3^+$ T 细胞、B 细胞可以增多或正常，若淋巴细胞、$CD3^+$ T 细胞、多克隆 $CD20^+$ B 细胞增加则提示 LIP。

实验室检查可有轻度贫血。常有免疫球蛋白产生异常，其中75%以上的患者表现为多克隆高丙种球蛋白血症或IgG、IgM的单克隆增加。另有约10%的患者表现为低丙种球蛋白血症。值得注意的是，若为单克隆丙种球蛋白病或低丙种球蛋白血症，需警惕淋巴增生性恶性肿瘤的可能。

此外，与HIV相关的LIP通常发生于CD4细胞数尚在正常范围时，而NSIP通常发生于晚期阶段，患者的CD4细胞数通常在200×10^6/L。

五、诊断

LIP的确诊有赖于外科肺活检，其病理特征为弥漫性肺间质致密淋巴细胞浸润，常可见淋巴滤泡，有时支气管周围亦受累，但通常病变轻微。腺泡内无病变特别严重的区域（如腺泡周围或腺泡中央），偶有非坏死性肉芽肿形成。淋巴细胞呈多克隆性，主要是T细胞，内有散在的B细胞、浆细胞和组织细胞，同时有Ⅱ型肺泡细胞的增加及肺泡巨噬细胞的轻度增生。其他表现有肺泡腔中蛋白样液体及单核细胞、泡沫巨噬细胞或巨细胞的聚集。细支气管周围淋巴细胞浸润导致气道进行性阻塞和扩张是形成囊性病变的原因。疾病晚期可有间质纤维化和蜂窝肺。

HIV阴性的LIP与HIV阳性的LIP患者在免疫表型上有所不同。HIV相关的LIP，浸润的T细胞主要是$CD8^+$T细胞，而在HIV阴性的LIP患者中，B细胞占绝大多数，位于细支气管周围和淋巴滤泡中，T细胞位于肺泡间隔和淋巴滤泡周围。

六、鉴别诊断

（一）原发肺低度恶性淋巴瘤

临床上，LIP主要与原发肺低度恶性淋巴瘤相鉴别。淋巴瘤的淋巴细胞呈单克隆性，浸润更致密，形态单一，可有肺结构的破坏、Dutcher小体（含有免疫球蛋白的核内包涵体）、胸膜浸润，病变沿淋巴通路分布（支气管血管束、胸膜和小叶间隔），但HE染色常难以区分这两种疾病，因此需要进行免疫组化染色及分子基因重排检测，如应用PCR技术对免疫球蛋白重链基因的克隆性重排进行检测。

（二）细胞型NSIP

细胞型NSIP以男性略多，HRCT上磨玻璃样影为其显著特征，病理上间质炎性细胞浸润程度轻于LIP，一些肺泡壁可未受累。

（三）外源性过敏性肺泡炎

此病HRCT上亦表现为磨玻璃样影及边界不清的小叶中央性结节，但呼气相可显示气体陷闭引起的斑片状密度减低区，提示存在细支气管的炎症。此外囊状气腔、小叶间隔增厚、淋巴结增大罕见。外源性过敏性肺泡炎患者常有吸入有机气雾颗粒或低分子化学物质史，症状的出现与从事某些活动存在时间相关性，可呈急性或亚急性发病。病理上病变常为细支气管周围分布，炎性细胞浸润程度轻于LIP，常见肉芽肿、机化性肺炎等较为特征的表现，由此可与LIP鉴别。

此外，LIP尚需与隐源性机化性肺炎（cryptogenic organizing pneumonia，COP）、肺孢子菌肺炎、滤泡性细支气管炎、结节性淋巴组织增生等疾病鉴别。

七、治疗和预后

LIP 的治疗为糖皮质激素或联合免疫抑制剂。糖皮质激素的剂量为：泼尼松 0.75～1mg/（kg·d），最大 100 mg/d，服用 8～12 周或直至病情稳定，然后逐渐减量至 0.25 mg/（kg·d），继续服用 6～12 周。与 HIV 相关的 LIP 可给予联合抗反转录病毒治疗。Dufour 等报道 5 例与 HIV 相关的成人 LIP 患者，在接受高活性抗反转录病毒治疗（highly active antiretroviral treatment，HAART）后 1～6 个月临床症状、体征减轻或消失，6～8 个月后影像学和/或肺功能改善。最近 Basu 等进行了回顾性分析，发现 HAART 使 LIP 的发生率明显降低。此外，Arish 报道 1 例 LIP 伴普通变异性免疫缺陷病的患者在接受静脉免疫球蛋白治疗（0.5mg/kg，每月 1 次）17 个月后病情改善，提示与普通变异性免疫缺陷病相关的 LIP 可给予免疫球蛋白治疗。

LIP 的病程个体间差异很大，一些患者治疗反应极好，可完全持续缓解；一些患者在进展为肺纤维化和肺心病以前病情可相对稳定数月或数年；另一些患者可在数月内死于肺部疾病；另有 LIP 自发缓解的报道。LIP 患者诊断后 5 年内病死率为 33%～50%，近 5% 的患者发展为低度恶性 B 细胞淋巴瘤。

（徐　凌）

参考文献

1. American Thoracic Society，European Respiratory Society. American Thoracic Society/European Respiratory Society International Multidisciplinary Consensus Classification of the Idiopathic Interstitial Pneumonias. Am J Respir Crit Care Med，2002，165（2）：277
2. Swigris JJ，Berry GJ，Raffin TA，et al. Lymphoid interstitial pneumonia：a narrative review. Chest，2002，122（6）：2150
3. Kim EA，Lee KS，Johkoh T，et al. Interstitial lung diseases associated with collagen vascular diseases：Radiologic and histopathologic findings. Radiographics，2002，22（Spec No）：S151
4. Sumikawa H，Johkoh T，Ichikado K，et al. Usual interstitial pneumonia and chronic idiopathic interstitial pneumonia：Analysis of CT appearance in 92 patients. Radiology，2006，241（1）：258
5. Kim DS，Collard HR，King TE Jr. Classification and natural history of the idiopathic interstitial pneumonias. Proc Am Thorac Soc，2006，3（4）：285
6. Cosgrove GP，Frankel SK，Brown KK. Challenges in pulmonary fibrosis · 3：Cystic lung disease. Thorax，2007，62（9）：820
7. Shimakage M，Sakamoto H，Harada S，et al. Expression of the Epstein－Barr virus in lymphoproliferative diseases of the lung. Oncol Rep，2007，17（6）：1347
8. Cha SI，Fessler MB，Cool CD，et al. Lymphoid interstitial pneumonia：clinical features，associations and prognosis. Eur Respir J，2006，28（2）：364
9. Silva CI，Flint JD，Levy RD，et al. Diffuse lung cysts in lymphoid interstitial pneumonia：High－resolution CT and pathologic findings. J Thorac Imaging，2006，21（3）：241
10. Dufour V，Wislez M，Bergot E，et al. Improvement of symptomatic human immunodeficiency virus－related lymphoid interstitial pneumonia in patients receiving highly active antiretroviral therapy. Clin Infect Dis，2003，

36 (10): e127

11. Basu D, Williams FM, Ahn CW, et al. Changing spectrum of the diffuse infiltrative lymphocytosis syndrome. Arthritis Rheum, 2006, 55 (3): 466
12. Arish N, Eldor R , Fellig Y, et al. Lymphocytic interstitial pneumonia associated with common variable immunodeficiency resolved with intravenous immunoglobulins. Thorax, 2006, 61 (12): 1096
13. Dalvi V, Gonzalez EB, Lovett L. Lymphocytic interstitial pneumonitis (LIP) in Sjögren's syndrome: A case report and a review of the literature. Clin Rheumatol, 2007, 26 (8): 1339
14. Das S, Miller RF. Lymphocytic interstitial pneumonitis in HIV infected adults. Sex Transm Infect, 2003, 79 (2): 88
15. 徐凌，许文兵，蔡柏蔷，等. 淋巴细胞性间质性肺炎三例并文献复习. 中华内科杂志，2006，45 (4): 293

第二十九章 隐源性机化性肺炎

隐源性机化性肺炎（cryptogenic organizing pneumonia，COP）是特发性间质性肺炎（idiopathic interstitial pneumonia，IIP）中的一种，约占IIP的4%～12%，病理上以肺泡和肺泡管中肉芽组织栓形成为特征，肉芽组织栓可以延伸到细支气管。机化性肺炎这一概念的形成有着漫长而复杂的历史。早在1835年，Re′ynaud就对此病的组织学改变进行了描述。1901年，Lange再次对此病的临床病理学本质进行了描述。1975年，Averill Liebow建议将这种组织学改变命名为“闭塞性细支气管炎间质性肺炎（bronchiolitis obliterans interstitial pneumonia)”。1983年，Davison等引入了“隐源性机化性肺炎”这一术语。1985年，Epler对此病进行了经典描述，并将其命名为“闭塞性细支气管炎伴机化性肺炎（bronchiolitis obliterans organizing pneumonia，BOOP)”。2002年，美国胸科协会/欧洲呼吸病学会建议将特发性的机化性肺炎命名为COP，与其他疾病相关的机化性肺炎则称为继发性机化性肺炎，废除了BOOP这一术语，因为闭塞性细支气管炎相对于机化性肺炎来说是次要病变，甚至可以不存在。在最近的研究中，31%～44%的机化性肺炎与其他疾病相关，其余为特发性，即COP。在临床和放射学上，COP和继发性机化性肺炎没有明显差别。

一、发病机制

COP肺泡腔内纤维化的第一步是肺泡上皮细胞的损伤、坏死，导致肺泡基底层剥脱，基底层出现一些裂隙。血管内皮细胞也轻度受损，炎症细胞（淋巴细胞、中性粒细胞、一些嗜酸性粒细胞）浸润肺间质，血浆蛋白渗漏至肺泡腔，在肺泡腔内形成纤维蛋白样炎症细胞簇，由纤维蛋白和炎症细胞组成。之后纤维蛋白断裂，成纤维细胞通过基底层的间隙由间质迁移至纤维蛋白残余物中，不断增生，并转变为肌成纤维细胞。肺泡上皮细胞也逐渐增生，使基底层再上皮化，因此，保持了肺泡结构的完整。随着结缔组织栓的“成熟”，其中的炎症细胞几乎完全消失。

肺泡内的结缔组织栓为纤维连接蛋白、Ⅲ型胶原、蛋白聚糖构成的纤维样物质，Ⅰ型胶原只占小部分。成纤维细胞、肌纤维母细胞位于结缔组织基质中。这与普通型间质性肺炎（usual interstitial pneumonia，UIP）中丰富的Ⅰ型胶原沉积不同。含有大量Ⅲ型胶原的疏松结缔组织基质更容易降解，从而表现为纤维化的逆转。糖蛋白，尤其是粘蛋白，可能是形成细胞与周围基质成分间疏松粘连的原因。Ⅵ型胶原可能也参与基质沉积的调节。

结缔组织栓的另一个特征是丰富的毛细血管，类似于伤口愈合过程中的肉芽组织——另一种可逆的纤维炎症性损害。肺泡结缔组织栓中有血管内皮生长因子、基本成纤维细胞生长因子的高表达，这些生长因子介导的血管形成也是结缔组织栓可逆的原因。

Bellum等给CBA/J小鼠鼻内接种10^6空斑形成单位（pfu）的1型呼肠病毒，复制出肺泡腔内纤维化的动物模型，其病理表现与机化性肺炎相同。但若使用其他种系小鼠，则不能复制出类似病变，表明宿主的遗传特性在肺泡内纤维化的形成中具有关键作用。同样是CBA/J小鼠，若使用高滴度的呼肠病毒（10^7 pfu）则复制出弥漫性肺泡损伤的模型，表现为典型的透明膜形成以及较高的死亡率，因此最初损伤的程度也是决定病变性质的关键因素。在1型呼肠病毒诱导的肺损伤模型中，若在出生后将小鼠的胸腺切除，则不能出现机化性肺炎的表现，而弥漫性肺泡损伤的形成不受影响，表明机化性肺炎的形成需要T细胞的参与。

其他的一些研究显示，巨噬细胞产生的血小板衍生生长因子和白介素-8（interleukin-8，IL-8）可能在肺泡腔内纤维化的形成中起作用。COP患者支气管肺泡灌洗液（bronchoalveolar lavage fluid，BALF）中单核细胞趋化蛋白-1、IL-10、IL-12、IL-18的水平要高于对照组和UIP患者，巨噬细胞和淋巴细胞存在显著激活，并表现为Th1型反应。

如前所述，肺泡上皮损伤导致血浆蛋白渗漏至肺泡腔形成纤维蛋白是导致纤维化的关键一步。肺泡腔内纤维蛋白的形成源于凝血与纤溶之间的失衡。研究显示，间质性肺病，尤其是COP患者BALF中纤溶抑制子，如凝血酶活化纤维蛋白溶解抑制子、蛋白C抑制子的水平增加，从而使凝血与纤溶之间的平衡偏向前者，导致纤维蛋白形成。基质金属蛋白酶（matrix metalloproteinases，MMP）及其组织抑制子（tissue inhibitor of metalloproteinase，TIMP）之间的失衡在机化性肺炎的发病机制中也占有一席之地。与UIP患者相比，COP患者BALF中MMP-9/TIMP-1比值升高。机化性肺炎结缔组织栓中的肌纤维母细胞表达MMP，并能吞噬胶原纤维，逆转早期纤维化，而UIP患者的肌纤维母细胞有较高的TIMP-2表达，从而促进细胞外基质的沉积。其他关于机化性肺炎发病机制的研究还涉及B7-2和Ⅱ类主要组织相容性复合物分子的表达、Fas配体等。然而到目前为止，关于机化性肺炎的发病机制尚未完全阐明，同样都有纤维化，为何机化性肺炎与UIP对糖皮质激素有不同的反应亦需进一步研究。

二、临床表现

COP好发于50~60岁人群（年龄范围20~80岁），偶有青少年发病的报道，男女比例相当。通常亚急性起病，以干咳、活动后呼吸困难为主要表现，可有发热（约50%）、食欲减低、体重下降，咯血、胸痛、关节痛、盗汗不常见。大多数患者在一种病毒样疾病后数周出现症状，通常6~10周后才被诊断为COP。体格检查时在受累肺区常能听到爆裂音，但1/3的患者体格检查正常。北京协和医院18例COP患者临床表现均有咳嗽，12例有发热，11例有胸闷气短，5例体重下降，2例乏力，1例咯血。主要体征为肺部爆裂音（11例）、湿性啰音（7例）和发绀（1例）。

一小部分COP患者可急性发病，临床上与急性间质性肺炎（acute interstitial pneumonia，AIP）很难区别，患者可在症状出现后数天或数周内死亡。

三、辅助检查

（一）影像学

COP的影像学改变可以分为3类：

1. 双肺多发斑片状肺泡影　为最常见的典型影像学改变，50%分布于外周或支气管周围，尤多见于下叶，也有单肺受累的报道。约25%的病例阴影呈游走性，大小从几厘米到整个肺叶。在CT扫描上，阴影的密度从磨玻璃样到实变，在实变区可以看到空气支气管征。这种影像学改变虽然高度提示COP，但并不特异，需要鉴别的疾病包括：慢性嗜酸性粒细胞性肺炎（可与COP同时发生）、原发肺低度恶性淋巴瘤和支气管肺泡癌等。

2. 双肺弥漫性间质影 表现为弥漫性不规则线状或结节状间质浸润影，在这种影像的基础上可叠加少量肺泡影，病理上除肺泡内机化外，间质炎症较明显。

3. 孤立局灶病变 多为术后病理诊断，约占COP的1/4，常贴近于胸膜面或沿支气管血管束分布，可表现为圆形、楔形、梭形、星形等，边缘不规则，可呈锯齿样改变，可有邻近胸膜增厚，胸膜凹陷征，粗长或细短毛刺，病灶旁支气管血管束增粗、变形或聚拢以及卫星灶，病灶内可见空洞、空气支气管征、钙化，一部分孤立局灶病变可进展为典型的双肺病变。

其他不常见的影像学表现 反晕征（中央为磨玻璃样影，周围为实变影）、线、带状影（通常至少8 mm宽，长度>2 cm，边缘光滑或不规则，可有空气支气管征）、多发或空洞型结节或肿块。大结节可有不规则、细刺状边缘，与胸膜接触面相对较宽。胸腔积液通常不常见，仅在一个报道中达到了22%的比例。此外，可有支气管壁的增厚和扩张以及纵隔淋巴结的增大，纵隔淋巴结增大通常不超过两个淋巴结，但最近有双肺门和纵隔广泛淋巴结增大的个案报道。

北京协和医院18例COP患者行胸部CT检查，其中14例为胸部HRCT。13例患者显示肺内多发片状密度增高影，3例实变病灶内有支气管充气征（图1-29-1），4例肺部病变游走；磨玻璃样变5例（图1-29-2），肺纹理增厚5例，有胸腔积液或胸膜增厚5例，1例肺内出现多发结节影。纵隔肺门淋巴结肿大5例。

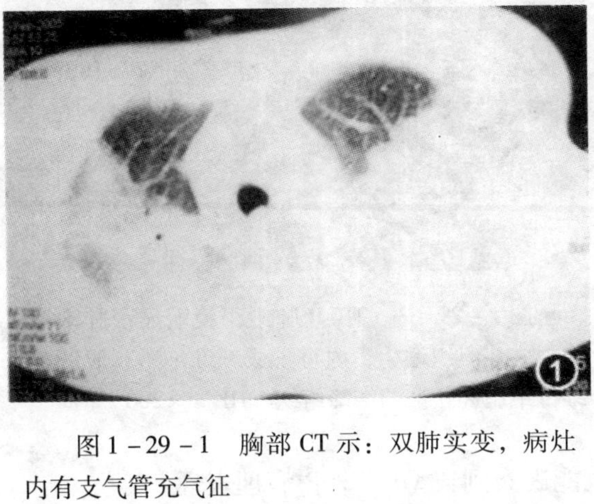

图1-29-1 胸部CT示：双肺实变，病灶内有支气管充气征

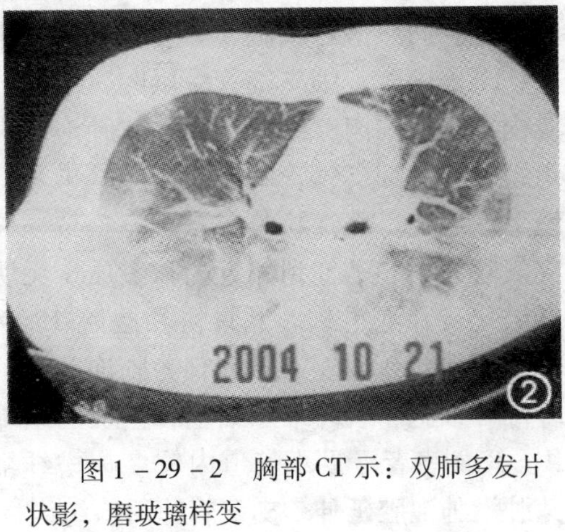

图1-29-2 胸部CT示：双肺多发片状影，磨玻璃样变

（二）肺功能

多表现为轻度或中度限制性通气功能障碍。吸烟患者可存在气流阻塞，但这并不是机化性肺炎的特征。一氧化碳弥散量降低，但弥散系数可以正常。也有肺功能正常的报道。血气分析常显示轻度低氧血症，偶尔表现为严重低氧血症。北京协和医院18例COP患者接受了

通气和弥散功能检查，均存在弥散功能障碍。11 例显示限制性通气功能障碍，1 例患者为混合型通气功能障碍，6 例通气功能正常。残气量（RV）为预计值的（82.5 ±16.9）%，肺总量（TLC）为预计值的（72.8 ± 14.6）%，用力肺活量（FVC）为预计值的（73.0 ± 22.0）%，第一秒用力呼气容积（FEV_1）为预计值的（72.2 ±21.0）%，肺一氧化碳弥散量（DLco）为预计值的（59.2 ±13.4）%。

（三）支气管肺泡灌洗和实验室发现

COP 患者支气管肺泡灌洗液中淋巴细胞（20% ~40%）、中性粒细胞（约 10%）、嗜酸性粒细胞（约 5%）增加，若三者同时增加则较具特征性，有时还可看到一些浆细胞和肥大细胞。淋巴细胞 CD4/CD8 比值降低。值得注意的是，若灌洗液中嗜酸性粒细胞显著增加（>25%），需考虑慢性嗜酸性粒细胞性肺炎。北京协和医院 18 例 COP 患者支气管肺泡灌洗液结果如下：细胞总数（2.3 ±1.1）$\times 10^7$/ml，淋巴细胞比例为 0.40 ±0.16，中性粒细胞比例为 0.15 ±0.08，嗜酸性粒细胞比例为 0.05 ±0.03。15 例患者进行了 T 细胞亚群分析，CD4/CD8 比例为 0.43 ±0.21。

实验室指标改变包括血沉、C 反应蛋白增加，其中 30% 的患者血沉 >30 mm/h。血常规显示白细胞总数正常或中度增多伴中性粒细胞比例增加，但也有白细胞减少的报道，此外一些患者表现为轻至中度的嗜酸性粒细胞增加、血小板增多。这些改变均无特征性。

（四）病理

COP 的病理学改变表现为肺泡腔内肉芽组织栓形成，肉芽组织由成纤维细胞、肌纤维母细胞和疏松结缔组织构成，可通过肺泡间孔从一个肺泡延伸到另一个肺泡。肉芽组织中可存在炎症细胞，尤其在疾病早期（图 1 -29 -3）。在空的肺泡腔内有大量的泡沫巨噬细胞。间质淋巴细胞、浆细胞浸润通常轻微，至多中度。细支气管受累时，细支气管腔内有相似的肉芽组织栓，并与肺泡的肉芽组织相连，细支气管壁炎症反应轻微。低倍镜下，病变呈斑片状分布，形态一致，以细支气管为中心延伸到邻近的肺实质，无明显纤维化或肺泡重构。北京协和医院 18 例 COP 患者肺组织显微镜下表现为肺泡腔内可见纤维母细胞、肌纤维母细胞和松散的结缔组织。8 例患者可见小气道内较多疏松纤维肉芽肿沿肺泡腔延伸，支气管肺活检组织标本也能观察到典型的 COP 病理表现。

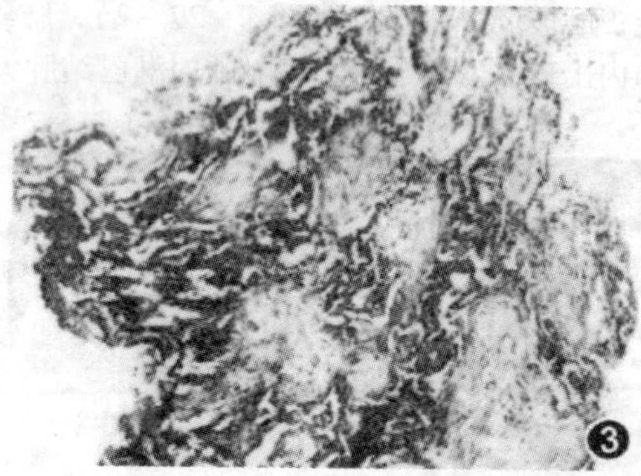

图 1 -29 -3 TBLB 肺组织镜下显示肺泡腔内肉芽组织增生，内可见成纤维细胞、肌纤维母细胞和松散的结缔组织 HE ×200

四、诊断

COP 的诊断依赖于典型的病理学和临床放射学特征，并除外任何已知的或相关的疾病。电视辅助胸腔镜是目前诊断 COP 的首选方法，应至少从 2 个肺叶、从放射学上病变明显的区域进行楔形切除。需注意，舌叶标本不适合用来诊断间质性肺炎，因为由于解剖关系，舌叶可存在临床上无意义的纤维化和炎症。经支气管肺活检样本也能诊断 COP，但由于样本小，不能排除其他相关疾病或进行病因诊断。

五、鉴别诊断

（一）以双肺多发斑片状肺泡影为表现的 COP 需与以下疾病鉴别

1. 慢性嗜酸性粒细胞性肺炎（chronic eosinophilic pneumonia，CEP） CEP 与 COP 临床表现相似，胸片上均可见到斑片影，但 CEP 患者的斑片影无游走性，复发时在原来部位出现，BALF 以嗜酸性粒细胞增加为主，嗜酸性粒细胞占细胞总数的 25% 以上，而 COP 以淋巴细胞增加为主，嗜酸性粒细胞一般占总数的 5%，病理学检查 CEP 患者肺泡、肺间质以嗜酸性粒细胞浸润为主，无机化性渗出物和肉芽组织增生，病理学差异是两者鉴别的主要依据。

2. 细支气管肺泡癌 细支气管肺泡癌影像学上表现为局部或弥漫浸润或实变影，病变区空气支气管征多呈“枯树枝”状，表现为僵直、扭曲、串珠样改变，有不规则狭窄。临床上患者常有大量泡沫痰，痰中可查到癌细胞。

3. 原发肺低度恶性淋巴瘤 主要需与粘膜相关淋巴组织（mucosa - associated lymphoid tissue，MALT）来源的非霍奇金淋巴瘤鉴别。患者常隐匿起病，病史较长，38% ~50% 无症状，其余患者可有咳嗽、呼吸困难、胸痛、咯血、发热和消瘦；BALF 中淋巴细胞增多；HRCT 上表现为结节、肿块、单侧或双侧肺泡实变伴空气支气管征等。两者的鉴别主要依靠病理。显微镜下，MALT 淋巴瘤常见支气管、血管周围、小叶间隔淋巴瘤细胞浸润，病变常沿淋巴管播散，淋巴上皮受损是其特征，此外还可见生发中心和巨大层状体。MALT 淋巴瘤的细胞类型为 B 细胞型，在 B 细胞的背景中可见或多或少的反应性 T 细胞群。免疫组化染色显示免疫球蛋白轻链 λ 或 κ 单项阳性，$CD20^+$、$CD5^-$、$bcl2^-$、$CD10^-$、cyclin $D1^-$。应用 PCR 技术对免疫球蛋白重链基因进行扩增显示 60% 低度恶性淋巴瘤为单克隆性。

4. 普通型肺炎 影像学上以双肺多发斑片状肺泡影为表现的 COP 与普通肺炎鉴别有一定困难，需结合临床症状、体征及抗生素治疗后随访复查来鉴别。若患者无发热，血白细胞计数正常，需考虑 COP 的可能，抗生素治疗无效进一步支持 COP 的诊断，确诊有赖于病理。

此外，此型 COP 尚需与 AIP、非特异性间质性肺炎（nonspecific interstitial pneumonia，NSIP）、淋巴细胞性间质性肺炎（lymphoid interstitial pneumonia，LIP）、血管炎、结节病等鉴别。

（二）以双肺弥漫性间质影为表现的 COP 主要需与 UIP 鉴别

UIP 患者肺容积减少，常有蜂窝肺。COP 患者 75% 肺容积正常，在间质阴影上可叠加有肺泡影，蜂窝肺罕见。病理上，UIP 患者肺纤维化导致肺结构破坏和蜂窝肺形成，病变呈斑片状分布，常累及胸膜下和间隔旁，可见散在成纤维细胞灶。低倍镜下病变具异质性，即正常肺、间质炎症、纤维化、蜂窝肺交替共存。肉芽组织不明显或无。COP 患者肺结构相对完整，病变时相一致，常以小气道为中心分布，腔内纤维化远比 UIP 广泛。

（三）孤立局灶型 COP 主要需与肺癌鉴别

影像学上周围型肺癌表现为分叶样，少有锯齿样改变，有毛刺，多为细短毛刺，病灶内空气支气管征管壁僵硬，病灶旁支气管血管束受累呈串珠样及支气管截断改变，肺门纵隔淋巴结多增大，增强扫描时多为不规则强化、癌结节样强化。局灶型 COP 病灶边缘可呈锯齿样改变，病灶内空气支气管征管壁柔软，周围见支气管血管束增粗紊乱、收缩聚拢，增强扫描时多为均匀或环状强化，病灶多位于胸膜旁，胸膜增厚粘连明显，中期随访病灶无增大。最终确诊还有赖于病理诊断。

此外，此型 COP 尚需与结核球、肺部良性肿瘤鉴别。

六、治疗和预后

COP 偶尔可自发缓解，也有报道某些患者在接受长期大环内酯类药物治疗后疾病缓慢改善，然而，糖皮质激素仍是目前 COP 的标准治疗方法。临床表现通常在 48 小时内改善，影像学上的完全吸收通常需要数周，大部分患者在治疗一周后有显著改善。糖皮质激素的合适剂量以及疗程尚无定论，建议的起始剂量为 0.75 ~ 1mg/（kg · d），服用 3 个月，然后减为 40 mg/d 继续服用 3 个月，之后逐渐减量为 20 mg/d 或 20 mg，隔日 1 次，总的疗程通常为 12 个月。激素减量或疗程小于 1 年时疾病常复发，一些患者经历数次复发，常需延长疗程。细胞毒药物环磷酰胺、硫唑嘌呤、环孢素偶尔用于 COP 的治疗，但它们的疗效难以评估。严重病例接受糖皮质激素治疗数天内症状无改善、或延长糖皮质激素治疗病情仍无改善以及糖皮质激素减量后复发的患者可以考虑使用环磷酰胺。

70% ~ 80% 的 COP 患者接受糖皮质激素治疗后临床和放射学改变可以完全消失，以斑片状肺泡影为表现的 COP 预后尤佳，接受治疗的 COP 患者 5 年生存率可达 100%。继发性机化性肺炎的预后通常不如 COP。与 COP 预后不良相关的因素有：影像学上显著的间质改变、支气管肺泡灌洗液细胞分类无淋巴细胞增多、组织学上有瘢痕形成和肺实质的重构。

（徐　凌）

参 考 文 献

1. Schlesinger C，Koss MN. The organizing pneumonias：An update and review. Curr Opin Pulm Med，2005，11 (5)：422
2. American Thoracic Society，European Respiratory Society. American Thoracic Society/European Respiratory Society international multidisciplinary consensus classification of idiopathic interstitial pneumonia. Am J Respir Crit Care Med，2002，165 (2)：277
3. Cordier JF. Cryptogenic organising pneumonia. Eur Respir J，2006，28 (2)：422
4. Polverosi R，Maffesanti M，Dalpiaz G. Organizing pneumonia：Typical and atypical HRCT patterns. Radiol Med (Torino)，2006，111 (2)：202
5. Oymak FS，Demirbas HM，Mavili E，et al. Bronchiolitis obliterans organizing pneumonia. Clinical and roentgenological features in 26 cases. Respiration，2005，72 (3)：254
6. Stover DE，Mangino D. Macrolides：A treatment alternative for bronchiolitis obliterans organizing pneumonia? Chest，2005，128 (5)：3611
7. Fruchter O，Solomonov A，Guralnik L，et al. An unusual radiographic manifestation of bronchiolitis obliterans organizing pneumonia. J Thorac Imaging，2007，22 (3)：263
8. Alsaghir AH，Al - Mobeireek AF，Al - Jahdali H，et al. Bronchiolitis obliterans organizing pneumonia：Expe-

rience at three hospitals in Riyadh. Ann Saudi Med, 2007, 27 (1):32

9. Nagai S, Handa T, Ito Y, et al. Bronchoalveolar lavage in idiopathic interstitial lung diseases. Semin Respir Crit Care Med, 2007, 28 (5):496

10. Varma S, Gupta S, ElSoueidi R, et al. Bilateral hilar lymphadenopathy in a young female: A case report. J Med Case Reports, 2007, 1:60

11. Sveinsson OA, Isaksson HJ, Sigvaldason A, et al. Clinical features in secondary and cryptogenic organising pneumonia. Int J Tuberc Lung Dis, 2007, 11 (6):689

12. White KA, Ruth - Sahd LA. Bronchiolitis obliterans organizing pneumonia. Crit Care Nurse, 2007, 27 (3):53

13. 施举红，许文兵，刘鸿瑞，等. 隐源性机化性肺炎 18 例的临床病理特征. 中华结核和呼吸杂志，2006，29 (3):167

14. 徐凌，沈策. 机化性肺炎的研究进展. 国际呼吸杂志，2007，27 (24):1903

第三十章　非典型结节病和难治性结节病

结节病（sarcoidosis）是一种原因不明的、以非干酪样坏死性上皮细胞肉芽肿为病理特征的、影响肺和身体淋巴系统的全身性肉芽肿疾病。目前认为结节病是一种系统性疾病，其临床表现多种多样，从无明显的临床症状、到少数病例呈进行性进展、晚期呈现多器官受累和功能衰竭，其临床表现谱相当广泛。部分结节病可自愈或呈慢性进展，但在结节病的进程中肺或胸部的淋巴结几乎总会受累。结节病的诊断往往需一个以上的器官经证实有典型病变时，及排除其他已知的肉芽肿疾病后才能诊断。但对结节病的诊断与治疗仍然存在一定的困难，尤其对症状与体征表现不典型、或者影像学无典型特征的病例，以及临床上难以获得组织病理学结果的患者，诊断则相当困难。某些结节病由于诊断困难，也给治疗造成不便。此外，由于结节病病情的进展，演变成为慢性结节病或难治性结节病，有的病例则治疗相当困难。

目前限于对结节病的认识水平，当前结节病诊断和治疗困难的主要原因是：①由于结节病的发病机制尚未深入阐明，目前结节病缺乏正确、统一的疾病定义；②结节病确诊的方法多变，临床上难以获得满意的组织病理学标本；③缺少敏感和特异的实验室诊断方法，容易发生误诊、漏诊等；④结节病的临床表现多种多样，有些结节病患者的临床表现不典型，肺外结节病的临床表现易被忽略；⑤临床上难以排除其他已知病因的肉芽肿疾病或局部肉芽肿反应；⑥治疗指征难以掌握，也缺乏特效、可靠、副作用较少的临床治疗药物；⑦部分慢性肺结节病、少数肺外结节病（尤其是心脏结节病和神经系统结节病）和难治性结节病治疗甚为困难。当然，近年来由于结节病免疫学和分子生物学的进展，并对结节病发病机制有了深入认识，一些新近应用于临床的药物问世，有助于在临床上探讨非典型结节病和难治性结节病的诊断和治疗。

一、非典型结节病和治疗困难的结节病

（一）临床表现不典型

1. 缺乏特异的临床表现　结节病是一种多器官疾病，几乎可以波及体内所有器官，结节病有急性、亚急性和慢性型表现。大部分结节病发生在20～40岁左右年龄的患者，但也可能发生于儿童时期和老年人群中。临床研究发现，30%～60%的结节病患者在患本病时并无明显的症状和体征，或全身症状缺乏特异性，如乏力、厌食、体重下降和发热。而胸部X线检查却出现显著的异常表现，如肺门淋巴结增大和气管旁淋巴结肿大、以及肺实质改变。如果此时临床上忽视影像学检查，则可对正确诊断造成困难。

在较为急性的发病中，20%～50%可表现为Löfgren综合征，包括这样一组症状群：结节红斑，双侧肺门淋巴结肿大和多发性关节疼痛。患者常表现为急性发作的结节红斑和双侧肺门淋巴结肿大。常常突然起病，伴发热、多关节炎和葡萄膜炎。结节红斑为有触痛的红色结节，直径数厘米，常见于下肢。多关节炎则较重，并伴有功能障碍，见于踝和膝关节，偶

见于腕和肘关节。但预后相当好，常在数周到几个月内症状消失。

2. 以肺外病变作为首发症状 结节病可累及全身各系统，临床表现也复杂多样，90%以上的患者有肺部的受累。以肺外病变作为首发症状的结节病较为少见，但是，有些患者结节病的肺外表现则是疾病的主要临床表现及特征。住院结节病患者约 23% 以肺外表现为首发症状。北京协和医院报道的 22 例以肺外表现为首发症状的结节病病例中，周围淋巴结肿大 6 例，皮肤病变 5 例，眼部症状 2 例，腮腺结节病 3 例，骨关节炎 3 例，心脏结节病 1 例，肝脾肿大 1 例，神经精神症状 1 例。由此可见，结节病的临床表现变化多端，结节病患者可有不同的临床特征。结节病的临床表现与患者的种族、疾病的分期、病变累积器官和部位及肉芽肿病变过程的活性等相关。

3. 非特异的临床表现 1/3 的结节病患者可出现非特异的临床表现，如发热、疲乏、不适和体重下降。发热多为低热，但是个别结节病患者体温可升到 39~40℃。体重下降仅出现在起病初 1~12 周，通常下降约 2~6 kg。偶尔可表现有夜间盗汗。这些结节病的非特异的临床表现多见于非洲籍美国人和印度人，而白种人和亚洲人中少见，故结节病在发热待查中是经常漏诊的疾病。

4. 与特定器官受累相关的临床表现

（1）肺脏 90%以上的结节病患者可累及肺部。呼吸道症状一般比较轻，以干咳多见。1/3~1/2 的结节病患者临床上有呼吸困难、干咳和胸痛的表现，有些患者可有运动后呼吸困难。胸骨后胸痛常常表现为胸部紧缩感，但偶尔可表现为相当严重，以至于难以与心源性胸痛相鉴别。上呼吸道受累时可出现上呼吸道阻塞的症状。声带肉芽肿会产生声音嘶哑，鼻粘膜肉芽肿可产生鼻息肉、鼻部阻塞或鼻窦炎。咯血相当罕见。杵状指偶可发生，20%的结节病患者肺部听诊有湿啰音。

肺门纵隔淋巴结肿大以双侧对称性肿大为特征，肺内改变早期为肺泡炎表现，继而发展为肺间质浸润，以及晚期肺间质纤维化。根据结节病典型的胸部 X 线表现，结节病的胸内改变分为 5 期：0 期表明无异常胸部 X 线所见；Ⅰ期可有肺门淋巴结肿大，可能合并有气管旁淋巴结肿大而肺部无异常，此时如果进行肺活检常能发现肺组织内肉芽肿性病变；Ⅱ期：肺部弥漫性病变并伴有有肺门淋巴结肿大；Ⅲ期：肺部弥漫性病变但不伴肺门淋巴结肿大；Ⅳ期：肺纤维化伴有蜂窝肺形成、肺囊肿和肺气肿等改变。

结节病的肺实质改变常见，但咽部、气管和支气管等也会被累及，可发生气道阻塞和支气管扩张。这些不典型胸内结节病在临床也常遇到，因诊断困难，需要引起注意，避免误诊。不典型胸内结节病可有如下表现：支气管狭窄或压迫，有时会造成肺不张，特别是右肺中叶，肺内孤立阴影，空洞病变，单侧或双侧肺实变，双肺粟粒样结节，胸腔积液，液气胸，单侧纵隔和/或肺门淋巴结肿大，双侧肺门淋巴结不对称肿大，以及淋巴结钙化等。

（2）周围淋巴结 周围淋巴结肿大占结节病患者的 30%。周围淋巴结受累以颈前、颈后、锁骨上淋巴结多见；腹股沟、腋窝、肘窝次之。肿大淋巴结小的如绿豆大小，大的如核桃大小。北京协和医院总结的 22 例首发肺外结节病病例，其中 6 例为周围淋巴结肿大。以右颈部淋巴结肿大为多见，常为孤立的、偶为多发，可活动，较韧，质如橡皮状，无痛。一般伴有双侧肺门淋巴结肿大。结节病侵犯周围表浅淋巴结可在身体任何部位，但以右侧斜角肌最为常见。如果没有相邻器官和血管受累，单以周围淋巴结肿大为临床表现的结节病一般不会引起临床问题。

（3）皮肤　结节病的皮肤受损相当多见，约占11% ~25%。其临床特点如下：①皮肤损害常累及躯干、四肢及头皮；②皮疹多为暗红色；③红斑大小不等、形态不一，有些皮损中有正常皮肤；④皮损可有清楚的边缘；⑤可表现为无痛、无痒的皮下结节；⑥皮损发病从数月致数年不等，有的可持续更长的时间；⑦皮损常与肺部、眼部及周围淋巴结病变合并存在。结节病的皮肤受损分为特异性和非特异性两种。结节性红斑为非特异性皮肤表现。特异性皮肤表现有斑片或结节性病变、冻疮样狼疮、斑丘疹、皮肤斑点、鱼鳞癣、色素沉着不足、红皮病、冻疮样红皮病、皮肤溃疡、银屑病癣样皮损、瘢痕性脱发、皮下病变、皮肤萎缩等。结节性红斑最为常见，多为结节病的早期表现，多发于女性，典型的结节红斑表现为无痛、红斑隆起的皮肤损害，多见于前臂与下肢。狼疮样皮损则常见于慢性进展性结节病，并可累及多器官。冻疮样狼疮的部位主要在面颊，鼻，唇和耳。尽管罕见，冻疮样狼疮可见于老年女性，特别是西印度人和黑人。

（4）心脏　心脏结节病是结节病患者突然死亡的重要原因，正确和及时的临床诊断相当困难，故早期怀疑和诊断心脏结节病十分重要，积极治疗可改善预后。结节病的心脏表现并无特异性，主要临床表现是充血性心力衰竭、休克、心律失常、心包疾病、瓣膜病变、心肌炎和心肌病等。但最常见的表现为束支传导阻滞（发生率为26%左右）以及完全性房室传导阻滞。心律失常也较常见，室性心律失常的发生率为22% ~40%。室性心律失常和完全性房室传导阻滞是心脏结节病患者突然死亡的常见原因。

通常，心脏结节病患者常无明显的临床表现，多数呈隐匿起病。但是，临床上仍然有5% ~10% 的结节病患者可检出严重心脏功能紊乱，有些患有心脏结节病的因猝死而未获诊断，尸解显示 19.5% ~27% 的结节病有心脏受累。常规检查表明约有一半的心脏结节病表现为心电图异常，其他表现有乳头肌功能失调，浸润性心肌病，心包炎和心功能衰竭。超声心动图检查可发现左室功能下降，瓣膜异常，心包积液和心室动脉瘤。心肌结节病与猝死有一定关系，对伴有高钙血症者可导致致命性的心律失常；结节病侵犯心包时可出现心包炎。

（5）眼部表现　眼部结节病约占全身结节病的21%，其中 1/3 急性起病，以年轻女性多见，主要发生在结节病的早期。患者常伴有眼部疼痛和视力障碍，其余病例起病隐袭，病情呈慢性发展过程；结节病的眼部病变主要表现为虹膜睫状体炎，也可表现为急性结合膜炎和干燥性角膜结膜炎，前者多见于早期病变，结合膜活检有助于确定诊断，后者可导致眼部干燥，如病变同时累及到唾液腺可以表现出干燥综合征的症状；晚期可并发白内障和青光眼。有时可致盲，眼球，眼眶和眼眶周围组织均可受累。典型表现为急性发病时，出现视物模糊，畏光，泪液分泌过多等症状。结膜受累时出现为小的，苍白的黄色结节。

临床上如发现眼部病变不典型的患者，通过全身细致的查体，有时可显示肺部肿大的淋巴结及肺部病变。眼部结节病仅仅是全身结节病的局部表现，眼结节病对全身结节病的诊断很有帮助。眼部结节病只要早期行全身皮质激素或局部激素治疗，可很快控制病情。

（6）神经精神表现　5% ~16% 结节病患者有神经系统受累。结节病可侵犯神经系统的任何一部分。脑部损害以肉芽肿浸润性损害为主，最常见的受累部位是脑膜、下丘脑和垂体。脑实质的损害也比较常见，以脑室周围及室管膜受累为主，而以颅内肿瘤的表现出现较少。脊髓主要表现为亚急性或慢性脊髓病。周围神经和脑神经损害以脊神经受累最为常见，可达6%～18%，常表现为多发性神经炎、多发性神经根病等。几乎所有的脑神经都会被累及，但以面神经受累最为常见，面神经受累时因出现不对称面瘫也最易被识别。中枢和/或周围神经系统的不寻常缺陷应该考虑除外结节病。

（7）肾脏　结节病的肾小球，肾小管或动脉受累罕见，肾脏结节病的发生率约为7%～20%，男性稍多见。但1，25－双羟维生素D_3的过度产生很常见，可导致肠道钙吸收增加，骨吸收增加，尿钙增加，伴或不伴高血钙症。这个过程会最终导致肾钙化和肾功能衰竭。即使结节病患者血钙浓度正常，1，25－双羟维生素D_3调节异常也可能导致肾石病和肾功能不全。个别结节病患者则以肾功能不全起病，此时临床上很难考虑到结节病。故肾脏结节病的诊断关键是对结节病的高度警惕性和正确检查。肾脏疾病合并其他器官病变时，如此时有结节病其他证据，肾脏病变应想到结节病所致的可能性，确诊需靠肾组织活检。

（8）肝脏和脾脏　消化系统结节病主要见于肝脏、脾脏、胰腺和胃肠道。肝脏结节病常表现为原因不明的发热。少数病例可有血清转氨酶、碱性磷酸酶或胆红素升高，极少数患者因肝内胆管肉芽肿形成，而产生慢性的胆汁淤积。肝脏结节病超声检查时可发现肝内回声不均、肝内肿块、弥漫性病变和肝脏肿大，还可出现急性肝炎的表现。易误诊为肝癌、肝囊肿或肝炎等。肝活检提示40%～70%的结节病有肉芽肿受累。结节病脾脏肿大者并不少见，但多无症状，脾功能亢进者少见。巨脾的并发症有脾破裂、门脉高压和严重的全血细胞减少。

（9）腮腺　结节病可累及腮腺、泪腺、颌下腺。腮腺结节病发病隐匿，大多数患者无明显的自觉症状。有时无意中会发现腮腺肿块，常在手术后病理检查确诊为结节病。结节病患者如出现单侧或双侧的腮腺肿大，伴发热、葡萄膜炎及神经麻痹则称为葡萄膜腮腺热，或Heerfordt综合征。腮腺结节病通常不需要手术切除治疗，皮质激素治疗即可。

（10）骨骼关节　结节病可累及骨、关节、骨骼肌腱和腱鞘等，发生率约为2.2%～25.7%。结节病性关节炎以侵犯大关节为主，表现为单发性或多发性关节炎。症状与风湿和类风湿性关节炎酷类似。结节病的最常见骨关节炎表现为急性多关节炎，可发生于结节病早期，表现为关节的红肿，疼痛。膝关节和踝关节最常受累，其次为肘、腕、肩关节。手或足部末端指（趾）关节也可受，严重病例偶可侵犯近端肢体骨骼。临床上将急性结节病关节炎、结节红斑与双肺门淋巴结肿大称为Löfgren综合征。骨骼和关节结节病的早期，如行X线检查，一般无明显改变。晚期可表现为慢性骨关节病或关节畸形。如做关节滑膜组织学检查，有时可发现结节病肉芽肿。关节疼痛不经治疗有时也可随体温下降而自动缓解，皮质激素治疗能缓解症状。

（11）内分泌系统　2%～10%的结节病患者可发生高血钙症，高尿钙症也常见。其发生机制如前所述。长时间的高血钙症和高尿钙症可能导致肾钙沉着症、肾结石和肾功能衰竭。如果结节病累及垂体和下丘脑，则会发生隐匿性糖尿病。

（12）生殖系统　女性生殖器官和乳房内可发生无症状的肉芽肿，子宫是最易受累的器官。但男性的生殖系统很少受影响。

（二）影像学表现不典型

在结节病的诊断中，胸部影像学检查十分重要。胸部淋巴结肿大在结节病患者占75%～90%，Ⅰ期和Ⅱ期的比例相当。胸部X线片的典型表现为双肺门及纵隔对称性淋巴结肿大，可伴有肺内网状、结节状或片状阴影。结节病典型的胸部影像学表现有助于临床诊断。目前可以根据胸部X线片和CT的表现对胸内结节病进行分期（表1-30-1，图1-30-1，图1-30-2，图1-30-3，图1-30-4）。

Ⅰ期结节病肺野清晰，不代表肺内一定无病变，Ⅰ期结节病经支气管镜肺活检约有50%~60%会有阳性结果。结节病分期在判定时可结合胸部CT。胸部CT可更清楚地显示肺门和纵隔的淋巴结肿大以及肺的受累情况。特别是胸部高分辨CT（HRCT）可清晰显示肺内结节，炎症和纤维化情况。在分析结节病不典型的影像学表现之前，首先阐述结节病的典型影像学改变，以便探讨其不典型的影像学表现。

表1-30-1 胸内结节病的分期

0期：无异常X线所见
Ⅰ期：肺门淋巴结肿大，而肺部无异常
Ⅱ期：肺部弥漫性病变，同时有肺门淋巴结肿大
Ⅲ期：肺部弥漫性病变，不伴肺门淋巴结肿大
Ⅳ期：肺纤维化

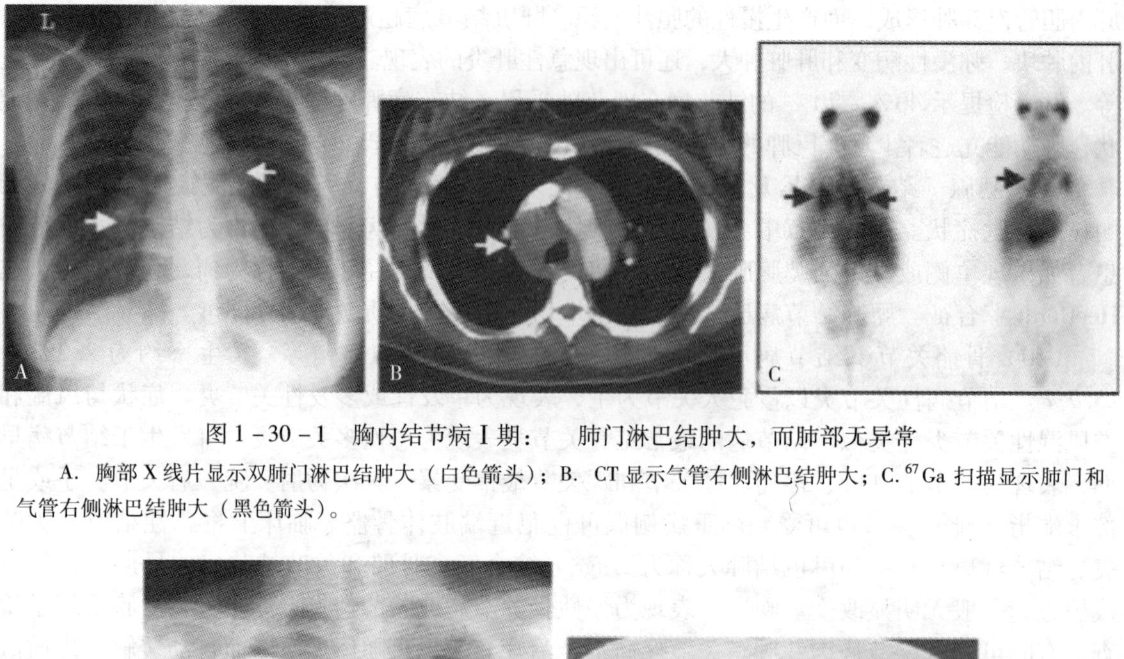

图1-30-1 胸内结节病Ⅰ期： 肺门淋巴结肿大，而肺部无异常

A. 胸部X线片显示双肺门淋巴结肿大（白色箭头）；B. CT显示气管右侧淋巴结肿大；C. ^{67}Ga扫描显示肺门和气管右侧淋巴结肿大（黑色箭头）。

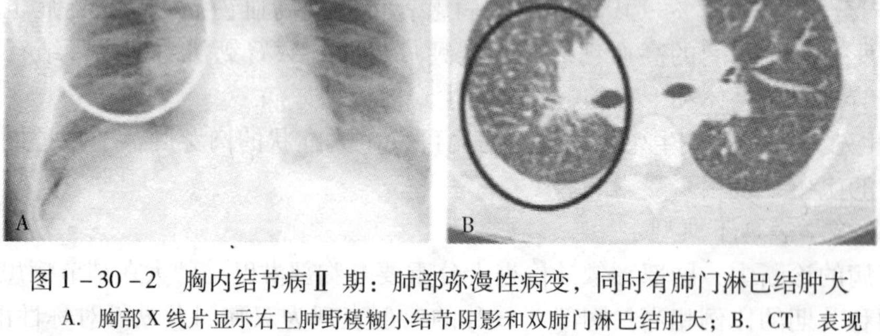

图1-30-2 胸内结节病Ⅱ期：肺部弥漫性病变，同时有肺门淋巴结肿大

A. 胸部X线片显示右上肺野模糊小结节阴影和双肺门淋巴结肿大；B. CT 表现同胸部X线片。

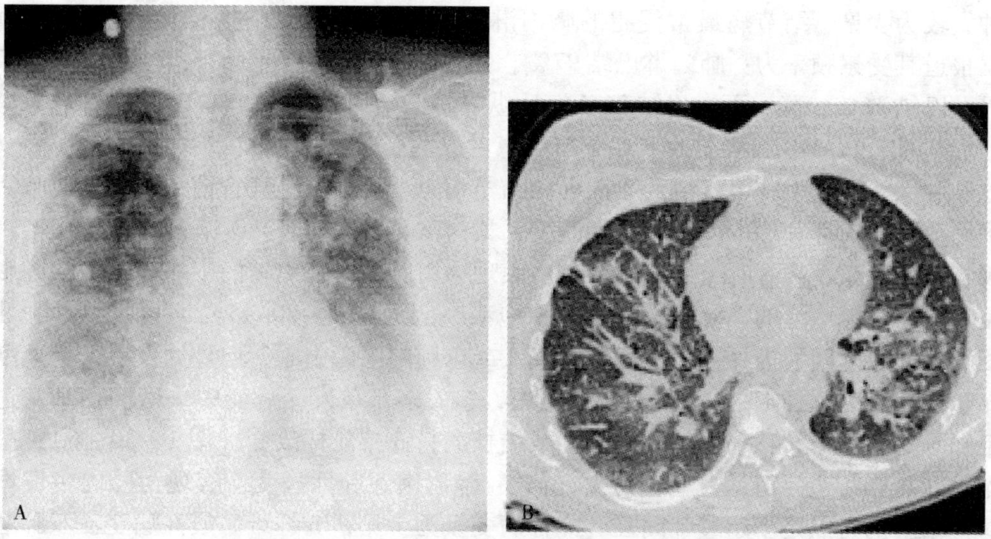

图 1－30－3　胸内结节病　Ⅲ 期：肺部弥漫性病变，不伴肺门淋巴结肿大

A. 胸部 X 线片显示双肺多发小结节影，边缘呈绒毛样，而无肺门淋巴结肿大；B. CT 表现同胸部 X 线片。

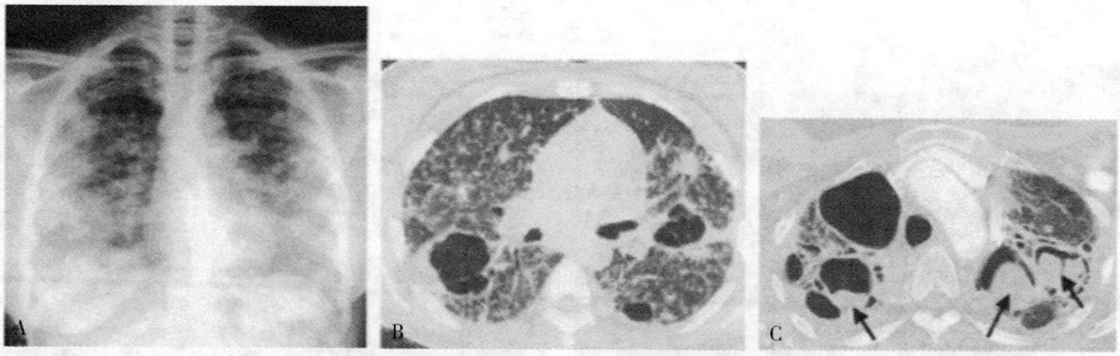

图 1－30－4　胸内结节病Ⅳ 期：肺纤维化

A. B 和 C 胸部 X 线片和 CT 显示晚期肺纤维化和空洞，空洞内有曲菌球存在（黑色箭头）。

1. 典型胸内结节病的 X 线表现　胸部影像学检查是发现结节病的主要途径，胸内结节病的胸部 X 线变化主要表现在以下几个方面：

（1）胸内淋巴结肿大　①肺门淋巴结肿大：本病最常侵及双侧肺门、右上纵隔和主动脉窗淋巴结（图 1－30－1）。双侧对称性肺门淋巴结显著肿大，呈土豆状，边界清楚，密度均匀，是肺内结节病的典型表现。由于右肺门淋巴结较多，因此右侧肺门肿大一般较左侧明显。单侧肺门淋巴结肿大较少见。反复发作后，淋巴结虽已缩小，但常遗留肺门模糊，此征象对晚期胸内结节病的诊断有一定参考价值；②纵隔淋巴结肿大：在前后位片上，为一侧或双侧纵隔阴影增大（约有半数病例伴有右上支气管旁淋巴结肿大），侧位片及断层片除常见的上气管旁淋巴结肿大外，奇静脉组、隆突下及主、肺动脉窗淋巴结均可受累。但前纵隔淋巴结肿大较为少见。结节病最常侵犯的胸内淋巴结为双侧肺门、右上纵隔和主动脉窗淋巴结。据报道其受累频率为：肺门淋巴结97%，主动脉窗淋巴结76%，右气管旁淋巴结71%，前纵隔淋巴结16%，隆突下淋巴结21%，后纵隔淋巴结为21%。

（2）肺实质改变　肺实质改变在结节病患者极为常见，即使在X线胸片表现为双侧肺门淋巴结肿大、而无无肺内病变的Ⅰ期肺内结节病患者，通过支气管镜粘膜活检或肺活检常可得到结节病性肉芽肿标本。①间质性改变：最为常见，病变轻微时表现为肺纹理增粗，有时出现粗乱的索条影，有时交织成网，也可表现为由肺门向外引伸的串珠样索条状阴影或小片状浸润影，类似广泛的小叶性肺炎；②肺泡型改变（图1－30－5）：表现为片絮状阴影，呈节段分布，以叶间裂为界，似节段性肺炎。或以肺门区为中心，向外周发展，呈典型的碟形分布。或表现为直径1～1.5cm之圆形阴影，多发多于单发，病变中央密度稍高，边缘浅淡或毛糟不均，类似转移癌、外周性肺癌或结核病；③粟粒样改变（图1－30－6）：呈双肺散在粟粒状点影，边界清楚，直径为1 mm；④肺内肉芽肿性病变：表现为肺内多发性大结节，这些结节的特点是不超过叶间裂。此种病变极为少见；⑤纤维瘢痕性病变：双肺磨玻璃状阴影（图1－30－7）、纤维条索状阴影（图1－30－8）、网状阴影、结节状影，并可夹杂境界不清的浸润性阴影，是结节病的晚期表现。可并发肺大疱、囊状支气管扩张、气胸、肺不张，最后发展成肺动脉高压、肺心病。

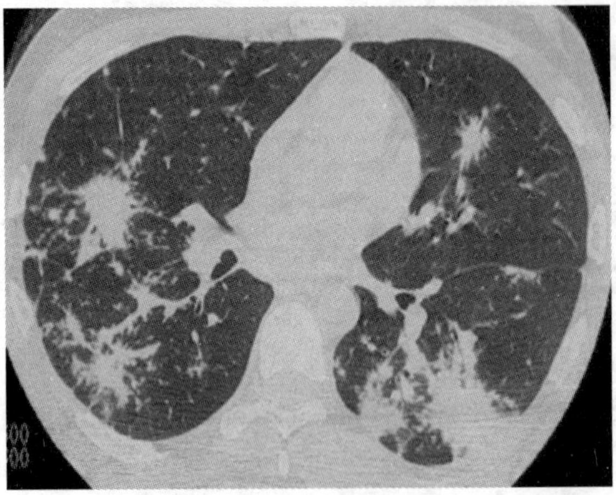

图1－30－5　胸部HRCT显示：肺结节病表现为肺泡型改变，肺实变区域为不规则的边缘，周边有沿淋巴管分布的微小结节影

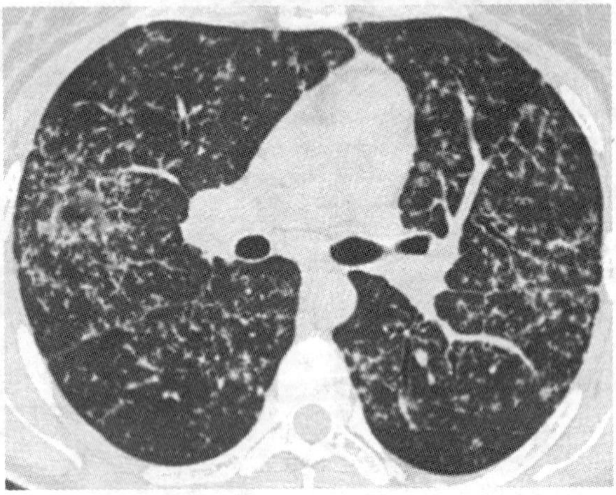

图1－30－6　胸部HRCT显示：肺结节病表现为双肺微小结节影沿支气管和血管分布，且以胸膜下分布为主

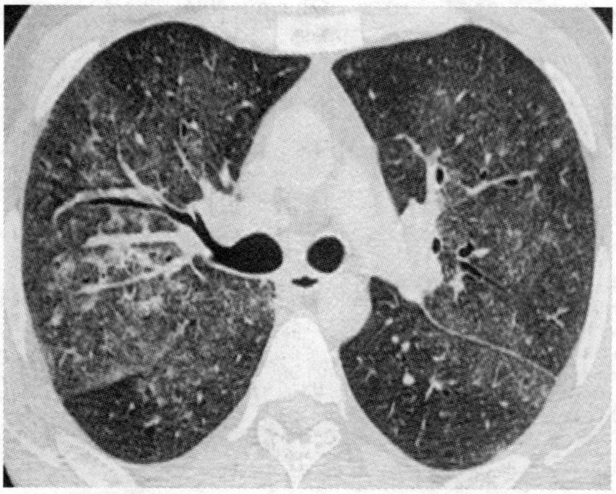

图 1-30-7 胸部 HRCT 显示：肺结节病表现为磨玻璃样改变。肺内广泛分布的磨玻璃样阴影

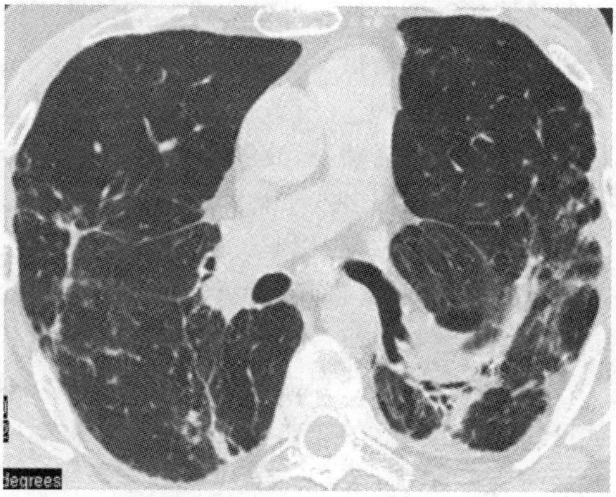

图 1-30-8 胸部 HRCT 显示：肺结节病表现为纤维条索状阴影

常规胸部 X 线检查对结节病的发现起重要作用，但其敏感性较低，诊断的正确率只有 50%。近年来，胸部 CT 及 HRCT 应用于临床，其中胸部常规 CT 显示小结节样病变及气管周围或血管周围间质性浸润的发现较好，而 HRCT 对细支气管和间质纤维化的诊断率较高，因此，胸部 X 线检查、常规 CT 扫描及 HRCT 的联合应用，对进一步提高肺内结节病诊断的正确虑有一定的价值。

但结节病 HRCT 表现差异较大且常不典型，可表现为广泛分布的边缘不整的小结节影，沿支气管血管束分布，支气管壁增厚，形成特征性的“串珠样”改变；小结节影也可聚集在小叶间隔，在肺周边和叶间裂附近胸膜下分布。另外，可见规则或不规则线状影，肺容积减少。晚期严重肺纤维化时，则表现为肺门周围分布的致密阴影，结构扭曲，常出现收缩性囊状支气管扩张。结节病 HRCT 也常见纵隔淋巴结肿大，伴局灶性钙化。

2. 不典型结节病的影像学表现　以上为典型的胸内结节病的影像学检查表现。但是，如上所述，不典型结节病的临床诊断则较为困难，易漏诊或误诊，应引起重视。不典型结节病影像学检查主要有以下表现：

（1）肺内病变　以肺内病变多样，X 线征象可归结为：①孤立结节影：与原发性支气管肺癌难以鉴别，极易误诊；②肺不张：结节病引起的肺不张比较少见，原因尚不明确，推测为局部淋巴组织增生压迫支气管所致。由于右肺中叶口径小与支气管呈锐角及丰富肺门淋巴结，故右肺中叶最易受影响。气管镜检查显示 2% ~26% 结节病有支气管病变；③单侧肺实变，双侧肺实变。结节病以单侧肺实变表现较少见，单侧肺实变如同典型的肺实质结节病一样，亦可自发消退，有些可保持不变或发展为双侧弥漫性实质病变；④双肺粟粒样结节：表现为较为均匀的结节影，其大小不等，从 2 ~5 mm 以上者同时存在，伴有细网格影，可能为肺纤维化的前期表现。

（2）单纯纵隔淋巴结病变　X线表现为：①纵隔肿物：多发生于右上纵隔，为融合的肿大淋巴结；②纵隔淋巴结肿大：结节病一般累及多组淋巴结，但肿大的淋巴结质地均匀，无明显坏死征象，是与淋巴瘤或肿瘤转移所致的淋巴结不同。累及后纵隔淋巴结病例亦很少报道，胸内结节病很少发现淋巴结钙化。

（3）胸膜病变　结节病的胸膜病变（如气胸、乳糜胸、胸腔积液）发生率为2%～4%。结节病引起胸腔积液多为单侧，右侧多于左侧，双侧少见。少量多见，大量胸腔积液很少见。胸膜增厚多发于胸腔积液之后，累及下部胸膜，常伴有广泛的肺内病变（肺间质纤维化）。结节病极少引起气胸，国内外仅见2例报道，造成气胸的原因不明，可能是胸膜下肉芽肿坏死或肺大疱破裂所致。结节病并发乳糜胸国内未见报道，国外Lynch报道5例结节病并发乳糜胸，值得临床注意。

（4）肺门病变　结节病肺门淋巴结肿大多为双侧对称性，单侧或不对称性少见，故文献将其列为结节病的非典型表现。这一表现型的发生率1%～3%，也有报道达7%。目前认为是结节病的初期表现，数月至1年后终将发展成双侧对称性淋巴结肿大。

（三）临床上难以获得组织病理学结果

临床上某些患者由于种种原因，例如：患者病情严重或拒绝进行活检，无法进行组织病理学检查。有时根据典型的临床表现以及影像学检查，也能对Ⅰ期结节病患者作出诊断，可靠性可达98%，Ⅱ期结节病的诊断可靠性达89%。例如，如果患者表现为Löfgren综合征，伴有发热、结节红斑、关节炎以及双肺门淋巴结肿大，而且病变迅速消退和自然缓解，则临床上不需要进行活组织检查也能诊断结节病。但是，单凭临床表现以及影像学检查对Ⅲ期结节病的诊断可靠性则仅仅为52%。此时，临床上正确诊断这种类型的结节病就成为难题。当然，在某些情况下，假如难以获得组织病理学结论，通过支气管肺泡灌洗（BAL）和分析淋巴细胞亚群可能有助于诊断。BAL中的CD4/CD8比例大于3.5，对于结节病诊断的敏感性可以达到53%，特异性为94%，预计阳性率为76%。换句话说，CD4/CD8比例大于3.5对于结节病的诊断，在经支气管镜肺活检未获得明确结论的情况下，也可以提供94%的特异性。41%～57%的结节病患者支气管粘膜活检能够得到非干酪样坏死的肉芽肿。

（四）关于慢性肺结节病和难治性结节病

1. 慢性肺结节病　目前文献上尚未对慢性肺结节病作出明确的定义，对慢性肺结节病的发生及其发病机制也未作出明确的阐述。现在一般认为，慢性肺结节病通常是指结节病活动期超过2～5年，患者需要系统性治疗，临床上可能合并结节病的其他系统的表现。慢性肺结节病患者的治疗时间通常较长，糖皮质激素往往需要长期应用，疗程一般在5年以上；如果停用糖皮质激素治疗，肺结节病可能复发。95%慢性肺结节病患者的泼尼松维持剂量为15 mg/d，由于这些患者的泼尼松维持剂量偏大、且时间长，所以糖皮质激素的副作用发生频繁而且较为严重。文献报道，除糖皮质激素治疗外，临床上也可以对慢性肺结节病试用其他二线治疗药物：细胞毒类药物（如甲氨蝶呤等）、抗微生物类药物（如羟氯奎等）或者细胞因子调集剂（如英福利西，infiximab；商品名：类克）等，详见后述。

2. 难治性结节病　目前文献上尚未对难治性结节病作出明确的定义，对难治性结节病的发生及其发病机制也未作出明确的阐述。难治性结节病患者常常伴有结节病的多种合并症，临床治疗较为困难，通常伴有较高的死亡率。临床上尽管已经对难治性结节病患者应用糖皮质激素治疗，但是结节病继续进展，这也许与糖皮质激素拮抗或对结节病疗效差相关。对于难治性结节病的处理和治疗目前尚处于临床研究阶段，诊断和治疗均未得出一致的结论。初步临床研究认为，对于难治性结节病临床上试用其他二线治疗药物：环孢素、细胞毒类药物（如甲氨蝶呤等）、抗微生物类药物（如羟氯奎等）或者细胞因子调集剂，如英福利西等，详见后述。

二、结节病的诊断方法

目前临床上对结节病的定义如下：结节病是一种原因不明的多系统疾病。结节病主要发生在青年人和中年人中，通常表现为双肺门淋巴结病、肺部浸润以及眼部和皮肤病变。肝脏、脾脏、淋巴结、唾液腺、心脏、神经系统、肌肉、骨骼和其他器官也可受累。若临床放射学发现肺门淋巴结肿大、组织学检查显示有非干酪样坏死性上皮细胞肉芽肿，已知病因的肉芽肿疾病和局部肉芽肿反应已经除外，则支持结节病的诊断。结节病的病程及预后与疾病发病形式和疾病的范围相关。结节病急性起病时常伴有结节红斑或无症状的双肺门淋巴结病，此种类型的结节病常常意味着患者的疾病过程有一定的自限性。而隐匿性起病时，尤其是合并有多发性肺外损伤者，常常进展为肺脏和其他器官的纤维化。

结节病的最基本检查见表1-30-2，对所有患者都要尽量获取病理诊断，并选择创伤最小的检查。对所有已知能引起肉芽肿病变的原因，都要仔细除外。有时被临床和病理确诊的结节病，而后来却被证明为其他疾病，故即使结节病的诊断成立，以后还需要定期随访。

表1-30-2 结节病的基本检查

初诊
完整的病史采集：重点放在职业和环境因素
体格检查：重点检查肺、皮肤、眼、肝脏和心脏
活组织检查：通过活检确定非干酪性肉芽肿，特殊染色和病原菌培养
胸部影像学：胸部X线片，必要时作高分辨胸部CT
肺功能检查：肺量测定和气体交换（一氧化碳弥散功能或动脉血气分析）
结核菌素试验
尿常规检查
心电图检查
眼科裂隙灯检查
生化检查：包括血清钙和肝肾功能
微生物学检查：除外分枝杆菌感染和真菌感染
其他检查：取决于肺外结节病，评价器官受累的程度和严重程度
随诊
监测疾病的消退和进展，以及新的器官受累
在疾病进展或新器官受累时，需要有关专科会诊

由于结节病的病因不明，结节病的发现和拟诊首先依靠临床表现和放射学的表现，其他如结核菌素试验无反应性，BALF 淋巴细胞，sACE 增高，放射性核素扫描等，可以辅助结节病的诊断，但其本身不能作为确诊的依据。BALF 的淋巴细胞比例，^{67}Ga 扫描，和 sACE 水平可反映结节病活动性，但却不能作为判断治疗反应和预后的依据。

（一）常规实验室检查

结节病的血常规检查多无异常。活动期结节病最常见的变化是周围血液内淋巴细胞计数呈中度减少，嗜酸性粒细胞可暂时增高，偶见血小板减少及紫癜，但与脾肿大多无直接关系。肾上腺皮质激素可使血小板计数增加，某些病例需要做脾切除术。结节病患者可出现溶血性贫血及全血细胞减少，但十分罕见。血沉多加快，其原因可能与血清球蛋白含量有关。C 反应蛋白在少数病例可增高。活动期患者约有 2% ~10% 合并高血钙症及高尿钙症，结节病对维生素 D 极为敏感，紫外线照射皮肤后易导致高血钙症和高尿钙症急性发作，临床多无症状，也可以有食欲不振、恶心、呕吐、多饮、多尿及体重减轻等症状。持续高尿钙可以导致肾结石、肾功能不全。用肾上腺皮质激素治疗的反应较好。总血清球蛋白和特异性免疫球蛋白浓度一般高于正常。一般多见于结节病早期的急性阶段，尤其多见于伴有结节性红斑和双侧肺门淋巴结肿大的患者。当病变侵及骨骼和肝脏时碱性磷酸酶可能升高。

（二）支气管镜检查

支气管镜检查在结节病的诊断中经常使用，可发现气道内结节（图 1 -30 -9），作支气管肺泡灌洗液（BALF）细胞学检查以及行经支气管镜肺活检。结节病 BALF 的细胞学特征以 $CD4^+$ T 淋巴细胞增高为主。此外，经纤维支气管镜行支气管肺泡灌洗液检查可对 BALF 作细胞成分和 T 淋巴细胞亚群的分析，对进一步了解结节病局部的免疫过程和制定结节病病变的活动性有重要意义，对评价治疗效果也有一定参考价值。活动期结节病患者的 BALF 中分离出炎性和免疫细胞发现肺部局部灌洗液内淋巴细胞数明显增加。

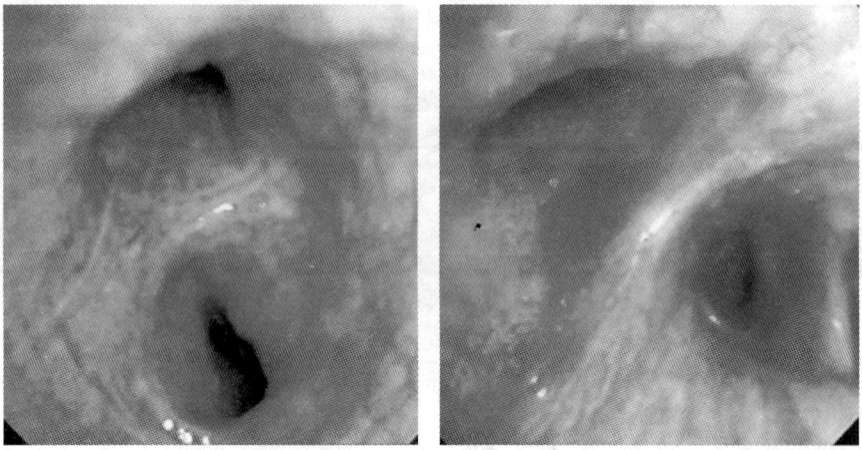

图 1 -30 -9 结节病患者的支气管镜检查显示：支气管狭窄、粘膜充血；气道粘膜表面有粟粒样结节

注：经支气管镜粘膜结节活检病理报告：可见上皮样细胞结节，抗酸染色未找到抗酸杆菌。

1. 正常 BALF 中肺泡巨噬细胞占 93±3%，淋巴细胞 73%，中性粒细胞 <1%，故正常人 BALF 中淋巴细胞数不应超过 10%，但结节病时可增至 33%，甚至高达 60%。Keogh 等根据 BALF 中淋巴细胞计数，将结节病分为低度活动和高度活动肺泡炎。低度活动者 BALF 内 淋巴细胞计数占总数比例 <28%，和（或）^{67}Ga（镓）扫描呈阴性；高度活动者 BALF 内淋巴细胞计数占总数比例 >28%，^{67}Ga 扫描呈阳性反应，一般认为，BALF 中淋巴细胞数增多 >20.5%，对活动期结节病的诊断有一定意义，其敏感度为 69.1%，但特异性较差，为 56.3%。

结节病患者 BALF 中淋巴细胞 40.1±12.1%，高于结核病和特发性肺纤维化患者 BALF 中淋巴细胞构成比（分别为 22.8±10% 和 7.8±4.1%）。$CD4^+/CD8^+$ 在 BALF 和外周血的比值分别为 4.22±3.0 和 1.38±0.38，说明淋巴细胞聚集于炎症反应部位。T 淋巴细胞计数超过 28% 称为高度活动肺泡炎，低于 28% 称为低度活动肺泡炎。有 3.8% 的结节病表现为 $CD8^+$ 为主的炎症反应。

2. 结节病患者 BALF 中的淋巴细胞主要为 T 淋巴细胞，其亚群测定，未经治疗的以 T 辅助淋巴细胞（CD4）的百分率明显升高，而 T 抑制淋巴细胞（CD8）的百分率下降或无明显变化，导致 CD4/CD8 比值增高，CD4/CD8 比值增高是结节病的特征性表现。而特发性肺间质纤维化和恶性肿瘤 CD4 减少，CD8 细胞增高，CD4/CD8 比值明显降低。肺外结节病的患者血浆中 CD3 细胞明显高于正常，甚至可以高于 15%，但又显著低于肺部 X 线显著异常的结节病患者，说明肺外结节病患者可发生渐进性的 T 细胞性肺泡炎和肉芽肿所以对胸部 X 线正常的肺外结节病患者也需要长期随访，直至疾病稳定为止。

3. 结节病患者 BALF 中纤维结合蛋白（FN）值明显高于对照组，BALF 中的 sACE 活性、蛋白质浓度、T 细胞百分数和、CD4/CD8 比值呈正相关，但与肺间质病变引起的肺功能改变或胸部 X 线的变化无关，认为 BALF 中 FN 的增高与结节病的活动性有关，但不能确定患者今后所需的治疗，也无证据表明与纤维化有关。

4. 肥大细胞增多者 病情更易恶化，认为系列灌洗标本中肥大细胞持续增多是结节病预后不良的标志。

总之，BALF 中的淋巴细胞及中性粒细胞计数对判断永久性肺部病变的预后意义不大，确诊的结节病患者 BALF 中的淋巴细胞计数增加是病变有无活动的标志，也是是否应用激素的依据之一，因此，BALF 检查在结节病的临床诊治中对判断活动性和指导治疗上均起较为重要的作用。

（三）肺功能检查

肺功能检查可了解肺受损的程度，但与临床和胸部 X 线片改变的相关性差。早期肺功能异常通常为肺容量减少（限制性肺疾病）和弥散受损。呼气流速可以下降，提示气道阻塞。进一步检查可发现肺顺应性下降和气道阻力增加。在疾病晚期，动脉血气分析会有异常改变，如低氧血症或/和高二氧化碳血症。通常情况下，血气正常，在运动后血氧会下降，反映弥散功能障碍，在高通气的情况下，血二氧化碳也会减低。系列肺功能检查对了解病情进展和缓解非常有帮助。

（四）血清学检查

1. 血清血管紧张素转换酶（sACE） 结节病的血清学标志已被广泛研究，临床最常用的是 sACE。sACE 是由上皮样肉芽肿分泌，反应了体内总的“肉芽肿负荷”。由于 ACE 基因多态性影响 sACE 水平，基因型校正的 sACE 正常值标准可能会增加诊断的敏感性因而更具价值。理论上认为，活动期结节病 sACE 活性增高，与结节病的肉芽肿性病变有关，为“肉芽肿负荷”的标志物。根据我国对 875 例结节病患者的测定结果，sACE 的平均值为 37.5 ±7.6 U/ml，X ±2S 为异常值。最初报道，sACE 可用于诊断结节病和判断结节病的活动性。sACE 活性随病情的变化而改变，病情缓解时，sACE 活性逐渐下降至恢复正常，并随病情波动。但是，目前临床研究表明，活动期结节病 sACE 升高的阳性率只有 50% ~ 75%。皮质激素治疗可以降低 sACE 水平，但与疾病的活动性无关，故 sACE 用于结节病的活动程度的价值仍有待于研究。

此外，值得注意的是，sACE 活性增高可发生在其他种类的肉芽肿性疾病，如铍肺、矽肺、石棉肺、细胞内分枝杆菌病等肺疾病，以及甲状腺功能亢进、糖尿病性微血管病、麻风、淋巴瘤、戈谢病等肺外疾病；还有粟粒性肺结核、过敏性肺炎、组织胞浆菌病、肺朗格汉斯细胞组织细胞增多症、Gaucher 病、人类免疫缺陷病毒感染和肝炎等。sACE 活性值降低的疾病有慢性阻塞性肺疾病、急性呼吸窘迫综合征、肺癌、肺结核、肺栓塞以及自发性气胸等。此外，巯甲丙脯酸、蛇毒或 EDTA 也可使 sACE 活性降低。sACE 和溶菌酶与治疗反应 和预后无相关性。由于 ACE 基因多态性影响 sACE 水平，基因型校正的 sACE 正常值标准可能会增加诊断的敏感性因而更具价值。

2. 血清金属内肽酶活性测定　血清金属内肽酶（STNE）是一种膜结合的金属肽酶，结节病组的活性高于健康组，STNE 对活动期结节病的诊断的敏感性为 43%，低于 SACE，但期特异性较高，为 83%。同时测定 STNE 和 sACE 可提高活动期结节病诊断的敏感性和特异性。

3. 其他　有许多反映巨噬细胞，T 淋巴细胞和上皮细胞活化的血清标志物被研究。新蝶呤（neopterin），一种活化的单核 - 巨噬细胞释放的小分子代谢产物，可用来监测单核 - 巨噬细胞活性。表达 IL - 2R，55kD/75kD 杂合双体的 T 细胞释放一种可溶性的 55kD 链（可溶性白介素 2 受体，sIL - 2R）可作为 T 淋巴细胞活化标志。另一个 T 细胞活化标志为 sCD27。腺苷脱氨酶（ADA）为嘌呤降解过程中产生的一种酶，反应淋巴细胞的分化和增生，在细胞免疫反应中显著增高。ADA 显示上皮肉芽肿的很高的活性。在结节病，血清 ADA 增高，而且敏感性超过 sIL - 2R，sACE 和 neopterin。上皮细胞表达许多粘附分子，如 CD54（ICAM - 1），CD51 和 CD49d。ICAM - 1 从细胞表面脱落使其在体液中浓度增高。肺泡Ⅱ型上皮细胞来源的标志物也有增高，如 KL - 6，一种粘蛋白的，高分子糖蛋白，在结节病患者有所增高。

（五）^{67}Ga 扫描

^{67}Ga 扫描也用于结节病的诊断，^{67}Ga 能被活化的巨噬细胞和淋巴细胞摄取，可了解结节病病变的活动性和受累程度，并为活检部位提供依据。但同样缺乏特异性，阳性结果可见于许多其他疾病。

（六）病理学诊断方法

结节病诊断过程中，取得病理学证据很重要。首先寻找皮肤结节和浅表淋巴结进行活检。前斜角肌脂肪垫淋巴结活检也是一个常见部位。支气管内膜结节和肺活检可通过支气管镜检查进行。有创的检查包括纵隔镜和胸腔镜，以及开胸肺活检。肝脏也是一个可考虑作活检的部位。其他可供活组织检查的组织还有肿大腮腺、鼻粘膜病变、皮下结节、眼结合膜和肝组织等。

1. 常用活检方式

（1）浅表淋巴结活检 浅表淋巴结肿大的部位有颈前斜角肌、腋下、腹股沟和滑车部。以上部位淋巴结活检的阳性率约为65%～81%，无以上部位淋巴结肿大时，可做前斜角肌脂肪垫活检，但阳性率较低，约为40%～70%。

（2）支气管镜粘膜活检 肺结节病并支气管病变者较多见，支气管镜下可见支气管粘膜水肿或网状血管增生，粘膜下可见小结节、白色、黄色斑，粘膜活检可见非干酪性上皮样细胞肉芽肿，可作为诊断胸内结节病的依据。支气管局部粘膜活检的阳性率约为19%～69%，其中Ⅰ期患者阳性率较低，Ⅱ、Ⅲ期患者阳性率明显提高。

（3）经支气管镜肺活检（TBLB） 这是目前确诊结节病较为简便和安全的活检方法。文献报告TBLB不仅对Ⅱ期及Ⅲ期患者有效，即使对胸部X线片阴性而仅有肺门淋巴结病变的Ⅰ期患者也能获阳性结果。胸部X线片有斑点状结节影的病例，其阳性率为80%～90%。胸部X线片肺部无异常的病例，阳性率有时也可达50%～60%。

（4）经皮肺穿刺活检 易引起气胸和咯血，目前被支气管镜粘膜活检、经支气管镜肺活检（TBLB）所代替。

（5）开胸肺活检、经胸腔镜活检及纵隔淋巴结活检 阳性率可达100%，但前者创伤性较大，后者技术要求高，并有一定并发症。

2. 病理特征 结节病累及多个器官或组织，病理缺乏特异性，结节病的病理诊断必须和临床相结合。肺部结节病一般分为3个阶段：肺泡炎阶段，以$CD4^+$ T淋巴细胞为主；非干酪样坏死性上皮细胞肉芽肿形成以及肺间质纤维化阶段。

结节病肉芽肿的病理有以下特点，典型的病变分为中心区或细胞结集区和周边区两部分。中心区由紧密团状的细胞形成肉芽肿性结节，其特征性损伤为一种散在的、紧密的、非干酪样坏死性上皮细胞肉芽肿。上皮细胞肉芽肿由高度分化的单核吞噬细胞（上皮细胞及巨细胞）和淋巴细胞所组成。上皮样细胞细胞体积较小，大小形态比较一致，分布均匀，境界清楚。巨噬细胞可能含有细胞质包涵体，如星状体和Schaumann体。肉芽肿的中心部分主要由$CD4^+$淋巴细胞所组成，而$CD8^+$淋巴细胞主要出现在周围带。结节样肉芽肿可发生纤维改变，通常先出现在周围部分，随后向中心部位发展，以完全纤维化和/或透明样变化而告终。结节病结节内无干酪样坏死。肉芽肿偶尔可呈现为灶性、凝固样坏死。这也提示坏死性肉芽肿病（NSG）可能为结节病的一种变异类型。

周边区由圈状的疏松排列的淋巴细胞，单核细胞和成纤维细胞组成。结节多时可彼此融合，但通常仍保留原有结节轮廓。结节病肉芽肿可存在数月或数年，但最终向两个方向发展，或消失而不遗留形态改变，或遗留纤维化。镀银染色可见结节周围有大量网状纤维增生，在结节内最初嗜银纤维较少，以后逐渐增多，围绕每个细胞形成网状，并与结节周围嗜银纤维融合，最终整个结节被纤维化组织所替代。晚期结节病以广泛肺纤维化为特征。抗酸染色或结核菌聚合酶链反应阴性。真菌等病原菌检查阴性。有报道，结节病和结核可同时存在或在不同的时间出现于同一患者。结节病样的结节还可见于很多疾病，如肿瘤，免疫缺陷，铍肺及异物反应等，通过临床检查，对病理组织恰当的染色以及偏光显微镜检查等进行鉴别诊断。

三、诊断、鉴别诊断和活动性评估

结节病的诊断过程中应该考虑四个方面的问题：①提供组织学证据以明确诊断；②确定累及器官的范围和严重程度；③评估结节病的活动性，是稳定期或进展期；④决定治疗对患者是否有益。

（一）诊断

由于结节病缺乏特异的诊断测试标准和临床表现的多样性，结节病的诊断需要联合 3 项不同的标准：①典型的或合宜的临床 - 放射学表现；②活检组织病理学证实有非干酪性上皮样细胞肉芽肿存在；③除外所有其他可能的诊断。

所以，目前结节病的诊断主要依赖病理，诊断时需要有组织学上有肉芽肿病变的依据。临床上需要鉴别的主要疾病为感染性疾病，所以在诊断时应该进行微生物学检查，尤其当患者合并发热或者病理检查发现有坏死性损伤时。如果发现有结节病的非特异性的特征，如坏死和肉芽肿内存在空腔，这在鉴别诊断时作特异的染色找抗酸杆菌和真菌是必要的。

肺结节病的诊断：淋巴结（尤其是胸内淋巴结）、肺、肝、脾和皮肤为结节样肉芽肿常表现的部位，无论发生在哪一个器官，结节样肉芽肿的性质相似。在肺部，约 75% 的肉芽肿位于或邻近细支气管的结缔组织鞘内及胸膜下或周围小叶间（淋巴管分布区）。肺活检及尸检表明半数以上的结节病患者累及血管。结节病肉芽肿可自行消失或发展为纤维样改变。晚期结节病常伴发肺实质纤维化和蜂窝肺，目前对结节病发生纤维化的机制尚不明确。

肺结节病的形态学诊断主要依据三个方面：存在紧密包绕、形成良好的肉芽肿；肉芽肿外围边缘有一层淋巴细胞和成纤维细胞；肉芽肿在淋巴间质周围分布；并除外其他病因。

肺外结节病的诊断：根据活检部位（如淋巴结、皮肤、肝脏、骨髓和脾脏），对结节样肉芽肿病变进行鉴别诊断。

（二）结节病的鉴别诊断

临床上需要和结节病相鉴别的疾病有：

1. 肺癌　尤其是中心型肺癌，常伴有肺门淋巴结转移，导致同侧肺门淋巴结肿大。X 线胸片表现出单侧肺门影增大，呈肿块影，有时在同侧肺野可发现肺癌原发病灶。体层摄影、气管分叉体层摄影、选择性支气管造影、支气管镜检查、刷片和活检、痰细胞学检查等均有助于诊断。

2. 肺门淋巴结结核　常发生于青少年，临床上有发热、盗汗、消瘦、疲乏无力等结核中毒症状。胸部 X 表现为单侧性或双侧性不对称肺门淋巴结肿大、由肺门向外扩展的密度增高影，呈圆形或卵圆形，向肺野内突出，其边缘模糊，以右侧肺门为多见，常可见钙化灶，结核菌素反应阳性率高。

3. 淋巴瘤　如非霍奇金淋巴肉瘤和霍杰金淋巴瘤等。淋巴瘤患者常有全身乏力、消瘦、发热和瘙痒等表现，可有咳嗽、胸痛、上腔静脉阻塞的症状，有些患者可并发白血病，约30%的患者有中枢神经系统的侵犯。淋巴瘤约占纵隔肿瘤的10%～20%，常发生在前、中纵隔，胸骨后淋巴结常被累及。胸部X线检查显示以气管旁淋巴结肿大为主，当淋巴结融合时上纵隔向双侧显著增宽，肺门肿块轮廓清楚呈波浪状，密度均匀，常不对称，并常伴有纵隔阴影增重，肺实质偶有病变，常侵犯胸膜，可发生胸腔积液。

4．转移性肿瘤　由其他原发部位的原发肿瘤或肺内肿瘤经淋巴道转移所致，肺门和纵隔淋巴结同时受侵及。原发肿瘤以胃、乳腺和肺为常见。有时肺内的未分化小细胞，原发灶很小而肺门淋巴结肿大明显，但多为单侧性，而且病变发展快，患者全身情况差。

5．肺真菌病　以组织胞浆菌病较为常见，其胸部X线片所见和肺结节病酷似，痰找真菌及培养有助于诊断。

6．心脏疾病　例如右向左分流的先天性心脏病，房间隔缺损，室间隔缺损，动脉导管未闭等。胸部X线片表现为双侧肺门对称性增大，边缘清楚、密度均匀、透视下心脏搏动明显，心力衰竭时，增大的肺门影边缘模糊，搏动微弱。

7．肺朗格汉斯细胞组织细胞增多症　CT示多发囊腔，壁较厚，边缘锐利，有些形状奇异，虽然病变广泛，但未见网状结构和纤维化。

8．Wegener's 肉芽肿　两者均为肉芽肿性疾病，均为系统性疾病。但两者的临床经过和病理有着明显的不同，结节病起病温和，并且发展缓慢死亡率低；相反，Wegener's 肉芽肿死亡率很高，病程中可以有戏剧性变化，糖皮质激素治疗都有反应，Wegener's 肉芽肿经常需要加用细胞毒药物。Wegener's 肉芽肿的发病机制为抗中性粒细胞胞质抗体（ANCA）的产生，而结节病主要是T淋巴细胞介导免疫异常所致。

9．其他间质性肺疾病　结节病需与结缔组织疾病所致的肺部损害相鉴别，还应和肺间质纤维化、嗜酸性粒细胞增多症和过敏性肺泡炎等鉴别。

（三）结节病活动性评估

结节病活动性评估确实关系到结节病的治疗和预后，但实际上评估结节病的活动性是相当困难的。“结节病活动”意味着潜在的器官功能恶化，也就是结节病的肉芽肿过程仍存在。“结节病不活动”表明肉芽肿过程已停止或已不再会进展到纤维化和透明样变化阶段，也就是不会引起进一步的损伤。“结节病活动”或“结节病不活动”临床上很难进行明确定义。“结节病活动”则提示临床上患者的病情发生变化，也意味着临床上症状明显增加，放射学检查表现为病情进展或肺功能恶化，以及出现其他器官功能的变化。由此可见，如果临床表现和实验室检查发现是判断结节病活动的“金标准”，那么实际上这些标准是相当模糊不清的。因为，某些标准可用于判断一个器官的病情变化，但是则难以评估其他器官的病情改变。现将临床上常用的指标列于表1－30－3。

表 1-30-3 结节病活动性的标志物

临床表现	生化指标或仪器检查	影像学检查
发热	sACE	胸部 X 线片或肺部 CT 进行性改变
葡萄膜炎	高血钙症	胸部 HRCT 呈磨玻璃样改变
红斑结节	肺功能恶化	^{67}Ga 摄取阳性
冻疮样狼疮		
瘢痕变化	BALF：淋巴细胞性肺泡炎和 CD4/CD8 比例增加	眼荧光素血管造影术
多关节痛	异常的脑电图、超声心动图、或铊显像	脑 MRI 或 CT 扫描
脾大	肝功能异常	骨囊肿
淋巴结病		
腮腺和泪腺增大		
心肌疾病		
面部麻痹或其他局部神经系统症状		
进行性的呼吸系统症状（呼吸困难、咳嗽）		

现在基本上有 3 项实验室测定可用于评估结节病的活动性：①测定支气管肺泡灌洗液（BALF）中的淋巴细胞百分比；②^{67}Ga 显像；③测定 sACE 浓度。另一项检查，肺^{99m}Tc-DTPA 的清除率，在评估结节病活动性方面与 sACE 一样，优于定支气管肺泡灌洗液中的淋巴细胞百分比。

正常情况下，BALF 中大部分为肺泡巨噬细胞，大约占全部细胞的 90%，淋巴细胞则相当少（仅占 10%）和少量的中性粒细胞（1% ~2%）。结节病患者的 BALF 内的淋巴细胞比例增加，而且 T 淋巴细胞也明显增加。应用表面标志物，可发现有 $CD4^+$ 淋巴细胞（辅助）的增加。所以，现已认识到结节病的特征是淋巴细胞性肺泡炎，淋巴细胞分类大于 28% 为“高度活动度”肺泡炎，小于 28% 则为“低度活动度”肺泡炎。根据肺泡炎的“活动度”，可以评估结节病的活动性。CD4/CD8 的比例 >3.5 则表明有“高度活动度”的肺泡炎存在。此外，BALF 中淋巴细胞的分类可帮助诊断结节病。CD4/CD8 的比例 >3.5 时，诊断结节病的特异性为 94%。

^{67}Ga 显像能反应 BALF 中淋巴细胞分类数量，也可作为衡量结节病活动性的客观指标。^{67}Ga 显像阴性则提示疾病无活动性。但是，这项检查的实际价值并不确定，这与现有的资料自相矛盾有关。

理论上结节病患者体内肉芽肿组织所产生的 sACE 的水平，反应了体内肉芽肿的“负荷”。结节病患者经皮质激素治疗后病情好转，血清 ACE 水平也有显著下降，反应出结节病活动性的降低。ACE 水平再次升高则表明病情反复。但是，某些情况下经管 ACE 的合成速率和释出已有明显增加，然而 ACE 的血清学水平仍然无显著的改变，故系列测定 sACE 作为结节病活动性的指标，其价值也不十分明确。

肺^{99m}Tc－DTPA 的清除率是监测肺结节病活动性的潜在有用指标。非吸烟的结节病患者中，其清除率是增加的，其意义与 sACE 水平相似。通过对 37 例结节病患者的系列观察，证明当^{99m}Tc－DTPA 的清除率加速时，预测结节病患者的肺功能在未来可出现恶化；而在皮质激素治疗后，^{99m}Tc－DTPA 的清除率则下降。

四、结节病的治疗

结节病在开始治疗前首先要考虑能否先观察而不予治疗，有不少结节病患者不经治疗可获自行缓解，而且治疗本身也会带来许多副作用。一般认为，在出现以下情况时可考虑给予治疗，并首选口服肾上腺皮质激素，包括严重的眼、神经或心脏结节病、恶性高血钙症、有症状的 Ⅱ 期结节病、进展的 Ⅱ 期结节病（表现为进行性肺功能下降）以及 Ⅲ 期结节病，目的在于控制结节病活动，保护重要脏器功能。对于难治性结节病，临床上可以适当选用非肾上腺皮质激素药物治疗，如甲氨蝶呤等（表 1－30－4）。

（一）肾上腺皮质激素治疗

皮质激素仍然是结节病的一个主要的治疗药物，正如前面提到的，如果没有立即治疗的指征，可观察一段时间，但观察时间应多长，目前文献上却没有提出一致的意见，有计划的系列随访可提供恰当的干预时机。英国胸科协会对 149 例结节病进行研究。33 例（22.1%）在 6 个月的观察期内需要皮质激素治疗，58 例（38.9%）在观察 6 个月时自行缓解，继续随访只有 1 例需要皮质激素治疗。对剩下的 58 例分为长程治疗组和选择治疗组，这些患者继续观察会有更多的获得自行缓解。如在选择治疗组，31 例中有 25 例不需要激素治疗。长程治疗组的治疗方案为：泼尼松 30mg/d，1 个月，然后 20mg/d 和 15mg/d 各 1 个月，10mg/d 维持 9 个月后在 6 个月内逐渐撤药，总疗程 18 个月。根据病情变化，剂量有所调整。进入选择治疗组的病例在症状和肺功能恶化后开始治疗，治疗目的为改善症状和肺功能，而不是胸部 X 线片的改善。皮质激素的方法为起始剂量 30mg/d，1 个月后逐渐减量，疗程 6～9 个月。结果显示，长程治疗组在症状，肺功能和胸部 X 线片的改善方面均优于选择治疗组。这项研究提示，有一半以上的结节病患者可获自行缓解，自行缓解的预后良好，复发率很低。在症状、肺功能或胸部 X 线片进展而需要治疗时，长程治疗可能会带来更好的预后。

1. 皮质激素的应用指征

绝对适应证：①眼结节病；②肺部弥漫性结节病；③中枢神经系统结节病；④心肌结节病；⑤结节病合并脾功能亢进症；⑥顽固性高血钙症。

相对适应证：①进行性或有症状的肺门结节病；特别是 6 个月内未自动缓解者；②破溃的皮肤和淋巴结病变；③有自觉明显的全身症状；④关节、鼻、咽和支气管粘膜病变；⑤持久面神经麻痹。

2. 口服皮质激素治疗的具体应用方案　一般而言，皮质激素（泼尼松）的初始剂量为 30～40 mg/d，很少需要更大的剂量。但是，对于神经系统结节病以及心脏结节病提倡应用较大剂量的皮质激素。通常在最初的 3 个月内，宜使用 15mg/d 以上的剂量，3 个月后以 10mg/d 的剂量维持 9 个月，然后在 6 个月内逐渐把皮质激素撤完，总疗程 1.5 年。神经系统结节病可以应用甲基泼尼松龙 60mg/d，需要维持数月后，再逐渐减量。心脏结节病可以应用泼尼松 60mg/d，一般也需维持数月后，再逐渐减量。对皮质激素有反应的结节病患者，通常在 2～4 周即可观察到病情有改善，如果 4～6 周后临床和胸部 X 线片无进步，主要的病理基础可能为纤维化，应考虑是否停用皮质激素。使用皮质激素需要注意预防和观察治疗的不良反应。

皮质激素治疗的过程中，当皮质激素剂量（泼尼松）＜15 mg/d 时，结节病可能会复发，此时重新加用原先剂量（20～30mg/d），仍可能达到治疗效果。皮质激素的大致应用时间为：Ⅰ期结节病患者约 9～12 个月；Ⅱ期 12～18 个月；Ⅲ 期19～24 个月。停用皮质激素治疗后 1～2 个月内应密切观察病情变化，防止结节病复发。

皮质激素的主要副作用包括：糖尿病、白内障、骨质疏松和体重增加等。在治疗结节病时骨质疏松尤其难以预防，因为在结节病患者合并高钙血或者肾结石伴有高尿钙症时，补充维生素 D 和钙剂是禁忌证。长期使用皮质激素治疗的患者应该常规进行骨密度测定。在部分病例中，如果出现骨密度降低，降钙素（calcitonin）和二磷酸盐（bisphosphate）治疗可能有效。有的患者在停止应用皮质激素治疗后，骨质改变可以逆转。

3. 吸入皮质激素　为减少长期全身应用皮质激素的副作用，近年来国内外推出应用低剂量口服皮质激素加吸入皮质激素的治疗方案。吸入皮质激素适用于仅仅有肺结节病而无肺外结节病的患者。研究发现，吸入皮质激素可以获得较高的肺组织局部浓度而减少全身给药的副作用。临床试验证明，对Ⅲ期结节病患者，应用布地奈德（budesonide）1600 μg/d，经储雾器吸入，有 10% 的药物沉积到肺泡区域。所有 10 例患者均获症状改善而无副作用，其中 3 例胸片有显著改善，肺功能无改善。16 周后 BALF 的淋巴细胞计数显著下降。肺泡巨噬细胞的表型和功能特征也有改变，巨噬细胞成为自体周围血单核细胞更好的刺激剂。这些观察说明吸入皮质激素可调节结节病的免疫反应，缓解症状，并减少皮质激素的副作用。临床研究显示，布地奈德 1200～1600 μg/d 吸入在 8～10 周后胸部 X 线平片和肺功能改善不显著，在另一项治疗 6 个月的观察中，症状和肺功能有显著改善，说明吸入皮质激素的起效时间较口服药慢。与口服皮质激素相比，吸入皮质激素在维持治疗中可达到相同效果。

口服皮质激素（泼尼松）加吸入皮质激素的具体应用方案：

第 1 个月：泼尼松 20～30mg/d，同时加用吸入丙酸倍氯米松或布地奈德 600～800μg/d；

第 2 个月：泼尼松 15～20mg/d，同时加用吸入丙酸倍氯米松或布地奈德 400～600μg/d；

第 3～6 个月：泼尼松 15mg/d，同时加用吸入丙酸倍氯米松或布地奈德 400～600μg/d；

维持治疗 1 年以上：泼尼松 5～10mg/d，同时加用吸入丙酸倍氯米松或布地奈德 400～600μg/d。

（二）非肾上腺皮质激素药物治疗

现已有不少其他药物也用于结节病的治疗，大部分为非对照研究和观察。只有个别前瞻性有对照的临床研究发表。由于结节病总体预后良好，在使用这些药物时，要考虑到这些药物潜在的副作用和可能带来的益处。在一些结节病的亚型，选择非肾上腺皮质激素可能更为合适。如：对结节红斑和关节痛，可给予非皮质激素类抗炎药如奈普生或吲哚美辛。皮肤和粘膜结节病可选用氯奎。难治性结节病中，如结节病神经系统受累时，环磷酰胺和甲氨蝶呤的效果远比皮质激素好，在 Lower 等报道的一组 71 例 的分析中，环磷酰胺，甲氨蝶呤和皮质激素的疗效分别为 90%、61% 和 29%。

在这些药物中，最有前景的是甲氨蝶呤，多用于难治性结节病和不能耐受皮质激素副作用的患者。甲氨蝶呤主要通过调节肺泡巨噬细胞功能发挥作用，能抑制结节病活化的巨噬细胞释放 TNF－α 和氧自由基。甲氨蝶呤治疗后，BALF 中的淋巴细胞总数，$CD4^{+}/CD8^{+}$ 也减少，且不再自动释放 IL－2 等细胞因子。这些药物常被用于其他炎症性疾病，如类风湿性关节炎。这些非肾上腺皮质激素药物在结节病治疗中的应用方法见表 1－30－4。

1. 甲氨蝶呤（methotrexate，MTX）　MTX 能直接抑制肺泡巨噬细胞（AM）、淋巴细胞的活性，减少 AM 产生 TNF 等炎性介质，有利于控制结节病的活动，对肺泡炎和皮肤损害有效。MTX 常用于结节病皮质激素治疗的替代药物。长期应用皮质激素治疗副作用较大，改用 MTX 或加用 MTX，则可停用或减少皮质激素的使用剂量。MTX 目前都使用每周小剂量疗法，第一周起始剂量为 5～10 mg，第二周为 7.5～10 mg，维持剂量为每周 10 mg，连用 6 个月。随后再根据病情每 6～9 周减量 2.5 ～5mg。MTX 的主要不良反应为肝肾毒性。使用期间，每 6～8 周应检查一次血常规和肝、肾功能。

2. 硫唑嘌呤（azathioprine）　本药在消化道吸收良好，主要用于口服给药。一般口服后需经数周或数月后才出现疗效。硫唑嘌呤主要抑制 T 淋巴细胞增生和活化，对慢性结节病的疗效与皮质激素相当，但副作用明显减少。硫唑嘌呤和皮质激素联合使用，可以减少各自的剂量，达到满意的疗效。一般剂量 100mg/d，服药时间可达 4～73 个月。孕妇和哺乳期妇女禁用。

3. 环磷酰胺（cyclophosphamide）　可抑制细胞免疫和体液免疫，特别是对 B 细胞（体液免疫）作用明显。常用剂量：50～100 mg/d，分两次口服，连用 2～4 周。静脉注射：500～800mg，2～4 周 1 次。用药过程中注意血常规的改变以及肝、肾功能的变化。孕妇和哺乳期妇女禁用。

4. 磷酸氯喹（choroquine diphosphate）和羟基氯喹（hydroxychloroquine）　这两种药物均为抗疟疾药，以后发现对皮肤和粘膜结节病也有较好的疗效，近来表明对肺结节病（特别是肺纤维化期）、神经系统结节病的治疗效果也满意。其机制可能与抑制巨噬细胞和淋巴细胞的抗原递呈以及 TNF－α、IL－6 的产生有关。常用剂量：氯喹首剂 500～750 mg/d，连用 2 月；继而 500 mg/d，连用 2 月；再 250 mg/d，连用 2 月。

5. 己酮可可碱　本药有很强的抗炎效应，对结节病的治疗作用与皮质激素相似，而且对严重的肺结节病和皮质激素耐受的结节病患者仍有良好的疗效，副作用较少。

6. 沙利度胺（反应停，thalidomide）　首先应该明确反应停是一种严重的致畸剂，曾经造成重大药物反应。近年来反应停被重新认识，是由于在有效、严格的监督下应用，该药对麻风病和多发性骨髓瘤等疾病有明确的疗效。现在，反应停已经被用于结节病的临床治疗，尤其对于慢性结节病，例如皮肤结节病有明显疗效。常用剂量：每夜 50～200mg。反应停的常见副作用为：嗜眠和便秘，这些副作用与剂量相关。有时可出现无痛性周围神经病和皮疹。由于反应停有潜在的致畸作用，临床医师必须了解该药的性质，应用反应停的患者则必须采取严格的避孕措施。

7. 英福利西（类克，infliximab）　它是一种抗肿瘤坏死因子（TNF）抗体，最初用于脓毒血症（sepsis）的研究。后来发现该药对类风湿性关节炎和克罗恩病（Crohn’s disease）有治疗作用，与甲氨蝶呤联合应用疗效更明显。Infliximab 也已经被用于其他炎症性疾病的治疗，如银屑病和白塞病。在治疗结节病时，infliximab 的剂量为 5 mg/kg。由于该药应用于临床时间有限，药物的长期毒副作用尚有待于进一步评估。近来报道，infliximab 可能增加感染的危险性，尤其是应用该药后结核感染的危险性增加，这与其抑制粒细胞反应有关。

8. 环孢素　一般作为治疗慢性或重症结节病的二线药物，可用于皮质激素的替代用药治疗，用于皮质激素和甲氨蝶呤治疗无效的结节病患者。

9. 雷公藤多苷（tripterygium glycosides）　本药有类似糖皮质激素样的作用，兼有免疫抑制和抗炎双重作用。起效较慢但作用时间较长，有利于结节病的控制。常用剂量：20 mg，3/d。但疗效有待于进一步观察。

表 1－30－4　结节病的治疗药物

分类	药物	首剂剂量	维持剂量	常见副作用	用途
抗炎药物	泼尼松	30～40 mg/d	5～10mg/d 至隔日一次	体重增加、糖尿病、高血压	严重的眼、神经、心脏结节病、结节病伴恶性高血钙症、进展的Ⅱ期结节病。
	环孢素	25～200mg	25～200mg	高血压、肾功能衰竭、感染	治疗慢性、难治或重症结节病的二线药物
抗微生物药物	羟氯奎	400mg/d	400mg/d	视网膜、恶性	慢性、单器官、急性结节病
	氯喹	500mg/d	250mg/d	视网膜、恶性	慢性、单器官、急性结节病
	二甲胺四环素	200mg/d	100～200mg/d	皮疹、肝炎、头昏	皮肤结节病
细胞毒药物	甲氨蝶呤	10mg/w	2.5～15mg/w	恶性、白细胞减少、肝炎、肺炎	慢性、严重、难治性结节病
	来氟米特（Leflunamide）	10～20mg/w	10～20mg/w	恶性、白细胞减少、肝炎	慢性、严重、难治性结节病
	硫唑嘌呤	50～100mg/d	最高达 3mg/d	恶性、白细胞减少	慢性、严重、难治性结节病
	环磷酰胺	500～800mg iv，2 周一次或 50～100mg/d，口服	1000～2000mg iv，2～8 周一次或 50～100mg/d，口服	恶性、白细胞减少、膀胱炎、膀胱癌	难治性结节病
细胞因子调节剂	沙利度胺（反应停，Thalidomide）	50mg/夜	50～200mg/夜	嗜睡、便秘、皮疹、致畸	皮肤结节病

续　表

分　类	药　物	首剂剂量	维持剂量	常见副作用	用　途
	己酮可可碱	400mg，每日3次	400～1200mg，分次口服	恶性、腹泻	严重的肺结节病和皮质激素耐受的结节病
	英福利西（类克，Infliximab）	3～5mg/kg首剂和第2周	3～10mg/kg，每4～8周	感染的概率增加（尤其是结核感染），过敏性反应	进展性的慢性肺结节病，难治性结节病，皮质激素耐受的结节病
	Etanercept	25mg，皮下，每周2次	25mg，皮下，每周2次	感染的概率增加，局部反应	进展性的慢性肺结节病，难治性结节病，皮质激素耐受的结节病

此外，对大剂量皮质激素和免疫抑制无效的患者，可偿试联合治疗。Pia等报道对11例难治性结节病给予环孢素（初始剂量5mg/kg），同时给予氟考龙（fluocortolone）和甲氨蝶呤。治疗后，这11例结节病患者的胸内和胸外表现完全消失。

（三）结节病相关并发症的治疗

结节病患者并发肺间质纤维化后，常合并支气管扩张，患者有时需要抗生素治疗。结节病患者发生支气管扩张后，一个特别的并发症是肺曲菌球（aspergilloma），患者可发生致命的咯血。此时，需要进行抗真菌治疗，如应用伊曲康唑、伏立康唑或卡泊芬净。个别病例需作外科手术或支气管动脉栓塞术。

骨质疏松症是一个较为复杂的问题，实际上皮质激素治疗并不增加骨质疏松症的危险性。相反，在停用皮质激素治疗后骨质疏松症可能会逆转。地夫考特（deflazacort）是泼尼松甲基恶唑啉的衍生物，该药对骨代谢影响很小，可显著地减少骨质疏松症的发生率。骨质疏松症的通常预防治疗有：补充维生素D和钙剂等。但就结节病患者而言，维生素D应该避免使用，因为结节病本身内源性维生素D增加，就可以导致高尿钙和高血钙症当然，结节病治疗后能逆转高尿钙和高血钙症。此外，结节病患者应用钙剂等应该特别小心，但如果需补充钙剂仍然需要作进一步监测24h尿钙和血钙。降钙素和双磷酸酯治疗也逆转皮质激素所致的骨质疏松症。

总之，结节病的临床表现多样，大多数有肺部受累，与治疗和预后相关的肺外受累主要包括心脏、眼和神经系统等。除少数难治性结节病外，结节病的总体预后良好，肾上腺皮质激素目前仍然是主要的治疗药物。对于难治性结节病，可以试用二线药物。

（蔡柏蔷）

参　考　文　献

1. 蔡柏蔷，高志，罗慰慈．以肺外表现为首发症状的结节病临床分析．中华内科杂志，1998，37：745－748

2. 高志，蔡柏蔷，佟万成．非典型结节病 21 例临床分析．中华内科杂志，1999，38：750－752
3. 蔡柏蔷，徐凯锋．结节病．见蔡柏蔷，李龙芸主编．协和呼吸病学．北京：中国协和医科大学出版社，2005，1274－1298
4. American Thoracic Society. Statement on sarcoidosis. Am J Respir Crit Care Med, 1999, 160：736－755
5. Fanburg BL, Villa OV. Sarcoidosis. In：Murray JF, Nadel JA eds. Textbook of respiratory medicine, 3rd. Philadelphia：WB Saunders Company, 2000, 1717－1732
6. Baughman RP, Lower EE. Therapy for extrapulmonary sarcoidosis. Seminars in Respiratory and Critical Care Medicine, 2002, 23 (6)：589－596
7. Lynch Ⅲ JP, Kazerooni EA, Gay SE. Pulmonary sarcoidosis. Clinics in Chest Medicine, 1997, 18 (4)：755－780
9. Lynch Ⅲ JP, Sharma OP, Baughman RP. Extrapulmonary sarcoidosis. Seminars in Respiratory Infections, 1998, 13 (3)：229－254
10. Baughman RP. Pulmonary sarcoidosis. Clinics in Chest Medicine, 2004, 25：521－530
11. Cox CE, Davis－Allen A. Sarcoidosis. Med Clin N Am, 2005, 89：817－828
12. Moller DR. Rare manifestations of sarcoidosis. Eur Respir Mon, 2005, 32：233－250
13. Nunes H, Soler P, Valeyre. Pulmonary sarcoidosis. Allergy, 2005, 60：565－582
14. Grutters JC & Van den Bosch JMM. Corticosteroid treatment in sarcoidosis. Eur Respir J, 2006, 28：627－636
15. Nunes H, Bouvry D, Soler P, et al. Sarcoidosis. Orphanet Journal of Rare Diseases, 2007, 2：46

第三十一章　变态反应性支气管肺曲菌病

变态反应性支气管肺曲菌病（allergic bronchopulmonary aspergillosis，ABPA）是人体对曲菌发生超敏反应引起的一种疾病。人体吸入环境中的曲菌孢子后，孢子在支气管树的粘液中长出菌丝，刺激 $CD4^+$T 细胞向 Th2 分化以及 IgE、IgG 抗体生成，组织和血中嗜酸性粒细胞增多，从而引起支气管痉挛、粘液栓塞、中心型支气管扩张、肺部浸润、肺纤维化等一系列病理生理改变。此病于 1890 年初次报道，1952 年 Hinson 等进行了详细描述。ABPA 常见于具有过敏体质的哮喘和囊性纤维化患者中，在西方国家，ABPA 在哮喘患者中的发病率为 3.7% ~11%，在囊性纤维化患者中的发病率为 2% ~15%。

一、病原学

曲菌是引起 ABPA 的主要病原菌，尤以烟曲菌最多见。烟曲菌在自然界广泛存在，在腐烂潮湿的有机物质中，如枯草和堆肥中最为常见，被水浸泡的墙壁和天花板中也可检出。该菌能在 15 ~53℃的环境中生长，最适生长温度为 37℃，因此在人的气道中极易形成菌落。其他引起 ABPA 的曲菌有黄曲菌、黑曲菌、构巢曲菌、米曲菌、土曲菌、棒曲菌等。白色念珠菌、弯孢霉、长蠕孢霉等其他真菌也可引起相似的疾病，称为变态反应性支气管肺真菌病。

二、发病机制

ABPA 的发病机制包括曲菌的直接损害、宿主的免疫反应和遗传易感性三个方面。

（一）曲菌的直接损害

曲菌分生孢子进入气道后在气道腔中发育，长出菌丝，成熟的菌体可释放变应原、毒力因子和蛋白酶。毒力因子可损害粘液纤毛的清除功能，破坏气道衬液中杀真菌蛋白和补体的作用，抑制吞噬细胞的吞噬和杀伤功能。蛋白酶能破坏气道上皮细胞，降解细胞外基质中的蛋白质，使抗原得以通过上皮细胞层。通过上述作用，曲菌得以在气道中长期定植，释放变应原，激发变态炎症反应。

（二）宿主的免疫反应

曲菌抗原与气道上皮的相互作用能促进炎前细胞因子和趋化因子的释放，激发变态炎症反应。大量的研究已显示，曲菌抗原能刺激 T 细胞释放 IL－4、IL－13、GM－CSF 和 IL－5，诱导 Th2 反应。IL－4、IL－13、GM－CSF 作用于 B 细胞，使其分泌 IgE、IgG、IgA，IgE 作用于肥大细胞，最终导致肥大细胞脱颗粒，引起支气管收缩；IL－5 诱导嗜酸性粒细胞分化和募集，从而表现为曲菌特异的 IgE 和血清总 IgE 升高以及显著的嗜酸性粒细胞浸润。IL－4 还能刺激 T 细胞和嗜酸性粒细胞表达趋化因子 CC 基序受体－3（chemokine，CC motif，receptor －3，CCR－3）和极晚期抗原－4（very late antigen－4，VLA－4），两者均能激活嗜酸性粒细胞。IL－4 尚能刺激内皮细胞表达血管细胞粘附分子（vascular cell adhesion molecule，VCAM），在 ABPA 的变态炎症性反应中起一定作用。Th2 型细胞因子 IL－4 和 IL－13 还有促进气道上皮细胞释放生长因子的作用，气道的修复和重构可产生气道的扩张，成为 ABPA 的特征之一。

曲菌释放的蛋白酶能诱导支气管上皮释放 IL－6 和 IL－8，促进中性粒细胞浸润，并激活嗜酸性粒细胞。对小鼠的研究显示，中性粒细胞缺失可减弱烟曲菌抗原诱导的气道高反应，减轻支气管周围纤维化。对 ABPA 患者的研究显示，气道中性粒细胞增多与支气管扩张的形成相关。中性粒细胞的上述作用主要通过基质金属蛋白酶－9（matrix metalloproteinase 9，MMP－9）实现。

在呼吸道，树突状细胞是加工抗原、启动有效免疫反应的一线细胞。树突状细胞上的 Toll 样受体 2 和 4 能识别曲菌分生孢子和菌丝。树突状细胞是胸腺和激活可调节趋化因子（thymus－ and activation－regulated chemokine，TARC）的主要来源。最近，Hartl 等的研究显示，ABPA 患者血清 TARC 水平升高，TRAC 水平与患者的 FEV_1 呈负相关。囊性纤维化伴 ABPA 患者 IgE 达峰时血清 TARC 水平与总 IgE、IL－4、烟曲菌特异性 IgE 以及重组烟曲菌变应原 rAsp f4 特异性 IgE 水平呈正相关，而血清 IFN－ γ、IL－12、IL－4、IL－5、IL－13 与总 IgE、烟曲菌以及 rAsp f1－6 特异性 IgE 或 FEV_1 无相关性，说明 TARC 在 ABPA 患者 Th2 免疫反应中的作用。综合动物、人体研究以及目前对人体免疫系统识别、加工曲菌抗原的认识，TARC 在 ABPA 发病中的作用可能通过以下 3 个方面：①TARC 作用于调节 T 细胞上的趋化因子受体 CCR4，促进调节 T 细胞的移动和激活，使其在肺部积聚，调节 T 细胞能产生 IL－10 和 TGF－β，减弱具有抗真菌作用的 Th1 反应；②TARC 通过与 Th2 细胞上的趋化因子受体 CCR4 作用，使 Th2 细胞募集到肺部炎症部位，Th2 细胞也能抑制有效的抗真菌 Th1 反应，同时还能分泌 IL－4、IL－5，导致 IgE 升高和嗜酸性粒细胞激活；③TARC 还能直接抑制巨噬细胞的激活，抑制巨噬细胞合成 Th1 相关的介质，如：TNF－α、IL－12、CCL3（chemokoine，CC motif，ligand 3，趋化因子，CC 基序，配体 3）、CCL5、CXCL13（chemokoine，CXC motif，ligand 13，趋化因子，CXC 基序，配体 13），从而抑制巨噬细胞对曲菌的杀伤能力。TARC 还有可能通过调节巨噬细胞上 Toll 样受体 2 和 4 以及 dectin－1（一种 C 型凝集素受体，在识别和内吞烟曲菌分生孢子中具有重要作用）而产生免疫调节效应。

在小鼠曲菌相关的变态反应性气道病中，表面活性物质蛋白 A（surfactant protein A，SP－A）、SP－D 以及甘露糖结合凝集素有保护作用。SP－A、SP－D 能抑制曲菌抗原与特异性 IgE 的结合，阻断抗原对嗜碱性粒细胞组胺释放的诱导作用。SP－D 敲除鼠对烟曲菌抗原的敏感性增加，SP－D 治疗可减弱肺嗜酸性粒细胞浸润和 IgE 水平。SP－A 治疗对曲菌致敏小鼠的作用结论不一。

（三）遗传易感性

只有一小部分哮喘和囊性纤维化患者会发展为 ABPA，提示宿主的遗传特性在 ABPA 的发病中具有一定作用。

1. 人类白细胞抗原（human leucocyte antigen，HLA） 有研究显示，ABPA 与 HLA－DR2/5 相关，HLA－DR2 B1 * 1503 和 * 1501、HLA－DR5 B1 * 1101 和 B1 * 1103 是 ABPA 的易感基因，而 HLA－DR2 B1 * 1502 和 HLA－DQ2 可能是一种保护基因。

2. IL－10 启动子多态性 IL－10 启动子多态性影响抗原暴露后 IL－10 水平，－1082G 等位基因与高水平的 IL－10 相关，－1082A 则与低水平的 IL－10 相关。Brouard 等对 378 名囊性纤维化者的研究显示，－1082GG 基因型与烟曲菌的定殖和 ABPA 的发生相关。

3. IL－4 受体 α 链多态性 Knutsen 等对 IL－4 受体 α 链单核苷酸多态性进行了研究，发现 IL－4 受体 α 链单核苷酸多态性，尤其是异亮氨酸 75 缬氨酸（ile75val），是 ABPA 患者的易感因素。

4. SP－A 多态性 SP－A 是肺部的一种胶原凝集素，在宿主的防御反应中具有重要作用。研究显示，ABPA 患者 SP－A2 的 AGA 等位基因（A1660G）出现频率高于对照组，其 OR 值为 4.8，如果与另一个 SP－A2 基因 G1649C 联合，则与 ABPA 有更强的相关性，其 OR 值为 10.4，提示 SP－A2 多态性与 ABPA 的遗传易感性有关。

5. 囊性纤维化跨膜传导调节子（cystic fibrosis transmembrane conductance regulator, CFTR）突变 囊性纤维化患者易发生 ABPA，提示囊性纤维化基因突变可能是 ABPA 的危险因素。已有多个研究显示 CFTR 蛋白突变与 ABPA 相关，但目前认为 CFTR 突变在 ABPA 的发病机制中仅起一小部分作用。

三、临床表现

ABPA 患者的年龄分布较广，但多见于儿童和年轻人，大部分患者有特异性体质，常有家族特异性疾病史，本人易患其他特异性疾病，如变应性鼻炎、特异性皮炎、荨麻疹或食物、药物过敏史，普通抗原皮试常为阳性。本病的发作以秋冬季多见，气喘是最常见的临床症状，但偶尔也有 ABPA 不伴哮喘的报道，其他表现有咳嗽、咳痰、发热（多为低热，个别患者表现为高热）、咯血、胸痛、背痛、消瘦、乏力、盗汗等。ABPA 患者的痰液较具特征性，除白粘痰、黄脓痰外，可表现为西红柿样痰、土块样痰、豆渣样痰、豆皮状痰、絮状痰、块样痰以及痰中带蓝、绿色颗粒样物，约 2/3 的患者痰中可见支气管管型（痰栓）。查体大部分患者可闻及哮鸣音，在肺浸润的部位可听到捻发音、支气管呼吸音，粘液嵌顿引起肺不张时可有呼吸音减低。部分患者有杵状指。

四、辅助检查

（一）影像学

ABPA 的胸部影像学表现可分为非特异性改变和特异性改变两大类。

1. 非特异性改变 表现为肺浸润和肺不张，疾病晚期可出现肺气肿、纤维化、空腔、肺叶收缩等。肺浸润呈均质性斑片状、片状或点片状渗出影，病变部位不定，可累及单肺或双肺，上、中、下肺野均可受累，密度从磨玻璃样到实变，是胸部 X 线片上常见的和最早出现的异常，具有暂时性、反复性和移行性的特点。肺不张为痰栓引起，可累及肺的一叶，痰栓排除即消散。其他表现有支气管壁增厚、胸膜肥厚/粘连、纵隔淋巴结增大，少见表现有空洞、胸腔积液、嵌塞粘液的钙化等。

2. 特异性改变（图 1－31－1、图 1－31－2） ABPA 的特异性影像学改变为中心型支气管扩张，其定义为在 CT 扫描肺野的内 2/3 出现支气管扩张，其口径大于邻近支气管动脉的口径。中心型支气管扩张多见于上叶，表现为特征性的平行线阴影或环状阴影。平行线阴影是较正常同级支气管宽的支气管阴影，它们从肺门沿支气管向外周走行，长约2~3cm，宽约5~8mm。环状阴影为扩张支气管的横断面表现，直径1~2cm。如果分泌物填满了已扩张的支气管，则可表现为带状或牙膏样阴影、指套样阴影、结节状阴影。扩张的支气管内也可出现气液平面。细支气管的粘液阻塞可表现为外周“树枝发芽”样阴影。

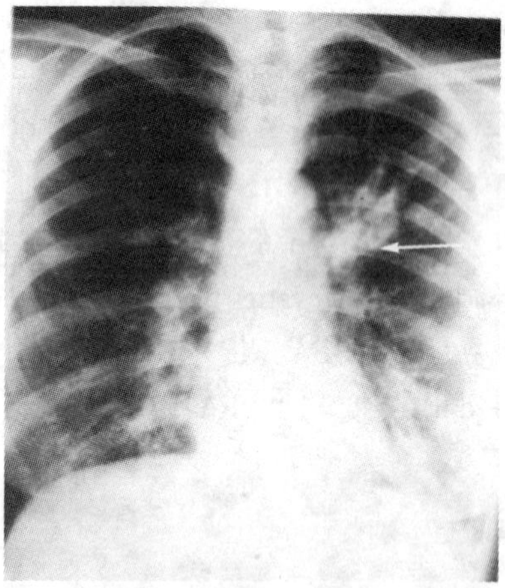

图1-31-1 ABPA的胸部X线表现

ABPA患者胸部X片示指套样阴影（箭头所指）

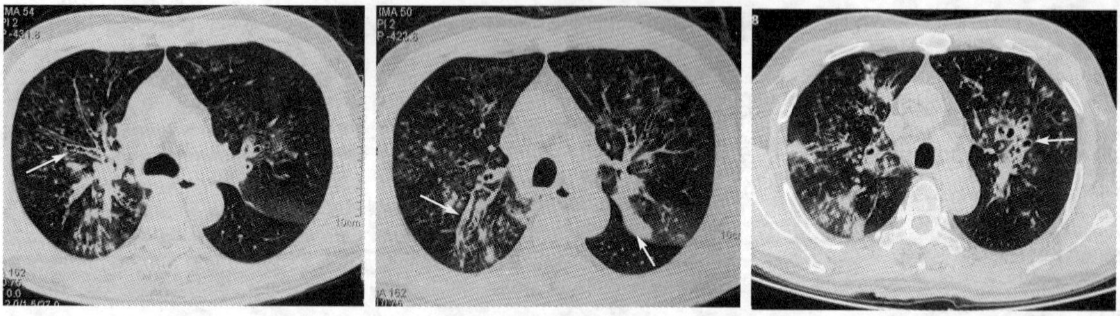

a b c

图1-31-2 ABPA的胸部CT表现

a：CT扫描示支气管壁增厚和双轨征；b：CT扫描示分支状和条状痰栓征象；c：CT扫描示中心性支气管扩张。

（二）实验室检查

1．痰的检查 痰，特别是痰栓镜检可发现菌丝，还常见到嗜酸性粒细胞，有时可见到夏科-雷登（Charcot-Leyden）结晶。痰曲菌培养的阳性率为50%。痰培养必须重复，多次出现同一种真菌才有意义，因为曲菌无处不在，易于污染。北京协和医院23例ABPA痰真菌培养结果：烟曲菌6例，白色假丝酵母菌4例，青霉菌、黑曲菌各3例，伪热带假丝酵母菌2例，毛霉菌、黄曲菌、链格孢各1例，另有2例为曲菌属。7例培养阴性，其中1例镜检见有隔菌丝，提示为曲菌。病程中培养出两种以上真菌者6例，曲菌检出率50%。

2．常规实验室检查　ABPA 患者外周血嗜酸性粒细胞明显增多，在白细胞分类中，嗜酸性粒细胞≥8%，绝对值≥0.6×10^9/L，通常在1×10^9/L以上。急性期，白细胞总数和血沉也可轻度增高，C 反应蛋白通常正常。

3．血清学检查　血清总 IgE 水平明显增高，血清总 IgE >417 U/ml 或>1000 ng/ml 为诊断 ABPA 的必要条件之一。血清烟曲菌特异性 IgE 和/或 IgG 水平升高也是诊断 ABPA 的条件之一，尤以 rAsp f2、rAsp f4、rAsp f6 的特异性较高。此外，急性发作期患者血清中几乎均存在抗曲菌属的沉淀抗体。最近有研究显示，囊性纤维化合并 ABPA 的患者，血清中 TARC 水平升高，在400pg/ml 左右，其诊断 ABPA 的敏感性、特异性、准确性分别为92%、95%、93%，高于总 IgE 和 rAsp f4、rAsp f6 的特异性 IgE。TARC 还是诊断 ABPA 的一个早期标志物，在临床诊断 ABPA 前 30 个月 TARC 即已升高，要远远早于总 IgE 的升高。

4．皮肤试验　用混合真菌、混合曲菌和烟曲菌提取液进行皮试，于15～20 分钟内出现阳性风团（皮内试验以风团≥5mm 为阳性，点刺试验以风团≥3mm 为阳性）为阳性速发性皮肤反应，是诊断 ABPA 的必要条件之一，部分患者可出现双相反应，即除了即刻反应外，于皮试 4～8 小时后局部出现边界不十分清楚的红斑和硬结，24 小时后消失，为晚发反应。

当临床怀疑 ABPA，而烟曲菌特异性 IgE、烟曲菌抗原皮内试验阴性时，应进行其他真菌的相关检查。

（三）肺功能

ABPA 急性发作期部分患者存在可逆的阻塞性通气功能障碍，可逆试验阳性率为 31%～56%。晚期患者出现肺间质纤维化时，表现为限制性通气功能障碍和一氧化碳弥散量降低。

（四）病理

ABPA 的病理改变包括：①支气管粘液嵌塞：支气管腔内含有大量的粘液和嗜酸性粒细胞等炎症细胞以及细胞碎片，可有较多的夏科－雷登晶体，一般难以见到真菌菌丝，支气管壁通常不被真菌入侵，但支气管壁炎症存在。粘液阻塞远端支气管可引起远端肺不张；②支气管中心性肉芽肿：以远端气道为中心的坏死性肉芽肿，肉芽肿中富含嗜酸性粒细胞，还有组织细胞、淋巴细胞、浆细胞，可见真菌菌丝；③嗜酸性粒细胞性肺炎：肺实质中含有大量嗜酸性粒细胞和巨噬细胞；④中心型支气管扩张：支气管壁的炎症导致支气管壁破坏，段、亚段支气管的近端部分可发生支气管扩张。病情反复发作，最终可导致肺纤维化。

五、诊断

（一）诊断标准

1．ABPA 的诊断标准目前尚不统一，最初提出的诊断标准有 8 条：

（1）哮喘病史。

（2）烟曲菌抗原皮内试验呈速发阳性反应。

（3）血清总 IgE 升高（>417 U/ml 或>1000 ng/ml）。

（4）血清烟曲菌特异性 IgE 和/或 IgG 水平升高。

（5）肺部浸润（目前或过去）。

（6）周围血嗜酸性粒细胞增多。

（7）中心型支气管扩张。

（8）血清沉淀试验阳性。

符合上述8条标准，可诊断为ABPA伴中心型支气管扩张（ABPA - central bronchiectasis，ABPA - CB），符合除第（7）条以外的其他7条，可诊断为血清学阳性的ABPA（ABPA - seropositive，ABPA - S）。

1997年，Greenberger PA又提出更简单的诊断标准，即符合上述（1）+（2）+（3）+（7）条者可诊断为ABPA - CB，（4）也有助于诊断。符合（1）+（2）+（3）+（4）+（5）条者可诊断为ABPA - S。

此外，以下几点也有助于ABPA的诊断：①痰涂片或培养烟曲菌阳性；②咳痰栓或痰中带褐色、黑色、绿色物质；③痰中嗜酸性粒细胞增多；④影像学示支气管壁增厚或手套征（意味着支气管痰栓阻塞）。

2. 2003年，囊性纤维化基金会又制定了囊性纤维化患者ABPA的诊断标准，典型病例符合以下5条标准：

（1）急性或亚急性起病，表现为咳嗽、喘鸣、运动耐力下降、运动诱发的哮喘、肺功能下降、痰量增加，并除外其他原因引起者。

（2）未使用激素治疗的患者，血清总IgE升高（>1000 U/ml或>2400 ng/ml）。若患者已接受糖皮质激素治疗，在停用激素后应重复测定。

（3）曲菌抗原皮试呈速发阳性反应（患者未全身使用抗组胺药时，点刺试验风团直径>3mm，周围可见红斑，）或血清烟曲菌特异性IgE水平升高。

（4）血清烟曲菌沉淀抗体或IgG抗体阳性。

（5）胸部X线片上出现新的异常（浸润或粘液栓）或胸部CT出现新的异常（支气管扩张），抗生素以及标准的理疗不能使上述异常消退。

3. 最低诊断标准

（1）急性或亚急性起病，表现为咳嗽、喘鸣、运动耐力下降、运动诱发的哮喘、肺功能下降、痰量增加，并除外其他原因引起者。

（2）血清总IgE升高（>500 U/ml或>1200 ng/ml）。如果怀疑ABPA，而总IgE水平在200~500U/ml之间，建议1~3个月后重复检测。如果患者已接受糖皮质激素治疗，则在停用激素后重复测定。

（3）曲菌抗原皮试呈速发阳性反应（患者未全身使用抗组胺药时，点刺试验风团直径>3mm，周围可见红斑，）或血清烟曲菌特异性IgE水平升高。

（4）符合下述标准之一 ①血清烟曲菌沉淀抗体或IgG抗体阳性；②胸部X线片上出现新的异常（浸润或粘液栓）或胸部CT出现新的异常（支气管扩张），抗生素以及标准的理疗不能使上述异常消退。

（二）疾病分期

根据临床和放射学表现，ABPA可分为5期：

Ⅰ期（急性期）：具备所有诊断标准，治疗4周后，几乎所有病例肺浸润消散，哮喘好转，痰栓减少，痰曲菌转阴，外周血嗜酸性粒细胞减少，总IgE下降。

Ⅱ期（缓解期）：肺部未再出现浸润至少达6个月以上，血清IgE水平降低但未恢复正常。烟曲菌抗原皮内试验仍呈速发阳性反应，抗曲霉菌沉淀抗体亦始终存在。此期激素可大大减量或停用，而疾病未加重。

Ⅲ期（恶化期）：急性期症状再度出现，血清总 IgE 水平升高两倍，伴有新的肺浸润出现。

Ⅳ期（皮质激素依赖哮喘期）：表现为激素依赖型哮喘，特点是激素减量时哮喘加剧，并出现 X 线胸部 X 线片浸润阴影。血清 IgE 水平升高或正常，但烟曲菌特异性 IgE、IgG 一般是升高的。

Ⅴ期（纤维化期）：胸部 X 线显示广泛的纤维化改变，肺功能表现为不可逆的阻塞性和限制性损害，患者可有发绀，出现低氧血症和呼吸衰竭，可死于肺心病。

六、鉴别诊断

由于 ABPA 患者可有低热，而且一部分患者表现为午后低热，加上胸部影像学上的浸润影、血沉升高以及抗生素治疗无效，因此常常误诊为肺结核。在结核高发国家，这一比例可达 50% 左右。但 ABPA 患者具有以下特点，可资鉴别：①患者几乎均有气喘表现，肺功能显示阻塞性通气功能障碍，这在肺结核中罕见；②外周血细胞分类表现为嗜酸性粒细胞增加，而中性粒细胞比例正常；③C 反应蛋白正常；④肺部浸润影呈游走性，多有中心型支气管扩张；⑤支气管镜检查可发现大量粘稠痰液，甚至堵塞支气管，吸出粘液后复查胸部 X 线片或胸部 CT，结节/团块影或肺不张消失。因此，若患者存在以上特点，要考虑 ABPA 的可能，进一步查总 IgE、烟曲菌特异性 IgE、烟曲菌抗原皮内试验等以确诊。

此外，ABPA 尚需与慢性嗜酸粒细胞性肺炎、Churg - Strauss 综合征、高 IgE 综合征、肺癌、哮喘鉴别。

七、治疗

ABPA 急性期最有效的治疗药物为全身糖皮质激素，建议的剂量为强的松 0.5 mg/（kg·d），连续 2 周，在以后的 6 ~ 8 周内逐渐减量。不建议长期使用全身糖皮质激素治疗，因为即使接受高剂量的口服激素也有病情恶化的报道。激素治疗 4 ~ 8 周后应复查胸部 CT，若 8 周后肺部浸润影仍未吸收，需考虑其他诊断或治疗失败。ABPA 患者在诊断后的第一年应每 6 ~ 8 周重复一次总 IgE 的测定，一般在治疗 6 周后总 IgE 水平可至少下降 35%。如果患者出现咳嗽、咳痰、气喘加重或不能解释的呼气流量下降或总 IgE 较基线值（无肺部浸润时）增加 100% 以上或肺部出现新的浸润影时均需再次给予糖皮质激素治疗。

伊曲康唑可以抑制曲菌的增生，限制支气管的炎症，因此可以作为 ABPA 的辅助治疗。随机双盲研究显示 16 周的伊曲康唑治疗（200mg，每天两次）能促进痰嗜酸性粒细胞和血清 IgE 的降低、减少患者的恶化次数。在 Stevens 的研究中，16 周随机双盲研究后，所有患者均接受了伊曲康唑 200mg/d 的治疗，疗程 16 周，结果在双盲期对伊曲康唑治疗无反应的患者中有 31% 出现了疗效，双盲期接受安慰剂治疗的患者中有 40% 出现了疗效，进一步延长疗程是否能使患者更多获益尚待研究。值得注意的是，伊曲康唑与吸入糖皮质激素合用会出现肾上腺抑制效应。

此外，最近有重组抗 IgE 抗体成功治疗 ABPA 的个案报道。ABPA 的其他治疗措施包括：

避免暴露在含大量烟曲菌的环境中，如腐败的有机物、谷物，发霉的地下室等；监测肺功能；治疗伴随的其他疾病，如变应性鼻炎、鼻窦炎、胃食管反流性疾病等。

（徐 凌）

参 考 文 献

1. Tillie－Leblond I，Tonnel AB. Allergic bronchopulmonary aspergillosis. Allergy，2005，60（8）：1004
2. Stevens DA，Moss RB，Kurup VP，et al. Allergic bronchopulmonary aspergillosis in cystic fibrosis—state of the art：Cystic fibrosis foundation consensus conference. Clin Infect Dis，2003，37（suppl 3）：S225
3. Zander DS. Allergic Bronchopulmonary Aspergillosis. An Overview. Arch Pathol Lab Med，2005，129（7）：924
4. Agarwal R，Gupta D，Aggarwal AN，et al. Allergic bronchopulmonary aspergillosis. Lessons from 126 patients attending a chest clinic in North India. Chest，2006，130（2）：442
5. van der Ent CK，Hoekstra H，Rijkers GT. Successful treatment of allergic bronchopulmonary aspergillosis with recombinant anti－IgE antibody. Thorax，2007，62（3）：276
6. Latzin P，Hartl D，Regamey N，et al. Comparison of serum markers for allergic bronchopulmonary aspergillosis in cystic fibrosis. Eur Respir J，2008，31（1）：36
7. Hartl D，Latzin P，Zissel G，et al. Chemokines indicate allergic bronchopulmonary aspergillosis in patients with cystic fibrosis. Am J Respir Crit Care Med，2006，173（12）：1370
8. Gibson PG. Allergic Bronchopulmonary Aspergillosis. Semin Respir Crit Care Med，2006，27（2）：185
9. Wark P. Pathogenesis of allergic bronchopulmonary aspergillosis and an evidence－based review of azoles in treatment. Respir Med，2004，98（10）：915
10. Koehm S，Slavin RG，Hutcheson PS，et al. HLA－DRB1 alleles control allergic bronchopulmonary aspergillosis－like pulmonary responses in humanized transgenic mice. J Allergy Clin Immunol，2007，120（3）：570
11. Mikita CP，Mikita JA. Allergic bronchopulmonary aspergillosis. Allergy Asthma Proc，2006，27（1）：82
12. Hartl D，Buckland KF，Hogaboam CM. Chemokines in allergic aspergillosis——from animal models to human lung diseases. Inflamm Allergy Drug Targets，2006，5（4）：219
13. Knutsen AP，Kariuki B，Consolino JD，et al. IL－4 alpha chain receptor（IL－4Ralpha）polymorphisms in allergic bronchopulmonary sspergillosis. Clin Mol Allergy，2006，4：3
14. Park SJ，Wiekowski MT，Lira SA，et al. Neutrophils Regulate Airway Responses in a Model of Fungal Allergic Airways Disease. J Immunol，2006，176（4）：2538
15. 徐凌，蔡柏蔷，徐凯锋，等. 变态反应性支气管肺曲菌病23例分析. 中华内科杂志，2007，46（3）：208

第三十二章　淋巴管肌瘤病的治疗进展

淋巴管肌瘤病（lymphangioleiomyomatosis，LAM）是一种比较罕见的疾病，几乎所有的病例均发生于女性，以育龄期女性为主，平均诊断年龄约40岁。肺脏是LAM的主要受累器官，典型表现为双肺弥漫性囊性改变，在早期症状轻微，随着疾病的进展，肺功能进行性恶化，而目前缺乏有效的治疗方法。散发的LAM发生率大约在总人口的1/百万，但在遗传性疾病结节性硬化症（tuberous sclerosis complex，TSC）的女性患者中，LAM具有很高的发生率（26%~39%）。全球LAM病友组织登记的病例数约2000例左右。在我国，LAM的文献报道始于20世纪80年代，至2005年底，累计报道病例数100多例，其中多数为近年来报道的。2006年3月以来，LAM中国网站（www. lamchina. net）开始对LAM患者进行自愿登记，至2008年1月注册病例数约有50例。随着对LAM认识的提高，越来越多的病例被发现和报道。然而，LAM的漏诊和误诊情况并不少见，需要我们对此有更多的了解，提高诊断的警觉性。

一、LAM的临床特征

LAM虽然罕见，呼吸系统的表现都是一些常见的症状，在日常工作中需要提高诊断意识。LAM常见呼吸系统症状包括自发性气胸、乳糜胸、呼吸困难、咯血和胸痛等。通常起病隐匿，在临床出现症状前可能已经有活动耐力差等表现，随疾病发展呼吸困难逐渐明显并进行性加重。气胸和乳糜胸常为LAM的首发症状，分别见于43%和12%的患者，并可反复发生。在整个病程中，约有65%的患者会出现气胸，28%的患者会出现乳糜胸。

目前为止，对于LAM的临床特征，最大系列的报道来自美国心肺血液研究所LAM注册临床研究。1998~2001年间230例LAM患者注册基线资料已经发表，这些病例不包括已经做过肺移植治疗的患者。所有患者均为女性，年龄在18~76岁，平均44.5±0.65岁，平均发病年龄和诊断年龄分别为38.9±0.73岁和41.0±0.65岁，14.8%的患者同时患有TSC。最常见的表现为呼吸困难、自发性气胸、肾血管肌脂瘤、咯血和胸腔积液等。

LAM可有肺外受累，可出现腹胀和腹痛等症状。腹部和盆腔CT检查可发现淋巴结肿大、腹膜后淋巴管肌瘤（lymphangioleiomyomas）、肾血管肌脂瘤（angiomyolipoma）。部分患者可出现乳糜腹腔积液。与散发的LAM相比，合并TSC的LAM患者有更多的肺外受累发生率，如血管肌脂瘤，合并TSC的LAM有88.2%合并血管肌脂瘤，而散发者为29.1%。合并TSC的患者，还可以出现TSC的一些临床特征如：神经系统改变（癫痫、神经发育迟缓和自闭）、皮肤改变（面部血管纤维瘤、皮肤鲨革斑、色素脱色和甲周纤维瘤）。

二、LAM的诊断

最具诊断意义的检查为胸部高分辨CT（HRCT）。HRCT的典型改变为双肺弥漫性薄壁囊性改变。直径在数毫米至数厘米。需要注意的是，胸片和普通胸部CT在显示LAM肺部改变时敏感性不如 HRCT。如果有气胸、乳糜胸、淋巴结肿大及心包积液等，在 CT 上也会呈现相应表现。肺功能检查在初期无明显异常，随病情进展出现阻塞或混合性通气功能障碍、残气量增加、和弥散功能下降。

对于具有典型胸部影像特征，同时出现其他支持证据，如：反复发生的气胸和乳糜胸、腹部血管肌脂瘤、TSC 的神经和皮肤改变。可以通过临床作出诊断。但如果临床表现不典型，须通过肺内或肺外病灶的病理活检来确定诊断。肺部病理标本的采集途径包括经支气管镜肺活检（TBLB）及手术肺活检（小开胸或胸腔镜下肺活检）。TBLB 由于标本太小，需要同时检查 LAM 的标志物 HMB45。在无创诊断方面，目前尚无成熟的方法，最近的研究提示外周血 VEGF－D 和循环血 LAM 细胞的检测有潜在的临床应用价值。

在临床工作中，如果一位女性患者，特别是育龄期女性，发生自发性气胸或乳糜胸（两者可以反复发生），或者在年轻女性出现慢性进展的呼吸困难或低氧血症，需要考虑到 LAM 的可能。特别是气胸、或乳糜胸与双肺弥漫性囊性病变在女性患者同时出现时，需要高度怀疑 LAM。LAM 的鉴别诊断包括其他弥漫性囊性肺疾病，如肺朗格汉斯细胞组织细胞增生症、特发性肺纤维化、肺气肿、支气管扩张和囊性肺纤维化等。

三、LAM 的治疗

（一）支持治疗

LAM 是一种慢性病，应鼓励患者正视自己的疾病，为她们提供疾病的相关知识，树立战胜疾病的信心。肺功能正常或基本正常的患者，平常的生活和工作应该不受影响。随肺功能逐渐下降，不能或不宜做的事情会有增加，但应该保持乐观和积极的生活方式。均衡饮食、合理的生活安排（工作、休息和锻炼）、避免不良生活习惯（如：吸烟）、了解自身的疾病、和病友间的信息沟通，都是很有帮助的建议。LAM 中国网站提供疾病康复知识、国内外研究简讯、病友注册、以及病友交流平台等，值得向患者推荐。支气管扩张药物对部分呼吸困难者有一定的效果。呼吸困难症状突然加重的，需要注意到气胸和乳糜胸等并发症的可能。动脉血氧分压低于 60 mm Hg 者，宜建议长期氧疗。

（二）肺移植

随着我国肺移植工作的日趋成熟，肺移植成为重症 LAM 的一个治疗选择。文献报道的 1 年、3 年和 5 年移植后生存率分别为 76%、56% 和 51%。个别患者的移植后肺脏出现了新的 LAM 病变。

（三）抗雌激素治疗

由于 LAM 发生于育龄期女性，在绝经后减轻，不少患者妊娠期病情加重，推测 LAM 的发病与雌激素有一定的关系，临床上采用过不同的抗雌激素方法来治疗 LAM，如使用孕激素、促性腺激素释放激素的类似物（曲普瑞林）、三苯氧胺、卵巢放射治疗和卵巢切除等。Schiavina 等报告了他们 1985～2005 年间对 36 例 LAM 进行内分泌治疗的经验。在这组患者中，采用了不同的方法来控制雌激素水平，包括停用含雌激素药物、避免妊娠、以及上面提到的各种方法。值得注意的是，其中 26 例作了卵巢切除术，有不少在术后继续辅助药物治疗。研究结果提示，以出现首发症状的时间计算，该组 5 年生存率为 97%，10 年生存率为 90%，25 年存生存率为 71%，明显优于其他文献资料，作者认为抗雌激素治疗应该作为

LAM 的主要治疗。但在另外一组病例数较大的回顾性分析中（Taveira－DaSilva 等），在 4 年的观察期间，总体第一秒用力呼出气量（FEV_1）下降为每年 75±9 ml。未采用孕激素（136 例）、肌注孕激素（72 例）和口服孕激素（67 例）的三组患者每年 FEV_1 下降值分别为 52±13 ml，76±16ml，和 119±23ml。口服组和对照组比虽有显著性差异，按预计值百分数计算则无显著性差异。从数值上看，使用孕激素治疗或许令 FEV_1 丧失速度更快。该研究同时分析弥散功能变化，使用孕激素治疗后弥散功能下降更明显。这项研究不支持在 LAM 患者使用孕激素治疗。另外一项最近发表的研究（Harari 等），病例数只有 11 例，但是一项前瞻性研究，观察了 36 个月，使用的药物是促性腺激素释放激素的类似物曲普瑞林，研究者在观察过程中通过监测雌激素水平以保证药物治疗达到抑制性腺的要求。结果显示，除了 1 位患者 FEV_1 有改善，总体上不能阻止肺功能的下降，平均 FEV_1 下降为每年 156±184 ml。总的来说，对于 LAM 患者，应建议避免使用含有雌激素的药物、避免妊娠，但使用抗雌激素治疗目前没有确切的有效证据。

（四）雷帕霉素

近年来，LAM 研究的一个重要发现是 LAM 和 TSC 患者发生 TSC1/TSC2 基因突变，TSC1/TSC2 具有抑制哺乳类雷帕霉素靶蛋白（mTOR）的作用，TSC1/TSC2 的功能丧失使 mTOR 的活性增加，启动了导致细胞异常增生的信号转导途径。雷帕霉素能够特异性地抑制 mTOR 活性，被推测对于 LAM 和 TSC 有潜在治疗价值。Bissler 等报告了雷帕霉素治疗血管肌脂瘤（AML）的临床研究。该研究纳入了 25 例有血管肌脂瘤的 LAM 或 TSC 患者，雷帕霉素治疗 12 个月，停药后观察 12 个月。其中包含了 10 例 LAM 的肺功能随访资料。研究结果显示，对于 AML，雷帕霉素取得了显著的治疗效果，瘤体平均缩小到基线值的 53.2±26.6％。对肺功能有稳定和改善作用。治疗一年后，肺功能指标 FEV_1 增加了 118±330 ml，用力肺活量（FVC）改善了 390±570 ml。其中 FVC 改善有显著性。Davies 等报道了一项相似研究，4 例 LAM 的肺功能没有明显变化。根据以往的经验，LAM 患者 FEV_1 每年平均丧失约 75 ml 以上。雷帕霉素有可能逆转了这种趋势。另外，雷帕霉素治疗显著减少了残气量，平均减少了 440 ml。通过 CT 测量的肺内囊性病变的范围则没有明显改善。6 分钟步行距离也没有改善。在 12 个月的治疗结束后继续观察，雷帕霉素治疗的效果在停药后不能维持。研究显示，在停药一年后观察，血管肌脂瘤的体积有所增长，但仍然好于治疗前的基础值，停药 12 个月后为基线值的 86％。在肺功能方面，也有一定程度的恢复，但也高于基线值。表明停药后，病情还会缓慢地进展。目前专门针对 LAM 患者的雷帕霉素 Ⅲ 期临床研究（MILES 研究）已经在 2006 年年底开始募集受试者，这是一项随机双盲安慰剂对照的临床研究。

（五）多西环素

研究显示，LAM 患者的病变肺组织中基质金属蛋白酶（MMP）表达和活性增加，这可能是肺结构被破坏的一个重要原因。个案报告显示，MMP 抑制剂多西环素可能对 LAM 患者有益。这是一例 66 岁女性的 LAM 患者，肺功能受损逐渐加重，多烯环素治疗成功地改善了患者的肺功能，FEV_1 从治疗前的 21％提高到 35％（占预计值比例），氧饱和度和活动耐力有明显改善。患者尿液中 MMP2 和 MMP9 水平在治疗后下降。该研究提示，有效抑制 MMP 活性可能有助于改善 LAM 患者的肺功能。多西环素治疗 LAM 的临床研究可望在 2008 年开始募集受试者。

随着对 LAM 研究的深入，对于这样一个过去知之甚少的疾病，新的认识不断出现，新的治疗手段也不断展现在我们面前。而进一步的基础和临床研究将为 LAM 的治疗策略提供新的依据。

（徐凯峰　朱元珏）

参 考 文 献

1. Johnson SR. Lymphangioleiomyomatosis. Enu Respir J, 2006, 27 : 1056 - 1065
2. Crino PB, Nathanson KL, Henske EP. The tuberous sclerosis complex. N Engl J Med, 2006, 355 : 1345 - 56
3. Ryu JH, Moss J, Beck GJ, et al. The NHLBI lymphangioleiomyomatosis registry. Characteristcs of 230 patients at enrollment. Am J Respir Crit Care Med, 2006, 173 : 105 - 111
4. Young LR, Inoue Y, McCormack FX. Diagnostic Potential of serum VEGF - D for lymphangioleiomyomatosis. N Engl J Med, 2008, 358 : 199 - 200
5. Crooks DM, Pacheco - Rodriguez G, DeCastro RM, et al. Molecular and genetic analysis of disseminated neoplastic cells in lymphangioleiomyomatosis. Proc Natl Acad Sci USA, 2004, 101 : 17462 - 17467
6. Schiavina M, Contini P, Fabiani A, et al. Efficacy of hormonal manipulation in lymphangioleiomyomatosis. A 20 - year - experience in 36 patients. Sarcoidosis Vasc Diffuse Lung Dis, 2007, 24 : 39 - 50
7. Taveira - DaSilva AM, Stylianou MP, Hedin CJ, et al. Decline in lung function in patients with lymphangioleiomyomatosis treated with or without progesterone. Chest, 2004, 126 : 1867 - 1874
8. Harari S, Cassandro R, Chiodini J, et al. Effects of a gonadotrophin - releasing hormone analogue on lung function in lymphangioleiomyomatosis. Chest, 2008, in press
9. Juvet SC, McCormack FX, Kwiatkowski DJ, et al. Molecular pathogenesis of lymphangioleiomyomatosis. Lessons learned from orphans. Am J Respir Cell Mol Biol, 2007, 36 : 398 - 408
10. Bissler JJ, McCormack FX, Young LR, et al. Sirolimus for angiomyolipoma in tuberous sclerosis complex or lymphangioleiomyomatosis. N Engl J Med, 2008, 358 : 140 - 151
11. Davies DM, Jonson SR, Tattersfield, et al. Sirolimus therapy in tuberous sclerosis or sporadic lymphangioleiomyomatosis. N Engl J Med, 2008, 358 : 200 - 203
12. Moses MA, Harper J, Folkman J. Doxycyclline treatment for lymphangioleiomyomatosis with urinary monitoring for MMPs. N Engl J Med, 2006, 354 : 2621 - 2622
13. McCormack FX. Lymphangioleiomyomatosis. A Clinical Update. Chest, 2008, 133 : 507 - 516

第三十三章　肺朗格汉斯细胞组织细胞增生症

肺朗格汉斯细胞组织细胞增生症（Pulmonary Langerhans cell histiocytosis，PLCH）原称为肺组织细胞增生症 X（pulmonary Histiocytosis X）。这是一种少见的肺间质疾病，主要发生在成年吸烟者中。PLCH 属于朗格汉斯细胞组织细胞增生症（Langerhans cell histiocytosis，LCH）疾病中的一个分型，LCH 的特征为朗格汉斯细胞无限制的增殖和浸润。在各种类型的 LCH 中，成人和儿童的临床表现差异相当大，轻症疾病患者不需要治疗，而重症播散型患者可有广泛的脏器受累和较高的死亡率。LCH 所累及的脏器包括：皮肤、骨骼、垂体、淋巴结和肺脏。儿童 LCH 的发病率约高于成人 3 倍，但是，LCH 的肺部受累在成人中更为常见，而且成人 LCH 患者常常表现为肺脏为唯一的累及器官。

一、PLCH 的流行病学特点

PLCH 在白种人群中相对较多，而在非洲或亚洲人群中相对较少。PLCH 主要发生在 20～40 岁之间的年轻人群中，无明显的性别差异。近年来北京协和医院呼吸内科收治的 7 例 PLCH 患者，7 例 PLCH 患者均为男性，就诊于我院时的年龄 17～37 岁，平均 26.7±6.1 岁，中位数年龄为 28 岁。其中吸烟者 4 例，不吸烟者 3 例。本病发病率目前难以估计。弥漫性肺间质疾病患者的系列外科肺活检标本中，PLCH 的诊断率约为 5%。但实际上许多 PLCH 患者由于种种原因并未进行外科肺活检。另外，有时根据 HRCT 的放射学表现诊断为其他疾病，而从未怀疑过 PLCH。文献报道，1382 例弥漫性肺间质疾病患者中，发现 PLCH 91 例（6.6%），其中某些病例根据典型的临床表现和放射学特征而诊断 PLCH，并未进行肺活检检查证实。

PLCH 的主要流行病因素是吸烟。与无肺部受累的 LCH 患者相比较，LCH 患者无明显的吸烟史，而 PLCH 患者大多数为吸烟者。偶尔有个别 PLCH 患者无明确的吸烟史。现已认识到，吸烟与单纯累及肺部的 PLCH 密切相关，而与多系统受累的 LCH 则无明确的关系。非吸烟者 PLCH 合并多器官受累时，与单纯累及肺部的 PLCH 的患者相比较，虽然病变在放射学和组织病理学上相似，但是可能代表了两种不同的疾病过程。

二、发病机制

树突状细胞是一大类潜在抗原表达的细胞，按照其所在部位、表型和功能性质，可以分为不同的亚群。朗格汉斯细胞为一种特殊的树突状细胞群，广泛地分布在气管支气管树上皮细胞下，吸入抗原后常常沉积在气道内，朗格汉斯细胞起到第一线的防御作用。吸入抗原与气道上皮相接触后，朗格汉斯细胞被活化，迁移到局部的淋巴组织，刺激淋巴细胞增殖。与抗原相接触，朗格汉斯细胞调理气道免疫反应，这是 PLCH 发病机制的本质。

目前虽然已经认识到吸烟是发生 PLCH 的最重要的因素，但是，还不十分清楚吸烟对朗格汉斯细胞和树突状细胞的效应。吸烟可以诱发朗格汉斯细胞的聚集，提示吸烟可能转化肺内树突状细胞的正常生理功能，使之成为朗格汉斯细胞的先驱。某些细胞因子，例如：肿瘤坏死因子－α、粒细胞－巨噬细胞集落刺激因子（GM－CSF）和转换生长因子－β可能起到相当重要的作用，这些细胞因子对于树突状细胞的发生、补充和功能密切相关。免疫组化技术证实，在PLCH受累的细支气管上皮中GM－CSF相当丰富。体外研究表明，吸烟可以诱发成纤维细胞释放出GM－CSF。PLCH患者的肺组织损伤部位具有丰富的转换生长因子－β表达，这一细胞因子对树突状细胞的功能、参与肺纤维化和瘢痕形成起到重要作用。吸烟在肺树突状细胞附近，尤其在是肺巨噬细胞、气道上皮细胞和成纤维细胞中，诱发肿瘤坏死因子－α、GM－CSF和转换生长因子－β的生成。这些细胞因子不适当和持续的生成，造成支气管周围部位朗格汉斯细胞的过度表达。其后，由于化学趋化因子受体调节功能失调，肺部树突状细胞在支气管周围持续存在，并处于一种局部优化活动状态。这些病理的朗格汉斯细胞在气道周围不适当的持续存在，可能局部诱发T－细胞增殖和形成由朗格汉斯细胞、T细胞、嗜酸细胞和浆细胞组成的炎性肉芽肿损伤。病态的朗格汉斯细胞似乎有潜在的淋巴刺激功能，使T－细胞在炎症部位发挥刺激作用。

在某些多系统性LCH患者中，疾病过程常常为进展性的，系统性化疗是适应证。然而，大部分PLCH患者的疾病过程并不是恶性的，似乎像一种反应性疾病，而并非是肿瘤性疾病。与累及其他部位的LCH相反，PLCH在特定的个体中，是一种吸烟诱发的反应过程。LCH是一种多系统损伤，而PLCH损伤仅仅累及单个器官。

三、PLCH的临床表现

大多数PLCH患者有呼吸系统症状，如咳嗽和用力后呼吸困难。大约25%的患者在发病初无明显症状或仅仅表现为吸烟后咳嗽。10%～15%的患者有自发性气胸的症状。查体常无异常发现，杵状指少见。疾病的晚期阶段，呼吸音降低，呼气延长。北京协和医院收治的7例PLCH患者均表现为咳嗽、活动后气短，其中咳嗽5例，活动后气短6例。气胸5例，其中2例患者既往曾有气胸史（均为2次）。病程1个月～6年不等，中位数为1年，病程大于2年者1例，为一位37岁的不吸烟患者。查体除气胸未愈者有气胸体征外，余无明显异常，7例患者双肺均未闻及爆裂音，均无杵状指。

由于PLCH是一种支气管疾病，肺间质和肺血管有不同程度的受累，可表现为各种程度和各种类型的生理异常，这与在疾病过程中所进行的测定项目有关。疾病初期患者的胸部影像学虽然已经有异常表现，但是肺功能检查仍为正常。约75%的患者在疾病诊断初，已经表现有肺功能异常，包括阻塞性、限制性和混合性通气功能障碍。60%～85患者的最常见生理异常为一氧化碳弥散功能降低。这与肺血管和肺实质受累相关。支气管阻塞可引起肺功能阻塞性改变，在疾病早期其原因是支气管周围炎，而在晚期其原因为合并存在的肺气肿。严重的限制性通气功能障碍与广泛的肺纤维化相关。这些患者中活动能力下降相当普遍，某些患者的运动功能降低与肺血管功能障碍有关。

四、PLCH的影像学表现

大部分患者的胸部X线片有异常发现，通常微小结节或网状结节性浸润阴影表现为双侧对称分布，在肋膈角区域分布相对较少。在间质改变的背景中常有囊性病变。在胸部影像学上肺容积可为正常或增加，这是 PLCH 的特征性改变，有助于与其他通常伴有肺容积降低的间质性肺疾病相鉴别（肺淋巴管平滑肌瘤病除外）。PLCH 少见的影像学表现有：肺泡浸润阴影、肺门和纵隔淋巴结肿大、肺动脉段突出、胸膜渗出和单个肺部结节阴影而无肺部间质浸润阴影。偶尔肺部影像学可为正常。

胸部 HRCT 对评估怀疑有 PLCH 的患者十分重要。HRCT 的主要发现有结节状和囊性病变，病变以肺上部区域为主，而肺叶的基底部位相对较少。影像学上 PLCH 的囊性肺部病变与肺淋巴管平滑肌瘤病十分相似，但 PLCH 影像学异常在肺基底部分相对较少，这一特点有助于和肺淋巴管平滑肌瘤病相区别。PLCH 的囊性病变形态常常较为奇异，大小不一（一般小于 20 mm），典型囊性病变为薄壁（1 mm 或更薄）。晚期 PLCH 囊性病变可发生融合，此时与肺气肿鉴别将相当困难。北京协和医院 7 例 PLCH 患者均行胸部 HRCT 检查，有 6 例表现为双上中肺野为主的网格状、纤维条索状改变及大小不等的囊性改变，1 例表现为双上中肺野多发性小结节影（图 1－33－1，1－33－2）少量气胸 3 例（其中左侧气胸 1 例，右侧气胸 2 例）。

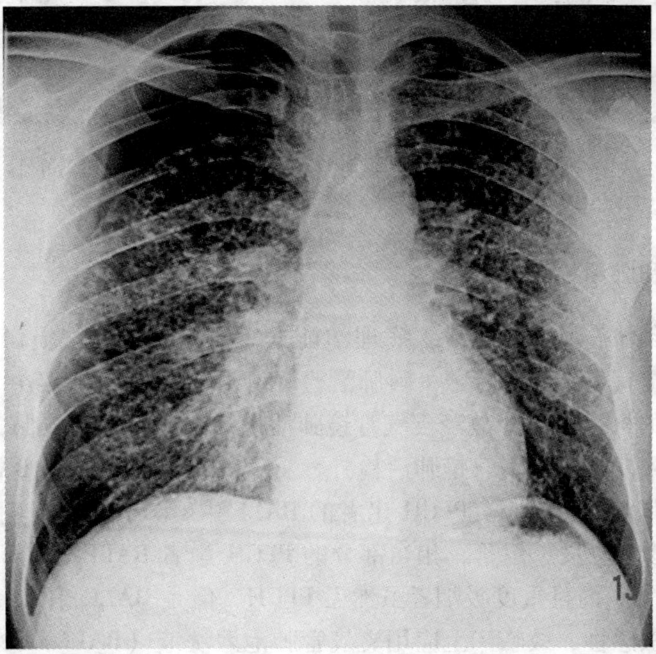

图 1－33－1　双肺弥漫性网状结节状影，以上、中肺野受累为主，在肋膈角区域分布相对较少，右侧气胸，右肺压缩 30%

一系例的 HRCT 研究可以发现，PLCH 的病变以下例程序进行变异：结节状阴影、结节内出现空洞性病变、囊性病变和最终囊性病变融合。早期阶段，结节状阴影和囊性病变常常共同存在，而在晚期阶段囊性病变和结构性改变占据主要地位。病变在 HRCT 上的分布和类型有助于诊断。囊性改变伴随结节状病变（部分可有空洞存在），常常反映了 PLCH 的典型病理形态特征。如果 HRCT 表现为这些典型特征，结合临床表现，可以疑诊为 PLCH。结节状阴影和囊性病变共同存在，这一典型 HRCT 表现只能在疾病的早期阶段见到。在许多情况下常常遇到非特异的临床表现，磨玻璃样改变、淋巴结肿大和实变影等也有报道。磨玻璃样改变和结节影在影像学难以与过敏性肺炎相鉴别，而纵隔淋巴结肿大易与结节病相混淆。如果诊断需要，HRCT 有助于选择适当的部位进行外科肺活检。

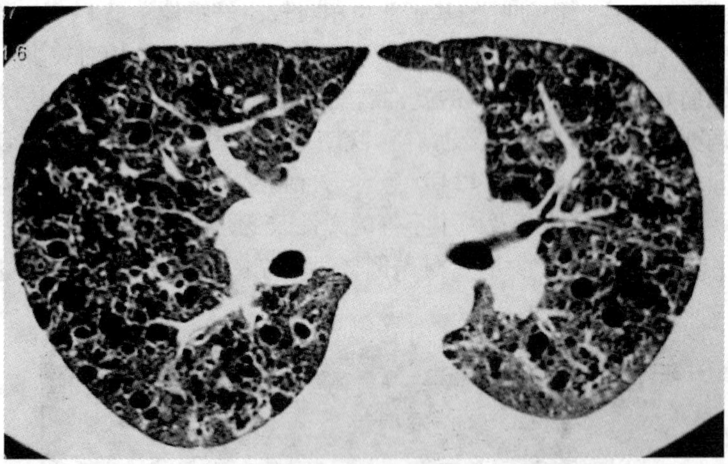

图 1－33－2 胸部 CT：两肺弥漫网状结节状影合并多发大小不等的肺大疱形成

五、支气管镜和肺活检

PLCH 的明确诊断需要典型的组织病理学证据，典型的肺组织损伤中含有朗格汉斯细胞，这通常需要经支气管镜肺活检或外科肺活检。由于 PLCH 病变呈结节状分布，且经支气管镜肺活检所获得的标本较小，故经支气管镜肺活检诊断的成功率较低，约为 10% ~40%，其诊断应用价值有限。除经支气管镜肺活检外，支气管肺泡灌洗液（BALF）对 PLCH 有一定的诊断价值，但其意义也较小。PLCH 患者的 BALF 中 CD1a 细胞（朗格汉斯细胞）的增加超过 5%，具有诊断意义。但是，相当部分的 PLCH 患者 BALF 中的 CD1a 细胞仅有轻度升高，约为 1% ~5%。而且重度吸烟者虽然无 PLCH，但是 BALF 中 CD1a 细胞数量也有轻度升高。由于缺乏敏感性，故临床上应用支气管肺泡灌洗液（BALF）诊断 PLCH 的价值有限。虽然如此，但是临床上仍然对大多数怀疑 PLCH 的患者首先进行支气管镜检查和经支气管肺泡灌洗，因为有时经过这些检查，可以诊断 PLCH 或其他肺间质疾病（例如：结节病或过敏性肺炎等），从而避免进行外科手术肺活检。

外科肺活检可以获得相对较大的组织标本，所以外科手术肺活检（开胸或经胸腔镜肺活检）仍然是诊断的“金标准”，具有最大的诊断价值。

六、病理

PLCH 的早期组织学损伤由沿着小气道周围的朗格汉斯细胞增殖所组成。这些早期细胞损伤扩大，形成直径为 1 ~5 mm 的结节，某些结节可大到 1.5 cm。特征性的损伤是由数量不等的朗格汉斯细胞、成纤维细胞、淋巴细胞、浆细胞和染色的肺泡巨噬细胞所组成，这些细胞聚集并形成一个松散的肉芽肿。在这些损伤中也可见到嗜酸细胞，“嗜酸性肉芽肿”因此而得名。这些典型的肉芽肿以末梢细支气管为中心，浸润和破坏气道壁，分散在肺实质中。

PLCH 损伤的最主要特征是朗格汉斯细胞数量的增加。经验丰富的病理学专家通常可以应用光学显微镜就能诊断 PLCH，在疑似病变中，可以通过免疫组化方法来识别这些细胞。通常应用 S-100 蛋白染色和 CD1a 染色可以识别典型的朗格汉斯细胞。电子显微镜也能识别朗格汉斯细胞，一般在细胞胞质内电镜检查可以发现特殊的细胞器官，称为 Birbeck 颗粒。在正常的朗格汉斯细胞内也存在 Birbeck 颗粒，但是在病态的朗格汉斯细胞中，Birbeck 颗粒的数量明显增加，成为 PLCH 损伤中的主要改变。Birbeck 颗粒的功能尚不清楚，但是可能与朗格汉斯细胞存在的抗原功能相关。

单纯发现朗格汉斯细胞并不能诊断 PLCH，因为肺部其他炎症过程以及肺部新生物存在时也可有朗格汉斯细胞的聚集。PLCH 的组织病理诊断，需要典型的形态学特征，并且伴有病变中朗格汉斯细胞数量的增加。朗格汉斯细胞中包绕的颗粒以及苍白的细胞质具有特征性，常规苏木精和嗜伊红染色的组织标本就可以作出诊断，而不需要应用免疫组化染色。

PLCH 的肺部病变可呈进行性进展，起初可以表现为细胞结节，逐渐演变成为一种细胞和纤维样结节的中间类型，最终形成纤维结节样病变。大体上结节常常呈星状分布，与邻近的结节相互融合，形成一种特定的瘢痕改变，伴随有周围气室的扩大，最终可有过度充气形成。组织学上也可发现结节内空腔形成。在疾病的晚期阶段，结节内细胞稀少，缺乏朗格汉斯细胞，而主要由纤维所组成。在这种情况下，凭借纤维结节的典型形态和分布，即所谓“星状瘢痕”，可以作出“烧尽”（“burned out”）的 PLCH 诊断。

除了上述特征性的损伤外，PLCH 还有其他组织学发现。由于大部分患者为吸烟者，常可以发现呼吸性细支气管炎的表现。邻近 PLCH 损伤部位的气室内有染色的肺泡巨噬细胞聚集，这些改变也相当常见，因而有时被称为“脱屑性间质性肺炎”样反应。由于伴随着“脱屑性间质性肺炎”样反应，肺泡内充填程度相当广泛，可产生诊断上的困难。PLCH 损伤常常延伸至邻近的血管组织，从而造成血管病变，这与肺循环血流动力学异常部分相关。PLCH 常合并有肺气肿，外科活检标本中可发现肺气肿的证据。

北京协和医院 7 例 PLCH 患者均进行了外科手术肺活检，取得肺组织标本后行病理学检查。所有 7 例标本在光镜下均可见病理性朗格汉斯细胞浸润，6 例部分肺组织内可见囊样及气腔样结构，1 例胸部 CT 表现为双肺结节影的患者光镜下可见典型的由朗格汉斯细胞、嗜酸性粒细胞、淋巴细胞、浆细胞浸润形成的肉芽肿样结构（图 1-33-3，A，B，C）。免疫组化检查结果见表 2，7 例 S-100 均为阳性；CD1a 有 4 例阳性。

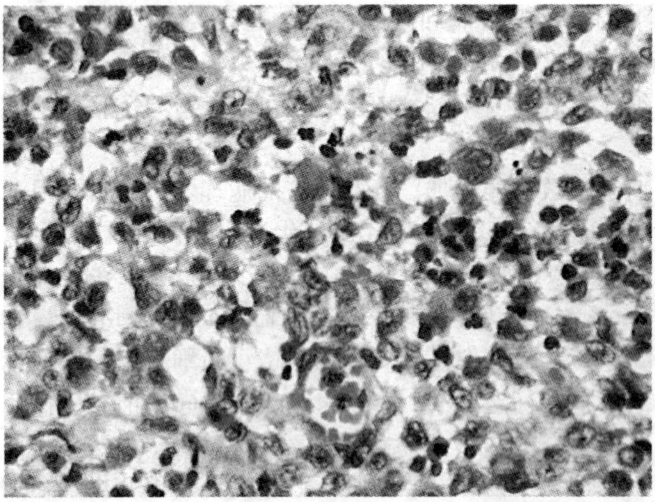

A：典型的朗格汉斯细胞，细胞核染色质细腻、均匀，核有明显的核沟，图中可见散在的嗜酸细胞

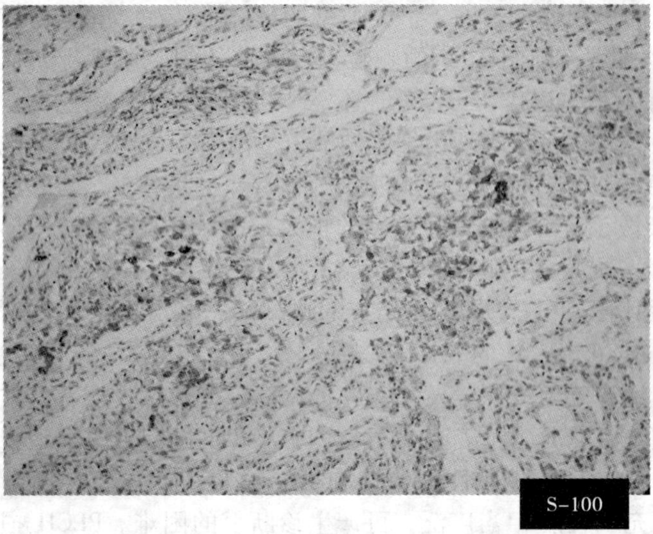

B：朗格汉斯细胞 S－100 染色呈阳性反应

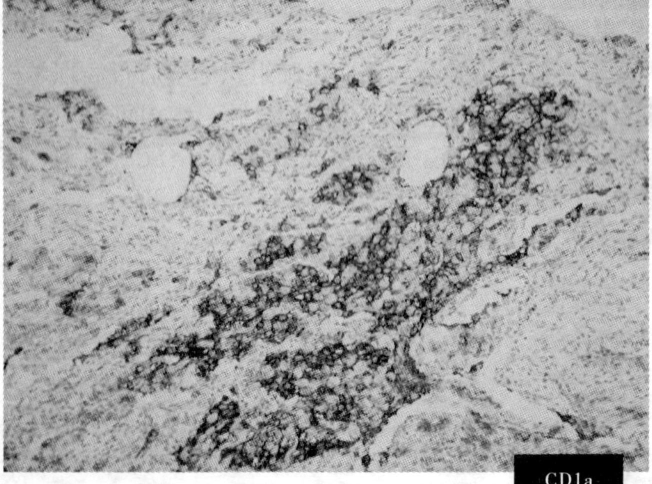

C：郎格罕细胞 CD1a 染色呈阳性反应

图 1－33－3 胸腔镜肺活检病理：朗格汉斯细胞组织细胞增生症，免疫组化：S－100（＋），CD68（＋），CD1a（＋）

七、诊断流程

PLCH 的诊断流程见图 1－33－4。所有肺间质疾病患者均首先完成病史采集和体格检查。尽管病史和体格检查并无特异性，但是如果患者缺乏当前的吸烟史和既往的吸烟经历，那么诊断 PLCH 的可能性不大。同样，虽然影像学和肺功能测定为非特异性改变，但是如有以下线索仍可提示 PLCH。例如，成人吸烟者表现为双侧间质性肺浸润，并且浸润阴影在肋膈角部位分布稀少；自发性气胸或反复发作的气胸都应该进一步作 PLCH 的检查。所有患者均应作 HRCT，如果发现有结节状阴影和囊状阴影同时存在，且在肺基底部位分布较少，此时结合临床表现，那么 PLCH 的诊断几乎可以肯定。通常需要进行肺活检以确定 PLCH 的诊断，但并不是必需的，尤其是症状较轻的患者，影像学表现典型，往往不需要作肺活检，也不需要进行特异的治疗（仅仅需要戒烟）。当 HRCT 无诊断价值时，需作进一步的评估，支

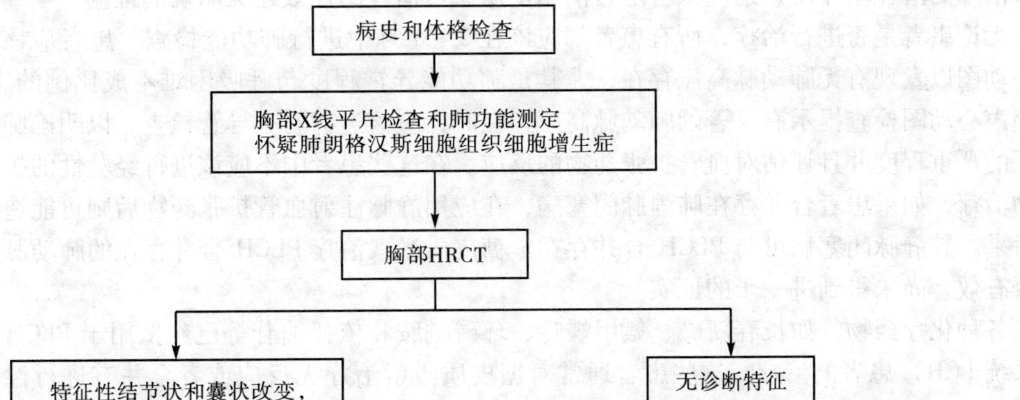

图 1－33－4　评估怀疑 PLCH 的患者的诊断流程图

气管镜检查或外科肺活检是指征。如果患者证实有肺外 LCH（例如：皮肤或骨骼）而且 HRCT 有 PLCH 的肺部表现，PLCH 的诊断可以成立。

八、PLCH 的治疗

所有 PLCH 患者都应该戒烟，戒烟可以稳定病情，减轻症状。对于症状严重和持久、且肺功能进行性下降的患者，常常应该使用糖皮质激素治疗。选择糖皮质激素作为 PLCH 的基本药物治疗，是一种经验治疗和专家意见，而未进行预期研究。回顾性的系例病例分析表明，糖皮质激素治疗对 PLCH 患者可以稳定病情和减轻症状。近来也有报告，PLCH 患者合并肺动脉高压时，糖皮质激素治疗可以改善症状。

目前在 PLCH 患者中应用糖皮质激素治疗，尚无指南可以作为指导。对于肺功能正常的 PLCH 患者，不推荐使用药物治疗。而对于疾病进行性进展的患者（通过系例肺功能测定和影像学检查来判定），可以试用泼尼松治疗，剂量 0.5 mg/kg 体重。患者应该被告之糖皮质激素治疗的潜在副作用，还应该告之目前糖皮质激素治疗的疗效还无明确的证据。

无论患者是否进行治疗，所有患者都应该在 3～6 月中进行肺功能检查。患者应该作超声心动图以发现有无肺动脉高压存在，尤其是肺功能异常程度与呼吸困难不成比例的患者。当超声心动图检查提示有显著的肺动脉高压存在时，应该进行右心导管检查，以明确肺动脉高压的严重程度并且评估对血管扩张药物的反应。在这些患者中不应该进行经验性的扩血管药物治疗，如果患者合并存在肺静脉闭塞病，在应用静脉注射血管扩张药物后则可能造成严重后果。肺静脉闭塞病可与 PLCH 合并存在。糖皮质激素治疗 PLCH 合并存在的肺动脉高压是否有效，尚未得到进一步的证实。

各种化疗药物，如长春新碱、氨甲蝶呤、环磷酰胺和依托泊苷等已经试用于 PLCH（或多系统 LCH）患者的治疗，这些患者通常对糖皮质激素治疗无反应或者合并有进行性多系统受累。由于这些药物疗效的报道有限，而且存在潜在的副作用，故这些药物仅仅保留给疾病进行性进展的患者应用。

自发性气胸是 PLCH 常见的并发症，在疾病过程中气胸的发生率约为 10%～20%。处理 PLCH 合并自发性气胸时，外科胸膜粘连术是最佳选择。晚期重症 PLCH 患者，呼吸功能明显受损，预期生命有限的患者，可以进行肺移植。肺移植前必须停止吸烟，因为发现肺移植后，如果患者再吸烟，PLCH 可以复发。

九、病程和预后

对于 PLCH 的预后目前缺乏前瞻性研究。回顾性研究表明，无症状和症状轻微的患者预后相对较好，尤其在停止吸烟后，病情平稳或可以自行改善。但是，有一部分 PLCH 患者肺部疾病呈进行性进展，出现严重的呼吸功能衰退，最终可死于呼吸衰竭。另外，有一些患者可发生严重的肺动脉高压和肺心病。PLCH 发展成呼吸衰竭、肺动脉高压和肺心病的概率目前尚不清楚。理论上，这些患者应该在疾病的过程中获得早期诊断，早期治疗并且应该及早戒烟。但是，实际上现在临床上还没有理想的标志物，以发现疾病的进展。回顾性研究表明，许多因素可以影响疾病的预后，如发病的年龄；多系统受累；胸部影像学上囊性病变和蜂窝肺的表现；弥散容量显著的降低；FEV_1/FVC 比值的下降；RV/TLC 比值的增加；糖皮质激素治疗的时间等等。

PLCH 患者发生肺部并发症的危险性较大，而且 PLCH 患者似乎发生恶性肿瘤的危险性增加。淋巴瘤、骨髓增生性疾病和各种上皮癌症在 PLCH 患者中的发生率较高。其他类型的 LCH 患者的癌症发生率也较高。

（蔡柏蔷）

参 考 文 献

1. Vassallo R，Ryu JH. Pulmonary Langerhans' cell histiocytosis. Clinics in Chest Medicine，2004，25：561－571
2. Vassallo R，Ryu JH，Schroeder DR，et al. Clincal outcomes of pulmonary Langerhans'－cell histiocytosis in adults. N Engl J Med，2002，346：484－490
3. Vassallo R，Jensen EA，Colby TV et al. The overlap between respiratory bronchiolitis and desquamative interstitial pneumonia in pulmonary Langerhans' cell histiocytosis：high－resolution CT，histologic，and functional correlations. Chest，2003，24（4）：1199－1205
4. Desai SR，Ryan SM，Colby TV. Smoking－related interstitial lung diseases：Histopathological and imaging perspectives. Clinical Radiology，2003，58：259－268
5. 北京协和医院呼吸内科. 临床病理讨论：第 95 例——咳嗽、活动后气短、反复气胸. 中华结核和呼吸杂志，2005，28：659－661
6. 谢世光，蔡柏蔷，黄蓉. 肺朗格汉斯细胞组织细胞增多症 7 例临床分析. 中国实用内科杂志，2006，26（23）：1872－1874
7. 李霁，刘鸿瑞，郭丽娜. 肺郎格汉斯细胞组织细胞增生症的病理诊断及鉴别诊断. 中华病理学杂志，2004，33：109－112
8. Tazi A. Adult pulmonary Langerhans' cell histiocytosis. Eur Respir J，2006，27：1272－1285

第三十四章　睡眠疾病的国际分类

一、睡眠疾病的国际分类

睡眠疾病的分类对于疾病之间的区分是有必要的，并且有利于理解症状、病因、病理生理和治疗。因为许多疾病的病理生理还不清楚，早期的疾病主要是根据主要的症状（失眠、嗜睡、以及在睡眠中出现的事件）分类。这样的分类很容易被临床医师所理解，而且对于鉴别诊断亦很有用。由于现代睡眠研究的发展，某些睡眠疾病可以根据病理生理分类。睡眠疾病国际分类第二版（The International Classification of Sleep DisordersICSD－2）于2004年出版，它结合症状学（如失眠），病理生理（如昼夜节律）以及部位（如呼吸疾病）进行分类。由于睡眠疾病的不同特性，以及许多睡眠疾病的病理生理仍不明，因此是非常有必要的。ICSD－2不只是睡眠疾病的列表，而是一个手册，有很多的参考文献涉及疾病诊断的特点和流行病学，以帮助读者更容易进行鉴别诊断。

自从睡眠疾病开始认识以来，临床医师就对睡眠疾病的分类产生了兴趣。第一次疾病分类（the Diagnostic Classification of Sleep and Arousal Disorders），颁布于1977年。这样一个分类是目前分类的基础。1990年，美国睡眠疾病协会（the American Sleep Disorders Association，ASDA）在经过5年的工作之后，制定了the International Classification of Sleep Disorders（ICSD）。有三个当时主要的国际睡眠组织共同参加，欧洲睡眠研究会，日本睡眠研究会和拉丁美洲睡眠研究会，出版了the International Classification of Sleep Disorders：Diagnostic and Coding Manual。该分类主要是根据诊断、流行病学和研究目的，对临床医师进行睡眠研究和国际交流起了重要的作用。2003年，美国睡眠医学会（the American Academy of Sleep Medicine），前身是ASDA，对ICSD进行了完全的修订和更新，在2005年发表了第二版的the International Classification of Sleep Disorders，ICSD－2。

ICSD－2列举了85种睡眠疾病，对每一种疾病都进行了详细的描述，包括诊断标准。它共有八个分类。

1．失眠
2．睡眠呼吸疾病
3．不是由于呼吸疾病引起的嗜睡
4．昼夜节律睡眠障碍
5．异态睡眠
6．睡眠相关运动失调
7．独立症状
8．其他睡眠疾病

ICSD－2 Sleep Disorder Categories and Individual Sleep Disorders

Insomnias	ICD－9	ICD－10
Adjustment Sleep Disorder（Acute Insomnia）	307. 41 F	51. 01
Psychophysiological Insomnia	307. 42 F	51. 03
Paradoxical Insomnia（formerly Sleep State Misperception）	307. 42 F	51. 02
Idiopathic Insomnia	780. 52 F	51. 04
Insomnia due to mental disorder（Code also the associated mental disorder）	307. 42 F	51. 05
Inadequate Sleep Hygiene（Code also any associated insomnia［F51. 0－，G47. 0－］）	307. 41	Z72. 821
Behavioral Insomnia of Childhood	307. 42	Z73. 81
Sleep－onset Association Type	－	Z73. 810
Limit－setting Sleep Type	－	Z73. 811
Combined Type	－	Z73. 812
Unspecified Type	－	Z73. 819
Insomnia due to a medical condition（Code also the associated medical condition）	780. 52 G	47. 03
Insomnia due to a drug or substance（Code first［T36－T65 with 6th character 1－4］to identify drug or substance，and use additional code［T36－T50 with 6th character 5］to identify adverse effect of drug）. Use F10－F19 codes when there is associated drug abuse or dependence.	291. 89 G	47. 02
Insomnia not due to a substance or known physiological condition，unspecified（Nonorganic Insomnia，NOS）	307. 42 F	51. 00
Physiological（organic）insomnia，unspecified；（Organic Insomnia，NOS）	780. 52 G	47. 00
Sleep－Related Breathing Disorders		
Central Sleep Apnea Syndromes		
Primary Central Sleep Apnea	780. 51 G	47. 31
Other Central Sleep Apnea due to a medical condition	780. 57 G	47. 39
Cheyne Stokes Breathing Pattern	－	－
High Altitude Periodic Breathing	－	－
Central Sleep Apnea due to a medical condition，not Cheyne Stokes or High Altitude	－	－
Central Sleep Apnea due to a drug or substance	995. 2 G	47. 36
Other Sleep－Related Breathing Disorder due to a drug or substance	－	－
Primary Sleep Apnea of Infancy（formerly Primary Sleep Apnea of Newborn）	770. 81 P	28. 3
Obstructive Sleep Apnea Syndromes		
Obstructive Sleep Apnea，Adult	780. 53 G	47. 32
Obstructive Sleep Apnea，Pediatric	780. 53 G	47. 32
Sleep－Related Hypoventilation/Hypoxemic Syndromes		
Sleep－Related Non－obstructive Alveolar Hypoventilation，Idiopathic	780. 57 G	47. 34
Congenital Central Alveolar Hypoventilation Syndrome	780. 57 G	47. 35
Sleep－Related Hypoventilation/Hypoxemia due to a medical condition	780. 57 G	47. 37

Sleep – Related Hypoventilation/Hypoxemia due to pulmonary parenchymal or vascular pathology	–	–
Sleep – Related Hypoventilation/Hypoxemia due to lower airways obstruction	–	–
Sleep – Related Hypoventilation/Hypoxemia due to neuromuscular or chest wall disorders	–	–
Other Sleep – Related Breathing Disorder		
Sleep Apnea/Sleep – Related Breathing Disorder, unspecified (Sleep – Related Breathing Disorder, NOS)	780.57 G	47.30
Hypersomnias Not Due to a Sleep – Related Breathing Disorder		
Narcolepsy		
Narcolepsy with Cataplexy	347.01 G	47.41
Narcolepsy without Cataplexy	347.00 G	47.42
Narcolepsy due to a medical condition	347.1 G	47.43
Narcolepsy, unspecified	347 G	47.0
Other Hypersomnias		
Recurrent Hypersomnia	780.54 G	47.11
Kleine – Levin Syndrome	–	–
Menstrual – Related Hypersomnia	–	–
Idiopathic Hypersomnia with long sleep time	780.54 G	47.12
Idiopathic Hypersomnia without long sleep time	780.54 G	47.13
Behaviorally Induced Insufficient Sleep Syndrome	307.44 F	51.11
Hypersomnia due to a medical condition	780.54 G	47.15
Hypersomnia due to a drug or substance	995.2 G	47.14
Hypersomnia not due to a substance or known physiological condition (Nonorganic Hypersomnia, NOS)	307.44 F	51.10
Physiological (Organic) Hypersomnia, unspecified (Organic Hypersomnia, NOS)	780.54 G	47.10
Circadian Rhythm Sleep Disorders		
Primary Circadian Rhythm Sleep Disorders		
Circadian Rhythm Sleep Disorder, Delayed sleep phase type	780.55 G	47.21
Circadian Rhythm Sleep Disorder, Advanced sleep phase type	780.55 G	47.22
Circadian Rhythm Sleep Disorder, Irregular sleep – wake type	780.55 G	47.23
Circadian Rhythm Sleep Disorder, Free running (non – entrained) type	780.55 G	47.24
Circadian Rhythm Sleep Disorders due to a medical condition	780.55 G	47.26
Primary (Organic) Circadian Rhythm Sleep Disorders, unspecified other physiological (organic) circadian rhythm, unspecified (organic circadian rhythm disorder, NOS)	780.55 G	47.20
Behaviorally Induced Circadian Rhythm Sleep Disorders		

Circadian Rhythm Sleep Disorder not due to a substance or known physiological condition, jet lag type	307. 45 F	51. 21
Circadian Rhythm Sleep Disorder not due to a substance or known physiological condition, shift work type	307. 45 F	51. 22
Circadian Rhythm Sleep Disorder not due to a substance or known physiological condition, delayed sleep phase type	307. 45 F	51. 23
Circadian Rhythm Sleep Disorder not due to a substance or known physiological condition, unspecified (Nonorganic circadian rhythm sleep disorder, NOS)	307. 45 F	51. 20
Other Circadian Rhythm Sleep Disorder not due to a substance or known physiological condition	307. 45 F	51. 29
Other Circadian Rhythm Sleep Disorder due to a drug or substance	291. 89 G	47. 25
Parasomnias		
Disorders of Arousal (From Non – REM Sleep)		
Confusional Arousals	780. 56 G	47. 51
Sleepwalking	307. 46 F	51. 3
Sleep Terrors	307. 46 F	51. 4
Parasomnias Usually Associated with REM Sleep		
REM Sleep Behavior Disorder	780. 56 G	47. 52
Parasomnia Overlap Disorder	–	–
Status Dissociatus	–	–
Recurrent Isolated Sleep Paralysis	780. 56 G	47. 53
Nightmare Disorder	307. 47 F	51. 5
Other Parasomnias		
Sleep – Related Dissociative Disorder	300. 15 F	44. 9
Sleep – Related Enuresis	788. 36 N	39. 44
Sleep – Related Groaning (Catathrenia)	780. 56 G	47. 50
Exploding Head Syndrome	780. 56 G	47. 50
Sleep – Related Hallucinations	307. 49 R	29. 81
Sleep – Related Eating Disorder	780. 56 G	47. 59
Parasomnia, unspecified	780. 56 G	47. 50
Parasomnia due to a drug or substance	780. 56 G	47. 54
Parasomnia due to a medical condition	780. 56 G	47. 55
Sleep – Related Movement Disorders		
Restless Legs Syndrome (including Sleep – Related Growing Pains)	333. 99 G	47. 61
Periodic Limb Movement Sleep Disorder	780. 58 G	47. 62
Sleep – Related Leg Cramps	780. 58 G	47. 63
Sleep – Related Bruxism	780. 58 G	47. 64
Sleep – Related Rhythmic Movement Disorder	780. 58 G	47. 65
Sleep – Related Movement Disorder, unspecified (no text)	780. 58 G	47. 60

Sleep – Related Movement Disorder due to a drug or substance (no text)	291.89 G	47.66
Sleep – Related Movement disorder due to a medical condition	780.58 G	47.67
Isolated Symptoms, Apparently Normal Variants, and Unresolved Issues	307.49 R	29.81
Long Sleeper		
Short Sleeper	307.49 R	29.81
Snoring	786.09 R	06.5
Sleeptalking	307.49 R	29.81
Sleep Starts, Hypnic Jerks	781.01 R	25.8
Benign Sleep Myoclonus of Infancy	781.01 R	25.8
Hypnagogic Foot Tremor and Alternating Leg Muscle Activation during Sleep	781.01 R	25.8
Propriospinal Myoclonus at Sleep Onset	781.01 R	25.8
Excessive Fragmentary Myoclonus	781.01 R	25.8
Other Sleep Disorders		
Other Physiological (Organic) Sleep Disorder	780.50 G	47.8
Physiological (Organic) Sleep Disorder, unspecified	780.50 G	47.8
Other Sleep Disorder not due to a substance or physiological condition	307.40 F	51.8
Environmental Sleep Disorder	–	–
Sleep Disorder not due to a substance or physiological condition, unspecified	307.40 F	51.9

二、睡眠相关的呼吸疾病

这组疾病的共同特点就是在睡眠中的病态呼吸。中枢性呼吸暂停疾病（central apnea disorders），包括由于中枢神经系统功能失调，呼吸努力以间歇或周期的方式减少或消失的中枢性呼吸暂停；其他的中枢性呼吸暂停形式和潜在的病理和环境因素有关，如潮式呼吸（陈－施）呼吸，高海拔周期呼吸。

原发性中枢性呼吸暂停是一种原因不明的疾病，其特点是睡眠期间反复的呼吸停止的发作，而没有呼吸努力存在。主诉有白天嗜睡、失眠、睡眠期间呼吸困难，患者没有高碳酸血症（Pco_2大于45mmHg），诊断是根据多导睡眠监测每小时有5次或更多的呼吸暂停发作。其他的中枢性呼吸暂停包括潮式呼吸、其特点是反复的呼吸暂停或低通气和呼吸过度交替出现，潮气量以逐渐增加和减少的方式变大或变小。这种形式主要出现在NREM，而在REM不会出现。这种形式的呼吸暂停典型的出现于心衰、脑血管病和肾衰。其他的中枢性睡眠呼吸暂停包括高海拔周期性呼吸，其特点是由于急性高原病引起的睡眠疾病。在呼吸暂停期间没有呼吸努力存在。典型的周期长度在12～34秒之间。诊断是根据睡眠期间每小时5次或更多的中枢性呼吸暂停，多数人在海拔7600m会出现这种通气形式，有些人在较低的高度出现。

继发的中枢性呼吸暂停是由于药物引起（药物滥用），最常见的是长期阿片类药物的使用者。药物激活了腹侧脊髓的多个受体使得呼吸抑制。诊断是中枢性呼吸暂停指数超过每小时5次，婴儿的原发性睡眠呼吸暂停是呼吸控制疾病，通常见于早产儿（早产的呼吸暂停），但它也可出现在易感染的婴儿。这也许是一种发育形式，也许是继发于其他疾病；诊断是根据呼吸暂停20秒或更长时间。

阻塞性睡眠呼吸暂停疾病包括上气道阻塞引起的呼吸努力增加和不足通气，上气道阻力综合征也是阻塞性睡眠呼吸暂停综合征的一种表现，并不作为一种独立的诊断。成人阻塞性睡眠呼吸暂停的特点是反复的呼吸停止（apnea）或上气道部分阻塞（hypopneas），这些事件往往伴有血氧饱和度的下降。打鼾和睡眠破坏是典型而常见的。也可出现白天嗜睡和失眠。诊断是根据每小时5次或更多的呼吸事件（apneas，hypopneas，or respiratory effort - related arousals），在呼吸事件期间呼吸努力增加。儿童阻塞性睡眠呼吸暂停的特点类似于在成人中所见到的，但不出现皮质微觉醒，可能是因为有一个较高的觉醒阈，诊断是根据每小时睡眠中，至少在两个呼吸周期中，出现至少一次呼吸事件。

其他的包括由于已知的生理条件引起的睡眠呼吸疾病和由于肺实质疾病和血管疾病引起的睡眠相关低氧，这些疾病有显著的氧减和肺实质疾病，如可在COPD、囊性肺纤维化、和间质性肺疾病中见到。

低通气/低氧疾病（hypoventilation/hypoxemic）和增加的 $PaCO_2$ 有关。睡眠相关的低通气/低氧综合征，可在下呼吸道疾病中见到，如肺气肿、支气管扩张、或囊性肺纤维化、神经肌肉疾病或脊柱侧凸和先天性中枢性肺泡低通气综合征。后者是一种发生在婴儿的呼吸中枢衰竭，不能自发呼吸，呼吸表浅而无规律。

（肖　毅）

参考文献

American Academy of Sleep Medicine. International Classification of Sleep Disorders：Diagnostic and Coding Manual，2nd ed. Westchester，Ill，American Academy of Sleep Medicine，2005

第三十五章 阻塞性睡眠呼吸暂停低通气综合征发病机制的新进展

阻塞性睡眠呼吸暂停低通气综合征（OSAHS）是一种常见的疾病，其特点是睡眠期间反复地气道塌陷。引起临床上足够重视的原因在于有证据表明OSAHS可以引起心血管事件和神经认知功能障碍。由于在舌和软腭后区域没有足够的骨性结构支持，扩张肌和软组织在维持气道开放中起了关键作用。睡眠起始咽腔扩张肌活动的变化是咽腔易于塌陷患者的基本点。为了恢复咽腔的开放，患者在睡眠中反复觉醒，从而导致患者交感神经系统活动和睡眠片断化。这些事件导致高血压、心肌梗死、心脑血管事件和充血性心衰。睡眠的片断化导致神经认知功能障碍，生活质量受损和交通事故的发生。本文将从几个方面探讨其发病机制。

一、遗传因素在OSAHS发病机制中的作用

睡眠与觉醒的复杂调节通过多种基因在睡眠与觉醒状态的不同表达来控制。遗传因素可能作用于昼夜节律及稳态，这两个因素决定了睡眠的时间、周期和深度。对双胞胎及OSAHS患者一级亲属的研究表明，OSAHS有家族聚集性。流行病学研究表明OSAHS的发病有性别及种族的差异。男性的睡眠呼吸紊乱的发病率为女性的4倍。非洲裔美国人中OSAHS发生早，程度重，并发症多，死亡率高。

OSAHS的主要危险因素包括：肥胖，通气控制性疾病，颅面部畸形。对家族的队列研究表明，遗传因素对通气驱动及解剖特点都有影响。对儿童OSAHS的研究证实，一些遗传相关性疾病，如：Down综合征，马方综合征等会影响气道的结构，肌肉张力，肌肉控制等而易发生OSAHS。遗传因素在OSAHS的中枢通气控制中有重要作用。在一些病例中相关突变是引起中枢神经系统通气控制异常的主要原因。动物及人的实验已经证实：染色体8q22含有3个碳酸酐酶异构酶的基因：CA1，CA2，CA3。CA的作用是调节呼吸控制，CA抑制因子的作用为呼吸不稳定时有潜在性的治疗作用，包括睡眠中周期性呼吸及呼吸暂停。还有研究对APOEε4与OSAHS的相关性进行研究。在OSAHS患者中APOEε4纯合子比例高一些。OSAS的发病与代谢因素也有明显的相关性。OSAS患儿中5.7%～13.3%为病态肥胖儿。在肥胖的中年男性中OSAHS发病率大于50%。肥胖与影响代谢率、脂肪储存、饮食习惯的遗传因素相关。OSAHS中遗传因素研究的进展使我们更好的理解了这一复杂疾病可能是与呼吸、心血管及代谢失常相关的综合征中的一部分。如Z综合征及X综合征。其受基因的影响超过受胰岛素抵抗和身体脂肪分布的影响。OSAHS与肥胖的关系是双向的。肥胖是OSAHS的危险因素，OSAHS也会增加肥胖的风险。Lyle在59个OSAHS及肥胖的非洲裔的美国人家系中，进行了全部基因组的筛查，结果显示肥胖患者与OSAHS患者有共享及非共享的遗传因素，肥胖的遗传决定因素受睡眠呼吸紊乱的严重度调节，即：染色体8q与AHI（睡眠呼吸暂停低通气指数）及BMI（体重指数）均有关系。但其单独的多效位点可以

分别影响 AHI 及 BMI。染色体 8q24 与 AHI 的基因调节相关，而且独立于 BMI。8q21 与 BMI 及瘦素相关。染色体 1p，2p，12p，19p 与 AHI 相关。Dorit 还报道了中年肥胖以及以后 30 年的肥胖与老年人的睡眠呼吸紊乱（SDB）的发生率与严重性相关。在老年人中肥胖对 SDB 的损害最大。而随年龄的增长 OSAHS 发病率也升高。一些影响衰老的基因对肥胖及 OSAHS 的影响还有待于进一步研究。

二、炎症在 OSAHS 发病机制中的作用

炎症可能引起上气道的狭窄，上气道内径的反射紊乱，上气道塌陷及咽部呼吸肌功能的紊乱，这些过程会加重睡眠中上气道阻塞，并形成一个恶性循环。

OSAHS 患者存在上气道局部炎症。例如，过敏性鼻炎等会增加鼻的气流阻力，导致吸气时咽内负压增大，从而使气道更易塌陷。有研究表明，中性粒细胞及缓激肽和血管活性肠肽的浓度在 OSAHS 患者的鼻腔灌洗液中增多。Kiely 等人研究了 23 个打鼾，有过敏性鼻炎患者（其中 13 人 AHI＞10/h）。用经鼻喷雾的糖皮质激素（fluticasone）治疗 4 周后，可以降低 OSAHS 的严重度。组织学证据表明，在呼吸暂停患者中血管充血与扩张引起广泛的水肿，使表皮的棘皮层肥厚，粘膜腺体肥大并可伴有淋巴细胞浸润（尤其 T 细胞）。中性肽链内切酶在 OSAHS 患者中腭垂上皮中明显下降，会导致缓激肽和 P 物质升高，加重腭垂粘膜的血管扩张及间质水肿。充血和水肿会使咽部横截面积减小，加重气道塌陷。在保持上气道开放中，张力感受器及感觉神经有重要作用。打鼾相关的震动或在呼吸暂停时上气道结构异常，引起炎症因子的释放会导致感觉神经病变，使上气道在睡眠中功能失调。Larsson 报道了 OSAHS 患者咽部感受器热敏感性的下降。Kimoff 等人的研究证实了在 OSAHS 中存在咽部感受器机械性感觉选择性受损并可以在 CPAP 治疗后部分可逆。

在 OSAHS 患者中还存在系统性炎症反应，以一些前炎症介质，如 CRP，TNF－α，IL－1、6，瘦素，活性氧化族，粘附分子等为特征。间断低氧是中性粒细胞及单核细胞爆发性增多的启动因子。IL－6 是单核细胞的产物，可以诱发所有急性时象蛋白的合成，包括 CRP。CRP 是睡眠呼吸紊乱的严重性的独立的危险因子。Takuya 等人的研究表明：OSAHS 患者比肥胖但无 OSAHS 的对照组 CRP，IL－6 以及单核细胞 IL－6 产物水平明显升高。n－CPAP 治疗一月后，CRP，IL－6 及单核细胞 IL－6 水平均明显下降。Leonid 等人的研究表明：TNF－α，IL－6 对糖与脂的代谢有直接作用。血清 IL－6 在肥胖者中（有或无 OSAHS）升高，有 OSH（肥胖低通气综合征）者最高。脂肪组织通过调节 IL－6 的产生来调节 CRP 的浓度。OSAHS 的严重度与体重指数（BMI）影响 CRP，夜间低氧及 BMI 影响 IL－6。反复呼吸暂停及低氧会还使中性粒细胞及单核细胞分泌过氧化物增多，使活性氧族与氮族（ROS，RNS）免疫效应细胞启动以及其后的白细胞及内皮粘附分子增加。近期研究表明 ROS 是引发高细胞因子血症的介质。前炎症细胞因子还可以通过自身释放的昼夜节律，对睡眠进行调节。

OSAHS 患者还存在脂代谢紊乱，瘦素明显升高。瘦素是脂肪细胞产生的抗肥胖激素。OSAHS 患者中除了脂肪储量高使瘦素水平升高以外，还存在瘦素抵抗性，产生选择性脂肪向心性沉积。代谢综合征的一个中心环节为内脏脂肪沉积于肠系膜及网膜。n－CPAP 治疗后 BMI 不变的情况下，瘦素水平及内脏脂肪均下降，提示瘦素是 OSAHS 的一个标志物。

TNF－α 会增加血浆瘦素水平。OSAHS 与血浆 IL－6，TNF－α 浓度升高相关，并且独立于肥胖症。有人认为 OSAHS 是代谢综合征的一部分由以上分析可以发现，系统性炎症介质在其中有重要作用。

三、上气道解剖及功能

（一）清醒状态下对上气道解剖及功能的研究

OSAHS 患者在清醒状态下有一个或几个解剖部位的狭窄。儿童患者上气道狭窄与塌陷性更严重。甚至在清醒时也有气道塌陷。与成人病因不同，儿童气道狭窄主要由于感染、炎症等所致的腺样体增殖、扁桃腺肥大等引起。而成人主要因为咽侧壁的增厚引起。其中炎症介质及脂代谢紊乱有重要作用。儿童 OSAHS 是否是成人 OSAHS 的前期表现尚不清楚。Guilleminault 研究扁桃体切除术后的儿童，在青年期 OSA 再发率为 13%。提示一些儿童在扁桃体切除术后有持续存在的上气道神经元张力异常、中枢通气控制或解剖因素的异常。

OSAHS 患者在清醒状态下，颏舌肌，腭帆张肌活性明显升高，这是咽肌对气道狭窄及阻力增高的代偿作用。Eliot 等人在 10 个儿童 OSAHS 患者中，用口内电极记录颏舌肌的活性（EMGgg），结果为：在清醒状态下，OSAHS 患者的 EMGgg 明显升高，因此推测在清醒状态下的 EMGgg 代表一种反射－驱动的代偿机制。清醒时，低氧，高二氧化碳使上气道扩大肌活性增加，气道负压对清醒时咽肌活性是一种潜在的刺激。与 OSAHS 成人及儿童的肌肉活性增加都有关系。睡眠中这两种反应均下降。但也有人认为清醒时颏舌肌活性增强，除了是对狭窄气道的一种代偿之外也是对其他扩大肌的部分麻痹的代偿。

（二）睡眠中对上气道解剖及功能的研究

OSAHS 患者睡眠中上气道的塌陷更为广泛，但不会累及整个咽部。上气道结构性狭窄的部位往往是塌陷开始的部位。有被动的上气道力学异常的患者，更依赖于上气道肌肉的活性来开放气道。在 NREM 及 REM 期抑制性神经元冲动导致肌张力降低，对气道狭窄的代偿作用降低而使气道关闭。Ramon 等人还通过让 OSAHS 患者在 NREM 期分别吸入空气及氦氧混合气，发现吸入不同的气体会响动态阻塞而不影响静态阻塞，提示在 OSAHS 中上气道塌陷性的增加，是一种动态阻塞现象，有不同的机制可以分别改变动态与静态阻塞。但并非所有的 OSAHS 患者均有气道狭窄和顺应性增高，Leiter 认为气道形态异常是第三个重要因素。Samuel 等人用纤维光学成相技术研究了 10 只大脑切除的猫在麻醉状态下的各种咽肌功能对气道形状的影响。他们发现在腔内压相同的条件下，在没有神经刺激的时候，以及刺激舌下及舌咽神经时咽部左右径的增加比前后径的增加要大。最终效果取决于气道部位和横截面积。当气道面积减少时，咽扩大肌的开放气道的效应最强。在被动状态下，咽部的横截面积随气道内压增加而增加并与前后径的增加关系更大。在压力高的情况下，气道面积的缩小与前后径的缩小更相关。Magdy 等人的研究也表明咽部扩大肌受上气道的被动性质的影响。扩张压由腔内压以及上气道扩大肌兴奋后产生的压力决定。当扩张压低于使气道关闭的压力时，气道关闭。在此压力以上，上气道符合 Starling 阻力曲线机制。（即：通过上气道的最大气流是由在塌陷的上气道节段内的压力所决定的。上升的阻力及低于大气压的驱动压力是由胸部肌肉的收缩产生的。OSAHS 中，气道阻塞后，胸部肌肉仍有收缩运动，使驱动压力上升，而气流不增加，依据 Starling 阻力曲线，塌陷部分必须更狭窄。）

四、OSAHS 患者睡眠中呼吸模式的转变及其影响因素

大多数 OSAHS 患者睡眠中有稳定呼吸与周期性呼吸交替存在。稳定呼吸会影响患者在无觉醒时对低通气或呼吸暂停的有效代偿能力。但这种代偿效应是随时间变化的，提示有一些损害代偿机制的因素在睡眠中不断变化。最佳的代偿效应为，最大限度对抗这些有害因素使稳定呼吸所占的比例最大。这需要增加上气道扩大肌活性，允许一定水平的通气而不触发觉醒以及以有序的方式发生反应，而不发生气流超射而使循环持续。此外，22% 的患者在任何时间内都无稳定呼吸，可能这一小部分患者依赖觉醒来开放气道。在这些患者中，被动异常强于反应力，或反应过于强烈引起超射，使周期性呼吸持续。Younes 报道了稳定呼吸的比例（作为代偿呼吸的指标）与增加上气道不稳定性的变量（年龄、性别、BMI、体位、睡眠阶段）之间的关系。他发现气道塌陷性及机械负荷都与稳定睡眠期的比例相关。随着年龄的增加，BMI 增加，稳定睡眠期比例下降；侧卧位比平卧位稳定睡眠期大 1 倍；非 REM 期比 REM 期稳定睡眠期大 1. 3 倍。1/3 的稳定睡眠期的变化可以由这些变量解释。

（一）评估稳定呼吸的新参数

Younes 在其研究中采用了 Vmin、CPAPmin、Ttable/ST 等参数来研究代偿效果。其中气流需求及 Vmin 决定了 CPAPmin。代偿效果由 CPAPmin 及 Ttable/ST 之间的关系来决定。在相同的 CPAPmin 时，较高的 Ttable/ST 反应了更有效的代偿机制。很久以来，人们用 AHI 来代表睡眠中低通气与呼吸暂停的严重度。但 AHI 不能代表稳定通气的时间。根据公式：

$$AHI = 循环频率 \times (1 - Ttable/ST)$$

由此可以看出真正决定睡眠中呼吸暂停及低通气的严重度的指标是：Ttable/ST 及循环频率。循环频率是由一些与上气道扩大肌无关的因素决定的。引起血氧分压迅速下降的一些因素，如：低功能残气量、低心排血量、高代谢率、低肺泡 PO_2、低觉醒域、高的控制器感受性及化学驱动等，无论在阻塞时上气道扩大肌是否有反应，将加速呼吸暂停低通气的终止，导致较高的循环频率。

（二）通气控制的不稳定性在 OSAHS 发病机制中的作用

以往的研究已经阐明了对睡眠的控制机制包括：对胸壁、上气道肌肉及通气的皮质控制（直接中枢驱动）及外周反射控制。其中对神经系统控制及外周反射的研究更为全面。近几年对通气控制的不稳定性有更深入的研究。不稳定的通气控制系统会增加周期性的呼吸发生的频率及持续时间。

上气道力学与通气控制的关系。在一个不稳定系统中，动脉血气的微小变化，将使呼吸肌活性及通气控制发生较大的变化并反作用于动脉血气，使病变加重。不稳定通气控制引发的这种动脉血气的波动可能导致上气道力学的波动。通气控制的变化，对上气道运动神经元活性影响大于对胸壁泵肌的影响。这两组肌肉的运动神经元控制的差异，会引起上气道管径的波动，而导致气道阻塞。相反，上气道力学的波动也会影响通气的传出冲动。上气道扩大肌的作用是使气流以一定的速度通过上气道，而使 PCO_2 在可耐受的范围，如果不能完成这一任务会导致血氧分压下降，引发觉醒及反复周期性呼吸。研究表明，清醒状态下，高 CO_2 驱动的患者，增加呼吸阻力负荷后，在 NREM 发生了波动性睡眠。但仅约 34% 的患者呼吸睡眠紊乱严重度的变化是由力学负荷变化引起的。被动塌陷性对 OSA 的严重度仅有 14% 的

影响率。这说明大多数变化还是由代偿效应的变化引起的。这与上气道扩大肌对负压的反应程度有关。

通气控制的变化是睡眠状态特异性的。因为稳定呼吸状态在深睡眠中容易发生。在REM期间断的中枢性兴奋以及通气需求的下降可以使阻塞的严重度下降，患者不完全依赖觉醒或化学及张力感受器的反馈来增加气流。

其他影响通气控制的因素。肥胖的OSAHS患者因为肺容积的下降值大于正常人，$PaCO_2$的变化对通气控制的影响更大，增加了动态通气控制系统的不稳定性。这提示了$PaCO_2$水平以及身体气体储备程度的重要性。此外，男性患者觉醒后的通气反应也有特殊性。而儿童OSAHS患者的通气驱动是正常的。

（三）觉醒在OSAHS形成中的作用

OSAHS往往最终导致大脑皮质的觉醒反应。在OSAHS中从睡眠中觉醒曾被认为是一个重要的使气道重新保持开放的机制。但Magdy等人研究代偿效应对阻塞性睡眠呼吸暂停严重度的作用，证实了大多数患者即使OSAHS很严重，也可以在无觉醒的状态下代偿上气道力学负荷的异常，至少是在部分时间内代偿。更有学者通过实验验证：在开放气道及获得足够的气流时不需要觉醒的参与。相反觉醒会通过促发在上气道开放时不必要的高气流反应，增加通气的不稳定性来加重OSAHS的严重度。

觉醒与上气道运动控制的关系。从化学感受器及张力感受器的传入冲动会刺激上气道运动神经元丛，以及刺激觉醒机制。当觉醒首先发生时，其他的兴奋性冲动传入到上气道运动神经元丛有助于达到其阈值。只要神经丛的兴奋性接近阈值，轻度的觉醒将导致上气道运动神经元达到阈值。如果上气道神经丛的兴奋性远离阈值，只有一定强度的觉醒才能有效促发上气道的开放。若上气道开放发生于觉醒之前，喉部震动，鼾声或突然的吸气使气道失负荷会为觉醒机制提供其他的冲动而导致其达到阈值。开放上气道的运动神经元兴奋性随动力学异常的严重性而变化。严重的气道阻塞通过增加上气道开放阈，增加了觉醒先发生的几率。如果情况相反，那么增加觉醒阈则增加了上气道首先开放的几率。当上气道首先开放时，张力感受器的反馈将迅速减低，对觉醒的兴奋性冲动将下降，或升高得不充分，而阻止觉醒。当觉醒阈低时，觉醒优先取得有序性代偿，通过增加超射，使周期性呼吸持续。当觉醒阈升高时，觉醒被延迟了，允许通过反射机制进行有序的代偿。

觉醒对气流反应的影响。上气道开放时的理想气流反应是气流仅升至低于基线气流水平，保持一定的化学驱动及上气道阻力。使患者需要产生足够的咽部负压来保持上气道扩大肌的活性，而获得稳定的呼吸状态。在没有觉醒时，首次呼吸的气流负压是初始的180%，已经有80%的超射。觉醒后，兴奋性冲动传入上气道运动神经元并使膈肌活性增加，使气流反应幅度更高。虽然无觉醒也同样会发生OSAHS，但如果无觉醒，自我持续的循环状态会减轻。Jordan认为从睡眠中觉醒引发的通气反应是呼吸稳定与否的重要的决定因素，并可能是男性的OSAHS比女性高发的主要原因。自发觉醒会引发双重的通气反应，包括短暂的高通气及继发的较长时间的低通气。

觉醒与深睡眠。呼吸暂停引起的睡眠觉醒反应可发生在全部睡眠时相，但通常见于NREM浅睡眠Ⅱ期。这是因为在达到深睡眠前经常发生觉醒反应，以致缺乏深睡眠（Ⅲ、Ⅳ期）。对儿童OSAHS患者的研究表明，儿童OSAHS患者睡眠中觉醒少，只有1/2非REM期及 1/3 REM 期儿童在阻塞性呼吸暂停后出现了觉醒反应。因此保留了睡眠结构，有较深的睡眠。所以儿童的片段性睡眠比成人少。日间睡眠增多的现象较少见。其原因可能为儿童的觉醒阈高及对觉醒刺激的反应差。REM 睡眠期对儿童成长和成熟很重要，因此儿童患者 REM 期觉醒阈高可能是一种保护性机制。深睡眠不会降低气道的塌陷性也不会改变代偿反应的动力学，因此稳定呼吸状态在深睡眠中容易发生，这与深睡眠中觉醒减少有很大关系。

总之，对 OSAHS 发病机制研究的新进展表明：遗传因素、炎症因素以及代谢因素在 OSAHS 的形成中共同作用，但有个体的差异性。使上气道阻力增加及使通气控制不稳定的因素，会通过减少稳定呼吸所占的比例或增加周期性呼吸的循环频率来增加 OSAHS 的严重度。而频繁的觉醒对稳定呼吸的维持是有害的。这些进展有助于 OSAHS 诊断与治疗水平的提高。

（谢海雁　肖　毅）

参 考 文 献

1. David P White. Sleep apnea. Proc Am Thorac Soc, 2006, 3:124 - 128
2. Allan I Pack. Advance in sleep - disordered breathing. Am J Respir Crit Care Med, 2006, 173:7 - 15
3. Jamie Lam, Mary IP. An update on obstructive sleep apnea and the metabolic syndrome. Curr Opin Pulm Med, 2007, 13 (6):448 - 489

第三十六章 睡眠呼吸障碍诊断技术及方法评价与进展

第一节 多导睡眠图监测技术评价及进展

大多数临床怀疑患有睡眠呼吸障碍（SDB）的患者都需要接受多导睡眠图（polysomnography，PSG）监测，单独的、简短的临床观察仅是一种无效的检测睡眠呼吸暂停存在及严重性的初筛或诊断手段测。多导睡眠图（PSG）指的是同步记录睡眠中多个生理参数的变化，是诊断睡眠呼吸障碍的一项重要技术手段。1930 年 Loomis、Harvey、Hobart 在 8 英尺长的多导记录仪上记录了第一份多导睡眠图（PSG）。传统的 PSG 是利用多用脑电图机将脑电、眼动、肌电、心电、口鼻气流、胸腹呼吸运动等信号同步记录在记录纸上，再在记录纸上对这些信号进行分析、统计，费时费力，而且容易出错。近年来，随着传感技术、计算机技术、数字技术及网络技术的发展，PSG 监测也逐渐从传统的走纸记录发展到现在的计算机化的多导睡眠图（computerized polysomnography，cPSG），记录、分析及监测方式有了很大变化。

一、系统组成、监测参数及工作原理

cPSG 系统由监测床、传感器、红外线摄像系统、前置放大器、计算机辅助系统等组成，其基本的工作原理如下：

不同的传感器将机体信号收集起来，将干扰滤过后经前置放大器将信号放大，再通过模－数转换器将模拟信号转换成数字信号经电缆线传输到计算机里，同时红外摄像系统可将受试者的影像资料同步传输至计算机，这些信号可在监视器上同步显示并储存在计算机硬盘里。通过计算机辅助软件系统可实时或事后对记录信息进行初步分析后再经专业人员手工校正，即能获得快速而准确的分析结果。

电信号通过贴在患者身上成对的电极测得：一个是记录电极，另一个是参考电极。电信号被输入一个微分放大器，并将两个输入间的电位差成比例放大，这样，相同相位的信号就会被取消，从而删除某些如 60Hz 电噪的干扰源。

目前大多数 cPSG 系统都可监测如下参数：

（一）脑电（electroencephalogram，EEG）

脑电信号为低振幅电位（微伏级），是由位于大脑外层（皮层）的大量称锥体细胞的神经细胞产生的，极化和去极化响应不同的刺激，产生 EEG 波形。这些波动的电位被置于头皮的电极探测到，并经信号放大后显示或记录在 cPSG 系统里。通过在受试者头皮上放置电极来测量、放大，并以图表形式显示与记录大脑产生的微弱电信号。EEG 是区分 NREM 睡眠中四期的主要指标。其安放部位根据国际通行的 10－20 系统确定，国际标准仅将 C3/A2

或 C4/A1 用于睡眠分期，但很多实验室在中央 EEG 基础上常再增加枕部 EEG（通常为 O1/A2 或 O2/A1）进行辅助分析特别是睡眠开始及觉醒的判定。

（二）眼动（electro - oculogram，EOG）

EOG 的记录主要根据眼睛从前到后有较小的电位差，相应于视网膜而言，角膜为正极。因此，靠近角膜的电极为正极，靠近视网膜的电极为负极。眼球活动时，角膜与视网膜位置的改变就可导致电位差的改变，而被安放在旁边的电极记录到，PSG 上即可出现一次眼动波形。记录睡眠时眼动有两个原因：首先，是记录 REM 睡眠的主要特征——快速眼动的相位性爆发（睡眠分期的关键指标）；其次，大多数睡眠开始都伴随慢速眼球转动，这种情况也常发生于睡眠中向Ⅰ期转变时，虽然并非必需，但常可提供很有用的信息。

（三）肌电（electromyogram，EMG）

肌肉的收缩而产生的动作电位，经放大后被记录下来的图像称为肌电图。一般记录到的肌电，其频率范围为 20 ~ 5000Hz，振幅为 20μV 至 50mV。在记录开始后常需调节 EMG 振幅以获得合适的 EMG 记录。测量肌电的电极有针状电极和表面电极两种。PSG 系统的 EMG 通过安放在拟监测肌群皮肤上的表面电极获得，为双极记录。在标准的 PSG 监测上，颏下肌的 EMG 用于 REM 睡眠分期的标准。另外，胫前肌 EMG 对于评价患者是否患有周期性腿动具有重要意义；而肋间肌 EMG 可用于监测呼吸努力。

（四）心电（ECG）

ECG 监测是通过检测心电活动时在皮肤上显示的大约 1mV 的小电压。按照标准导联放置在皮肤上的几个电极可以感知这些电压。一个 ECG 导联至少需要两个电极；第三个电极作为参照以减少电干扰。ECG 的时间间隔和波形可提供患者的心率的快慢、是否有心律不齐或其他异常。

（五）血氧监测

1. 脉搏血氧监测（SpO_2） 脉搏血氧监测是采用分光光电技术通过探头（通常放在成年患者的指尖、耳垂或足尖，及婴儿的足）使用两个 LEDs（发光二极管），发出不同波长的光通过毛细血管床，一个检测器测量氧合血红蛋白和脱氧血红蛋白吸收的光的数量，发射的光转变成与吸收值成正比的电信号，从中计算和显示出 SpO_2 值。所检测到的光的强度决定于动脉搏动改变的幅度、通过血管床的波长及动脉血红蛋白的 SaO_2。这种设备仅对搏动的组织敏感，因此理论上静脉血、结缔组织、皮肤色素及骨骼不会干扰 SpO_2 的测量。必须能检测到最低的脉搏以避免错误的测量。大多数脉搏血氧仪都对 SpO_2 信号进行滤过。有些设备将心率用于滤过，这样，滤过的程度与心率呈反比相关，处于极慢心率的信号会被显著滤过。滤过越多，越不容易检测到短暂的轻度的低氧事件，因此建议使用最少的滤过（即最快的反应）。

脉搏血氧仪在检测 SpO_2 的过程中使用光的两个波长，因此不能识别 3 个以上种类的血红蛋白。重度吸烟者中的碳化血红蛋白水平可达 10 ~ 20%，而在存在碳化血红蛋白时在会过高估计 SpO_2 水平。在高铁血红蛋白浓度增加时，无论真实 SpO_2 的水平是高是低，血氧仪测得的 SpO_2 会维持在 85% 的平台水平。因为光需穿过组织，皮肤里的色素可能会降低血氧仪的性能而提示“探头脱落”或“灌注差”。

活动的干扰可影响睡眠时脉搏血氧仪的诊断价值，但最近已出现一些新技术使得减少这些假阴性事件成为可能。Masimo 血氧仪（the Masimo oximeter（Irvine，CA））与 the Nellcor 200（Pleasanton，CA）比较发现前者在识别运动中的事件更具优势。如果将脉搏血氧仪的平均时间减至 2 秒，则可发现更多短暂的血氧降低。在儿童睡眠监测时应考虑到脉搏血氧仪的平均时间，因为婴幼儿的呼吸快速，小于 10 秒的短暂呼吸暂停可导致血氧饱和度显著而短暂的降低，但平均时间为 15 ~20 秒的脉搏血氧仪则有可能不能识别。

2．经皮测量 PaO_2（$tcPO_2$） 新的测量技术可以从皮肤表面测量 PaO_2 水平，其准确性素决定于通过皮肤的 O_2 流量、局部氧耗量、及皮肤的扩散屏障。这种测量技术通常用于新生儿，因其皮肤很薄。

准确测量经皮 PaO_2 要求通过加热上皮层使其温度达到 43℃使局部血管最大扩张，此时血流量最大，因此不受供应组织血流的小变化影响。然而，加热会使血红蛋白解离曲线右移、增加皮肤角质层对氧渗透的阻力、增加真皮组织的代谢率及皮肤血流速度。解离曲线右移及代谢率增加可彼此有效抵消，而留下渗透性及血流作为与 $tcPO_2$ 及 PaO_2 相关的独立因素。因此正确解释 $tcPO_2$ 需了解血流状态，当血流与 PaO_2 合适时，$tcPO_2$ 可反映 PaO_2；在血流量降低而 PaO_2 合适时，$tcPO_2$ 随血流量而改变；当血流与 PaO_2 都降低时，$tcPO_2$ 反映氧的输送。

（六）气流监测

气流的变化是呼吸暂停及低通气、以及呼吸努力相关性微觉醒（RERAs）等定义及诊断标准的一部分，因此气流的检测是 PSG 监测中最重要的部分。呼吸流速计（pneumotachometer）可提供定量测量，因此是测量气流的金标准。在过去的睡眠研究中，通常将呼吸流速仪与面罩相连，虽然这种方法是最准确的，但由于其相对笨重、不舒适，最近已从睡眠监测中淘汰。现在有些较新型的双水平以及持续正压通气机内置了呼吸流速仪，因此可以用来监测气流和呼吸。中枢性呼吸暂停的标志心源性摆动也可被这些系统识别。许多用来检测气流的新的技术和设备已经在 PSG 中使用。

1．热敏传感器 呼出气体与吸入气体间存在较大的温差，因此测量口鼻前的温度变化即可很容易检测出呼吸来。热敏传感器是对温度敏感的电阻，加载恒定但很小的电流，很小的温度变化即可产生较大的电阻改变，小电流可减少传感器的自身产热。热敏传感器置于口鼻气流通过处。呼出气加热传感器使其电阻增加，吸入气使传感器温度降至室温，电阻减少，其变化被记录下来，即可反应呼吸情况。须保证热敏传感器的工作温度低于人体温度，否则不能检测到呼出气流。

市场上检测气流的设备通常是热敏传感器，也是许多睡眠实验室的标准配置，但同时存在缺限。热敏传感器通过识别呼吸时的温度波动而提供定性信号，因此并不实际检测气流，与气流降低的相关性并不很好。因此识别符合低通气、RERAs 以及呼吸暂停诊断标准的气流变化的可靠性不高。不过当与其他测量气流的设备结合在一起时，该装置则很有用处，尤其是它可识别经口气流，而这对于经口呼吸者是非常重要的。

2．鼻气流压力传感器 吸气时气道压力低于大气压，呼气时，气道压力高于大气压，因此，测量呼吸时鼻气流压力的变化即可反应气流的大小。将鼻导管与压力转换器相连即可提供半定量的气流信号，可以识别气流受限，因此可以增加识别低通气及 RERAs 的敏感性。鼻导管压力转换器在气流受限方面可以提高 PSG 的诊断敏感性，并可用于小至 2 岁的儿童甚至婴儿的睡眠监测。鼻导管的主要问题是经口呼吸、鼻腔阻塞或分泌物阻塞鼻导管都可影响监测，而这些在儿童中很常见。有些实验室采用鼻压力传感器结合口热敏器来识别经口呼吸而将误差减至最低。

（七）CO_2 的监测

CO_2 水平的监测是另一个可定性测量气流变化的方法。

1. 呼气末 CO_2（$Etco_2$） 呼气末 CO_2 浓度（$Etco_2$）达到最大水平。低通气及呼吸暂停会经常分别导致 $Etco_2$ 信号降低和消失。$Etco_2$ 的测量主要采用红外吸收法，即不同浓度的 CO_2 对特定红外光的吸收程度不同。CO_2 监测有主流式（main - stream）和旁流式（side - stream）。主流式直接将气体传感器置于患者的呼吸气路导管中，直接对呼吸气体中的 CO_2 进行浓度转换，然后将电信号传入监测系统进行分析处理，得到 $Etco_2$ 参数；旁流式的光学传感器置于监测仪内，由气体采样管实时抽取患者呼吸气体样品，送入监测仪进行 CO_2 浓度分析。

但通过压力感受器导管测量呼气 CO_2 在检测呼吸事件方面并未通过可靠性验证，由于这种设备很容易被分泌物阻塞，尤其在儿童中常见，从而有可能低估低通气及其他微小呼吸事件。不过在需要通过评价二氧化碳水平高于某个阈值的时间来检测阻塞性气流或低通气（hypoventilation）时这种设备就非常重要。

$Etco_2$ 监测是无创测量呼出气 CO_2 的方法，在大多数儿童睡眠实验室中是标准配置。通过导管测量鼻腔 $Etco_2$ 时要特别注意，因为在鼻腔附加太多探头会导致医源性气流阻塞。另外，低潮气流快速呼吸的婴幼儿或同时应用正压通气装置或氧气时，由于在测量点附近附加高流速气流，$Etco_2$ 则会被低估。在监测呼出气 CO_2 时的另一个发现是心原性摆动的存在。当呼出气缺乏典型的 CO_2 改变时，则不能区分吸气延长、阻塞性呼吸暂停、中枢性呼吸暂停。此时，只有心源性摆动延长的存在是上气道通畅、存在中枢性呼吸暂停的证据。

2. 经皮测量 $PaCO_2$ 经皮监测技术采用不用阻塞鼻气流的无创方法从皮肤表面来测量二氧化碳水平。经皮探头比潮气末探头更加准确，但在皮肤较厚或周围水肿患者中及灌注较差部位其准确性会降低。经皮监测的限制性在于其反应时间慢并且不能识别每次呼吸的 CO_2 改变以及有灼伤的危险。当加热至43°C 并且采样频率达到 100 Hz 时，其反应时间会明显改善，但在此温度下更容易灼伤敏感皮肤，而探头的位置要每4 小时一次（有些临床医师建议每2 两小时）更频繁地改变。

（八）肺容积变化及呼吸做功的测量

睡眠中吸气气流受限的定义为胸腔内压力降低（即更负）而没有相应气流速率增加，大多数测量气流的传感器实际上是测量气流的存在，而非定量测量气流的流速。

1. 食管压力测量 仍然是检测呼吸努力增加的“金标准”，ICSD - 2 也推荐采用这种设备来提高 RERAs 的诊断，但近年来对婴儿及儿童睡眠障碍学会的调查显示很少有儿童睡眠实验室使用这种设备。采用儿童飼食管而非食管球囊使得这种操作对于成人和儿童都更容易耐受。Virkkula 和同事证实食管压力监测耐受性很好，并可提供很多诊断信息，还可节省资金，虽然仍有部分儿童或父母会对这种创伤性的探头表现顾虑。

2. 变形测量计（strain gauges） 通常由注满可通过电流的导体（多为汞）的密封弹性小管做成。当长度固定时，其电流及电阻也是固定的。拉伸变形测量计改变导体的长度及横切面的大小，继而使电阻增加。电流的大小与测量计的长度呈反比，因此可作为测量计长度的一个指标。因此，这些测量计可用于定性检测呼吸异常。在经过标定后还可用于定量测量动态容积变化。为测量实际容量变化，传感器必须经过独立的容量测量系统标定。而在实际应用时，测量计的数目和长度是可变的。如果并不要求测量结果特别精确，可将一个较短的测量计置于胸壁或腹壁就可产生合适的信号。如果需要更精确的测量容积，则需要使用2个或更多的环形测量计，并通过多元线性回归技术得到每个传感器的标定因子。而在实际中使用2个测量计（一个用于胸廓，一个用于腹部）即可得到较精确的容量变化的测量结果。

3. 感应性体积描记仪（inductance plethysmograph） 感应系数是与电流变化相反的导体的一个特性。胸廓及腹腔横切面的变化可通过测量感应系数的变化来得到。传感器置于导电性相同的胸廓及腹部。每个传感器都由一个缝在经过弹性化处理的带子上水平方向呈正弦形状的绝缘电线构成。肺容积的变化可改变胸廓及腹部横切面的大小，继而改变每个传感器的直径，这可直接影响传感器的自感应系数。呼吸自感应体积描记仪（respiratory inductive plethysmography，RIP）既可定性测量呼吸努力，在进行准确标定后也可用于无创性地定量测量肺容积。但如果体位变化后没有重新标定则会影响肺容积测量的有效性，而睡眠时体位是会经常变化的，尤其对于儿童来说。RIP是一个很有希望的诊断工具，但还需要前瞻性研究来评价RIP作为呼吸努力的定性测量技术与食道测压的结果进行比较，以及其作为一种无创性肺容积测量方法包的再标定技术。

4. 阻抗式呼吸描记仪（impedance pneumography） 人体在呼吸过程中的胸廓运动会造成人体体电阻的变化，变化量约为0.1~3Ω（欧姆），称为呼吸阻抗。阻抗是导体的电阻和感应两个属性的综合效应。在使用阻抗式呼吸描记时，胸部就是导体。将一对电极置于胸廓活动度最大的部位（通常就通过ECG导联的两个电极），并用10~100kHz的载频正弦恒流向人体加以0.5~5mA的安全电流，从而在相同的电极上获取呼吸阻抗变化的信号。这种呼吸阻抗的变化图描述了呼吸的动态波形，并可提取呼吸频率参数。经胸阻抗的变化与电极间传导性物质（包括间质液体、血液、淋巴及组织）与非传导性物质（空气）的多少有关。传导性与非传导性物质对阻抗的影响显然不同。肺内空气增加增加阻抗，胸部液体增加减少阻抗。记录下交换气体的容量及总阻抗的变化可区别空气相关或液体相关的阻抗变化。

另外，还有其他许多无创技术已被用于识别呼吸做功增加，包括收缩压趋势、脉搏传递时间（PTT）、采用强迫震荡气流测定上气道阻力及吸气气流波形。在上述方法中，吸气气流波形分析显示可准确识别上气道阻力的变化。正常吸气气流对时间信号的形状是圆形或正弦曲线。如果变平和出现平台表明气流受限。这种气流信号可通过上述压力传感器得到。由于气流变化可能会被隐藏要特别注意防止气流信号被过滤。一种连接到一个较小、结合紧密的鼻罩的轻便定量呼吸流速仪正在实验中。这种装置份量很轻，对睡眠没有明显的影响，目前还在研究中但很快会在市场见到。脉搏传递时间（PTT）是脉搏压力波形从心脏（EKG上的R波）到周围的时间。其原理是血压会随着吸气对抗阻力而摆动，当胸腔压力为负时，血压会降低，因此PTT会延长；在阻塞性呼吸暂停时胸腔压力进行性增加与PTT振荡幅度的进行性增加有关；而在中枢性呼吸暂停中，这种情况不会发生。因此有人认为PTT测量是监测吸气努力的一种无创方法，可用于鉴别阻塞性呼吸暂停与中枢性呼吸暂停。PTT是一种无创测量呼吸做功的间接方法，使用这种装置可有助诊断RERAs，但活动时会出现干扰。

（九）其他监测指标

SDB 睡眠中常伴有交感神经系统、血压、及周围血管阻力等自主神经系统的改变，如微觉醒、血压升高及自主神经系统激活等，但过去的技术往往难以评价睡眠中的这些变化，随着近年来监测技术及计算机技术的发展，使得对这些参数的持续监测成为可能。

1. 微觉醒　正常情况下微觉醒的识别决定于 EEG 分析的准确性，但儿童睡眠中上气道阻塞事件终止时可没有可见的 EEG 微觉醒。

2. PTT　已有一些实验室使用 PTT 设备来有效帮助识别微觉醒。PTT 是 BP 变化的一种无创伤性指标，是皮层下觉醒的一个标志。BP 升高与睡眠中的呼吸性微觉醒有关，可导致 PTT 降低。虽然 PTT 在单独使用时其用处会降低，而且在活动时受到限制，但配合其他 PSG 上的呼吸性指数，PTT 可提高识别通过分析 EEG 微觉醒容易漏掉的低通气。也有人认为 PTT 也可用于儿童中微觉醒的识别，即使见不到皮层觉醒。

3. EEG 频谱分析　对整晚及特点性睡眠期的 EEG 信号进行频谱分析，是另一个识别微觉醒活动的新技术。目前对 PSG 上数字化的 EEG 信号进行频谱分析已经成为可能，从而提供新的方法来解释正常和可能导致 SDB 白天症状的病理性微觉醒模式。周期性变化方式（cyclic alternating patterns，CAPs）可允许对一个较长时段的睡眠进行评估，而短暂而频繁的微觉醒似乎是其突出的特点。一个周期性变化模式（CAP）是一个 NREM 睡眠的周期性 EEG 活动，以一系列反复自发的短暂事件为特点（phase A），与伴有一个短暂频率及/或振幅变化背景的节律性睡眠期，而且再次发生的时间间隔在 1 分钟以上。已知呼吸事件可影响微觉醒的形式，而这种形式在采用频谱分析时，可增加将呼吸事件与症状联系起来的 PSG 敏感性

4. 血压　许多实验室的常规临床监测不包括血压，但测量血压的许多新技术越来越多的用于研究。如周围动脉压力传感器（PAT）采用一种无创体积描记压力计或一种将血氧仪及活动描记仪结合在一起的腕表来测量周围动脉的血管张力。可通过由戴在手指上的微小袖带组成的装置持续测量血压，目前这种设备可长时间使用，因为可交替从邻近的手指进行测量而降低损害手指的危险。另外，如果手臂活动可自动进行流体静力学校正。检测对于手指弯曲所致的活动性干扰很敏感，可用于解释测量的高差异性。这种技术一般用于持续测量平均血压。有研究对家庭环境下的 PAT、无人值守及有人值守 PSG 进行了比较，证实 PAT 能够识别 SDB 事件，因此有可能作为 OSA 筛选的有用工具。PAT 还能可靠识别成人和儿童的微觉醒。因此 PAT 也可能用于儿童 OSA 的筛选，以及在进行前瞻性研究来评价目前微觉醒标准或儿童中的 RERA 事件都有帮助。

5. 自主神经系统（autonomic nervous system，ANS）　虽然自主神经系统改变是心率及血压变化的基础，但很难检测。直接测量睡眠时交感运动神经元既困难又有创伤，通常局限于研究应用。而光电描记仪没有损失，可用来监测末端血流，血管收缩反应也可检测到，但这种技术非常容易产生误差。近来出现了一种可测量节段性脉搏血流的压力感受器，采用这种仪器进行的研究发现睡眠呼吸紊乱事件与其检测到的血管收缩一致，而这种自主神经激活也与睡眠呼吸暂停患者中被强化的交感神经活性指标一致。这种压力感受器识别 AHI 为 20 的 SDB 的敏感性和特异性分别是 90.9% 和 84.2%，因此也有可能成为一种初筛设备。

二、计算机化多导睡眠图的发展方向

由于高效、可靠及可扩展性，计算机化多导睡眠图（computerized polysomnography, cPSG）系统已成为睡眠实验室不可缺少的监测设备，相对于传统的 PSG 监测系统，cPSG 具有以下优点：

（一）无纸化

传统 PSG 是有纸记录，按标准的走纸速度（页/30 秒），整夜监测下来需 800 多页记录纸，成本高，资料储存占用空间大，不易查找原始数据，且有火灾隐患等。cPSG 系统将记录数据储存在硬盘中，并可转存到光盘、可移动磁盘、磁带等储存介质中长期保存，储存量大且占用空间小，易于检索资料。

（二）同步红外摄像监控

传统 PSG 监测仪在受试者床边，值班人员需守在监测仪旁看护仪器及患者，每个值班人员最多能看护两台仪器，工作强度大，效率低。而目前大多数的 cPSG 系统都配备有红外摄像系统，值班人员在中心监控室即可对多台仪器进行监控，对患者睡眠干扰也少，而且，影像资料与其他数据同步，方便数据分析及了解患者监测时的情况。

（三）数字化

既往的 PSG 监测仪记录的信号均为模拟信号，随着数字化技术的发展，越来越多的 cPSG 系统采用了数字化技术，信息经数字化处理后，可减少容量，加快传输速度、减少失真率、降低传输距离及其他干扰的影响，并大大提高计算机辅助诊断的准确率。

（四）信息化、智能化

随着信息技术、数字化技术的应用及计算机软件的发展，计算机辅助诊断的准确率越来越高，大大提高了工作效率；而且，目前许多 cPSG 系统除了对睡眠结构、呼吸、血氧等常规参数进行分析、测量外，还能提供许多既往依靠人工方法无法获得的数据，如动脉增加指数（arterial augmenting index, AAI）、脉搏传递时间（PTT）、脑电频谱分析等，使人们对睡眠呼吸紊乱又有了许多新的认识。

（五）网络化

网络化是现代医疗器械的一个重要发展趋势，也是 cPSG 系统相对于传统的 PSG 系统而言最大的优势。由于网络化技术的应用，通过 cPSG 系统即可实现在线远程浏览、监测、分析及会诊，医师可在自己的计算机上对远程的资料进行采集、查阅、分析，并与异地的医师进行交流、讨论，从而实现远程医疗及医疗资源共享，有助于医疗资源的最佳利用。

（六）个体化、模块化

由于各个睡眠实验室的需要不一样，其对 cPSG 系统的功能要求可能也不一样，功能过于完善势必增加成本。因此，许多 cPSG 系统的监测参数被设计成一个个的模块，医师可根据自己的临床需要对模块进行组合，即组成了符合自己实验室要求的 cPSG 系统。必要时还可根据需要扩充、增加外接设备（如食管压、食管 pH 值、呼气末 CO_2、CPAP 压力等）及软件升级。

第二节 睡眠呼吸障碍诊断方法评价及进展

睡眠呼吸障碍（SDB）为常见病，是重要的公共健康问题，可影响多达5%的人口，并可导致严重的健康后果，包括增加交通事故及心血管疾病危险性等，最近也已证实可增加未治疗患者睡眠时心源性猝死的危险及总体死亡率，从而增加医疗资源使用及经济负担。随着公众及临床医师对睡眠障碍越来越重视，在过去10年里美国转诊做睡眠研究的人数增加了12倍，但同时睡眠实验室的数目仅仅增加1倍。仍有高达82%的男性和93%的女性没有得到诊断。

目前SDB的诊断标准仍依据实验室内完整PSG监测，经典整夜多导睡眠图（PSG）监测是SDB最重要的诊断手段，是诊断SDB的金标准。可对睡眠呼吸障碍的类型（如单纯鼾症、上气道阻力综合征及中枢或阻塞性睡眠呼吸暂停综合征等）及其严重程度进行诊断，必要时可进行持续正压通气治疗（CPAP）的压力调定。另外，通过定义监测参数的不同，还可进行多次小睡潜伏时间试验（MSLT）及醒觉维持时间试验对嗜睡症患者的嗜睡程度进行诊断，并可进行夜间癫痫及夜间阴茎勃起功能的监测。

然而PSG也会由于数据测量、伪迹及解释而出现误差。另外，PSG检测可因为夜－夜差异而出现判断失误。基本上大多数阻塞性睡眠呼吸暂停（OSA）患者会接受CPAP治疗，这也是OSA的最主要的治疗。而在大多数实验室接受这种检查都需要等待很长时间，在美国患者在得到关注前可能已经罹患OSA长达7年之久并且还要再等8个月才能见到睡眠专科医师。而且，进行实验室内PSG检查的相关费用也一直较高。为了缩短OSA诊断与开始CPAP治疗之间的过程，许多医师已经从金标准的实验室内PSG检测继以整夜的CPAP调定转向其他策略。已报道的更有效的改变包括家庭睡眠研究、自动CPAP机器、白天实验室CPAP调定，及采用预定方程式调定CPAP。更近的范例有主观判断CPAP压力或患者调定CPAP已缩短开始治疗的时间。而分夜检查（即将诊断与CPAP压力调定安排在同一晚上进行，split－night study）和便携式监测是其中采用得最多的方法。

一、分夜检查（split－night study）

“分夜检查”即患者的诊断及nCPAP压力调定在一个晚上完成，从而避免需要另一个夜晚及其相应带来的费用，而且研究证实在一个晚上可以得到适宜的诊断及CPAP治疗水平，这对于许多实验室及患者而言自然很有吸引力，因为可以减少等待诊断和开始CPAP治疗的时间及其所需费用。Elshaug等证实，分夜检测可使患者等待CPAP治疗的时间减少7个月，McArdle等的回顾性研究也证实，与整夜研究相比（22个月），采用分夜研究的患者开始CPAP治疗的中位时间（13个月）较短。因此，美国睡眠学会（AASM）的报告认为如果符合预定要求（表1－36－1），采用分夜PSG研究是可以接受的。

表 1-36-1 分夜诊断-调压标准

1. 患者睡眠研究中其 2 小时的基线部分的 AHI > 40/h
2. 患者睡眠研究中其 2 小时的基线部分的 40/h > AHI > 20/h，是否需要 CPAP 治疗须根据临床是否有其他危险因素如嗜睡、心脏病、高血压及肺部
3. CPAP 压力调定的时间要 > 3h
4. PSG 可证实 CPAP 消除了 REM 及 NREM 的呼吸事件
5. 如果可以诊断 SDB 但不符合 2、3 的要求，则需进行整夜 PSG 的 CPAP 压力调定

但是分夜研究并未得到一致认可，因为佩戴 CPAP 时间较短，某些问题如面罩合适性及张嘴漏气可能不太明显，以及潜在的日程安排问题及交通带来的额外费用，对于离实验室较远的患者进行整夜 CPAP 监测是慎重的。约 80% 的患者可接受这种方法，另外 20% 不适合分夜监测者是否可通过潜在的节省费用来弥补还需要研究，因为这些患者可能需要重新检查或如果 CPAP 水平不合适会导致治疗不恰当。有认为分夜研究会妨碍对睡眠结构以及睡眠障碍严重程度的准确判断，特别是因为即使整夜 PSG 都存在夜-夜差异，另外在分夜研究中可能观察不到 REM 睡眠，而 REM 睡眠时患者的上气道阻塞往往更严重；还有研究认为在同一晚上进行 CPAP 调定对于获得患者的同意及依从性往往较差，这也意味着要对所有患者在开始 PSG 监测前就要进行 CPAP 治疗及 CPAP 前教育。在美国的睡眠中心采用分夜检查似乎很常见。

分夜检查对于缩短诊断与确定 CPAP 压力水平所需时间的情况是不同的，有些患者可能需要重新进行 CPAP 压力调定。有数据表明在分夜检查之后，许多患者仍然需要改变 CPAP 压力、鼻罩或转换成 BiPAP 治疗。对于较轻度患者因为需要较长时间的监测以达到诊断要求，因此 CPAP 的调定时间可能不够，在这些患者中的成功性较低。另外，分夜检查的长期有效性也尚未得到证实。显然，分夜检查的应用需要通过确保患者接受了正确的 CPAP 教育并进行了足够时间的压力调定来加强。与整夜 PSG 的诊断及治疗相比，在进行分夜检查前需考虑到患者的接受程度。

某些实验室也进行午后小睡检查，但这种方法存在一些问题。因为通常不能得到快速眼动睡眠，而 REM 睡眠是最有意思的睡眠期。另外，如果不能得到诊断性结论，则仍需要整夜 PSG 监测以获得确定的诊断。另外，也有人在白天进行 CPAP 压力调定，并证实白天与夜间 CPAP 压力调定在治疗压力、治疗呼吸紊乱、一周顺应性上具有可比性，虽然这种白天检查从短期经济观点上具有吸引力，但不正确的治疗处方可能导致 CPAP 治疗的失败，患者会带着 CPAP 问题更频繁的来访。需要进一步的睡眠监测会掩盖掉短期的费用优势。由于太多病例最终需要整夜监测以致午后小睡监测成为浪费，大多数实验室已放弃午后小睡监测来诊断睡眠呼吸暂停。

二、便携式监测（portable monitor，PM）

实验室内经典的 PSG 多记录血氧、呼吸努力、气流、心电图及神经生理参数（包括脑电［EEG］、眼动［EOG］、颏下肌电图［EMG］及胫前肌电图［EMG］），但其技术状态是繁琐、不便及昂贵的，因此人们对于初筛及便携式监测系统有着浓厚的兴趣。一些实验室在研究睡眠相关性呼吸紊乱时使用仅监测 PSG 导联的一个亚组的系统，除了可减轻患者的压

力及不适感外，还可大大减少时间及金钱。便携式数据采集系统多由用于 EEG、ECG、血氧饱和度、呼吸、体温及身体活动的小型化传感器、前置放大器及放大器组成。计算机程序控制着生理数据的收集及储存。对阻塞性及中枢性睡眠呼吸暂停、低通气、低氧血症、及胸廓腹部矛盾进行识别及标记。为大量储存，某些系统采用数据压缩技术用于帮助扩展监测。可在整晚睡眠研究中记录每次呼吸的潮气量、心率及 SaO_2，这些数据然后被传送至计算机进行详细分析、生成报告及归档保存。

许多研究中已经使用 PM 设备来诊断 OSA，但其结果各不相同。大多数设备与实验室内 PSG 的相关性很好，但有些会对较多患者误判、具有较低的敏感性。而且 PM 的失败率也高于实验室内 PSG，而需要重复检查。不过，这种设备可缩短等待诊断的时间、大大降低费用。另一个好处就是患者可以很舒服很方便地睡在自己床上。随着技术的成熟，这种设备越来越成为诊断 SDB 的一个更灵活的选择。但是 PM 也存在一些限制。包括由于无人值守，可能会很大程度影响数据的质量。另外，广泛使用的 PM 设备多没有 EEG 导联，从而不能判断睡眠分期、无法得到总睡眠时间，无法计算 AHI，而只能把总的床上时间都计算进去来计算 RDI 以判断 OSA 的严重程度。其他睡眠中的一些异常如微觉醒指数等也不能计算。将便携式监测作为诊断性初筛工具并不能作为患者详细评估的替代品；事实上即使详细的实验室 PSG 监测也可能会有假阴性结果。

美国睡眠学会（AASM）对于便携式记录的使用指南进行了很好的总结（表 1－36－2）。一系列的检测系统，从简单的血氧仪到基本的全导 PSG，可以在家庭中使用。这些系统根据记录的复杂程度分成 4 级，一级等同与可在家庭中监视的标准 PSG；二级为无监视的 PSG；三级为监测呼吸参数但没有睡眠参数；四级仅监测 1～2 个参数（包括血氧）。

表 1－36－2　诊断睡眠呼吸障碍的便携式记录

	一级 标准多导睡眠图	二级 完全的便携式多导睡眠图	三级 改良的便携式睡眠呼吸暂停检查	四级 连续单或两生理参数记录
参数	最少 7 个，包括 EEG（C4～A1 或 C3～A2）、EOG、下颌 EMG、ECG、气流、呼吸努力、血氧饱和度	最少 7 个，包括 EEG（C4～A1 或 C3～A2）、EOG、下颌 EMG、ECG 或心率、气流、呼吸努力、血氧饱和度	最少 4 个，包括通气（至少两导呼吸活动或呼吸活动及气流）、心率或 ECG、血氧饱和度	最少 1 个
体位	经证实或客观测量	可能客观测量	可能客观测量	不测量
腿动	EMG 或动作传感器建议有但为可选	EMG 或动作传感器建议有但为可选	可能记录	不记录
值班人员	有	无	无	无
人为干预	可能	不能	不能	不能

血氧仪是大多数家庭便携式睡眠监测最常用到的。虽然它们并不如临床医师在手术室或重症监护室里使用的血氧仪那么敏感，但人们对它仍然非常信任。睡眠中一直存在低氧的患

者通常被认为患有更严重的SDB，有些报告最低血氧饱和度，但有作者并不确信其很有用。因为如果血氧仪从手指滑落，则血氧饱和度会下降，其最低血氧饱和度会不准确地报告成低至60%或70%。单独的家庭血氧仪监测具有明显的限制；虽然对于诊断重度阻塞性睡眠呼吸暂停可能有帮助，但对于程度较轻的SDB特别是对于没有基础缺氧的非肥胖患者，详细的PSG监测是必要的。因为血氧仪的时间常数较慢；清醒时PaO_2水平很高的患者在发生呼吸暂停时可能仅有微不足道的SaO_2水平下降，因为PaO_2位于血红蛋白离解曲线的平台部分；而且并不知道在检查时患者是否入睡。同样，这种初筛检查不能帮助对患有发作性睡病或周期性腿动的白天嗜睡患者进行诊断。这些许多初筛检查结果“阴性”的患者仍然需要PSG；由于诊断准确性差，单独的血氧监测的效价性并不好。但无论如何回顾血氧趋势对评估SDB会有帮助。

在血氧监测的基础上增加通气监测在一定程度上可提高诊断准确性。然而，有研究证实，即使同时采用血氧监测及静电感应床，也有34%的患者不能诊断。一些较新的初筛系统在SaO_2的同时可分析鼾声信号。也有人认为仅监测血氧（单独或与录像结合）、胸腹运动及胫前肌电图可能已足够。

便携式监测方法存在许多问题。因为参数中最昂贵的部分不能省略，而且并不清楚采用便携式监测可减少多少时间，实际上反而可能增加诊断的费用及复杂性，因为这些系统很容易记录干扰信号。因此，美国睡眠学会（AASM）建议仅在下述临床情况下使用便携式家庭监测：①患者睡眠呼吸暂停的临床症状严重，急需开始治疗且不可能接受标准的PSG检查；②患者不能在睡眠实验室接受监测；③已经诊断并进行治疗的患者的随诊研究。

对于高度怀疑有呼吸暂停的患者不建议使用初筛。因为如果初筛检查结果为阳性，则在建议确定的治疗之前还需要更详细的检查。如果检查结果为阴性，患者通常还需要重新详细检查以确定结果不是假阴性或查找其他睡眠病理状态。

三、CPAP治疗的诊断作用

一些CPAP系统具有内置的诊断系统。有时对于一些困难的病例，确定SDB存在的唯一办法就是进行nCPAP的试验性治疗；好的治疗反应（如嗜睡改善，气体交换、睡眠结构、心律等正常）可支持SDB的诊断。但将nCPAP治疗作为常规方法广泛用于怀疑有OSAS的患者还缺乏证据。对于某些患者（例如怀疑有UARS，但没有可诊断的PSG设备），这种方法可能也会有帮助。

有时患者白天嗜睡症状非常严重，但PSG检查仅为轻度睡眠呼吸暂停。可能合并存在其他疾病如睡眠呼吸暂停与睡眠中周期性腿动，因此导致白天嗜睡的主要原因不太清楚，若使用某些药物如clonazepam治疗可能会掩盖真相。对这些患者进行短期的CPAP试验性治疗可帮助医师确定睡眠呼吸暂停在白天嗜睡中的作用。

CPAP试验性治疗还可用于正在使用抗高血压药及精神药物的轻度睡眠呼吸暂停患者，因为这些患者白天嗜睡的症状可能与药物有关。

（钟　旭）

参 考 文 献

1. Halbower, Ann C, Ishman, et al. Childhood obstructive sleep - disordered breathing: A clinical update and discussion of technological innovations and challenges. Chest, 2007, 132 (6):2030 - 2041
2. Foo JY. Pulse transit time in paediatric respiratory sleep studies. Med Eng Phys, 2007, 29:17 - 25
3. Gozal D, Kheirandish - Gozal L. Sleep apnea in children - treatment considerations. Paediatr Respir Rev 2006, 7 (Suppl): S58 - S61
4. Foo JY, Bradley AP, Wilson SJ, et al. Screening of obstructive and central apnoea/hypopnoea in children using variability: A preliminary study. Acta Paediatr, 2006, 95 (5):561 - 564
5. Petterson, Michael T Begnoche, Valerie L, et al. The effect of motion on pulse oximetry and its clinical significance. Anesthesia & Analgesia, 2007, 105 (6) Supplement: S78 - S84
6. Penzel T, Hirshkowitz M, Harsh J, et al. Digital analysis and technical specifications. J Clin Sleep Med, 2007, 15; 3 (2): 109 - 120
7. Portable Monitoring Task Force of the American Academy of Sleep Medicine. Clinical guidelines for the use of unattended portable monitors in the diagnosis of obstructive sleep apnea in adult patients. J Clin Sleep Med, 2007, 3 (7):737 - 747
8. Patel NP, Ahmed M, Rosen I. Topics in practice management: Split - night polysomnography. Chest, 2007, 132:1664 - 1671
9. Rory R, Reena M, Strohl, KP. Variations in physician interpretation of overnight pulse oximetry monitoring the American College of Chest Physicians, 2007, 132 (3):852 - 859
10. Ahmed M, Patel NP, Rosen I. Topics in practice management: Portable monitors in the diagnosis of obstructive sleep apnea. Chest, 2007, 132: 1672 - 1677
11. Kushida CA, Littner MR, Hirshkowitz M, et al. Practice parameters for the use of continuous and bilevel positive airway pressure devices to treat adult patients with sleep - related breathing disorders. Sleep, 2006, 29: 375 - 380
12. Ghegan MD, Angelos PC, Stonebraker AC, et al. Laboratory versus portable sleep studies: A meta - analysis. Laryngoscope, 2006, 116:859 - 864
13. Minal R Patel, Ba, Terence M. Davidson MD. Home sleep testing in the diagnosis and treatment of sleep disordered Breathing. Otolaryngologic Clinics of North America. 2007, 40 (4):761 - 784
14. Bloch KE, Senn O, Brack T. et al. Ambulatory management of obstructive sleep apnea without polysomnography. Annals of Internal Medicine, 2007, 147 (5):350
15. NizarSuleman, MaxHirshkowitz, D ABSM. Economics of Home Monitoring Sleep Medicine Clin, 2006, 1 (4):465 - 473
16. Rahul K. Kakkar, MD, FCCP Gilbert K. Hill, RPSGT Interpretation of the Adult Polysomnogram Otolaryngol Clin North Am, 2007, 40 (4):713 - 743
17. Stephen H. Sheldon, DO, FAAP Diagnostic Methods in Pediatric Sleep Medicine Sleep Medicine Clinics, 2007, 2 (3):169 - 186

第三十七章 阻塞性睡眠呼吸暂停低通气综合征的治疗进展及其评估

阻塞性睡眠呼吸暂停低通气综合征（obstructive sleep apnea - hypopnea syndrome，OSAHS）是一常见严重危害公众健康的疾患，成人中发病率为2%～4%。临床上表现为睡眠时反复上气道部分或完全阻塞，继之反复低氧血症、高碳酸血症和睡眠片断，从而导致白日过度嗜睡、认知障碍、高血压及心脑肺等并发症和某些职业工作的危险性，是多种全身疾患的独立危险因素，严重影响患者的生活质量和寿命，已逐渐受到医学界的认识和重视。有效的治疗不但可以减轻甚至完全消除鼾声、呼吸暂停/低通气、睡眠时低氧和睡眠结构紊乱，还可以控制或治愈OSAHS引发的多系统并发症，减轻嗜睡，因此对OSAHS进行合理有效治疗非常必要。自从1981年气道正压通气（positive airway pressure，PAP）成功地治疗OSAHS以来，目前已成为治疗OSAHS的首选方法。国外医疗服务中心（CMS）支付OSAHS患者PAP治疗费用的指征包括：呼吸暂停低通气指数（apnea hypopnea index，AHI）大于15次/小时；AHI大于5次/小时同时合并高血压，脑卒中，白日嗜睡，缺血性心脏疾病或情绪抑郁之一者。口腔矫治器可用于一些轻、中度OSAHS的治疗。而对于一些不能接受或不能耐受PAP或口腔矫治器治疗的患者，可以考虑选择上气道的外科手术治疗。如果患者对以上的治疗方法不能接受或不能耐受，还有一些其他的治疗方法，譬如药物、减肥（包括行为和手术减肥）、体位治疗等均可以减轻OSA程度。OSAHS患者应被告知所有的治疗方法及其利弊，治疗方案的选择也应遵循规范化和个体化的原则。

评价OSAHS的治疗效果不应该单纯根据AHI的降低/消除和睡眠血氧的提高，还应该综合评估患者白日嗜睡程度和心脑血管并发症改善的情况。对患者进行有计划的长期随诊也非常重要，不但可以了解患者的顺应性和治疗效果，还可以评估各种治疗方法治疗OSAHS的远期疗效。下面就近年来有关OSAHS的主要治疗进展及其疗效评估作一较为详尽的介绍。

一、阻塞性睡眠呼吸暂停低通气综合征的内科治疗

（一）减肥治疗

肥胖是OSAHS最重要的危险因素之一。因此，不管是联合其他治疗方法还是单独进行减肥和/或理想体重的维持，均是肥胖OSAHS患者治疗的重要策略。一些研究显示膳食减肥可以降低肥胖OSAHS患者的AHI，体重反弹后其AHI升高。但是，单独应用膳食减肥法并不能治愈中、重度OSAHS患者，需联合其他有效的方法。文献很少有关于膳食减肥治疗轻度OSAHS的报道。胃内放置可调式球囊以减少进食量对长期控制体重有一定帮助。

（二）药物治疗

1. 选择性阻断5羟色胺再摄取的药物（SSRIs） 如氟西汀、帕罗西汀等。几个SSRIs治疗OSAHS研究结果不一致，存在争论，而且SSRIs并不能明显改善OSAHS患者的AHI。

因此，根据现有研究资料，不推荐 SSRIs 用于治疗 OSAHS。

2. 普罗替林（protriptyline） 可抑制快速眼动睡眠（REM），从而降低 AHI，改善低氧。也有研究表明普罗替林并不能改善 AHI 和低氧。近年来很少有普罗替林治疗 OSAHS 的研究报道，由于其副作用较大，不推荐普罗替林用于治疗 OSAHS 患者。

3. 甲基黄嘌呤衍生物（氨茶碱和茶碱） 所有研究均提示这类药物治疗 OSAHS 无效。因此，不建议甲基黄嘌呤衍生物用于治疗 OSAHS。

4. 雌激素治疗 由于其矛盾的研究结果和副作用，不建议雌激素用于治疗 OSAHS。

5. 莫达菲尼（modafinil） 几个研究均证实，莫达菲尼可改善 OSAHS 在有效治疗后仍残存的嗜睡（排除了其他导致嗜睡的原因）。因此，推荐莫达菲尼用于 OSAHS 在有效 PAP 治疗后仍存在嗜睡的治疗。

（三）吸氧治疗

尽管吸氧治疗可以改善 OSAHS 患者的氧合（特别是合并 COPD 者），但氧疗对呼吸暂停、低通气和客观嗜睡方面的效应并不明确。因此，并不推荐吸氧治疗作为 OSAHS 患者的基本治疗。仅在合并 COPD 伴发低氧时可以考虑吸氧治疗。

（四）鼻部扩张剂

1. 短效鼻粘膜充血消除药 研究发现羟间唑啉（粘膜血管收缩药）治疗对 AHI 并没有明显改善。即使应用了鼻粘膜血管收缩药，在睡眠过程中还是会反复发生鼻塞。部分患者长期应用会导致药源性鼻炎。因此，不建议这类药物用于鼻塞 OSAHS 患者的长期治疗。

2. 鼻局部皮质激素 一随机双盲的研究表明：鼻局部喷用氟替卡松，可将 AHI 从 20 降至 12 次/小时。鼻局部皮质激素治疗可以改善 OSAHS 患者的 AHI 和同时伴随鼻炎，因此，被推荐用于 OSAHS 的辅助治疗或基本治疗。

（五）体位治疗

对于 PSG 监测显示，OSA/H 仅发生在仰卧位时的 OSAHS 患者，体位治疗是一有效措施。而对于仰卧位时 AHI 明显高于非仰卧位时的 OSAHS 患者，体位治疗可以减轻 OSA 的程度。研究表明，一些特制的防仰卧的床、枕头、睡衣及仰卧位报警器可以明显降低 AHI。

二、气道内正压通气治疗（positive airway pressure，PAP）

1981 年 Sullivan 等首先应用鼻罩持续气道正压通气（continuous positive airway pressure，CPAP）成功地治疗 OSAHS 以来，因 CPAP 具有无创、简便易行、疗效肯定和易被患者所接受等优点，目前已成为治疗 OSAHS 中度和重度患者首选的有效方法。并对某些中枢性睡眠呼吸暂停的患者也有效。在 OSAHS 的治疗中，气道内正压通气治疗（PAP）已成为一项非创伤、需长期应用的方法。其治疗的原理是在整个呼吸周期过程中，通过鼻罩/口鼻面罩向上气道输送一定的正压，使口咽部达到一定的压力，无论是在吸气状态下或呼气状态下都能保持一定的压力水平，使上呼吸道的压力平衡，不致于发生口咽部气道的关闭。即类似一种"气态支架"效应，通过防止上气道塌陷和阻塞而达到治疗的目的。

PAP 包括持续气道正压通气（continuous PAP，CPAP），双水平气道正压通气（bilevel PAP，BiPAP），自动调节气道正压通气（automatic adjusting PAP，APAP）以及近 2 年来新出品关于 C－flex 的 PAP（flexible positive airway pressure）。PAP 用于临床治疗 OSAHS 已经

二十多年，其疗效已在较大规模的临床研究中经过了反复探索和验证。根据现有的文献回顾，下面从 PAP（主要是 CPAP）治疗 OSAHS 的效应、依从性、副作用等几方面进行评估。

（一）CPAP 治疗 OSAHS 的有效性

根据研究方法必须是随机对照设计（部分研究还是随机对照双盲设计）的前提，纳入了 29 篇关于 CPAP 治疗 OSAHS 疗效的文章。其中，45% 使用假 CPAP（sham - CPAP）作为对照组，31% 使用安慰剂药片作为对照组，还有 24% 采用保守疗法（如减肥，体位治疗等）作为对照组。主要根据 AHI，睡眠结构，白日嗜睡程度，生活质量，神经行为能力和心理效应以及心血管并发症（高血压）这几个方面来评价 CPAP 治疗 OSAHS 的疗效。

1. AHI　总的来说，CPAP 治疗能消除呼吸紊乱从而降低 AHI 并明显优于安慰剂和保守疗法。这种优势在短期（1 周）和长期（3 月）随访过程中也十分突出。

2. 睡眠结构　CPAP 治疗是否能提高总睡眠时间及减少 1，2 期睡眠比例仍存在矛盾的结果；相比于体位治疗，CPAP 治疗对于睡眠结构的改善并没有优势；但与安慰剂组相比，部分研究显示 CPAP 治疗能提高快眼动（REM）比例及降低唤醒指数。

3. 白日嗜睡程度　包括主观和客观嗜睡程度的评估。大多数研究采用 ESS 量表（epworth sleepiness scale）进行白日嗜睡的主观评价。相比于安慰剂对照组，这些研究的绝大多数认为 CPAP 治疗能减轻主观白日嗜睡。但与采用保守治疗或体位治疗的对照组相比，CPAP 治疗对改善主观白日嗜睡并没有统计学上差异。而 CPAP 治疗对客观嗜睡程度的影响更具有争议。采用假 CPAP 作为对照组的 3 个研究中的两个试验，通过醒觉维持试验（maintenance of wakefulness test，MWT）评估客观嗜睡程度，结果显示 CPAP 治疗能明显改善客观白日嗜睡。另一研究采用的是多次小睡潜伏试验（multiple sleep latency test，MSLT）来进行评估，结果为阴性，但该研究纳入了一些治疗前并无嗜睡的患者。如果采用药片安慰剂作为对照组，6 个研究中仅两个显示 CPAP 治疗占优势。另外两个研究则显示，与采用保守治疗的对照组相比，CPAP 治疗对改善客观白日嗜睡没有统计学上差异。

4. 神经行为能力和心理效应　包括认知过程，注意力持续时间，反应能力，记忆力和情绪的评估。9 个安慰剂对照组的研究中仅两个显示 CPAP 治疗可改善 OSAHS 患者的认知过程。与保守治疗或安慰剂组相比，CPAP 在注意力持续时间，反应能力，记忆力和情绪方面的效应存在不一致的结论，可能与选用的评估方式不同有关。

5. 生活质量　主要采用 SF36（nottingham health profile）和特定疾病测量（functional outcomes of sleep questionnaire）来进行评估。CPAP 组和保守治疗或安慰剂组相比，对生活质量的影响也存在不一致的结论。部分研究显示 CPAP 治疗可能提高了 OSAHS 患者的生活质量。

6. 心血管并发症（主要是高血压）　大多数研究显示 CPAP 治疗能降低夜间血压，但对动脉平均压没有明显改善。其中两个研究显示 CPAP 治疗能降低平均舒张压。目前只有一篇文章报道了 CPAP 治疗对轻度 OSAHS 血压的影响。结果显示：与安慰剂对照组相比，CPAP 治疗对轻度 OSAHS 血压的影响没有明显差别。因此，CPAP 治疗对轻度 OSAHS 血压的效应并不清楚。

（二）影响 PAP 治疗顺应性的因素

PAP 治疗的关键在于长期坚持佩戴 PAP 呼吸机，也就是 OSAHS 患者对 PAP 治疗的顺应性。PAP 治疗的顺应性包括两个方面：对 PAP 机治疗的接受性和长期坚持性。也有研究者将顺应性定义为使用 PAP 机≥70%的晚上，每晚使用≥4 小时。实际上，OSAHS 主观顺应性明显要高于客观顺应性。影响 PAP 治疗顺应性的因素包括 OSAHS 疾病本身的严重程度，面罩类型，湿化，随访以及积极宣教等等。

1. OSAHS 的严重程度　大多数的研究认为 OSAHS 严重程度或 AHI 与 PAP 顺应性明显相关。PAP 治疗的长期客观顺应性及 PAP 每晚使用小时数与治疗前 AHI 呈正相关。因此，AHI 是 PAP 治疗顺应性的一个独立预测因素。

2. 面罩类型　研究对比了不同类型面罩对 PAP 顺应性的影响。大多数患者认为鼻罩比口鼻全面罩更为舒适，因而其夜间 PAP 治疗的顺应性要高于使用口鼻全面罩组。但是，对于腭垂腭咽成形术（UPPP）后或鼻炎反复鼻塞不能耐受鼻罩的患者，可以试用口鼻全面罩进行 PAP 治疗。两个研究报告了鼻罩和单纯经口面罩的 PAP 治疗对 OSAHS 主客观顺应性的影响，结果显示没有统计学上差异。还有一研究对比了鼻枕（nasal pillow）和鼻罩，尽管二者在客观顺应性上没有差别，由于鼻枕副作用小，漏气少和对睡眠干扰小，患者更倾向于选择鼻枕来进行 PAP 治疗。

3. 气道湿化　大多数研究认为 PAP 治疗时加用湿化器可以减轻 PAP 治疗时口咽鼻部的干燥不适，从而提高患者对 PAP 治疗的顺应性。但也有一研究结果发现湿化并不能增加患者的舒适度和顺应性。另外，研究发现加热湿化的 PAP 治疗可导致 OSAHS 患者上呼吸道感染的几率增加，尤其是湿化设备未能得到很好清洗时。

4. 教育和随访　对 OSAHS 患者的教育和密切随访可以提高 PAP 治疗的顺应性。教育包括宣教、科普讲座及介绍 OSAHS 知识的宣传小册子。随访包括定期电话随访，家访等。DeMolles 等建立的电脑化管理的电话随访系统可以对 OSAHS 患者提供关于 PAP 的系统教育和管理，和传统的随访方法相比，可以明显提高每晚使用 PAP 的小时数。

（三）双水平气道正压通气（bilevel PAP，BiPAP）

BiPAP 也是一种无创气道内正压通气模式，在吸呼气相提供不同的压力支持，即需同时设定气道内吸气正压水平（IPAP）和气道内呼气正压水平（EPAP）。与常规通气机比较，IPAP 等于 PSV，而 EPAP 则等于 PEEP。这一模式本质上等于 PSV，差别在于 BiPAP 为一种流量触发的系统，应用时需通过鼻面罩来进行，因此不需建立人工气道（如气管切开或插管）。潮气量、流速率和吸气时间均随患者的呼吸力量、所设置的压力和肺顺应性及气道阻力而改变。BiPAP 通气机具有两种可调节的气道压力水平，因而在吸气时可使用较高的压力。对需要较高 CPAP 水平的 OSAHS 患者可降低呼气期的压力，减少呼吸功，提高舒适性，从而改善患者对 PAP 治疗的顺应性。另外，BiPAP 还常用于 COPD、肥胖低通气综合征和限制性肺疾患病人的无创治疗。

1. BiPAP 治疗有效性的评估　大多数研究显示 BiPAP 治疗能有效降低 OSAHS 的 AHI 指数并改善白日嗜睡。但与 CPAP 相比，BiPAP 在改善 AHI 指数，白日嗜睡和睡眠质量方面并没有统计学差异。

2. BiPAP 治疗顺应性、舒适性的评估　研究显示：对于单纯 OSAHS 患者，选用 BiPAP 和选用 CPAP 长期治疗每晚应用的小时数并没有统计学差异。但对于合并严重肥胖，有高碳酸血症，清醒时就存在低氧的 OSAHS 患者，更愿意选择 BiPAP 治疗。对于 CPAP 治疗压力不高且没有其他合并症的 OSAHS 患者，不推荐应用 BiPAP 治疗。

（四）CPAP/BiPAP 治疗 OSAHS 实践指南 2006

Kushida 等在以往实践参数上反复修订，于 2006 年出版了 CPAP/BiPAP 治疗 OSAHS 的实践指南。主要内容包括：①OSAHS 的诊断必须通过已被肯定且已建立好的诊断方法来进行；②研究已证实 CPAP 治疗 OSAHS 有效；③在技术人员及睡眠多导图监测下整晚的实验室压力滴定是理想的压力滴定方法。但是，分夜诊断及压力滴定（split - night titration）的方法目前已被证实是可靠可行的；④ CPAP 使用应该有客观的监控以确保其得到有效使用；⑤推荐初期 CPAP 随访在 CPAP 治疗后最初几周内，以便尽早建立患者的治疗档案及治疗出现问题时的补救措施；⑥推荐长期 CPAP 随访应每年进行或根据需要定期咨询面罩，机器及使用过程中的问题；⑦推荐加用加热湿化器及对患者进行定期系统性的培训宣教；⑧ PAP 治疗可改善 OSAHS 患者的主观嗜睡；⑨CPAP 和 BiPAP 的使用是安全的；其副作用和不良事件非常轻微且是可逆的；⑩ BiPAP 可用于治疗一些限制性肺疾患或伴有高碳酸血症的低通气综合征患者。

（五）自动调节气道正压通气（automatic adjusting PAP，APAP）

APAP，亦称 auto - CPAP，其治疗 OSAHS 的原理与 CPAP 的类似，也就是在治疗期间，通过鼻面罩，持续向上气道输送一个有效的正压（Peff），防止气道塌陷，从而消除呼吸暂停和低通气以及打鼾。不同的是，APAP 可感知因呼吸暂停、低通气和打鼾所引起的气流振动以及上气道阻力和气体流量的改变，从而自动调整并输送出患者实际需要的治疗压力，降低了治疗的有效平均压力。

1. APAP 治疗顺应性、舒适性的评估　在患者醒觉情况下，如果没有发生呼吸紊乱，机器则自动调定压力到所设置的最低压力水平，降低了与压力相关的副作用，从而提高了患者对 PAP 治疗的耐受性，尤其适用于轻型或对 CPAP 治疗耐受较差者。Nolan 等发现 APAP 对轻中度 OSAHS 的治疗与 CPAP 一样有效，治疗压≥8cmH$_2$O 者倾向于选择 APAP，而≤8cmH$_2$O 者更愿意选择 CPAP 治疗。近期 Parish 等研究结果显示：25 名不能耐受 CPAP 治疗的 OSAHS 患者，有 11 名接受了 APAP 治疗，随访 1 月，均坚持使用 APAP 机≥70% 的晚上，每晚使用≥3 小时。因此认为，APAP 可提高 OSAHS 患者对 PAP 治疗的接受率和顺应性。

2. APAP 治疗的缺点　①大多数 APAP 通过感知因呼吸暂停、低通气和打鼾所引起的气流振动/上气道阻力/气体流量的改变来调整其输出的压力值。因此对于不打鼾或经腭垂咽软腭成形术（uvulopalatopharyngoplasty，UPPP）后的 OSAHS 患者，还有中枢性睡眠呼吸暂停低通气综合征（CSAHS），均不建议 APAP 治疗；②少数 APAP 所监测参数的代表性不够，有时不能反映患者实际的呼吸紊乱情况，从而导致一些中、重度患者治疗失败；③由于 APAP 压力的自动调定，仍可能会提高微觉醒，从而影响睡眠有效性。

3. APAP 设备诊断和治疗 OSAHS 实践指南 2007　受美国睡眠医学会之托，Morgenthaler 等在 2002 年 APAP 实践指南上进行修订，于 2007 年底出台了 APAP 设备诊断和治疗 OSAHS 的新实践指南。主要内容包括：①不推荐 APAP 设备用于 OSA 的诊断；②不推荐 APAP 对下列疾病进行压力滴定和治疗：A. 充血性心衰；B. 明显肺疾患，如慢性阻塞性肺病（COPD）等；C. 不完全由 OSA 所致的严重夜间氧减，比如肥胖低通气综合征；D. 无明显打鼾者，包括 UPPP 术后者；E. 中枢性睡眠呼吸暂停低通气综合征（CSAHS）；③目前不推荐 APAP 设备用于分夜诊断及压力滴定（split – night titration）；④ APAP 设备可用于中重度 OSAHS 在多导睡眠图监测下的压力滴定，从而确定其长期 CPAP 治疗的有效压力值；⑤ APAP 设备可用于单纯中重度 OSAHS（无充血性心衰，COPD，中枢性睡眠呼吸暂停综合征或低通气综合征等合并症）的长期治疗；⑥APAP 设备可用于单纯中重度 OSAHS（无充血性心衰，COPD，中枢性睡眠呼吸暂停综合征或低通气综合征等合并症）在无技术人员及睡眠多导图监测下的压力滴定；⑦采用 APAP 滴定的压力进行固定 CPAP 治疗或采用 APAP 治疗的患者必须密切随访其治疗的有效性和安全性；⑧如果采用 APAP 滴定的压力治疗或 APAP 治疗无效或症状无改善，需重新进行标准 CPAP 压力滴定。

（六）C – flex PAP

Flexible positive airway pressure（C – Flex PAP），是在 CPAP 基础上，在呼气期根据患者的呼气流率产生一个较低水平的正压，从而提高 OSAHS 患者对 CPAP 治疗的依从性，且价格较 BiPAP 便宜。关于 C – Flex 治疗 OSAHS 的研究目前报道不足 10 篇，主要是以 CPAP 治疗组作为对照来评估 C – Flex 治疗的有效性和顺应性。和 CPAP 相比，C – Flex 治疗 OSAHS 患者同样有效，唤醒指数大致相等，短期治疗口干的副作用降低。但治疗 7 周后，两组口干的差别就消失了。尽管 OSAHS 患者认为 C – Flex 更舒适而更愿意选择 C – Flex 治疗，但两组的长期顺应性没有统计学差别。另外，近期还有一篇报道研究了伟康公司一款集 APAP 和 C – Flex功能一体的 RSA C – Flex 治疗 OSAHS 的有效性和依从性。结果显示，其治疗效果等同于 CPAP，患者主观更愿意选择 RSA C – Flex 治疗。

综上所述，单纯 OSAHS 患者选择哪一种 PAP 治疗，需结合患者 OSA 的严重程度，身体状况，经济条件，自身主观意愿来综合考虑。CPAP 是首选，如果治疗压力较高且不能耐受 CPAP 治疗者，可以试用 C – Flex，APAP 或 BiPAP 治疗来提高耐受性和顺应性。另外，选择合适而又舒适的面罩对提高耐受性和舒适性也非常重要。

三、外科手术治疗

外科手术用于治疗 OSAHS 已近 30 年，涉及的手术方式较多。术前不仅需完成睡眠多导图（PSG）监测评价其严重程度，还应全面体格检查以判断上气道的阻塞部位。对于有确切阻塞部位的轻症患者或患者不能接受 PAP 或口腔矫治器治疗者，可考虑外科手术治疗。分阶段多部位手术的治疗效果要好于以前的手术方式，治疗前仍需严格掌握适应证，一般适用于单纯鼾症、轻度和部分中度患者。当 OSAHS 患者有明显解剖异常如腺样体肥大、鼻中隔偏曲、鼻孔畸形和扁桃体肥大等情况时常需要手术治疗。手术方式包括气管切开造口术，腭垂腭咽成形术（uvulopalatopharyngoplasty，UPPP），激光辅助腭垂腭咽成形术（laser – assisted uvulopalatopharyngoplasty，LAUP），鼻中隔成形术（septoplasty），舌外科手术，颌面外科手术，射频减容术及外科减肥手术等等。但是关于外科手术治疗 OSAHS 长期疗效评估的研究相对较少。不管进行何种外科手术，术后均应定期随访，重复 PSG 监测以客观评价治疗效果。下面简要介绍几种临床上常用的治疗 OSAHS 的手术方式。

（一）腭垂腭咽成形术（uvulopalatopharyngoplasty，UPPP）

1981 年 Fuijita 等提出用 UPPP 治疗 OSAHS。UPPP 是经口摘除扁桃体，切除部分扁桃体的前后弓、部分软腭后缘，包括腭垂，增大口咽和鼻咽入口直径、减少腭咽括约肌的容积，以防止睡眠时的上气道阻塞。最适合 UPPP 的患者是无肥胖无呼吸暂停的单纯鼾症。Sher 分析了 37 篇文章，汇总了 500 多名接受 UPPP 手术的 OSAHS 患者资料，发现：术后 AHI 平均降低 38%，呼吸暂停指数（AI）降低 55%，但是 AHI 下降 1/3 并没有达到理想的治疗效果，尤其对中重度 OSAHS 患者。一些文献里将术后 AHI 较术前减低至少达到 50% 以上定为 UPPP 治疗成功有效的标准，与 PAP 治疗有效性的标准相差甚远，特别不利于 BMI 大于 30 或最低氧饱和度低于 88% 者，该标准存在一定问题，应在临床上进一步探讨验证。另外，对 UPPP 术后的随诊发现，初期治疗有反应者随时间推移约有一半会复发，通常与体重增加有关。UPPP 的并发症包括：腭咽功能不全 2%，术后出血约 1%，鼻咽部狭窄 1%，声音改变 1%，围手术期上气道阻塞 0.3% 和死亡 0.2%。

（二）激光辅助腭垂腭咽成形术（laser - assisted uvulopalatopharyngoplasty，LAUP）

LAUP 是用激光部分切除腭垂和软腭组织。从 1990 年 Kamami 报道后开始流行。激光手术过程简单，可在门诊进行，无需全身麻醉。主要并发症是疼痛，可能会持续几个星期，其他与 UPPP 类似。根据定义治疗成功的标准不同，LAUP 治疗 OSAHS 的成功率在 0% ~48% 之间。美国睡眠医学会和大多数外科医师推荐单纯打鼾者采用这种手术方法。

（三）颌面外科手术

主要术式包括下颌前移术和上下颌前移术（MMA）。主要用于小颌发育畸形，下颌后缩的 OSAHS 患者，选择好适应证，有较好的疗效。对单纯肥胖者效果较差。手术过程创伤较大，术前需向患者交待相关手术风险。其对 OSAHS 的长期疗效还需进一步验证。

（四）射频消融术

射频消融术（radiofrequency volumetric tissue reduction，RFVTR）近年来被用于 OSAHS 患者软腭、舌基底及鼻中隔的减容治疗。与 LAUP 相比，RFVTR 更为安全且术中术后疼痛较轻。但 RFVTR 对 OSAHS 的疗效有限，且有较高的复发率，目前仅推荐用于单纯鼾症的治疗。

（五）联合外科术式治疗

可分阶段，联合多种外科术式治疗。根据患者实际情况，进行包括 MMA，颏舌前移术（GA），舌骨悬吊术（HS），UPPP 和 RFVTR 等不同组合的手术治疗。有报道采用 Riley - Powell - Stanford Protocol 分期手术，Ⅰ期有效率约为 61%，Ⅱ期有效率可达 95% 以上。Richard 等研究了 22 例 OSAHS 患者同时进行 UPPP，RFVTR，HS，GA 治疗，结果显示其有效率为 45%。但目前关于联合外科术式治疗的报道病例数较少，其有效率的标准不统一，临床上还需进一步验证。

（六）气管造口术

对严重 OSAHS 患者伴严重的低氧血症，导致昏迷、肺心病心衰或心律紊乱者，实行气管造口术，是防止上气道阻塞、解除致命性窒息最有效的紧急性措施；也可用于拟行 UPPP 的严重 OSAHS 者的术前准备；严重肥胖患者未达到减肥效果前也可先行气管造口术抢救生命，待其他治疗方法证明有效后再拔除气管导管。早期可减少 83% 的睡眠呼吸暂停，82% 患者白日嗜睡改善，40% 的高血压恢复正常。气管造口术对 OSAHS 的长期疗效也非常肯定。其主要缺点是长期保留导管会影响患者的生活质量，容易造成气管切口周围及下呼吸道的感染。

（七）外科减肥手术

大约70%的OSAHS患者合并肥胖。对于OSAHS合并肥胖的患者，减肥治疗非常必要。严重肥胖者还可选择外科手术减肥。近年来国外外科减肥术式主要包括：腹腔镜可调节捆扎带胃减容术（laparoscopic adjustable gastric banding，LAGB），腹腔镜胃绕道手术（laparoscopic Roux-en-Y gastric bypass，LRYGB）。采用腹腔镜手术其创伤及并发症均较开腹手术减少。多个研究已证实LAGB和LRYGB可以获得明显体重减轻和长时间的减重维持，明显降低AHI，改善白日嗜睡。术后1个月后就起效，长期随访（5年）疗效仍明显，大多数患者已无需CPAP治疗。LRYGB较LAGB减肥效果更为明显肯定，但手术时间长，手术并发症更为严重。LRYGB的手术并发症发生率约为10%，死亡率不足1%。主要并发症包括切口疝，伤口感染和维生素吸收不良性缺乏。

四、口腔矫治器治疗

尽管PAP是目前治疗OSAHS最有效、首选的无创手段，但仍有一部分OSAHS患者尤其是轻症、年纪较轻者不能接受或耐受PAP治疗。除了PAP，短期内迅速起效治疗OSAHS的无创方法还有口腔矫治器。尽管其疗效不如PAP，但其体积小，携带方便，副作用轻微，无创伤性和可逆性，仍是一种有效的治疗OSAHS的方法。但是，由于对牙齿、口腔卫生的要求较高，约有34%的OSAHS患者不适于口腔矫治器治疗。目前口腔矫治器主要用于不能耐受PAP治疗的轻中度OSAHS和鼾症患者。Hoffstein回顾分析了1982～2006年89篇关于口腔矫治器治疗OSAHS的文章，共有3027位OSAHS患者被纳入到研究中。下面主要介绍口腔矫治器治疗OSAHS的有效性，与其他治疗方法的比较，副作用和长期顺应性。

（一）口腔矫治器的类型

主要分为：①软腭抬高器（soft palate lifters，SPL）；②舌保持器（tongue retaining devices，TRD）；③下颌前移器（mandibular advancement appliances，MAA）。目前第一种临床上不再使用，第二种应用也较少。常用的口腔矫治器是第三种（MAA）。主要是将下颌拉向前，下颌骨向前，使颏舌肌亦拉向前，从而使下咽腔开放。此外，由于舌的位置也向前，使舌对着咽壁的软腭分开，减轻了鼻咽阻塞，从而达到预防或降低睡眠时上气道塌陷的目的。其装置可分为固定式和可调式。能产生最大有效性而副作用最小的下颌前伸距离为最佳距离。因此，OSAHS患者配置口腔矫治器需要口腔科医师反复测定头颈部、上气道参数和调试该距离，必要时可在PSG监测下进行调试。配好后还需行口腔矫治器+PSG监测以评估其疗效。

（二）口腔矫治器治疗OSAHS有效性的评估

1. 对AHI的影响　定义口腔矫治器治疗成功率为：治疗后AI小于5次/小时或AHI小于10次/小时人数占总人数百分比；有效率：治疗后AHI较治疗前下降50%以上（尽管AHI仍大于10次/小时）的人数占总人数百分比。根据Hoffstein总结的结果：大多数入选的OSAHS是轻中度患者，因此口腔矫治器治疗OSAHS的成功率和有效率分别为54%和21%；而仅根据随机安慰剂对照的研究结果，则成功率和有效率为50%和14%。

2. 对单纯鼾症的效应　无论是主观的问卷调查还是客观的鼾声分贝测定，结果均显示口腔矫治器治疗能明显降低但并不能消除单纯鼾症者的鼾声。约70%的鼾症和同室者报告使用口腔矫治器后鼾声明显降低。

3. 对OSAHS白日嗜睡和精神行为的效应 使用口腔矫治器后，ESS评分从治疗前11.2降至7.8。部分研究还显示：口腔矫治器治疗对OSAHS白日嗜睡和精神行为（包括MWT，SF-36问卷，HADS焦虑和抑郁积分，认知功能等）的改善，与PAP治疗相比没有明显统计学差异。

4. 对心血管的效应 口腔矫治器对心血管的效应还不是很清楚，部分研究显示，长期佩戴口腔矫治器可能对OSAHS的血压有降低效应。

（三）与其他治疗方法的比较

研究显示：口腔矫治器能降低AHI约42%，而CPAP为75%，UPPP则为30%。CPAP最为有效，但绝大多数患者更愿意选用口腔矫治器治疗。

（四）口腔矫治器的副作用

短期的主要副反应是口水过多，口腔、颞颌关节和牙齿的不适感。但较轻微，不影响患者继续使用口腔矫治器。部分患者停戴口腔矫治器主要是认为其没有治疗效果。长期副作用主要是对牙齿发育的影响（尤其是儿童患者），可致牙齿咬合不良。

（五）长期顺应性

评估顺应性相对困难，因为口腔矫治器治疗的是轻症或单纯鼾症患者，大多无合并症和白日症状，治疗表面上是同室者受益最大，从而对患者打鼾的抱怨减少，患者也因此可能停止佩戴口腔矫治器。所以，顺应性研究结果不一，1年后口腔矫治器的顺应性为4%～76%不等。最大的研究是Almeida等进行的问卷随访，平均配置口腔矫治器的时间近6年。共发放544份问卷，回应者仅251份。回应者的长期顺应性为64%（161/251）。停戴的原因主要是不舒服（44%）和治疗效果不明显（34%）。同样，分析21篇回顾性文章，共3107名患者，随访33个月后，仍有56%～68%的患者继续使用口腔矫治器。

（黄 蓉 肖 毅）

参 考 文 献

1. Morgenthaler TI, Kapen S, Lee-Chiong T, et al. Practice parameters for the medical therapy of obstructive sleep apnea. Sleep, 2006, 29 (8): 1031-1035

2. Kiely JL, Nolan P, McNicholas WT. Intranasal corticosteroid therapy for obstructive sleep apnoea in patients with co-existing rhinitis. Thorax, 2004, 59 (1): 50-55

3. Barnes M, McEvoy RD, Banks S, et al. Efficacy of positive airway pressure and oral appliance in mild to moderate obstructive sleep apnea. Am J Respir Crit Care Med, 2004, 170 (6): 656-664

4. Gay P, Weaver T, Loube D, et al. Evaluation of positive airway pressure treatment for sleep related breathing disorders in adults. Sleep, 2006; 29 (3): 381-401

5. Barbé F, Mayoralas LR, Duran J, et al. Treatment with continuous positive airway pressure is not effective in patients with sleep apnea but no daytime sleepiness. a randomized, controlled trial. Ann Intern Med, 2001, 134 (11): 1015-1023

6. DeMolles DA, Sparrow D, Gottlieb DJ, et al. A pilot trial of a telecommunications system in sleep apnea management. Med Care, 2004, 42 (8): 764-769

7. Kushida CA, Littner MR, Hirshkowitz M, et al. Practice parameters for the use of continuous and bilevel positive airway pressure devices to treat adult patients with sleep - related breathing disorders. Sleep, 2006, 29 (3): 375 - 380
8. Nolan GM, Doherty LS, Mc Nicholas WT. Auto - adjusting versus fixed positive pressure therapy in mild to moderate obstructive sleep apnoea. Sleep, 2007, 30 (2): 189 - 194
9. Parish JM, Miller BW, Hentz JG. Autotitration positive airway pressure therapy in patients with obstructive sleep apnea who are intolerant of fixed continuous positive airway pressure. Sleep Breath, 2007, Nov 28 [Epub ahead of print]
10. Morgenthaler TI, Aurora RN, Brown T, et al. Practice parameters for the use of autotitrating continuous positive airway pressure devices for titrating pressures and treating adult patients with obstructive sleep apnea syndrome: An update for 2007. An American Academy of Sleep Medicine report. Sleep, 2008, 31 (1): 141 - 147
11. Aloia MS, Stanchina M, Arnedt JT, et al. Treatment adherence and outcomes in flexible vs standard continuous positive airway pressure therapy. Chest, 2005, 127 (6): 2085 - 2093
12. Nilius G, Happel A, Domanski U, et al. Pressure - relief continuous positive airway pressure vs constant continuous positive airway pressure: A comparison of efficacy and compliance. Chest, 2006, 130 (4): 1018 - 1024
13. Mulgrew AT, Cheema R, Fleetham J, et al. Efficacy and patient satisfaction with autoadjusting CPAP with variable expiratory pressure vs standard CPAP: A two - night randomized crossover trial. Sleep Breath, 2007, 11 (1): 31 - 37
14. Sher AE. Upper airway surgery for obstructive sleep apnea. Sleep Med Rev, 2002, 6: 195 - 212
15. Richard W, Kox D, Herder C, et al. One stage multilevel surgery (uvulopalatopharyngoplasty, hyoid suspension, radiofrequent ablation of the tongue base with/without genioglossus advancement), in obstructive sleep apnea syndrome. Eur Arch Otorhinolaryngol, 2007, 264 (4): 439 - 444
16. Pajecki D, Dalcanalle L, Souza de Oliveira CP, et al. Follow - up of Roux - en - Y gastric bypass patients at 5 or more years postoperatively. Obes Surg, 2007, 17 (5): 601 - 607
17. Angrisani L, Lorenzo M, Borrelli V. Laparoscopic adjustable gastric banding versus Roux - en - Y gastric bypass: 5 - year results of a prospective randomized trial. Surg Obes Relat Dis, 2007, 3 (2): 127 - 132
18. Hoffstein V. Review of oral appliances for treatment of sleep - disordered breathing. Sleep Breath, 2007, 11 (1): 1 - 22
19. Almeida FR, Lowe AA, Tsuiki S, et al. Long - term compliance and side effects of oral appliances used for the treatment of snoring and obstructive sleep apnea syndrome. J Clin Sleep Med, 2005, 1 (2): 143 - 152
20. Kushida CA, Morgenthaler TI, Littner MR, et al. Practice parameters for the treatment of snoring and Obstructive Sleep Apnea with oral appliances: An update for 2005. Sleep, 2006, 29 (2): 240 - 243

第三十八章　老年肺癌的治疗

肺癌是世界范围内最常见的肿瘤，在西方国家居癌症致死率之首。非小细胞肺癌（NSCLC）约占全部肺癌的80%～85%，小细胞肺癌（SCLC）仅占15%～20%。多数患者诊断时肺癌已发展至晚期，且半数以上诊断时年龄已超过65岁。美国最新调查结果显示中位诊断年龄为70岁。20世纪90年代的统计结果显示，年龄50岁或以下者肺癌的发生率和死亡率有所下降而70岁以上者呈上升趋势。因此，老年肺癌的治疗成为肿瘤医师需要经常面对的问题。

老年患者由于脏器功能和药代动力学等自身的原因制约了最佳治疗方案的选择，目前许多临床研究将他们排除在外，由于长期形成但未被完全证实的老年患者肿瘤进展缓慢及不能耐受治疗中的突发事件等概念，使这一人群未得到充分研究或治疗。另外，老年肺癌的标准治疗方案不应仅遵循回顾性研究结果。最近，北部肿瘤治疗中心（NCCTG）分析显示应增加更多针对老年患者的研究以使其得到更有效的治疗。

一、早期 NSCLC

（一）手术治疗

手术作为老年肺癌患者治愈手段的重要性一直是世界范围内争论的题目。

1. 术前评价　首先应谨慎选择可手术治疗的患者以减少术后并发症和病死率。选择术后可以有较长预期生存、可接受的术后病死率及生活质量不会明显下降者，进行准确的术前评价。

（1）TNM 分期　根据 TNM 分期进行术前准确评价对每个患者都至关重要，老年患者亦然。必须行全身 CT 和 PET 扫描。任何可疑淋巴结如气管周、气管前、2R、4R、2L、4L、3、7 组淋巴结均需纵隔镜活检以明确；主肺动脉窗、隆突下、食管旁和下肺韧带淋巴结也可通过超声引导下针吸活检（EUS－FNA）、胸腔镜（VATS）等行活检；疑有锁骨上淋巴结转移者应超声引导下活检。对老年有明确 N_2 淋巴结转移者是否行术前诱导化疗仍有争议。

与以往报道不同，最近研究显示，有选择的新辅助化疗后可以手术的患者，有可疑纵隔淋巴结残留时，PET 扫描的安全性优于再次纵隔镜检。另一研究显示，PET 原发灶和转移淋巴结最大摄取值的下降预示病理可能为恶性，如淋巴结的摄取值持续高水平而与残余病灶不等，需行进一步活检。

（2）心肺功能评价　老年患者术前必须行准确的肺功能评价，包括肺量计和动脉血气分析。PaO_2 在临界值者需行进一步检查包括肺闪烁扫描法、6 分钟步行试验或爬楼试验。70 岁以上 $FEV_1 < 55\%$ 或 $PaO_2 < 60mmHg$ 者并发症明显增高，80 岁以上患者肺功能评价需更严格。心功能评价包括心电图和心脏超声检查，有严重心脏病或可疑病史者需行进一步检查。

（3）其他危险因素　包括近期体重下降、糖尿病、肝肾功能异常等均增加术后并发症，建议尽量戒烟。一般状况（ECOG）评价也非常重要，一项新推荐的评估模式（a fuzzy logic test）对于老年患者术前危险因素和术后并发症的评估可能更有意义。其他社会因素如婚姻和经济状况与手术预后的关系仍有争议。

2. 手术指南

（1）70～75岁已有病理证实 N_2 淋巴结转移者可先行诱导化疗，然后手术。

（2）75岁以上有 N_2 淋巴结转移者需进行个案讨论以决定是否手术，80岁以上者不建议手术治疗。

（3）80岁以上无淋巴结转移者需行肺实质减容手术，而非大的肺切除术如全肺切除术，早期患者可行楔形切除。

3. 手术治疗　有证据显示，老年患者可以从手术中受益。虽然老年患者相对于年轻患者更易早期发现肿瘤，虽然姑息化疗生存期相对较低，但他们仍明显不愿接受手术治疗。即使手术其手术方式多采取非解剖切除，而不根据术前肺功能调整。ⅠA期解剖切除老年患者术后5年生存率为82%，微创技术（如可视胸腔镜）或小切口及麻醉的改进均可降低手术风险且术后恢复快。是否行根治性淋巴结清扫术近10年一直备受争议。多数研究认为它对预后非常重要，但增加了术后风险（包括出血、喉返神经和膈神经损伤、乳糜胸），因此易感人群不宜进行。对于手术范围也有争议，有人主张保守术式（部分或楔形切除＋淋巴结活检）取代解剖切除联合根治性淋巴结清扫术。Spaggiari 等建议对肺功能较差、有心脏病史或80岁以上者保守手术治疗。

4. 术中和术后　老年患者术中应尽量减轻麻醉抑制并持续监测心电图、体温、尿量、氧饱和度及潮气量等。合并 COPD 的患者术前、术后注意物理治疗，以利术后恢复，减少住院时间，降低术后并发症如肺不张或肺炎的发生。术后镇痛也非常关键。新近研究显示肋间神经鞘管麻醉可有效控制术后疼痛。

5. 预后　ⅠA期小叶切除术可延长生存期。另一大规模研究证实71岁或以上者不管肺叶切除还是楔形切除术后生存无明显统计学差异。挪威的一项大规模研究显示，70～79岁术前有心肺疾病者术后死亡率高出一倍。年龄所致肺功能下降和术前诱导化疗与术后不良预后有关。70岁或以上新辅助化疗后的老年患者行全肺切除死亡率和呼吸系统并发症明显增加。有研究显示，新辅助化疗后 DLco 下降是术后出现呼吸系统并发症的敏感预测指标。诱导化疗后残余纵隔 N_2 淋巴结与较低5年生存相关，即使明确存在 N_2 淋巴结跳跃式转移而无叶、叶间和肺门淋巴结受累者，术后5年生存率为37%。

根据 Spaggiari 的报道，1998年1月至2005年6月间，共145例75岁以上（75～87岁，中位年龄77.8岁）NSCLC 患者行149例次手术治疗，其中4例二次手术。80岁以上者29例（20%），全肺切除9例，肺叶切除90例，袖状肺叶切除8例，其他为小范围切除，包括肺段切除18例，楔形切除21例，探查3例。术后病理为ⅠA18.1%（27/149），ⅠB30.9%（46/149），ⅡA4.0%（6/149），ⅡB18.8%（28/149），ⅢA13.1%（19/149），ⅢB9.4%（14/149），Ⅳ2.7%（4/149）。总的术后死亡率为0.6%，术后主要并发症11%，90天内死亡率6.7%，其中80%为非肿瘤原因死亡。Ⅰ期5年生存率75.2%，Ⅱ期为30.8%，Ⅲ期为14%。Ⅰ期患者不同手术方式（肺叶切除术对比小叶切除术）不影响长期生存。行全肺切除的75岁以上患者生存期均未达5年。

Leo未发表的一项资料显示，35例70岁或以上行全肺切除老年患者5年生存率17.5%，其中30例为男性；中位年龄73岁，15例右侧全切，而70例70岁以下组5年生存率为53.6%（$P=0.09$），两组患者30天内死亡率分别为11.4%和4.3%（$P=0.25$），总死亡率分别为54.2%和41.6%（$P=0.22$），呼吸系统并发症分别为25.7%和8.3%（$P=0.01$）。单变量分析显示两组死亡相关的危险因素均为出现呼吸系统并发症，老年组患者术前化疗、DLco和手术持续时间是出现呼吸系统并发症的危险因素。

综上所述，手术对于准确术前评估的老年患者是安全可行的，早期解剖肺切除的老年患者长期生存时间不短于年轻患者。全肺切除、手术过程延长或术前诱导化疗是术后并发症和死亡率增加的主要危险因素。

（二）辅助化疗

过去的3年中，多个大规模国际多中心临床研究显示，术后含铂方案化疗可提高Ⅱ到ⅢA期患者生存期。老年患者不能直接套用这些研究结果。他们由于器官功能下降导致对化疗耐受较差，尤其术后可能增加化疗相关毒性。因此，目前辅助治疗中普遍应用的含铂方案化疗可能不适用于术后的老年患者。几个问题需进一步讨论。是否由于高的毒性致死率和低的顺应性使老年患者不能或很少从含铂化疗方案中受益？与毒性反应和治疗并发症相比是否有足够证据显示老年患者能从目前可行的辅助治疗方案中受益？是否在特异性老年研究中修改方案或减少铂类剂量或应用不含铂类方案？关于老年辅助化疗的研究很少且均为回顾性研究。NSCLC亚组荟萃分析显示辅助化疗的受益不依赖于年龄。长春瑞滨辅助化疗国际研究选择不能接受铂类化疗的患者行单药长春瑞滨治疗（$30mg/m^2$，周疗，共16周），但因其获益过慢而提前终止。

加拿大国家癌症机构BR10研究通过回顾性分析，评价年龄对生存、化疗和毒性反应的影响。入选患者分为两组，一组年龄≤65岁，另一组年龄>65岁。除组织学（腺癌，年轻组58%，老年组43%；鳞癌，年轻组32%，老年组49%，$P=0.001$）和一般状况（$PS=0$者，年轻组53%，老年组42%，$P=0.01$）以外，两组基线预后因素基本相近。单变量分析（$HR=0.77$，$P=0.084$）和多变量分析（$HR=0.75$，$P=0.059$）均显示年轻组有较长的总生存期。75岁以上患者生存时间明显短于66~74岁者（$HR=1.95$，$P=0.02$）。65岁以上化疗者总生存期明显优于观察者（化疗组5年生存率68%，对照组为48%；$HR=0.61$，$P=0.04$）。老年患者化疗剂量不管铂类还是长春瑞滨均明显减少，与年轻患者相比很少能完成治疗且更多的拒绝治疗（$P=0.03$）。二组患者在G-CSF的应用、住院时间及毒性反应方面均无明显差异，其中年轻患者更易出现肌痛和情绪改变。这一回顾性分析显示，尽管化疗剂量低于年轻患者，辅助化疗仍能提高65岁以上患者总生存期，伴可接受的毒性反应。有证据显示减少化疗剂量可以降低老年患者的毒性反应。

预计很快会有更多回顾性分析资料源于国际临床研究，尽管有关术后NSCLC老年患者辅助化疗的前瞻性研究已获批准，但进展缓慢。希望在不久的将来，有更多耐受性好的新药如培美曲塞、厄洛替尼可以用于单药辅助治疗，尤其有铂类禁忌如轻中度慢性肾功能衰竭的老年患者。

（三）新辅助化疗

从未进行针对老年患者的新辅助化疗随机研究。法国一项针对所有人群对比术前化疗

（丝裂霉素、异环磷酰胺、顺铂）和单纯手术切除的Ⅰ、Ⅱ、ⅢA 期 NSCLC 患者的随机研究显示，术前化疗者 3～5 年生存率高出 9%～10%，尽管 P 值无明显统计学差异（P=0.09）。最近，一项对比早期 NSCLC 患者单纯手术和手术联合术前紫杉醇/卡铂化疗的Ⅲ期临床研究，由于辅助化疗研究的明确获益而提前终止，但它是迄今为止针对早期 NSCLC 患者术前化疗的大规模随机研究之一，对新辅助化疗的可行性起到里程碑式的作用，结果显示术前化疗有提高疾病无进展生存期和总生存期的趋势。

目前尚无针对老年患者新辅助化疗的研究，正在进行的一些研究可能进一步阐述可切除的 NSCLC 患者新辅助化疗的意义。Rosell 等将紫杉醇/卡铂联合手术的新辅助化疗和辅助化疗与单纯手术相比较。选用吉西他滨/顺铂的类似研究也在进行。

二、局部晚期 NSCLC

几个关于序贯和同步放化疗与单独放疗相比的随机研究显示联合治疗优于后者。最近的随机研究结果表明，同步放化疗优于序贯放化疗。

特异性老年患者的前瞻性Ⅱ期临床研究显示，调整方案和剂量的联合治疗如减低化疗剂量、应用不含铂类方案可用于老年局部晚期 NSCLCL 患者。

Atagi 等进行 70 岁以上Ⅲ期 NSCLC 老年患者的Ⅲ期临床研究，患者随机分为放疗组或放疗及同步卡铂治疗组。这一研究因 4 例患者（1 例为放疗组，3 例为放疗联合卡铂组）死于治疗毒性反应而提前终止。日本临床肿瘤放射治疗协会发现 2 例死亡是由于违背方案中的照射范围。试验终止时共入组 46 例患者，单纯放疗组中位生存时间 428 天（14.3 月），放疗联合化疗组 554 天（18.5 月），无统计学差异。由于过早终止，研究者无法判断联合治疗的有效性。对于这些随机研究的回顾性分析将老年患者的疗效与年轻患者相比较，结果不一，有分析认为老年患者毒性反应大且无生存获益，也有分析肯定了这一治疗模式在老年患者的可行性和有效性，包括同步治疗方案有更大的毒性，还有认为老年患者毒性增加而生存时间与年轻患者相当。

Langer 等认为选择合适的老年患者可以从同步放化疗中受益。他们评估了入选Ⅲ期临床研究的 595 例Ⅲ期 NSCLC 中的 104 例 70 岁或以上患者，随机分为先化疗继以每日放疗、化疗同时每日 1 次放疗或化疗同时每日两次放疗 3 组。结果显示，老年患者更易出现 3 度以上中性粒细胞减少和最大毒性反应，行同步放化疗者更易出现 3 度以上食管炎，中位生存时间以同步放化疗者最高（化疗同时每日一次放疗组 22.4 月，化疗同时每日两次放疗组 16.4 月，序贯治疗组 10.8 月，P=0.069）。老年患者更易出现急性毒性反应但可接受，长期毒性反应无统计学差异。NCCTG 进一步研究了年龄与化疗同时联合不同放疗方案疗效的关系。结果显示年轻患者 2 年和 5 年生存率分别为 39% 和 18%，而年龄 70 岁或以上者分别为 36% 和 13%（P=0.4）。两组 4 度毒性反应发生率分别为 62% 和 81%（P=0.003），4 度血液学毒性反应发生率分别为 56% 和 78%（P=0.003），4 度肺炎发生率分别为 1% 和 6%（P=0.02）。因此，局部晚期老年 NSCLC 患者鼓励行同步放化疗，但需严密监测毒副反应。Rocha Lima 等回顾性分析两个随机前瞻研究中年龄与联合治疗疗效的关系。入选患者随机分为先长春瑞滨/顺铂化疗，继以 30 次共 60Gy 放疗或先长春瑞滨/顺铂化疗，继以顺铂联合同步放疗（60Gy）。老年患者更易出现 3 度以上中性粒细胞减少（P=0.04）和肾脏毒性

（$P=0.0025$）。年龄与生存（$P=0.8$）和疗效（$P=0.3$）无关。

因缺乏对照组，尚需设计前瞻性研究以进一步明确老年局部晚期 NSCLC 患者联合放化疗的意义，对这一人群还有其他治疗可以选择，如放疗联合单药化疗、不含铂类的两药化疗、减少铂类剂量的含铂方案或靶向治疗。

三、晚期 NSCLC

对老年晚期 NSCLC 患者的治疗包括最佳支持治疗、第三代药物单药化疗、不含铂类的两药联合化疗、以铂类为基础的两药联合化疗及新药治疗。

前瞻性研究显示长春瑞滨、吉西他滨、紫杉醇和多西紫杉醇单药均可用于治疗老年患者。长春瑞滨治疗老年肺癌的Ⅲ期多中心意大利研究入选了 191 例患者，结果表明单药长春瑞滨与支持治疗相比可延长生存时间并改善生活质量，两组中位生存期分别为 27 和 21 周（$P=0.04$）。吉西他滨也广泛用于晚期 NSCLC，其对老年患者的作用被几个Ⅱ期临床研究证实。70 岁以上患者应用吉西他滨总有效率为 18% ~38%，中位生存时间 6.8 ~9 个月，毒性反应可以耐受。两个Ⅱ期临床研究显示，小于 70 岁和 70 岁或以上患者应用紫杉醇 210mg/m^2，21 天重复 1 次，其有效率和生存率无统计学差异。两组患者出现中性粒细胞减少分别为 73.9% 和 89.3%。为减少毒性，3 个Ⅱ期临床研究将紫杉醇改为周疗，有效率为 3% ~23%，中位生存期 6.8 ~10.3 个月。另一Ⅲ期临床研究入选了 182 例患者，应用多西紫杉醇 60mg/m^2，21 天重复 1 次，与长春瑞滨相比，中位生存期分别为 14.3 和 9.9 个月（$P=0.138$），疾病无进展生存期分别为 5.5 和 3.1 个月（$P<0.001$），客观有效率分别为 22.7% 和 9.9%（$P=0.019$），但多西紫杉醇组 3、4 度中性粒细胞减少出现率多于长春瑞滨组，分别为 82.9% 和 69.2%（$P=0.031$）。

为进一步提升上述结果，很多研究采用吉西他滨联合长春瑞滨的不含铂类两药联合方案。Frasci 等将上述联合方案和单药长春瑞滨相比较，共入选 120 例患者，联合治疗组中位生存期 7 个月，而单药组为 4.5 个月。但其他研究不支持该结论。一项大规模Ⅲ期随机研究提示，吉西他滨联合长春瑞滨不优于单药长春瑞滨或吉西他滨。该研究共入选 698 例老年患者，中位年龄 74 岁，275 例（39%）75 岁或以上。与单药相比，联合治疗不能提高生存期。长春瑞滨组、吉西他滨组和联合治疗组中位生存期分别为 36、28 和 30 周，1 年生存率分别为 38%、28% 和 30%。虽然 3 组患者生活质量相似，但联合治疗组毒性反应稍高，血小板减少和肝功能异常多于单药长春瑞滨组，中性粒细胞减少、呕吐、乏力、药物外渗、心脏毒性和便秘多于单药吉西他滨组。因此，在含铂方案化疗的前瞻性研究结果未得出以前，单药化疗是晚期 NSCLC 老年患者的有效治疗方案。

推荐以铂类为基础的化疗作为晚期 NSCLC 标准治疗方案，但迄今为止，尚缺乏有关老年患者的Ⅲ期前瞻性研究。老年 NSCLC 患者应用铂类化疗研究结果显示血液学和非血液学毒性均较明显。这一人群肌酐清除率下降可能导致潜在毒性反应增加。虽然有研究表明顺铂药代动力学不随年龄增加而改变，但其他研究显示，老年患者应用顺铂更易出现血液学毒性和化疗相关性死亡事件。与顺铂相比，卡铂毒性相对较低，但老年患者应用的安全性仍是问题。一项关于联合卡铂或顺铂治疗晚期老年 NSCLC 患者的回顾性研究显示，与年轻患者相比，年龄 70 岁以上者生存时间无差异而毒性反应明显增加。当然上述研究存在一定选择偏差，入选的老年患者并不能代表全体人群，而仅代表一小部分可以行积极治疗者。也许改良方案或减少铂类剂量更适用于老年患者。Feliu 等报道患者对低剂量顺铂（50mg/m^2）联合吉西他滨有良好耐受性，近期发表的几个Ⅱ期临床研究也显示卡铂低剂量或周疗方案可取得较好疗效和耐受性。

有证据显示老年患者二线治疗的可行性。Ⅲ期回顾性研究提示，培美曲塞和多西紫杉醇相比治疗老年或年轻晚期 NSCLC 患者，二组疗效和毒性反应均无明显统计学差异。因此，体力状况较好的老年患者可行二线治疗，培美曲塞毒性更小。

很少有研究涉及 80 岁以上老年患者。东部肿瘤协作组入选了 1139 例晚期 NSCLC 患者，仅 9 例 80 岁以上，该组患者应用含铂方案治疗疾病无进展生存时间和总生存时间均明显低于 70～79 岁患者。

靶向治疗可替代化疗用于晚期老年 NSCLC 患者。已有Ⅰ、Ⅱ、Ⅲ期临床研究证实，靶向治疗在年轻患者中的安全性高于化疗。厄洛替尼是一种小分子 EGFR 受体阻断剂，与支持治疗相比在二线治疗失败的晚期 NSCLC 患者显示出明确的生存优势且安全性高。Jackman 等进行Ⅱ期临床研究，入选 80 例年龄 70 岁以上初治的老年患者，经厄洛替尼治疗后有效率为 10%，稳定率为 41%，耐受性好，呼吸困难、咳嗽、乏力和疼痛等症状明显改善，中位生存期 10.9 个月。皮疹和腹泻是最常见的副作用，发生率为 81% 和 69%。另一口服血管内皮生长因子受体酪氨酸激酶抑制剂 ZD6474 和其他两种多靶点受体酪氨酸激酶抑制剂索拉菲尼和 sunitinib 也在用于老年患者的研究中，上述药物均显示良好的耐受性，确切的结论还有待于进一步研究。

四、局限期 SCLC

目前局限期 SCLC 的标准治疗是 4～6 周期化疗联合胸部放疗，对取得临床缓解的患者继以预防性全脑照射（PCI）。同步放化疗生存率优于序贯放化疗。

对于老年患者同步放化疗，尤其与含铂方案联合是否安全决定其可行性。Pignon 等荟萃分析显示胸部放疗可提高生存，3 年生存率 5.4% ±1.4%。但 70 岁以上老年患者未得到这一结果。其他研究结论相反。Intergroup Trial0096 显示年轻患者与老年患者相比，一天两次放疗优于传统的一天一次放疗，但后者 5 年生存期非常可观，尽管毒性反应增多，5 级以上不良事件发生率在老年组较高。Youen 等比较了 70 岁或以上和 70 岁以下患者的结果，患者行 4 程顺铂/依托泊苷化疗，同时一天一次或两次胸部放疗，剂量至 45Gy。381 例患者中 50 例（13%）年龄 70 岁或以上。年轻和老年组 4～5 度血液学毒性发别为 61% 和 84%（$P<0.01$），致死性毒性反应分别为 1% 和 10%（$P=0.01$），非血液学毒性无差异，治疗有效率分别为 88% 和 80%（$P=0.11$），5 年无病生存率分别为 19% 和 16%（$P=0.18$），局部进展时间和疗效持续时间无差异，总的 5 年生存率分别为为 22% 和 16%（$P=0.05$），年轻组优于老年组。上述结果与 NCCTG 分析 Protocol89－20－52 相近。该研究入选 263 例患者，随机分为顺铂/依托泊苷化疗联合一天一次或两次放疗两组。年轻者和老年 5 年生存率分别为 22% 和 17%（$P=0.14$），4 度放射性肺炎发生率分别为 0% 和 6%（$P=0.008$），5 度毒性反应发生率分别为 0.5% 和 5.6%（$P=0.03$）。这些结果均显示老年患者有治愈可能，虽然出现毒性反应几率较高。

已有为老年局限期 SCLC 患者设计的前瞻性研究，方案包括减低剂量的 2 程化疗和放疗，有效率在 75% ~89%，中位生存时间 12.6 ~15 个月，5 年生存率 13% ~18%。最近关于随机研究的荟萃分析证实缩短第一天化疗至最后一天放疗间隔是局限期 SCLC 预后重要因素。目前，联合治疗可能更适应于老年患者，因为治疗后 5 年生存率可达 16% ~17%，但必须注意治疗相关毒性反应可高达 5% ~10%。

Auperin 等荟萃分析显示 PCI 使 3 年生存率提高 5.4% 的作用不受年龄影响。研究显示，脑神经精神损伤和脑 CT 异常改变可能与 PCI 有关。因此，需慎重考虑应用 PCI 治疗，对于老年患者尤其已有神经系统疾病者更需谨慎。

五、广泛期 SCLC

以铂类为基础的多药化疗仍是广泛期 SCLC 治疗的标准方案，放疗主要为姑息治疗。化疗主要应用卡铂/依托泊苷方案，老年组毒性反应高于年轻患者。Ardizzoni 等入选 95 例患者，随机分为顺铂/依托泊苷化疗全剂量和低剂量组，全剂量组予 G - CSF 支持，由于分析结果显示低剂量组有效率低、生存时间短而提前终止，两组有效率分别为 68.7% 和 39.3%，1 年生存率分别为 39% 和 18%。几个Ⅱ期研究采用第三代化疗药物治疗老年患者。Okamoto 等也报道了卡铂/伊立替康方案的可行性。另一大规模Ⅲ期临床研究显示老年患者卡铂/依托泊苷或顺铂/依托泊苷疗效相当。

总之，从年轻人群得到的临床数据不能直接用于老年患者，与年轻患者相比，老年患者更易出现放化疗的并发症，耐受性差。许多临床研究是回顾性的，并未细化年龄，将这些结论直接用于老年患者也较危险，因此，有必要进行老年患者Ⅲ期随机临床研究。

附录：肺癌化疗常用新药物介绍

1. 长春瑞滨　又称 vinorelbine，为淡黄透明液体，可溶于水、甲醛、二甲基亚砜，不溶于乙烷，化学名为 3、4 - 二脱氢 -4 脱氧 - C - 去甲长春花碱（重酒石酸盐）。1974 年由法国学者 Potiere 半合成，属长春花生物碱类，是抗有丝分裂的细胞周期特异性药物，通过阻滞微管蛋白聚合和诱导微管解聚，使细胞周期停止在有丝分裂中期。主要用于非小细胞肺癌（NSCLC），对小细胞肺癌（SCLC）也有一定疗效，可单药或联合用药。

用法：最大耐受剂量为 $30mg/m^2$，低于 $20mg/m^2$ 时疗效下降或无效，常用剂量为 $25mg/m^2$，第 1、8 天，每 21 天重复一次。用药时用生理盐水 50 ml 稀释，在保证血管通畅的情况下全速静脉输入。

不良反应：①骨髓抑制：粒细胞减少是限制剂量性毒性；②消化系统毒性：便秘、麻痹性肠梗阻较罕见；恶心呕吐轻微；③其他毒性：长期应用可出现下肢乏力，周围神经毒性一般表现为深腱反射消失；偶可引起呼吸困难和支气管痉挛，多于用药后数分钟或数小时内出现；脱发、下颌痛、静脉炎。

注意事项：①避免药物外渗，一旦出现可能引起局部坏死，推荐采用外周深静脉插管；②避免眼球污染，一旦出现可能引起角膜溃疡；③在进行包括肝脏放疗时忌用。

2. 紫杉醇　又称 paclitaxel，为白色或类白色粉末，具有高度亲脂性，化学名为 5в，

20－环氧－1，2a，4，7в，13a－六羟基紫杉烷－11－烯－a－酮－4，10－二乙酸酯－2－苯甲酸酯－13－［（2R，3R）N－苯甲酰－3－苯基异丝氨酸酯］。它是一种新的抗微管药物，能特异性结合小管的в位，导致微管聚集合成团块和束状并使其稳定，抑制微管网的正常重组。紫杉醇对 G_2 和 M 期细胞敏感。体外试验表明其有显著的放疗增敏作用。主要用于 NSCLC，对 SCLC 也有一定疗效，可单药或联合用药。

用法：一般为 135～200mg/m^2，目前较常采用的剂量为 175mg/m^2，第1天，每21天重复一次。也可采用周疗，剂量为 60～90mg/m^2，每周一次，连用6周，休疗2周为一个周期。

不良反应：①过敏反应：发生率为39%，其中严重过敏反应发生率为2%，多数为Ⅰ型变态反应，表现为支气管痉挛、低血压和荨麻疹。几乎所有反应均发生在用药最初10分钟；②骨髓抑制：为主要剂量限制性毒性，一般在用药后8～10天发生；③神经毒性：周围神经病变发生率为52%，表现为轻度麻木和感觉异常，严重神经症状发生率约为4%，尚可发生以闪光暗点为特征的视神经障碍；④心血管毒性：可有低血压和无症状短时间心动过缓；⑤关节及肌肉痛，常见于用药后第2～3天，数日恢复；⑥胃肠道反应：恶心、呕吐、腹泻和粘膜炎；⑦其他：肝脏毒性、脱发等。

注意事项：为了防止发生严重的过敏反应，接受泰素的所有患者应事先进行预防用药，可采用地塞米松 20mg 口服，通常在用泰素之前12及6小时给予，苯海拉明（或其同类药）50mg 在泰素之前30至60分钟静注，以及在注射泰素之前30～60分钟给予静脉注射西咪替丁（300mg）或雷尼替丁（50mg）。

3．多西紫杉醇　又名 docetaxel，其前体从紫杉针叶中提取，经半合成而获得。为白色粉末状，不溶于水，可溶于甲醇、氯甲烷等有机溶剂。其作用机制与紫杉醇相同，稳定微管作用比紫杉醇大2倍，并能诱导微管束的装配而不改变原丝数量，是细胞周期特异性药物，能将细胞阻断于 M 期。对增殖细胞作用大于非增殖细胞，一般不抑制 DNA、RNA 和蛋白质的合成。主要用于 NSCLC，可单药或联合用药。

用法：常用剂量为 75mg/m^2，第1天，每21天重复1次。也可采用周疗，剂量为 35～40mg/m^2，每周1次，连用6周，休疗2周。

不良反应：①过敏反应：轻度过敏反应表现为瘙痒、潮红、皮疹，严重过敏反应发生率约为4%，表现为低血压、支气管痉挛、弥漫性荨麻疹和血管神经性水肿；②骨髓抑制：主要剂量限制性毒性为中性粒细胞减少，且呈剂量依赖性，可有轻度血小板减少，贫血较常见；③其他毒性：包括皮肤毒性、脱发、厌食、恶心呕吐、腹泻、粘膜炎、感觉运动及视神经毒性、头痛、肌痛、便秘、液体潴留、乏力、肝酶异常、心脏节律异常、低血压、药物相关性发热等。

注意事项：接受多西紫杉醇的所有患者应事先进行预防用药，可采用地塞米松 8 mg 口服，一天两次，通常在用药前一天、当天及之后一天服用。

4．吉西他滨　又名 gemcitabine，化学名双氟胞苷（2，2－二氟脱氧胞嘧啶核苷），白色结晶状粉末，为一新的胞嘧啶核苷衍生物，为嘧啶类抗肿瘤药物，作用于细胞周期 G_1/S 期。主要代谢产物在细胞内参入 DNA，抑制核苷酸还原酶，导致细胞内脱氧核苷三磷酸酯减少，并能抑制脱氧胞嘧啶脱氨酶，减少细胞内代谢物的降解，具有自我增效的作用。主要用于 NSCLC，对 SCLC 也有一定疗效，可单药或联合用药。

用法：一般用量为 800 ~ 1250 mg/m^2，静脉 30 ~ 60 分钟，第 1、8 天，每 21 天重复一次。

不良反应：①骨髓抑制：对中性粒细胞和血小板的抑制均较常见；②其他：消化道症状如便秘、腹泻、口腔炎等，可引起发热、皮疹和流感样症状，少数患者可出现蛋白尿、血尿、肝肾功能异常和呼吸困难。

5. 伊立替康　又名 irinotecan，为半合成水溶性喜树碱衍生物，外观为淡黄色或黄色结晶粉末，易溶于水，微溶于芳香族溶剂。伊立替康是细胞周期 S 期特异性药物，是 DNA 拓扑异构酶Ⅰ抑制剂，其与拓扑异构酶Ⅰ－DNA 断裂单链复合物结合为稳定的复合物，抑制拓扑异构酶Ⅰ对 DNA 断裂单链的修复连续作用。用于 NSCLC 和 SCLC 的治疗，可单药或联合用药。

用法：多采用 100mg/m^2 静脉滴注，每周 1 次，连续 3 周，每 28 天重复 1 次。

不良反应：①乙酰胆碱综合征：多于用药当天出现，表现为多汗、多泪、唾液分泌增多、视物模糊、痉挛性腹痛、腹泻等；②延迟性腹泻：为剂量限制性毒性，于用药后 24 小时出现，发生率可达 90%，中位发生时间为用药后第 5 天，平均持续 4 天。一旦出现大剂量易蒙停治疗有效，首剂 4mg，以后每 2 小时口服 2mg 至末次稀水便后 12 小时停药；③中性粒细胞减少，为剂量限制性毒性；④胃肠道反应：恶心呕吐常见；⑤其他：脱发、口腔粘膜炎、皮肤毒性、肝肾功能损害等。

6. 拓扑替康　又名 topotecan，为半合成 DNA 拓扑异构酶Ⅰ抑制剂，其与拓扑异构酶Ⅰ形成复合物导致 DNA 不能正常复制。外观为黄色至淡黄色冻干粉末，易溶于水，主要用于 SCLC 的治疗。

用法：单药 1.2 ~ 1.5mg/m^2，每日 1 次，连续 5 日，21 天重复 1 次。

不良反应：剂量限制性毒性反应为骨髓抑制，其他如食欲不振、恶心、呕吐、乏力、脱发、口腔炎、腹泻、腹痛、便秘、头痛、发热等，较罕见的不良反应为呼吸困难、血尿和心电图异常。

7. 培美曲塞　又名 pemetrexed，对多个叶酸依赖酶有很强作用，包括腺苷酸合成酶、二氢叶酸还原酶、甘氨酰氨核苷酸转甲酰酶和氨基咪唑羧酰氨核苷甲酰转移酶，于多个途径抑制嘧啶和嘌呤合成，从而起到抗肿瘤作用。

用法：500mg/m^2，生理盐水 100ml 稀释后，10 分钟静脉滴入，每 21 天重复 1 次。

不良反应：早期临床研究显示有严重的骨髓抑制和胃肠道毒性、腹泻、粘膜炎等，药物相关性死亡率高达 4%，补充叶酸和维生素 B_{12} 后大大减轻了毒性反应，且不影响疗效。补充地塞米松后明显减轻皮疹等副作用。其他不良反应包括恶心、呕吐、乏力、发热等。

注意事项：接受培美曲塞的所有患者应事先进行预防用药，可采用地塞米松 4mg 口服，每天两次，通常在用药前一天、当天及之后一天服用，同时于开始用药前 1 周补充叶酸 350 ~ 1000μg 至停药后 21 天，服药前 1 周开始补充维生素 B_{12} 肌肉注射 1mg，以后每 9 周重复 1 次。

（钟　巍）

参　考　文　献

1. Spaggiar L, Scanagatta P. Surgery of non－small cell lung cancer in the elder. Curr Opin Oncol, 2007, 19: 84－91
2. Gridelli C, Langer C, Maione P et al. Lung cancer in the elderly. J Clin Oncol, 2007, 10; 25 (14): 1898－907
3. 孙燕等主编. 临床肿瘤内科手册. 北京：人民卫生出版社，2007

第三十九章 晚期非小细胞肺癌的靶向治疗

肺癌是目前世界上发病率和致死率最高的恶性肿瘤。肺癌中大约80%为非小细胞肺癌（non small cell lung cancer，NSCLC）。NSCLC对化疗或放疗效果不佳，手术是唯一可以治愈的方法，但只有30% NSCLC患者的手术切除。晚期NSCLC的标准一线治疗是全身化疗，化疗能有效地缓解症状、延长生存时间、改善生活质量。尽管新的化疗药物不断涌现，但无手术机会的晚期NSCLC预后仍然很差。以铂类为基础的联合化疗总体有效率为20% ~40%，中位生存期（MST）仅8~11个月，1年存活率30% ~40%。因此，对于NSCLC的治疗迫切需要新的方案。

肿瘤靶向治疗是指针对参与肿瘤发生发展过程的细胞信号传导和其他生物学途径的治疗手段，其作用靶点可以是细胞表面的生长因子受体或细胞内信号传导通路中重要的酶或蛋白质。广义的分子靶点则包括参与肿瘤细胞分化、周期、凋亡、迁移、浸润、淋巴转移和全身转移等过程的从DNA到蛋白水平的任何亚细胞分子［A］。随着特异性靶向治疗的出现，对于肿瘤的治疗已远远超出了传统的化疗。目前非小细胞肺癌领域中靶向治疗研究最多的是表皮生长因子受体（epidermal growth factor receptor，EGFR）阻断剂和血管内皮生长因子受体（vascular endothelial growth factor receptor，VEGFR）阻断剂。

一、表皮生长因子受体阻断剂

EGFR活性增高可导致细胞增殖和血管生成，通过信号转导使细胞生长失控。30% ~70%非小细胞肺癌表达EGFR，其功能异常与疾病进展，生存期缩短、淋巴结转移及化疗耐药等有关。研究显示，通过选择性的酶阻断剂或单克隆抗体竞争性结合胞外配体结合位点可阻断EGFR酪氨酸激酶活化，从而抑制EGFR激活，使肿瘤生长受到抑制。

（一）EGFR酪氨酸激酶阻断剂（EGFR tyrosine kinase inhibitor，EGFR－TKI）

EGFR－TKIs是一类作用于细胞内受体酪氨酸激酶区的小分子药物，通过抑制酪氨酸激酶磷酸化从而抑制下游信号传导。目前应用于临床的有gefitinib（Iressa）和erlotinib（Tarceva）。

1. EGFR－TKI单药作为二、三线治疗 IDEAL 1和IDEAL二项研究中，共纳入了526例接受含铂类化疗方案后进展的非小细胞肺癌患者，结果显示gefitinib 250mg/d客观有效率为18.4% ~12%，症状缓解率为40.3% ~43%，客观缓解程度与症状改善程度明显正相关。

ISEL研究中，接受过以铂类和/或泰索帝为基础的一线、二线化疗失败的晚期NSCLC患者，随机分配进入gefitinib 250mg/d治疗组或安慰剂组，结果显示：无论对所有患者还是腺癌患者，gefitinib治疗组未能延长患者的生存时间。但亚组分析显示，亚裔患者接受gefitinib治疗后的生存期明显优于安慰剂组（9.5个月比5.5个月，n=342，HR 0.66，95% CI：0.48~0.91；P=0.010）。

来自亚洲地区的29篇研究显示，gefitinib治疗的有效率为15%~55%（29篇中19篇≥25%），疾病控制率为32%~92%（24篇中15篇>60%），MST 2.5个月~13.8个月（18篇中15篇>6个月），PFS 1.0个月~6.7个月（15篇中9篇>3个月），1年生存率37%~57%。北京协和医院无疾病进展时间（Extended access program，EAP）的临床研究中，共98例一线治疗失败的晚期NSCLC患者接受了gefitinib 250mg/d治疗，客观有效率为31.6%，疾病控制率为67.3%，中位PFS为7.0个月，MST为12.0个月，1年生存率为53.1%。

BR.21研究中，主要是针对接受过以铂类和/或泰索帝为基础的一线、二线化疗失败的晚期NSCLC患者，随机分配进入erlotinib 150mg/d治疗组或安慰剂组，共427例患者接受了erlotinib治疗，211例患者接受了安慰剂治疗。结果显示，erlotinib组肿瘤缓解率为9%（包括1例CR，8例PR）、安慰剂组小于1%，疾病稳定患者erlotinib组为35%、安慰剂组为27%，疾病进展患者erlotinib组为38%、安慰剂组为57%。中位肿瘤缓解时间（response duration）erlotinib组为7.9个月（95% CI：5.7~10.6）、安慰剂组为3.7个月（95% CI：2.9~4.4）。中位生存期（OS）erlotinib组为6.7个月，优于安慰剂组（4.7个月），风险度比（HR）为：0.73（95% CI为0.6~0.87；$P=0.0001$），一年生存率两组分别为31%和22%。中位无疾病进展时间（PFS）erlotinib组为2.23个月，优于安慰剂组（1.84个月），HR：0.61（95% CI为0.51~0.73，$P<0.0001$）。

INTEREST研究比较了gefitinib与多西他赛治疗既往接受过含铂化疗的局部晚期或复发或转移的NSCLC的疗效，研究主要终点为总生存期，并采用非劣效性设计。总共入组1466例，亚裔323例，接受过以铂类为基础的一线治疗的患者随机分配进入泰索帝75 mg/m^{2}每3周方案的单药治疗组或gefitinib 250mg/d治疗组，其中732例患者接受了gefitinib治疗，710例患者接受了泰索帝治疗。结果显示无论是有效率（9.1%比7.6%，HR=1.22，95% CI：0.82，1.84；$P=0.3257$）、中位PFS（2.2个月比2.7个月，HR=1.04，95% CI：0.93，1.18；$P=0.4658$）、中位OS（7.6个月比8.0个月，HR=1.020，95% CI：0.905，1.150）还是一年生存率（32%比34%），两组均无显著性差异。

EGFR-TKIs不良反应主要为皮疹和腹泻，因药物不良反应终止用药的发生率为15.4%。截止目前全球超过10万例患者应用了EGFR-TKI治疗，严重不良事件发生率为2.3%，其中1.1%停药，药物相关死亡0.3%。

2. EGFR-TKI与化疗药联合应用作为一线治疗　在gefitinib联合化疗的研究中，主要为INTACT1和INTACT2研究。在INTACT1中，共1093例初治晚期NSCLC患者随机进入健择/顺铂（GP）方案+gefitinib 250mg/d或+gefitinib500mg/d或+安慰剂3组治疗。在INTACT2中，共1037例初治晚期NSCLC患者随机入组，化疗方案为紫杉醇+卡铂（TP）。研究显示，gefitinib联合GP/TP方案化疗未见疗效提高或生存期延长。Gefitinib联合化疗组皮疹、腹泻副作用高于安慰剂联合化疗组，其他化疗常见副反应3组无明显差异。

Ⅲ期多中心临床研究中，在美国以外的国家进行的TALENT研究中，共1172例未接受过化疗的晚期NSCLC患者，随机应用顺铂/健择方案联合erlotinib 150 mg/d或安慰剂治疗。erlotinib联合化疗组中位OS、PFS及1年生存率分别为301天（95% CI：274~315）、167天（95% CI：146~183）和41%，安慰剂联合化疗组分别为309天（95% CI：282~343）、179天（95% CI：154~202）和42%。erlotinib组与对照组无统计学差异。erlotinib组3/4

级腹泻和皮疹发生率分别为6%和10%，较对照组（均<1%）高，其他副作用发生率两组相当。在美国进行的TRIBUTE研究中，共1059例未接受过化疗的晚期NSCLC患者，随机应用卡铂/紫杉醇方案联合erlotinib 150mg/d或安慰剂治疗。erlotinib联合化疗组526例，对照组533例。erlotinib组中位OS为10.8个月、安慰剂组为10.6个月，HR：0.99（95% CI：0.86～1.16，P=0.95）。erlotinib组中位PFS为5.1个月、安慰剂组为4.9个月，HR：0.94（95% CI：0.81～1.08，P=0.36）。erlotinib组和对照组1年生存率分别为46.9%和46.3%，肿瘤缓解率分别为21.5%和19.3%（P=0.36），缓解持续时间分别为5.5个月和5.0个月（P=0.32）。两组不良事件的发生率分别为99.5%（erlotinib组）和99.5%（对照组），除腹泻、皮疹以外严重不良事件的发生率分别为47.7%（erlotinib组）和43.2%（对照组）。两组均无统计学差异。两项研究显示，对初治的晚期NSCLC患者，erlotinib联合顺铂/健择方案或联合卡铂/紫杉醇方案不能延长患者的中位生存期或无疾病进展时间。

尽管目前研究并未显示EGFR-TKI与化疗联合应用有生存优势，但靶向治疗与化疗的应用顺序可能影响这种联合治疗的疗效。研究显示，erlotinib可诱导细胞周期停滞在G_1期，而多西紫杉醇则诱导细胞周期停滞在M_1期，从而诱导细胞凋亡。如果erlotinib在多西紫杉醇之前应用，则可能阻断后者对M_1期的抑制作用。反之，如果先应用多西紫杉醇再应用erlotinib则可能增强多西紫杉醇诱导凋亡的作用。因此，EGFR-TKI与化疗联合应用的研究还有待进一步深入。

3. EGFR-TKI单药作为一线治疗　有研究对晚期未经化疗的NSCLC患者应用gefitinib治疗进行了探索。一项日本进行的Ⅱ期临床研究中，共纳入了37例患者，客观有效率为33.3%，疾病控制率为63.3%，中位OS为10个月，中位PFS为3.3个月，1年生存率43.3%。另一项研究中，54例PS为0-2及非吸烟的患者接受一线gefitinib治疗，有效率为61.1%，疾病控制率72%，中位PFS 6.5个月，1年生存率78.5%。北京协和医院EAP患者中26例为一线治疗患者，客观疗效中PR为9例（34.6%），SD为11例（42.3%），PD为2例（7.7%），4例未能评价疗效（15.4%）。中位生存期为16.0个月（95% CI：13.7～18.3），中位PFS为14.7个月（95% CI：10.1～19.3）。

Erlotinib作为一线治疗的疗效为2%～23%。Jackman等对80例年龄≥70岁的未经化疗的老年患者应用erlotinib治疗，8例患者获得部分缓解，客观有效率为10%，疾病控制率为51%，中位PFS为3.5个月，中位生存期为10.9个月，1年生存率为46%，2年生存率为19%。另一项研究中，53例患者接受erlotinib一线治疗，客观有效率为23%，中位OS为13个月，中位PFS为2.8个月。另一项研究中，102例PS=2的患者随机分入erlotinib治疗组或4周期卡铂/紫杉醇组。化疗组出现疾病进展或不可耐受毒副反应时可进入erlotinib治疗组。结果显示，erlotinib治疗组的客观有效率为2%，中位OS为6.6个月，中位PFS为1.9个月，均低于化疗组。

在一项Ⅲ期临床研究中（TORCH），将对比一线应用erlotinib进展后二线应用健择/顺铂治疗与一线应用健择/顺铂进展后二线应用erlotinib治疗的疗效及生存时间。预计将有900例患者加入该研究，目前该研究正在进行中。

部分患者如女性、腺癌、不吸烟的患者应用EGFR-TKI的疗效好。因此，对于特定患者的随机临床研究也在进行中。在亚洲进行的一项多中心研究（IPASS）中，对gefitinib与卡铂/紫杉醇作为一线治疗进行了比较。1200 例从不吸烟或既往轻度吸烟的腺癌患者将随机接受吉非替尼（失败后用 卡铂/ 紫杉醇）或卡铂/ 紫杉醇治疗，主要终点指标为无进展生存期（PFS），目前研究正在进行中。

4. EGFR－TKI 治疗的预测与预后因素　研究表明，患者的部分临床特点与 EGFR－TKI 的疗效明显相关。研究显示，女性、亚裔、腺癌、不吸烟的患者应用 EGFR－TKI 的疗效好。在 IDEAL1 中，日本患者的缓解率明显高于非日本患者（27.5% 比 10.4%）。在 ISEL 研究中，亚组分析显示，亚洲人（9.5 个月比 5.5 个月，HR＝0.66，$P=0.010$）和不吸烟（8.8 个月比 8.1 个月，HR＝0.87，$P=0.012$）的患者应用 gefitinib 的生存期明显优于安慰剂对照组。在 BR21. 中，女性患者（14% 比 6%，$P=0.0065$）、腺癌患者（14% 比 4.1%，$P<0.0001$）及不吸烟患者（25% 比 4%，$P<0.0001$）应用 erlotinib 的有效率明显升高。在 TRIBUTE 研究中，erlotinib 与化疗联合应用治疗不吸烟患者的中位 OS 明显优于吸烟的患者（22.5 个月比 10 个月，$P=0.01$）。

在分子预测指标中，EGFR 基因突变是最早发现可能与临床疗效相关的指标。常见的突变包括 19 外显子 746～750 的缺失突变和 21 外显子的错义突变（L858R）。研究显示，有突变的患者疗效优于无突变的患者。同时，腺癌较其他病理类型、女性较男性、不吸烟患者较吸烟患者、亚洲人较非亚洲人的突变频率要高，与影响缓解率的临床特征相吻合。在 TRIBUTE 研究中，13% 患者发现基因突变，有 EGFR 突变的患者 erlotinib 联合化疗的有效率明显高于野生型 EGFR 患者（53% 比 18%）。同时，有 EGFR 突变的患者无论采用何种治疗，客观有效率（38% 比 23%，$P=0.01$）、中位生存时间（8 个月比 5 个月，$P<0.001$）均优于野生型 EGFR 患者。但在 BR.21 研究中并未得到这种相关性。

回顾性分析显示，EGFR 基因扩增可能与临床疗效相关。在 BR.21 中，原位杂交荧光免疫（FISH）阳性的患者约 40%，这些患者的中位生存期 erlotinib 组较安慰剂对照组明显延长（HR＝0.44，$P=0.01$），而在 FISH 阴性的患者中，治疗组和对照组生存期无显著差异。

目前正在进行的研究将继续寻找和确立能够预测 EGFR－TKI 疗效的临床和遗传学指标。EGFR 基因突变特别是有 19 外显子突变的患者有效率高，FISH 检测 EGFR 基因拷贝数增加的患者应用 EGFR－TKI 生存时间明显延长。同时，有 KRAS 基因突变的患者，应用 EGFR－TKI 不能获得临床受益。虽然目前分子检测尚不能广泛应用于临床，但这些分子生物学方面的信息可以帮助我们进一步选择那些可能从 EGFR－TKI 治疗中获益的优势人群。

（二）EGFR 单克隆抗体

Cetuximab（C225，Erbitux）是含人类 IgG_1 恒定区的人鼠嵌和性单克隆抗体，其在体外研究中可竞争性结合 EGFR 细胞外配体区，抑制肿瘤细胞 EGFR 的活化、自身磷酸化和内吞噬，使细胞周期停滞，从而促进细胞凋亡。

1. Cetuximab 单药用于 NSCLC 的治疗　在一项Ⅱ期临床研究中，66 例复发的 NSCLC 应用 cetuximab 单药治疗。主要的副作用为轻度皮疹。其中 3（4.5%）例患者部分缓解，20 例（30%）患者疾病稳定，中位 PFS 和中位 OS 分别为 2.3 个月和 8.9 个月，1 年生存率 43.9%。EGFR 表达与临床缓解率和生存期无明显相关性。在该研究中，2/3 的患者接受了包括 EGFR－TKI 或系统化疗在内的后续治疗。

2. Cetuximab 与化疗联合应用治疗晚期 NSCLC 的一线治疗　Cetuximab 联合吉西他滨与

卡铂，紫杉醇与卡铂治疗 NSCLC 的Ⅱ期临床试验均提示，cetuximab 与化疗联合有协同作用。Kelly 等在 31 例初治晚期 NSCLC 的Ⅰ/Ⅱ期临床研究中，评价了药物毒性，并分析其有效率和 1 年生存率。患者予标准卡铂/紫杉醇治疗最多 6 周期，cetuximab 先予负荷量 400 mg/m^2，继以维持量每周 250 mg/m^2。联合治疗的主要毒副作用包括肌痛、关节痛、中性粒细胞减少和皮疹，中位治疗时间为 19 周，有效率为 26%，疾病控制率 65%，中位生存期 11 个月，中位无疾病进展时间为 5 个月，1 年生存率 60%。Robert 等在 cetuximab 联合吉西他滨与顺铂治疗 35 例晚期 NSCLC 的Ⅱ期临床研究中发现最常见的 3 度副作用包括皮疹（20%）和乏力（14%），客观有效率为 28%，疾病稳定率 60%，中位 PFS 和 OS 分别为 5.3 个月和 10.3 个月，1 年生存率 50%。一项 86 例晚期 NSCLC 患者入组的研究中，给予顺铂与长春瑞宾联合化疗，同时随机给予 cetuximab 或安慰剂治疗。研究表明，同时接受 cetuximab 治疗患者的有效率明显高于单纯化疗组（35% 比 28%），疾病控制率分别为 84% 比 67%，中位 OS 分别为 8.3 个月（95% CI：6.1 ~ 9.9）和 7.0 个月（95% CI：5.6 ~ 9.5），中位 PFS 分别为 4.8 个月（95% CI：33.3 ~ 5.8）和 4.2 个月（95% CI：2.5 ~ 5.0）。

由于前瞻性研究未显示 EGFR - TKI 与化疗同时应用有协同作用，西南肿瘤协作组进行了一项随机对照研究（SWOG0342），对比紫杉醇与卡铂与 cetuximab 同步或续贯应用的疗效。共 225 例患者入组，106 例患者接受同步治疗，119 例患者接受序贯治疗，两组均应用 cetuximab 每周维持治疗 1 年。结果显示两组的疗效和副反应基本相当。

3. Cetuximab 与化疗联合应用治疗晚期 NSCLC 的二线研究　多西紫杉醇是复发 NSCLC 患者的标准二线治疗，但单药有效率仅为 7.8% ~ 8.9%，无疾病进展时间为 2.9 个月。为提高 NSCLC 复发后的治疗效果，在 MD Anderson 肿瘤中心进行了 cetuximab 联合多西紫杉醇治疗 NSCLC 复发患者的Ⅱ期临床试验，只有在以铂类为基础的化疗进行中或停药 3 个月内进展的患者方能入选。在这一试验中，多西紫杉醇为 75 mg/m^2，每 3 周重复 1 次，cetuximab 的初始负荷剂量为 400 mg/m^2，维持量为每周 250 mg/m^2。47 例可评估患者中，cetuximab 联合多西紫杉醇总有效率为 28%，17% 的患者达疾病稳定，中位 PFS 和中位 OS 分别为 3 个月和 7.5 个月，与多西紫杉醇单药相当。

Cetuximab 单药在标准治疗复发的晚期 NSCLC 和 cetuximab 与标准一线化疗联合应用的疗效均不甚满意。同时，EGFR 免疫组化表达或 EGFR 基因突变与 cetuximab 的疗效都没有明显的相关性。Cetuximab 在 NSCLC 治疗中的地位仍不明确。美国东部肿瘤协作组（ECOG）的一项前瞻性研究提示，与传统治疗相比，对于不能手术切除的Ⅲ期 NSCLC 患者，cetuximab 联合超分割加速放疗将中位生存期由 13 个月提高到 20 个月，基于此研究结果，一项 Cetuximab 联合紫杉醇/卡铂/放疗的Ⅱ期临床研究正在进行。

二、血管内皮生长因子受体阻断剂

血管生成是指在业已存在的血管基础上形成新的血管。它对于肿瘤的生长、进展和转移起到了关键作用。VEGF 不仅促进原发肿瘤的生长和血管生成，还在新的转移灶早期形成过程中起到了重要作用。目前已证实膜结合性 VEGFR 异构体共 3 种。VEGFR - 1 与 VEGF 结合性最强，但其酪氨酸激酶活性却相对较弱。而 VEGFR - 2 与内皮细胞增殖和趋化作用相关性最强。VEGFR - 2 存在于乳腺、卵巢、肺等肿瘤组织中，提示 VEGF 在这些肿瘤中的作用，并提示 VEGF 及 VEGFR 是这些肿瘤治疗中极有可能的靶点。VEGFR-3 则主要与淋巴血管生成有关。目前研究相对多的是阻断 VEGF 及其受体的单抗 bevacizumab 和抑制 VEGFR 信号系统的酪氨酸激酶阻断剂 vandetanib（ZD6474）。

（一）Bevacizumab 在 NSCLC 中的作用

Bevacizumab 是一种重组人 IgG1 单克隆抗体，能与 VEGF 结合并抑制其活性，从而阻断 VEGF 与其受体结合，抑制肿瘤生长和转移。

1. Bevacizumab 与化疗联合应用治疗晚期 NSCLC 的一线治疗　一项随机、多中心Ⅱ期临床试验研究对象包括 99 例新近诊断ⅢB 期（伴胸腔积液）、Ⅳ期或复发的 NSCLC 患者。患者随机分为 3 组，对照组（32 例）接受单纯化疗——CP 方案，即卡铂［AUC = 6mg/(ml·min)］+ 紫杉醇（200 mg/m^2），每 3 周 1 次；一组（32 例）接受 bevacizumab 低剂量（7.5 mg/kg）+ CP 联合治疗，每 3 周 1 次；另一组（35 例）接受 bevacizumab 高剂量（15mg/kg）+ CP 联合治疗，每 3 周 1 次。联合化疗组化疗结束后无疾病进展的患者继续应用 bevacizumab 至 18 个周期。研究终点选择疾病进展时间以及最佳肿瘤有效率（完全有效或部分有效），最长时间 1 年。这项研究表明，bevacizumab 高剂量 + CP 组与对照组相比，有效率（31.4% 比 18.8%）及疾病进展时间（7.4 月比 4.2 月，$P = 0.023$）都有提高，差异有统计学意义。而中位生存期虽然从 14.9 月提高到 17.7 月（$P = 0.63$），并无统计学差异，但也确实存在提高。对照组中有 19 例患者在出现疾病进展后转入了高剂量 Bevacizumab 组继续治疗，虽然没有客观证据表明有效，但至少有数据表明这 19 例患者中有 6 例患者病情稳定。

Bevacizumab 的主要副作用包括高血压、血栓形成、蛋白尿（偶有肾病综合征）和鼻出血。在超过 1 年的长期观察中，未发现预期之外的副作用出现。对于深静脉血栓形成的患者，在抗凝治疗基础上仍可以继续使用 bevacizumab。对 bevacizumab 耐受性最主要的顾虑来自严重的、有时甚至危及生命的出血。这种严重的出血发生突然，表现为大量咯血或咯大血块，很多出现大咯血的患者在接受 bevacizumab 治疗前或治疗中已出现肿瘤空洞和/或坏死。在上述 99 例 NSCLC 患者的Ⅱ期临床试验中，有 6 例患者出现咯血，其中 5 例出现在 bevacizumab 低剂量组，最后有 4 例患者死亡。所有 6 例患者肿瘤都位于中央临近大血管的部位，5 例患者在咯血前出现了肿瘤空洞形成或坏死，提示咯血的发生与肿瘤有关。进一步分析发现，鳞癌可能是 bevacizumab 治疗中出现咯血的危险因素。Novotny 等研究发现，全部 99 例接受 bevacizumab 治疗的患者中 20 例（20%）为鳞癌，而 6 例发生严重出血的患者中就有 4 例（67%）是鳞癌。

ECOG4599 研究中，随机对比了卡铂/紫杉醇（PC）联合或不联合 bevacizumab 一线治疗 NSCLC 的疗效。共 878 例初治非鳞癌、PS 0-1、无脑转移的晚期 NSCLC 患者随机接受 PC 方案或 PCB（PC + bevacizumab）方案治疗。两组的有效率分别为 12.2% 和 27.7%（$P < 0.001$），中位 PFS 分别为 4.5 个月和 6.4 个月（$P < 0.001$），中位 OS 分别为 10.2 个月和 12.5 个月（$P = 0.0075$），1 年生存率分别为 43.7% 和 51.9%，PCB 方案明显优于 PC 方案。分层分析显示总生存期方面男性接受 PCB 方案更能获得临床受益（HR = 0.69，$P = 0.003$）。PC 和 PCB 方案的 4 级粒细胞减少分别为 16.4% 和 24%（$P = 0.006$）、4 级血小板减少分别为 0% 和 1.4%（$P = 0.01$）、3/4 级出血分别为 0.7% 和 4.5%（$P < 0.001$）。研究显示，与

PC 方案相比，PCB 方案在非鳞癌的治疗中能明显提高患者的生存期，而且毒副作用可耐受。

另一项随机双盲Ⅲ期研究 bevacizumab 联合顺铂和健择治疗初治的晚期或复发性非鳞状细胞的非小细胞肺癌（NSCLC）：AVAiL（BO17704）中，1050 患者随机接受了单纯化疗（顺铂和健择）、低剂量 bevacizumab（7.5 mg/kg）联合化疗或高剂量 bevacizumab（15 mg/kg）联合化疗的治疗。3 组的有效率分别为 20%，34%（$P<0.0001$）和 30%（$P=0.0017$），中位反应持续时间（95% CI）分别为 4.7 月（4.6～5.6）、6.1 月（5.1～7.0）和 6.1 月（5.0～6.6）。低剂量治疗组（HR＝0.75，95% CI：0.62～0.91，$P=0.0026$）和高剂量治疗组（HR＝0.82，95% CI：0.68～0.98，$P=0.0301$）的中位 PFS 较安慰剂对照组均有所延长，且有统计学差异。结果显示，两个剂量贝伐单抗都能显著提高 PFS 和 RR，与 E4599 结果一致，顺铂和健择与 bevacizumab 联合应用耐受良好，严重咯血或肺出血发生率低。

2. Bevacizumab 与其他靶向治疗药物联合应用二线治疗 NSCLC 的研究　一项最新的Ⅰ/Ⅱ期临床研究中，对象为 40 例复发的、非鳞癌、ⅢB/Ⅳ期 NSCLC 患者，予 bevacizumab（15 mg/kg，静脉注射，每 21 天 1 次）和 tarceva（150 mg/d，口服）联合治疗。Ⅰ/Ⅱ期临床试验总体结果表明部分有效率为 20%，另有 65% 患者病情稳定。进入Ⅱ期临床试验的 34 例患者中位生存期为 12.6 月，而疾病无进展存活期为 6.2 月。在上述 40 例患者的Ⅰ/Ⅱ期临床试验中，由于排除了鳞癌患者，故未出现 1 例严重出血的患者。

在另一项多中心随机对照研究中，120 例非鳞癌的一线治疗失败的 NSCLC 患者随机接受单纯化疗（多西紫杉醇 75 mg/m^2 或培美曲塞 500 mg/m^2）或 bevacizumab 联合化疗（多西紫杉或培美曲塞）或 erlotinib 治疗。结果显示，bevacizumab 联合化疗或 erlotinib 组的有效率分别为 52.5% 和 51.3%，中位 PFS 分别为 4.8 月和 4.4 月，而单纯化疗组的有效率和中位 PFS 分别为 39% 和 3.0 月。

一项对比 erlotinib 单药与 erlotinib 联合 bevacizumab 治疗的Ⅲ期临床研究正在进行。

SWOG0536 研究将探索 bevacizumab 与 cetuximab 联合应用治疗 NSCLC 的疗效。该研究正在进行中。

（二）Vandetanib 在 NSCLC 中的作用

Vandetanib 是一种口服的、小分子量的 VEGFR 酪氨酸激酶阻断剂，同时具有抑制 EGFR 酪氨酸激酶活性作用。因此，vandetanib 既可以通过阻断 VEGF 活性而抑制肿瘤血管生成，也同其他 EGFR 阻断剂一样可以抑制肿瘤增生和存活。此外，由于 EGFR 阻断剂本身可以减低肿瘤组织表达 VEGF 及其他促血管生成因子，并可以抑制肿瘤内皮细胞上的 EGFR，因此也表现出抗肿瘤血管生成的作用。

一项随机、双盲、多中心的交叉试验对比了 vandetanib 与 gefitinib 的疗效。研究对象是复发的ⅢB/Ⅳ期 NSCLC 患者，即以前曾行一线或二线标准化疗，其中至少有一个方案是以铂类为基础的化疗无效者。试验分两部分，第一部分，168 例随机分入 vandetanib 300mg/d 治疗组（83 例）或 gefitinib 250mg/d 治疗组（85 例）。第一部分试验终点选择疾病进展或出现药物毒性作用，第二部分是在第一部分终止治疗的患者，经过 4 周洗脱期后进入试验的第二部分交叉试验，即开始服用 vandetanib 者改为服 gefitinib，而原服用 gefitinib 者改为服 vandetanib。两组患者中女性分别为 42% 和 34%，不吸烟的患者分别为 14% 和 9%，腺癌的患者分别为54%和62%。不良反应通常为1~2级，3~4级不良反应主要为腹泻、皮疹、恶心/呕吐和高血压，两组的发生率分别为7%比1%，5%比1%、1%比1%和5%比0。两组患者中共有18例患者出现了QTc间期延长，但未出现3~4级的QTc间期延长。与gefitinib比，vandetanib可明显改善中位疾病无进展存活时间（HR=0.632，95%CI：11~12.5，$P=0.011$）。vandetanib组疾病无进展存活时间为11.9周，gefitinib组为8.1周，客观有效率vandetanib组7%（6例），而Gegfitinib组为0。第二部分中，有31例gefitinib组的患者改为vandetanib，而vandetanib组中有22例患者改用了gefitinib。结果显示，用vandetanib替代gefitinib的患者的疾病控制率为32%，中位生存期为5.3月，反之疾病控制率为14%，中位生存期为7.1月，两组无统计学差异。

另一项研究比较了多西紫杉醇与vandetanib联合应用在一线治疗失败的晚期NSCLC中的作用。这项随机、双盲、多中心、安慰剂对照试验纳入了127例复发的ⅢB/Ⅳ期NSCLC患者。试验分2期进行，预试验主要是观察vandetanib与多西紫杉醇联合应用的安全性。患者随机分为3组，每组均采用多西紫杉醇75mg/m^2静脉注射每21天1次，同时分别加用安慰剂、vandetanib口服100mg/d或vandetanib 300mg/d治疗。3组患者中，女性的比例分别为34%、50%、43%，不吸烟的患者分别占10%、17%、9%，腺癌分别为49%、55%和45%。预试验结果表明，vandetanib与多西紫杉醇联合治疗耐受性较好，毒副作用无明显增加或改变。3组中3~4级不良反应总的发生率分别为58%、57%和64%。其中3级皮疹仅发生在vandetanib 300mg/d+多西紫杉醇组。应用vandetanib的两组患者未出现3~4级QTc间期延长，3组中高血压的发生率均小于5%。大约一半患者疾病稳定时间≥12周，3组疾病进展时间分别为12周、18.7周（HR=0.64，$P=0.074$）和17周（$P=0.416$），无显著性差异。3组有效率分别为12%、26%及18%，中位生存时间多西紫杉醇+安慰剂为11.5月，多西紫杉醇 + vandetanib 300 mg/d为8.2月，而多西紫杉醇 + vandetanib 100 mg/d组尚未达到中位生存时间。

另一项随机、双盲、多中心Ⅱ期临床试验意在评价vandetanib与一线化疗方案CP方案（卡铂/紫杉醇）联合应用的疗效。研究对象与以上两组Ⅱ期临床试验相同。研究分2期进行，预试验主要是评价vandetanib与卡铂/紫杉醇联合应用的安全性。预试验方案为vandetanib口服200 mg/d或300 mg/d，联合CP方案［卡铂，AUC=6 mg/（ml·min）；紫杉醇，200 mg/m^2，静脉注射，每3周1次］，共纳入20例患者。结果显示，vandetanib（200 mg/d或300 mg/d）与卡铂/紫杉醇联合应用均能很好耐受。18例可评估疗效的患者中有7例部分有效，另有2例病情稳定≥12周。目前该试验已进入随机对照研究阶段，共3组，一组为单纯vandetanib组，口服300 mg/d；一组为vandetanib口服300 mg/d，联合CP方案组；另一组为安慰剂联合CP方案组。

目前的研究尚未证实vandetanib可以提高患者的生存时间，大规模的Ⅲ期临床研究正在进行中。

三、小结

随着新药不断涌现，NSCLC治疗已不仅仅拘泥于传统的化疗。靶向治疗是目前研究的热点之一。化疗药物与靶向治疗联合应用，多种靶向治疗药物的联合应用是未来的发展的趋势。靶向治疗的联合应用包括3类：一是作用于同一信号通路的同类靶向治疗药物的联合应用，如 gefitinib + erlotinib；二是作用于同一信号通路不同靶点的药物联合应用，如 gefitinib/erlotinib + cetuximab；三是作用于不同信号通路的靶向治疗的联合应用，如作用于 EGFR 通路的药物与作用于 VEGF 通路的药物 gefitinib/erlotinib/cetuximab + bevacizumab。随着新的靶向治疗药物的不断问世，多途径全面干扰肿瘤的发生、发展，多种靶向药物的联合使用、开发具有多途径抑制药物/复合制剂必将成为未来的研究热点。

（张晓彤）

参 考 文 献

1. Fukuoka M, Yano S, Giaccone G, et al. Multi – institutional randomized phase Ⅱ trial of gefitinib for previously treated patients with advanced non – small – cell lung cancer. J Clin Oncol, 2003, 21 (21):2237 – 2246
2. Kris MG, Natale RB, Herbst RS, et al. Efficacy of gefitinib, an inhibitor of the epidermal growth factor receptor tyrosine kinase, in symptomatic patients with non – small cell lung cancer: A randomized trial. JAMA, 2003, 22; 290 (16):2149 – 2158
3. Tathcer N, Chang A, Parikh P, et al. Results of a phase Ⅲ placebo controlled study (ISEL) of gefitinib (IRESSA) plus best supportive care (BSC) in patients with advanced non – small – cell lung cancer (NSCLC) who had received 1 or 2 prior chemotherapy regimens. AACR Meeting Abstracts, 2005, LB – 6
4. Shepherd FA, Rodrigues PJ, Giuleanu T, et al. Erlotinib in previously treated non – small cell lung cancer. N Engl J Med, 2005, 353:123 – 132
5. Doulliard, et al. A randomized, open – label, parallel group, international, multicenter Phase Ⅲ Study of oral ZD1839 (IRESSA®) versus intravenous docetaxel (TAXOTERE®) in patients with locally advanced or metastatic recurrent non – small cell lung cancer who have previously received platinum – Based chemotherapy (INTEREST): Data presented at WCLC 2007 in Seoul, Korea
6. Giaccone G, Johnson DH, Manegold C, et al. A phase Ⅲ clinical trial of ZD 1839 (Iressa) in combination with gemcitibine and cisplatin in chemotherapy – naive patients with advanced non – small – cell lung cancer (INTACT1). Ann Oncol, 2002, 13:2
7. Johnson M, Herbst R, Giaccone G, et al. ZD1839 (Iressa) in combination with paclitaxel and carboplatin in chemotherapy – naive patients with advanced non – small – cell lung cancer (NSCLC): Results from a phase Ⅲ clinical trail (INTACT2). Ann Oncol, 2002, 13:127
8. Gatzemeir U, Pluzanska A, Szczesna A, et al. Results of a phase Ⅲ trail of erlotinib (OSI – 774) combined with cisplatin and gemcitabine (GC) chemotherapy in advanced non – small cell lung cancer (NSCLC) [abstract 7010]. Proc Am Soc Clin Oncol Annu Meet, 2004, 23:617
9. Herbst RS, Prager D, Hermann R, et al. TRIBUTE: A phase Ⅲ trail of erlotinib hydrochloride (OSI – 774) combined with carboplatin and paclitaxek chemotherapy in advanced nonpsmall cell lung cancer. J Clin Oncol, 2005, 23:5892 – 5899
10. Niho S, Kubota K, Goto K, et al. First single line agent of gefitinib monotherapy in patients with advanced non – small cell lung cancer; phase Ⅱ study. Proc Am Soc Clin Oncol, 2004, 23: 628s [abs 7059]
11. Kasahara K, Kimura H, Yoshimoto A, et al. Aphase Ⅱ study of first line gefitinib monotherapy for chemotherapy – naive patients with advanced non – small – cell lung cancer. J Clin Oncol, 2005, 23:640s
12. Jackson DM, Yeap BY, Lindeman NI, et al. Phase Ⅱ clinical trial of chemotherapy – naïve patients > or =

70 years of age treated with erlotinib for advanced non – small cell lung cancer. J Clin Oncol, 2007, 25 : 760 – 766

13. Giaccone G, Gallegos Ruiz M, Le ChevalierT, et al. Erlotinib for frontline treatment of advanced non – small cell lung cancer: A phase Ⅱ study. Clin Cancer Res, 2006, 12 : 6049 – 6055
14. Lilenbaum R, Axerold R, Rhomas S, et al. Randomized phase Ⅱ trail of single agent erlotinib vs, standard chemotherapy in patients with advanced non – small cell lung cancer and performance status of 2. J Clin Oncol, 2006, 24 (18s): 7022
15. Lynch TJ, Bell DW, Sordella R, et al. Activating mutations in the epidermal growth factor receptor underlying responsiveness of non – small – cell lung cancer to gefitinib. N Engl J Med, 2004, 350 (21): 2129 – 2139
16. Paez JG, Janne PA, Lee JC, et al. EGFR mutations in lung cancer: Correlation with clinical response to gefitinib therapy. Science, 2004, 304 (5676): 1497 – 1500
17. Tsao MS, Sakurada A, Cutz JC, et al. Erlotinib in lung cancer – molecular and clinical predictors of ourcome. N Engl J Med, 2005, 353 : 133 – 144
18. Cappuzzo F, Hirsch FR, Rossi E, et al. Epidermal growth factor receptor gene and protein and gefitinib sensitivity in non – small cell lung cancer. J Natl Cancer Inst, 2005, 65 : 226 – 235
19. Hanna N, Lilenbaum R, Ansari, R, et al. phase Ⅱ trail of cetuximab in patients with previously treated non – small cell lung cancer. J Clin Oncol, 2006, 24 – 5253 – 8
20. Kelly K, Hanna N, Rosenberg A, et al. A multicenter phase Ⅰ/Ⅱ study of anti – epidermal growth factor receptor antibody, cetuximab, in combination with paclitaxel and carboplatin in patients with Ⅳ non – small cell lung cancer. Proc Am Soc Clin Oncol, 2003, 22 : 644 (Abstr 2592)
21. Robert F, Blumenschein G, Dicke K, et al. Phase Ⅰ/ Ⅱ study of anti – epidermal growth factor receptor antibody, cetuximab, in combination with gemcitabine/carboplatin in patients with Ⅳ non – small cell lung cancer. J Clin Oncol, 2005, 23 : 9089 – 9096
22. Kim ES, Mauer AM, Tran HT, et al. A phase Ⅱ study of cetuximab, an epidermal growth factor receptor (EGFR) blocking antibody, in combination with docetaxel in chemotherapy refractory/resistant patients with advanced non – small cell lung cancer: Final report. Proc Am Soc Clin Oncol, 2003, 22 : 642 (Abstr 2582)
23. Belani CP, Wang W, Johnson DH, et al. Induction chemotherapy followed by standard thoracic radiotherapy vs hyperfractionated accelerated radiotherapy for patients with unresectable stage Ⅲ A&B non – small cell lung cancer: Phase Ⅲ study of the Eastern Cooperative Oncology Group. Proc Am Soc Clin Oncol, 2003, 22 : 622
24. Johnson DH, Fehrenbacher L, Novotny WF, et al. Randomized phase Ⅱ trial comparing bevacizumab plus carboplatin and paclitaxel with carboplatin and paclitaxel alone in previously untreated locally advanced metastatic non – small – cell lung cancer. J Clin Oncol, 2004, 22 : 2184 – 2191
25. Sandler AB, Johnson DH, Brahmer J et al. A study of clinical and radiographic risk factors associated with early onset severe pulmonary hemorrhage (PH) in patients with advanced NSCLC receiving bevacizumab. Proc Am Soc Clin Oncol, 2006, 24 : 7068
26. Sandler AB, Gray R, Perry MC, et al. Paclitaxel – carboplatin alone or with bevacizumab for non – small cell lung cancer. N Engl J Med, 2006, 355 : 2542 – 2550
27. Manegold C, et al. A multicenter, randomized, double – blind phase Ⅱ study evaluation emcitabine – cisplatin alone or with bevacizumab for non – small cell lung cancer. AVAiL: Am Proc ASCO, 2007, (LBA 7514)
28. Herbst RS, Johnson DH, Mininberg E, et al. Phase Ⅰ/Ⅱ trial evaluating the anti – vascular endothelial growth factor monoclonal antibody bevacizumab in combination with the HER – 1/epidermal growth factor receptor tyrosine kinase inhibitor erlotinib for patients with recurrent non – small – cell lung cancer. J Clin Oncol,

2005, 23 (11): 2544 - 2555

29. Natale, R, Bodkin D, Govindan R, et al. A comparison of the antitumor efficacy of ZD6474 and gefitinib in patients with NSCLC: Results of a randomized, double - blind phase Ⅱ study. Lung Cancer, 2005, 49 : S37
30. Herbst R, Johnson B, Rowbottom J, et al. ZD6474 plus docetaxel in patients with previously treated NSCLC: Results of a randomized, placebo - controlled phase Ⅱ trail. Lung Cancer, 2005, 49 : S35
31. Johnsom BE, Ma P, Wheeler C, et al. Amulticenter phase Ⅱ safety evaluation of ZD 6474, in combination with carboplatin and paclitaxel, as 1st line treatment in patients with NSCLC. J Clin Oncol, 2005, 23 : 16S

第四十章　胸部少见肿瘤

一、上皮来源

除了肺的小细胞癌和非小细胞的鳞癌、腺癌和大细胞癌之外还有几种少见的病理类型如下。

（一）腺鳞癌

腺鳞癌由腺癌和鳞癌组成，每种至少占10%。具有腺泡、乳头或细支气管肺泡结构时腺癌成分容易确定。鳞癌有角化或细胞间桥及局部粘液。常位于肺的周围。

（二）肉瘤样癌

它是一组分化很差的非小细胞肺癌，组织形态是肉瘤或肉瘤样，梭形细胞和（或）巨细胞，可以位于肺的中心或周边，有上叶多发的倾向，其中多形性癌多位于肺周边，体积较大并浸润胸壁，支气管腔内型往往有蒂，经常浸润到周围肺实质。具体的分型包括多形性癌，梭形细胞癌，巨细胞癌、癌肉瘤和非细胞癌。

（三）粘液表皮癌

它是上皮性恶性肿瘤，组织学特点与涎腺的同名肿瘤一样，包括鳞状细胞，分泌粘液的细胞核中间型细胞，主要位于中心气道。

（四）腺样囊性癌

与涎腺的同名肿瘤一样，绝大多数（90%）病例发生于气管腔、支气管或叶之气管内，位于增厚的支气管粘膜下，呈灰白或黄褐色息肉样病变，表面粘膜可能没有改变，也可以形成弥漫浸润的肿块，在粘膜下呈纵向和（或）环状扩张，常破坏软骨进入周围的肺实质，肺门和纵隔软组织。

（五）上皮－肌上皮癌

它由梭形透明或浆样的肌上皮细胞及不同数量的导管上皮细胞组成。几乎全都位于支气管腔内。

（六）类癌

通常分为有功能和无功能两类。功能性肿瘤能分泌一些物质（主要为肽和五羟色胺）。类癌组织学上有特征性结构，（如：梁状、岛状、带状和菊花状排列），瘤细胞的结构比较一致。有中等量的细颗粒嗜酸胞质，核染色质细颗粒状。典型类癌的核分裂<2个/2 mm^2，没有坏死。非典型类癌的核分裂2～10个/2 mm^2，有灶状坏死。

（七）肺的内分泌癌

将一部分具有神经内分泌功能的肺癌命名为“神经内分泌肿瘤”，其中包括：小细胞神经内分泌癌、大细胞神经内分泌癌、典型类癌和非典型类癌。它具有特定的形态，超微结构、免疫组化和分子特点。与无神经内分泌功能的小细胞和非小细胞肺癌相比其预后可能更差，但尚无统一的认识。

（八）癌前病变

也称为浸润前上皮病变，癌前病变包括鳞状上皮非典型增生和原位癌、非典型腺癌样增生和弥漫性特发性神经内分泌细胞增生。癌前病变不意味必然发展为浸润癌。

二、肺内淋巴/组织细胞肿瘤

（一）粘膜相关淋巴组织的边缘带 B 细胞淋巴瘤（MALToma）

它由类似于单核细胞的小 B 淋巴细胞以及散在的免疫母细胞的中心母细胞组成，部分病例中癌细胞有浆样分化，典型病变是癌细胞浸润支气管粘膜上皮形成淋巴上皮病变。典型病变在周边部，可以是孤立结节或弥漫双侧病变，受累区域呈实性结节肿块，免疫组化表达 CD20 或 CD79α，背景中有数量不等的反应性 T 细胞，约 30% 的病例有胞质免疫球蛋白，大多数表达重链。

治疗上主要根据疾病分期而定；孤立结外的患者与同期同组织类型的淋巴结病变预后相同，没有明显症状的可以不予治疗，因为早期干预并不能延长生存期。有症状的局限性（Ⅰ、Ⅱ期）低分化可以采用局部放疗或放疗、化疗相结合的方法治疗。放疗可以产生永久性肺损伤，故它的使用应局限于小块肺组织。如果肺部受累是弥漫性的，化疗是一种治疗的选择。传统剂量的化疗能够获得较长的缓解期，但不能治愈，大剂量化疗是否更加明显的有效还有争议。晚期（Ⅲ、Ⅳ期）患者适于化疗：治疗通常是在患者由于疾病出现明显症状时开始，治疗反应很一般而且一定会复发。

（二）肺原发性弥漫大 B 细胞淋巴瘤

它由肿瘤性大 B 淋巴细胞组成，核大小或与正常吞噬细胞的核相仿，或比正常淋巴细胞的两倍大些。一般在肺周边部、实性，浸润并破坏肺实质，免疫组化表达 CD20 及 CD79α。背景中有不同程度的 T 细胞反应，冷冻组织可以查到免疫球蛋白轻链表达。

应与其进行鉴别诊断的有大、小细胞肺癌，霍奇金淋巴瘤的变异。有时与淋巴瘤样肉芽肿鉴别有困难，后者的 T 细胞反应更明显，以及异型 B 细胞的 EBV 阳性。

外科切除是肺淋巴瘤最有效的治疗，并提供可靠的病理组织学诊断。因此，本病以手术治疗为主要手段，对不能完整切除或组织类型较差的辅以化疗或放疗，肺淋巴瘤外科手术切除预后较好，所以早期诊断对本病预后至关重要。

（三）淋巴瘤样肉芽肿

由 EBV 阳性的异型 B 细胞核大量反应性 T 细胞组成的、以血管为中心并破坏血管的淋巴组织增生性病变，这些病变的组织分级和临床侵袭行为表现出一种梯度性变化和 EBV（EB 病毒）阳性的大 B 细胞所占比例有关。本病可以发展为 EBV 阳性的弥漫性大 B 细胞淋巴瘤。肿块或结节能累及各种器官，最常累及肺、中枢神经系统和肾、皮肤也可受累。

组织学的特点包括，病变早期淋巴细胞围绕着肺动脉和静脉壁浸润，并破坏血管壁，常见坏死灶，含有小圆淋巴细胞，有些有轻度异型，还有不等量的大的异型细胞，类似于免疫母细胞。虽然叫“肉芽肿”这个名字，但却没有上皮细胞和巨细胞。确诊时病理标本的大小很重要，经支气管活检的标本确诊率不到 30%，大多需要手术的组织学标本才能确定诊断。

组织学分级主要依据异型的 EBV 阳性的大 B 细胞数量。

Ⅰ级病变：仅有几个或没有 EBV 感染细胞（小于 5 个/高倍镜视野），没有坏死和细胞多形性。

Ⅱ级病变：有散在的 EBV 感染细胞（5～20 个/高倍镜视野）和局灶坏死，有细胞多形性，该级别是典型和最常见的类型。

Ⅲ级病变：有成片 EBV 感染，形态单一的坏死细胞，被认为是弥漫大 B 细胞淋巴瘤的亚型。

治疗、预后：淋巴瘤样肉芽肿的治疗很困难。有很大比例的一部分患者有一个良性过程，可以很多年或更长的时间不需要治疗。对有症状的患者可以激素或抗肿瘤药物治疗，主要是小剂量的细胞毒性药物如 CTX。虽然本病经常对这些治疗措施有反应，但还是经常复发，经常发展为难治性疾病或高分化淋巴瘤。在没有中枢神经系统受累的轻型患者中治疗也可以产生延迟疗效。放疗对局部病变效果很好，但激素、细胞毒性药物及放疗的最佳使用方案还没有确定。淋巴瘤样肉芽肿的预后很差，有半数或更多的患者 5 年内死于本病。但本病的临床过程差别很大，也见到有生存期很长及自发缓解的病例，有 15%～25% 的患者发展为进展期淋巴瘤。

（四）Langerhans 细胞组织细胞增生症

它是增生的 Langerhans 细胞组成的间质性肺病变。大多数受累患者是成人，受累肺只是局部区域。许多 Langerhans 细胞组织细胞增生症是炎克隆性或肿瘤性的，但成人肺内的这类病变至今认为是 Langerhans 细胞的反应性增生。

病变主要累及肺上叶和中叶。病变周围有瘢痕形成，肉眼识别主要取决于病变的范围和数量，小的结节一般 2～5mm 大小，可以触摸到。进展期病变有广泛纤维化伴或不伴肺气肿改变。

组织学特点及免疫组化特点如下：与吸烟人肺的改变相同，包括肺气肿和呼吸性支气管炎，起初的病变 Langerhans 细胞沿小呼吸道，初级细支气管和肺泡腔增生，当病变增大时，形成圆形或呈结节状，在治愈的肺 Langerhans 组织细胞增生的病例可以依靠形状中心瘢痕环来确定。

Langerhans 细胞有淡嗜酸胞质，核纤细，具有明显核膜皱缩。通过 S－100 蛋白和 CD1α 染色能够确定 Langerhans 细胞，如果有典型形态，不必要用再行免疫组化染色。

Langerhans 细胞组织细胞增生症最主要的累及器官是肺脏，但北京协和医院 1990～2001 年 11 例患者均表现为隐匿的多器官受累，属于多灶型或弥漫型，具体如表 1－40－1。

表1-40-1 Langerhans细胞组织细胞增生症的临床情况分析

受累器官	临床表现	病例数	
		年龄<14岁	年龄>14岁
肺	干咳或咳嗽伴少量白痰	2	3
	咯血	-	1
	反复单侧气胸	1	-
骨骼	颅骨、肋骨、骶髂骨等破坏	2	3
	四肢长骨破坏	-	3
眼	突眼伴畏光、视力下降等	2	-
中枢神经系统	中枢性尿崩（多饮多尿）	4	1
	高泌乳素血症	-	1
皮肤	红色丘疹	4	2
	皮下结节	-	3
肝脾及淋巴结	肝脏增大	4	4
	脾脏增大	2	2
	淋巴结增大	2	2
内分泌腺	甲状腺增大伴甲功降低	-	1
腹腔器官占位	胰腺（无功能障碍）	-	1
	肾	-	1
	肾上腺（无功能障碍）	-	1
全身表现	间断、不规则发热	2	3

在治疗方面上的一般原则是，单一部位局灶损伤给予手术或局部放射治疗；多部位损伤给予化疗：药物可选择VCR、MTX、CTX、VP-16、泼尼松等。持续缓解半年后，休疗间歇可逐渐延长，总疗程2~3年。近期化疗进展：环孢素可能会提高疗效。我院11例LCH病例由于均有多系统受累故均采用全身化疗。11例患者中5例儿童及5例成人患者进行反复化疗，1例仅行对症治疗，无1例采用放疗。常使用的化疗方案均为激素加蒽环类细胞毒药物如依托泊苷（VP-16），长春新碱（VCR），环磷酰胺（CTX），6-巯基乙醇（6-MP），甲氨蝶呤（MTX）的单用或联合使用。经化疗1~2程后，儿童患者临床症状改善较显著，其中肝脾、浅表淋巴结增大，皮疹和突眼均有不同程度缓解，但仅有部分患者骨质破坏有修复（1例），中枢性尿崩有所缓解（1例）。肺内病变对化疗无反应。成人患者3例临床症状有改善，表现为体温降至正常，肝脾有回缩（1例），浅表淋巴结、皮下结节有缩小（2例），弥漫性甲状腺肿缩小（1例）。其余器官受累情况无改善。以肝受累（肝硬化）、胆红素显著升高为主要表现的1例患者在大剂量甲基泼尼松龙（800mg/d）冲击治疗过程中病情恶化并发消化道大出血，休克，死亡。反复化疗不增加临床症状缓解率。2例患儿在我院随诊1年~3年，均因症状复发再化疗。儿童患者临床症状改善较成人显著，肝脾、淋巴结、皮肤病变化疗较好，肺、骨病变疗效较差。

三、间叶组织肿瘤

（一）胸膜/肺母细胞瘤

它是发生于婴幼儿的肺和/或胸膜的胚胎性或个体异常发育的肿瘤，呈囊性和/或实性肉瘤样肿瘤，在肺内或少部分在壁层胸膜发生。肿瘤的囊形成分被覆盖良性化的纤维上皮。在其他部位也有相应的儿童肿瘤类型。包括：Wilms瘤，神经母细胞瘤、肝母细胞瘤和视网膜母细胞瘤。

肉眼下此肿瘤可以为囊性，实性和胶冻状，可以长成巨大肿块，有时可以发生于壁层胸膜。组织学上分为3型：Ⅰ型或纯囊性多囊性结构，被覆盖呼吸上皮，其下聚集有小的原始恶性细胞，可有横纹肌母细胞分化，胎儿型的软骨小结节或透明隔间质是其特点。Ⅱ型：表现部分或全部由片状原始小细胞、胚胎性横纹肌肉瘤或梭形细胞肉瘤组成。Ⅲ型肿瘤为实性。

免疫组化特点有：表达波形蛋白，囊腔被覆的上皮表达CK，有横纹肌分化的区域和原始小细胞表达SMA和结蛋白。软骨结节表达S100蛋白。

（二）弥漫性肺淋巴管瘤病

淋巴管及管壁平滑肌弥漫性增生，肉眼可见细支气管血管区域明显，还有胸膜、叶间、肺间隔以及纵隔区，代表了疾病的淋巴道分布特点，组织学上可见肺泡腔内含有一些小细胞结构的嗜酸性改变，并且还可见含铁血黄素沉淀。免疫组化可见F8因子，波形蛋白和UEA阳性。

（三）炎症性肌纤维母细胞瘤

它是炎性假瘤中一个亚群，由不等量的胶原纤维，炎细胞及呈肌纤维母细胞分化的梭形细胞混合组成。

胸片显示孤立的肿块，30%边界不清。组织学特点为主要由梭形肌纤维母细胞和成纤维细胞排列或漩涡状。细胞异型性不明显。免疫组化表现与肺外炎性假瘤相似，包括淋巴细胞、浆细胞和组织细胞，也包括Touton细胞。梭形细胞表达波形蛋白和SMA，不表达肌红蛋白，CD117和S－100蛋白。1/3患者有灶状CK表达，有40%的患者表达ALK1和p80。

（四）淋巴管平滑肌瘤病

由分布广泛的不成熟的短梭形类似于平滑肌的细胞弥漫生长于肺间质中，常伴有囊性变，发生在生育期年龄的妇女。

晚期病变肺有弥漫性病变，从顶部到基底。早期病变仅见数个散在的囊肿，组织学上以囊腔和增生的不成熟平滑肌为主。免疫组化方面表达HMB45，应与良性转移性平滑肌瘤相鉴别，后者不伴有囊性区，平滑肌结节一般较大，肺气肿的间质中没有梭形细胞结节。Langerhans细胞组织细胞增生症有特异的Langerhans细胞，嗜酸细胞和特征性的肉眼和显微镜下特点。

（五）肺滑膜肉瘤

间叶来源的梭形细胞肿瘤，可表现区域性的上皮分化。这类肿瘤常被认为是肺外转移的，但是肺外若没有原发肿瘤时即被看为肺原发。肿瘤常发生在周边部，界清、无包膜、实性。组织学特点与软组织滑膜肉瘤形态特点一样。

四、其他原发肿瘤

（一）错构瘤

它由占有不同比例的间叶组织，以成熟的软骨和间叶组织，如脂肪、结缔组织、骨和平滑肌等组成的良性肿瘤，典型的还含有内陷的呼吸上皮。多发生在肺周边，直径<4cm，可以有分叶。

（二）硬化性血管瘤

组织形态有明显的多样性，包括实性、乳头、硬化和出血等，乳头表面被覆增生的Ⅱ型肺泡细胞多无明显异常，可见沙粒样硬化，大多数肿瘤单发，且多发于肺的外周。肿瘤多为实性，局部可以有出血，偶尔有囊性变和钙化。

免疫组化显示：①圆细胞表达 TTF－1 和 EMA，但不表达广谱 CK；②表面细胞表达 TTF－1EMA，SP－A 和广谱 CK。

（三）透明细胞瘤

为良性肿瘤，可能发生于血管周围的上皮样细胞，它们包括的细胞因含大量糖原而有丰富的透明或嗜酸形胞质，PAS 强阳性，HMB45 阳性，可见糖原、颗粒形成的是大多数为单个界限清楚的肿块，位于肺的周边部位。

（四）恶性黑色素瘤

来源于黑色素细胞的恶性肿瘤。诊断肺原发性恶性黑色素瘤的标准包括浸润性肿瘤细胞发生于支气管上皮相连接的部位，支气管上皮伴随有癌样病变，没有恶性黑色素瘤类似病变以及诊断时其他部位没有发生发现恶性黑色素瘤等。

（张　力）

参 考 文 献

1. Brambilla E，Travis WD，Colby TV，et al. The new World Health Organization classification of lung tnmours. Eur Respir J，2001，18（6）:1059－1068
2. Kurtin PJ，Myers JL，Adlakha H，et al. Pathologic and clinical features of primary pulmonary extranodal marginal zone B－cell lymphoma of MALT type . Am J Surg Pathol，2001，25（8）:997－1008
3. Cordier JF，Chailleux E，Lauque D，et al. Primary pulmonary lymphomas：A clinical study of 70 cases in non immunocompromised patients. Chest，1993，103，201－208
4. Szboourin JcmKanavaros P，Briere J，et al. Epstein Barr virus（EBV）genomes and EBV－encoded larent membrane protein（LMP）in pulmonary lymphomas occurring in nonimmunocompromised patients. Am J Surg Pathol，1993，17（10）:995－1002
5. Jaffe ES，Wilson NL，Stein H，et al. World Health Organization Classification of tumors，pathology and genetics of tumors of haematopoietic and lymphoid tissues. Lyon：LARC Press，2001
6. Yousem SA，Colby TV，Chen YY，et al. Pulmonary Langerhans cell histiocytosis；molecular analysis of clonality. Am J Surg Pathol，2001，25（5）:630－636
7. Baez－Giangreco A，Afzal M，Hamdy MG，et al. Pleuropulmonary blastoma of the lumg pressening as posterior mediastinal mass：a case report. Pediatr Hematol Oncol，1997，14（5）:475－481

8. FuJL, Berry GJ, Colby, et al. Thoracic lymphangiomas, lymphangiectasis, lymphangiomatosis, and lymphatic dysplasia syndrome. Am J Respir Care Med, 200, 16 (3 Pt 1): 1037 - 1046

9. Coffin CM, Watterson J, Priest JR, et al. Extrapulmonary inflammatory myofibroblastic tumor (inflammartoy pseudotumor) A clinico pathologic and immunohistochemicla study of 84 cases. Am J Surg Pathol, 1995, 19 (8): 859 - 872

10. Kuhnen C, Preisler K, Muller KM. Pulmonary lymphangioleiomyomatosis, morphologic and innumohistochemical findings. Pathologe, 2001, 22 (3): 197 - 204

11. Van den Bosch JM, Wagenaar SS, Corrin B, et al. Mesnchymoma of the lung (so called hamartoma): A review of 154 parenchymal and endobronchial cases. Thorax, 1987, 42 (10): 790 - 793

12. Lantuejoul S, Isaac S, Pinel N, et al. Clear cell tumor of the lung: An immunohistochemical and ultrastructural study supporting a pericytic differentiation. Mod Pathol, 1997, 10 (10): 1001 - 1008

第四十一章 肺血管炎综合征

血管炎是一种累及血管的炎症过程，包含许多独特的临床病理的疾病实体，每种疾病的病理特征是细胞性炎症和血管壁的破坏，临床特征则由血管炎的类型和病变部位决定，但通常由于血管的坏死引起所供应脏器的缺血性损伤。

第一节 肺血管炎的概念

有关血管炎的命名一直存在争论。20 世纪 80 年代中期美国风湿病学院（American College of Rheumatology，ACR）提出了各种血管炎的分类标准，目的在于评估和描述这类疾病的治疗、流行病学状况及其发病率。其后经美国和加拿大 48 个中心，持续 5 年的临床研究，共积累了 1020 例，其中只有 807 例符合原制定的各种类型原发性血管炎的诊断，其余大部分为继发于风湿病学性疾病的血管炎，这表明原制定的血管炎诊断标准的局限性，因为在风湿病学性疾病领域，多数原发性血管炎患者常见肺的合并症。临床实践还发现原制定的血管炎诊断标准不能用于与其他疾病的鉴别诊断。因此 1994 年在 Chapel Hill 举行的国际研讨会，提出了新的全身性血管炎的命名。虽然该分类法并非完美，但沿用至今（表 1 -41 -1），对临床仍有指导意义。

表 1 -41 -1 Chapel Hill 血管炎分类法

韦格纳肉芽肿病（WG）	肉芽肿性炎症累及呼吸道，坏死性血管炎侵害中小血管（即毛细血管、静脉、细小动脉和动脉）。坏死性肾小球肾炎很常见
变应性肉芽肿性血管炎（CSS）	富含嗜酸粒细胞的肉芽肿性炎症累及呼吸道，坏死性血管炎侵害中小血管。该综合征伴发哮喘和嗜酸性粒细胞增多
显微镜下多血管炎	为坏死性血管炎，免疫沉着很少或没有。血管炎侵害小血管，如毛细血管、静脉、细小动脉。坏死性动脉炎可能累及中小动脉。坏死性肾小球肾炎很常见

上述 3 类血管炎均累及肺部，而且与抗中性粒细胞胞质抗体（antineutrophil cytoplasmic antibodies，ANCA）密切相关（表 1 -41 -2），但它们与坏死性肉芽肿和哮喘以及嗜酸性粒细胞增多症不同。

表1－41－2　抗中性粒细胞胞质抗体检测对血管炎的诊断价值

	ANCA	坏死性肉芽肿	哮喘、嗜酸粒细胞增多症
韦格纳肉芽肿病（WG）	+	+	－
变应性肉芽肿性血管炎（CSS）	+	+	+
显微镜下多血管炎	+	－	－

血管炎可以由许多因素引起，包括感染［如结核，人细小病毒（parvovirus）B19、乙型和丙型肝炎病毒感染］、肿瘤（包括血管中心性淋巴瘤，angiocentric lymphomas）、药物反应，也可以是特发性。原发性血管炎综合征（primary vasculitis syndrome）是异质性疾病。肺血管炎可以是全身血管炎的一部分，也可以是孤立的。不同类型的血管炎所影响的血管可能不同，有些突出表现在动脉，有的则为毛细血管，或者二者均明显累及。毛细血管炎指炎症性病理过程主要影响毛细血管。在某些情况下，肺毛细血管炎可能是全身性疾病的惟一表现。继发性血管炎的发生与结缔组织病、恶性肿瘤、免疫性疾病、机体某些化学介质的缺乏或不足、真菌（特别是曲菌和毛霉菌）感染有关，而职业暴露则可能为韦格纳肉芽肿病（Wegener's granulomatosis，WG）的致病因素。近10年多来，肺血管炎研究的不断进步使人们对这些典型的"独立"疾病的特性有更清楚的认识，治疗得到改善。

几乎所有的系统血管炎（systemic vasculitis，SV）都可累及呼吸系统，只是频率不同而已。肺血管炎最常见于原发性血管炎、特发性血管炎、小血管炎、ANCA相关全身性血管炎（ANCA－associated systemic vasculitis，AASV），肺病变是AASV很常见而重要的特征。韦格纳肉芽肿病（WG）、显微镜下多血管炎（microscopic polyangiitis，MPA）和变应性肉芽肿性血管炎［allergic granulomatous angiitis，AGA，也称Churg－Strauss综合征（Churg－Strauss syndrome，CSS）］也常累及肺。然而，原发性、特发性中等血管血管炎（如典型的结节性多动脉炎）和大血管血管炎（如Takayasu's动脉炎），原发性免疫复合物介导血管炎（如Goodpasture's syndrome）和继发性血管炎（如系统性红斑狼疮）均可累及肺。

第二节　韦格纳肉芽肿病

韦格纳肉芽肿病（WG）是一种累及动脉和静脉系统，临床表现多彩的全身性肉芽肿性血管炎。其特征是上下呼吸道的坏死性肉芽肿性血管炎、肾小球肾炎和不同程度的小血管炎。病变通常以气道坏死性肉芽肿性炎症开始，伴全身性血管炎，最后由于肾小球肾炎引起尿毒症而死亡。

有关WG发病率的资料很少，英国有一组报道其年发病率为2.4/100万，为最常见的全身性血管炎，另一组报道英国成人WG年发病率为8.5/100万。美国报道的WG的发病率估计为3.0/10万。在1979～1988年间，有1784例死亡证明标明死因为WG，而有10 771例患者的出院诊断包含有WG。患者一般40～50岁，但老年和青年患者较为多见，男女性别间无明显差异。有些报道认为WG多在冬天加重，但其他作者认为WG加重的季节性不明确。在上述 ACR 所报道的 807 例各种类型血管炎患者中，WG 占 10.5%，平均年龄 45.2 岁，男女比例为 2∶1，91% 为白种人。

一、韦格纳肉芽肿病的病因和发病机制

WG 的原因不明，某些报道认为职业性接触为病因学因素之一。有一组 16 例 WG 与 32 例年龄、性别相匹配的对照组比较，WG 组患者有吸入含二氧化硅化合物和谷尘的历史，为对照组的 7 倍。一组斯堪的纳维亚（Scandinavian）人的研究报道显示，WG 患者 α_1 - 抗胰蛋白酶（α_1 - antitrypsin）基因 PiZ 变异的杂合子阳性率为一般人群的 6 倍。多自身免疫疾病家族的分析显示功能多态性，620W 存在于细胞内酪氨酸磷酸酶基因 PTPN22，是 1 型糖尿病、血清阳性类风湿性关节炎、系统性红斑狼疮、桥本甲状腺炎的易感因子。多自身免疫疾病家族的分析还显示 PTPN22 蛋白的存在似乎预示着上述疾病自身抗体的产生。Jagiello 等（2005）对 199 例 WG 患者和 399 名健康对照者进行 PTPN22 基因多态性分析，显示 ANCA 阳性 WG 患者 PTPN22 620W 等位基因频率明显高于健康对照者，这种相关性在泛发性 WG 患者，即有肾、肺、眼和周围神经系统受累的患者特别显著，表明 PTPN22 620W 等位基因可能参与 WG 的发病机制，而 ANCA 阳性似乎是 PTPN22 620W 等位基因的标志。

二、主要病理改变

WG 的定义包含病理学和临床两方面的特征，组织学诊断的 3 项主要标准是：血管炎、坏死、肉芽肿性炎症。这些组织学表现可以共存，但不总是同时或在同一标本上出现。其病理主要特征是：①上气道或下气道的坏死性肉芽肿性病变；②全身坏死性血管炎；③肾小球肾炎。上气道初期病变是鼻窦粘膜肥厚，很快即破坏骨和软骨。肺病变是发生于支气管的坏死性肉芽肿并累及其周围血管的病变，很容易形成空洞。

血管炎主要发生于小至中等大小的血管，管壁炎症细胞（淋巴细胞、浆细胞、中性粒细胞、组织细胞、巨细胞）浸润、微脓肿（microabscesse）、纤维蛋白样坏死构成血管炎的主要组织学特征。肺小血管受累则称为毛细血管炎（capillaritis），通常为肺泡出血（alveolar hemorrhage）的主要病理基础，但肺泡出血的原因多种多样，血管炎只是诸多原因之一（表 1 - 41 - 3）。坏死由微脓肿发展而来，在低倍镜下呈特征性的区域性分布。炎症肉芽肿的基础是不健全的肉芽肿，有散在巨细胞和栅状排列的组织细胞（晚期更为广泛）浸润。换言之，WG 肺病变的组织学改变由脓肿样结节浸润所组成，后者由中性粒细胞聚集而成，其周围环绕着数量不等的淋巴细胞、浆细胞、栅状排列的组织细胞、成纤维细胞和巨细胞。这些细胞覆盖着坏死性血管炎。其他特征包括血管中间和血管周围的微脓肿，血管内中性粒细胞溶解样内皮坏死，中性粒细胞毛细血管炎。局灶性肾小球肾炎的肾病变不太特异，鼻粘膜局部诊断也不容易。

表 1-41-3　肺泡出血的原因

病因	疾病举例
感染	钩端螺旋体病
止血障碍	抗维生素 K 过量或血小板减少（通常与感染有关）
静脉性肺动脉高压	二尖瓣狭窄
肿瘤	转移性血管肉瘤
血管炎	韦格纳肉芽肿病、显微镜下多血管炎
结缔组织病	系统性红斑狼疮
其他	腹部疾病、特发性肺含铁血黄素沉着症

文献报道 16 例 WG 患者的主要组织学改变为闭塞性细支气管炎伴机化性肺炎（BOOP）样肺纤维化。其他不典型的组织学改变包括支气管中心性炎症、显著的嗜酸性粒细胞浸润、肺泡出血、毛细血管炎或肺间质纤维化。

三、临床表现

WG 的起始症状不特异，患者可以表现发热、乏力、体重减轻、关节痛和肌痛。肺外器组织的症状体征发生率分别为：皮肤（40%～50%）、眼（43%）、关节痛（58%）、关节炎（28%）、神经系统（25%）。此外，心血管系统也可受累。据报道，60 岁以上的患者上呼吸道的症状相对较少，但神经系统的症状增高 4.5 倍。从发病样式来说，WG 可分鼻咽喉型和肺型。

（一）急性气道病变

鼻咽喉型 WG 以中鼻甲为中心，病变从鼻腔上部单侧或两侧肉芽肿性病变开始。85% 以上的患者起始表现为头颈部症状，如鼻涕、鼻塞、鼻出血、鼻粘膜发干、鼻痂形成、也可表现中耳炎，或呈慢性鼻窦炎和气道感染样症状。

鼻窦炎引起深面部疼痛、鼻中隔穿孔和犁状骨溃疡形成是 WG 的重要征象。鼻和口腔粘膜小溃疡和炎症也常发生。鼻软骨的破坏可以造成鞍鼻畸形，可为亚急性，但更多见为慢性合并症。30% 的未治患者可以发生喉和气管的溃疡。

由于鼻粘膜屏障的破坏和鼻分泌物清除功能的丧失，细菌感染的发生率高。重复感染，特别是金黄色葡萄球菌感染很常见。WG 进一步发展时，鼻涕呈脓性而且可出现血痰、发热、胸痛、血尿等症状。

（二）肺实质病变

在临床上虽然只有 1/3 的 WG 患者主诉下呼吸道症状，但实际上几乎所有患者的下呼吸道都有病变。临床表现差别很大，可以表现为亚急性非特异性呼吸道症状，也可呈急性进行性呼吸衰竭。所谓局限性 WG 是指只有下呼吸道的受累而没有肾脏病变的类型。肺部症状不特异，最常表现的症状是咳嗽、无痰、轻度呼吸困难、咯血。肺实质坏死或重复感染（特别是治疗引起免疫抑制的患者）时可以咳脓痰。

咯血是最常见的症状，根据 ACR 的统计，98% 的 WG 患者有咯血症状，其中 94% 存在肺病变，91%有鼻窦受累，而鼻和咽部病变者占64%。少量咯血可以由于气管支气管树的粘膜溃疡引起，这些患者的支气管镜检查常可发现粘膜较脆，碰之易出血。广泛肺泡出血的患者通常表现持续咯血，而且可以发生严重呼吸困难。胸痛的发生率文献报道不一，为5% ~55%，常因为胸膜受累，如胸膜炎、肺实质病变引起继发性胸腔积液和气胸时。肺部症状几乎总是伴随着胸部的X线异常表现。

WG是肺泡出血综合征的重要原因，有报道发生率10%，也有报道高达41%，其差别可能与肺泡出血的诊断标准不同有关。大量咯血者不常见，但可能威胁患者的生命。有报道67例WG患者87次开胸肺活检中弥漫性肺泡出血的阳性率49%。急剧进展的肾小球肾炎和肾功能衰竭患者肺泡出血的几率更高，但这些患者不常见上气道病变。WG、CSS和MPA偶尔还可引起儿童咯血。

发生弥漫性肺泡出血的患者病程多呈暴发性，急性死亡率可高达65%。

（三）胸部X线表现

WG的肺病变是异型性的，据文献80例的报道，胸片和CT扫描显示单侧病变者55%，双侧病变者45%；表现为浸润性阴影者63%，结节状阴影31%，肺浸润伴空洞形成者8%，结节状病变空洞形成者10%。病变大小、形态、部位不定。最特征性的类型是实体性、多发性结节，可见于30% ~40%的WG患者。结节致密或呈浸润性，边界锐利或模糊。结节大小1 ~9cm，一般为双侧性，35% ~50%可见空洞形成。空洞壁薄，内腔不规则，偶可见气液平面。浸润影可以是游走的，此起彼伏。不典型的X线表现包括毗邻浸润影的局部肺野有萎陷，也可有纵隔淋巴结肿大。但同时有纵隔肺门淋巴结肿大者应考虑其他的可能性。此外，有时可见气管或大气道的局部狭窄、支气管胸膜瘘、胸膜增厚和胸腔积液、支气管狭窄引起肺不张、肺网状结节状病变、支气管扩张等。

弥漫性肺出血患者的胸片和CT扫描显示双侧弥漫性肺泡性斑片影，早期呈磨玻璃样密度增高，晚期阴影密度更高。偶尔，斑片影比较局限。经过治疗后这些斑片影可以很快吸收消散，不留后遗症。Lohrmann等（2005）报道38例WG患者系列高分辨率CT结果，92%的患者显示结节状阴影，余为局限磨玻璃样改变（24%）、肺实变（26%）、线性肿块（32%）、气管壁增厚（39%）、支气管壁增厚（68%）。而随诊时（平均随访21个月）肺部病变的消除率分别为：磨玻璃样改变减少89%、肺团块87%、肺空洞结节85%，非常接近。CT扫描随访显示，58%的结节，47%的肺实变、66%的支气管壁增厚完全消失。支气管扩张和间隔/非间隔线仍然维持稳定者分别为70%和71%。由此可见，大部分病变减少或完全吸收，可伴有或不伴有条索病变的减少。磨玻璃样改变减少、空洞性结节和团块似乎代表活动性炎症性病变，而支气管扩张区和间隔/非间隔线性改变更常代表慢性纤维化改变，但不代表活动性炎症改变。

（四）肺外表现

WG的3处主要病变是上气道、肺和肾。肾的损害源自寡免疫（pauci - immune）、坏死、新月体形成、增生、毛细血管外肾小球肾炎（extracapillary glomerulonephritis）。毛细血管外肾小球肾炎为肾小球肾炎的一种特殊类型，通常与血管炎有关。血尿、蛋白尿为肾受累的主要表现，假如病变已达中度以上，应在发生肾功能衰竭以前尽可能进行肾活检。急性肾功能衰竭可为WG的最早表现。

其他肺外表现还包括：

1．眼的典型表现　包括：①“红眼”（red eye）：由巩膜炎、巩膜外层炎（episcleritis）、眼色素膜炎共同引起；②眶下炎症（orbital inflammatory manifestations）：可能发展为眶下假瘤（orbital pseudotumour）。

2．皮肤病变　紫癜，活检可见非特异白细胞裂解性血管炎（nonspeciific leukocytoclastic vasculitis），皮肤结节和溃疡有时也可见到。

3．口腔溃疡和增生性牙龈炎。

4．周围神经炎　大部分为多神经炎，WG 的局部进展也可累及脑神经。磁共振的广泛应用还发现 WG 可以引起肉芽肿性硬脊膜炎。

5．关节和肌肉病变　关节痛和肌肉痛很常见，但关节炎和肌炎不多见。

6．心脏受累　罕见。

四、诊断和鉴别诊断

WG 的诊断除了呼吸道症状和可能伴随的肺外表现以外，某些肺泡出血的患者还可出现肺部爆裂音和贫血的体征，有些患者的血红蛋白可在48 小时内降低40g/L。胸部和头面部 X 线、CT 和 MRI 检查是最常用的诊断依据，但血清学和支气管肺泡灌洗液的检查也非常重要。

（一）血清学检查

1985 年，Van der Woude 等证明 WG 患者血浆中存在抗中性粒细胞胞质的 IgG 抗体，这表明在本病的发病过程中，自身免疫机制很可能起重要作用。Wathen 等（1988）也报道某些 WG 患者循环中性粒细胞被激活。

胞质型 ANCA（c－ANCA）对 WG 有高度的特异性和敏感性，但应当注意，只有 c－ANCA 阳性而没有疾病证据者不应作出 WG 的诊断。系统性 WG 患者中 c－ANCA 的阳性率可高达90%，而局限性 WG（limited Wegener's granulomatosis）患者 c－ANCA 的阳性率为67%～86%。c－ANCA 对 WG 诊断的敏感性和特异性分别为 81% 和 98%。Specks 等（1989）曾用间接免疫荧光技术测定65 例经活检证实的 WG 患者的 125 份血清标本及各种类型的对照组，结果表明 WG 患者，ANCA 有很高的特异性，其敏感性与 WG 变范围和活动性有关，因此具有监测病变活动性的价值。在各种类型 WG 患者中，ANCA 阳性率 50%～100%，而复发性多软骨炎、结节病、原发性和继发性肺恶性肿瘤、SLE、RA 等 77 例对照中无 1 例阳性，在 54 例系统性血管炎患者中也仅有 2 例假阳性。WG 患者的阳性率为：活动性局限 WG 69%，其缓解期为 35%；播散型者，活动期 84%，缓解期 37%。

然而，有一组报道称 c－ANCA 对 WG 的敏感性只有 28%，假阴性率高达 72%。有 1 例 62 岁男性患者咳嗽、咳脓性痰，4 个月后发热，随之发生呼吸困难，胸部 X 线表现两肺大片浸润性阴影，多种抗生素治疗均无效，血清 ANCA 阴性，后经肺活检病理组织学证实为韦格纳肉芽肿病。c－ANCA 的抗体效价和敏感性与疾病的活动性有关，但其特异性则与分析所选择的对照类型有关。WG 患者，当疾病处于活动期时，c－ANCA 的敏感性和特异性可分别高达 91% 和 98%，而非活动期则分别为 63% 和 99.5%。因而，c－ANCA 效价的系列分析可用于检测疾病的活动性，并制定和调整治疗方案。

近年的研究报道认为，可溶性血清血栓调节蛋白（serum thrombomodulin，sTM）作为内皮细胞损伤的标志物可望成为活动型局限性和全身性 WG 活性和病情进展的指标。还有报道，抗内皮细胞抗体（antiendothelial cell antibodies，AECA）与疾病的活动性相关。这些指标尚需进一步研究以评估其临床应用的可能性。

（二）支气管镜和支气管肺泡灌洗液检查

半数以上患者支气管镜下可以发现异常改变，包括孤立的炎症病灶、气管（声门下）支气管狭窄或粘膜溃疡或假瘤；远端气道的局限性出血。一般来说，支气管粘膜活检无重要的诊断价值，但若标本能证明有中性粒细胞浸润形成的微脓肿和淋巴细胞、浆细胞、巨细胞浸润则可支持诊断。声门下狭窄不依赖于 WG 的其他表现，而且对全身治疗的效果也与其他表现不尽相同，因此有时需要局部治疗（包括注射长效皮质激素、激光治疗减轻气道阻塞、手术修补、安置硅酮支架等）。

支气管肺泡灌洗液（BALF）的检查对 WG 的诊断帮助不大，因为有时只见中性粒细胞或淋巴细胞的增多，这些发现无特异性。但 BALF 对肺泡出血的诊断和 WG 治疗中继发感染的鉴别诊断很有帮助。

（三）鉴别诊断

WG 的临床和病理与其他肉芽肿性或血管炎性疾病相似，如结节性多动脉炎、过敏性血管炎、结缔组织病、结节病、中线肉芽肿、过敏性肉芽肿病、结核、麻风、肺真菌病、Goodpasture 综合征等，其中所谓致死性中线肉芽肿（lethal midline granuloma，LMG）是指多种病因引起的，以上气道中线组织坏死和破坏性损害为主的综合征，病因未明。除上气道中线组织损害外，患者往往有长期高热、内脏损害和衰竭。它实际上包含感染、中线恶性网状细胞增多症（midline malignant reticulosis）、WG、中线恶性淋巴瘤（midline malignant lymphoma）、特发性中线破坏性疾病（idiopathic midline destructive disease）等。因此确诊时除了上气道病变活检以外，每需开胸活检，以便除外感染性疾病。

五、治疗

20 世纪 80 年代美国国立卫生研究所（National Institutes of Health，NIH）提出皮质激素加环磷酰胺作为 WG 标准治疗方案以前，该病的以后极差。在 NIH 标准疗法的系列研究报告中，75% 达到完全缓解，但其中 50% 曾发生 1～2 次复发，13% 死于 WG。这项系列研究结果表明皮质激素联合环磷酰胺的标准疗法可明显改善患者的预后。但人们关心的是该疗法的不良反应太高，尤其是标准疗法中的小剂量口服环磷酰胺引起膀胱炎和膀胱癌。据 NIH 报道，开始接受环磷酰胺治疗以后 10 年内膀胱癌的发生率为 5%，而 15 年则达 16%。Mayo Clinic 也有类似泌尿系统毒性作用的报道。

目前对 WG 的治疗仍以皮质激素联合环磷酰胺最为普遍，大多数患者反应良好，因此早期诊断、早期治疗极为重要。在上气道、肺、肾的病变中，可以为 1 处、2 处或 3 处病变的组合。没有肾病变者称为局限性，预后比较好，有肾损害者预后较差。未治疗者，大多数患者的存活时间平均 5 个月。82%、90% 患者分别在 1～2 年内死亡。

有几项研究用环磷酰胺冲击疗法代替口服疗法，其结果表明环磷酰胺的不良反应减少，但复发率增高，因此需要维持治疗。还有报道甲氨蝶呤有助于 WG 的缓解，依托泊苷（etoposide)、雾化单克隆抗体也有一定疗效。

免疫抑制继发的感染（特别是肺孢子菌感染）为 WG 的另一种危险因素，发生率可达 6%，尤其是淋巴细胞绝对值减少的患者，因此有人提倡用复方磺胺甲恶唑（sulfamethoxazole Co.，cotrimoxazole，复方新诺明）或戊烷脒（pentamedine）气雾剂进行预防性化疗。鉴于标准疗法的上述合并症，学者们正在研究其他的疗法，如提倡给轻症 WG 患者复方磺胺甲唑作为起始治疗，初步的报道认为复方磺胺甲恶唑的不良反应不多。复方磺胺甲恶唑作为起始治疗对轻症的局限于上呼吸道（也许包括下呼吸道）的患者可能是有价值的，但必须定期仔细监测，以便随时发现全身的疾病进展并给予进一步的治疗。还有些研究证明复方磺胺甲恶唑治疗可以减少缓解的 WG 患者的复发率。

Nguyen 等（2005）报道 1 例累及上呼吸道、肺和肾的 20 岁男性 WG 患者，因弥漫性肺泡出血、肺功能严重受损而吸入纯氧、插管并经呼气末正压（PEEP 17cm H_2O）、环磷酰胺和甲基泼尼松龙治疗，临床情况迅速恶化，因而给予治疗性血浆交换（therapeutic plasma exchange，TPE）疗法，替换液含 5% 白蛋白，每日 1 容积。TPE 治疗后血清 c－ANCA 效价由 1∶1 024 降至 1∶16。TPE 治疗第 9 天，肺功能水平显著改善，FiO_2 和 PEEP 分别减少至 60% 和 8 cm H_2O，病情稳定，遂之脱机、顺利出院。

第三节 变应性肉芽肿性血管炎

一、变应性肉芽肿性血管炎的概念和主要特征

变应性肉芽肿性血管炎［allergic granulomatous angiitis，AGA，传统称为 Churg－Strauss 综合征（Churg－Strauss syndrome，CSS）］，已知为过敏性肉芽肿病（allergic granulomatosis）和血管炎，有别于过敏性血管炎（hypersensitivity vasculitis）和结节性多动脉炎（polyarteritis nodosa，PN）。该综合征的定义非常混乱，最早报道 13 例重症哮喘患者临床表现非常一致，包括发热、嗜酸性粒细胞增多、各脏器系统血管异常。死亡 11 例的尸解，最初的组织学诊断为结节性多动脉炎。1981 年，该综合征重新规定为包括：嗜酸性粒细胞肺炎、嗜酸性粒细胞性非坏死性血管炎（eosinophilic nonnecrotizing angiitis）、支气管中心肉芽肿病（bronchocentric granulomatosis）、过敏性肉芽肿（allergic granuloma）和坏死性血管炎（necrotizing angiitis）。Churg－Strauss 综合征（CSS）的特征是许多综合征的重叠，包括：嗜酸性粒细胞增多性疾病（hypereosinophilic disease，即 Löffler's 综合征）、全身性血管炎（systemic vasculitides，包括结节性肉芽肿、过敏性血管炎）和韦格纳肉芽肿病（WG）。许多患者的临床和病理学特征具有其他全身性血管炎的上述综合征。CSS 概念的混乱还由于所发表文献称谓和主题的不同所致，即除了以 Churg－Strauss 综合征报道以外，以下列主题报道的疾病中也包含 CSS，如细菌性心内膜炎、慢性活动性肝炎（chronic active hepatitis）、白血病、淋巴瘤、骨髓瘤、类风湿性关节炎、系统性红斑狼疮和溃疡性结肠炎。Vega 等（2006）报道 1 例 22 岁男性患者，皮肤活检显示白细胞裂解性血管炎（leukoccytoclastic vasculitis）。

CSS 并不常见，在美国风湿病学院（ACR）807 例的研究报道中，CSS 只占 2.5%。1950～1974 年间美国一所大的三级医学中心只确诊 30 例 CSS。

1990 年美国风湿病协会（ACR）制定 CSS 的诊断标准为：①哮喘；②外周血嗜酸性粒细胞占白细胞总数的 10% 以上；③单发或多发性神经炎；④X 线表现为游走性肺部浸润；⑤鼻窦病变；⑥组织活检示血管外嗜酸性粒细胞浸润。符合以上 6 项条件中的 4 项者，即可诊断为 CSS，其敏感性 85.0%，特异性为 99.7%。

在诊断上，CSS 的两种基本病变是肉芽肿性或非肉芽肿性血管炎和血管外坏死性肉芽肿，通常伴有嗜酸性粒细胞浸润。血管炎呈弥漫性，累及肺和全身动脉和静脉。CSS 不像 WG，胃肠道、脾脏和心脏等肺外病变比肾脏病变更为常见，因而，CSS 患者极少出现肾功能衰竭。CSS 的其他特征包括肺和全身血管炎，血管外肉芽肿和嗜酸性粒细胞增多。其嗜酸性粒细胞增多几乎可以除外哮喘和过敏性病史。周围血嗜酸性粒细胞增多和血清 IgE 升高很常见。

尽管 CSS 的全身表现多种多样，局限性 CSS 发生于单一的脏器或组织，以及结缔组织病或自身免疫疾病，但心血管受累有其独特的重要性，因为与该综合征的发病率和死亡率有直接关系。肉芽肿性嗜酸性粒细胞性心肌炎（granulomatous eosinophilic myocarditis）和冠状动脉血管炎（coronary vasculitis）为最常见的病变，可以引起冠心病和充血性心力衰竭。部分心力衰竭患者可以通过对 CSS 的治疗而改善，但有些患者可能需要进行心脏移植挽救患者的生命，不过新移植的心脏仍然可能再发 CSS 病变。CSS 患者也很常发生心包积液。

CSS 的其他全身性表现还包括神经系统受累病变，特别是多神经炎；胃肠道病变患者常表现不易解释的腹痛；皮肤病变也比较常见，但皮肤和皮下 CSS 的诊断没有特异性，因为约 50% 的皮肤和皮下 CSS 更多见于其他全身性疾病。

大约 2/3 的 CSS 患者 ANCA 阳性，而主要是对 p－ANCA－mpo 有特异性。

CSS 的许多方面与其他嗜酸性粒细胞增多性疾病很难区别，与特发性嗜酸性粒细胞增多综合征的鉴别尤其困难。而且由于 CSS 经过两个阶段进展，即嗜酸性粒细胞组织浸润及其后的明显血管炎伴坏死和肉芽肿性炎症，许多患者有“顿挫型”（formes frustes）CSS 的特点，对这些患者，皮质激素可在比较长的一段时间有效控制病情的进展，阻抑病变进展为血管炎。

二、上气道病变

在美国风湿病学院（ACR）确认的 CSS 患者中有 20 例累及上气道，患者发作时的平均年龄 50 岁。70% 的患者有鼻症状，如过敏性鼻炎、鼻息肉、鼻粘膜结痂和鼻中隔穿孔，其中鼻息肉为主要表现。所有患者均有慢性鼻窦痛或触痛。18 例有季节性过敏，14 例鼻窦像密度升高，但主气道很少受累，这与 WG 形成鲜明的对照。

三、肺部病变

除了个别患者以外，几乎所有患者都有哮喘史，CSS 的主要肺部症状与原有哮喘有关。ACR 报道的 20 例中，19 例有哮喘，所有 20 例胸片显示短暂的肺浸润影，周围血嗜酸性粒细胞增多，单神经炎或多神经炎。在一组 30 例的报道中，15 例因 CSS 的死者有哮喘，在血管炎发作前哮喘的病程平均只有 3 年，其他存活的 15 例哮喘的平均病程 13 年。有报道，CSS 的病程大概有这样几个阶段：初期为过敏性鼻炎、以后进展为哮喘、接着发生周围血嗜酸性粒细胞增多和嗜酸性粒细胞组织浸润，最后发生血管炎。

有一组154例CSS的报道，其中男性84例，过敏性鼻炎发作时的平均年龄28岁，哮喘发作时35岁，确诊血管炎时的平均年龄38岁。最高嗜酸性粒细胞计数12.9×10^9/L，贫血的发生率83%，而40%患者有肉芽肿，约50%患者有组织嗜酸性粒细胞增多，70%以上的患者有血管炎。存活期超过1年者，从哮喘发作至血管炎出现的间期平均为6.6年，可是血管炎发作1年内死亡者，哮喘与血管炎的间期平均只有4.2年。死亡的直接原因：呼吸衰竭2%，哮喘持续状态8%，心力衰竭48%，肾功能衰竭18%，脑出血16%，胃肠道出血8%。

大量肺泡出血罕见，未经治疗患者的支气管肺泡灌洗液中嗜酸性粒细胞比率较高，但与临床资料、肺功能的改变没有明确的关系。

胸部X线异常的发生率60%以上，常见为斑片状阴影，偶尔肺门周围有弥漫性肺泡-间质浸润，尤其多见于上2/3肺野。罕见有空洞形成，类似WG的结节状阴影不常见，但有时可见胸腔积液。

四、治疗和预后

ACR报道的20例CSS患者均存活，没有直接死于CSS者。CSS的治疗主要为皮质激素，必要时可联合免疫抑制剂。重症CSS患者，通常需要大剂量皮质激素，其疗效一般比较满意，因此应在诊断确立后尽快使用。但难治病例或需加用大剂量免疫球蛋白静脉注射，有时也可取得成功。心肌受累和胃肠道严重受累的患者预后较差。1999年Guillevin等报道对96例患者进行长期的随访，78个月的存活率达72.3%。

第四节　显微镜下多血管炎

显微镜下多血管炎（microscopic polyangitis，MPA）是非肉芽肿性寡免疫小血管系统血管炎（pauci-immune small-vessel systemic vasculitis），与局灶和节段性坏死性肾小球肾炎相关，但没有肉芽肿病（granulomatosis）、恶性肿瘤或其他小血管血管炎的临床和组织学证据。MPA与传统的结节性多关节炎（PN）不同，后者的主要病变部位在于中等大小的动脉。肺毛细血管炎（pulmonary capillaritis）是MPA最常见的病变，但传统的结节性多动脉炎不存在肺毛细血管炎。在临床上，肾受累是显微镜下多血管炎的主要特征，其特点是快速进行性肾小球肾炎。大部分患者入院时已有肾的损害，如果没有经过治疗，肾功能将急剧恶化。大约50%的坏死性（寡免疫）肾小球肾炎伴发全身性小血管血管炎的患者存在MPA，但没有肉芽肿性炎症。几乎所有患者的乙型肝炎病毒表面抗原均阴性。

MPA累及肺的几率很难估计，主要因为原先发表的资料并非都具备该病的特性。近年的2项报道表明，MPA累及肺的几率分别为25%和36%。如果肺受累及，那么多数患者表现肺泡出血，通常为肺-肾综合征（pulmonary-renal syndrome）的一部分，而且其后可能发生暴发性进展。显微镜下多血管炎患者的年龄多为55~60岁，首次发病的平均年龄50岁，男性患者稍多于女性。多数患者有全身症状，包括体重减轻、发热、皮肤病变、多神经炎、上呼吸道和肺病变。肺受累者，肺出血的发生率12%~29%，为构成发病率和死亡率的重要因素。微动脉瘤常见于结节性多动脉炎，但内脏动脉造影极少能够发现。显微镜下多血管炎为全身血管炎的一部分。MPA 患者的胸部 X 线和 CT 扫描可见广泛结节状浸润影。

显微镜下多血管炎与结节性多动脉炎的鉴别诊断基础是肺和肾病变为主的临床表现、血清学指针（如 ANCA 和乙型、丙型肝炎病毒抗原抗体）和血管造影资料。尽管肉芽肿反应缺乏为 MPA 的诊断依据之一，但个别患者也可出现典型的韦格纳肉芽肿病改变。

显微镜下多血管炎与 WG 相似，一般认为其本质是寡免疫坏死性血管炎，因为受累组织标本免疫荧光染色正常，没有循环免疫复合物沉积的证据。

显微镜下多血管炎的 75% 患者 ANCA 检测阳性，大部分 ANCA 为 p－ANCA－mpo 型。一般认为 p－ANCA－mpo 在显微镜下多血管炎发病机制中起着重要作用。在 43 例肺出血的前瞻性研究中，接受肺活检的所有 33 例均显示其主要形态学改变为寡免疫毛细血管炎（pauci－immune capillaritis）。肾受累很常见，表现为寡免疫新月体肾小球肾炎（pauci－immune crescentic glomerulonephritis）。43 例中 13 例蛋白酶 3（Pr3）c－ANCA 阳性，30 例 p－ANCA－mpo 阳性。p－ANCA－mpo 主要见于肺毛细血管炎和显微镜下多血管炎患者。c－ANCA（Pr3）阳性主要见于肺泡毛细血管炎和确诊的 WG 患者。c－ANCA（Pr3）阳性者，通常测不出髓过氧化物酶（mpo）的特异性，除非患者后来发生 WG。也有些学者认为肺泡出血与否似乎与 ANCA 类型无关。有 3 组报道研究肺泡出血与 ANCA 类型的关系，其一报道，36% 的肺泡出血患者中，p－ANCA 和 c－ANCA 的阳性率分别为 64% 和 39%。其二为 29 例 MPA 伴肺泡出血的患者 p－ANCA 和 c－ANCA 的阳性率分别为 56% 和 44%。另一组报道 12% 的肺泡出血患者，p－ANCA 和 c－ANCA 检测的阳性率分别为 87% 和 13%。

1/3 的抗肾小球基底膜病（antiglomerular basement membrane disease），如 Goodpasture 综合征患者 p－ANCA－mpo 也可阳性。p－ANCA－mpo 阳性的 Goodpasture 综合征患者更易于发生暴发性肺出血。抗肾小球基底膜（antiglomerular basement membrane，GBM）抗体是 Goodpasture 综合征的重要特征，而在 ANCA 相关的肺出血伴发肾炎的情况下，ANCA 的阳性率高于抗肾小球基底膜抗体。偶尔，ANCA 和抗肾小球基底膜抗体同时出现，这种情况提示 ANCA 相关的血管炎使肾小球受到损伤，从而产生抗 GBM 抗体。临床上绝大部分肺肾综合征由 WG 和 MPA 引起，但两者间是否有区别，目前还不清楚。

许多肺毛细血管炎患者 p－ANCA－mpo 检测也可阳性。某些特发性肺泡出血和寡免疫毛细血管炎并不表现肺外血管炎，但其 ANCA 检测也可阳性，这可能提示血管炎只限于肺。文献也有报道，单纯的寡免疫肺毛细血管炎引起弥漫性肺泡出血患者 ANCA 检测阴性。亨诺赫－舍恩莱因综合征（Henoch－Schönlein syndrome）为另一类型的血管炎，也可能引起肺泡出血。

约 3/4 的 MPA 患者经治疗后病情缓解，但接受环磷酰胺治疗的 1/3 患者出现复发，而经皮质激素治疗者复发率降低 3 倍。一组经各种药物治疗的患者在 69.9 个月的随访中，5 年存活率为 75%。由肾脏病学家随访 2.5 年的一组报道显示 MPA 的死亡率 15%。而经免疫抑制剂（环磷酰胺）和皮质激素治疗者与单用皮质激素治疗者比较，死亡率降低。发生肺泡出血的 MPA 患者死亡的相关危险性增高 8.65 倍。Hogan 等（2005）报道 1985～2003 年间，350 例 ANCA 相关血管炎及其随访中数 49 个月的复发因素和治疗抵抗研究结果，发现接受治疗的 334 例的治疗抵抗几率高达 23%，与女性、黑色人种和严重的肾脏疾病有关。258 例（77%）缓解的患者出现复发，相关因素为：血清抗 Pr3 抗体阳性、肺或上呼吸道病变。同时具备这3种复发危险因素的患者占73%，但也有26%的复发患者无明确原因。143例持续缓解，最终停用所有免疫抑制剂治疗的患者中，经环磷酰胺治疗6个月以下（34%）的复发率与疗程更长（35%）的患者比较相似。

ANCA相关全身性血管炎（AASV）的治疗至今仍然比较困难，许多新的疗法正在探索之中。Little等（2006）通过建立AASV大鼠动物模型研究抗大鼠TNF－α mAB抗体（anti－rat TNF－alpha mAb，CUTO 1081）的作用时认为，在实验性自身免疫血管炎的发病机制中TNF－α起着重要作用，因而，以mAB阻断这些细胞因子，对实验性血管炎的治疗是有效的。抗TNF－α的治疗作用可能部分通过抑制增强的白细胞－内皮相互作用而实现。

此外，有报道治疗甲状腺功能亢进的常用药物丙硫氧嘧啶（propylthiouracil，PTU）可诱发产生中性粒细胞胞质抗体（ANCA），部分可引起血管炎和肾功能损害，治疗的关键是停用PTU，绝大部分患者可以得到缓解，但ANCA阳性通常持续较长时间。

第五节 贝赫切特综合征

贝赫切特综合征（Behçet's syndrome）也称贝赫切特病（Behçet's disease），以往多译为白塞病，是一种慢性复发性多系统的炎症性疾病，其特征是口疮性口腔炎（aphthous stomatitis）伴发两种或两种以上下述病症：口疮样生殖器溃疡（aphthous genital ulcerations）、眼葡萄素膜炎、皮肤结节或脓疱、滑膜炎、脑膜脑炎。病理组织学的主体是血管炎，25%的患者有血管系统（动静脉）受累，肺罹患率约5%～10%。日本和美国的贝赫切特综合征发病率接近，分别为1/16 000和1/20 000。然而，日本和地中海东岸的贝赫切特综合征患者的病情比较严重。HLA－B5及其亚型B51比一般人群高3～6倍，B51抗原阳性提示贝赫切特综合征病情的严重性。沙特阿拉伯曾报道111例贝赫切特综合征患者，其中男女比例为3.4:1，平均年龄29岁，所有患者均有口腔溃疡，87%有生殖器溃疡，65%有眼受累，16%显示胸膜肺病变，25%证实存在深静脉血栓，18%发生动脉血栓和动脉瘤。

一、贝赫切特综合征的病理改变

皮肤粘膜病变的组织学检查不特异，血管的炎症反应主要为淋巴细胞性，显示不同程度的淋巴细胞浸润，但也可见浆细胞、嗜酸性粒细胞、巨噬细胞和中性粒细胞浸润炎症血管。皮肤血管还可见IgM和C3的沉积。任何大的或小的动脉、静脉或脏器受累之间的相互关系和组合没有一定的规律。大血管闭塞和动脉瘤的发生率10%～37%，肺动脉瘤的形成是由于炎症渗出破坏动脉壁的弹力组织和肌肉组织，并由纤维组织所取代。病变的组织往往同时可见新鲜和陈旧机化性血栓，也常伴其他部位血管炎，血栓性静脉炎发生率高达59%，比一般贝赫切特综合征的血栓发生率（25%）明显增高。上下肢浅静脉和深静脉，上腔静脉和下腔静脉血栓的发生率7%～37%，还有报道下肢浅静脉和深静脉血栓发生率分别为51%和20%。有研究认为肺血管栓塞起因于血管炎和凝血纤维蛋白溶解系统的障碍。Chajek等报道可见血浆纤维蛋白溶解活性减弱、纤维蛋白原增加，也有人报告存在凝血激活和血管内凝血现象。上腔静脉和肺动脉等大血管栓塞的原因可能是由于凝血纤维蛋白溶解系统的障碍，而血管炎可能不是主要原因。

肺血管树受累是贝赫切特综合征最严重、预后最差的表现之一，但肾血管不常受累。

肺病理组织学显示大小不等的肺血管表现血管炎、血栓形成、肺栓塞、弹力层破坏、动脉瘤、气管支气管树小溃疡、肺动脉-支气管动脉瘘。其他异常改变还有粘液样变性、大的弹性肺动脉内膜增厚、中膜过度增生、内膜纤维增生、肌性肺动脉血管瘤样改变。支气管粘膜受累还可发生复发性肺炎和支气管阻塞。免疫病理提示肺血管炎是循环免疫复合物沉着的结果。

二、临床表现

贝赫切特综合征肺部表现一般在肺外症状开始出现后3~6年始显示，基本病变多为完全型贝赫切特综合征，常侵犯年轻男性。病变分血管病变和间质病变两种类型，但以前者为主，全肺大小血管均可受累，肺部表现是由肺血管炎及其后遗改变，肺栓塞和气管支气管树小溃疡引起。贝赫切特综合征患者中，5%可见肺血管受累的非寻常类型，包括肺动脉瘤、肺动脉和静脉栓塞（与血管炎有关）、肺梗死，这些类型的肺血管病变可以致死。

患者可表现反复咯血、呼吸困难、胸痛，有些患者可有发热。最严重的呼吸道合并症是大量咯血，有一组12例贝赫切特综合征的报道，其中11例以不同程度咯血为主诉。在该病的各种死亡原因中，大量咯血占39%，均发生于该病起病后6年内。

文献报道还提示贝赫切特综合征可伴发恶性肿瘤，Kaklamani等（2005）报道128例贝赫切特综合征中发现2例实体肿瘤，其一为男性肺癌，另一例为女性肾癌。而国际文献已报道与贝赫切特综合征相关的恶性肿瘤112例，其中男性65例，女性46例，另1例性别记录不清。与贝赫切特综合征相关的实体瘤包括膀胱癌、乳腺癌、子宫癌、甲状腺癌和胃癌，而相关的血液系统恶性肿瘤包括白血病、骨髓增生不良综合征、淋巴瘤、多发性骨髓瘤、霍奇金淋巴瘤和淋巴肉瘤。这些结果提示，在贝赫切特综合征患者的随诊中应注意到伴发恶性肿瘤的可能性。

三、胸部X线表现

非特异性胸部X线表现包括：单侧肺门增宽、膈肌抬高、横向或斜行线状影、上肺野和下肺野浸润影、周围肺野楔形阴影、弥漫性符合肺出血的异常征象、肺血管闭塞或代表动脉瘤的团块状阴影，偶尔有胸腔积液。胸部CT可见肺动脉瘤、肺动脉狭窄、主肺动脉及分支截断、其他肺血管不规则。肺血管造影显示肺动脉分支截断和肺动脉瘤样扩张。如果贝赫切特综合征咯血、而且影像学证实有肺动脉与支气管树交通（支气管血管吻合），则应考虑肺动脉瘤形成。

因贝赫切特综合征患者下肢深静脉和腔静脉血栓的发生率较高，因此肺栓塞常见，往往需要进行肺通气-灌注显像检查。贝赫切特综合征引起的假性动脉瘤也可发生于冠状动脉。

存在肺动脉瘤的患者，肺动脉和肺静脉造影不够安全，因此一般情况下提倡采用胸部肺动脉CT（CTPA）扫描和磁共振进行影像学诊断。

四、治疗和预后

皮质激素、免疫抑制剂和秋水仙碱一直用于控制血管炎，出现血栓性疾病时有时需要使用抗凝疗法。然而，由于出血的危险性很高，因此肺栓塞阈可能低于其他病理类型。

肺动脉瘤切除偶尔可以成功，但肺动脉瘤可能复发，因此手术指针很难确定。

本病的主要呼吸系统症状是咯血，41%的患者咯血量大，需要输血。咯血也是本病预后最差的征象，30%的患者可因此而致命，其中80%在两年内死亡。

第六节　其他肺血管炎

一、肺毛细血管炎

肺小血管血管炎（small vessel vasculitis，SVV）的诊断和治疗是临床上最困难的问题之一。肺毛细血管炎是严格的组织学诊断，提示其病理学特征为纯粹的或突出的毛细血管炎症。典型的组织学特征包括间质红细胞浸润和（或）含铁血黄素沉着，毛细血管壁纤维蛋白样坏死，肺泡间隔毛细血管为纤维蛋白血栓、中性粒细胞所填塞，间质及其比邻的肺泡有核尘沉积，肺泡间隔有纤维蛋白凝块附着。显微光镜显示广泛的肺泡内出血。肺毛细血管炎不是独特的疾病，其主要表现是弥漫性肺泡出血，在抗磷脂抗体综合征（antiphospholipid antibody syndrome，APS）、贝赫切特综合征、Goodpasture综合征、显微镜下多血管炎、系统性红斑狼疮、WG、IgA肾病（IgA nephropathy）、亨诺赫－舍恩莱因紫癜、不能分类的肺肾综合征和苯妥英中毒等疾患的肺部均可发现有肺毛细血管炎的存在。有一组来自13例c－ANCA和14例p－ANCA－mpo患者的25例肺活检、2例尸解的组织学检查显示毛细血管炎为最常见的血管病变，阳性率高达63%，c－ANCA和p－ANCA－mpo阳性患者的几率相当。WG患者肺毛细血管炎的阳性率高达40%，但很少为WG的惟一异常表现。

二、巨细胞动脉炎

巨细胞动脉炎（giant－cell arteritis）是一种原因未明的血管炎，其形态学多变，但其特征性的组织学改变为淋巴细胞浸润伴内弹力层断裂、肉芽肿性炎症，并含组织细胞和多核巨细胞。已知为颞动脉炎，颅动脉炎和肉芽肿性动脉炎，是血管炎中的最常见类型，在ACR报道的各种类型血管炎807例中占26.5%。

巨细胞动脉炎通常发生于中老年人。巨细胞动脉炎发作和视觉缺失可能突然地，但多数为渐进性，伴非特异性全身症状，如低热、乏力、体重减轻。头痛是巨细胞动脉炎的最常见的症状，轻重不一，但多数比较严重。一般性症状发生以后，可能出现更为特异的症状，如颌跛行和突然失明。20%的患者可发生一时性黑蒙，10%患者视力丧失。有些患者巨细胞动脉炎与WG重叠。

血沉加快比较常见，但对巨细胞动脉炎的诊断目前仍缺乏特异性的实验室检查指标。

据报道，94例巨细胞动脉炎人群的研究表明30%的患者有呼吸道症状，而且少数患者以呼吸道症状为首发症状，有时比较突出，包括咳嗽、咽痛、声音嘶哑，但经皮质激素治疗后可以很快缓解。46%的巨细胞动脉炎患者存在单纯的小气道病变，但其异常表现与对照组没有明显差别。文献报道胸片可显示肺结节影、间质性浸润、肺动脉闭塞和肺动脉瘤形成。巨细胞动脉炎合并肺病变的患者对全身皮质激素治疗的疗效都比较好。

三、Takayasu 动脉炎

Takayasu 动脉炎（Takayasu's arteritis，TA）先后以无脉症（pulseless disease）、主动脉弓综合征（aortic arch syndrome）、反向（主动脉）缩窄（reversed coarctation）报道，为原因不明的慢性炎症性疾病，主要累累及主动脉及其主要分支（包括近端冠状动脉和肾动脉）和弹力肺动脉，导致中等大小的动脉闭塞。在美国风湿病学院（ACR）确认的807 例各种类型的血管炎中，Takayasu 动脉炎占 7.8%。

Takayasu 动脉炎累及肺的临床表现不明显，但实际上肺动脉受累很常见，50% 的 Takayasu's 动脉炎患者发生肺动脉病变，一般局限于中等和大的肺动脉。

四、混合性冷球蛋白血症

混合性冷球蛋白血症（mixed cryoglobulinemia）的临床特征是复发性紫癜、关节痛、多系统性病变，而且常见冷球蛋白增高、类风湿因子阳性。血管组织活检组织学所见很像白细胞裂解性血管炎。最严重的合并症是免疫复合物沉积引起的肾小球肾炎。呼吸系统的合并症包括支气管扩张、肺纤维化、肺功能不全和伴有肺受累的干燥综合征样病变。文献还有报道冷球蛋白血症引起肺出血。

据报道，在混合性冷球蛋白血症的基础上发生引起肺泡出血的弥漫性肺血管炎和闭塞性细支气管炎伴机化性肺炎（BOOP）。实际上，斯耶格伦综合征患者常有肺部表现，但冷球蛋白血症却罕见肺并发症，斯耶格伦综合征和冷球蛋白血症均极少引起肺出血。

五、结节性多动脉炎

结节性多动脉炎（polyarteritis nodosa，PN）的特征是累及多器官系统的小至中等肌性动脉的坏死性动脉炎。在美国风湿病学院（ACR）确认的807 例各种类型的血管炎中多动脉炎占 14.6%。结节性多动脉炎与 Churg－Strauss 综合征（CSS）的鉴别诊断很困难，因为许多报道在系统性血管炎的结节性多动脉炎类的大帽子下包含 CSS、传统的结节性多动脉炎和其他血管炎综合征。

结节性多动脉炎极少累及肺，这一点很重要。在 ACR 报道的 118 例结节性多动脉炎患者中，没有 1 例证实为肺合并症。1993 年发表的 10 例结节性多动脉炎的尸解，肺病理分析中，7 例支气管动脉存在动脉炎，5 例双侧所有肺叶表现弥漫性肺泡损伤。2 例弥漫性肺泡损伤为急性，3 例有机化。5 例因弥漫性肺泡损伤引起呼吸衰竭而死亡。

六、继发性血管炎

许多风湿病可能在受累脏器显示继发性血管炎的过程。感染、特别是继发于曲菌、毛霉菌属侵袭血管结构，并引起继发性血管炎。丙型肝炎病毒引起血管炎已得到共识。某些药物和化学制剂也可引起血管炎。其他不常见的继发性血管炎包括良性淋巴细胞血管炎和肉芽肿病、支气管中心性肉芽肿病和坏死性结节病样血管炎。这些改变是否代表非寻常的血管炎目前还不清楚。

（林耀广）

参 考 文 献

1. 林耀广. 肺血管炎综合征，林耀广著. 系统性疾病和肺. 第二版，北京，科学出版社，2007，480～496
2. Adu D，Pall A，Luqmani RA，et al. Controlled trial of pulse versus continuous prednisone and cytophosphamide in the treatment of systemic vasculitis. Q J Med，1997，90：401－409
3. Akikusa B，Sato T，Ogawa M et al. Necrotizing alveolar capillaritis in autopsy cases of microscopic polyangitis. Incidence，histopathogenesis，and relationship with systemic vasculitis. Arch Pathol Lab Med，1997，121：144－149
4. Brown KK. Pulmonary vasculitis. Proc Am Thorac Soc，2006，3（1）：48－57
5. Churg A，Brallas M，Cronin SR，et al. Formes frustes of Churg－Strauss syndrome. Chest，1995，108：320－323
6. Cordier JF. Pulmonary vasculitis. In Olivieri D，du Bois RM（eds）. Interstitial lung diseases. ERS Monograph，2000，5（14）：226－243
7. Deane KD，West SG. Antiphospholipid antibodies as a cause of pulmonary capillaritis and diffuse alveolar hemorrhage：A case series and literature review. Semin Arthritis Rheum，2005，35（3）：154－165
8. Dillon MJ，Ansell BM. Vasculitis in children and adolescents. Reum Dis North Am，1995，21：1115－1136
9. Frankel SK，Cosgrove GP，Brown KK. Small vessel vasculitis of the lung. Chron Respir Dis，2005. 2（2）：75－84
10. Frankel SK，Cosgrove GP，Fischer A，et al. Update in the diagnosis and management of pulmonary vasculitis. Chest，2006，129（2）：452－465
11. Guillevin L，Durand－Gasselin B，Cevallos R，et al. Microscopic polyangiitis. Clinical and laboratory findings in eighty－five patients. Arthritis Rheum，1999，42：421－430
12. Gulbay BE，Celik G，Kumbasar O，et al. Microscopic polyangiitis with unusual lung involvement. Respirology，2005，10（5）：678－681
13. Heckmann M，Weber K，Reineck P，et al. Wegener's granulomatosis as a rare cause of hemoptysis in childhood. Klin Padiatr，2006，218（1）：20－21
14. Hogan SL，Falk RJ，Chin H，et al. Predictors of relapse and treatment resistance in antineutrophil cytoplasmic antibody－associated small－vessel vasculitis. Ann Intern Med，2005，143（9）：621－631
15. Huder GG. Classification of vasculitis. Adv Exp Med Biol，1993，336：157－163
16. Hunder GG，Arend WP，Bloch DA，et al. The American College of Rheumatology 1990 criteria for the classification of vasculitis. Arthritis Rheum，1990，33：1065：1144
17. Jagiello P，Aries P，Arning L，et al. The PTPN22 620W allele is a risk factor for Wegener's granulomatosis. Arthritis Rheum，2005，52（12）：4039－4043
18. Jennette JC，Falk RJ. Clinical and pathological classification of ANCA－associated vasculitis：What are the controversies? Clin Exp Immunol，1995，101：Suppl 1，18－22
19. Jennette JC，Falk RJ. Small－vessel vasculitis. N Engl J Med，1997，337：1512－1523
20. Johnston SL，Dudley CR，Unsworth DJ，et al. Life－threatening acute pulmonary haemorrhage in primary Sjogren's syndrome with cryoglobulinaemia. Scand J Rheumatol，2005，34（5）：404－407
21. Kaklamani VG，Tzonou A，Kaklamanis PG. Behçet's disease associated with malignancies. Report of two cases and review of the literature. Clin Exp Reumatol，2005，23（4 Suppl 28）：S35－41

22. Kreidstein SH, Lytwyn A, Keystone EC. Takayasu arteritis with acute interstitial pneumonia and coronary vasculitis: Expanding the spectrum. Report of a case. Arthritis Rheum, 1993, 36:1175－1178
23. Kyndt X, Reumaux F, Bridoux F, et al. Serial measurement of antineutrophil cytoplasmic autoantibodies in patients with systemic vasculitis. Am J Med, 1999. 106:527－533
24. Little MA, Bhangal G, Smyth CL, et al. Therapeutic effect of anti－TNF－alpha antibodies in an experimental model of anti－neutrophil cytoplasm antibody－associated systemic vasculitis. J Am Soc Nephrol, 2006, 17 (1):160－169
25. Lohrmann C, Uhl M, Schaefer O, et al. Serial high－resolution computed tomography imaging in patients with Wegener granulomatosis: Differentiation between active inflammatory and chronic fibrotic lesions. Acta Radiol, 2005, 46 (5):484－491
26. Manganelli P, Salaffi F, Subiaco S, et al. Bronchoalveolar lavage in mixed cryoglobulinemia with hepatitis C virus. Br J Rheumatol, 1996, 35:978－982
27. Mark EJ, Matsubara O, Tan－Liu NS, et al. The pulmonary biopsy in the early diagnosis of Wegener's (pathergic) granulomatosis: A study based on 35 open lung biopsies. Hum Pathol, 1988, 19:1065－1071
28. Matsumoto T, Homma S, Okada M, et al. The lung in polyarteritis nodasa: A pathologic study of 10 cases. Hum Pathol, 1993, 24:717－727
29. Matteson EL, Gold KN, Bloch DA, et al. Long－term survival of patients with Wegener's granulomatosis from the American College of Rheumatology Wegener's granulomatosis classification criteria cohort. Am J Med, 1996, 101:129－134
30. Nguyen T, Martin MK, Indrikovs AJ. Plasmapheresis for diffuse alveolar hemorrhage in a patient with Wegeners granulomatosis: Case report and review of the literature. J Clin Apher, 2005, 20 (4):230－234
31. Olopade CO, Sekosan M, Sekosan M, et al. Giant cell arteritis manifesting as chronic cough and fever of unknown origin. Mayo Clin Proc, 1997, 72:1048－1050
32. Pesci A, Pavone L, Buzio C, et al. Respiratory system involvement in ANCA－associated systemic vasculitides. Sarcoidosis Vasc Diffuse Lung Dis, 2005, 22 (Suppl 1): S40－48
33. Quaden C, Tillie－Leblond I, Delobbe A, et al. Necrotising sarcoid granulomatosis: Clinical, functional, endoscopical and radiographical evaluations. Eur Respir J, 2005, 26 (5):778－785
34. Rao JK, Allen NB, Peussner JR, et al. The role of antineutrophil cytoplasmic antibody (c－ANCA) testing in the diagnosis of Wegener's granulomatosis. A literature review and meta－analysis. Ann Intern Med, 1995, 123:925－932
35. Rao JK, Allen NB, Pincus T. Limitation of the 1990 American College of Rheumatology classification criteria in the diagnosis of vasculitis. Ann Intern Med, 1998, 129:345－352
36. Rivero Marcotegui M, Sanchez Rodrigueez C, Cabal Soto S, et al. Lemierre's syndrome and Mycoplasma pneumoniae. An Med Intterna, 2005, 22 (11):541－543
37. Schwarz MI, Mortenson RL, Colby TV, et al. Pulmonary capillaritis. The association with progressive irreversible airflow limitation and hyperinflation. Ann Rev Respir Dis, 1993, 148:507－511
38. Spickett GP, Broomhead V. How to test for antineutrophil cytoplasmic antibodies evidence based immunology? J Clin Pathol, 1999, 52: 81－82
39. Tunaci A, Berkmen YM, Gokmen E. Thoracic involvement in Behçet's disease: Pathologic, clinical, and imaging feature. AJR Am J Roentgenol, 1995, 164:51－56
40. Vega SJ, Duclos HJ. Late reactivation of Churg－Strauss syndrome. Rev Med Chil, 2006, 134 (1):79－84
41. Viegi G, Fornai E, Ferri C, et al. Lung function in essential mixed cryoglobulinemia: A short－term

follow - up. Clin Rheumatol, 1989, 8:331 -338

42. Wong RCW, Silverstrini RA, Savige JA, et al. Diagnostic value of classical and atypical antineutrophil cytoplasmic antibody (ANCA) immunofluorescence patterns. J Clin Pathol, 1999, 52:124 -128

43. Wu SM, Min Y, Ostrzega N, et al. Lymphomatoid granulomatosis: A rare mimicker of vasculitis. J Rheumatol, 2005, 32 (11):2242 -2245

44. Yamada I, Shiyuba H, Matsubara O, et al. Pulmonary artery disease in Takayasu's Arteritis: Angiographic findings. AJR Am J Roentgenol, 1992, 159:263 -269

第四十二章 肺曲菌病诊断和治疗的新进展

自从19世纪40年代，第1例侵袭性曲菌病（invasive aspergillosis）报道后，近年来，随着获得性免疫缺陷综合征（AIDS）以及恶性肿瘤患者的增多，骨髓和器官移植、肿瘤患者的放化疗及免疫抑制剂的应用，侵袭性曲菌病的发病率急剧升高。曲菌病（aspergillosis）是由曲菌属真菌引起的一系列感染性或非感染性疾病。曲菌引起的感染性疾病包括浅表感染和深部感染，几乎任何脏器均可发生曲菌感染，肺脏是发生深部曲菌感染的常见部位，侵袭性感染时常播散到脑、皮肤、眼、心脏等脏器。曲菌导致的非感染性疾病主要有曲菌抗原引起的变态反应性疾病、曲菌球和曲菌毒素引起的急性和慢性中毒等。

一、病原学

曲菌，以往称为曲霉或曲霉菌，是腐物寄生性真菌，大多为非致病菌，约200多种对人类致病，可导致各种感染、过敏反应和肺曲菌球等疾病，也可在人体内定植。按培养的形态分类，曲菌与毛霉菌、青霉菌等真菌同属于霉菌，又称丝状真菌。按致病性分类，曲菌为条件致病性真菌。对人类致病的曲菌最常见的是烟曲菌（*Aspergillus fumigatus*），其次是黄曲菌（*Aspergillus flavus*）、土曲菌（*Aspergillus terreus*）、构巢曲菌（*Aspergillus nidulans*）和构巢裸克孢菌。目前已报道的对人类致病的曲菌还有黑曲菌（*Aspergillus niger*）、白曲菌（*Aspergillus candidus*）、肉色曲菌（*Aspergillus carneus*）、棒曲菌（*Aspergillus clavatus*）、灰绿曲菌（*Aspergillus glaucus*）、局限曲菌（*Aspergillus restrictus*）、焦曲菌（*Aspergillus ustus*）、变色曲菌（*Aspergillus versicolor*）、杂色曲菌（*Aspergillus versicolor*）、米曲菌（*Aspergillus oryzae*）、聚多曲菌（*Aspergillus sydowii*）、黄柄曲菌（*Aspergillus flavipes*）、多育曲菌（*Aspergillus proliferans*）、亮白曲菌、日本曲菌、阿姆斯特丹曲菌等。烟曲菌、黄曲菌常导致侵袭性肺部感染以及全身感染，黑曲菌、构巢曲菌主要引起肺曲菌球。深部曲菌感染中，常为一种曲菌单一感染，也可以是两种以上曲菌，或合并有细菌、病毒等其他病原体的混合感染。

曲菌属的菌落生长较快，呈绒状或棉絮状，颜色多样且较稳定，是分类的主要特征之一。烟曲菌呈暗烟绿色，黄曲菌可由黄色变为黄绿色、暗绿色，黑曲菌呈暗褐色至黑色，土曲菌为黄褐色或棕色，构巢曲菌呈清澈绿色。曲菌的营养菌丝体由具有横隔的分支菌丝构成，一部分为埋伏型，一部分为气生型。从菌丝特化形成厚壁而膨大的足细胞，在其垂直方向生出直立的分生孢子梗。分生孢子梗的顶部膨大形成顶囊，顶囊表面产生小梗（单层），或者先产生梗基，再由梗基上生出小梗（双层），小梗顶端产生各种形状、颜色和饰纹的分生孢子。分生孢子头和顶囊的形状、大小，分生孢子梗的长度和表面特征，小梗的着生方式和大小，分生孢子和子囊孢子的形状、颜色、大小和纹饰等也是鉴别曲菌菌种的重要依据。烟曲菌较耐热，在55℃的环境中可以生长，70℃仍能存活。

二、流行病学

曲菌属在自然界广泛分布于包括地球南北极和热带在内的各个地区，室内、外空气中均可有曲菌孢子。发霉的谷物与饲料、腐败的植物、暂停使用的中央空调系统和污染的水体中可大量存在曲菌孢子。有人在南极企鹅尸体解剖时发现，40%有熏烟色曲菌感染。曲菌病可发生于任何年龄、性别与种族的人群，与职业有一定关系，较多见于农民、园艺工人和酿酒工人。

过去一直认为曲菌的致病力弱，主要引起过敏性疾病和曲菌球，近年来，随着器官移植的广泛开展、免疫抑制剂和广谱抗生素的大量应用，恶性肿瘤及HIV感染人群的增加，侵袭性曲菌病和各种严重真菌感染的发病率呈逐年上升趋势。美国流行病学调查结果显示，1979～2000年，败血症患者中真菌分离率增加了207%。虽然多数人群中念珠菌仍然是导致侵袭性真菌感染的最主要致病真菌，但越来越多的资料显示，血液系统恶性肿瘤患者中，曲菌感染所占的比例已超过念珠菌，可能与这些患者中性粒细胞数量减少和功能降低更为常见且程度更为严重有关。

曲菌病的总体发病率尚不清楚。血液系统疾病、AIDS和器官移植患者中侵袭性曲菌病的发病率较高，估计急性白血病患者中侵袭性曲菌病的发病率约为5%～25%，AIDS患者中侵袭性曲菌病的发病率为1%～12%，且近年呈升高趋势。器官移植患者侵袭性曲菌病的流行病学特征见表1－42－1。过去认为无基础疾病的免疫正常宿主发生侵袭性曲菌病者十分少见，但近年屡有报道。

表1－42－1 器官移植患者侵袭性曲菌病的流行病学特征

移植器官	发病率，%（平均）	发病时间，天（范围）	病死率（%）
肝脏	1～8（2）	17（6～1107）	87
肺脏	3～14（6）	120（4～1410）	68
心脏	1～15（5.2）	45（12～365）	78
肾脏	0～4（0.7）	82（20～801）	77
胰腺	1.1～2.9	无资料	100
小肠	0～10（2.2）	289（10～956）	66
同种异体干细胞	5～26（10）	78（46～120）	78～92
自体干细胞	2～6（4.8）	20（7～456）	78～92

在实体器官移植患者中，肺和心肺移植患者有较高的感染危险，因为呼吸道是曲菌侵入的主要门户，而且吻合口以下的肺去神经支配，导致丧失咳嗽反射和粘液纤毛清除作用。移植的器官血流不充足、发生排异反应和合并巨细胞病毒感染也与侵袭性曲菌感染相关。除了侵袭性曲菌病外，肺移植后，还发现29%有气道曲菌定植，高于普通人群，5%发生气管支气管炎，主要累及吻合口周围。AIDS患者易患气管支气管炎。

侵袭性曲菌病的实际发病率可能被低估，一个长达15年的尸检研究结果显示，在1017例因血液系统恶性肿瘤死亡的病例中，有314例（31%）尸检诊断为侵袭性真菌感染，其中侵袭性曲菌病有178例，大部分侵袭性真菌感染病例（75%）生前被漏诊。另有尸检证实的22例侵袭性肺曲菌病患者中，仅2例曾在生前确诊，说明侵袭性曲菌病的漏诊问题严重，其主要原因可能是既往对该病的认识程度不高，而且诊断困难。若以痰培养阳性作为诊断真菌感染的依据，往往会把一些念珠菌定植的非感染病例看成念珠菌感染从而高估念珠菌感染的发病率；曲菌在口咽部的定植明显少于念珠菌，而且即使确实存在肺曲菌感染痰培养也常常阴性，通常需要经过有创的手段（如经皮肺穿刺活检）才能确诊。

过去几十年中，致病曲菌的菌种构成也发生了改变。文献报道，1985年在干细胞移植患者的侵袭性曲菌病中烟曲菌占82%，1999年下降至66%；土曲菌对二性霉素B耐药，治疗较困难，1996年仅占曲菌感染的2%以内，2001年增加到15%，目前已是比较常见的院内感染病原菌。黑曲菌较常从呼吸道标本中分离出来，但通常为非致病菌，严重免疫缺陷患者分离出该菌时临床意义较大。

三、发病机制和病理

（一）发病机制

1．感染途径　曲菌的分生孢子头可释放大量的分生孢子，这些分生孢子悬浮于室内和室外空气中，人体几乎不可避免地经常吸入曲菌孢子，经呼吸道吸入是曲菌感染的主要途径，2.5～3.5μm大小的曲菌孢子吸入后可经气道直达肺泡导致肺部感染，较大的孢子可在鼻咽部、鼻窦定植或引起感染。破损的皮肤、手术创伤，尤其是烧伤患者的创面暴露于空气中或者接触曲菌污染的衣服、被褥等可导致感染。其他感染途径较少见，包括经眼、胃肠道、泌尿生殖道和中心静脉导管感染等。另一少见感染途径是气道呛入曲菌孢子污染的污水，可在一周以内发病，严重者导致侵袭性曲菌病。单个脏器的侵袭性感染时，曲菌可侵入血循环而播散至全身多个脏器。

2．致病方式　曲菌致病的方式尚不十分清楚，一般认为有以下几种方式：①曲菌繁殖力强，可在组织中快速生长繁殖，直接破坏宿主组织细胞；②侵入血管，在血管壁和血管腔内快速生长使血管阻塞导致组织缺血性坏死；③曲菌可缠绕成团块状物阻塞支气管或其他空腔脏器，影响器官功能并导致继发感染；④某些曲菌，如烟曲菌，能产生蛋白质分解酶，造成组织破坏；⑤曲菌抗原引起机体发生变态反应，如变应性支气管肺曲菌病（allergic bronchopulmonary aspergillosis，ABPA）、支气管哮喘、外源性过敏性肺泡炎等；⑥产生真菌毒素，曲菌中有些菌种的产毒菌株可产生多种毒素，动物实验表明毒素的急性中毒可引起组织严重坏死，慢性中毒可诱发恶性肿瘤。

肺曲菌球是因曲菌在原有肺空洞内寄植所致。曲菌在空洞内缓慢生长，菌丝与细胞碎片粘液等物质在空洞内形成球体，空洞壁可增厚，邻近胸膜则常出现明显的胸膜反应，但空洞壁中通常无曲菌生长。曲菌球的周围有丰富的血管网，甚至形成血管瘤，在曲菌产生的毒素和溶蛋白酶作用下可使组织坏死、溶解，血管破裂导致空洞内出血或咯血。侵袭性肺曲菌病时，坏死的肺组织收缩、溶解后可形成空洞，继之形成曲菌球，此种情况曲菌在空洞壁及其周围的组织中侵袭性生长，而非曲菌的寄植状态。

3．机体对曲菌感染的防御　人体对曲菌感染的防御机制包括天然（非特异性）免疫和特异性免疫。免疫正常宿主吸入曲菌孢子后通常无不良后果，机体的免疫机制足以清除吸入的曲菌孢子。

（1）天然免疫 呼吸道抗曲菌感染的天然免疫主要有气道的粘液纤毛对吸入曲菌孢子的清除作用、气道粘膜分泌杀菌物质（如溶菌酶、sIgA 等）以及肺泡巨噬细胞与中性粒细胞对曲菌的吞噬与杀灭作用等。sIgA 与曲菌表面联结后可阻止曲菌在气道上皮细胞表面的粘附，因而有利于粘液纤毛系统清除曲菌。物理、化学损伤能降低气道粘液纤毛清除功能，各种气道疾病也常伴有不同程度的粘液纤毛清除功能障碍。如囊性肺纤维化（CF）患者气道腔内氯化物的分泌降低、水分减少，使气道粘液纤毛清除功能减退。这类患者气道内常有细菌定植，而且烟曲菌定植的发生率也较高。

肺泡巨噬细胞和中性粒细胞在对曲菌感染的非特异性防御中发挥了重要作用。逃过了气道粘液纤毛清除的曲菌孢子可在肺泡内继续生长繁殖，巨噬细胞主要吞噬和杀灭孢子，抑制孢子发芽；在曲菌孢子发芽并且菌丝侵入肺组织后，中性粒细胞成为主要的效应细胞，可分泌杀微生物的氧化代谢产物，破坏菌丝。因此，中性粒细胞减少症是侵袭性曲菌感染的主要危险因素之一。糖皮质激素抑制单核/巨噬细胞功能；器官移植患者接受激素和环孢素治疗，抑制 γ 干扰素的产生，γ 干扰素对巨噬细胞的活化起重要作用；HIV 感染者 CD4 淋巴细胞计数降低影响中性粒细胞的抗真菌活性，因此，有这些危险因素存在时易发生侵袭性曲菌病。

（2）特异性免疫 巨噬细胞吞噬曲菌、提呈曲菌抗原后活化 T 细胞并分泌细胞因子，形成特异性免疫。适度的特异性免疫对机体有保护作用，但过度的免疫反应也可引发多种过敏性或变态反应性疾病。

依据产生的细胞因子不同，辅助性 T 细胞（Th）主要分为 Th1 和 Th2 两类。Th1 表面可表达 LAG-3（淋巴细胞活化基因-3）蛋白，主要分泌 IL-2，IL-12、IFN-γ、TNF-β，这些细胞因子引发的细胞免疫应答称为 Th1 优势应答；Th2 表面可表达 CD30，主要产生 IL-4、IL-5、IL-6、IL-10、IL-13，引起体液免疫应答，使 B 细胞产生抗体，称 Th2 优势应答。

通常 Th1 优势应答可防止大多数微生物的感染，对曲菌也不例外。细胞免疫反应可表现为皮肤变态反应（真菌抗原皮试阳性、结节性或多发性红斑），在组织中形成肉芽肿等。先天性或获得性细胞免疫缺陷症以及使用免疫抑制剂（包括糖皮质激素）治疗的患者细胞免疫功能降低而对曲菌易感。

曲菌感染时产生的特异性抗体，对机体的保护作用不强，人体对曲菌感染的防御主要依靠天然免疫和细胞介导的特异性免疫反应。

（3）过敏性反应 短时间内接触高剂量的曲菌孢子，曲菌抗原不能快速从体内清除，或特异质患者，可引发过敏性疾病，如支气管哮喘、ABPA、嗜酸性肺炎和外源性过敏性肺泡炎等，以 IgE 升高为特征。

ABPA 患者表现为一种典型的 Th2 优势应答类型，IL-4 增高而 IFN-γ 少或无，以体液免疫为主，常有抗曲菌抗原特异性 IgE 和血清总 IgE 水平升高，外周血与肺组织中嗜酸性粒细胞增多和特异性 Th2 细胞增多。在曲菌病中 IgE 反应十分复杂。运用克隆和重组技术可进一步区分烟曲菌变应原的亚型，不同的变应原亚型导致不同的过敏性疾病。研究结果表明，曲菌变应原 Asp f1 和 Asp f3 可用于判断烟曲菌致敏，而 Asp f4 和 Asp f6 对诊断 ABPA 有较高的特异性。另据对 ABPA 和烟曲菌相关性哮喘（*Aspergillus fumigatus*-related asthma）的研究发现，同一真菌变应原可引起不同的 IgE 反应，提示接触真菌的途径不同则免疫识别不同，患者表现为不同的真菌相关性疾病。

总体来说，曲菌病的发生、发展与曲菌暴露的剂量、感染途径、机体的免疫状态和特异体质有关。呼吸道吸入曲菌孢子后，免疫正常宿主通常无不良后果，而原有肺部空洞性病变者可形成曲菌球，有慢性肺部疾病或轻度免疫抑制患者可引起慢性坏死性曲菌病，严重免疫抑制者常导致急性侵袭性曲菌病，特异质患者可诱发哮喘或导致 ABPA。不同的曲菌菌种致病力与致病方式有无差异尚不十分清楚。临床上观察到，一些免疫正常宿主且无明确的大剂量曲菌暴露史者可发生侵袭性曲菌病，其发病机制还有待深入研究。

4. 侵袭性曲菌病的危险因素　通常，侵袭性曲菌病患者存在一定的危险因素，主要有中性粒细胞减少症（特别是超过 3 周者）或中性粒细胞功能障碍、糖皮质激素治疗、血液系统恶性肿瘤、细胞毒药物治疗、AIDS 和器官移植等，骨髓移植患者是特别高危人群。各种器官移植患者，若伴有巨细胞病毒感染、发生移植物抗宿主病、配型不合、移植的器官功能差或再次移植者发生侵袭性曲菌病的机会明显增加。不同类型侵袭性曲菌病的危险因素有所不同，详见后述。

（二）病理

侵袭性感染时，尸体解剖病变较多见于肺、气管、肺门淋巴结、胸膜、心肌、心包、脑、皮肤、肾脏、肝脏、胆囊、胃肠、食管、胰腺等脏器和组织，病变部位可有明显充血肿胀，表面可见灰白色与暗红色相间的大小不等、形态不一的结节状改变，可融合成片，切面可见梗死或脓性坏死。光镜下观察，基本病理改变主要有急性渗出性炎症、出血、梗死与凝固性坏死、脓肿、坏死性溃疡、肉芽肿和慢性炎症等，在病变组织和血管中可见曲菌菌丝。慢性坏死性曲菌病可见曲菌在病变组织中侵袭，有组织坏死和肉芽肿形成，但曲菌不侵袭血管。气道侵袭性曲菌病的主要病理改变是曲菌侵入气道基底膜。食管、胃肠道的病变多呈溃疡性改变，可深达肌层，溃疡底面粗糙不平，有脓性渗出。免疫功能极度衰弱者病变组织可无明显的炎症反应，但可见大量菌丝与孢子。

ABPA 时，在支气管和细支气管可见支气管中心性肉芽肿和粘液嵌塞，还可有肉芽肿性炎症伴有组织细胞、淋巴细胞浸润，渗出性细支气管炎等病理改变。气道分泌物中常见曲菌菌丝，但曲菌不侵袭组织。

曲菌球的球体由缠绕成团的菌丝、纤维素、粘液、组织碎片和炎症细胞组成，呈暗紫色或棕色，球体外周部分可形成大量孢子。空洞壁为反应性肉芽组织增生，伴有大量的淋巴细胞、浆细胞及中性粒细胞和嗜酸性粒细胞浸润，一般无菌丝发现。

四、临床表现

肺曲菌病的分类尚不统一，大致可分为曲菌引起的过敏性肺部疾病、寄生性肺曲菌病（肺曲菌球）和侵袭性肺曲菌病（IPA）3 类。曲菌引起的过敏反应包括支气管哮喘和变应性支气管肺曲菌病（ABPA）、外源性过敏性肺泡炎等。侵袭性肺曲菌病是曲菌在气道和肺实质侵袭性生长所致，又可分为 3 种亚型：①急性侵袭性肺曲菌病（AIPA），或称血管侵袭性（angioinvasive）肺曲菌病；②慢性坏死性肺曲菌病（CNPA），或称不完全侵袭性（semi - invasive）肺曲菌病；③气道侵袭性曲菌病（airway - invasive aspergillosis，AIA）。

（一）ABPA

约1%～2%的哮喘患者有ABPA，15%的哮喘患者和7%～35%的囊性肺纤维化患者对烟曲菌过敏。ABPA是由曲菌引起的一种过敏性疾病，几乎仅由烟曲菌引起，主要表现有反复发作的哮喘症状，胸部影像学检查显示肺部浸润和外周血嗜酸性粒细胞增多，可有发热和咳带有棕色斑点的痰液或咳出痰栓。ABPA患者可经历3个临床阶段：早期激素敏感性哮喘，中期激素依赖性哮喘，晚期肺纤维化、蜂窝肺。早期有效治疗可阻止病情进展。

X线胸片和胸部CT检查的典型表现为一过性肺部浸润，主要在上肺，可为双侧，常因痰栓阻塞支气管所致，咳出粘液栓后肺部浸润消失。“印戒征”或“轨道征”提示支气管炎症。支气管腔内充满粘液可形成带状阴影和指套状阴影。随着病情的进展可出现近端支气管扩张。

（二）寄生性肺曲菌病（肺曲菌球）

曲菌球，常常也称为真菌球，绝大多数发生于原有的肺空洞内，偶尔也可见于慢性阻塞的鼻窦内，发生于肺空洞者称肺曲菌球，主要由烟曲菌所致。接合菌、镰孢菌等真菌偶尔也可形成与曲菌球极为相似的真菌球，虽然曲菌球仅仅是真菌球中的一种，但由于真菌球主要是曲菌所致，其他真菌非常少见，换言之，绝大多数真菌球都是曲菌球，所以通常所指的真菌球即为曲菌球。在20世纪50年代初期，肺曲菌球是肺曲菌病的经典形式。目前肺曲菌球仍然不少见，国外研究发现，慢性空洞性肺疾病的患者中约10%～15%发生肺曲菌球。

肺曲菌球的基础疾病主要有空洞型肺结核、大疱性肺气肿、肺纤维化、结节病或组织胞浆菌病等，甚至在ABPA患者扩张的支气管内亦可形成曲菌球，我国以空洞型肺结核最常见。肺曲菌球通常是曲菌在肺内的良性腐物寄生状态，但可在此基础上发展为侵袭性肺曲菌病或其他类型的曲菌病。

肺曲菌球患者一般无症状，常因其他肺部疾病或体检X线胸片检查而发现。主要症状是咯血，少数患者发生危及生命的大咯血。有时可伴有发热、咳嗽等曲菌过敏反应症状，需要与继发感染或侵袭性肺曲菌病鉴别。胸部X线检查具有诊断价值，典型表现为：肺部原有空洞内形成球状的固体团块，水样密度，可移动；团块与空洞壁之间有气腔分隔；位于肺外带者，常有胸膜增厚，长期随访胸膜厚度可发生变化。可有抗曲菌抗原的抗体效价升高。

侵袭性肺曲菌病伴发的曲菌球常发生于免疫抑制患者中性粒细胞恢复过程中，在侵袭性病灶部位形成空洞和曲菌球而无明显胸膜增厚，可有抗体效价升高。对于这类曲菌球，胸部CT检查比普通X线胸片更为敏感。为方便叙述，本节将伴发于侵袭性肺曲菌病的曲菌球称为“继发性肺曲菌球”，而将“经典的”曲菌球称为“原发性肺曲菌球”。

（三）侵袭性肺曲菌病

不同类型的侵袭性肺曲菌病有不同的临床和病理特征，急性侵袭性肺曲菌病曲菌侵入肺组织中、小肺动脉，可导致肺梗死，病情严重，常有播散，进展迅速。慢性坏死性肺曲菌病以肺组织中形成坏死性肉芽肿为特征，无血管侵袭，不播散到远处脏器，因此也称为不完全侵袭性肺曲菌病，通常进展缓慢（数月至数年），预后相对较好。气道侵袭性曲菌病较少见，不累及肺实质。

侵袭性肺曲菌病的临床表现和进展速度与患者的免疫状态密切相关，一般认为，免疫抑制程度严重者，病情进展速度快而炎症反应轻、感染症状可不明显，早期即可发生呼吸衰竭。免疫抑制程度轻者，病情进展相对缓慢而炎症反应较剧烈，可出现较明显的感染中毒症状，呼吸衰竭出现较晚。

侵袭性肺曲菌病的症状、体征常无特征性，1/3 患者可以无症状。早期症状可有咳嗽、发热、胸痛和咯血等，并可出现全身不适、体重减轻等。急性侵袭性肺曲菌病常有气促和低氧血症。侵袭性曲菌病的胸部影像学表现多种多样，部分患者可出现相对特征性表现，可提示诊断，但影像学检查无确诊价值，因为其他感染或非感染性疾病有时也可有类似表现。不同类型侵袭性肺曲菌病的危险因素、影像学表现不同，但诊断原则和治疗方法基本一致。

1. 急性侵袭性肺曲菌病　急性侵袭性肺曲菌病的危险因素主要有中性粒细胞减少或中性粒细胞和/或巨噬细胞功能不良、细胞毒药物化疗、长期激素治疗、骨髓或实体器官移植、先天性或获得性免疫缺陷等。部分患者无上述危险因素，但常有基础疾病，如慢性阻塞性肺病（COPD）、糖尿病、慢性肾病、ICU 内机械通气、营养不良等；在这部分患者中，以 COPD 合并长期应用皮质激素治疗者最为常见。还有一部分患者无明确危险因素。

胸部 X 线平片可见楔形阴影、斑片状浸润影、孤立性或多发性结节影等，病灶内可形成空洞，胸腔积液少见。某些患者胸部 CT 检查可发现具一定特征性的改变，且胸部 CT 异常往往先于 X 线平片，可早期提示诊断。疾病早期（约 1 周内）CT 可见日晕征（halo sign），即磨玻璃样环状阴影环绕病灶周围，因病灶周围水肿或出血所致；稍后（1 周左右）可出现底边邻近胸膜、尖端朝向肺门的楔形阴影，与肺血栓栓塞症导致的肺梗死类似。空气新月征（crescent sign）出现较晚（2～3 周左右），表现为原有病灶中出现新月状的低密度透光区，较常见于免疫抑制患者中性粒细胞恢复期，因梗死灶收缩所致。后期可在病灶内形成曲菌球。值得一提的是，近年来临床上对“日晕征”现象比较关注，研究表明，根据“日晕征”的表现早期开始抗真菌治疗可明显提高患者的生存率，但“日晕征”并非侵袭性肺曲菌病所特有的表现，还可见于接合菌、镰孢菌等真菌感染，以及肺泡细胞癌、卡波西肉瘤、韦格内肉芽肿和肺出血性转移瘤等。甚至有人发现，侵袭性肺念珠菌感染时也可见晕轮征。急性侵袭性肺曲菌病的进展速度快，通常在数天内病灶即可有明显增加，这也是其影像学特征之一。

实际上，临床所见的病例多无上述典型的影像学表现。我们分析了 8 例经肺组织标本病理检查和/或培养确诊的病例发现，胸部影像学主要表现为弥漫性的不规则浸润影、多发性结节影或孤立性球形（或半球形）病灶，病变进展较快，半数以上出现圆形空洞，空洞内无液平；仅 2 例出现了“日晕征”，1 例出现新月征。

2. 慢性坏死性肺曲菌病　慢性坏死性肺曲菌病常见于中、老年人，主要症状有咳嗽、咳痰、咯血和体重减退等，病情相对较轻，常在数月至数年内缓慢进展。患者的基础免疫状况也相对好于急性侵袭性肺曲菌病患者，危险因素包括：①慢性肺部疾病：如 COPD、支气管哮喘、囊性肺纤维化、肺结核、肺部分切除术后、结节病、尘肺等；②全身性疾病：如糖尿病、类风性关节炎、营养不良等疾病以及长期小剂量糖皮质激素治疗的患者。

胸部影像学检查可见单侧或双侧肺浸润性病变或结节影，边界常不规则，多发于上叶和下叶背段，伴或不伴有空洞，有空洞者 50% 出现曲菌球，常有邻近的胸膜增厚。

3. 气道侵袭性肺曲菌病　主要见于中性粒细胞减少症和 AIDS 患者。临床和影像学可表现为：①急性气管－支气管炎：X 线多数正常，偶有肺纹理增多；②细支气管炎：HRCT

表现为小叶中心性结节和"树－芽"（tree－in－bud）征；③支气管肺炎：肺外周细支气管分布区小片实变影；④阻塞性支气管肺曲菌病：曲菌在管腔内呈团块状生长，CT表现类似ABPA，好发于下叶，可有两侧支气管扩张、大量粘液嵌塞，支气管阻塞后可致肺不张。

肺外曲菌感染：肺外脏器和组织的曲菌感染可为原发感染，也可因侵袭性曲菌病血行播散或邻近脏器感染直接蔓延而造成继发感染。除肺脏外，鼻窦、中枢神经系统、骨骼、皮肤、心脏、眼等部位也较常发生曲菌感染。事实上，在侵袭性曲菌病时，可血行播散到任何器官和组织，包括甲状腺、肾脏、肝脏、脾脏、胃肠道等，常常多个脏器同时受累。

并发症：侵袭性肺曲菌病可并发脏器功能衰竭、出血，可继发细菌或其他病原体感染，慢性坏死性肺曲菌病因慢性消耗可有营养不良。ABPA常伴有支气管扩张，晚期可发生肺纤维化。肺曲霉球可伴有咯血，甚至是危及生命的大咯血。

五、实验室检查

（一）病原学检查

1．涂片镜检　取痰液、气道抽吸物、支气管肺泡灌洗液或经纤支镜刷检标本、脓液、粪便、尿液、痂皮等标本置载玻片上，加1滴10%～20%氢氧化钾溶液，加盖玻片。镜下可见分隔菌丝、分生孢子，有时可见分生孢子梗、顶囊和小梗。有性期曲菌感染可见闭壳囊和子囊孢子。直接显微镜检查的优点是简便、快速，缺点是阳性率较低。

2．培养　用于培养的标本可有痰液、气管抽吸物，经纤支镜刷检、支气管灌洗或支气管肺泡灌洗液、脓液、胸腔积液以及病变组织等。各种标本接种后置室温至37℃培养，多数曲菌生长快，48h即可有较多菌丝和分生孢子头出现。经皮肺穿刺活检或其他方法获取的较大块的组织标本应在无菌操作下剪碎或匀浆，以提高培养的阳性率。

来源于正常无菌部位（如脑脊液、胸腹腔积液、心包积液、深部组织穿刺抽吸液）的标本（血液、骨髓标本除外）培养阳性结合临床表现可以确诊曲菌感染，并且能区分菌种。区分曲菌菌种对指导治疗有一定意义，常见曲菌通常对二性霉素B、新型唑类和棘白球素类抗真菌药物敏感，但土曲菌对二性霉素B的敏感性差。一般认为，血液、骨髓培养极少生长曲菌，若培养阳性可能是污染菌，不能作为诊断依据。

痰液、鼻腔分泌物、气道抽吸物或支气管肺泡灌洗液、尿液等非无菌标本培养阳性，不能作为确诊依据，可能为感染，也可能是曲菌定植。免疫抑制宿主反复培养出同种曲菌应警惕侵袭性感染的可能。经纤支镜获取的标本，包括刷检、支气管肺泡灌洗或抽吸物标本涂片、培养的敏感性、特异性均不高。

曲菌的药敏试验尚未普遍开展，药敏试验方法、敏感性的折点等仍在研究中，目前的临床应用价值不大。

（二）组织病理学检查

组织病理学检查对侵袭性曲菌病的诊断与分型有重要意义，是深部真菌感染诊断的"金标准"，包括经纤维支气管镜肺活检、经胸壁皮肤肺穿刺活检或开胸肺活检。但由于需要经侵入性手段来获取标本，病情严重者其临床应用受到一定限制。常规的HE染色可较好地显示曲菌菌丝、菌丝分隔和分生孢子头，但容易漏诊。最好作PAS染色或嗜银染色，可以更清楚地显示真菌细胞。但组织病理学检查不能区分曲菌菌种。

组织切片中的曲菌菌丝、孢子，HE 染色呈蓝灰略带红色，PAS 呈红色，银染呈黑色或棕色。病变中有时可见曲菌分生孢子头。曲菌菌丝长短不一，但直径较均一，约 3～5μm，明显分隔，分支约呈 45°，排列成放射状和珊瑚状。菌丝横切面很像孢子，但孢子多密集成群，直径略小于菌丝。曲菌菌丝主要应与念珠菌、毛霉菌丝鉴别。念珠菌菌丝较细，常有假菌丝，分支不规则；毛霉菌丝较粗，是曲菌的 2～3 倍且直径不均一，不分隔，直角分支。

（三）曲菌菌素皮肤试验

曲菌菌素皮肤试验是诊断 ABPA 的依据之一，但对诊断侵袭性曲菌病无价值。

（四）血清抗体检测

血清抗体检测对 ABPA 的诊断、指导糖皮质激素治疗和病情随访均有帮助，也有助于判断肺曲菌球患者是否伴有对曲菌的过敏反应和慢性曲菌感染。对诊断侵袭性曲菌病基本无价值，这是因为抗体的产生较迟，不能早期诊断，而且免疫抑制患者的抗原递呈功能和淋巴细胞功能受损，即使存在严重的曲菌感染也可能不能有效地产生抗体，或产生的抗体效价很低，难以检测出；另外抗体检测因交叉反应也有一定的假阳性率。

（五）曲菌抗原和菌体成分检测

用于诊断侵袭性曲菌病。

1. 半乳甘露聚糖（galactomannan，GM）抗原　GM 是曲菌细胞壁上的一种多糖抗原，由甘露聚糖和呋喃半乳糖侧链组成，呋喃半乳糖具有抗原性，采用双夹心酶联免疫吸附（double－direct sandwich ELISA）方法检测。商品化的试剂盒（Bio－Rad Platelia® Aspergillus）已于 2003 年 5 月获得美国食品与药品管理局（FDA）批准在临床使用，FDA 完成的临床评价结果显示，该实验诊断侵袭性曲菌病的敏感性为 80.7%，特异性 89.2%。关于诊断阈值仍有争议，欧洲多采用光密度值为 1.0 或 1.5 的阈值标准，美国则以 0.5 为阈值，而国内尚缺少相关研究，我们的初步研究结果提示 ODI 以 1.5 为宜。我国制定的侵袭性肺部真菌感染的诊治原则规定 GM 两次阳性有临床诊断意义，动态观察 ODI 的变化更有价值。

当曲菌在组织中侵袭生长时 GM 可释放进入血循环，而其他真菌、细菌感染和曲菌定植时血清 GM 不升高。侵袭性曲菌病患者血清 GM 阳性的出现时间常常早于临床表现，具有早期诊断价值。抗真菌治疗后血清 GM 升高者预后不良，连续的血清 GM 检测能够监测病情。但 GM 检测不能区分曲菌菌种。

除了血清外，其他一些标本也可用于 GM 检测，包括支气管肺泡灌洗液、尿液和脑脊液等，但其对 IA 的诊断价值尚有待进一步评价。GM 由肾脏清除，因此侵袭性曲菌病患者尿液中可以检测出 GM，但是尿液 GM 检测诊断侵袭性曲菌病的敏感性低于血清 GM 检测，而且尿液中 GM 出现较晚，早期诊断价值小。Husain S 等对肺移植患者支气管肺泡灌洗液中 GM 检测进行了前瞻性研究，当诊断阈值为 0.5 时，诊断侵袭性肺曲菌病的敏感性和特异性分别为 60% 和 95%，而阈值为 1.0 时，敏感性仍为 60%，特异性增加至 98%，因此认为在肺移植患者，支气管肺泡灌洗液的 GM 检测诊断阈值应为 1.0。中枢神经系统是曲菌容易侵犯的器官之一，脑脊液中 GM 检测可能具有早期诊断侵袭性中枢神经系统曲菌病的价值，但相关研究不多。

某些真菌的细胞壁中存在类似 GM 的结构，可与曲菌 GM 发生交叉反应，导致假阳性结果。这些真菌包括青霉属、红色毛癣菌、支孢霉属和地丝菌属等，通常假阳性结果血清 GM

的检测值较低。一般认为，隐球菌感染者 GM 检测应为阴性，但也有人认为新生隐球菌荚膜中可能包含有能与曲菌 GM 起交叉反应的抗原表位，导致假阳性结果。实验动物使用哌拉西林/他唑巴坦后 30 分钟，血清 GM 值由 0.27 增长至 0.44，第 7 天达到 0.53。牛奶等高蛋白食物和污染的大米中可能含有 GM，通过消化道粘膜进入血液循环，可引起血清 GM 短暂升高。标本或诊断试剂污染也可造成血清 GM 检测的假阳性结果。释放入血循环中的曲菌 GM 并不持续存在而是会很快清除，这是造成假阴性的原因之一，多次复查可以提高检出率。早期研究认为儿童 GM 检测的假阳性多于成人，但近年有作者发现造血干细胞移植的儿童患者中血清 GM 检测诊断侵袭性曲菌病的特异性约 98%，假阳性结果并不常见。

2. 1，3 - β - D - 葡聚糖（1，3 - beta - d - glucan，BDG） BDG 广泛存在于除接合菌外的真菌细胞壁中，占真菌细胞壁成分的 50% 以上，在酵母菌中含量最高，其他微生物如细菌、病毒，以及动物、人体细胞均无此成分。BDG 能特异性激活自鲎变形细胞溶解产物提取的 G 因子，因此一般用 G 试验方法检测。常用的检测试剂盒有 Fungitec - G 和 Glucatell，两者的不同在于主要试剂 G 因子来自于不同种的鲎，前者诊断侵袭性真菌感染的推荐阈值为 20ng/L，后者初步认为以 60ng/L 为宜。采用 Fungitec - G 试剂盒时，国内 BDG 检测诊断侵袭性真菌感染的阈值可能以 20ng/L 较理想。

当侵袭性真菌感染时，BDG 可从真菌胞壁释放进入血液或其他体液当中，而浅表真菌感染或真菌定植时 BDG 极少能释放入血液中，因此血浆 BDG 检测是筛选侵袭性真菌感染的有用方法，在日本已广泛使用。有效的抗真菌治疗能降低血浆 BDG 水平，连续检测有助于判断病情变化和治疗反应。

BDG 检测的敏感性和特异性各研究报道有较大差异，其临床应用价值还需要前瞻性、大样本的临床研究证实。Glorial 等采用 Glucatell 试剂盒测定了 283 例急性白血病或骨髓增生异常综合征患者不同时间点的血标本，以≥60pg/ml 为诊断阈值时诊断侵袭性真菌感染的敏感性为 97%，特异性 90% ~96%，所有确诊或高度可疑的侵袭性真菌感染患者在出现明显的临床症状之前，至少有一次血浆 BDG 检测结果为阳性。

肺曲菌球内的曲菌呈寄居状态而非侵袭性感染，新生隐球菌具有厚荚膜难以将 BDG 释放入血，这两种情况血浆中 BDG 水平一般不升高，所以 BDG 检测不能用于新型隐球菌感染和曲菌球的诊断。BDG 检测的局限性还在于没有种属特异性，不能区别曲菌与酵母菌感染。检测过程中须对所需器皿严格进行灭菌、去热源处理，操作中坚持无菌原则，因为取标本或操作过程中的污染是导致假阳性的主要原因，溶血、血液透析和使用香菇菌多糖的患者也可出现假阳性结果。某些抗菌药物，如粘菌素 E、厄他培南、头孢噻肟、头孢吡肟、氨苄西林 - 舒巴坦和磺胺类药物有可能导致 BDG 检测呈假阳性，但还有待证实。

（六）分子生物学检查

限制性片段长度多态性分析（RFLP）是最初用于感染性疾病诊断的分子生物学方法之一，这一技术需要从培养生长的病原体中提取 DNA，适用于曲菌的菌种鉴别和分析其传播途径，而不适合临床诊断。

目前用于侵袭性曲菌病诊断研究的分子生物学技术主要是 PCR 方法，Tuon FF 系统回顾了近年来发表的文献，应用 PCR 技术检测高危患者的支气管肺泡灌洗液标本中的曲菌 18S rRNA，诊断侵袭性曲菌病的敏感性和特异性分别为 79% 和 94%，认为有一定的临床应用价值。PCR 技术的重要进展之一是发明了定量的实时 PCR（real - time PCR，RT - PCR），该方法基因扩增和产物检测在一单管装置中进行，不需要凝胶电泳，因而简化了操作过程、减少了实验室污染的机会。因为 RT - PCR 可定量测定基因扩增产物，通过确定合适的阈值有望作为判断曲菌侵袭性感染与定植的方法之一。

分子技术与常规的诊断技术相比更快捷、敏感性较高，能快速鉴定耐药菌，受抗真菌药物治疗的影响小，并能检测出标本中无活力的真菌。但费用高，操作过程较复杂，标本中存在的 PCR 抑制物时可引起假阴性而真菌定植和污染可导致假阳性结果，各实验室之间检测结果的差异较大。因此，所有的 PCR 方法都缺乏标准化，目前尚未被国内外诊治指南认可为诊断依据，在广泛地应用于临床之前尚需系统的临床评价。PCR 技术与 BDG、GM 或其他抗原检测的联合应用，可能是将来的发展方向。

六、诊断及鉴别诊断

（一）ABPA

反复发作哮喘的患者，若伴有肺部浸润、支气管扩张的影像学表现和外周血嗜酸性粒细胞增多，常提示 ABPA 的诊断。除了曲菌外，现在认为某些其他真菌（如白念珠菌）也可引起与 ABPA 极为类似的临床和影像学表现，统称为变态反应性支气管肺真菌病（ABPM），可通过真菌抗原皮试、血清特异性抗体检测等方法来鉴别是何种真菌导致的支气管肺变态反应性疾病。ABPA 的诊断标准如下。

1. 主要诊断标准　①反复哮喘发作；②外周血嗜酸性粒细胞增多（≥1000/μl）；③曲菌抗原皮肤划痕试验在 15 ± 5 分钟内出现即刻反应（丘疹及红晕）；④对曲菌抗原的沉淀抗体阳性；⑤血清总 IgE 浓度升高（≥1000 ng/ml）；⑥X 线胸片有肺部浸润史（病变呈一过性、游走性或固定不变）；⑦中央性支气管扩张。符合前 6 项者可能为 ABPA，符合所有 7 项标准可确诊。但符合所有诊断标准的患者非常少见，因为 ABPA 的症状常呈间歇性发作，病程有阶段性。中心性支气管扩张虽有较高的诊断价值，但出现在疾病的后期。

2. 次要诊断标准　痰涂片或培养反复检出曲菌、有咳出棕色痰栓（痰栓内含有嗜酸性粒细胞和 Charcot - Leyden 结晶）的病史、血清特异性 IgE 升高、曲菌抗原皮肤划痕试验呈迟发性反应（6 ± 2h）、曲菌支气管激发试验阳性。次要诊断标准仅能提示诊断。

ABPA 需要与单纯的支气管哮喘、支气管扩张症、过敏性肺炎等疾病相鉴别。

（二）肺曲菌球

肺曲菌球的诊断主要依靠胸部影像学检查。出现典型的影像特征，无侵袭性曲菌感染的依据即可诊断。但某些其他真菌也可形成类似的真菌球，因此确诊需要有曲菌血清沉淀素阳性。此外，有时尚需要与空腔化错构瘤、肺癌、肺脓肿和棘球蚴囊肿相鉴别。

侵袭性肺曲菌病时可形成“继发性曲菌球”，根据患者的临床表现和影像学的演变过程，二者不难鉴别。

（三）侵袭性肺曲菌病

侵袭性肺曲菌病的诊断需综合考虑危险因素、临床表现和实验室检查结果。对于有呼吸道感染症状、发热等临床表现，影像学出现肺部浸润性病灶，抗生素治疗无效而原因不明者，特别是有中性粒细胞减少等危险因素的患者，应考虑侵袭性肺曲菌病的可能。仔细的全身体格检查，尤其是鼻窦、皮肤、眼底和神经系统检查有助于诊断。虽然国内外现已发布了多个有关侵袭性真菌感染（包括侵袭性肺曲菌病）的诊治指南，但侵袭性曲菌病的诊断标准仍存在争议。中国侵袭性肺部真菌感染工作组、中华医学会呼吸病学分会感染学组，对侵袭性真菌感染的定义及诊断标准达成共识，诊断标准包括宿主因素、临床标准、微生物标准及组织病理学。诊断分为确诊（proven）、临床诊断（probable）和拟诊（possible）3个级别。侵袭性肺曲菌病的诊断也遵循这一原则。

深部正常无菌组织培养生长曲菌或组织病理学检查发现曲菌菌丝是确诊依据，患者可有或无危险因素。

若有典型的影像学表现，且GM和（或）BDG 2次阳性或有中性粒细胞减少症等明确的危险因素，但无深部正常无菌组织培养或组织病理学证据，可以临床诊断侵袭性肺曲菌病。仅有BDG检测阳性而GM不升高者需注意与侵袭性念珠菌感染鉴别。

对于无典型的影像学表现，亦无GM、BDG检测结果，仅仅见痰液或气道抽吸物等正常有菌的标本培养生长曲菌时，不能随意诊断侵袭性肺曲菌病。若患者有明确的危险因素，有肺部感染的症状和体征，反复培养出同种曲菌，可以拟诊侵袭性肺曲菌病。

对于诊断标准的把握还应考虑病情严重程度和侵袭性肺曲菌病的临床类型。急性侵袭性肺曲菌病进展迅速、死亡率非常高，而早期治疗可提高生存率，所以对这一类型的侵袭性肺曲菌病宜适当放宽诊断条件，开始抗真菌药物治疗之前不必确诊。而慢性坏死性肺曲菌病虽然也为侵袭性感染，但进展缓慢，很少播散，病情相对较轻，诊断标准应适当的严格把握，尽量明确诊断后再开始治疗。当然，同一类型的疾病在不同的患者严重程度也不尽相同，有些患者若不及时治疗可能在数天内致命，对于这类患者不能追求诊断的可靠性，一旦怀疑侵袭性肺曲菌病即应立即开始经验治疗；同时须继续进行相关检查，以确诊或排除诊断，并尽可能确定菌种。有些患者临床症状轻，器官功能相对正常，对于这类患者应积极地开展经皮肺穿刺、纤支镜等检查，力求确诊或达到临床诊断。

侵袭性肺曲菌病应与接合菌病、肺出血性转移瘤、肺栓塞、血行播散性念珠菌感染等疾病鉴别，临床表现不典型者还应与肺部细菌感染、非典型病原体感染、肺结核等疾病鉴别。

七、治疗

（一）ABPA

1. 糖皮质激素　为主要治疗药物，但剂量和疗程尚不确定。急性期患者，一般推荐口服泼尼松0.5mg/（kg·d），2周后改为0.5mg/kg，1/隔日，疗程3个月，应使总IgE降低35%以上；症状严重者，最初2周的泼尼松剂量可提高到40～60mg/d，疗程也可酌情延长。激素的减量应个体化，症状不宜作为调整剂量的唯一依据。血清IgE升高、X线胸片新发肺部浸润或原有病灶恶化、或肺功能恶化时激素不能减量。激素减量时，多数患者可出现轻微哮喘症状，可吸入支气管扩张剂和（或）吸入激素，口服泼尼松剂量不变。反复哮喘恶化提示需要长期使用泼尼松治疗，常用剂量为10mg/d。完成激素治疗的疗程后须密切随访至少1年，若血清总IgE重新升高或X线胸片出现新的浸润，即使没有症状也需要再次按上述方案给予激素治疗。

2. 抗真菌药物　既往曾对ABPA患者是否需要抗真菌药物治疗存在较大争议，近年来的循证医学证据表明，采用伊曲康唑口服溶液治疗可明显减轻曲菌所致的炎症反应，减少激素用量，改善肺功能和运动耐受试验，加速症状的改善。因此，目前趋于一致的意见是常规使用抗真菌药物治疗。首选伊曲康唑口服溶液，200mg，口服，1次/日，疗程16周以上。

（二）肺曲菌球

对于没有症状的寄生性肺曲菌病（肺曲菌球），如果病灶稳定，可以不治疗，定期随访。必须治疗时，关键是防止危及生命的大咯血。

1．手术治疗　手术切除病灶是唯一有肯定疗效的治疗措施。但手术风险较大，因为患者的肺功能通常较差，有血管和胸膜粘连，术后残腔可感染曲菌。严重术后并发症如咯血、支气管胸膜瘘等常见。手术适应证：有频繁或大量咯血、明显的全身症状、胸片显示曲菌球增大或数量增多、曲菌特异性IgG抗体效价升高，或病变不能排除恶性可能，或基础疾病需要手术治疗，且肺功能能耐受手术者。

2．支气管动脉栓塞术　因曲菌球周围侧支循环丰富，支气管动脉栓塞术的疗效差或只有短暂的止血效果，仅作为抢救危及生命的大咯血的临时措施，或应用于因合并有基础疾病或肺功能损害不能耐受手术者。

3．全身激素治疗　存在过敏反应的依据（如嗜酸性粒细胞增多、血清总IgE升高、曲菌划痕试验阳性等），并排除侵袭性肺曲菌病和合并其他病原体感染者，可全身激素治疗。但激素治疗需谨慎，有使曲菌球转变成侵袭性肺曲菌病的危险和（或）潜在的合并感染恶化的危险。

4．抗真菌药物治疗　静脉使用二性霉素B无肯定疗效，空洞或支气管内注入二性霉素B可能有益。口服伊曲康唑对散发患者可能有益，但新型抗真菌药物对肺曲菌球的作用仍有待进一步评价。曲菌球转化为侵袭性肺曲菌病或与侵袭性肺曲菌病不易区分时建议抗真菌治疗，药物及用法见侵袭性肺曲菌病的治疗。

（三）侵袭性肺曲菌感染

1．抗真菌药物治疗　对于病情严重的侵袭性肺曲菌病，特别是急性侵袭性肺曲菌病，一旦怀疑即应开始积极抗真菌治疗，包括对拟诊患者的经验性治疗和临床诊断患者的早期积极治疗（先发治疗）。确诊的患者进行靶向治疗。初始治疗通常首选静脉用药，从而保证药物快速起效。有效者2～3周后改为三唑类口服。一般患者采用单药治疗，可以选用伏立康唑、伊曲康唑、卡泊芬净或米卡芬净、含脂质二性霉素B。米卡芬净、安尼芬净、泊沙康唑对曲菌病均有效，但尚未批准作为适应证。对于危及生命或标准治疗失败的侵袭性曲菌病应采用联合治疗，包括具有抗曲菌活性的三唑类药物＋棘白菌素类药物，二性霉素B或二性霉素B脂质制剂＋棘白菌素类药物，二性霉素B或二性霉素B脂质制剂＋具有抗曲菌活性的三唑类药物。2007年热病指南推荐侵袭性曲菌病应用伏立康唑，或二性霉素B脂质体或普通二性霉素B（倾向于前者），替代治疗为卡泊芬净。联合治疗常规推荐伏立康唑＋卡泊芬净，特别是患者使用大剂量皮质激素时。药物选择及用法见表1－42－2。血流动力学不稳定、有慢性肾脏病史、老年男性患者、体重＞90kg、合并使用其他肾毒性药物、血肌酐升高者慎用二性霉素B，建议选用新型唑类抗真菌药或棘白菌素类药物。使用二性霉素B时，如果肌酐＞2倍基线值，或发热、寒战＞2日者应停药。使用唑类药物（伏立康唑、伊曲康唑等）需注意药物相互作用，建议常规检测伊曲康唑的血药浓度。抗真菌药物的疗程目前仍不确定，取决于侵袭性肺曲菌病的类型与严重程度、治疗反应、基础疾病或免疫状况。一般认为应该在临床症状与影像学上活动性病灶消失，培养阴性（如果易于获得标本），可逆性基础疾病缓解以后，仍需继续治疗微小的隐匿病灶，通常需要2个月以上。侵袭性肺曲菌病的肺部病灶吸收缓慢，文献报道及我们有限的经验表明，开始有效的抗真菌治疗后1周左右症状可明显减轻、体温基本恢复正常，而影像学上病灶明显吸收约需1个月左右。并且在治疗初期部分患者肺部病灶可略有增多。

侵袭性肺曲菌病的预后在很大程度上取决于宿主因素，如中性粒细胞数量和功能、免疫抑制能否恢复，以及曲菌感染的程度。

表1-42-2　侵袭性肺曲菌感染抗真菌药物的选择及用法

治疗阶段	首选（静脉）	可选（静脉）	口　服
初始治疗	VCZ：6mg/kg，q12h，d1，以后4mg/kg，q12h	AmB：1mg/（kg·d），或AmB脂质体：3～5mg/（kg·d），或ITZ：200mg，q12h，d1、d2，以后200mg/d	VCZ 400mg/d，或ITZ口服液400mg/d
补救治疗	CF 70mg，d1，以后50mg/d 或VCZ（初始治疗未用者）：剂量同前 或AmB脂质体：剂量同前		VCZ：剂量同前 或ITZ：剂量同前
危及生命或标准治疗失败后的联合治疗	CF+VCZ（VCZ单药治疗失败时，仍可用于联合治疗） 或CF+AmB脂质体 或VCZ+AmB脂质体 或AmB+5-FC 或AmB脂质体+5-FC		病情稳定后改单药静脉应用或口服

VCZ：伏立康唑，AmB：二性霉素B，CF：卡泊芬净，ITZ：伊曲康唑，5-FC：氟胞嘧啶。

2．外科手术治疗　某些有可能发生致命性大咯血的患者可考虑手术，但有争议。

3．辅助治疗　输注白细胞、集落刺激因子（G-CSF、M-CSF、GM-CSF）、干扰素等，可提高机体免疫力，但不推荐作为常规治疗。

八、预后

急性侵袭性曲菌病多数预后较差，可在数周内死亡。ABPA、肺曲菌球预后较好，但ABPA未规范治疗者晚期可形成肺纤维化，导致肺功能衰竭而死亡。少数肺曲菌球患者可死于大咯血。

九、侵袭性肺曲菌病的预防

（一）一般预防措施

1．治疗原发病，可拔除的留置导管应尽早拔除，减少静脉营养的应用时间，早日转化为肠内营养。对于具有免疫功能抑制的患者，需要促进免疫功能的恢复。

2. 减少或避免接触曲菌孢子　在清理积尘较多的日常用品，如鞋、家具、衣物等物品时，宜用湿布擦拭，以防止曲菌孢子飞扬，污染空气。废弃建筑物拆除现场的空气中可有大量曲菌孢子，易感者应注意避免进入。在接触曲菌污染的环境、实验室、尘埃飞扬的场所工作时，应戴防护口罩。换季后重新启动中央空调系统之前应对管路清洗消毒。手术器械必须严格消毒，以防污染。避免接触霉变的稻谷、稻草或腐败的花卉植物，若必须接触应带口罩。脱粒时稻谷飞入眼内，切不能擦眼，应及时用生理盐水冲洗，以免角膜损伤，对眼和皮肤等外伤应及时处理。对有明显曲菌生长的物品和场所，可用福尔马林溶液或过氧乙酸溶液喷洒。忌吃霉变的花生、果品等食物。

对于重症病房应严格执行消毒隔离制度、无菌技术操作规程、探视制度，减少感染的几率。对病房、仪器、管路等进行定期严格的消毒，尽可能减少灰尘，避免污水存留，并加强病房的通风，开展医院感染监控。

（二）靶向预防治疗

对于特定的高危人群可采用靶向预防治疗，给予口服或静脉使用抗真菌药物。不合理的预防性抗真菌治疗可加重患者的经济负担，导致真菌耐药，或引起药物不良反应。目前一致认为，对于有明显免疫抑制的患者，如中性粒细胞缺乏（$<0.5\times10^9/L$）且持续10天以上，或骨髓移植患者接受免疫抑制剂治疗时，应给予预防性的抗真菌药物治疗，疗程应持续至免疫抑制已经出现缓解时。对于接受免疫抑制治疗的肿瘤患者、肝移植、肾脏移植、心肺移植和胰腺移植患者、HIV感染者等高危人群是否需要靶向预防治疗意见尚不完全统一，可酌情给予靶向预防。至于普通的重症患者、长期使用广谱抗生素治疗者、慢性肾功能不全、糖尿病等无严重免疫抑制的患者不主张靶向预防。

氟康唑对侵袭性曲菌感染无预防作用。靶向预防药物首选伊曲康唑，其他可选药物主要有伏立康唑、卡泊芬净、二性霉素B或其脂质剂型等。伊曲康唑的用法为口服液400mg/d或静脉注射液200mg/d。亦可短期应用静脉注射液后转换为口服制剂。二性霉素B预防性用药时常用小剂量，0.2mg/（kg·d）。二性霉素B雾化吸入或鼻腔喷雾对预防侵袭性曲菌病的作用尚不肯定。

（施　毅　赵蓓蕾）

参 考 文 献

1. Hadayati MT, Pasqualotto AC, Warn PA, et al. Aspergillus flavus: Human pathogen, allergen and mycotoxin producer. Microbiology, 2007, 153:1677-1692
2. 赵蓓蕾. 侵袭性真菌感染的诊断方法. 中华结核和呼吸杂志, 2007, 30:815-817
3. 赵蓓蕾, 文昱婷, 吕沛华, 等. 半乳甘露聚糖检测诊断侵袭性曲霉感染的动物试验研究. 中华结核和呼吸杂志, 2007, 30:839-843
4. 文昱婷, 赵蓓蕾. 侵袭性曲霉感染的临床分析. 中国医师进修杂志, 2007, 11:33-35
5. 陈琼. 曲霉病. 见: 赵蓓蕾, 施毅, 桑红. 主编. 现代肺部真菌病学. 北京: 人民军医出版社, 2004, 150-163
6. 中华医学会呼吸病学分会感染学组, 中华结核和呼吸杂志编辑委员会. 肺真菌病诊断和治疗专家共识. 中华结核和呼吸杂志, 2007, 30:821-834

7. 中华内科杂志编辑委员会. 侵袭性肺部真菌感染的诊断标准与治疗原则（草案）. 中华内科杂志，2006，45:697-700
8. Pagano L, Caira M, Candoni A, et al. The epidemiology of fungal infections in patients with hematologic malignancies: the SEIFEM-2004 study. Haematologica, 2006, 91:1068-1075
9. Greene RE, Schlamm HT, Oestmann JW, et al. Imaging findings in acute invasive pulmonary aspergillosis: clinical significance of the halo sign. Clin Infect Dis, 2007, 44:373-379
10. Busca A, Locatelli F, Barbui A, et al. Usefulness of sequential Aspergillus galactomannan antigen detection combined with early radiologic evaluation for diagnosis of invasive pulmonary aspergillosis in patients undergoing allogeneic stem cell transplantation. Transplant Proc, 2006, 38:1610-1613
11. Husain S, Paterson DL, Studer SM, et al. AsPergillus galactomannan antigen in the bronchoalveolar lavage fluid for the diagnosis of invasive aspergillosis in lung transplant recipients. Transplantation, 2007, 83:1330-1336
12. Dalle F, Charles PE, Blane K, et al. Cryptococcus neoformans Galactoxylomannan contains an epitope (s) that is cross-reactive with Aspergillus Galactomannan. J Clin Microbilo, 2005, 43; 2929-2931
13. Steinbach WJ, Addison RM, MeLaughlin L, et al. Prospective Aspergillus galactomannan antigen testing in pediatric hematopoietic stem cell transplant recipients. Pediatr Infect Dis J, 2007, 26:558-564
14. Tuon FF. A systematic literature review on the diagnosis of invasive aspergillosis using polymerase chain reaction (PCR) from bronchoalveolar lavage clinical samples. Rev Iberoam Micol, 2007, 24:89-94
15. Latge JP. Aspergillus fumigatus and Aspergillosis. Clin Microbiol Rev, 1999, 12 (2):310-350
16. Chamilos G, Luna M, Lewis RE, et al. Invasive fungal infections in patients with hematologic malignancies in a tertiary care cancer center: an autopsy study over a 15-year period (1989-2003). Haematologica, 2006, 91 (7):986-989
17. Singh N, Paterson DL. Aspergillus infections in transplant recipients. Clin Microbiol Rev, 2005, 18 (1):44-69
18. Enoch DA, Ludlam HA, Brown NM. Invasive fungal infections: a review of epidemiology and management options. J Med Microbio, 2006, 55:809-818
19. Singh N, Paterson DL. Aspergillus infections in transplant recipients. Clin Microbio Rev, 2005, 18 (1):44-69
20. Gilbert DG, Moellering RC, Eliopoulos GM, et al (eds). The Sanford guide to antimicrobial therapy 2007~2008. 37th ed, 北京：中国医药科技出版社，2007，94-95

第四十三章 肺癌内科治疗进展

肺癌已成为发病率和死亡率增长最快，严重危害人类健康和生命的恶性肿瘤。2006 年报道，每年全世界新增肺癌病例达 130 万，每年死亡病例为 120 万。我国肺癌病死率在城市已居肿瘤死亡首位，达 60 万。尤其青年和女性人群发病率和死亡率迅速增长。预计 2025 年肺癌每年死亡数将达 100 万。非小细胞肺癌占肺癌的 80% 以上，多数患者确诊时已属晚期，一般生存期仅 8～10 个月，5 年存活率仅 10%～15%。以铂为基础的联合化疗失败后，再次治疗的一般生存期仅 5～7 个月。为提高疗效，肺癌多学科综合治疗模式将是 21 世纪肺癌治疗的方向。为提高治愈率，延长生存期，保障患者生存质量，必须根据肺癌的组织学类型、分期、个体生活状态、分子生物学特性等制定最佳治疗方案。

一、非小细胞肺癌的治疗

（一）目前 NSCLC 治疗模式

应严格地按临床分期正确地选择治疗方案，并可参考 2007 年 NCCN 肿瘤学临床实践指南（中国版）及 2007 年中国肺癌临床指南。

1．Ⅰ期（ⅠA、ⅠB）和Ⅱ期（ⅡA、ⅡB）NSCLC　主要选择手术治疗达到根治目的。完全切除术后，5 年生存率ⅠA 期为 67%、ⅠB 期 57%、ⅡA 期 55%、ⅡB 期 39%。

ⅠA 期 NSCLC 经完全性切除术后可不进行任何辅助化疗及辅助放疗。但ⅠA 期患者伴有高危因子，如肿瘤分化差、脉管内有瘤栓、楔形切除术后、切缘接近肿瘤边缘等，应推荐术后辅助化疗。

完全切除术后的ⅠB 期患者若肿瘤 >4cm，术后辅助化疗是非常必要，可提高术后的 5 年生存率。

Ⅱ期 NSCLC 具 N_1，虽能达完全切除者，术后辅助化疗已得到国际多中心临床试验共识，可延长患者的 5 年生存，5 年生存率达 41%。Ⅱ期 N_1 者，术后是否再作辅助放疗，目前仍在研究中。

Ⅱ期 T_3（$T3N_0M_0$）者的特点是没有淋巴结转移，但原发病灶有外侵，如侵犯胸壁，包括肺上沟瘤（Pancoast 瘤），或侵犯纵隔，侵及距隆突不足 2cm 的支气管，术前评估为可完全手术切除时，仍应以手术为主，若能达完全切除，术后需进行辅助化疗。仅侵犯胸壁者，不需辅助放疗。

2．可切除的ⅢA 期局部晚期肺癌　此类患者多数已有纵隔淋巴结转移（属 N_2），如同侧纵隔和/或隆突下淋巴结，经评估为可切除的 N_2，可先行新辅助化疗后手术切除，或手术切除后再辅助化疗。本组患者手术完全切除率可达 60%，5 年生存率为 20%～25%。ⅢA 期患者除ⅢA 期可切除者，还应包括Ⅰ、Ⅱ期患者在手术后病理才发现有纵隔淋巴结转移者。

部分ⅢB 期患者（T_4N_{0-1}），如 T_4 呈原发肿瘤同一肺叶内出现单个或多个卫星结节，可选择手术治疗及术后辅助化疗或术前新辅助化疗再手术。

3. Ⅲ期不可切除的局部晚期 NSCLC 影像学上显示有纵隔团块状阴影；全部 N_3（对侧纵隔、肺门淋巴结转移，同侧或对侧斜角肌或锁骨上淋巴结转移）；多数 T_4；因患者的意愿或有关脏器功能不佳而不接受手术者；手术不能完全切除的 NSCLC，如术后仍有肿瘤存在、淋巴结残留、镜下切缘阳性及最高组纵隔淋巴结阳性。以上均可根据患者的 PS 等进行化疗及放疗联合治疗。对未手术者可行同步化放疗。

4. Ⅳ期 NSCLC 的治疗 Ⅳ期肺癌已有远处转移，应以姑息性化疗为主，治疗目的主要是延长生存，提高生活质量。该期中有一亚型，即有肺内或肺外有一孤立性转移灶，本病灶可行切除或立体定向放射治疗，如孤立性脑、肾上腺、对侧肺或同侧肺叶的孤立性转移结节。而胸部原发病灶按分期原则进行，为Ⅰ、Ⅱ期肺癌，仍应考虑行手术切除。

综上所述，综合治疗中已涉及到不同的各种化疗方式，如术前辅助化疗、手术后的辅助化疗、同步放化疗及姑息性化疗。有关 NSCLC 的化学治疗也已涉及到与多种学科的联合。

（二）新辅助化疗——术前化疗（primary chemotherapy）

术前化疗也称新辅助化疗（neo - adjuvant chemotherapy、诱导化疗 inductive chemotherapy），通过化疗使肿瘤负荷降低，达到可手术的目的。已证明术前辅助化疗（含铂方案）的模式有利于ⅢA（N_2）患者的长期生存。2006 年 Burddet 的 Meta 分析显示。患者 5 年生存率由 14% 提高到 20%。临床试验也显示术前新辅助化疗是安全的，可增加Ⅲ期 NSCLC 患者肿瘤切除率，降低肿瘤分期，消除微小转移灶，并可改善长期生存率，不增加手术合并症。Depierre 报告术前接受新辅助化疗对Ⅰ、Ⅱ、ⅢA 的 NSCLC 患者均有显著生存益处。但由于研究例数偏少，可信度仍不足，术前化疗最佳方案及周期数尚待进一步研究。

（三）辅助化疗

NSCLC 完全性切除术后所行化疗称辅助化疗（adjvant chemotherapy），以减少微转移，提高生存，特别是无病生存率。

Ⅰ~ⅢA 期 NSCLC 手术是目前最重要的治疗手段，但完全切除的 NSCLC 仍有 50% 患者发生复发及转移。因此完全切除的 NSCLC 患者是否在术后进行辅助化疗，一直为大家关注及争议。手术后辅助化疗的益处评定，应由术后 5~10 年内存活率是否增高、患者的生活质量、与化疗有关的死亡事件及不良反应来权衡。20 世纪 90 年代 ECOG3590、意大利（ALPI）及 BLT 的多数报告，手术后辅助化疗无益处，因不能延长患者的生存期。但意大利国际肺癌（IALT）手术后辅助治疗研究项目显示：若能接受足够剂量的顺铂（DDP），生存优势增加。日本大阪市总医院 Tada 报告，手术后口服 UFT 400mg/d ×2 年，疗后第 8 年 UFT 化疗组 74% 的患者存活，而单纯手术组仅 57% 患者存活，两组有显著差异。但Ⅰ期的肺腺癌患者两组治疗无显著差异，故建议ⅠB、Ⅱ期、ⅢA 期患者可考虑手术后行辅助化疗。

2004 年 JBR. 10 方案研究结果在 ASCO 报告，术后辅助化疗（长春瑞滨 + DDP）与单手术组比较，5 年无病存活率分别为 61% 及 48%（P = 0.0002，HR 0.61），5 年总存活率 69% 及 54%，中位生存期 94 个月及 73 个月（P = 0.012，HR 0.7），提示了术后化疗能增加无病存活期及总生存期。5 年存活率增加了 15%，也即增加了 3 万人的存活，化疗组因药物毒性致死仅 0.8%，3/4 度粒细胞减少为 2%，因此认为术后辅助化疗可作为 NSCLC 的新的标准治疗。

2005 年 Douillard 报告 ANITA Ⅲ期临床试验，显示术后辅助化疗与单纯手术组比较：中位生存期分别为 65.8 个月及 43.7 个月（*P* 0.0131）；2 年、5 年、及 7 年生存率分别为 68%、51%、45%及 63%、43%、37%；Ⅰ、Ⅱ、ⅢA 5 年存活率分别为 62%、52%、42%及 63%、39%、26%。Pignon 等报告了 4584 例 NSCLC 患者手术后参加了随机临床试验，即辅助化疗与观察组，经 5 年随诊，显示Ⅱ期及Ⅲ期患者获益大，生存上获益增加了 4.2%。但ⅠA、ⅠB 期未见生存的差异。

应注意术后辅助化疗必须权衡治疗的利弊，凡ⅠA 期、细支气管肺泡癌、年迈、全肺切除者（尤右全肺切除）或术后康复缓慢，PS≥2 或脏器功能不适宜使用铂类的患者，建议不行术后辅助化疗。辅助化疗方案见表 1－43－1，均来自国际多中心已发表的随机对照试验，均为含铂方案。其他含铂方案（顺铂/吉西他滨、顺铂/紫杉醇、顺铂/多西他赛）也可考虑。对不能耐受顺铂毒性的患者可用含卡铂方案或不含铂方案。一般术后辅助化疗以 4 个周期为宜。

表 1－43－1 辅助化疗方案

化疗方案	给药计划
顺铂 75mg/m², d1（或总量分 3 天给予） 长春瑞滨 25mg/m², d1、8	每 28 天重复，共化疗 4 周期
顺铂 75～80mg/m², d1 长春瑞滨 25～30mg/m², d1、8	每 21 天重复，共化疗 4 周期
顺铂 100mg/m², d1 依托泊苷 100mg/m², d1～3	每 28 天重复，共化疗 4 周期
顺铂 80mg/m², d1、22、43、64 长春花碱 4mg/m², d1、8、15、22, d43 以后每 2 周 1 次	每 21 天重复，共化疗 4 周期

（四）同步放化疗的开展

对于不可切除的局部晚期 NSCLC（包括ⅢA、无胸水ⅢB）；可切除的局部晚期肺癌，因疾病原因或患者不愿接受手术者；及Ⅱ期 T_3 不宜切除及切缘阳性者，目前标准的治疗为含铂方案的化疗和放射治疗联合的模式，可使 2 年死亡危险减少 13%～30%，优于单纯放疗。

近年的研究已显示同步化放疗模式优于序贯化放疗模式。同步放化疗与序贯疗法对 NSCLC 的治疗中位生存期分别为 17 个月及 13 个月，5 年生存率分别为 16%及 9%。

国内“中国肺癌高峰论坛”共识仍推荐应以化放疗序贯疗法为主。同步化放疗可作为临床的研究项目。尤其目前国内已广泛开展三维适形、立体定向、加速超分割等放疗技术，更有利于同步化放疗的开展。

PS＝2 的不可切除的局部晚期 NSCLC 可以化放疗联合治疗。PS＞2，体重减轻≥5% 的患者及疾病范围大，放化疗联合治疗预后较差。同步化放疗方案见表 1－43－2。在国际多中心研究中显示含顺铂的方案优于含卡铂方案，顺铂应给予全量。

表 1-43-2　同步化放疗方案

顺铂 50mg/m², d1、8、29、36
依托泊苷 50mg/m², d1~5、29~33
同期胸部放疗（总量 61 Gy）
顺铂 100mg/m², d1、29
长春花碱 5mg/m², 每周 1 次 ×5
同期胸部放疗 60Gy
紫杉醇 45~50mg/m², 输注 1 小时，每周 1 次
卡铂 AUC =2mg/mL · min, 输注半小时
同期胸部放疗 63Gy/7 周/分 34 次

Morere 已报告局限性晚期 NSCLC 患者在同步放疗后，再行巩固化疗，可显著延长无病生存期，已证明ⅢA 和ⅢB 患者可从紫杉醇/卡铂联合放化疗中获益，但巩固化疗不适用很晚期的患者。有关同步放化疗及随后巩固治疗的方案见表 1-43-3。序贯化放疗方案见表 1-43-4。

表 1-43-3　同步放化疗，随后巩固治疗

顺铂 50mg/m², d1、8、29、36
依托泊苷 50mg/m², d1~5、29~33
同期胸部放疗（总量 61Gy）
巩固治疗：化放疗完成 4~6 周后给予多西他赛治疗，起始剂量为 75mg/m²
紫杉醇 45~50mg/m², 输注 1 小时，每周 1 次
卡铂 AUC =2mg/（ml · min）
同期胸部放疗 63Gy, 每周 1 次
序贯 2 个周期的紫杉醇 200mg/m² 和卡铂 AUC =6mg/（ml · min）

表 1-43-4　序贯化放疗方案

顺铂 100mg/m², d1、29
长春花碱 5mg/m², 每周 1 次 ×5, 即 d1、8、15、22、29
序贯放疗 60Gy, 自 d50 开始，分 30 次给予
紫杉醇 200mg/m², 输注 3 小时，每 3 周 1 次，2 个周期
卡铂 AUC =6mg/（ml · min），每 3 周 1 次，2 个周期
序贯胸部放疗 63Gy, 自 d42 开始

（五）晚期 NSCLC 的姑息性治疗（palliative chemotherapy）

对于晚期，不可治愈的 NSCLC 的治疗以化疗、放疗、靶向治疗和最佳支持治疗（BSC）为主，从而可延长生存期、改善症状。姑息性化学治疗，自从 DDP 治疗的介入，使 NSCLC 的生存期有明显延长，已有 52 个国家参加临床试验并得到证实。姑息性化疗必须以 1～2 年内的存活率、临床获益包括 QOL 评估、化疗中体重丢失率（体重丢失 <10%）、疼痛控制 Karnofsky 或 PS 提高及药物不良反应来权衡。通过循证医学已确认化疗是晚期或转移性 NSCLC 首选的治疗方法。

1. NSCLC 化疗以铂类药物为基础的联合化疗方案　国际多中心随机单药及以铂类为基础的联合方案研究显示，以铂类为基础的联合化疗，无论中位生存期还是 1 年存活率均高于单药组。单药的化疗有效率（RR）仅 5%～20%，对患者的存活没有益处。联合化疗有效率 20%～40%，对一般情况好的患者在生存方面可得到较好的益处。可使中位生存期延长 1.5 个月，1 年生存率增加 10%。

2. 第三代细胞毒药物与铂类联合化疗　其疗效和毒性反应优于第二代（如丝裂霉素 + 异环磷酰胺 + 顺铂）方案，前者总有效率（ORR）≥25～35%，无疾病进展时间（TTP）为 4～6 个月，中位生存期（MST）8～10 个月，1 年生存率 30%～40%，2 年生存率 10%～15%。PS＝0～1 的患者应尽早开始联合化疗。但 PS＝2 化疗毒性大，获益可能更小，只能选择单药治疗。PS＝3 或 4 的患者不可能从细胞毒的化学治疗中获益，以支持治疗为主。

目前常用第三代细胞毒药加含铂两药联合方案为标准治疗方案，第三代细胞毒药物如多西他赛（TXT）、吉西他滨（GEM）、紫杉醇（PTX）及长春瑞滨（NVB）等，第二代非铂药物如异环磷酰胺（IFO）、丝裂霉素（MMC）、长春花碱（VLB）、长春花碱酰胺（VDS）、依托泊苷（VP－16）等在临床上也有应用。一般不推荐三药联合方案，因药物毒性大，可降低 1 年存活率。卡铂（CBP）及顺铂（DDP）的疗效基本相似。2007 年临床荟萃分析报告，顺铂缓解率高于卡铂，分别为 30% 及 24%（$P<0.001$）。应注意铂的用量不宜太高，DDP 以每 3 周 75～80mg/m^2 为宜。CBP 剂量一般应采用按曲线下面积（AUC）计算为宜，可得到更好的依从性，使近期有效率（48.2%）及白细胞下降发生率（37.0%）能明显优于按体表面积的计算。由于 CBP 的神经系统、耳、肾及消化道毒性较小，不需水化，使用方便，故更易被临床医师接受，但其血液学毒性大。第三代非铂两药联合化疗疗效可能低于标准含铂联合方案，但毒性反应较低，可被不能耐受含铂方案的 NSCLC 者选择使用。

一线化疗一般持续应用 4～6 周期，因化疗中肿物显示缩小常发生于化疗第 1～2 周期，延长周期数，并不能增加肿瘤缓解率，反之毒性增加。每化疗 2 个周期应进行肿瘤的反应性评定。如疗效能获缓解或稳定可继续化疗至 4～6 周期。也有研究者提出应每周期即进行疗效评定，以避免发生无效的下一周期治疗。更重要的是化疗周期应根据患者的耐受性、器官功能、疗效及毒性反应来确定。目前常用的一线治疗方案见表 1－43－5

铂与第三代新药的联合，作为一线方案治疗晚期 NSCLC，有效率相似。但疾病进展率显示含多西他赛或吉西他滨方案分别减少了 7% 和 12%，而含紫杉醇方案疾病进展率增加 22%，因此吉西他滨或多西他赛与铂联合为晚期 NSCLC 的标准方案更好。

表 1 -43 -5　NSCLC 一线化疗治疗

化疗方案	剂量（mg/m^2）	用药时间	时间及周期
EP			
依托泊苷	100 ~125	d1 ~3	
顺铂	75	d1	q21d ×4
NP			
长春瑞滨	25	d1，d8	
顺铂	80	d1	q21d ×4
PT/PC			
紫杉醇	135 ~175（3h）	d1	
顺铂	75	d2	
或卡铂	AUC =5 ~6	d1	q21d ×4
GP			
吉西他滨	1250	d1，d8	
顺铂	75	d2	
或卡铂	AUC =5 ~6	d1	q21d ×4
DP			
多西他赛	75	d1	
顺铂	75	d1	
或卡铂	AUC =5 ~6	d1	q21d ×4
CPT -11/DDP			
伊立替康	60	d1，d8，d15	q28d ×4
顺铂	60	d1	
GV			
吉西他滨	1000	d1，d8	
长春瑞滨	20 ~25	d1，d8	q21d ×4
GD			
吉西他滨	800 ~1000	d1，d8	
多西他赛	35 ~40	d1，d8	q21d ×4

表 1-43-6 NSCLC 二线化疗方案

化疗方案	剂量（mg/m^2）	用药时间	时间及周期
多西他赛	75	d1	q21 ×4
培美曲塞	500	d1	q21 ×4
厄洛替尼	150mg/d（至疾病进展或不能耐受）		
吉非替尼	250mg/d（至疾病进展或不能耐受）		

3. NSCLC 二线治疗　当一线治疗期间或之后，相当多的患者疾病进展，当 PS 评分 0～2 者可进行二线化学治疗，应选用与一线作用机制不同的化疗药物（表 1-43-6）。使患者得到更长生存期，更好生活质量，更多的人群受益。

在二线治疗中，铂类为主的方案对生存率有很大的限制，非铂类的化学治疗对进展期的患者有一定的治疗反应，且耐受性较好。多西他赛 $75mg/m^2$ Ⅳ，第 1 天，每 3 周重复 1 次，该方案是晚期 NSCLC 首个二线化疗的标准方案，有效率 5.5%～5.7%，中位生存时间5.7～7.5 个月，无疾病进展时间为 8.3～12.3 周，1 年生存率 37%，Ⅲ、Ⅳ度血液学毒性较常见。但最佳支持治疗中位生存时间为 4.6 个月，1 年生存率仅 12%。Camps 报告多西他赛 36 mg/m^2，每周 1 次 ×3 次的二线治疗与 $75mg/m^2$，每 3 周 1 次相比，缓解率和总生存率相似，每周方案Ⅲ/Ⅳ度血液不良反应更低，耐受性更好，生活质量有显著改善，优于长春瑞滨及异环磷酰胺，也是有效的 NSCLC 的二线方案。

培美曲塞（pemetrexed disodium、Alimta™，力比泰、LY231514）是一个新的多靶点叶酸拮抗剂，可抑制胸苷酸合成酶（TS）、二氢叶酸还原酶（DHFR）和甘氨酸核糖核苷酸甲酰基转移酰酶（GARFT），从而阻断肿瘤 DNA 复制、细胞分裂所需的酶，抑制了肿瘤的生长。在Ⅱ期临床试验中显示对复发性 NSCLC 有较好疗效。Hanna 等报告，多中心、随机的Ⅲ期临床试验中，571 例患者随机分组接受培美曲塞 $500mg/m^2$，静脉输注，第 1 天，每三周重复 1 次，为减少不良反应，输注培美曲塞前 1～2 周肌注维生素 B_{12} 1000μg，以后每 9 周肌注 1 次，直至最后一次化疗结束后第 3 周。同时口服叶酸 350～1000μg，起始时间同上，为减少皮疹的发生，于用药前一天，当天及后一天，口服地塞米松 4mg，每日 2 次；与多西他赛组（$75mg/m^2$，静脉输注，第一天，每 21 天为一周期）比较，两者有效率相似。分别为 9.1% 及 8.8%，中位生存期达 8.3 个月及 7.9 个月，1 年生存率均为 29.7%，Ⅲ、Ⅳ度血液毒性分别为 5% 及 40%，白细胞减少所致的发热分别为 2% 及 13%。培美曲塞组肝功能显示可能有迅速的转氨酶升高，约 19%，明显高于多西他赛组，但数天后就能降到正常范围，没有 1 例有转氨酶升高的临床症状。培美曲塞虽有一定的副作用，但临床耐受性好，已被美国 FDA 批准为第二个晚期 NSCLC 的二线治疗药物，故有可能替代多西他赛方案。

Ramlau 报告口服托泊替康（topotecan）单药或联合其他药物的化疗，对晚期复发的 NSCLC 均有一定疗效，两组中位生存期、1 年存活率、TTP 及近期疗效均相似。

二线治疗也包括异环磷酰胺、吉西他滨、长春瑞滨等，但 RR 均较低。

酪氨酸激酶抑制剂厄洛替尼和吉非替尼已批准作为 NSCLC 患者的二线治疗药物。并可延长东方人和不吸烟患者的 TTP 和中位生存时间。并可作为三线治疗。图 1－43－1 可作为一线治疗患者失败后的继续治疗选择参考。

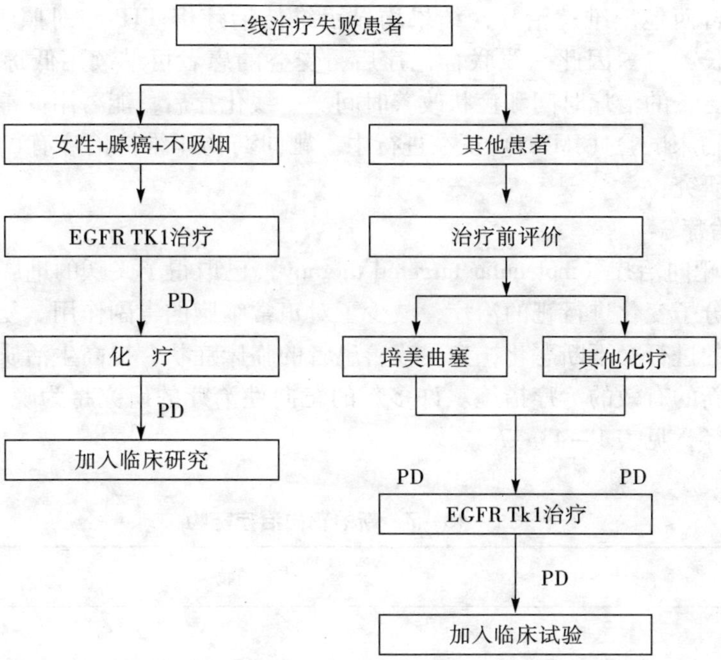

图表 1－43－1　一线治疗失败后患者治疗的选择

3. 目前化学治疗中有以下热点

（1）靶向药物与一线治疗的联合可进一步提高疗效，延长生存期　2007 年 NCCN 指南中，PS 0～2 的晚期或复发 NSCLC 患者、既往未接受过化疗、无咯血史、非鳞癌、无脑转移及未行抗癌治疗等，可选用贝伐单抗联合化疗。

（2）Gronberg 报告培美曲塞＋卡铂与吉西他滨＋卡铂方案的对比研究，主要终点为生活质量改善（QOL），结果无显著差异，疗效及总生存期也无差异，但培美曲塞＋卡铂组毒性更低，耐受性更好。吉西他滨＋卡铂组有更多的患者需输血或输血小板。Scagliotti 报告 1725 例晚期 NSCLC 进入培美曲塞＋顺铂和吉西他滨＋顺铂组的随机对照研究。结果两组疗效也相似，但培美曲塞＋顺铂的无毒性生存时间优于吉西他滨＋顺铂（分别为 9 个月及 7.3 个月），因此培美曲塞有可能成为晚期 NSCLC 一线治疗方案。由于培美曲塞作用机制为抑制肿瘤细胞代谢中的胸苷酸合成酶（TS），由于鳞癌人 TS 基因表达高于腺癌，因此腺癌应用培美曲塞效果可能更好。

（3）一线对二线治疗的影响　一线方案的选择有可能影响二线治疗的生存期，Paul 报告一线方案选择吉西他滨＋铂类比其他方案（紫杉醇加铂类等）能更显著延长二线治疗（多西他赛或培美曲塞）的中位生存时间。

（4）对维持治疗长期以来一直有争论　维持治疗的定义：一线化疗 4～6 个周期完成后，达到疾病控制（CR＋PR＋SD）的患者，再继续应用毒性低、安全性好、使用方便、疗效佳的药物以巩固疗效，延长无疾病进展时间。曾报告紫杉醇+卡铂治疗受益后，可行单药紫杉醇（70mg/m^2，d1，8，15 q4w）维持治疗，但主要维持治疗的指标未达到统计学显著性差异，血液学毒性明显，因此不适于维持治疗。Brodowicc 报告吉西他滨+顺铂一线治疗结束后，再单药吉西他滨维持治疗，结果均显示维持治疗组 TTP 与对照组有显著性差异，中位生存期有延长趋势。因此一线联合化疗后，受益的患者可继续用低毒性的单药维持治疗，有可能得到更长的治疗时间和症状改善时间。一线化疗后，能否用低毒性的培美曲塞作长期维持治疗？临床试验（JMEN）正在进行中。靶向药物作维持治疗有可能更理想，目前即将开展进一步研究。

（六）靶向治疗

21 世纪分子靶向治疗（molecular targeted therapy）已取得了飞跃的进展，对癌症的治疗已能针对其特异分子变化进行靶的治疗，减少了对正常细胞的毒副作用。复发期患者一般状况随着多种化疗的进行会不断恶化，为了改善患者的临床症状，提高生活质量，延长生存时间，迫切需要有新的有效的治疗措施。许多新的靶向性治疗的研究将为晚期 NSCLC 的治疗提供新的治疗途径，见表 1-43-7。

表 1-43-7 新的靶向治疗药物

靶　点	药　物
EGFR 抑制剂	
EGFR	erlotinib（厄罗替尼）（Ⅲ）
	gefitinib（吉非替尼、ZD 1839）（Ⅲ）
	cetuximab（Erbitux MoAbs，西妥昔单抗）
Her-2	trastuzumab（曲妥珠单抗）（Ⅱ）
EGFR+Her-2	BIBW 2992（Tovor）（即将上市）
angiogenesis 抑制剂	
VEGF	bevacizumab（贝伐单抗）（Ⅲ）
	thalidomide（沙利度胺）（Ⅲ）
	vandetanib（ZD6474、ZACTIMA）（Ⅲ）
	cediranib（Recentin，AZD2171）（Ⅲ）
	Axitinib（Ⅲ）
	endostatin（血管内皮抑制素）（Ⅲ）
MMP（基质性金属蛋白酶抑制剂）	prinomastat（司立马司他）（Ⅲ）
Unclear	endostatin（血管内皮抑制素）（Ⅲ）
诱导细胞凋亡	
Bcl-2	oblimerser（G3139、奥利默森纳）（Ⅰ）
XIAP	AEG35156（Ⅰ）
survivin	ISIS23722（Ⅰ）
其他	
farnesyltransferase	lonafarnib（Ⅲ）
proteosome	bortezomib（Ⅲ）

续　表

靶　点	药　物
B－raf	sorafenib（索拉非尼、BAY43－9006）（Ⅱ）
	sunitinib（SU11248、SUTENT）（Ⅱ）
m－TOR	everolimus（CCI－779）（Ⅱ）
RXR	bexarotene（Ⅲ）
vaccine	L－BLP25（Ⅲ）
MoAb－toxin fusion	
TLK 286（谷胱甘肽类似物）	（Ⅲ）
retinoids（视黄类似物）	bexarotene（Ⅱ、Ⅲ）

1. 表皮生长因子受体酪氨酸激酶抑制剂吉非替尼（gefitinib、ZD1839、Iressa）　目前已成为复发性晚期 NSCLC 治疗中的热点。因 NSCLC 中 EGFR 表达率高达 30%～80%。EGFR 是一种糖蛋白受体，为原癌基因 c－erbB－1（HER－1）的表达产物，定位于细胞膜上，配体与受体的胞外部分结合后，受体胞内部分的酪氨酸残基即磷酸化，使 EGFR 激活，进一步活化 ras，可将表面细胞信号转至细胞核内，介导 DNA 合成及细胞增殖，导致肿瘤细胞增殖和血管生成，细胞周期 G_1→S 期失控。其他大量信息也可通过本通路转导，使肿瘤发生转移，化疗疗效不佳，复发率高，存活期短。因此 EGFR 酪氨酸激酶（EGFR－TK）是肿瘤治疗的重要靶分子。吉非替尼为苯胺喹唑啉化合物，可选择性抑制酪氨酸激酶活化，从而抑制 EGFR 激活，抑制细胞周期进程的失控，加速细胞凋亡，抑制血管生成、肿瘤侵袭及转移等。FDA 批准吉非替尼作为 NSCLC 新型靶向治疗药物。参加临床试验中的患者均为晚期 NSCLC 患者，并对标准化、放疗和激素治疗无效，预后甚差。IDEAL－1，IDEAL－2 的试验结果证实，吉非替尼 250mg 1 次/日，口服，对晚期 NSCLC 的有效率为 12%～18.4%。中位生存期 6.5～6.56 个月。患者症状有明显改善。在 CR＋PR 患者中症状改善为 69.2%，SD 患者中为 70%，PD 中为 11.8%。女性疗效优于男性，分别为 19% 及 3%。腺癌的有效率为 13%，其中肺泡癌有效率达 25%～35%。非吸烟者疗效也较好。副作用主要为皮疹和腹泻。3～4 度不良反应占 7%，因药物相关副作用停药者 <2%。

吉非替尼在中国临床注册临床试验显示，对曾接受化学治疗失败者接受吉非替尼治疗有效率 27%，中位生存期 11.1 月，安全性良好。国际多中心 INTEREST Ⅲ期临床研究比较了吉非替尼与多西他赛治疗既往接受过含铂化疗的局部晚期或复发、转移 NSCLC 的疗效，参加研究患者达 1466 例，其中 21% 为亚裔人群，主要终点总生存期两组相似，分别为 7.6 月及 8 个月，1 年存活率 32% 及 34%，药物安全性和生活质量改善，吉非替尼显著优于多西他赛，再次确定了吉非替尼是晚期 NSCLC 二线标准治疗方案，并可适用于各种类型 NSCLC 患者，包括男性患者、吸烟和鳞癌者。

吉非替尼能否作为 NSCLC 特选人群（不吸烟或少吸烟、腺癌及晚期 NSCLC）的一线治疗？目前还不能回答，等待 IPASS 的研究结果。

目前研究已显示吉非替尼的有效率与 EGFR 的表达水平无关。EGFR－TK 结构域突变、HER2（＋）、磷酸化表皮生长因子受体（P－EGFR）可能有关。Haber 等对 119 例 NSCLC

进行了 EGFR18、19、21 外显子突变检测，显示突变率为 13%，其中日本人突变率 26%、美国人 2%、腺癌突变率 21%、非腺癌 2%、男性突变率 9%、女性 20%，日本女性腺癌突变率 57%，有效人群突变率 93%，无效人群为 0。北京协和医院对 76 例肺癌患者的手术石蜡标本进行了测序，EGFR 点突变为 33.3%，其中腺癌 48.6%，鳞癌 5.3%；行基因点突变检测的 22 例应用吉非替尼治疗，7 例 PR 均有点突变，8 例 PD 均无点突变，7 例 SD 中有 3 例点突变。P－EGFR 阳性率为 29.3%，其中腺癌阳性率 36.7%，鳞癌为 9.1%，10 例临床有效患者中 7 例 P－EGFR 阳性，12 例无效患者中，仅 1 例阳性，因此值得探讨基因突变及有关酶的改变，为靶向治疗提出一个有效的治疗指南。Gumerlak 报道 SWOG 进行的 SO 126 Ⅱ期临床试验，显示吸烟的肺泡癌患者，肿瘤组织常有 K－RAS 突变，致使吉非替尼疗效差。当由 EGFR 点突变或缺失，无 K－RAS 突变，患者能得到好的疗效。

2. 厄罗替尼（erlotinib、OSI－774、Tarceva™） 厄罗替尼为喹唑啉胺，口服后约 60% 吸收，与食物同服生物利用度达 100%，半衰期为 36 小时，主要通过 CYP3A4 代谢清除。它是另一种口服小分子酪氨酸激酶抑制，对 HER1/EGFR 有高度的选择性抑制作用，对其他相关受体或细胞质中的酪氨酸激酶的抑制作用很小。在共表达 HER2/HER3 的细胞株，也可以抑制 HER2/HER3 信号通路介导的细胞生长。临床前研究显示，厄罗替尼对包括 NSCLC 在内的多种实体肿瘤有较强的抑制作用。BR21 研究显示厄罗替尼用于既往已化学治疗失败的 NSCLC 患者，中位生存期 6.7 个月，安慰剂中位期 4.7 个月，$P<0.001$。一年生存率分别为 31.2% 及 21.5%。无疾病进展生存期分别中位期为 9.9 周，及 7.9 周（$P<0.001$），肿瘤缓解率 8.9% 及 <2%，疾病稳定率分别为 35% 及 27%。此外，肿瘤细胞在治疗过程中，EGFR 表达上调诱导的耐药可以增强肿瘤细胞对厄罗替尼的敏感性。和吉非替尼相似，副作用较轻，均为 1～2 度，主要为皮疹和腹泻。皮疹程度可能与药物疗效相关和生存期有关。有可能根据皮疹轻重调整药物剂量，从而获得较好的抗肿瘤效果。约 19% 患者需调整剂量，5% 患者停止治疗。已被 FDA 批准为 NSCLC 二线药物。厄罗替尼的Ⅲ期临床试验显示，一线标准化疗＋厄罗替尼并不能增加生存的益处，仅对从不吸烟的患者可能存在益处。2005 年 Tsao 等报告应用免疫组化及 FISH 等方法发现 NSCLC 患者肿瘤组织伴有 EGFR 蛋白表达者，在生存方面有很大的益处，若 EGFR 有扩增，疗效将好于 EGFR 突变或缺失者。TRUST 为全球开放性临床试验至 2007 年 6 月已有 6181 例 NSCLS 参加试验，其中亚裔人占 19%，据目前报告中位总生存期达到了 7.5 个月。中国组入选病例达 520 例，总体疾病控制率 81%，CR＋PR 24%，SD 58%，安全性及耐受性良好。

3. 西妥昔单抗（爱必妥、erbitux、cetuximab、C225） 西妥昔单抗是 EGFR 的单克隆抗体，其与细胞表面的 EGFR 结合后，可阻止肿瘤细胞生长。西妥昔单抗为抗 EGFR 的单克隆抗体，能特异性地与 EGFR 高亲和力结合，从而阻止表皮生长因子（EGFR）、转移生长因子－α（TGF－α）与 EGFR 结合，抑制肿瘤细胞增殖。Paul 报告Ⅱ期临床试验：①西妥昔单抗＋DDP＋NVB，有效率 53.3%；②西妥昔单抗＋吉西他滨＋CBP，PR 28.6%，SD 60%，疾病控制率（DC）包括（CR、PR 和 SD），为 88.6%；③西妥昔单抗＋紫杉醇＋CBP，PR29%，SD 35.5%，DC 64.5%，中位生存期 472 天。上述患者均为ⅢB/Ⅳ期的一线治疗者，且 EGFR 为阳性者。复发或耐药的 NSCLC 应用西妥昔单抗（首次 $400mg/m^2$），以后维持剂量为 $250mg/m^2$，每周 1 次＋多西他赛（$75mg/m^2$，每周 1 次），CR 1.9%，PR

20.4%，SD 33.3%，DC 55.6%。毒性反应主要为痤疮、感染及疲劳，少数患者发生过敏反应，甚至停止治疗，总的患者对此药的耐受性较好。因此，含铂类的一线方案+西妥昔单抗是具有一定优势。西妥昔单抗+多西他赛有可能作为二线治疗方案。目前正在进行的Ⅱ期临床，试用单药西妥昔单抗治疗复发的NSCLC患者（EGFR均阳性），29例患者中2例得到PR，5例SD。

4. 曲妥珠单抗（trastuzumab、herceptin） 曲妥珠单抗是HER-2/neu受体阻断剂，在腺、鳞癌中均有表达，在Ⅱ期临床试验中显示，若FISH检测HER-2呈+++，应用曲妥珠单抗将有一定的疗效。

5. 血管生成抑制剂 新的毛细血管网的形成对于肿瘤生长和转移起到非常重要的作用。血管生成是多步骤的过程，被多数的血管生成因子的刺激，其中最主要的是血管内皮生长因子（vascular endothelial growth factor，VEGF），VEGF联接血管内皮细胞上的两种独特的受体，即Fet-1（fms-like tyrosine kinase）受体及KDR（kinase insert domain containing receptoer磷酸酶插入区受体），目前抑制血管增生靶向药物主要为抑制血管生成的刺激因子或阻断内皮细胞增殖的药物。抗血管生成治疗已经成为治疗肿瘤侵袭和转移的一个重要研究领域，抗血管生成药物与化疗联合可提高联合化疗的疗效，使生存获益。

（1）贝伐单抗（bevacizumab、avastin） 为重组的人类单克隆IgGI抗体，通过与Fit-1J及KDR结合，VEGF-A的信号传导受到抑制，从而抑制人类血管内皮生长因子的活性，是目前主要的抑制血管生成因子。2004年报告FDA已批准贝伐单抗+5-FU可作为转移性结肠癌的第一线治疗方案。同年对NSCLC的治疗也作了评估。目前已进行了Ⅰ/Ⅱ贝伐单抗联合厄罗替尼治疗复发的NSCLC，显示有显著抗肿瘤作用。贝伐单抗15mg/kg，21天为一周期+厄罗替尼150mg/每日，有效率20%，中位生存期12.6月，一年生存率57%，毒副作用不大，为Ⅰ/Ⅱ度皮疹及腹泻，患者耐受性好。有可能作为NSCLC的二线治疗方案。临床试验进一步显示贝伐单抗+化疗有令人鼓舞的结果。多数患者接受治疗后存活已1年以上。停用后，如疾病有进展，可再用贝伐单抗，仍可得到疗效。不良反应有浅静脉血栓形成、剥脱性皮炎、高血压、胃肠道出血、蛋白尿。化疗药联合贝伐单抗后，出血及高血压发生率增加，出血为4.4%，高血压7%，因此选择该方案必须谨慎，必须排除鳞癌、脑转移、有出血倾向者、严重心脑血管疾病、有血栓形成的高危人群、>70岁老年人等。在一项临床试验中，6例患者发生严重出血，其中4例死亡，均为鳞癌。单药的疗效还没有在NSCLC的治疗中得到证明。2005年ECOG4599研究报告，紫杉醇+卡铂+贝伐单抗与紫杉醇+卡铂对照，治疗晚期转移性、非鳞癌的非小细胞肺癌，入组可评价病例达878例，结果显示贝伐单抗联合化疗，可使晚期肺癌中位生存时间从10.3个月延长到12.5个月（HR 0.77，$P<0.007$）。因此紫杉醇+卡铂+贝伐单抗已被FDA批准为NSCLC的第一线治疗方案。2007年AVAIL研究报告吉西他滨+顺铂+贝伐单抗与吉西他滨+顺铂作为非鳞癌的非小细胞肺癌一线治疗，并设贝伐单抗两个剂量组，分别为7.5mg/kg及15mg/kg，入组者达1043例，结果贝伐单抗组中位无疾病进展时间优于单纯化疗组，分别为6.7个月及6.1个月，统计学有显著性差异。贝伐单抗组的有效率也明显高于单纯化疗组，而贝伐单抗的不同剂量组疗效相似。低剂量组还能减少出血及高血压发生率。血管靶向药物与化疗的联合确可提高疗效及延长患者生存时间，甚至包括无EGFR突变的某些肿瘤患者也能受益。当实体肿瘤患者

具有较高水平的 VEGF，疗效预后也较差。

抗血管靶向药物联合化疗药物或 EGFR - TK1 药物，除上述已描述的抗血管药物作用外，化疗药物杀伤肿瘤细胞后，可减少血管生成因子、VEGF、PDGF 等，使肿瘤受到双重阻断，故抗肿瘤疗效更好。

（2）ZD6474（vandetanib、ZACTIMA） 是口服的有效药物，剂量为 50 ~ 600mg/d，维持治疗可减为 200 ~ 300mg/d。主要选择性使用于 VEGF - R2（KDR）酪氨酸酶、EGFR 酪胺酸酶及 RET，因此直击促使肿瘤细胞生长的两个关键的靶点。在一个多中心，随机及双盲的研究中，比较 ZD6474 与吉非替尼单药治疗 NSCLC，患者均已为 2 线或 3 线治疗，结果显示 ZD 6474 及吉非替尼组的中位 PFS 分别为 11 周及 8. 1 周。紧接 ZD 6474 加多西他赛的Ⅱ期临床试验也进行了，显示 ZD 6474 100mg/d（口服）和多西他赛联合治疗中位 PFS 为 19 周，因此 ZD 6474 有可能以单药或联合多西他赛作为 NSCLC 的二线治疗。常见的不良反应为蛋白尿、高压血、皮疹、腹泻、无症状性 QTc 延长及血小板减少。

（3）Cediranib（Recentin™，AZD2171） 为作用肿瘤多靶点药物，包括 VEGFR - 2、1. 3、c - kit、Flt - 3、EGFR、ErbB2、CDK2、MEK 等。Ⅰ期临床研究方案为 cediranib 联合吉西他滨 + 顺铂，应用于晚期 NSCLC，有效率 40 ~ 50%。Ⅱ期临床试验用于 NSCLC 的一线治疗研究，方案为每日 cediranib 30mg ~ 45mg 口服，联合紫杉醇 + 卡铂，显示 RR 达 50%（95% CI 27. 2 ~ 72. 8%）。Ⅲ度不良反应主要为乏力及腹泻等。

（4）其他抗血管生成剂

1）索拉非尼（sorafenib、BAY43 - 9006、多吉美） 是一种新的口服多激酶抑制剂，即是 Raf - 1、野生型 b - Raf 和 V599E b - raf 激酶及上游区血管内皮生长因子受体（VEGFR - 2、VEGFR - 3）和血小板衍生生长因子受体（PDGFR - β）酪氨酸激酶的抑制剂。也可抑制 FLT3、Ret、c - Kit 及 P38α（MAPK 家族的一员）的磷酸化作用。Raf 激酶是 EGFR 信号下游效应的主要靶点，与肿瘤发生密切相关，当阻断 Raf - 1 或 c - Raf - 1 可抑制肿瘤细胞增生和 VEGF 介导的新生血管生成，当肿瘤组织中有 VEGFR、PDGFR - β 及 EGFR 过表达、扩增或突变激活即过导致 Ras 和 Raf 介导的信号传导异常，通过 Raf/MEK/ERK 途径将细胞因子和生长因子信号由细胞表面传递至细胞核，促进肿瘤细胞增殖等。由于索拉非尼是多靶点的作用，有可能使实体瘤不易逃脱分子的阻断作用。在动物实验中已证明，索拉非尼能抑制具有 q - raf 或 k - ras 突变的人结肠、胰腺及 NSCLC 肿瘤的生长，并对新生血管生成具有显著的抑制作用。Ⅱ、Ⅲ期研究已证实，可延长肝癌患者生存期。晚期肾癌患者均从索拉非尼一线及二线治疗中获益。索拉非尼 400mg bid 确定为Ⅱ/Ⅲ期药物临床试验的推荐剂量（即安全剂量）。在Ⅰ、Ⅱ期 NSCLC 的临床试验中已获得满意结果，单药试验组 52 例患者中，SD 59%，肿瘤缩小 29%。索拉非尼联合化疗（卡铂 AUC6 + 紫杉醇 225mg/m^2），PR 29%、SD 50%。在安全性评估中，最常见的治疗相关性不良事件为疲乏 51%、食欲减退 43%、腹泻 41%、恶心 36%、手足皮肤反应（HFS）25%，多数不良事件严重度为轻度至中度，3 级毒性反应为 HFS（8%）和腹泻 6%。具有良好的安全性和耐受性。多数毒性反应可能出现在开始治疗最初 2 周内。

2）Sunitinib（SU - 11248，SUTENT） 它是多靶点酪氨酸酶抑制剂，有抑制血管生成及抗肿瘤活性，特别可抑制 VEGFR2、PDGFR、FLT3 及 c - kit。临床研究对神经内分泌癌

(NETS) 有效。Ⅱ期临床试验中也显示治疗肺癌有一定疗效。单药 sunitinib 50mg/d，口服×4 周，PR9.5%，SD19%。

3）Axitinib（AG－013736）　它是抑制 VEGF 的活性酪氨酸酶及血小板衍生生长因子（PDGF）受体及 c－Kit，Ⅰ期临床试验已显示对肺癌治疗有效。

4）重组人血管内皮抑制素（edostatin、YH－16）　它是内源性糖蛋白，能特异性地作用于新生血管的内皮细胞，抑制内皮细胞迁移，并诱导凋亡，从而发生抗血管生成，导致肿瘤细胞休眠或退缩。已在国内完成了Ⅰ、Ⅱ、Ⅲ期临床试验，486 例 NSCLC 患者行随机、双盲、对照、多中心试验，方案为长春瑞滨＋DDP＋YH－16（7.5 mg/m^2 静滴 3～4 小时，d1～14）；对照组长春瑞滨＋DDP。结果临床有效率分别为 35.4% 和 19.5%（$P<0.001$）、总临床受益率分别为 73.3% 和 64.2%（$P<0.05$），TTP（无疾病进展时间）分别为 6.3 个月和 3.6 个月（$P<0.001$）。作二线治疗时，有效率分别为 23.9% 和 8.5%（$P<0.05$），显示了 YH16＋长春瑞滨＋顺铂方案是 NSCLC 的有效方案。且具有很好安全性。

6. 其它

1）Fusion protein VEGF Trap（VEGF 阈的融合蛋白）　它包括细胞外 Fit－1 区蛋白，KDR 与 Ig IFC 蛋白的融合，一般组织及体循环中无活性的 VEGF 抗体。

2）脉管系统靶向因子（vasculature－targeting agents）　它可损伤肿瘤的脉管。

3）ZD6126（N－acetylocolchinol）　它是微管聚合抑制剂的磷酸盐前体，选择性破坏未成熟的增生内皮细胞的微管蛋白，促使肿瘤组织内广泛的肿瘤细胞坏死。

4）Combretastatin A4 磷酸盐（OxiGENE）　它是合成的天然微管蛋白的结合因子，可诱导血管介导的肿瘤坏死，目前正在临床试验中。

5）TLK286（telcyta，telik）　谷胱甘肽－S 转移酶（GST）P1－1 在许多肿瘤中过度表达，其升高水平与化疗药物耐药直接相关。谷胱甘肽类似物 TLK286，可被肿瘤细胞GSTP1－1 激活，产生程序性细胞凋亡。TLK286 在二线治疗中占有重要地位，可治疗耐药性 NSCLC，Seguist 报告 TLK1－11 临床显示：TLK286＋CBP＋紫杉醇一线治疗 NSCLC，有效率 63%。患者耐受性较好，目前临床Ⅱ期仍在进行中。也已报告 TLKD286（750～1000mg/m^2）联合 DDP（75～100mg/m^2）q3w，直至疾病进展，有效率 25%～44%，DS67%～100%，是目前关注的研究。

6）视黄类似物　视黄醛与视黄酸受体和视黄醛 x 受体（RxRs）结合后，可介导肿瘤细胞增殖，生长和分化。Bexarotene（Targretin，LGD1069 Ligand）Ⅰ/Ⅱ期四个临床试验已显示每天 bexarotene 400mg/m^2 与化疗 CBP＋紫杉醇联合，作为一线治疗，可使疾病得到稳定，延长生存时间，为重要的维持治疗药物。但Ⅲ期临床试验，未得到生存的获益。

7）p53 基因治疗　约 50% 恶性肿瘤患者 p53 基因发生突变，使肿瘤细胞凋亡障碍，促使恶性肿瘤细胞的增殖。目前已进行将编码的 p53 基因的腺病毒表面载体（AD－p53）直接注入肿瘤组织，以恢复 p53 基因功能。

8）Oblimersen（genasense，G－3139；Aventis/Genta）　它是 BCL－2 反义寡聚脱氧核苷酸。BCL－2 可在 SCLC 及 NSCLC 细胞表面表达，易发生化疗治疗耐药。Oblimersen 可与 bcl－2 的特异性 mRNAs 结合，抑制 bcl－2，当与 NVB 合并应用时，可增强其化疗敏感性。

（七）如何选择 NSCLC 患者的个体化化疗方案是目前关注的研究

个体化治疗的选择非常重要，什么样的 NSCLC 是靶向获益人群、化疗获益人群、化疗+靶向获益人群或应多靶点联合治疗？正确的选择，是目前临床医师的难题，也是目前急需研究的。一般亚洲人群对化疗的疗效优于欧美人群，女性疗效高于男性。肿瘤组织学的特性、分子生物学特性（MADel T）及药理基因组学对化疗的影响非常密切。

BAG－1 为一多功能蛋白，可拮抗 PDGF 和 HGF 介导的凋亡、增殖、信息转录及转移等。BAG－1 的表达在人类肿瘤中是多变的，在 NSCLC 中常是过度表达（2/3），Tang 报告 NSCLC 中 75%有 BAG－1 表达，细胞质内 BAG－1 表达可显著降低患者的死亡率，高表达时对 DDP、紫杉醇有耐药性，当低表达对 DDP 敏感。其他的肿瘤分子学如 BCL－2、BAX、p53、EGFR、KRAS、VEGF、Src、MYC 等也值得进一步研究。

Cler 报告 HER1、HER2 对 NSCLC 患者的预后有一定的影响，低 HER2 及低 EGFR 预后最好，高 HER2 及 EGFR 预后最差（$P=0.003$）。因此，进一步对肿瘤靶向治疗的组织研究是非常重要的。Bcl－2 抑制剂、COX－2 抑制剂及 PKC－α 抑制剂等已在临床试验中，并进一步探讨与化疗联合治疗 NSCLC 疗效。Rosell 2005 年报告肿瘤标本中 ERCC1 mRNA 低水平，对多西他赛+DDP 或+吉西他滨治疗较好，因高水平的 ERCC1 中 NER 可修复 DDP 造成的损伤，疗效差。另肿瘤组织中 RRM1 也可预测吉西他滨/卡铂对 NSCLC 的疗效，RRM1 为核糖核苷酸还原酶的调节剂，参与 DNA 的合成修复，过度表达可降低肿瘤 DNA 合成和修复功能，并降低肿瘤细胞的侵袭和转移功能，RRM1 表达和卡铂/吉西他滨方案的疗效成反比，因此个体化治疗必须进行更多的研究，目前据 ERCC1 和 RRM1 mRNA 水平制定化疗方案，见图 1－43－2，有可能使疗效及生存期进一步提高。

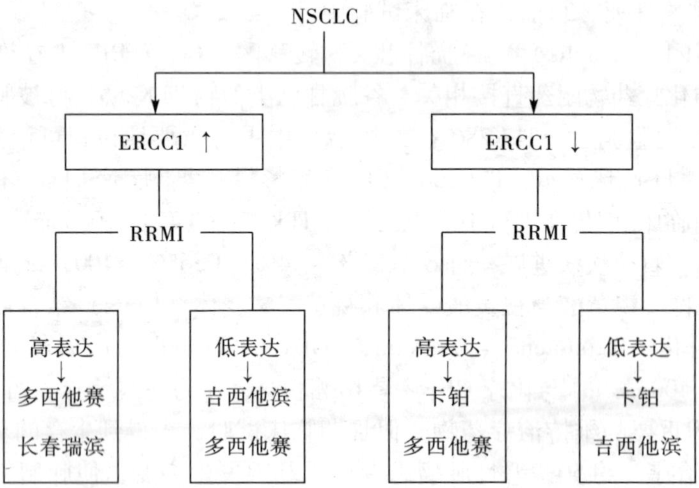

图 1－43－2　按 MADel T 选择化疗方案

（八）老年患者的化疗

老年人肺癌发病率在迅速上升，已报告在新诊的晚期 NSCLC 中，≥65 岁老年人占 50%以上，≥70 岁为 30%～40%。因此，老年肺癌的治疗是目前临床医师极为关注的热点，即如何使老年肺癌步入肺癌的慢性阶段，使老年患者能在晚年治疗中得到较好的生活质量。据报告，在美国 65 岁以上的肺癌患者约 2/3 最终死于化疗的合并症及脏器衰竭，多数老年患者重要脏器的储备功能已差，因此对肺癌治疗的耐受性也较差。当然，手术及放疗还是一种不可放弃的治疗方法，当老年人的 PS 评分、重要脏器功能良好者，Ⅰ/Ⅱ期的 NSCLC 的患者可从上述治疗获益。联合放化疗及同步放化疗治疗老年局部晚期 NSCLC 毒性会更大，因此对 70 岁以上患者不予推荐。多数老年患者接受常规治疗的风险度毕竟太大，过去众多的临床试验中，老年人或非老年 PS≥2 分者很少纳入临床试验。专门针对老年的临床试验研究甚少，致使我们对上述人群以何种模式进行治疗获益仍较模糊。缺乏标准治疗方案及老年患者治疗的循证证据。意大利的 ELCVIS 试验（Elderly lung Cancer Vinorelbine Italian Study）已证明老年 NSCLC 用单药长春瑞滨治疗优于最佳支持治疗。中位生存时间分别为 6.5 个月及 4.8 个月，显示提高了 35%。MILES 的Ⅲ期临床研究入组者均为≥70 岁老年人，结果显示无铂的联合化疗（吉西他滨 + 长春瑞滨）与单药长春瑞滨或单药吉西他滨没有显示联合化疗的优越性，故目前 ASCO 指南中仍推荐老年人及 PS = 2 的患者的标准治疗方案以单药化疗为主，尤第三代细胞毒药物（吉西他滨、长春瑞滨、紫杉类等）可以使患者受益。

Shinzoh 报告了多西他赛（60mg/m^2，q3w）与长春瑞滨（25mg/m^2 d1，8 q3w）比较，一般均可应用至 4 个周期。多西他赛组 RR、中位无疾病进展时间分别为 22.7% 和 5.5 个月而长春瑞滨组分别为 9.9% 及 3.1 个月。Qol 的改善多西他赛组优于长春瑞滨，但前者Ⅳ度粒细胞减少发生率高。

在二线治疗中培美曲塞与多西他赛比较，显示 >70 岁老年患者培美曲塞的疗效优于多西他赛（中位生存时间分别为 9.5 个月及 7.7 个月），培美曲塞的耐受性更好，毒副作用更低。有可能使 70 岁以上的老年人受益。另一方面研究 ECOG5592 亚组资料分析报告，>70 岁患者 86 例，有效率、无疾病进展时间、中位生存期、1 年存活率、2 年存活率分别为 23.3%、4.3 月、8.5 月、28% 及 12%，<70 岁患者分别为 21.5%、4.4 个月、9.1 个月、38% 及 12%。Frasci 报告 >70 岁的Ⅲ及Ⅳ期患者接受方案 1：吉西他滨 1200mg/m^2 + 长春瑞滨 30mg/m^{2}d1、d8；方案 2：长春瑞滨 30mg/m^{2}d1、d8，两组均 21 天为一周期。结果 RR 分别为 22%、15%，中位生存期为 29 周及 18 周，1 年存活率为 30% 及 18%。Mazzantl 报告，老年 NSCLC 患者应用方案 1：吉西他滨 1200mg/m^{2}d1、d8 及 DDP80mg/m^{2}d2；方案 2：吉西他滨 1000mg/m^{2}d1、d8 及 CBP AUC = 5 d2，均 21 天为一周期。两组对照 RR 为 41% 及 26%；中位生存期 11 月及 10 月；中位无疾病进展时间为 7 月及 5 月。Feliu 报告显示 70 岁以上 NSCLC 老年患者给予 DDP 50mg/m^{2}d1 + 吉西他滨 1000mg/m^{2}d1、d8，每 21 天为一周期，接受治疗的中位疗程数为 4.1 次，患者的耐受性较好，没有Ⅳ度毒性反应发生。46 例可分析患者中 PR35%，SD 37%，1 年存活率 35%。以上研究显示，老年人接受联合化疗与年轻患者同样可以获益。但方案的制定必须个体化，应根据患者的 PS 评分和脏器的功能制定，治疗必须立足提高患者的生活质量。日本报告随机Ⅲ临床试验≥70 岁老年人应用 CE 方案［卡铂（AUC5）d1，VP16 80mg/m^2（iv）d1 ~3］显示：粒细胞低下、贫血及血小板减少稍轻微。日本报告随机Ⅲ临床入组的 182 例老年 NSCLC 患者，中位年龄 76 岁（70 ~80 岁）应用单药多西他赛 60mg/m^{2}d1 或长春瑞滨 25mg/m^{2}d1、8，每 21 天重复 1 次，一般可超过 4 个周期，对疾病症状改善多西他赛组优于 NVB。PS >2 不宜行化疗。骨髓功能、心、肝、肾等脏器功能不全者通常是化疗的禁忌证。PS2 患者化疗的存活率确低于 PS1 的患者，化疗的毒性也较高。但 Crino 等认为 PS2 患者接受联合化疗时有可能受到与 PS1 患者相似的益处。Hainsworth 报告多西他赛治疗老年 PS 较差的晚期 NSCLC 时，PS 0～1 的患者中缓解率为 26%，1 年生存率为 32%，而 PS2 为 6% 及 24%。当患者 PS 较好也能选择多西他赛联合铂类治疗，1 年生存率达 38%～52%。因此，老年患者 PS2 及存在协同致死因素时，标准治疗以单药化疗为好。

二、小细胞肺癌的化学治疗

（一）SCLC 治疗发展

Elsinore－Denmark 曾对 SCLC 治疗的历史回顾：1520 年 Bergsucht 首先描述了本病，1879 年 Hartung 和 Hesse 称本病为肺肉瘤或 sarcoma，1862 年 Kreyberg 称其为小细胞肺癌，并分为燕麦型及梭细胞型。目前认为 SCLC 主要属于上皮源性恶性肿瘤，也有粘液腺癌伴支气管源性，或可原发于肺。David 于 1948 年报告用氮芥进行治疗。1969 年 Green 等报告以环磷酰胺（CTX）治疗，中位生存期仅 16 周，1 年存活率 8%，1972 年 Selowry 报告经治疗，5 年存活率仅 0.6%～11%。

2003 年 Laskin 报告 British Columbia Canada 从 1990～1995 年共 628 例 SCLC 患者中，局限期（LD）及广泛期（ED）疗后中位生存期分别为 15.1 个月及 8.4 个月，2 年存活率为 32% 及 7.3%，5 年存活率为 12% 及 2.3%。因此，从 SCLC 的治疗进展得到了很大的提高，主要是由于综合治疗的参与。化疗、手术、各种放疗方式及预防性颅内放疗（PCI）如何综合进行是非常重要的。SCLC 治疗发展见表 1－43－8。

表 1－43－8　SCLC 患者的生存期

时间	治疗	中位生存期（月）	2 年存活率（%）	反应率（%）
1969	未治疗	2～3	0	0
1969	单药治疗	4	0～2	30
1970～1980	联合化疗	9～12	2～15	70
1980～1990	联合化疗	10～15	5～20	80
1990～2000	DDP＋VP16＋胸部放疗＋PC	10～24	8～45	85

2004 年美国新诊肺癌病例为 174 000 例，其中 SCLC 占 20%～25%，Page 报告，近年 SCLC 发病有所下降，约不超 15%，其原因不明。

（二）分期

SCLC 决定治疗方案前必须进行正确分期，绝大部分 SCLC 确诊时，已是晚期，因此美国退伍军人医院的 VALG 分期较为实用，分局限期（limited、LD）和广泛期（extensive disease、ED）。局限期即是病变局限于一侧胸腔，可被单个可耐受的放射野包括在内。广泛期为超过局限期的病变范围。NCCN 指南将同侧恶性胸腔积及心包积液归属于广泛期。国内肺癌常用的局限期定义为病变局限于一侧胸腔、纵隔，前斜角肌及锁骨上淋巴结，但不能有明显上腔静脉压迫、声带麻痹和胸腔积液。对局限期 SCLC 应进一步按 TNM 分期，以决定能否有手术指征。

为了准确分期，必须进行胸、肾上腺、腹 CT、支气管镜、脑 MRI 增强、骨扫描、胸腔/心包积液的细胞学检查、纵隔镜、骨髓活检/骨穿、肺上沟瘤者应增加脊椎和胸腔入口处 MRI 等检查，有条件者可行 PET－CT 扫描。

（三）目前 SCLC 的综合治疗方案

SCLC 中仅 30% 的患者为 LD，70% 以上是 ED，因此化疗是最基础的治疗方法。治疗 SCLC 有效率 >30% 的一线有效药物包括环磷酰胺（CTX）、异环磷酰胺（IFO）、氮芥（HN_2）、阿霉素（ADM）、表柔比星（EPI）、甲氨蝶呤（MTX）、长春新碱（VCR）、依托泊苷（VP－16）、替尼泊苷（VM－26）、卡铂（CBP）、六甲密胺（HMM）、拓泊替康（TPT）、伊立替康（CPT－11）、紫杉醇（PTX）、氨柔比星（amrubicin）。单药二线有效药物，如顺铂（DDP）、洛莫司汀（CCNU）、卡莫司汀（BCNU）、司莫司汀（Me－CCNU）、丙卡巴肼（PCB）、长春花碱酰胺（VDS）、长春瑞滨（NVB）、多西他赛和吉西他滨（GEM）。Laurie 等于 2003 年报告 SCLC 化疗方案主要为 CAV、CAVE、CAE、EP、EC，中位缓解期为 7～11 个月，2 年生存率 5%～7%。也曾试验过交替方案、增加剂量强度、EP 方案中加 IFO 或紫杉醇、增加剂量密度、增加剂量强度加生长因子，或干细胞移植，但随机临床研究并没有增加生存益处。

1. LD－SCLC 患者　目前化疗方案为 EP：DDP + VP－16 ×4 周期，为 LD 的金标准治疗方案，并在化疗第一或第二周期时开始放疗。联合治疗达到完全缓解后，可考虑行预防性脑放疗，见图 1－43－3。

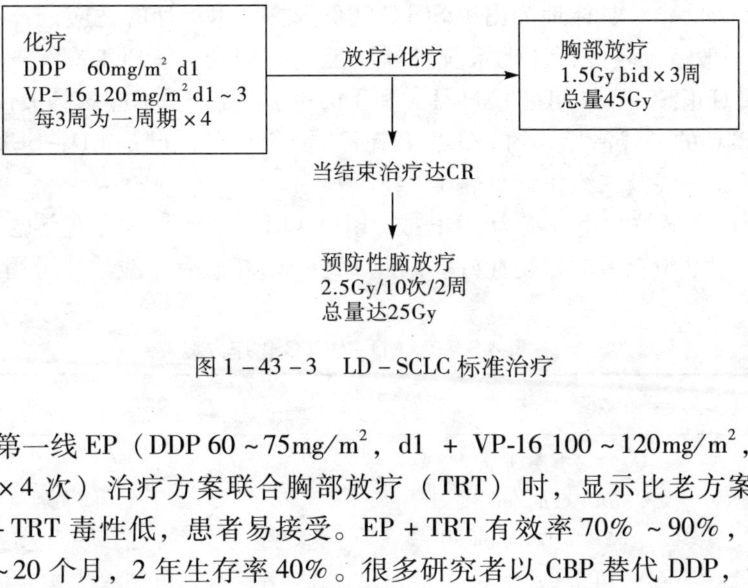

图 1－43－3　LD－SCLC 标准治疗

SCLC 标准第一线 EP（DDP 60～75mg/m^2，d1 + VP-16 100～120mg/m^2，d1，2，3，每 21 天为一周期 ×4 次）治疗方案联合胸部放疗（TRT）时，显示比老方案 CAV（CTX + ADM + VCR）+ TRT 毒性低，患者易接受。EP + TRT 有效率 70%～90%，CR 接近 50%。中位生存期 14～20 个月，2 年生存率 40%。很多研究者以 CBP 替代 DDP，使副作用更小。但对于 LD－SCLC 患者仍推荐以与 DDP 联合为好。

同步放化疗两个 Meta 分析，对年轻及 PS 低的 LD－SCLC 肯定有益处，2 年生存增加 5%，3 年生存同样增加 5%。Murray 报告 TRT 早期进行，PFS 存活时间优于晚进行者。日本也报告同步放化疗疗效，好于序贯放化疗，中位生存期分别为 27.2 月及 19.7 月。一个大数量临床试验显示，LD－SCLC 患者同步放化疗中每日 2 次放疗（45Gy/30/2 次/日/3 周）及每日一次放疗（45Gy/25F/1 次/日/5 周）相比较，5 年存活率分别为 26% 及 16%（P = 0.04），局部治疗失败率分别为 36% 及 52%（P = 0.06），因此每日两次的同步放化疗是已被接受的标准方案。DDP + CPT – 11 与同步放疗的研究也在进行中。建议同步放化疗中不吸烟，因停吸烟者中位生存期、2 年存活率及 5 年存活率分别为 18 个月、28% 及 9%，而继续吸烟者为 13.6 个月、16% 及 4%。为达到较好的疗效，同步放化疗时以超分割放疗较好。

SCLC 患者在 2 年内约 50% 患者发生颅内转移。行 PCI 后的 Meta 分析显示，经治疗后达 CR 的患者，无病存活时间及生存期有增加，3 年存活率获益达 5.4%，脑转移率降低 25.3%。已证实 PCI 未显示明显的神经毒性，没有发现有明确的认知功能减退。高龄、PS 差、有神经功能损害者不推荐 PCI。

在 LD – SCLC 患者中手术治疗不作为常规推荐，仅具有孤立结节病灶，临床分期为 $T_{1-2}N_0M_0$ 者可完全切除，并先行术前新辅助化疗后才手术。手术后再辅助化疗 4 ~ 6 周期。有淋巴结转移，应进行放化联合。

手术对某些 SCLC 患者有益处，并能得到长期存活可能。但临床医师应慎重考虑手术，术前应该仔细全面评估疾病进展的程度，包括肿瘤病灶本身、淋巴结、转移病灶、患者的一般情况等。要准确地进行小细胞肺癌的 TNM 分期非常困难。尤其纵隔淋巴结转移的判断，CT 扫描判断纵隔淋巴结有无转移是极不准确的。纵隔镜检查假阴性率高达 19% ~ 33%。PET（正电子发射体层扫描）用于小细胞肺癌准确分期非常有价值。PET + CT 检查可以进一步提高小细胞肺癌分期的准确度。但目前仍需增加 PET 评估病例样本数量，进一步确认 PET 应用于小细胞肺癌 TNM 分期的价值和推广前景。

Dusment 和 Goldstraw 具体地列出了 SCLC 病例选择手术治疗的适应证：①病变局限单个/单侧肺叶；②一般情况较好；③无系统脏器功能受损表现；④PET/CT——代谢/影像未显示有转移灶。属真正 SCLC 早期（TNM ⅠA 和ⅠB）的患者，手术应该是最佳的治愈方法。

2. ED – SCLC 的一线治疗　约 2/3 患者在诊断 SCLC 时，已是 ED – SCLC，姑息性化学治疗为主要手段，一线及二线化疗见表 1 – 43 – 9。

ED – SCLC 患者最被常用方案为 DDP 或 CBP + VP16 两个方案，研究显示两个方案疗效及生存期相似，CBP 组患者的耐受性好。因此 ED – SCLC 患者一线治疗可用 CBP + VP16。

表 1 – 43 – 9　ED – SCLC 化疗方案

研究者	方　案	
一线化疗		
Schiller，等	DDP 60mg/m² d1	每 3 周重复
	VP-16 120mg/m² d1 ~ 3	
Noda，等	DDP 60mg/m² d1	每 4 周重复
	CPT-11 60mg/m² d1 ~ 3	
Lassen，等	CBP AUC = 5 d1	
	VP-16 100 ~ 120mg/m² d1 ~ 5	每 4 周重复
二线化疗		
Von Pawel，等	topotecan 1.25 ~ 1.5mg/（m² · d1） iv > 30 分钟	每 3 周重复
Greco，等	topotecan 4 mg/m² iv. d1	每周 1 次 12 小时连续

Eckardt 2005 年报告国际多中心研究 784 例 ED－SCLC 患者进入了随机的研究。TC 组（拓泊替康 1.7mg/m² d1～5＋DDP 60mg/m² d1）与 EP 组（DDP 80 mg/m² d1＋VP-16 100mg/m² d1～3）其中位生存期，1 年存活率，有效率两组相似，而 TC 组耐受性更好。

已有 587 例 ED－SCLC 患者随机接受 EP 或 EP＋紫杉醇（PET），两组中位生存期相似（9.8 个月 vs 10.3 个月）而 PET 组毒性反应明显增高，更多患者应用 GCSF 治疗周围血粒细胞数低下，两组有效率分别为 10% 和 25%。因化疗引起死亡率为 2.7% 和 6.4%，因此不推荐 PET 及其他三药联合治疗 ED－SCLC。

在 ED 期患者中放疗不是常规治疗方法，仅当患者有局部并发症时才考虑姑息放疗，如有严重的疼痛、气道阻塞及咯血等。

3. 小细胞肺癌复发患者的二线治疗　70%～80% 的 LD－SCLC 和几乎所有的 ED－SCLC 患者都会出现病情的进展甚至复发，因此迫切需要有效的“挽救性”化疗方案。复发患者的预后很大程度上取决于一线化疗结束到复发的时间间隔，间隔超过 3 个月的，称为“敏感复发”，短于 3 个月的，称为“难治复发”，敏感复发患者的预后要显著优于难治复发或化疗无效（化疗过程中病情进展）的那些患者。临床上应依据复发类型指导化疗方案的选择，敏感复发可以再次应用既往的一线治疗方案，难治复发则需要考虑用二线化疗方案及其他治疗手段。希望有更多有效新药涌现。

目前主要新药有紫杉醇类（紫杉醇、多西他赛）、拓扑异构酶Ⅰ抑制剂（CPT-11）、拓扑异构酶Ⅱ抑制剂（氨柔比星）、吉西他滨和长春瑞滨等，为增加 SCLC 的疗效及生存率带来希望。上述某些单药有效率为 30%，联合化疗有效率约 50% 左右，中位生存期 8～12 个月，有可能作为 ED－SCLC 的一线或二线方案，见表 1－43－10。

表 1－43－10　单药治疗复发小细胞肺癌的Ⅱ期临床试验结果

应用药物	主要研究者姓名	治疗有效率		中位生存时间（周）
		敏感复发病例（%）	难治复发病例（%）	
吉西他滨	Masters，等	4/26（15.4%）	1/20（5%）	31.2
	Van der Lee，等		1/9（11%）	未报道
多西他赛	Nakamura，等	3/10（30%）		52
长春瑞滨	Furuse，等		3/24（12。5%）	20.6
	Lake，等	5/34（14.7%）		21.7
伊立替康	Sandler	6/17（35.3%）	1/27（3.7%）	20.8
紫杉醇	Smit，等		7/24（29.2%）	14.3

Noda 等报告了Ⅲ期 CPT－11/DDP 与 EP 方案的随机对照临床研究结果，154 例广泛期 SCLC，经 DDP＋CPT-11 治疗，有效率 84%，中位生存期 12.8 个月，1 年存活率 13.7%，与 DDP＋VP-16（分别为 64%，9.4 个月及 9.4%）比较有明显差异。CPT-11/DDP 方案在日本已成为 ED－SCLC 新的标准化疗方案。美国 Hanna 也在 ED－SCLC 进行了 IP 及 EP 方案治疗的对照，研究结果，两个方案的疗效一致，未得到 Noda 等的结果。分析原因可能试验方

案不一致有关。Noda 研究中 IP 方案为顺铂 60mg/m^2 d1，CPT-11 60mg/m^2 d1，d8，d15 每 4 周为一周期 ×4。Hanna 研究中 IP 方案为顺铂 30mg/m^2 及 CPT-11 65mg/m^{2}均 d1，d8，21 天为 1 周期，后者有效率为 52%，中位生存期 9.3 个月。

2007 年 ASCO 会议德国 Hermes 报告 ED－SCLC 研究的结果，方案为 CPT－11/卡铂与卡铂＋VP－16 中位生存期分别为 255 天及 214 天，1 年存活率 35% 及 25%，提示 CPT－11 铂类方案有望取代 EP 方案，成为 ED－SCLC 的一线治疗方案。SCLC 治疗中 4 药联合 VP－16＋DDP＋CTX＋表阿霉素（E－ADM）虽有效率达 55%，1 年存活率 40%，较二药联合(E＋P）有提高，但与药物毒性的有关死亡率由 5.5% 增加至 9%，血液毒性由 8% 增加至 22%。Marinis 报告 DDP（70mg/m^2 d2）＋吉西他滨（1200mg/m^2 d1、d8）与 DDP＋VP－16（50mg/m^2 d1、d2、d3）＋GEM（1000mg/m^2 d1、d8）治疗 SCLC 患者，ED 者治疗 8 周期。LD 者治疗 4 周期，后序贯胸部放疗。两方案的有效率（65%）、1 年生存率（38%）和 2 年生存率（7%）相同，CR 分别为 19% 及 4.5%，但三药联合毒性较高。

氨柔比星（amrubicin、Catsed®、凯德®）是第三代蒽环类药物，具有全人工合成化合物特征，为拓扑异构酶Ⅱ抑制剂。在体内可转化成 13 位还原代谢物的活性，即氨柔比星醇，它具有很高活性。该药在肿瘤组织中的分布多于正常组织，因此缺少一般蒽环类药物相关的不良反应，日本进行了有关心脏毒性研究，500 例患者接受氨柔比星，经 6～12 个月随诊，未发现蓄积性心脏毒性。在二线治疗中氨柔比星（40mg/m^2 d1，2，3，21 天为一疗程）与单药托泊替康（1.5mg/m^2 d1～5，21 天为一疗程）对照，氨柔比星有效率及无病生存时期分别为 40%，6 个月，而后者为 0% 及 4.1 月。目前也进行了 SCLC 的一线治疗，氨柔比星单药缓解率，1 年生存率，2 年生存率及中位生存期分别为 75.8%、48.5% 及 11.7 月；氨柔比星＋顺铂联合方案结果分别为 87.7%、56.1% 及 13.6 个月；VP－16＋顺铂联合方案结果分别为 67.5%，37.7% 及 9.4 个月，因此氨柔比星＋顺铂可能用于 SCLC 的一线治疗。

Vop Pawel 于 1999 年报告拓泊替康与 CAV 治疗敏感性复发的 SCLC，拓泊替康组有效率为 24.3%，CAV 为 18.3%，中位生存期没有增加，分别为 25 周和 24 周，一年存活率均为 14%。因此单药拓泊替康可作为二线治疗方案。

拓泊替康与铂类、依托泊苷类和紫杉醇类有不同的作用机制，因此 SCLC 对铂类和依托泊苷类耐药的患者中，已被证实拓泊替康治疗仍有效，并能改善与疾病有关的肺部症状，如呼吸困难、胸痛和声音嘶哑等，症状改善达 22%～40%。拓泊替康血液副作用是非累积性的，因此它可以作为长期治疗或改为每周给药方案，已被美国 FDA 批准唯一用于 SCLC 复发者的二线化疗药物。

小细胞肺癌的靶向治疗

近年的生物靶向治疗有可能为提高小细胞肺癌的疗效提供更广阔的空间。目前已有多项临床试验致力于研究那些干扰小细胞肺癌生物信号传导通路的小分子物质，以期改变本疾病的进程，包括蛋白酶抑制剂（PI）硼替唑咪、抗血管生成药沙利度胺、贝伐单抗和多种酪氨酸激酶抑制剂（TKI）。

2005 年报告，temsirolimus（CCI－779）为（esterofsirolimus）m－TOR 的抑制剂，可抑制肿瘤细胞的增殖。ED－SCLC 接受标准治疗后，中位生存期为 9 个月。87 例患者在完成诱导化疗（CCI－779＋CBP＋VP16）后随机入 CCI－779 25mg 及 250mg 两个剂量组，均静滴

30分钟，每周1次，直至病情进展，中位存活19.8个月；不同剂量组分别为16.5个月及19.8个月，PFS中位4.7个月及6.3个月～8.9个月。上述显示了CCI－779对SCLC的治疗有一定的效果，值得进一步研究。

酪氨酸激酶受体小分子抑制剂imatinib（gleevec，ST1571）正在临床试验中。SCLC与髓细胞瘤在基因表达和信号通路上具有很多相似之处，尤其两者在Hh信号传导道路的表达水平类似，因此Hh也已成为SCLC的研究热点。肿瘤疫苗治疗也已开展。

（李龙芸）

参 考 文 献

1. Govindan R, Page N, Morgensztern D, et al. Changing epidemiology of small－cell lung cancer in the United states over the last 30 years: Analysis of the surveillance, epidemiologic, and end－results database, J Chin Onco, 2006, 24:4539
2. 中国抗癌协会肺癌专业委员会. 中国肺癌临床指南. 北京：人民卫生出版社，2007，41－100
3. Manegold C, Systemic therapy Manegoed C, Allgayer H, et al. Non－small cell lung cancer treatment. Bremen: UNI－MED, 2007, 106－112
4. Danson S. Targeted therapy Manegold C, Allgayer H, and Andreozzi A, et al. Non－small cell lung cancer treatment. Bremen: UNI－MED, 2007, 120－125
5. 廖美琳. 非小细胞肺癌的非手术多学科治疗. 见：孙燕. 赵平主编. 临床肿瘤学进展. 北京：中国协和医科大学出版社，2005，183－192.
6. Betticher DC, Hsu Schmitz SF, Totch M, et al. Prognostic factors affecting long －term outcomes in patients with resected Stage lllAp N_2 non －small－cell. Lung Cancer: 5 years follow－up of a phase ll study. Br J cancer, 2006, 94:1099－1106
7. Olaussen KA, Dunant A, Fouret P, et al. DNA repair by ERCCI in non －small－cell lung cancer and cisplatin－based adjuvant chemotherapy. N Engl J Med, 2006, 355:983－991
8. Pignon JP, Tribodet H, Scagliotti GV, et al, Lung adjuvant cisplatin evaluation (LACE): A pooled analysis of five randomized trials including 4' 584 paticnts. J Clin Oncol, 2006, 24:366 A, 7008
9. Zatloudal P, Petruzelka L, Zemanova M, et al. Concurrent versus sequential chemoradiotherapy with cisplatin and vinorelbine in locally advaced non－small cell lung cancer: A randomized study. Lung Cancer, 2004, 46 (1):87－98
10. Schiller JH, Flaherty KT, Redlinger M, et al. Sorafenib combined with Carboplatin/ Paclitaxel for advanced non －small cell lung cancer A phase l subset analysis. JCO, 2006, 24 (18S):412 (Abstr 7194)
11. Sandler A, Gray R, Perry MC, et al. Paclitaxel－carboplatin alone or with bevacizumab for non－small－cell lung cancer. N Engl J Med, 2006, 355 (24):2542－2550
12. De Ruysscher D, Pijls－Johannesma M, Bentzen SM, et al. Time between the first day of chemotherapy and the last day of chest radiation is the most important predictor of survival in limited －disease small cell lung cancer. J Clin Oncol, 2006, 24:1057
13. Ardizzoi A and Tiseom. Small cell lung cancer and lack of treatment progress Govindan R. ASCO Educational Book. Alexandria, VA 2007, 423－427.
14. Hanna N H, Bunn P A Jr, Langer C, et al. Randomized phase Ⅲ trial comparing irinotecan/cisplatin with etoposide/cisplatin in patients with previously untreated extensive－stage disease small－cell lung cancer. J Clin

Oncol, 2006, 24:2038

15. O' Brien M E, Ciuleanu T E, Tsekov H, et al. Phase Ⅲ trial comparing supportive care alone with supportive care with oral topotecan in patients with relapsed small - cell lung cancer, J Clin Oncol, 2006, 24:5441

第二篇　指南解读篇

第一章　评析国内外慢性阻塞性肺疾病诊断和治疗的新指南

慢性阻塞性肺疾病（COPD）是一种常见病、多发病。COPD 目前居全球死亡原因的第四位，世界卫生组织（WHO）公布，至 2020 年 COPD 将位居疾病经济负担的第五位。COPD 已引起医学界的广泛关注，近年来 COPD 的临床和基础研究成果不断涌现，对 COPD 的认识也日渐深入。近来国内外医学界发表了一系列关于 COPD 诊断和治疗的新指南：2006 年版慢性阻塞性肺疾病全球倡议（Global Initiative for Chronic Obstructive Lung Disease，GOLD）是 2001 年 GOLD 发表以来第一次进行重大修改，2007 年 12 月 GOLD 再次更新，2007 年 1 月中华医学会呼吸分会发布“慢性阻塞性肺疾病诊治指南（2007 年修订版）”。COPD 的定义、临床特点、分级、发病机制、病理与病理生理、诊断和鉴别诊断、实验室检查以及稳定期和急性加重期管理都有相当大的进展，内科医师应密切关注这些新进展，提高对 COPD 的科学认识。

一、COPD 的新定义和分级

（一）COPD 的新定义

2006 年和 2007 年版（简称：新二版）GOLD 都将 COPD 定义如下：“COPD 是一种可以预防、可以治疗的疾病，伴有一些显著的肺外效应，这些肺外效应与患者疾病的严重性相关。肺部病变的特点为不完全可逆性气流受限，这种气流受限通常进行性发展，与肺部对有害颗粒或气体的异常炎症反应有关”。COPD 的新定义强调了 COPD 是可以预防和可以治疗的，其目的是给患者呈现出一个积极的前景，并鼓励医疗卫生工作者在 COPD 防治中勇于探索，克服对 COPD 的消极、悲观情绪，提倡采取乐观的应对态度。

（二）对 COPD 症状特点的新见解

新二版 GOLD 着重指出：①COPD 的气流受限是小气道疾病（阻塞性细支气管炎）和肺实质破坏（肺气肿）共同作用的结果。在不同患者中，这两种因素所占的比重不尽相同；

②不同的 COPD 患者有不同的疾病自然史，但通常 COPD 呈进行性发展，尤其是当患者持续接触有害物质时。

临床研究的进展，现在对 COPD 的症状特点有更为深入的见解。既往普遍认为"COPD 的症状特点是咳嗽、咳痰和用力后呼吸困难"。而新二版 GOLD 则强调"每个 COPD 患者的临床病情取决于症状严重程度（特别是呼吸困难和运动能力的降低）、全身效应和患者患有的各种合并症—而并不是仅仅与气流受限程度相关"。

当今国内外 COPD 新指南中都普遍强调了 COPD 的肺外效应——即全身效应，其中体重下降、营养不良和骨骼肌功能障碍是公认的肺外效应。此外，还特别指出 COPD 的并存疾病很常见，应积极识别，合并存在的疾病常使 COPD 的治疗变得复杂。COPD 患者发生心肌梗死、心绞痛、骨质疏松、呼吸道感染、骨折、抑郁、糖尿病、睡眠障碍、贫血、青光眼、肺癌的危险性增加。

（三）新分级方法

在 COPD 病情严重程度分级方面，新二版 GOLD 和我国 COPD 诊治指南（2007 年修订版）均取消了既往指南关于 COPD 病情严重程度分级中的 0 级（危险期），见表 2－1－1。因为到目前为止，尚无充分的证据表明 0 级 COPD（危险期）患者，即表现为慢性咳嗽和咳痰、而肺功能正常者，必然会进展到Ⅰ级（轻度）COPD。这些新指南也指出肺功能在诊断 COPD 时起了至关重要的作用，COPD 的诊断应该得到肺功能检查的证实。肺功能检查应在吸入足够剂量的支气管舒张剂（如吸入 400 μg 的沙丁胺醇）后进行，如果第一秒用力呼气容积/用力肺活量比值（FEV_1/FVC）＜70%，表明有气流受限存在并且不可逆，可以诊断为 COPD。

表 2－1－1　COPD 病情严重程度分级

分　级	特　征
Ⅰ级：轻度 COPD	$FEV_1/FVC<70\%$ $FEV_1\%pred\geq80\%$
Ⅱ级：中度 COPD	$FEV_1/FVC<70\%$ $50\%\leq FEV_1\%pred<80\%$
Ⅲ级：重度 COPD	$FEV_1/FVC<70\%$ $30\%\leq FEV_1\%pred<50\%$
Ⅳ级：极重度 COPD	$FEV_1/FVC<70\%$ $FEV_1\%pred<30\%$ 或 $FEV_1\%pred<50\%$ 合并慢性呼吸衰竭

注：$FEV_1\%pred$ 为 FEV_1 占预计值百分比

（四）肺功能诊断指标和分级标准需探索的问题

国内外 COPD 新指南中，均主张使用支气管扩张剂后的肺功能数值诊断 COPD 和评估疾病严重程度。然而，使用支气管扩张剂后的肺功能的相应正常参考值尚未深入研究。最新研究表明，使用支气管扩张剂后 FEV_1 和 FVC 均随着年龄的增加而下降，并随着身高的增加而增加。而且使用支气管扩张剂后的 FEV_1/FVC 的正常值下限（LLN）在男性和女性人群中均超过70%。使用支气管扩张剂后预计值方程式所获得的FEV_1和FEV_1/FVC预计值，高于使用支气管扩张剂前的方程式所获得的数值，支气管扩张剂的反应随年龄而降低。因此，获取支气管扩张剂后的预计值方程式可避免$FEV_1\%$预计值的假性增高，而低估COPD的病情严重程度。如果考虑到肺功能的可变性，在两次测试期间判断COPD患者的肺功能改善或恶化，应该采用FEV_1的绝对值而不是百分比。

此外，这些新指南应用肺功能指标诊断COPD时，将支气管扩张剂后的FEV_1/FVC比值固定为70%，而不是用FEV_1/FVC的正常值下限为临界值来定义气流受限。这一比值随着年龄的增长而下降，因而有可能过度将老年人诊断为轻度COPD患者。因此，国内有条件的肺功能室应该研究和探索国人应用支气管扩张剂后的肺功能正常值，以更为准确地诊断COPD。

二、COPD的危险因素、病理、发病机制和病理生理

（一）危险因素

吸烟是COPD最常见的危险因素。遗传危险因素为严重遗传性α_1-抗胰蛋白酶缺乏。其他危险因素有职业粉尘、化学药品（蒸汽、刺激物、烟雾）、室内空气污染等，尤其是通风不良环境中生物燃料燃烧造成的污染与发展中国家女性COPD发病的增加相关。COPD的危险因素还包括：城市大气污染、妊娠以及儿童期影响肺生长发育的因素、氧化应力、感染、社会经济状况差、营养不良以及哮喘。

（二）病理和病理生理

COPD的病理改变存在于近端气道、外周气道、肺实质以及肺血管中。新二版GOLD指出COPD的病理改变包括慢性炎症以及反复损伤与修复导致的结构改变。病理生理改变主要包括粘液高分泌、气流受限、气体陷闭（导致过度膨胀）、气体交换异常和肺源性心脏病。

（三）发病机制

国内外指南一致认为吸烟和其他有害颗粒物可引起肺部炎症，COPD患者的炎症反应与哮喘不同，表现为中性粒细胞（气道腔中）、巨噬细胞（气道腔、气道壁、肺实质中）、$CD8^+$淋巴细胞（气道壁、肺实质中）增加，这些细胞释放趋化因子（LTB_4、IL-8）吸引循环中的炎症细胞；释放炎前细胞因子（TNF-α、IL-1β、IL-6）扩大炎症反应；释放生长因子（TGF-β）诱导结构改变。此外，氧化应激和过量的蛋白酶也使炎症反应进一步扩大。

三、实验室检查

（一）肺功能方面

我国COPD诊治指南（2007年修订版）认为“吸气量（IC）是潮气量与补吸气量之和，IC/TLC是反映肺过度膨胀的指标，它在反映COPD呼吸困难程度甚至反映COPD生存率上具有意义。”

（二）对支气管舒张试验的新评价

我国COPD诊治指南（2007年修订版）指出：“作为辅助检查，不论是用支气管舒张剂还是口服糖皮质激素进行支气管舒张试验，都不能预测疾病的进展。用药后FEV_1改善较少，也不能可靠预测患者对治疗的反应。患者在不同的时间进行支气管舒张试验，其结果也可能不同”。

新二版 GOLD 也不再建议根据气流受限的可逆程度（如：使用支气管舒张剂或糖皮质激素后的 FEV_1 改变值）来鉴别 COPD 与哮喘，以及预计患者对支气管舒张剂或糖皮质激素长期治疗的反应。因为 COPD 可与哮喘并存，长期哮喘本身也可导致固定的气流受限。

（三）关于多因素分级系统（BODE）

虽然 FEV_1% 预计值对反映 COPD 严重程度、健康状况及病死率有用，但 FEV_1 并不能完全反映 COPD 复杂的严重情况，除 FEV_1 以外，已证明体重指数（BMI）和呼吸困难分级在预测 COPD 生存率等方面有意义。近年来新推出的多因素分级系统（BODE），被认为可更全面的比 FEV_1 更好的反映 COPD 预后的标准（表 2－1－2）。

如果将 FEV_1 作为反映气流阻塞（obstruction）的指标，呼吸困难（dyspnea）分级作为症状的指标，BMI 作为反映营养状况的指标，再加上 6 分钟步行试验（6 MWT）作为运动耐力（exercise）的指标，将这四方面综合起来建立一个多因素分级系统（BODE）。

BMI 等于体重（以 kg 为单位）除以身高的平方（以 m^2 为单位），BMI $<21\ kg/m^2$ 的 COPD 患者死亡率增加。

功能性呼吸困难分级：可用呼吸困难量表来评价：0 级：除非剧烈活动，无明显呼吸困难；1 级：当快走或上缓坡时有气短；2 级：由于呼吸困难比同龄人步行得慢，或者以自己的速度在平地上行走时需要停下来呼吸；3 级：在平地上步行 100m 或数分钟后需要停下来呼吸；4 级：明显的呼吸困难而不能离开房屋或者当穿脱衣服时气短。

表 2－1－2　BODE 评分细则

评分指标	BODE 评分的分值（各项累加，0～10 分）			
	0	1	2	3
FEV_1%	≥65	50～64	36～49	≤35
6 MWT（m）	≥350	250～349	150～249	≤149
MMRC	0～1	2	3	4
BMI	21	≤21		

四、诊断与鉴别诊断

（一）病史

我国 COPD 诊治指南（2007 年修订版）特别强调对 COPD 患者应该全面采集病史进行评估："诊断 COPD 时，首先应全面采集病史，包括症状、既往史和系统回顾、接触史。症状包括慢性咳嗽、咳痰、气短。既往史和系统回顾应注意：童年时期有无哮喘、变态反应性疾病、感染及其他呼吸道疾病如结核；COPD 和呼吸系统疾病家族史；COPD 急性加重和住院治疗病史；有相同危险因素（吸烟）的其他疾病，如心脏、外周血管和神经系统疾病；不能解释的体重下降；其他非特异性症状，喘息、胸闷、胸痛和晨起头痛；要注意吸烟史（以包年计算）及职业、环境有害物质接触史等。"

（二）诊断

COPD的诊断应根据临床表现、危险因素接触史、体征及实验室检查等资料，综合分析确定。考虑COPD诊断的关键症状为慢性咳嗽，咳痰，呼吸困难及危险因素接触史，存在不完全可逆性气流受限是诊断COPD的必备条件。肺功能检查是诊断COPD的金标准。用支气管扩张剂后$FEV_1/FVC < 70\%$可确定为不完全可逆性气流受限。凡具有吸烟史，及/或环境职业污染接触史，及/或咳嗽、咳痰或呼吸困难史者，均应进行肺功能检查。COPD早期轻度气流受限时可有或无临床症状。胸部X线检查有助于确定肺过度充气的程度及与其他肺部疾病鉴别。

（三）鉴别诊断

当今国内外COPD指南均强调“COPD应与支气管哮喘、支气管扩张症、充血性心力衰竭、肺结核等鉴别”（表2-1-3）。认为：“虽然哮喘与COPD都是慢性气道炎症性疾病，但二者的发病机制不同，临床表现以及对治疗的反应性也有明显差异。大多数哮喘患者的气流受限具有显著的可逆性，是其不同于COPD的一个关键特征；但是，部分哮喘患者随着病程延长，可出现较明显的气道重塑，导致气流受限的可逆性明显减小，临床很难与COPD相鉴别。COPD和哮喘可以发生于同一位患者；而且，由于二者都是常见病、多发病，这种概率并不低”。

表2-1-3 COPD的鉴别诊断

诊 断	鉴别诊断要点
COPD	中年发病；症状缓慢进展；长期吸烟史；活动后气促；大部分为不可逆性气流受限
支气管哮喘	早年发病（通常在儿童期）；每日症状变化快；夜间和清晨症状明显；也可有过敏史、鼻炎和/或湿疹；哮喘家族史；气流受限大部分可逆
充血性心力衰竭	听诊肺基底部可闻细啰音；胸部X线片示心脏扩大、肺水肿；肺功能测定示限制性通气障碍（而非气流受限）
支气管扩张	大量脓痰；常伴有细菌感染；粗湿啰音、杵状指；胸片或CT示支气管扩张、管壁增厚
结核病	所有年龄均可发病；胸片示肺浸润性病灶或结节状阴影；微生物检查可确诊；流行地区高发
闭塞性细支气管炎	发病年龄较轻、且不吸烟；可能有类风湿关节炎病史或烟雾接触史、CT在呼气相显示低密度影
弥漫性泛细支气管炎	大多数为男性非吸烟者；几乎所有患者均有慢性鼻窦炎；胸部X线片和HRCT显示弥漫性小叶中央结节影和过度充气征

五、COPD稳定期治疗

COPD的治疗目标为：缓解症状，预防疾病进展，改善运动耐量，改善健康状态，预防和治疗并发症，预防和治疗疾病恶化，降低死亡率。目前普遍认为对于COPD患者应该及早治疗、及早干预。因为早期阶段的COPD，也就是属于Ⅰ极（轻度）、Ⅱ级（中度）COPD，其气道炎症所引起的粘液高分泌、对肺实质的微小肺气肿损伤，大部分乃为可逆的。早期干预不仅能减轻患者症状的进展，而且可对患者的肺功能、运动耐力和生活质量产生积极影响。

（一）疾病的评估与监测

新二版 GOLD 认为如果患者存在呼吸困难、慢性咳嗽或咳痰，和/或危险因素暴露史，应考虑 COPD 的诊断。肺功能是诊断 COPD 的金标准，吸入支气管舒张剂后的 $FEV_1/FVC<70\%$ 表示存在不可逆气流受限。$FEV_1<50\%$ 预计值或临床有呼吸衰竭或右心衰竭的体征时应行动脉血气分析。

新二版 GOLD 还特别指出：①COPD 严重性的评估应基于患者的症状、肺功能异常的严重程度以及并发症的存在；②COPD 通常是一种进行性的疾病，目前即使得到最好的治疗，肺功能也会随着时间的推移而下降，应对症状以及气流受限的客观数值进行监测，以决定何时改变治疗方案以及识别可能出现的任何并发症。

（二）减少危险因素

在减少危险因素方面，新指南均认为减少个体对香烟、职业粉尘、化学物质、室内外大气污染的暴露是预防 COPD 发生和进展的重要措施。上述目标的实现有赖于政策的制定、宣传以及个人防护措施的采取。新二版 GOLD 还指出应该努力减少被动吸烟，从而减少非吸烟者发生 COPD 的危险。

（三）治疗

稳定期 COPD 的治疗应做到个体化，并根据疾病的严重程度和患者的临床状况逐级增加治疗（表 2－1－4）。应该根据 COPD 患者疾病的严重程度来选择治疗，如果没有出现明显的药物不良反应或病情恶化，仍在同一水平维持长期的规律治疗，根据患者对治疗的反应及时调整治疗方案。哮喘中的降级治疗并不适用于 COPD。COPD 患者接受药物治疗的目的是减少症状和/或减少并发症，没有一种现有的药物可以改变肺功能的长期下降趋势。

表 2－1－4　COPD 的分级治疗

<table>
<tr><th>分级</th><th>Ⅰ极（轻度）</th><th>Ⅱ级（中度）</th><th>Ⅲ级（重度）</th><th>Ⅳ级（极重度）</th></tr>
<tr><td>特征</td><td>$FEV_1/FVC<70\%$
$FEV_1=80\%$</td><td>$FEV_1/FVC<70\%$
$50\%\leqslant FEV_1<80\%$</td><td>$FEV_1/FVC<70\%$
$30\%\leqslant FEV_1<50\%$</td><td>$FEV_1/FVC<70\%$
$FEV_1<30\%$ 或 $FEV_1\%<50\%$ 合并慢性呼吸衰竭</td></tr>
<tr><td rowspan="5">治疗</td><td colspan="4">避免危险因素；接种流感疫苗 ⟶</td></tr>
<tr><td colspan="4">按需使用短效支气管舒张剂 ⟶</td></tr>
<tr><td></td><td colspan="3">规律应用一种或多种长效支气管舒张剂（需要时）
康复治疗</td></tr>
<tr><td colspan="2"></td><td colspan="2">反复急性发作，可吸入糖皮质激素</td></tr>
<tr><td colspan="3"></td><td>如有慢性呼吸衰竭，长期氧疗，可考虑外科治疗</td></tr>
</table>

1. 流感疫苗　COPD 患者接种流感疫苗可降低疾病的严重性，并使死亡率降低 50%，因此新二版 GOLD 建议 COPD 患者应每年接种一次流感疫苗（2005 年 GOLD 为每年接种一

次或两次）。GOLD 指出，年龄≥65 岁或 <65 岁伴 FEV_1 <40% 的 COPD 患者建议接种肺炎球菌多糖疫苗，这种疫苗可以减少 COPD 患者社区获得性肺炎的发生率

2. 支气管舒张剂　支气管舒张剂中吸入剂比口服药物不良反应小，因此多首选吸入治疗。缓解 COPD 症状的药物主要是支气管舒张剂，可以按需给予或规律使用。支气管舒张剂主要有 β_2 受体激动剂、抗胆碱能药和甲基黄嘌呤类药，可单独或联合使用。长效支气管舒张剂规律使用也要比短效支气管舒张剂更有效和方便。长效抗胆碱能药可降低 COPD 患者的恶化率，并提高肺康复治疗的有效性。

3. 糖皮质激素　有症状的 COPD 患者若 FEV_1 <50%、病情反复恶化，可在吸入支气管舒张剂的基础上加用糖皮质激素规律吸入，可减少患者的急性加重的次数，改善健康状态。

4. 康复　康复计划是稳定期 COPD 患者治疗的一部分，包括运动锻炼、营养咨询和教育。运动锻炼可以改善患者的运动耐力，减轻呼吸困难和疲劳症状，各级 COPD 患者似乎均可以从运动锻炼中得到好处，但呼吸困难 5 级的患者可能不能从康复计划中获益。一项来自英国的研究表明，一个强化（6 周，18 次）的多学科康复方案是有成效的，并且能够减少医疗经费的使用。营养状态是 COPD 患者症状、劳动能力丧失以及预后的重要决定因素，其中体重指数下降是 COPD 患者死亡的独立预后因素，因此卫生工作者应该积极纠正 COPD 患者热卡摄入的减少。合成代谢激素可以增加 COPD 患者的体重，但对运动耐力的改善微乎其微。

5. 氧疗　COPD 患者发生慢性呼吸衰竭时接受长期氧疗（>15 h/d）可以提高生存率。长期氧疗的适应证为：①PaO_2≤55 mm Hg（1 mm Hg = 0.133 kPa）或 SaO_2≤88%，伴或不伴高碳酸血症；②55 mm Hg < PaO_2 <60 mm Hg 或 SaO_2 = 88%，存在肺动脉高压、心力衰竭（外周水肿）或红细胞增多（血细胞比容 >55%）。决定是否长期氧疗应基于清醒时的 PaO_2。氧疗的目标为海平面休息状态下 PaO_2≥60 mm Hg 和/或 SaO_2≥90%。

6. 外科治疗　对于合适的 COPD 患者，肺大疱切除术可减轻呼吸困难症状、改善肺功能。弥散功能正常或轻微降低、无明显低氧血症、存在局限性灌注减低而其余肺灌注良好的患者可能会从肺大疱切除术中获益。肺移植的适应证仍为 FEV_1 <35%、PaO_2 <55 ~ 60 mm Hg、$PaCO_2$ >50 mm Hg 以及继发性肺动脉高压。

（四）2007 年版 GOLD 关于 COPD 稳定期治疗的新观点

2007 年版 GOLD 与 2006 年版 GOLD 相比较，仅仅在 COPD 稳定期治疗方面作了重要修改，并阐述了某些新观点。在 2007 年版 GOLD 中其余部分改动不多。下面仅将修改部分 - COPD 稳定期治疗的新观点作一介绍，以供参考。

1. 支气管扩张剂联合治疗　单独使用长效 β_2 受体激动剂吸入是安全的，而且各种不同作用机制、作用时间的支气管扩张剂联合应用，有可能在副作用相同或更少的情况下获得更好的支气管扩张效应。例如，联合应用短效 β_2 受体激动剂和抗胆碱能药物与单用任何药物可产生更有效、更持续地改善 FEV_1，而且也无证据表明联合治疗疗程超过 90 天会产生快速耐药反应。一种 β_2 受体激动剂、一种抗胆碱能药物或/和茶碱的联合应用可能进一步改善患者的肺功能及健康状态。

2. 关于糖皮质激素　口服和吸入糖皮质激素在 COPD 患者中的疗效明显不如其在哮喘患者中的疗效；规律应用吸入糖皮质激素治疗并不改善 COPD 患者 FEV_1 的远期下降趋势。但是目前有证据表明，规律吸入糖皮质激素治疗能够减少急性加重的发作次数，从而提高那些 FEV_1 <50%

预计值（Ⅲ级：重度COPD和Ⅳ级：极重度COPD）、反复急性加重发作（例如，最近3年内发作3次AECOPD）有临床症状的COPD患者的健康状态，并且停止吸入糖皮质激素能够导致部分患者急性加重。吸入糖皮质激素增加肺炎发生的可能，且不能减少总的死亡率。

（1）吸入糖皮质激素　现在吸入糖皮质激素在COPD中的剂量相关反应性以及长期的安全性尚未知晓。长期临床试验中，仅仅应用过中到大的剂量吸入糖皮质激素。试验显示，小部分COPD患者中皮肤挫伤发生率增加。一项长期临床试验显示，布地奈德对骨密度以及骨折发生率无影响；然而另一个研究表明曲安奈德的治疗和骨密度减少相关。糖皮质激素在哮喘中的疗效和副作用与其剂量和种类相关。COPD中也可能类似，但需要进一步证实。晚期的COPD及反复急性发作的COPD患者而言，推荐使用吸入糖皮质激素治疗。

吸入糖皮质激素/支气管扩张剂的联合应用治疗：一种吸入糖皮质激素联合一种长效β_2受体激动剂相较于单独一个成分能更有效地减少急性加重的发作以及改善肺功能和健康状态。联合治疗增加肺炎发生的可能性，大规模前瞻性的临床试验并没有证实其对死亡率有显著统计学的效应。与2006年版GOLD不同，2007年版GOLD特别指出吸入糖皮质激素治疗不能降低各种原因导致的COPD患者死亡率。

（2）口服糖皮质激素　研究表明在COPD患者的治疗中短期的口服糖皮质激素治疗，并不能很好地预测吸入糖皮质激素对患者的长期疗效。为此，建议对Ⅱ、Ⅲ或者Ⅳ级（中度、重度或者极重度）的COPD患者及对吸入支气管扩张剂反应疗效差的患者进行口服糖皮质激素的试验性治疗，目前证据尚不足。

长期全身应用糖皮质激素，其副作用有类固醇肌病，可导致肌无力、呼吸功能减退以及晚期COPD患者的呼吸衰竭。由于缺少治疗有效的证据，又有大量证据显示长期全身应用糖皮质激素存在明显的副反应，故不推荐COPD患者长期使用口服糖皮质激素。

布地奈德悬液也许能够作为口服糖皮质激素替代品，来治疗临床上无酸中毒的急性加重期患者，而且能够显著降低并发症（例如高血糖）的发生。

3. 其他治疗　低剂量茶碱能减少COPD患者急性加重发作，但不能增加支气管扩张后的肺功能。较大剂量的茶碱能够有效扩张COPD患者的支气管，但是由于潜在的毒性，更推荐应用吸入支气管扩张剂。

目前奈多罗米（nedocromil）和白三烯受体阻断剂的疗效尚未在COPD患者中被充分验证，所以不能被推荐使用。在抗肿瘤坏死因子-α（TNF-α）的单克隆抗体（infliximab、英福利西）治疗中到重度COPD患者的实验中，尚无证据支持英福利西有效，并显示其有副作用（恶性肿瘤以及肺炎）。目前也没有证据支持草药对治疗COPD有效，其他可替代的治疗方法（例如针灸等）未被充分验证过。

来自肺气肿治疗试验组的前瞻性经济研究指出，肺减容成形术相对于其他治疗措施而言是高成本的。肺减容成形术与药物治疗相比较，其费用是5年存活期内为140 000美元/每年，而10年存活期内预计需要54 000美元/每年。

七、COPD急性加重期的治疗

（一）COPD急性加重期的定义

新二版GOLD对COPD急性加重进行了定义。COPD急性加重是指COPD患者“急性起病，患者的呼吸困难、咳嗽和/或咳痰症状变化超过了正常的日间变异，须改变原有治疗方案的一种临床情况”。其最常见的原因是支气管树的感染和大气污染，但是约1/3的急性加重不能发现原因。

（二）AECOPD的严重性评估

AECOPD发生后应该与患者加重前的病程、症状、体征、肺功能测定、动脉血气分析及其他实验室检查指标进行比较，以判断AECOPD的严重程度。应特别注意了解本次病情加重或新症状出现的时间，气促、咳嗽的严重程度和频度，痰量和痰液颜色，日常活动的受限程度，是否曾出现过水肿及其持续时间，既往加重时的情况和有无住院治疗，以及目前的治疗方案等。本次加重期肺功能和动脉血气结果与既往对比可提供极为重要的信息，这些指标的急性改变较其绝对值更为重要。对于AECOPD患者，神志变化是病情恶化和危重的指标，一旦出现需及时送医院救治。是否出现辅助呼吸肌参与呼吸运动，胸腹矛盾呼吸、发绀、下肢水肿、右心衰竭、血流动力学不稳定等征象亦有助于判定AECOPD的严重程度。

1. 常规实验室检查　血红细胞计数及血细胞比容有助于了解红细胞增多症或有无出血。血白细胞计数通常对了解肺部感染情况有一定帮助。部分患者肺部感染加重时白细胞计数可增高和（或）出现中性粒细胞核左移。

2. 胸部X线片　急性加重期的患者就诊时，首先应行胸部X线片检查以鉴别是否合并气胸与肺炎。胸部X线片也有助于AECOPD与其他具有类似症状的疾病鉴别，如肺水肿和胸腔积液等。

3. 动脉血气分析　在海平面呼吸室内空气条件下，$PaO_2<60$ mmHg和（或）$PaCO_2>50$ mmHg，提示呼吸衰竭。如$PaO_2<50$ mmHg，$PaCO_2>70$ mmHg，$pH<7.30$，提示病情危重，需严密监控病情发展或入住ICU治疗。

4. 肺功能测定　加重期患者，常难以满意地进行肺功能检查。$FEV_1<1$ L提示肺功能损害极为严重。

5. 心电图（ECG）和超声心动图（UCG）　对右心室肥厚、心律失常及心肌缺血诊断有帮助。

6. 血液生化检查　有助于确定引起AECOPD的其他因素，如电解质紊乱（低钠、低钾和低氯血症等）、糖尿病危象或营养不良（低白蛋白）等，亦可发现合并存在的代谢性酸碱失衡。

7. 痰培养及药物敏试等　咳脓痰的患者，应行痰培养及药物敏试验。肺炎链球菌、流感嗜血杆菌以及卡他莫拉菌是AECOPD最常见的病原菌。因感染而加重的病例若对最初选择的抗菌药物反应欠佳，应及时根据痰培养及抗菌药物敏感试验指导临床治疗。但咽部共生的菌群可能干扰微生物学检测结果。对于重度AECOPD患者，推测可能为难治性病原菌感染（铜绿假单胞菌）或对抗菌药物耐药（曾使用抗菌药物或口服激素治疗，病程迁延，每年急性加重超过4次，FEV_1小于30%），推荐采用气管内吸取分泌物（机械通气患者）进行细菌检测，或应用经支气管镜保护性毛刷（PSB）从末端气道得到的标本进行实验室检查。

8. 其他实验室检查　螺旋CT扫描、肺动脉造影和血浆D-二聚体检测等是鉴别AECOPD与COPD合并肺栓塞的主要手段。D-二聚体不高，是除外肺栓塞的有用指标之一，而核素通气-血流灌注扫描对该病诊断价值不大。低血压和（或）高流量吸氧后PaO_2不能升至60 mmHg以上常提示肺栓塞可能。如果高度怀疑AECOPD合并肺栓塞，临床上需同时处理AECOPD和肺栓塞。

（三）住院治疗指征

AECOPD且严重者需住院治疗。

1. 普通病房住院治疗指征 ①症状显著加剧，如突然出现的静息状态下呼吸困难；②出现新体征（如发绀、外周水肿）；③初始治疗方案失败；④有严重的伴随疾病；⑤新发生的心律失常；⑥诊断不明确；⑦高龄COPD患者的急性加重；⑧院外治疗不力或条件欠佳。

2. 入住ICU的指征 ①严重呼吸困难且对初始治疗反应不佳；②精神障碍，嗜睡，昏迷；③经氧疗和无创正压通气（NIPPV）后，低氧血症（$PaO_2 < 50$ mm Hg）仍持续或呈进行性恶化，和（或）高碳酸血症（$PaCO_2 > 70$ mm Hg）无缓解甚至有恶化，和（或）严重呼吸性酸中毒（pH<7.30）无缓解，甚至恶化。

2007年版GOLD特别指出：高龄、肺功能明显降低、健康状态差、糖尿病以及入住ICU之前的生活质量差，是COPD患者急性加重入院后死亡的重要危险因素。

（四）COPD急性加重期患者的住院治疗

1. 控制性氧疗 氧疗是AECOPD住院患者的基础治疗。无严重合并症的AECOPD患者氧疗后易达到满意的氧合水平（$PaO_2 > 60$ mm Hg或$SaO_2 > 90\%$）。但吸入氧浓度不宜过高，需注意可能发生潜在的CO_2潴留及呼吸性酸中毒。给氧途径包括鼻导管或Venturi面罩，其中Venturi面罩更能精确地调节吸入氧浓度。氧疗30 min后应复查动脉血气，以确认氧合满意，且未引起CO_2潴留及（或）呼吸性酸中毒。

2. 支气管舒张剂 COPD急性加重时首选的支气管舒张剂为β_2受体激动剂，通常短效β_2受体激动剂较适用于AECOPD的治疗。若效果不显著，建议加用抗胆碱能药物（如异丙托溴铵、噻托溴铵等）。对于较为严重的AECOPD，可考虑静脉滴注茶碱类药物。由于茶碱类药物的血浓度个体差异较大，治疗窗较窄，监测血清茶碱浓度对于评估疗效和避免不良反应的发生均有一定意义。β_2受体激动剂、抗胆碱能药物及茶碱类药物因作用机制不同，药代动力学特点不同，且分别作用于不同大小的气道，故联合应用可获得更大的支气管舒张作用。

3. 糖皮质激素 指南均认为，AECOPD住院患者宜在应用支气管舒张剂的基础上，可加用糖皮质激素口服或静脉治疗以加快患者的恢复，并改善肺功能（FEV_1）和低氧血症，还可能减少早期复发，降低治疗失败率，缩短住院时间。泼尼松口服剂量为30~40 mg/d，2005年GOLD版中疗程为10~14 d，现新二版GOLD中已经减为7~10 d，延长治疗并不能提高疗效，但副作用的发生率却增加。

4. 呼吸兴奋剂 新二版GOLD增加了对呼吸兴奋剂使用的指导，指出COPD患者发生急性呼吸衰竭时不建议使用呼吸兴奋剂，只有在无条件使用或不建议使用无创通气时，可使用多沙普伦（doxapram）。

5. 其他治疗措施 在出入量和血电解质监测下适当补充液体和电解质；注意维持液体和电解质平衡；注意补充营养，对不能进食者需经胃肠补充要素饮食或予静脉高营养；注意痰液引流，积极排痰治疗（如刺激咳嗽，叩击胸部，体位引流等方法）；识别并治疗伴随疾病（冠心病、糖尿病、高血压等）及合并症（休克、弥散性血管内凝血、上消化道出血、胃功能不全等）。

（五）抗菌药物的应用

COPD 恶化时最常见的致病菌为肺炎链球菌、流感嗜血杆菌、卡他莫拉菌。铜绿假单胞菌感染的危险因素有：①最近住院史；②抗菌药物频繁治疗史（过去 1 年中使用过 4 个疗程的抗菌药物）；③严重 COPD 恶化；④以前急性加重时分离到铜绿假单胞菌或稳定期有铜绿假单胞菌的定植。COPD 急性加重时抗菌药物的应用指征为：①COPD 恶化，同时有下列 3 个主要症状：呼吸困难加重，痰量增加，痰变脓性；②COPD 恶化，同时有 2 个主要症状，其中之一为痰变脓性；③COPD 严重恶化，需机械通气治疗（包括无创和有创机械通气）。

抗菌药物的疗程新旧 GOLD 有所不同，2005 年版 GOLD 为 3～10 日，新二版 GOLD 则为 3～7 日。COPD 恶化时的致病菌及抗菌药物选择见表 2－1－5。与 2005 年比，新二版 GOLD 对 A、B、C 三组进行了重新定义，并在 B 组氟喹诺酮类药物中删去了加替沙星。

表 2－1－5　COPD 患者急性加重时严重程度分层、潜在的病原体和抗菌药物治疗

分组	定义	病原体	首选口服治疗药物	二线口服治疗药物	静脉注射治疗药物
A 组	轻度加重：无预后不良的危险因素	流感嗜血杆菌 肺炎链球菌 卡他莫拉菌 肺炎衣原体 病毒	患者如果只有一项主要症状，不需要进行抗生素治疗。 如果有指征，应用： β－内酰胺类抗生素（青霉素，氨比西林/阿莫西林） 四环素 甲氧苄氨嘧啶/磺胺甲恶唑	β－内酰胺/β－内酰胺酶抑制剂（复方阿莫西林） 大环内酯类抗生素（阿奇霉素、克拉霉素、罗红霉素） 第二、三代头孢菌素 泰利霉素	
B 组	中度加重伴有预后不良的危险因素	A 组病原体加上耐药菌（产β－内酰胺酶，青霉素耐药的肺炎链球菌），肠杆菌科（肺炎克雷白菌，大肠杆菌，变形杆菌，肠杆菌等）	β－内酰胺/β－内酰胺酶抑制剂（复方阿莫西林）	氟喹诺酮（吉米沙星，左氧氟沙星、莫西沙星）	β－内酰胺/β－内酰胺酶抑制剂（复方阿莫西林，阿莫西林/舒巴坦） 第二、三代头孢菌素 氟喹诺酮（左氧氟沙星、莫西沙星）
C 组	重度加重伴有铜绿假单胞菌感染的危险因素	B 组病原体加上铜绿假单胞菌	患者有铜绿假单胞菌感染的危险因素： 氟喹诺酮（环丙沙星，左氧氟沙星——大剂量）		氟喹诺酮（环丙沙星，左氧氟沙星——大剂量）或者具有抗铜绿假单胞菌活性的β－内酰胺类抗生素

*COPD 恶化时预后不良的危险因素：存在其他疾病，重度 COPD，经常恶化（>3 次/年），最近 3 个月使用过抗生素。

（六）机械通气

1．无创间歇通气（NIV）的适应证和相对禁忌证　COPD 患者发生急性呼吸衰竭时 NIV 的适应证和相对禁忌证见表 2－1－6。COPD 急性加重时无创通气治疗可改善呼吸性酸中毒，提高 pH，降低 $PaCO_2$、呼吸频率，减轻气促，降低气管插管率、住院天数以及死亡率。

2．有创通气指征　COPD 患者急性呼吸衰竭时有创通气指征见表 2－1－7。

表 2－1－6　COPD 患者发生急性呼吸衰竭时 NIV 的适应证和相对禁忌证

适应证	中－重度呼吸困难伴辅助呼吸肌参与呼吸和腹部矛盾运动
	中－重度酸中毒（pH≤7.35）和/或高碳酸血症（$PaCO_2$ >45 mm Hg）
	呼吸 >25 次/分
禁忌证	呼吸暂停
	心血管不稳（低血压、心律失常、心肌梗死）
	精神状态改变，不能合作
	易误吸者
	分泌物粘稠或量大
	最近的面部或胃食管手术
	颅面部外伤
	固定的鼻咽部异常
	烧伤
	过度肥胖

表 2－1－7　COPD 患者急性呼吸衰竭时有创通气指征

- 不能耐受 NIV 或 NIV 治疗失败（或不适合 NIV）
- 严重呼吸困难伴辅助呼吸肌参与呼吸及腹部矛盾运动
- 呼吸频率 >35 次/分
- 威胁生命的低氧血症
- 严重酸中毒（pH <7.25）和/或高碳酸血症（$PaCO_2$ >60 mm Hg）
- 呼吸暂停
- 嗜睡，精神状态受损
- 心血管并发症（低血压，休克）
- 其他并发症（代谢异常、败血症、肺炎、肺栓塞、气压伤、大量胸腔积液）

10% ~20% 的 AECOPD 患者可能会对初始经验治疗反应不佳。治疗失败的原因可能与以下因素有关：①导致治疗失败最常见原因是初始经验治疗未能覆盖引起感染病原微生物，如铜绿假单胞菌，金黄色葡萄球菌（包括 MRSA），不动杆菌和其他非发酵菌；②长期使用糖皮质激素的患者可能发生霉菌感染；③引起感染的细菌可能为高度耐药的肺炎链球菌；④进行有创机械通气治疗的患者并发院内感染。

对于这部分治疗失败的患者，还应分析导致治疗失败的其他原因。常见的原因有不适当的药物治疗及其他非感染因素如肺栓塞、心力衰竭等。通常应采取处理措施包括：①寻找治疗无效的非感染因素；②重新评价可能的病原体；③更换抗菌药物，使之能覆盖铜绿假单胞菌，耐药肺炎链球菌和非发酵菌，或根据微生物学检测结果对新的抗菌药物治疗方案进行调整。

总之，国内外 COPD 新指南对 COPD 的定义、分级和实验室检查等进行了修改，强调了 COPD 的全身效应和并发症的重要性，对 COPD 急性加重进行了定义，并对 COPD 稳定期和急性加重期的治疗作了某些调整。这些 COPD 新指南基于最新研究成果作出的修改必将会更好地指导临床，同时也会将不断探索中得到进一步的完善。

（蔡柏蔷　徐　凌）

参 考 文 献

1. Rabe KF, Hurd S, Anzueto A, et al. Global strategy for the diagnosis, management, and prevention of chronic obstructive pulmonary disease – GOLD executive summary. Am J Respir Crit Care Med, 2007, 176 : 532 – 555
2. 中华医学会呼吸病学分会慢性阻塞性肺疾病学组. 慢性阻塞性肺疾病诊治指南（2007 年修订版）. 中华结核和呼吸杂志，2007，30 : 7 – 16
3. GOLD Executive Committee. Global strategy for the diagnosis, management, and prevention of chronic obstructive pulmonary disease (Updated 2005). www. goldcopd. com
4. Pauwels RA, Buist A, Calverley PMA, et al. Global strategy for the diagnosis, management, and prevention of chronic obstructive pulmonary disease. NHLBI/WHO global initiative for chronic obstructive lung disease (GOLD) workshop summary. Am J Respir Crit Care Med, 2001, 163 : 1256 – 1276
5. 蔡柏蔷，徐凌. 慢性阻塞性肺疾病全球创议简介. 中华内科杂志，2001，40 : 489 – 492
6. 中华医学会呼吸病学分会慢性阻塞性肺疾病学组. 慢性阻塞性肺疾病诊治指南. 中华结核和呼吸杂志，2002，25 : 453 – 460
7. Rabe K F, Beghe B, Luppi F, et al. Update in chronic obstructive pulmonary disease 2006. Am J Respir Crit Care Med, 2007, 175 : 1222 – 1232
8. 徐凌，蔡柏蔷. 浅析 2006 年慢性阻塞性肺疾病全球倡议. 国际呼吸杂志，2007，27（3）: 161 – 165
10. Celli BR, Cote CG, Marin JM, et al. The body – mass index, airflow obstruction, dyspnea, and exercise capacity index in chronic obstructive pulmonary disease. N Engl J Med, 2004, 350 : 1005 – 1012
11. GOLD Executive Committee. Global strategy for the diagnosis, management, and prevention of chronic obstructive pulmonary disease (Updated 2007). www. goldcopd. com

第二章　2005年欧洲成人下呼吸道感染（LTRI）诊治指南解读

2005年12月《European Respiratory Journal》发表了欧洲胸科协会（ERS）和欧洲临床微生物和感染病协会（ESCMID）共同颁布的成人下呼吸道感染（LRTI）的新指南。该指南包括3种最常见的成人社区LRTI的诊断和治疗新进展：社区获得性肺炎（CAP）、慢性阻塞性肺病急性加重（AECOPD），以及支气管扩张急性加重。其中，AECOPD第一次作为一种重要的感染性疾病写进指南里。现将新指南重点介绍如下。

第一部分：门诊LRTI处理的相关问题

一、LRTI的诊断和鉴别诊断

当一个患者带着呼吸道症状（如：咳嗽、咳痰、气短、胸痛）来到门诊时，临床医师要考虑到3个问题：①出现这些症状是由感染性因素还是非感染性因素引起的（如：哮喘、COPD、心衰、心梗）？②如果是呼吸道感染，是呼吸道的哪部分发生感染？是急性支气管炎还是肺炎？③感染的可能病原体是什么？是病毒感染还是细菌感染？

1. 何时须考虑到吸入性肺炎？当由吞咽困难的患者出现急性呼吸道感染症状时，首先要想到吸入性肺炎，当这种患者就诊时，胸部X线检查是必要的。

2. 何时要想到心衰？年龄大于65岁的患者，出现端坐呼吸，心尖异常搏动，和/或心急梗死病史时，要考虑到心衰。

3. 何时须考虑到肺栓塞？有下列危险因素之一时要想到肺栓塞：下肢深静脉血栓病史或肺栓塞病史；过去4周内制动史；恶性肿瘤。

4. 何时要想到COPD？有下列至少两种症状时要想到COPD：喘息、呼气时间延长、吸烟史、过敏症状。建议这类患者作肺功能检查明确有无COPD。

5. 如何鉴别肺炎与其他下呼吸道感染？当出现下列症状和体征时要想到肺炎：呼吸困难、心率增快、发热 >4 天。如果怀疑肺炎，一定要进行胸部X线检查证实。

6. 在门诊是否需要明确病原学？在门诊进行微生物学检查通常是不推荐的。因为在门诊鉴别细菌还是病毒感染非常困难，经验性抗生素治疗通常基于疾病的严重程度分组（见治疗篇），而不是基于病原学。当然，门诊医师应该熟知当地重要病原菌的耐药流行病学。

二、LRTI的治疗

大多数LRTI是自限性的，病程通常1～3周。当然，某些患者确实需要抗生素治疗，而且门诊医师应该告诉每一个患者其病情的严重程度和可能的预后。

1. 急性咳嗽是否需要治疗　通常，咳嗽是人的保护反应，帮助清除气道的炎性分泌物。

但是，严重咳嗽影响人的工作和休息。因此，对于无痰、症状较重的咳嗽，可以选择美沙酚甚至可待因镇咳。但是，化痰剂、抗组胺药、支气管扩张剂在急性 LRTI 患者都没有确定疗效，因此不推荐使用。

2. LRTI 患者的抗生素治疗问题　下列情况下，LRTI 患者需要抗生素治疗：怀疑或确定肺炎；部分 AECOPD；年龄 >75 岁伴发热；心衰；胰岛素依赖糖尿病；严重神经系统疾病（如：卒中）。

3. AECOPD 抗生素治疗的指征　AECOPD 患者至少有下列症状之一时，需要抗生素治疗：呼吸困难加重、痰量增加、脓性痰。另外，严重 COPD 急性加重也需要抗生素治疗。

4. LRTI 患者抗生素治疗策略（表 2－2－1）　肺炎链球菌和流感嗜血杆菌是 LRTI 最主要的致病菌。四环素和阿莫西林是治疗的首选，四环素的优势在于同时还能覆盖肺炎支原体。如果四环素和阿莫西林过敏，而肺炎链球菌对大环内酯耐药率不高，新大环内酯类抗生素（如：阿奇霉素、罗红霉素、克拉霉素）可以作为替代抗生素的选择。当重要 LRTI 致病菌对所有一线抗生素耐药率都很高时，可以考虑左氧氟沙星或莫西沙星。喹诺酮类抗生素不作为一线抗生素的理由是：该类抗生素有导致社区细菌耐药率增高的潜在风险。

表 2－2－1　抗生素选择推荐总结

LRTI 类型	严重程度/分组	治疗	
		首选	次选
LRTI	全部	阿莫西林或四环素	复方阿莫西林－克拉维酸；大环内酯类；左氧氟沙星；莫西沙星
COPD	轻症	阿莫西林或四环素	同上
COPD	中等/严重	复方阿莫西林－克拉维酸	左氧氟沙星；莫西沙星
COPD	＋铜绿假单胞菌感染危险因素	环丙沙星	
CAP	不严重	青霉素 ± 大环内酯类；氨基苄青霉素 ± 大环内酯类；复方阿莫西林－克拉维酸 ± 大环内酯类；2 代或 3 代头孢菌素 ± 大环内酯类	左氧氟沙星；莫西沙星
CAP	严重	3 代头孢菌素 ± 大环内酯类	3 代头孢菌素 ±（左氧氟沙星或莫西沙星）
CAP	严重并有铜绿假单胞菌感染危险因素	抗铜绿假单胞菌的头孢菌素＋环丙沙星	Acylureidopenicillin/β－内酰胺酶抑制剂＋环丙沙星；泰能＋环丙沙星

续 表

LRTI 类型	严重程度/分组	治疗	
		首选	次选
支气管扩张	无铜绿假单胞菌感染危险因素		阿莫西林-克拉维酸；
	有铜绿假单胞菌感染危险因素		左氧氟沙星；莫西沙星；环丙沙星

5. LRTI 患者抗流感病毒治疗的问题　对于怀疑流感的患者，经验性抗病毒治疗通常是不推荐的。但是在流感流行季节，对于高危患者，出现典型流感症状（发热、肌肉痛、全身乏力和呼吸道感染症状），并且起病 2 天以内，可以考虑抗病毒治疗。

6. 门诊 LRTI 患者的随访　医师需要告知患者，如果症状持续 3 周以上，就需要复诊。抗生素的疗效通常在 3 天就会出现，如果没有观察到抗生素的预期疗效，也需要复诊。具有下列 2 个以上特点的患者，在首诊 2 天后也需要复诊：高热、呼吸困难、心率加快、相关基础疾病、年龄 >65 岁。

第二部分：住院 LRTI 处理的相关问题

一、社区获得性肺炎（CAP）

1. CAP 患者住院治疗的指征　决定哪些 CAP 患者需要住院是 CAP 治疗最重要的一步。判定是否需要住院有客观标准，有两个工具可供参考，一个是肺炎严重程度评分（PSI）（表 2-2-2），另一个是 CURB 评分（表 2-2-3）。PSI 本来是为了判断那些患者可以安全的门诊治疗，因此它有 3 个缺点：①很多 CAP 患者住院是为了吸氧或抽胸腔积液，但是 PSI 并没有该项目的评分；②PSI 评分中年龄是一个最重要指标，可能会低估某些年青 CAP 的严重程度；③该评分系统涉及 20 余项指标，操作比较复杂。

表 2-2-2　肺炎严重程度评分（PSI）

评分标准	得分
年龄	
-男性	年龄（岁）-0
-女性	年龄（岁）-10
住护理院	10
基础病	
-恶性肿瘤	30
-肝病	20
-充血性心力衰竭	10

续　表

评分标准	得分
-心脑血管疾病	10
-肾病	10
生命体征异常	
-神志不清	20
-呼吸频率≥30次/分	20
-收缩压<90mmHg	20
-体温<35≥40℃	15
-心率≥125次/分	10
实验室检查异常	
-血尿素氮≥11mmol/L	20
-血钠<130mmol/L	20
-血糖≥250mg/dl	10
-比细胞比容<30%	10
影像学检查异常	
-胸腔积液10	
氧合异常	
-动脉pH<7.35	30
$-PaO_2<60mmHg$	10
$-SaO_2<90\%$	10

危险分级：Ⅰ级：年龄<50岁，没有基础疾病，没有生命体征异常；Ⅱ级：≤70分；Ⅲ级：71~90分；Ⅳ级：91~130分；Ⅴ级：>130分。

表2-2-3　CURB评分

呼吸频率≥30次/分
舒张压≤60mmHg
血尿素氮>7mmol/L
神志不清

上述4条标准中每满足一项加1分，总分4分（0~4分）。

通常PSI评分Ⅳ~Ⅴ级，或者CURB评分2分（包括2分）以上患者需要住院治疗。一旦作出门诊治疗的决定，24~48小时后要重新评估。开始门诊治疗，但是病情加重需要住院的比例只占7.5%，但是正是这些患者有更高的病死率。

2. 患者需要住ICU的指征　需要机械通气治疗或血管活性药物>4hs（感染中度休克）；或者下列表现中的两项：收缩压<90mmHg、严重呼吸衰竭（$PaO_2/FiO_2<250$）、胸片提示病变超过两叶，均代表严重CAP，可以考虑收入ICU。

3. CAP 的实验室检查　需要作那些实验室和微生物检查取决于肺炎的严重程度。微生物学检查的主要目的是流行病学，为将来的经验性抗生素治疗提供依据。所有住院患者均需要作血培养，有明显胸液的患者均需要抽胸液进行细菌学检查。支气管肺泡灌洗（BAL）适用于无反应性肺炎，在保证氧合的前提下谨慎进行。CAP 患者如果可以及时地获得脓性痰，推荐进行痰涂片革兰染色。如果脓性痰细菌培养结果与涂片革兰染色结果一致，痰培养对于确定感染菌及抗生素药敏结果是有意义的。对于重症 CAP，或者临床怀疑军团菌肺炎，嗜肺军团菌血清 1 型尿抗原对于诊断有帮助。尿抗原监测肺炎链球菌非常有前途，但是目前其临床应用价值，以及成本/效益还需要进一步评价。血清抗体检测对于具体患者没有诊断价值，其价值只在于流行病学调查。

4. CAP 的抗生素治疗　第一个原则是迅速给予抗生素，一般在住院 2 小时内，住 ICU 1 小时内就要开始抗生素治疗。第二个原则是要根据 CAP 的严重程度分层进行抗生素选择：住院 CAP 患者肺炎链球菌是最主要的致病菌，其次是流感嗜血杆菌、肺炎支原体和肺炎衣原体；需要住 ICU 的重症 CAP 最重要的致病菌是军团菌、革兰阴性肠杆菌、铜绿假单胞菌等（表 2-2-4）。第三个原则是要了解当地常见细菌的耐药率。最后抗生素要给予足够的剂量，同时又不产生毒副作用。

表 2-2-4　经验性选择抗生素治疗时，需考虑的感染危险因素

危险因素	病原体
COPD 和/或支气管扩张	流感嗜血杆菌；革兰阴性肠杆菌：铜绿假单胞菌
近期住院	革兰阴性肠杆菌；铜绿假单胞菌
近期内抗感染治疗	革兰阴性肠杆菌；铜绿假单胞菌
隐性吸入	混合感染；厌氧菌感染；
大量吸入	革兰阴性肠杆菌；铜绿假单胞菌；厌氧菌感染
流感	金黄色葡萄球菌；肺炎链球菌；流感嗜血杆菌
家畜接触史	柯克斯体属
鸟类接触史	鹦鹉热衣原体
静脉吸毒史	金黄色葡萄球菌（MSSA 或 MRSA）
近来去地中海旅游	军团菌
近来去中西部或南部美国	组织胞浆菌
长期使用皮质激素	曲菌

通常抗生素的疗程为 7～10 天，但是军团菌肺炎疗程至少 14 天。

轻症 CAP 开始就可以口服抗生素治疗。中重度肺炎随着主要临床症状的好转（连续 2 日体温正常，咳嗽减轻，血白细胞下降），如果患者无胃肠道功能障碍，则可以遵循从静脉到口服的序贯治疗原则（表 2-2-5）。

表 2-2-5　序贯治疗抗生素治疗的选择

序贯治疗的方案	静脉用药	口服药物
同一药物/相同的 AUC	莫西沙星；左氧氟沙星； 环丙沙星；克林霉素	莫西沙星；左氧氟沙星； 环丙沙星；克林霉素
同一药物/AUC 降低	氨基苄青霉素 头孢呋辛 红霉素 克拉霉素	阿莫西林 头孢呋辛酯 红霉素 克拉霉素
不同的药物/不同的 AUC	头孢曲松	头孢呋辛酯 Cefixime

5. CAP 明确病原体后的抗生素选择（表 2-2-6）　如果 CAP 患者明确所感染的病原体后，可按表 2-2-6 选用抗菌药物。

6. CAP 的辅助治疗　除抗生素外，CAP 合并急性呼吸衰竭患者推荐低分子肝素治疗。在有 COPD 基础疾病患者推荐无创机械通气治疗。糖皮质激素对 CAP 的治疗帮助不大，但是当出现感染中毒休克时可以使用。

表 2-2-6　CAP 病原体明确后推荐使用的抗菌药物

病原体	推荐治疗
肺炎链球菌中度耐药≤ 2 mg/dl	大剂量阿莫西林；3 代头孢菌素；呼吸喹诺酮；telithromycin
肺炎链球菌高度耐药 >2 mg/dl	呼吸喹诺酮；万古霉素；替考拉宁；利奈唑胺
MSSA	2 代头孢菌素；克林霉素；呼吸喹诺酮
MRSA	万古霉素；替考拉宁 ± 利福平；利奈唑胺
氨苄青霉素耐药的流感嗜血杆菌	氨苄青霉素 + β-内酰胺酶抑制剂；呼吸喹诺酮
肺炎支原体	多西环素；大环内酯类；呼吸喹诺酮；telithromycin
肺炎衣原体	多西环素；大环内酯类；呼吸喹诺酮；telithromycin
嗜肺军团菌杆菌	呼吸喹诺酮；大环内酯类 ± 利福平；阿奇霉素
柯克斯体属	大环内酯类；呼吸喹诺酮；
鲍曼不动杆菌	3 代头孢菌素 + 氨基糖苷类抗生素

7. CAP 患者的疗效评价　CAP 住院 24～72 小时是治疗的关键期，可以通过简单的临床表现，如体温、呼吸频率、氧合指数、血压、心率、以及神志状况来判断。X 线胸片本身不适合早期的疗效评价，因为胸片的好转往往需要更长的时间。

如果最初的疗效不满意，医师需要确定：①患者是否真的是 CAP？②抗生素选择是否正确（包括种类、给药途径、剂量）？③对已知病原菌的治疗是否得当？下一步还需要选择 CT 和/或纤维支气管镜进一步明确诊断，需要排除脓胸、肺脓肿、肺栓塞和液体输入量过多等。在完善了这些检查后，给予第二个疗程的抗生素治疗可能是有必要的。

二、COPD 急性加重（AECOPD）

1. AECOPD 患者需要住院治疗的指征　所有 AECOPD 患者经过 12 小时门诊治疗后病

情没有好转，仍存在呼吸衰竭或呼吸困难进一步加重就需要住院治疗。

2. AECOPD患者抗生素治疗的指征　Anthonisen等人作出了开创性的工作。他们根据3个简单的症状（呼吸困难加重、痰量增加、脓性痰）把AECOPD患者分成3类（图2-2-1）：Ⅰ型（具有全部3个症状）；Ⅱ型（具有两个症状）；Ⅲ型（仅有1个症状）。目前认为，AECOPD的抗生素治疗适用于以下人群：（1）Anthonisen Ⅰ型；（2）包括脓性痰的Anthonisen Ⅱ型；（3）需要有创或无创通气的严重AECOPD患者。没有脓性痰的Ⅱ型，以及Ⅲ型AECOPD不需要抗生素治疗。

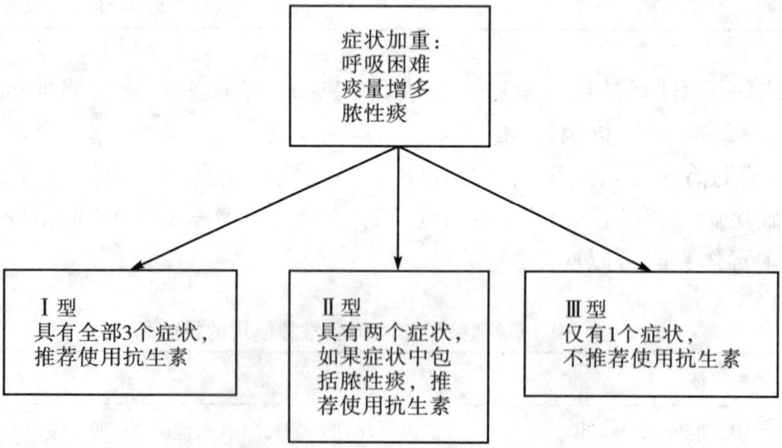

图2-2-1　以症状加重为特点，对COPD患者进行分组

3. AECOPD的微生物学诊断　推荐对于严重COPD患者，如果有难治细菌（如铜绿假单胞菌），或耐药菌（近期抗生素治疗史或糖皮质激素治疗史；每年4次以上发作；$FEV_1 < 30\%$）感染危险，常规进行痰培养和气管吸出物（气管插管患者）培养。

4. AECOPD分组和抗生素治疗　传统上把AECOPD分成3组（表2-2-7）。A组，轻症COPD，一般不需要住院；B组，需要住院的中重度COPD，无铜绿假单胞菌感染危险；C组，中重度COPD，有铜绿假单胞菌感染危险。至少满足下列两条标准AECOPD有铜绿假单胞菌感染可能：①最近住院史；②经常（每年4次）或最近抗生素治疗史（最近3个月）；③病情严重（$FEV_1 < 30\%$）；④以前急性加重时分离过铜绿假单胞菌或有铜绿假单胞菌的定植。

表2-2-7　AECOPD患者分组：根据每组潜在的病原体选择抗菌药物

分组	定义	病原体
A	轻度 COPD	流感嗜血杆菌，肺炎链球菌，卡他莫拉菌，肺炎支原体，肺炎衣原体
B	中等/严重 COPD 无铜绿假单胞菌感染危险因素	A 组病原体，+肠杆科菌，肺炎克雷白菌，大肠杆菌，变形杆菌
C	中等/严重 COPD 伴有铜绿假单胞菌感染危险因素	B 组病原体+铜绿假单胞菌

3 组 AECOPD 抗生素经验治疗见表 2－2－8。

5. AECOPD 患者治疗无效的再评价　如果初治失败，首先考虑是否由于非感染因素造成治疗失败，如 COPD 药物治疗不足，肺栓塞，心衰等。然后，需要进行仔细的细菌学检查，同时经验性换用对铜绿假单胞菌、耐药肺炎链球菌、以及其他非发酵糖菌有效的抗生素。如有可能，针对细菌培养的结果选择有针对性的抗生素。

表 2－2－8　AECOPD 分组及抗生素选择

分组	定　义	口服抗生素	口服替代药	静脉抗生素
A	轻度 COPD 无合并症	通常不需要， 如需要： 阿莫西林， 四环素	复方阿莫西林－克拉维酸， 大环内酯类， 左氧氟沙星， 莫西沙星	
B	中等/严重 COPD 无铜绿假单胞菌感染危险因素	复方阿莫西林－克拉维酸，	左氧氟沙星， 莫西沙星	阿莫西林/克拉维酸， 2/3 代头孢菌素* 左氧氟沙星，莫西沙星
C	中等/严重 COPD 伴有铜绿假单胞菌感染危险因素	环丙沙星		环丙沙星或对铜绿假单胞菌有活性的－内酰胺类氨基糖苷类

*头孢曲松，头孢噻肟，头孢吡肟，哌拉西林/三唑巴坦，碳青霉烯类。

三、支气管扩张急性加重

稳定期支气管扩张患者 60%～80% 气道内有病原微生物定植，最常见的是流感嗜血杆菌和铜绿假单胞菌，另外还可以有肺炎链球菌和金黄色葡萄球菌，少见的有奴卡菌、曲菌和分枝杆菌。定期监测支气管扩张患者定植菌对治疗是有帮助的，大多数支气管扩张急性加重抗生素治疗可能受益。推荐抗生素治疗前（特别是需要住院的支气管扩张急性加重患者）留痰标本进行细菌培养。经验性抗生素选择（表 2－2－9）要根据有无铜绿假单胞菌感染的危险（危险因素判定参照 AECOPD 铜绿假单胞菌感染的判定标准），并根据细菌培养结果适当调整抗生素。

表2-2-9 支气管扩张急性加重分组和抗生素选择

分组	口服抗生素	静脉抗生素
无铜绿假单胞菌感染危险	阿莫西林/克拉维酸 莫西沙星 左氧氟沙星	阿莫西林/克拉维酸 头孢曲松 头孢噻肟 莫西沙星 左氧氟沙星
有铜绿假单胞菌感染危险	环丙沙星	环丙沙星/左氧氟沙星+ 抗铜绿假单胞菌-内酰胺* 或氨基糖苷类

*头孢他啶，头孢吡肟，哌拉西林/三唑巴坦，碳青酶烯类。

第三部分：LRTI的预防

一、非疫苗接种在LRTI的预防

流感嗜血杆菌口服菌苗制剂以及其他细菌提取物不推荐用于慢性支气管炎和COPD，而且抗生素预防治疗也无效。对于支气管扩张患者反复急性加重，某些专家建议长期抗生素治疗，但是这一观点没有循证医学依据。抗生素雾化不能预防支气管扩张急性加重。上呼吸道抗生素治疗不能预防LRTI的发生。规律吸入糖皮质激素或长效β_2受体激动剂不能预防LRTI，但是可以减少某些AECOPD的发生。理疗不能预防LRTI的发生，慢性支气管炎及COPD常规使用化痰药也不能预防LRTIs发生。

二、菌苗接种在LRTI的预防

免疫功能正常者，符合下列至少一项条件者推荐每年注射流感菌苗：①年龄≥65岁；②医务工作者；③慢性心脏疾病；④慢性肺病；⑤糖尿病；⑥慢性肾病；⑦流感季节孕中晚期妇女。重复接种流感疫苗是安全的，而且不会降低免疫反应。灭活疫苗比减毒活疫苗更安全。

23价多糖肺炎链球菌菌苗推荐用于下列肺炎链球菌感染危险的患者：①年龄≥65岁；②医务工作者；③痴呆；④癫痫；⑤充血性心力衰竭；⑥心脑血管疾病；⑦COPD；⑧既往肺炎病史；⑨慢性肝病；⑩糖尿病；⑪功能型或解剖学无脾症；⑫慢性脑脊液漏。对于老年人初次接种肺炎链球菌菌苗后5~10年可以重复接种。

（曹　彬）

参考文献

Woodhead M, Blasi F, Ewig S, et al. ERS Task Force in Collaboration with ESCMID: Guidelines for the management of adult lower respiratory tract infections. Eur Respir J, 2005, 26:1138-1180

第三章　2005 年美国 ATS/IDSA 医院内肺炎指南解读

2005 年 2 月 15 日《Am J Resp Crit Care Med》发表了美国胸科协会（ATS）和美国感染病协会（IDSA）共同颁布了关于院内获得性肺炎（HAP）的新指南。该指南是对 ATS 1996 年院内肺炎指南的更新，重点阐述 HAP 的流行病学、发病机制、病原学、抗生素治疗和治疗后评价等。现将新指南重点介绍如下。

一、关于医疗机构相关性肺炎（HCAP）的新概念

传统上医学界将肺炎分为社区获得性肺炎（CAP）和 HAP，但是还有一些患者不能纳入其中任何一种。新指南提出医疗机构相关性肺炎（HCAP）的概念就解决了这个问题。HCAP 指的是具有下列特点的肺炎患者：本次感染前 90 天内因为急性病住院治疗，并且住院时间超过 2 天的；住在养老院和康复机构中的；本次感染前 30 天内接受过静脉抗生素、化疗或伤口护理的；到医院或透析门诊定期接受血液透析的。由于从未插管的 HAP 患者取得细菌学资料既困难又不准确，现有资料大多来自对呼吸机相关性肺炎（VAP）的研究，但是 VAP 的诊断和治疗原则同样适用于 HAP 和 HCAP。

二、HAP 的流行病学

HAP 在美国院内感染中占第二位，发生 HAP 后平均每例患者住院时间延长 7 ~ 9 天，花费增加 5 万美元。HAP 的发生率大约是每 1000 次住院发生 5 ~ 10 例，气管插管后 HAP 的发病率增加 6 ~ 20 倍。HAP 占 ICU 感染总数的 25%，占 ICU 抗生素使用量的 50%。在 ICU，近 90% 的 HAP 发生在机械通气过程中。在住院的早期发生 VAP 的危险性最高，据估计，在机械通气的前 5 天内，VAP 是以每天增加 3% 的速度递增的，5 ~ 10 天 VAP 的发生率就降低到 2%/天，10 天后危险性就减低到 1%/天。这说明气管插管本身增加 HAP 感染的危险，随着无创机械通气应用的增多，HAP 的发生也会下降。

发生 HAP 的时间是一个重要的流行病学参数。早期 HAP 指的是住院前 4 天内发生的肺炎，通常由敏感菌引起，预后好；晚期 HAP 指的是 5 天或 5 天以后发生的肺炎，致病菌常是多种抗生素耐药（MDR）的细菌，病死率高。HAP 的粗病死率大约 30% ~ 70%，但是大多数 HAP 患者死于基础病而不是死于 HAP 本身。VAP 的归因病死率大约 33% ~ 50%，病死率增加与菌血症、耐药菌（如铜绿假单胞菌、不动杆菌属）感染、内科疾病而不是外科疾病、不恰当抗生素治疗等因素相关。

三、HAP 的病原学

在非免疫缺陷的患者中，HAP、VAP 和 HCAP 通常由细菌感染引起，可能为多种细菌的混合感染，由真菌和病毒感染引起的少见。常见的致病菌包括：需氧的革兰阴性杆菌，包

括：铜绿假单胞菌、大肠杆菌、肺炎克雷白菌和不动杆菌。金黄色葡萄球菌感染常在糖尿病、头部创伤和住在ICU的患者发生。口咽部的定植菌（化脓链球菌、凝固酶阴性葡萄球菌、奈瑟菌属、棒状杆菌属）的过量生长可以造成免疫缺陷者和部分免疫正常患者的HAP。导致HAP的MDR病原菌的种类受到多种因素的影响，比如：住在哪家医院、基础病、是否接受过抗生素治疗、外科患者还是内科患者 =，另外MDR菌还随着时间而改变。因此，要了解MDR菌，强调当地实时的、动态的监测非常重要。没有插管的住院患者因为误吸可以引起厌氧菌HAP，但是VAP中厌氧菌少见。

实际上，因为没有气管插管，HAP和HCAP中的细菌病原学资料非常少，院内获得性肺炎的病原学主要来自对VAP的研究。但是，大多数作者都认为没有机械通气的患者与有机械通气的患者，病原学差别不大。主要的MDR菌包括：耐甲氧西林的金黄色葡萄球菌（MRSA）、铜绿假单胞菌、不动杆菌属和肺炎克雷白菌。但确实某些致病菌，如：MRSA和肺炎克雷白菌更多见于没有机械通气的患者；而铜绿假单胞菌、嗜麦芽窄食单胞菌、不动杆菌在VAP的患者中更多见。嗜肺军团菌HAP并不少见，特别在免疫缺陷的患者，比如：器官移植的受者、HIV感染者、糖尿病、肺病、终末期肺病等。如果嗜肺军团菌在医院供水系统中存在，或者该医院正在进行基础设施建设，发生嗜肺军团菌HAP的机会增加。

四、HAP的发病机制

HAP的发生必须是宿主与微生物之间的平衡向有利于细菌定植和向下呼吸道侵袭的方向发展。HAP感染的途径包括医疗器械和周围环境（水、空气、仪器），并且病原微生物可以在医护人员与患者之间传播。患者基础疾病的严重程度、手术、接受过抗生素和其他药物、气管插管等与HAP或VAP的发病有关。口咽部定植细菌的吸入和气管插管球囊上方积聚的细菌的吸入是细菌进入下呼吸道的主要途径。胃肠道和鼻窦作为口咽和气管定植菌储藏库的重要性仍有争议。吸入被污染的气溶胶和直接的接种并不是HAP感染的主要途径。血源性感染播散和胃肠道细菌的移位在HAP发病中作用罕见。

五、HAP发生的危险因素及预防

气管插管和机械通气可以增加HAP的发病率6～21倍，如有可能应尽量避免。研究表明，尽量减少机械通气的时间，减少镇静剂的使用，加快脱机能减少HAP的发生。使用经口的气管插管和经口的胃管可以减少鼻窦炎的发生，进而可能减少HAP。保持气管插管气囊压力在20cmH_2O以上，对声门下方分泌物持续吸引，降低对咳嗽反射的抑制作用（限制镇静剂和麻醉剂的使用量）也可以降低VAP的发生。呼吸机管路内也有细菌的定植，要警惕呼吸机管路内的冷凝水反流，但是频繁的更换管路并不能减少VAP的发生。

平卧位误吸的可能大，半卧位（45°）可以减少误吸，进而减少HAP的发生。胃肠外营养可以增加静脉导管相关感染的危险、增加费用、小肠纤毛的丧失、肠道内细菌的移位，因此很多专家推荐对于危重患者，肠内营养越早越好。但是肠内营养却是HAP的危险因素，早期肠内营养（插管后1天）比晚期（插管后5天）发生VAP的危险高。荟萃分析发现，与胃内肠营养相比，幽门后肠营养可以减少ICU相关HAP的发生。

口咽部细菌定植是ICU获得HAP的重要危险因素，因此口腔局部消毒（洗必泰）可以降低某些患者HAP的发生。选择性胃肠道清洁（SDD）也可以减少HAP的发生，但是如果耐药菌的比例比较高，SDD的作用有限。在这种情况下，SDD可以产生抗生素耐药菌的选择压力增高，因此常规预防使用抗生素是不推荐的。静脉抗生素的使用可以增加耐药菌定植和感染的机会，但是有研究发现在紧急气管插管24小时内头孢呋辛可以减少早期HAP。因此，在某些患者短期使用抗生素可能有利，但是长期使用抗生素耐药菌感染的危险增加。

为预防消化道出血，ICU医师常使用H_2受体阻断剂或制酸剂，但是二者都可以增加HAP。与H_2受体阻断剂相比，使用硫糖铝导致HAP的风险性小一些，但是消化道出血的风险大一些。因此，在临床应用中要权衡利弊。同种异体血的输注能降低患者的免疫功能，使感染的危险增加，因此输血，特别是输全血的适应证要严格把握。如果去除白细胞，仅输红细胞发生感染的危险性下降。在ICU内血糖的控制非常重要，提倡积极使用胰岛素控制血糖在80～110mg/dl水平，这样可以降低菌血症、气管插管的时间和病死率。

六、HAP的诊断

指南认为：HAP的临床诊断应该包括两层含义，一方面可以确定是否患有肺炎，另一方面可以确定肺炎的病原学。当患者有发热、白细胞增多、脓性痰、以及痰或支气管分泌物培养阳性，但是影像学没有新出现的浸润影，只能诊断院内获得性气管支气管炎，而不能诊断HAP。气管支气管炎可以使ICU的住院时间和机械通气的时间延长，但是病死率并不增加。与VAP相比较，HAP的诊断更困难，因为没有气管插管，怀疑HAP的患者较少行支气管镜检查。很多医师研究了临床标准对诊断HAP的准确性，影像学肺部浸润影加一项临床表现（发热、白细胞增多、脓性痰）敏感性高、但是特异性差（特别对于VAP）。但是一项结合病理学和病原学的尸解研究表明，肺部浸润影加上两项临床标准，诊断HAP的敏感性达69%，特异性达75%。但是如果所有临床表现都满足，敏感性下降，可能会漏诊很多HAP。因此，影像学加两项临床表现是目前最准确的临床诊断标准。

当上述临床表现一项都不存在时，发生HAP的可能性很小。但是如果并发ARDS、难以解释的血流动力学不稳定，机械通气过程中血氧的下降，要警惕HAP的可能。气管插管的患者往往能培养出多种致病菌，但是如果对单纯的细菌定植就给抗生素治疗是危险的。常规对没有感染迹象的患者进行气道分泌物细菌培养是不推荐的，其结果仅能产生误导。

HAP病原学的诊断往往需要获得下呼吸道分泌物，从血培养或胸液培养中得到病原学的机会非常小。即使血培养阳性，致病菌也往往来自肺外的感染，而不是来自HAP。对于ICU患者出现发热，怀疑有感染存在，但是下呼吸道分泌物培养阴性（近期未更换过抗生素），这通常提示VAP不存在，要寻找其他的感染来源。同样，VAP患者如果某种耐药菌培养阴性，往往表明该菌不是真的致病菌。

很多实验室对于HAP的病原学诊断，是通过痰或气道分泌物的半定量培养获得。痰涂片革兰染色直接镜检，通过仔细检查多型核白细胞及细菌形态，并与细菌培养结果比较，可以提高 HAP 诊断的准确性。

临床诊断的主要局限性，可以导致抗生素的过量使用，这与临床诊断过于敏感有关。很多临床表现类似 HAP 的非感染性疾病，也可能接受了抗生素治疗，比如：充血性心力衰竭、肺不张、肺栓塞、药物性肺损害、肺出血或 ARDS。为了提高临床诊断的特异性，Pugin 等提出临床肺炎评分（CPIS），这是一种结合症状、影像学、生理学和细菌学的综合性评分系统，CPIS 超过 6 分诊断 HAP（表 2－3－1）。可惜，CPIS 的敏感性（77%）和特异性（42%）都不令人满意。但是，CPIS 可以用在动态监测上，如果低度怀疑 VAP 的患者，经过抗生素治疗 3 天后 CPIS 仍很低，可以比较安全的停用抗生素。

表 2－3－1 CPIS 评分（clinical pneumonia infection score）

CPIS 评分	0	1	2
气道分泌物	无	非脓性分泌物	脓性分泌物
胸片	无浸润		有浸润（除外 CHF 和 ARDS）
体温（℃）	≥36.5 和≤38.4	≥38.5 和≤38.9	≥39 和≤36
白细胞（$\times 10^9$/L）	≥4 和≤10	<4 或 >11	<4 或 >11 + 杆状核≥50%
PaO_2/FiO_2	≥240 或 ARDS		≤240，无 ARDS
气道吸出物细菌培养	≤1 + 或没有生长	>1 +	>1 +，且同革兰染色结果一致

摘自 Pugin J，et al. Am Rev Respir Dis，1991：143，1121。CPIS 总分 = 6 项评分的总和；ARDS = 急性呼吸窘迫综合征；CHF = 充血性心力衰竭。

下呼吸道分泌物的定量培养的目的是为了区别定植和感染，因此可以减少抗生素的过量使用，特别是那些低度怀疑 HAP 的患者。支气管肺泡灌洗液（BALF）诊断阈值为 10^4 cfu/ml，诊断 VAP 的敏感性为 73 ± 18%，特异性为 82 ± 19%。纤支镜保护性刷检（PSB）的诊断阈值为 10^3 cfu/ml，与 BALF 比较，PSB 的重复性不好，敏感性和特异性分别为 66 ± 19% 和 90 ± 15%。因此 PSB 对于诊断 HAP 特异性高于敏感性，阳性结果可以提高诊断的准确性。定量培养假阴性主要原因是最近使用过抗生素或抗生素发生改变，在这种情况下，适当降低定量培养的阈值可以减少假阴性。定量培养也适用于盲法气管插管内吸引、盲法 BALF 和盲法 PSB，这在纤支镜技术不普及的医院应用较多。3 种方法的敏感性分别为 74% ~ 97%，63% ~ 100%，58% ~ 86%，特异性分别为 74% ~ 100%，66% ~ 96%，71% ~ 100%。至于选择哪种方法受专业知识、临床经验、仪器设备和费用的影响。与经验性抗生素治疗相比，接受侵入性检查（纤支镜 PSB、BALF）的患者住院 14 天病死率下降（16% 和 25%，P = 0.02），同时第 28 天不用抗生素天数增加（11 ± 9 对 7 ± 7 天，$P < 0.001$）。

七、HAP 的抗生素治疗

HAP 的经验性抗生素治疗，不仅需要适当（对可能的致病菌有体外活性），而且要迅速。延误治疗导致 HAP 病死率增加，另外，如果一开始抗生素选择不适当，等细菌学结果回报后调整抗生素，患者的病死率并不下降。开始经验性抗生素的选择一方面要根据当地细菌流行病学监测，另一方面要取决于有无 MDR 菌感染的危险（表 2 -3 -2）。指南认为没有 MDR 感染危险的 HAP 可以选择窄谱抗生素（表 2 - 3 - 3），反之则需要选择广谱抗生素（表 2 -3 -4），甚至多药联合使用。

表 2 -3 -2　MDR 菌感染的危险因素

90 天前抗菌素治疗史
住院时间 5 天以上
当地 MDR 菌分离率高
存在 HCAP 危险：
- 本次感染前 90 天住院史（>2 天）
- 住养老院或康复医院
- 本次感染前 30 天接受静脉抗生素、化疗或伤口护理
- 定期到医院接受血液透析治疗
免疫缺陷或接受免疫抑制剂治疗

表 2 -3 -3　没有 MDR 菌感染危险的 HAP、VAP 经验性抗生素治疗

可能致病菌	推荐抗生素
• MSSA	头孢曲松，
• 肺炎链球菌	或
• 流感嗜血杆菌	左氧氟沙星，莫西沙星，或环丙沙星
• 革兰阴性肠杆菌（不包括绿脓）	或
- 肠杆菌属	氨苄西林/舒巴坦
- 大肠杆菌	或
- 克雷白菌属	Ertapenem
- 变形杆菌属	
- 粘质沙雷菌属	

表 2 -3 -4　需要覆盖 MDR 菌感染的 HAP、VAP 经验性抗生素治疗

可能致病菌	抗生素联合治疗
• 表 2 -3 -3 中的致病菌，加上 MDR 菌	有抗铜绿假单胞菌活性的头孢菌素（头孢他啶，头孢吡肟）或
• 铜绿假单胞菌	有抗铜绿假单胞菌活性的碳青酶烯（伊米配能，卡巴培能）
• 肺炎克雷白菌（产 ESBL）	或
• 不动杆菌属	内酰胺/或内酰胺酶抑制剂（哌拉西林/三唑巴坦）
	加上
	有抗绿脓活性的氟喹喏酮（环丙沙星，左氧氟沙星）
	或

续　表

可能致病菌	抗生素联合治疗
	氨基糖苷类（阿米卡星，庆大霉素，妥布霉素）
	加上
耐甲氧西林的金黄色葡萄球菌	利奈唑烷，或万古霉素
嗜肺军团菌	

注：ESBL－超广谱内酰胺酶；MDR－多药耐药菌。

临床上要想获得最佳的治疗效果，不但要选择合适的抗生素，而且要有合适的剂量和合适的给药方式。为此，必须了解常用抗生素的药代动力学和药效学。大多数的内酰胺抗生素肺组织浓度可以达到血浆浓度的一半，而氟喹诺酮和利奈唑烷的肺组织浓度可以达到甚至超过血浆药物浓度。氨基糖苷和氟喹诺酮是浓度依赖的杀菌剂，万古霉素和β内酰胺抗生素也是杀菌剂，但属于时间依赖抗生素。氨基糖苷和氟喹诺酮对革兰阴性杆菌有明显的抗生素后效应（PAE），而β内酰胺抗生素对革兰阴性杆菌就没有明显PAE（卡巴培能除外）。时间依赖性抗生素要求一天多次给药，甚至持续静脉点滴；而浓度依赖性抗生素则要求一天一次给药。

气管内滴药和雾化吸入给药只在氨基糖苷和多粘菌素B两类抗生素有研究。虽然局部给药（妥布霉素）并不降低病死率，但是细菌清除率有所增加。局部给药的顾虑在于担心这种方法不用于治疗目的而用于预防，这样可能增加耐药菌感染的危险。雾化吸入抗生素的另一个副反应是可能引起支气管痉挛。

八、HAP治疗的疗程和疗效

Luna等以CPIS为研究工具，研究VAP抗生素治疗的疗程。他们发现治疗后3～5天临床就有明显改善。因此，如果经验性抗生素有效，治疗6天就可以达到很好的临床疗效，延长抗生素治疗时间只会导致耐药菌的定植，最终引起VAP的复发。有研究表明，VAP抗生素治疗，8天疗程和14天疗程临床预后相同。

一旦取得细菌学资料（血培养、痰培养），就要对初始的抗生素进行调整（图2－3－1）。这既包括初始治疗未覆盖致病菌（主要是耐药菌），又包括初始治疗有效，需要降阶梯换用窄谱抗生素。初始抗生素治疗无效可能有3种原因：①诊断错误，有很多其他原因临床上被误认为HAP，例如：肺栓塞、肺不张、肺泡出血、ARDS、肺肿瘤；②宿主原因，如：高龄、机械通气时间长、呼吸衰竭、潜在致死性疾病、双侧肺浸润、抗生素治疗史等；③细菌因素，初始治疗未覆盖某些耐药菌，如：铜绿假单胞菌、不动杆菌属，或者其他少见病原，如：结核分枝杆菌、真菌、呼吸道病毒等。另外，在治疗过程中，可能出现导致发热的并发症，如鼻窦炎、静脉导管相关感染、假膜性肠炎、泌尿系感染等。

对于初始治疗无效的患者，需要扩大鉴别诊断的范围，同时重复下呼吸道分泌物细菌培养。如果发现耐药菌或少见致病菌，就应该根据药敏调整抗生素。如果细菌培养阴性，就要考虑其他的并发症或非感染性因素。必要时需要更换深静脉插管，并取导管尖端、导管血培养，取尿培养。影像学检查可以帮助发现治疗失败的原因，比如：侧位胸片、B超可以发现胸腔积液（通过胸水检查可以排除脓胸），腹部CT可以帮助发现腹腔内的感染，鼻窦CT可以发现鼻窦的气液平面，帮助鼻窦炎的诊断，另外还要特别警惕肺栓塞的可能。如果微生物学和影像学检查均未发现异常，可以考虑开胸肺活检。但是在肺活检前，可以先考虑纤维支气管镜检查；如果纤维支气管镜也没有任何阳性发现，可以先经验性的更换抗生素。

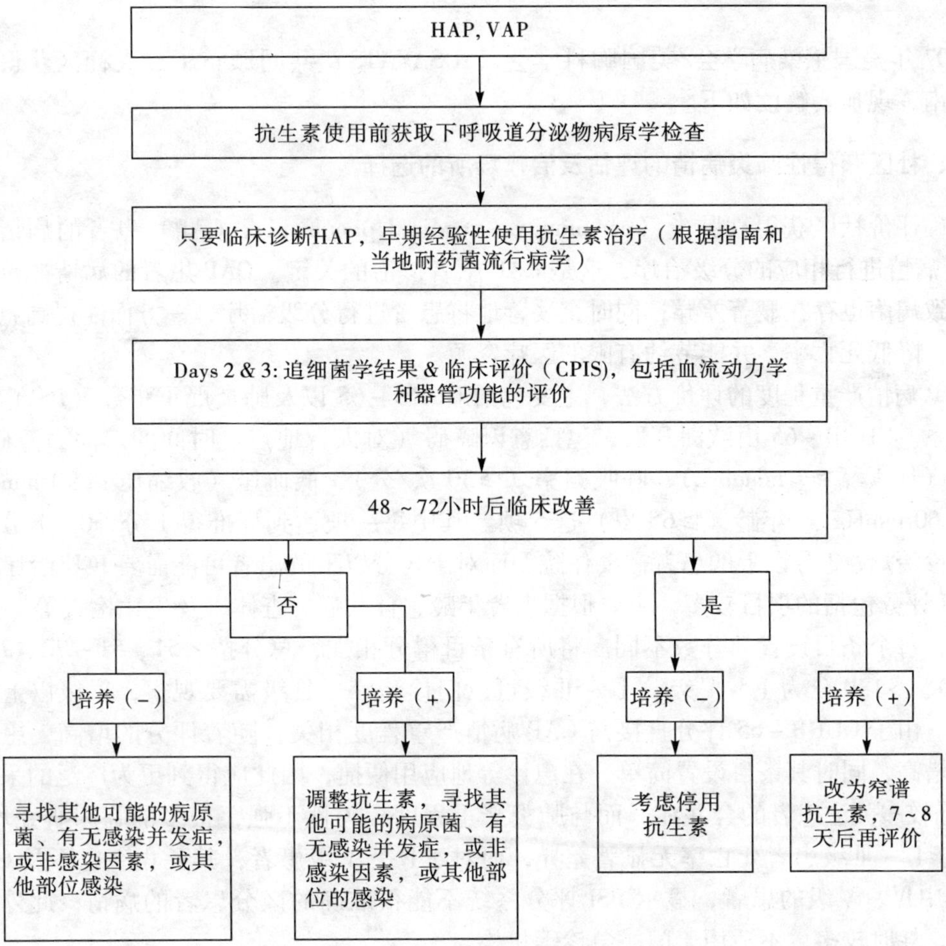

图2-3-1 HAP和VAP抗生素治疗流程

（曹 彬）

参 考 文 献

American Thoracic Society Documents: Guidelines for the management of adults with hospital-acquired, ventilator-associated, and healthcare-associated pneumonia. Am J Respir Crit Care Med, 2005, 171: 388-416

第四章 2007 年美国感染病学会/美国胸科学会成人社区获得性肺炎诊治指南解读

2007 年美国感染病学会/美国胸科学会（IDSA/ATS）共同颁布了成人社区获得性肺炎诊治指南，现扼要解读如下。

一、社区获得性肺炎病情的评估及治疗场所的选择

正确评价社区获得性肺炎（community - acquired pneumonia，CAP）患者的病情，并根据 CAP 病情进行相应的分级治疗，这是 CAP 患者诊治的关键。CAP 患者的病情严重程度不同，其致病菌也存在显著差异；同时，妥善地将患者进行分级治疗，一方面能提高患者的诊治疗效，降低死亡率，并能节约有限的医疗资源。

CAP 病情严重程度的评价方法，主要包括 CURB - 65 以及肺炎严重指数（PSI）这两种评分体系。CURB - 65 由欧洲开发，包括意识障碍（对人、地点、时间的定向力障碍）、氮质血症（尿素氮≥7 mmol/L）、呼吸频率（≥30 次/分）、低血压（收缩压 < 90 mmHg，舒张压 < 60 mmHg）、年龄（≥65 岁）这 5 项。其中每一项达到标准得 1 分，0 ~ 1 分患者可以在门诊治疗，2 分以上的患者需要住院，而对于 3 分以上的患者可能需要 ICU 治疗。

PSI 评分包括的项目较多，主要根据患者年龄、合并症、查体以及生化检查等，共有 20 个条目，每个条目设置的分数不同。将所有条目得分相加，总分按 < 51、51 ~ 70、71 ~ 90、91 ~ 130、> 130 分为Ⅰ ~ Ⅴ级，Ⅰ ~ Ⅱ级可以门诊治疗，Ⅲ级需要观察，Ⅳ级以上需要住院治疗。由于 CURB - 65 评分直接与 CAP 病情严重程度相关，随着评分的增高，患者死亡率显著增高，同时其条目设置简单，在急诊等地应用便捷，因此应得到更为广泛的采用。而 PSI 评分较多关注患者的合并症，而与肺炎严重程度相关性不强，很多的临床研究均表明，PSI 评分Ⅰ ~ Ⅲ级患者死亡率无显著差异，而对于Ⅳ、Ⅴ级患者，其死亡率也不及 CURB - 65 评分中Ⅳ、Ⅴ级的患者，显示 PSI 评分系统不能很准确的区分患者的病情；此外，其条目复杂，耗时较多，不适用于门、急诊等机构。

但是，临床应用上述评分方法也不能僵化教条。首先，由于患者病情可能随着时间发生变化，因此，合理的观察数小时，动态的评价患者病情很重要。其次，某些轻症患者，由于出现肺炎合并症（如肺炎旁胸腔积液），或者不能口服用药，或者难以得到快捷的医疗救助，或者其多项评分位于临界值附近，虽然他们的评分较低，也可能需要住院甚至 ICU 治疗。

目前，至于哪些患者符合重症 CAP，需要 ICU 治疗，尚存争议，尚无统一的标准。但是，对于需要气管插管机械通气或/和出现感染性休克需要血管收缩药物的患者，肯定符合重症肺炎的标准，需要在 ICU 救治。此外，符合下述重症肺炎次要标准 3 项以上的也需要在 ICU 救治，即呼吸频率 > 30 次/分；氧合指数（PaO_2/FiO_2） < 250；多叶、段性肺炎；意识

障碍/定向力障碍；血尿素氮（BUN >20 mg/dL）；感染引起的白细胞减少（ $<4\times10^9/L$ ）；血小板减少（ $<100\times10^9/L$ ）；体温过低（中心体温<36℃）；需要积极液体复苏的低血压。

二、病原学检查及常见的致病原

对于门诊治疗的患者，由于经验性治疗的疗效很好，且病原学检查的阳性率很低，所以并不要求对门诊CAP患者进行病原学检测。但对于住院CAP患者，病原学检查的意义很大，应根据临床指征进行相应的检查。同时，在抗生素使用之前采集标本有助于提高检查的阳性率。病原学检查的项目包括痰涂片及培养、气道内吸取物以及灌洗液的涂片与培养、血培养、尿军团菌/肺炎链球菌抗原检测、胸腔积液的培养等。应注意的是，合格标本的留取、传送，严格的实验室管理等对于检查结果有很重要的影响。

痰涂片的意义很大，合格的痰标本，涂片如果未见到葡萄球菌或者革兰氏阴性（ G^- ）细菌，证实其并非CAP的致病菌，同时，痰涂片还能判断痰培养的结果是否可靠。血培养的阳性率为5%～14%，多数为肺炎链球菌，如果血培养为其他细菌，应注意分析其结果的可靠性。

CAP最常见的致病原是肺炎链球菌，但是，<50岁的健康成人中最常见的致病原是肺炎支原体（表2－4－1）。然而，在住院及ICU患者中，军团菌的感染不容忽视。在ICU患者中，社区获得的各种耐药菌也是常见的致病原，罹患这些致病菌的患者多数同时合并某些慢性疾病、或存在免疫抑制状态、或长期应用激素、或反复多次应用抗生素、或存在肺结构破坏性疾病如支气管扩张症等。目前随着氟喹诺酮的大量应用，耐甲氧西林金黄色葡萄球菌（MRSA）导致的CAP较前增多。罹患这些耐药菌的患者，其预后较差。

表2－4－1　CAP的常见致病原

门诊治疗患者	普通病房患者	ICU患者
肺炎链球菌	肺炎链球菌	肺炎链球菌
肺炎支原体	肺炎支原体	金黄色葡萄球菌
流感嗜血杆菌	肺炎衣原体	嗜肺军团菌
肺炎衣原体	流感嗜血杆菌	G^-杆菌
呼吸道病毒	嗜肺军团菌	流感嗜血杆菌
	吸入性细菌	
	呼吸道病毒	

三、抗菌药物治疗

目前推荐根据患者病情严重程度进行分级的经验性抗菌素治疗，对重症CAP建议应联合用药，同时应注意某些特殊感染的罹患诱因（表2－4－2）。目前研究发现，CAP很多都是混合感染，因此，不推荐针对某单一病原体进行治疗。为了防止细菌药物耐药的发生，提高治愈率，当存在多种选择时，推荐使用最强的抗菌素组合。同时，由于治疗开始的时间与患者预后相关，过长、过短都会带来不利影响，因此，抗菌素治疗应在明确诊断、充分分析病情严重程度等后及时开始，而且对于住院患者，推荐在急诊室即开始治疗。

表2－4－2 社区获得性肺炎与特殊病原菌感染相关的流行病学情况和危险因素

患者情况	常见病原体
酗酒	肺炎链球菌、口腔厌氧菌、肺炎克雷白菌、不动杆菌属、结核分枝杆菌
COPD 伴/或吸烟	流感嗜血杆菌、铜绿假单胞菌、军团菌属、肺炎链球菌、卡他莫拉菌、肺炎衣原体
误吸	革兰阴性肠道病原菌、口腔厌氧菌
肺脓肿	CA－MRSA、口腔厌氧菌、地方性真菌性肺炎、结核分枝杆菌、非结核分枝杆菌
病前2周有住宿宾馆或游船史	军团菌属
居住地流行流感	流感病毒、肺炎链球菌、金黄色葡萄球菌、流感嗜血杆菌
结构性肺病（如支气管扩张）	铜绿假单胞菌、洋葱伯克霍尔德菌、金黄色葡萄球菌
静脉吸毒	金黄色葡萄球菌、厌氧菌、结核分枝杆菌、肺炎链球菌
支气管内阻塞	厌氧菌、肺炎链球菌、流感嗜血杆菌、金黄色葡萄球菌

注：CA－MRSA：社区获得性耐甲氧西林金葡菌；COPD：慢性阻塞性肺疾病

（一）门诊治疗患者

1．既往健康、无耐药肺炎链球菌感染危险因素的患者　大环内酯类（阿奇霉素，克拉霉素或者红霉素）或多西环素。

2．存在合并症　如慢性心肺肝肾疾病，糖尿病，酒精中毒，恶性肿瘤，脾切除，免疫抑制状态或使用免疫抑制剂；过去3个月内使用过抗菌药物（这种情况下需要选用不同种类的药物）或具有其他耐药肺炎链球菌感染危险因素患者：呼吸喹诺酮［莫西沙星、吉米沙星或左氧氟沙星（750 mg）］或者β－内酰胺类＋大环内酯类［高剂量阿莫西林（如1 g，tid）或者阿莫西林/克拉维酸钾（2g bid）；其他可选药物包括头孢曲松、头孢泊肟和头孢呋新（500mg bid）；多西环素可替换大环内酯类］。

3．在耐大环内酯类药物（MIC≥16μg/ml）肺炎链球菌的高发地区（＞25%）　对所有患者，考虑使用“2”所推荐的药物。

（二）非ICU病房住院患者

1．呼吸喹诺酮。

2．β－内酰胺类＋大环内酯类药物（头孢噻肟，头孢曲松，氨苄西林；厄他培南适用于有指征的患者；多西环素可替代大环内酯类，对青霉素过敏患者应使用呼吸喹诺酮）。上述两种方法疗效相似，但应该根据患者既往的用药史选择其一。

（三）ICU住院患者

1．β－内酰胺类药物（头孢噻肟，头孢曲松或氨苄西林－舒巴坦）＋阿奇霉素或氟喹诺酮（对青霉素过敏患者，推荐呼吸氟喹诺酮类药物和氨曲南）。

2．针对铜绿假单胞菌属感染，使用同时具备抗肺炎链球菌及铜绿假单胞菌活性的β－内酰胺类药物（哌拉西林－他唑巴坦，头孢吡肟，亚胺培南，或者美罗培南）＋环丙沙星或左氧氟沙星（750mg）；或者上述β-内酰胺类药物＋氨基糖苷类＋阿奇霉素；或者上述β-内酰胺类药物＋氨基糖苷类＋抗肺炎链球菌的氟喹诺酮类（对青霉素过敏患者，用氨曲南替代上述β-内酰胺类药物）。

3．对社区获得性耐甲氧西林青霉素的金黄色葡萄球菌（MRSA）的感染，加用万古霉素或利奈唑胺。

四、静脉/口服的序贯治疗及抗生素的疗程

若患者血流动力学稳定，临床症状改善，能够口服药物及胃肠道功能正常，给药方式应从静脉改为口服。应注意，选择的口服用药最好与静脉药物同类。患者换用口服药物后，如果没有其他需要处理的内科问题，即可出院在家继续治疗，无需继续住院观察。总之，CAP患者，满足下述3个条件后就可以停用抗生素：

1．抗生素治疗≥5天。

2．体温持续正常48～72小时。

3．以下的病情平稳指标仅有1项未满足 ①体温≤37.8℃；②心率≤100次/分；③呼吸≤24次/分；④收缩压≥90 mmHg；⑤呼吸室内空气时动脉血氧饱和度≥90%或者氧分压≥60 mmHg；⑥能够维持口服药物进行治疗；⑦神志状态正常。盲目增加抗生素的疗程对治疗帮助不大。但是，如果初始的经验性治疗无效，或者患者并发肺外的感染（如脑膜炎、心内膜炎等），抗生素的疗程则需要延长。

五、辅助治疗方法

CAP患者经充分液体复苏后，如果仍持续存在感染性休克，可考虑在入院后24小时内给予活化的重组人类蛋白C（drotrecogin alfa activated）进行治疗。重症CAP患者液体复苏后，仍持续低血压时，应注意筛查有无隐性肾上腺皮质功能不全，此时可考虑予以氢化可的松（200～300mg/d，或相同剂量的其他糖皮质激素）治疗，在此期间应注意严格控制血糖。

对于低氧血症或呼吸窘迫的患者，可试用无创通气，即使是痰液较多的患者也可以间断使用无创通气。在无创通气治疗1～2小时后应评价其疗效。如果患者呼吸频率下降、氧合状态改善、动脉血二氧化碳分压下降，则可以继续应用无创通气。但对于严重低氧血症（氧合指数 $PaO_2/FiO_2<150$）和双肺浸润的患者，需要紧急气管插管，应用小潮气量机械通气（6 ml/kg理想体重）。此时无创通气应属禁忌。

六、无反应肺炎

（一）定义

2007年IDSA/ATS颁布的“成人社区获得性肺炎诊治指南”将无反应肺炎定义为在接受抗感染治疗的情况下，CAP患者没有获得显著改善的一种临床情况（临床症状恶化或症状无变化）。临床上无反应肺炎病例并不少见。约6%～15%的CAP患者对于最初的经验性抗感染治疗无效。在一组444例的CAP病例的临床研究中，49例（11%）经验性抗感染治疗无效。其中30例（61%）为无反应肺炎，19例为进展型无反应肺炎（39%）。49例患者中发病初即为重症CAP，共16例（33%），急性呼吸衰竭需要呼吸机辅助通气9例

(56%)，感染性休克2例（13%）。

（二）原因

无反应肺炎病因中感染性因素约占40%，致病病原体包括耐药菌（如肺炎链球菌、金黄色葡萄球菌、铜绿假单胞菌），军团菌，少见病原体（如结核分枝杆菌、曲菌/真菌、奴卡菌、肺孢子菌）；非感染性因素占约15%，主要原因有新生物、肺出血、肺水肿、闭塞性支气管炎伴机化性肺炎（BOOP）、嗜酸性肺炎、药物诱发浸润和肺血管炎；此外，其中病因不明者约占45%。

在一组1424例的CAP病例研究中，无反应肺炎的发生率为15.1%，造成肺炎无反应性的原因为感染性因素的占40%，非感染性因素为15.8%，其他为原因不明确。经过逻辑回归分析，成为独立相关危险因素的因子有肝病、肺炎高危群体、粒细胞减少、多叶渗出、胸腔积液、影像学空洞和COPD等。

（三）无反应肺炎的处理

由于诊断性检验的局限，绝大部分CAP仍沿用经验性治疗。如何处理这些对常规治疗无反应的患者，是经验性治疗面临的难点。经验性抗感染治疗失败时，应重新对患者进行全面的临床评估，深入病原学及影像学检查。用药上的目标应覆盖更为广泛的病原菌，力求达到对不典型病原体及耐药病原体的控制。

1. 临床评估　对于临床无反应肺炎的病例应按照以下临床途径进行评估。①重新考虑CAP的诊断是否正确，是否存在以肺炎为表现的其他疾病，如肺血管炎等；②目前治疗针对的病原是否为致病病原，是否有少见病原体如分枝杆菌、真菌/曲菌等感染的可能性；③目前针对的病原体是否可能耐药，判断用药是否有必要针对耐药菌进行抗感染升级治疗；④是否有机械性因素如气道阻塞造成的抗感染不利情况；⑤是否忽视了应该引流的播散感染灶，如脑脓肿、脾脓肿、心内膜炎等；⑥是否存在药物热可能性。

2. 实验室检查

（1）病原学检查　根据临床评估的步骤，重新评价病原学证据是明确诊断的重要措施。CAP最常见的病原体和病因依次为肺炎链球菌（22%），军团菌（21%），流感嗜血杆菌(5%)，吸入性肺炎（6%）。无反应肺炎中军团菌及革兰阴性菌为常见病原体。另外，应重视有关非典型病原体感染可能性方面的病史。病毒性肺炎在成年人诊断中常被忽略，但其比重可占10%～20%。病原学的检查手段分为有创检查（经支气管镜保护性肺毛刷、肺泡灌洗液、活检等）和无创检查（痰培养、血培养、血清抗原、尿抗原、其他培养等）。这些检查可使73%的无反应性CAP患者获得特异性的诊断。临床上应该重视无反应肺炎的危险因素，对于发病之初就具有显著性危险因素的患者应该在尽早开始进行更加积极的诊断性病原学检查。

（2）胸部CT　除可提示肺栓塞外，还可揭示其他抗感染失败的原因，包括胸腔积液，肺脓肿或者中心气道阻塞。阴影的形态也可以提示非感染性疾病，比如闭塞性细支气管炎伴机化性肺炎（BOOP）等。

（3）胸腔引流　气胸及肺炎旁胸腔积液也是造成无反应肺炎较常见的原因，无论有无明显的胸腔积液都应该进行胸腔引流，并进行病原学检查。

（4）支气管镜检查　经支气管镜肺泡灌洗和经支气管镜肺活检：如果无反应肺炎的鉴

别诊断中包括某些类似肺炎的非感染疾病，应该进行支气管镜检查以提供更多的诊断资料，并且可进行常规微生物学培养。经支气管镜肺泡灌洗能够发现非感染性疾病，例如：肺泡出血或嗜酸性肺炎。

3. 抗菌药物的应用　无反应肺炎抗菌药物的应用，目前尚无研究报道。因为未覆盖感染病原体的经验性治疗是预后不良的影响因素，所以在获得有诊断意义的病原学检查结果前，经验性治疗的抗菌药物方案应该相应充分。不充分的经验性治疗对患者预后可造成不良影响，故抗菌治疗应尽可能的增加对病原体覆盖，尤其是重症 CAP 病例。对于无反应肺炎抗菌药物的治疗，应根据不同地区的抗菌药物耐药情况及患者病史进行综合考虑：①是否有必要应用抗铜绿假单胞菌的 β－内酰胺类药物；②优先选择氟喹诺酮类药物；③如果患者存在重症 CAP 或长期免疫抑制情况（如临床应用糖皮质激素）应考虑是否开始抗真菌治疗；④根据病史提示、临床表现分析是否开始针对少见病原体（如肺孢子菌、奴卡菌等）的治疗。

（张　弘　蔡柏蔷）

参 考 文 献

Mandell LA，Wunderink RG，Anzueto A，et al. Infectious Diseases Society of America/American Thoracic Society consensus guidelines on the management of community－acquired pneumonia in adults. Clinical Infectious Diseases，2007，(44)：S27－S72

第五章 2007年人类甲型禽流感（H5N1亚型）病毒感染的临床管理

2007年8月15日更新的建议

引 言

自2003年下半年以来，全球多个大陆普遍出现了家禽和野生鸟类感染高致病性甲型禽流感病毒［H5N1亚型，以下简称A（H5N1）］的现象，从而增加了人类暴露于A（H5N1）病毒的风险，并导致感染A（H5N1）病毒的人数不断增加。2006年6月，世界卫生组织（WHO）发布了关于A（H5N1）病毒感染的药物治疗建议。本文综述了常用的药物治疗方案和支持性治疗方案，并根据人类A（H5N1）病毒感染的现有知识提出了病例管理建议。2005年3月，首届WHO人类H5N1感染咨询会议在越南河内召开；2007年3月，第2届WHO人类感染H5N1型高致病性禽流感病毒临床诊断会议在土耳其安塔利亚举行。本指导意见是在综合各种公开出版物以及受到该病侵袭的国家在上述两次会议上提交的A（H5N1）禽流感病例报告的基础上编撰而成。

本文件将取代2004年出版的《WHO关于甲型流感（H5N1）感染者临床管理指南（暂定）》，并作为《WHO药物治疗指南》的补充。

在第二届WHO咨询会议期间召集了工作组会议，针对A（H5N1）感染者的临床管理提出建议并制订标准。该工作组的专家分别来自危重症医学、呼吸、感染、儿科、公共卫生等领域，以及有直接治疗A（H5N1）禽流感患者经验的临床医师。由于有关人类感染A（H5N1）病毒的资料有限，补充了季节性流感、相关的动物模型、其他呼吸道病毒感染（如SARS）以及伴随的相关综合征（尤其是急性呼吸窘迫综合征，ARDS）的资料和经验，作为所提建议的基础。

本文件提出的建议适用于当前人类A（H5N1）病毒感染呈散发的现状。如果获得更多的资料或疾病的流行模式发生了改变，对本建议将进行适当修订。（请访问WHO—EPR—Publications网页，查询本文件的最新版本和其他新的出版物。http://www.who.int/csr/resources/publications/en/index.html）

概 况

截至2007年8月，全球报告有300多人感染了A（H5N1）禽流感病毒，不过，目前对这种疾病的认识仍然相当有限。呼吸衰竭是感染A（H5N1）禽流感病毒的住院患者的主要并发症。目前尚无标准化的方案可用于A（H5N1）禽流感病毒感染者的临床管理，许多患者的病情迅速进展为 ARDS 和多器官衰竭。累计病死率约为60%。

为更好地了解疾病发展的过程、确定适宜的治疗方案，必须实现临床诊疗和抗病毒治疗的标准化。由于当前公共卫生领域缺乏相关资料，从 A（H5N1）禽流感病毒感染者收集到的资料缺乏一致性，仅仅依据 A（H5N1）禽流感病毒感染者的临床报告来制订建议存在诸多问题。

要深入了解该疾病并实现最佳病例管理，必须对不同区域和国家患者的临床资料和治疗资料合作共享。只要有可能，应该前瞻性地收集临床资料和病毒学监测标本，以确定治疗方案的效果。WHO 对此可提供协助。报告临床所见和治疗转归将对 WHO 开展风险评估和制订病例管理指导意见有极大帮助。本文件配有供临床医师使用的报告表的样表以及提交给 WHO 的详细联系办法（欲获取文件可登录：www. who. int/csr/disease/avian _ influenza/guidelines/clinicalmanage07/en/index. html）。

一、临床管理建议提要

1. 磷酸奥司他韦（oseltamivir，达菲，奥塞米韦）仍然是推荐使用的首选抗病毒治疗药物。观察资料表明，在 A（H5N1）病毒感染的早期阶段，应用磷酸奥司他韦可以降低患者死亡率。此外，由于 AH5N1 病毒会在体内长期继续复制，所以对疾病后期的患者仍应使用磷酸奥司他韦。

2. 根据不同的情况（特别是对伴发肺炎或有进展性疾病的患者）可以考虑采用改良的磷酸奥司他韦治疗方案，包括 2 倍以上常规剂量，即每日 2 次，每次 150 mg（成人剂量）。延长治疗时间以及与金刚烷胺或金刚乙胺联合治疗［在 A（H5N1）病毒很可能对金刚烷类敏感的国家］。理想地，这样的治疗应在前瞻性资料收集的情况下进行。

3. 不应常规使用皮质激素，但对有感染性休克合并肾上腺功能不全需要用升压药（使血管收缩并维持或升高血压的药物，如去甲肾上腺素、肾上腺素或多巴胺）的患者，可考虑使用该药。然而，长期或大剂量使用皮质激素可导致 A（H5N1）禽流感患者发生机会性感染或其他严重不良事件。

4. 不应该预防性地使用抗生素。但是，如出现肺炎，则依据已出版的社区获得性肺炎循证指南给以适当的抗生素治疗。如有条件，对疑似合并细菌性感染的 A（H5N1）禽流感患者，应根据微生物检验结果指导抗生素的使用。

5. 如果条件允许，应在患者初诊时和在整个诊疗期间常规进行血氧饱和度监测（如脉冲血氧饱和度监测和动脉血气分析），对低氧血症要及时吸氧予以纠正。

6. A（H5N1）病毒感染相关的 ARDS 治疗应依据已出版的感染相关性 ARDS 循证指南，特别注意肺保护性机械通气策略。

表2-5-1 用于人类A（H5N1）禽流感病毒感染临床管理的治疗方法

推荐使用的治疗方法	策 略
抗病毒药	磷酸奥司他韦是首选的治疗药物。可考虑改良的治疗方案（见正文）
抗生素	遵循已出版的指南对社区获得性肺炎（CAP）给以经验性抗生素治疗（使用抗生素以预防发生感染，如2～3天）；待微生物检验结果指导进一步用药
氧疗	监测血氧饱和度，可使用鼻导管或面罩氧疗使 SaO_2 维持在90%以上
IPPV（有创正压通气）	对ARDS应尽早予以IPPV干预。使用肺保护性通气策略，即低潮气量、低压通气以防止气压伤，并采用保守性液体管理
小剂量全身皮质激素	适用于难治性感染性休克合并ARDS的患者［（如，氢化可的松，200 mg/d，分次静脉滴注（每隔6小时一次，每次50 mg），用于成人）］
解热镇痛药（非甾体抗炎药）	对乙酰氨基酚（扑热息痛）口服或栓剂，一般足以使大多数病例退热
感染的控制	只要有吸入感染性气溶胶（aerosols）的风险，使用防护口罩（N95、FFP2或等效产品）、防护镜、防护服、手套，以及气源性传播防护室或负压室
不推荐使用的治疗方法	**策略**
金刚烷单药疗法	如有神经氨酸酶抑制剂，则不推荐采用金刚烷胺或金刚乙胺单药疗法。在H5N1病毒可能对金刚烷敏感的地区，可考虑采用联合治疗的方法（见正文）
预防性使用抗生素（使用抗生素以预防发生感染）	一般来说，不推荐使用
NPPV（无创正压通气）	一般来说，不推荐使用（见正文）
全身皮质激素	中－大剂量皮质激素治疗的益处尚未得到证实，有潜在的副作用，故不推荐使用
水杨酸类药物	在18岁以下的儿童和青少年，应避免使用水杨酸类药物（如阿司匹林和含阿司匹林的制剂），因其有引发瑞氏综合征（Reye syndrome）的风险

二、病例管理

（一）诊断

已经确认在动物中发生了A（H5N1）禽流感病毒感染的国家或地区，对所有急性发热性呼吸道疾病患者鉴别诊断时，应考虑A（H5N1）禽流感病毒感染的可能。同时，对任何可能曾经接触疑似或确诊的感染A（H5N1）病毒患者或暴露于含该病毒标本者，在诊断时也应考虑本病。通常，A型（H5N1）禽流感患者的体征和症状是非特异性的，需要详细询问接触史，例如：密切/直接接触病禽死禽、野生鸟类、其他重症患者；曾去A（H5N1）禽流感活跃的地区旅行；在处理可能含有A（H5N1）病毒标本的实验室中工作等。

对单个患者进行诊断时，一般不推荐使用市售的、快速的、供治疗现场使用的检测方法。目前使用的检测方法对A（H5N1）病毒感染者的敏感度低，而且快速检测结果阴性不能排除感染禽流感病毒的可能性，而阳性结果也不能将其与其他流感病毒的感染区分开来。

供 H5N1 诊断用的标本应遵循 WHO 指导意见收集，并在经认证具备 H5N1 诊断能力的实验室检验，如 WHO 合作中心或 H5 参比实验室。从疑似 A（H5N1）禽流感患者采集多部位标本时（鼻腔、咽部标本、气管插管患者的气管内吸出物）最好在抗病毒治疗前采集，但不要因为标本采集而延误治疗。抗病毒治疗开始后还可采集呼吸道标本。同时立即通报公共卫生和医院主管部门。

（二）治疗场所

人感染 A（H5N1）禽流感病毒后通常迅速发展为肺炎，数天后出现呼吸衰竭。在医院治疗时，只要有可能，应在疾病初期对患者的临床状况，包括氧饱和度进行密切监测。一旦患者不再需要住院，可出院回家休养治疗。应教育指导患者家庭成员注意个人卫生并了解控制感染的方法，这点十分重要（详见 Avian Influenza，Including Influenza A（H5N1），in Humans：WHO Interim Infection Control Guideline for Health Care Facilities and Infection prevention and control of epidemic - and pandemic - prone acute respiratory diseases in healthcare，WHO interim guidelines）。感染性病毒不仅已在呼吸道分泌物中检出，在血液、粪便和其他体液中也有检出。对出院患者应通过家访或电话联系予以随访，以确保患者病情没有出现恶化或接触者中没有发生新发病例。A（H5N1）病毒在人体中的复制时间似乎较长，据记载可持续到发病后 15～17 天。如果不使用皮质激素，免疫功能正常的 A（H5N1）病毒感染者可能会在发病 3 周内停止排出感染性病毒，但这还需要进一步的排毒资料予以证实。

（三）抗病毒治疗

1. 磷酸奥司他韦　磷酸奥司他韦目前仅有口服制剂，仍为治疗 A（H5N1）病毒感染的首选药物。目前尚无关于磷酸奥司他韦或其他抗病毒药治疗 A（H5N1）病毒感染者的对照临床试验资料。有限的观察性证据提示，早期使用磷酸奥司他韦治疗可能降低患者的死亡率（A Abdel - Ghafar，个人通信，2007）。对疑似感染 A（H5N1）病毒的患者根据临床情况，在病因获得确认前尽早开始治疗十分重要。一旦 A（H5N1）疑似患者开始抗病毒治疗，应给予标准的 5 日疗程，除非是得出了其他诊断。两名 A（H5N1）病毒感染初检呈阴性、采用磷酸奥司他韦治疗 3 天后好转的患者，在停用磷酸奥司他韦数日后出现了经实验室证实的 A（H5N1）病毒相关性肺炎（A Naghdaliyev，个人通信，2007）。与无并发症的季节性流感不同，对于较晚期的感染 A（H5N1）病毒患者也应给予磷酸奥司他韦治疗，因病毒复制的持续时间要比季节性流感更长。

A（H5N1）禽流感与季节性流感比较，病毒复制水平更高、持续时间更长，目前还不清楚磷酸奥司他韦对 A（H5N1）病毒感染的最佳治疗方案。磷酸奥司他韦治疗的标准剂量和疗程主要源于无并发症的季节性流感门诊患者的治疗研究。无并发症的季节性流感成人患者对较大剂量的磷酸奥司他韦（每日 2 次，每次 150 mg）耐受良好，这是已获得批准的治疗方案，但未显示更好的临床或病毒学效果。A（H5N1）病毒感染的动物模型提示，增加磷酸奥司他韦的剂量并延长用药时间（8～10 天，而不是 5 天）可更好控制病毒复制并获得较好的转归。然而，由于缺乏 A（H5N1）病毒感染治疗的临床对照研究资料，还不能就不同于目前用于季节性流感的磷酸奥司他韦标准用药方案的其他用药方法提出肯定的推荐意见。因此，该抗病毒药疗法的用药时间应根据患者临床病程而定。如患者有持续发热且临床状况恶化，提示有持续的病毒复制；当然，也不排除混合细菌感染和其他院内并发症的可能性，对此应予以区别。如果在标准的5日疗程后未见临床改善，可将疗程再延长5日。

在部分A（H5N1）病毒感染者中观察到，虽然早期给予标准剂量的磷酸奥司他韦治疗（发病后1~3天内），患者病情仍然进展并最终死亡。在至少1例早期治疗的患者中出现了磷酸奥司他韦耐药（个人通信，N Duc Hien and A Abdel－Ghafar，2007）。此外，目前尚不能确定重症患者是否能充分吸收磷酸奥司他韦。有限的证据表明，在治疗期间出现的磷酸奥司他韦耐药似乎与持续的病毒复制和较差的预后有关。目前还不清楚增加磷酸奥司他韦的剂量是否有助于减少耐药现象的出现。治疗A（H5N1）病毒感染者时，可根据患者具体情况确定是否增加剂量，尤其是在患者已出现肺炎或临床上有病情进展的证据时。尚未在儿童中进行大剂量磷酸奥司他韦安全性的观察。提高剂量后可能带来的风险和潜在的效益有待在儿科A（H5N1）禽流感患者中进行验证，因为目前并不清楚磷酸奥司他韦是否有可能在青少年中引发严重的神经精神症状（即便很罕见）。

在健康成人，磷酸奥司他韦在胃和小肠的吸收率很高。虽然磷酸奥司他韦的吸收和转化成活性形态的过程在无并发症的季节性流感不受影响，但在重症流感患者中（其中很多人可能有胃滞留）以及有腹泻或胃肠道功能紊乱的A（H5N1）禽流感患者中，磷酸奥司他韦的生物利用度尚不明了。特别是鼻饲用的磷酸奥司他韦口服制剂，其吸收率如何目前尚无相关资料。在有胃滞留的重症患者中，可考虑放置鼻－空肠管，但这是一项技术难度高的有创技术，其价值尚不确定。定时采集血浆标本或常规临床监测的剩余血样［应使用草酸钾－氟化钠真空抗凝管（血糖管）来测量磷酸奥司他韦羧酸盐。（Lindegardh N et al. Importance of collection tube during clinical of oseltamivir. Antimicrobial Agents Chemotherapy，2007，5：1835－1836）），以供检测磷酸奥司他韦羧酸盐的水平，将有助于评估磷酸奥司他韦在感染A（H5N1）病毒且伴有疑似胃肠道功能紊乱的患者中的吸收情况（WHO可协助安排此类标本的检测］。

2．其他抗病毒药

（1）神经氨酸酶抑制剂　有关其他抗病毒制剂治疗A（H5N1）禽流感是否有效的资料有限。扎那米韦是一种局部使用（吸入型）的制剂，在体外实验和A（H5N1）病毒［包括耐磷酸奥司他韦的A（H5N1）病毒］感染的动物模型中均显示出很高的活性。但迄今尚未在人类A（H5N1）禽流感患者中进行过研究。在重症下呼吸道感染或肺外病变的患者中给予多大剂量的口腔吸入型扎那米韦是一个需要着重解决的问题。雾化扎那米韦已在一小部分患有季节性流感的住院患者中使用，显示出较好的耐受性，但其临床疗效不确定。在给A（H5N1）禽流感患者雾化吸入时，应采取严格的医院感染控制措施，以防止A（H5N1）病毒通过雾滴传播。肠外给药的神经氨酸酶抑制剂目前正处于临床观察开发阶段（如静脉内扎那米韦或帕拉米韦），其血液浓度高并且给药方式可靠。鉴于它们在A（H5N1）动物模型中的活性、对某些耐磷酸奥司他韦变异株的抑制作用以及在初步人体研究中显示的良好耐受性，如果可以获得并经药品监督管理部门批准，肠外扎那米韦或帕拉米韦有望替代口服磷酸奥司他韦成为治疗人类A（H5N1）病毒感染的首选药物。

（2）金刚烷类（金刚烷胺和金刚乙胺）　从1997年香港（特别行政区）的经验来看，如A（H5N1）病毒对金刚烷敏感，早期用金刚烷胺治疗可取得临床疗效。不过，季节性流感的金刚烷胺单药疗法极有可能迅速导致病毒耐药。从全球来看，大多数A（H3N2）和部分A（H1N1）流感病毒已对金刚烷耐药。此外，目前许多A（H5N1）病毒分离物已显示原发耐药。如果有神经氨酸酶抑制可供使用，则不建议使用金刚烷胺或金刚乙胺。

（3）联合疗法 临床前研究表明，磷酸奥司他韦和金刚烷（金刚烷胺和金刚乙胺）联合用药可增强抗病毒活性，减少出现耐药，并且在对金刚烷敏感的A（H5N1）型病毒感染的小鼠动物模型中显示出较强的抗病毒效应和较长的存活时间（与单药疗法相比），尽管所感染的病毒对金刚烷不具有耐药性。基于上述观察，如所在地区A（H5N1）病毒可能对金刚烷敏感，在患者出现肺炎或临床状况恶化时，可考虑采用磷酸奥司他韦联合某种金刚烷的标准剂量治疗。A（H5N1）病毒分离物1系（柬埔寨、泰国和越南）和2.1系中的大多数（印度尼西亚）对金刚烷耐药（A Klimov，个人通信，2007）。只有在当地正在流行的A（H5N1）病毒（2.2系和2.3系）可能对金刚烷敏感的前提下，才可考虑采取这一联合疗法，并应尽可能采集呼吸道系列标本，进行病毒学监测。

免疫疗法 在A（H5N1）感染的动物模型中，使用抗H5N1特异性抗体［中和性单克隆抗体或多克隆血清（恢复期或免疫接种后）］）显示出一定疗效。从1918年大流行的经验来看，早期给予恢复期血制品可能对肺炎患者有一定的治疗价值。两例A（H5N1）禽流感患者接受磷酸奥司他韦和取自A（H5N1）病毒患者的恢复期血浆后得以存活（Z. Gao，个人通信，2007）。如使用免疫疗法，应尽可能在有严密的临床和系列病毒学监测的对照试验条件下进行。

3. 病毒学监测 在治疗期间，迅速降低上呼吸道A（H5N1）病毒的RNA载量与良好的预后相关。如果病毒持续复制（有时与耐药有关），可导致患者死亡。通过RT－PCR检测对病毒学应答的实时监测可望指导治疗，但目前要成为常规还不现实。如有可能，应考虑采集系列呼吸道标本［咽拭子，气管内吸出物（如可能）］，分别在治疗前、治疗开始后第4～5日以及第7～8日检测A（H5N1）病毒，以分析病毒是否清除或持续存在以及耐药情况。如当地实验室不具备相应的检测能力，这些临床标本可送至国家认可实验室或暂时贮存供日后在国家认可实验室或WHO H5参比实验室分析。WHO可协助（http://www.who.int/csr/disease/avian_influenza/guide-lines/labtestsMarch07web.pdf）标本的转运并确定适宜的实验室。这些标本日后还可用于评估病毒原始敏感性和可能出现的耐药现象。

（四）其他药物干预措施

1. 抗生素 多数A（H5N1）病毒感染住院治疗的患者，初诊时有影像检查证实的肺炎。通常患者就诊时病因并不明确。由于确定社区获得性肺炎（CAP）的病因学需要一段时间，因此，应参照最新出版的全国性、国际性或专家小组制订的CAP治疗指南进行经验性抗生素治疗。对入住ICU的患者，抗生素治疗需包括β－内酰胺类抗生素（头孢噻肟、头孢曲松、或氨苄西林/舒巴坦）加阿奇霉素或氟喹诺酮类的联合疗法。不推荐对此类患者使用氟喹诺酮单药。抗生素的选择还要兼顾局部小环境的致病菌种类和药物敏感性。CAP的诊断通常包括血培养，痰涂片革兰染色和痰培养。根据局部小环境的致病菌和患者的接触史，可选用其他诊断性检测技术。

如果实验室检查没有发现CAP的细菌学证据，且诊断性检测证实存在A（H5N1）病毒感染，则可停止经验性抗生素治疗。然而，此前的抗生素治疗可能给微生物学检查带来一定的困难，从而影响这一治疗决策。对根据流行病学证据和/或临床特征疑似A（H5N1）病毒感染，但诊断性检测 A（H5N1）病毒和 CAP 的病原体均呈阴性的患者，建议针对这两种可能，继续维持治疗等待进一步的微生物学检查，包括反复的上呼吸道和下呼吸道（如有条件，如气管内吸出物、痰、或需要时支气管肺泡灌洗液）取样送检得出结果。

对不典型病例，即首发症状为发热，突出的胃肠道症状，或脑炎继发肺炎，或在发病头几天没有肺炎，不推荐使用抗生素。对 A（H5N1）病毒感染者不应当使用预防性抗生素，因临床疗效不确定，且可能形成耐药菌株并导致副作用。不过，流感病毒感染［包括 A（H5N1）病毒感染］以及机械通气支持增加了患者获得细菌性感染的可能性，表现为初始治疗改善后病情又出现恶化，发热迁延和难治性病程，或呼吸道分泌物改变。临床应高度怀疑这些感染性并发症，并通过呼吸道分泌物革兰染色和细菌培养予以确诊。抗生素的选择应根据局部小环境的致病菌种类和药物敏感性覆盖可能的病原体，如葡萄球菌、链球菌和院内革兰阴性杆菌。

2．免疫调节剂

（1）全身皮质激素　全身皮质激素常用于治疗 A（H5N1）疾病所致的急性肺损伤（ALI/ARDS），出发点是考虑到这类药物具有抗炎和抗纤维化的作用。不过，迄今为止，其临床疗效并不确切，且多数接受过全身性皮质激素治疗的 A（H5N1）病毒感染者业已死亡。当然，上报资料不完整，剂量和用药时机差别很大，以及其他混淆因素使这些发现难以解释。一项在越南 A（H5N1）病毒感染者的小型随机研究发现，所有 4 例曾接受皮质激素治疗的患者均已死亡。迄今尚未发表过在 A（H5N1）病毒感染的动物模型中进行的相关研究。因此，对皮质激素使用的推荐意见只能参考其他类似的综合征（如 ARDS、败血症和 SARS）的资料和文献。

皮质激素已被用于治疗其他呼吸道病毒性疾病。虽然皮质激素使用广泛，但并没有明确的证据表明对 SARS 患者具有临床疗效。有一项研究发现，SARS 患者静注氢化可的松后，第 2 周和第 3 周血浆 SARS－CoV RND 浓度比发病第 1 周仅接受安慰剂的 SARS 患者高。其他随机对照试验发现，皮质激素在呼吸道合胞病毒和鼻病毒性疾病患者中使病毒廓清延迟。这些研究提示，早期使用皮质激素使一些呼吸道病毒性疾病的病毒复制延长。此外，在 SARS 和其他疾病的患者中使用皮质激素出现了缺血性骨坏死和精神障碍等不良反应。

大量的临床试验探讨了皮质激素是否能预防与 A（H5N1）病毒感染无直接关系的急性肺损伤（ALI）/ARDS，以及在早期和晚期（纤维化）ALI/ARDS 的疗效。迄今未发现皮质激素能提高生存率。大剂量使用皮质激素增加了继发感染的风险和感染相关的死亡率。近期一项小型试验报告称，小剂量较长时间使用甲强龙可能对早期 ARDS 有一定益处，但远期存活率并没有明显增加。这些发现有待更大规模的研究验证。美国国家心肺和血液研究所（NHLBI）（见http://www.nhlbi.nih.gov/）ARDS 网络近期开展了一项随机安慰剂－对照研究，探讨甲强龙（MP）治疗 ARDS 的效果。在 ARDS 病程至少一周时进入观察的患者，MP 治疗组第 1 个月的脱机天数增加、无休克日增加、ICU 住院天数缩短。但是，在发生 ARDS 后 13 天及以后进入观察的患者中，MP 治疗组的 60 天和 180 天死亡率增加。与安慰剂组相比，MP 治疗的患者脱机后更容易再度上机，更易发生神经肌肉无力。总体来看，现有的证据不支持使用 MP 治疗早期或晚期 ALI/ARDS。

有报道发现 A（H5N1）病毒感染者可发生低血压和感染性休克。大剂量皮质激素对与

A（H5N1）病毒感染无关的感染性休克没有任何疗效。然而，也有数项研究报告，感染性休克时肾上腺功能相对低下，收缩压 < 90 mmHg，充分补液后无改善，需心肌收缩药或血管收缩药支持。在对一项前瞻性研究进行回顾分析后发现，在感染性休克伴早期 ARDS 且短期促皮质素试验无反应的亚群中，小剂量皮质激素治疗 7 天，28 天死亡率有显著降低。不过，对促皮质素试验有反应的患者，预后是相同的。因此，可考虑采用替代剂量的皮质激素（等效于 200 ~ 300mg/d 氢化可的松，分次给予；常与 50μg/d 氟氢可的松联用，成人剂量）来治疗 A（H5N1）病毒感染者的持续性感染性休克。

总之，大剂量皮质激素治疗 A（H5N1）病毒感染伴发肺炎或 ARDS 没有明确的临床疗效，反而可能导致严重的副作用，尤其是出现免疫抑制后 A（H5N1）病毒复制增强和继发感染以及骨骼肌肉的副作用，故大剂量皮质激素不宜用于 A（H5N1）疾病的治疗。在治疗顽固性感染性休克时，可根据现行指南考虑采用较低剂量的皮质激素，但其在儿科感染性休克的疗效尚不明确。

（2）其他免疫调节药物　A（H5N1）禽流感患者的血浆中有较高水平的促炎性细胞因子和趋化因子，且与上呼吸道病毒水平具有相关性。有假设认为，这种“过强”或“失调”的宿主应答可以导致器官损伤和严重的 A（H5N1）相关患病率/死亡率。细胞因子失调参与了脓毒血症和感染性休克的发病过程。然而，多种免疫调节药物，如 NSAIDs（Non – steroidal anti – inflammatory drugs e. g. paracetamol，ibuprofen. 非甾体抗炎药，如对乙酰氨基酚发、布洛芬）、生长激素、抗 TNF（tumour necrosis factor 肿瘤坏死因子）等，在治疗脓毒血症的疗效方面没有得到证实。目前尚无人类或相关的动物模型资料支持将这些药物用于 A（H5N1）病毒感染。他汀类药物治疗脓毒血症目前正在评估中，但对 CAP 的疗效没有得到证实。尚没有免疫调节药物治疗 A（H5N1）病毒感染的临床对照研究。因此，建议对疗效未经证实的免疫调节药物不宜用于治疗 A（H5N1）疾病。只有在 A（H5N1）病毒感染者中进行严格的临床前研究明确某种免疫调节药物具有潜在的价值和安全性后，才能探索此类干预措施对于治疗 A（H5N1）感染的效果。

解热镇痛药常用于 A（H5N1）病毒感染者，以减轻发热、肌痛和关节痛。在儿童和青少年（18 岁以下）中应避免使用水杨酸类药物（包括阿斯匹林和含阿斯匹林的药品），因可能引发瑞氏综合征（表 2 – 5 – 1）。

3. 噬血细胞现象（haemophagocytosis）和静脉免疫球蛋白　数例尸解报告证实，在死亡的 A（H5N1）病毒感染者中发现反应性噬血细胞现象，因此有人提出是否可以用细胞毒性药物依托泊苷来治疗 A（H5N1）疾病伴淋巴组织细胞增生性噬血综合征（haemophagocytic lymphohistocytosis，HLH）。目前，A（H5N1）病毒感染者中出现噬血细胞现象的几率和预后尚未确定。HLH 的诊断标准包括：发热，脾大，全血细胞减少，高甘油三酯血症，低纤维蛋白原血症，骨髓、脾或淋巴结的噬血细胞增多，NK 细胞功能低下或消失，高铁蛋白血症，以及可溶性 CD25 水平升高。进行经验性治疗前必须满足诊断标准。如 A（H5N1）病毒感染伴有嗜血细胞现象，可考虑静脉使用免疫球蛋白（ivIG）治疗。同时监测 ivIG 可能出现的并发症，如对肾功能的影响，血管栓塞事件。鉴于潜在的风险，使用更强的免疫抑制剂治疗 A（H5N1）病毒感染相关的嗜血细胞现象，需请血液专科医师会诊。

（五）重症患者的支持疗法

A（H5N1）病毒感染常引发严重、快速进展的呼吸衰竭，对 A（H5N1）病毒感染伴 ALI/ARDS 患者的支持治疗非常重要。许多患者发生多器官衰竭，其中相当多的患者需要积极的器官支持。支持性治疗包括及时有效的氧疗和通气支持，尽最大可能减少气压伤，提供充足的肠内营养，防止并及时治疗院内感染，防止深静脉血栓形成和胃肠道出血，提供良好的护理。相关内容在重症脓毒血症和感染性休克的管理指南均有详细介绍［如：Surviving Sepsis Campaign（76）；指南 2004 版（65），目前正在更新］。

1．氧疗　氧疗对中度和重度 A（H5N1）禽流感患者的成功管理是必不可少的。应及早识别并纠正低氧血症，避免低氧血症的危害，改善预后。如可能，对初诊患者测定血氧饱和度，并在随后诊疗过程中对血氧饱和度进行系列监测。如不具备监测条件，对有呼吸窘迫临床表现的 A（H5N1）感染者［如呼吸频率加快（年龄校正后）、意识状态改变（嗜睡或躁动）］给予氧疗。应特别注意识别儿科患者低氧血症的早期征象。如有监测血氧饱和度的条件，SaO_2 应维持在 90% 以上。

鼻导管给氧不能实现高流量氧疗，因此仅适合于轻度低氧血症的患者。重度低氧血症的患者需要通过面罩高流量给氧（例如 10L/min）。有些患者很难依从面罩氧疗，因此需要护理人员（及患儿家长）的密切配合。不同制氧机输出的氧浓度和氧流量可能存在很大差异，不足以纠正重度低氧血症。如果病房没有管道氧，可使用大容量氧气瓶。WHO 从 1979 年即将氧气列入基本药品目录，但在有些国家仍未普遍供应。如无法获得医用氧，可使用工业用氧（通过面罩给氧），其前提是工业用氧符合本国的相关指南。

2．通气支持

（1）无创正压通气（NPPV）NPPV　是 COPD 急性加重和心源性肺水肿的通气支持备选方案；对没有血流动力学改变的早期 ALI 患者，NPPV 也可作为过渡手段。但是，不建议经鼻或经面罩 NPPV 常规用于 A（H5N1）病毒感染者的呼吸衰竭。此类患者发生 ARDS 的频率高，而且血流动力学不稳定和多器官衰竭都是 NPPV 的禁忌证。此外，NPPV 还有产生气溶胶的潜在风险（见第（七）1 节）。NPPV 曾作为呼吸衰竭的临时措施用于 2 例 A（H5N1）病毒感染者，没有引发院内感染，但这 2 例后来接受了有创通气支持。如果临床医务人员决定用 NPPV，而且 2 个小时内临床状况没有改善，或未达到满意的血氧饱和度，应尽快改用有创正压通气（IPPV）（见下文）。

（2）有创正压通气（IPPV）　对 A（H5N1）病毒感染伴 ARDS 的患者建议采用有创正压通气作为通气支持模式。IPPV 对于 A（H5N1）禽流感患者的适应证与其他病因的肺炎相同。需接受 IPPV 的重症 A（H5N1）病毒感染者，应转入具备与该疾病相当条件的医疗机构。要向医护人员提供充分培训，使他们熟悉如何管理呼吸衰竭和多器官功能衰竭的患者，掌握自身和患者家属的防护技术。

在非 A（H5N1）病毒感染伴 ARDS 的患者，低潮气量低压通气策略已被证明可降低死亡率。肺保护性通气策略包括最大限度降低潮气量（目标：6 ml/kg 体重），平台压不超过 30cm H_2O）。应调整呼吸频率以控制呼吸性酸中毒，不刻意强调动脉二氧化碳分压（$PaCO_2$）。可使用任何给氧浓度（FiO_2），使动脉血氧饱和度（SaO_2，脉冲血氧饱和度监测仪）>88%，或动脉血氧分压（PaO_2）>55 mmHg（7.3kPa）。适当水平的呼气末正压（PEEP）实现肺泡复张。目前尚没有证据表明此类患者吸入较高浓度氧会发生氧中毒。

A（H5N1）病毒感染重症患者似有较多的气胸发生，气压伤的问题在大容量 IPPV 尤为关注。肺复张和 PEEP 水平不能改善非 A（H5N1）病毒感染 ARDS 患者的预后。目前，在 ARDS 的管理中尚无标准的肺复张指导建议，因此，我们也没有针对 A（H5N1）流感病毒感染伴 ARDS 肺复张提出建议。肺复张对个别患者可能有一定作用，主管医师应注意根据患者肺部不同部位病变的具体情况做出治疗决策。

3. ALI/ARDS 的非通气治疗　在脓毒血症或感染性休克的早期，当前规范的治疗包括积极补液，及早给予器官 - 系统支持，充分的氧疗。不过，在发生 ALI/ARDS 的患者中，与开放性补液策略相比，保守性液体管理策略可以增加脱机天数，改善氧合。不过，有一项大型规模临床试验表明总体死亡率并无改变。在低蛋白血症的肺损伤患者中，用白蛋白和速尿治疗可改善呼吸生理指标，不过仍缺少关于预后方面的资料。

其他几种药物包括表面活性剂（儿科 ALI 患者例外）、磷酸二酯酶抑制剂和一氧化氮均不能改善 ARDS 患者的预后。其他潜在的 ALI 新药，如活化蛋白 C、对肺泡液体具有清除作用的 β 肾上腺素受体激动剂，正在研发之中。此外，针对脓毒血症早期治疗的研究也在进行中。虽然尚不能肯定这些研究结果是否可以直接应用于治疗 A（H5N1）疾病，但可以提示哪些干预措施可能是有效的，以及明确哪些干预措施不适用于本病。在获得这些资料之前，建议不要在 A（H5N1）疾病治疗中使用未经验证的药物。

（六）其他需要注意的问题

有关免疫功能低下者（如 HIV 感染者或孕妇）感染 A（H5N1）病毒的临床病例经验相当有限。6 例确诊 A（H5N1）疾病的孕妇中，4 人已经死亡，其中 1 例接受了皮质激素治疗但未使用抗病毒药；2 例自然流产，但存活了下来（J Gu，A Abdel - Ghafar，and J Farrar，个人通信，2007）。对孕妇应以抗病毒药治疗为主，辅以支持性治疗。

（七）感染控制问题/隔离设施

所有直接或密切（在 1m 的距离内）接触疑似或确诊的 A（H5N1）病毒感染者的医护人员应遵守适当的防护措施［详见 Avian Influenza，Including Influenza A（H5N1），in Humans：WHO Interim Infection Control Guideline forHealth care Facilities.（http://www.who.int/csr/disease/avian_influenza/guidelines/infectioncontrol1/en/index.html）］。在对 A（H5N1）病毒感染者实施会产生气溶胶的操作时，医护人员应佩戴防护镜、防护服、手套和经美国职业安全与卫生研究所（NIOSH）认证的防护口罩（N95、EU FFP2 或等效产品）。此外，操作应在具备气源性传播防护措施的操作室内（机械通气或自然通风的操作室应至少每小时换气 12 次，并保证气流安全性）、通气良好的单间或负压室内（如有条件）进行。

1. 通气支持期间特殊的感染控制问题　较早的一些研究提示，气管内插管以及 NPPV 和氧疗可能是 SARS 院内传播的危险因素。当然，在这些研究中，间断使用个人防护设备（PPE）也是一个重要的混杂变量。面罩氧疗也有可能扩散感染性气溶胶。有呼气口和高效过滤器（HEPA）的面罩可以减少气溶胶的生成。N95 防护口罩通过增设一个多管阀组（单向进气阀、进氧孔和贮氧袋）可得到改良。经改良的 N95 防护口罩可提高吸入氧气的浓度，同时保持有效的过滤和隔离能力，在临床上等效于纯氧面罩。

如有条件，呼吸机的出气口应连接 HEPA 过滤器，并使用密闭式气管内吸痰装置，以减少感染性气溶胶的生成和扩散。需要着重指出的是，为最大限度减少发生院内感染的风险，应在施行氧疗或 NPPV 期间保持病房充分通风。如要使用 NPPV，尽可能用配有头盔和呼气口 HEPA 过滤器的密闭式系统。

（WHO 顾问）

王克安译校

参 考 文 献

1. World Health Organization. Update: WHO – confirmed human cases of avian influenza A (H5N1) infection, 25 November 2003 – 24 November 2006. Weekly Epidemiological Record, 2007, 82: 41 – 48

2. World Health Organization. WHO Rapid Advice Guidelines on pharmacological management of humans infected with avian influenza A (H5N1) virus. May, 2006

http://www. who. int/csr/disease/avian _ influenza/guidelines/pharmamanagement/en/index. htmlaccessed July, 2007

3. Schünemann H, et al. WHO Rapid Advice Guidelines for pharmacological management of sporadic human infection with avian influenza A (H5N1) virus. Lancet Infectious Diseases, 2007, 7: 21 – 31

4. Writing Committee of the World Health Organization Consultation on Human Influenza A/H5. Avian influenza A (H5N1) infection in humans. New England Journal of Medicine, 2005, 353: 1374 – 1385

5. World Health Organization. The Second WHO Consultation on Clinical Aspects of Human Infection with Avian Influenza A (H5N1) Virus. March, 2007

http://www. who. int/csr/disease/influenza/meeting2007_03_19/en/index. html accessed July 2007

6. World Health Organization. WHO guidelines for investigation of human cases of avian influenza A (H5N1). January 2007

http: //www. who. int/csr/resources/publications/influenza/WHO _ CDS _ EPR _ GIP _ 2006 _ 4/en/index. html accessed July, 2007

7. World Health Organization. WHO recommendations on the use of rapid testing for influenza diagnosis. July, 2005

http://www. who. int/csr/disease/avian_ influenza/guidelines/rapid_ testing/en/index. html accessed July, 2007

8. World Health Organization. Collecting, preserving and shipping specimens for the diagnosis of avian influenza A (H5N1) virus infection. October, 2006

http://www. who. int/csr/resources/publications/surveillance/WHO _ CDS _ EPR _ ARO _2006_1/en/index. html accessed July, 2007

9. World Health Organization. WHO reference laboratories for diagnosis of influenza A/H5 infection. May, 2006

http://www. who. int/csr/disease/avian_ influenza/guidelines/referencelabs/en/accessed July, 2007

10. World Health Organization. Avian Influenza, Including Influenza A (H5N1), in Humans: WHO Interim Infection Control Guideline for Health Care Facilities. May, 2007.

http: //www. who. int/csr/disease/avian_ influenza/guidelines/infectioncontrol1/en/index. html

11. World Health Organization. Infection prevention and control of epidemic – and pandemicprone acute respiratory diseases in health care. WHO Interim Guidelines, June, 2007.

http: //www. who. int/csr/resources/publications/WHO _ CD _ EPR _ 2007 _ 6/en/index. html accessed July, 2007

12. de Jong M, et al. Oseltamivir resistance during treatment of influenza A (H5N1) infection. New England

Journal of Medicine, 2005, 353:2667-2672

13. Uiprasertkul M, et al. Influenza A H5N1 replication sites in humans. Emerging Infectious Diseases, 2005, 11:1036-1041
14. Sedyaningsih E, et al. Clinical features of avian influenza A (H5N1) infection in Indonesia, July 2005 - April 2007. Abstract Book: Options for the Control of Influenza VI 2007, Abstract, P1532:329
15. de Jong M, et al. Fatal outcome of human influenza A (H5N1) is associated with high viral load and hypercytokinemia. Nature Medicine, 2006, 12:1203-1207
16. Treanor J, et al. Efficacy and safety of the oral neuraminidase inhibitor oseltamivir in treating acute influenza: a randomized controlled trial. US Oral Neuraminidase Study Group. Journal of the American Medical Association, 2000, 283:1016-1024
17. Nicholson K, et al. Efficacy and safety of oseltamivir in treatment of acute influenza: A randomised controlled trial. Neuraminidase Inhibitor Flu Treatment Investigator Group. Lancet, 2000, 355:1845-1850
18. Yen H, et al. Virulence may determine the necessary duration and dosage of oseltamivir treatment for highly pathogenic A/Vietnam/1203/04 influenza virus in mice. Journal of Infectious Diseases, 2005, 192:665-672
19. Govorkova E, et al. Efficacy of oseltamivir therapy in ferrets inoculated with different clades of H5N1 influenza virus. Antimicrobial Agents Chemotherapy, 2007, 51:1414-1424
20. Department of Health and Human Services, U. S. Food and Drug Administration, 2006. Safety Alerts for drugs, biologics, medical devices, and dietary supplement, Tamiflu (oseltamivir phosphate) http://www.fda.gov/medwatch/safety/2006/safety06.htm#tamiflu accessed July, 2007
21. Okumura A, et al. Oseltamivir and delirious behavior in children with influenza. Pediatric Infectious Disease Journal, 2006, 25:572
22. Oo C, et al. Pharmacokinetics and delivery of the anti-influenza prodrug oseltamivir to the small intestine and colon using site-specific delivery capsules. International Journal of Pharmaceutics, 2003, 257:297-299
23. Le Q, et al. Avian flu: Isolation of drug-resistant H5N1 virus. Nature, 2005, 437:1108
24. Ison M, et al. Safety and efficacy of nebulized zanamivir in hospitalized patients with serious influenza. Antiviral Therapy, 2003, 8:183-190
25. Mishin V, Hayden F, Gubareva V. Susceptibilities of antiviral-resistant influenza viruses to novel neuraminidase inhibitors. Antimicrobial Agents Chemotherapy, 2005, 49:4515-4520
26. Cass L, Efthymiopoulos C, Bye A. Pharmacokinetics of zanamivir after intravenous, oral, inhaled or intranasal administration to healthy volunteers. Clinical Pharmacokinetics, 1999, 36 (Suppl):1-11.
27. Calfee D, et al. Safety and efficacy of intravenous zanamivir in preventing experimental human influenza A virus infection. Antimicrobial Agents Chemotherapy, 1999, 43:1616-1620
28. Chan P. Outbreak of avian influenza A (H5N1) virus infection in Hong Kong in 1997. Clinical Infectious Diseases, 2002, 34 (Suppl 2): S58-64
29. Bright RA, et al. Incidence of adamantane resistance among influenza A (H3N2) viruses isolated worldwide from 1994 to 2005: A cause for concern. Lancet, 2005, 366:1175-1181
30. Deyde V, et al. Surveillance of resistance to adamantanes among influenza A (H3N2) and A (H1N1) viruses isolated worldwide. Journal of Infectious Diseases, 2007, 196:249-257
31. Ilyushina N, et al. Combination chemotherapy, a potential strategy for reducing the emergence of drug-resistant influenza A variants. Antiviral Research, 2006, 70:121-131
32. Ilyushina N, et al. Amantadine-oseltamivir combination therapy for H5N1 influenza virus infection in mice. Antiviral Therapy, 2007, 12:363-370

33. Lu J, et al. Passive immunotherapy for influenza A H5N1 virus infection with equine hyperimmune globulin F (ab') 2 in mice. Respiratory Research, 2006, 7:43

34. Hanson B, et al. Passive immunoprophylaxis and therapy with humanized monoclonal antibody specific for influenza A H5 hemagglutinin in mice. Respiratory Research, 2006, 7:126

35. Simmons CP, et al. Prophylactic and therapeutic efficacy of human monoclonal antibodies against H5N1 influenza. PLoS Medicine, 2007, 4 (5): e178

36. Luke T, et al. Meta - analysis: convalescent blood products for Spanish influenza pneumonia: a future H5N1 treatment? Annals of Internal Medicine, 2006, 145:599 - 609.

37. Kong L. Successful treatment of avian influenza with convalescent plasma. Hong Kong Medical Journal, 2006, 12:489

38. Mandell L, et al. Infectious Diseases Society of America/American Thoracic Society consensus guidelines on the management of community - acquired pneumonia in adults. Clinical Infectious Diseases, 2007, 44 (Suppl 2): S27 - 72

39. de Jong M, et al. Fatal avian influenza A (H5N1) in a child presenting with diarrhea followed by coma. New England Journal of Medicine, 2005, 352:686 - 691

40. Apisarnthanarak A, et al. Atypical avian influenza (H5N1). Emerging Infectious Diseases, 2004, 10:1321 - 1324

41. Yuen K, et al. Clinical features and rapid viral diagnosis of human disease associated with avian influenza A H5N1 virus. Lancet, 1998, 351:467 - 471

42. Chotpitayasunondh T, et al. Human disease from influenza A (H5N1), Thailand, 2004. Emerging Infectious Diseases, 2005, 11:201 - 209

43. Hien TT, et al. Avian influenza A (H5N1) in 10 patients in Vietnam. New England Journal of Medicine, 2004, 350:1179 - 1188

44. Stockman L, Bellamy R, Garner P. SARS: Systematic review of treatment effects. PloS Medicine, 2006, 3: e343

45. Lee N, et al. Effects of early corticosteroid treatment on plasma SARS - associated Coronavirus RNA concentrations in adult patients. Journal of Clinical Virology, 2004, 31:304 - 309

46. Buckingham S, et al. A randomized, double - blind, placebo - controlled trial of dexamethasone in severe respiratory syncytial virus (RSV) infection: effects on RSV quantity and clinical outcome. Journal of Infectious Diseases, 2002, 185:1222 - 1228

47. Gustafson L, et al. Oral prednisone therapy in experimental rhinovirus infections. Journal of Allergy and Clinical Immunology, 1996, 97:1009 - 1014

48. Puhakka T, et al. The common cold: effects of intranasal fluticasone propionate treatment. Journal of Allergy and Clinical Immunology, 1998, 101:726 - 731

49. Domachowske J, et al. Glucocorticoid administration accelerates mortality of pneumovirus - infected mice. Journal of Infectious Diseases, 184:1518 - 1523

50. Hong N, Du X. Avascular necrosis of bone in severe acute respiratory syndrome. Clinical Radiology, 2004, 59:602 - 608

51. Lee D, et al. Factors associated with psychosis among patients with severe acute respiratory syndrome: a case - control study. Clinical Infectious Diseases, 2004, 39:1247 - 1249

52. Bone R, et al. Early methylprednisolone treatment for septic syndrome and the adult respiratory distress syndrome. Chest, 1987, 92:1032 - 1036

53. Luce J, et al. Ineffectiveness of high – dose methylprednisolone in preventing parenchymal lung injury and improving mortality in patients with septic shock. American Review of Respiratory Disease, 1988, 138:62 – 68
54. Bernard G, et al. High – dose corticosteroids in patients with the adult respiratory distress syndrome. New England Journal of Medicine, 1987, 317:1565 – 1570
55. Meduri G, et al. Effect of prolonged methylprednisolone therapy in unresolving acute respiratory distress syndrome: a randomized controlled trial. Journal of the American Medical Association, 1998, 280:159 – 165
56. Sprung C, et al. The effects of high – dose corticosteroids in patients with septic shock. A prospective, controlled study. New England Journal of Medicine, 1984, 311:1137 – 1143
57. Wang H, et al. Fatal aspergillosis in a patient with SARS who was treated with corticosteroids. New England Journal of Medicine, 2003, 349:507 – 508
58. Meduri G, et al. Methylprednisolone influsion in early severe ARDS results of a randomized controlled trial. Chest, 2007, 131:954 – 963
59. Steinberg K, et al. Efficacy and safety of corticosteroids for persistent acute respiratory distress syndrome. New England Journal of Medicine, 2006, 354:1671 – 1684
60. Cronin L, et al. Corticosteroid treatment for sepsis: a critical appraisal and meta – analysis of the literature. Critical Care Medicine, 1995, 23:1430 – 1439
61. Annane D, et al. Effect of treatment with low doses of hydrocortisone and fludrocortisone on mortality in patients with septic shock. Journal of the American Medical Association, 2002, 288:862 – 871
62. Keh D, et al. Immunologic and hemodynamic effects of "low – dose" hydrocortisone in septic shock: A double – blind, randomized, placebo – controlled, crossover study. American Journal of Respiratory and Critical Care Medicine, 2003, 167:512 – 520
63. Annane D, et al. Corticosteroids for severe sepsis and septic shock: a systematic review and meta – analysis. British Medical Journal, 2004, 329:480
64. Annane D, Sebille V, Bellissant E, for the Ger – Inf – 05 Study group. Effect of low doses of corticosteroids in septic shock patients with or without early respiratory distress syndrome. Critical Care Medicine, 2006, 34:22 – 30
65. Dellinger R, et al. Surviving Sepsis Campaign guidelines for management of severe sepsis and septic shock. Critical Care Medicine, 2004, 32:858 – 873
66. Dinarello C. Proinflammatory and anti – inflammatory cytokines as mediators in the pathogenesis of septic shock. Chest, 1997, 112 (6 Suppl): 321S – 329S
67. Bone R, Grodzin C, Balk R. Sepsis: A new hypothesis for pathogenesis of the disease process. Chest, 1997, 112:235 – 243
68. Majumdar S, et al. Statins and outcomes in patients admitted to hospital with community acquired pneumonia: population based prospective cohort study. British Medical Journal, 2006, 333:999
69. To K, et al. Pathology of fatal human infection associated with avian influenza A H5N1 virus. Journal of Medical Virology, 2001, 63:242 – 246
70. Peiris J, et al. Re – emergence of fatal human influenza A subtype H5N1 disease. Lancet, 2004, 363:617 – 619
71. Henter J, et al. Cytotoxic therapy for severe avian influenza A (H5N1) infection. Lancet, 2006, 367:870 – 873
72. Henter J – I, et al. Review: HLH – 2004: Diagnostic and therapeutic guidelines for hemophagocytic lymphohistiocytosis. Pediatric Blood & Cancer, 2007, 48:124 – 131

73. Dalakas M, Clark W. Strokes, thromboembolic events, and IVIg: Rare incidents blemish an excellent safety record. Neurology, 2003, 60:1736-1737

74. Hefer D, Jaloudi M. Thromboembolic events as an emerging adverse effect during high-dose intravenous immunoglobulin therapy in elderly patients: a case report and discussion of the relevant literature. Annals of Haematology, 2004, 83:661-665

75. Marie I, et al. Intravenous immunoglobulin-associated vena cava thrombosis. Thrombosis and Haemostasis, 2006, 96:849-851

76. Society of Critical Care Medicine. Surviving Sepsis Campaign. 2004. http://www.survivingsepsis.org accessed July, 2007

77. World Health Organization. Oxygen therapy for acute respiratory infections in young children in developing countries. Review of the use of oxygen therapy, 1993
http://www.who.int/child-adolescent-health/New_Publications/CHILD_HEALTH/WHO_ARI_93.28.htm#1 accessed July, 2007

78. Shu Y, Yu H, Li D. Lethal avian influenza A (H5N1) infection in a pregnant woman in Anhui Province, China. New England Journal of Medicine, 2006, 354:1421-1422

79. The ARDS Network. Ventilation with lower tidal volumes as compared with traditional tidal volumes for acute lung injury and the acute respiratory distress syndrome. New England Journal of Medicine, 2000, 342:1301-1308

80. Gruber P, Gomersall C, Joynt G. Avian influenza (H5N1): Implications for intensive care. Intensive Care Medicine, 2006, 32:823-829

81. Brower R, et al. Higher versus lower positive end-expiratory pressures in patients with the acute respiratory distress syndrome. New England Journal of Medicine, 2004, 351:327-336

82. Brower R, et al. Effects of recruitment maneuvers in patients with acute lung injury and acute respiratory distress syndrome ventilated with high positive end-expiratory pressure. Critical Care Medicine, 2003, 31:2592-2597

83. Gattinoni L, et al. Lung recruitment in patients with the acute respiratory distress syndrome. New England Journal of Medicine, 2006, 354:1775-1786

84. Rivers E, et al. Early goal-directed therapy in the treatment of severe sepsis and septic shock. New England Journal of Medicine, 2001, 345:1368-1377

85. The ARDS Network. Comparison of two fluid-management strategies in acute lung injury. New England Journal of Medicine, 2006, 354:2564-2575

86. Martin G, et al. A randomized, controlled trial of furosemide with or without albumin in hypoproteinemic patients with acute lung injury. Critical Care Medicine, 2005, 33:1681-1687

87. Willson D, et al. Effect of exogenous surfactant (calfactant) in pediatric acute lung injury: A randomized controlled trial. Journal of the American Medical Association, 2005, 293:470-476

88. Calfee C, Matthay M. Nonventilatory treatments for acute lung injury and ARDS. Chest, 2007, 131:913-920

89. Fowler R, et al. Transmission of severe acute respiratory syndrome during intubation and mechanical ventilation. American Journal of Respiratory and Critical Care Medicine, 2004, 169:1198-1202

90. Hugonnet S, Pittet D. Transmission of severe acute respiratory syndrome in critical care: Do we need a change? American Journal of Respiratory and Critical Care Medicine, 2004, 169:1177-1178

91. Yu IT, et al. Why did outbreaks of severe acute respiratory syndrome occur in some hospital wards but not in

others? Clinical Infectious Diseases, 2007, 44:1017 – 1025

92. Hui DS, et al. Airflows around oxygen masks: A potential source of infection? Chest, 2006, 130:822 – 826

93. Hui DS, et al. Exhaled air dispersion during oxygen delivery via a simple oxygen mask. Chest, 2007, 132: 540 – 546

94. Somogyi R, et al. Dispersal of respiratory droplets with open vs closed oxygen delivery masks: implications for the transmission of severe acute respiratory syndrome. Chest, 2004, 125:1155 – 1157

95. Mardimae A, et al. Modified N95 mask delivers high inspired oxygen concentrations while effectively filtering aerosolized microparticles. Annals of Emergency Medicine, 2006, 48:391 – 399

附录 文件起草小组

John Beigel	National Institutes of Health, Maryland, United States of America
Julian Bion	University of Birmingham and University Hospital Birmingham Foundation Trust, United Kingdom
Jean - Daniel Chiche	Hôpital Cochin, Paris, France
Zhancheng Gao	Peking University People's Hospital, Beijing, China
Frederick Hayden	WHO Global Influenza Programme, WHO, Geneva, Switzerland (Secretariat of Consultation)
David S Hui	The Chinese University of Hong Kong, Hong Kong SAR, China
Simon Mardel	Leicester Royal Infirmary, Leicester, United Kingdom
Nikki Shindo	WHO Global Influenza Programme, WHO, Geneva, Switzerland (Secretariat of Consultation)
Herbert Wiedemann	Cleveland Clinic, Ohio, United States of America
外部评阅人	
Abdel - Nasser Abdel - Ghafar	Ministry of Health and Population, Cairo, Egypt
Menno de Jong	Oxford University Clinical Research Unit, Ho Chi Minh City, Viet Nam
Jeremy Farrar	Oxford University Clinical Research Unit, Ho Chi Minh City, Viet Nam
Elena Govorkova	St. Jude Children's Research Hospital, Tennessee, United States of America
Peter Horby	Oxford University Clinical Research Unit, National Institute for Infectious and Tropical Diseases, Hanoi, Viet Nam
Arnold Monto	University of Michigan School of Public Health, Michigan, United States of America
Angus Nicoll	European Centre for Disease Prevention and Control, Stockholm, Sweden
Hitoshi Oshitani	Tohoku University, Sendai, Japan
Masato Tashiro	National Institute of Infectious Diseases, Tokyo, Japan
Tim Uyeki	Centers for Disease Control and Prevention, Atlanta, United States of America
Robert Webster	St. Jude Children's Research Hospital, Tennessee, United States of America
KY Yuen	University of Hong Kong, Hong Kong SAR, China

第六章 阻塞性睡眠呼吸暂停低通气综合征诊断治疗专家共识（2007年草案）

阻塞性睡眠呼吸暂停低通气（obstructive sleep apnea - hypopnea，OSAH）的特点是睡眠期间反复出现的上气道塌陷和阻塞。这些阻塞事件和反复出现的氧减及睡眠中的微觉醒有关。伴有日间症状的OSAH就是阻塞性睡眠呼吸暂停低通气综合征（obstructive sleep apnea hypopnea syndrome，OSAHS）。保守估计OSAHS在中年男性中的患病率在2 -4%之间，中年女性在1% ~2%之间。已证实它是引起高血压的独立危险因素；并和代谢综合征相关；OSAHS患者脑卒中和心肌梗死的发病率增加。

一、定义和严重程度判断标准

呼吸暂停（apnea）是指睡眠过程中口鼻气流终止≥10秒；呼吸暂停事件分3种类型，阻塞性呼吸暂停是指口鼻气流终止，但胸腹式呼吸运动存在；中枢性呼吸暂停是指口鼻气流终止，同时无胸腹式呼吸运动存在；混合性呼吸暂停是指以中枢性呼吸暂停开始，以阻塞性呼吸暂停终止。低通气是指睡眠过程中气流幅度降低30%或更多并伴有≥3%的氧饱和度下降或微觉醒，持续时间≥10秒。每小时呼吸暂停（apnea）和低通气（hypopnea）的频率用于评估阻塞性睡眠呼吸暂停低通气综合征的严重程度，通常称呼吸暂停低通气指数（apnea - hypopnea index，AHI）或呼吸紊乱指数（respiratory disturbance index，RDI）。尽管它不是唯一的评估指标，但是最常用的指标。目前在没有更客观的指标或更好的OSAHS严重程度划分证据时，一般采用下列标准。轻度：AHI 5 ~14次/小时；中度：AHI 15 ~30次/小时；重度：AHI >30次/小时。血氧饱和度亦可作为严重程度的判断指标，包括最低血氧饱和度、每小时氧减次数（ODI）和氧饱和度小于90%占监测时间的百分数。

二、临床特点

临床特点包括白天嗜睡、注意力受损、打鼾、不能恢复精力的睡眠、睡眠中窒息、目击到的呼吸暂停、不安睡眠、易激惹/个性改变、夜尿增多和性欲减低等。

三、诊断

1. 在没有更好的问卷之前，所有怀疑有睡眠呼吸暂停的患者都应该完成ESS（Epworth Sleep Scale）问卷，用以评估嗜睡的程度。

2. 嗜睡的客观评估　多次小睡潜伏时间试验（the multiple sleep latency test，MSLT）和醒觉维持试验（maintenance of wakefulness test，MWT）用于客观评价睡眠呼吸暂停患者的嗜睡程度，但和反映睡眠呼吸暂停严重程度的其他指标之间的相关性较差。

3. 物理检查　物理检查有助于排除其他疾病引起的症状。如身高、体重、颈围、下颌、咽腔、血压的检查；常规心肺、内分泌和神经系统检查以排除合并存在的其他系统疾患。

4. 睡眠研究：睡眠研究的主要目的是证实临床疑诊的阻塞性睡眠呼吸暂停低通气综合征患者并评估其严重程度，指导下一步的治疗选择。

（1）多导睡眠图（polysomngraphy，PSG） 同步记录睡眠和呼吸，常规在睡眠中心进行，需技术员参与。标准的PSG包括记录脑电、眼动、肌电、呼吸气流、胸腹式运动、心电、体位和氧饱和度，它是诊断OSAHS的金标准。

（2）有限导联的睡眠监测 监测气流、胸腹式运动、氧饱和度、心率和鼾声等。在技术员培训之后，可在患者家中进行。诊断的敏感度和特异度取决于仪器和对事件的定义。

（3）氧饱和度计 通常用于OSAHS的首次筛选工具。需要注意的是结果正常的氧饱和度不能排除OSAHS，单独用其诊断应综合考虑。监测指标包括每小时氧减次数（ODI）和氧饱和度小于90%占监测时间的百分数。

（4）流速容量环（flow volume loops） 目前没有证据表明可用于诊断OSAHS。

（5）影像学 通过CT、MRI和头影测量研究上气道大小和形状不能准确地区分正常人和OSAHS患者，因此不常规推荐用于OSAHS患者的评估。

四、鉴别诊断

应同单纯鼾症、肥胖－低通气综合征、发作性睡病、周期性腿动和慢性睡眠不足进行鉴别。

五、治疗

治疗的选择包括行为干预、非外科治疗和外科治疗。

（一）行为干预

1. 所有肥胖的OSAHS患者应该减低体重。

2. 戒烟。

3. 避免使用镇静剂或酒精。

4. 建议非肥胖打鼾者侧睡。

（二）非外科治疗

1. 持续正压通气治疗（continuous positive airway pressure，CPAP） CPAP是有症状需要临床干预的中重度OSAHS患者的首选治疗。严重副作用罕见，但有轻微副作用，如鼻窦炎、鼻梁受损、不适感、腹部胀气等。

2. 双水平正压通气治疗（Bi－level positive airway pressure） 双水平正压通气治疗不应常规用于OSAHS患者，在合并通气衰竭的患者可考虑使用。

3. 口腔矫治器（intra－oral device） 对于打鼾者和轻中度OSAHS患者是一个可选择的治疗，也可作为不能耐受CPAP患者的一种替代治疗。

4. 药物治疗 目前尚无有效的药物用于治疗OSAHS。

（三）外科治疗

1. UPPP（uvulopalatophapyngoplasty） 目前没有随机对照研究（RCT）证据支持使用UPPP，因此，对OSAHS的治疗不推荐使用UPPP或LAUP；合并有扁桃腺肿大的OSAHS患者可考虑扁桃腺切除术；UPPP 或相关的手术可用于治疗打鼾。

2. 气管切开术（tracheostomy）　只有当其他措施失败，在仔细评估患者后才可考虑气管切开术。

3. 鼻腔手术　通过减低鼻部阻力使得所需压力减低而改善 CPAP 的依从性。

4. 下颌前移术（mandibular advancement）　有对照研究显示永久性的下颌前移术可减轻 OSAHS 的严重程度并改善症状。

5. 舌骨悬吊术（suprahyoid tensing）：目前尚无 RCT 研究。

（肖　毅）

参考文献

American Academy of Sleep Medicine Task Force. Sleep - related breathing disorders in adults：Recommendations for syndrome definition and measurement techniques in clinical research. The report of an American Academy of Sleep Medicine Task Force，Sleep，1999，22：667 - 689

第七章　NCCN 非小细胞肺癌临床治疗策略

肺癌为高发肿瘤，在许多国家和地区都是肿瘤的首位死亡原因，美国 2007 年新诊断肺癌 213380 例，死亡 98620 例，其中 NSCLC 占 80% ~85%。通过综合治疗 NSCLC 5 年生存率Ⅰ期 47%，Ⅱ期 26%，Ⅲ期 8.4%，Ⅳ期 1.6%；但总的 5 年生存率只有 15%。主要是 NSCLC 诊断时，仅 20% ~30% 的病例有手术指征，早期诊断可能是提高治疗效果的关键。

肺癌的筛查试验目前有两个，一个是美国全国肺癌筛查试验（NLST），随机对照比较 CT 和胸部 X 线片在肺癌筛查中的作用，共入组了 5000 例肺癌高危人群，但结果要等到 2009 年；另一项为国际早期肺癌筛查试验（I - ELCAP），结果显示 CT 可以筛查出Ⅰ期肺癌患者，Ⅰ期肺癌患者并接受手术的 10 年生存率为 92%，但选择不治疗的Ⅰ期患者均在 5 年内死亡，但最终结论还要等 NLST 的结果。因此，目前尚不推荐常规 CT 进行筛查，但鼓励肺癌高危人群参加 CT 筛查的临床试验；但如果采用 CT 筛查，应遵循 I - ELCAP 的方法。

特别强调肺癌诊断必须有细胞学或病理学证据，肺癌的病理分型仍采用 WHO 1997 年标准，但同时强调了根据基因表达不同，腺癌可以分为不同亚型与预后和转移类型相关。临床预后因素包括分期、体能评分、体重下降和性别；分子预后因素则包括 p53 基因突变和 k - ras 基因活化等。分期仍采用 TNM 分期，肺癌 NSCLC 的治疗越来越强调根据疾病分期进行综合治疗，下面根据肺癌的分期简述肺癌的综合治疗策略。

一、早期肺癌（Ⅰ、Ⅱ、$T_3N_1M_0$）

早期肺癌的治疗以手术为主，标准手术方式为肺叶切除加淋巴结清扫或取样活检，部分不能耐受肺叶切除的患者可采用肺段或锲形切除。临床上肺癌的淋巴途径转移常见，与预后关系密切。对于肺癌手术淋巴结廓清的范围和方式意见尚不统一。有些主张彻底的廓清，另一些认为正常淋巴结的清除会削弱机体对肿瘤的免疫防御，主张选择性廓清。Ishida 等报告 221 例直径小于 3cm 的周围型肺癌，病理证实淋巴结呈“跳跃式”转移者占 28.6%，行淋巴结廓清组 5 年生存率为 51%，而非廓清组 5 年生存率为 33%。因此，目前多主张根治的肺癌手术应清扫胸内相关引流淋巴结和其他区域肿大的淋巴结。美国国立综合癌症网（National Comprehensive Cancer Network，NCCN）指南强调肺癌手术中应进行相应淋巴结的清扫或取样活检（至少 3 站 N_2 淋巴结）。2005 年 Ann Thorac Surg 上发表文章比较了淋巴结清扫和活检的临床效果，每组各入组 50 例患者，包括 $T_{1\sim3}N_{0\sim1}$，随访超过 89 月。结果显示两组的住院时间、手术死亡率和总生存期均无显著差别，但是清扫组和活检组的 PFS 时间为 60.2 月和 44.8 月，局部复发率分别为 12.5% 和 45%，均有显著性差异。同一研究组设计了更大样本的试验（1999.7 ~2004.2），包括 1111 例Ⅰ~ⅢA 期 NSCLC 患者，2006 年 Ann Thorac Surg 上发表了初步结果，手术的并发症和死亡率均无显著差别，对生存期的影响还在观察中。

术后辅助化疗适合于Ⅱ期以上的 NSCLC 患者，对于ⅠA 期合并高位因素（低分化癌、累及血管或有癌栓、楔形切除、肿瘤距断端小于2cm）（3类证据）和ⅠB期的NSCLC可选择术后辅助化疗或观察。据Fled报告，162例$T_1N_0M_0$术后患者，有43例复发，其中65%是由于胸外的转移病灶，包括脑转移；另一组196例$T_2N_0M_0$患者，72.8%（59/81）复发病灶是位于胸腔外。可见在早期肺癌术后复发患者中，远道转移是一个重要问题。1995年不列颠医学杂志（BMJ）报告了52个术后辅助化疗随机对照研究（9387例）荟萃分析的结果，用烷化剂辅助化疗无益，反而降低5%的5年生存率，增加15%的死亡危险（*P* = 0.005）；含顺铂辅助化疗的资料中大都倾向于化疗组有益，可增加5%的5年生存率，降低13%的死亡危险。此后IALT、CALGB9633、JBR.10和ANITA试验均证实了术后辅助治疗的疗效（表2-7-1）。

表2-7-1 IALT、CALGB9633、JBR.10和ANITA试验证实术后辅助治疗的疗效

	stage	Cases	regimen	5-year survival
IALT	Ⅰ/Ⅱ/ⅢA	1867	DDP-based	40.4% to 44.5%
CALGB9633	ⅠB	344	TC	59% to 71% (4-year) 57% to 60% (5-year)
JBR.10	ⅠB/T_1N_1/T_2N_1	482	NP	54% to 69%
ANITA	ⅠB/Ⅱ/ⅢA	840	NP	43% to 51%

2007年ASCO会议上Pechoux等重新荟萃分析了手术和放疗后辅助化疗的随机对照临床试验，分析了11项临床试验中2626例患者的资料，其中12%手术为不完全切除。10项试验采用了序贯放化疗，8项试验采用了DDP联合长春碱类/VP-16，1项试验采用了DDP联合替加氟，另2项试验采用了其他铂类为基础的方案。结果显示化疗的生存风险HR为0.88（95% CI 0.81～0.97，*P* = 0.0062），5年生存率由29%提高至34%。无复发生存期HR为0.84（95% CI 0.77～0.93，*P* = 0.0006），局部无复发生存期HR为0.79（95% CI 0.67～0.94，*P* = 0.0075），远处无复发生存期HR为0.75（95% CI 0.66～0.87，*P* = 0.0001）。各种化疗方案之间疗效无差别，与患者的年龄、性别和分期也无明显相关。

术后辅助放疗适合于N_2阳性的患者，对于N_0患者不适合辅助放疗，N_1阳性患者中有不良因素者（肿瘤侵犯淋巴结包膜、淋巴结广泛转移者、肿瘤距断端小于2cm、未进行规范淋巴结清扫）可选择辅助放疗。Lally等2006年在J Clin Oncol上回顾分析了Ⅱ～Ⅲ期NSCLC术后辅助放疗的疗效，共分析了7465例患者，其中辅助放疗组3531例和观察组3934例。总体人群分析表明术后放疗组的5年生存率显著低于观察组，亚组分析表明N_0和N_1患者术后放疗组的5年生存率显著低于观察组，而N2组术后放疗组的5年生存率高于观察组。

二、N_2阳性ⅢA NSCLC

对局部晚期或有同侧纵隔或隆突下淋巴结有转移的ⅢA期可手术患者，尽管能够采用手术治疗，但手术很难完全切除干净，对延长患者生存期效果较差，故目前有学者主张采取手术前治疗，包括术前给予化疗或放疗（新辅助化疗）。1981 年 Skarin Frei 及其同事首次报告了Ⅲ期潜在可手术患者术前化疗（新辅助化疗 neoadjuvant therapy）的可行性及初步效果。新辅助治疗的意义为：①新辅助治疗可减少原发肿瘤的肿瘤负荷，使随后进行的局部（手术）治疗更有可能获得成功；②新辅助治疗能够控制原本通过局部治疗所不能控制的病灶；③通过术前减少癌细胞的数量，可相应减少耐药细胞株的数量，减少手术过程中的血源播散和局部种植的发生率；④动物实验证实：术前给予全身化疗可以大大减少术后潜在转移灶的发生率；⑤新辅助治疗的治疗效果可通过手术从病理上得到验证，并能对随后的治疗提供指导性的指标（如分期、耐药、预后等相关的指标）；⑥对新辅助治疗有效的病例，由于病灶的缩小，能够使手术范围相对缩小，有利于在手术中最大保留正常肺组织的原则。

据 Rosell、Roth 和 Depierre 分别进行的随机对照研究证实手术组中位生存期短于新辅助化疗组（表 2－7－2），提示新辅助化疗对控制Ⅲ期 NSCLC 的局部复发及远道转移均可能起到有益的帮助。据国外 14 家医院对 680 例Ⅲ期 NSCLC 采用以 DDP 为主的 MVP 方案进行新辅助治疗研究显示：化疗缓解率为 40%～69%，手术率为 15%～90%，全部切除率为 29%～53%。美国 Sloan－Keltting Cancer Center 对 136 例Ⅲ期 NSCLC 应用 MVP 方案化疗，77%（105/136）获 RR，在化疗缓解的 105 患者中 78% 可获得手术完全切除，这部分患者术后病理有 21% 获组织学完全缓解（HCR），病理组织学完全缓解的患者 5 年生存率达 61%。

表 2－7－2　随机对照研究证实手术组中位生存期短于新辅助化疗组

作者	化疗方案	RT postop	Stage	Patients	MST（Months）	5 Yrs（%）
Rosell	MIP	50	ⅢA	30	8	0
（1994－99）				30	26＊	17
Roth	DDP－VP16	66	ⅢA	32	14	15
（1994－98）	CPA			28	21＊	36
Depierre	MIP	66	Ⅰ～ⅢA	176	26	41
（2003）				179	37	52

但是美国 Albain 等首次报告了同步化放疗后手术治疗ⅢA 期 NSCLC Ⅲ期临床试验（RTOG9309）的研究结果。392 例ⅢA 期 NSCLC 被随机分为 A、B 两组，A 组 201 例患者接受两周期 EP 方案化疗（顺铂 50mg/d 第 1 和第 8 天，依托泊苷 50mg/d 第 1～5 天）及放疗 45Gy 联合治疗后，行根治性手术切除；B 组 191 例患者予同样的化放联合治疗后继续接受放疗。A 组 3 年生存率、3 年无疾病进展生存率、3 年无疾病进展生存期分别为 38%、29% 和 14 月，B 组分别为 33%、19.6%、11.7 月；治疗过程中死亡者以 A 组为多，分别为 14 例和 3 例。两组疗效比较显示化放疗诱导治疗后手术切除者 3 年生存率和无疾病进展生存率均高于单纯化、放疗者，且 3 年无疾病进展生存期显著延长（$P=0.02$），非 PD 者存活率高（$P=0.003$）。但与此同时，加手术治疗者的与治疗相关的死亡率也显著高于单纯化、放疗者（$P=0.04$），从而使化放疗加手术治疗患者的总生存率与单纯化、放疗者相同（中位生存期为 22.1 月∶21.7 月，$P=0.51$），因此同步化放疗后效果非常好的患者才应该考虑手术

治疗（3类证据）。

2007年ASCO中发表了数项新辅助治疗的试验结果。Nicolson等在欧洲开展了新辅助治疗的临床研究（MRCLU22/NVALT/EORTC08012试验），共入组患者519例，分期包括17% ⅠA、45% ⅠB、3% ⅡA、29% ⅡB和7% ⅢA，化疗方案包括MMC + VP16 + DDP /MMC + IFO + CBP /NVB + DDP /CBP + DOC/DDP + GEM。结果显示新辅助化疗后49%患者达到PR，仅2%患者疾病进展，不影响手术方式和术后并发症。但是PFS　HR为0.98（95% CI 0.77～1.23），OS HR为1.04（95% CI 0.81～1.35），结果提示以铂类为基础的新辅助化疗不能提高生存期。Pisters等报道了新辅助化疗试验S9900的随访结果，患者分期为T_2N_0、$T_{1\sim2}N_1$和$T_3N_{0\sim1}$（除外肺上沟癌），两组分别接受taxol/CBP化疗 + 手术治疗或单纯手术治疗，试验计划入组600例患者，但因为辅助治疗逐渐成为标准治疗，于2004年7月提前终止了入组患者，共入组354例患者，化疗 + 手术组180例和单纯手术组174例。结果显示两组的PFS分别为33月和21月，HR为0.79（$P = 0.098$），OS分别为50月和47月，HR为0.83（$P = 0.24$）。研究者认为应该进一步进行新辅助化疗和辅助化疗的Ⅲ期对照研究。Milleron等设计了Ⅲ期临床试验（IFCT0002试验）评价术前和围手术化疗的疗效。共入组528例患者，分为4组：A组GP2周期 + GP2周期（客观有效患者）+手术；B组GP2周期 + 手术 + GP2周期（客观有效患者）；C组TC2周期 + TC2周期（客观有效患者）+手术；D组TC2周期 + 手术 + TC2周期（客观有效患者）。初步结果显示前2周期化疗有效率4组分别为50.6%、50.9%、52.2%和49.2%；化疗后有效患者接受第3/4周期化疗的比例分别为90.4%、75.2%、79.1%和86.0%。仍要等待生存期和PFS的随访结果。

三、不适合手术的局部晚期

一组包括22个临床试验共3033例患者的Meta分析显示，与单独放疗相比联合化放疗可使死亡相关危险度下降10%（$P = 0.0006$），2年和5年死亡绝对值分别减少3%和2%。化放疗联合治疗的模式主要有4种：①诱导化疗→放疗→辅助化疗；②同步放化疗→辅助化疗；③诱导化疗→同步放化疗→辅助化疗；④同步放化疗→手术。越来越多的研究显示，同步放化疗患者的总生存率优于序贯化放疗，但毒性和副作用也最严重，特别是放射性食管炎和肺炎；同步放化疗的方案首选顺铂联合VP－16或长春新碱（cisplatin/etoposide或cisplatin/vinblastine），也可选用紫杉醇联合卡铂。第10届国际肺癌大会对LAMP研究进行了报道，该研究包括3组，A组：2周期紫杉醇（T：200mg/m^2）+卡铂（C：AUC = 6）后予胸部放疗63Gy；B组：放疗63Gy同时每周予以紫杉醇（45mg/m^2）+卡铂（AUC = 2）；C组：同步放化疗后进行2周期TC化疗。3组的中位生存期分别为13.1月、12.7月、16.1月，但3度以上食管炎的发生率也以C组最多（$P = 0.0001$），故此研究者认为未来应以同步放化疗作为主要治疗方案，同时也应采用新的放疗技术如三维适形放疗（3DCRT）以减少副作用。2003年ASCO会议报道了RTOG9410试验的结果，患者随机分为序贯放化疗（cisplatin/vinblastine × 2→60 Gy RT D50）、同步放化疗（cisplatin/vinblastine × 2/60 Gy RT D1）和化疗联合超分割放疗（cisplatin/Oral etoposide/69.6 Gy BID RT D1）3组，结果显示3组的4年生存率分别为12%、21%和17%，3/4度食管炎发生率分别为4%、25%和47%。Vokes在2004年ASCO会议中报道了CALGB 39801试验结果，比较了诱导化疗（紫杉醇联合卡铂）后给予同步放化疗和单纯放疗的疗效。1998～2002 年间共入组Ⅲ期患者 366 例，结果显示中位生存期分别为 14 月和 11 月，1 年生存率分别为 54% 和 48%，均无显著差别。Huber 在 2006 年 J Clin Oncol 发表文章同样比较了诱导化疗后给予同步放化疗和单纯放疗的疗效，共入组Ⅲ期 303 例患者，219 例接受了随机。结果显示两组的中位生存期分别为 18.7 月（95% CI 14.1～23.3）和 14.1 月（95% CI 11.8～16.3）（$P = 0.09$）；但对于诱导化疗后达到 pr/cr 的患者两组中位生存期分别为 32.6（95% CI 21.4～43.9）和 16.6 月（95% CI 12.5～20.6）（$P = 0.04$）。Albain 在 2005 年 ASCO 上报道了 INT 0139 试验结果，比较了同步放化疗（cisplatin/etoposide/45Gy RT D1）后继续放疗至 61Gy 和手术治疗的疗效，两组分别为 191 例和 201 例，中位生存期分别为 22 月和 24 月，5 年生存率分别为 20% 和 27%，Logrank$P = 0.24$（HR 0.87（CI，0.7，1.10））；分析结果发现手术组术后 30 天内死亡率高，主要发生在需要全肺切除的患者，对于需要肺叶切除的患者中位生存期可达到 34 月，5 年生存率达到 36%。因此局部晚期不适合直接手术的患者首选同步放化疗，对于放化疗后通过肺叶切除可根治的患者可以接受手术治疗。

SWOG 组织的单枝试验提示同步放化疗后给予多烯紫杉醇巩固治疗可以延长生存期，多烯紫杉醇巩固治疗后给予吉非替尼不能进一步延长生存期。2007 年 ASCO 会议中 Kelly 等更新了 SWOG0023 试验的最新随访结果，SWOG0023 试验入组患者为局部晚期 NSCLC，给予同步放化疗（放疗总剂量为 61Gy，化疗方案为 DDP/VP16）+3 周期多烯紫杉醇巩固治疗，疾病无进展的患者随机接受吉非替尼或安慰剂治疗。2005 年 5 月分析已入组的 243 例患者（吉非替尼组 118 例，安慰剂组 125 例），结果提示吉非替尼不能提高生存期，试验提前停止入组患者。目前中位随访时间达到了 27 月，结果显示吉非替尼组和安慰剂组的 OS 分别为 23 月和 35 月（$P = 0.013$），两组 3 度以上不良反应很少，提示吉非替尼组生存期下降，且与不良反应无关。同时 Hanna 等设计了Ⅲ期临床试验（HOG LUN 01－24/USO－023）验证巩固化疗的作用。局部晚期 NSCLC 患者接受同步放化疗（VP－16 50mg/m^2，d 1～5，29～33，DDP 50mg/m^2 d1、8、29、36；放疗总剂量为 5940cGy），疾病无进展患者随机接受 3 周期多烯紫杉醇 75mg/m^2 d1 巩固治疗或观察。结果共入组 203 例患者，147 例患者进行了随机，其中巩固治疗组 73 例，观察组 74 例。两组的 PFS 分别为 12.3 月和 12.9 月（$P = 0.9412$），OS 分别为 21.6 月和 24.2 月（$P = 0.9402$）。巩固治疗组 3/4 度发热性中性粒细胞减少为 10.9%，肺炎 8.2%，住院率 28.8% 和死亡 5.5%，均明显高于观察组，故指南推荐化疗方案采用顺铂联合 VP－16 或长春新碱的同步放化疗后给予多烯紫杉醇巩固治疗为 3 类证据。

四、晚期肺癌

我们可以看到只有部分患者会从化疗中受益，那么如何选择患者和化疗方案呢？美国威尔康辛大学医学院的 Hoang 等根据美国东部肿瘤协作组两个大型随机对照研究 ECOG1954 和 ECOG5592 作出了临床预测模型。1436 例接受第 3 代化疗方案的 NSCLC 患者进入研究，共筛选出 6 个独立的预后因素：皮下转移（相对风险比：HR 为 1.88），行为状态评分差（HR 为 1.46），食欲下降（HR 为 1.62），肝转移（HR 为 1.32），4 个以上转移部位（HR 为 1.20）和以前无手术史（HR 为 1.16）。根据这 6 个因素建立了初治 NSCLC 1～2 年生存率的临床预测模型（图 2－7－1）。根据临床预测模型如果某患者的 1～2 年生存率很低，则该患者可能不需要积极抗肿瘤治疗，而支持治疗可能是最佳选择。目前找到了一些预测化疗效果的肿瘤基因和蛋白，包括 ERCC1 表达与铂类耐药相关，RRM1 的多态性与吉西他宾的耐药性相关，βtublin Ⅲ的表达与紫杉醇的疗效相关，多药耐药基因 MDR－1 与阿霉素和紫杉醇耐药相关等。2005 年 ASCO 大会上，Rosell 报道了第一项基于分子标志物分型选择化疗方案的前瞻性临床随机对照研究，ERCC1 低表达组对含顺铂的两药联合方案的有效率达到 56.6%，但 ERCC1 高表达组对不含铂的方案的有效率为 37.7%，低于所期望的疗效。

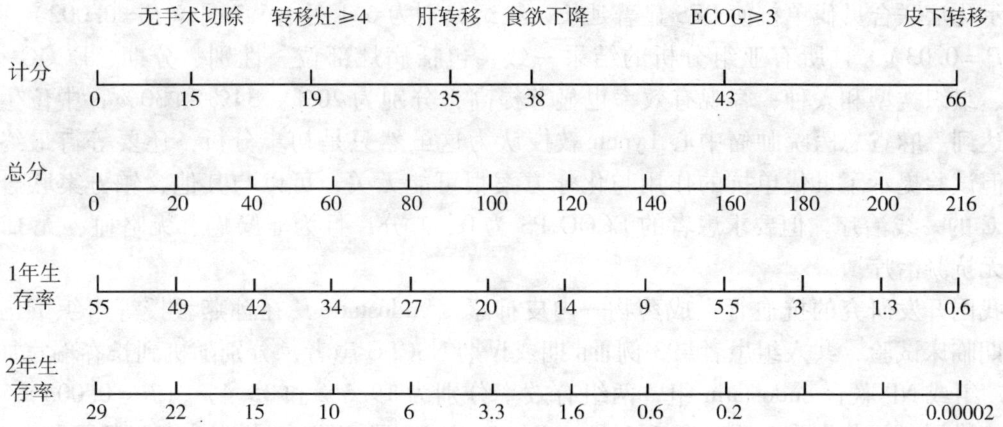

第一步：圈出每个因素的分数，计算出总分并标在第2行上。
第二步：在标出的总分点上画出垂直线与第3和4行交叉，在第3和4行上读出1年和2年生存率

图 2－7－1　初治 NSCLC 1～2 年生存率的临床预测模型

（一）晚期 NSCLC 的一线治疗

目前晚期 NSCLC 的一线化疗效果达到了治疗的平台，根据 NCCN 指南推荐使用以铂类为基础联合第 3 代化疗药物的两药方案，使用 3～4 周期。各方案疗效相似，客观有效率在 20%～30%之间，中位生存期为 8～9 月，1 年生存率为 37%～39%，而疾病进展时间以吉西他宾联合铂类方案稍有优势。各方案的差别主要在毒副反应方面，紫杉醇联合卡铂方案以神经毒性、过敏反应和关节肌肉酸痛较明显；吉西他宾联合铂类方案以血液学毒性，特别是血小板下降较明显；多西紫杉醇联合顺铂方案以脱发和中性粒细胞下降较明显；长春瑞宾联合顺铂方案以中性粒细胞数下降、血管毒性和乏力较明显。TAX 326 试验随机对照比较了多西紫杉醇联合铂类方案和长春瑞宾联合顺铂方案，共入组患者 1218 例。结果显示多西紫杉醇联合顺铂方案均优于长春瑞宾联合顺铂方案，两组的中位生存期分别为 11.3 月和 10.1 月（$P=0.044$），客观有效率分别为 31.6% 和 24.5%（$P=0.029$）。而且多西紫杉醇联合顺铂方案的贫血、胃肠道毒性、外周神经毒性和 KPS 评分下降都低于长春瑞宾联合顺铂方案。

Avastin 是 VEGF 的单克隆抗体，ECOG4599 试验中比较了 avastin 和安慰剂联合紫杉醇 200m/m^2 加卡铂（AUC＝6）一线治疗ⅢB 和Ⅳ期非鳞癌 NSCLC 的疗效，患者随机分入 avastin（15mg/m^2）或安慰剂组，两组例数分别为 420 例和 427 例。结果显示两组客观有效率为 27.2% 和 10.0%（$P<0.001$），中位无进展生存期为 6.4 月和 4.5 月（$P<0.001$），中位生

存期为12.5月和10.2月（$P=0.007$）。但avastin组咯血、出血、高血压和栓塞的发生率分别为8%、19%、25%和8%，高于对照组的1%、3%、3%和4%。分析生存的影响因素，在男性患者中生存期明显延长，而女性患者中生存期无延长。这是第一项显示靶向治疗与化疗联合能延长生存期的随机临床试验。2007年Manegold等报道了顺铂和吉西他宾联合贝伐单抗或安慰剂治疗晚期或复发NSCLC的随机双盲多中心Ⅲ期临床试验（Avail试验或BO17704试验）。入组患者要求为初治非鳞癌且无脑转移，2005年2月~2006年8月共入组1043例患者，其中安慰剂组347例、贝伐单抗7.5mg/kg组345例和15mg/kg组351例。结果显示化疗联合贝伐单抗使PFS显著延长，三组分别为6.1月、6.7月（$P=0.002$）和6.5月（$P=0.03$），且所有亚组分析的结果一致，包括病灶部位、性别、分期、ECOG评分、年龄、组织类型和人种；客观有效率也显著提高，分别为20%、34%和30%；中位生存期没有达到。麻省总医院肿瘤中心Lynch教授认为这虽然只是初步分析，还要等待最终的结果，但试验提示了贝伐单抗的作用与化疗方案很可能无关，可以与其他含铂方案联合用于NSCLC的一线治疗，但要求患者的ECOG PS为0~1分，且为非鳞癌、无咯血、无CNS转移和无抗凝治疗。

我国开发研究的抗血管生成药物—内皮抑素（endostatin）在孙燕教授等组织下已完成了Ⅲ期临床试验，共入组患者493例Ⅲ$_B$期或Ⅳ期NSCLC患者，分别随机到长春瑞宾加顺铂（NP）组或NP联合endostatin组，两组有效率分别为19.5%和35.4%（$P=0.003$），中位无疾病进展时间分别为3.6月和6.3月（$P<0.001$）。而两组的中性粒细胞数下降、贫血、恶心、呕吐等副作用相似。

（二）晚期NSCLC的二线治疗

目前美国FDA批准3种药物作为NSCLC的二线治疗，包括多西紫杉醇、培美曲塞和Tarceva，其中多西紫杉醇单药是最早批准的方案，可以延长患者的生存时间和改善生活质量。为提高患者的耐受性和减少化疗不良反应，多西紫杉醇进行了每周方案的试验。Camps等对246例一线治疗失败的NSCLC患者随机分配进行每周方案和3周方案治疗。两组患者的1年生存率分别为29.2%和27.8%，疾病进展时间分别为2.7月和2.9月，无统计学差异。而每周方案中3/4度中性粒细胞减少的发生率显著低于3周方案组，分别为2.3%和8.8%。因此对于ECOG评分2分或高龄患者可以选用多西紫杉醇每周方案。

培美曲塞（pemetrexed，alimta）是一种多靶点抗叶酸制剂，Hanne等报道了培美曲塞治疗一线化疗失败的NSCLC的Ⅲ期临床试验。患者随机接受培美曲塞500mg/m^2（283例）或多西紫杉醇75mg/m^2（288例），每3周1疗程，直至疾病进展或出现不能耐受毒性反应。结果表明培美曲塞和多西紫杉醇的总体有效率（9.1%和8.8%）和中位生存期（8.3月和7.9月）无明显差异，中位无疾病进展时间和1年生存率均为2.9月和29.7%。但培美曲塞组与多西紫杉醇组的Ⅲ/Ⅳ度中性粒细胞减少分别为5.3%和40.2%（$P<0.001$），中性粒细胞减少性发热分别为1.9%和12.7%（$P<0.001$），中性粒细胞减少性感染分别为0%和3.3%（$P=0.004$），丙氨酸转氨酶升高分别为7.9%和1.4%（$P<0.001$）。补充维生素情况下培美曲塞的不良反应很小，是否可以提高培美曲塞的剂量呢？Cullen等比较了培美曲塞500mg/m^{2}和900mg/m^{2}二线治疗晚期NSCLC的疗效和不良反应。共入组患者588例，培美曲塞500mg/m^{2}组和900mg/m^{2}组分别为295和296例，结果显示两组中位生存期无差别，

分别为6.9月和6.7个月；PFS无明显差别，分别为2.6月和2.8月。两组的不良反应相似，900mg/m²组的部分不良反应高于500mg/m²组，包括乏力（41.7%和32.8）、贫血（32.9%和22.1%）、呕吐（20.0%和13.1%）、胃炎（17.9%和10.0%）、腹泻（15.4%和10.0%）和血小板减少（11.3%和5.5%）。

Iressa和tarceva均为EGFR的酪氨酸激酶抑制剂，其中iressa是最早上市的靶向药物，临床试验中发现对女性、腺癌和不吸烟患者中疗效好，随后发现疗效与EGFR基因突变明显相关，但Ⅲ期Isel试验共入组1692例患者，iressa与安慰剂相比不能延长生存，但亚洲人群和不吸烟人群的亚组分析仍可见生存期延长，其疗效与EGFR基因突变相关（表2-7-3）。Tarceva的Ⅲ期NCIC CTG BR.21试验中与安慰剂相比能显著延长一线化疗失败的NSCLC患者的生存期（分别为6.7月和4.7月，$P<0.0001$ 和PFS（分别为2.2月和1.8月，$P<0.0001$，特别是在吸烟/已戒烟的男性鳞癌患者中tarceva（n=71）与安慰剂（n=39）相比中位生存期也明显延长，分别为6.1和4.7月。Tarceva的疗效与EGFR基因拷贝和EGFR蛋白表达相关（表2-7-3）。基因突变分为典型突变（即19外显子缺失突变和21外显子的L858R突变）和不典型突变，安慰剂组中典型突变患者的中位生存期为9.1月，不典型突变患者的中位生存期为3.2月，提示了突变类型也是预后因素之一。在中国两药均批准用于NSCLC的二线和三线治疗，用于ECOG PS 3分的患者也有效；如果已知有EGFR基因突变或EGFR基因高拷贝且不吸烟患者，也可以考虑用于一线治疗。

表2-7-3　ISEL和BR.21试验中生存期的亚组分析

	ISEL			BR.21		
	Iressa（n）	安慰剂（n）	*P*值	Tarceva（n）	安慰剂（n）	*P*值
EGFR基因拷贝						
低拷贝数	157	99	0.42	45	24	0.59
高拷贝数	68	46	0.067	32	24	0.008
EGFR基因突变						
典型突变	16	10	0.00	8	12	0.39
不典型突变	116	73	0.65	13	7	0.41
EGFR蛋白表达						
阳性	166	98	0.13	117	67	0.02
阴性	66	49	0.14	93	48	0.70

同时NCCN指南中还加入了胸腺恶性肿瘤的治疗策略。

（王孟昭）

参考文献

NCCN Clinical Practice guideline in Oncology: Non-Small Cell Lung Cancer. V. 2. 2008, www. nccn. org

第八章　肺动脉高压新近指南解读

肺动脉高压（pulmonary artery hypertension，PAH）属于肺循环疾病中的一个重要类别。由于现代医疗技术的进步与发展，人们对肺动脉高压的认识也日趋深入。2003 年威尼斯第三届世界 PAH 会议上，修订了 PAH 的临床分类标准；美国胸科医师协会（American College of Chest Physician，ACCP）和欧洲心脏病协会（European Society of Cardiology. ESC）分别于 2004 年 7 月和 12 月制定了 PAH 的诊断和治疗指南，提出了很多指导性意见。与 1998 年 Evian 分类比较，新的分类方法和推荐意见更全面、操作更方便，更有利于临床医师评估病情及制订规范化治疗和预防措施，也更便于推广。近 3 年来几种治疗肺动脉高压的新药的问世以及相应的临床研究的开展，对肺动脉高压的治疗也出现了一些新的治疗策略，在此基础上，2007 年 6 月 ACCP 专家委员会在《Chest》上发表了更新的肺动脉高压内科治疗指南，对加用原则和联合治疗提出了一些新的观念。

2007 年美国呼吸学会（ATS）会议进一步阐述了肺动脉高压 2003 年修订后的分类标准，并重点讲述了如何应用指南指导治疗、肺动脉高压的联合治疗、左心疾病引起的肺动脉高压的诊断和治疗。会议关注到了第Ⅰ类肺动脉高压——特发性肺动脉的遗传方面进展，第Ⅳ类肺动脉高压——慢性血栓栓塞性肺动脉高压（CTEPH）的研究进展，第 Ⅲ 类肺动脉高压中的 COPD 患者合并肺动脉高压的治疗。在家族性肺动脉高压中可以观察到 BMPR2 基因变异，并对它的潜在作用机制有着深入研究。

一、关于肺动脉高压的基本概念和临床分类

PAH 由多种心、肺或肺血管本身疾病所引起，表现为肺循环的压力和阻力增加，可导致右心负荷增大，右心功能不全，肺血流减少，而引起一系列临床表现。由于肺静脉压力主要取决于左心房压力的变化，因此，多以肺动脉压力表示肺静脉压力。目前广泛采用的 PAH 血流动力学定义为：静息状态下肺动脉平均压 >25 mm Hg，或运动状态下 >30 mm Hg。而相应的肺毛细血管楔压小于 15 mm Hg。

新的 PH 分类方法的特点体现在以下几个方面。以特发性 PAH（idiopathic pulmonary arterial hypertension，IPAH）和家族性 PAH（familial pulmonary arterial hypertension，FPAH）替代原发性 PAH（primary pulmonary hypertension，PPAH）。近 50 年来 PPAH 用于病因不清的 PAH，而食欲抑制剂、结缔组织病、门脉高压等已知病因引起的 PAH 都归为继发性 PAH。继发性 PAH 在第 2 届世界 PAH 会议 Evian 分类中已被停止使用，而 PPAH 的诊断名称已为医学界广泛熟悉和接受，当时仍被保留。近年来，在部分 PAH 患者中骨形成蛋白Ⅱ型受体（bone morphogenetic protein receptor－Ⅱ，BMPR－Ⅱ）基因突变的发现，促使新的分类标准中用“IPAH”的诊断名称取代“PPAH”。

新分类明确了某些危险因素或疾病相关性 PAH，包括结缔组织病、先天性体肺分流、

门脉高压、人类免疫缺陷病毒（HIV）感染、药物和毒素，以及糖原贮积症、戈谢病、遗传性出血性毛细血管扩张症、血红蛋白病、骨髓增生异常综合征、脾切除等；由于近年来毒品和药物滥用的问题，强化了药物和中毒相关的PAH。目前发现肺静脉闭塞病（PVOD）和肺多发性毛细血管瘤（PCH）在病理学上有相似表现，在新分类中被共同列在同一个亚类中。

新的指南分类中对其他几个分类的概念的内涵进行了延展，体现了PAH研究的深入与扩展。对先天性体—肺分流性疾病进行重新归类；肺静脉高压主要指左心房/室病变或左心瓣膜病引起肺静脉淤血和压力增高者，如左心衰竭、二尖瓣狭窄、关闭不全等，此时肺动脉内的血液只有克服肺静脉高压才能通过毛细血管流向肺静脉，肺动脉压力常增高。低氧血症相关的PAH简称为肺疾病和低氧性PAH，缺氧或伴有肺毛细血管床破坏为其主要原因。慢性血栓和/或栓塞性PAH，除了包括近端或远端的肺血栓栓塞外，还包括肿瘤、寄生虫、异物等的引起的栓塞（表2-8-1）。

表2-8-1 PAH的分类命名（2003，威尼斯）
Revised Nomenclature and Classification of PH（2003）

肺动脉高压 （pulmonary arterial hypertension，PAH）
特发性（idiopathic PAH，IPAH）
家族性（familial PAH，FPAH）
相关因素（associated，APAH）
胶原血管病（collagen vascular disease）
分流性先天性体-肺分流（Congenital systemic to pulmonary shunts）
各种类型（large，small，repaired or non repaired）
门脉高压（portal hypertension）
HIV感染（HIV infection）
药物/毒素（drugs and toxins）
其他（other）
糖原贮积症（glycogen storage disease）
戈谢病（Gaucher disease）
遗传性出血性毛细血管扩张症（hereditary hemorrhagic telangiectasia）
血红蛋白病（hemoglobinopathies）
骨髓增生异常（myeloproliferative disorders）
脾切除（splenectomy）
肺静脉和/或毛细血管病变所致（associated with significant venous or capillary involvement）
肺静脉闭塞病（pulmonary veno-occlusive disease）
肺毛细血管瘤（pulmonary capillary hemangiomatosis）
新生儿持续性肺动脉高压（persistent pulmonary hypertension of the newborn）
肺静脉高压（pulmonary venous hypertension）
左房/左室性心脏病（left-sided atrial or ventricular heart disease）
左心瓣膜病（二尖瓣或主动脉瓣）（left-sided valvular heart disease）
肺疾病和低氧血症相关的PH （pulmonary hypertension associated with lung diseases and hypoxemia）

续 表

慢性阻塞性肺疾病（COPD）
间质性肺疾病（interstitial lung disease）
睡眠呼吸障碍（sleep - disordered breathing）
肺泡低通气病变（alveolar hypoventilation disorders）
慢性高原缺氧暴露（chronic exposure to high altitude）
慢性血栓和/或栓塞性 PH（PH due to chronic thrombotic and/or embolic disease）
肺动脉近端血栓栓塞（thromboembolic obstruction of proximal pulmonary arteries）
肺动脉远端血栓栓塞（thromboembolic obstruction of distal pulmonary arteries）
肺栓塞（pulmonary embolism）
肿瘤、寄生虫、异物等（tumor，parasites，foreign material）
其他复杂疾病（miscellaneous）
结节病（sarcoidosis）
组织细胞增生症 X（histiocytosis X）
淋巴管瘤病（lymphangiomatosis）
肺静脉压迫性病变（compression of pulmonary vessels）
淋巴结肿大，肿瘤，纤维素性纵隔炎（adenopathy，tumor，fibrosing mediastinitis）

二、关于肺动脉高压的病因和流行病学

关于 PAH 流行病学，迄今没有确切的资料，美国国立卫生院（NIH）报道“原发性 PAH”发生率为 1 ~ 2/百万人。欧洲一项病例注册研究中发现特发性、家族性、减肥药相关、结缔组织病相关、先心病相关、门静脉高压和 HIV 感染相关的 PAH 患者的比例分别为 39.2%，3.9%，9.5%，15.3%，11.3%，10.4%和6.2%，占总人群的15%。1998 年全美住院患者的统计资料中发现，PAH 发病率为 30 ~ 50/百万，死亡率为 3.1/10 万人。

PAH 是结缔组织疾病（CTD）重要的并发症，其中进行性系统性硬化最多见，发病率为9%，其次为系统性红斑狼疮（SLE）和混合结缔组织疾病。资料显示，硬皮病患者 PAH 的发病率为6% ~60%，系统性硬皮病患者中大约33%继发有 PAH，同时合并或不合并肺间质纤维化。CREST 综合征的患者大约有 60% 继发 PAH。类风湿性关节炎（RA）在 65 岁以上的人群中发病率高达5%，没有其他心肺基础疾病的 RA 患者中有 21% 合并轻度的 PAH。

慢性肝病和门脉高压容易发生 PAH，美国 NIH 门脉高压患者中有 8% 存在 PAH；肝移植患者 PAH 发生率分别为4% ~5%；其发生机制尚不清楚，可能与肝脏清除的血管收缩物质和血管增殖物质由门 - 体分流直接进入肺循环有关。HIV 感染者 PAH 发生率0.5%；而瑞士和法国的 HIV 感染者中，5 年 PAH 发生率分别为0.57%和0.1% ~0.2%。可能是 HIV 通过反转录病毒有关介质的释放，激活巨噬细胞和淋巴细胞引起 PAH。减肥药物如阿米雷司、氟苯丙胺、右苯丙胺等可能导致 PAH。抑制食欲药物和 PAH 存在明显相关关系，相对危险为6.3，且与服药时间明显相关，服药时间大于 3 月相对危险估计 23.1。欧美国家报道新型

食欲抑制剂芬氟拉明与 PAH 有关。

镰状细胞贫血并发 PAH 的发病率约为 20% ~40%，其他类型的溶血性贫血如遗传性球形细胞增多症、地中海贫血、阵发性睡眠性血红蛋白尿等并发 PAH 的发病率与之相似。大约 10% ~20% 睡眠呼吸障碍患者合并有 PAH。艾森曼格综合征中 PAH 发生率仅为 3%，而当缺损大于 1.5 cm 分流量较大时，发生率则高达 50%，进行早期纠正可防止 PAH 发生。

遗传学研究发现 BMPR－Ⅱ基因突变是许多家族性和特发性 PAH 的发病基础。目前已发现 46 种 BMPR－Ⅱ基因突变类型，其中 60% 的 BMPR－Ⅱ基因突变可提前中止转录过程，携带 BR－Ⅱ基因突变人群中仅有 15% ~20% 可发生 PAH，因此 BMPR－Ⅱ在 PAH 发病中的作用有待进一步研究。由于 IPAH 女性的发病率较高，许多患者体内可发现独特的白细胞抗原表型和自身免疫性抗体，用免疫抑制剂治疗后 IPAH 病情好转等，提示免疫因素也可能在 IPAH 的发病机制中起重要作用。

三、关于肺动脉高压的病理、病理生理和发病机制

各种 PAH 病理学改变相似，但这些病变在肺血管床中的分布和所占比例不同。

(一) 肺动脉病变

主要见于 IPAH、FPAH 和 APAH。主要组织病理学改变包括中膜增生肥厚、内膜增生、外膜增厚以及丛样病变（complex lesions）。由于肌性动脉中膜内的平滑肌纤维肥厚、增生以及结缔组织基质和弹力纤维增多，肺泡前和泡内肺动脉中膜截面积增加，表现为中膜增厚；内膜增生细胞可呈现成纤维细胞、肌成纤维母细胞、平滑肌细胞特征，并表现为向心层状、非向心或向心性非层状增厚；外膜增厚较难判断，见于多数 PAH 患者；丛样病变是指局灶性内皮过度分化增生，并伴有肌成纤维细胞、平滑肌细胞、细胞外基质的增生；动脉炎以动脉壁炎细胞浸润和纤维素样坏死为特征可能与丛样病变有关。

(二) 肺静脉病变

主要见于肺静脉闭塞症。特征表现在以下几个方面：不同直径的肺静脉和肺小静脉出现弥漫性、不同程度的闭塞，可为完全性闭塞或偏心性层状阻塞；肺泡巨噬细胞、Ⅱ型肺泡上皮细胞的胞质及细胞间质中含铁血黄素沉积；毛细血管扩张、突出变形，肺小动脉出现中膜肥厚和内膜纤维化；肺小叶间隔常出现渗出，进一步发展可出现肺间质纤维化。丛样病变和纤维素样动脉炎的改变不见于闭塞性肺静脉病。

(三) 肺微血管病变

它也称肺毛细血管瘤，是一种罕见的病理情况。主要表现在以下几个方面：以肺内毛细血管局限性增殖为特征，呈全小叶和部分小叶分布；异常增生的毛细血管可穿过动静脉壁，侵犯肌层，引起管腔狭窄；病变区域可见巨噬细胞和Ⅱ型肺上皮细胞含铁血黄素沉积；肺动脉也可出现明显的肌层肥厚和内膜增生。

PAH 的病理生理和发病机制一直是该领域研究热点。目前认为 PAH 的发生是一个多种因素参与的过程，涉及多种细胞和生物化学路径。肺血管阻力升高的机制包括：血管收缩、肺血管壁闭塞性重塑、炎症反应和血栓形成。PAH 不同发病机制之间的相互作用并不清楚，还有待进一步研究，以便确定引发 PAH 的最先触发点和最好的治疗靶点。

1. 肺血管收缩　在 PAH 发生早期起主要作用，主要与以下几个因素有关：肺血管平滑

肌细胞 K^+ 离子通道表达或功能异常；血管扩张剂和抗增殖物如血管活性肠肽的血浆水平降低；血管内皮功能异常时缩血管物质血栓素 A_2（TXA_2）和内皮素 - 1（endothelin - 1，ET - 1）生成增多，而舒血管物质一氧化氮（NO）和前列环素生成减少。

2. 肺血管重塑　PAH 随病情进展，出现内皮细胞、平滑肌细胞、成纤维细胞等过度分化增生，并累及血管壁各层，导致闭塞性病变；血管壁外膜细胞外基质产物如胶原、弹力蛋白、纤维结合素以及粘胶素增多；血管生成素 - 1（angiopoietin - 1）是肺血管发育的关键细胞因子，PAH 患者其浓度增高，且与病情成正相关。

3. 炎症反应　炎性细胞和血小板在 PAH 的发生中具有重要作用。炎症细胞在 PAH 的病变部位广泛存在，并且伴有促炎症介质明显升高。另外，观察到血小板中的缩血管物质 5 - 羟色胺（5 - HT）的代谢途径在 PAH 时也发生了改变。

4. 原位血栓形成　研究证实 PAH 存在凝血状态异常，在弹性动脉和微循环血管中常可见血栓。在 IPAH 患者反映凝血酶活性的纤维蛋白肽 A 水平以及 TXA2 浓度均升高。

5. 遗传机制　家族研究发现，FPAH 存在 BMPR - Ⅱ基因突变，但此突变和 PAH 发生之间的确切关系仍不明确。BMPR - Ⅱ突变者中仅有 20% 发病，显然还有其他因素参与发病。与 PAH 相关的其他基因多态性包括 5 - 羟色胺转运体基因、一氧化氮合酶（ec - NOS）基因、氨甲酰合成酶基因等，或任何能够破坏肺血管细胞生长调控的刺激。此外，在家族性或非家族性遗传性出血性毛细血管扩张症的 PAH 患者发现有 TGF - B v 受体、激活素受体样激酶 - 1（activin - receptor - like kinase 1，ALK - I）和内皮因子（endoglin），与内皮细胞增殖相关的抗原，调节组织修复和血管生成，被认为是一种 TGF - B 受体突变。

血管收缩，血管重塑，原位血栓形成导致了肺血管阻力增加，钾通道表达和功能异常以及内皮功能不全与过度的肺血管收缩有关，并且导致了血管舒张因子的缺乏，从而导致肺血管收缩和重塑，PAH 形成。PAH 患者体内可能存在血管舒张因子和收缩因子的失衡、生长抑制因子和促有丝分裂因子的失衡以及抗栓和促凝因素的失衡。

四、关于肺动脉高压的临床表现和诊断策略

PAH 临床表现缺乏特异性，诊断难度较大。而病理、病因识别技术的提高促进了 PAH 的临床诊断。肺动脉高压的诊断应包括以下四个方面：结合临床表现和危险因素识别可疑的肺动脉高压的患者；对高危或疑诊患者行血流动力学检查，明确是否存在肺动脉高压；对证实肺动脉高压患者进行病因学分析和临床归类；对肺动脉高压进行临床评估和功能评价。

（一）结合临床表现和危险因素进行初步检查识别可疑的肺动脉高压的患者

1. 临床表现　最常见的症状为进行性活动后气短，以及乏力、晕厥、胸痛、咯血、雷诺现象等，临床上无基础心肺疾病的人出现呼吸困难，或出现不能单纯用心肺疾病来解释的呼吸困难，都应考虑到 PAH 的可能。严重病例会于静息状态下出现症状。出现右心衰竭时可表现为下肢水肿、腹胀、厌食等；相关疾病的某些症状如结缔组织病的各种皮疹、红斑、关节肿痛等。

体征包括左侧胸骨旁抬举感、肺动脉瓣第二心音（P_2）亢进、分裂，剑突下心音增强；胸骨左缘第二肋间收缩期喷射性杂音，肺动脉明显扩张时，可出现肺动脉瓣关闭不全的舒张早期反流性杂音，即 Graham - Steel 杂音；右室扩张时，胸骨左缘第四肋间闻及三尖瓣全收

缩期反流性杂音，吸气时增强。右心衰竭的患者可见颈静脉充盈、肝脏肿大、外周水肿、腹水以及肢端发冷。可出现中心型紫绀。肺部听诊往往正常。

2. 常规检查　心电图：右心室肥厚或负荷过重、以及右心房扩大改变可作为支持肺动脉高压的诊断依据，但心电图对诊断 PH 的敏感性和特异性均不高，不能仅凭心电图正常就排除 PH。

胸部 X 线：多可发现异常，包括肺门动脉扩张伴远端外围分支纤细（“截断”征）、右心房室扩大。还可排除中、重度肺部疾病以及左心疾病所致肺静脉高压。胸部 X 线片正常不能排除轻度的左心疾病所致或肺静脉闭塞性 PH。

动脉血气分析：动脉血氧分压（PaO_2）通常正常或稍低于正常值，动脉血二氧化碳分压（$PaCO_2$）常因过度通气而降低。

（二）对高危或疑诊患者行血流动力学检查明确是否存在肺动脉高压

1. 超声心动图　经胸多普勒超声心动图（transthoracic Doppler - echocardiography，TTE）是一项无创筛查方法。可以较清晰的显示心脏各腔室结构变化、各瓣膜运动变化以及大血管内血流频谱变化，间接推断肺循环压力的变化。超声心动图能够间接定量测定肺动脉压。常用方法包括：三尖瓣反流压差法，通过伯努力方程（4v2，v 表示三尖瓣反流峰速）计算收缩期右心房室压差，加上右房压即等于肺动脉收缩压；右室射血间期法，运用右室射血前期、右室射血时间、血流加速时间、血流减速时间等参数，通过建立的回归方程式估测肺动脉压。肺动脉压力增高引起的某些间接征象，包括右心室肥大、肺动脉内径增宽和膨胀性下降、三尖瓣和肺动脉瓣反流等有助于诊断。

超声心动图有助于鉴别诊断和病情评估，可发现左、右心室直径和功能，三尖瓣、肺动脉瓣和二尖瓣的异常，右心室射血分数和左心室充盈情况，下腔静脉直径以及心包积液等，还能够直接判断心脏瓣膜和左室舒缩功能，明确是否存在 PVH 的因素；TTE 有助于左心瓣膜性心脏病和心肌病所致肺静脉高压以及先天性体－肺分流性心脏病的确诊：明确分流性先天性心脏病，有助于先天性心脏病的诊断。声学造影有助于卵圆孔开放或小的静脉窦型房间隔缺损的诊断。而经食管超声可用于小的房间隔缺损的诊断和缺损大小的确定。

2. 右心漂浮导管检查　右心漂浮导管测压是目前临床测定肺动脉压力最为准确的方法，也是评价各种无创性测压方法准确性的“金标准”。除准确测定肺动脉压力外，其在 PAH 诊断中的作用还包括：①测定肺动脉楔嵌压，提示诊断肺静脉性 PAH；②测定心腔内血氧含量，有助于诊断先天性分流性心脏病。严格讲如无右心导管资料不能诊断 PAH，ACCP 诊治指南建议，所有拟诊肺动脉高压者均需行右心导管检查以明确诊断、明确病情严重程度及指导治疗。

右心导管可用于证实 PAH 的存在，评价血流动力学受损的程度、测试肺血管反应性。右心导管检查时应测定的项目包括：心率、右房压、肺动脉压（收缩压、舒张压、平均压）、肺毛细血管嵌楔压（PCWP）、心排出量（用温度稀释法，但有先天性体－肺循环分流时应采用 Fick 法）、血压、肺血管阻力（PVR）和体循环阻力、动脉及混合静脉血氧饱和度（如存在体循环分流，静脉血标本应取上腔静脉血）。PAH 的判定标准：静息 m PAP $>$ 25 mm Hg，或运动时 m PAP $>$ 30 mmHg，并且 PCWP $\leq$ 15 mm Hg，PVR $>$ 3 mm Hg/（L·min）（Wood 单位）。

（三）对证实肺动脉高压患者进行病因学分析和临床归类

不同类型PAH治疗原则不同，因此，当明确PAH后还应做出分类诊断。一方面，应仔细询问病史，如有无减肥药物服用史、有无肝脏或心脏基础疾病、结缔组织疾病、血栓危险因素等相应病史；另一方面，各型PAH具有相应不同的临床特点，需要仔细鉴别。如不能明确，应进行相应辅助检查以助于进一步分类诊断：

1．血液学检查　血常规、血生化应作为常规检查；血清学检查某些自身抗体如抗Sol－70抗体、抗RNP抗体、抗核抗体（包括抗ds－DNA抗体、抗Sm抗体等）以及类风湿因子，对于诊断结缔组织病相关性PAH意义较大，抗核抗体效价有意义升高和（或）有可疑CTD临床征象的患者都应进一步行血清学检查；肝功能与肝炎病毒标志物、甲状腺功能、HIV抗体的检查也可提示门脉高压、甲状腺疾病及HIV感染相关性PAH的可能；抗磷脂抗体检查，即狼疮抗凝物和抗心磷脂抗体等有助于筛查有无易栓症。右室负荷过重的PAH患者脑钠肽（BNP）升高，且与右心功能不全严重程度及病死率相关，PAH患者治疗前和治疗后肌钙蛋白升高提示预后不佳。神经内分泌激素如去甲肾上腺素和ET－1血浆水平与生存率相关。

2．肺功能测定　PAH患者一般呈轻度限制性通气障碍和弥散功能障碍，无气道阻塞，CO肺弥散量（DLco）通常是降低的，占预期值的40%～80%；如表现为阻塞性通气功能障碍或严重限制性通气功能障碍，提示存在慢性阻塞性肺疾病（COPD），间质性肺病（ILD）等诊断提供帮助，多为低氧性PAH。

3．多导睡眠监测　对伴有打鼾的PAH患者应行多导睡眠监测，以诊断睡眠呼吸障碍引起的低氧性PAH。

4．肺通气灌注扫描　如果肺通气灌注扫描表现为不同程度的肺段或肺叶灌注缺损，提示存在诊断慢性栓塞性肺动脉高压（CTEPH），而其他类型的PAH无此表现。PAH患者肺通气/灌注显像结果可完全正常。鉴别CTEPH与IPAH的敏感性和特异性分别高达90%～100%和94%～100%。需注意，肺静脉闭塞症同样可见通气/灌注不匹配现象，因此，需要进一步检查。

5．CT检查　包括普通CT、高分辨CT以及CT肺动脉造影，根据不同的临床情况选用。HRCT能发现间质性肺病、肺气肿，以及淋巴结疾病、胸膜阴影、胸腔积液。若出现双侧小叶间隔线增厚，小叶中心边界不清的小结节状模糊影，常提示肺毛细血管瘤。对肺实质性疾病（如COPD、弥漫性间质性肺疾病）的诊断意义重大，此外对肿瘤、纤维纵隔炎等引起的PAH也有较高的诊断价值。如肺灌注显像提示段或亚段肺灌注缺损，而通气正常，即通气/灌注不匹配，应选择行CT肺动脉造影（CTPA）检查，为判定CTEPH的存在及病变程度提供依据。

6．肺动脉造影和磁共振成像　经CTPA仍不能明确诊断的患者，应行肺动脉造影检查。肺动脉造影应作为CTEPH的常规检查，用以判定CTEPH患者能否进行肺动脉血栓内膜剥脱术，磁共振成像技术在PAH患者的应用呈增加趋势，可用来评价心肺循环病理改变和功能状态，但目前尚不成熟。

（四）对肺动脉高压患者进行病情严重程度的评估和动能评价

PAH尤其是PAH严重度的评估对治疗方案的选择以及预后判断具有重要意义，评估主要从以下几个方面：

1. 肺动脉压力　一般根据静息状态下肺动脉平均压将 PAH 分为 3 级，轻度：26 ~ 35 mm Hg；中度：36 ~ 45 mm Hg；重度：>45 mm Hg，此为 PAH 的血流动力学分级。

2. 靶器官损害　主要指右心结构和功能的改变。肺动脉压力的增加，右心后负荷加大，出现代偿性右心室肥厚；随病情进展，肺动脉压进一步增加，右心失代偿出现形态学改变即右房和右室扩大；最终出现右心衰竭。有无靶器官损害以及损害程度与 PAH 患者预后关系密切，超声心动图及右心导管检查有助于右心功能的判断。

3. 功能分级　参照纽约心脏学会（NYHA）心功能分级标准，即Ⅰ级：体力活动不受限，日常活动不引起过度的呼吸困难、乏力、胸痛或晕厥；Ⅱ级：体力活动轻度受限，休息时无症状，日常活动即可引起呼吸困难、乏力、胸痛或晕厥；Ⅲ级：体力活动明显受限，休息时无症状，轻于日常活动即可引起上述症状；Ⅳ级：不能从事任何体力活动，休息时亦有呼吸困难、乏力等症状以及右心衰竭体征，任何体力活动后加重。

4. 运动耐量　运动试验能够客观评估患者的运动耐量，对于判定病情严重程度和治疗效果有重要意义。常用检查包括 6 分钟步行试验（6min walk test，6MWT）和心肺运动试验。

6MWT 是评价 PAH 患者活动能力的客观指标，简单易行且经济，结果与 NYHA 分级负相关，并能预测 IPAH 患者的预后。6MWT 通常与 Borg 评分共同评估劳力性呼吸困难的程度。针对 IPAH 的研究表明 6MWT 结果与肺血管阻力显著相关，对 IPAH 预后的判断具有重要意义。

心肺运动试验通过测量运动时的肺通气和气体交换，能够提供更多的病理生理信息。PAH 患者峰值氧耗、最大做功、无氧阈及峰值氧脉搏降低；而代表无效通气的 V_E/VCO_2 斜率增加。峰值氧耗与患者的预后相关。

五、关于肺动脉高压的治疗原则和策略

肺动脉高压的基础治疗包括持续氧疗，利尿治疗，抗凝治疗。强心剂治疗在右室功能不全的患者中应用是存在争议的。但是对于肺动脉高压合并持续性或阵发性房颤的患者，地高辛是其应用指征。纽约心功能分级Ⅲ ~ Ⅳ级特发性肺动脉高压患者进行前瞻性队列分析结果显示，持续静脉使用依前列腺醇和传统的治疗相比病情改善。皮下注射的 treprostinil 和吸入的依洛前列环素在小的临床试验中应用结果令人鼓舞，但是长期治疗疗效及安全性评估有待深入研究。双重内皮素受体拮抗剂（波生坦）临床试验已证明了对于纽约分级Ⅲ级的患者短期和长期的临床有效。但是需警惕剂量相关的肝功能损伤。选择性 ET_A 受体抑制剂 sitaxsentan 和 ambrisentan 正在/已进行临床试验但结果还未发表。FDA 推荐磷酸二酯酶 - 5 抑制剂（西地那非）的口服剂量为 20 mg tid，更高的剂量是否有更好的疗效存在争议。Tadalafil 是长效的磷酸二酯酶 - 5 抑制剂，过去被用于治疗性功能不全，目前正试用于肺动脉高压的患者中。不同类型 PAH 治疗原则不尽相同，总体而言，对于低氧、肺静脉淤血及栓塞相关性 PAH，基础疾病改善后，肺动脉高压多数可以缓解，因此应以治疗基础疾病，去除引起肺血管改变的原因为主；对于直接影响肺血管功能或结构的 PAH，治疗上以纠正或逆转肺血管改变为主；对于严重的 PAH，可以考虑介入或手术治疗。

（一）一般治疗

1. 活动和旅行　适当调整日常活动，可提高生活质量，减少症状。体力活动强度不应过强。避免在餐后、气温过高及过低情况下进行活动。低氧能够加重 PAH 患者肺血管收缩，尽量避免到海拔 1500 ~2000 米的低压低氧区。尽量避免飞机旅行，如必须乘坐时应吸氧。

2. 预防感染　PAH 易发生肺部感染，肺炎占总死亡原因的 7%，因此应及早诊断、积极治疗。推荐使用流感和肺炎球菌疫苗。采用静脉导管持续给予前列环素的患者，若出现持续发热，应警惕导管相关感染。

3. 避孕、绝经期后激素替代治疗　妊娠和分娩会使患者病情恶化。育龄期妇女应采取适宜方法避孕。若妊娠应及时终止。若采用激素药物避孕，应考虑到对凝血功能的影响。绝经期妇女能否采用激素替代治疗，尚不明确。

4. 降低血液粘度　PAH 患者长期处于低氧血症患者（如存在右向左分流）往往出现红细胞增多症，红细胞比容升高。当患者出现头痛，注意力不集中等症状，伴有红细胞比容超过 65% 时，可考虑放血疗法以降低血液粘度，增加血液向组织释放氧的能力。

5. 抗凝治疗　PAH 患者容易发生肺动脉原位血栓形成，加重 PAH，需要抗凝治疗。常用口服抗凝剂华法林，一般认为国际化标准比值 INR 目标值为 1. 5 ~2. 5。但对于门脉高压相关性肺动脉高压患者，由于消化道出血几率增加，应慎用抗凝药物。影响抗凝剂药效或增加胃肠道出血风险的药物应避免使用。

6. 氧疗　对于各型 PAH 患者，低氧均是加重肺循环压力的一个重要因素，一般认为应给予氧疗以使动脉血氧饱和度达到 90% 以上。

7. 抗心衰治疗　利尿剂可消除水肿，减少血容量，减轻右心负荷，改善患者症状，对于存在右心功能不全的患者尤为适用，但应避免过快，以免引起低血压、电解质紊乱及肾功能不全；存在右心功能不全的患者可以小剂量应用洋地黄类药物，但应注意密切监测血药浓度；多巴胺、多巴酚丁胺能够增强心肌收缩，增加肾血流量，增大剂量尚能够维持血压，在晚期 PAH 患者适当应用有利于改善症状；血管紧张素转换酶抑制剂和 β－受体阻断剂对于 PAH 的疗效还没有得到证实。

8. 心理治疗　IPAH 患者发病年龄较早（年龄中位数为 40 岁），因体力活动受限、生活方式打乱，且常受到一些不良预后信息的影响，所以许多患者存在不同程度的焦虑和（或）抑郁。应为患者提供足够信息，与家属配合治疗。必要时建议患者接受心理医师的治疗。

9. 病因治疗　低氧性 PAH 应治疗基础肺部疾病，纠正缺氧是最主要的治疗方法。如继发于 COPD 的 PAH 患者，直接治疗措施应是积极控制呼吸道感染，改善通气，减轻组织缺氧等。

左心系统疾病引起的肺静脉淤血和压力增高是形成 PAH 的主要原因。积极治疗左心病变为主，包括增强心肌收缩力，及时治疗左心瓣膜病等。

对于急性肺血栓栓塞所致的 PAH，溶栓和抗凝治疗疗效显著；对肺动脉近端的慢性机化血栓可以行肺动脉血栓内膜剥脱术，有效的抗凝治疗可以防止疾病进一步发展。

有明确相关疾病或危险因素者，应治疗相关疾病如结缔组织病、肝病等，去除相关危险因素如减肥药、毒素等。

（二）药物治疗

各型 PAH 均存在不同程度的肺血管功能或结构性改变。这些血管改变在 IPAH 表现更为明显，近年来，针对 PAH 肺血管功能和结构改变的药物治疗取得了较大进展，常用治疗药物如下：

1. 钙离子通道阻断剂（calcium channel blocker，CCB）　CCB 通过抑制钙离子进入肺血管平滑肌细胞，扩张肺动脉，降低肺血管阻力，可明显降低静息及运动状态肺动脉压力和阻力。常用的 CCB 有硝苯地平和地尔硫䓬。心率较慢时通常选择硝苯地平，心率较快时选用地尔硫䓬。IPAH 患者的有效剂量通常较大，如硝苯地平为 120 ~ 240 mg/d，地尔硫䓬为 240 ~ 720 mg/d。急性血管反应试验阳性患者治疗宜从较小剂量开始（硝苯地平 30 mg bid，地尔硫䓬 60 mg tid），数周内增加至最大耐受剂量。新一代 CCB 如氨氯地平和非洛地平有效性、耐受性以及有效剂量尚缺乏评价。目前已明确，仅有少数患者经长期服用 CCB 使生存率得到改善。这部分患者有两个特点，即急性血管反应试验阳性；对长期 CCB 治疗能持续保持反应。

2. 前列环素类药物（prostanoids）　前列环素可能通过以下机制起作用：松弛血管平滑肌、抑制血小板聚集、修复内皮细胞、抑制细胞迁移、增生而逆转肺血管的重塑、改善肺部对 ET - 1 的清除能力、增加肌肉收缩力、增强外周骨骼肌的氧利用、改善运动时的血流动力学情况。前列环素类似物包括静脉用依前列醇、口服贝前列素、吸入依洛前列素等。

依前列醇（epoprostenol，商品名 Flolan）：半衰期短（在循环中仅 3 ~ 5 分钟），需持续中心静脉泵入，治疗可以从 2 ~ 4 ng/（kg · min）开始，根据不良反应的情况逐渐加量至目标剂量，最初 2 ~ 4 周的剂量为 10 ~ 15 ng/（kg · min），为达到最佳疗效应继续加量，理想剂量为 20 ~ 40 ng/（kg · min）。部分患者可能因突然停药而出现 PAH 反弹，使病情恶化甚至死亡，因此应避免突然停药。适用于各种类型的 PAH，包括 IPAH、结缔组织疾病所致 PAH、体—肺分流的先天性心脏病所致 PAH、以及门脉高压、Gaucher's 病、HIV 感染等所致 PAH。

曲前列环素（treprostinil）：是一种三苯环的前列环素类似物，室温下仍保持稳定，可以采用皮下注射。不良反应与依前列醇类似，皮下注射部位的疼痛常限制剂量增加。

贝前列环素钠（sodium beraprost）：是第一个化学性质稳定，口服具有活性的前列环素类似物。空腹吸收迅速，口服后 30 分钟血药浓度达峰值，单剂口服的半衰期为 35 ~ 40 分钟。

伊洛前列环素（Iloprost）：是一种化学性质稳定的前列环素类似物，可通过静脉注射、口服和雾化吸入给药。雾化吸入伊洛前列环素（商品名 Ventavis，万他维）可以选择性地作用于肺循环，具有一定优势。吸入沉积在肺泡的伊洛前列环素可以直接作用于肺泡壁上的小动脉而产生舒张作用。为确保药物能沉积在肺泡，应使雾化颗粒直径足够小（3 ~ 5μm）。单次吸入伊洛前列环素可以使 mPAP 降低 10% ~ 20%，作用持续 45 ~ 60 min，需多次吸入才能维持疗效（每天 6 ~ 12 次）。该药耐受性较好。不良反应常有咳嗽、面部潮红和头痛。目前在国内已经批准上市。静脉用伊洛前列环素（商品名 Ilomedin）疗效与依前列醇相当。

3. 内皮素 - 1 受体阻断剂（endothelin - 1 antagonists）　ET - 1 是强血管收缩剂，并能刺激肺血管平滑肌细胞增殖。ET - 1 有 A 和 B 两种受体，激活 ET_A 受体使血管收缩，血管平滑肌细胞增殖；激活 ET_B 受体则能促进血管扩张和一氧化氮释放。波生坦（bosentan）是最早合成的具有口服活性的内皮素 - 1 受体阻断剂，同时阻断 ET_A 受体和 ET_B 受体。常用初始剂量为62.5 mg bid，4周后增量至125 mg bid或250 mg bid，至少服药16周。目前在国内已经批准上市。波生坦的量效关系不明显，但其肝功能损害却与剂量成正比。除肝功损害外，其不良反应还包括贫血、致畸、睾丸萎缩、男性不育、液体潴留和下肢水肿等。

Sitaxsentan 是一种具有口服活性的选择性 ET_A 受体阻断剂。剂量为100～300 mg qd，共12周，肝功能损害发生率与剂量明显相关。Sitaxsentan 能够抑制华法林代谢过程中的肝酶CYP2C9 P450酶，与华法林同用时，应减少华法林量。安波生坦（ambrisentan）是另一种选择性的、具有口服活性 ET_A 受体阻断剂，初步研究显示，能改善患者的运动耐量血流动力学状态。

4. 磷酸二酯酶抑制剂-5（phosphodiesterase-5，PDE-5） 西地那非（sildenafil）是具有口服活性的选择性环磷酸鸟苷（cGMP）-PDE-5的抑制剂，通过增加细胞内cGMP浓度使平滑肌细胞松弛、增殖受抑而发挥药理作用。25 mg tid～75 mg tid均能改善心肺血流动力学状态和运动耐量，且副作用发生率很低（如头痛、鼻腔充血和视力异常）。对于不适合应用已批准的治疗PAH的药物或治疗失败的患者，可考虑使用西地那非。2005年6月美国FDA已批准西地那非20 mg tid用于PAH的治疗。

5. 一氧化氮（nitric oxide，NO）与L-精氨酸（L-arginine） N0是一种血管内皮舒张因子，吸入NO可激活肺血管平滑肌细胞内鸟苷酸环化酶，使细胞内环磷酸鸟苷水平增高，游离钙浓度降低，从而选择性扩张肺血管。L-精氨酸为N0的前体物质，口服或注射L-精氨酸可促进N0合成。吸入NO或应用L-精氨酸，均能不同程度降低肺动脉压。N0的长期应用价值尚无充分证据。

6. 急性血管扩张试验（acute vasodilator testing）与药物策略选择 PAH病变早期，血管平滑肌收缩经常存在，对药物治疗反应较好；晚期血管内膜和中层纤维化及血栓形成等限制了血管扩张，对治疗反应不佳，甚至出现矛盾反应。因此，ACCP建议对所有PAH患者包括IPAH以及结缔组织病、先天性体肺分流、门脉高压、HIV感染、药物、毒素等危险因素相关性PAH均应进行急性血管扩张试验，急性血管扩张试验的首要目标就是筛选出可能对口服钙离子通道阻断剂治疗有效的患者，并通过试验选择进一步治疗方案。不应根据经验应用CCB，以免加重患者病情。如IPAH患者病情不稳定或合并严重右心功能衰竭而无法接受钙离子通道阻断剂治疗时，则不必进行血管扩张试验。肺静脉高压、低氧性PAH、栓塞性PAH以及其他类型PAH由于治疗原则不同，无需进行试验；对于合并严重右心衰竭或病情不稳定而无法接受钙通道阻滞剂治疗者，也不必进行试验。

（1）试验药物和方法 ①一氧化氮吸入：10～20 ppm；②静脉应用依前列醇：初始2ng/（kg·min）持续静滴，以后每10～15 min增加2 ng/（kg·min），一般不超过12 ng/（kg·min）；③静脉应用腺苷：初始50μg/（kg·min），每2 min增加50 μg/（kg·min），最大不超过500 μg/（kg·min）。用药过程中应用右心导管每10～15min监测一次血流动力学指标，当发生下列任何一种情况时中止试验：①肺动脉压下降达到目标值；②体循环收缩压下降30%或低于85 mm Hg；③心率增加超过40%；④心率低于65次/分并出现低血压症状；⑤发生不可耐受的头痛、头晕、恶心等不良反应；⑥血管扩张剂已用至最大剂量。

（2）判断标准 通过常规右心导管检查测量肺动脉压及肺血管阻力。其敏感性的评价标准尚未完全统一，ACCP及ESC的评价标准：应用血管扩张剂后肺动脉压力下降10～35

mm Hg，心排出量增加或不变，表示肺血管对药物治疗反应良好，即急性血管反应性试验阳性。有研究表明，急性反应越敏感的患者，预示钙离子通道阻断剂长期有效的可能性越大。

急性血管扩张试验阳性患者，选择长期应用CCB，其生存率能明显提高。目前主张小剂量开始，逐渐加大剂量，心功能不全患者慎用。对于CCB疗效判定，目前尚无统一的标准，多数资料建议CCB治疗过程中监测血流动力学变化，如治疗12～16周后，PAH功能分级达到或维持Ⅰ或Ⅱ级，血流动力学接近正常者为有效，否则应改用其他药物治疗。

急性血管反应性试验阴性及CCB疗效不佳者，治疗上根据PAH功能分级的不同而不同：急性血管反应性试验阴性而PAH功能分级为Ⅰ级或Ⅱ级者，可口服非选择性ET－1受体阻断剂波生坦治疗，能阻止甚至逆转肺血管重塑及右室肥厚。选择性ET_A受体阻断剂（sitaxsentan）能明显改善心功能Ⅱ级PAH患者的血流动力学，提高其6分钟步行距离。

PAH功能级或Ⅳ级患者的治疗药物包括前列环素类药物及内皮素受体阻断剂。急性血管反应性试验阴性患者，长期应用前列环素类药物仍然有效。内皮素受体阻断剂也适用于PAH功能分级Ⅲ级或Ⅳ级的患者，能明显改善血流动力学，改善其功能分级。

以上治疗效果不佳者，可考虑选择磷酸二酯酶－5抑制剂，西地那非能降低PAH患者平均肺动脉压和肺血管阻力，但它对体循环血流动力学也产生一定影响，ACCP建议对于其他药物治疗无效的PAH患者可考虑应用西地那非。

7．联合用药　长期的联合药物治疗是研究的热点。肺动脉高压联合治疗的思维来自于肿瘤学、左心衰竭以及高血压的联合治疗模式。当前肺动脉高压的治疗模式主要是：前列腺素衍生物、内皮素受体阻断剂、NO途径和抗凝治疗。将来治疗的关注点可能集中在肺动脉高压的细胞增殖环节以及潜在的自身免疫机制在肺动脉高压中的作用。对于肺动脉高压，联合治疗可以综合作用于疾病的发病机制的不同方面是大势所趋。然而，联合治疗的潜在药物毒性、高额的费用以及药物之间的相互作用机制受到关注。合理的联合治疗需要设计完好的临床试验。总的试验设计研究包括加药的治疗、减药的治疗、真正联合治疗、交互治疗研究及注册研究。

恰当的联合用药可增加疗效，减少药物剂量，减轻毒副作用。西地那非能增强NO吸入的降压疗效，并能防止NO突然停用时的肺血管收缩；西地那非联合吸入依洛前列素较两者单用时肺血管阻力降低更为显著。长期静脉应用依前列醇效果不佳者，加用西地那非后血流动力学明显改善。更深入的多中心随机、对照研究和系统评价仍在进行之中。

（三）介入及手术治疗

介入及手术治疗均建议在有经验的医疗中心实施，以降低操作风险。

1．房间隔球囊造口术　尽管右向左分流使体动脉血氧饱和度下降，但心房之间的分流可增加体循环血流量，结果氧运输增加。因此，房间隔缺损存在对严重PAH者可能有益。此外，心房水平分流能缓解右心房、室压力，减轻右心衰竭的症状和体征。适应证：晚期NYHA心功能Ⅲ、Ⅳ级，反复出现晕厥和（或）右心衰竭者；肺移植术前过渡，或其他治疗无效者。

2．肺移植或心肺联合移植　肺和心肺移植术后3年和5年存活率分别为55%和45%。目前更多实施双肺移植；对于艾森门格综合征以及终末期心力衰竭患者，应考虑施行心肺联合移植，对某些复杂缺损以及某些室间隔缺损的患者，心肺联合移植存活率更高。肺移植或心肺联合移植适应证：晚期 NYHA 功能Ⅲ、Ⅳ级，经现有治疗病情无改善的患者。

3. 肺血栓动脉内膜剥脱术　对于明确的 CTEPH，且病变部位在近端，可考虑进行肺血栓动脉内膜切除术，手术必须在经验丰富的医学中心开展。

六、关于肺动脉高压的研究方向

近年来，PAH 的分子遗传学，病理学和病理生理学及相对应而制订的 WHO 新分类取得了明显的认识，新的治疗手段对改善预后产生了积极的影响。肺移植技术的开展为终末期疾病的治疗带来了一些希望。尽管如此，围绕血管收缩、血管重塑和血栓形成等 PAH 病理生理学改变是复杂的。而对于血管内皮和平滑肌细胞增殖引起的血管阻塞或闭塞，还需要抗增殖和/或抗重塑药物等多靶点进行治疗，仍然需要大量的基础和临床研究。

PAH 的致病因素多而复杂，它们是通过独立途径致病还是具有共同的最终途径目前尚不清楚；它们可能共同存在，相互作用，相互影响，因此针对单一致病途径的治疗可能导致治疗失败，对于不同致病途径的联合干预或强化某一途径的治疗将有助于寻找到有效而价廉的治疗方案。未来的治疗可能为各种扩血管药物的应用或联合应用以及联合血管扩张剂、抗增殖剂等。他汀类、血管活性肠肽（VIP）、5－羟色氨受体阻断剂或 5－羟色氨转运子拮抗剂、肾上腺髓质素、弹性蛋白酶抑制剂和钾通道开放剂在治疗 PAH 可能具有一定的前景。此外，联合治疗适合人群、最佳时机、最佳组合、药效学和药代动力学的相互关系、成本效益分析等也是值得关注的问题。基因治疗作为一种新兴治疗手段，使血管舒张及抑制平滑肌细胞增殖因子的基因在肺血管内过量表达，是基因治疗的主要策略，目前对 eNOS 和 PGI_2 合成酶基因治疗的研究较多。但基因治疗远未成熟，还需要长时间、多方位的研究探索。

（王　辰　翟振国　谢万木）

参　考　文　献

1. Badesch DB, Abman SH, Simonneau G, et a1. Medica1 therapy for pulmonary arterial hypertension. Updated ACCP evidence－based clinical practice guidelines. Chest, 2007, 131：1917－1928
2. Badesch DB, Abman SH, Ahearn GS, et a1. Medical therapy for pulmonary arterial hypertension. ACCP evidence－based clinica1 practice guidelines. Chest, 2004, 126（Suppl 1）：35s－62s
3. Fishman AP. Primary pulmonary arterial hypertension：A look back. J Am Coll Cardiol, 2004, 43（12 Suppl）：2s－4s
4. Nazzaren0o Galie, Adam Torbicki. The task force on diagnosis and treatment of pulmonary arterial hypertension of the European society of cardio1ogy. Guidelines on diagnosis and treatment of pulmonary arterial hypertension. Eur Heart J, 2004, 25：2243－2278
5. Rubin LJ. Pulmonary arterial hypertension. Proc Am Thoracic Soci, 2006, 3：111－115
6. Hoeper MM. and Rubin LJ. Update in Pulmonary Hypertension 2005. Am Respir Crit Care Med, 2006, 173：499－505

第九章 解读侵袭性真菌感染的诊断标准和治疗原则

自2005年来，中华内科杂志连续发表了3篇关于“侵袭性真菌感染的诊断标准和治疗原则”的指导性文章，即：“血液病/恶性肿瘤患者侵袭性真菌感染的诊断标准与治疗原则（草案）”；“侵袭性肺部真菌感染的诊断标准与治疗原则（草案）”；“重症患者侵袭性真菌感染诊断与治疗指南（2007）”〔以下简称3项指南（原则）〕。这3项指南（原则）各有特色，但其共同之处是充分说明当前临床上对侵袭性真菌感染已有高度的重视。这也与近年来因为造血干细胞移植、器官移植的广泛开展、高强度免疫抑制剂和大剂量化疗药物的应用以及各种导管的体内介入、留置等，从而导致临床上侵袭性真菌感染（invasive fungal infections，IFI）的发病率明显上升有关。IFI也日益成为导致器官移植受者、恶性血液病和恶性肿瘤患者以及其他危重病患者的死亡原因之一。

一、关于IFI的定义

目前对IFI的定义尚未统一，通常侵袭性真菌感染系指真菌侵入人体组织、血液，并在其中生长繁殖引致组织损害、器官功能障碍和炎症反应的病理改变及病理生理过程。一般不包括真菌寄生和过敏所致的支气管肺部真菌感染，分为原发性和继发性两种类型。临床上患有慢性疾病但免疫功能正常者，痰液真菌培养阳性时大都为真菌在呼吸道寄生（或称为寄植）。此外，真菌作为变应原还可以引起支气管哮喘，以及变态反应性支气管肺曲菌病（allergic bronchopulmonary aspergillosis，ABPA）。这些情况均不属于侵袭性真菌感染。原发性IFI是指免疫功能正常、有或无临床症状的肺部真菌病；而继发性IFI是伴有宿主因素和（或）免疫功能受损的真菌感染，后者在临床上常见。引起IFI常见的真菌主要是念珠菌属、曲菌属、隐球菌属、接合菌和肺孢子菌（旧称卡氏肺孢子虫）等。

二、关于IFI的病原体

引起IFI的病原体可分为两类：真性致病菌和条件致病菌。前者仅由少数致病菌组成，主要包括组织胞浆菌和球孢子菌，可侵入正常宿主，也常在免疫功能低下患者中引起疾病。在免疫功能受损的患者中，由真性致病菌所致的感染常为致命性的。条件致病菌主要包括念珠菌和曲菌，多侵犯免疫功能受损的宿主。念珠菌、曲菌、隐球菌和毛霉菌是最常见引起IFI的病原菌。

（一）念珠菌

念珠菌是最常见的一类条件致病菌，常见的致病性念珠菌（假丝酵母菌）有：白念珠菌、热带念珠菌、近平滑念珠菌、光滑念珠菌、克柔念珠菌、季也蒙念珠菌和葡萄牙念珠菌。念珠菌培养产生酵母样菌落。显微镜下，除光滑念珠菌外，大部分念珠菌在玉米吐温琼脂培养基上均可产生假菌丝及孢子，白念珠菌还可产生厚膜孢子。在37℃血清中培养2～

3h，可长出芽管，是重要的实验室鉴别特征。念珠菌广泛存在于自然界中，大多无致病性。作为人体的正常菌群，只有在机体防御机制受损时才会引起疾病。其毒力由多种因素决定，包括念珠菌与组织的粘附性、念珠菌酵母相－菌丝相的双相性等，同时念珠菌感染与机体防御功能密切相关。

（二）曲菌

曲菌为条件致病菌，致病性曲菌的种群主要包括烟曲菌、黄曲菌和土曲菌等。曲菌的鉴定主要还是依赖形态学特征：通常以菌落形态和分生孢子头的颜色进行群的划分；然后以分生孢子的形态、颜色，产孢结构的数目，顶囊的形态以及有性孢子的形态等进行种的鉴定。强调培养条件的标准化，常用的培养基为察氏琼脂或察氏酵母浸膏琼脂。

曲菌孢子约2～5μm大小，易在空气中悬浮。吸入孢子后可引起曲菌病，肺和鼻窦最易受累，依据宿主的免疫状态可产生多种不同的临床类型。在免疫功能正常个体，曲菌可成为变应原或引起肺或鼻窦的限局性感染；在免疫功能严重受损患者，曲菌可在肺部或鼻窦处大量生长，然后播散至身体其他器官。

（三）隐球菌

隐球菌属中新型隐球菌是最常见的致病菌，它包括两个变种，即新型隐球菌新型变种和格特变种。前者广泛分布于世界各地，常存在于鸽粪等鸟类的排泄物中，几乎所有的艾滋病患者并发的隐球菌感染都是由该变种引起。后者主要分布于热带、亚热带地区，可从桉树中分离到。新型隐球菌培养产生奶油色酵母样菌落，显微镜下可见到球形或椭圆形酵母样细胞，直径2～5μm，第一代培养物有时可见小的荚膜。脑脊液直接涂片，可见到隐球菌的酵母样细胞有较宽的荚膜。

健康人对该菌有免疫力，只有当机体抵抗力降低时，病原菌才易于侵入人体致病。该菌最常侵犯中枢神经系统，也可引起严重的肺部病变，其主要感染途径为呼吸道。隐球菌病好发于艾滋病（AIDS）、糖尿病、晚期肿瘤、系统性红斑狼疮（SLE）、器官移植等患者。

（四）双相真菌

双相真菌是指在人体和37℃条件下产生酵母相，而在27℃条件下产生菌丝相的一类真菌，为原发性病原真菌。主要包括申克孢子丝菌、马尔尼菲青霉、荚膜组织胞浆菌、粗球孢子菌、副球孢子菌、皮炎芽生菌。除孢子丝菌病多为皮肤外伤后感染外，其他真菌主要由呼吸道感染，但绝大多数感染者无症状，为自限性疾病，少数患者可发展为严重的系统性损害。

（五）接合菌

接合菌纲包括毛霉目和虫霉目。其中毛霉目的致病菌主要包括毛霉、根霉、根毛霉和犁头霉。虫霉目的致病菌有蛙粪霉和耳霉，主要通过微小外伤和昆虫叮咬而感染。接合菌可引起接合菌病。毛霉目所致感染最为常见，又称毛霉菌病。其发病有多种易感因素，如高血糖、代谢性酸中毒、大剂量应用皮质激素、白细胞减少等。大多数患者通过吸入空气中毛霉孢子而感染，其次是食入或外伤致病，肺和鼻窦最常受累。

（六）肺孢子菌

肺孢子菌主要引起肺部感染，称为肺孢子菌肺炎（pneumocystis carinii pneumonitis，PCP），主要见于艾滋病和免疫功能受损患者。关于肺孢子菌的分类学地位，迄今仍有争议。近年来分子生物学研究显示肺孢子菌与真菌有平均60%的相似性，而与原虫只有20%的相似性，支持肺孢子菌为真菌的观点。该菌目前尚不能在体外培养获得，主要依靠直接涂片六胺银染色诊断。PCR 技术可作为辅助诊断手段。

三、关于 IFI 的诊断

IFI 的诊断由宿主因素、临床特征及微生物学检查 3 部分所组成。在临床上诊断 IFI 时要充分结合宿主因素，除外其他病原体所致的肺部感染和类似临床表现的肺部疾病。3 项指南（原则）均把诊断 IFI 分成 3 个级别：确诊（proven）、临床诊断（probable）及拟诊（possible）。

IFI 的诊断（表 2－9－1）一般由危险（宿主）因素、临床特征、微生物学检查、组织病理学四部分组成。组织病理学仍是诊断的"金标准"。

表 2－9－1　IFI 的诊断标准

级别	宿主因素	临床特征	微生物学	组织病理学
确诊（proven）	+	+	+△	+
临床诊断（probable）	+	+	+	−
拟诊（possible）	+	+	−	−

+有，一无，△肺组织、胸液、血液真菌培养阳性（除肺孢子菌外）。

（一）确诊 IFI

侵袭性肺部真菌感染至少符合 1 项宿主因素，肺部感染的 1 项主要或 2 项次要临床特征和下列 1 项微生物学或组织病理学依据。

1. 宿主因素

（1）外周血中性粒细胞减少　其计数 $<0.5\times10^9$/L 的天数 >10 天以上。

（2）体温 >38℃或 <36℃，并伴有以下情况之一　①之前 60 天内出现过持续的中性粒细胞减少（10 天以上）；②之前 30 天内曾接受或正在接受免疫抑制剂治疗；③有侵袭性真菌感染病史；④患有艾滋病：⑤存在移植物抗宿主病的症状和体征；⑥持续应用皮质激素 3 周以上；⑦有慢性基础疾病或外伤、手术后长期住 ICU，长期使用机械通气，体内留置导管，全胃肠外营养和长期使用广谱抗生素治疗等。

2. 临床特征

（1）主要临床特征　①侵袭性肺曲菌感染的胸部 X 线和胸部 CT 影像学特征为早期出现胸膜下密度增高的结节实变影，数天后病灶周围可出现"日晕征（halo sign）"，约 10～15 天后肺实变区液化、坏死出现空腔阴影或新月征；②肺孢子菌肺炎的 CT 影像特征为两肺出现磨玻璃样肺间质病变征象，伴有低氧血症（细胞免疫抑制患者）。

（2）次要临床特征　①肺部感染的症状（咳嗽、胸痛、咯血和呼吸困难）；②胸膜摩擦音；③不在上述主要临床特征之内的任何新的肺部浸润影；④持续发热 96 小时，经积极的抗菌治疗无效。

3. 微生物学或组织病理学依据

（1）霉菌　肺组织标本用组织化学或细胞化学方法检出菌丝或球形体（非酵母菌的丝状真菌），并发现伴有相应的肺组织损害。肺组织标本、胸液或血液霉菌培养阳性。（血液中曲菌属和其他青霉属真菌培养阳性时需结合临床，要排除标本污染）。

（2）酵母菌　肺组织标本用组织化学或细胞化学方法检出酵母菌细胞和（或）假菌丝。肺组织标本、胸液或血液酵母菌培养阳性，或经镜检发现隐球菌。

（3）肺孢子菌　肺组织标本染色发现包囊、滋养体或囊内小体。痰液或支气管肺泡灌洗液中发现肺孢子菌包囊、滋养体或囊内小体。

4．微生物学检查

（1）合格痰液经直接镜检发现菌丝，真菌培养 2 次阳性（包括曲菌属、镰刀菌属、接合菌）。

（2）支气管肺泡灌洗液经直接镜检发现菌丝，真菌培养阳性。

（3）合格痰液或支气管肺泡灌洗液新型隐球菌培养阳性。

（4）血液标本曲菌菌半乳甘露聚糖抗原（galactomannan，GM）（ELISA）连续 2 次阳性检测。

（5）支气管肺泡灌洗液、血液标本真菌细胞壁成分 1，3 – β – D 葡聚糖（G 试验）连续 2 次阳性。

（6）血液、胸液标本隐球菌抗原阳性。

血液标本真菌抗体测定作为疾病动态监测指标有临床意义，但不能用于早期诊断。合格痰液、支气管肺泡灌洗液和血液标本各种真菌聚合酶链反应（PCR）测定方法，包括二步法、巢式和实时 PCR 技术，虽然灵敏度高，但容易污染，其临床诊断价值有待进一步研究。

（二）临床诊断 IFI

至少符合上述的 1 项宿主因素，1 项主要或 2 项次要临床特征和 1 项微生物学检查依据。

（三）拟诊 IFI

至少符合上述的 1 项宿主因素，肺部感染的 1 项主要临床特征或 2 项次要临床特征。

（四）诊断 IFI 的参照标准

与其他 2 项“原则”相比较，“重症患者侵袭性真菌感染诊断与治疗指南（2007）”增加了诊断 IFI 的参照标准，论述详尽，为临床使用增添了实用价值，可供临床医师参考。

1．危险因素

（1）无免疫功能抑制的基础疾病的患者，经抗生素治疗 72 ~ 96 小时仍有发热等感染征象，并满足下列条件之一的属于高危人群

1）患者因素

1）老年（大于 65 岁）、营养不良、肝硬化、胰腺炎、糖尿病、COPD 等肺部疾病、肾功能不全、严重烧伤/创伤伴皮肤缺损、肠功能减退或肠麻痹等基础情况。

2）存在念珠菌定植，尤其是多部位定植（指同时在≥2 个部位分离出真菌，即使菌株不同）或某一部位持续定植（指每周至少有 2 次在非连续部位的培养显示阳性）。

若有条件，高危患者 2 次/周筛查包括胃液、气道分泌物、尿、口咽拭子、直肠拭子 5 个部位，标本进行定量培养，计算阳性标本所占的比例。当定植指数（CI）≥0.4 或校正定植指数（CCI）≥0. 5 时有意义。对于 CI 的诊断阈值为口咽/直肠拭子标本培养≥1 CFU/

ml、胃液/尿≥10^2 CFU/ml、痰≥ 10^4CFU/ml；对于 CCI 则需口咽/直肠拭子标本培养≥10^2 CFU/ml；胃液/尿/痰≥10^5 CFU/ml。

（2）治疗相关性因素

1）各种侵入性操作　机械通气 >48 小时、留置血管内导管、留置尿管、气管插管/气管切开、包括腹膜透析在内的血液净化治疗等。

2）药物治疗　长时间使用 3 种或 3 种以上抗菌药物（尤其是广谱抗生素）、多成分输血、全胃肠外营养、任何剂量的激素治疗等。

3）高危腹部外科手术　消化道穿孔 >24 小时、反复穿孔、存在消化道瘘、腹壁切口裂开、有可能导致肠壁完整性发生破坏的手术及急诊再次腹腔手术等。

（2）存在免疫功能抑制的基础疾病的患者（如：血液系统恶性肿瘤、HIV 感染、骨髓移植/异基因造血干细胞移植、存在移植物抗宿主病等），当出现体温 >38℃或 <36℃，满足下列条件之一的属于高危人群：

1）存在免疫功能抑制的证据，指有以下情况之一　①中性粒细胞缺乏（$<0.5\times10^9$/L）且持续 10 天以上；②之前 60 天内出现过粒缺并超过 10 天；③之前 30 天内接受过或正在接受免疫抑制治疗或放疗（口服免疫抑制剂 >2 周或静脉化疗 >2 个疗程）；④长期应用糖皮质激素（静脉或口服相当于泼尼松 0.5mg/（kg・d）以上 >2 周）。

2）高危的实体器官移植受者　如：①肝移植伴有下列危险因素：再次移植、术中大量输血、移植后早期（3 天内）出现真菌定植、较长的手术时间、肾功能不全、移植后继发细菌感染等；②心脏移植伴有下列危险因素：再次手术、CMV（巨细胞病毒）感染、移植后需要透析、病区在 2 个月内曾有其他患者发生侵袭性曲菌感染等；③肾移植伴有下列危险因素：年龄 >40 岁、糖尿病、CMV 感染、移植后伴细菌感染、术后出现中性粒细胞减少症等；④肺移植伴有下列危险因素：术前曲菌支气管定植、合并呼吸道细菌感染、CMV 感染、皮质激素治疗等。

3）满足上述在无免疫功能抑制的基础疾病患者中所列的任一条危险因素。

2. 临床特征

（1）主要特征　存在相应部位感染的特殊影像学改变的证据。如：侵袭性肺曲菌感染（IPA）的影像学特征包括：早期胸膜下密度增高的结节实变影；日晕征；新月形空气征（air - crescent sign）；实变区域内出现空腔等。是否出现上述典型影像学特征，取决于基础疾病的种类、病程所处的阶段、机体的免疫状态，ICU 中大部分无免疫功能抑制的患者可无上述典型的影像学表现。

（2）次要特征　满足可疑感染部位的相应症状、体征、至少一项支持感染的实验室证据（常规或生化检查）3 项中的 2 项。如：

1）呼吸系统　近期有呼吸道感染症状或体征加重的表现（咳嗽、咳痰、胸痛、咯血、呼吸困难、肺内湿啰音等）；呼吸道分泌物检查提示有感染或影像学出现新的、非上述典型的肺部浸润影。

2）腹腔　具有弥漫性/局灶性腹膜炎的症状或体征（如：腹痛、腹胀、腹泻、肌紧张、肠功能异常等），可有或无全身感染表现；腹腔引流管、腹膜透析管或腹腔穿刺液标本生化或常规检查异常。

3）泌尿系统　具有尿频、尿急或尿痛等尿路刺激症状；下腹触痛或肾区叩击痛等体征，可有或无全身感染表现；尿液生化检查及尿沉渣细胞数异常（男性 WBC >5 个/HP，女性 >10 个/HP）；对于留置尿管超过 7 天的患者，当有上述症状或体征并发现尿液中有絮状团块样物漂浮或沉于尿袋时也应考虑。

4）中枢神经系统　具有中枢神经系统局灶性症状或体征（如：精神异常、癫痫、偏瘫、脑膜刺激征等）；脑脊液检查示生化或细胞数异常，而未见病原体及恶性细胞。

5）血源性　当出现眼底异常、心脏超声提示瓣膜赘生物、皮下结节等表现而血培养阴性时，临床能除外其他的感染部位，也要高度怀疑存在血源性真菌感染。

3. 微生物学检查　所有标本应为新鲜、合格标本。其检测手段包括传统的真菌涂片、培养技术以及新近的基于非培养的诊断技术。包括：①血液、胸液或腹腔积液等无菌体液隐球菌抗原阳性；②血液、胸液或腹腔积液等无菌体液直接镜检或细胞学检查发现除隐球菌外的其他真菌（镜检发现隐球菌可确诊）；③未留置尿管情况下，连续 2 份尿样培养呈酵母菌阳性或尿检见念珠菌管型；④直接导尿术获得的尿样培养呈酵母菌阳性（念珠菌尿 $> 10^5$ CFU/ml）；⑤更换尿管前后两次获得的两份尿样培养呈酵母菌阳性（念珠菌尿 $> 10^5$ CFU/ml）；⑥气道分泌物（包括经口、气管插管、BAL、PSB 等手段获取的标本）直接镜检/细胞学检查发现菌丝/孢子或真菌培养阳性；⑦经胸、腹、盆腔引流管/腹膜透析管等留取的引流液直接镜检/细胞学检查发现菌丝/孢子或真菌培养阳性；⑧经脑室引流管留取的标本直接镜检/细胞学检查发现菌丝/孢子或培养阳性；⑨血液标本半乳甘露聚糖抗原（GM）或 β-1，3-D 葡聚糖（G 试验）检测连续两次阳性。

四、关于 IFI 的预防

（一）一般预防

高危患者特别是造血干细胞移植患者防止曲菌孢子经呼吸道吸入是预防 IFI 的重要环节。无发病时应注意保护环境（有条件时应入住层流室），及时处理漏水、逸水，湿式清洁病房，不用布饰家具和地毯，不布置花卉和观赏植物。当院内有建筑施工或患者离开保护性环境时应佩戴高保护性口罩。一旦有 IFI 发病应加强监测，评价和改进保护性环境，消毒污染物包括房间墙壁，清除感染源。除非出现大宗医院感染暴发流行病例，不主张抗真菌药物预防。

在“重症患者侵袭性真菌感染诊断与治疗指南（2007）”中，对预防 IFI 提出了如下推荐意见，值得借鉴：①预防侵袭性真菌感染首先需要进行原发病治疗，尽可能保护并早期恢复解剖生理屏障；②预防侵袭性真菌感染需要加强对 ICU 环境的监控；③对于免疫功能抑制的重症患者应该进行抗真菌药物预防治疗；④对于 ICU 中无免疫抑制的患者一般不进行抗真菌药物预防治疗。

（二）靶向预防

在 AIDS 患者 $CD4^+ < 200/\mu l$ 或出现口咽部念珠菌病时，应用 SMZ-TMP 预防肺孢子菌肺炎。推荐方案：口服 SMZ-TMP（每片含 SMZ 400mg、TMP 80mg）1～2 片，1 次/d。疗程持续至 $CD4^+ > 200/\mu l$ 后 3 个月。当 $CD4^+ < 50/\mu l$ 时亦可应用氟康唑或伊曲康唑口服预防隐球菌病。在异体或自体造血干细胞移植受者推荐口服 SMZ-TMP 1～2 片，1 次/d，预防性用药。于移植前 2～3 周开始服药，至植入后 6 个月；若持续接受免疫抑制剂或慢性移

植物抗宿主病患者预防用药应予继续。在实体器官移植受者术后可用氟康唑100mg/d，或伊曲康唑口服液200mg/d，预防真菌感染，疗程视病情而定。

（三）关于预防性抗真菌药物种类的选择问题

“重症患者侵袭性真菌感染诊断与治疗指南（2007）”提出以下建议。

氟康唑对于预防大部分非光滑、非克柔的念珠菌感染能够起到有益的作用，通常使用口服氟康唑400mg/d，有部分研究建议首剂加倍（800mg）。当肌酐清除率低于25ml/min，剂量降至200mg/d。氟康唑静脉使用剂量成人为200～400 mg/d。

伊曲康唑的抗菌谱广，可以扩展到曲菌和非白念珠菌。预防治疗通常使用伊曲康唑口服液400mg/d或静脉注射液200mg/d。为减少口服液的胃肠不良反应，可在初始几天使用伊曲康唑胶囊和口服液联合应用的方法，或者短期应用静脉注射液后转换为口服制剂。

预防性应用伏立康唑可减少肺移植患者和异基因骨髓干细胞移植等患者曲菌感染的发生，但一级和二级预防的研究尚在进行中。

棘白菌素类，例如卡泊芬净和米卡芬净，用于IFI的预防是有效而安全的，通常卡泊芬净和米卡芬净的剂量为50mg/d。

二性霉素B脱氧胆酸盐因其输注相关反应和肾毒性，故一般不适合应用于预防治疗。有研究显示了小剂量的二性霉素B〔0.2mg/（kg·d）〕有益的预防作用。目前常以二性霉素B脂质体作为替代。研究表明危重肝移植患者应用二性霉素B脂质体可减少曲菌感染的发生率，累积剂量为1～1.5g，如果同时接受肾脏替代治疗，剂量可用到5mg/（kg·d）。

氟胞嘧啶的抗菌谱相对狭窄，同时它有明显的毒副作用，且单药使用易出现耐药，不作为预防药物推荐使用。

五、关于IFI的治疗

关于IFI的治疗，3项指南（原则）均提出了分层治疗的概念，即：预防性治疗、经验性治疗、抢先治疗及目标性治疗。

（一）经验性治疗

针对的是拟诊IFI的患者，在未获得病原学结果之前，可考虑进行经验性治疗。药物的选择应综合考虑可能的感染部位、病原真菌、患者预防用药的种类及药物的广谱、有效、安全性和效价比等因素。关于经验性治疗的研究目前主要集中在持续发热的中性粒细胞减少症患者。对于这类患者应用唑类、棘白菌素类及多烯类药物，临床症状改善明显。目前临床上推荐对于拟诊IFI的重症患者，应进行经验性抗真菌治疗。

（二）先发治疗

针对的是临床诊断IFI的患者。对有高危因素的患者开展连续监测，包括每周2次胸部摄片、CT扫描、真菌培养及真菌抗原检测等。如发现阳性结果，立即开始抗真菌治疗，即先发治疗。其重要意义在于尽可能降低不恰当的经验性治疗所导致的抗真菌药物的不必要使用，降低真菌耐药及医疗花费增加的可能性。现有的关于先发治疗与经验性治疗比较的研究显示，患者存活率无差异，经验性治疗的花费和应用的抗真菌药物相对更多。

先发治疗有赖于临床医师的警觉性及实验室诊断技术的进步。目前建立在非培养基础上的微生物学方法处在最前沿。新的血清学诊断方法，包括半乳甘露聚糖检测、β-D-葡聚糖检测以及对于真菌特异 DNA 的 PCR 技术，与临床征象、微生物培养，尤其是 CT 扫描一起，为开始抢先治疗、监测疾病的病程和评价治疗的反应提供了更多的参考价值。先发治疗药物选择可参考所检测到的真菌种类而定。治疗应足量、足疗程，以免复发。

目前推荐对于临床诊断 IFI 的患者建议进行先发治疗，同时进一步寻找病原学证据；对于侵袭性真菌感染的高危患者，应开展连续监测，避免不恰当的经验性治疗，尽可能实施先发治疗。

（三）目标治疗

针对的是确诊 IFI 的患者。针对真菌种类进行特异性抗真菌治疗。以获得致病菌的药敏结果为依据，采用有针对性的治疗，也可适当根据经验治疗的疗效结合药敏结果来调整给药。药物选择要参考药物抗菌谱、药理学特点、真菌种类、临床病情和患者耐受性等因素后选定。

对于微生物学证实的侵袭性念珠菌感染，主要应结合药敏结果进行用药。白念珠菌、热带念珠菌、近平滑念珠菌对氟康唑敏感，同时也可以选择其他唑类、棘白菌素类等药物；光滑念珠菌和克柔念珠菌因为对氟康唑有不同程度的耐药，治疗时不应首选氟康唑，而应选择伊曲康唑、伏立康唑，卡泊芬净和二性霉素 B 及其含脂质体等。

大部分侵袭性曲菌感染的患者多为拟诊或临床诊断，少数患者能确诊。有关治疗药物的研究多集中在初始治疗和对难治性患者的治疗方面，还有联合治疗。

六、关于常见侵袭性肺部真菌感染的抗真菌治疗

“侵袭性肺部真菌感染的诊断标准与治疗原则（草案）” 对于常见侵袭性肺部真菌感染的抗真菌治疗，提出如下建议；

（一）支气管 - 肺念珠菌病

白念珠菌感染应用氟康唑，参考病情严重程度确定剂量。亦可选择伊曲康唑、二性霉素 B（或含脂制剂）、卡泊芬净（中国食品药品监督管理局尚未批准用于念珠菌治疗）、伏立康唑。目前非白念珠菌对氟康唑耐药率在增加，实验室在培养分离出念珠菌应鉴定出菌种。各种念珠菌感染的推荐治疗用药参见表 2 - 9 - 2。疗程视治疗反应而定，要求肺部病灶基本吸收方能停药。

表 2 - 9 - 2 非白念珠菌感染的抗真菌药物选择

菌 种	推荐药物
白念珠菌	氟康唑、伊曲康唑、二性霉素 B、卡泊芬净
光滑念珠菌	二性霉素 B、伏立康唑、卡泊芬净、伊曲康唑 * 、氟康唑 *
近平滑念珠菌	氟康唑、伊曲康唑、二性霉素 B、伏立康唑、卡泊芬净
热带念珠菌	同上
克柔念珠菌	二性霉素 B、伏立康唑、卡泊芬净、伊曲康唑 *
季也蒙念珠菌	氟康唑、伊曲康唑、伏立康唑、卡泊芬净
葡萄牙念珠菌	同上

* 剂量依赖性敏感

（二）侵袭性肺曲菌病

传统治疗应用二性霉素 B（或含脂制剂）。但目前通常选用伊曲康唑治疗，危重患者亦可选择伏立康唑或卡泊芬净。必要时可联合 2 种不同类型的抗真菌药物治疗。

（三）肺隐球菌病

播散型肺隐球菌病或病变虽然局限，但宿主存在免疫损害时，推荐二性霉素 B（可联合氟胞嘧啶）或氟康唑，疗程 8 周至 6 个月，轻症患者可用二性霉素 B，或氟康唑 400mg 1 次/日，持续 8～10 周。不伴脑膜炎的非艾滋病患者亦可选择伊曲康唑口服液 400mg/d，疗程视病情适当延长。

（四）肺毛霉病

目前唯一有效的治疗是二性霉素 B 联合 5－氟胞嘧啶。控制和治疗基础疾病特别是糖尿病酸中毒和中性粒细胞减少对肺毛霉病的治疗十分重要。局限性病变能胜任手术者可外科手术治疗。

（五）肺孢子菌肺炎

1. 急性重症患者（呼吸空气时 $PaO_2 \leqslant 70mmHg$）　SMZ－TMP〔按 SMZ 75mg/（kg·d）＋TMP 15mg/（kg·d）〕静脉滴注，分 2 次给药，每次滴注 6～8h，疗程 21 日。SMZ－TMP 给药前 15～30 分钟开始应用糖皮质激素，可口服泼尼松 40mg 2 次/日，连用 5 天，随后 40mg/d，连用 5 天，然后 20mg/d，连用 11 天，或等效剂量静脉激素制剂。另选方案为：泼尼松＋克林霉素（600mg 每 8 h 静脉滴注 1 次）＋伯氨喹（含基质）30mg/d×21 d，口服，（注意伯氨喹溶血不良反应）；或喷他脒 4mg/（kg·d）静脉滴注×21d。

2. 非急性轻中症患者（呼吸空气时 $PaO_2 > 70mmHg$）　SMZ－TMP 2 片，每 8h 口服 1 次，连用 21 天；或氨苯砜 100mg，每天一次顿服 ＋ TMP 15mg/kg，分 3 次口服，连用 21 天。另选方案为：克林霉素 300～450mg，每 6h 口服 1 次＋伯氨喹（含基质）15mg/d，口服，连用 21 天。

3 项指南（原则）对几种临床常见 IFI 的治疗作了具体介绍，所介绍的抗真菌药物均已在我国上市，提到的适应证以在我国注册的该药物说明书为基础，并在附录中对每一种抗真菌药物均作了简述。结合我国国情，还介绍了老药氟胞嘧啶，该药价格低廉，在联合治疗时仍可考虑选用。

3 项指南（原则）制定时参照了欧美国家的有关指南，也尽可能结合我国的具体国情，并经过多次讨论达成了专家共识，但肯定还存在不足或者不当之处。从循证医学角度来讲，这 3 项指南（原则）仅供临床医师参考，还需大量的临床实践与逐步完善。临床诊治 IFI 时除了这 3 项指南（原则）外，还应结合不同地区的真菌流行病学资料、不同医院的实际情况以及患者的临床特点，然后做出正确的判断及选择合适的药物进行治疗。希望 3 项指南（原则）的发表对于进一步促进和规范我国 IFI 的防治工作能起到积极的作用。

（蔡柏蔷）

参 考 文 献

1. 中华内科杂志编辑委员会. 血液病/恶性肿瘤患者侵袭性真菌感染的诊断标准与治疗原则（草案）. 中华内科杂志，2005，44:554－556
2. 中华内科杂志编辑委员会. 侵袭性肺部真菌感染的诊断标准与治疗原则（草案）. 中华内科杂志，2006，45:697－700
3. 中华医学会重症医学分会. 重症患者侵袭性真菌感染诊断与治疗指南（2007）. 中华内科杂志，2007，46:960－966
4. 周新. 解读侵袭性肺部真菌感染的诊断标准与治疗原则（草案）. 中华内科杂志，2006，45:788－789
5. 中华内科杂志编辑委员会. 血液病/恶性肿瘤患者侵袭性真菌感染的诊断标准与治疗原则（修订版）. 中华内科杂志，2007，46:607－610

第十章　2007 年 ACCP 肺癌诊断和治疗指南（第二版）解读

肺癌在 19 世纪还属于少见的肿瘤，常常作为个案在文献中报道。但现在肺癌已经是最常见的肿瘤，也是引起癌性死亡的最常见原因。

认识到肺癌在人群中重要性和随着循证医学作为疾病诊断和治疗的基础的兴起，2000 年美国胸科医师学会（American College of Chest Physicians，ACCP），通过其健康和科学政策委员会，委托起草以循证为基础的肺癌诊断和治疗指南。目的是要协助医师在当时既有的知识和能力情况下实现最好的治疗目标。2003 年 1 月指南在《Chest》杂志以副刊形式发表。随着肺癌诊断和治疗的探索步伐的加快，ACCP 委托拟草了第二版指南。这部指南是近 100 名志愿者和 ACCP 成员共同努力的结果。2007 年版指南在第一版的基础上，增加了一些新章节，如“肺癌的外科病理诊断”、“细支气管肺泡癌”、“肺癌的辅助治疗和个体化肿瘤学”等。许多章节都进行了广泛的修订，以涵盖最新知识。例如，肺癌筛查、肺部结节病变的处理：什么时候才演变成肺癌？气管上皮内新生物/早期中央型肺癌、姑息性治疗、生活质量评估以及肺癌患者临终关怀等。本指南是在近 10 年的研究基础上得出的。所有的章节都参考自 2002 年以来出版相关文献资料。指南推荐的建议，均标注循证医学证据等级，以供临床医师及相关专业人员参考（表 2－10－1）。

表 2－10－1　推荐程度

评　分	推荐程度
1A	强
1B	强
1C	强
2A	弱
2B	弱
2C	弱

一、肺癌的诊断

（一）肺癌的筛查

肺癌的早期诊断是改善预后至关重要的措施，近年来备受关注。由于大多数因症状而就诊的肺癌患者诊断明确时已属晚期，已失去手术治疗的机会。因此，试图通过筛查来发现早期肺癌患者，以提高早期肺癌的诊断率。但尚无明确的循证医学证据表明任何一种筛查方法可提高早期肺癌的诊断率。因此：

1. 不推荐低剂量 CT（LDCT）作为肺癌的早期筛查，除非有大规模临床试验证据（2C）。LDCT 是目前被认为最有效的肺癌筛查技术，但是几个临床研究均提示，没有充分的证据认为 LDCT 可降低肺癌的死亡率。考虑到性价比，LDCT 筛查可能对一些“高危”人群有价值。目前至少有 2 个随机临床试验正在进行，预计在不远的将来这些研究结果会更新我们现有的知识和得出更有价值的结论来指导临床实践。

2. 不推荐连续性胸部 X 线片检查肺癌的早期筛查（1A）。由于胸部 X 线片（CXR）在分辨率和确定部位等方面明显不如 LDCT，早先的几项研究明确提示 CXR 不能作为肺癌的常规筛查方法。

3. 不推荐单独的或连续的痰细胞学检查作为肺癌的早期筛查方法（1A）。

要点：目前尚无明确的循证医学证据表明任何一种筛查方法可提高早期肺癌的诊断率和降低病死率。需要设计更完善的临床试验和等待更进一步的循证医学证据。

（二）肺癌的外科病理学诊断

肺癌的确诊依赖于对原发病变和转移性病灶的细胞学和组织学检查。肺癌的病理诊断和临床以及影像学改变提供正确分期、治疗和预后判断的信息。恰当的诊断技术可提高诊断准确性。

主要推荐意见如下：

1. 对肺癌进行病理诊断时，推荐报告其组织学类型，肿瘤大小和部位、肿瘤分级、淋巴结转移、胸膜受累的范围、外科切除边缘情况以及每站淋巴结的状态和定位（1B）。

2. 对于无症状或肿瘤史的危险人群来说，不推荐使用单纯的或连续的痰细胞系检查来筛查肺癌，对于临床没有益处（1A）。痰细胞学检查由于方便、廉价和无创而被广泛用于肺癌的初始诊断。但并非所有的肺癌都可通过痰细胞学检查获得诊断。在所有报道的临床筛查试验中，痰细胞学的阳性率不足 20%。

3. 对于胸膜肿瘤，当无法区分胸膜腺癌还是恶性胸膜间皮瘤，推荐使用组织化学和免疫组织化学分析来增加诊断的准确性，如果是更复杂的病例可以使用另外的研究比如超微组织学分析（1B）。恶性胸膜间皮瘤和胸膜腺癌因为临床表现和影像学的相似性在临床上常常难以鉴别，病理学鉴别诊断常常也有一定困难，免疫组化胸膜腺癌（CEA 和 EMA 阳性，而 calretinin 阴性）、胸膜间皮瘤（EMA、calretinin 阳性，而 CEA 阴性）。尽管这样仍然有一部分病例无法明确诊断，最终只能依靠超微病理检查进行鉴别诊断。

4. 对于肺部实质性的肿瘤，当无法区分小细胞肺癌还是非小细胞肺癌时，推荐使用免疫组织化学分析来增加诊断的准确性，如果是更复杂的病例可以使用另外的方法如超微病理分析（1B）。通常情况下病理学上诊断小细胞肺癌和非小细胞肺癌并不困难。但在部分病例，尤其是某些神经内分泌肿瘤与小细胞肺癌鉴别诊断上有一定难度，这时需要进行超微结构分析以帮助明确诊断。

5. 对于腺体来源的肿瘤，推荐区分单纯的细支气管肺泡癌（BAC）还是伴有 BAC 组织的腺癌（1C）。腺癌和 BAC 的临床过程、生物学特征和预后有较大差异，因此将两者区分开来有助于对不同的病例选择恰当的治疗方案以及对预后进行准确的分析。

6. 对于区别肺癌原发性肿瘤还是转移性肿瘤，推荐免疫组化的方法来提高诊断准确性（1C）。

7. 对于曾经有病理学特征及临床分期评估的肺癌患者，病理学和分子标志物的评估对于记录的调查是合适的，但是并不推荐用于常规的临床治疗（1C）。

8. 对于曾经有病理学特征及临床分期评估的肺癌患者，判断其是否有隐匿病灶或微转移，不推荐使用进一步的病理学或分子生物学技术检查，同时这种检查也没有任何临床益处（1C）。

要点：肺癌的外科病理学诊断强调对外科切缘和各站淋巴结的了解；对于无症状或肿瘤史的危险人群，不推荐使用单纯的或连续的痰细胞系检查来筛查肺癌；充分肯定免疫组化在鉴别诊断（腺癌和胸膜间皮瘤、SCLC 和 NSCLC、原发肺癌和转移癌等）中的价值，同时强调区分单纯 BAC 和伴有 BAC 组织的腺癌的临床意义。

（三）肺结节患者的处理——结节何时演变为肺癌

肺部结节性病变的诊断在临床上常常是十分困难的，第二版指南予以重点关注并提出以下详细建议：

1. 首先对于每一个孤立性肺结节（SPN）患者，推荐临床医师根据临床经验或有效的方式做检查前的关于恶性可能性的评估（1C）。

2. 对于每一个胸部影像学上表现明显的孤立性肺结节患者，推荐复习回顾患者以前的胸部和其他的影像学资料（1C）。

3. 对于影像学表现明显增大的肺部孤立性结节的患者，除非特殊的禁忌证推荐使用组织学诊断方法（1C）。

4. 影像学表现肺部孤立性结节稳定在 2 年以上的患者，除非胸部 CT 表现出磨玻璃样阴影（GGO），不建议做进一步的诊断性评估，但是对于 GGO 的患者可考虑每年一次的长期随访（2C）。

5. 对于钙化的有清晰的良性特征的孤立性的肺部结节，不推荐进一步的诊断学的检查（1C）。

6. 对于胸部影像学可见的性质不定的 SPN，推荐 CT 检查，特别是病灶处的薄层扫描（1C）。

7. 对于胸部 CT 可见的性质不定的 SPN，推荐复习对照患者以前的胸部影像学资料（1C）。

8. 对于肾功能正常的胸部影像学可见的性质不定的 SPN，推荐使用增强 CT 扫描（1C）。

9. 对于中度恶性可能性（5% ~60%）的及测量直径为 8 ~ 10 mm 的性质不定的 SPN，推荐使用 FDG – PET 扫描来判定结节的性质（1B）。

10. 对于有高度恶性可能性的（ >60%）及直径为 < 8 ~ 10mm 的性质不定的 SPN，不推荐使用 FDG – PET 扫描来判定结节的性质（2C）。

11. 对于每一个 SPN，推荐临床医师讨论选择处理策略的利弊，结合患者的客观情况（1C）。

12. 对于测量直径至少为 8 ~ 10mm 的性质不定的 SPN，在下列情况下，连续的 CT 扫描是合适的：①恶性的可能性低于 5%；②恶性的可能性较低（低于 30% ~40%）以及 FDG – PET 结果阴性或者动态的增强 CT 值增高不超过 15 单位；③针吸活检阴性而且 FDG – PET

结果阴性；④患者充分告知后选择非侵袭性检查手段（2C）。

13．对于测量直径至少为8～10mm的性质不定的且在临床观察期的SPN患者，建议至少在第3，6，12，和24月行CT检查（2C）。

14．对于测量直径至少为8～10mm的性质不定的SPN患者，当临床证据和影像学检查结果相矛盾时，比如临床推断恶性可能性很高而FDG－PET结果阴性或当需要接受治疗的良性诊断结果被怀疑时以及患者在手术前期望明确诊断时，推荐行经胸壁针吸活检（TTNA）或气管镜检查。特别是在有很高外科手术并发症的，建议对于外周型的病灶除非穿刺禁忌证或病灶部位无法穿刺，可首选经胸壁针吸活检。当出现空气支气管征时可行气管镜检查（2C）。

15．对于测量直径至少为8－10mm的性质不定的SPN患者，当临床恶性可能性为中高度时（大于60%）、FDG－PET检查结果为阳性时以及患者期望明确诊断时可考虑行外科手术诊断（1C）。

16．对于选择手术治疗性质不定的外周型SPN患者，我们推荐胸腔镜行楔形切除术（1C）。

17．对于能够选择外科手术的且不易接受胸腔镜，气管镜或经胸廓针吸术的性质不定的SPN患者，推荐行诊断性的外科开胸手术（1C）。

对于胸部结节性病变建议采用以下处理方法：

18．对于经过胸腔镜楔形切除快速冷冻切片提示为癌的SPN患者，推荐在相同的麻醉条件下行系统纵隔淋巴结切除（1C）。

19．对于可能需要肺叶切除的SPN患者，推荐通过肺楔形切除/肺段切除（纵隔淋巴结的清扫并留样）达到明确的治疗（1B）。

20．对于没有手术指证而又要求治疗的SPN患者，除非有组织活检禁忌证，应推荐通过组织活检来明确肺癌的诊断（1C）。

21．对于没有手术指证然而又要求治疗的恶性SPN患者，推荐外照射放疗或参加立体定向放射治疗或射频切除等临床试验（2C）。

22．对于没有肺癌危险因素的可手术切除的亚厘米肺结节，随访的频率和时间（低剂量CT）取决于结节的大小：①测量结节直径小于4 mm的肺结节不必随访，但是要充分告知患者风险及随访的益处；②测量结节直径为4～6 mm的肺结节在12月时重新评估，而不必长期随访除非病灶增大；③测量结节直径为6～8 mm的肺结节在6～8个月随访，然后再次在18～24月时随访除非病灶增大（2C）。

23．对于有一个或一个以上肺癌危险因素的可手术切除的亚厘米肺结节，随访的频率和时间（低剂量CT）取决于结节的大小：①测量结节直径小于4mm的肺结节在12个月时重新评估，而不必长期随访除非病灶增大；②测量结节直径为4～6mm的肺结节在6～8个月随访，然后再次在18～24月时随访除非病灶增大；③测量结节直径为6～8mm的肺结节应在3、6、9、12、24月时随访，除非病灶增大（2C）。

24．对于在随访期间病灶有明确增大的可手术切除的亚厘米肺结节，推荐行外科切除，经胸壁针吸活检或气管镜检查以获得明确的组织学诊断（1C）。

25．对于不愿意彻底治疗的亚厘米结节的患者，推荐行有期限的（12个月内）随访或症状进展时随访结束（1C）。

26．对于期望彻底治疗的明确的SPN和一个或更多的额外的小结节的患者，推荐对每一个结节进行独立的评估，如有必要，不应该放弃对其彻底的治疗除非有明确的组织学转移的证据（1C）。

27．对于有孤立性肺转移的可手术的患者，只要没有肺外转移同时没有其他更好的治疗措施时，推荐行肺转移瘤切除术（1C）。

28．对于那些诊断为SCLC的可行手术的SPN患者，推荐手术切除后行术后辅助化疗（1C）。

29．对于在手术过程中诊断为SCLC的SPN患者，只要没有淋巴结转移的证据同时患者能够耐受手术，推荐在相同的麻醉状态下行手术切除（含有系统的纵隔淋巴结清扫及留样），行术后辅助化疗（1C）

要点：对于孤立性肺结节（SPN）患者指南作了详尽的分析并提出具体的意见，推荐复习对照患者以前的胸部影像学资料，对不同影像学表现的病变采用不同的随访和诊断方法。对于胸部结节性病变的处理，指南具体规定了随访期限以及相应的处理方法和措施，对于手术明确诊断的患者提出进一步扩大手术和术后治疗的意见。

（四）肺癌的初始诊断

临床上怀疑肺癌的患者常常表现为胸部影像学异常或全身及局部症状。肺癌的诊断方法取决于肺癌的类型，原发肿瘤的大小、部位，是否转移以及患者的临床状态等。指南对几种常用的诊断法方法进行循证评价，并提出以下建议：

1．对于影像学和临床证据怀疑SCLC的患者，推荐通过早期的方法（痰液检查，胸腔穿刺，细针抽吸，气管镜检查如TBNA和EBUS－NA，EUS－NA）作出诊断（1C）。

2．对于有胸腔积液的怀疑为肺癌的患者，推荐行胸腔穿刺术明确胸腔积液的原因（1C）。

3．对于有胸腔积液的怀疑为肺癌的患者，假如胸液细胞学为阴性（至少两次胸腔穿刺术后），只要明确胸液性质对于临床至关重要，可推荐胸腔镜检查作为下一步措施（1C）。

4．对于怀疑为肺癌的有胸腔外孤立的可疑病灶的患者，推荐行细针抽吸或活检以明确转移病灶的组织学性质（1C）。

5．对于怀疑为肺癌的有远处多发转移的可能病灶的患者，然而无法对转移部位行组织学检查，推荐通过最早期的方法（痰液检查，气管镜检查如TBNA和EBUS－NA，EUS－NA）对原发病灶作出诊断（1C）。

6．对于怀疑为肺癌的纵隔内广泛渗出的患者，推荐通过早期的及最安全的方法（气管镜检查如TBNA和EBUS－NA，EUS－NA，TTNA或纵隔镜检查）来对肺癌作出诊断（1C）。

7．对于表现出中枢神经系统病变的怀疑肺癌的患者，不管有没有转移灶的影像学证据，行气管镜检查或TTNA可能会产生较高的风险，推荐行痰液细胞学检查。但是，痰液细胞学检查的敏感性随着肺癌病灶部位的不同而变化。如仍怀疑肺癌转移，可行进一步检查（1C）。

8．对于表现出中枢神经系统病变的怀疑肺癌的患者，推荐行气管镜检查明确诊断。然而，如果气管镜检查结果为阴性同时仍然怀疑为肺癌转移时，推荐行进一步检查（1C）。

9．据专家经验，超声探针的发明能够提高周围型小于 20 mm 病灶的气管镜检查的诊断率，可以在行 TTNA 前给患者介绍此种方法（2B）。

10．对于小于 2cm 的外周型病灶，在行进一步治疗前需要组织学诊断，推荐行 TTNA 检查。如果 TTNA 检查结果为阴性时，可考虑进一步的检查（1B）。

11．对于疑为肺癌的患者，通过细胞学（痰，TTNA 或气管镜标本）检查诊断的 NSCLC 具有较高的可靠性（1B）。

12．假如临床表现和证据与 SCLC 的细胞学诊断不相符合，必须警惕细胞学诊断 SCLC 错误的可能性。如果出现这种情况，推荐进一步检查（组织学检查）以明确细胞类型（1B）。

要点：肺癌的初始诊断除了常规诊断方法如痰检、肺穿刺、气管镜外，指南还推荐进行 EBUS－NA、EUS－NA 和胸腔镜等新技术的检查。

（五）肺癌患者的初始评价——症状、体征、实验室检查、副瘤综合征

肺癌患者常常表现为症状的多样性，包括呼吸系统和肺外表现。临床上常常在患者出现症状到明确诊断存在时间延迟，现在尚无法明确这种延迟是否影响患者的预后，但及时转诊和正确治疗是至关重要的：

1．对于自己已知或仍怀疑肺癌患者，推荐及时有效的治疗（1B）。

2．对于自己已知或仍怀疑肺癌患者，推荐完善病史，体格检查和标准的实验室检查以便排除转移性疾病（1C）。

3．对于肺癌和副瘤综合征的患者，不推荐以这种单独的症状为基础将此种患者从根治性治疗措施中排除（2C），约 10% 的肺癌患者并发副瘤综合症。

要点：指南强调对肺癌患者诊断程序的规范和及时转诊的重要性，并建议重视和分析副瘤综合症对治疗措施的影响。

（六）肺癌患者外科治疗的生理学评估

外科治疗是早期肺癌的最佳治疗方法，但在这些患者中常常由于心肺功能不全而影响患者的手术治疗。正确的生理学评估是保证手术成功、减少术后并发症和改善患者生存的关键。

2007 年指南在第一版的基础上参考近年来的文献，作如下推荐：

1．推荐多学科小组综合评价肺癌患者外科手术，包括专攻肺癌的胸外科医师，肿瘤内科医师，放射肿瘤学医师，肺科医师（1C）。

2．不推荐单纯的年龄因素作为拒绝外科手术的因素（1B），但对于 >80 岁的患者考虑外科治疗时应谨慎选择，权衡利弊。

3．评估肺癌患者手术中心血管风险因素（1C）。

4．对于欲行肺癌手术切除的患者，推荐术前行肺通气功能测定。假如 FEV1 大于预计值的 80% 或者大于 2L，同时患者没有运动性呼吸困难或间质性肺病病史，患者有全肺切除术的适应证，而不需要进一步的生理学评估。假如 FEV_1 大于 1.5L，没有运动性呼吸困难或间质性肺病的病史，不需要进一步的生理学评估，患者有肺叶切除术的适应证（1C）。

5．对于欲行肺癌手术切除的患者，假如有运动性呼吸困难或间质性肺病病史，即使其 FEV_1 在正常范围，推荐行肺一氧化碳弥散功能测定（1C）；如 FEV_1 和肺一氧化碳弥散能力

小于预计值80%，推荐行进一步检查或计算来预测患者手术后的肺功能（1C）。

6. 对于欲行肺癌手术切除的患者，预计手术后的FEV_1小于40%或肺CO弥散能力小于预计值40%，如果行标准的手术切除术，会增加手术期间死亡和心肺并发症的风险，推荐这些患者行手术前的运动试验测试（1C）；预计患者手术后的FEV_1或肺一氧化碳弥散能力小于1650或小于预计值的30%，如果行标准的手术切除术，会增加手术期间死亡和心肺并发症的风险性，推荐这些患者行非标准外科或行非手术治疗方法（1C）。

7. 对于欲行肺癌手术切除的患者，最大氧摄入量小于10ml/（kg·min）或最大氧摄入量小于15ml/（kg·min）预计手术后的FEV_1和肺CO弥散能力小于40%，以及运动测试表明患者两步折返25次或不能行走超过一层楼梯，如果行标准的手术切除术，手术期间死亡和心肺并发症的风险性会增加，推荐这些患者行非标准外科或行非手术治疗方法（1C）。

8. 对于欲行肺癌手术切除的患者，$PaCO_2$大于45mmHg并不是一个增加手术并发症的独立的危险因素。但是，推荐这些患者行进一步行生理学评估（1C）。

9. 对于欲行肺癌手术切除的患者，SpO_2小于90%，如果行标准的手术切除术，手术期间并发症会增加。推荐这些患者行进一步生理学检查（1C）。

10. 对于肺功能较差及伴有上叶肺气肿的肺癌患者，假如患者的FEV_1和DLco大于20%预计值，推荐患者行联合肺减容和肺癌切除术（1C）。

11. 应该建议所有的肺癌患者戒烟（1C）。

要点：肺癌患者外科治疗的生理学评估推荐多学科小组综合评价肺癌患者外科手术（包括专攻肺癌的胸外科医师，肿瘤内科医师，放射肿瘤学医师，肺科医师）；推荐术前行肺通气功能测定。FEV_1大于预计值的80%或者大于2L，患者没有运动性呼吸困难或间质性肺病病史，患者有全肺切除术的适应证，如FEV_1大于1.5 L，没有运动性呼吸困难或间质性肺病的病史，患者有肺叶切除术的适应证。指南同时对影响手术的其他因素如年龄、心血管疾病史、肺的弥散功能以及肺部合并症等提出具体的处理意见，并强烈建议戒烟。

（七）关于肺癌分期

正确的分期是决定NSCLC患者治疗策略和判断预后至关重要的因素，常用的非侵入性影像学技术包括胸部CT、PET/CT等。

关于NSCLC的临床（非侵袭性）分期，指南提出如下建议：

1. 对于已确诊或仍怀疑肺癌的可治疗的患者，必须行增强的胸部及上腹部（包括肝脏及肾上腺）CT扫描（1B）。

2. 对于纵隔淋巴结增大（>1cm）而且没有转移性疾病的证据的患者，在给于原发性肿瘤的治疗之前应该进一步对纵隔情况评估（1B）。

3. 对于准备治疗的临床分期为ⅠA期肺癌，可考虑行PET检查来评估纵隔及肺外分期（2C）；同时对于准备治疗的临床分期为ⅠB～ⅢB期的肺癌，如果条件允许，可行PET检查评估纵隔及肺外分期（1B）。

4. 对于FDG-PET检查阳性的纵隔淋巴结，在外科手术切除原发病灶之前，应该对纵隔淋巴结留取样本进行进一步的评估（1B）；胸部MRI检查不应该作为纵隔分期的常规手段，但可以应用于有怀疑上腔静脉压迫或臂丛神经转移的患者（1B）。

5. 对于已确诊或仍怀疑肺癌的患者，根据患者的病史和症状（如体重减轻>10磅，骨骼肌疼痛、头痛、极度虚弱等)、体征(淋巴结肿大 >1cm、上腔静脉综合征等)来分析和判断是否有局部和远处转移(1B)。

6. 对于有异常临床发现的患者应该进行胸腔外的影像学检查，对于相应部位的症状应进行相对应的特殊检查(如头部 CT/MRI 检查加全身 PET 检查或骨骼扫描加腹部 CT 检查)(1B)。

7. 对于ⅢA 和ⅢB 的患者，应行常规的胸腔外常规影像学检查(如头部 CT/MRI 检查加全身 PET 检查或骨骼扫描加腹部 CT 检查)(2C)。

8. 除非有组织学证据或明确的临床及影像学证据表明远处转移，对仅有远处转移相类似的影像学表现的患者并不能排除在潜在根治性治疗范畴之外(1B)。

纵隔的侵袭性分期：对于没有远处转移的 NSCLC，明确纵隔淋巴结转移的情况是决定治疗的关键因素，虽然非侵入性检查有一些指导意义，但在多数情况下肺癌纵隔的侵袭性分期是必需的：

1. 对于纵隔广泛转移的患者(没有远处转移)，可用 CT 检查评估纵隔淋巴结分期，而不需要侵袭性检查(2C)。

2. 对于单个淋巴结增大(没有远处转移)患者，推荐行侵袭性的检查，不管 PET 检查的结果如何(1B)；许多侵袭性检查(纵隔镜检查，EUS - NA，TBNA，EBUS - NA，TTNA)可以用来评估纵隔淋巴结 N_2、N_3 状态(1B)；针吸检查(EUS - NA，TBNA，EBUS - NA，TTNA)结果为良性病变患者应该进一步行纵隔镜检查，不管 PET 检查的结果如何(1C)。

3. 对于纵隔影像学检查正常(通过 CT 检查)，中央型肺癌或 N1 纵隔淋巴结肿大(没有远处转移)，推荐行侵袭性的检查，不管 PET 检查的结果如何(1C)。

4. 对于中央型肺癌或 N_1 型纵隔淋巴结肿大(没有远处转移)的患者，推荐行侵袭性检查。一般的，建议行纵隔镜检查，但是假如纵隔镜检查结果为阴性，可以考虑 EUS - NA，EBUS - NA，检查(2C)。

5. 对于临床分期为Ⅰ期的外周型肺癌，而 PET 检查结果提示纵隔淋巴结阳性的(没有远处转移)，推荐行侵袭性检查。一般建议行纵隔镜检查，但是假如纵隔镜检查结果为阴性，可以考虑 EUS - NA，EBUS - NA 检查(1C)；如 PET 检查纵隔淋巴结结果为阴性，不需要行侵袭性的纵隔淋巴结分期(1C)。

6. 对于左上叶肺癌，以前推荐行纵隔淋巴结检查，假如其他站的纵隔淋巴结不肿大，建议行侵袭性检查评价其分期包块肺动脉窗淋巴结的评估(2C)。

要点：对于 NSCLC 的临床(非侵袭性)分期，指南强调全面、系统无创检查(胸腔内和胸腔外)对正确分期的重要性，同时对 PET 检查在分期中价值进行评价。同时强调纵隔的侵袭性分期对多数患者的重要性，并对一些诊断技术作了推荐如纵隔镜检查，EUS - NA，TBNA，EBUS - NA，TTNA 等。

(八) 支气管上皮内瘤变/早期中央气道肺癌

大多数肺癌诊断时已属晚期，5 年生存率不足 15%。早期诊断和治疗是改善肺癌生存和预后的重要策略。由于白光支气管镜的局限性，近年来发展的荧光支气管镜明显提高早期肺癌的诊断率。指南紧跟新技术的发展，提出以下推荐意见：

1. 对于重度非典型增生、原位癌、痰细胞学找到癌细胞但是胸部影像学检查阴性的患者，推荐行标准的白光气管镜检查，如果条件允许可行荧光气管镜检查（1B）。

2. 对于原位癌的腔内治疗，推荐行荧光气管镜检查引导的治疗（2C）。

3. 对于已知为重度发育不良或中央气道的原位癌，推荐每3～6个月行标准的白光气管镜检查作为随访。如果条件允许可行荧光气管镜检查（2C）。

4. 对于没有手术指征的浅表性鳞癌，推荐行光动力疗法，电烙术，冷冻疗法，近距离放射疗法，不推荐行Nd：钇铝柘榴石激光疗法，因其风险较高（1C）。

要点：指南重点推荐荧光支气管镜应用于支气管上皮内瘤变/早期中央气道肺癌的诊断。

二、非小细胞肺癌（NSCLC）的治疗

（一）Ⅰ、Ⅱ期NSCLC的治疗

仅有25%～30% NSCLC患者诊断时属于Ⅰ、Ⅱ期，外科治疗是早期肺癌的主要治疗手段，术后辅助治疗对这些患者中的一部分是必需的：

1. 对于Ⅰ期和Ⅱ期NSCLC，且没有手术禁忌证的患者，推荐行手术切除（1A）：推荐由专攻肺癌的胸外科医师评估患者，即使患者被认为仅适合非手术治疗如经皮消融或立体定向放疗（1A）。

2. 对于适合行传统手术治疗的Ⅰ期和Ⅱ期NSCLC，推荐行肺叶切除术或大范围的切除术而不行小叶切除术（楔形或肺段切除术）（1A）；对能耐受手术，而因合并其他疾病或肺功能降低不能耐受肺叶或大范围手术切除Ⅰ期和Ⅱ期NSCLC，推荐行小叶肺切除术而不行内科治疗（1B）。

3. 对于适合行胸腔镜肺叶切除术（肺叶或肺段切除术）的Ⅰ期NSCLC患者，由经验丰富的外科医师操作的电视辅助胸腔外科是可以接受的选择（1B）。

4. 对于行手术治疗的Ⅰ期和Ⅱ期NSCLC，推荐行手术期间系统的纵隔淋巴结切除和留样，为了更精确的病理学分期（1B）。

5. 对于能够完全切除的中央型或局限型进展期的NSCLC患者，推荐行袖状切除术而非全肺切除，因为袖状切除术同样能达到完全切除的目的（1B）；对于能够完全切除的N_1（Ⅱ期）的NSCLC患者，推荐行袖状切除术而非全肺切除。因为袖状切除术同样能达到完全切除的目的（1B）。

6. 对于完全手术切除的ⅠA期NSCLC患者，不推荐行辅助化疗作为常规的临床试验（1A）；对于完全手术切除的ⅠB期NSCLC患者，不推荐行常规的辅助化疗（1B）。

7. 对于完全手术切除的Ⅱ期NSCLC及PS评分良好的患者，推荐行铂类为基础的辅助化疗（1A）。

8. 对于无法手术或不愿意手术的Ⅰ期或Ⅱ期NSCLC患者，推荐行根治性超分割放射治疗（1B）；而对于完全手术切除的ⅠA期或ⅠB期NSCLC患者，术后的放射治疗会减少生存期，不推荐采用（1B）；对于完全手术切除的Ⅱ期NSCLC，目前并不清楚术后的放射治疗能够减少局部复发还是生存益处，因此不推荐术后的放射治疗（1B）。

要点：Ⅰ、Ⅱ期NSCLC的治疗推荐行肺叶切除术或大范围的切除术而不行小叶切除术（楔形或肺段切除术），而对能耐受手术，而因合并其他疾病或肺功能降低不能耐受肺叶或

大范围手术切除Ⅰ期和Ⅱ期 NSCLC，推荐行小叶肺切除术而不行内科治疗，推荐行手术期间系统的纵隔淋巴结切除和留样，为了更精确的病理学分期。对于完全手术切除的ⅠA 期 NSCLC 患者，不推荐行辅助化疗作为常规的临床试验；对于完全手术切除的ⅠB 期 NSCLC 患者，也不推荐行常规的辅助化疗；对于完全手术切除的Ⅱ期 NSCLC 及 PS 评分良好的患者，推荐行铂类为基础的辅助化疗。

（三）ⅢA 期 NSCLC 的治疗

ⅢA 期 NSCLC 是具有异质性的一组患者，对于这组患者的治疗应根据具体情况加以仔细选择，多学科综合治疗是这类患者的主要治疗手段：

1. 对于手术后发现的隐性的 N2（ⅢA_2），如果能够完全手术切除纵隔淋巴结和原发病灶的话，推荐行原发病灶的切除和纵隔淋巴结的清扫（2C）；对于的 NSCLC 手术治疗，推荐行系统的纵隔淋巴结清扫和留样（1B）。

2. 辅助化疗　对于手术后发现的隐性 N2（Ⅲ$A_{1\sim2}$）的患者而且有较好的 PS 评分，推荐行铂类为基础的辅助化疗（1A）。

3. 辅助放疗　对于手术后发现的隐性的 N2（ⅢA_2），在辅助化疗之后，应该考虑术后的辅助放射治疗来减少局部复发（2C）。

4. 辅助放化疗　对于手术后发现的隐性的 N2（ⅢA_2），不推荐术后的同步放化疗，除非进行临床试验（1B）。

5. 对于术前的 N_2 期（ⅢA_3）的患者，在治疗前推荐行多学科的评估（包括胸外科医师）（1C）；也不推荐在术前行诱导化疗，除非参加临床试验（1C）。对于已行诱导放化疗作为临床试验的患者，不推荐行肺切除术。对于这样的患者应该局限于肺叶切除术。对于行诱导放化疗之后，可以行全肺切除术的患者，这时不推荐行全肺切除术，而继续行全剂量的放射治疗（1B），对这部分患者不推荐行辅助治疗后的原发病灶的切除，除非作为临床试验（1C）。

6. 对于在手术前明确的 N_2 疾病的患者（ⅢA_3），不推荐单纯的手术治疗（1A）；建议以铂为基础的联合化放疗作为初始治疗（1B）。

7. 外科视点：对于在手术前确诊有 N2 疾病的非小细胞肺癌（ⅢA_3），不推荐仅对病灶进行切除（1A）；如果不能完全切除，建议术后进行以铂为基础的化放疗（1C）。

8. 对于有大块的 N2 疾病（ⅢA4）和 PS 评分好的患者，不推荐单纯使用放疗，推荐使用以铂为基础的联合化疗和放疗，对于有轻微体重减轻的患者，同步放化疗比序贯放化疗更值得推荐（1A）。

要点：ⅢA 期 NSCLC 推荐多学科综合治疗，对于可手术的ⅢA 期（N_2）NSCLC 推荐完全手术切除原发病灶和纵隔淋巴结清扫，术后 PS 评分好的患者推荐行铂类为基础的辅助化疗；辅助化疗后应进行术后辅助放疗以减少局部复发。并建议进行临床试验。

（三）ⅢB 期 NSCLC 的治疗

约 10% ~15% 的肺癌患者诊断明确时属于ⅢB 期。ⅢB 期 NSCLC 的治疗取决于患者的病程、年龄、合并的危险因素，PS 状态和体重减轻程度：

1. 在选择的有临床 $T_4N_{0\sim1}$ 非小细胞肺癌的患者，由于同一肺叶中卫星肿瘤结节的存在，气管隆突的累及，上腔静脉的侵犯，故在手术前，建议进行一个包括胸心外科的肺癌手术专家在内的多学科专家小组的评价，来决定患者能否进行手术。如果有 N2 的累及，不推荐进行手术（1C）。

2. 对于ⅢB 期患者，由于 N_3 疾病，新辅助（诱导）化疗或者放化疗的处理后进行手术是不推荐的（1C）。

3. 对于没有恶性的胸腔积液的，PS 为 1 或者 0，有轻微的体重减轻（≤5%）的ⅢB 期疾病的患者，建议进行以铂为基础的联合化疗（1A）。

4. ⅢB 期 PS 评分为 2 的患者或伴有体重明显减轻（>10%）的患者，只有在认真权衡利弊后才考虑进行化放疗（1C）。

5. 对于 PS 评分为 0 或 1 和有轻微的体重减轻（≤5%）的ⅢB 期患者，进行同步化放疗是可行的（1A）。

6. 最有效的能和胸部放疗联合的化疗药物以及理想的化疗周期数，现在还不清楚，所以仍无法推荐出一个理想的联合化疗的方案（2C）。

7. 对于ⅢB 期的非小细胞肺癌，建议常规分割放疗再加上化疗（1B）。

8. 对于的ⅢB 期患者，如 PS 状态差、疾病太广泛而不能达到治愈的目的或者胸部疾病引起的症状很严重，可以行姑息性的放射治疗。分割的方法应该充分考虑医师的判断和患者的需要（1A）。

要点：同一肺叶中卫星肿瘤结节的ⅢB 期 NSCLC 患者应由多学科专家进行评估能否进行手术治疗，如果有 N2 的累及不推荐手术治疗。对于 N_3 疾病新辅助化疗或放化疗后不推荐进行手术治疗。对于 PS 为 0～1 的患者，建议以铂类为基础的联合化疗，可考虑同步放化疗。对于 PS 2 的患者的放化疗应权衡利弊慎重选择。

（四）Ⅳ期的非小细胞肺癌的治疗

据估计约 40% 的肺癌患者诊断明确时处于Ⅳ期，已经明确对 PS 状态好的患者化疗可以改善生存和缓解症状，但对 PS 评分差的患者化疗作用不确定。随着新的临床试验结果不断公布，指南在 2003 年的基础上进行了更新：

1. 对于 PS 状态好的Ⅳ期患者，建议两药联合方案化疗。不推荐 3 种细胞毒性药物化疗，因为它并不会带来提高生存的益处，而且可能仅有毒性（1A）。

2. 在选择 PS 状态好的Ⅳ期非小细胞肺癌的患者（非鳞癌，无脑部的转移而且没有咯血）的临床研究中发现：贝伐单抗和卡铂、紫杉醇能改善生存率。在这些患者中，贝伐单抗加上卡铂，紫杉醇可以作为一种治疗方法（1A）。

3. 对于老年（70～79 岁）Ⅳ期非小细胞肺癌的患者，建议使用单一药物的化疗（1A），但如果患者 PS 状态好且无明显合并症，可考虑两药联合化疗（1B）。

4. 对于年龄大于 80 岁的Ⅳ期的非小细胞肺癌的患者，化疗的益处还不清楚，是不是有好处应该根据个体的具体情况（2C）。

5. 对于 PS 评分为 2 的患者，建议化疗要建立在明确的反应率和症状缓解的基础上（1B）；在治疗策略方面，还没有什么特别的建议，一项Ⅲ期临床试验显示以卡铂为基础的两药方案比一种药物生存率提高（2C）。

6. 推荐使用 FACT－L 或者 EORTC QLQ－C30 问卷来测量患者的生活质量，因为它是一个对生存有意义的预后因子（1A）；同时推荐对Ⅳ期患者进行适当的关于化疗利弊的教育，这样将会使患者在治疗方法选择的决策制定过程中能够积极的参与（1C）。

要点：对于PS状态好的Ⅳ期患者，建议两药联合方案化疗，不推荐3种细胞毒性药物化疗。在选择的PS状态好的Ⅳ期非小细胞肺癌的患者（非鳞癌，无脑部的转移而且没有咯血），贝伐单抗加上卡铂，紫杉醇可以作为一种治疗方法。对于Ⅳ期老年患者（70～79岁）建议使用单药化疗。年龄大于80岁的Ⅳ期患者化疗的益处仍不确定。对于PS评分为2的患者，建议化疗要建立在明确的反应率和症状缓解的基础上。

（五）NSCLC治疗中的特殊的问题

对于NSCLC的一些特殊情况和类型（如Pancoast癌、同一肺叶内卫星结节、孤立性脑或肾上腺转移等）需要特别的认识和处理：

1. 对于有Pancoast癌的患者，推荐在治疗开始之前要获得组织学诊断（1C）。

2. 对于有Pancoast癌而且正考虑要进行根治性切除手术的患者，推荐做一个胸廓入口和臂丛的MRI以排除不能切除的血管结构或者硬膜外区的肿瘤侵犯（1C）。

3. 对于有Pancoast癌而且影响到锁骨下血管和脊柱的患者，建议切除手术只能在一些专科性的中心进行（2C）。

4. 对于有Pancoast癌且正在考虑治疗性切除的患者，推荐进行创伤性的纵隔肿瘤分期和胸腔外的影像学检查（头部的CT/MRI加上或者全身的PET或者腹部的CT加骨骼系统的扫描）。纵隔结节的累及和/或转移性疾病代表着手术切除的一个禁忌证（1C）。

5. 对于有切除可能的无转移的Pancoast癌患者（PS状态好），推荐手术前进行同步放化疗再进行切除（1B）。

6. 对于正在进行手术切除的Pancoast癌患者，推荐必须尽全力以保证达到完全的手术切除（1A）；应包括肺叶的切除（代替不是解剖学上的楔形切除术）和受累胸壁结构的切除（1C）。

7. 无论手术完全切除与否，不推荐术后放射治疗，因为缺乏生存率提高的证据（2C）。

8. 对于不能手术切除、但尚未转移且PS状态好的患者，推荐进行同步放化疗（1C）。

9. 对于有Pancoast癌而不能达到治愈目的患者，推荐行姑息性放疗（1B）。

10. 对于有达到临床分级的$T_4N_{0\sim1}M_0$、正在考虑进行治愈性切除的非小细胞肺癌患者，推荐进行有创纵隔肿瘤分期和胸腔外的影像检查（头部的CT/MRI加上或者全身的PET或者腹部的CT加骨骼系统的扫描）。纵隔淋巴结的累及和/或转移性的疾病代表着一个手术切除的禁忌（1C）；切除手术只能在一些有条件的专科中心进行（1C）。

11. 对怀疑有或者确诊有肺癌和同一肺叶内卫星结节的患者，推荐不对这个卫星结节作进一步的诊断（1B）；单单是原发性肺癌就应该对胸腔外转移进行评价，对纵隔淋巴结状态进行确定。不能因为卫星病灶的存在而改动（1C）。

12. 非小细胞肺癌患者在同一个肺叶内还有一个卫星病灶（没有纵隔或者远处转移），推荐通过切除肺叶达到切除肺癌（1B）。

13. 在有两个同步的原发性非小细胞肺癌而考虑治愈性手术切除的患者，推荐进行创伤性纵隔肿瘤分期和胸腔外成像（头部CT/MRI加上或者全身的PET或者腹部CT加骨骼系统扫描）。纵隔淋巴结的累及和/或转移性疾病代表手术切除的禁忌证（1C）。

14. 对怀疑有两个原发性非小细胞肺癌患者，推荐进行一个完全的胸腔外的检查，以排除这两个肺部病灶是转移灶的可能（1C）。

15. 对术前不怀疑有第二个癌肿，而在手术中发现在另一个肺叶上有第二个病灶的患者，推荐在患者有足够的肺组织保留和没有累及 N_2 结节的情况，切除两个癌症病灶（1C）。

16. 对于正考虑进行手术切除的（两个非原发性病灶）非小细胞肺癌患者，推荐进行创伤性纵隔肿瘤分期和胸腔外成像（头部 CT/MRI 加上或者全身的 PET 或者腹部 CT 加骨骼系统扫描）。纵隔结节的累及和/或转移性疾病代表一个手术切除的禁忌证（1C）。

17. 孤立性脑转移的非小细胞肺癌患者，在考虑对其肺部的Ⅰ或者Ⅱ期的原发性肿瘤的治愈性切除时，推荐进行创伤性纵隔肿瘤分期和胸腔外成像（头部 CT/MRI 加上或者全身的 PET 或者腹部 CT 加骨骼系统扫描）。纵隔结节的累及和/或转移性疾病代表一个手术切除的禁忌证（1C）；如没有其他部位转移灶，对于一个的可切除的 $N_{0.1}$ 的原发性非小细胞肺癌患者，其脑部的孤立性的转移灶，建议手术切除或者立体定向放射外科切除（同时切除原发肿瘤）（1C）；对原发病灶已完全切除的原发性非小细胞肺癌，其脑部的孤立性的转移灶，建议手术切除或者立体定向放射外科切除（1B）。

（18）进行过脑部孤立性转移灶治愈性切除手术的患者，对于在生存率和复发脑转移率方面的好处，尽管有一些相互矛盾的和不足的数据。但是建议进行辅助性的全脑放疗（2B）。

19. 对于已经进行过脑部的孤立性转移灶和原发肿瘤的治愈性切除的患者，可以考虑辅助性的化疗（2C）。

20. 对于非小细胞肺癌发生的孤立性的肾上腺转移的患者，考虑要进行以治愈为目的的手术切除时，推荐进行创伤性纵隔肿瘤分期和胸腔外成像（头部 CT/MRI 加上或者全身的 PET 或者腹部 CT 加骨骼系统扫描）。纵隔结节的累及和/或转移性疾病代表一个手术切除的禁忌证（1C）；在没有其他的转移灶的情况下，推荐行原发灶和孤立性的肾上腺的转移灶的切除术（1C）。

21. 如果无病生存期大于 6 个月及原发非小细胞肺癌病灶已完全切除，没有他处转移和完全切除的原发非小细胞肺癌患者，推荐孤立肾上腺转移灶切除（1C）。

22. 侵入胸壁的非小细胞肺癌患者，正考虑行根治性外科切除，建议行侵袭性纵隔分期、胸外部分影像学检查（头部 CT/MRI 加全身 PET 或腹部 CT 及骨扫描）。有纵隔结节和/或转移行疾病的患者手术切除是禁忌证，推荐行放化疗（2C）；在切除侵袭胸壁的肿瘤时，尽可能完全切除（1B）。

要点：指南对 NSCLC 的一些特殊情况和类型（如 Pancoast 癌、同一肺叶内卫星结节、孤立性脑或肾上腺转移等）进行讨论并提出建议。对 Pancoast 癌建议术前进行病情评估，对于有切除可能的无转移的 Pancoast 癌患者（PS 状态好），推荐手术前进行同步放化疗再进行切除；对于不能手术切除、但尚未转移且 PS 状态好的患者，推荐进行同步放化疗。对于不能手术切除、但尚未转移且 PS 状态好的患者，推荐进行同步放化疗；对于有 Pancoast 癌而不能达到治愈目的患者，推荐行姑息性放疗。NSCLC 患者在同一个肺叶内还有一个卫星病灶（没有纵隔或者远处转移），推荐通过切除肺叶达到切除肺癌。对于有脑部的孤立性的转移灶，没有其他部位转移灶，有一个的可切除的 $N_{0.1}$ 的原发性 NSCLC 患者，建议手术切除或者立体定向放射外科切除脑部病变（同时切除原发肿瘤）。对于非小细胞肺癌发生的孤立性的肾上腺转移的患者；推荐行原发灶和孤立性的肾上腺的转移灶的切除术。

（六）支气管肺泡细胞癌

1999 年 WHO 出版了新的肺部肿瘤的分类系统对支气管肺泡癌（BAC）的定义进行更严格的界定，因此按照新的定义，BAC 仅占 NSCLC 的 5%。尽管 BAC 发病率低，但由于这一类型的肺癌具有独特的病理学和影像学特征以及对分子靶向治疗独特反应，因此将 BAC 单独列出讨论：

1. 建议保留使用 BAC 这个词，使肺癌能符合世界卫生组织修订的肺部肿瘤分类系统（1B）。

2. 怀疑 BAC 的患者，建议行手术活组织检查获得组织病理诊断（1C）；对不能行手术活组织检查的患者，支气管肺泡细胞癌诊断应该通过经支气管或针芯活检获得相应的组织病理类型，以及 CT 扫描显示完全磨玻璃样改变，或肺炎表现（1C）。

3. 对 CT 扫描显示磨玻璃样改变或肺炎实变（提示 BAC）的患者，PET 扫描结果通常是假阴性，因此建议对假阴性 PET 扫描结果需行其他诊断检查排除肺癌存在（1C）。

4. 怀疑 BAC 又符合手术的患者，假如 CT 显示完全磨玻璃样变，术中病理证实单纯的支气管肺泡细胞癌，没有侵袭证据和手术切缘干净，行小叶切除可能比较合适（1B）。

5. 对 PS 评分好又不能切除的 BAC 患者，建议使用标准化疗。使用一线的以表皮生长因子受体为靶向的药物应保留给体能评分差或参加临床试验的患者（2C）。

要点：对于 BAC 应尽力明确病理诊断，对怀疑 BAC 又符合手术的患者，假如 CT 显示完全磨玻璃样变，术中病理证实单纯的支气管肺泡细胞癌，没有侵袭证据和手术切缘干净，可行小叶切除。对 PS 评分好又不能切除的 BAC 患者，建议使用标准化疗。一线使用以表皮生长因子受体为靶向的药物应保留给体能评分差或参加临床试验的患者。

三、小细胞肺癌的治疗

2005 年统计表明小细胞肺癌（SCLC）占美国肺癌患者的 13% ~20%，指南对 SCLC 的处理中的重要问题（如 PET 在 SCLC 分期中的作用、维持化疗的意义以及外科治疗等）提出建议如下：

1. 小细胞肺癌常规分期检查包括：病史、体格检查、血细胞计数、综合化疗小组，胸腹部 CT 扫描，或者胸部 CT 附带扫描全肝和肾上腺，头颅 CT 或 MRI 及骨扫描（1B）。

2. PET 扫描不推荐用于小细胞肺癌的常规分期（2B）。

3. 广泛期患者必须接受 4 ~6 周期（不超过 6 周期）以顺铂或卡铂为基础联合化疗，顺铂可以联合依托泊苷或依立替康（1B）；化疗后，如果患者胸外病灶获得完全缓解和胸内病灶完全或部分缓解应该提供巩固化放疗（2C）。

4. 除非临床试验，不推荐对获得部分或完全缓解的广泛期或局限期患者给予维持治疗（1B）。

5. 小细胞肺癌复发或抵抗的患者应该给予进一步化疗（1B）。

6. PS 评分好（ECOG 0 或 1）、脏器功能完善的老年患者应该给予以铂类为基础的化疗（1A）。

7. 对于有预后差因素：PS 评分差，或伴随严重的内科疾病者仍建议行化疗（2C）。

8. 除非参加临床试验，对广泛期或局限期小细胞肺癌给予增加剂量诱导或维持治疗没有意义（1A）。

9. 局限期小细胞肺癌应该联合放化疗。患者需要放疗肿瘤医师和内科肿瘤医师共同商议联合治疗方案（1A）；如果PS评分和病情允许，局限期患者应该给予同步放化疗治疗（1C）；对于适宜接受早期同步放化疗的患者，应该行加速超分割放疗联合铂类为基础的化疗（1B）。

10. 局限期小细胞肺癌获得完全缓解患者或Ⅰ期手术切除的患者应该予预防性头颅照射（1C）；广泛期患者完全缓解后应该予预防性头颅照射（1C）。

11. 小细胞肺癌患者和处于Ⅰ期能够行根治性手术患者，应予侵入性纵隔分期、胸外影像学检查（头部CT/MRI，腹部CT加骨扫描）和以铂类为基础的化疗（1A）；对于Ⅰ期已经行根治性手术切除的患者，建议予以铂类为基础的辅助化疗（2C）。

12. 组织学上是小细胞肺癌和非小细胞肺癌混合型的患者，治疗方法同小细胞肺癌。所有的小细胞肺癌治疗措施都可以用于这类患者（2C）。

要点：广泛期SCLC患者必须接受4~6周期（不超过6周期）以铂为基础联合化疗，铂可以联合依托泊苷或依立替康；化疗后，如果患者胸外病灶获得完全缓解和胸内病灶完全或部分缓解应该提供胸部巩固放疗。对广泛期或局限期小细胞肺癌给予增加剂量诱导或维持治疗没有意义。如果PS评分和病情允许，局限期患者应该给予同步放化疗治疗。局限期小细胞肺癌获得完全缓解患者或Ⅰ期手术切除的患者应该予预防性头颅照射；广泛期患者完全缓解后应该予预防性头颅照射。

四、肺癌的补充治疗和整合肿瘤学

互补治疗是指补充常规治疗的一些治疗手段和方法，互补/整合治疗则是指结合主流治疗方法和其他互补疗法及补充手段的一种针对恶性肿瘤的新的治疗理念，具有控制症状、改善生活质量和提高疗效的作用。ACCP第一次发布肺癌患者用互补疗法的指南。指南对这些治疗方法进行客观公正的评价和分析提出以下建议：

1. 建议所有肺癌患者都必须特别考虑使用补充和替代治疗（1C）。

2. 建议所有肺癌患者都能让有资格的专家对补充治疗的优缺点，给予开放性、循证、以患者为中心的指导（1C）。

3. 在肺癌患者，身心模式建议作为一项多学科综合办法，以减少焦虑，情绪波动，或慢性疼痛（1B）。

4. 伴有焦虑或疼痛的肺癌患者，经过肿瘤训练的按摩治疗师予按摩治疗，建议作为多学科综合治疗的一部分（1C）。

5. 深部或剧烈按压不推荐用于近肿瘤病灶或解剖扭曲部位（如术后改变），也不推荐用于有出血倾向的患者（2C）。

6. 对肺癌患者，不推荐应用生物场基础的治疗（1C）。

7. 建议针灸作为补充治疗，特别当疼痛难以控制或副作用（如神经病变或其他治疗措施引起的口干舌燥）很明显时（1A）；当由化疗引起的恶心和呕吐难以控制时，建议行针灸治疗（1B）；电刺激腕带不推荐用于控制化疗引起的恶心和呕吐（1B）。

8．若使用了其他方法，肺癌患者仍未戒烟，建议行尝试性针灸帮助戒烟（2C）。

9．肺癌患者有症状，如呼吸困难、疲劳、化疗引起的神经病变，或开胸术后疼痛，建议行尝试性针灸治疗（2C）；但对有出血倾向的患者，建议让有资历医师谨慎运用针灸（1C）。

10．建议对膳食补充，特别是草药，要评价其副作用和与其他药物潜在相互作用。这些可能与其他药物（如化疗药）相互作用的药物，不应该在化疗、放疗间，或术前同时使用（1B）。

11．对抗肿瘤治疗无反应或疗效下降的肺癌患者，只有在临床试验背景下推荐使用植物药（1C）；建议患者应避免将“替代治疗”晋升为主流治疗（1A）。

要点：建议所有肺癌患者都必须特别考虑使用补充和替代治疗。在肺癌患者，身心模式建议作为一项多学科综合办法，以减少焦虑，情绪波动，或慢性疼痛。建议针灸作为补充治疗以缓解症状。在临床试验背景下推荐使用植物药。应避免将“替代治疗”晋升为主流治疗。

五、肺癌患者根治治疗后的随访和调查

仅约20%的肺癌患者明确诊断后有机会进行根治性处理，根治性治疗后的随访和调查对监测病情改善预后至关重要，很多机构和学术组织（如NCCN、ASCO等）都提出肺癌随访的方法，ACCP指南建议：

1．根治性治疗的肺癌患者，关于根治性治疗的并发症的随访应该由合适的专科医师执行，至少持续3～6个月，结束时患者应该重新评估，由多学科肿瘤治疗小组设计适当监视程序监测复发和/或继发肿瘤（2C）。

2．根治性治疗的肺癌患者，PS状态和肺功能良好的患者，建议每6个月进行一次随访：包括病史回顾、体格检查和影像学检查（胸部X线片或胸部CT），持续2年，以后每年1次。所有患者都应该告知症状识别，如果发现恶化征象，应及时联系医师（1C）。

3．理想情况下，通过调查识别原发肺癌复发和/或继发肿瘤进展需要多学科团队合作。如果可能，诊断原发性肺癌和进行根治性治疗的医师应该作为健康咨询者，监督整个调查过程（2C）。

4．血液检查、PET扫描、痰细胞学检查、肿瘤标志物和荧光气管镜检查目前不推荐用于调查（2C）。

5．吸烟的肺癌患者强烈鼓励其戒烟，以及给予药物和行为治疗，包括随访期间（1A）。

要点：由多学科肿瘤治疗小组设计适当监视程序监测复发和/或继发肿瘤。根治性治疗的肺癌患者，PS状态和肺功能良好的患者，建议每6个月进行1次随访，持续2年，以后每年一次。

六、肺癌的姑息治疗

姑息治疗是肺癌治疗的重要组成部分，姑息治疗可改善患者的生活质量甚至改善生存，指南对肺癌患者常见的症状和合并症（如疼痛、咳嗽、呼吸困难等）的姑息治疗方法进行循证评价，并建议：

1. 所有肺癌患者和他们家庭必须被保证疼痛能够有效安全地缓解。所有患者必须被规律问询疼痛，可以使用患者疼痛自我报告和一份简单评定量表作为评估的主要来源（1A）。

2. 对所有患者，个体化药物治疗被用于控制疼痛。有规律服用药物，适当治疗疼痛。在治疗期间定期评估疼痛处置效果（1A）。

3. 对所有轻到中度疼痛的患者，刚开始使用对乙酰氨基酚或非甾体抗炎药控制疼痛，确保使用这些药没有禁忌证。当疼痛比较剧烈或加剧是使用阿片类镇痛药（1B）。

4. 对任何患者，如果能够预见要持续使用阿片类药物，不推荐使用哌替啶。它作用时间短，代谢产物去甲哌替啶有毒性，能产生中枢神经兴奋，导致烦躁不安、躁动和癫痫发作（1B）。

5. 对那些不是纯粹依靠镇痛药物来镇痛的患者，辅助用药如三环类抗抑郁药、抗癫痫药以及镇静药经常可以增加镇痛剂的效果（1C）。

6. 对所有患者，口服给药是方便而且经济的。对于那些不能口服镇痛药的肺癌患者，推荐经直肠或者皮肤给药。由于肌注镇痛药会引起疼痛、不方便以及吸收不可靠，因此不推荐使用（1C）。

7. 对所有接受罂粟碱类药物治疗的患者，考虑到便秘是常见的不良反应，应当采取预防措施并且要定期检查（1B）。

8. 鼓励所有患者保持活动并且尽可能做自我检查。尽可能避免长期不活动（1B）。

9. 对那些疼痛与肌张力或抽搐相关的患者，推荐采用皮肤刺激（热敷及冷敷）、针灸、心理护理等方法来缓解疼痛，田园式的生活方式可以列入疼痛治疗计划当中，但是不能代替镇痛治疗（1C）。

10. 对于进展期肺癌患者，姑息放疗可以控制疼痛。推荐姑息化疗来控制疼痛以及其他症状，即使它对生存率的影响不明显（1B）。

11. 对标准镇痛方案反应不明显的肺癌患者，介绍他们去看专门的疼痛治疗诊所或者医师是必要的（1C）。

12. 对所有主诉呼吸困难的肺癌患者，推荐对所有可能的病因进行评估，如大气道局部阻塞、大量胸腔积液、肺栓塞或者是合并 COPD 的加重及充血性心衰。如果上述病因可以明确，应当给予恰当的治疗（1C）。

13. 对没有可治疗病因的呼吸困难的肺癌患者，推荐给予罂粟碱类药物，同时推荐其他的处理方法如氧疗、支气管扩张剂和糖皮质激素（1C）；对所有伴有呼吸困难症状的肺癌患者，推荐考虑给予非药物及非侵入治疗方法，如患者和家庭教育、呼吸控制、放松技术、步行锻炼、心理支持等（2C）。

14. 对影响生活的咳嗽的肺癌患者，推荐对可治疗的病因进行评估（1B）；如没有可治疗的病因，推荐给予罂粟碱类药物镇咳（1B）。

15. 对因骨转移导致疼痛的肺癌患者，推荐局部放疗控制疼痛，对于控制疼痛而言，单剂量 8Gy 放疗与分次更高剂量的放疗效果是一样的（1A）；但高剂量分次放疗可以得到较长时间的疼痛缓解，减少再治疗的频率，并且骨相关事件也较接受单剂量放疗患者少（1A）。

16. 对于骨转移疼痛明显的肺癌患者，推荐双磷酸盐与局部放疗联用来缓解疼痛（1A）；如骨转移引起的疼痛对镇痛药、放疗与双磷酸盐反应不明显，推荐给予放射性药物来缓解疼痛（1B）；如果转移之长骨和/或承重骨和孤立行的明确的溶骨性改变（侵袭至皮质层的50%以上）和期望寿命为4周以上，推荐行外科固定术以减少骨折的风险。可以使用髓内钉固定，特别对于是股骨或肱骨（1C）。

17. 对于有症状的脑转移，推荐在6周的治疗期间（包括外科治疗或放射治疗）给予16mg/d的地塞米松，症状控制后可迅速减量或间断给药（1B）。

18. 对于孤立性脑转移的非小细胞肺癌患者，如果经仔细检查排除其他远处转移以及纵隔淋巴结转移，应当考虑行肺部原发肿瘤的根治性切除（1C）。

19. 对于孤立性脑转移的 $N_{0,1}$ 的非小细胞肺癌患者，如无其他远处转移且原发灶可切除，应当对脑转移灶行手术切除或者放射外科切除（原发灶切除）。脑部孤立转移灶的切除后，应当继续行全脑放疗（1B）。

20. 对于新发背痛的肺癌患者，全脊柱的T1加权相MRI检查是必要的。不推荐诸如X线平片、ECT以及CT等检查（1C）；对于未瘫痪可以行走的有脊髓硬膜外转移的肺癌患者，应立即给予高剂量地塞米松及放疗（1B）。

21. 如果有X线征象提示椎体压缩，应当请神经外科会诊，如果有可能，对于脊髓硬膜外转移压迫PS状态尚可的患者应当立即行外科处理，随后给予放疗（1A）。

22. 对于大量咯血的肺癌患者，气管镜检查以明确出血部位是必要的，继之应行腔内治疗，如氩气凝固、激光治疗以及电凝（1C）。

23. 对于有恶性胸腔积液症状的肺癌患者，胸腔穿刺抽液缓解症状作为第一步处理措施是必要的（1C）。

24. 对于胸腔穿刺抽液后复发的肺癌患者，胸腔闭式引流和胸膜剥脱术是必要的（1B）。

25. 对于怀疑为肺癌引起的上腔静脉阻塞症状的患者，在给予治疗前应首先明确组织学或者细胞学诊断（1C）；对SCLC，推荐行化疗（1C）；支架置入或者放疗是必要的。支架置入术同样推荐用于肿瘤引起的上腔静脉阻塞症状而对化疗及放疗反应不明显的NSCLC或者SCLC患者（1C）。

26. 对于有气管食管瘘或者支气管食管瘘的患者，气管内支架或者食管内支架置入或者两者均采取以缓解症状是必要的。不推荐试图对受累食管和/或气管行根治手术或者行食管分流术（1C）。

27. 推荐对所有肺癌患者进行抑郁症的评估，如果存在，给予适当地处理（1C）。

要点：建议对所有肺癌患者能够有效安全地缓解疼痛。应将个体化药物治疗被用于控制疼痛。对于进展期肺癌患者，姑息放疗可以控制疼痛。推荐姑息化疗来控制疼痛以及其他症状。对于骨转移疼痛明显的肺癌患者，推荐双磷酸盐与局部放疗联用来缓解疼痛。支架植入可作为上腔静脉阻塞、气管食管瘘或者支气管食管瘘的姑息治疗手段。

七、肺癌患者的姑息治疗咨询、生活质量评价以及临终关怀

姑息治疗咨询、生活质量评价应当贯穿于肺癌患者的整个治疗过程中直至患者死亡：

1. 对于所有晚期肺癌患者（以及他们的家庭成员），推荐将姑息治疗作为治疗计划的一部分，包括那些试图治愈患者或者延长生命的治疗（1C）。

2．对于晚期肺癌患者，推荐姑息治疗及临终关怀应该由一个姑息治疗团队进行（1C）。

3．对于晚期肺癌患者，推荐由负责任的健康关怀小组定期使用标准化简便易行的问卷进行病情、健康相关的生活质量评分（1B）。

4．推荐临床医师在患者死于肺癌后与其家庭或者朋友保持联系（1C）。

5．对肺癌患者，积极参与以下活动有助于悲伤情绪的宣泄：告知患者及其家属数周内可能预见的死亡；将患者临终预先告知家人；给予有效的临终关怀，重点为精神上、身体上以及行动上的关怀（1C）。

6．推荐临床医师鼓励临终肺癌患者的护理人员在护理期间及丧葬期间保持健康的生活方式（1C）。

7．推荐临终肺癌患者从文化行为角度正确理解死亡和悲伤（1C）。

要点：对于所有晚期肺癌患者，推荐将姑息治疗作为治疗计划的一部分。建议由健康关怀小组定期使用标准化简便易行的问卷进行病情、健康相关的生活质量评分。并强调精神、人文关怀的重要性。

八、肺癌的化学预防

肿瘤的化学预防是指使用特殊的药物逆转、抑制和预防肿瘤的发生。关于肺癌的预防，无论是普通人群、高危人群以及肺癌患者，目前为止尚未证实任何一种药物和方法对肺癌的发生和发展有明显的预防作用：

1．对于吸烟史大于20年包或患有肺癌的患者，不推荐补充β－胡萝卜素作为肺癌的一级、二级或三级药物预防（1A）。

2．对于有肺癌危险因素及患有肺癌的个体，不推荐服用维生素E，类视黄醇，N乙酰半胱氨酸、阿司匹林作为肺癌的一级、二级或三级药物预防（1A）；不推荐使用布地奈德，环氧合酶2（COX－2）抑制剂，5－环氧化酶抑制剂，前列腺素类似物作为肺癌的一级、二级或三级药物预防，从设计良好的临床试验得出的结论（2C）；不推荐使用奥替普拉（抗血吸虫药）作为肺癌的一级、二级或三级预防的药物（1B）；不推荐使用硒及洋茴香脑作为肺癌的一级、二级或三级预防的药物（1B）；总之没有足够的证据推荐任何一个单一的或联合药物作为肺癌的一级、二级或三级药物预防（1B）。

要点：尚未证实任何一种药物和方法对肺癌的发生和发展有明显的预防作用。

（宋　勇）

参 考 文 献

1. Related Articles, Griffin JP, Koch KA, et al. American College of Chest Physicians. Palliative care consultation, quality－of－life measurements, and bereavement for end－of－life care in patients with lung cancer：ACCP evidence－based clinical practice guidelines（2nd edition）. Chest, 2007, 132（3 Suppl）：404S－422S

2. Kvale PA, Selecky PA, Prakash UB. American College of Chest Physicians. Palliative care in lung cancer：ACCP evidence－based clinical practice guidelines（2nd edition）. Chest, 2007, 132（3 Suppl）：368S－403S

3. Rubins J, Unger M, Colice GL. American College of Chest Physicians. Follow－up and surveillance of the

lung cancer patient following curative intent therapy: ACCP evidence - based clinical practice guideline (2nd edition). Chest, 2007, 132 (3 Suppl): 355S - 367S

4. Cassileth BR, Deng GE, Gomez JE, et al. American College of Chest Physicians. Complementary therapies and integrative oncology in lung cancer: ACCP evidence - based clinical practice guidelines (2nd edition). Chest, 2007, 132 (3 Suppl): 340S - 354S
5. Simon GR, Turrisi A. American College of Chest Physicians. Management of small cell lung cancer: ACCP evidence - based clinical practice guidelines (2nd edition). Chest, 2007, 132 (3 Suppl): 324S - 339S
6. Samson DJ, Seidenfeld J, Simon GR, et al. American College of Chest Physicians. Evidence for management of small cell lung cancer: ACCP evidence - based clinical practice guidelines (2nd edition). Chest, 2007, 132 (3 Suppl): 314S - 323S
7. Arenberg D. American College of Chest Physicians. Bronchioloalveolar lung cancer: ACCP evidence - based clinical practice guidelines (2nd edition). Chest, 2007, 132 (3 Suppl): 306S - 13S
8. Shen KR, Meyers BF, Larner JM, et al. American College of Chest Physicians. Special treatment issues in lung cancer: ACCP evidence - based clinical practice guidelines (2nd edition). Chest, 2007, 132 (3 Suppl): 290S - 305S
9. Socinski MA, Crowell R, Hensing TE, et al. American College of Chest Physicians. Treatment of non - small cell lung cancer, stage IV: ACCP evidence - based clinical practice guidelines (2nd edition). Chest, 2007, 132 (3 Suppl): 277S - 289S
10. Jett JR, Schild SE, Keith RL, et al. American College of Chest Physicians. Treatment of non - small cell lung cancer, stage ⅢB: ACCP evidence - based clinical practice guidelines (2nd edition). Chest, 2007, 132 (3 Suppl): 266S - 276S
11. Robinson LA, Ruckdeschel JC, Wagner H Jr, et al. American College of Chest Physicians. Treatment of non - small cell lung cancer - stage ⅢA: ACCP evidence - based clinical practice guidelines (2nd edition). Chest, 2007, 132 (3 Suppl): 243S - 265S
12. Scott WJ, Howington J, Feigenberg S, et al. American College of Chest Physicians. Treatment of non - small cell lung cancer stage I and stage Ⅱ: ACCP evidence - based clinical practice guidelines (2nd edition). Chest, 2007, 132 (3 Suppl): 234S - 242S
13. Kennedy TC, McWilliams A, Edell E, et al. American College of Chest Physicians. Bronchial intraepithelial neoplasia/early central airways lung cancer: ACCP evidence - based clinical practice guidelines (2nd edition). Chest, 2007, 132 (3 Suppl): 221S - 233S
14. Detterbeck FC, Jantz MA, Wallace M, et al. American College of Chest Physicians. Invasive mediastinal staging of lung cancer: ACCP evidence - based clinical practice guidelines (2nd edition). Chest, 2007, 132 (3 Suppl): 202S - 220S
15. Silvestri GA, Gould MK, Margolis ML, et al. American College of Chest Physicians. Noninvasive staging of non - small cell lung cancer: ACCP evidenced - based clinical practice guidelines (2nd edition). Chest, 2007, 132 (3 Suppl): 178S - 201S
16. Colice GL, Shafazand S, Griffin JP, et al. American College of Chest Physicians. Physiologic evaluation of the patient with lung cancer being considered for resectional surgery: ACCP evidenced - based clinical practice guidelines (2nd edition). Chest, 2007, 132 (3 Suppl): 161S - 77S
17. Spiro SG, Gould MK, Colice GL. American College of Chest Physicians. Initial evaluation of the patient with lung cancer: Symptoms, signs, laboratory tests, and paraneoplastic syndromes: ACCP evidenced - based clinical practice guidelines (2nd edition). Chest, 2007, 132 (3 Suppl): 149S - 160S

18. Rivera MP, Mehta AC. American College of Chest Physicians. Initial diagnosis of lung cancer: ACCP evidence - based clinical practice guidelines (2nd edition). Chest, 2007, 132 (3 Suppl): 131S - 148S
19. Gould MK, Fletcher J, Iannettoni MD, et al. American College of Chest Physicians. Evaluation of patients with pulmonary nodules: when is it lung cancer: ACCP evidence - based clinical practice guidelines (2nd edition). Chest, 2007, 132 (3 Suppl): 108S - 130S
20. Wahidi MM, Govert JA, Goudar RK, et al. American College of Chest Physicians. Evidence for the treatment of patients with pulmonary nodules: When is it lung cancer?: ACCP evidence - based clinical practice guidelines (2nd edition). Chest, 2007, 132 (3 Suppl): 94S - 107S. Review
21. Schwartz AM, Henson DE. American College of Chest Physicians. Diagnostic surgical pathology in lung cancer: ACCP evidence - based clinical practice guidelines (2nd edition). Chest, 2007, 132 (3 Suppl): 78S - 93S
22. Bach PB, Silvestri GA, Hanger M, et al. American College of Chest Physicians. Screening for lung cancer: ACCP evidence - based clinical practice guidelines (2nd edition). Chest, 2007, 132 (3 Suppl): 69S - 77S
23. Gray J, Mao JT, Szabo E, et al. American College of Chest Physicians. Lung cancer chemoprevention: ACCP evidence - based clinical practice guidelines (2nd Edition). Chest, 2007, 132 (3 Suppl): 56S - 68S
24. Alberg AJ, Ford JG, Samet JM. American College of Chest Physicians. Epidemiology of lung cancer: ACCP evidence - based clinical practice guidelines (2nd edition). Chest, 2007, 132 (3 Suppl): 29S - 55S
25. McCrory DC, Lewis SZ, Heitzer J, et al. American College of Chest Physicians. Methodology for lung cancer evidence review and guideline development: ACCP evidence - based clinical practice guidelines (2nd edition). Chest, 2007, 132 (3 Suppl): 23S - 28S
26. Alberts WM. American College of Chest Physicians. Introduction: Diagnosis and management of lung cancer: ACCP evidence - based clinical practice guidelines (2nd Edition). Chest, 2007, 132 (3 Suppl): 20S - 22S
27. Alberts WM. American College of Chest Physicians. Diagnosis and management of lung cancer executive summary: ACCP evidence - based clinical practice guidelines (2nd edition). Chest, 2007, 132 (3 Suppl): 1S - 19S

第三篇　新技术、新疗法和新药篇

第一章　介入肺脏病学

第一节　概　　述

一、概述

自20世纪90年代，伴随着激光技术在气管、支气管腔内的应用以及气道内支架的出现，使得呼吸病学家在解决气道疾病方面的能力得到了明显提升，并引起了广泛关注。而真正将呼吸系统的介入诊断和治疗技术作为一门科学来加以定义和研究，也不过10余年时间。约在90年代中期，国外逐渐有学者在文章中开始使用“interventional pulmonology”一词。1999年，由两位美国学者 Beamis 和 Mathur 主编的《Interventional pulmonology》一书，正式由 McGraw – Hill 出版公司正式出版，并在世界各地发行。这对于推广和普及各种呼吸病介入诊断和治疗技术，起到了积极的推动作用。2001年，美国著名的临床医学期刊《The New England Journal of Medicine》刊载文章就“介入肺脏病学”的概念、相关技术及其临床应用评价等进行了介绍。此文发表后，很快引起了欧美等国的介入肺脏病学专家的广泛关注，之后欧洲呼吸病学会（European Respiratory Society，ERS）和美国胸科学会（American Thoracic Society，ATS）共同组织了欧洲和北美等国的专家，起草了一份关于介入肺脏病学方面的纲领性文件《ERS/ATS Statement on interventaional pulmonology》，并发表在2002年《Eur Respir J》的第19卷上。文中将“介入肺脏病学”定义为：“是一门涉及呼吸病侵入性诊断和治疗操作的医学科学和艺术，掌握它除了需要接受标准的呼吸病学的专业训练之外，还必须接受更加专业的相关训练，并能作出更加专业的判断”。

介入肺脏病学的诊治范围侧重于：复杂气道病变的处理；良、恶性病变所致的中央气道的阻塞；胸膜疾病和肺血管性病变等的诊断和治疗。涉及的技术主要包括：硬质支气管镜检术、经支气管针吸活检术（transbronchial needle aspiration，TBNA）、自荧光支气管镜检术、支气管内超声、经皮针吸肺活检术、支气管镜介导下的激光、高频电灼、氩等离子体凝固（argon - plasma coagulation，APC）、冷冻、气道内支架植入、支气管内近距离后装放疗、光动力治疗、经皮扩张气管造口术（percutaneous dilational tracheotomy）、经气管氧气导管置入术、内科胸腔镜以及影像引导的胸腔介入诊疗。但文中特别强调，随着这门学科的发展，其诊治范围和相关技术将不仅仅限于此。像近年开展的支气管镜肺减容术治疗重度肺气肿、支气管腔内射频消融热成形术治疗支气管哮喘以及经皮胸腔穿刺治疗肺部原发及转移性肿瘤等技术和治疗方法的出现，即充分显示出该学科的快速成长性。

二、介入肺脏病学的发展历史

尽管作为一门相对独立的学科，介入肺脏病学的发展不过10余年的时间，但作为介入肺脏病学的重要组成部分，支气管镜及其相关技术的开展，却有着100多年的历史。现就支气管镜的发明及其演变简述如下：

（一）硬质支气管镜的发明和演变

早在公元前5世纪，希波克拉底曾尝试给窒息患者经喉插入导管以改善患者的通气。至公元1000年左右，人们开始采用银制导管用于改善窒息患者的通气。18世纪中叶，人们提出了经鼻气管插管治疗呼吸困难及气道异物的设想，此后的几十年间，人们设计了多种器械，并用其通过喉盲取异物获得成功。1894年，德国的Kirstein医师有意识地采用食管镜对喉部进行检查时，偶然地将内镜插入了气管，由此他开始系统地对气管进行直接窥视研究。他的这一研究成果在1895年6月4日举行的第二届德国南部喉科医师大会上进行了专题报道。被后人称为“支气管镜之父”的德国弗莱堡大学医院的Gustav Killian医师在聆听了报告后立即意识到，Kirstein的观察对于喉和气管疾病的诊断和治疗具有非常重要的意义。19世纪末，随着电光源的发明，可卡因对气管进行局部麻醉方法的成熟以及各种内镜器械的不断完善，为支气管镜的问世奠定了基础。Killian与他的同事们在相关技术进步发展的基础上开展了一系列的工作，开辟了支气管技术及其应用的新纪元。

1897年，Killian首次在一名志愿者身上进行试验，他采用经过改良的食管镜通过喉直接对气道进行观察，并且发现气管具有一定的弹性，调整好角度后内镜很容易进入两侧的主支气管，并能看到叶支气管水平——支气管镜从此诞生了。同年，Killian应用这一硬质支气管镜经喉为气管异物的患者进行了异物摘除术。在以后的几年里，为了满足适应证不断扩大的需求，硬质支气管镜技术被进一步完善。为气道异物的治疗提供了极大的便利，从而解决了当时困扰医学界多年的难题。仅在1911～1921年的10年间，Killian就为703例气道异物患者进行了手术，除12例患者手术失败外，其余的患者全部治愈，手术的成功率达到98.3%。

继Killian之后，人们不断地对硬质支气管镜进行改进，较具代表性的人物是美国的Chevalier Jackson医师。1904年Jackson医师制造了美国的第一台支气管镜，此后他又在其支气管镜的远端装上了一个小灯泡，同时还增加了一个吸引通道，此外他还设计出了一系列用于取异物的辅助器械。1907年，他出版了第一部系统介绍气管食管病学的教科书，在书中他详细阐述了支气管镜室的设计；设施和人员安排；支气管镜检查的操作规范；并发症的预防及处理等问题。Jackson医师因此而被喻为：“美国的气管食管病学之父”。可以说正是由于 Killian 和 Jackson 两人的努力，为现代硬质支气管镜的发展奠定了坚实的基础。

1962 年，日本学者 Shigeto Ikeda，也就是后来纤维支气管镜的发明人，将玻璃纤维导光照明方法引入到硬质支气管镜中。1963 年，Storz 首次采用 Hopkins 的杆状透镜和纤维导光技术制成冷光源并应用于他发明的硬质支气管镜中，基本形成了现代硬质支气管镜。

从 20 世纪初开始，硬质支气管镜作为气道病变诊断与治疗唯一的手段，一直沿用了将近 70 年。直到 20 世纪 70 年代以后，纤维支气管镜以其所具有的多项优点，很快在气道病变的诊断和治疗方面占据了优势。

（二）可弯曲支气管镜的发明和演变

19 世纪 70 年代，英国科学家 Tymdall 发现，经过高温加热以后的玻璃棒可以被迅速拉成直径仅为 10μm 的玻璃纤维，这种玻璃纤维保持着良好的透光特性，这一发现为光导纤维的兴起和发展奠定了基础。1930 年德国学者 Lamm 提出了采用玻璃光导纤维制造可弯曲胃镜的设计思想。经过众多研究者 20 多年的不懈努力下，到 20 世纪 50 年代英国 Hapkins 和 Kapany 按光学原理将玻璃纤维有规则的排列成束，制造出了用于体腔观察的内镜，并称之为纤维镜（fibroscope）。1957 年美国学者 Hirschowitz 等首创了用作检查胃肠道的胃十二指肠纤维镜（gastro - duodenal fibroscope）。但在当时，内镜的照明是靠安装在内镜顶端的小的电灯泡来完成的，其缺陷是照明亮度有限，故不能够有效地进行动态内镜图像的观察和记录。为了克服这一缺点，人们设想通过玻璃导光纤维将外部更亮光源的光线传送到内镜的前端，从而取代安装于前端的小灯泡。1962 年，日本学者，即后来被人们予为“可弯曲支气管镜之父”的 Shigeto Ikeda 将这一想法应用到食管镜的设计当中，并由日本的 Machida 内镜公司生产出了样品。它通过一根长的玻璃纤维束，将外置光源产生的强光传递至食管内，这样就可以清楚地看到食管内的动态图像。与此同时，他又按照相似的规格研制出一台外径更细的支气管镜原型。

Ikeda 在获得以上成功的基础上，于 1964 年春，请求 Machida 公司生产出了世界上第一台纤维支气管镜的原型。大约在 1965 年底，他又请 Olympus 光学公司为其生产了相同的纤维支气管镜。

此后，Ikeda 在世界各地不断地向世人介绍和推广纤维支气管镜及其临床应用。并于 1978 年倡议成立了世界支气管镜学会，为支气管镜的普及和推广作出了不朽的贡献。

20 世纪后叶，微电子技术突飞猛进，为电子可弯曲支气管镜的问世奠定了基础。1983 年，美国的 Welch Allyn 公司的工程技术人员率先将电荷 - 耦合器件（charge - coupled device，CCD），作为“微型摄像装置”安装于内镜的前端部，将探察到的图像以电讯号方式通过内镜传到信息处理器上，信息处理器再将传入的电子信号转变成图像信号展现在电视显示器上，解决了电子内镜的关键技术问题。其与纤维支气管镜的本质区别在于它采用 CCD 取代了传统纤维支气管镜的导像束，使图像更清晰、画面更逼真。

在此基础上，无论是内科和外科胸腔镜的诞生已无任何技术上的悬念。随着临床需求的提高，内、外科电子胸腔镜即应运而生了。

从硬质支气管镜到纤维支气管镜，人们用了半个多世纪的时间；而从纤维支气管镜到电子支气管镜的问世，人们仅用了 20 年的时间。相信随着医学影像技术及分子生物学技术的飞速发展，能够提供显微和三维画面以及生物学图像的新型支气管镜，亦会在不久的将来展现在我们的面前。与此同时，各种物理、化学以及生物治疗技术和方法的诞生和发展，将会给介入肺脏病学的发展提供强有力的支撑。

（李　强）

参考文献

1. Luis M Seijo, Daniel H Sterman. Interventional pulmonology. The New England Journal of Medicine, 2001, 344 (10): 740 - 749
2. Chairmen: CT Bolliger, PN Mathur, et al. ERS/ATS statement on interventional pulmonology. Eur Respir J, 2002, 19: 356 - 373
3. Killian G. Üeber directe Bronchoscopie. MMW, 1898, 27: 844 - 847
4. Jackson C, Jackson CL. Bronchoesophagoloy. Philadelphia: Saunders, 1950
5. Ohata M. History and progress of bronchology in Japan. JJSB, 1998, 20: 539 - 546

第二节　介入肺脏病学技术在呼吸病诊治中的应用

随着可弯曲支气管镜的问世，由于其所具有的各项优势，使其很快取代了在临床应用多年的硬质支气管镜，并在临床迅速地普及。常规支气管镜下的检查及其活检和刷检术，为呼吸病的诊断和治疗提供了强大的支撑，尤其是在支气管和肺部肿瘤性疾病以及肺部感染性疾病的诊断方面，发挥了重要的作用。除此之外，在常规支气管镜检及活检术的基础上形成的一些新技术，大大地拓展了支气管镜对呼吸系统疾病诊治的应用范围，现对一些常用技术简述如下：

一、诊断性技术

（一）经支气管肺活检术（tranbronchial lung biopsy, TBLB）

对肺外周部位病变，常规支气管镜检查不能窥见时，将活检钳通过病变部位相应的支气管达到远端病灶进行活检，即经支气管肺活检术。对局灶性病变，通常需要在 X 线透视或 CT 引导下施行，以达到准确取材，提高手术成功率的目的。如为弥漫性病变，则可通过支气管镜直接进行肺活检，无需 X 线或 CT 引导。

TBLB 的适应证：经各项非创伤性检查不能确诊的肺弥漫性病变和肺周围肿块、结节或浸润，同时无出血素质，心肺功能能够耐受该项检查。TBLB 的禁忌证：肺动脉高压和肺大疱患者不宜接受 TBLB 检查。

对局灶性病变肺活检时，操作者在完成常规检查后，将支气管镜直接插入病变区的段支气管，在 X 线导向下将活检钳循所选择的亚段支气管插入，转动体位多轴透视，核对活检钳位置对准活检目标无误后，张开活检钳，向前推进少许，在患者呼气末关闭活检钳，并缓慢退出，如无明显出血，可同法钳取活组织 3 ~5 小块，置入 10% 甲醛溶液中，如为肺组织则呈绒毛状漂浮于固定液中。为防止钳取后出血，可在活检前预先滴入 1:10000 肾上腺素 1 ~2ml。

对弥漫性病变肺活检者，活检部位应选择病变多的一侧肺下叶，如两侧病变大致相同，则选择右下叶。支气管镜送达下叶支气管后，经活检孔插入活检钳至事先选择的段支气管内，直至遇到阻力或感到微痛时，再将活检钳后退1～2cm。此时嘱患者深呼吸，在深吸气末张开活检钳，并向前推进至遇阻力时，一般推进1cm左右，于呼气末关闭活检钳并缓慢撤出，术者此时可感到对肺组织的牵拉感。按同样操作在不同的段或亚段支气管取肺组织3～5小块，置入固定液中送检。

TBLB宜限制在一个肺叶内进行，不宜在中叶、舌叶或左右两侧肺同时进行。活检钳必须锐利，关钳用力宜适当，既要钳断肺组织而又不造成肺撕裂伤。活检时患者应无剧烈咳嗽或深大呼吸动作。

通过TBLB可以有效获取远端肺组织内的病灶标本，是诊断肺实质局灶性病变和弥漫性肺部的有效技术手段。文献报道，对表现为肺周围性结节的恶性病灶，在无透视引导下行TBLB检查的阳性率可以为54.2%，其中腺癌为50.9%；鳞癌为61.5%；低分化癌为72.7%；小细胞癌可达到100%，值得注意的是肺内转移性肿瘤的阳性率只有12.5%。当有透视引导时，其整体阳性率可以达到82.4%。

（二）经支气管针吸活检术（trans bronchial needle aspiration，TBNA）

TBNA是一种通过穿刺针吸或切割，获取气道壁、肺实质以及气管、支气管相邻部位纵隔内病灶的细胞学、组织学或微生物学标本的技术。近年来，随着病灶定位方法和穿刺针的不断改进，已广泛应用于各种良、恶性肺及纵隔疾病的诊断，极大地提高了气管镜的诊断率，并拓展了其临床应用范围。由于该项技术可对纵隔淋巴结进行活检，确定肺癌患者纵隔肿大淋巴结的性质，使气管镜检查直接参与肺癌的临床分期和纵隔疾病的诊断，一些发达国家已将此技术列为呼吸专科医师必须掌握的技能。

TBNA最初是为纵隔病变的诊断而设计的，但随着技术的发展和经验的积累，其适应证范围已大大拓展。其主要适应证包括：①对纵隔和肺门淋巴结的取样，以明确诊断，同时对支气管源性肿瘤进行分期；②对气管/支气管旁的肿块、粘膜下病变和肺外周结节进行取样；③适用于支气管内坏死和出血性病灶的病因诊断；④预测气管、支气管源性肿瘤外科手术的切除范围；⑤纵隔囊肿和脓肿的病因诊断及引流。

受操作者技术水平、穿刺针本身以及助手和病理医师配合等方面的影响，各单位报告的阳性率差异较大。对于肺癌患者，影响TBNA阳性率的主要因素是纵隔淋巴结转移的发生率和操作者的熟练程度，因为受到纵隔淋巴结转移发生率的限制，应用TBNA对肺癌进行分期，其阳性率在30%～50%，但其特异性高达95%以上。在评价肺外周型结节方面，TBNA技术可以将常规支气管镜下的刷检和活检的检出率提高20%～25%。在诊断结节病方面，Trisolini等报道，对于Ⅰ期结节病采用TBNA技术，诊断的阳性率可达到72%，如联合使用TBLB，可使诊断阳性率提高到87%。Morales等的研究表明，在原有方法上加用TBNA技术诊断结节病，可以使Ⅰ期患者的诊断率提高23%，Ⅱ期患者的诊断率提高7%。此外，TBNA技术还可以显著提高粘膜下病变、结核及淋巴瘤等纵隔淋巴结增大的病因检出率。

由于TBNA的操作者不能直接窥见病灶，要提高活检的阳性率，准确的病灶定位是关键。现有影像学检查只能提供纵隔的平面图像，操作者必须对纵隔解剖结构非常熟悉，并且拥有良好的空间想象力，在想象中重构纵隔的立体结构和病灶的相对位置，才能准确指导穿刺的定位，避开重要结构，保证操作的安全。但新近开发出的支气管腔内超声（endobronchial ultrasound，EBUS）引导下的 TBNA（EBUS－TBNA）可在超声显示下对病灶或淋巴结实施实时穿刺，有效地克服了盲目 TBNA 定位难的缺陷，使 TBNA 的阳性率大幅度提高。研究表明，与传统 TBNA 相比，EBUS－TBNA 可将对隆突下淋巴结的穿刺阳性率由 76% 提高到 84%；而对其他部位淋巴结的穿刺阳性率更由 58% 提高到 84% 以上；对于 CT 可见的肺门、纵隔淋巴结，其敏感性和特异性可分别达到 95.7% 和 100%；诊断准确率高达 97.5%。可见 EBUS－TBNA 在对肺癌的淋巴结分期方面不仅优于传统 TBNA，而且无论是在敏感性和准确性方面均优于纵隔镜检查，故有人预测 EBUS－TBNA 将取代纵隔镜成为肺癌分期的"金标准"。

近 30 年的临床实践证明，TBNA 是一种安全、实用的活检技术。已有报道显示，仅少数患者术后发生气胸，其发生率不足 1%。此外，有极少数的患者发生纵隔气肿和纵隔出血等。TBNA 对支气管粘膜损伤小，尖端具有斜面的穿刺针穿刺时，其出血程度较之活检钳撕裂组织所致者小，一般仅在穿刺部位有少许自限性出血。即使刺入血管或刺入易脆的肿瘤组织内，引起出血量亦不多，目前尚无致命性出血的报道。熟练掌握纵隔结构的解剖学知识，术前认真复习胸部 CT 片，可有效的避免不必要的组织损伤。除此之外，还应避免穿刺针对支气管镜的损伤。

（三）荧光支气管镜

早期诊断是支气管肺癌治疗成功的关键。支气管肺癌的发生发展，通常要经历由不典型增生到原位癌的过程，通常肺癌高危人群中约有 10% 的人存在不典型增生或原位癌。据统计不典型增生阶段可长达 3～4 年，原位癌的阶段也有 6 个月的时间，对于这一部分患者的及时检出和定期随访，为肺癌的早期根治提供了可能。除此之外，50%～60% 的支气管肺癌（特别是鳞状细胞癌）病变的发生部位位于亚段以上支气管，这就为经支气管镜诊断早期支气管肺癌提供了时间和空间上的可行性。

普通白光支气管镜（white light bronchoscopy，WLB）诊断肺癌主要是根据支气管粘膜改变，如局部隆起、粘膜粗糙、水肿、出血等，再行活检、针吸活检、刷检等操作加以明确。但不典型增生或原位癌阶段支气管粘膜局部的改变并不明显，因此诊断的阳性率较低，仅为 15%。随着光学和计算机技术的发展，近 20 年来已研制出主要用于肺癌早期筛查的自荧光支气管镜（autofluorescence bronchoscopy，AFB）。文献报道，WLB 基础上加用 AFB，可将支气管腔内型早期肺癌的诊断阳性率提高至 78%。

"荧光"是一种特殊的物理现象，是指某些物体在特定波长光线的照射下，该物体受激发后，可辐射出波长比照射光线长的光，我们就称其为"荧光"。20 世纪初，人们就发现人体组织存在荧光现象，并发现肿瘤组织和正常组织的荧光显像不同。人体内的荧光反应物质（荧光载体）有很多种类，包括：色氨酸、胶原、弹力蛋白、紫菜碱、磷酸吡哆醛等。人体组织辐射荧光的波长和强度决定于其中不同荧光载体的含量、入射光的最大吸收和反射值以及入射光源自身的特性。

当一束 442nm 的单色光照射在粘膜上时，上皮下的荧光载体被激发，辐射出波长较长的光线。这种荧光是混合光，由波长 520nm 的绿光和波长 630nm 的红光组成。其中，绿光较强、红光较弱，显示屏上看到的是绿色图像。在有组织增生和原位癌（carcinoma in situ，CIS）的部位，荧光辐射会减弱，并且以绿光减弱更明显，图像就会偏红色。引起荧光减弱的原因可能有：上皮增厚（吸收入射光增加）、组织充血（血红蛋白吸收绿光增加）、肿瘤基质中的还原性物质减低了荧光载体的含量等。利用肿瘤组织和正常组织荧光显像的不同，就能分辨普通光线下无法发现的早期肿瘤病灶。

与肉眼可以看见的普通光线不同，支气管粘膜的自发荧光非常微弱，不通过一定的辅助技术，肉眼是无法看到的。目前通常采用的技术分为两大类：①增强照射光的强度和纯度，采用特殊摄像机增加感受荧光的灵敏度；②应用能在肿瘤组织浓聚的光敏药物，增强肿瘤组织的荧光辐射。根据所用技术的不同，可将荧光支气管镜分为两大类。

1. 激光成像荧光支气管镜（laser imaging fluorescence endoscopy，LIFE） 此类荧光支气管镜统称为LIFE，通过外源性光源照射，激发组织的自发荧光，来分辨肿瘤组织，而不需使用光敏药物。LIFE系统使用低能量氦—镉激光产生的442nm紫外光作为照射光。摄像系统采用两台高分辨率CCD荧光摄像机，灵敏度达到普通摄像机的30 000倍，分别单独感受绿光和红光，并将数字信号传送到主机进行合成。这样，在监视屏上就能看到支气管粘膜的实时荧光图像。在LIFE系统中，肉眼看不到入射的紫外光，正常粘膜为绿色，增生/CIS粘膜为红色或棕色（图3－1－1）。此类荧光支气管镜的代表是加拿大Xillix公司生产的LIFE®系统（laser imaging fluorescence endoscopy）和日本Pentax公司生产的SAFE－1000系统。

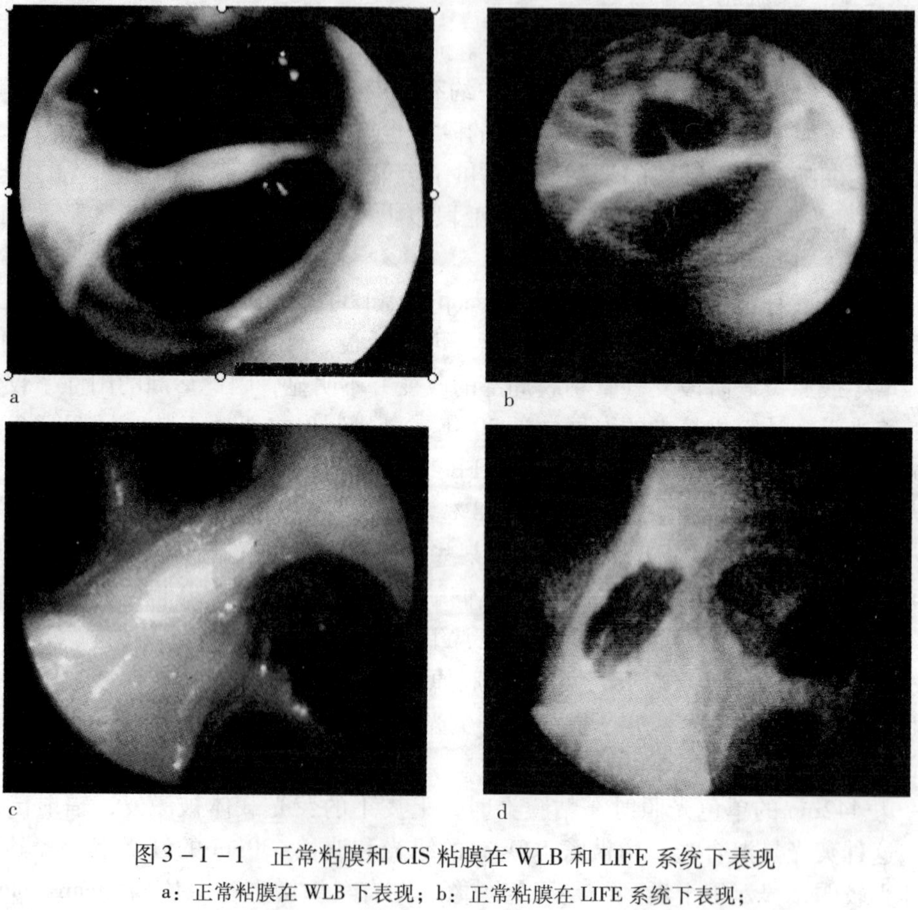

图3－1－1 正常粘膜和CIS粘膜在WLB和LIFE系统下表现

a：正常粘膜在WLB下表现；b：正常粘膜在LIFE系统下表现；

c：CIS粘膜在WLB下表现；d：CIS粘膜在LIFE系统下表现。

2. 自荧光成像支气管镜（autofluorescence imaging bronchoscopy，AFI）　此类荧光支气管镜工作时，入射光波长范围380～460nm。观察时，为增加对荧光的分辨率，需要将大部分直接反射的蓝光屏蔽。同时，为了增强视野的总体光线强度，还要保留一小部分散射蓝光。这样，观察正常粘膜时，由于绿色荧光较强，掩盖了蓝光，显示绿色；增生或CIS粘膜的绿色荧光明显减弱，粘膜显像就呈蓝/红色或是两种颜色融合成的暗视野区（图3－1－2）。某些光敏药物能选择性浓聚在肿瘤组织中，使用这些药物能增强病变部位的荧光显像，提高成像质量和检出率。早期常用的光敏剂是血卟啉衍生物，因为其光过敏副作用较明显，20世纪90年代起，逐渐被5－氨基乙酰丙酸（5－aminolevulinic acid，ALA）取代。当患者使用ALA后，以荧光支气管镜检查，就可以在肿瘤组织见到较强的红色光（图3－1－3）。

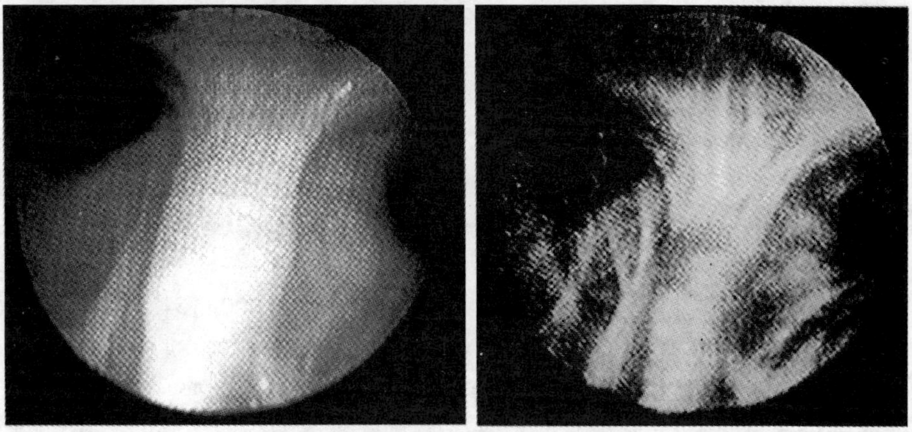

a　b

图3－1－2　重度增生在白光和AFI系统下的表现

a：白光下的表现；b：AFI下的表现。

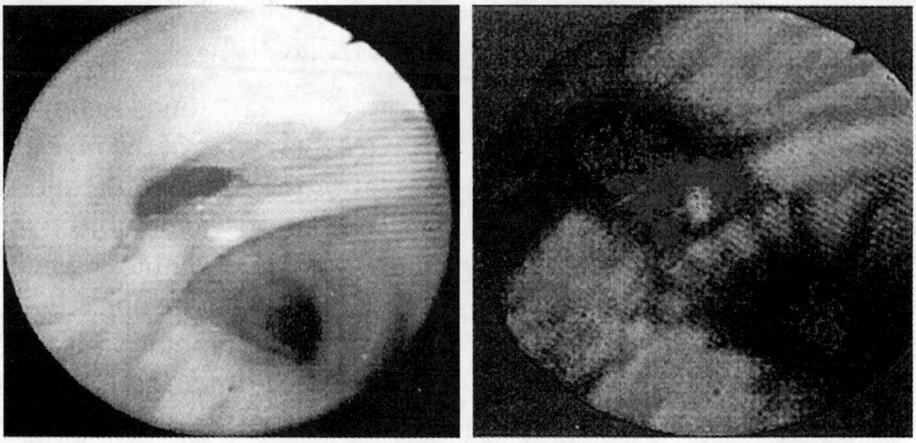

a　b

图3－1－3　使用ALA后CIS在白光和AFI系统下的表现

a：白光下的表现；b：AFI下的表现。

AFB在中央气道粘膜不典型增生、原位癌诊断中是一种有效的早期定性、定位诊断工具，通常需联合WLB开展工作。Moro - Sibilot等联合检查244例肺癌高危人群（有症状的吸烟者及有肺癌手术史或头颈部肿瘤手术史者），所有发现异常者都进行活检确认，共发现92处鳞状上皮化生、42处中、重度粘膜不典型增生和原位癌、39处侵袭性肿瘤病灶。当用于早期中央型肺癌的诊断时，与单独WLB检查相比，WLB联合采用AFB可将诊断的敏感性提高10%～30%，但是特异性会降低5%～10%，提示WLB联合AFB可作为癌前病变和早期肿瘤筛查和监测的重要手段。通过对痰检阳性而影像学阴性的肺癌患者的研究发现，AFB可以观察到的病灶累及范围更接近于病理改变，故用于肺癌的分期更准确，而根据AFB检查的结果调整了分期和治疗原则以后，患者的预后获得了相应的改善，说明AFB在早期肿瘤的分期中同样具有很高的价值。

（四）内科胸腔镜技术

内科胸腔镜（medical thoracoscopy），又称"胸膜腔镜（pleuroscopy）它有别于外科电视辅助胸腔镜。其操作通常是在清醒镇静加局麻下进行，一般在胸壁上仅行单点穿刺，整个操作可以在支气管镜室或诊所内进行。内科胸腔镜检术主要用于诊断胸膜和部分肺部疾病，并可实施胸膜固定术。

内科胸腔镜检术的适应证包括：①不明原因的胸腔积液；②胸膜占位性病变；③气胸；④弥漫性肺病变及肺外周病变；⑤肺癌分期。

患者术前需建立人工气胸，可于局麻下以过滤空气400～800ml注入胸膜腔，对胸腔积液患者应在抽胸液后再注入空气，并行胸部X线透视或摄片确认。进镜切口的选择不宜离病灶太近，最好取病灶相对方向，以便于观察病灶；如为弥漫性病变，一般取侧卧位，切口定于腋中线或腋后线第6～7肋间，此处进镜便于观察整个胸膜腔。同时，切口的选择应避开胸膜粘连处，以免进镜时使粘连带撕裂出血，影响观察，干扰检查结果。为全面了解病变的范围，检查中必须养成良好的习惯，按顺序观察整个胸腔以免漏诊，然后再观察异常组织的大小、数目、侵及范围、硬度、有无搏动等情况。对每个病变部位需取活检2～4块，活检后应仔细观察，如有出血可用冰肾上腺素盐水局部灌注，仍不止血可用凝血酶或电凝止血。术毕，缓慢抽尽胸腔内气体，并留置胸腔引流管行闭式引流，持续引流残余气体或胸液，同时观察有无漏气、出血，必要时可向胸腔内注药或冲洗。

传统的内科胸腔镜多为硬质镜，而新近问世的"软硬镜"为一种改良型的胸腔镜，其镜身为硬质，远端则可弯曲，这样就大大地扩展了其视野。在我国有一些单位采用纤维支气管镜代替胸腔镜进行胸膜疾病的诊断，也取得了一定的效果，其不足就是在活检时，镜体不太容易固定，活检部位的准确性受到一些影响。另需注意的就是镜体的消毒必须彻底，以避免因此而导致的医源性感染。

因为癌性病灶在胸膜上往往呈点状分布；结核病灶多分布于胸膜基底部或膈胸膜，所以直接经胸壁进行胸膜穿刺活检的阳性率较低。而通过内科胸腔镜检查可以直接窥视整个胸膜腔，能发现微小病灶；在直视下进行活检，能避开大血管、清除病变表面糜烂坏死组织及覆盖物，活检标本质量大大提高；不仅能取脏层胸膜、纵隔、膈面胸膜，也能取肋胸膜及肋膈窦处病变，对胸腔积液病因诊断的阳性率明显提高。文献报道以内科胸腔镜检查结合胸液的癌标及细胞学结果，对于癌性胸腔积液，其诊断的准确性可达90%以上；而对于结核性胸腔积液，其诊断的准确性可达100%。此外，对于一些孤立性胸膜转移、结节病等，其诊断的准确性要显著高于常规胸腔穿刺和闭式胸膜活检术。因此在一些发达国家，传统的盲目胸膜活检术已基本被内科胸腔镜检术所替代。其并发症包括：活检部位的出血（绝大多数为自限性）、持续性气胸和肋间神经和血管的损伤。其操作的相关死亡率低，仅为0.01%~0.24%。

（五）经皮肺活检术

经皮肺活检术（transthoracic needle aspiration/biopsy，TTNA/B）：是一种经皮穿刺获取包括胸壁、肺实质及纵隔在内的病变标本，从而进行细胞学、组织学及微生物学检查的技术。

1883年Leyden成功地进行了第一例局灶性肺部疾病的经皮肺针吸活检，找到了致病的肺炎链球菌。3年后，Menetrier首次采用经皮肺穿刺诊断了一例肺癌患者。在20世纪上半叶曾有不少学者尝试经皮针吸活检，但由于穿刺针和定位技术的限制，这一技术的应用未能得到推广。20世纪60年代后期，随着X线透视机的改进；穿刺针的改良；细胞学诊断技术的进步，经皮肺穿刺活检才得到了广泛应用。

经皮肺活检术的适应证包括：通过针刺抽吸或组织切割，诊断肺外周的结节或浸润性病变、胸膜肿块、部分空洞性病变、纵隔肿块、以及其他通过经皮穿刺可及的胸部病变。禁忌证包括：①无法纠正的凝血性疾病；②严重的低氧血症；③血流动力学不稳定；④肺动脉高压；⑤伴有肺大疱的肺气肿；⑥病变太靠近血管。相对禁忌证还包括既往有肺切除术或$FEV_1 < 1L$。除此之外还应强调，对于双肺均有病灶者，一般不宜同时对两肺进行穿刺。

电视透视和CT引导是经皮肺穿刺活检的常用导向方法。电视透视具有费用低、设备普及、可实时观察和调整穿刺方向和针尖位置等优点，适宜对较大病灶的定位。但对小病灶的定位不够准确、对靠近心脏、大血管部位的病灶穿刺危险性较大。CT对解剖结构显示清晰，可引导穿刺5mm以上的结节，对靠近重要部位的病灶也可以准确引导，根据增强CT还可以判断病灶内的坏死区域和周围的炎症或不张肺组织，使穿刺更准确。CT还可以显示叶间胸膜和肺大疱，有利于选择合适进针路线，减少气胸的发生。最新的CT透视技术还可以实时引导穿刺过程，提高了穿刺准确性，缩短了穿刺时间。这些优点使CT引导成为目前肺穿刺活检最常用的导向方法。除此之外，对于一些靠近胸壁的病灶，亦可在超声引导下进行实时穿刺。

TTNA/B可以比较准确地获得肺内结节病灶的组织标本，通过TTNA/B，许多患者可以避免不必要的开胸手术，并可以节约大量的医疗费用。TTNA/B总的诊断敏感性在68%~96%，其特异性可接近100%；对于所有大小的病灶来说，其诊断的准确性为74%~96%，通常病灶越小，诊断的准确性越低。TTNA/B最常见的并发症是气胸，大多文献报道气胸的发生率为20%~40%，但是其中的大部分患者气胸量非常小，无需特殊处理，仅不足10%的患者需要胸腔闭式引流。此外，偶有咯血，多为自限性，大咯血非常少见。

二、治疗性技术

（一）经支气管镜介导腔内热烧灼治疗

目前用于支气管镜介导下的腔内治疗的各种方法中，以热烧灼方法最为常用。其中包括了微波、高频电凝、氩等离子体凝固（argon - plasma coagulation，APC）和激光。其原理均是通过将能量聚积到病变组织，使组织产热，进而使病变组织变性、凝固、或是碳化和气化，以达到将病变组织去除，使气道重新恢复开放状态的目的。

气道内热烧灼治疗能够在治疗的当时即刻清除气道内病变组织，迅速获得疗效。所以对导致通气功能障碍，并产生明显症状的中央气道（即气管、主支气管、中间段支气管和叶支气管）的腔内型病变，多数学者均首选上述方法对病灶实施清除，一般都能取得很好的即刻疗效。其适应证包括：①失去手术机会的气管、支气管腔内恶性肿瘤的姑息性治疗；②气管、支气管腔内各种良性肿瘤的根治；③各种炎性、手术、外伤及异物性肉芽肿的切除；④支气管镜可及范围内的气道组织的出血。但是，因为热烧灼治疗只能清除可见范围内的病变组织，不能解除根本的病因，尤其对于肿瘤组织不能有效抑制手术野以外肿瘤组织的生长。所以，单纯热烧灼治疗的疗效维持时间较短，有条件者需联合支架植入、放疗、化疗等综合治疗，以延长疗效维持的时间。需要注意的是气道外压性狭窄是热烧灼治疗的绝对禁忌，治疗前必须仔细鉴别，彻底排除，否则会造成气道穿孔。

因为以上方法的产热原理不尽相同，在临床应用时有其各自的特点。激光（常用的有 Nd - YAG 激光和 KTP 激光）的能量最高，对组织的切割效果好，组织穿透力最强、速度最快，但容易造成组织的穿孔和出血，掌握不好还会损坏支气管镜及其他硬件设备，而且价格昂贵；而微波所释放的能量低，对组织的凝固作用比较慢，不适合治疗严重的气管阻塞，但同时也就相对比较安全，而且价格非常便宜；相对前两者，高频电凝及 APC 都是利用高频电放电的原理产生热量，能够较迅速地去除病变组织，同时治疗深度又不太深，便于操作者掌握，是目前较为理想的腔内治疗手段，除此之外，其价格比较适中，较为适合我国的国情。

文献报道以上各种气道内热烧灼治疗方法对于恶性疾病导致的气道阻塞，其近期疗效均可达到 90% 左右；对于腔内型的良性肿瘤则可以完全治愈。其主要并发症包括出血和局部组织的穿孔。对于严重的气管阻塞、心肺功能差或预计术中有可能会有出血的患者，操作最好能在全麻下进行，这样可将治疗的风险降至最低限度。

（二）气道内光动力治疗

气道内光动力治疗（photodynamic therapy，PDT）是一种先全身给予光敏剂，由于该类药物具有亲肿瘤特性而在瘤体内聚集，一定时间后通过支气管镜用特定波长的光照射肿瘤，激发光敏剂，使其将能量传递给氧原子而产生具有氧化作用的单线态氧（O_2），后者使肿瘤细胞坏死的治疗气道恶性肿瘤的治疗方法。

PDT 技术自 20 世纪 80 年代应用于临床，先后被用于治疗皮肤、胃肠道、泌尿系统以及呼吸系统恶性肿瘤的治疗，均取得了满意的疗效。其中肺癌的治疗以日本开展较早，美国和欧洲也积累了一定数量的病例。资料显示，PDT 对早期中央型肺癌、支气管腔的癌性阻塞以及周围型肺癌均有较好的效果，远期有效率在 50% ~70%。美国 FDA 分别于 1997 年和 1998 批准 PDT 作为治疗晚期食管癌、膀胱乳头状瘤、晚期非小细胞肺癌以及早期肺癌的治疗手段。我国几乎与国外同时开展 PDT 治疗，长海医院呼吸内科曾于 1984 年采用 PDT 对 10 例不能切除的支气管肺癌进行治疗，结果 6 例显效，4 例有效。但由于病例选择、光敏剂和激发光源使用等方面存在这样或那样一些问题，PDT 始终未能形成一种主流的治疗方法。近年来，随着半导体激光发生器以及稳定的新型光敏剂不断问世，国内外学者开始对 PDT 治疗肿瘤的效果寄予了新的希望。

气道内光动力治疗的适应证包括：①不能或不愿接受手术治疗的早期中央型肺癌的根治；②中、晚期肿瘤患者的姑息治疗；③手术、放化疗后局部残留或复发的小肿瘤。

两项包括 16 个欧洲中心，20 个美国/加拿大中心的随机对比 PDT 和 YAG 激光对部分阻塞性肺癌疗效的前瞻性研究结果显示：治疗一周后肿瘤对两种方法的反应相似；但一个月后 PDT 组欧洲和美国/加拿大中心各有 61% 和 42% 的患者有效，而 YAG 激光组分别只有 36% 和 19% 的患者有效。结果显示 PDT 在缓解气急、咳嗽和咯血方面优于 YAG 激光，尤其在疗效维持时间上明显优于热烧灼治疗。其他研究也得出相同的结论，即在适应证范围内，PDT 缓解阻塞及其他症状的效果要好于 YAG 激光。

气道腔内光动力治疗的主要并发症是光过敏和咯血。因此，术前必须行过敏试验，术后 2 周内要注意避免强光照射和观察有无咯血症状。值得注意的是，由于 PDT 术后肿瘤组织会有明显水肿，如肿瘤已侵犯气管或同时侵犯两侧主支气管，术后可能发生严重气道阻塞，甚至出现呼吸衰竭。对于这样的患者，PDT 治疗应慎重采用，如必需使用者，需备好气管插管等抢救措施，或于支架植入后进行。

（三）气道腔内近距离放射治疗

放射治疗是肺癌治疗的重要手段，其中外照射是标准的治疗方式。但因为正常组织对辐射耐受力有限，限制了对肿瘤组织放射的剂量，所以外照射的疗效受到很大的限制。气道腔内近距离放射治疗（endobronchial brachytherapy），是将放射源导入气道内贴近肿瘤组织进行照射。这样大大减少了对正常组织的辐射剂量，故能对肿瘤组织施以较高剂量的照射，可以尽快打通气道、清除腔内及其周围肿瘤组织，而且副反应小、安全性高，患者易于耐受。

放射性核素 ^{192}铱以释放 β 射线为主，局部作用强，穿透力较弱，对正常组织损伤小，易于防护，并且其能量率高、可制成体积很小的放射源，进入人体的各个部位进行放疗，是目前最好，也是应用最广的腔内近距离放射源。1983 年，Mendiondo 首次报道通过纤维支气管镜插入装有 ^{192}铱的聚乙烯管进行支气管腔内近距离放疗，其后气道腔内近距离放疗得到了迅速的推广。

腔内近距离放疗的主要适应证有：①中央型肺癌侵犯纵隔或大气道；②气管、支气管腔内恶性病变引起的呼吸困难、阻塞性肺炎、咯血或难治性咳嗽等症状；③肿瘤术后残端未尽或残端复发；④作为 Nd：YAG 激光治疗或其他腔内介入治疗的后续治疗。

Satio 报道，以外放疗联合近距离放疗治疗 64 例早期腔内型支气管鳞癌患者，结果 64 例患者的中位随访期为 44 个月，有 9 例复发，其中 5 例通过进一步手术治疗和外放疗再次缓解，4 例死亡，随访满 5 年的患者中无病生存率达 87.3%。对于中、晚期肺癌患者，以近距离放疗和外放疗联合或续贯治疗，缓解肿瘤腔内侵犯引起的呼吸困难、阻塞性肺炎、咯血或难治性咳嗽等症状，有效率达到 70% 左右，并且维持时间较长。对于大气道阻塞，已接受热烧灼、支架植入等治疗取得良好疗效的患者，也可以通过腔内近距离放疗进一步抑制周围肿瘤组织的生长，大大延长疗效维持时间。

腔内近距离放疗最主要的并发症是咯血和放疗后气道水肿。大咯血可能与累计剂量高有关，也可能是由于肺动脉与主支气管和上叶支气管非常靠近，放射后造成坏死出血。也有作者发现鳞癌接受近距离放疗后较易发生大咯血。所以，当肿瘤是鳞癌、肿瘤位于主支气管或上叶支气管时，要考虑到大咯血的可能性较高。轻度气道水肿不需特殊处理，如果原有重度气道狭窄或肺功能严重减退，气道水肿可能引起致命性呼吸衰竭。对于这些患者除做好气道的前期准备（如用电刀或激光等将气道部分疏通后，再行放疗）外，还可以在治疗前后给予皮质激素减轻水肿。

（四）气道内支架植入术

气道支架的应用最早可追溯到19世纪90年代，但是直20世纪80年代，随着材料科学的不断发展和可弯曲支气管镜在临床的普及，气道内支架置入才真正得以在临床被广泛应用。

气道内支架植入的适应证主要包括三个方面：①中央气道（包括气管和段以上的支气管）狭窄的管腔重建；②气管、支气管软化症管壁薄弱处的支撑；③气管、支气管瘘口或裂口的封堵。

支架主要分两种类型，即由硅酮或塑料制成的管状支架和由金属材料制成的可膨胀式金属网眼支架。相对于金属网眼支架而言，硅酮管状支架的价格便宜，调整位置及取出支架较方便，即便是在支架植入数年以后还能方便地调整位置。但是其贴壁性较差，影响粘液纤毛清除功能，比较容易发生支架移位，植入过程需通过硬质支气管镜进行，操作不便。而金属网眼支架的植入方便，大多数患者均可在局麻下采用可弯曲支气管镜进行置入，并且植入后移位的发生率较低，同时可在一定程度上保留气道的粘液清除功能。同样金属网眼支架也存在着不足，主要包括：价格较贵，植入后移出比较困难，无覆膜支架肿瘤或肉芽组织穿过网眼生长致支架腔内再狭窄的发生率较高等。

因此，对于恶性气道阻塞或仅仅需要暂时性支架置入的患者，有条件开展硬质支气管镜操作的单位可优先选择硅酮管状支架。然而金属网眼支架由于其置入相对比较方便等优点，已使其在临床的应用范围变得越来越广，涵盖了各种良、恶性气道病变。但需要强调的是，对于良性气道狭窄，特别是病变部位尚处于急性炎症期的患者，金属网眼支架置入应当慎重；对血管外压性气道狭窄，多数学者认为金属支架一般不宜使用。

金属支架种类繁多，应用最多的是镍钛记忆合金支架。目前国内常用的镍钛记忆合金支架根据其编织方法的不同又可以分为Ultraflex支架和网状支架。Ultraflex支架设计独特，允许金属丝做轴向及冠向运动，因此支架贴壁性好，与气道壁之间不易产生死腔，适用于不规则或表面凸凹不平的气道病变。但正因为此，支架局部应力不易向周围传递，如长期植入气管，在反复咳嗽动作的作用下容易产生金属疲劳，导致支架断裂。网状支架采用一根镍钛合金丝编织成网而成，结构简单。当支架受到环周或侧向压力时，应力可以向周围传递，支架仍保持圆筒状，同时支架长度变长。所以支架的贴壁效果较差，支架与气道壁之间的空隙容易导致分泌物潴留成为反复感染的源头。但也因为支架应力可以向周围传递，如长期植入气管，不易发生金属疲劳产生支架断裂。所以Ultraflex支架适合植入支气管或短期植入气管，而网状支架植入气管的长期安全性相对较好。

Dumon等报道了他们采用硬质支气管镜放置Dumon硅酮支架的多中心研究结果：在1058例患者中植入Dumon硅酮支架1574枚；在良性病变中，支架放置的平均时间是14个月（最长74月）；在恶性患者中放置的平均时间是4个月（最长55月），术后所有患者的症状均显著改善。Teruomi 等进行了一项前瞻性的多中心研究评价 Ultraflex 镍钛合金支架的疗效和安全性。分别在透视和支气管镜直视下将 54 枚 Ultraflex 支架植入 34 例恶性气道狭窄的患者气道内，支架植入后 82% 的患者呼吸困难症状立即缓解，气促指数较支架放置前有显著改善，随访过程中未发生支架移位。对于肿瘤向管腔内生长的患者同时接受了激光、电凝等联合治疗，结果支架置入后的中位生存期为 3 个月，1 年生存率为 25.2%。以上研究均提示支架植入是快速解除气道狭窄的有效方法，但其长期疗效还有赖于原发病的控制情况。

支架植入最常见的并发症是植入后的再狭窄。包括肿瘤性的和炎性肉芽肿性的再狭窄，处理包括采用 APC、或高频电灼、或冷冻将支架腔内的组织予以清除。对于恶性阻塞，还可选择腔内近距离后装放疗进行处理。除此之外，还有一些少见的并发症，如大咯血，多见于恶性气道狭窄；支架本身的疲劳性断裂，多见于良性狭窄金属支架植入后。

（五）支气管动脉插管化疗与栓塞治疗

经支气管动脉灌注化疗（bronchial arterial infusion，BAI）和支气管动脉栓塞（bronchial artery embolization，BAE）治疗是支气管肺癌的主要介入治疗手段。与静脉化疗相比 BAI 的局部药物浓度高 2～6 倍，同时还可减少药物与血浆蛋白结合，提药物的细胞毒性作用。

栓塞材料较多选用明胶海绵颗粒或超液态碘油（lipodol）。单纯应用明胶海绵颗粒，只能栓塞相应小动脉，侧支循环仍可建立，肿瘤不容易彻底坏死。超液态碘油能聚集在血管末梢，栓塞肿瘤毛细血管床，栓塞后侧支循环难以建立，肿瘤坏死比较彻底。碘油还可携带化疗药物选择性停滞于肿瘤血管内，具有导向化疗作用。同时，高密度碘油在原发病灶及转移淋巴结内的沉积显示非常清楚，有利于术后 CT 随访。

支气管动脉灌注化疗与栓塞的疗效与肺癌的组织学类型、分期、抗癌药物的种类和用量、支气管动脉供血情况、是否行 BAE 及其他综合治疗措施有关。因所选择的病例差异、药物种类、用药量及治疗次数不同，各家报道疗效有一定差异。但大部分研究认为除化疗反应较小外，疗效并不优于静脉化疗。目前认为影响疗效的因素有：①治疗次数少；②肿瘤对药物不敏感；③肿瘤血供不丰富；④支气管动脉因化疗药物刺激和栓塞致管腔狭窄、闭塞，侧支循环形成；⑤肿瘤有多支血供，尤其是侵犯胸壁、纵隔淋巴结及锁骨上淋巴结转移者，邻近体循环动脉往往增粗，供应肿瘤生长。

支气管动脉化疗栓塞的并发症除肋间动脉栓塞、咯血、咳嗽等以外，最严重的并发症是脊髓动脉的栓塞所导致的脊髓损伤。其虽然发生率低，但后果严重，严重者可造成截瘫，故 BAE 时宜使用 3F 微导管超选择插管以避开脊髓前动脉和神经根滋养动脉，同时应适可而止，切忌过分栓塞，以防反流。脊髓缺血损伤的临床表现为治疗后即感到四肢麻木，尿便障碍，双下肢活动不便等。一旦发现应尽早使用血管扩张剂如烟酰胺、低分子右旋糖酐、丹参等改善脊髓血液循环，并用地塞米松或甘露醇脱水治疗以减轻脊髓水肿，以及其他相应对症处理。如治疗及时，大部分患者可以恢复神经功能。

（六）胸部肿瘤的经皮穿刺介入治疗

对于周围型肺癌需要接受介入治疗的患者，因为支气管镜不能到达病变部位，所以需要选择经皮穿刺的途径进行治疗。与气道腔内介入治疗相比，经皮穿刺介入治疗发展相对较晚，目前常用的治疗方法有射频消融治疗和放射性粒子植入治疗。其适应证为不愿或无法接受手术治疗的早期周围型肺癌及中、晚期周围型肺癌，能耐受肺穿刺操作者。

1. 经皮胸腔穿刺射频消融治疗　采用射频消融（radiofrequency ablation，RFA）技术治疗恶性肿瘤是90年代初兴起的一项新技术。消融电极刺入肿瘤，组织中的导电离子和极化分子在射频发生器产生的射频交变电流作用下快速反复振动，但各种导电离子的体积、质量、以及所带有的电荷量不同，它们的振动速度也就不同，因此会剧烈摩擦，产生大量热量。消融电极周围的电流密度极高，因此电极周围就会形成一个局部高温区。当温度达到60℃以上时，组织中的蛋白质会变性，肿瘤细胞成不可逆转性坏死。同时，在凝固坏死区外，还有43～60℃的热疗区，在此区域内的肿瘤细胞被杀灭，而正常细胞可恢复。

1990年McGahan和Rossi等先后报道了用射频消融术治疗肝肿瘤，此后这一治疗方法在世界范围内得到广泛的应用。目前，射频消融更多用于肝脏恶性肿瘤的治疗，应用于肺癌治疗领域尚处于探索阶段。Dupuy等报道CT引导下经皮穿刺射频消融治疗126例肺癌患者，共163个病灶，106例达到局部控制，其中24例接受了2次以上治疗。在局部控制的患者中，随访21月，生存率达到62%。该研究中，以射频消融联合放疗治疗24例Ⅰ期非小细胞肺癌，2年生存率和5年生存率分别达到50%和39%，明显优于单独放疗。Fernando HC等报道，以经皮射频消融治疗11例早期周围型肺癌，随访18月未见肿瘤局部复发。提示射频消融在肺癌治疗领域有良好的应用前景。但相对于肝癌，肺癌治疗的病例数和经验还有待进一步积累。

作为一种局部治疗方法，射频消融与放疗相比最大的优势在于没有最大剂量的限制。因此，理论上讲只要消融区域能将肿瘤完全涵盖即可将所有肿瘤细胞完全清除从而达到根治，且如果患者全身情况允许还可以进行反复治疗，或与其他方法联合治疗，有利于达到最佳的疗效。但是，因为电极周围温度梯度的存在，对于直径超过3cm的结节就很难将肿瘤完全杀灭。Nguyen等治疗8例能接受手术的肺癌患者，治疗后切除病灶，病理研究发现其中3例肿瘤组织完全灭活者，其瘤体直径均<2cm。这也证实了这一点。所以，射频消融治疗对于肿瘤直径较小者优势更明显，如何提高对体积较大结节的疗效将是下一步研究的重点。

2. 经皮胸腔穿刺放射性粒子植入近距离放射治疗　肿瘤生长过程中，在增殖周期内DNA合成后期及有丝分裂期对射线最敏感，而静止期的细胞对射线不敏感。体外放疗分次短时间照射只能对肿瘤繁殖周期中的一小部分时相的细胞起治疗作用，必然影响疗效。经皮放射性粒子植入治疗是在CT或B超的引导下，根据三维立体治疗计划系统的测量后将微型放射性粒子源植入肿瘤内或受肿瘤浸润侵犯的组织中，持续放出的低能量的X射线及γ射线，在一段时间内连续不间断地作用于肿瘤组织，使得任何进入活跃期的肿瘤细胞都被射线抑制和杀灭，经过足够的剂量和半衰期，即可使局部肿瘤得到最为有效的控制。而正常组织则不受损伤或仅受到微小损伤。

20世纪80年代后期，^{125}I等低能量放射性粒子研制成功，同时影像设备和计算机技术快速发展，使放射性粒子植入治疗肿瘤得以迅速推广。目前，在前列腺癌、鼻咽癌和术中残余肿瘤组织等情况中植入放射性粒子治疗已获得广泛的认可。已经有许多学者开展了经皮放射性粒子植入治疗肺癌的研究工作，但文献报道的病例还比较少。Heelan等以经皮放射性粒子植入治疗6例周围型肺癌，其中4例肿块完全消失。2003年，Lee等报道对 33 例不能进行根治切除的早期肺癌患者，采用部分切除加放射性粒子植入治疗，5 年生存率 IA 期达到67%，IB 期达到39%，疗效达到了根治性手术切除的水平。相信随着早期周围型肺癌检出率的不断增多，经皮介入治疗方法定将会在周围型肺癌的根治方面发挥出其应有的作用。

（李　强）

参 考 文 献

1. Hsiao CJ, Tang CC, Hui - Chen, et al. The value of transbronchial lung biopsy in the diagnosis of peripheral lung tumors according to cell type. Chang Gung Med J, 2000, 23 (10): 584 - 589
2. Sung KK, June MK, Seung MK, et al. Sensitivity and specificity of transbronchial lung biopsy (TBLB). Yonsei Med J, 1982, 23 (1): 71 - 74
3. Wang KP, Brower R, Haponik EF, et al. Flexible transbronchial needle aspiration for staging of bronchogenic carcinoma. Chest, 1983, 84: 571 - 576
4. Wang KP, Terry PB. Transbronchial needle aspiration in the diagnosis and staging of bronchogenic carcinoma. Am Rev Respir Dis, 1983, 127: 344 - 347
5. Rocco Trisolini, Luigi Lazzari Agli, Alessandra Cancellieri, et al. The value of flexible transbronchial needle aspiration in the diagnosis of stage I sarcoidosis. Chest, 2003, 124: 2126 - 2130
6. Morales CF, et al. Flexible transbronchial needle aspiration in the diagnosis of sarcoidosis. Chest, 1994, 106: 709 - 711
7. Kazuhiro Y, Masako C, Yasuo S, et al. Real - time endobronchial ultrasound - guided transbronchial needle aspiration of mediastinal and hilar lymph nodes. Chest, 2004, 126: 122 - 128
8. Bolliger CT, Mathur PN. Interventional bronchoscopy. 1st ed, Switzerland: Karger, 2000, 159 - 186
9. Moro - Sibilot D, Jeanmart M, Lantuejoul S, et al. Cigarette smoking, preinvasive bronchial lesions, and autofluorescence bronchoscopy. Chest, 2002, 122 (6): 1902 - 1908
10. Sutedja TG, Codrington H, Risse EK, et al. Autofluorescence bronchoscopy improves staging of radiographically occult lung cancer and has an impact on therapeutic strategy. Chest, 2001, 120 (4): 1327 - 1332
11. Daniel TM. Diagnostic thoracoscopy for pleural disease. Ann Thorac Surg, 1993, 56: 639 - 640
12. 薛立福，苏莉莉，刘国梁. 胸腔镜术在内科的应用价值. 中华结核和呼吸杂志，2001，4，24 (4): 198 - 200
13. Larscheid RC, Thorpe PE, Scott WJ. Percutaneous transthoracic needle aspiration biopsy: a comprehensive review of its current role in the diagnosis and treatment of lung tumors. Chest, 1998, 114: 704 - 709
14. Li H, Boiselle PM, Shepard JO, et al. Diagnostic accuracy and safety of CT - guided percutaneous needle aspiration of the lung: comparison of small and large pulmonary nodules. AJR Am J Roentgenol, 1997, 167: 105 - 109
15. Wallace MJ, Krishnamurthy S, Broemeling LD, et al. CT - guided percutaneous fine - needle aspiration biopsy of small (< or = 1 - cm) pulmonary lesions. Radiology, 2002, 225 (3): 823 - 828
16. Ohno Y, Hatabu H, Takenaka D, et al. CT - guided transthoracic needle aspiration biopsy of small (< or = 20 mm) solitary pulmonary nodules. AJR Am J Roentgenol, 2003, 180 (6): 1665 - 1669
17. Reichle G, Freitag L, Kullmann HJ, et al. Argon plasma coagulation in bronchology: A new method - alternative or comlementay? Pneumologie, 2000, 54 (11): 508 - 516

18. Hooper RG, Jackson FN. Endobronchial electrocautery. Chest, 1988, 93:270-274
19. Cavaliere S, Farina PC. Nd: YAG laser bronchoscopy. A five year experience with 1396 applications in 1000 pations. Chest, 1988, 94:15-21
20. Moghissi K, Dixon K. Is bronchoscopic photodynamic therapy a therapeutic option in lung cancer? Eur Respir J, 2003, 22 (3):535-41
21. Satio M, YoKoyama A, Kurita Y, et al. Treatment of roentgenographically occult endobronchial carcinoma with external beam radiotherapy and intraluminal low dose rate brachytherapy. Int J Radiat Oncol Bial Phys, 2000, 47 (3):673-680
22. Huber RM, Rohloff R, Duft S, et al. Treatment of tracheobronchial tumors with endoluminal irradiation with iridium 192 (afterloading technic). Prax Klin Pneumol, 1988, 42 (Suppl 11:357-359
23. Schraube P, Frith P, Becker HD, et al. The results of the endoluminal high dose rate irradiation of central non small cell bronchial carcinomas. Strahlenther Onkol, 1993, 169:228-234
24. 李强. 气管及支气管支架的临床应用. 中华结核和呼吸杂志 2003, 26 (7):393
25. Dumon JF, Cavaliere S, Diaz-Jimenez JP, et al. Seven-year experience with the Dumon prosthesis. Journal of Bronchol, 1996, 3:6-10
26. Teruomi Miyazawa, Michio Yamakido, Sadao Ikeda, et al. Implantation of Ultraflex Nitinol Stents in Malignant Tracheobronchial Stenoses. Chest, 2000, 118:959-956
27. Nakanishi M, Umeda Y, Demura Y, et al. Effective use of multi-arterial infusion chemotherapy for advanced non-small cell lung cancer patients: four clinical specified cases. Lung Cancer, 2007, 55 (2): 241-247
28. Shimizu E, Nakamura Y, Mukai J, et al . Pharmacokinetics of bronchial artery infusion of mitomycin in patients with non small cell lung cancer. Eur J Cancer, 1991, 27:1046
29. Dupuy DE, DiPetrillo T, Gandhi S. Radiofrequency ablation followed by conventional radiotherapy for medically inoperable stage I non-small cell lung cancer. Chest, 2006, 129 (3):738-745
30. Fernando HC, De Hoyos A, Landreneau RJ. Radiofrequency ablation for the treatment of non-small cell lung cancer in marginal surgical candidates. J Thorac Cardiovasc Surg, 2005, 129 (3):639-644
31. Nguyen CL, Scott WJ, Young NA. Radiofrequency ablation of primary lung cancer: results from an ablate and resect pilot study. Chest, 2005, 128 (5):3507-3511
32. Heelan RT, Hilaris BS, Anderson LL. Lung tumors: Percutaneous implantation of I-125 sources with CT treatment planning. Radiology, 1987, 164 (3):735-740
33. Lee W, Daly BD, DiPetrillo TA. Limited resection for non-small cell lung cancer: Observed local control with implantation of I-125 brachytherapy seeds. Ann Thorac Surg, 2003, 75 (1):237-242

第三节　介入肺脏病学的新进展及其展望

介入肺脏病学技术的发展，往往有赖于内镜及其相关器械在其工程技术方面所取得的突破，而介入肺脏病学专家与工作技术人员的紧密合作，则是各种新技术和新方法诞生的必备条件。像支气管腔内超声技术、支气管镜肺减容治疗重度肺气肿及支气管热成形术治疗支气管哮喘等，即是近年来介入肺脏病学领域众多新进展中较具代表性的新技术和新方法。现简要介绍如下：

一、支气管腔内超声技术（endobronchial ultrasound，EBUS）

经支气管腔内超声技术是将微型超声探头经支气管镜送入气管－支气管，通过对病变部位的超声扫描，获得管壁及管腔周围结构的超声图像，从而提高常规支气管镜诊断效率的一种方法。通过 EBUS，医务人员可以突破气道表面和管壁结构的限制，从而更准确地了解管壁、管周以及纵隔内病变的性质和范围，以帮助临床医师获得诊断。

（一）支气管腔内超声的工作原理

最早应用于临床的经支气管镜微型超声探头，又称为放射状超声探头，其直径为 1.7～2.6mm，工作长度约 2m 左右，该直径允许其通过支气管镜的工作通道进入气道腔内。

超声探头工作频率可选用 12～30MHz，通常采用 20MHz，其轴向分辨率为 0.1 mm，组织穿透深度为 2～3cm。带囊型探头注入水后球囊外径为 15～20mm，可以与主支气管及各级支气管内表面紧密接触，探头动力由专用外驱动马达提供动力旋转而产生 360°的超声图像。但在气管内采用这种超声探头进行工作时，当水囊注水后就会将气道完全阻塞，因此限制了其在气管内的使用。为了克服这一不足，Olympus 公司又于 2006 年推出了可在气管内进行超声检查的扇形超声扫描探头，并将其固定于支气管镜的前端（图 3－1－4），这样不仅可以在气管内实施超声检查，而且还可以在实时超声引导下进行 TBNA 操作，极大地拓展了 EBUS 的临床应用范围。

（二）支气管腔内超声的临床应用

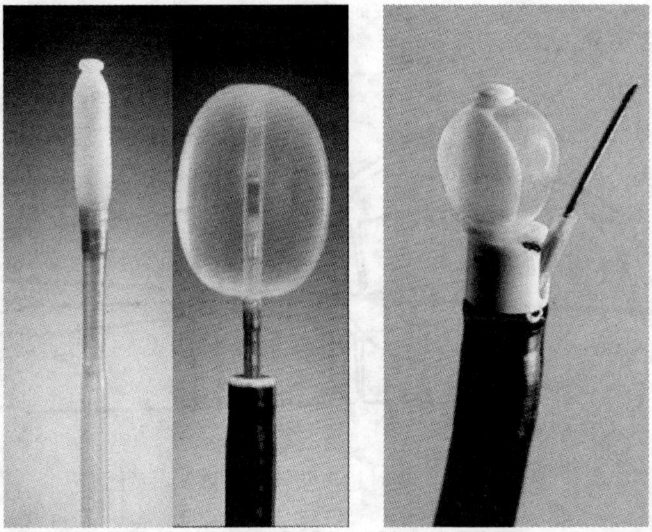

a　　　　　　　　　　b

图 3－1－4　两种不同类型的支气管腔内用超声探头

a. 为放射状扫描超声探头；b. 扇型扫描超声探头。

正常支气管壁结构在 EBUS 所得的图像，可将支气管壁结构清楚地显示为 7 层结构：从管腔内面至外膜分别为：粘膜（高回声）、粘膜下层（低回声）、软骨层内面（高回声）、软骨层（低回声）、软骨层外面（高回声）、结缔组织（低回声）、外膜（高回声）。

1. 准确判断气管、支气管肿瘤的管壁侵犯程度　Noriaki 等在 24 例肺癌手术切除的标本上采用 EBUS 探测肿瘤侵犯管壁的深度，结果有 23 例与术后病理一致，准确率为 95.8%。Takahashi 报道了 20 例局限于支气管壁的早期肺癌，在经过 EBUS 检测后，确认病变仅局限于粘膜层，且无软骨层累及后，选择光动力治疗后获得了 80% 的治愈率。因此，有学者认为对于 EBUS 确认病变仅累及支气管粘膜层的早期肺癌，可采用腔内介入治疗方法，如激光或光动力治疗而获得根治；倘若病变已累及支气管软骨层者，则应采取外科手术切除。此外，EBUS 在判断肿瘤是浸润/或是压迫气管、支气管方面的准确性要优于胸部 CT 扫描。Herth 等人在对 131 例大气道邻近区域的肿瘤进行 EBUS 检测，以判断气道是被肿瘤浸润抑或是单纯压迫，并与术后病理进行对照，结果显示 EBUS 检查在区分肿瘤浸润/压迫方面，敏感性为 89%，特异性为 100%，准确率达 94%；而胸部 CT 的敏感性、特异性和准确率则仅为 75%、28% 和 51%。由此可见，EBUS 在判断肿瘤气道侵犯的范围和深度方面具有显著的优势，这对于指导气道肿瘤治疗方案的选择具有重要价值。

2. 可以显著提高 TBNA 的效率　如前所述，TBNA 技术是一项非常实用的临床诊疗技术，但对于初学者来说，穿刺针的定位则是制约穿刺能否获得成功的关键。正是由于这一原因，各家报道的 TBNA 穿刺的准确性存在着很大差异，文献报道在 20% ~89% 之间。随着 EBUS 的临床应用，EBUS 引导下的 TBNA，能够更加准确地实施对病灶的穿刺，从而显著提高 TBNA 的准确率。尤其是扇型超声支气管镜的问世，使操作者可以在实时监控下完成整个穿刺过程（图 3 -1 -5）。

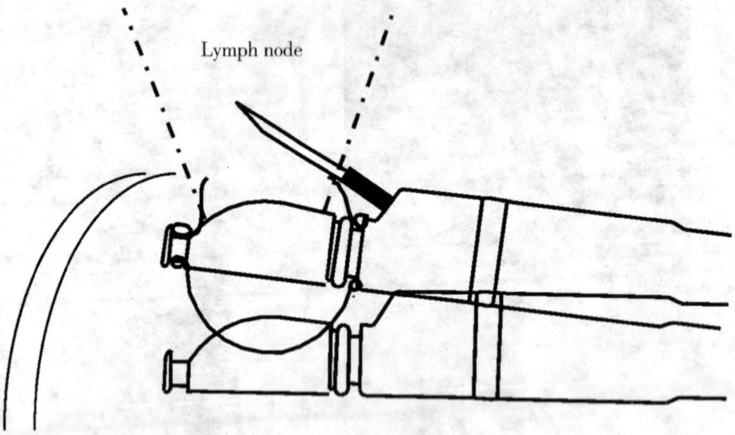

图 3 -1 -5　实时超声监控下 TBNA 示意图

Herth 等采用非实时监控下 EBUS - TBNA 和传统 TBNA 的诊断效率进行比较。其结果表明，对隆突下淋巴结，EBUS - TBNA 和传统 TBNA 的诊断率（获得特异诊断人数 + 淋巴细胞阳性而无特异诊断人数/所有检查人数）分别为 86%、74%，两者没有统计学差异，而对于其他部位的淋巴结（包括上气管旁、气管前后、下气管旁、主肺动脉穿淋巴结），EBUS - TBNA 的诊断率（84%）远高于传统 TBNA（58%）。Yasufuke 等利用 convex 型超声支气管镜进行实时监控 EBUS - TBNA，70 例入选患者中，68 例得到了足够的标本；EBUS -

TBNA诊断45例为恶性病变，25例诊为良性，同手术病理及随访结果比较，其诊断敏感性为95.7%，特异性为100%，准确率为97%。

3. 在肺周围性病变诊断中的价值　微型超声探头具有非常小的直径，可以进入亚段以远的支气管，在肺周边区域超声探头不需要气囊即可与支气管壁紧密接触，这些小气道周围的病变即可被超声探及。由于20MHz的超声具有0.1mm的分辨率，可以更精细地显示病变内部结构。支气管周围病变表现为低回声，肺实质富含气体表现为强烈高回声，两者之间形成清晰的边界；邻近肿块的肺不张区域由于肺泡分泌物、肺实质、空气混合形成的多重界面，比肿瘤有更高的回声。

Noriaki等回顾了143例肺周围病变患者行EBUS检查的结果，其中85.1%的病变可被EBUS探及，依据病变内部回声、血管开放情况、高回声区域（反映了病变内肺泡气体和支气管情况），作者将外周病变的超声表现分为3型6个亚型。Ⅰa型：均匀回声伴开放的血管、支气管；Ⅰb：均匀回声，无血管、支气管；Ⅱa：点状、弧状高回声，无血管；Ⅱb：点状、弧状高回声伴开放的血管；Ⅲa：混杂回声伴点状、弧状高回声；Ⅲb：混杂回声，不伴点状、弧状高回声。与最终病理诊断相比较，Ⅰ型病变中92%为良性病变，而Ⅱ、Ⅲ型病变中99%为恶性病变。

此外，EBUS还可以显著提高TBLB的诊断效率，尤其是在小的肺周围型病灶中，Paone等在一项前瞻性研究中比较了EBUS-TBLB和传统TBLB的诊断效率，其结果显示，在直径大于3cm的病变中，两者的诊断敏感性分别为82.8%、77.3%，准确性分别为88%、84%，两者之间的差别没有统计学意义；但在直径小于3 cm的病变中，EBUS-TBLB的敏感性、准确性仍可分别达到75%、83%，而传统TBLB的敏感性、准确性分别降低为53%、30.7%。

综上所述，EBUS在判断气管、支气管肿瘤的病变范围、提高传统TBNA的诊断效率和准确性、改善肺外周型结节病灶的准确性等方面均具有重要的价值。同时EBUS也是一项安全性很高的诊断技术。

二、支气管镜肺减容术（bronchoscpic lung volume reduction，BLVR）治疗重度肺气肿

（一）支气管镜肺减容术治疗重度肺气肿的研究背景

1995年，美国Cooper报道采用肺减容术（lung volume reduction surgery，LVRS）治疗一组有严重气促、胸廓膨隆及明确定位（靶区）的严重肺气肿患者，术后6个月患者一秒钟用力呼气容积（FEV_1）增加82%，用力肺活量（FVC）增加32%，残气量（RV）减少39%，动脉血氧分压（PaO_2）增加1.3kPa，动脉血二氧化碳分压（$PaCO_2$）下降0.8kPa。有86%原先需吸氧的患者停止持续吸氧，运动耐力明显增强，术后1年的病死率5%，其疗效受到国际医学界的普遍关注。此后，西方国家开展LVRS治疗肺气肿的文献报道日益增多。最近Argenziano等报道$FEV_1<30\%$者，药物治疗3年生存率仅40%，而施行LVRS后1年、2年、3年和42个月生存率分别为85%、74%、73%和73%；肺功能随访资料表明，FEV_1和呼吸困难指数（dyspnea index）改善维持2年以上。由于在实施LVRS手术以后的半年内有较高的死亡率（约5%～7.9%），因此也有人对LVRS治疗重度肺气肿的疗效提出了质疑。鉴于此，美国国立卫生院设计组织了著名的国家肺气肿治疗试验（National Emphysema Treatment Trial，NETT)，整个临床试验从 3777 例 COPD 患者中筛选了 1142 例患者，并随机分为 LVRS 组（580 例）和常规药物治疗组（562 例），分别在接受治疗后的 6 个月、12 个月、1 年、2 年、3 年对两组患者的生活质量、运动能力、肺功能指标及死亡率等进行评价。结果显示：在 LVRS 组中，特别是以上叶病变为主的肺气肿患者，在接受 LVRS 治疗后无论是在生活质量、运动能力、肺功能及生存率等方面，均优于常规药物治疗组。

尽管 LVRS 治疗重度肺气肿的疗效已被大家所公认，但由于一些因素的制约，现在的临床应用仍受到明显的限制。目前制约 LVRS 临床开展的主要问题在于：

首先，是手术的安全性，据报道术后 90 天内的死亡率约在 5.2% 左右，其主要死亡原因为呼吸衰竭。其次，是术后的肺部缝合区的持续漏气（>7 天），发生率约在 30% ~ 60%，而长期漏气又是导致呼吸衰竭和肺部感染的重要原因。除此之外，手术的费用和远期效果，也是这一方法在临床广泛应用受限的重要原因。

正是由于上述问题的存在，就迫使人们对现有的 LVRS 方法进行改进或寻求一些全新的肺减容方法，以减少手术的并发症和死亡率、降低手术费用、提高远期疗效，正是在这样一种背景下，支气管镜肺减容术治疗重度肺气肿即应运而生了。

所谓“支气管镜肺减容术”即采用支气管镜引导下，将专用的支气管封堵器或具有单向活瓣功效的封堵器置入到肺气肿明显的靶区引流支气管腔内，促使靶区组织萎陷从而获得外科手术切除肺减容治疗肺气肿的功效。

（二）BLVR 治疗重度肺气肿的临床应用现状

1. BLVR 的患者入选和剔除标准　随着 BLVR 临床研究的深入，在 BLVR 的适应证方面也逐渐取得了一些共识，目前在 BLVR 治疗重度肺气肿的临床研究中，较多采用了以下入选和剔除标准：

（1）入选标准　①年龄 50 ~ 80 岁；②经临床和影像学确诊的，有临床症状的肺气肿患者；③采用规范化药物治疗后，日常活动仍有明显气促者；④影像学提示存在有非均质性肺气肿。

（2）剔除标准　①FEV_1 < 预计值的 20%；②$PaCO_2$ > 55mmHg；③DLco < 预计值的 25%；④有肺动脉高压；⑤存在活动性肺部感染；⑥患者不愿或不能接受随访研究。

2. 临床疗效及安全性　在进入临床研究之前，各国学者进行了大量的动物试验，在取得了大量的实验数据以后，Snell 等人首次报道了他们采用单向活瓣封堵器进行 BLVE 治疗重度肺气肿的临床研究结果，在接受 BLVR 治疗的 10 例患者中，有 4 例患者的症状明显改善，尽管肺活量检测及 6 分钟行走试验等指标没有明显变化，但 1 个月后患者的肺一氧化碳弥散量（DLco）从（7.45 ± 2.00）ml/（min · mmHg）增至（2.25 ± 2.60）ml/（min · mmHg)。患者平均住院时间 1 ~ 8 天。并发症：气胸 1 例（为无症状性气胸），左下叶肺炎 1 例，慢性阻塞性肺疾病（COPD）恶化 3 例等。Toma 等对 18 例严重肺气肿患者行经气道内肺减容，所有患者均行单侧安置单向活瓣封堵器，总共放置了 25 个单向活瓣封堵器。术后 4 例患者的影像学显示肺容积减小，同时，该 4 例患者在肺功能检测时显示多项指标均有大幅度的提高。但部分没有见到肺容积减小的患者，同样出现了 FEV_1 和 DLco 能力上升。提示在 EBV 置入后，V/Q 比值升高。术后 4 周随访，平均 FEV_1 从 0.79 L 提高到 1.06 L，平均 DLco 从 3.05ml/（min · mmHg）提高到 3.92ml/（min · mmHg)。而残气量、6 分钟行走试验及生活质量评分等无明显变化。整个治疗组无死亡病例报道，有2例患者出现气胸（其中1例行胸腔闭式引流术），3例有COPD症状恶化。他们的研究为更大规范的经支气管镜肺减容的临床研究奠定了基础，近期美国食物药品管理局（FDA）已经批准EBV的临床随机对照试验。

2006年，Innes等人首次报道了一组98例支气管镜肺减容治疗重度肺气肿的多中心临床研究。本研究所采用的患者入选和剔除标准，如前文所述。结果所有接受BLVR治疗的患者随访90天时，其FEV_1、FVC和DLco分别从基线水平平均提高了4.5%、4.0%和6.4%（$P<0.01$和$P<0.05$）；运动耐力由基线水平提高了10.4%（$P<0.001$）；而RV则由基线水平减少了3.2%（$P<0.05$）。98例患者90天内并发症的发生情况如下：严重并发症：死亡1例（1%）；需要外科手术干预的气胸3例（3.1%）；气胸置管后漏气>7天者4例（4.1%）；无一例阻塞远端阻塞性肺炎发生。其他并发症还：气胸置管后漏气<7天者2例（2%）；COPD急性加重17例（17.3%）；胸腔积液1例（1%）；非阻塞部位的肺炎5例（5.1%）；其他：5例（5.1%）。总体来看，其严重并发症的发生率要远低于外科手术肺减容的发生率。

此外，在本研究中还发现了一些有趣的现象，即：行单侧肺减容者，其肺功能的改善程度要优于行双侧肺减容者；行整叶肺减容者，其肺功能的改善程度要优于非整叶肺减容者。尽管对于这些现象发生的机制目前尚不完全清楚，但这些经验无疑为今后的临床研究提供了有益参考。相信随着临床研究的不断深入，BLVR治疗重度肺气肿的指征、技术操作规范及患者的围术期处理原则等，都将获得进一步完善，为这一方法在临床的广泛开展奠定坚实的基础。

三、支气管热成形术（bronchial thermoplasty，BT）治疗支气管哮喘

（一）支气管热成形术的研究背景

众所周知，支气管哮喘是一种慢性气道炎症性疾病，长期的慢性气道炎症可以导致以支气管平滑肥厚为特征的气道结构重建。业已证明，哮喘的气道平滑肌的增生和肥厚与哮喘的气道高反应性及急性发作密切相关。因此，人们假设，若能够采用一种有效的方法，将哮喘患者气道过度增生的平滑肌予以部分清除，势必能够降低气道高反应性，同时亦应该能够减轻哮喘的急性发作频率和程度。基于这样的考虑，支气管热成术治疗支气管哮喘的方法即在科学家的脑海形成了雏形。所谓“支气管热成形术（bronchial thermoplasty，BT）”即是一种将射频能量传递致气道，通过射频消融减少传导性气道过度增殖的气道平滑肌的数量，以达到削弱支气管平滑肌在受到刺激后的痉挛程度，从而缓解支气管哮喘的症状。目前临床采用的射频消融系统是加拿大一家公司生产的Alair射频消融系统，包括一个可通过支气管镜工作孔道的射频电极、一个射频发生器和一个电极板（图3－1－6）。

其工作原理为，Alair射频发生器所发射的460kHz的低能量的单极射频能量，通过射频电极将射频能量送至直径3～10mm的传导气道，通过电极内设置的四根可膨胀式电极篮贴紧气道壁后，使用65℃的温度，每次消融10秒钟（图3－1－7）。

（二）支气管热成形的安全性和有效性评价

Danek等通过动物实验进行BT安全性评价，使用3种不同温度的射频能量作用于气道

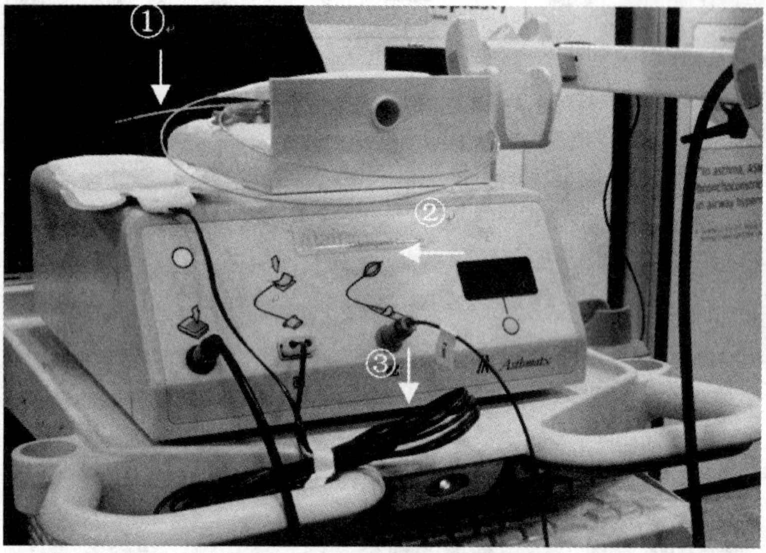

图 3－1－6　Alair 射频消融系统

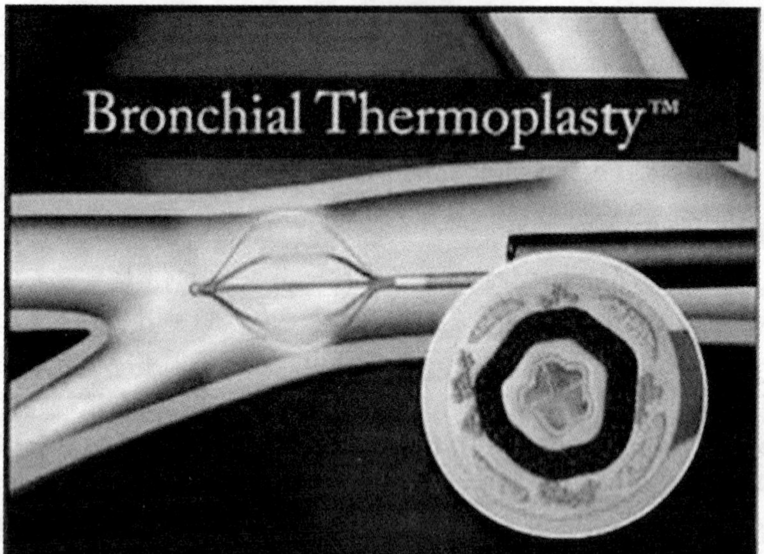

图 3－1－7　支气管热成形术的工作原理示意图

壁，观察其短期和长期的反应。实验对象和方法：对 11 只健康狗进行常规体检及胸部 CT 扫描后，基线水平测定 Mch 激发值，24 小时后进行支气管镜下 BT 治疗，其中各 3 只狗分别接受 55℃、65℃、75℃BT（发射 460kHz、低能量、单极射频能量）治疗，剩余 2 只狗做为对照组。观察基线水平及治疗后 1，6，12，30，40，58，105，128 和 157 周的支气管镜下表现、测量气道参数，测定 Mch 激发值观察气道高反应性。2 只狗 1 周后处死，每 3 只狗在治疗后6周、12周、157周分别处死观察气道组织学变化。处死前重复行胸部CT扫描。结果显示：

1. 测定气道高反应性　55℃治疗组较对照组无统计学异差，65℃、75℃治疗组气道高反应性较对照组各个时间点均有显著降低（$P<0.01$）。

2. 组织学检查　65℃、75℃治疗组较对照组相比，气道平滑肌部分缺失或被梭状成纤维细胞代替，治疗后1周气道平滑肌发生变化，12周后ASM由疏松结缔组织代替。气道高反应性与发生变化的气道平滑肌数量呈负相关（$r=-0.54$，$P<0.001$）。而55℃治疗组未发现气道平滑肌发生变化。

3. 对狗的检查包括呼吸音、血氧饱和度及动脉血气的数据。BT治疗后出现呼吸音增粗，1周后可改善，血气检查仍维持在正常水平。

结论：BT治疗动物实验安全有效，可以降低气道高反应性，维持时间可达3年。未见因治疗导致的气道狭窄、扩张及气道管腔扭曲变形等不良反应发生，为进入治疗哮喘的Ⅰ、Ⅱ期临床试验打下基础。

在此基础上，Cox等人设计了一项BT治疗后患者气道平滑肌数量和功能以及耐受性方面的临床研究，入选的9例患者均为拟行外科手术治疗的肺癌患者，研究者于术前1～3周选择将要被手术切除的非手术区域的支气管进行射频消融治疗，试验所选温度为65℃，治疗后所有患者均有良好的耐受性，除2例患者于术后1～2周内出现气道局部充血和粘膜肿胀外，无咯血、呼吸道感染及气道反应性增高等不良事件的发生。术后组织学观察发现，气道平滑肌层厚度削减约50%；气道上皮出现不同程度的损伤，5～20天基本修复至正常；此外还观察到气道粘液腺管有不同程度的损伤，作者认为这一组织学改变可能会降低哮喘疾病状态下的粘液高分泌。因此得出结论，BT治疗具有良好的安全性，且对哮喘患者可能具有潜在的治疗效果。

此后，该研究小组即开始了BT治疗哮喘的临床研究，作者选择了16例轻至中度的哮喘患者，分别在接受BT治疗前和12周后测定肺功能、无症状天数、气道反应性和患者的耐受情况。结果显示：与基线水平相比，BT治疗后患者的无症状天数、日间和夜间峰流速值均有明显增加；BT治疗后12周、1年、2年患者的PC20分别增加了2.37±1.7mg/ml、2.77±1.53mg/ml和2.64±1.52mg/ml（$P<0.001$；$P=0.007$；$P<0.001$），提示哮喘患者对BT治疗具有良好的耐受性，且具有明显的疗效，其降低哮喘气道高反应性的作用至少可维持2年以上。在获得了上述初步研究成果以后，为进一步验证BT治疗哮喘的疗效和安全性，研究人员进行了更大规模的多中心、随机对照研究，试验选择了112例中至重度的哮喘患者，经过筛选以后随机分为BT治疗组和对照组，并观察BT治疗后3个月、6个月和12个月，两组患者的哮喘发作频次、哮喘症状评分、无症状天数、PEF组、气道反应性及哮喘生活质量量表等指标的变化。结果：与对照组相比，BT治疗组患者在哮喘发作频次、晨起PEF值、哮喘症状评分及无症状天数等方面均有显著改善。在不良反应方面，BT治疗后的6周内不良反应较多，主要表现为咳嗽和喘息等，6周至12个期间两组间无差异。在本研究中两组患者的FEV_1和气道反应性的改善无统计学差异。本文结论认为BT治疗可以改善中重度哮喘患者的症状。目前关于BT治疗哮喘的更多研究仍在进行当中。

四、介入肺脏病学的今后发展方向及展望

随着现代科学技术的发展，介入肺脏病学也已进入一个快速发展阶段。回顾介入心脏病学的发展历程，我们不难发现，其真正的快速发展是在将冠心病列为其主攻方向以后。因此，介入肺脏病学的发展方向，同样应该是立足像支气管肺癌、支气管哮喘等这样的常见病和多发病上，通过与基础医学、医学工程技术专家的共同努力，力争获得对疾病的长期控制乃至根治的效果。但要达到这一目标，我们还将面临诸多挑战。首先，在我国目前介入肺脏病学专业人才的培养和训练的教育和资格认证体系，尚不够健全和规范；其次，尚缺少相对独立的专门学术机构来组织和开展介入肺脏病学的相关科学研究和学术交流；第三，从事介入肺脏病学的从业人员与基础医学和医学工程技术人员的科研合作和协作，尚有待于进一步加强；第四，与心脏介入诊疗技术相比，介入肺脏病学相关技术操作的收费标准明显偏低，未能将手术操作的风险及所付出的人力因素考虑在内。如此种种的问题，都需要我们介入肺脏病学的从业人员，会同相关专业的科技人员以及卫生行政部门通过共同的，长期不懈的努力，才能获得较好的解决，只有这样介入肺脏病学才能够步入健康、快速的发展轨道。

（李　强）

参 考 文 献

1. Okamoto H, Watanabe K, Nagatomo A, et al. Endobronchial ultrasonography for mediasinal and hilar lymph node metastases of lung cancer. Chest, 2002, 121:1498 -506
2. Herth F, Ernst A, Schulz M, et al. Endobronchial ultrasound reliable differentiastes between airway infiltration and compression by tumor . Chest, 2003, 123:458 -462
3. Noriaki Kurimoto, Masaki Murayama, Shinkiehiro Yoshioka, ET AL. Assessment of usefulness of endobronchial ultrasonography in determination of depth of tracheobronchial tumor invasion, Chest, 1999, 115:1500 -1506
4. Takahashi H, Sagawa M, et al. A prospective evaluation of transbronchial ultrasonography for assessment of depth of invasion in early bronchogenic squamous cell carcinoma. Lung Cancer, 2003, 42:43 -49
5. Miyazu Y, Miyazawa T, Kurimoto N, et al. Endobronchial ultrasonography in the assessment of centrally located earlystage lung cancer before photodynamic therapy. Am J Respir Crit Care Med, 2002, 165:832 -837
6. Herth FJ, Becker HD, Locicero J, et al. Endobronchial ultrasound improves classification of suspicious lesions detected by autofluorescense bronchoscopy. J Bronchol, 2003, 22:249 -252
7. Wang KP, Brower R, Haponik EF, et al. Flexible transbronchial needle aspiration for staging of bronchogenic carcinoma. Chest, 1983, 84:571 -576
8. Gasparini S, Zucatosta L, DeNictolis M. Transbronchial needle aspiration of mediastinal lesions . Monaldi Arch Chest Dis, 2000, 55:29 -32
9. Herth F, Becker HD, Ernst A. Conventional vs endobronchial ultrasound - guided transbronchial needls aspiration: Randomized trial . Chest, 2004, 125:322 -325
10. Yasufuku K, Chiyo M, Sekine Y, et al. Real - time endobronchial ultrasound - guided transbronchial needle aspiration of mediastinal and hilar lymph nodes . Chest, 2004, 126:122 -128
11. Noriaki K, Masaki M, Shinkichiro Y, et al. Endobronchial ultrasound and peripheral pulmpnary lesions localization and histopathologic correlates using a miniature probe and the flexible bronchscope . Chest, 2002,

122:1887 - 1894

12. Paone G, Nicastri E, Lucantoni G, et al. Endobronchial ultrasound - griven biopsy in the diagnosis of peripheral lung lesions. Chest, 2005, 128:3551 - 3557
13. Cooper JD, Trulock EP. Triantatillin AN, et al. Bilateral pneumonectomy for chronic obstructive pulmonary disease. J Thorac Cardiovasc Surg, 1995, 109:106 - 119
14. Argenziano M, Thomshon B, Jellen PA, et al. Effect ofLVRS on pumonary function and survival in patients with end - stage emphysema: A four year update. The 79th Annual Meeting of AATS. New Orlean, 1999, 46
15. National Emphysema Treatment Trial Research Group. Patients at high risk of death after lung - volume - reduction surgery. N Engl J Med, 2001; 345:1075 - 1083
16. National Emphysema Treatment Trial Research Group. A randomized trial comparing lung - volume reduction surgery with medical therapy for severe emphysema. N Engl J Med, 2003, 348:2059 - 2073
17. Innes YP, Tudor PT, Duncan MG, et al. Bronchoscopic lung volume redction for end - stage emphysema: Report on the first 98 patients. Chest, 2006, 129, 518 - 526
18. Danek CJ, Lombard CM, Dungworth DL, et al. Reduction in airway hyperresponsiveness to methacholine by the application of RF energy in dogs. J Appl physiol, 2004, 97:1946 - 1953
19. Cox PG, Miller J, Mitzner W, Leff AR. Radiogrequency ablation of airway smooth muscle for sustained treatment of asthma: preliminary investigations . Eur Respir J, 2004, 24:659 - 663
20. Cox G, Miller JD, McWilliams A, et al. Bronchial thermoplasty for asthma. Am J Respir Crit Care Med, 2006, 173:965 - 969
21. Cox G, Thomson NC, Rubin AS, et al. Asthma Control during the year after Bronchial Thermoplasty. N Engl J Med, 2007, 356:327 - 337

第二章 正电子发射体层成像在肺癌诊治中新进展

肺癌是最常见的肺部恶性肿瘤，人们一直在寻找新的灵敏性和特异性较高的无创检查方法。用核素[18]氟标记的2-（氟-18）-2-脱氧葡萄糖（FDG）的正电子发射体层成像（PET）可以提示病灶的生理和代谢特征，有助于区别良恶性病灶。PET在肺癌诊断和分期中的作用越来越重要，并且也用于治疗中和治疗后疗效观察中，本文对其作用进行综述。

一、PET在肺癌诊断中的作用

关于FDG-PET在诊断胸片或CT无法确定的良恶性病灶中的作用已有多项研究，所报道的FDG-PET诊断肺癌的敏感性和特异性均较高。Petz等报道51例患者，经X线检查无法明确病灶良恶性，行PET检查并经病理证实。结果发现肺癌的SUR明显高于良性病灶，分别为6.8±3.7，1.5±0.9。如果以SUR≥2.5作为肺癌的诊断标准，则FDG-PET对肺癌的敏感性和特异性分别为100%和89%。其中2个假阳性病灶为活动性肺结核。Duhaylong-sod等总结53例有肺部阴影患者的PET结果，研究发现恶性病灶SUR值为5.9±2.7，良性病灶为2.0±1.7，两者有显著差异。以SUR值≥2.5作为肺癌的诊断标准，则FDG-PET对肺癌的敏感性为100%，特异性为79%。病灶直径和FDG摄取量，即SUR值无相关性。Lowe等在一个前瞻性、多中心研究中，共入组89名肺内单发结节的患者。以SUR值≥2.5作为肺癌的诊断标准，则FDG-PET对肺癌的敏感性为92%，特异性为90%；用肉眼观察的方法评估，其敏感性98%，特异性69%，两种方法比较无显著差异。根据肺内结节直径分为两组：直径0.7~1.5cm组和直径>1.5cm组，FDG-PET对两组患者的敏感性和特异性无显著差异。收集北京协和医院1998年9月~2003年4月间行PET和CT检查，且诊断明确的104例患者的临床资料，对PET和CT检查结果与病理检查结果进行对比分析。其中肺癌64例，肺部良性疾病40例。肺癌患者PET的标准摄取比值（SUR）中位值为4.5（1.2~11.7），明显高于良性患者的1.0（0~7.7），且肺癌患者的SUR值与肺癌组织学类型、分化程度、临床分期和病灶大小均无关。PET诊断肺癌的敏感性、特异性和准确性分别为88%、85%和87%；CT的敏感性、特异性和准确性分别为73%、28%、57%，PET的特异性和准确性显著高于CT（$P<0.05$）。可见PET诊断肺癌的准确性都在90%左右，以SUR值2.5为诊断界限比较合适。

其他特殊情况对PET诊断的影响如何呢？美国Awab等分析了PET在支气管肺泡癌中的诊断意义，其中约2/3的支气管肺泡癌PET阴性，因此对这类型的NSCLC要提高警惕，进行更积极的诊断方法。韩国Jeong等报道了12例涎腺来源肿瘤的PET/CT结果，结果显示FDG的摄取类型和程度相差很大，与分化程度有关。美国Maldonado等报道了11例机化性肺炎PET结果均为阴性。美国Cerfolio等研究了放疗后什么时间行PET检查准确性最高。共入组了109例患者，93例接受了60Gy以上剂量的放疗，放疗后PET检查的中位时间为24

天（2～88 天），然后接受了手术治疗，明确病理分期。结果显示 PET 检查在放疗后 26 天时总的分期准确性最高，29 天时 N_2 分期准确性最高。PET 在放疗后 10 天内进行总的分期的准确性为 38%（3/8），11～20 天为 72%（28/39），21～30 天为 88%（42/49）和 31 天以上为 62%（8/13）。美国 Festic 等观察了支气管镜检查对 PET 结果的影响，共观察了 81 例接受支气管镜和 PET 检查的患者，其中 54 例在支气管镜检查后 4 周内接受了 PET 检查。结果显示 29%（13/54）有 FDG 摄取升高而 CT 无相应病变，其中 23%（3/13）认为是与支气管镜检查相关的。因此，应该在有创检查前进行 PET 检查。

PET 也可用于肺癌的筛查中，对肺部小结节也有诊断价值。意大利 Veronesi 等探讨了 PET 在肺部小结节中的诊断意义，共 5200 例肺癌高危人群每年接受低剂量 CT 检查，当结节明显增大或结节直径大于 8mm 时行 PET/CT 检查。第 1 年 157 例行 PET/CT 检查，66 例行手术治疗，58 例确诊肺癌。其中 PET/CT 的敏感性（SUR 值大于 2.0 为阳性）为 88%（51/58），对直径大于 10mm 的病灶敏感性为 100%。8 例良性疾病中 6 例 PET 阳性，2 例阴性。因此 PET 在肺内小结节的诊断中是有价值的，对小病灶 SUR 的阳性判断值应适当减低。

分期 FDG－PET 检查的假阳性与假阴性的情况，假阳性病灶主要为一些活动性感染或炎症、肺部有创操作或放疗等，包括结核、肺炎、肺脓肿、隐球菌、曲菌和其他感染。北京协和医院资料显示，PET 诊断的假阳性患者 6 例，其中 4 例手术后病理证实（2 例为结核病、1 例为真菌感染、1 例为机化性肺炎），2 例临床诊断肺结核病并经抗结核治疗有效。然而，大部分慢性或急性炎症病灶摄取 FDG 很少，表现为良性病灶的影像学特点，故 FDG－PET 的特异性仍保持很高。假阴性可能出现于 3 种情况：肿瘤的恶性程度较低，代谢特征与良性病灶相似，如细支气管肺泡癌；肿瘤病灶的直径小，特别是小于 0.8cm 的病灶，有研究表明对直径≤1.5cm 肺癌病灶，PET 的敏感性降低，仅为 83%；高血糖也可能降低敏感性，特别是急性出现的血糖升高。

二、PET 在肺癌分期诊断中的作用

PET 诊断肺癌不仅灵敏性和特异性较高，而且有助于明确肺癌的分期。研究表明，FDG－PET 在确定有无肺门、纵隔和锁骨上淋巴结转移方面明显优于 CT。Wahl 等为比较 PET 和 CT 对诊断肺癌纵隔淋巴结转移的优劣，前瞻性研究了 23 名拟诊肺癌的患者，并采用了盲法。后经病理证实，23 名患者中 19 名为肺癌，41% 有纵隔淋巴结转移。CT 诊断纵隔淋巴结转移的敏感性、特异性及准确性分别为 64%、44%、52%；而 PET 分别为 82%、81%、81%。Patz 等历经 2 年总结 42 例患者，共有 62 个淋巴结，其中 40 个位于肺门/肺叶，22 个位于纵隔。均在化疗前行 PET 及 CT 检查，结果发现对肺门/肺叶淋巴结转移，PET 敏感性、特异性分别为 73%、76%，CT 仅为 27% 和 86%；对纵隔淋巴结转移，PET 敏感性、特异性分别为 92%、100%，CT 仅为 58% 和 80%。土耳其 Melek 等分析了 PET 在 NSCLC 纵隔淋巴结分期中的作用，于 2004～2006 年间共 170 例 NSCLC 患者行 PET 检查，以 SUR 值 2.5 作为诊断界限，所有患者接受纵隔镜检查，共取淋巴结 687 站，平均每例患者 4.04 站。结果显示 PET 诊断纵隔淋巴结转移的敏感性、特异性和准确性分别为 74%、73% 和 74%；而纵隔镜分别为 84%、100% 和 95%，因此 PET 诊断的准确性不高，纵隔镜仍然是金标准。韩国 Sung 等分析了 PET/CT 对 NSCLC 患者体检阴性的锁骨上淋巴结诊断的意

义，于2005.5～2006.5间32例NSCLC患者体检未发现锁骨上淋巴结肿大，但CT异常（锁骨上淋巴结的段轴大于0.5cm）或PET/CT异常（FDG摄取超过周围组织）。共有35个淋巴结，细胞学检查证实34%（12/35）有转移，CT和PET/CT诊断的准确定分别为66%和71%，无明显差别；但是PET/CT的敏感性和阴性预测值分别为92%和93%，显著高于CT，因此PET/CT阴性有排出诊断的意义。比利时Tournoy等前瞻性研究了PET/CT对纵隔淋巴结的诊断价值，共54例NSCLC患者，105组纵隔淋巴结，其中病理证实恶性占36%。结果提示PET/CT的敏感性为84%和特异性为85%，作者认为其准确性低，不能取代有创检查。北京协和医院呼吸内科资料显示对于胸腔淋巴结转移诊断的敏感性、特异性和准确性CT：N_1期分别为33%、73%、59%，N_2期分别为80%、79%、79%，N_3期特异性及准确性均为97%；PET：N_1期分别为33%、82%、65%，N_2期分别为60%、83%、85%，N_3期特异性及准确性均为85%；两者差异无显著性（$P>0.05$）。可见PET对N_2诊断的准确性在70%～90%之间，不能取代纵隔镜等检查。德国Schimmer等荟萃分析了PET对NSCLC患者分期的诊断价值，共448项研究，对纵隔淋巴结诊断的敏感性、特异性和准确性分别为58%～94%、76%～96%和74%～91%；而纵隔镜相应值分别为80%～96%、100%和94%，也证实了这点。

爱尔兰Al－Sarraf等分析了NSCLC患者PET/CT N_2假阴性的特点和预测因素，30月内215例接受了PET/CT检查和手术治疗，除外糖尿病、新辅助化疗患者和N_2/N_3 PET/CT阳性患者，共153例患者接受了分析。术后病理结果显示16%（25/153）有N_2淋巴结阳性（PET/CT假阴性），单因素分析显示预测因素包括中心型肺癌（$P=0.049$）、右上叶肿瘤（$P=0.04$）、CT淋巴结大于1cm（$P=0.048$）和N_1 PET/CT阳性（$P=0.006$）。假阴性的淋巴结多为第7站淋巴结（16/25）和第4站淋巴结（4/25）。德国Hellwig等分析了PET诊断纵隔淋巴结转移时如何选择SUR界限值，共分析了95例NSCLC患者，371站纵隔淋巴结，测定每站淋巴结的最大SUR值，同时根据肉眼观察分为6级评分。结果显示以SUR 2.5为界限时假阴性和假阳性之和最小，诊断的敏感性、特异性和阴性预测值分别为89%、84%和96%；以SUR 4.5为界限时诊断的准确性最高。对有经验的PET医师根据肉眼分级的诊断准确性最高。爱尔兰Al－Sarraf等分析了NSCLC患者中纵隔淋巴结大小对PET诊断的影响，共回顾性分析了206例患者1145站淋巴结。对于直径大于1cm的淋巴结PET诊断的敏感性、特异性和准确性分别为74%、81%和78%；对于直径小于1cm的淋巴结分别为40%、98%和90%，随着淋巴结增大敏感性提高，但特异性和准确性明显下降。爱尔兰Al－Sarraf等分析了PET诊断纵隔淋巴结转移发生错误的原因。共总结了100例NSCLC患者，其中33例PET分期不准确。单因素分析显示结核病史（$P=0.039$）和2型糖尿病（$P=0.014$）是显著影响因素。多因素分析显示类风湿关节炎、糖尿病、结核病史、不典型腺瘤样增生和肺炎是主要影响因素。诊断错误的淋巴结主要是4组（11%，$P=0.01$）、7组（10%，$P=0.02$）和9组淋巴结（3.5%，$P=0.01$）。

PET在发现肺癌远处转移病灶上也有优势，但与MRI相比各有优势。Bury等对109名肺癌患者进行回顾性分析，FDG－PET对远处转移灶的敏感性为100%，特异性为94%，准确性为96%。根据PET结果，34%（37/109）的患者分期进行了纠正，20%以上的患者改变了治疗方案。Barata等总结了2年内58例NSCLC患者的PET结果，根据常规方法可接受手术治疗者18例；局部晚期8例；晚期患者32例。可接受手术治疗者PET发现3例有远处转移，不能手术；15例接受了手术治疗，14例术后病理分期与PET分期一致，1例为假阴性（其他肺叶转移）。德国Schimmer等荟萃分析也显示PET可提高局部或远处转移发现率12%~62%，改变8%~60%的治疗策略。韩国Kim等分析了PET在可手术NSCLC患者合并肾上腺肿物中的诊断价值，于1997~2005年间共入组了40例患者，分为3组：A组为CT和PET/CT均提示肾上腺肿物为良性，直接进行肺部手术，共25例；B组CT和PET/CT不能确定肾上腺肿物性质，进一步MRI检查确定为良性，接受肺部手术，共8例；C组CT、PET/CT和MRI均不能确定肾上腺肿物性质，行肾上腺肿物切除术。平均随访33.1月（3~104.5月），A组1例出现肾上腺转移，B组3例，C组病理显示1例为肿瘤转移，其他为良性肿大。因此MRI在肾上腺转移诊断中价值不大，可根据PET/CT结果确定下一步治疗。日本Ohno等比较了全身MRI和PET检查对NSCLC患者M诊断的准确性，共观察了90例患者，结果显示对头/颈部转移和骨转移MRI的准确性分别为95.0%和94.8%，显著高于PET检查的89.1%和88.2%。

三、PET确定放射治疗范围

加拿大Faria等分析了PET/CT对放射治疗范围的影响和病理与影像检查的相关性，共分析了32例患者的资料，分别用CT和PET/CT确定放射治疗的范围，并根据CT、PET/CT和病理结果分别进行TNM分期。结果显示病理结果改变了69%（22/32）的CT分期和50%（16/32）的PET/CT分期，改变最多的是N分期；PET/CT改变了56%（18/32）CT确定的放射治疗范围，但其临床意义不详。荷兰Fitton等比较了肿瘤部位对PET/CT和CT确定肿瘤大小的影响，共22例NSCLC患者接受了PET/CT和CT检查，11位放射治疗医师根据PET/CT和CT结果确定原发肿瘤的范围。原发肿瘤根据部位分为两组：第一组为肿瘤由肺/脏层胸膜包绕，无静脉浸润，与胸壁/纵隔接触面不超过1/4；第二组为肿瘤侵犯肺门、心脏、大血管、心包，与纵隔接触面超过1/4或有肺不张。结果显示第一组肿瘤确定范围的重复性好，根据CT检查和PET/CT检查的平均标准误（SD）分别为0.4cm和0.3cm；第二组肿瘤确定范围时两种方法有显著差异，平均SD分别为1.3cm和0.4cm，最主要的差别在肺不张与肿瘤之间界限的确定上，因此出现上述情况时可以考虑用PET/CT来确定放疗范围。美国Gerbaudo等分析了肺不张的PET/CT影像的解剖和代谢特点，共21例CT显示肺不张患者（20例NSCLC，1例卵巢癌肺转移）。肺不张FDG摄取表现为弥漫均一性升高，SUR值为低-中度增高，最高值为1.44±0.54，肿瘤组织为6.25±3.58，正常肺组织为0.70±0.23，SUR值与肺不张的CT值相关，而与肺不张的大小无关。可见PET可以修正CT确定的放射治疗范围，特别是在有肺不张或肿瘤侵犯大血管等时，但其临床意义有待前瞻性随机对照研究。

四、PET早期观察放疗和化疗疗效

FDG-PET能反映肿瘤细胞的代谢特征，其结果可提示肿瘤对治疗的反应及肿瘤预后。Hebert等在1991年4月至1992年10月间共收集20名肺癌患者，放疗前均行肺部PET检查，放疗后12名行肺部PET检查。4名PET结果示完全缓解，其中除1人死于脑转移外，其余3人经7~16月随访无复发；8名PET结果为部分缓解或未缓解，其中1人死于手术后，3人局部复发，4人经11~24月随访无进一步肿瘤复发证据，故PET诊断完全缓解可能是真正的缓解，上述4例完全缓解者，经6月以上随访均无肿瘤局部复发证据。另一项研究收集了30名肺癌患者，放疗前均行PET检查，放疗后20名行PET检查，用肿瘤与肌肉强度比（TMR）来表示FDG摄取量，根据肿瘤大小变化评估治疗效果，6月后评估预后。结果发现TMR>7的病灶对放疗敏感，其中79%（19/24）部分缓解；TMR<7的病灶对放疗不敏感，33%（2/6）部分缓解，28人随访6个月，TMR>10的病灶复发率高达85%（11/13）；TMR<10的病灶复发率为53%（8/15）。

有人用FDG-PET观察肺癌患者对化疗的反应，共总结13人，均有纵隔转移。结果示在化疗后FDG-PET改变较CT出现的早，表现为分期下降，提示PET能更好评价疗效。Barata等总结了2年内58例NSCLC患者的PET结果，根据常规方法可接受手术治疗者18例；局部晚期8例；晚期患者32例。32例晚期NSCLC用PET评价疗效，其中17例与CT等评价一致，15例发现了更多远处转移，但早期发现进展早期开始二线治疗是否能改善生存仍不确定。日本Sunaga等用PET早期预测吉非替尼疗效，共5例患者，分别为开始用药前、用药后第2天和用药后4周时行PET检查。根据CT评价疗效，PR 2例，SUR在用药后第2天和用药后4周时分别下降61±18%和26±6%；SD 2例，SUR分别下降59±12%和43±10%；PD 1例，SUR分别增加153±4%和232±73%，因此PET SUR值变化可能可早期预测吉非替尼疗效。

五、PET与预后的关系

局部复发率与治疗后残留病灶的SUR值明显相关。肺癌经治疗后有两种可能：治疗有效，病灶局部纤维化；效果不佳，肿瘤持续存在或复发。两种情况在CT上均表现为异常影像，难以区别。Petz等试用PET来明确诊断，共收入43名经过治疗且肺部影像学仍有异常的患者。其中35名证实肿瘤持续存在或复发，SUR值在1.9~18.7之间，平均7.6；8名无肿瘤证据，SUR值在0.6~2.4之间，平均1.6。以SUR值>2.5为诊断标准，则敏感性为97.1%，特异性为100%。美国Klopp等用PET/CT来确定放疗范围和SUR值对疾病复发的影响，共35例患者接受了放疗，共353个目标区域（包括原发肿瘤和区域淋巴结，平均每例患者9~11个）。根据SUR值和病灶体积，所有目标区域分为低、中和高危险区域：低危险区域为病灶体积小于1.2cm^3；中危险区域为病灶体积≥1.2cm^{3}且SUR值≤13.8；高危险区域为SUR值>13.8。结果显示复发的比例分别为0、7.3%和29%，所以病灶体积和SUR值与复发相关。

患者的生存期与治疗前病灶的SUR值和治疗前后SUR值下降比例相关。最近一项研究表明了肺癌预后与FDG摄取的关系，156名初发的非小细胞肺癌患者接受了FDG-PET检查。118名患者SUR值<10，平均生存期24.6月；37名SUR值≥10，平均生存期11.4月，明显缩短。肺癌的FDG摄取量反映了肿瘤的代谢特征，细胞恶性程度越高、增殖越快，FDG摄取较高。故临床上表现为SUR值高的肿瘤对治疗敏感，但复发率高，临床预后差。欧洲Berghmans等荟萃分析了NSCLC患者原发病灶FDG-PET SUR值与预后的关系。共入选了13项研究，共1474例患者（范围38~315例），其中11项研究认为SUR值高的患者

预后明显差，另2项研究SUR值与预后无显著相关性。总的13项研究荟萃分析认为SUR值高的患者的生存风险（HR）为2.27（95% CI 1.431~3.04）。韩国Na等回顾性分析了NSCLC N_2淋巴结PET结果的临床意义，2000.1~2005.4间共57例术前接受了PET检查，术后病理证实N2阳性患者。单因素分析显示N2淋巴结SUR值和T分期与患者预后显著相关；多因素分析显示校正N2淋巴结大小、原发病灶SUR值和T分期后N2的SUR值与患者的生存期显著相关。荷兰Geus-Oei等用PET评价化疗的效果，共51例NSCLC患者，多因素分析结果显示患者生存期和无疾病生存时间均和PET SUR值下降变化率明显相关。

综上所述PET不仅用于肺癌患者的诊断和分期，也逐渐用于确定放射治疗的范围、判断化疗的效果和指导患者的预后，但主要资料仍然是回顾性分析，需要大规模前瞻性临床试验验证。

（王孟昭）

参 考 文 献

1. Patz EF, Lowe VJ, Hoffman JM, et al. Focal pulmonary abnormalities: Evaluation with [18F] fluorodeoxyglucose PET scaning. Radiology, 1993, 188:487-490
2. Duhaylongsod FG, Lowe VJ, Patz EF, et al. Lung tumor growth correlates with glucose metabolism measured by FDG-PET. Ann Thorac Surg, 1995, 60:1348-1352
3. Lowe VJ, Fletcher JW, Gobar L, et al. Prospective investigation of PET in lung nodule. J Clin Oncology, 1998, 16:1075-1084
4. Lowe VJ, Naunheim KS. Current role of positron emission tomography in thoracic oncology. Thorax, 1998, 53:703-712
5. 王孟昭，李龙芸，郑力等. 正电子发射体层成像在肺癌诊治中的作用. 中华内科杂志，2001，40：150-153
6. Awab A, Hamadani M, Peyton M, et al. False-negative PET scan with bronchioloalveolar carcinoma: An important diagnostic caveat. Am J Med Sci, 2007, 334 (4):311-3
7. Cerfolio RJ, Bryant AS. When is it best to repeat a 2-fluoro-2-deoxy-D-glucose positron emission tomography/computed tomography scan on patients with non-small cell lung cancer who have received neoadjuvant chemoradiotherapy? Ann Thorac Surg, 2007, 84 (4):1092-7
8. Festic E, Abraham PJ, Burnett OL, et al. Increased radiotracer uptake on positron emission tomography after invasive thoracic procedures: A case series. Mayo Clin Proc, 2007, 82 (9):1060-4
9. Veronesi G, Bellomi M, Veronesi U, et al. Role of positron emission tomography scanning in the management of lung nodules detected at baseline computed tomography screening. Ann Thorac Surg, 2007, 84 (3):959-65; discussion 965-6
10. Wahl RL, Quint LE, Greenough RL, et al. Staging of mediastinal non-small cell lung cancer with FDG-PET: CT and fusion images: preliminnary prospective evaluation. Radiology, 1994, 191:371-377
11. Patz EF, Lowe VJ, Goodman PC, et al. Thoracic nodal staging with PET imaging with 18-FDG in patients with bronchogenic carcinoma. Chest, 1994, 108:1617-1721
12. Melek H, Gunluoglu MZ, Demir A, et al. Role of positron emission tomography in mediastinal lymphatic staging of non-small cell lung cancer. Eur J Cardiothorac Surg, 2007, 18 [Epub ahead of print]

13. Sung YM, Lee KS, Kim BT, et al. Nonpalpable supraclavicular lymph nodes in lung cancer patients: Preoperative characterization with 18F – FDG PET/CT. AJR Am J Roentgenol, 2008, 190 (1): 246 – 252
14. Tournoy KG, Maddens S, Gosselin R, et al. Integrated FDG – PET/CT does not make invasive staging of the intrathoracic lymph nodes in non – small cell lung cancer redundant: A prospective study. Thorax, 2007, 62 (8): 696 – 701
15. Schimmer C, Neukam K, Elert O. Staging of non – small cell lung cancer: Clinical value of positron emission tomography and mediastinoscopy. Interact Cardiovasc Thorac Surg, 2006, 5 (4): 418 – 423
16. Al – Sarraf N, Aziz R, Gately K, et al. Pattern and predictors of occult mediastinal lymph node involvement in non – small cell lung cancer patients with negative mediastinal uptake on positron emission tomography. Eur J Cardiothorac Surg, 2008, 33 (1): 104 – 109
17. Hellwig D, Graeter TP, Ukena D, et al. 18F – FDG PET for mediastinal staging of lung cancer: Which SUR threshold makes sense? J Nucl Med, 2007, 48 (11): 1761 – 1766
18. Al – Sarraf N, Gately K, Lucey J, et al. Lymph node staging by means of positron emission tomography is less accurate in non – small cell lung cancer patients with enlarged lymph nodes: Analysis of 1145 lymph nodes. Lung Cancer, 2007, 5 [Epub ahead of print]
19. Bury T, Dowlate A, Corhay JL, et al. Whole – body 18 FDG in the staging of non – small cell lung cancer. Eur Respir J, 1997, 10: 2529 – 2534
20. Barata F, Marques A, Figueiredo A. Positron emission tomographic scan in non small cell lung cancer (NSCLC). Rev Port Pneumol, 2007, 13 (6 Suppl): 15 – 16
21. Kim HK, Choi YS, Kim K, et al. Preoperative evaluation of adrenal lesions based on imaging studies and laparoscopic adrenalectomy in patients with otherwise operable lung cancer. Lung Cancer, 2007, 58 (3): 342 – 347
22. Ohno Y, Koyama H, Nogami M, et al. Whole – body MR imaging vs. FDG – PET: Comparison of accuracy of M – stage diagnosis for lung cancer patients. J Magn Reson Imaging, 2007, 26 (3): 498 – 509
23. Hebert M, Lowe V, Hoffman J, et al. Positron emission tomography in the pretreatment evaluation and follow – up of non – small cell lung cancer patients treated with radiotherapy. Am J Clin Oncol, 1996, 19: 416 – 421
24. Ichija Y, Kuwabara Y, Sasaki M, et al. A clinical evaluation of FDG – PET to assess the response in radiation therapy for bronchogenic carcinoma. Ann Nucl Med, 1996, 10: 193 – 200
25. Vansteenkiste J, Stoobants S, Delyn P, et al. Prognostic significance of FDG – PET after induction chemotherapy in stage ⅢA – N_2 non – small cell lung cancer (N2 – NSCLC): Analysis of 13 cases. Proc Am Soc Clin Oncol, 1998, 18: 75
26. Patz EF, Lowe VJ, Hoffman JM, et al. Persistent or recurrent bronchogenic carcinoma: Detection with PET and 2 – [F – 18] – 2 – deoxy – D – glucose. Radiology, 1994, 191: 379 – 382
27. Winning AJ, Mclvor J, Seed WA, et al. Interpretation of negative results in fine needle aspiration of discrete pulmonary lesions. Thorax, 1986, 41: 875 – 879
28. Dewan NA, Reeb SK, Gupta NC, et al. PET – FDG imaging and transthoracic needle lung aspiration biopsy in evaluation of pulmonary lesions: A comparative risk – benefit analysis. Chest, 1995, 108: 441 – 446
29. Dewan NA, Shehan CJ, Reeb SD, et al. Likelihood of malignancy in a solitary pulmonary nodule: Comparison of Bayesian analysis and results of FDG – PET scan. Chest, 1997, 112: 416 – 422
30. Dewan NA, Reed SD, Gupta NC, et al. Decision analysis to compare the effectiveness and cost of PET – FDG imaging with various treatment strategies for solitary pulmonary nodules [abstract]. Chest, 1994, 106: 885

31. Gambhir SS, Hoh CG, Phelps ME, et al. Decision tree sensitivity analysis for cost effectiveness of FDG - PET in the staging and management of non - small cell lung carcinoma, J Nucl Med, 1996, 37:1428 - 1436

32. Berghmans T, Dusart M, Paesmans M, et al. Primary tumor standardized uptake value (SURmax) measured on fluorodeoxyglucose positron emission tomography (FDG - PET) is of prognostic value for survival in non - small cell lung cancer (NSCLC): A systematic review and meta - analysis (MA) by the European Lung Cancer Working Party for the IASLC Lung Cancer Staging Project. J Thorac Oncol, 2008, 3 (1):6 - 12

33. Na II, Cheon GJ, Choe DH, et al. Clinical significance of (18) F - FDG uptake by N2 lymph nodes in patients with resected stage IIIA N2 non - small - cell lung cancer: A retrospective study. Lung Cancer, 2007, 26 [Epub ahead of print]

34. Faria SL, Menard S, Devic S, et al. Impact of FDG - PET/CT on radiotherapy volume delineation in non - small - cell lung cancer and correlation of imaging stage with pathologic findings. Int J Radiat Oncol Biol Phys, 2007, 7 [Epub ahead of print]

35. Fitton I, Steenbakkers RJ, Gilhuijs K, et al. Impact of anatomical location on value of CT - PET Co - registration for delineation of lung tumors. Int J Radiat Oncol Biol Phys, 2007, 31 [Epub ahead of print]

36. Sunaga N, Oriuchi N, Kaira K, et al. Usefulness of FDG - PET for early prediction of the response to gefitinib in non - small cell lung cancer. Lung Cancer, 2007, 1 [Epub ahead of print]

37. Klopp AH, Chang JY, Tucker SL, et al. Intrathoracic patterns of failure for non - small - cell lung cancer with positron - emission tomography/computed tomography - defined target delineation. Int J Radiat Oncol Biol Phys, 2007, 69 (5):1409 - 1416

38. de Geus - Oei LF, van der Heijden HF, Visser EP, et al. Chemotherapy response evaluation with 18F - FDG PET in patients with non - small cell lung cancer. J Nucl Med, 2007, 48 (10):1592 - 1598

39. Gerbaudo VH, Julius B. Anatomo - metabolic characteristics of atelectasis in F - 18 FDG - PET/CT imaging. Eur J Radiol, 2007, 64 (3):401 - 405

40. Mac Manus MP, Hicks RJ. Impact of PET on radiation therapy planning in lung cancer. Radiol Clin North Am, 2007, 45 (4):627 - 638

41. Al - Sarraf N, Aziz R, Doddakula K, et al. Factors causing inaccurate staging of mediastinal nodal involvement in non - small cell lung cancer patients staged by positron emission tomography. Interact Cardiovasc Thorac Surg, 2007, 6 (3):350 - 353

42. Turkmen C, Sonmezoglu K, Toker A, et al. The additional value of FDG PET imaging for distinguishing N0 or N1 from N2 stage in preoperative staging of non - small cell lung cancer in region where the prevalence of inflammatory lung disease is high. Clin Nucl Med, 2007, 32 (8):607 - 612

第三章 经支气管淋巴结针吸活检在肺部疾病诊治中的作用

可屈支气管镜检查是呼吸科常用检查方法之一。检查时，如观察到可疑的病灶即行活检和毛刷，但对于纵隔肺门淋巴结肿大的情况，常规方法不能明确诊断。20 世纪 80 年代，经支气管淋巴结针吸活检（transbronchial needle aspiration，TBNA）开始应用于临床，利用该技术可以获得纵隔肺门淋巴结的细胞学和组织学标本，从而明确诊断。本文对其临床应用和进展进行综述。

一、TBNA 的进展

TBNA 是指利用特制的带有可弯曲导管的穿刺针，通过支气管镜的活检孔道进入气道，穿透气管支气管壁进入病灶内，负压吸引获得细胞学或组织学标本。从 1949 年 TBNA 之父阿根廷 Schieppati 开展硬质气管镜下隆突下淋巴结穿刺；1983 年美国 Wang 开始应用于纤维支气管镜，通过改进穿刺针和总结穿刺方法提高了诊断准确性；于 2000 年日本开始 CP - EBUS - TBNA，进一步提高了 TBNA 的准确性。

Herth 等比较了常规 TBNA 和先行 EBUS 然后进行 TBNA，结果显示穿刺成功（可见淋巴组织或得到明确诊断）的比例对于隆突下 LN（100 例）分别为 86% 和 84%；对于其他部位 LN（100 例）分别为 74% 和 58%，可见 EBUS 的主要作用是非常见部位淋巴结的定位。

Kanoh 等比较了实时 EBUS - TBNA 与先行 EBUS 然后进行 TBNA 的诊断效果。结果显示，实时 EBUS - TBNA 的准确性为 97%，而先行 EBUS 然后进行 TBNA 的准确性为 76%。

Olymous 公司发明了 CP - EBUS - TBNA，是一种真正的实时 EBUS - TBNA。Yasufuku 等采用新设备穿刺 70 例怀疑肺癌的患者，其中 58 例纵隔 LN 和 12 例肺门 LN，结果显示敏感性 95.7%、特异性 100%。Vilman 等对 573 个淋巴结的总结显示总敏感性 92%；特异性 100%；准确性 94%。

二、TBNA 对肺癌的诊断

TBNA 可以帮助确定肺癌的诊断，是取得病理学结果的有效方法之一，而且为创伤性小安全性好。Stratakos 等用 19G 穿刺针诊断肺癌淋巴结转移，共 77 例患者接受了检查，其中 66 例有肺癌淋巴结转移，TBNA 诊断的敏感性为 87.9%（58/66），其中小细胞肺癌为 94%。荣福等比较了 19G 和 22G 穿刺针的差别，共 55 例患者，其中 19G 穿刺针的敏感性为 47（86%），20 例为唯一诊断；22G 穿刺针敏感性为 29（53%），2 例为唯一诊断。13 项 TBNA 试验荟萃分析，每项入组 10 - 183 例患者，其中 6 项试验有手术病理证实，平均纵隔淋巴结转移率为 34%，TBNA 总的敏感性和特异性分别为 39% 和 99%；7 项试验无手术病理证实，平均纵隔淋巴结转移率为 81%，TBNA 总的敏感性为 78%。13 项试验共报道了 2 例大出血、

1 例气胸需要胸腔引流、2 例气胸和 1 例纵隔气肿不需要引流，总的并发症为 0.26%。

分析北京协和医院呼吸内科 3 年间 143 例常规 TBNA 患者，结果显示 64 例诊断为肺癌，64 例诊断为肺部良性疾病，2 例其他类型恶性肿瘤，13 例最终无明确诊断。共穿刺 230 个部位，423 针，其中 TBNA 穿刺成功 408 针（96.5%）。64 例肺癌患者中，TBNA 总结果阳性 54 例（84.4%），其中 16 例患者 TBNA 结果是惟一病理学证据。64 例肺癌患者共穿刺 99 枚淋巴结，其中 TBNA 结果阳性 64 枚（64.6%）。TBNA 结果的阳性率在 SCLC 和直径≥3cm 淋巴结中阳性率稍高，但无统计学意义。后期组 46/66 例（69.7%）可以得到明确组织学标本。其中 TBNA 穿刺物病理诊断结节病阳性率 54.5%（6/11），诊断肺癌阳性率 65.4%（17/26），均明显高于早期组患者。TBNA 不良反应很小，89 例（65.9%）患者穿刺部位少量出血。

Patel 等回顾性分析了本单位 8 年的资料，根据 TBNA 的方法分为早期组（采用 19G 或 21G 穿刺针仅获得细胞学标本）和后期组（采用 19G 活检针获得组织学标本）。结果显示两种方法获得满意标本的比例分别为 53% 和 91%，避免手术活检的比例分别为 35% 和 66%，两组均有显著差别。Skov 等分析了 EUS－FNA 和 TBNA 涂片病理学检查的可重复性和影响因素。共 102 张涂片，由 4 位病理学医师进行检查 2 次，2 次之间接受简单培训。4 位病理学医师都有 15 年病理学检查经验，但检查 EUS－FNA 和 TBNA 涂片的经验相差很大，有些没有，有些有 10 年经验。结果显示第一次检查的可重复性很好，但通过培训重复性可进一步提高。因此可见内镜医师的穿刺技术和病理学医师的检查技术都可以通过培训和经验的积累而提高。

穿刺所得到的组织除进行病理学检查外，还可进行其他检查。Nakajima 等利用 EBUS－TBNA 的组织进行 EGFR 基因突变检测，共 46 例患者，利用石蜡包埋的 EBUS－TBNA 的组织进行分析。结果显示 43 例可进行分析，其中 11 例（25.6%）有 19/21 外显子突变。

三、TBNA 在肺癌分期中的作用

TBNA 技术用于肺癌的分期就要求能准确进行较小淋巴结的穿刺。Yasufuku 等比较了 CT、PET 和 EBUS－TBNA 在肺癌患者纵隔淋巴结诊断中的作用。共 102 例患者，包括 147 个纵隔淋巴结和 53 个肺门淋巴结。EBUS－TBNA 证实 24 例患者中 37 站淋巴结阳性。CT、PET 和 EBUS－TBNA 诊断纵隔和肺门淋巴结转移的敏感性分别为 76.9%、80.0% 和 92.3%；特异性分别为 55.3%、70.1% 和 100%，准确性分别为 60.8%、72.5% 和 98.0%。因此 TBNA 的诊断的敏感性和特异性均明显高于 CT 和 PET。

对于直径小于 1cm 的纵隔淋巴结，TBNA 有无意义呢?，Herth 等总结了 100 例 NSCLC 患者，共 119 个淋巴结，直径 5～10mm。通过手术证实，EBUS－TBNA 诊断了 19 例患者有纵隔淋巴结转移，但 2 例假阴性。诊断的敏感性、特异性和准确性分别为 92.3%、100% 和 96.3%。Hsu 等研究了常规 TBNA 对小纵隔淋巴结的诊断价值，回顾性分析了 19 例患者，PET/CT 共发现了 25 个可疑淋巴结，淋巴结短轴直径平均为 9.9 +/－3.0mm，接受常规 TBNA 检查。结果显示敏感性、特异性和准确性分别为 81.8%、100% 和 84%，每个淋巴结平均穿刺 2.36 +/－0.49 次。25 个淋巴结中有 9 个（36%）小于 1.0 cm，准确性和敏感性分别为 88.9% 和 87.5%。证实了对于小的肺门纵隔淋巴结，TBNA 也可获得病理学结果，也有很大诊断意义。

局部晚期肺癌患者接受诱导化疗和放疗后是否出现降级决定了下一步治疗方案，但是治疗后再分期很困难，Kunst 等探索了 TBNA 再分期的价值。14 例ⅢA - N_2 NSCLC 患者接受了诱导化疗和放疗，手术前进行 TBNA，共穿刺了 17 个淋巴结。结果显示 17 个淋巴结 PET 均为阳性，但 5 例患者是假阳性；TBNA 的准确性为 71%。

四、TBNA 对肺部其他疾病的诊断

其可用于粘膜下病变的诊断，Shure 等检查了 31 例这类患者，钳夹阳性率为 55%，TBNA 为 71%，两者合并为 89%。Dasgupta 等诊断 55 例粘膜下病变，常规支气管镜诊断阳性率为 42/55，而结合 TBNA 诊断阳性率提高到 53/55（96%）。

也可有效用于结节病的诊断。Morales 等用 19G 穿刺针对 51 例结节病进行了活检，阳性率为 83%，其中约 20% 是唯一病理诊断。日本 Oki 等前瞻性研究了 TBNA 在结节病中的诊断意义，共 15 例疑诊结节病患者，先用 EBUS - TBNA 方法用 22G 穿刺针穿刺，然后采用常规 TBNA 方法用 19G 穿刺针穿刺。结果 93%（14/15）患者 EBUS - TBNA/TBNA 病理可发现非坏死性肉芽肿，结合临床表现确诊为结节病；另 1 例 EBUS - TBNA/TBNA 结果阴性者手术活检病理为恶性黑色素瘤。EBUS - TBNA 共穿刺了 14 例结节病患者中的 23 个淋巴结，其中 18 个（78%）淋巴结病理阳性，13 例患者得到了病理诊断。TBNA 也诊断了 13/14（93%）患者。Garwood 等收集了 50 例疑诊结节病患者接受了 EBUS - TBNA 临床资料，共穿刺了 82 个淋巴结。通过随访 48 例诊断为结节病，41 例（85%）患者 EBUS - TBNA 病理中可见非坏死性肉芽肿。Wong 等对 65 例疑诊结节病的患者接受 EBUS - TBNA 检查，共穿刺了 77 个淋巴结。最终 61 例确诊为结节病，其他 4 例为韦氏肉芽肿 1 例和未确定 3 例。61 例结节病中 56 例（91.8%）EBUS - TBNA 结果中可见非坏死性肉芽肿。

Kennedy 等分析了 TBNA 在淋巴瘤中的诊断价值，回顾性分析了 2005 年 8 月到 2006 年 12 月间所有因纵隔淋巴结肿大进行 EBUS - TBNA 的患者资料。共 236 例 TBNA 患者，其中 25 例疑诊淋巴瘤，包括 13 例疑诊淋巴瘤复发和 12 例诊断不清患者。通过半年以上的随诊，确定其中 14 例为良性淋巴结肿大，11 例为淋巴瘤。EBUS - TBNA 诊断的敏感性和特异性分别为 90.9% 和 100%。

Nakajima 等对于支气管囊肿压迫引起气道狭窄的患者，可以采用 TBNA 穿刺引流解决狭窄问题。

因此 TBNA 可用于肺癌患者的诊断和分期，也可用于多种其他疾病的诊断，应在呼吸科医师中大力推广。

（王孟昭）

参 考 文 献

1. Herth F, Becker HD, Ernst A. Conventional vs endobronchial ultrasound - guided transbronchial needle aspiration: a randomized trial. Chest, 2004, 125 (1):322 - 325

2. Kanoh K, Miyazawa T, Kurimoto N, et al. Endobronchial ultrasonography guidance for transbronchial needle

aspiration using a double – channel bronchoscope. Chest, 2005, 128 (1): 388 – 393
3. Yasufuku K, Chiyo M, Sekine Y, et al. Real – time endobronchial ultrasound – guided transbronchial needle aspiration of mediastinal and hilar lymph nodes. Chest, 2004, 126 (1): 122 – 128
4. Stratakos G, Porfyridis I, Papas V, et al. Exclusive diagnostic contribution of the histology specimens obtained by 19 – gauge transbronchial aspiration needle in suspected malignant intrathoracic lymphadenopathy. Chest, 2008, 133 (1): 131 – 136
5. Patel NM, Pohlman A, Husain A, et al. Conventional transbronchial needle aspiration decreases the rate of surgical sampling of intrathoracic lymphadenopathy. Chest, 2007, 131 (3): 773 – 778
6. Skov BG, Baandrup U, Jakobsen GK, et al. Cytopathologic diagnoses of fine – needle aspirations from endoscopic ultrasound of the mediastinum: reproducibility of the diagnoses and representativeness of aspirates from lymph nodes. Cancer, 2007, 111 (4): 234 – 241
7. Nakajima T, Yasufuku K, Suzuki M, et al. Assessment of epidermal growth factor receptor mutation by endobronchial ultrasound – guided transbronchial needle aspiration. Chest, 2007, 132 (2): 597 – 602
8. Yasufuku K, Nakajima T, Motoori K, et al. Comparison of endobronchial ultrasound, positron emission tomography, and CT for lymph node staging of lung cancer. Chest, 2006, 130 (3): 710 – 718
9. Herth FJ, Ernst A, Eberhardt R, et al. Endobronchial ultrasound – guided transbronchial needle aspiration of lymph nodes in the radiologically normal mediastinum. Eur Respir J, 2006, 28 (5): 910 – 914
10. Hsu LH, Ko JS, You DL, et al. Transbronchial needle aspiration accurately diagnoses subcentimetre mediastinal and hilar lymph nodes detected by integrated positron emission tomography and computed tomography. Respirology, 2007, 12 (6): 848 – 855
11. Kunst PW, Lee P, Paul MA, et al. Restaging of mediastinal nodes with transbronchial needle aspiration after induction chemoradiation for locally advanced non – small cell lung cancer. J Thorac Oncol, 2007, 2 (10): 912 – 915
12. Shure D, Fedullo PF. Transbronchial needle aspiration in the diagnosis of submucosal and peribronchial bronchogenic carcinoma. Chest, 1985, 88 (1): 49 – 51
13. Dasgupta A, Jain P, Minai OA, et al. Utility of transbronchial needle aspiration in the diagnosis of endobronchial lesions. Chest, 1999, 115 (5): 1237 – 1241
14. Oki M, Saka H, Kitagawa C, et al. Real – time endobronchial ultrasound – guided transbronchial needle aspiration is useful for diagnosing sarcoidosis. Respirology, 2007, 12 (6): 863 – 868
15. Garwood S, Judson MA, Silvestri G, et al. Endobronchial ultrasound for the diagnosis of pulmonary sarcoidosis. Chest, 2007, 132 (4): 1298 – 1304
16. Wong M, Yasufuku K, Nakajima T, et al. Endobronchial ultrasound: New insight for the diagnosis of sarcoidosis. Eur Respir J, 2007, 29 (6): 1182 – 1186
17. Kennedy MP, Jimenez CA, Bruzzi JF, et al. Endobronchial Ultrasound Guided Transbronchial Needle Aspiration in the Diagnosis of Lymphoma. Thorax, 2007, 26 [Epub ahead of print]
18. Nakajima T, Yasufuku K, Shibuya K, et al. Endobronchial ultrasound – guided transbronchial needle aspiration for the treatment of central airway stenosis caused by a mediastinal cyst. Eur J Cardiothorac Surg, 2007, 32 (3): 538 – 540

第四章 肿瘤干细胞研究进展

肿瘤是威胁人类健康的重大疾病，手术、激素治疗、化疗、放疗的单用或联合应用是传统的治疗方法。对于局限性的肿瘤这些方法具有较好疗效，但随着肿瘤进展逐渐出现对这些治疗的耐受，有些治疗消失的肿瘤还可复发，这些耐受和复发常常导致患者死亡。近年来，随着肿瘤分子生物学的研究进展，以及对干细胞和肿瘤细胞研究的不断深入，越来越多的证据提示干细胞与肿瘤细胞间存在密切联系，肿瘤的耐药及复发可以用肿瘤干细胞解释。根据干细胞理论，这些传统的治疗方法并没有将肿瘤干细胞完全杀死，仍具有无限增殖能力，肿瘤是一种干细胞疾病。由此提出了一种新的理论——肿瘤干细胞学说。肿瘤干细胞在启动肿瘤形成和生长中起着决定作用。这种学说首先在造血系统肿瘤上得到了验证，新近发现的几种实体瘤干细胞进一步为其提供了有力的佐证。

一、干细胞与肿瘤干细胞

干细胞（stem cell，SC）是一类具有自我更新能力和多向分化增殖潜能的原始细胞，根据干细胞的来源及分化潜能，可将干细胞分为胚胎干细胞和成体干细胞。正常机体中干细胞分化和增殖是平衡的，维持组织细胞数量衡定。肿瘤细胞无限增殖特性与干细胞相似，越来越多的证据显示肿瘤可看作是干细胞生长调控机制失调引起的异常组织器官，应用干细胞理论研究肿瘤发生有助于揭示肿瘤的发病机制和治疗。

肿瘤起源于细胞增殖和分化调控的失常。表现出无限增殖、转移、异质性等特点。随着对干细胞进一步的认识和肿瘤发病机制的研究进展，许多学者发现干细胞与肿瘤细胞存在明显相似之处。

1. 肿瘤细胞无限增殖特性与干细胞相似，而且干细胞有相对长的寿命，更易积累多种突变发展为肿瘤，目前越来越多的证据显示肿瘤可看作是干细胞生长调控机制失调引起的异常组织器官。

2. 一些相似的信号传导通路调节干细胞与肿瘤细胞的自我更新，其中尤以 Hedgehog 和 Wnt 信号传导通路研究较多。既往和近期的证据均表明 Hedgehog 和 Wnt 通路不仅参与组织修复、干细胞自我更新，而且参与肿瘤的生长。

3. 干细胞具有迁移的特性，而癌细胞有转移的能力。Tu 等认为干细胞的迁移和癌细胞的转移，皆受特异化学因子及其受体的调节。干细胞迁移到特定的组织和器官，而这可以解释肿瘤转移也有一定器官和组织特异性。

4. 已经发现很多肿瘤的肿瘤干细胞与正常组织干细胞标志物的表面标记物相似。

5. 干细胞与肿瘤细胞都具有分化能力。

6. 两者都表达多种耐药蛋白，对许多化疗药物具有抗药性。

7. 干细胞 niche 是干细胞居留的环境，它的异常可能使正常干细胞转化为肿瘤干细胞，已经发现某些肿瘤干细胞生存在 niche 中。

基于以上观点，肿瘤干细胞是肿瘤发生的起始细胞越来越受到大多数学者的认同，但其来源目前尚无定论。主要有两种假说，一是随机化理论，它认为肿瘤细胞具有同质性，即每一个肿瘤细胞都具有新生肿瘤的潜力，但是能进入细胞分化周期的肿瘤细胞很少，是一个小概率随机事件。分层理论则认为，肿瘤细胞具有功能异质性，只有有限数目的肿瘤细胞具有产生肿瘤的能力，但这些肿瘤细胞再生肿瘤是高频事件，这些有限数目的肿瘤细胞来源于相应组织正常干细胞的突变。比较公认的观点是后者。

干细胞在机体中具有重要作用，但其数量极其有限，人体内大约 10 万个细胞中才含 1 个干细胞，那如何研究这些无异于大海捞针的细胞，答案是分子标志技术。不同种类的干细胞具有自身特异的分子标志，这些特异分子标志可以是一个细胞表面分子，也可以是多个表面分子的组合。依据肿瘤干细胞理论，肿瘤干细胞在肿瘤中数量也非常少，所以它的研究也移植了正常干细胞的分子标志技术，如 CD34（细胞表面的唾液粘蛋白）既是造血干细胞的标志物，也是某些白血病肿瘤干细胞标志；人的神经干细胞表面标志 CD133 也可作为人脑瘤瘤干细胞标志。但由于目前只鉴定出几种肿瘤干细胞，而且肿瘤干细胞是突变的干细胞，其表面分子与正常干细胞的表面分子不尽相同，需要研究者对肿瘤干细胞表面分子标志个体化，如乳腺癌干细胞表面分子 $CD44^+$、$CD22^{-/low}$、$Lineage^-$ 是作者利用多种方法筛选出的特异分子组合。

二、肿瘤干细胞的研究

肿瘤干细胞的研究始于对白血病的发病机制的探索。Bonnet 等提取、纯化 $CD34^+$、$CD38^-$ 表型的急性粒细胞白血病（AML）（相似于正常 HSC 的表型）细胞，这些细胞能够在 NOD - SCID（non - obese diabetic，severe combined immunodeficiency disease）鼠启动人类 AML，但仅限于 $CD34^+$、$CD38^-$ 表型的细胞。反之，$CD34^-$、$CD38^+$ 白血病细胞，不管别的特性如何，皆不易形成肿瘤。因此认为，$CD34^+$、$CD38^-$ 白血病细胞可能是 AML 的肿瘤干细胞。这为肿瘤干细胞理论第一次提供了实验依据。

按照肿瘤干细胞理论，实体瘤也应有瘤干细胞。由于实体瘤干细胞鉴定及分离困难，支持这个观点的实验数据较少。但 2003 年 Muhammad 等利用移植和流式细胞技术首次寻找和证实了实体肿瘤干细胞的存在。他们首先将人乳腺癌细胞移植于 NOD - SCID 小鼠乳腺内，发现少量的癌细胞即能形成新的肿瘤。接着利用癌细胞膜表面抗原的差异，使用特异的抗体和流式细胞技术，进一步鉴定出这些细胞的表面抗原：$CD44^+$、$CD22^{-/low}$、$Lineage^-$。为验证肿瘤干细胞具有再生原始肿瘤能力，从乳腺癌患者原发灶中分离 $CD44^+$、$CD22^{-/low}$、$Lineage^-$ 细胞并在小鼠上传代，发现表面抗原为 $CD44^+$、$CD22^{-/low}$、$Lineage^-$ 癌细胞能在小鼠体内形成肿瘤，且与原发肿瘤相似。同时还发现由 $CD44^+$、$CD22^{-/low}$、$Lineage^-$ 肿瘤细胞诱发的小鼠转移灶内，除了 $CD44^+$、$CD22^{-/low}$、$Lineage^-$ 肿瘤细胞，还有表型各异的其他肿瘤细胞。这一特征与干细胞能自我更新和产生表型各异的子代细胞相类似，为肿瘤干细胞理论提供了又一重要依据。同一年 Singh 等发现从人脑瘤中分离的 $CD133^+$ 细胞亚群离体情况下具有干细胞特性。2004 年他们也利用癌细胞膜表面抗原的差异，将人 $CD133^+$ 脑瘤细胞移植于 NOD - SCID 小鼠脑内，少到 100 个这样细胞就可引起原发肿瘤完全重现，而 10^5 个

$CD133^-$细胞移植不会产生肿瘤，进一步为肿瘤干细胞理论提供了证据。Collins 等从人前列腺癌组织中也分离出能在 NOD/SCID 小鼠体内连续传代致癌的肿瘤细胞（表型 CD44 +/α2β1hi/CD133 +），这些细胞能够分化成多种细胞类型，表达雄激素受体和前列腺酸性磷酸酶的细胞产物，表现出高度增殖潜能。Xin 等发现 Sca－1 表型的前列腺癌细胞具有干细胞特征。

以上的研究提示确实存在肿瘤干细胞，但肿瘤干细胞是来自已分化细胞还是来自干细胞并没有定论。前面我们谈及许多学者倾向于肿瘤细胞起源于干细胞，在一些造血系统肿瘤也得到验证，可对于实体瘤并无实验依据。2005 年 Kim 和同事的研究工作在一定程度上解决了这一问题。他们从小鼠模型中分离出一种新型的肺细胞：这种细胞能够分裂成自己的新拷贝以及肺脏两种更加特化的细胞即肺泡Ⅱ型上皮细胞（AT2）和 Clara 细胞，并命名为支气管肺泡干细胞（BASC，brochioalveolar stem cell）；同时利用携带癌基因 K－ras 的一种沉默性基因突变小鼠证实活化的癌基因只能刺激 BASC 的生长，而不是更加专化的肺泡细胞，BASC 在活化的癌基因所致小鼠腺癌中增殖明显。这些研究结果提示由干细胞转化而来的肿瘤干细胞在肿瘤发生中起重要作用。另一个证据是对前列腺癌的研究。Sca－1（stem cell antigen 1）是小鼠 HSC 标志分子，同时它也表达于小鼠前列腺，这些 $Sca-1^+$ 前列腺细胞具有干细胞功能，利用病毒人为干扰这些细胞的 PTEN/AKT 信号传导通路导致前列腺癌的发生。还有一些证据来源于一群侧群（side population，SP）细胞的发现。Goodell 在研究干细胞时，发现一群侧群细胞。这部分细胞占总骨髓细胞的 0.05%。此后在骨骼肌及神经组织也发现存在侧群细胞（SP）。同时研究者证实，ABC 转运蛋白家族中多药耐药蛋白（multidrug－resistance transporter1，MDR1）及人 ABCG2（ATP－binding cassette superfamily G member2）/鼠 Bcrp1（breast cancer resistance protein1）为同源基因，与造血干/祖细胞泵出 Hochst 染料的特性有关。而 ABCG2/Bcrp1 在不同来源的 SP 细胞中均呈高表达，并与 SP 细胞群所呈现的弱 Hochst 激发荧光特性相关，故 ABCG2/Bcrp1 可作为确定 SP 干细胞的表型标记。正常骨髓、骨骼肌及神经组织中 SP 细胞的研究发现这些细胞在各自组织中显示了干细胞的功能，而且能向不同类型或不同胚层的组织细胞分化，与成体干细胞的多器官可塑性有关。实体肿瘤具有异质性和无限扩增的能力，其起源为克隆源性，这些均提示总体上肿瘤细胞的生长过程类似与正常干细胞的自我更新和分化。据此推测肿瘤中可能含 SP 细胞，它们固有的染料排出能力与耐药密切相关，进而导致肿瘤的复发。Hischmann－jax 观察了人脑肿瘤、肺癌及乳腺癌等多种细胞，这些细胞中均存在这种高表达 ABCG2 的 SP 细胞，而且具有干细胞特征。根据以上的研究作者推测这些实体瘤中的 SP 细胞可能就是肿瘤干细胞，这与 Kim 和同事的研究工作有相似之处，至少它们与肿瘤的复发有直接的关系，这些细胞将来也可能成为很好的治疗靶点。

三、干细胞理论在肿瘤治疗中的意义

对于大多数肿瘤患者来说，无论是化疗或放疗很少能达到治愈的目的。患者初始化疗或放疗后，肿瘤仅有一定程度的缩小，甚至有些完全消失。但实际上大部分肿瘤经过一段时间缓解期后又复发，而且再次化疗、放疗以及其他方法都无法阻滞肿瘤的继续发展。这些现象可以用肿瘤干细胞解释。根据干细胞理论，这些传统的治疗方法并没有将肿瘤干细胞完全杀

死，仍具有无限增殖能力。这一点已得到证实。在应用 imatinib 治疗慢性髓性白血病（chronic myelogenous leukemia）过程中，这些药物并不能杀死白血病干细胞。

基于肿瘤干细胞的研究，这些数量非常少的肿瘤干细胞参与了肿瘤的形成和发展，那我们治疗的目的就应该是鉴定并清除这些细胞。传统上，肿瘤治疗是不加分别地杀死增殖细胞，而对于肿瘤起源细胞与非肿瘤起源细胞在治疗反应性不同很少研究，往往导致治疗失败。

肿瘤干细胞的深入研究也有助于我们对肿瘤转移的重新认识。研究显示，一些肿瘤没有复发的患者骨髓中可检测到播散的肿瘤细胞，一个可能的解释为这些骨髓中的肿瘤细胞需特定的触发条件才能扩增，而另一个解释为这些播散的细胞是普通肿瘤细胞，而非肿瘤干细胞，只有当肿瘤干细胞发生播散，转移才会形成。如果后者正确，将对肿瘤转移的诊断和治疗产生重大影响。针对肿瘤干细胞寻找有效的诊断方法预测患者是否发生转移，既可以改善转移患者的预后，又可以减少那些未发生真正转移患者不必要的治疗。

结合肿瘤干细胞理论，其治疗前景包括：

1. 通过分析肿瘤干细胞和一般肿瘤细胞之间基因及蛋白表达的差异，从而寻找只针对肿瘤干细胞特异基因序列及蛋白的药物或生物治疗，以达到治疗肿瘤的目的。

2. 肿瘤干细胞具有和正常干细胞相同的调控自我更新的信号传导通路，可以通过抑制这些信号通路来杀伤肿瘤干细胞，但是否会同时抑制正常干细胞而发生严重的毒副作用还有待于进一步研究。

3. 正常机体中干细胞分化和增殖的平衡与其所处的微环境密切相关，而起源于干细胞异常突变的肿瘤干细胞可能即是这种微环境改变的结果。对肿瘤干细胞所处微环境的研究以及改变肿瘤干细胞微环境将有助于肿瘤的治疗。这在一些研究中已获得一些惊喜。

四、结语

干细胞研究技术的不断发展为肿瘤干细胞的分离和鉴定提供了技术保证。但体外培养环境与体内肿瘤微环境必然存在差异，肿瘤异质性不仅在于其构成细胞的异质性，而且一个肿瘤中有相当多的细胞能够增殖，因此有可能一个肿瘤中含有多种瘤干细胞，近来研究更提出肿瘤生长并不需要肿瘤干细胞，因此肿瘤干细胞的研究需更深入的探索。

（张宇飞　徐兴祥）

参 考 文 献

1. Reya T, Morrison SJ, Clarke MF, et al. Stem cells, cancer, and cancer stem cells. Nature, 2001。414 (6859): 105 - 111
2. Bonnet D, Dick JE. Human acute myeloid leukemia is organized as a hierarchy that originates from a primitive hematopoietic cell. Nat Med, 1997, 3 (7): 730 - 737
3. Hope KJ, Jin L, Dick JE. Acute myeloid leukemia originates from a hierarchy of leukemic stem cell classes that differ in self - renewal capacity. Nat Immunol, 2004, 5 (7): 738 - 743
4. Hope KJ, Jin L, Dick JE. Human acute myeloid leukemia stem cells. Arch Med Res, 2003, 34 (6): 507 - 514

5. Al－Hajj M, Wicha MS, Benito－Hernandez A, et al. Prospective identification of tumorigenic breast cancer cells. Proc Natl Acad Sci USA, 2003, 100 (7):3983－3988
6. Singh SK, Clarke ID, Terasaki M, et al. Identification of a cancer stem cell in human brain tumors. Cancer Res, 2003, 63 (18):5821－5828
7. Singh SK, Hawkins C, Clarke ID, et al. Identification of human brain tumour initiating cells. Nature, 2004, 432 (7015):396－401
8. CollinsAT, Habib FK, Maitland NJ, et a. l Identification and isolation of human prostate epithelial stem cells based onα2β1－integrin ex－pression. JCellSci, 2001, 114:3865－3872
9. Reya T. Regulation of hematopoietic stem cell self－renewal. Recent Prog Horm Res, 2003, 58:283－95
10. Phillips RL, Reinhart AJ, Van Zant G. Genetic control of murine hematopoietic stem cell pool sizes and cycling kinetics. Proc Natl Acad Sci USA, 1992 , 89 (23):11607－11611
11. Phillips RL, Ernst RE, Brunk B, et al. The genetic program of hematopoietic stem cells. Science, 2000, 288 (5471):1635－1640
12. Odorico JS, Kaufman DS, Thomson JA. Multilineage differentiation from human embryonic stem cell lines. Stem Cells, 2001, 19 (3):193－204
13. Fuchs E, Segre JA. Stem cells: A new lease on life. Cell, 2000, 100 (1):143－155
14. Blau HM, Brazelton TR, Weimann JM. The evolving concept of a stem cell: entity or function? Cell, 2001, 105 (7):829－841
15. Taipale J, Beachy PA. The Hedgehog and Wnt signalling pathways in cancer. Nature, 2001, 411 (6835): 349－354
16. Willert K, Brown JD, Danenberg E, et al. Wnt proteins are lipid－modified and can act as stem cell growth factors. Nature, 2003, 423 (6938):448－452
17. Reya T, Duncan AW, Ailles L, et al. A role for Wnt signalling in self－renewal of haematopoietic stem cells. Nature, 2003, 423 (6938):409－414
18. Zhang Y, Kalderon D. Hedgehog acts as a somatic stem cell factor in the Drosophila ovary. Nature, 2001, 410 (6828):599－604
19. Zhang Y, Kalderon D. Regulation of cell proliferation and patterning in Drosophila oogenesis by Hedgehog signaling. Development, 2000, 127 (10):2165－2176
20. Bienz M, Clevers H. Linking colorectal cancer to Wnt signaling. Cell, 2000, 103 (2):311－320
21. Tu SM, Lin SH, Logothetis CJ. Stem－cell origin of metastasis and heterogeneity in solid tumours. Lancet Oncol, 2002, 3 (8):508－513
22. Xin L, Lawson DA, Witte ON. The Sca－1 cell surface marker enriches for a prostate－regenerating cell subpopulation that can initiate prostate tumorigenesis. Proc Natl Acad Sci USA, 2005, 102 (19):6942－6947
23. Kim CF, Jackson EL, Woolfenden AE. Identification of bronchioalveolar stem cells in normal lung and lung cancer. Cell, 2005, 121 (6):823－835
24. Goodell MA, Brose K, Paradis G, et al. Isolation and functional properties of murine hematopoietic stem cells that are replicating in vivo. J Exp Med, 1996, 183 (4):1797－1806
25. Goodell MA, Rosenzweig M, Kim H, et al. Dye efflux studies suggest that hematopoietic stem cells expressing low or undetectable levels of CD34 antigen exist in multiple species. Nat Med, 1997, 3 (12):1337－1345
26. Zhou S, Schuetz JD, Bunting KD, et al. The ABC transporter Bcrp1/ABCG2 is expressed in a wide variety of stem cells and is a molecular determinant of the side－population phenotype. Nat Med, 2001, Sep; 7 (9): 1028－1034

27. Scharenberg CW, Harkey MA, Torok - Storb B. The ABCG2 transporter is an efficient Hoechst 33342 efflux pump and is preferentially expressed by immature human hematopoietic progenitors. Blood, 2002, 99 (2): 507 - 512
28. Kim M, Turnquist H, Jackson J, et al. The multidrug resistance transporter ABCG2 (breast cancer resistance protein 1) effluxes Hoechst 33342 and is overexpressed in hematopoietic stem cells. Clin Cancer Res, 2002, 8 (1): 22 - 28
29. Hirschmann - Jax C, Foster AE, Wulf GG, et al. A distinct "side population" of cells in human tumor cells: implications for tumor biology and therapy. Cell Cycle, 2005, 4 (2): 203 - 205
30. Hirschmann - Jax C, Foster AE, Wulf GG, et al. A distinct "side population" of cells with high drug efflux capacity in human tumor cells. Proc Natl Acad Sci USA, 2004, 101 (39): 14228 - 14233
31. Goldman J, Gordon M. Why do chronic myelogenous leukemia stem cells survive allogeneic stem cell transplantation or imatinib: does it really matter? Leuk Lymphoma, 2006, 47 (1): 1 - 7
32. Braun S, Pantel K. Prognostic significance of micrometastatic bone marrow involvement. Breast Cancer Res Treat, 1998, 52: 201 - 216
33. Calabrese C, Poppleton H, Kocak M, et al. A perivascular niche for brain tumor stem cells. Cancer Cell, 2007, 11: 69 - 82
34. Yang ZJ, Wechsler - Reya RJ. Hit'em where they live: Targeting the cancer stem cell niche. Cancer Cell, 2007, 11: 3 - 5

第五章　慢性阻塞性肺疾病的影像学检查进展

慢性阻塞性肺疾病（chronic obstructive pulmonary disease，COPD）曾经定义为“具有气流阻塞为特征的慢性支气管炎或/和肺气肿，气流阻塞呈进行性发展，但部分有可逆性”。2001年 Global Initiative for Chronic Obstructive Lung Disease（GOLD）颁布了 COPD 的新定义，并且在定义中不再提及慢性支气管炎或/和肺气肿的术语。2006 年 GOLD 将 COPD 的定义更新为“COPD 是可以预防及治疗的疾病，疾病的严重程度与一些明显的肺外因素有关。主要特征为气流受限，且不能完全恢复。气流受限通常是进行性进展，与肺部对有毒性颗粒物质或气体的异常炎症反应有关”。这种气流受限是由于混合有小气道疾病（obstrctive bronchiolitis）和肺实质破坏（肺气肿）所致，二者对疾病的影响程度因人而异。肺功能检查也难以准确地判断二者分别对气道阻塞的损伤程度。COPD 患者的病史不尽相同，不是所有患者遵循同样的病程。为强调 COPD 是可以预防及可以治疗的，2006 年 GOLD 首次在定义中加入“COPD 是可以预防及可以治疗的疾病”，意在唤起医务界、社会及政府对 COPD 的预防和诊治的重视。

一、发病率及经济负担

COPD 是全球范围内的多发病及常见病，累及全世界 1/10 的 40 岁以上的成人，每年导致大约 300 万人死亡。世界卫生组织（WHO）估计，COPD 是全球的第 4 大死因（仅次于冠心病、脑血管疾病和急性呼吸系统感染），与 HIV/AIDS 并列第 4，估计到 2020 年将成为第 3 位死因。COPD 在中国的患病率，据专家推算，15 岁以上人口约有 2500 万，估计每年因 COPD 死亡人数达 500～1000 万。COPD 是我国农村人口的首位死因，在疾病负担中亦列其首。据世界银行/世界卫生组织的研究，至 2020 年 COPD 将占据世界疾病经济负担的第 5 位。

二、诊断

对于任何有呼吸困难、慢性咳嗽、咳痰，和/或具有本病危险因素接触史的患者，特别是吸烟者，临床上需考虑 COPD 的诊断。确诊需要肺功能检查证实存在气流限制并且不能完全恢复。进行呼吸流量测试时，需要患者吸入支气管扩张剂后测定用力肺活量（FVC）和第 1 秒用力呼气容积（FEV_1）。典型的 COPD 患者表现为 FEV_1 和 FEV_1/FVC 均降低。呼吸流量异常的程度通常能反映出 COPD 的严重程度。$FEV_1/FVC < 0.70$ 证实存在不能完全恢复的气流受限。肺功能分级依据 FEV_1 将 COPD 分成 4 级。

三、影像学检查

影像检查一直是胸部疾病的重要检查手段。胸部 X 线片上肺气肿的征象，包括：双肺透过度增加，膈肌低平，胸骨后间隙增大构成桶状胸，肋膈角增大，心影狭长及肺血管纹理稀疏、变细等。胸部 X 线平片由于操作简单，经济方便，目前尤其是基层医院仍为普遍应用的技术，但有报道胸部 X 线平片对轻中度肺气肿的诊断率为 16%，对中等度及重度肺气肿为 41%。GOLD 认为胸部 X 线平片对 COPD 的诊断意义不大，但对确定肺部并发症及与其他疾病鉴别有重要意义。当 COPD 的诊断难以确定时，CT 有助于鉴别诊断。当 CT 上发现明确的肺泡结构破坏，可以明确肺气肿的诊断，CT 对小气道的诊断具有挑战性。另外当外科考虑行肺大疱或肺减容手术时，CT 十分有帮助。CT 检查不但可以提供解剖形态学上的信息，而且可以提供功能的评价，目前功能成像研究仍是国际上的研究热点。近年来 CT 技术发展很快，对阻塞性肺疾病的影像诊断及研究报道较多，一方面侧重于肺气肿和小气道疾病的形态学研究，另一方面侧重于功能方面的研究，分别论述如下。

（一）CT 技术进展

1972 年 Hounsfield 博士发明的 CT 是传统 X 线摄影和计算机技术结合的结果。30 多年来，CT 的硬件、软件技术经历了几次大的革命性的进步。从最早的头部专用 CT 到全身 CT 到今日的心脏 CT，非螺旋 CT 到螺旋 CT，单排 CT 到多排 CT 到今日的容积 CT。多层螺旋 CT（multi－slice CT，MSCT）是指扫描一圈所得到的图像数，如 16 层 CT 就是扫描一圈得出 16 层图像。有的是 24 排（Siemens，Philips，GE），有的是 40 排（Toshiba）。MSCT 具有两大突出优点，一是一次扫描可得到不同层厚 CT 像的数据。二是成像速度快，能包容较大范围进行容积扫描。多层 CT 在一次扫描后得到的原始图像包括整个扫描野内立体信息，再根据需要重建出 CT 图像（如层厚 1mm，7mm），十分方便，患者不再需要接受二次的 X 线的辐射就可以得到任意薄层图像。不管是单球管 CT 或是多球管 CT，图像分辨率（密度分辨率，时间分辨率，各向同性空间分辨率）决定了图像的质量。16 层 CT 设计的采集时间，一般是 0.5 秒/周，最低可达 0.42 秒，以一个身高 155cm 的患者为例，以 2.5mm 层厚采集可在 19～22 秒钟内完成全身的扫描。扫描速度快，可对难以静止的器官如心脏成像及动态采集的优势十分明显。单层螺旋管旋转时间为 1 秒，每秒采集 1 层，用 10mm 层厚扫描全肺需要 20～30 秒；16 层螺旋 CT 机 X 线管旋转时间可达 0.4 秒/周，则在 4～5 秒之内完成全肺扫描。16 层 CT 可以清楚显示心脏冠状动脉，可以“抓拍到”造影剂进入肺动脉瞬间的图像，清楚显示动脉内的充盈缺损——肺动脉栓子。另外，空间分辨率提高，有助于显示血管的远端分支（如冠状动脉），可以显示肺动脉微小栓子。就肺部而言，16 排 CT 全肺扫描需要 4～5 秒钟，64 排 CT 最快时仅需要 3 秒钟，呼吸运动伪影对 CT 成像图像的影像较小，但是仍然建议在吸气末憋气后行 CT 扫描，以免不同呼吸时相 CT 图像的差异影响诊断。目前最薄的采集层厚分别为 0.5mm（Toshiba），0.625mm（GE），0.75mm（Siemens 和 Philips）。最薄采集层厚决定了影像的 Z 轴分辨率。选择尽可能薄的层厚目的在于实现真正的各向同性体素，从而达到最佳的各类重建效果。因此，多层面螺旋 CT 影像可用于多种重组处理，主要包括多平面重组（multiplannar reconstructions，MPR），曲面重组（curved planar reconstructins，CPR），最小密度投影（minium intensity projections，MinIP），多平面容积重组（multiplanar or multiprojective volume reconstructions，MPVR）和容积再现（volume rendering，VR）等技术。这些技术均可以用于外周气道检查，但价值仍有争论。CT 具有较高的分辨率（理论上可达 100um），所显示的最小像素为 0.25～0.5mm，能清楚显示肺小叶间隔、肺小叶中央动脉及亚段支气管，薄层 CT 有利于显示常规 CT 难以发现的肺气肿（图 3－5－1a，3－5－1b）。薄层 CT 的层数越多，屏幕上越能清楚显示连续的解剖结构，但是将全部图像打印在胶片上不太现实，一般采用间隔 10mm 或 20mm 的间距打印片子。

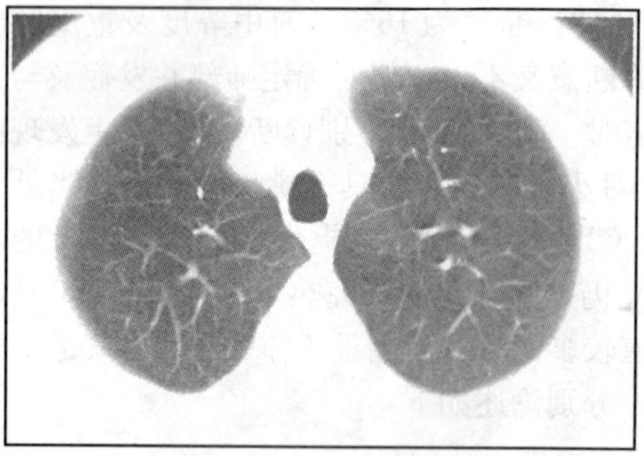

图 3－5－1a 常规 CT（层厚 10mm，标准方法重建）不能清楚显示小叶中心型肺气肿

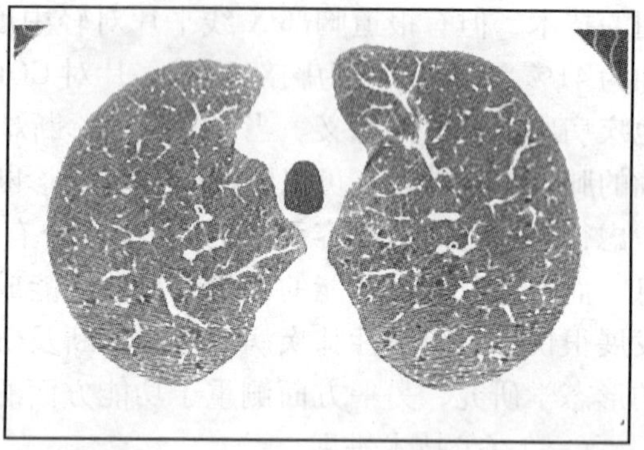

图 3－5－1b HRCT（层厚 2mm，骨重建算法），双上肺多发小叶中心型肺气肿

患者，男，55 岁。间断咳嗽，喘 4 年，吸烟 20 支/日 ×40 年

肺功能检查结果：FEV_1%：41.7%，FVC%：70.2%，FEV_1/FVC：47.6%，DLco%：74.3%，RV%：164%，TLC%：98.4%，RV/TLC：55.3%。

（二）小气道的病理学生理学基础及影像表现

小气道是指内径小于 2mm 的气道，主要包括细支气管、终末细支气管以及呼吸性细支气管，还包括部分内径较小的小支气管（7～11 级）。小气道管腔纤细，管壁厚度随气道内径缩小而变薄，管壁外周为稀疏的网状结缔组织，内含少量弹性纤维和胶原纤维。小气道的阻力实际上占总气道阻力的 40%。影响气道阻力的因素有气道的内径和长度、气道壁表面光滑程度、平滑肌张力、气流性质和流速、气体密度、粘度及肺容积水平等。其中以气道内径最为重要。在气流性质为层流时，气道阻力（Raw）与气体粘度（n）和管腔长度（L）成正比，与管腔半径（r）的 4 次方成反比。据上式，气道管径减半，阻力将增加 16 倍。周围气道阻力增高是小气道疾病病理生理改变的主要特征。另外，不论静态或动态，肺内均存在通气分布不均现象。通气分布不均与小气道阻力、胸内压、肺组织顺应性、体位等多种因素有关。通气分布不均的后果是低氧血症和通气/血流比例失调。

小气道疾病，也称细支气管炎，是临床的常见疾病，许多感染或炎症过程引发小气道病变，如感染、吸烟、结缔组织病、毒性气体吸入，药物反应，肺移植等。小气道病变的异常形态学改变包括肌肉增生，炎症和纤维化导致的管壁增厚，细支气管狭窄或闭塞，细支气管扩张和粘液栓塞。这种异常表现见于多种疾病，其严重程度也各异。根据组织病理学亚型对小气道疾病进行分类的话，常常与临床或影像学没有明显的联系。而且许多弥漫性肺疾病中细支气管频繁受累，故病理分型对临床诊断及治疗意义不大。分析小气道病变，可以简单地分成两大类，缩窄性细支气管炎（constrictive bronchiolitis）和渗出性细支气管炎（exudative bronchiolitis）。缩窄性细支气管炎，也称闭塞性细支气管炎，特征性改变是细支气管上皮和肌层粘膜之间纤维组织增生。纤维组织增生或多或少导致气道管腔向心性狭窄，严重时气道完全闭塞。渗出性细支气管炎，病理改变主要以炎症或者各类型的细胞为主，无纤维化，或者纤维的成分少。许多疾病可以导致炎症性或者渗出性细支气管炎，包括感染性细支气管炎，与吸烟有关的呼吸性细支气管，弥漫性泛细支气管炎，外源过敏性肺泡炎。

小气道疾病在 HRCT 的表现可以简单地分为直接征象和间接征象。CT 图像上难以看到正常的细支气管，但是当细支气管内部或者周围软组织成分增加时，就会在次级肺小叶（secondary pulmonary lobule）中心见到其影子。炎性细胞增多导致细支气管壁的增厚，在 CT 可以见到小叶中心的结节，和“V”或“Y”字型的细条形影，典型的呈树芽征（tree - in - bud pattern）。炎症细胞在细支气管周围的肺泡浸润，是呼吸性细支气管或过敏性肺炎的典型表现，CT 上可见界限不清的小叶中心性结节，密度比软组织密度要低，呈淡淡的结节。细支气管扩张不是细支气管炎的直接征象，但是常见于慢性细支气管炎。气体限闭（air trapping）是小气道重要的间接征象。在阻塞或狭窄的小气道远端，因侧支通气或者受累气道未完全闭塞时的球瓣作用所致肺实质过度充气在 CT 上表现为吸气像呈马赛克密度，呼气相更为明显。病变局部分布时容易被发现，弥漫分布时难以被发现。由于气体限闭在呼气相时更为明显，所以呼气相 CT 扫描是评价细支气管炎的重要手段。马赛克灌注表现为不均匀、不对称的小叶或多小叶的肺实质高（低）密度区，伴有血管管径的增大或减小。在密度减低区域，肺灌注下降。在急性缩窄性细支气管炎，这代表缺氧性血管受限的生理反应；但在慢性阶段，有血管重塑，灌注减少则不可逆。缩窄性细支气管炎患者的呼气相 CT 上气体限闭的程度与生理损害指标明显相关。但是解释气体限闭需要小心。正常人或者肺小血管疾病的患者也可以出现气体限闭。Mastora 发现 53% 的非吸烟正常人中出现孤立的小叶大小的气体限闭，然而大面积（段或叶）气体限闭仅发现在 5 个人（8%）的 CT 图像上。Copley 等发现部分哮喘的患者也会出现密度减低区，支气管扩张，血管变细，常被误诊为缩窄性细支气管炎。

（三）肺气肿的病理学基础及影像表现

肺气肿的定义是：终末细支气管远端气腔的持久性异常增大，伴有壁的破坏而无明显纤维化。根据肺破坏区的解剖分布，通常把肺气肿从病理上分为以下 4 型：小叶中心型肺气肿，全小叶型肺气肿，间隔旁肺气肿和瘢痕旁型肺气肿。其中小叶中心型肺气肿最常见，与吸烟关系密切，多分布各肺叶的上部（如上叶的尖后段和下叶的背段），不吸烟者罕见。病变进展时，病灶互相融合累及全小叶甚至肺段，以至于难以与全小叶型肺气肿区分。全小叶型肺气肿具有多分布下叶的特点。α_1 - 抗胰蛋白酶缺乏和 Swyer - Jamer 综合征的患者中全小叶型肺气肿常见。全小叶型肺气肿也可见于吸烟者，但多伴有小叶中心型肺气肿，且以后者为主。不吸烟者的肺部如果见到全小叶型肺气肿，则是衰老的表现。间隔旁肺气肿多发生于胸膜下、小叶间隔旁以及血管和支气管周围，常融合成肺大疱，亦导致自发性气胸，但通常无气流阻塞的表现。瘢痕旁型肺气肿常见于局灶性肺瘢痕附近，弥漫性的纤维化及尘肺，特别是在融合团块的进行性大块纤维化附近。肺气肿的定义实际上是病理解剖学的概念。

肺功能检查依第一秒用力呼气量（FEV_1）及其占肺活量的比值（FEV_1/FVC）来反映气流有无受限，以一氧化碳弥散功能（DLco）来反映肺泡 - 毛细血管膜表面区域的减少程度。随着 CT 上肺气肿严重程度的增加，DLco 和 FEV_1 均同步发生相应变化。有报道 HRCT 对肺气肿检出的敏感性达 100%，诊断特异性为 87.8%，准确性为 93.8%，已成为肺气肿最敏感、最准确的无创检查。尤其小叶中央型肺气肿尤为敏感。Gurney 在 HRCT 和肺功能的比较研究中，发现肺功能正常者中 40% 在 HRCT 上有肺气肿。图 3 - 5 - 2 和图 3 - 5 - 3 的肺气肿含量基本一致，但肺功能结果明显不一样。定量图显示图 3-5-2 的肺气肿主要位于上肺，图 3-5-3 的肺气肿主要位于下肺，说明肺气肿的分布可能对相关性产生影响。Wakayama 提出位于下肺的肺气肿与 PFT 的相关性好。小叶中心型肺气肿主要集中在上叶，此处的气体交换少，甚至肺组织破坏较严重时对 PFT 的影响也较小。为什么 CT 会较肺功能敏感呢？目前有两种假设解释：一种是轻度肺气肿时弹力回缩能力降低肺体积增大，并不一定伴有气流的阻力，呼吸细支气管阻力仅占气道阻力的极小部分，故肺功能检查无异常表现，而 CT 尤其 HRCT 可以见到解剖上的异常。另一种解释是肺气肿分布的影响。小叶中心型肺气肿主要集中在上叶，此处的气体交换少，肺组织破坏甚至较严重对肺功能的影响也较小。Gurney 的研究证实了肺功能正常而 CT 有异常的病例多位于上肺部。上肺部是一沉默区，该区发生较广泛的肺组织破坏可无肺功能异常，也不出现症状。因此，肺功能检查缺乏评价局部肺功能变化的能力，这对理解肺气肿的诊断和治疗过程中十分重要。

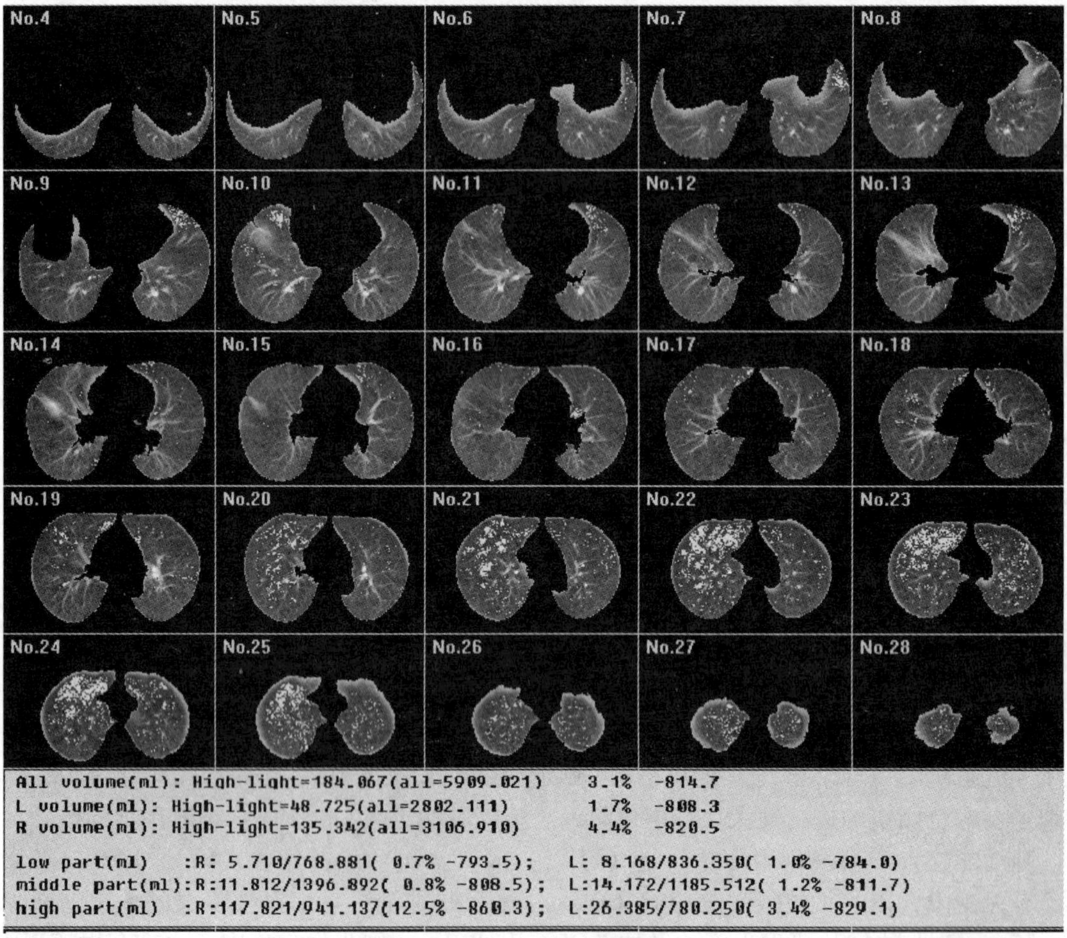

图 3-5-2 患者，男，56 岁，吸烟 20 支/日 ×30 年

肺功能结果：FEV_1%：75.5%，FVC%：96%，FEV_1/FVC：62.4%，DLco%：71.7%，RV%：101%，TLC%：98.7%，RV/TLC：34.4%。（肺功能分级 1～2 级，不能确诊肺气肿）CT 定量图：示肺气肿主要位于上肺，占右上肺的 12.5%、左上肺的 3.4%。说明 CT 肺功能评价较 PFT 敏感。

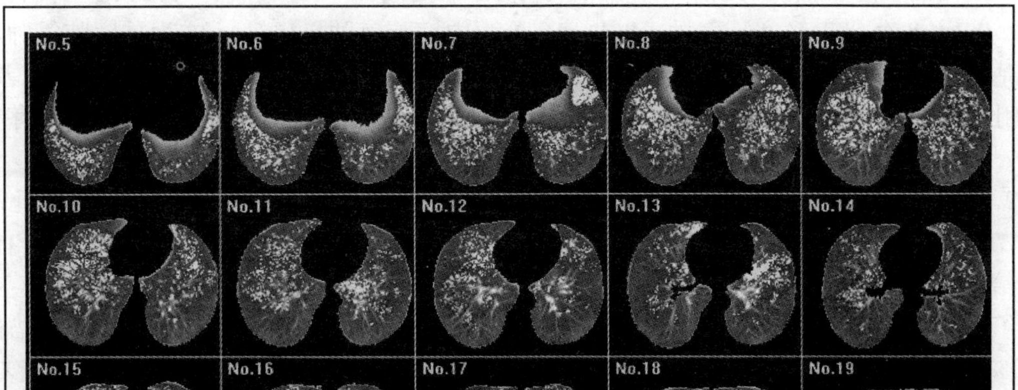

图 3－5－3　患者，男，55 岁。间断咳嗽，喘 4 年，吸烟 20 支/日 ×40 年

PFT 结果较差：FEV_1%：41.7%，FEV_1/FVC：47.6%，RV%：164%，RV/TLC：55.3%，DLco%：74.3%，肺功能分级为 2～3 级。CT 定量图示肺气肿主要位于下肺，分别占右下肺的 12.9%、左下肺的 9.1%。

（四）CT 测量及肺功能成像研究

常用的方法包括视觉定量评分系统，影像显示（例如多平面重组，三维 SSD 和容积再现），解剖学影像定量测量（如气道和肺的面积和容积），区域性肺组织特征（密度分析，密度变化，肺影像特征的分类等）。

1. 肺气肿的视觉分数评估　视觉分数法从程度和范围两方面对肺气肿评分。①严重程度分 4 级：0 级示无肺气肿；1 级指直径小于 5 mm 的低密度区，有或无肺纹理减少；2 级指直径小于和大于 5 mm 的低密度共存，常有肺纹理减少；3 级指弥漫性较大的低密度区，伴有肺纹理减少和扭曲。②范围也分 4 级：1 级病变累及肺野范围 <25%；2 级病变累及肺野范围 25%～50%；3 级病变累及肺野范围 50%～75%；4 级病变累及肺野范围 75%～100%。

将每一层面的程度和范围级数乘积相加后再除以扫描层数，即是肺气肿的分数。0 代表无肺气肿，0.1 ~ 8 分代表轻度肺气肿，8.1 ~ 16 分为中度肺气肿，16.1 ~ 24 为重度肺气肿。视觉评估肺气肿尽管与病理的相关性较好，但评价是主观的，观察者之间和内部均存在差异。肺气肿是散在分布的，HRCT 视觉评分仅利用少数几个层面对肺气肿分级评估，明显存在片面性，增加层数会使分析工作更为繁琐，而且与病理的相关性不如定量 CT。

2. CT 肺组织密度测定　肺组织的 CT 值是由肺内的气体、血液和肺组织的含量比决定的。CT 值反映肺密度的变化，与血管容积、气体容积、血管外液体量、结缔组织成分有关。对于给定像素的 CT 值范围应是从 +40 ~ +70HU（血液值）到 -1000HU（气体值），典型的肺组织 CT 值应是 -600 ~ -900 HU。假如肺组织的 CT 值为 -700HU，就意味着扫描体积内 70% 是气体，30% 是组织成分。呼气末肺内气体排除，肺密度增加，吸气末与呼气末 CT 值相差 150 ~ 300HU。北京协和医院测定正常人吸气末全肺平均 CT 值为 -775.80 ~ -841.44 HU，呼气末平均值为 -609.89 ~ -737.39 HU。任何病理生理机制改变其血管，组织和气体的比例，均会影响密度值。正常人 HRCT 上密度分布不均匀，仰卧位时受重力作用的下垂部肺密度分呈线性增加。血管多通气少的区域密度增加，17% 正常人可以见到密度分布不均匀，呼气像时吸烟者较正常人群更为明显。

Müller 首先采用密度蒙片（density mask）的方法在 GE 9800 扫描 CT 机上将小于 -910HU 的像素增亮，可以较为直观地显示肺气肿，并计算每一层面上肺气肿区域和正常肺区比例，得出肺气肿的定量诊断，其结果与肺气肿的病理级别是密切相关的。Müller 采用的密度蒙片方法需要人工画出肺的边缘，既费时又费力。北京协和医院自行研制 CT 肺功能定量分析软件，计算机自动将肺与纵隔、肋骨及胸壁的结构区分开来，并分别评价两肺及局部肺组织的功能，同时显示功能定量图及数据表（图 3 -5 -4）。此过程仅需 2 ~ 3 分钟即可完成。自动 CT 定量分析消除了观察者之间的差异，使定量研究更迅速、更方便，也使结果更客观，重复性好。

CT 密度测定常会用到像素指数（pixel index，PI），即阈值内像素的面积或体积占单侧肺的百分比，如 PI_{-950in} 代表的是吸气像 CT 值像素 CT < -950HU 占单侧肺的百分比。正常肺组织的 CT 峰值在 -800HU ~ -900HU 之间，大于 -700HU 和小于 -900HU 的像素不到 15%。当出现阻塞性通气功能障碍时，小于 -900HU 的像素增加，出现限制性功能障碍时，大于 -700HU 的像素增加。具体哪些像素指标更能反映通气功能的变化一直存在争论。大多数采用 -910HU ~ -950HU 之间的数值作为阈值定量肺气肿。另外有报道扫描重建的 kernal 值不同也会对肺气肿的定量产生影响。张伟宏等认为，在其研究中正常组 PI_{-910in} 的平均值为 9.66%，标准误为 2.09%，99% 可信区间为 4.27 ~ 15.05%，故 PI_{-910in} >15% 提示存在 COPD；考虑到正常组的 PI_{-950in} 接近 0，这时标记出 CT 值 < -950HU 的像素可以代表 COPD 患者异常区域，呼气像 PI_{-910ex} 代表并定量 COPD 患者存在的气体陷闭。PI_{-940in}、PI_{-950in}、PI_{-910ex} ~ PI_{-950ex} 均与 DLco% 存在明显的负相关性（其中 PI_{-950in}、PI_{-910ex} 分别与 DLco% 相关性最好），说明这些阈值能反映弥散功能。肺气肿存在时，肺泡壁的破坏导致血管分支变细和减少，所以弥散功能减低。故吸气像采用 PI_{-950in} 和呼气像采用 PI_{-910ex} 的功能定量图更能真实地反映肺气肿的分布。

3. CT 肺容积测定　常规肺功能检查（pulmonary function test，PFT）包括容量测定和通

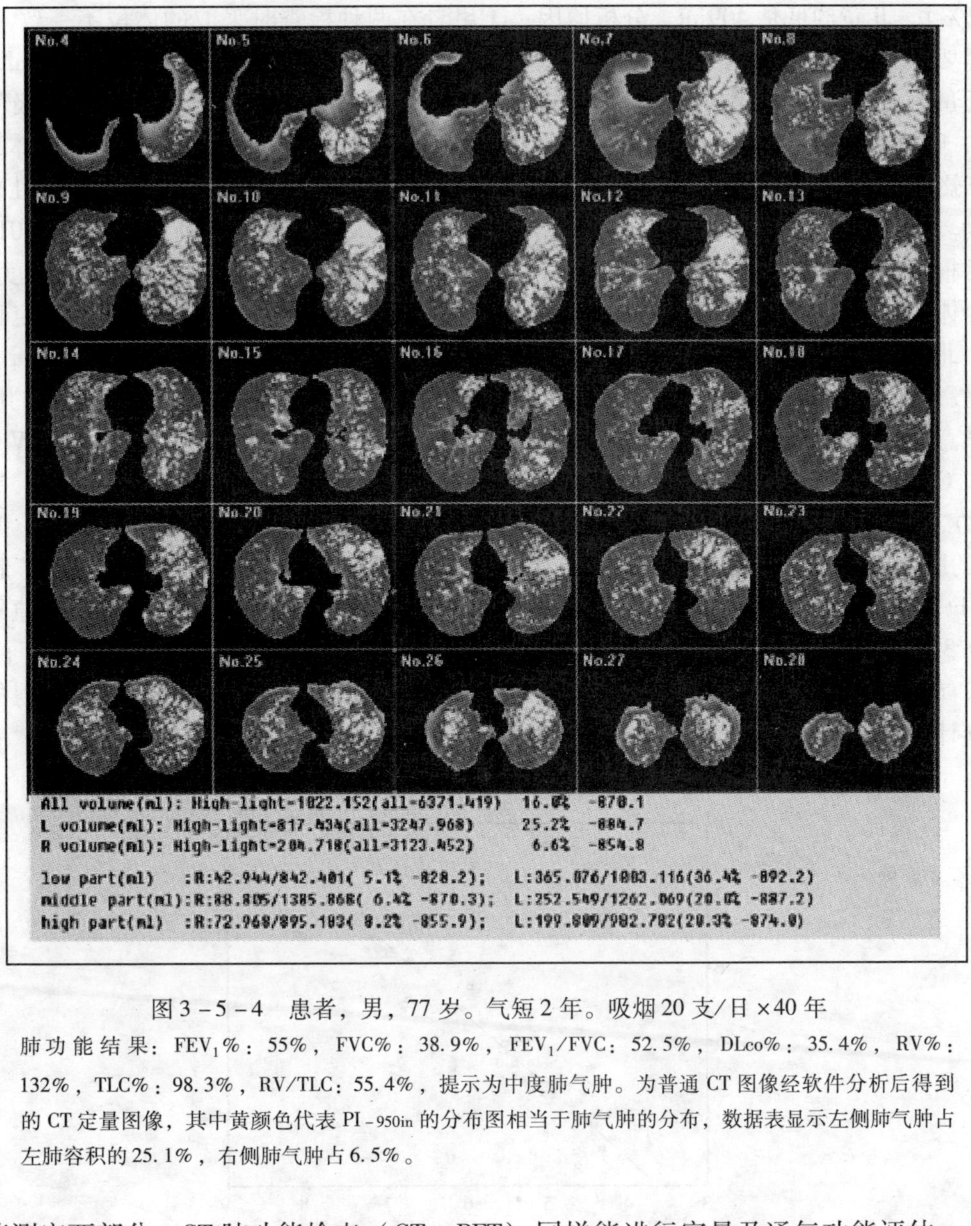

图 3-5-4　患者，男，77 岁。气短 2 年。吸烟 20 支/日 ×40 年

肺功能结果：FEV_1%：55%，FVC%：38.9%，FEV_1/FVC：52.5%，DLco%：35.4%，RV%：132%，TLC%：98.3%，RV/TLC：55.4%，提示为中度肺气肿。为普通 CT 图像经软件分析后得到的 CT 定量图像，其中黄颜色代表 PI_{-950in} 的分布图相当于肺气肿的分布，数据表显示左侧肺气肿占左肺容积的 25.1%，右侧肺气肿占 6.5%。

气功能测定两部分。CT 肺功能检查（CT-PFT）同样能进行容量及通气功能评估。北京协和医院研究证实吸气末 CT 测得的肺体积（V_{in}）与 PFT 的最大肺总量（total lung capacity，TLC）存在明显相关性（$r=0.866$，$P<0.001$），呼气末 CT 测得的肺体积（V_{ex}）与残气量（residual volume，RV）有相关性（$r=0.833$，$P<0.001$），呼吸比（V_{ex}/V_{in}）与 RV/TLC 有相关性（$r=0.590$，$P<0.001$）（图 3-5-5～3-5-7）。研究证实，这两种状态下得到的肺体积与 PFT 结果相关性好，从而说明此方法的可行性。研究中有 2 例重度肺气肿患者无法完成 PFT，但可以配合完成 CT 肺功能检查（CT-PFT），说明患有重度肺气肿的患者可以通过 CT-PFT 检查反映病情程度，监测治疗情况。曾有报道，在特制的呼吸仪配合下完成

CT 扫描，从而得到的 CT 肺功能定量结果将会更准确。Kauczor 报道 V_{in} 低估 TLC 约 670ml（占 12%），儿童约低估 409ml。分析原因：①患者在两种检查时采取的体位不一致，CT 检查时需要患者呈仰卧位而 PFT 时呈坐立位。据报道仰卧位导致总体肺容量降低 500ml，或降低肺活量的 9%；②PFT 测定肺容量包括口腔、气管、大支气管内的气体含量（吸气时约 100ml，呼气时减少 15～20%）。严格地讲，肺体积不应该包括后者，而 CT 测定肺体积无上述因素影响，更接近实际值；③PFT 由经验丰富的技术员指导完成，对结果的可靠性重复性有帮助。经研究获得 COPD 患者的呼吸比与 RV/TLC 相关性更好（$r=0.695$，$P<0.01$）。临床上常根据 RV/TLC 对肺气肿进行分级，故通过 CT－PFT 可以大致了解肺气肿的程度。

个体 TLC、RV 的差异与身高、体重存在密切关系，PFT 常根据身高、体重确定正常值范围。北京协和医院将 120 例健康者的 V_{in} 和 V_{ex} 与身高、体重做多元线性回归分析，得出身高是影响肺体积的主要因素，年龄、性别对肺体积也有影响，而体重本身对体积的影响无统计学意义。建立 Vin 预计值回归方程 $Vin=0.060ht-0.11A-0.814sex-5.743$（Vin 代表吸气末 CT 肺体积（L）；ht 代表身高（cm）；A 代表年龄（岁）；女，则 sex＝1；男，则 sex＝2），（相关系数 $R=0.830$，决定系数 $R^2=0.690$，估计值的标准误为 0.620）。呼气末 CT 测的肺体积 Vex 预计值：$Vex=0.032ht+0.009A-3.790$（Vex 代表呼气末 CT 肺体积（L）；ht 代表身高（cm），A 代表年龄）（$R=0.554$，决定系数 $R^2=0.307$，估计值的标准误为 0.378），性别、体重对 Vex－CT 的影响无统计学意义（$t=-1.398$，$P=0.165$；$t=-0.872$，$P=0.385$）。通过回归方程可以得到个人正常 CT 肺体积的预计值，CT 测得的实际值与预计值相比，可以评价肺容积情况。

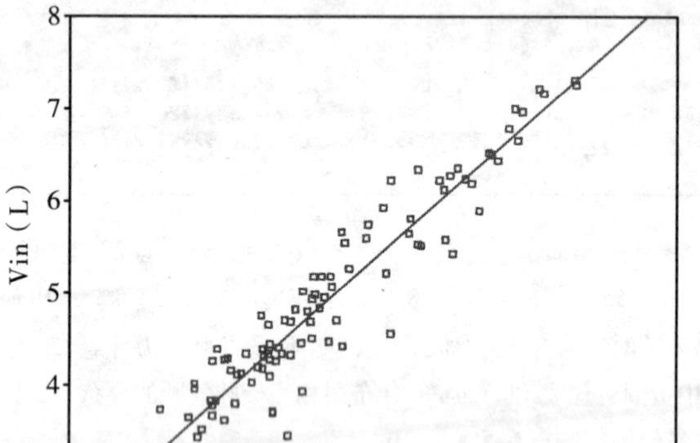

图 3－5－5 吸气末 CT 肺体积（V_{in}）与 TLC 的相关性（$r=0.942$，$P=0.000$）

通过 CT 进行肺功能定量研究的优点：①PFT 通过测定气流量间接反映肺体积而 CT 是对直观显示的肺组织进行客观的测量，应该更接近实际值；②一些严重肺气肿的患者难以完成用力吹气的 PFT，得不到反映功能的数据，而 CT 检查可以同时得到形态和功能双方面评估；③通过常规 CT 检查得到肺部解剖形态图像，对病变定位的同时，得到肺功能定量指标，即形态/功能兼顾，定位/定量兼得。PFT 不能对病变定位，不能反映病变的形态；④PFT 测定的肺体积是两肺的总和，不能对单侧肺体积进行评价。通过 CT 可以测定单侧肺体积以及测量局部肺体积，这是 PFT 无法比拟的。对外科手术如对肺减容手术、移植肺的整体及局部功能评估明显优于 PFT。肺减容手术并不适合每一位肺气肿的患者，影像检查有利于肺减容手术术前候选人的筛选。肺气肿一般呈不均匀分布，病变较严重的地区如果较为集中，这样手术可以明确"靶区"，残存肺组织呈轻度肺气肿表现的术后肺功能改善明显。纵然 PFT 能反映功能的严重程度，但不能显示肺气肿形态上的分布。CT 检查从形态学上清楚显示肺气肿的分布，帮助确认靶区同时可以观察到肺组织被压缩的情况。肺气肿的 CT 定量法可用于术前评估肺气肿的严重程度和术后疗效的评估。一系列研究表明术前经 CT 评估确定病变的局灶性或多灶性来指导手术的效果明显，明显优于无指导的手术。

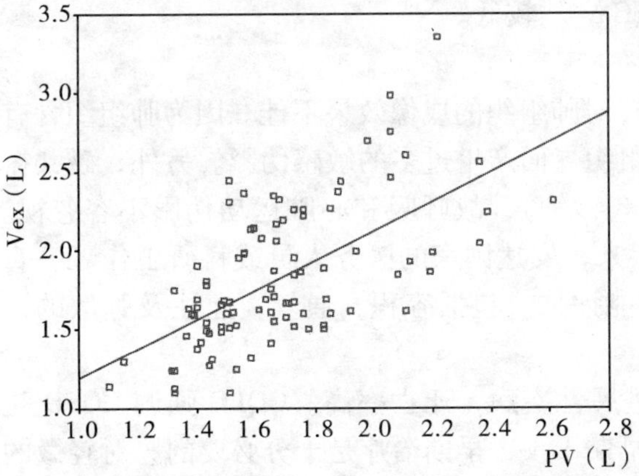

图 3-5-6 呼气末 CT 肺体积（V_{ex}）与 RV 的相关性（r=0.619，P=0.000）

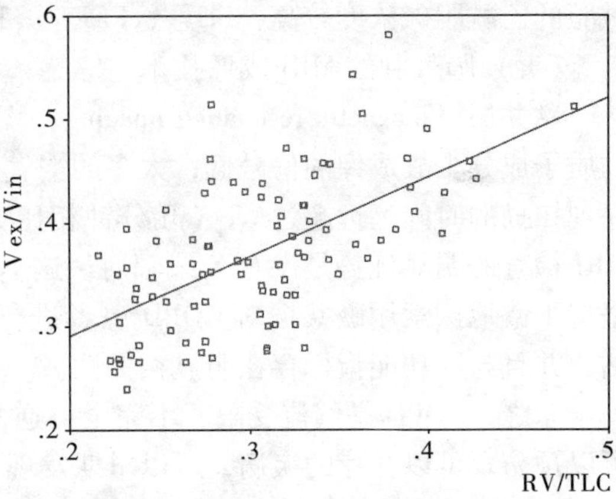

图 3-5-7 呼吸比（V_{ex}/V_{in}）与 RV/TLC 的相关性（r=0.591，P=0.000）

4．小气道的测量 评价指标主要包括气道壁面积和气道腔面积；COPD 患者气道腔面积下降且气道壁面积增加。对小气道的定量研究不如肺气肿的定量开展得到好，诸多方面存在挑战性：①确定可信赖的小气道；②准确发现小气道的内外边缘；③气道内部体素能否提供气道病理改变信息。尽管可以获得三维的 CT 数据，但是通常应用的是重建后的一系列的二维 CT 图像。难以肯定显示的气道横截面与实际气道垂直。所以，可以被用来分析的小气道数量很少，右上叶尖段支气管是一个例外，它通常垂直于身体的轴位，常被用来评价气道壁的厚度。Nakano 等对伴有不同程度气道阻塞的吸烟者被切除肺组织的组织学和 CT 气道测量进行了比较研究，发现小气道（直径 1.27 mm）与稍大一点的气道（约 3.2 mm）的组织学特点一致（R^2=0.57，P=0.001），可以考虑引发小气道阻塞的病理生理过程同样发生在大气道，只是后者对功能影响小。大一点的支气管在 CT 更容易被准确测量，所以至少对 COPD 的研究，测量大支气管可以估测小气道重塑。CT 上采用对测量有研究认为测量大气道可以代表小气道的病理改变。气道由气道壁和气道内腔组成，根据支气管壁厚度与扩张的支气管外径（EDB）的比率，将支气管异常分为 4 级：0 级，正常厚度；1 级，增厚超过 EDB 的 20%，但是<50%；2 级，厚度>50%；3 级，完全闭塞。结果显示 HRCT 发现支气管扩张的范围、支气管壁的厚度和马赛克灌，即由于血管阻塞等原因造成的局部肺血液灌注减少伴过度充气，与正常或高灌注区域形成对比所致的片状高和低密度相间区马赛克灌注的范围与肺功能检查气道阻塞的指标相关。多元分析显示，支气管壁增厚可提示气流阻塞相应的肺功能改变，是最有决定意义的指标。但是分析二维 CT 数据，需要大量的人工，耗时费力，难以推广应用。随着16层螺旋 CT 广泛应用，能获得0.5～0.75mm层厚的肺容积数据，并可以得到各向同性体素数据利于重建。在工作站上进行支气管腔的分段和气道重组可确定气道的中轴，并通过与轴垂直的层面重组气道。这种分析技术克服了 HRCT 定量分析的限度，即只能测量与扫描平面垂直的气道腔和气道壁的面积。目前探讨自动测量小气道的研究仍是热点和难点。

有研究发现哮喘患者的支气管壁较 COPD 厚，而且中重度气流阻塞与病史较长的哮喘患者支气管扩张、肺气肿及含气不良的发生率较高；具有此类异常改变的哮喘患者支气管激发试验的乙酰胆碱浓度较高，FEV_1，FEF_{25-75}和 SGaw 均较低。

（五）肺气肿的 MRI 成像技术

磁共振（magnetic resonance imaging，MRI）对肺组织的成像效果不佳。因为肺组织含有的质子成分少故成像的信号低，太多的空气－组织界面产生过多的敏感伪影。另外，磁共振序列扫描的时间远远超过 CT（几分钟相比3～8秒钟），故呼吸和心脏运动伪影不容忽视。MRI 检查的明显优势是没有 X 线辐射。这10年来，发达国家的医务人员或科研工作者一直坚持不懈地探索用磁共振对 COPD 患者进行功能评估，包括容积，通气，灌注及弥散的评估，并且与肺功能指标存在明显相关性。

总之，COPD 是气流受限、不完全可逆的进展性疾病，死亡率高。GOLD 强调 COPD 是可以预防及可以治疗的疾病，所以早期发现，早期干预，早期治疗是十分必要的。对轻微的 COPD 采用干预措施，如减少烟草、职业粉尘及化学物质、空气污染物等的暴露，控制诱发因素对预防疾病进展很重要。目前 CT 对早期肺气肿的检出较肺功能敏感。CT 肺功能定量分析对检测疾病的进展，评价功能，评价治疗效果十分重要。对于严重的肺气肿，肺减容手术能起到改善功能，提高生活质量。

（张伟宏）

参 考 文 献

1. 倪子俞．对慢性阻塞性肺疾病的认识和再认识．内科急危重症杂志，2006，12（2）：49－50
2. GOLD Executive Committee. Global strategy for the diagnosis，management，and prevention of chronic obstructive pulmonary disease（Updated 2007）. www. goldcopd. com
3. KF Rabe，B Beghe，F Luppi，et al. Update in Chronic Obstructive Pulmonary Disease 2006. Am J Respir Crit Care Med，2007，175（12）：1222－1232
4. 慢性阻塞性肺疾病全球创议．慢性阻塞性肺疾病诊断、管理和预防袖珍指南（2006年修订版）．中国呼吸与危重监护杂志，2007，6（3）：230－237
5. 林耀广编著．现代哮喘病学．北京：中国协和医科大学出版社，2004
6. 张伟宏，牟文斌，齐冰，等．阻塞性通气障碍的 CT 肺功能成像参数．中国医学影像技术，2005，21（6）：906－909

7. 张伟宏，刘玉清，牟文斌，等. CT肺功能成像技术研究. 中华放射学杂志，2001，35 (11)：832 - 836
8. 张伟宏，蔡柏蔷，王京岚，等. 肺气肿的CT肺功能成像：CT技术与肺功能检查的对照研究. 中华结核和呼吸杂志，2002，25 (3)：150 - 153
9. 张伟宏，牟文斌，罗松江，等. 肺气肿CT定量分析 - CT肺功能自动定量软件与手工方法的比较. 临床放射学学术杂志，2002，21 (7)：522 - 526
10. J Reilly. Using computed tomographic scanning to advance understanding of chronic obstructive pulmonary disease. Proceedings of the ATS，2006，3 (5)：450 - 455
11. 牟文斌，张伟宏. 医用CT新近展. 现代仪器，2002，42 (9)：1 - 4
12. 李一鸣，祁吉. 慢性阻塞性肺疾病的CT研究进展. 国外医学临床放射学分册，2005，28 (1)：20
13. 李一鸣，祁吉. 小气道的CT影像研究. 国外医学临床放射学分册，2005，28 (5)：322 - 327
14. T. Stone，JH，Reynolds HJ Williams. Imaging of large and small airway diseases. Imaging，2006，18：139 - 150
15. SJ Pipavath，DA Lynch，C Cool，et al. Radiologic and pathologic features of bronchiolitis. AJR，2005，185：354 - 363
16. SJ Copley，AU Wells，NL Muller，et al. Thin - section CT in obstructive pulmonary Disease：Discriminatory value. Radiology，2002，223 (3)：812 - 819
17. Gurney JW，Jones KK，Robbins RA，et al. Regional distribution of emphysema：Correlation of high - resolution CT with pulmonary function tests in unselected smokers. Radiology，1992，183：457 - 463
18. Wakayama K，Kurihara N，Fujimoto S，et al. Relationship between exercise capacity and severity of emphysema as determined by high resolution CT. Eur Respir J，1993，6：1362 - 1367
19. Muller NL，Staple CA，Miller KR，et al. "Density mask"：An objective method to quantitative emphysema using computed tomography. Chest，1988，94：782 - 787
20. 张伟宏，牟文斌，齐冰，等. CT肺功能成像参数正常值研究. 临床放射学杂志，2005，24 (10)：874 - 878
21. Kauczor HU，Heussel CP，Fischer B，et al. Assesment of lung volumes using helical CT at in spiratory and expiratory：Comparison with pulmonary function tests. AJR，1998，171：1091 - 1095
22. Nakano Y，Wong JC，de Jong PA，et al. The prediction of small airway dimensions using computed tomography. Am J Respir Crit Care Med，2005，171：142 - 146
23. PA Jong，NL Muller，PD Pare，et al. Computed tomographic imaging of the airways：Relationship to structure and function. Eur Respir J，2005，26：140 - 152
24. 李一鸣，祁吉，李云卿，等. 多层螺旋CT对早中期慢性阻塞性肺疾病气道改变的检查及其病理基础. 诊断学理论与实践，2005，4 (4)：279
25. M Montaudon，P Berger，A Cangini - Sacher，et al. Bronchial measurement with three - dimensional quantitative thin - section CT in patients with cystic fibrosis. Radiology，2006，242 (2)：573 - 581
26. M Montaudon，P Berger，G de Dietrich，et al. Assessment of airways with three - dimensional Quantitative thin - section CT：In Vitro and in Vivo Validation. Radiology，2006，242 (2)：563 - 572
27. J Ley - Zaporozhan，S Ley，R Eberhardt，et al. Assessment of the relationship between lung parenchymal destructionand impaired pulmonary perfusion on a lobar level in patients with emphysema. European Journal of Radiology，2007，63：76 - 83
28. GR Washko，VS Fan，SD Ramsey，et al. The effect of lung volume reduction surgery on chronic obstructive pulmonary disease exacerbations. Am J Respir Crit Care Med，2008，177：164 - 169

第六章　慢性阻塞性肺疾病的肺减容术治疗

慢性阻塞性肺疾病（chronic obstructive pulmomary disease，COPD）是一种严重的慢性呼吸系统疾病。目前，COPD的治疗方法中只有戒烟和氧疗能够改善患者的预后，而药物和康复治疗只能缓解症状、减少急性发作。除此之外，医学界尝试了多种外科治疗方式，试图改善COPD患者肺功能，缓解COPD患者的临床症状。其中有3种外科治疗方式已经受过时间的考验和临床验证，从而延续至今，即：肺大疱切除术、肺减容术（lung volume reduction surgery，LVRS）和肺移植术。肺减容术的作用机制是通过切除COPD患者的部分肺组织，减少肺过度充气，改善呼吸肌做功，并可以增加肺弹性回缩力，改善呼气流速。本文将COPD肺减容术治疗方面的历史和进展简单介绍如下。

一、肺减容术的历史

1957年Brantigan和Mueller发明了LVRS，通过开胸手术切除双肺部分肺组织治疗了33例肺气肿患者，大约75%的患者报告术后呼吸困难症状改善。但手术效果缺乏客观的评价，而且手术的死亡率高达18%，因而此后该手术未能广泛实行。

1991年，Wakabayashi报道了胸腔镜下肺减容术（video - assisted thoracic surgical，VATS）。1995年，Cooper改良了Brantigan和Mueller的手术技巧，通过胸骨正中劈开术（median sternotomy，MS）行双侧LVRS。报道的20例患者术后FEV_1平均增加了82%，6分钟步行距离显著增加，部分患者可以停止吸氧，而且没有患者死亡。之后LVRS开始广泛实行，出现许多单中心研究报道，但均未设对照组，也无长期随访，试验结果也缺乏说服力。

1998年，美国国家心肺血液研究所（The National Heart，Lung，and Blood Institute，NHLBI）和医疗保险机构共同发起国家肺气肿治疗试验（the national emphysema treatment trial，NETT），进行多中心、随机、对照的大规模临床试验，比较LVRS与药物治疗的效果。在17个医疗机构，1218名严重肺气肿患者先接受正规的康复治疗，之后随机分组接受双侧LVRS或药物治疗，并长期随访。这是迄今为止最大的一项关于LVRS的临床研究，已发表多篇研究报告，影响较大。

二、目前对肺减容术的认识

1. MS和VATS手术的比较　NETT研究2004年报告，试验中8个医疗中心采用MS，3个医疗中心采用VATS手术，其他6个医疗中心中对患者随机采用MS或VATS手术。手术并发症发生率和死亡率相似，手术效果相似。但VATS手术费用低，患者恢复较MS快，住院时间缩短。有研究显示，VATS手术后呼吸衰竭发生率低。还有研究发现VATS术后致炎细胞因子IL-6低于MS手术者，这可能有助于解释上述差异。

2. 单肺与双肺手术的比较　McKenna报道，两者手术并发症相似，但双侧LVRS对提

高 FEV_1、缓解呼吸困难效果更好，所以优于单侧 LVRS。

3. MS 手术方式　根据术前 CT 及增强 CT 显示的肺气肿分布范围，对病变最严重的区域楔形切除 25% ~30%，并缝合。用心包膜加固缝合部位，以减少漏气持续的时间。术后早期常见并发症是：持续漏气大于 7 天者 50%、心律不齐达 24%、肺炎为 18%。

4. 手术的风险　2001 年基于 1033 例患者的观察，NETT 研究发表了手术高危组患者：$FEV_1 \leqslant 20\%$ 预计值；并且，肺功能 DLco ≤ 20% 预计值或 CT 显示均一程度的肺气肿。该组患者术后 30 天死亡率高达 16%，手术后每人年的死亡数目是药物组的 4 倍，而且术后 6 个月随访显示生存者无明显获益，因此上述患者为手术禁忌证。2006 年 NETT 研究进一步发表了 511 例非手术高危组患者手术的风险研究：术后 90 天死亡率为 5.5%，死亡的独立危险因素为影像上肺气肿表现为非上叶显著型。肺部并发症发生率达 29.8%，危险因素为高龄、低 DLco、低 FEV_1。心血管并发症发生率为 20.0%，计算机辅助的胸部 CT 分析在预测心血管并发症的发生方面有效。

5. 手术的获益　2003 年 NETT 发表了平均随访 2.4 年的结果：非手术高危组患者 LVRS 和药物组生存率无差别（LVRS 组死亡 0.09/人年，药物组 0.10/人年，相对危险度 0.89，$P=0.31$）。但手术患者 2 年后运动能力有明显改善。在发现手术适合患者方面，NETT 按照肺气肿主要病变部位和康复训练后蹬车试验（cycle ergometer）运动能力进一步将非手术高危组患者区分为 4 组。其中，上叶为主、运动能力低（女性蹬车试验最大运动能力 <25 W，男性 <40 W）的患者 LVRS 术后的生存率要高于药物治疗者（死亡相对危险度 0.47，$P=0.005$），并改善生活质量和运动能力。这类患者是手术获益者，属于手术适应证。在非上叶为主、运动能力高的患者 LVRS 术后的生存率要低于药物治疗者（死亡的相对危险度 2.06，$P=0.02$），运动能力也未见增加，这类患者不建议手术。上叶为主、运动能力高的患者接受 LVRS 术后的生存率与药物治疗者相同，但运动能力和生活质量增加。在非上叶为主、运动能力低的患者接受 LVRS 术后的生存率、运动能力与药物治疗者相同，但生活质量增加。后两类患者获益不明显，手术应当慎重考虑。这些试验证实了在经过选择的患者中进行 LVRS 的效果。

2006 年 NETT 研究发表的平均随访 4.3 年之后亚组分析报告，认为非手术高危组患者 LVRS 术后 5 年生存率提高（5 年死亡的相对危险度 0.86，$P=0.02$），最大运动能力、生活质量改善。4 个亚组表现基本同前，其中上叶为主、康复训练后运动能力低的患者生存率提高（5 年死亡的相对危险度 0.67，$P=0.003$），最大运动能力、症状（根据圣乔治呼吸问卷，SGRQ）改善。上叶为主、运动能力高的患者生存率与药物治疗者相同，但最大运动能力、症状改善。报告认为 LVRS 有持久的疗效，适用于上叶为主、康复训练后运动能力低的患者，对上叶为主、运动能力高的患者为改善症状也可以考虑。

三、肺减容术的研究进展

（一）LVRS 对 COPD 急性加重的影响

2007 年 NETT 报告了 LVRS 对 COPD 急性加重的影响。随机分组前 1 年，LVRS 组和药物组患者在 COPD 急性加重的频率和第一次急性加重的时间上没有区别。随机分组治疗后，不论以前是否有 COPD 急性加重，LVRS 组患者急性加重的发生率下降了 30%，推迟了第一次急性加重的时间。研究发现，在控制了肺功能其他项目和自然状况下血气水平后，术后 FEV_1 改善越大的患者效果越好。推测 COPD 急性加重的改善和术后肺功能改善有关。

（二）α_1 - 抗胰蛋白酶缺乏症

NETT 研究报告了 16 例 α_1 - 抗胰蛋白酶缺乏症患者，其中 50% 为上叶为主型肺气肿，有 10 例接受了 LVRS 手术，2 年死亡率高于药物治疗组（20% 比 0%）。与其他患者相比，10 例接受了 LVRS 手术的患者术后 6 个月 FEV_1 增加较少，持续时间较短。研究者汇总了全部 49 例文献报道的接受 LVRS 手术的 α_1 - 抗胰蛋白酶缺乏症患者资料，结果相似。尽管样本较小，目前建议 α_1 - 抗胰蛋白酶缺乏症患者不进行减容手术。

（三）LVRS 术后生存与病理表现的关系

Hogg 等研究发现，101 例重度和极重度 COPD 患者中，LVRS 术切除的肺组织病理中炎性分泌物阻塞气道严重者，其术后早期死亡危险高（相对危险度 3.28，$P = 0.002$）。糖皮质激素治疗对肺组织病理中的气道阻塞程度无影响。

（四）LVRS 与 BODE 指数

BODE（包括体重指数、气流阻塞、呼吸困难、运动耐量）是一种能够较好预测 COPD 患者生存率的综合指标。Lederer 等在一项前瞻性研究中观察了 23 例接受 LVRS 手术的上叶为主型肺气肿患者，术后 1 年随访发现，BODE 指数平均由 5 分下降到 3 分。术前 6 分钟步行试验结果较低的患者，在减容术后 1 年内 BODE 指数改善最明显。

（五）LVRS 与肺循环

LVRS 术后肺弹性改善，推测会减轻对肺泡壁血管床的压迫，肺动脉压降低，右心功能改善。Falk 等在一项前瞻性研究中观察了 67 例严重肺气肿患者，LVRS 术后在最大吸气量和功能残气量状态下肺弹性收缩系数与肺循环阻力、肺动脉收缩压、肺动脉平均压无关。作者认为肺弹性收缩情况不是患者继发性肺动脉高压的主要原因。NETT 研究中 3 个临床中心进行了 LVRS 与肺部血流动力学的附加研究，筛选的 110 例患者中 56 例接受 LVRS，54 例药物治疗。右心导管检查结果两组肺部血流动力学的基线值相似，术后 6 月随访仍基本相似，提示 LVRS 不能改善肺动脉压力。

（六）LVRS 改善睡眠和夜间氧饱和度

NETT 研究中 1 个临床中心进行了 LVRS 与睡眠的一项附加研究，16 例患者中 10 例接受 LVRS，6 例药物治疗。多导睡眠图检查显示，LVRS 术后 6 月，COPD 患者的睡眠时间、睡眠效率改善，夜间 SO_2 的平均值和 SO_2 的最低值提高，而药物治疗组患者无变化。夜间 SO_2 最低值的改善程度与术后 FEV_1、RV、FRC 的改善程度呈线形相关。

（七）改善患者神经心理状况

NETT 研究中 2 个临床中心进行了 LVRS 与患者神经心理状况的附加研究，39 例患者中 19 例接受 LVRS，20 例药物治疗，并配对选择了 39 例健康人为对照组。LVRS 术后 6 月，COPD 患者认知功能较药物治疗组显著改善，抑郁焦虑减轻，生理和心理的生活质量评分改善，但改善的机制尚不明确。

（八）提高骨密度

COPD 患者骨质疏松，骨折发生率增加。Mineo 等一项前瞻队列研究，40 例接受口服糖皮质激素的肺气肿患者接受了 LVRS，30 例拒绝手术的类似患者接受康复治疗。LVRS 术后

1 年随访发现骨密度较对照组提高，而且改善程度与 RV、DLco、去脂体重（fat－free mass）的改善程度相关，提示减容术后患者的呼吸、气体交换和营养改善有助于骨代谢，提高矿物质的含量。

四、微创肺减容术

由于 LVRS 手术创伤较大，对手术条件有一定要求，而且存在一定的围手术期死亡率，目前正在探索一些不需开胸的微创 LVRS 技术。主要包括：内镜下单向活瓣（one－way valve）的放置、内镜下肺气肿局部注射聚合体使其不张、支气管肺开窗增加呼气流量，胸腔镜下压缩肺气肿部位等方法。其中，通过支气管镜在肺气肿最严重的部位气管内放置单向活瓣，导致局部肺不张，可以达到类似 LVRS 的效果，此项研究较多。

2005 年一项内镜下单向活瓣放置的研究表明，COPD 患者术后肺容量、气体交换改善、和运动时间延长。共 19 例患者接受单侧活瓣置入，术后 4 周 FRC 从 7.1 L 降低到 6.6 L，弥散功能从 3.3mmol/（min · kPa）上升到 3.7mmol/（min · kPa），蹬车试验时间从 227 秒上升到 315 秒。

2005 年 Venuta 报道，13 例患者静脉麻醉、机械通气条件下，11 例行单侧支气管镜下 LVRS，2 例患者分阶段行双侧支气管镜下 LVRS。3 例患者出现 6 例手术并发症：3 例气胸，1 例肺炎，2 例出现支气管痉挛，术后 1 月和 3 月随访没有发现活瓣移位。术后 1 月和 3 月随访 FEV_1、残气量（RV）、6 分钟步行试验改善，43% 患者可以脱离吸氧，作者认为支气管镜下放置单向活瓣 LVRS 短期安全性及效果好。

2006 年 Wan 等报道了一项关于支气管镜下肺减容术对终末期肺气肿患者疗效的多中心的研究。98 例终末期肺气肿患者接受了支气管镜下肺减容术，90 天随访表明患者肺功能和活动耐量改善：FEV_1 增加 10.7%，FVC 增加 9.0%，RV 减低 4.9%，6 分钟步行试验增加 17.2%，DLco 也有增加趋势，但无统计学意义。而且发现行单侧手术的效果好于双侧，将一个肺叶完全堵塞效果好于节段性堵塞。较严重的手术并发症发生率 8.2%，包括需要手术治疗的气胸（3.1%）、持续漏气超过 7 天（4.1%）、死亡（1.0%）。其他并发症还有需置管引流的气胸（2.0%）、COPD 急性加重（17.3%）、非治疗肺叶的感染（5.1%）。未发现放置部位的阻塞性肺炎。手术死亡率 1.0%。

2007 年，最近一项多中心研究治疗了 30 例患者，选择上叶明显肺气肿的 COPD 患者，经纤维支气管镜在双上肺段和亚段支气管内放置单项活瓣，每位患者平均放置了 6.1 个单向活瓣，放置成功率 99%，平均放置时间 65 分钟。患者经 1 到 12 个月的随访，研究发现无患者死亡或者活瓣移位、周围组织损伤或显著出血，83% 患者未发现明显活瓣相关的副作用。患者生活质量显著改善，但是生理检查和运动耐量未见统计学差异。作者认为此种方法安全性好，使用方便，并发症少，可能是比 LVRS 更安全的一种替代治疗。

2007 年 Reilly 一项开放的 1 期临床试验，利用生物制剂使损伤的肺叶皱缩、重塑。经过 3 月随访，6 例非均质肺气肿患者 3 例接受了单侧 2 个亚段治疗，3 例接受了单侧 4 个亚段治疗，没有发现严重并发症。术后 VC、RV、RV/TLC、呼吸困难、6 分钟步行试验改善，而且接受了单侧 4 个亚段治疗者改善更明显。作者认为初步看来在经过选择的患者中治疗的短期安全性及效果好。

总之，目前研究证实了在经过选择的患者中进行 LVRS 的效果，且对 LVRS 的效果进行了多角度的研究。不需开胸的微创 LVRS 技术使手术适应症扩大，手术并发症和死亡率低，可能是现有的外科治疗的有益补充，但尚需进一步研究。

（李　俊　蔡柏蔷）

参 考 文 献

1. Brantigan O, Mueller E. Surgical treatment of pulmonary emphysema. Am Surg, 1957, 23 : 789 – 804
2. Cooper JD, Trulock EP, Triantafillou AN, et al. Bilateral pneumectomy (volume reduction) for chronic obstructive pulmonary disease. J Thorac Cardiovasc Surg, 1995, 109 (1): 106 – 116
3. The National Emphysema Treatment Trial Research Group. Rationale and design of the national emphysema treatment trial: A prospective randomized trial of lung volume reduction surgery. Chest, 1999, 116 : 1750 – 1761
4. McKenna RJ Jr, Benditt JO, DeCamp M, et al. Safety and efficacy of median sternotomy versus video – assisted thoracic surgery for lung volume reduction surgery. J Thorac Cardiovasc Surg, 2004, 127 (5): 1350 – 1360
5. Kotloff RM, Tino G, Bavaria JE, et al. Bilateral lung volume reduction surgery for advanced emphysema: a comparison of median sternotomy and thoracoscopic approaches. Chest, 1996, 110 (6): 1399 – 1406
6. Fisherman A, Martinez F, Naunheim K, et al. A randomized trial comparing lung – volume – reduction surgery with medical therapy for severe emphysema. N Eng J Med, 2003, 348 : 2059 – 2073
7. DeCamp MM, Blackstone EH, Naunheim KS, et al. Patient and surgical factors influencing air leak after lung volume reduction surgery: Lessons learned from the National Emphysema Treatment Trial. Ann Thorac Surg, 2006, 82 (1): 197 – 206
8. Naunheim KS, Wood DE, Mohsenifar Z, et al. Long – term follow – up of patients receiving lung – volume – reduction surgery versus medical therapy for severe emphysema by the National Emphysema Treatment Trial Research Group. Ann Thorac Surg, 2006, 82 (2): 431 – 443
9. The National Emphysema Treatment Trial Research Group. Patients at high risk of death after lung volume reduction sugery. N Engl J Med, 2001, 345 : 1075 – 1083
10. Naunheim KS, Wood DE, Krasna MJ, et al. Predictors of operative mortality and cardiopulmonary morbidity in the National Emphysema Treatment Trial. J Thorac Cardiovasc Surg, 2006, 131 (1): 43 – 53
11. Washko GR, Fan VS, Ramsey SD, et al. The effect of lung volume reduction surgery on chronic obstructive pulmonary disease exacerbations. Am J Respir Crit Care Med, 2008, 177 : 164 – 169
12. Stoller JK, Gildea TR, Ries AL, et al. Lung volume reduction surgery in patients with emphysema and alpha – 1 antitrypsin deficiency. Ann Thorac Surg, 2007, 83 (1): 241 – 251
13. Hogg JC, Chu FS, Tan WC, et al. Survival after lung volume reduction in chronic obstructive pulmonary disease: insights from small airway pathology. Am J Respir Crit Care Med, 2007, 176 (5): 454 – 459
14. Lederer DJ, Thomashow BM, Ginsburg ME, et al. Lung – volume reduction surgery for pulmonary emphysema: Improvement in body mass index, airflow obstruction, dyspnea, and exercise capacity index after 1 year. J Thorac Cardiovasc Surg, 2007, 133 (6): 1434 – 1438
15. Maxfield RA. New and emerging minimally invasive techniques for lung volume reduction. Chest, 2004, 125 : 777 – 783
16. Hopkinson NS, Toma TP, Hansell DM, et al. Effect of bronchoscopic lung volume reduction on dynamic hyperinflation and exercise in emphysema. Am J Respir Crit Care Med, 2005, 171 (5): 423 – 424

17. Wan IYP, Toma TP, Geddes DM, et al. Bronchoscopic lung volume reduction for end - stage emphysema. Chest, 2006, 129 : 518 - 526

18. Wood DE, McKenna RJ Jr, Yusen RD, et al. A multicenter trial of an intrabronchial valve for treatment of severe emphysema. J Thorac Cardiovasc Surg, 2007, 133 (1): 65 - 73

19. Reilly J, Washko G, Pinto - Plata V, et al. Biological lung volume reduction: A new bronchoscopic therapy for advanced emphysema. Chest, 2007, 131 (4): 1108 - 1113

第七章 外科肺活检在弥漫性肺实质性疾病诊断中的作用评价

弥漫性肺实质性疾病（diffuse parenchymal lung diseases，DPLD），即以往所谓的间质性肺病（ILD），包括已知病因（例如结缔组织病、环境、职业或药物相关肺病等）和未知病因两大类。后者包括特发性间质性肺炎（idiopathic interstitial pneumonia，IIP）、肉芽肿性肺病（例如结节病）、及其他多种少见疾病如淋巴管平滑肌肉瘤病（LAM）、朗格汉斯细胞组织细胞增生症、嗜酸粒细胞肺炎等（图3－7－1）。IIP包括7种临床病理类型，按发病频率分别是（临床诊断/病理诊断）：特发性肺纤维化（IPF）/寻常型间质性肺炎（UIP）、非特异性间质性肺炎（NSIP）/NSIP、隐源性机化性肺炎（COP）/机化性肺炎（OP）、急性间质性肺炎（AIP）/弥漫性肺泡损伤（DAD）、呼吸性细支气管炎伴间质性肺病（RB－ILD）/呼吸性细支气管炎（RB）、脱屑性间质性肺炎（DIP）/DIP、淋巴细胞间质性肺炎（LIP）/LIP。

一、外科肺活检的指证

外科肺活检包括电视胸腔镜肺活检和开胸肺活检，其在DPLD诊断中的应用指证可以从两个方面考虑。一是不同DPLD的鉴别；二是IIP不同临床病理类型之间的鉴别。

（一）不同DPLD的鉴别

不同DPLD（图3－7－1）之间的鉴别，一般首先根据临床表现、影像学特征和实验室检查，大多可明确诊断（图3－7－2）。例如，职业、环境或药物相关的肺病，相应的病史采集对于诊断至关重要。结缔组织病相关的DPLD，通过临床表现和血清学检查，常可确诊。结节病支气管内膜活检和/或经支气管肺活检的阳性率很高，可达85%以上，很少需要外科肺活检。其他罕见或少见的DPLD如淋巴管平滑肌肉瘤病（LAM），一般都具有典型的临床和影像学特征，内科肺活检有助于确立诊断。再如一些影像表现为弥漫性肺间质改变的疾病如癌性淋巴管炎、感染性疾病等，往往有相应的临床表现，必要时通过内科肺活检结合病原学检查，亦可确诊。但对于上述检查仍不能明确诊断者，仍可考虑选用外科肺活检。

（二）特发性间质性肺炎不同临床病理类型的鉴别

外科肺活检在DPLD诊断中的价值，主要体现在不同临床病理类型的IIP的鉴别上。IIP上述临床病理类型的确诊需要肺活检病理检查，在很多情况下往往需要外科肺活检。小开胸肺活检的诊断率高（可达90%以上）、并发症和死亡率低（分别为2.5%和0.3%）。外科胸腔镜肺活检的诊断准确率、并发症与小开胸相同。临床实践中不少医师对外科肺活检持非常谨慎的态度，主要原因可能是认为肺活检结果并不能改变已有的治疗方案；另外，担心外科肺活检后得不到满意的病理诊断，也是重要原因之一。但我们应该认识到，在大多数情况下，IIP的诊断仅依靠临床和影像资料显然是不够的。例如，虽然IPF已有统一的临床诊断标准，但即使有经验的专家，也只能对 50% 的病例可做出肯定的临床诊断。此外，有研究证实，与临床资料和 HRCT 比较，组织病理学资料对最后诊断的确立具有最重要的影响。特别需要强调的是，组织病理学评价是 IIP 分类的基础，而且病理学分类可提供重要的预后信息，对治疗方案的实施具有重要的指导价值。因此，如何合理地应用外科肺活检技术，如何更好地利用肺活检病理资料做出正确的诊断，是 IIP 诊断中的关键环节。

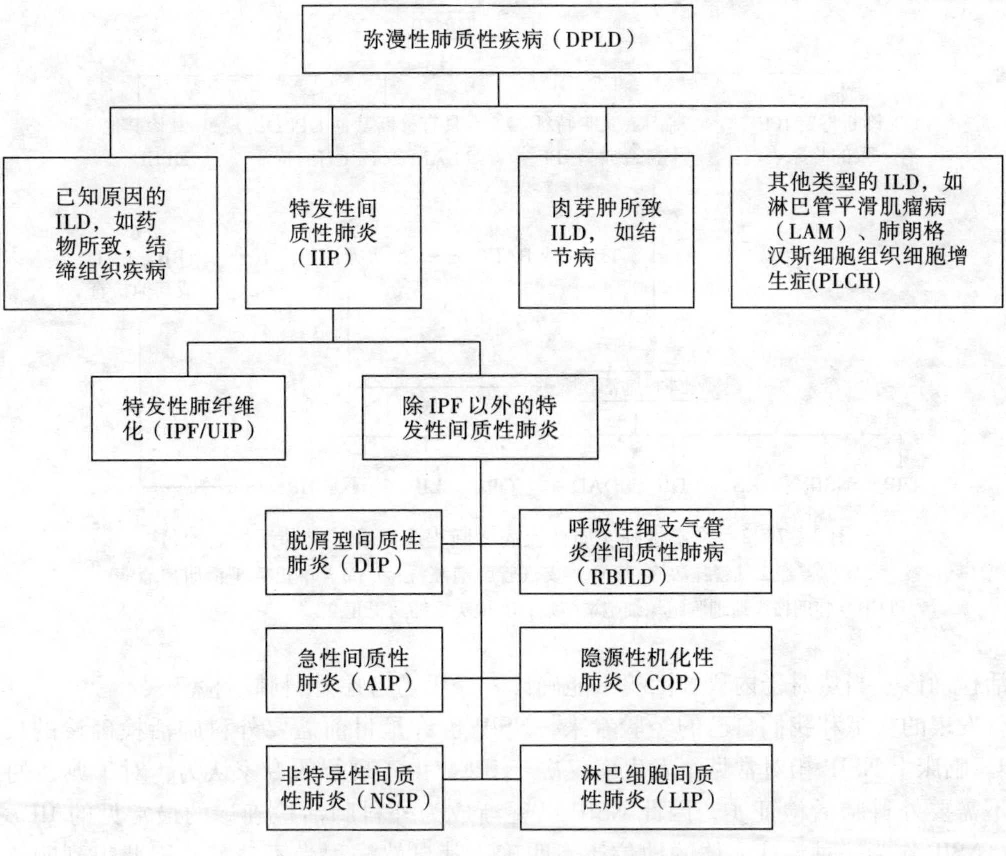

图 3 – 7 – 1　弥漫性肺实质性疾病的分类

对于 IIP 不同临床病理类型之间的鉴别，临床和影像学特征（HRCT 表现）有助于确定是否需要肺活检，是选用内科肺活检还是外科肺活检（图 3 – 7 – 2）。IPF/UIP 的确诊当然需要外科肺活检；但在没有病理的情况下，临床医师根据临床和影像学标准亦可做出可能的诊断。但这种临床诊断的可靠性，在很大程度上依赖于呼吸科医师和放射科医师的专业水平。因此就 IPF/UIP 的诊断来说，要决定是否需要外科肺活检并不容易：显然并非所有的病例都需要，但对于临床和影像表现不典型的病例、或当临床诊断的确信程度不高的时候，外科肺活检仍然是必要的。

COP 和 AIP 有时通过内科肺活检亦可获得典型的病理表现，而不需要外科肺活检。国内文献报道的 COP 中，不少病例就是通过经支气管肺活检或经皮肺活检确诊的。例如，北京协和医院报告的 18 例 COP 中，10 例通过经支气管肺活检或经皮肺活检确诊，8 例通过外

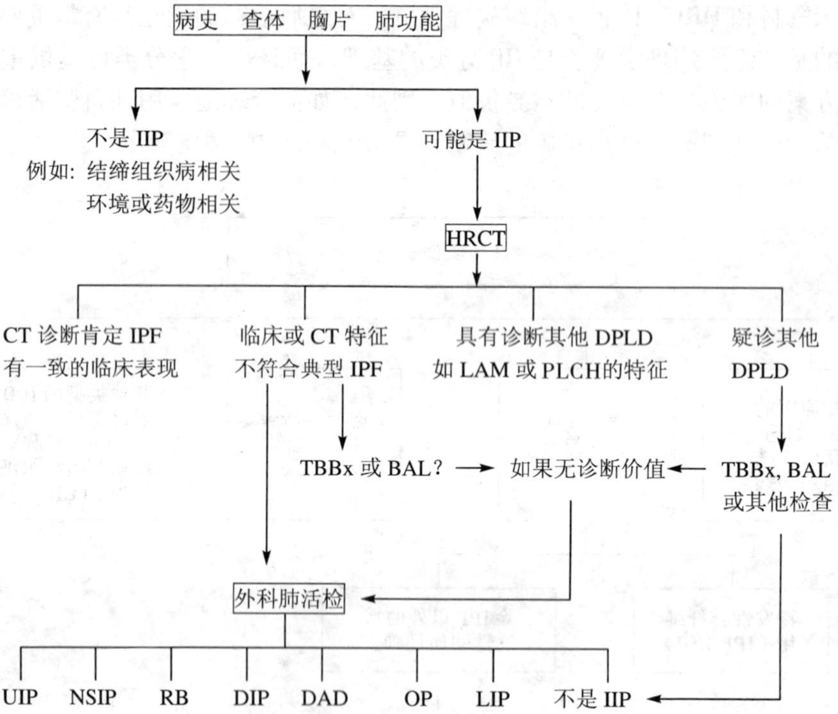

图 3-7-2 弥漫性肺实质性疾病诊断程序以及外科肺活检的地位

TBBx＝经支气管肺活检；BAL＝支气管肺泡灌洗；LAM＝淋巴管平滑肌肉瘤病；PLCH＝肺朗格汉斯细胞组织细胞增多症；其他英文缩写见正文。

科肺活检确诊。当然对于内科肺活检不能确诊者，仍需考虑外科肺活检。

就发表的文献和我们自己的经验看来，NSIP 也许是目前需要外科肺活检确诊的最常见的 IIP。临床上 NSIP 相对常见，发生率仅次于 IPF。由于现行的专家认为，对于典型的 IPF，可以不需要外科肺活检证实，因此 NSIP 已逐渐成为外科肺活检确诊的最常见的 IIP 之一。目前，NSIP 作为一种疾病实体的地位还不明确，其自然病程尚不清楚，因此得到明确的病理诊断，就显得非常重要。在我们的一组 16 例通过外科肺活检确诊的 IIP 中，NSIP 有 9 例；虽然对初始的皮质激素反应良好，但通过随访，已有 4 例分别在 6～24 个月期间出现结缔组织病的典型临床表现和血清学异常。北京协和医院报道的一组 18 例 NSIP 中，9 例（50%）抗核抗体阳性（效价 1∶80～1∶320），这些病例中有的会不会是结缔组织病的先期表现，有待随访观察。另外，NSIP 的病理表现可分为富细胞为主型和纤维化为主型，对皮质激素治疗的反应性及预后也不尽相同。因此，对于临床怀疑 NSIP 的病例，原则上应考虑通过外科肺活检确诊。

二、如何应用外科肺活检获得正确的临床病理诊断

通过外科肺活检获得病理标本后，能不能做出正确的临床病理诊断，有赖于以下几个重要环节。一是标本的代表性（标本的质量），二是病理医师的专业水平，三是临床医师与病

理医师的互动。

标本的代表性包括两层涵义。一是获取标本的部位，二是标本的数量。活检时应选择病变的边缘部位，以便包括肉眼看上去正常的肺实质。避免 HRCT 上、或在手术中看上去“最严重”的病变部位，不从舌叶或右中叶的尖端取材，因为从这些部位获取的标本往往缺乏典型的病理特征。活检要深入到胸膜下的肺实质，最大径约 3 ~ 5cm。上述要点应在术前与胸科医师认真讨论。至于标本的数量，一般推荐多部位取材（2 个或 2 个以上肺叶）。如果只从一个部位取一份标本，有可能反映不出病变全貌。例如，Monaghan 等总结了 64 例外科肺活检确诊的 UIP 和 NSIP 病例，均为多部位活检（至少 2 个部位）。病理分析发现，不同部位均表现为 UIP 者 25 例，均表现为 NSIP 者 31 例，而其余 8 例不同部位标本分别显示 UIP 和 NSIP。对于这种所谓 UIP/NSIP 不一致的病例，其生存率、临床和生理学特征与 UIP 相似，预后较 NSIP/NSIP 一致的病例要差。该研究结果证实了同一病例不同肺叶可存在不同的病理类型，强调了多部位活检的重要性及其预后意义。

研究表明，IIP 的临床、影像和病理诊断，在不同医师之间存在很大程度的不一致性（interobserver variability）。即使根据统一的 IPF 临床诊断标准，呼吸科医师之间、放射科医师之间在诊断上都存在不一致性。即使对间质性肺病比较有经验的病理科医师，对不同 IIP 的组织学诊断有时也不能达成一致。临床研究表明，病理科医师在得知充分的临床和 HRCT 资料后，特别是通过与临床医师讨论后，诊断的一致性会明显提高。在另一项研究中，Hunninghake 等对来自不同医学中心的 91 例疑诊 IPF 的病例进行了前瞻性诊断分析，结果发现一个由 3 名呼吸科医师组成的核心专家小组做出的 IPF 诊断的准确性，要明显高于各医学中心。上述研究结果提示，对于诊断不确定的病例，建议转给一个专家组进行会诊。这个专家小组应该包括呼吸科、放射科和病理科医师。我们自己的经验也说明，不同学科之间的交流和讨论，有助于提高对 IIP 的认识和诊断水平。此外，我们还要认识到，IIP 的诊断没有“金标准”，只有临床 - 放射 - 病理综合评价这条“银标准”。例如，COP 的病理改变是各种原因导致肺小血管通透性增加，血浆蛋白渗出到肺泡腔内造成肺泡损伤，是非特异性的。药物肺损伤及结缔组织疾病累及肺时病理可表现为局部机化性肺炎，但更常见的病变是 NSIP 或在 NSIP 基础上同时合并机化性肺炎样改变。由此可见，病理表现为机化性肺炎时临床并不一定能诊断为 COP。临床医师对 COP 的诊断，是在临床特征、影像学表现结合病理形态、除外已知因素后做出的综合判断。等待病理科医师给出“最后诊断”这种通常的诊断思维，在 IIP 的诊断中也许太过“苛求”了。专业水平高而且有经验的病理医师是必需的，但要做出最后的而且是正确的临床 - 病理诊断，还得依靠“集体”的专业水平和经验。

总之，要更好地利用外科肺活检，提高 IIP 的临床 - 病理诊断水平，以下几个关键环节值得重视：①掌握适应证，既不能“滥用”，也应避免“保守态度”；②术前讨论：呼吸科医师应与胸科医师、必要时联合放射科医师进行充分讨论，根据 HRCT 表现确定活检部位，以保证得到合格标本以及客观的病理结果；③成立核心专家小组，提供会诊和交流平台，加强呼吸、放射和病理科医师的互动；④进行密切随访，积累诊治经验。得到初步临床病理诊断后，仍需随访疗效，观察病情变化；如果出现新的异常表现，还应该对以前的临床影像资料和病理资料进行回顾、再评价；对暂时不能做出共识诊断的病例更应密切随访。

（孙永昌）

参 考 文 献

1. American Thoracic Society/European Respiratory Society International Multidisciplinary Consensus Classification of the Idiopathic Interstitial Pneumonias. Am J Respir Crit Care Med, 2002, 165:277-304
2. 孙永昌，陈亚红，姚婉贞，等. 不同肺活检方法对弥漫性肺间质性疾病的诊断价值. 中国呼吸与危重监护杂志，2004，3:210-212
3. King TE Jr. Clinical advances in the diagnosis and therapy of the interstitial lung diseases. Am J Respir Crit Care Med, 2005, 172:268-279
4. Flaherty KR, King TE Jr, Raghu G, et al. Idiopathic interstitial pneumonia. What is the effect of a multidisciplinary approach to diagnosis. Am J Respir Crit Care Med, 2004, 170:904-910
5. Fishbein MC. Diagnosis: To biopsy or not to biopsy. Assessing the role of surgical lung biopsy in the diagnosis of idiopathic pulmonary fibrosis. Chest, 2005, 128:520s-525s
6. 施举红，许文兵，刘鸿瑞，等. 隐源性机化性肺炎18例的临床病理特征. 中华结核和呼吸杂志，2006，29:167-170
7. 李惠萍，范峰，李秋红，等. 肺活检证实隐源性机化性肺炎25例临床诊治体会. 中华结核和呼吸杂志，2007，259-264
8. 孙永昌，姚婉贞，郑杰，等. 非特异性间质性肺炎临床-放射-病理诊断分析. 中华结核和呼吸杂志，2004，27:664-667
9. 黄慧，徐作军，朱元珏，等. 非特异性间质性肺炎不同病理类型的临床分析. 中华结核和呼吸杂志，2006，29:747-750
10. Monaghan H, Wells AU, Colby TV, et al. Prognostic implications of histologic patterns in multiple surgical lung biopsies from patients with idiopathic interstitial pneumonias. Chest, 2004, 125:552-556
11. Aziz ZA, Wells AU, Hansell DM, et al. HCT diagnosis of diffuse parenchymal lung disease: Interobserver variation. Thorax, 2004, 59:506-511
12. Nicholson AG, Addis BJ, Bharucha H, et al. Inter-observer variation between pathologists in diffuse parenchymal lung disease. Thorax, 2004, 59:500-505
13. Hunninghake GW, Zimmerman MB, Schwartz DA, et al. Utility of a lung biopsy for the diagnosis of idiopathic pulmonary fibrosis. Am J Respir Crit Care Med, 2001, 164:193-196
14. Wells AU. Histopathologic diagnosis in diffuse lung disease. An ailing gold standard. Am J Respir Crit Care Med, 2004, 17:828-829
15. 孙永昌. 外科肺活检在特发性间质性肺炎诊断中的应用. 中华结核和呼吸杂志，2007，30:243-245

第八章　呼出气冷凝液检测在呼吸系统疾病中的应用

一、简介

气道内衬液体中含有抗氧化物、可溶性标志物等多种生化分子，构成了肺组织抵御环境中吸入性氧化物（香烟烟雾、臭氧、氮氧化合物）及变应原、微生物感染的屏障。这些生化分子的变化可反映氧化损伤、炎症以及相应治疗导致气道内环境的变化，故可用于监测疾病的变化。但是，标本的采集一直是个难题。传统的方法包括痰液收集、诱导痰以及支气管镜肺泡灌洗液，但这些检查都有明显缺点，限制了其在临床上的广泛应用。

近年来新出现的一种检测方法是呼出气冷凝液的检测。呼出气冷凝液（exhaled breath condensate，EBC）是指气道内衬液体及其所含物质随呼出气呼出体外，在外界温度降低时凝结而形成的产物。目前已在 EBC 中检测出数千种物质，包括水、H_2O_2、半胱胺酰白三烯、白三烯 B_4（LTB_4）和前列腺素、白介素及干扰素等（表 3-8-1）。研究还发现，呼吸道疾病患者 EBC 中某些成分有显著异常，且与患者病情相关；同时，由于 EBC 的收集过程便捷、无创，因此受到越来越广泛的重视。

表 3-8-1　部分呼吸道疾病 EBC 中物质的异常

疾　病	化合物
吸烟者	H_2O_2，8-isoprostane
COPD	H_2O_2，8-isoprostane，IL-1，IL-8，LT-B_4，sIL-2R，TNF-α，硝酸盐/亚硝酸盐
哮喘	H_2O_2，8-isoprostane，IL-4，IFN-γ，LT-B_4 cys-LTs，硝酸盐/亚硝酸盐，pH
支气管扩张	H_2O_2
肺囊性纤维化	H_2O_2，8-isoprostane，IL-8，LT-B_4，硝酸盐/亚硝酸盐
ALI/ARDS	H_2O_2，8-isoprostane，PGE_2

二、EBC 的收集和检测

用于收集 EBC 设备很多。最简单的 EBC 收集器就是把特氟纶为内衬的管子浸入冰浴中，在其一端呼气，另一端收集。现在已有专用于 EBC 收集的设备（如 EcoScreen）。收集 EBC 时，患者应戴鼻夹，以口器与收集管道连接，平静呼吸，并将气体完全呼入收集管道中，应注意防止唾液的污染。对于重症患者，收集管道可直接与呼吸机的出气管连接。一般情况下成人需要 5~10 分钟，儿童需要 15~20 分钟可以收集到 1~3ml 的 EBC。

由于 EBC 中物质的含量很低，因此，需要相对敏感的检测方法，常用的检测方法包括酶联免疫法、放射免疫法等。部分生化分子水平非常低，需要更加灵敏的检测方法及分子检测技术如磁共振光谱技术及高压液相色谱分析法等。

三、呼吸系统疾病中 EBC 检测的意义

（一）哮喘

EBC 检测在哮喘患者中应用最为广泛。EBC 中已发现多种炎性物质，在哮喘患者和正常人中存在显著差异，也与哮喘的严重程度相关，可作为评价疾病严重程度的生化标记物。由于部分指标的变化先于其他生理指标，因此，检测 EBC 中生化标志物以监测哮喘具有很好的前景。目前研究较多的炎性因子及细胞因子有 8 - isoprostane、半胱胺酰白三烯、LTB_4、硝酸盐/亚硝酸盐、IL - 4、IL - 8、腺苷等。

1. 前列腺素衍生物　EBC 中不挥发物质主要是花生四烯酸的代谢产物，花生四烯酸类物质 8 - isoprostane、白三烯在呼吸系统疾病中研究较多。8 - isoprostane 是前列腺素 F_2（PGF_2）家族的一个特征性成分，是一种花生四烯酸非酶氧化反应（不依赖于环氧化酶作用，而由自由基催化）产生的前列腺素样的代谢产物，在体外的化学性质比较稳定，是一种特异的脂质过氧化产物，故 8 - isoprostane 是一个反映氧化应激损伤及脂质过氧化水平的理想标志物。

Montuschi 等检测了病情严重程度不同的哮喘患者及健康对照者 EBC 中 8 - isoprostane 的水平，结果显示，哮喘患者 EBC 中 8 - isoprostane 水平显著高于健康对照者，8 - isoprostane 水平与哮喘的病情严重程度及肺功能指标无相关性。Baraldi 等的研究结果亦显示，8 - isoprostane 水平与年龄、性别及肺功能指标均无相关性。Baraldi 等的另一项研究结果显示，哮喘急性发作期 EBC 中 8 - isoprostane 水平显著升高，予泼尼松 1mg/（kg · d）口服治疗 5 天后其水平显著下降，但仍高于健康对照者。以上研究表明，EBC 中的 8 - isoprostane 可反映哮喘的气道氧化应激状态，可作为监测气道氧化应激水平的一种无创的检测指标。哮喘急性发作期短期口服糖皮质激素（以下简称激素）治疗可显著降低气道的氧化应激水平，但不能使哮喘的气道氧化应激完全恢复正常，提示将来的哮喘治疗应考虑抗氧化治疗。

2. 白三烯（LTs）　白三烯（LTs）是花生四烯酸经 5 - 脂氧酶（5 - LO）代谢途径形成的代谢产物，包括二羟酸白三烯（LTB_4）及半胱氨酰白三烯（cysteinyl - leukotrienes，Cys - LTs，包括 LTC_4、LTD_4、LTE_4），它们在很多呼吸系统疾病中都起到了很重要的作用。其中 Cys - LTs 可引起支气管平滑肌收缩，增加血管通透性，促进粘液分泌，在哮喘发病的很多环节都起到了重要作用。而 LTB_4 则可以为中性粒细胞的趋化因子，能促进中性粒细胞在气道的聚集，因而在重症哮喘以及 COPD 的发生发展中起到重要作用。

在哮喘患者 EBC 中，Cys - LTs 的水平显著增高，而且随哮喘病情的加重而增加。但是，在中重度哮喘患者中，Cys - LTs 水平与 FEV_1 并无相关性。同时，哮喘患者其 EBC 白三烯水平显著升高，且激素治疗前后无明显变化，这说明激素治疗并不能抑制白三烯对哮喘发病的作用，而应针对白三烯代谢过程或受体进行针对性治疗。

Montuschi 和 Barnes 的研究发现，哮喘患者 EBC 中 LTB_4 水平显著高于健康对照人群。Csoma 等研究了 7 ~ 14 岁哮喘儿童 EBC 中的 LTB_4 水平，其中间歇发作哮喘组（未用激素治

疗)、轻度持续哮喘组（吸入低剂量激素治疗）、中度至重度持续哮喘组（吸入高剂量激素治疗）及健康对照组各13例，结果显示，3组患儿EBC中的LTB_4水平显著高于健康对照者，且轻度及中至重度哮喘患儿EBC中的LTB_4水平显著高于间歇发作哮喘组。Montuschi等研究了吸入激素治疗过敏性哮喘儿童对其EBC中LTB_4水平的影响，结果显示，哮喘组未用激素治疗前EBC中LTB_4水平显著高于健康对照组，吸入氟替卡松治疗8周后，EBC中LTB_4水平显著降低，200 μg氟替卡松治疗后其LTB_4水平与健康对照组比较差异无统计学意义，而100 μg氟替卡松治疗后LTB_4水平显著高于健康对照组，故认为，哮喘患者EBC中LTB_4水平与哮喘的病情严重程度及吸入激素的剂量和疗程相关。

3. 硝酸盐/亚硝酸盐类　内皮细胞、巨噬细胞等存在一氧化氮合酶（NOS），它催化L_2精氨酸生成NO，炎性细胞因子可以激活NOS，促进NO的生成，NO与O_2结合形成的多种产物如硝化酪氨酸（nitrotyrosine）、硝酸盐/亚硝酸盐（nitrate/nitrite）、亚硝基脲（nitrosothiols）等均可在EBC中检测出。硝化酪氨酸（nitrotyrosine）是一种稳定的氧化和过（氧化）亚硝酸盐（peroxynitrite），可以反映体内氧化和过氧化的程度，以此反映体内炎症水平。Hanazawa等比较了EBC中硝基酪氨酸在哮喘患者和非吸烟的正常对照之间水平，其中哮喘患者分为轻度哮喘（未使用激素治疗），中度哮喘患者（吸入激素治疗）以及重度哮喘患者（口服激素）。在未使用激素治疗的轻度哮喘患者中，EBC中硝基酪氨酸水平比正常人有显著增高，而在经过激素治疗后的中、重度哮喘患者则没有升高。硝酸盐/亚硝酸盐（nitrate/nitrite）都是NO代谢的稳定的终末产物，EBC中硝酸盐/亚硝酸盐的含量可以间接反映呼出气中NO的水平。Corradi等的研究发现，哮喘患者其EBC中硝酸盐水平为正常对照的9倍；Hanazawa等研究发现，哮喘患者EBC中亚硝酸盐的水平是正常对照的3倍。Ganas K等发现，在哮喘患者中，EBC中总硝酸盐/亚硝酸盐水平显著增高，而且与H_2O_2水平正相关。

由于EBC硝酸盐/亚硝酸盐的检测方法简单、可靠，已广泛用于气道炎症水平的监测。近年来，已开始使用亚硝基脲（nitrosothiols）对哮喘患者的抗氧化反应进行研究，亚硝基脲是NO与抗氧化剂（如谷胱甘肽）作用的产物，轻症哮喘患者中亚硝基脲无明确改变，而严重哮喘患者中其水平有显著升高，这也提示可以通过亚硝基脲的水平来对哮喘严重程度进行分类。

4. 白介素及干扰素　Th1/ Th2细胞功能失衡是哮喘的一个重要的发病机制，主要表现为Th2功能亢进，介导了哮喘IgE依赖的速发型变态反应及以嗜酸性粒细胞浸润为主的气道炎症，出现高IgE血症和嗜酸性粒细胞增多。Shahid等研究发现，哮喘儿童EBC中IL-4水平显著高于健康对照组，吸入激素治疗后EBC中IL-4水平显著下降。Carpagnano等发现，在阿司匹林哮喘患者中，IL-4及IL-6的水平显著高于其他哮喘患者，且与患者痰液中嗜酸细胞的水平正相关。Carpagnano等另一项研究显示，吸入激素治疗6个月后，轻度持续哮喘患者EBC中IL-4水平较治疗前显著降低，但仍高于健康对照组。目前认为，EBC中IL-4水平可作为反映哮喘气道Th2优势反应的一个无创性检测指标。

5. pH水平　正常人EBC中pH水平与痰液和BALF中水平相似，而在哮喘急性发作的患者中，pH有明显下降，经激素治疗后，pH水平又恢复正常，哮喘患者pH水平下降也与呼出气中NO浓度的增加呈正相关。这提示通过监测EBC中pH的变化，有助于明确抗炎治疗的效果。但由于目前在pH检测过程中，很难彻底去除EBC中CO_2，难以避免其对结果的干扰，结果的可重复性较差。

6. H_2O_2　H_2O_2及反应性硫代巴比土酸（TBAR）（一种脂质过氧化/氧化损害的标志物）在哮喘患者中较正常人有显著增高，而H_2O_2和TBAR增高的比例一致。而且哮喘患者中，H_2O_2增高与FEV_1的下降呈正相关。吸入皮质激素治疗的哮喘患者其EBC中H_2O_2水平较安慰剂组患者有明显下降，同时，患者在皮质激素治疗后的29日后，其H_2O_2水平与其FEV_1呈负相关。此外，在停止治疗后2周，患者H_2O_2的水平仍保持稳定。

7. 腺苷　腺苷是三磷酸代谢产物，与气道特异性腺苷受体A2b结合，可使支气管平滑肌收缩，另外腺苷可以调节淋巴细胞、中性粒细胞、嗜酸性粒细胞、巨噬细胞功能，参与气道炎症过程。与健康人相比，哮喘患者EBC中腺苷水平升高，激素治疗后腺苷水平可以下降，当哮喘症状加重时腺苷水平进一步升高。故认为，EBC中过氧化氢、腺苷可作为评价哮喘气道炎症及进行疗效评价的无创性检测指标之一。

（二）慢性阻塞性肺疾病（COPD）

COPD是以不完全可逆性气流受限为特征的疾病，为累及气道、肺实质以及肺血管的慢性炎症。巨噬细胞、T淋巴细胞（主要$CD8^+$细胞）和中性粒细胞在肺的不同部位浸润增加。活化的炎症细胞释放各种炎性介质，包括LTB_4、IL-8、TNF-α以及其他可引起肺组织损伤和/或维持中性粒细胞性炎症的细胞因子。除了炎症以外，肺组织氧化应激以及抗氧化物之间失衡对COPD的发生、发展也起到重要作用。

COPD患者的EBC中H_2O_2比正常人有显著增高，而且在COPD急性加重期时比稳定期时又有显著增加。EBC中H_2O_2水平还与诱导痰中嗜酸细胞值正相关，但是，不论急性加重期还是稳定期，均未发现H_2O_2水平与FEV_1水平存在相关性。Montuschi等发现，无论是未吸烟的COPD患者还是吸烟患者，EBC中8-isoprostane水平相似，均较正常吸烟者有显著增高。而且，吸烟后15分钟，EBC中8-isoprostane即增高50%，这也反映了吸烟引起下气道氧化应激状态。同时，已证实EBC中亚硝酸盐以及亚硝基脲水平在COPD患者中，比正常人以及正常吸烟者有显著增高。在稳定期及急性加重期的COPD患者，EBC中LTB_4的水平显著增高，经过抗生素治疗后其水平显著下降，这显示中性粒细胞性炎症在COPD中的意义。COPD患者病情稳定2月以后，其LTB_4的水平进一步下降，显示监测EBC中LTB_4的水平是监测COPD病情变化一种无创性指标。

上述发现均证实在COPD患者中，不论急性加重期还是稳定期，都有气道炎症存在。而且在急性加重期和吸烟后，氧化应激水平均有明显增高。因此，监测EBC中的生化指标有助于发现COPD的病情变化，是病理生理指标的积极补充。

（三）吸烟者

H_2O_2，作为氧化代谢的产物，可以反应组织中氧化的活性。在吸烟者中，EBC中H_2O_2的浓度为非吸烟者的5倍，同时，男性吸烟者中水平高于女性吸烟者。

（四）急性肺损伤/急性呼吸窘迫综合征（ALI/ARDS）

ARDS患者与其他呼吸道疾病包括肺炎患者相比，其EBC中H_2O_2水平有显著增高，也比正常对照有显著增高。其中，由败血症以及严重脑损伤引起ARDS的患者，其EBC中H_2O_2水平最高。ALI患者中，EBC中8-isoprostane水平高于其他进行插管机械通气的患者，同时，由于 PGE_2 的水平恒定，这也证实 8 - isoprostane 主要由脂质过氧化途径生成。近来的研究还发现，经典的机械通气策略（大潮气量、小 PEEP）可以导致 EBC 和 BAL 中细胞因子（IL - 6）的增高，因此，监测 EBC 中这些细胞因子的变化，将有助于及早发现机械通气肺损伤。但是，由于上述结果在 ALI 和 ARDS 患者间缺乏特异性，也限制了其的进一步应用。

（五）其他疾病

新近的研究证实，通过 PCR 检测可发现肺癌患者 EBC 中存在变异 DNA，未来，也许可以通过这种方法以监测高危人群，以提高肺癌的早期诊断率。同样，PCR 检测 EBC 中是否存在致病菌的 DNA，也将有助于感染的诊断。采用 RT - PCR 的方法，在 EBC 中也检测出某些病毒的 RNA，这也许能在未来协助诊断某些特殊的病毒感染。

四、呼出气冷凝液（EBC）测定的评价

EBC 可提供无创、瞬时的肺病理生理功能监测，具有很多优点。由于收集 EBC 的过程完全无创，不会损伤支气管粘膜，而且直接来源于气道，无稀释的可能，因此结果可靠，检测结果可重复性好，与传统的检测方法如诱导痰以及 BAL 相比，结果具有可比性。EBC 的收集方法简单，设备简便，在门诊即可开展，且收集 EBC 的技术适用于任何年龄，任何病况的患者，应用范围广泛，有很好的利用前景。

目前 EBC 的检测仍面临较多的问题。首先，EBC 的收集过程缺乏标准化，各地采用不同的设备采集 EBC，导致试验结果缺乏可比性。其次，由于 EBC 来源于整个气道，缺乏解剖部位特异性，EBC 某物质的临床意义尚待明确。同时，由于某些 EBC 中物质含量很低，检测方法复杂，也限制了 EBC 的临床应用。

（张　弘）

参　考　文　献

1. Kharitonov SA, Barnes PJ. Biomarkers of some pulmonary diseases in exhaled breath. Biomarkers, 2002, 7: 1 - 32
2. Corradi M, Pesci A, Casana R, et al . Nitrate in exhaled breath condensate of patients with different airway diseases. Nitric Oxide, 2003, 1: 26 - 30
3. Formanek W, Inci D, Lauener RP, et al. Elevated nitrite in breath condensates of children with respiratory disease. Eur Respir J, 2002, 3: 487 - 91
4. Baraldi E, Carraro S, Alinovi R, et al. Cysteinyl leukotrienes and 8 - isoprostane in exhaled breath condensate of children with asthma exacerbations. Thorax, 2003, 6: 505 - 9
5. Shahid SK, Kharitonov SA, Wilson NM, et al. Increased interleukin - 4 and decreased interferon - gamma in exhaled breath condensate of children with asthma. Am J Respir Crit Care Med, 2002, 165 (9): 1290 - 3
6. Peter J Barnes, Badrul Chowdhury, Sergei A Kharitonov, et al. Pulmonary biomarkers in chronic obstructive pulmonary disease. Am J Respir Crit Care Med, 2006, 174: 6 - 14
7. Abigail S Jackson, Alessandra Sandrini, Charlotte Campbell, et al. Comparison of biomarkers in exhaled breath condensate and bronchoalveolar lavage. Am J Respir Crit Care Med, 2007, 175: 222 - 227

8. ATS Workshop Proceedings: Exhaled nitric oxide and nitric oxide oxidative metabolism in exhaled breath condensate. Am J Respir Crit Care Med, 2006, 173: 811-813
9. Sergei A Kharitonov, Peter J Barnes. Exhaled Biomarkers. Chest, 2006, 130: 1541-1546
10. Bernard, Pietro Apostoli, Antonio Mutti, et al. Exhaled metallic elements and serum pneumo proteins in asymptomatic smokers and patients with COPD or asthma. Chest, 2006, 129: 1288-1297
11. Hunt J. Exhaled breath condensate: An overview. Immunol Allergy Clin North Am, 2007, 27 (4): 587-96
12. Chorostowska-Wynimko J, Szpechcinski A. The impact of genetic markers on the diagnosis of lung cancer: A current perspective. J Thorac Oncol, 2007, 2 (11): 1044-51
13. Liu J, Conrad DH, Chow S, et al. Collection devices influence the constituents of exhaled breath condensate. Eur Respir J, 2007, 30 (4): 807-8
14. Cepelak I, Dodig S. Exhaled breath condensate: A new method for lung disease diagnosis. Clin Chem Lab Med, 2007, 45 (8): 945-52
15. Biernacki WA, Kharitonov SA, Barnes PJ. Increased leukotriene B4 and 8-isoprostane in exhaled breath condensate of patients with exacerbations of COPD. Thorax, 2003, 58: 294-298
16. PW Jones, AGN Agusti. Outcomes and markers in the assessment of chronic obstructive pulmonary disease. Eur Respir J, 2006, 27: 822-832
17. I. Horva'th, J Hunt, PJ Barnes. Exhaled breath condensate: methodological recommendations and unresolved questions. Eur Respir J, 2005, 26: 523-548

第九章　呼出气一氧化氮浓度检测在评价气道炎症中的作用

一氧化氮（nitric Oxide，NO）是机体内重要的内源性调控分子。它在许多不同的生物学反应中起着信使的作用，例如，外周血流的调控、血小板功能、免疫反应及神经传递。NO 通过激活鸟苷酸环化酶（使 GTP 转化成 cGMP）引起一系列生理反应。Robert F Furchgott 博士等因在此领域的发现而于 1998 年获得诺贝尔生理学奖。

NO 在生物组织中的活性很高，直接检测非常困难。一般只能进行间接检测，即检测 L－瓜氨酸（产生 NO 时的伴随产物）或检测硝酸盐/亚硝酸盐；气态的 NO 在低浓度时相当稳定，并有规律地扩散至邻近的细胞，当产生 NO 的组织或器官与空腔相连时，可通过测定空腔内气体中的 NO 含量而反映其在该组织或器官的含量。

1991 年，Gustafsson 等人首次报道了在呼出气体中检测一氧化氮，随后，Alving 及同事发现，哮喘患者呼出气体中的一氧化氮浓度会增高。现在越来越多的证据显示，测定呼出的一氧化氮浓度是一种有效的、非创伤性评估炎性呼吸道疾病的方法，支气管痉挛并不会引起呼出气一氧化氮浓度的升高，除非合并有炎症。因此，呼出气一氧化氮在哮喘的鉴别诊断及指导皮质激素使用方面均发挥着重要作用。

一、呼吸道一氧化氮的形成

一氧化氮的形成由一氧化氮合成酶调控，后者有两种存在形式——基本异构体（cNOS）和诱导异构体（iNOS）。基本异构体又分为内皮细胞中的 eNOS 与神经细胞中的 nNOS。在呼吸道中一氧化氮合成酶的这 3 种构型均存在。然而，iNOS 能产生比两种基本异构体更多的一氧化氮。iNOS 可在呼吸道上皮细胞内特异表达且其表达在哮喘中会显著增高。另外 Guo 及同事发现，与正常对照相比，哮喘患者其呼吸道 iNOS mRNA 表达会显著增高。而且，接受皮质激素治疗的患者其 iNOS 蛋白和 mRNA 表达水平与未接受此类治疗的患者相比有一定的降低。

许多刺激物，特别是炎性细胞因子，均可诱发 iNOS 的表达，尽管有研究表明转录因子 STAT－1 及 NF－kappaB 可能参与其中，但其确切机制仍未完全明了。

二、呼出气一氧化氮（exhaled nitric oxide）的测定

（一）测量值的流速依赖性

目前，最广泛应用且最灵敏的测定一氧化氮的方法就是与臭氧反应后的化学发光法，其灵敏度可至 1 ppb（parts per billion）。由于 NO 来源于支气管及肺泡两处，在呼气过程中，空气从支气管壁及肺泡腔向支气管腔流动，呼出气 NO 浓度升高。正常状态下 NO 和血红蛋白有较高的亲和力，肺泡来源的 NO 水平较低且维持在一个稳定状态。当呼气流速较低时，NO 有足够的时间从支气管壁向支气管腔内顺浓度梯度弥散，这时测定的呼出气 NO 浓度

（fractional exhaled nitric oxide，FENO）主要来源于支气管；当呼气流速较高时，NO经支气管壁弥散时间缩短，测得的较低水平的FENO主要来源于肺泡。在较高流速时，FENO水平降低，相比较而言，较低流速时，FENO水平较高。研究显示呼气流速从4.2 ml/s提高至1550 ml/s，FENO水平下降35%。同时，较低流速时，重复测量的离散度更大。因此当以浓度的形式表示一氧化氮时，记录其流速就极为重要了。欧洲呼吸学会（ERS）于1997年推荐的流速相当高（167～250ml/s），当时多数的研究人员使用100ml/s。自1999年12月美国胸科学会（ATS）的关于FENO测量的指导原则公布后，多数的研究人员开始使用推荐流速50ml/s。但在某些情况下仍可采用高些或低些的速率，但均应将流速记录在案。

对同一个体而言，监测不同呼气流速下FENO的浓度，可以了解中心或外周气道炎症情况，有助于对疾病类型及严重程度的判断。目前被人们广泛接受的是“两腔室模型”，见图3－9－1。即将所有肺泡假定成一个腔室，而支气管为另一个腔室，后者形成了一个单管与肺泡腔连接。肺泡部分由一个参数描述，即稳态时肺泡NO浓度（CA_{NO}）；支气管部分由两个参数描述：NO在气道中的弥散能力（Daw_{NO}），以及源于气道壁的NO最大总流量（$J'aw_{NO}$）或气道壁NO浓度Caw_{NO}。测定不同呼气流速下的FENO，与呼气流速间建立线性回归方程，其截距为支气管源性NO，斜率为肺泡源性NO。目前研究发现哮喘的气道炎症不仅存在于中心气道还存在于外周气道，而外周气道炎症可能是重症难治性哮喘的病理生理基础。两腔室模型的建立，可以很好地反映哮喘不同部位的炎症，为研究外周气道病变在哮喘发病机制中的作用提供了帮助。已经有研究提示，肺泡源性NO同气道反应性相关；中重度哮喘患者肺泡一氧化氮浓度明显升高，口服激素依赖者高于非激素依赖者，且与肺功能中反映小气道功能的指标相关。Slates等的研究发现在吸入激素治疗的基础上加用口服激素治疗者肺泡NO比仅吸入激素治疗者明显降低，深吸气的支气管舒张作用明显改善。

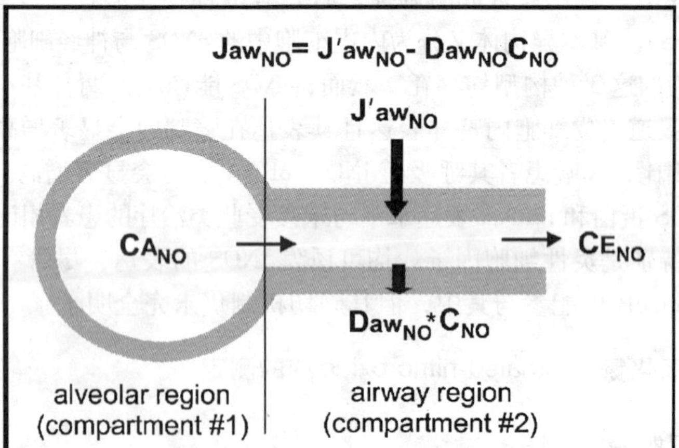

图3－9－1 NO气体交换动力学的“两腔室模型”示意图

呼出气NO浓度（exhaled NO concentration，CENO）来源于两部分：支气管部分及肺泡部分。肺泡部分由一个参数描述，即稳态时肺泡NO浓度（CA_{NO}）。支气管部分由两个参数描述：NO在气道中的弥散能力（Daw_{NO}），以及源于气道壁的NO最大总流量（$J'aw_{NO}$）或气道壁NO浓度Caw_{NO}。

（二）操作方法

FENO检测具有无创性、操作简便、重复性强等特点。目前国际上已将呼出气NO浓度的测定标准化及规范化。FENO检测采用一口气持续气流技术。具体操作如下：受试者采取端坐位，将口嘴含入口中，用嘴吸气2～3秒至肺总量（total lung capacity，TLC）或接近TLC（如无法达到TLC），然后立即以均匀的流速呼气。通过屏幕反馈的信息，指导患者在呼气的10秒间期内，保持屏幕上的箭头指在中间的绿色区域从而达到压力流速控制。须注意的是检测过程中不应使用鼻夹，因为这会导致NO在鼻中蓄积并扩散到气道而影响测量结果。但如果患者无法自主控制不用鼻吸气或呼气，可考虑使用鼻夹。图3－9－2所示为受试者使用呼出一氧化氮测定系统时的呼吸回路结构图。图3－9－3所示为受试者正在使用呼出一氧化氮测定仪。

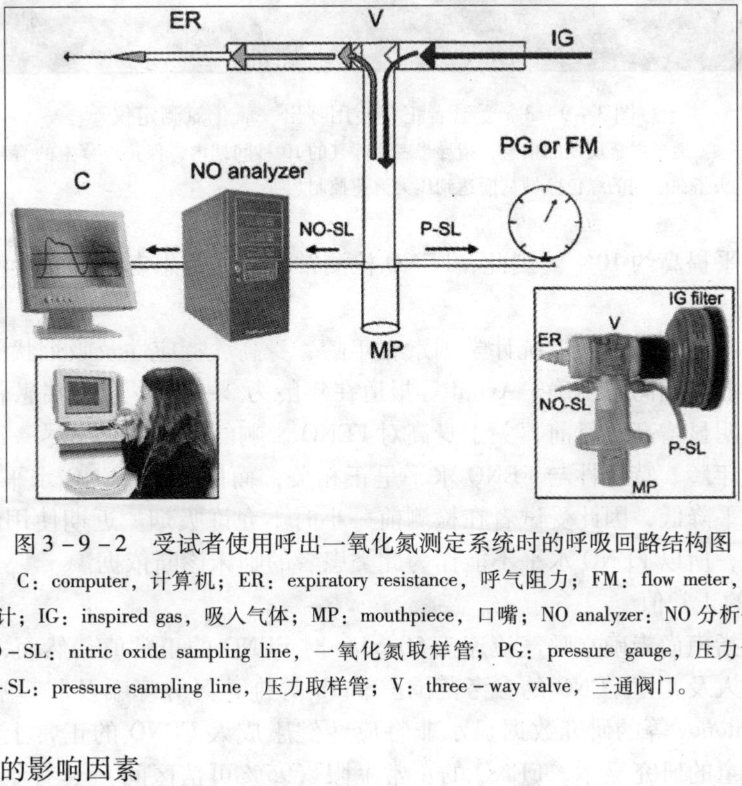

图3－9－2 受试者使用呼出一氧化氮测定系统时的呼吸回路结构图

C：computer，计算机；ER：expiratory resistance，呼气阻力；FM：flow meter，流速计；IG：inspired gas，吸入气体；MP：mouthpiece，口嘴；NO analyzer：NO分析仪；NO－SL：nitric oxide sampling line，一氧化氮取样管；PG：pressure gauge，压力计；P－SL：pressure sampling line，压力取样管；V：three－way valve，三通阀门。

（三）测定的影响因素

呼出气NO浓度测定的混杂因素包括吸入气中的周围NO以及鼻窦、鼻腔产生的NO的影响。患者进行FENO检测前不应进食及饮水。研究发现摄入硝酸盐或含有硝酸盐的食物（如莴苣）后，FENO水平增高。饮酒会降低哮喘患者及健康人的FENO水平，饮水及摄入咖啡因也可能短暂地改变FENO水平。此外上、下呼吸道病毒感染会引起哮喘患者FENO水平增高，应推迟检查，于患者恢复后进行。此外运动、使用支气管扩张剂及肺活量计检测中用力呼气的动作均会改变气道口径，提高FENO水平。Kissoon等研究发现，使用支气管扩

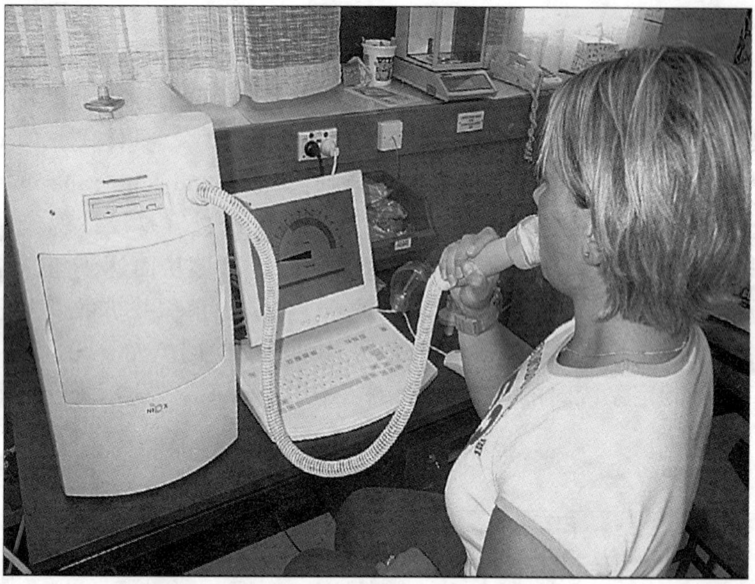

图 3－9－3　受试者正在使用呼出一氧化氮测定仪

通过屏幕反馈的信息，指导患者在呼气的 10 秒间期内，保持屏幕上的箭头指在中间的绿色区域从而达到压力流速控制。

张剂后 FENO 水平提高约 10%。因此，FENO 检测常常应作为患者抵达实验室后最先进行的检查。

影响 FENO 测定结果的人口统计学因素有年龄、身高、特应性及吸烟状况。健康人中年龄对 FENO 水平的影响尚不明确。Avital 等报道在年龄为 2～41 岁的哮喘患者中，随着年龄增大 FENO 水平明显增高。目前，关于身高对 FENO 影响的研究结果不尽一致。最近的一项研究显示身高、年龄、特应性与 FENO 水平呈正相关，而性别和 FENO 水平无明显相关性。吸烟者 FENO 水平降低，因此受试者在检测前一小时不允许吸烟。近期使用激素治疗 FENO 水平会显著降低，所以 FENO 水平不能作为此类患者的临床诊断依据。

（四）推荐的正常值

目前，国际指南尚未确立呼气流速为 50 ml/s 时 FENO 的正常值。然而，最近的一些研究已经提出了成人及儿童 FENO 的参考范围。Smith 等推荐区分哮喘及非哮喘的合适分割点是 20 ppb。Kharitonov 等的研究数据显示非特应性健康成人 FENO 的正常上限为 33.1 ppb。一项对 405 名儿童的研究显示，FENO 的正常上限（95% 可信区间）具有年龄相关性，FENO 变化范围显示从 4 岁儿童为 15.7 ppb 到青少年为 25.2 ppb。有报道推荐成人及学龄儿童 FENO 的正常上限分别是 33 ppb 和 25 ppb。最近一项对 1131 名健康成人的研究报道 FENO 的正常上限是 24 ppb～54 ppb，同时提出成年不吸烟的健康人群 FENO 的参考公式：Ln（FENO）＝0.057 ＋ 0.013×身高（cm）＋ 0.0088×年龄（岁）。

监测哮喘控制状态及评价吸入激素治疗的反应需要连续测量 FENO，FENO 检测的可重复性就非常重要。FENO 检测的可重复性好，成人重复测量 FENO 的标准差为 2.1 ppb，儿童为1.6 ppb。研究报道两次监测FENO的差值超过4 ppb，或变化超过10%被认为反映气道炎症的真实变化。

三、FENO检测在临床中的意义

（一）支气管哮喘

支气管哮喘是以嗜酸性粒细胞、肥大细胞等浸润为主的气道炎症性疾病。研究证明FENO与诱导痰、组织活检及支气管肺泡灌洗液嗜酸性粒细胞计数高度相关。研究表明，FENO与血中的嗜酸性粒细胞水平有明显的相关性，尽管哮喘患者症状缓解多年，支气管活检仍提示存在嗜酸性粒细胞气道炎症，他们的FENO水平也明显增高。Mattes等发现哮喘患者FENO和痰嗜酸性粒细胞阳离子蛋白水平正相关。

1. FENO检测在哮喘诊断中的地位　成人FENO检测有助于鉴别哮喘和非哮喘的呼吸道疾病。病毒性疾病会引起假阳性结果，因此推荐FENO检测适用于慢性呼吸道症状超过6周或更长时间的患者。Dupon等对250例不吸烟的患者进行研究，其中160例完全符合哮喘诊断标准，结果显示FENO检测水平对哮喘诊断具有较高的预测性，其灵敏度和特异度分别为85%和90%。如果将FENO升高（>33 ppb）与肺功能异常（FEV_1 <80%预计值）相结合，则诊断哮喘的灵敏度和特异度高分别高达94%和93%。最近的一项研究表明，FENO检测可以用于年轻人的哮喘筛查，其诊断的灵敏度和特异度分别为52.4%和85.2%，其中过敏性鼻炎及吸烟状态是重要的致混淆因素。

特别需要注意的是，即使完全符合哮喘临床诊断标准的患者，尤其是非过敏性的哮喘患者，其FENO检测水平也可能正常，FENO检测水平正常并不能完全排除哮喘诊断。因此，FENO检测在人群调查和哮喘诊断中并不能取代气道高反应（AHR）检查，只能作为气道高反应检查的补充检查。

2. 评价哮喘控制情况及对吸入激素治疗的反应　有证据表明，FENO检测水平增高有助于预测哮喘患者病情加重。Jones等对78名使用激素治疗的中度哮喘患者跟踪研究，发现FENO检测的水平和患者的症状、FEV_1及痰嗜酸性粒细胞计数明显相关。Harkins等随访了22名哮喘患者，其中12名患者2周内出现症状加重。他们发现与患者的肺功能、峰流速、药物使用及症状相比，FENO水平是唯一对预测病情发展有显著意义的指标。另一项对40名无症状的哮喘儿童研究发现，停止吸入激素后复发的患儿第2周和第4周的FENO检测明显高于未复发儿童。这说明FENO可以作为停止吸入激素后预测哮喘复发的早期标志物。

对于嗜酸性粒细胞增多的哮喘患者，激素治疗有助于控制气道嗜酸性粒细胞炎症同时改善哮喘患者临床指标。而对无嗜酸性粒细胞增多的哮喘患者，激素治疗的反应性可能较差。研究表明，轻度哮喘患者激素治疗后FENO水平下降。Jones等对65名未控制的哮喘患者进行研究，分别给予五种不同剂量的治疗（安慰剂、每天50μg、100μg、200μg和500μg倍氯米松）。结果发现，激素剂量和FENO、FEV_1、痰嗜酸性粒细胞计数的变化存在线形剂量-反应关系。此外，研究还表明，激素治疗后FENO的变化和痰嗜酸性粒细胞计数的变化存在显著相关性。

3. 指导治疗及调整吸入激素剂量　全球哮喘防治创议（GINA）提议应根据患者的症状、肺功能、急救药物的使用等调整哮喘患者吸入激素的剂量，但目前已有研究应用FENO

检测指导哮喘患者激素长期治疗。Smith 等对 94 名成人哮喘患者进行 1 年的跟踪研究，其中 46 名患者（FENO 组）根据 FENO 水平调整激素吸入剂量，对照组的 48 名患者则根据 GINA 指南调整治疗。结果 FENO 组平均每天吸入激素氟替卡松的剂量为 370μg，而对照组为 641μg（$P=0.003$）。FENO 组平均每人每年急性发作 0.49 次，对照组为 0.90 次。因此，使用 FENO 检测指导治疗可以显著减少患者吸入激素剂量，而不会增加患者急性发作的次数。

（二）慢性阻塞性肺疾病（COPD）

COPD 患者的 FENO 水平不尽一致，一方面可能受吸烟等混杂因素的影响，另一方面它也可能反映了潜在气道炎症的多相性。Clini 等研究报道，COPD 患者的 FENO 水平较正常人没有显著变化。而其他一些研究报道 COPD 患者的 FENO 水平较正常人增高。Brindicci 等研究发现，COPD 患者肺泡 FENO 明显增高，暗示对于 COPD 患者来说，肺泡 FENO 可能较气道 FENO 能提供更重要的信息。

对存在固定气道阻塞的年龄较大患者（> 45 岁），仅使用肺功能等检测并不能区分哪些可能为 COPD 合并哮喘患者。Papi 等报道存在痰嗜酸性粒细胞计数及 FENO 水平增高的 COPD 患者，使用支气管扩张剂后气道的可逆性也较高。Zietkowski 等对 19 名 COPD 患者研究发现，吸入布地奈德（800 μg/d）2 个月后患者行气道可逆试验的 FEV_1 改善程度与 FENO 基础水平明显相关（$r=0.73$，$P=0.0003$）。目前，仍需进一步的研究明确 FENO 检测在评价 COPD 中的作用。

（三）鼻炎

鼻炎和哮喘是同一症候群的不同表现。研究表明，非哮喘的过敏性鼻炎患者 FENO 水平高于正常人。Rolla 等对 108 名鼻炎患者研究发现，过敏性鼻炎（AR）患者（33%）及慢性鼻窦炎（CRS）患者（42%）哮喘的患病率明显高于非过敏性鼻炎患者（8.7%）。同时，过敏性鼻炎患者和慢性鼻窦炎患者的 FENO 水平均明显高于非过敏性鼻炎患者。Tufvesson 等研究发现，鼻炎合并哮喘患者的外周及中央 NO 浓度均明显高于仅有鼻炎或鼻炎合并支气管高反应性的患者。

（四）非特异性呼吸道症状

FENO 检测在评价难以诊断的慢性呼吸道疾病中具有广阔的前景。研究表明 FENO 水平与气道嗜酸性粒细胞增多的相关性独立于临床诊断之外。Brightling 等研究发现，不完全符合哮喘诊断标准但患有嗜酸性粒细胞支气管炎（EB）的患者 FENO 水平增高。因此，临床上 FENO 可以作为一种无创性评价嗜酸性粒细胞炎症的标志物，可以用于诊断及鉴别诊断嗜酸性粒细胞支气管炎、咳嗽变异型哮喘（CVA）、病毒感染后支气管高反应性（post - viral bronchial hyperresponsiveness）、声带功能障碍、鼻后滴流综合征（PNDs）、胃 - 食管反流性疾病（GERD）、原发性过度通气综合征。

FENO 检测可同样用于评估患者的治疗反应。EB 及 CVA 均以气道嗜酸粒细胞浸润及 FENO 水平增高为特征，因此可能对糖皮质激素试验性治疗的反应较好。

（五）遗传性过敏症

流行病学研究证实过敏体质者，无论是否有下呼吸道症状，FENO 水平均较正常人增高。同时研究表明，FENO 水平与特异性抗原总 IgE 水平明显相关。这些情况产生的原因可能是即使无症状的过敏体质者仍可能存在轻度的气道炎症，引起 FENO 水平增高。临床上，出现 FENO 水平增高的过敏性体质者的进一步治疗应基于既往是否有显著的呼吸道症状。目前尚无证据支持无症状的患者需要进一步干预治疗。

（六）FENO 检测在其他疾病中的意义

1. 囊性肺纤维化（cystic fibrosis，CF）　目前，尚未发现 FENO 检测对评价 CF 有临床帮助。研究表明 CF 患者 FENO 水平通常正常或较低。这可能与 CF 患者一氧化氮合酶（NOS-2）表达水平降低有关。此外，研究发现 CF 患者呼出气冷凝物亚硝酸盐水平增高，这提示患者气道的粘液及分泌物中 NO 的代谢增加。

2. 原发性纤毛运动障碍（primary ciliary dyskinesia，PCD）　PCD 患者 FENO 水平及鼻 NO 水平较正常人明显降低，其可能原因是一氧化氮合酶活性降低，内源性 NO 生成减少及 NO 生成细胞破坏，引起气道反复感染。研究发现 NO 可能促进纤毛运动，使用 L-精氨酸治疗可提升患者呼出气中 NO 水平，促进纤毛运动。

3. 肺移植　肺移植后肺功能不稳定的患者 FENO 水平明显增高。研究发现，肺移植后 14 月出现梗阻性细支气管炎（bronchiolitis obliterans syndrome，BOS）的患者，其 FENO 水平是肺功能稳定未出现 BOS 患者的两倍。Verleden 等报道 FENO 检测对预测 BOS 的灵敏度和特异度分别 92% 和 84%，阳性率及阴性率分别是 80% 和 94%。但目前尚未明确 FENO 检测在评价肺移植后患者病情变化以及预后中的地位。

FENO 检测可能有诊断作用的呼吸道及非呼吸道疾病

FENO 增高	报道不统一	FENO 降低
哮喘	支气管扩张	囊性肺纤维化
迟发性哮喘反应	COPD	原发性纤毛运动障碍
过敏性鼻炎	纤维化肺泡炎	肺动脉高压
病毒感染	结节病	HIV 感染
肝肺综合症	系统性硬化病	ARDS
肝拟病态发育		
急性或慢性肺移植后梗阻性支气管炎		

四、结论

综上所述，FENO 检测使我们对气道炎症性疾病的认识又向前推进了一步。作为一种炎症标志物，FENO 向临床医师提供了迄今为止难以获得的潜在气道炎症信息，可以作为传统肺功能检查及气道高反应性检测的补充检查。对最近已经使用口服或吸入激素的患者及目前处于吸烟状态的患者，FENO 提供信息的可靠性将受到影响，因此不能作为此类患者的临床诊断依据。同时，尚需要进一步研究以确立 FENO 检测在评价 COPD 中的地位。对慢性和/或重度哮喘患者，FENO 检测有助于确定嗜酸性粒细胞的炎症状态。对有明确哮喘病史而目前处于缓解期及正使用激素治疗的哮喘患者，FENO 检测可用于预测病情发展及指导调整激素剂量。

（黄克武）

参 考 文 献

1. Alving K, Weitzberg E, Lundberg JM. Increased amount of nitric oxide in exhaled air of asthmatics. Eur Respir J, 1993, 6 : 1368 – 1370
2. ATS/ERS recommendations for standardized procedures for the online and offline measurement of exhaled lower respiratory nitric oxide and nasal nitric oxide, 2005. Am J Respir Crit Care Med, 2005, 171 : 912 – 930
3. Brindicci C, Ito K, Resta O, et al. Exhaled nitric oxide from lung periphery is increased in COPD. Eur Respir J, 2005, 26 : 52 – 59
4. Buchvald F, Baraldi E, Carraro S, et al. Measurements of exhaled nitric oxide in healthy subjects age 4 to 17 years. J Allergy Clin Immunol, 2005, 115 : 1130 – 1136
5. Brugiere O, Thabut G, Mal H, et al. Exhaled NO may predict the decline in lung function in bronchiolitis obliterans syndrome. Eur Respir J, 2005, 25 : 813 – 819
6. Dupont LJ, Demedts MG, Verleden GM. Prospective evaluation of the validity of exhaled nitric oxide for the diagnosis of asthma. Chest, 2003, 123 : 751 – 756
7. Elphick HE, Demoncheaux EA, Ritson S, et al. Exhaled nitric oxide is reduced in infants with cystic fibrosis. Thorax, 2001, 56 : 151 – 152
8. George SC, Hogman M, Permutt et al. Modeling pulmonary nitric oxide exchange. J Appl Physiol, 2004, 96 : 831 – 839
9. Green RH, Brightling CE, Woltmann G, et al. Analysis of induced sputum in adults with asthma: identification of subgroup with isolated sputum neutrophilia and poor response to inhaled corticosteroids. Thorax, 2002, 57 : 875 – 879
10. Grasemann H, Gartig S, Wiesemann HG, et al. Effect of L – arginine infusion on airway NO in cystic fibrosis and primary ciliary dyskinesia syndrome. Eur Respir J, 1999, 13 : 114 – 118
11. Harkins MS, Fiato KL, Iwamoto GK. Exhaled nitric oxide predicts asthma exacerbation. J Asthma, 2004, 41 : 471 – 476
12. Jones SL, Herbison P, Cowan JO, et al. Exhaled NO and assessment of anti – inflammatory effects of inhaled steroid: Dose – response relationship. Eur Respir J, 2002, 20 : 601 – 608
13. Kharitonov SA, Gonio F, Kelly C, et al. Reproducibility of exhaled nitric oxide measurements in healthy and asthmatic adults and children. Eur Respir J, 2003, 21 : 433 – 438
14. Konstantinos Kostikas, Andriana I Papaioannou, Kalliopi Tanou, et al. Portable exhaled nitric oxide as a screening tool for asthma in young adults during pollen season. Chest, 2007, 7 [Epub ahead of print]
15. Lane C, Knight D, Burgess S, et al. Epithelial inducible nitric oxide synthase activity is the major determinant of nitric oxide concentration in exhaled breath. Thorax, 2004, 59 : 757 – 760
16. Narang I, Ersu R, Wilson NM, et al. Nitric oxide in chronic airway inflammation in children: Diagnostic use and pathophysiological significance. Thorax, 2002, 57 : 586 – 589
17. Olin AC, Bake B, Torén K. Fraction of exhaled nitric oxide at 50 mL/s: Reference values for adult lifelong never – smokers. Chest, 2007, 131 : 1852 – 1856

18. Olin AC, Rosengren A, Thelle DS, et al. Height age, and atopy are associated with fraction of exhaled nitric oxide in a large adult general population sample. Chest, 2006, 130:1319-1325
19. Pijnenburg MW, Bakker EM, Hop WC, et al. Titrating steroids on exhaled nitric oxide in children with asthma: A randomized controlled trial. Am J Respir Crit Care Med, 2005, 172:831-836
20. Ricciardolo FL. Multiple roles of nitric oxide in the airways. Thorax, 2003, 58:175-182
21. Rolla G, Guida G, Heffler E. Diagnostic classification of persistent rhinitis and its relationship to exhaled nitric oxide and asthma: A clinical study of a consecutive series of patients. Chest, 2007, 131:1345-1352
22. Slates AM, Scont JK. Improvement in bronchodilation following deep inspiration after a course of high-dose oral prednisone in asthma. Chest, 2006, 130:58-65
23. Smith AD, Cowan JO, Filsell S, et al. Diagnosing asthma: Comparisons between exhaled nitric oxide measurements and conventional tests. Am J Respir Crit Care Med, 2004, 169:473-478
24. Smith AD, Taylor DR. Is exhaled nitric oxide measurement a useful clinical test in asthma? Curr Opin Allergy Clin Immunol, 2005, 5:49-56
25. Smith AD, Cowan JO, Brassett KP, et al. Use of exhaled nitric oxide measurements to guide treatment in chronic asthma. N Engl J Med, 2005, 352:2163-2173
26. Shaw DE, Berry MA, Thomas M, et al. The use of exhaled nitric oxide to guide asthma management: A randomized controlled trial. Am J Respir Crit Care Med, 2007, 176:231-237
27. Tsoukias NM, George SC. A two-compartment model of pulmonary nitric oxide exchange dynamics. J Appl Physiol, 1998, 85:653-666
28. Tufvesson E, Aronsson D, Ankerst J. Peripheral nitric oxide is increased in rhinitic patients with asthma compared to bronchial hyperresponsiveness. Respir Med, 2007, 101:2321-2326
29. Taylor DR, Pijnenburg MW, Smith AD, et al. Exhaled nitric oxide measurements: Clinical application and interpretation. Thorax, 2006, 61:817-827
30. Verleden GM, Dupont LJ, Van Raemdonck DE, et al. Accuracy of exhaled nitric oxide measurements for the diagnosis of bronchiolitis obliterans syndrome after lung transplantation. Transplantation, 2004, 78:730-733
31. www. ginasthma. org. Global Strategy for Asthma Management and Prevention 2006
32. Zietkowski Z, Kucharewicz I, Bodzenta-Lukaszyk A. The influence of inhaled corticosteroids on exhaled nitric oxide in stable chronic obstructive pulmonary disease. Respir Med, 2005, 99:816-824

第十章 振动反应呈像在呼吸系统疾病中的初步应用

振动反应呈像系统（vibration response imaging system，VRIS）是一种新颖的利用振动反应呈像（vibration response imaging，VRI）技术和计算机技术对肺部声音进行记录、呈像、量化并客观的反映肺部声音振动信息的设备。1816 年 Lannec 发明了听诊器首次从体表获取了呼吸音信息，但是听诊器强调了 112Hz 以下的肺部声音，削弱了 112Hz 以上的声音，虽然可以采集到呼吸音特征、部位和性质方面的信息，却无法把信息进行量化。计算机技术的进步使得人们能够客观的采集、定量的分析呼吸音。有学者首先报道了采用多麦克风记录的声音成像技术，利用灰阶的形式把呼吸音信息转化为一种静态的三维图像。在此基础上，VRI 技术使呼吸音呈现出与时间相关的二维动态灰阶图像。

一、VRI 用于肺部疾病诊断的基本原理

呼吸音是湍流气体造成肺组织与气道的振动产生的。气流在较大和中等的气道中达到临界速度，就会引起湍流。湍流振动产生的声音，经过肺组织和胸壁的传导到达体表。气体在气道内壁不光滑时也可以形成湍流，疾病情况下这种作用可能被放大。气流通过正常人连续分支的气道时产生连续变化的振动，因而在 VRI 设备上反映出连续变化的声音振动能量。在气道阻塞、气流受限的患者，不均匀的气道狭窄产生不均匀的气流阻力造成湍流，从而产生变化不连续的异常声音振动能量。有些学者的研究曾指出，呼吸音可以用于测定肺部不同区域的通气情况。气流和组织振动受到肺内结构和功能变化影响，呼吸音会在频率、强度、空间分布和时间分布方面有相应的改变。VRI 提供的是与时间相关的呼吸音动态分布的二维图像，因此声音强度、空间和时间的改变都有可能在结果中反映出来。由此推断 VRI 提供的图像及结果有可能提示肺部结构和功能的异常。

二、VRI 系统技术组成

VRI 肺部呼吸音呈像诊断系统由传感器阵列、真空装置、硬件面板（包括前置放大器和 A/D 转换器）、电脑、呈像和定量分析软件与 VRI 算法组成。

（一）传感器技术及真空装置

传感器由 2 个平面阵列组成，包括频率范围为 50 ~ 400Hz 的数十个压电接触传感器，3 列、6 ~ 7 排平行摆放的单个传感器组成每个阵列，单个传感器之间应用橡胶连接，使用时吸附到受检者背部两侧以覆盖整个肺。电脑控制的低真空装置使传感器阵列吸附在受检者背部，真空压力保持恒定。每个单个传感器之间的橡胶软连接及真空装置使传感器阵列适应个体的解剖变异性。VRI 系统根据平均肺部高度和横向尺寸研制了适用于成年男性、成年女性和儿童的传感器阵列。传感器中心点的间距和总的传感器数量决定了适用于不同人群阵列的尺寸。

（二）数据获取技术

VRI 阵列中的每一个传感器均有一个低噪音前置放大器，设备对获得的声音信号应用用几个不同阶段的过滤来保证针对呼吸音进行分析。过滤过程包括带宽过滤（100～250 Hz），达到只允许滤过需要的呼吸音并减少由胸部运动和心音所产生干扰的目的。中值过滤抑制了脉冲噪音并截去了设定的阀值以上的样本。单值分解可鉴别有意义的潜在的变量信息。其他带宽的过滤还包括如用于检测湿啰音的 350～850 Hz 带宽过滤，用于检测干啰音的 100～2000 Hz 带宽过滤。系统应用 16 位获得标准和 19.2kHz 的取样率采集模拟信号并将其转换。用于数据转换的是一个特殊的将 64 位双通道模拟信号转换为数字信号的转换器。通过上述方法，VRI 系统可以将检测到的呼吸音及附加音信号进行数字化。

（三）算法和输出信息

VRI 系统通过 VRI 算法将转换后的输出信号组成灰阶编码的动态图像。灰阶方式的生成包括以下步骤：使用 100～250 Hz 的带宽过滤获得想要的肺部声音值。所得信号对于各个传感器，向下取样以产生 envelop 信号（EVP），随后这些 EVP 信号被转换成一个对数极：将后背设为 XY 平面，并让 EVP（x_i，y_i，t）（$1 \leq i \leq Number\ of\ Sensors$，$0 \leq t \leq T$）表示 EVP 样本，$i$ 表示位于后背（x_i，y_i）的传感器。对任何时间，t，假设一个平面在（x_i，y_i）处等于 EVP（x_i，y_i，t）。因为传感器的位置不连续，所以使用二维插值，采取高斯插值。肺部的动态灰阶图像由一系列用时间区分的平面生成。输出形式是一个时间相关的二维坐标系动态图像，受检者的记录（12 秒）中每一个呼吸循环，根据其振动的强度，有不同的高值区和低值区。高值区代表肺部振动能量强，用深色（黑色）而显示，而低值区用浅色（亮灰）显示，最小值区被定义为白色。整个呼吸循环的时间可以分成很多间隔而每个间隔可以代表在这段时间里总的振动能量的累积。各个时间段的图像可以通过显示器依次显示从而展示振动区域随时间的分布（图 3－10－1）。不同的呼吸过程峰流量会有所改变，计算机测量在吸气过程中振动能量的最大值并据此对图像进行标准化，这个部分被称作最大能量图（MEF）。最大能量图（图 3－10－1B）可以用来比较不同的呼吸周期。区域评价值（QLD）显示了各个肺部区域对整体的振动信号贡献的百分比，每个肺部区域所占的百分比由相应的

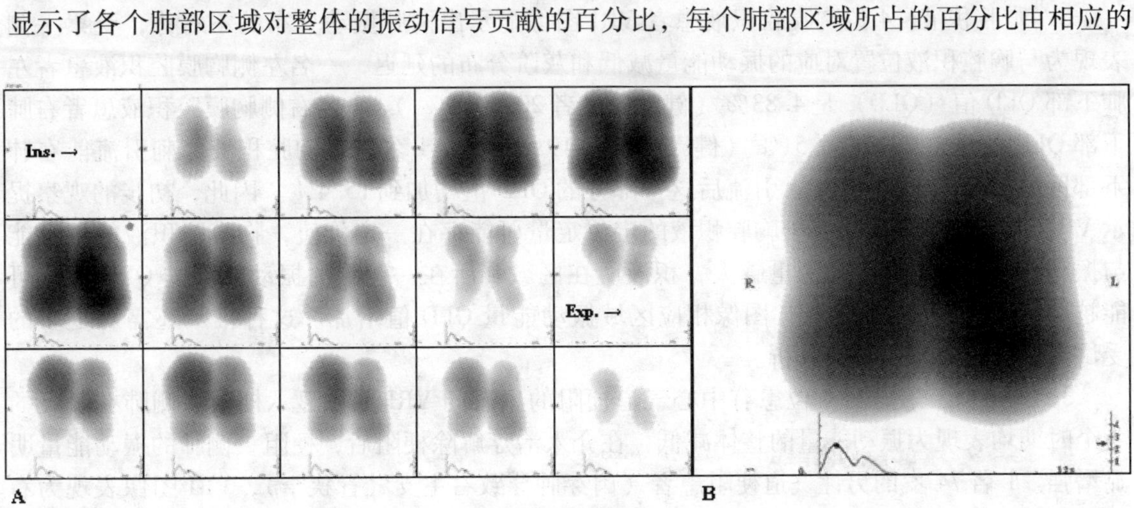

图 3－10－1　不同帧 VRI 振动能量图（A）及最大能量图（B）

传感器输入信息计算得到。曲线图表示平均振动能量单位，它来自全部的传感器，是时间的函数，其目的是展现双肺平均振动能量及相应帧的静态振动能量图与时间相关的信息。系统还通过不同的算法和带宽滤过分析干、湿啰音，在动态图像中呈现蓝点（湿啰音）及红点（干啰音），并可以进行干啰音计数单位和湿啰音计数单位的定量分析。

（四）操作方法

保持周围环境安静，受试者坐位，双脚与肩宽，双手自然下垂至两腿之间。操作者按负压键，阵列传感器开始自动产生负压，将两个平面阵列按先右后左的顺序吸附在后胸壁上。每个阵列的最上面一排约位于肩胛岗上方 1.5 ~2cm 的位置，阵列最上面一排最靠内的传感器中心离脊柱约 5cm 远。两个阵列的最下面的一排的高度相同，这两个阵列平行于脊柱。操作者指导受试者按每分钟 15 ~20 次的频率经口自然呼吸，在任意一次呼气末按记录键开始 12 秒钟的记录。12 秒后阵列传感器自动释放负压，系统进行数据处理，保存本条记录。

三、VRI 的临床研究

1. 健康受试者　通过 5 位健康受试者的 VRI 输出结果观察正常人 VRI 图像的一般特征。健康受试者 VRI 结果中有很常见的容易识别的特征。动态图像包括一个吸气相和一个呼气相，在连续的动态图像中吸气相和呼气相各自都有一个增强期和减弱期，吸气相的振动能量高于呼气相，动态图像由左肺和右肺共同组成，两侧的动态发展相似。5 位健康受试者的 MEF 图像在轮廓、能量中心的数量和位置、振动反应的灰阶分布方面都有相似的特点。将 MEF 图像从正中将两侧切开，其轮廓像叶子一样，上部稍窄，下部轻微扩大，每个肺的上部和下部有 2 ~3 个具有高能量强度的振动能量中心。两侧肺之间能够见到垂直的白色条带，这相当于脊柱所在的位置，此处也是零信号输入区域。5 位健康受试者的区域定量评价值（QLD）相似，振动能量主要集中于肺的中部和下部，而上部振动能量偏少，左肺的平均 QLD 值 54.4 ±2% 比右肺 45.6 ±2% 高。右肺与左肺相应区域的振动能量相差的平均值是下部 1.05 ±1%，上部 2.37 ±0.4%，中部 5.6 ±1.8%。

2. 胸腔积液　4 位胸膜腔积液患者 VRI 图像显示出两肺振动分布的不对称，受累一侧表现为与胸腔积液位置对应的振动能量减低和灰阶分布的延迟，一名左侧胸膜腔积液患者左肺下部 QLD 值（QLD）是 4.83%（健康受试者 20.1 ±3%），3 名右侧胸膜腔积液患者右肺下部 QLD 值是 1.76% ~6.51%（健康受试者 19 ±2%）。1 名患者胸腔积液穿刺引流前右肺下部区域的 QLD 值 6.51%，引流后这一部分的 QLD 值增加到 15.4%。因此，初步的观察提示 VRI 呈像及其 QLD 值对于胸腔积液的定位定量可能存在一定价值，胸膜腔积液的量可能与振动能量减低有关，积液量越大，积液所在区域和所在一侧肺的振动能量的 QLD 值有可能越小，经引流治疗后，VRI 图像相应区域振动能量 QLD 值增加。这种推断还需对更多的受试者进行进一步的观察分析。

3. 中心气道梗阻　4 位患有中心气道梗阻的患者的 VRI 图像显示梗阻一侧肺在呼吸的各个时期均表现为振动能量的整体减低，在介入治疗解除梗阻后，梗阻一侧肺的振动能量明显增强。1 名 74 岁的男性气道梗阻患者（肉芽肿导致右主支气管狭窄），VRI 图像表现为右肺的振动能量减低，在球囊扩张和激光治疗后，VRI 图像显示梗阻一侧肺的振动能量明显增强，此患者右全肺的 QLD 值从术前的 26% 增长到术后的 48%。

4. 慢性阻塞性肺疾病　一项研究对 63 例 COPD 患者和对照组 66 例健康志愿者行肺功能和 VRI 检查。VRI 观察值包括振动值、右肺 QLD 值、啰音和图像评分，对结果进行组间和组内比较，发现 COPD 实验组和对照组在各个 VRI 观察值中存在的差异有显著性。VRI 观察值与肺功能相关性分析可观察到 COPD 组受试者支气管舒张试验后 VRI 图像评分与 $FEV_1\%$ 呈线性相关，回归方程 $y = 63.85 - 2.95x$（y：$100 \times FEV_1\%$，x：VRI 图像评分）。这项研究的结果提示 COPD 患者 VRI 表现与正常人存在的差别有意义，可协助 COPD 的诊断。COPD 患者支气管舒张试验后 VRI 图像表现对估计气流受限程度有一定价值。

5. 支气管哮喘　北京协和医院呼吸内科对 64 名支气管哮喘患者及对照组 20 名 COPD 患者进行肺功能及 VRI 的数据采集。对哮喘组及 COPD 对照组应用支气管扩张剂前后包括曲线异常、跳跃感、MEF 形态异常及干啰音单位计数在内的各个 VRI 观察值进行比较。哮喘组应用支气管扩张剂前后各个观察值改善值与 COPD 组改善值进行比较，并分析 VRI 各个观察值用药前后的改善程度和 FEV_1 改善率的线性相关关系。结果 VRI 观察值中图像观察值（曲线异常、跳跃感、MEF 形态异常）及干啰音单位计数在应用支气管扩张剂前后的差异在哮喘组中有统计学意义，在 COPD 对照组差异无统计学意义。两组对比来看，哮喘组各个观察值的改善优于 COPD 对照组。哮喘组及 COPD 对照组所有 84 例患者 VRI 4 个观察值（$x_1\ x_2\ x_3\ x_4$）的改善值与 FEV_1 改善率 y 之间可建立方程 $y = 0.12784 + 0.06767x_1 + 0.04723x_2 + 0.04919x_3 + 0.00391x_4$。通过这项研究可认为 VRI 检查对评价气道阻塞、气流受限的可逆性有一定意义。

6. 机械通气　一项研究对 38 位机械通气患者，保持潮气量不变，在容量控制模式、压力控制模式和压力支持模式下进行振动反应呈像检查。在各种模式下调整呼吸机参数设置以达到相同的潮气量，发现同容量控制模式（VC）相比，压力控制模式（PC）和压力支持模式（PS）的 VRI 图像在振动能量区域和振动能量强度上均有所增加，且这种增加主要发生在双肺下部区域。在双肺下部区域，从 VC - PC 及从 VC - PS 振动能量分布范围的增加有统计学意义。相应地，在双肺中部区域，从 VC - PC 及从 VC - PS 时振动能量分布范围的减少有统计学意义。由此推断在保持潮气量不变的情况下，VRI 可以观察并判断出同容量控制模式相比，压力支持模式和压力控制模式可造成振动能量分布向双肺下部转移，提示患者与呼吸机配合良好、膈肌向下的运动增强。

7. 临床应用的前景展望　目前已经确定了多个临床研究方向，且正在进行如下领域的研究：①正常人群 VRI 的表现；②应用 VRI 对区域肺功能进行评价，用于判断预后；③与呼吸系统疾病的一些介入手段及措施结合，起到同步监测及判断介入后转归的目的；④对充血性心力衰竭的人群进行观察研究，总结其 VRI 表现的特点；⑤肺移植和肺减容手术患者转归的观察；⑥呼吸内科门诊患者呼吸系统疾病的初步判断；⑦机械通气患者床旁监测的价值；⑧预测脱机预后，判断拔管指征；⑨对高危人群进行呼吸系统疾病的初步筛查。

VRI 系统临床应用的主要优势是无辐射、无创伤、可以床旁动态监测随时对比。由于气流产生振动的频率，强度、空间和时间的改变都有可能在 VRI 观察的图像及定量数值中反映出来，因此理论上 VRI 对多种呼吸系统疾病的诊断及状态的观察均应具有一定的价值，有着良好的临床研究及应用价值。

（候小萌）

参 考 文 献

1. Abella M, J Formolo DG. Penney. Comparison of the acoustic properties of six popular stethoscopes. J Acoust Soc Am, 1992, 91:2224-2228
2. Earis JE, Cheetham BMG. Future perspectives for respiratory sound research. Eur Respir Rev, 2000, 10: 641-646
3. Kompis M, Pasterkamp H, Wodicka GR. Acoustic imaging of the human chest. Chest, 2001, 120: 1309-1321
4. Sovijarvi ARA, Malmberg LP, Charbonneau G, et al. Characteristics of breath sounds and adventitious respiratory sounds. Eur Resp Rev, 2000, 10:591-596
5. Pasterkamp H, Kraman SS, Wodicka GR. Respiratory sounds. Advances beyond the stethoscope. Am J Respir Crit Care Med, 1997, 156:974-987
6. Ploy-Song-Sang Y, Macklem PT, Ross WR. Distribution of regional ventilation measured by breath sounds. Am Rev Respir Dis, 1978, 117:657-664
7. Earis JE, Cheetham BMG. Current methods used for computerized respiratory sound analysis. Eur Respir Rev, 2000, 10:586-590
8. Dellinger RP, Parrillo JE, Kushnir A, et al. Dynamic visualization of lung sounds with a vibration response device: A case series. Respiration, In press 2007. [Epub ahead of print]
9. Dellinger RP, Smith Jean, Ismail Cinel. Regional distribution of acoustic-based lung vibration as a function of mechanical ventilation mode. Critical Care, 2007, 11:R26

第十一章　肺部感染的病原学诊断

呼吸道感染（RTI）是一种常见病、多发病，高居门、急诊就诊数的首位。据统计，我国每年有近5亿人感染呼吸系统疾病，7岁以下儿童平均每人每年患急性呼吸道感染3~4次。RTI是抗菌药物使用频率最高、用量最多的疾病。抗菌药物的出现使感染性疾病病死率下降，人类的平均寿命延长。然而由于滥用抗菌药物，导致菌群失调，耐药菌株逐年增多，耐药菌感染成为威胁人类健康除癌症、心脑血管疾病和艾滋病外第四大医学问题。抗菌药物的不合理使用是一个世界范围的现象，抗菌药物总产量的一半用于动物，在人类使用的另一半中，近50%用在呼吸道感染。

常见的下呼吸道感染有社区获得性肺炎（CAP）、医院获得性肺炎（HAP）、呼吸机相关肺炎（VAP）、医疗机构相关性肺炎（HCAP）、慢性阻塞性肺疾病急性加重（AECOPD）等。CAP由细菌引起的肺部感染占50%以上，约80%细菌感染是肺炎链球菌感染引起的，其次为流感嗜血杆菌。新的流行病学研究发现，细菌引起的CAP所占的比例有所下降，病毒、支原体、衣原体和真菌等的感染越来越多见。在CAP中肺炎克雷白菌、铜绿假单胞菌等革兰阴性菌的感染逐渐增加。这种改变在高龄患者（80岁及以上）、合并糖尿病等其他疾病的患者以及长期应用抗生素的患者尤为明显。HAP的主要致病菌为革兰阴性杆菌和金黄色葡萄球菌，特别是耐甲氧西林的金黄色葡萄球菌（MRSA）。在革兰阴性杆菌中，除假单胞菌属和肠杆菌科细菌外，不动杆菌属也是常见的“困难”致病菌。对于这些疾病，合理用药，延缓耐药发展的前提条件是病原菌的正确诊断。对于重症的肺部感染，只有找到病原菌，才能选择正确的抗菌药物，才能合理用药，避免耐药的发生。目前临床对病原学诊断的重要性认识不足，常常满足于经验性治疗，经常见到病因模糊的诊断如“慢性肺炎”；临床和微生物检验脱节；临床医师不相信细菌室报告，对合格标本的取材认识不足；微生物室不关心患者情况，回报时间晚，阳性率低；检验设备、科研投入不足。这些均限制了病原学诊断的发展。“不明原因肺炎或肺部感染”的诊断屡见不鲜。

一、显微镜检查

临床微生物室应当加强直接涂片镜检的力量，培养具有经验的微生物镜检专家，并应临床的需求，不断开展新的涂片染色技术，建立系统的多种染色技术，特别是对于组织标本，应当至少包括以下涂片染色技术：革兰染色、15%的KOH压片（查孢子和菌丝）、抗酸染色、弱抗酸染色（查奴卡菌）、六胺银染色（查真菌和肺孢子菌），必要时，进行Warthin－Starry染色（查巴尔通体、螺旋体、军团菌等）。呼吸道标本不同染色镜检见图（3－11－1，3－11－2，3－11－3，3－11－4）。

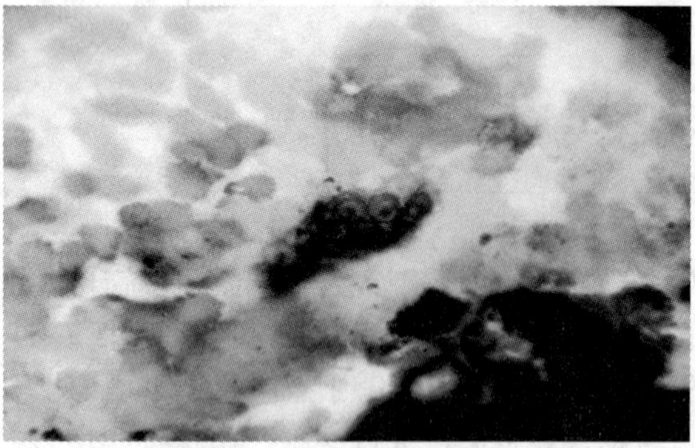

图 3－11－1 痰标本六胺银染色发现肺孢子菌的包囊

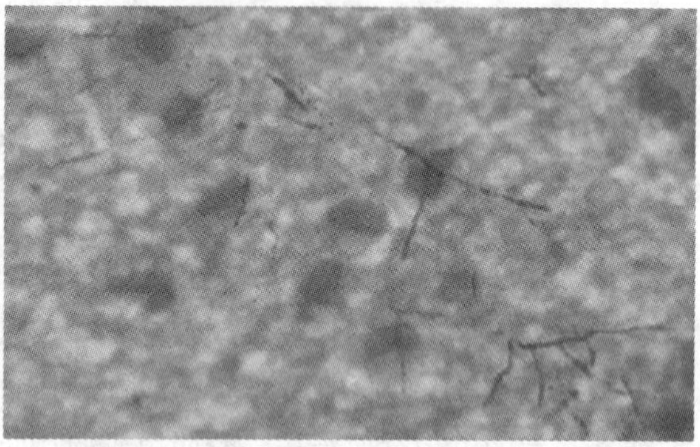

图 3－11－2 革兰染色发现合格痰标本中有着色不匀的长丝状革兰阳性菌，可疑奴卡菌

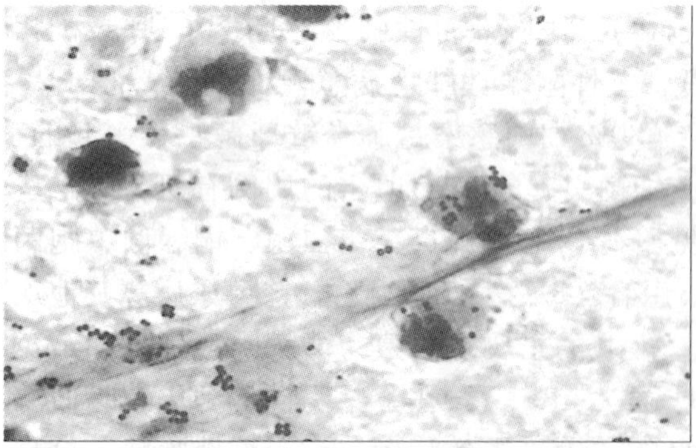

图 3－11－3 痰标本革兰染色发现 WBC 内吞噬有革兰阳性球菌

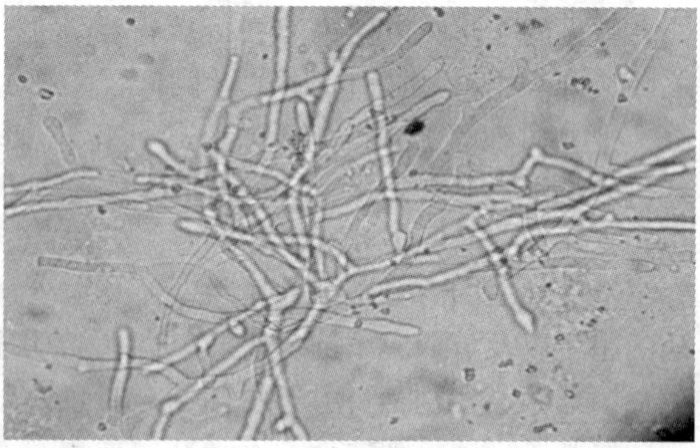

图 3－11－4 痰标本 15% KOH 压片找到成 45°分枝的有隔菌丝

直接涂片镜检的优势在于：①简单快速，通常 2～4 小时可以报告结果。而普通细菌培养鉴定的时间至少 2～3 天，真菌和分枝杆菌的时间更长。因此，直接涂片可以快速指导临床选药；②对于某些难生长的菌，直接涂片可能是唯一的诊断手段。如肺毛霉菌病，因为毛霉菌“怕”冷，组织匀浆可能会破坏毛霉菌，因此真菌培养的阳性率不高，造成“假阴性”。而肺孢子菌，因为无法体外培养，诊断只能靠直接涂片或 PCR 技术；③直接涂片可以为组织培养提供方向。肺组织标本常常很少，简单的涂片可以让我们把握培养的重心；④呼吸道标本，如痰标本，杂菌相对比较多，特别是一些快生长的菌因生长较快，会掩盖慢生长的菌而导致培养阴性，但涂片可以发现这些慢生长的菌。某肺部空洞的患者黄脓痰标本革兰染色发现：低倍镜下 WBC 大量，上皮 <10，油镜发现较多的假菌丝和孢子、和一些着色不均的革兰阳性的长丝状菌。24h 培养发现白念珠菌遍布整个平皿。此患者口服 200mg 氟康唑后，48h 培养出奴卡菌。

（一）革兰染色

本法是细菌学中最经典、最常用的染色方法。通过对呼吸道标本进行革兰染色将细菌

分为 G^+ 菌和 G^- 菌两大类，可初步识别细菌，缩小范围，有助于进一步鉴定。甚至有时结合细菌特殊形态结构及排列方式，对病原菌可进行初步鉴定，如观察到革兰阳性、菌体周围有明显荚膜的双球菌，可报告“找到革兰阳性双球菌，形似肺炎链球菌”。其结果为临床早期诊断及治疗提供了依据。革兰染色初用以鉴定细菌外，病原菌革兰染色特性可为临床选择用药提供参考，帮助临床制定有针对性的治疗方案。因为 G^+ 菌与 G^- 菌对一些抗生素表现出不同的敏感性，且其致病物质（前者产生外毒素而后者多产生内毒素）及其作用机制不同。

（二）抗酸染色

抗酸染色可将细菌分为两大类：即抗酸性细菌和非抗酸性细菌。结核分枝杆菌为抗酸性细菌，因此将有肺结核症状患者的痰标本，制成涂片后，作萋－尼染色后以油镜检查，即可作出初步鉴定。另外，弱抗酸染色可以鉴别奴卡菌。

（三）荧光染色

荧光染色法敏感性强，效率高而且容易观察结果，在临床细菌鉴定中有很大的实用价值。如怀疑结核分枝杆菌、白喉棒状杆菌等感染，可将痰标本涂片、固定，用荧光染料金胺 O 法（也称金胺 O－罗丹明 B 法）染色，以荧光显微镜检查，在暗背景中可观察到呈金黄色荧光的细菌，以辅助诊断。除此之外，荧光抗体染色可用于衣原体、病毒等感染的检测。

除以上所述染色方法外，可用 KOH 浮载剂镜检查真菌；疑为白喉棒状杆菌感染，进行涂片检查，除证实为革兰阳性典型棒状杆菌外，还须用异染颗粒染色法，镜检异染颗粒，方可初步报告“检出形似白喉棒状杆菌”；六胺银染色鉴别肺孢子菌；Warthin－Starry 染色查巴尔通体、螺旋体、军团菌等。

二、常规微生物培养

（一）细菌感染的检测

1. 标本采集　最好在应用抗生素前采集。可接受的标本包括：痰（以晨起后采集为佳）、气管及支气管抽吸液、支气管肺泡灌洗液（BALF）、防污染支气管毛刷标本（PSB）、经胸针吸标本（TNA）、支气管活检、肺抽吸液或肺活检。这里要强调的是，对于肺组织标本，临床常常重视病理检查，而忽略了微生物的检验。对于疑难病例，送病理的同时，应同时送细菌室，进行细菌学的涂片、镜检和培养。送检时，将肺组织标本浸在 0.2～0.5ml 生理盐水中，以防止其干燥。当怀疑厌氧菌感染或其他特殊细菌感染时，应当及时与细菌室联系，以便细菌室制备相应的新鲜的特殊培养基，并在必要时，进行床边接种。

下呼吸道标本应在采集后立即送至细菌室，并于 1 小时内接种，室温下放置 >2 小时会降低肺炎链球菌、流感嗜血杆菌的分离率，定植于上呼吸道的非致病菌则过度生长。特别注意：肺炎链球菌、流感嗜血杆菌等苛氧菌不喜低温，下呼吸道标本勿冷藏。

不可接受的标本：唾液样的痰，24 小时收集的痰、拭子。临床医师应当督导患者咳出合格的痰标本，而非唾液。

2. 下呼吸道细菌学标本的涂片检查　所有痰标本应记录其外观和性状，如脓痰、粘液脓痰、粘痰、水样泡沫、血性等。每份标本必须进行涂片革兰染色镜检，评价痰标本质量。

合格痰标本应当记录所见细菌等病原体情况。记录细菌要求：按革兰阳性或阴性、球菌或杆菌等分别记录平均每油镜视野中细菌的大致数量。对于合格标本，要记录白细胞内有无吞噬的细菌，这样的细胞占整个 WBC 的比例，细胞内细菌的形态等。有文献认为，吞噬有细菌的 WBC 达到5%以上，对于 HAP 或 VAP 的诊断有重要意义。

选择标本的脓性部位或带血部分涂成均匀薄片，做革兰染色镜检。低倍镜下记录细胞数。对不合格的痰标本，实验室应立即通知临床重新留痰送检。在涂片中如有柱状上皮细胞不应计数于鳞状上皮细胞中，应注明其数量，作为合格标本对待（表 3 - 11 - 1）。

表 3 - 11 - 1　痰标本显微镜检查的分类

分　类*	细胞数/低倍镜	
	WBC	鳞状上皮细胞
6	<25	<25
5	>25	<10
4	>25	10 ~ 25
3	>25	>25
2	10 ~ 25	>25
1	<10	>25

*分类中 1 ~ 3 类不做培养，要求重新留取标本；4、5 类为合格标本；6 类为气管穿刺液时，如未见白细胞，而鳞状上皮细胞 >10/低倍，亦应重新留取标本。

3．下呼吸道标本的细菌培养

（1）标本培养前的处理　不含或含粘液很少合格标本，可直接接种。遇有含大量粘液的标本，应加入等量液化剂 sputosol（一种商品化的痰液溶解剂），作用 20 分钟溶解粘痰，使痰液均质化后接种。

（2）分离培养　将处理后的痰液接种于血琼脂平板、巧克力+琼脂平板和麦康凯琼脂平板或亚甲蓝（中国蓝）平板，接种后置于 5% ~ 10% CO_2 中，35℃培养 18 ~ 24h，并根据菌落及形态特点作出初步判断并进行纯分离、生化鉴定及药敏试验。如 24h 无细菌生长应再放置 24h，再观察菌落生长情况，如仍无生长则定为阴性。

（3）痰半定量　即用接种环将痰液在血平板和巧克力平板上按规定划线要求作三区划线接种标本进行培养：三区划线方法：首先用棉签把经 sputosol 溶解的痰液蘸取（或将接种环通过火焰来菌，冷却后挑取标本少许，尽量取有脓或血的部位），然后将其涂布在平板第一区，并作数次划线，再在二、三区依次用接种环划线，每划一个区域，应将接种环烧灼一次，待冷却后再划下一区域。半定量痰培养的临床意义见表 3 - 11 - 2。

表 3-11-2　痰标本细菌培养半定量结果判定标准及临床意义

级别	划线区菌落数目			相当菌落数（CFU/ml）	临床意义
	第一区	第二区	第三区		
1+（极少量）	<10			$\leqslant 10^4$	多为污染菌
2+（少量）	>10	<5		10^5	污染可能大，建议重复培养（重复培养：1+：污染：2+：难定：3+：感染菌）
3+（中量）	>10	>5	<5	10^6	感染可能大，建议重复培养（重复培养：2~3+：感染菌）
4+（多量）	>10	>5	>5	$\geqslant 10^7$	多为感染病原菌

4. 气管及支气管抽洗液、BALF、PSB 等的定量培养　下呼吸道标本的定量培养对诊断肺炎存在与否，特别是临床对感染是否存在感到模棱两可时非常有用。气管及支气管抽洗液、BAL、PSB 培养阳性率高，而且受口咽定植菌污染的几率也小。

（1）气管及支气管抽洗液　气管及支气管抽洗液与 PSB 相比，假阳性率较高。用于诊断肺炎存在与否时，其阈值通常定为 10^6 CFU/ml 或更高，其敏感性为 38% ~82%，平均为 76±9%，特异性为 72% ~85%，平均为 75±28%。

（2）BAL　BAL 是通过纤维支气管镜，用导管进行连续滴注并回收生理性溶液而获得标本的方法。其诊断肺炎使用的阈值为 10^4 或 10^5 CFU/ml。如果患者使用了抗生素，定量阈值可降低 10 倍，以减少假阴性结果。有文献综合分析了 23 个 BAL 用于可疑 VAP 诊断的前瞻性研究，显示其敏感性为 42% ~93%，平均为 73±18%，特异性为 45% ~100%，平均为 82±19%。在 12 项研究中，用 2% ~5% 的细胞内发现细菌为判断标准来诊断肺炎，其敏感性平均为 69±20%，特异性为 75±28%。寻找细胞内细菌的优势是快速得到有高预测价值的信息，无需等到培养结果出来才诊断肺炎存在与否。如果标本被上呼吸道分泌物污染，镜下可观察到大量鳞状上皮细胞。同普通纤维支气管镜一样，其标本也存在口咽部细菌污染。采用以薄膜封闭导管远端的保护性肺泡灌洗（PBAL）可减少污染，提高特异性。

（3）PSB　通过纤维支气管镜可获取支气管远端的标本，但易受口咽部细菌的污染。PSB 系统远端采用碳蜡封闭的可伸缩的双导管系统，减少了下呼吸道标本的污染。PSB 标本定量培养的诊断阈值为 10^3 CFU/ml 或更高。其敏感性为 33% ~100%，平均为 66±19%，特异性为 50% ~100%，平均为 90±15%。PSB 在诊断肺炎方面特异性高于敏感性，因此阳性结果提示肺炎存在的可能性很大。由于 VAP 具有多病灶的特点，气管及支气管抽洗液和 BALF 比 PSB 提供更具代表性的标本，因为 PSB 仅能采集单个支气管部分的标本。

5. 肺组织标本的微生物学检验　介入操作获得的肺组织标本是非常珍贵的，细菌室应当对其进行大撒网式检验，即同时进行细菌、真菌、分枝杆菌的涂片和培养。穿刺获得的肺组织常常很少，怎样提高检验的阳性率呢？首先，应当对组织标本进行研磨。对于标本量少的组织，建议采用小号的研磨器，研磨时加少许脑心浸液肉汤。最好涂 3 张片子，即使标本量少，也要至少涂 1 张片子。这一张片子可以先进行革兰染色，如阴性的话，可以用 95%

的酒精脱色后再按照程序分别进行抗酸染色或六胺银染色（查真菌或肺孢子菌）。研磨的组织标本进行培养时，可以接种至自动化的吸附抗菌药物的需氧、厌氧血培养瓶、快速分枝杆菌培养瓶，前两者应当延长培养时间至20天。如果标本足够时，可以接种营养丰富的平皿，如不含抗菌药物的巧克力培养皿等。如果怀疑军团菌，还要接种特殊的BCYE培养基。这些平皿边缘用胶条封口，但切记不要封死，这样既能防止平皿因为放置时间长而干燥，也能保证需氧菌不缺氧。平皿最好在5%～10% CO_2 孵箱中孵育，每日观察平皿的生长状况或者仪器中生长曲线的变化。

某患者肺部结节影，常规痰微生物检验未见异常。于是经验性抗结核治疗，并进行肺穿。肺穿抗酸染色阴性，各种平皿20天始终未长。自动化培养需氧培养瓶6天，生长曲线一直很平，而在6.7天时，仪器报警，传种培养后鉴定为新型隐球菌。临床立刻停用抗结核治疗，改用氟康唑，3个月后痊愈。

6. 血培养　对于体温超过38.5℃的患者，应当及时抽血作2～3份血培养。所谓的“份数”是指“穿刺点”的数量，而非瓶子数。血量应当是每瓶8～10ml。大规模CAP住院患者的观察显示用抗生素之前检测血培养，其阳性率在5%～14%之间。因此，血培养在肺炎患者中指导治疗的作用有限。在所有CAP的研究中发现，血培养最常见的分离株是肺炎链球菌。血培养假阳性结果通常为凝固酶阴性葡萄球菌，这些假阳性结果导致万古霉素的使用增加。正由于这些原因，患有CAP的住院患者血培养检测是可以根据病情选择的。通常应在使用抗生素之前检测血培养。尽管如此，当导致菌血症的多重因素存在时，使用抗生素后血培养的阳性率仍可达15%。因此，在这些高危患者中还是有必要检测血培养。

血培养的最强指标是严重的CAP患者。这类患者导致感染的病原菌可能是金黄色葡萄球菌、铜绿假单胞菌及其他革兰阴性杆菌，而不是肺炎链球菌。严重CAP患者血培养阳性率较高，并且常规经验抗生素治疗不能覆盖这些病原菌，因此所有严重CAP患者都应该检测血培养。另外，在宿主机体清除细菌能力有限时，如切脾患者或补体缺乏患者，血培养有指示作用。慢性肝脏疾病的患者和白细胞减少的患者也极易患菌血症。

7. 胸腔积液培养　40%的CAP患者伴随有胸腔积液。胸腔积液培养的特异性很高，但其敏感性很低，因为病原菌难以入侵胸腔。因此，胸腔积液革兰染色和培养发现病原菌可提示是引起肺炎的致病菌。凡是有胸腔积液的肺炎患者，都应做诊断性胸穿和胸腔积液培养。

8. BALF中表达于髓样细胞上的可溶性启动受体（sTREM－1）检测　在支气管肺泡灌洗液中寻找sTREM－1，可作为机械通气患者发生肺炎的标志。sTREM－1属于免疫球蛋白超家族，受到微生物代谢产物的刺激后吞噬细胞对该受体表达上调。若人体组织因细菌感染，引起中性粒细胞和单核细胞渗出，就会表达高水平的sTREM－1。机械通气的患者发生VAP时，微量支气管肺泡灌洗液中就可检测到sTREM－1。Gibot等对148位高度怀疑VAP的患者所做的前瞻性研究中，显示此方法是很强的独立预测因子。根据Logistic回归分析，其敏感性为98%，特异性为90%。

（二）真菌感染的检测

引起肺部感染的真菌主要有白色假丝酵母菌、曲菌、毛霉菌、隐球菌等，常见于器官移植、免疫缺陷等患者中，免疫功能正常的患者很少发生肺部真菌感染。医院内的曲菌属感染可能通过孢子空气传播引起，与环境因素有关，例如污染的氧气输送管等。相比较而言，从气管内吸引物中分离出的白色假丝酵母菌及其他酵母菌属比较常见，但一般认为是气道的定植菌，不会在免疫功能正常的患者中引起肺炎。真菌培养的标本采集及前处理基本与细菌培养相同，只是所用培养基有所不同，常用沙氏琼脂、改良沙氏琼脂、玉米琼脂或米粉培养基、察氏和马铃薯葡萄糖培养基（PDA）等。另外，用显色培养基可快速方便的鉴别酵母菌。真菌的鉴定主要以涂片染色镜检为主，必要时可进一步做生化鉴定、PCR 等。

三、血清学检测

在肺部感染疾病中，血清学主要用于慢生长或难生长微生物的检测，例如肺炎支原体、肺炎衣原体、军团菌属及病毒。正在感染的最可靠的血清学依据是，疾病进程中间隔 7～10 天的两份血清标本的抗体 IgG 或 IgG + IgM 的效价呈 4 倍或 4 倍以上升高，或者在疾病进程中出现 IgM 抗体。IgM 检测的敏感性和特异性低于双份血清的抗体效价呈 4 倍或 4 倍以上增长。针对肺炎支原体的 IgM 抗体需要一周才能达到诊断的效价，有时时间更长。肺炎支原体的血清学检测的敏感性是可变的。肺炎衣原体和军团菌属感染达到诊断性抗体效价的时间甚至更长。用于军团菌病诊断的急性抗体通常是阴性的或低效价的。在疾病早期，高效价的 IgG 或者高于诊断阈值的 IgM 被认为是有诊断意义的。但是，有研究显示，用于诊断的抗体效价只有 15% 的阳性预测值。并且，血清学得到的诊断结果是回顾性的结果。因此，用于肺炎支原体、肺炎衣原体的血清学检测在流行病学调查研究方面比在常规疾病诊断方面更具有价值。

常用的血清学检测方法有酶免疫测定法（EIA）、补体结合试验（CF）、冷凝集试验、明胶凝集试验、间接免疫荧光法（IFA）、微量免疫荧光试验（MIF）等。

酶免疫测定法敏感性和特异性较高，快速、经济，并可检测 IgM 和 IgG 抗体，为目前诊断肺炎支原体感染的可靠的方法，也可用于军团菌感染的辅助诊断。用 ELISA 捕捉法，以抗 P_1 McAb 检测标本中肺炎支原体分子量 43kD 多肽或 190kD 的 P_1 蛋白，3 小时可完成试验，特异性高，敏感性为 10^4 CFU/μl 标本。

补体结合试验是诊断肺炎支原体感染常用的血清学方法，试验所用的抗原常为氯仿 - 甲醇提取的糖脂类抗原。取急性期和恢复期双份血清学试验，效价呈 4 倍增长者，或单份血清效价≥1∶64～1∶128 者，80% 的病例表明近期有肺炎支原体感染。但是在老年患者中，CF 阴性尚不能排除肺炎支原体感染。另外，此试验主要检测 IgM 抗体，故初次感染时出现阳性，再次感染时常不出现阳性反应。

四、快速抗原检测

（一）肺炎链球菌尿抗原检测

近几年，痰、呼吸道分泌物、血清和尿中肺炎链球菌抗原的快速检测得以应用。最成功的是逆向免疫电泳、乳胶凝集试验和酶免疫测定法。与培养相比，这些试验大多数敏感性和特异性较低。最新的检测技术是免疫层析法应用于肺炎链球菌尿抗原检测，其在血培养阳性的病例中有 80% 的敏感性。在儿童中，鼻咽携带有肺炎链球菌而不患有肺炎，其肺炎链球菌尿抗原可能为阳性。

（二）军团菌尿抗原检测

采用 ELISA（enzyme - linked immunosorbent assay）、RIA（radioimmunoassay）、EIA 和新近发展起来的 ICT（immunochromatographic test）方法发展的试剂盒，可以检测尿中的军团菌抗原。尿抗原法提供了一种军团菌病的快速诊断方法，可以 15 分钟出结果，并且有较好的敏感性和特异性。但此法不能检测非嗜肺军团菌，其应用受到一定的限制。

（三）β -（1 - 3）- D - 葡聚糖的检测（G 试验）和曲菌半乳甘露聚糖（GM）和 G 试验

G 试验是利用一种特殊的凝集反应来检测这种真菌细胞壁的成分以达到对侵袭性真菌感染的诊断。这是一种除隐球菌和一些接合菌外大多数真菌共有的成分，主要包括念珠菌、曲菌、镰刀菌、毛孢子菌、枝顶孢霉和其他酵母菌的感染。该试验只能用于检测有无真菌成分而不能确定是哪种真菌。该试验总的敏感性及特异性在 78% ~100% 之间，但阳性预测值较低，阴性预测值高。有研究表明，其与 GM 试验联合应用的一致性较好甚至可提高诊断的阳性率。虽然 G 试验是目前唯一的非分子生物学方法检测真菌成分的试验，而且有一定的临床意义，但需要连续 2 次阳性才能作为诊断依据。

GM 是一种酶联双抗体夹心的检测方法（platelia aspergillus，bio - rad Laboratories，Marnes，France），近年来在欧洲和美洲广泛应用于血液系统恶性肿瘤及造血干细胞移植等免疫受损者侵袭性曲菌感染的诊断。目前多项大样本、多中心的临床研究结果均支持该试验可在临床症状和影像学尚未出现前数天达到阳性，对高危患者连续动态监测（每周 2 次）具有早期诊断价值，除了在血清中检测外，该试验还可以采用 BALF、CSF 和尿液进行检测，可以作为疗效评价指标之一。GM 抗原检测用于诊断侵袭性曲菌感染的敏感度为 0. 71，特异度为 0. 89。本试验也存在一些影响因素，其中主要一个问题是界值判断标准不统一。最近的一项观察发现界值从 1. 5 降至 0. 5，敏感性可从 76. 3% 提高到 97. 4%，而特异性仅从 97. 5% 降至 90. 5%，因此 0. 5 作为界值这一判断标准目前被普遍认可。对于 GM 高于 0. 5 的患者，要连续取材进行动态观察，如果连续两次出现，则提示临床可以进行先发治疗。

五、未来的方向：快速检测和分子检测技术

为了提高肺部感染诊断的阳性率，目前许多快速检测技术如军团菌抗原检测、肺炎链球菌抗原检测、曲菌半乳甘露聚糖试验、隐球菌抗原检测等已在临床开展和应用。以多重 PCR 为基础的分子检测技术可以检测呼 10 多种吸道病原菌，包括病毒和非典型分枝杆菌，随着这些分子技术的标准化，未来也会在临床得到应用。

（王　辉）

参考文献

1. Koenig SM，and Truwit JD. Ventilator - associated pneumonia：Diagnosis，treatment，and prevention. Clin Microbiol Reviews，2006，19：637 - 657
2. Murray PR，Baron EJ，Pfaller MA，et al. Manual of clinical microbiology. 8th ed，Washington，DC：American Society for Microbiology，2003

第十二章 耐甲氧西林金黄色葡萄球菌感染及其治疗的新抗菌药物

金黄色葡萄球菌（金葡菌）是引起社区获得性肺炎和院内获得性肺炎的最常见的病原菌之一。实际上金葡菌引发的疾病范围相当广泛，包括表面损伤（如伤口感染）、全身和威胁生命的病症（如心内膜炎、骨髓炎、脑脓肿、脑膜炎、菌血症）以及中毒症（如食物中毒、皮肤烫伤综合征、中毒性休克综合征）等。

自从20世纪40年代发现青霉素以来，20世纪50～70年代曾被称为抗生素的黄金时代，许多抗生素被陆续发现，给医疗上抗感染领域带来了福音，此时医学界曾经认为细菌感染可以治愈。但是随着抗菌药物的使用，细菌逐渐出现对抗菌药物的耐药性。自1948年出现耐青霉素金葡菌，1961年英国的Jevons发现耐甲氧西林金葡菌（MRSA），由于抗菌药广泛用于临床治疗，病原菌耐药现象不断上升，多年来MRSA已被认定为多重耐药菌，并在医院内流行。随着MRSA广泛传播，糖肽类抗生素（万古霉素和替考拉宁）已成为治疗MRSA感染的主要药物。1997年日本首次发现万古霉素中介金葡菌（vancomycin intermediate Staphylococcus aureus，VISA），后来各国相继有报道。VISA菌株通过增厚细胞壁产生耐药。自2002年在美国报道了第一例VRSA后，目迄今为止，美国已鉴定了7株耐万古霉素金葡菌（vancomycin resistant Staphylococcus aureus，VRSA）。在这些由VRSA引起感染的患者中，还分离出耐万古霉素肠球菌，可见耐药基因 *vanA* 能在体内转运。VRSA的出现虽然只是个别现象，但却是金黄色葡萄球菌耐药性不断提高的必然结果。因此，当前在优化抗菌药物使用的同时，应该最大限度地减少细菌耐药现象发生。

当今，金葡菌（特别是MRSA）的流行病学主要有下列4种趋势，其一，在很多国家，多重耐药株（尤其是MRSA）引起的感染得到了极大关注；其二，一些国家MRSA的检出率相对较低；其三，社区获得性肺炎中发现MRSA（CA-MRSA）；最后，已出现万古霉素中介和耐药金葡菌（VRE）。由于MRSA具有多重耐药性，可以引起高危人群的严重感染，因此得到了世界各国的普遍关注，目前MRSA感染已经成为全球性的公共卫生问题，与乙型病毒性肝炎和艾滋病并称为世界三大感染性疾病。

尽管多年来金葡菌耐药（特别是医院获得性MRSA）情况日益严重，然而临床上可选择的抗菌药物却日趋减少。这一不争的事实引起医学界的极大关注，也促使医药界研制对金葡菌具有杀伤作用的药物。基于当今医学上的最新研究成果，本文综述了治疗金葡菌感染的原则、最新药物及其作用机制和体内外抗菌活性及新抗菌药物对金葡菌（特别是MRSA）的治疗作用。

一、耐甲氧西林金黄色葡萄球菌感染概况

（一）医院获得性 MRSA（healthcare – acquired methicillin – resistant Staphylococcus aureus，HA – MRSA）和社区获得性 MRSA（community – acquired methicillin – resistant Staphylococcus aureus，CA – MRSA）

人类是耐甲氧西林金黄色葡萄球菌（MRSA）的携带者，也是造成 MRSA 传播的重要来源。通常 30% ~60% 的健康成人体内有金黄色葡萄球菌定植，其中 10% ~20% 为长期定植，定植的部位主要在鼻前庭。1 型糖尿病、血液透析、静脉途径吸毒者、外科手术以及获得性免疫缺陷综合征的患者，其金黄色葡萄球菌（包括 MRSA）的定植率明显增加。金黄色葡萄球菌（金葡菌）定植者发生金葡菌感染的危险性明显增加。在医院内，MRSA 可以通过患者与患者、环境与患者以及器械与患者之间进行传播。然而，患者与患者之间传播常常通过医务人员的手进行传播。这可能是医院内、尤其是 ICU 中 MRSA 主要的传播途径之一。另外，特别需要注意 MRSA 往往可以在医疗器械和用品表面存活数天至数周。因而，MRSA 经常可以通过医务人员的手，从医疗用品表面传播到患者。现在 MRSA 已经成为医院内感染的重要病原体之一。

医院内获得性 MRSA 的危险因素包括老年患者、男性、入住 ICU、慢性病患者、先前曾有抗菌药物的用药史、皮肤粘膜屏障破坏、导管的放置等。研究表明，外科 ICU 中最常见的 MRSA 感染是血流感染，其次是 MRSA 肺炎和切口感染。ICU 病房内 MRSA 感染的有显著意义的危险因素包括：入住 ICU 的时间、机械通气、中心静脉导管的放置、完全胃肠外营养、先前抗菌药物的使用、鼻前庭 MRSA 定植以及在同一个 ICU 中同时有 2 名以上的患者有 MRSA 定植。文献报道 MRSA 的独立危险因素分别为：①患者的来源，是否来自疗养院；②先前抗菌药物的使用经历；③医院内发生的感染；④接受胰岛素治疗的糖尿病；⑤血管内介入装置。

社区相关性 MRSA（CA – MRSA）患者往往缺乏上述的危险因素。CA – MRSA 是区别于 HA – MRSA 的另一种病原所致，分离的许多菌株是极具有毒力的，且多发于健康人群，可以引起肺炎、坏死性筋膜炎、脓毒血症。目前对于 CA – MRSA 还缺乏一个统一的定义。根据美国疾病控制和预防中心（CDC）的定义，CA – MRSA 是指在门诊或入院 48 小时内即分离出 MRSA 菌株；患者无 MRSA 感染或 MRSA 定植的病史，一年内无护理中心居住史，未接受过临终关怀，也未经血液透析，过去一年内无外科手术史及无永久性导管或医疗装置植入。CA – MRSA 感染多发生在社区儿童和年轻人，常出现皮肤或皮肤软组织感染。主要危险因素有：经济条件差、居住环境恶劣以及身体接触多的人群，包括男性同性恋、运动员、士兵以及监狱内人员等。CA – MRSA 通常只对 β – 内酰胺类抗生素耐药，而 HA – MRSA 菌株可以对多种药物耐药。由此可见，CA – MRSA 和 HA – MRSA 在危险人群、基因型、细菌毒力和药物敏感性等方面均存在显著的不同（表 3 – 12 – 1）。

表 3-12-1　CA-MRSA 和 HA-MRSA 特征的比较

	CA-MRSA	HA-MRSA
危险人群	儿童、男性同性恋、运动员、士兵、监狱内人员、特定种族人群和静脉药物滥用者	长期应用医疗设施，糖尿病患者，血液透析患者，ICU 患者，导管的放置等
SCC-mec 类型	Ⅳ，Ⅴ	Ⅰ，Ⅱ，Ⅲ
MRSA 菌株	USA300，USA400	USA100，USA200
产毒素	多种	相对少
PVL（杀白细胞素）	常见	罕见
相关临床症状	皮肤软组织感染，感冒后坏死性肺炎	医院内获得性肺炎，导管相关泌尿系感染，血行感染，皮肤软组织感染
医疗设施应用	较少	频繁
耐药情况	只对 β-内酰胺类抗生素耐药，克林霉素敏感，磺胺甲基恶唑敏感	多种药物耐药，磺胺甲基恶唑敏感
药物敏感性		
氯霉素	通常敏感	频繁耐药
克林霉素	通常敏感	频繁耐药
红霉素	耐药	通常耐药
氟喹诺酮	有可变性	通常敏感
TMP-SMZ（复方新诺明）	通常敏感	通常敏感

（二）耐甲氧西林金黄色葡萄球菌的治疗

如上所述，医院获得性 MRSA（HA-MRSA）主要引起医院内高危患者肺部感染和血流感染；而 CA-MRSA 则更容易导致皮肤软组织感染，但也可能引起如坏死性肺炎和骨髓炎等严重感染。MRSA 常有迁移到包括骨、关节、肾脏和肺等特定部位形成脓肿的倾向，成为反复发生感染的潜在病因，所以临床上已经给予适当的治疗、但仍然持续发热的患者，应该注意有无发生迁移性脓肿的可能性。

万古霉素、替考拉宁等糖肽类药物既往一直作为治疗 MRSA 感染的首选药物，当前在临床上已经获得广泛应用。但近年来因为 MRSA 对糖肽类药物的敏感性正在逐渐下降，尤其是异质性万古霉素中介的金黄色葡萄球菌（heterogeneous vancomycin intermediate Staphylococcus aureus，h-VISA）、万古霉素中介的金黄色葡萄球菌（VISA）以及万古霉素耐药的金葡菌（VRSA）的出现使耐药金葡菌的治疗出现了严重的困难，从而引起医学界的极大关注；而 CA-MRSA 的出现则需要对 MRSA 感染的治疗原则进行重新认识。

1. h-VISA 与 VISA　h-VISA 是指对万古霉素敏感性降低的金葡菌，其原代菌对万古霉素敏感，但存在耐药的细胞亚群，经过长时间的万古霉素筛选之后变成均质性 VISA。h-VISA 目前被认为是 VISA 的前体，主要出现于存在 MRSA 感染的病例，故推测 h-VISA 可能来源于 MRSA。h-VISA 主要见于长期应用糖肽类药物治疗 MRSA 感染的医疗单位，因此认为 h-VISA 的发生可能与临床上大量使用万古霉素造成的选择有一定的关系。当前 h-VISA 的发生率呈现出上升趋势。据报道 h-VISA 的发生率在 1986～1993 年期间为 3.3%，

2003～2006 年期间则达到 21%。有资料显示，h－VISA 常见于近期内做过外科手术、长期住院、曾经感染过 MRSA 的患者。此外，既往接受过万古霉素治疗也是 h－VISA 感染的一个独立危险因素。实际上，医务人员的手也可以引起 h－VISA 的传播。

h－VISA 的发现可以解释体外药敏试验对万古霉素敏感的 MRSA 感染病例、而在临床治疗过程中却未获得成功的现象。由于常规的检测方法很难发现 h－VISA，因此 h－VISA 的发生率明显增加预示着糖肽类抗菌药物的疗效将越来越差，病死率将不断增加。

2. MRSA 感染的治疗原则　MRSA 除对甲氧西林耐药外，临床上对包括 β－内酰胺类药物在内的多种抗菌药物也表现出耐药。HA－MRSA 携带葡萄球菌染色体 mec 盒（staphylococcal chromosomal cassette mec，SCC－mec）Ⅰ、Ⅱ、Ⅲ；CA－MRSA 主要携带 SCC－mec Ⅳ和Ⅴ。SCC－mecⅠ、Ⅱ、Ⅲ基因片段较大，携带多重耐药基因，除对 β－内酰胺类抗菌药物耐药之外，对大环内酯、林可酰胺类等多种非 β－内酰胺类抗菌药物耐药；SCC－mec Ⅳ基因碱基序列长度短，缺乏编码对除 β－内酰胺类之外抗菌药物耐药的基因。因此，目前对于 HA－MRSA 感染的病例糖肽类药物仍为首选，此外，新上市治疗金葡菌的新药：利奈唑胺（linezolid）、达托霉素（daptomycin）、替加环素（tigecycline）也可选用。此外，CA－MRSA 感染除了上述药物之外，还可以根据病情选择林可酰胺类、大环内酯类、氟喹诺酮类以及复方新诺明等抗菌药物。

CA－MRSA 感染的治疗应该根据感染的临床特点、药物药代动力学以及当地细菌耐药状况等综合考虑。CA－MRSA 也可呈现多重耐药性，对 β－内酰胺类抗菌药物表现为耐药，但对其他类型的抗菌药物，如红霉素、克林霉素、链阳菌素、复方新诺明以及利奈唑胺等敏感。对于皮肤软组织感染，不同地区红霉素的敏感性不一，且新、老大环内酯类药物之间可能存在交叉耐药，故大环内酯类药物不宜作为首选治疗药物。克林霉素在皮肤软组织中具有良好的穿透力，能够抑制金葡菌产生的毒素并缺乏接种效应，可作为 CA－MRSA 皮肤软组织的一线用药。但需要注意的是对克林霉素敏感但对红霉素耐药的菌株，这可能代表着 erm 基因传递的可诱导的大环内酯、林可酰胺类和链阳菌素耐药表型的存在。复方新诺明可以作为皮肤局部感染的口服治疗用药，但疗效低于万古霉素。新喹诺酮类抗菌药物如莫西沙星在体外显示对葡萄球菌良好的杀菌活性，且很少诱导耐药突变。利福平联合其他药物通常也可以防止耐药突变的产生，但不宜单独使用利福平。对于 CA－MRSA 引起的侵袭性感染包括菌血症、骨髓炎以及心内膜炎等建议经验性选择糖肽类药物治疗，然后根据药敏结果选择敏感的抗菌药物。

（1）糖肽类抗菌药物　万古霉素是第一个上市的糖肽类抗菌药物，仍然保持着对 MRSA 的治疗作用。替考拉宁是继万古霉素后又一个对革兰阳性球菌具有强大活性的抗菌药物，其化学结构、作用机制、抗菌谱和排泄途径均与万古霉素相似。万古霉素和替考拉宁主要作用于细菌的细胞壁，为杀菌剂。糖肽类抗菌药物对革兰氏阳性球菌如金黄色葡萄球菌、表皮葡萄球菌（包括甲氧西林耐药株）、化脓性链球菌、肺炎链球菌、草绿色链球菌及大多数肠球菌拥有良好的抗菌活性，对革兰阳性杆菌如白喉棒状杆菌、厌氧革兰阳性杆菌如难辨梭菌等也具有很好的抗菌活性。由于近年来对糖肽类抗菌药物不敏感的革兰阳性球菌不断的出现，对于限制糖肽类抗菌药物的使用的呼吁也越来越多。美国 CDC 建议应该在以下情况使用万古霉素：耐甲氧西林葡萄球菌感染；肠球菌及链球菌性心内膜炎；多重耐药耐青霉素肺炎链球菌（penicillin resistant Streptococcus pneumoniae，PRSP）所致的脑膜炎；高度怀疑革兰阳性球菌感染的粒缺患者；经甲硝唑治疗无效的难辨梭菌所致假膜性肠炎。在以下情况则不宜使用万古霉素：如外科常规预防用药、中心或周围静脉导管留置者的全身或局部预防用药、持续腹膜透析或血液透析的预防用药、MRSA 带菌状态的清除、粒细胞缺乏症患者发热的经验治疗、单次血培养凝固酶阴性葡萄球菌生长而不能排除污染者、不作为假膜性肠炎的首选药物以及用于局部冲洗等。

（2）对 MRSA、VISA 以及 VRSA 具有较好抗菌活性的新的抗菌药物　针对耐药革兰阳性球菌的不断出现，制药企业陆续开发出了多种新的抗菌药物，对包括 MRSA、VISA 以及 VRSA 在内的革兰阳性球菌具有较好的抗菌活性。主要包括奎奴普丁/达福普汀（quinupristin /dalfopristin）、利奈唑胺、达托霉素、替加环素、糖肽类抗生素 oritavancin、telavancin 和 dalbavancin 以及 ceftaroline 等。以下对这些治疗金葡菌感染的新抗菌药物逐一给予论述。但是这里需要指出的是，开发新药并不能完全解决 MRSA 这一临床难题。例如，有人对 1 例万古霉素治疗失败的 VISA 心内膜炎病例应用了达托霉素治疗，但 2 周后就发现 VISA 对达托霉素亦发生了耐药。因此，筛选临床上具有发生 MRSA、h - VISA、VISA 甚至 VRSA 高危险因素的患者，对于控制 MRSA 传播则可能更有意义。

二、治疗金葡菌感染的新抗菌药物

（一）利奈唑胺（linezolid）

利奈唑胺主要用于治疗多重耐药的革兰阳性球菌感染，特别是对下列由对万古霉素耐药的肠球菌、多重耐药的肺炎球菌和对甲氧西林耐药的金葡菌或表皮葡萄球菌引起的感染，如：①医院内获得性肺炎和社区获得性肺炎；②复杂的皮肤和皮肤组织感染（包括未伴发骨髓炎的糖尿病足感染）；③单纯皮肤和皮肤组织感染。

1. 药效学和作用机制　利奈唑胺为恶唑烷酮类抗生素，通过选择性结合到 50S 亚单位的 23S 核糖体核糖核酸上的位点，从而抑制细菌核糖体的翻译过程，防止形成包含 70S 核糖体亚单位的起始复合物。利奈唑胺对革兰阳性菌（包括对其他抗生素耐药的细菌）有效，对分枝杆菌感染亦可能有效。大肠杆菌和革兰阴性杆菌通常对利奈唑胺耐药。

口服利奈唑胺吸收良好，生物利用度大约为 100%，血药峰浓度出现在 1 ~ 1.5 小时，金黄色葡萄球菌对利奈唑胺起初始反应的时间为 36 ~ 60 小时。静脉给药时，成人血药浓度达峰时间为 0.51 小时，药物浓度 - 时间曲线下面积为 55.1 ~ 138μg · h/ml；3 个月的儿童到 16 岁青少年血药浓度达峰时间为 0.54 小时，药物浓度 - 时间曲线下面积为 44.2μg · h/ml。利奈唑胺易分布到血流灌注良好的组织以及脑脊液、胸膜积液、胰腺等部位，其总蛋白结合率为 31%。利奈唑胺 50% ~ 70% 在肝脏代谢为吗啉环氧化代谢物，此代谢物没有显著的临床抗菌效价。利奈唑胺的肾清除率为 40 ml/min，肾排泄率为给药量的 80% ~ 85%，口服剂量大多从尿排泄（30% 的原型），7% ~ 12% 从粪便排出。利奈唑胺的清除半衰期在成人大约为 5 小时，在 3 个月的儿童到 16 岁青少年为 2.7 小时。利奈唑胺可通过血液透析清除。

2. 用法和用量

（1）成人常规剂量（静脉给药）　①肺炎链球菌（包括多重耐药株）或金葡菌（甲氧西林敏感和 MRSA）引起的社区获得性肺炎和医院内获得性肺炎：推荐剂量为每次 600mg，

每12小时1次，疗程10~14日；②金葡菌（甲氧西林敏感和MRSA）、化脓性链球菌或无乳链球菌引起的复杂的皮肤和皮肤组织感染（包括未伴发骨髓炎的糖尿病足感染患者）：推荐剂量为每次600mg，每12小时1次，疗程10~14日；③万古霉素耐药的粪肠球菌感染（包括伴发菌血症的患者）：推荐剂量为每次600mg，每12小时1次，疗程14~28日。

（2）成人常规剂量（口服给药） ①肺炎链球菌（包括多重耐药株）或金葡菌（甲氧西林敏感和MRSA）引起的社区获得性肺炎（包括伴发菌血症的患者）：推荐剂量为每次600mg，每12小时1次，疗程10~14日；②肺炎链球菌（包括多重耐药株）或金葡菌（甲氧西林敏感和MRSA）引起的医院内获得性肺炎：推荐剂量为每次600mg，每12小时1次，疗程10~14日；③金葡菌（甲氧西林敏感和MRSA）、化脓性链球菌或无乳链球菌引起的皮肤和皮肤组织感染（包括未伴发骨髓炎的糖尿病足感染患者）：（a）对于复杂的感染，推荐剂量为每次600 mg，每12小时1次，疗程10~14日。（b）对于单纯的感染，推荐剂量为每次400mg，每12小时1次，疗程10~14日；④万古霉素耐药的粪肠球菌感染（包括伴发菌血症的患者）：推荐剂量为每次600mg，每12小时1次，疗程14~28日。

（3）肾功能不全时剂量 不推荐调整剂量。但在肾功能不全患者，利奈唑胺的两个主要代谢物可能产生蓄积。在肌酐清除率为10~80 ml/min的成年患者的研究表明，有肾损害时，不需要调整剂量。

（4）肝功能不全时剂量 在轻到中度肝功能不全的患者，不推荐调整剂量。尚未评价利奈唑胺在严重肝功能不全患者的药代动力学。

（5）老年人剂量 不推荐调整剂量。

（6）透析时剂量 建议透析后给予补充剂量（如200 mg）。

3. 注意事项

（1）对利奈唑胺或其代谢物过敏者禁用。以下患者慎用：①有骨髓抑制病史；②苯丙酮尿症患者；③类癌综合征患者；④未控制的高血压患者；⑤嗜铬细胞瘤患者；⑥未治疗的甲状腺功能亢进患者。

（2）药物对妊娠的影响 美国药品和食品管理局（FDA）对利奈唑胺的妊娠安全性分级为C级。药物对哺乳的影响尚不明确。

（3）用药前后及用药时应当检查或监测血小板计数。

4. 不良反应

（1）心血管系统 在Ⅱ期和Ⅲ期试验中，有出现高血压的报道。

（2）中枢神经系统 ①在Ⅲ期临床试验中，最常见的不良反应为头痛（发生率为0.5%~11.3%）；②用药后有引起周围神经病和视神经病变的报道；③用药后有引起不可逆性外周神经病变和感觉缺失的个案报道。

（3）代谢/内分泌系统 用药后有引起乳酸性酸中毒的报道。

（4）泌尿生殖系统 在Ⅱ期和Ⅲ期试验中有引起阴道念珠菌病的报道。

（5）肝脏 一些严重感染的患者用药后肝酶升高，但因果关系并未确定。

（6）胃肠道 ①在Ⅲ期临床试验中，腹泻和恶心是最常见的不良反应（发生率分别为2.8%~11%和3.4%~9.6%）；②在Ⅱ期和Ⅲ期试验中报告的其他不良反应包括消化不良、口腔白色念珠菌病、舌变色和局限性腹痛等；③用药后有引起牙变色的个案报道，洁牙可使变色逆转。

(7) 血液　有关于骨髓抑制，包括贫血、血小板减少、白细胞减少、单纯性红细胞再生不良和全血细胞减少症等的报道。

(8) 皮肤　口服治疗中，偶有皮疹。在Ⅱ期和Ⅲ期口服及静脉给药的试验中，有引起瘙痒症的报道。

5. 药物-药物和药物-食物相互作用

(1) 西酞普兰、氯伏胺、依他普仑、非莫西汀、氟辛克生、氟西汀、氟伏沙明、奈法唑酮、帕罗西汀、舍曲林、曲唑酮、文拉法辛、齐美定等选择性5-羟色胺再吸收抑制剂与利奈唑胺合用可能引起中枢神经系统毒性或高血清素综合征（一种高5-羟色胺能状态，以烦乱不安、肌阵挛、精神状态改变、反射亢进、出汗、战栗和震颤症状为特征）。其机制可能为：利奈唑胺为可逆性非选择性单胺氧化酶抑制剂，可抑制5-羟色胺的代谢，故上述药物与利奈唑胺至少应间隔14日使用。

(2) 利奈唑胺可能会增强多巴胺、肾上腺素等肾上腺素能样药物的升压反应，故对使用利奈唑胺治疗的患者，上述药物的初始剂量应降低，随后再递增到获得理想反应的剂量。

(3) 苯丙醇胺、伪麻黄碱与利奈唑胺合用可能引起血压正常患者的血压升高，故利奈唑胺与含有苯丙醇胺、伪麻黄碱的药物（如解充血药和感冒药）合用时应谨慎。

(4) 药物-食物相互作用　利奈唑胺与富含酪胺的食物或饮料一起使用时，可能引起显著的升血压反应，因利奈唑胺可能抑制酪胺的代谢，故应避免两者同时使用。

6. 用药说明　①利奈唑胺可与葡萄糖注射液、乳酸钠林格氏溶液、氯化钠注射液配伍；②利奈唑胺与二性霉素B、氯丙嗪、磺胺甲基异恶唑、地西泮、红霉素、喷他脒、苯妥英有配伍禁忌；③建议在用利奈唑胺治疗前，对所有的菌落进行药敏试验；④从静脉给药改为口服给药时，利奈唑胺的剂量不需要调整；⑤使用抑制骨髓的药物或慢性感染且已经或同时使用抗生素治疗的患者慎用利奈唑胺；⑥口服含苯丙酮的悬液（20mg/5ml）患者慎用利奈唑胺。

(二) 替加环素（tigecycline）

过去几十年中，金葡菌耐药菌株快速而持续地出现使得对新型抗生素的需求变得更加迫切。替加环素正是在这样一种形势下研制的，并且推动了临床上抗感染治疗的向前发展。研究显示，替加环素具有超广谱抗菌活性，对革兰阳性或革兰阴性需氧菌、非典型致病菌以及厌氧性细菌，特别是耐药致病菌，如：MRSA，青霉素耐药肺炎链球菌（PRSP），VRE和对糖肽类抗生素敏感性降低的葡萄球菌等，均具有非常高的活性。另外，替加环素对产超广谱β-内酰胺酶（ESBL）的大肠杆菌、肺炎克雷白菌和产酸克雷白菌，以及大部分脆弱类杆菌在内的多数肠杆菌属也具有活性。替加环素作为一种新型的广谱抗菌活性的静脉注射用抗生素，尤其对MRSA也有活性，是甘氨酰四环素类中的首个药品，美国FDA于2005年6月批准上市。

1. 药效学和作用机制　替加环素是甘氨酰四环素类抗生素，为橙色的冻干粉或块状物。由于替加环素口服给药的生物利用度有限，因此采用静脉给药，每小瓶含50 mg冻干粉供配静脉输液用。其作用机制为替加环素键合到30S核蛋白体的亚单位上而抑制细菌蛋白体的翻译，并可阻止氨基乙酰信使RNA分子进入蛋白体的A位，从而阻止氨基酸基结合进入延长的肽键。因替加环素是在米诺环素的9位接上甘氨酰氨基，此取代方式在现有的天然和半合成四环素类药物中均未出现过，这就赋予替加环素一些特定的微生物性质，不受两个主要的抗药性机制核蛋白体保护和排出的影响，所以，实验室和体内实验均证实替加环素对广谱的致病细菌具有活性。研究还表明，替加环素与其他抗生素之间未见到交叉抗药性，替加环素不受β-内酰胺酶（包括广谱的β-内酰胺酶）靶位改变、大环内酯排出泵和酶靶变化（例如，回旋酶/拓扑异构酶）抗药机制的影响，未发现替加环素与常用抗生素之间有拮抗作用。替加环素的血浆蛋白结合值的范围约在71%～89%。稳态容积分布平均在500～700 L（即7～9 L/kg），说明其在体内分布广泛，除在血浆中外还可进入组织。在水泡细胞和上皮内含液中的AUC值均比血浆中高，而在皮肤水泡含液中则低。在肺、结肠中的浓度较高，而在滑（膜）液和骨中的浓度较低。59%药物经胆和粪便、33%经尿排泄。在尿中的未变化原型替加环素大约为剂量的22%。所以，替加环素的消除途径主要是经胆排出原型和代谢物，而葡糖醛酸化和经肾排出未变的原型药物是次要途径。

低、中度肝损伤患者药代动力学显示，系统清除率降低25%，中度肝损伤患者替加环素的半衰期延长了23%，严重肝损伤患者替加环素的系统清除率降低了55%，半衰期延长了43%。根据药代动力学性质的变化，低、中度肝损伤患者不需调整剂量，对严重肝损伤患者，替加环素的起始剂量仍为100 mg，而随后的每12 h的维持剂量减为25 mg为宜，并注意观测患者肝功能情况。肾损伤患者药代动力学性质无明显改变，也不因血液透析损失掉替加环素，因此对有肾损伤或做血液透析的患者均不需要调整剂量

研究表明，替加环素对需氧和兼性的革兰阳性菌，如：粪肠球菌、金黄色葡萄球菌、无乳链球菌、咽峡炎链球菌（包括咽峡炎链球菌、中间链球菌、星座链球菌）、化脓链球菌；需氧和兼性的革兰阴性菌，如：弗氏柠檬酸杆菌、大肠杆菌、产酸克雷白菌、肺炎克雷白菌；厌氧菌如：脆弱类杆菌、多形类杆菌、单形类杆菌、普通类杆菌、产气荚膜杆菌、微小消化链球菌等具有较好的抑制作用。替加环素对金葡菌（MIC_{90}为0.25～0.5μg/ml）和对糖肽类中介耐药的金葡菌有显著活性，替加环素对耐万古霉素金葡菌也有抑制作用。至今，尚未发现获得性或天然耐替加环素的菌株，因此可以推测，与临床相关的耐甘氨酰四环素类的菌株不太可能迅速产生。

2. 用法和用量　替加环素可用于由大肠杆菌、弗氏柠檬酸杆菌（只有万古霉素易感分离菌群）、粪肠球菌（甲氧西林易感和抗性分离菌群）、无乳链球菌、咽峡炎链球菌（包括咽峡炎链球菌、中间链球菌、星座链球菌）、化脓链球菌和脆弱类杆菌引起的并发性皮肤和皮肤结构感染，以及由弗氏柠檬酸杆菌、阴沟肠杆菌、大肠杆菌、产酸克雷白菌、肺炎克雷白菌、粪肠球菌（只有甲氧西林易感和抗性分离菌群）、金黄色葡萄球菌（甲氧西林易感和抗性分离菌群）、咽峡炎链球菌（包括咽峡炎链球菌、中间链球菌、星座链球菌）、脆弱类杆菌和微小消化链球菌等引起的并发性腹内感染。为减少抗药性细菌的发展和维持替加环素和其他抗菌药物的效力，应测定细菌对替加环素的敏感性，只有在已证明或认为极大可能的易感菌所致的感染时，才应使用替加环素治疗。

替加环素的初始剂量为100 mg，随后每12 h补充50 mg。静脉输注应经过大约30～60分钟完成给药。并发性皮肤和皮肤结构感染以及并发性腹内感染的治疗持续时间一般为5～14天。治疗的持续时间要依感染的严重性、患者的临床和细菌学进展情况而定。对严重肝

损伤患者初始剂量仍为 100 mg，但随后每 12 小时的维持量要减为 25mg，并密切观察肝功能的变化。

3. 不良反应　常见的不良反应：①心血管系统：心动过缓、心动过速、血管扩张；②消化系统：恶心、呕吐、厌食、口干、黄疸、粪便异常；③代谢和营养系统：肌酸酐增加、低血钙、低血糖、低血钠；④中枢神经系统：嗜睡；⑤血液和淋巴系统：延长活化部分的促凝血酶原凝血时间，延长凝血酶原时间，血小板减少；⑥泌尿生殖系统：阴道念珠菌病，阴道炎，白带；⑦此外还有注射部位发炎、水肿疼痛、静脉炎，败血性休克，变态反应，畏寒以及味觉异常等；⑧本药物结构与四环素类相似，可能出现相似的不良反应，如光敏性，假脑瘤，胰腺炎，血尿素氮增加，氮血症，酸中毒和低磷酸盐血症。

4. 禁忌证　对替加环素高度过敏的患者禁用。

5. 注意事项　①对并发性腹内二级感染，临床上出现肠穿孔的患者，用替加环素应特别谨慎；②与其他抗生素药物一样，可引起非敏感生物体过度生长，如真菌，在治疗过程中要随时注意监测，一旦发生双重感染，必须采取适当措施；③在尚未确诊之前，切勿盲目使用替加环素；④替加环素只能治疗细菌感染，不能治疗病毒感染；⑤间歇式不规则用药，或者不完成整个疗程均可能发生降低治疗的效果，增加抗药性产生，甚至今后不能用本品或其他抗生素来治疗；⑥如果替加环素与华法林伍用，应注意监测凝血酶原时间及其他适当的抗凝血试验；⑦与口服避孕药同时使用会降低避孕药的效果。

6. 配制方法　每只替加环素小瓶中加入 0.9% 氯化钠注射液或 5% 葡萄糖注射液 5 ml，使替加环素的浓度为 10mg/ml。微微振摇小瓶，使药物溶解，立即吸取 5 ml 配制液加入 100 ml 静注液袋中。静注袋中溶液的最大浓度应为 1 mg/ml。配制液的颜色应为黄色或橙色，若有变色应弃去。不经常使用的药品在使用前应特别注意外观检查是否变色。

总之，替加环素是新一类甘氨酰四环素类抗生素，具有超广谱的抗菌活性，包括革兰阳性和革兰阴性的需氧菌及厌氧菌等临床分离的重要致病菌。替加环素能够克服或限制细菌的外排泵和核糖体保护二种耐药机制产生的作用。其优点是广泛的组织分布和较长的清除半衰期的药动学性质。用于肾功能紊乱患者及需进行血液透析患者时，不必进行剂量和时间上的调整。AUC/MIC 的比率作为替加环素药动学/药效学的参数最有可能预测其临床和微生物学效果。替加环素已被美国 FDA 正式批准用于治疗复杂性成人腹腔感染和复杂皮肤及其软组织感染，包括复杂阑尾炎、烧伤感染、腹内脓肿、深部软组织感染及溃疡感染。

（三）达托霉素（daptomycin）

达托霉素是一类称为环酯肽类新抗生素家族的第一个产品。美国礼莱公司于 20 世纪 80 年代末，得到抗 MRSA 的新型脂肽类抗生素 daptomycin。2003 年美国 FDA 首次批准 cubicin（daptomycin 注射剂）用于治疗复杂皮肤和皮肤结构感染。达托霉素具有在体外抗绝大多数的临床革兰阳性菌的作用。主要用于耐药菌，如耐万古霉素的肠球菌（VRE），耐甲氧西林的金葡菌（MRSA），糖肽类敏感的金葡菌（GISA），凝固酶阴性的葡萄球菌（CNS）和耐青霉素的肺炎链球菌（PRSP）的感染，对于这些耐药菌临床上可选择的抗生素很少。Cubicin 是第一个此类抗菌药物中被批准上市的产品，与其他类抗生素不同，该药主要用于治疗由革兰阳性菌引起的复杂皮肤感染和皮肤结构感染。Cubicin 不能用于治疗肺炎，因为肺泡表面活性物质可以抑制该药的活性。达托霉素可产生抗生素后效应（PAE），在低于 MIC 浓度下，达托霉素仍可表现出抗微生物的效应。

Cubicin 的常见不良反应为胃肠道反应、注射部位反应、发热、头痛、失眠、头昏和疹子，均为轻至中度。临床试验中发现仅少数患者血液检验显示为肌肉损伤，这些患者中大多数无症状，治疗后血液试验恢复至正常。对于接受 cubicin 治疗的患者，达托霉素相关的骨骼肌肉毒性取决于药物剂量和使用次数，出现肌肉痛疼或无力的或者，应每周检测一次肌酸磷酸激酶的水平。

（四）奎奴普丁/达福普汀（quinupristin/dalfopristin）

奎奴普丁/达福普汀（链阳霉素）对大多数多重耐药、需氧革兰阳性菌具有良好抗菌作用。对肠球菌（包括 *vanA* 和 *vanB* 菌株）的体外抗菌活性很强，但对粪肠球菌无作用。另外，该药对凝固酶阴性和凝固酶阳性的葡萄球菌，包括 MRSA 和 GISA，肺炎链球菌，α、β 型溶血性链球菌，脆弱类杆菌、消化链球菌等某些厌氧菌均有很好的体外抗菌活性。对非典型性肺炎、军团菌和衣原体肺炎也效。除卡他莫拉菌和奈瑟菌外，对其他大多数革兰阴性菌无效。美国 FDA 推荐该药可用于治疗医院内获得性肺炎、皮肤、软组织感染和万古霉素耐药屎肠球菌（VREF）感染的治疗。剂量为静脉注射 7.5 mg/kg，8～12 小时给药 1 次。

该药通常采用静脉给药，药物在肝脏代谢。有些患者外周静脉注射给药后，出现局部炎症反应、疼痛、静脉炎等，机制不明；其他尚有恶心、呕吐、腹泻、关节痛、肌痛、肌无力和皮疹等，发生率约 10%，也可出现无症状的肝功能测定值中度升高，但为可逆的；血清结合胆红素升高及 γ - GT 的升高。中心静脉给药可减少给药时的局部反应。该药可能抑制环孢素、咪达唑仑、特非拉定和硝苯地平的代谢。由于该药仅有注射剂型，治疗费用高和不良反应（肌痛、关节炎和血栓性静脉炎）使其在临床上的应用受到限制。

结束语

由金葡菌（尤其是 MRSA）引起的感染将继续成为世界范围内医学界面临的主要挑战之一。同时金葡菌耐药形式的出现与新型抗菌药物使用紧密相关。因此，不应过于强调寻找与研制新的抗菌药。尽管出现耐万古霉素和耐替考拉宁的金葡菌，静脉应用糖肽类抗生素仍可作为治疗全身感染的主要药物。对万古霉素治疗无反应的 MRSA 感染，治疗药物的选择取决于感染部位、药物抗菌活性、药动学和安全性、潜在耐药性以及治疗费用。治疗肺炎及皮肤和软组织感染，利奈唑胺比万古霉素可能更有效。因利奈唑胺既可口服又可静注给药，更适于长期门诊治疗，为临床医师和患者提供了更加灵活有效的治疗方案。当然，谨慎使用抗生素可以限制耐药菌广泛传播的可能性。像达托霉素那样的对细菌整个生长期均具有杀菌效力的药物对于深部感染（如由 MRSA 引起的心内膜炎和骨髓炎）的治疗特别重要，但不推荐用达托霉素治疗肺炎。替加环素适用于治疗成人复杂性腹腔内感染和复杂性皮肤感染。总之，为了防止金葡菌耐药株的快速出现，应该在有效控制感染时合理使用抗生素。

（蔡柏蔷）

参 考 文 献

1. Skrupky LP, Micek ST, Kollef H. Optimizing therapy for MRSA pneumonia. Semin Respir Crit Care Med, 2007, 28:615 - 623

2. Rossi F, Andreazzi D. Overview of Tigecycline and its role in the era of antibiotic resistance. The Brazilian Journal of Infectious Diseases, 2006, 10 (3): 203 - 216
3. 许明，林陈水，付水星. 替加环素的抗菌作用及药理学性质. 国外医药抗生素分册，2006，27 (6): 250 - 253
4. 吴小林. 治疗葡萄球菌感染的药物. 国外医药抗生素分册，2006，27 (6): 262 - 264
5. Kennedy AD, Otto M, Braughton KR, et al. Epidemic community - associated methicillin - resistant Staphylococcus aureus: Recent clonal expansion and diversification. Proc Natl Acad Sci USA, 2008, 105 (4): 1327 - 1332

第十三章 新型抗真菌药物及其在临床上的应用

目前临床上广谱抗生素、化疗药物和免疫抑制剂大量应用，艾滋病的流行以及放射治疗和器官移植的广泛进行，真菌病尤其是深部真菌病发病率大幅上升，尤其近10年来侵袭性真菌感染发病率持续上升，并已成为导致医院内感染性疾病相关死亡的主要原因之一。然而，已有抗真菌药则不仅数量相当有限，且还存在抗真菌活性谱较窄、药物动力学性质较差、有安全性和药物相互作用等问题。临床上迫切需要抗真菌谱广、效力好、不良反应少的抗真菌药物。真菌属于真核微生物，真菌的细胞壁有壳多糖（几丁质）和葡聚糖等，当前的抗真菌药物大多是针对真菌的细胞膜，膜的合成有赖于麦角固醇，抗真菌药物大多是对抗麦角固醇合成的。所以，这些药物对人体的细胞膜中的胆固醇也有作用，因此能发生一些不良反应。例如，20世纪60年代一直在使用的二性霉素B，由于其有广谱的抗真菌性能，尽管有相当的不良反应，但是至今仍然是一个重要的抗真菌药物。现在新开发出来的二性霉素B脂质体，毒性降低，对于少见的特殊真菌感染和严重的深部真菌病均有很好的作用。对于抗真菌药物，特别是能够系统性治疗的药物需求量很大，也是医疗上急需的药物。现今已经有相当有效的新型抗真菌药物问世，这些新型抗真菌药物为临床上治疗真菌感染，尤其是深部真菌病的治疗提供了有效的武器。临床医师应该熟悉这些药物和正确应用这些药物。这些新型抗真菌药的分类及作用机制见表3-13-1。

现今抗真菌药物分类大致如下：①多烯类：二性霉素B（AmB）、制霉菌素、克念霉素、帕曲霉素、灰黄霉素等；②三唑类：氟康唑（FLU）、伊曲康唑（ITR）、伏立康唑（VOR）、泊沙康唑（POS）等；③氟胞嘧啶：5-氟胞嘧啶；④烯丙胺类：萘替芬、特比萘芬、布特奈芬；⑤棘白菌素类（1，3-β-D-葡聚糖合成酶抑制剂）：卡泊芬净（CAS）、米卡芬净、阿尼芬净；⑥其他：环吡酮胺、阿莫罗芬、利拉奈特等

表3-13-1 新型全身性抗真菌药物的主要特点

药物类型	药 物	作用机制	抗真菌谱	评 价
多烯类	二性霉素B	通过与麦角固醇结合破坏真菌细胞膜	大多数真菌，但对黄曲菌，镰孢菌属、赛多孢菌属、接合菌门作用弱	只能静脉给药；脂质体二性霉素B制剂可大大降低肾毒性
三唑类	氟康唑	抑制细胞色素膜P450 14α2-脱甲基酶而引起羊毛固醇的堆积和麦角固醇缺乏，导致真菌细胞膜结构和功能障碍而发挥抗真菌作用	念珠菌属，新型隐球菌、除曲菌或镰孢菌属的某些丝状真菌	安全有效的药物，对克鲁斯念珠菌以及一些光滑念珠菌分离株活性低

续　表

药物类型	药　物	作用机制	抗真菌谱	评　价
	伊曲康唑	同上	除镰孢菌属、赛多孢菌属、接合菌门外的很多真菌	胶囊的口服生物利用度较差；口服液的生物利用度好，但味觉差；静脉注射剂中环糊精浓度高，与由肝 P450 酶代谢的药物有相互作用
	伏立康唑	同上	很多类型的真菌，包括镰孢菌属、赛多孢菌属、接合菌门的一些分离株	视物模糊发生率高；与由肝 P450 酶代谢药物有相互作用
	雷夫康唑	同上	同上	有待于临床试验观察
	泊沙康唑	同上	同上	有待于临床试验观察
棘白菌素	卡泊芬净	抑制真菌细胞壁中 β－1，3－D－葡聚糖的合成	大多数念珠菌和曲菌，某些丝状真菌，新型隐球菌除外	只能静脉给药；毒性低，药物相互作用少
	米卡芬净	同上	同上	有待于临床试验观察
	安多芬净	同上	同上	有待于临床试验观察

一、多烯类抗真菌药物

目前在现有的多烯类抗真菌药物中，二性霉素 B（amphotericin B，AmB）是治疗危重深部真菌病患者的代表性药物，具有强大的杀真菌作用，但由于其不良反应较大，限制了 AmB 在临床中的应用范围。脂质体二性霉素 B（amphotericin B liposome，L－AmB）的临床应用开拓了 AmB 应用的新篇章，L－AmB 在保持 AmB 强大的杀菌活性同时，且能更好地发挥抗真菌作用并显著降低其不良反应。

（一）药效学和作用机制

脂质体是将药物包封于由类脂双分子层形成的薄膜中间所形成的超微型球状载体制剂。脂质体作为一种对机体无毒、无免疫原性的定向药物载体，能有效保护被包裹药物，提高其生物利用度，延缓释放，延长药物在体内的半衰期，改变药物在体内的分布。目前发现聚乙二醇（PEG）衍生物可作为脂质体修饰剂，在脂质体表面形成水化膜以提高脂质体在体内的稳定性，并且可以避免单核巨噬系统的吞噬作用，从而延长其在体内循环的时间，使之所包封的药物更多的到达靶器官，更好地发挥疗效。

AmB 属多烯类药物，L－AmB 是在 AmB 分子的外面包裹了生物脂质体，L－AmB 进入体内可直接结合至真菌的感染灶，在吸附于真菌细胞膜表面后，真菌产生的磷脂酶能水解 L－AmB 中的脂质，脂质体中的 AmB 破裂后逸出，渗入菌体，并以高浓度集中于该处组织，从而杀灭真菌。目前 L－AmB 有 3 种剂型：二性霉素 B 脂质体（ambisome），二性霉素 B 脂质复合物（amphotericin B lipid complex，ABLC）和二性霉素 B 胶质分散体（amphotericin B colloidal disperson，ABCD）。所含成分及结构不同，其在体内的代谢与分布也有所不同。与

AmB 比较，这 3 种剂型都能增强抗真菌作用并减少不良反应，尤其减少 AmB 的肾毒性反应。

1. 作用机制　二性霉素 B 脂质体的有效成分为 AmB。AmB 属多烯类抗真菌抗生素，其作用机制是通过与真菌细胞膜上的固醇（主要为麦角固醇）结合，使膜通透性增加，细胞内重要物质（如钾离子、核苷酸和氨基酸等）外漏，导致真菌细胞死亡。但 AmB 与真菌麦角固醇结合的特异性不高，且亦能与肾小管上皮细胞、肾上腺细胞、红细胞等细胞膜上的胆固醇结合，因而引起同样的损伤，故 AmB 的毒性较大。然而 AmB 与脂质体结合形成 L－AmB 后，脂质体具有趋向真菌感染灶的特性，以及其本身对真菌细胞膜有亲和力，因此增强了 L－AmB 对真菌细胞膜的亲和力，从而降低了对机体细胞膜的亲和力，并提高了抗真菌活力。脂质体还有定向靶向性释药的特性，而吞噬细胞是脂质体的主要靶细胞，因此药物浓度在富含吞噬细胞的肝脏、脾脏等组织中很高而在肾脏中较低，降低了药物的肾脏毒性。L－AmB 可与吞噬细胞发生相互作用而增强杀灭真菌的效能。同时 L－AmB 可抑制中性粒细胞、巨噬细胞产生炎症介质和细胞因子的作用，从而减轻了由炎症介质和细胞因子增高所导致患者的发热、寒战、头痛等不良反应。

2. 药物代谢动力学与药效动力学　L－AmB 的 3 种剂型的药物代谢动力学与药效动力学有些差异。Ambisome 粒子直径小，结构稳定，被单核巨噬系统清除的速度较慢。因此，血药浓度较高，生物利用度高。ABLC 所含 AmB 与脂质的摩尔比接近 1∶1，可很快被吞噬细胞摄取，故在肝、脾、肺中聚集较多，而血药浓度较低。ABCD 的稳定性好，主要分布于肝脏，进入体内后很快被肝脏摄取、储存，并持续缓慢地以低浓度释放入血，但与同剂量 AmB 相比，对肝脏的毒性并没有增加。其在肾脏积累较少，只有同剂量 AmB 在肾中浓度的 1/7～1/3。

药代动力学研究显示，L－AmB 比 AmB 注射后具有更高的血药浓度水平和更大的血药浓度－时间曲线下面积，以及较低的总体清除率和较小的表观分布容积。这些药代动力学特性的改变，有利于两性霉素 B 毒性的降低和疗效的增加。

（二）临床应用

L－AmB 适用于敏感真菌所致全身性深部真菌感染的治疗，包括隐球菌性脑膜炎、念珠菌病、球孢子菌病、播散性脑膜炎或慢性球孢子菌病等。L－Amb 也适用于治疗组织胞质菌病、曲菌病、皮炎芽生菌病和内脏利什曼原虫病等，但部分曲菌属对本药耐药。近来亦用于器官移植等免疫抑制患者的预防用药。L－Amb 尤其适用于对普通二性霉素 B 无效或产生毒副作用的真菌感染患者。

（三）不良反应

L－AmB 的不良反应类型与经典的 AmB 相似，但程度要显著轻微，尤其肾毒性少见，大多为轻到中度反应，对症治疗后即可耐受。临床试验中观察到的不良反应主要包括：舌尖麻木感、寒战、发热、头痛、关节痛、低钾血症、恶心、呕吐、腹胀痛、肝肾功能异常、血尿、脱发、皮疹、血糖升高、胸闷、心悸、耳鸣及血管炎等。在用 L－AmB 治疗各种深部真菌感染的报道中，有肝功能损害，转氨酶升高，高磷酸盐血症、低血钾等不良反应，故在用药期间应注意血液生化指标的变化。可能出现的不良反应还包括免疫反应如荨麻疹，胸、肋、腹、腿痛，呼吸困难和急性缺氧等，但这些反应大多发生在注射后 5 分钟内，注射苯海拉明和停药可以缓解。在 Ambisome 和 ABLC 用药过程中，患者出现发热、寒战、红细胞溶血等即刻不良反应少见，而 ABCD 即刻反应的发生率与 AmB 类似，常出现在开始注射时，但可随着治疗的继续而减少发生。

（四）药物－药物相互作用

主要是：①与氟胞嘧啶同用可有协同抗菌作用，但也可增强氟胞嘧啶的毒性反应。因为本药增加了氟胞嘧啶的细胞摄取和减少其经肾排泄；②与皮质激素和促皮质素（ACTH）同用可能降低血钾并导致心脏功能异常；③与洋地黄糖苷同用，可能引起低血钾和增加洋地黄毒性；④与其他有肾毒性药物（如氨基糖苷类、卷曲霉素、多粘菌素类、万古霉素、环孢素）同用，可增加肾毒性；⑤与抗肿瘤药物同用，可能增加肾毒性，导致支气管痉挛和低血压；⑥与骨骼肌松弛药同用时，可能发生的低钾血症可增强骨骼肌松弛药的箭毒样毒性，与糖皮质激素和环孢菌素合用会加重低血钾的发生；⑦与可抑制骨髓的药物同用，可加重患者贫血；⑧与齐多夫定合用可增加其血液系统的毒性；⑨与某些抗心律失常药如胺碘酮等同用，可致 QT 间期延长；⑩动物实验显示本药与吡咯类抗真菌药（如酮康唑、氟康唑、伊曲康唑等）同用，可诱导耐药性产生而导致拮抗作用。

（五）注意事项

（1）对二性霉素 B 过敏者和严重肝病患者禁用 L－AmB；肝、肾功能不全者以及电解质紊乱者慎用 L－AmB。

（2）对特殊人群的影响　10 岁以下儿童使用本药的安全性和有效性尚不明确。由于老年人肾功能减退引起半衰期延长，长期使用可有一定肾毒性，因此应密切监测肌酐清除率，根据肌酐清除率进行调整剂量。孕妇用药尚缺乏足够的对照研究资料，应权衡利弊后使用；美国药品和食品管理局（FDA）对本药的妊娠安全性分级为 B 级。哺乳期妇女用药尚缺乏足够的对照研究资料，应权衡利弊后使用。

（3）用药前后及用药时的监测　用药中应定期（至少一周 1 次）监测：①肝、肾功能；②电解质（特别是镁、钾）；③血、尿常规。

（六）用药原则

主要有：①原则上应在明确诊断为敏感真菌所致的深部真菌感染时才用药，以避免可能出现的不良反应；②L－AmB 应从小剂量开始，如可耐受其毒副作用，始可逐渐增加至所需量；③L－AmB 不可用生理盐水溶解，应以 5% 葡萄糖注射液溶解后于 6 小时内静脉滴注，且滴注速度宜缓慢（滴速不得超过每分钟 30 滴）；滴注浓度不宜大于 0.15mg/ml；④L－AmB 不可肌内注射；⑤为减少输液反应，给药前可给予解热镇痛药和抗组胺药（如吲哚美辛和异丙嗪等），也可考虑同时给予琥珀酸氢化可的松 25～50mg 或地塞米松 2～5mg 静脉滴注；⑥静脉滴注前后均应用等渗葡萄糖注射液静滴，以避免药液滴至血管外和防止静脉炎的发生。同时静脉输液瓶应加黑布遮光，以免药物效价降低；⑦药物过量的处理：用药过量时应立即终止给药，并给予对症、支持治疗。血液透析不能有效清除本药。

（七）用法与用量

对于一般真菌感染，Ambisome 在 L－AmB 中是最有效的，其理想治疗剂量目前仍不确定，常规剂量为 3～5mg/（kg·d），对曲菌的有效率为 66%，对念珠菌有效率为 81%。ABCD 常规剂量为 3～4mg/（kg·d），ABLC 在深部真菌感染患者的治疗中，常作为补充治疗，常规剂量为5mg/（kg·d），抗曲菌、念珠菌有效率类似于ABCD。静脉滴注时，起始剂量为每日0.1mg/kg，第2日开始剂量增加0.25～0.5mg/kg，再逐日递增至每日1～3mg/kg的维持量。对中枢神经系统感染，最大剂量为每日1mg/kg。

国外用法用量参考：常规剂量静脉滴注：①系统性真菌感染：起始剂量为每日1mg/kg，再逐日递增至每日3～5mg/kg的维持剂量；疗程2～4周；②艾滋病患者的隐球菌性脑膜炎：每日3mg/kg；③肝移植术后预防性治疗：每日1mg/kg；④内脏利什曼原虫病：a. 对有免疫力的患者分别于第1～5日，第14、21日，每日静脉滴注3mg/kg。b. 对无免疫力的患者分别于第1～5日及第10、17、24、31、38日，每日静脉滴注4mg/kg。

随着L－AmB在临床上的应用，还需要进一步研究和观察：① L－AmB的最佳治疗剂量和最大耐受剂量仍待确定，并且应考虑病原菌种类、病情严重程度以及影响疗效的诸多因素，遵循个体化原则进行针对性治疗；② 对于大剂量治疗和预防治疗，目前多为实验研究，尚缺乏多中心、随机双盲临床试验资料，因此临床上应用时应慎重；③ 其不良反应不断有新的报道，也应引起对L－AmB安全性的进一步关注，并综合考虑发生的原因与药物、患者基础状况及真菌感染的关系；④因3种制剂所含成分、结构、代谢、分布不同，其在临床疗效和不良反应方面也会有所不同，仍应该进一步临床观察和研究。

二、三唑类抗真菌药物

唑类抗真菌药物是作用于真菌细胞膜的麦角固醇合成酶抑制剂，即通过抑制细胞色素膜P450 14α2－脱甲基酶而引起羊毛固醇的堆积和麦角固醇的缺乏，导致真菌细胞膜结构和功能障碍而发挥抗真菌作用。由于人体内普遍存在细胞色素P450酶系，三唑类对P450 14α2－脱甲基酶的选择性较强，所以对肝脏等的不良反应较低。

三唑类以氟康唑临床应用最为广泛，在常见的白色念珠菌的防治中起重要作用。是全身白色念珠菌感染的首选药物。氟康唑对热带念珠菌、近平滑念珠菌和葡萄牙念珠菌也有极好的抗菌活性。现在为了适应非白色念珠菌感染和侵袭性曲菌病呈增多的趋势，研发成功第二代三唑类抗真菌药物：伏立康唑（口服和注射剂型）、雷伏康唑、泊沙康唑等，以及环糊精包合型的伊曲康唑注射液和口服剂型。

（一）氟康唑（fluconazol）

1. 药效学和作用机制　氟康唑为三唑类抗真菌药，具有广谱抗真菌作用。氟康唑的体外抗菌活性低于酮康唑，但其体内抗菌活性则明显高于其体外作用。

氟康唑的作用机制是：①通过降低细胞色素P450的活性，从而抑制真菌细胞膜麦角固醇的生物合成，损伤真菌细胞膜和改变其通透性，使细胞内重要物质漏失；②也可抑制真菌的三酰甘油和磷脂的生物合成；③尚可抑制氧化酶和过氧化酶的活性，导致过氧化氢在细胞内过度聚积，引起真菌亚细胞结构变性和细胞坏死；④对白念珠菌则可抑制其从芽孢转变为具侵袭性的菌丝的过程。

氟康唑口服吸收完全，空腹服用后约可吸收给药量的90%。单次口服或静脉给药100mg后，平均血药浓度峰值为4.5～8mg/L。在体内广泛分布于皮肤、水疱液、腹腔液、痰液等组织体液中。在脑膜炎症时，脑脊液中药物浓度可达血药浓度的54%～85%。血浆蛋白结合率低。少量在肝脏代谢。药物主要经肾排泄，80%以上以原形随尿液排泄。清除半衰期为

27～37小时，肾功能减退时明显延长。部分药物可经血液透析或腹膜透析清除。

2. 临床应用　氟康唑对念珠菌属感染（包括全身性念珠菌感染）、新型隐球菌感染（包括颅内感染）、小孢子菌属感染、毛癣菌属感染、糠秕马拉色菌有效。此外，对皮炎芽生菌、粗球孢子菌、荚膜组织胞质菌感染也有效。

氟康唑的适应证如下：

（1）念珠菌病　①全身性念珠菌病：如念珠菌败血症、播散性念珠菌病及其他非浅表性念珠菌感染等，包括腹膜、心内膜、肺部、尿路的感染；②粘膜念珠菌病：包括口咽部及食管感染、非侵入性肺及支气管感染、念珠菌尿症等；③阴道念珠菌病。

（2）隐球菌病　用于治疗脑膜以外的新形隐球菌病；也用于二性霉素B与氟胞嘧啶联用初治后的维持治疗。

（3）皮肤真菌病　如体癣、手癣、足癣、头癣、指（趾）甲癣、花斑癣等，还可用于皮肤着色真菌病。

（4）用于真菌感染所引起的睑缘炎、结膜炎、角膜炎等。

（5）用于预防真菌感染的发生，常见于恶性肿瘤、免疫抑制、骨髓移植、接受细胞毒类药化疗或放疗等患者。

（6）还可用于球孢子菌病、芽生菌病、组织胞质菌病等。但是，氟康唑对克柔念珠菌多呈耐药，对光滑念珠菌作用也较差，曲菌多对氟康唑耐药。

3. 用量和用法

（1）口服给药

1）播散性念珠菌病　常用剂量为第一日400mg，以后200mg/d，每日1次，连用4周，症状缓解后至少持续2周。根据临床症状，可将日剂量增至400mg。

2）念珠菌败血症及其他非浅表性念珠菌感染　片剂、颗粒，同“播散性念珠菌病”。

3）口咽部念珠菌病　①片剂、颗粒：常用剂量为1次50mg，每日1次，连用7～14日。免疫功能严重受损者，可根据需要延长疗程。对与牙托有关的萎缩性口腔念珠菌病，每次50mg，每日1次，连用14日。同时，在牙托部位给予同量进行局部抗感染治疗；②胶囊：首剂量200mg，以后每次100mg，每日1次，疗程至少2周。

4）食管念珠菌病　①片剂、颗粒：常用剂量为每次50mg，每日1次，连用14～30日；②胶囊：首剂量200mg，以后每次100mg，每日1次，持续至少3周，症状缓解后至少持续2周。根据疗效，可将剂量增至每次400mg，每日1次。

5）非侵入性肺及支气管感染、念珠菌尿症等　片剂、颗粒，同“食管念珠菌病”。

6）隐球菌性脑膜炎及其他部位隐球菌感染　常用剂量为第每日400mg，以后每日200～400mg。隐球菌性脑膜炎治疗时间一般为脑脊液菌检转阴后，再持续6～8周。为防止艾滋病患者的隐球菌性脑膜炎的复发，在完成1个疗程后，可继续给予维持量，每日200mg，连用10～12周。

7）着色真菌病　每日400～600mg，疗程4～6个月，根据病情可适当延长疗程，一日最高剂量可增至800mg。

8）预防真菌感染（如恶性肿瘤患者等）　①片剂、颗粒：患者在接受化疗或放疗时，每次50mg，每日1次；②胶囊：预防念珠菌病，有预防用药指征者，每次200～400mg，每日1次。

（2）静脉滴注

1）念珠菌败血症、播散性念珠菌病及其他非浅表性念珠菌感染　常用剂量为第一日400mg，以后每日200mg。根据临床症状，可将日剂量增至400mg。

2）口咽部念珠菌病　常用剂量为每次50mg，每日1次，连用7～14日。免疫功能严重受损者，可根据需要延长疗程。对与牙托有关的萎缩性口腔念珠菌病，常用剂量为每次50mg，每日1次，连用14日。同时，在牙托部位给予局部抗感染治疗。

3）食管感染、非侵入性肺及支气管感染、念珠菌尿症等　剂量为每次50mg，每日1次，连用14～30日。对异常难以治愈的粘膜念珠菌感染，剂量可增至每次100mg，每日1次。

4）隐球菌性脑膜炎及其他部位隐球菌感染　常用剂量为第1日400mg，以后每日200～400mg，疗程根据临床症状而定，但对隐球菌性脑膜炎，疗程至少为6～8周。为防止艾滋病患者的隐球菌性脑膜炎的复发，在完成基本疗程治疗后，可继续给予维持量，每日200mg。

5）预防真菌感染（如恶性肿瘤患者等）　患者在接受化疗或放疗时，每次50mg，每日1次。

肾功能不全时剂量应根据肾脏受损程度相应调整剂量：肌酐清除率（Ccr）大于40 ml/min者，给予常规剂量，每隔24小时1次；Ccr为21～40ml/min者，给予常规剂量的1/2，或每隔48小时给药1次；Ccr为10～20ml/min者，给予常规剂量的1/3，或每隔72小时给药1次。透析时剂量血液透析后本药的血药浓度降低约50%，故在每次透析后可给予每日量。老年人剂量无肾功能损伤者，可参考成人用法用量。

4．注意事项

（1）在治疗芽生菌病、组织胞质菌病时，氟康唑可作为伊曲康唑的替代药物。免疫缺陷者的长疗程预防用药，可导致念珠菌属对吡咯类抗真菌药耐药性的增加，故需掌握指征后再用药，避免无指征预防用药。

（2）氟康唑的疗程应根据感染部位及个体治疗反应而定。一般治疗应持续至真菌感染的临床表现及实验室指标显示感染消失为止。隐球菌脑膜炎或反复发作的口咽部念珠菌病的艾滋病患者需长期维持治疗以防止复发。

（3）氟康唑既可口服，也可静脉滴注，采用何种给药途径，应根据患者的临床症状而定。由口服改为静脉滴注，无需改变本药剂量，反之亦然。静脉滴注时，滴速不宜超过10ml/min，儿童的给药持续时间应超过2个小时。使用规格为5ml的静脉制剂时，应先用生理盐水或5%葡萄糖注射液100ml稀释。接受骨髓移植者，如先已发生严重粒细胞减少，则应使用本药，直至中性粒细胞计数上升至1×10^9/L以上后7日。

（4）使用本药后如出现大疱损害或多形性红斑、憋气、难以缓解的胸闷，应停药。如出现皮疹，应密切观察，必要时应停药。如出现肝功能持续异常或加剧，或出现肝毒性临床症状时，均需中止治疗。如用药过量，可采用对症和支持疗法。利尿可能增加其清除率。经血液透析可降低本药的血药浓度。

（5）对其他吡咯类药过敏者，也可能对本药过敏。对本药或其他吡咯类药过敏者为禁忌证。肝、肾功能损害者慎用。氟康唑对小儿的影响缺乏充足的研究资料，用药需谨慎。氟康唑在孕妇用药须权衡利弊。美国药品和食品管理局（FDA）对本药的妊娠安全性分级为C级。动物实验中，大剂量给予本药可出现流产、死胎增多、幼年动物肋骨畸形、腭裂等变化，但在人类中未发现此类情况。氟康唑不推荐在哺乳妇女使用。

（6）氟康唑用药前后及用药时应当检查或监测 ①用药前及用药期间应定期检查肝功能；②用药期间需定期检查肾功能。

5. 常见不良反应 氟康唑的不良反应发生率约10%～16%。血液系统方面偶见周围血象中一过性血小板、中性粒细胞减少。精神神经系统可见头痛、头昏。胃肠道反应有恶心、呕吐、腹痛或腹泻等，气雾喷入后偶有口腔烧灼感、口苦感。偶可出现肝毒性症状，还可出现轻度一过性血清氨基转移酶升高。部分患者（尤其是有严重基础疾病如艾滋病、癌症等患者）可能出现肾功能异常。如发生过敏反应主要表现为皮疹，偶可发生严重的剥脱性皮炎、渗出性多形性红斑。

6. 药物与药物之间的相互作用

（1）与氢氯噻嗪合用，可使氟康唑的血药浓度升高40%，可能因氢氯噻嗪使氟康唑经肾清除减少。

（2）与甲苯磺丁脲、氯磺丁脲和格列吡嗪等磺酰脲类降糖药合用，可使降糖药的血药浓度升高，从而发生低血糖症，故两者联用时，需监测血糖，并减少降糖药的剂量。

（3）氟康唑大剂量与环孢素合用，可使后者的血药浓度升高，从而致毒性反应发生的危险性增加，故两者联用时应谨慎，应监测后者的血药浓度，并调整其剂量。

（4）与他克莫司合用，可使后者的血药浓度升高，从而可能导致肾毒性，故两者联用应谨慎。

（5）与茶碱合用，可使茶碱的血药浓度升高约13%，从而导致毒性反应发生，故两者联用时，需监测茶碱的血药浓度。

（6）与苯妥英、咪达唑仑、齐多夫定、利福喷汀合用，可使这些药的血药浓度升高。

（7）与炔雌醇或炔诺酮等口服避孕药合用，可使这些药的血药浓度总平均值升高，有资料表明，氟康唑可抑制炔雌醇或炔诺酮的代谢。

（8）氟康唑每日400mg（或更大剂量）与特非那定合用，可使后者的血药浓度明显升高，此时应禁止联用。如氟康唑每日低于400mg与特非那定联用，应密切监测特非那定的血药浓度。

（9）与阿司咪唑或其他通过细胞色素P450代谢的药合用，可使这些药物的血药浓度升高，在缺乏明确资料的情况下，与这些药物联用时应谨慎。

（10）与华法林等双香豆素类抗凝药合用，可增强后者的抗凝作用，使凝血酶原时间延长，两者联用时需谨慎，应监测凝血酶原时间。

（11）与肝毒性药合用，可使肝毒性的发生率增加。

（12）与西沙必利合用，可能出现尖端扭转型心动过速等心脏不良反应，故禁止两者联用。

（13）与异烟肼和利福平合用，可使氟康唑的血药浓度降低，并可导致治疗失败或感染复发，故与这些药联用应谨慎。

（14）目前尚未发现本药的配伍禁忌，但仍不推荐与其他药混合后静脉滴注。

（二）伊曲康唑（Itraconazole）

1．药效学和作用机制　伊曲康唑为三氮唑衍生物，是一种合成的广谱抗真菌药。对浅部、深部真菌感染的病原菌均有抗菌活性，其抗菌谱较酮康唑更广。伊曲康唑能高度选择性地抑制真菌细胞膜上依赖细胞色素 P450 的 14－α－去甲基酶，导致 14－α－甲基固醇蓄积，使细胞麦角固醇合成受阻，膜通透性增加，细胞内重要物质外漏，导致真菌死亡。此外，14－α－甲基固醇还作用于细胞膜上结合的 ATP 酶，干扰真菌的正常代谢。

伊曲康唑对皮肤癣菌（毛癣菌、小孢子菌、絮状表皮癣菌）、酵母菌（新型隐球菌、念珠菌、马拉色菌）、曲菌、组织胞质菌、巴西副球孢子菌、申克孢子丝菌、着色真菌、某些镰刀菌、分支孢子菌、皮炎芽生菌等均具有高度抗菌活性。对某些细菌和原虫亦有作用。

伊曲康唑口服后 3～4 小时达血药浓度峰值。1～2 周达稳态血药浓度。药物从血浆中迅速弥散到组织，在大多数组织中（如肺、肾、肝、骨骼、胃、脾和肌肉），伊曲康唑的浓度至少是血药浓度的 2～3 倍。由于其高亲脂性，在皮肤、脂肪组织和指甲中浓度可为血药浓度 10 倍以上。用药 7 日后，不能测到血药浓度。而用药 4 周后停药，皮肤中药物浓度仍可保持治疗浓度以上达 2～4 周。脑脊液中药物浓度很低。血浆蛋白结合率为 99.8%，仅 0.2% 呈游离状态，其余结合于红细胞。

进食时服用伊曲康唑，可增加伊曲康唑吸收，提高生物利用度，故宜于餐后立即给药。但葡萄柚汁可以降低伊曲康唑口服制剂的生物利用度，降低抗真菌的作用。胃酸降低会影响伊曲康唑的吸收。对接受酸中和药（如氢氧化铝）治疗者，宜在服用本药至少 2 小时后再服用这类药物。对胃酸缺乏者，如某些艾滋病患者、服用胃酸分泌抑制药（如 H_2 受体阻断药、质子泵抑制药）者，服用本药时宜同时饮用可乐等酸性饮料。

伊曲康唑主要在肝内代谢，代谢物之一为羟基化伊曲康唑（抗菌活性与本药相似），其血药浓度是本药的 3 倍。给药量的 3%～18% 以原形从粪便排出，约 35% 的无活性代谢物和少于 1% 的药物以原形随尿液排泄。本药血浆中清除呈双相性，半衰期为 1～1.5 日，多次给药后半衰期可延长。肾功能不全者对药物代谢无明显影响。

2．临床应用　伊曲康唑主要用于全身性真菌感染，如曲菌病、念珠菌病、隐球菌病（包括隐球菌性脑膜炎）、组织胞质菌病、孢子丝菌病、巴西副球孢子菌病、芽生菌病和其他多种少见的全身性或热带真菌病。也可用于口腔、咽部、食管、阴道念珠菌感染，以及真菌性结膜炎、真菌性角膜炎。

3．用量和用法

（1）全身性真菌感染　负荷剂量：在威胁生命的情况下，治疗前 3 日，每次 200mg，每日 3 次。治疗剂量：①对全身性真菌感染者，推荐剂量为每次 200mg，每日 1 次。如未达到满意的临床效果，可增加至最大剂量（每日 400mg，分 2 次服用）；②治疗的时间应个体化，真菌感染治愈后，应继续用药（时间可为初次治疗的 2 倍）。对隐球菌性脑膜炎者，可能需要终生治疗。预防剂量：对严重粒细胞缺乏者，每次 200mg，每日 2 次，可有效地预防机会性真菌感染。

（2）曲菌病　对不能耐受二性霉素 B 或经二性霉素 B 治疗无效者，可口服 200～400mg，连续服用约 3 月。曲菌病、酵母菌病、组织胞质菌病治疗史：静脉滴注推荐剂量每次200mg，每日2次；2日后改为每次200mg，每日1次。一般而言，伊曲康唑注射液总疗程不得超过14日，应该继续以口服液序贯治疗。

（3）酵母菌病　推荐每日200mg。每日可增加100mg，直至每日400 mg。

（4）食管念珠菌病　使用口服溶液，推荐剂量100 mg（10 ml），每日1次，口内用力鼓漱数秒后吞下，至少连用3周。待症状控制后，应继续治疗2周。根据患者的治疗效果，剂量可增至200mg。

（5）口咽部念珠菌病　①对口咽部念珠菌病者，使用口服溶液，推荐剂量200 mg（20 ml），每日1次，口内用力鼓漱数秒后吞下，连续服用1~2周；②对顽固性口咽部念珠菌病或氟康唑治疗无效者，使用口服溶液，推荐剂量100 mg（10 ml），每日2次。一般在2~4周内可出现临床疗效。

（6）皮肤真菌病　每日100 mg。疗程为：股癣、体癣15日；足癣、手癣30日；头癣4~8周。

（7）甲真菌病　①治疗足趾甲真菌感染，无论是否伴有手指甲真菌感染，剂量均为每日200 mg，连用12周；②治疗手指甲真菌感染，每次200 mg，每日2次，连用1周后停药，间隔3周后重复此疗程；③对甲真菌病患者，尤其是患有慢性皮肤粘膜念珠菌病、狼疮、周围血管疾病等并发症（可加重甲真菌病）者，应选用长期治疗方案（3~6个月或更长）。

伊曲康唑主要在肝脏代谢，肝硬化患者服药后生物利用度降低，且半衰期延长，故应考虑适当调整剂量。肾功能不全者服药后生物利用度可能降低，故应考虑适当调整剂量。口服给药不需要调整剂量。但肌酐清除率低于32 ml/min者，应禁止静脉给药。在血液透析期间，口服给药不需要调整剂量。有报道，对腹膜透析后患者，本药的血药峰值浓度仅为血液透析患者或健康志愿者的50%。对长期非固定性腹膜透析患者，剂量应个体化。

4．注意事项

（1）交叉过敏　尚无本药和其他唑类抗真菌药存在交叉过敏的资料，故对其他唑类抗真菌药过敏者使用本药应谨慎。

（2）禁忌证　对伊曲康唑过敏者以及室性心功能不全（充血性心力衰竭及有充血性心力衰竭病史）患者禁用本药。

（3）慎用　①心脏局部缺血或者瓣膜疾病患者；②明显的肺部疾病患者；③水肿性疾病患者；④肝、肾功能不全者；⑤肝酶升高、有活动性肝病或其他药物所致肝毒性损伤史者不宜使用本药；⑥老年患者。

（3）药物对妊娠的影响　动物实验表明，大剂量用药可增加胚胎畸形发生率，并对胚胎产生不良影响。尚无孕妇使用伊曲康唑的研究，孕妇用药应权衡利弊。美国药品和食品管理局（FDA）对伊曲康唑的妊娠安全性分级为C级。伊曲康唑可经乳汁分泌，哺乳妇女用药应权衡利弊。

（4）伊曲康唑用于儿童的临床资料有限，故儿童用药应权衡利弊。

（5）用药前后及用药时应当检查或监测　对肝功能不全、艾滋病（AIDS）患者，用药期间应定期检查肝功能。

5．不良反应　常见胃肠道反应，如畏食、恶心、呕吐、消化不良、腹痛、腹泻、便秘。还可见头晕、头痛、疲乏、发热、嗜睡、抑郁、失眠、耳鸣、高血压、水肿（如肺水肿）、充血性心力衰竭、低血钾、低钙血症、月经紊乱、肾上腺功能不全、性欲下降、阳痿、男子乳腺发育、男性乳房痛、周围神经病变、Stevens - Johnson 综合征、肝炎、肝功能异常（如可逆性肝酶升高）、蛋白尿。也可见过敏反应，如皮肤瘙痒、红斑、风团、皮疹、血管性水肿。极罕见急性肝衰竭、严重肝毒性。用药后如出现有关肝炎的症状和体征（如食欲减退、恶心、呕吐、疲劳、腹痛或尿色加深）、充血性心力衰竭的症状和体征、神经系统症状，应立即停药。

6. 药物与药物之间的相互作用

（1）与细胞色素 P450 3A4 酶抑制药（如磺胺异恶唑、利托那韦、茚地那韦、红霉素、甲基红霉素）合用，可使本药的血药浓度升高，生物利用度提高。

（2）伊曲康唑可抑制由细胞色素 P450 3A4 介导的药物代谢，故与环孢素、克拉霉素、安普那韦、苯那普利、阿芬太尼、阿普唑仑合用，可使这些药物血药浓度升高。与阿托伐他汀合用，可增加肌病或者横纹肌溶解的风险。与白消安合用，可使后者血药浓度升高，毒性增强（中枢神经系统抑制及呼吸抑制），并可增加肌病或者横纹肌溶解的风险。与洛伐他汀合用，可增加肌病或者横纹肌溶解的风险，并可发生危及生命的心律失常（如尖端扭转型室性心动过速），故两者不能联用。

（3）伊曲康唑与氨氯地平、苯那普利、非洛地平、依拉地平、尼卡地平、硝苯地平合用，可抑制这些药物的代谢，使其血药浓度升高，毒性增强（头晕、低血压、颜面潮红、头痛以及周围性水肿）。

（4）伊曲康唑与钙离子通道阻断药合用，可抑制后者的代谢，同时后者具有负性肌力作用，从而也可加强本药这一作用，故两者联用时需谨慎。

（5）伊曲康唑与地塞米松、地西泮、伊马替尼、苯巴比妥合用，可抑制这些药物的代谢。

（6）伊曲康唑与茴茚二酮、香草醛、华法林合用，可使这些药物的代谢降低，增强其抗凝作用。

（7）伊曲康唑与口服降血糖药（如醋磺己脲、氯磺丙脲、甲苯磺丁脲、格列吡嗪、格列本脲、二甲双胍）合用，可出现严重低血糖。

（8）伊曲康唑与特非那定、阿司咪唑、多非利特、咪达唑仑、匹莫齐特、奎尼丁、辛伐他汀、地高辛或三唑仑等合用，可发生危及生命的心律失常（如尖端扭转型室性心动过速），故不能与这些药物联用。

（9）伊曲康唑与二性霉素 B、西沙必利合用，在药效学上呈相互拮抗作用。

（10）伊曲康唑与 H_2 受体阻断药（如雷尼替丁、西咪替丁、法莫替丁、尼扎替丁）、质子泵抑制药、利福平、利福布丁、异烟肼、苯妥英钠、卡马西平、去羟肌苷、磷苯妥英合用，可使本药的血药浓度降低，生物利用度降低。

（11）用药期间不宜使用以下药物　咪唑斯汀、沙奎那韦、长春生物碱、三甲曲沙、多西他奇、他克莫司、西罗莫司、丁螺环酮、阿芬太尼、溴替唑仑、甲泼尼龙、依巴斯汀、瑞波西汀。

（三）伏立康唑（voriconazole，vfend、威凡）

1. 药效学和作用机制

（1）药效学　伏立康唑是一种第二代三唑类抗真菌药物，其作用机制是抑制真菌中由细胞色素 P450 介导的 14α－固醇去甲基化，从而抑制麦角固醇的生物合成。伏立康唑抗菌谱广，临床试验表明本药对曲菌属，包括黄曲菌、烟曲菌、土曲菌、黑曲菌、构巢曲菌；念珠菌属，包括白色念珠菌、以及部分都柏林念珠菌、光滑念珠菌、C. inconspicua、克柔念珠菌、近平滑念珠菌、热带念珠菌和吉利蒙念珠菌；足放线病菌属，包括尖端足分支霉菌、多育足分支霉菌和镰刀菌属有临床疗效（好转或治愈）。

其他伏立康唑治疗有效（通常为治愈或好转）的真菌感染包括链格孢属、皮炎芽生菌、头分裂芽生菌、支孢霉属、粗球孢子菌、冠状耳霉菌、新型隐球菌、喙状明脐菌、棘状外瓶霉菌、裴氏着色霉菌、足菌肿马杜拉菌、淡紫拟青霉属、拟青霉菌属（包括马尼弗氏尔内非青霉菌）、烂木瓶霉菌、短柄帚霉菌和丝孢酵母毛孢子菌属（包括白色毛孢子吉利丝孢酵母菌）。体外试验观察到伏立康唑对以下临床分离的真菌有抗菌作用，包括支顶孢霉属、链格孢属、双极霉菌属、支孢瓶霉属、Cladophialophora spp、荚膜组织胞质菌。本药在0.05～2μg/ml 浓度下可以抑制大多数的菌株。体外试验表明本药对弯孢霉属和孢子丝菌属有抗菌作用，但其临床意义尚不清楚。对氟康唑和伊曲康唑敏感性降低的真菌对伏立康唑的敏感性亦有可能降低，提示在这些吡咯类药物中可能存在着交叉耐药。

（2）药动学　口服伏立康唑吸收迅速而完全，给药后 1～2 小时达血药峰浓度。静脉给药如使用负荷剂量，24 小时内达血药峰浓度；如未使用负荷剂量（假定使用维持剂量），用药后第 6 日达血药峰浓度。静脉给药 4 周内对侵袭性曲菌病起初始反应。口服给药 7 日后对口咽部念珠菌病起初始反应。静脉给药后的曲线下面积为 21.81～50.4（μg・h）/ml，口服给药后的曲线下面积为 19.86～50.32（μg・h）/ml。口服后绝对生物利用度约为 96%。伏立康唑在组织中分布广泛，稳态浓度下分布容积为 4.6 L/kg，血浆蛋白结合率约为 58%。当多剂量给药或与高脂肪餐同时服用时，伏立康唑的血药峰浓度和给药间期的浓度－时间曲线下面积分别减少 34% 和 24%。胃液 pH 值改变不影响本药吸收。

伏立康唑主要通过肝脏代谢，其主要代谢产物为 N－氧化物，在血浆中约占 72%。该代谢产物抗菌活性微弱，对伏立康唑的药理作用无显著影响。仅有少于 2% 的药物以原形经尿排出。本药尚可经胆汁排泄，但程度不明。本药的清除半衰期与剂量有关，口服 200mg 后清除半衰期约为 6 小时。伏立康唑的代谢具有可饱和性，且其药代动力学个体差异很大，故本药药代动力学呈非线性，其清除半衰期不能用于预测本药的蓄积或清除。伏立康唑可经血液透析清除，清除率为 121 ml/min，4 小时的血液透析仅能清除少量药物。伏立康唑与高脂肪餐同时服用时，伏立康唑的血药峰浓度和给药间期的浓度－时间曲线下面积分别减少 34% 和 24%。

2. 临床应用　伏立康唑应主要用于治疗可能威胁免疫缺陷功能减退患者生命的进行性感染，包括：①侵袭性曲菌病；②对氟康唑耐药的念珠菌（包括克柔念珠菌）引起的严重侵袭性感染；③由足放线病菌属和镰刀菌属引起的严重感染；④尖端单孢子菌感染。

3. 用量和用法

（1）口服

1）侵袭性曲菌病　患者体重大于 40kg：每 12 小时 1 次，每次 200mg。患者体重小于 40kg：每 12 小时 1 次，每次 100mg。剂量调整：①如疗效欠佳，体重大于 40kg 的患者剂量增至每 12 小时 1 次，每次 300mg，体重小于 40kg 的患者剂量增至每 12 小时 1 次，每次 150mg。如果患者不能耐受上述较高剂量，应减低剂量；②如同时使用苯妥英，体重大于 40kg 的患者剂量增至每 12 小时 1 次，每次 400mg，体重小于 40kg 的患者剂量增至每 12 小时 1 次，每次 200mg。

2）念珠菌性败血症　同侵袭性曲菌病。

3）食管念珠菌病　①患者体重大于 40kg：每 12 小时 1 次，每次 200mg；②患者体重小于 40kg：每 12 小时 1 次，每次 100mg；③疗程至少为 14 天，症状消失后至少应继续用药 7 天；④艾滋病患者的口咽部念珠菌病：每日 1～2 次，每次 200mg，疗程为 7 天。

4）皮肤播散性念珠菌病，胃、肾脏、膀胱壁和伤口的播散性念珠菌感染，同侵袭性曲菌病。

（5）非曲菌菌性霉菌病　同侵袭性曲菌病。老年患者应用本药时无需调整剂量。

（2）静脉给药

1）侵袭性曲菌病　推荐剂量为每 12 小时 1 次，每次 6mg/kg，持续 2 剂，随后每日 2 次，每次 4 mg/kg。剂量调整：①如患者不能耐受治疗，维持剂量应减至每 12 小时一次，每次 3 mg/kg；②与苯妥英合用时，维持剂量应增至每 12 小时 1 次，每次 5mg/kg；③在急性侵袭性曲菌病的免疫抑制患者，已证实静脉给药 6～27 日，然后口服给药 4～24 周的治疗方案是有效的；④有个案报道，下述治疗方案对颅内曲菌病有效：首先静脉给药，首日 900mg，之后每日 450 mg，持续 6 日，然后改为口服给药，每日 2 次，每次 200mg，持续 167 天。建议静脉滴注伏立康唑的速度最快不超过 3 mg/（kg · h），稀释后每瓶滴注时间须在 1 小时以上。

2）念珠菌性败血症　推荐剂量为每 12 小时 1 次，每次 6mg/kg，持续 2 剂，随后每日 2 次，每次 3 mg/kg。治疗至少应持续至症状完全消失后或最后一次阳性培养后（无论哪种情况更久）14 天。剂量调整：①应根据感染的严重程度和性质来调整剂量；②与苯妥英合用时，维持剂量应增至每 12 小时 1 次，每次 5 mg/kg。

3）皮肤播散性念珠菌病，胃、肾脏、膀胱壁和伤口的播散性念珠菌感染　推荐剂量为每 12 小时 1 次，每次 6mg/kg，持续 2 剂，随后每日 2 次，每次 4 mg/kg。治疗至少应持续至症状完全消失后或最后一次阳性培养后（无论哪种情况更久）14 天。剂量调整：①应根据感染的严重程度和性质来调整剂量；②与苯妥英合用时，维持剂量应增至每 12 小时 1 次，每次 5 mg/kg；③如患者不能耐受治疗，维持剂量应减至每 12 小时 1 次，每次 3mg/kg。

4）非曲菌性真菌病　推荐剂量为每 12 小时 1 次，每次 6 mg/kg，持续 2 剂，随后每日 2 次，每次 4 mg/kg。剂量调整：①如患者不能耐受治疗，维持剂量应减至每 12 小时 1 次，每次 3 mg/kg；②与苯妥英合用时，维持剂量应增至每 12 小时 1 次，每次 5mg/kg。肾功能不全时剂量：无需调整剂量。中度到严重肾功能减退（肌酐清除率 < 50ml/min）的患者应用本药时，除非明显利大于弊，否则应避免静脉给药，因为可能发生静脉载体即“磺丁基酯 β－环糊精钠”的蓄积；③透析时剂量：4 小时的血液透析仅能清除少量药物，无需调整剂量。

（3）肝功能不全时剂量

1）轻度至中度肝功能不全患者　静脉给药：每 12 小时 1 次，每次 6mg/kg，持续 2 剂，随后每12小时1次，每次2 mg/kg。口服给药：①体重40 kg以上的患者：每12小时1次，每次100 mg；②体重40 kg以下的患者：每12小时1次，每次50mg。

2）重度肝功能不全患者　尚无重度肝功能不全患者用药的数据，除非利大于弊，本药不得用于重度肝功能不全患者。

4. 注意事项

（1）用药前应采集标本进行真菌培养，并进行其他相关的实验室检查（血清学检查和组织病理学检查），以便分离和鉴定可能的病原菌。在获得培养结果和其他实验室检查结果以前必须先进行抗感染治疗，但是一旦获得结果，应据此调整用药方案。

（2）对本药过敏者、2岁以下儿童禁用。严重肝功能减退患者以及有潜在心律失常危险的患者（如患有心肌病的患者，低钾血症患者，曾进行具有心脏毒性化疗的患者，同时应用其他可能引起尖端扭转型室性心动过速的药物者）慎用。

（3）伏立康唑在2岁以下儿童的安全性和有效性尚未建立，故不推荐在2岁以下儿童中应用。

（4）药物对妊娠的影响　伏立康唑应用于孕妇时可能导致胎儿损害。动物试验表明本药有致畸作用和胚胎毒性。故孕妇用药应权衡利弊。美国药品和食品管理局（FDA）对本药的妊娠安全性分级为D级（妊娠早/中/晚期）。尚不明确本药是否经乳汁分泌，故哺乳期妇女用药应权衡利弊。

（5）用药前后及用药时应当检查或监测　①肾功能（特别是血肌酸酐）；②用药初期及中期均应检查肝功能，如在治疗中发现肝功能异常，则需严密监测，以防发生更重的肝损害。肝功能实验室评价（特别是肝功能试验和胆红素）如显示临床症状体征与肝病的发展一致，且可归因于本药，则必须停药；③如果连续用药超过28天，需监测视觉功能，包括视敏度、视力范围以及色觉。

（6）对其他抗真菌药有过敏史的患者慎用本药。

5. 不良反应　伏立康唑的耐受性好，不良反应较少。最常见的不良反应为：剂量依赖性的可逆型视觉障碍、发热、皮疹、恶心呕吐、腹泻、肝功能异常、头痛和腹部不适。

（1）视觉障碍　伏立康唑最常见及独特的不良反应就是视觉障碍。约有30%的接受伏立康唑治疗的患者有视觉范围改变、视物模糊、色觉变化、畏光等视觉障碍。视觉障碍的发生机制还不清楚，但可能与视网膜有关。伏立康唑导致视网膜电流图波形的振幅变小、视觉范围的减少并使健康受试的色觉发生改变。视觉变化主要发生在给药30分钟后，并持续大概30分钟左右。此类不良反应一般较为温和，导致治疗无法继续的情况不足1%，而且其最常发生在开始治疗的第1周。

（2）肝功能障碍　伏立康唑治疗的患者中约13.4%发生转氨酶水平上升。转氨酶上升与伏立康唑血药浓度增加有关，但未见因此引起的停药。肝功能试验异常可能与较高的血药浓度和/或剂量有关。绝大部分患者按照原给药方案继续用药，或者调整剂量继续用药（包括停药）后均可缓解。在伴有其他严重基础疾病的患者中，偶可发生严重的肝毒性反应（如黄疸）、致死性肝炎或者肝功能衰竭。肝功能测试表明伏立康唑是安全的、是治疗侵袭性曲菌病较好的选择。

（3）皮肤反应　由伏立康唑引发的皮肤症状也较为常见，发生率为6%，但一般较为轻微。而 Stevens - Johnson 症、毒性表皮坏死溶离及多形红斑等严重的皮肤反应则较少发生。

（4）其他　心血管系统最常见的不良反应为外周性水肿。中枢神经系统常见的不良反应为头痛。呼吸系统常见的不良反应为呼吸功能紊乱。胃肠道常见的不良反应为恶心、呕吐、腹泻、腹痛。皮疹发生率为6%。其他反应发热、败血症等。动物试验表明本药有致畸性和胚胎毒性，并有使怀孕率下降以及发生肝细胞腺瘤和肝细胞癌的可能。

6. 药物 - 药物相互作用

（1）P450 同工酶诱导剂，如利福平、卡马西平、苯巴比妥、利福布丁等与伏立康唑合用时，本药的血药浓度显著降低，应尽量避免其与本药合用。

（2）与利托那韦、依法韦伦合用，伏立康唑血药浓度显著降低。与依法韦伦合用时，依法韦伦的血药浓度显著增高。禁止伏立康唑与上述药合用。

（3）P450 同工酶抑制剂，如 HIV 蛋白酶抑制剂、奥美拉唑等可使本药的血药浓度升高，合用时应监测药物的疗效和/或毒性反应。

（4）P450 同工酶底物，如麦角生物碱类药物（麦角胺，二氢麦角胺）、香豆素类药物、他汀类药物、磺脲类药物、苯二氮䓬类药物、长春花生物碱类药物、非核苷类反转录酶抑制剂（NNRTI）、特非那定、阿司咪唑、西沙必利、匹莫齐特、西罗莫司、环孢素、华法林、他克莫司、奎尼丁等与伏立康唑合用时，上述药物的血药浓度可能显著升高，伏立康唑禁止与其合用。

7. 用药说明

（1）本药可以采用下列注射液稀释　①9 mg/ml（0.9%）的氯化钠注射液；②复方乳酸钠注射液；③5%葡萄糖和复方乳酸钠注射液；④5%葡萄糖和0.45%氯化钠注射液；⑤5%葡萄糖注射液；⑥含有20mmol 氯化钾的5%葡萄糖注射液；⑦0.45%氯化钠注射液；⑧5%葡萄糖和0.9%氯化钠注射液；⑨在静脉滴注前先将伏立康唑粉针剂溶解成10mg/ml，再稀释至2～5mg/ml；⑩用药期间应避免强烈的、直接的阳光照射。伏立康唑与其他溶液的相容性尚不清楚，不宜与血液制品或任何电解质补充剂同时滴注。伏立康唑粉针剂不宜用于静脉推注。

（2）4.2%的碳酸氢钠静脉注射液与伏立康唑存在配伍禁忌，该稀释剂的弱碱性可使伏立康唑在室温储存24小时后轻微降解。伏立康唑与其他浓度碳酸氢钠溶液的相容性尚不清楚。此外，伏立康唑与替加环素也存在配伍禁忌。

（3）伏立康唑与肠道外营养剂（如 aminofusin 10% plus）物理不相容，两者在4℃储存24小时后可产生不溶性微粒。故两者禁止在同一静脉通路中滴注。

（4）无论是静脉滴注或是口服给药，首次给药时第一日均应给予负荷剂量，以使其血药浓度在给药第一日即接近于稳态浓度。由于伏立康唑口服片剂的生物利用度很高（96%），故在有临床指征时，口服和静脉滴注两种给药途径可以相互转换。伏立康唑应至少在餐前1小时或餐后1小时服用。

伏立康唑无菌冻干粉剂稀释后必须立即使用。伏立康唑仅供单次使用，未用完的溶液应当弃去。只有清澈的、无颗粒的溶液才能使用。

（5）用药前应纠正电解质紊乱，包括低钾血症、低镁血症和低钙血症等。

（6）先天性的半乳糖不能耐受者、Lapp 乳糖酶缺乏者或葡萄糖 - 半乳糖吸收障碍者不宜应用本药片剂。因本药片剂中含有乳糖成分。

(7) 疗程视患者用药后的临床和微生物学反应而定。静脉用药的疗程不宜超过6个月。

(8) 伏立康唑可能会引起视觉障碍，故在用药期间应避免驾驶或操纵机器。

(9) 药物过量时血液透析有助于将伏立康唑从体内清除。

(四) 泊沙康唑 (posaconazole)

泊沙康唑化学结构基本上与伊曲康唑相似，只是在卤代苯环以2，4二氟取代了氯原子，同时在侧链尾端的丙基仪碳上多一个羟基。2006年9月美国FDA批准泊沙康唑的口服混悬液（商品名Naxafil）用于骨髓移植后免疫力减弱和癌症化疗白细胞减少的患者，以防止曲菌和念珠菌引起的感染。

泊沙康唑目前只有口服制剂：①抗菌谱：对念珠菌、新型隐球菌、曲菌、毛孢子菌、结合菌、组织胞质菌、镰刀菌等具有较好的抗真菌活性，但对光滑念珠菌、克柔念珠菌疗效较差；②药代动力学：50~800mg剂量范围内血药浓度和药时曲线下面积与剂量呈等比例增长，能够较好地透过血脑屏障；③临床应用：用于治疗曲菌、镰刀菌和结合菌等引起的难治性、对其他药物不能耐受或对其他药物耐药的真菌感染。

泊沙康唑的常见不良反应包括恶心、呕吐、腹泻、皮疹、血液中钾含量降低和血小板减少。肝功能检验异常。极罕见的可能与该药物有关的不良反应还包括QTc延长（心律异常）和肝功能损害。为达到对泊沙康唑的最大吸收。必须餐时服用。

临床上应用泊沙康唑时，对肝功能的监测实验应该贯穿于治疗的起始及全过程，且禁忌与特非那定、阿斯咪唑、西沙必利、匹莫齐特、卤泛群、奎尼丁等药物联用，因可能引起这些药物的血浆浓度增加。导致QTc延长和尖端扭转型室性心动过速。也应禁忌与麦角生物碱类联用。当开始用泊沙康唑治疗时，应减低环孢素、他克莫司和西罗莫司的给药剂量。并增加临床监测次数。在欧盟国家中，泊沙康唑被推荐用于18岁以上（含18岁）的患者。

三、棘白菌素

棘白菌素，又称棘球白素，是一类新型抗真菌药，属于乙酰六环类，为葡聚糖合成酶抑制剂，非竞争性地抑制真菌细胞壁的β-(1，3)-D-葡聚糖的合成而发挥杀菌作用。葡聚糖是一种真菌细胞壁多糖，是细胞壁的重要成分，它能使细胞壁保持完整性并使其渗透压保持稳定。哺乳动物细胞无细胞壁，故对细菌无效。本类药物对人体的毒性低，与现有其他种类抗真菌药物相比，棘白菌素类药物的不良反应及药物相互作用相对少见。从1988年开始试验，目前进入临床药理研究的有3种：卡波芬净，米卡芬净，安多芬净。

(一) 卡泊芬净 (caspofungin)

1. 药效学和作用机制　卡泊芬净为棘白菌素类抗真菌药物，是β-(1，3)-D-葡聚糖合成酶的非竞争性抑制剂。该酶参与多聚糖、β-(1，3)-D-葡聚糖的合成，此为许多致病性真菌及肺孢子菌包囊细胞壁的主要组成部分。抑制β-(1，3)-D-葡聚糖的合成导致细胞壁完整性和渗透稳定性的破坏及细胞溶解。

卡泊芬净在体外表现出良好的抗曲菌属、念珠菌属和组织胞质菌属活性，但对其他真菌的活性不稳定，尤其对曲菌属、镰刀菌属、新生隐球菌对本药敏感性更差。体外试验表明，对唑类抗真菌药物及二性霉素B耐药的念珠菌（包括自患者体内分离出的）有效，且卡泊芬净与二性霉素 B 合用对镰刀菌属和曲菌属有迭加或协同的抗真菌作用。

卡泊芬净口服吸收差。在健康受试者中，经 1 小时输注后 6～48 小时的血药浓度呈对数线性关系，此间，血药浓度可下降 10 倍。与白蛋白的结合率约为 97%，大部分药物分布于组织中，仅微量分布于红细胞中。

卡泊芬净主要在肝脏和血浆中清除。给药后的最初 30 个小时内，很少有排出或生物转化。影响卡泊芬净血浆清除的主要机制是药物分布而不是排出或生物转化。卡泊芬净通过水解和 N－乙酰化作用被缓慢地代谢，开环形式的化合物是血浆代谢产物的主要形式，在尿中占主要成分的代谢产物是肽的水解产物。卡泊芬净的总体清除率为 10～12ml/min，肾脏清除率为 0.15ml/min，母体化合物的清除半衰期为 9～11 小时。亦有报道卡泊芬净有更长的附加半衰期（γ 相）（40 小时）。用药 27 天后，肾脏和粪便的排泄量分别占给药总量的 41% 和 35%，其中少于 10% 的药物以原型经尿排泄。本药不能经血液透析清除。

2. 临床应用　念珠菌所致的食管炎、菌血症、腹腔内脓肿、腹膜炎及胸膜腔感染。对其他药物治疗无效或不能耐受的侵袭性曲菌病。

（1）念珠菌属　卡泊芬净在体内外实验中对大多数念珠菌具有杀菌作用，包括白念珠菌、克柔念珠菌、热带念珠菌、伪热带念珠菌、光滑念珠菌、近平滑念珠菌、葡萄牙念珠菌、季也蒙念珠菌和都柏林念珠菌。对念珠菌体外抗菌实验研究表明，并与氟康唑和伊曲康唑进行比较，卡泊芬净对念珠菌作用最强，96% 菌株的 MIC 值≤2mg/ml。其中，白念珠菌、都柏林念珠菌、热带念珠菌和光滑念珠菌的 MIC 值仅为 0.25～015mg/ml；季也蒙念珠菌较不敏感，MIC 值＞8mg/ml。对氟康唑和伊曲康唑耐药菌株，卡泊芬净也有明显抗菌效果，其 MIC 值≤1mg/ml。对大多数念珠菌，卡泊芬净的杀菌和抑菌浓度相近，作用呈浓度依赖性。

（2）曲菌属　卡泊芬净对多种曲菌如烟曲菌、黄曲菌、黑曲菌和土曲菌均具有抑菌作用。对临床分离的丝状真菌进行体外药敏实验研究，发现卡泊芬净浓度≤1mg/ml 时即可抑制 95% 的曲菌生长；浓度≤0.5mg/ml 即可抑制土曲菌的生长。

（3）其他　卡泊芬净通过抑制葡聚糖合成，影响肺孢子菌的囊壁形成，从而对囊前期肺孢子菌有很强杀灭作用。动物实验显示小剂量卡泊芬净即可选择性抑制肺孢子菌的囊壁形成，但对滋养体无明显作用；预防性使用卡泊芬净可有效控制动物模型肺孢子菌感染。实验也提示卡泊芬净可作为肺孢子菌病的预防用药。

3. 用法与用量

（1）曲菌病　首日给予单次 70mg 的负荷剂量静脉滴注，之后给予每日 50mg 的维持剂量。对于疗效欠佳且对卡泊芬净耐受性较好的患者可将维持剂量加至每日 70mg。与药物清除诱导剂和/或混合诱导剂/抑制剂合用时，应将维持剂量加至每日 70mg。疗程取决于临床反应。临床研究的平均疗程约为 30 日，也有患者持续接受治疗长达 160 日的报道。

（2）食管念珠菌病　①推荐剂量为每日 50mg；②每日 50mg 或 70mg，持续治疗 2 周对治疗念珠菌性食管炎有效，包括 HIV 感染及 CD4 细胞计数低的患者。

（3）念珠菌血症和其他念珠菌感染　首日给予单次 70mg 的负荷剂量，之后给予每日 50mg 的维持剂量，持续用药直至最近 1 次培养阳性后至少 14 日。持续性中性粒细胞减少的患者需要更长时间的治疗，直至中性粒细胞减少的缓解。

肾功能不全时剂量：尚无在血液透析患者中的资料。一般无需进行剂量调整。轻度肝功能不全患者：无需进行剂量调整。中度肝功能不全患者：维持剂量减至每日35mg。重度肝功能不全患者：尚缺乏用药的临床经验。应考虑进一步的减量或终止治疗。老年人无需进行剂量调整。

4. 注意事项　对卡泊芬净过敏者禁忌。如果有以下情况慎用：①肝脏功能不全或肝脏疾病患者（用药后病情可能恶化）；②骨髓抑制患者（用药后病情可能恶化）；③肾功能不全患者（用药后病情可能恶化）。不推荐18岁以下的患者使用卡泊芬净。目前药物对妊娠的影响尚不明确。动物试验发现本药能透过胎盘屏障并有胚胎毒性作用（包括胎鼠体重下降、头颅和躯干不完全骨化的发生率上升）。除非必要，孕妇不得使用卡泊芬净。美国药品和食品管理局（FDA）对卡泊芬净的妊娠安全性分级为C级。应用卡泊芬净期间不宜哺乳。

5. 不良反应　卡泊芬净的药物有关的不良反应和实验室检查异常一般都是轻微的，而且极少导致停药。其中不良反应有静脉炎/血栓性静脉炎；头痛；血清总蛋白降低、低白蛋白、低钾、低钠、低钙；尿蛋白增多、尿中红细胞增多、尿中白细胞增多。肌酸酐升高罕见；肝脏酶学水平升高。胃肠道的副作用有恶心、腹泻、呕吐。血液系统方面的副作用包括贫血、白细胞减少、嗜酸性粒细胞增多、血小板减少、中性白细胞减少、部分凝血激酶时间延长、凝血酶原时间延长等。某些患者出现皮疹、瘙痒、皮肤潮红。其他不良反应有发热、疼痛、静脉输注并发症。少于2%的患者出现过敏反应。

6. 药物－药物相互作用　卡泊芬净细胞色素P450（CYP）系统中的任何一种酶，故不会影响经此系统代谢的药物。他克莫司与卡泊芬净合用12小时后血药浓度下降26%，故两者合用时建议监测他克莫司的血药浓度并适当地调整其剂量。环孢素与卡泊芬净合用后可使卡泊芬净的曲线下面积增加约35%，并可能出现天门冬氨酸氨基转移酶和丙氨酸氨基转移酶一过性升高。卡泊芬净与药物清除诱导剂和/或混合诱导剂/抑制剂（依非韦伦、奈非那韦、奈韦拉平、利福平、地塞米松、苯妥英、卡马西平等）合用时，本药的血药浓度可能产生有临床意义的下降。

7. 用药说明　卡泊芬净与右旋葡萄糖溶液存在配伍禁忌。除无菌注射用生理盐水和乳酸化的林格溶液外，不得将卡泊芬净与任何其他药物混合或同时输注。卡泊芬净配制后应立即使用，应在约1小时内经静脉缓慢地输注。卡泊芬净的疗程应取决于患者疾病的严重程度、被抑制的免疫功能恢复情况以及对治疗的临床反应。

（二）米卡芬净（micafungin）

1. 药效学和作用机制　米卡芬净是继卡泊芬净之后第二种棘白菌素类抗真菌药物。米卡芬净钠为一种半合成脂肽类物质，由真菌Coleophomaempetri的发酵产物研制而得。米卡芬净钠可特异性抑制真菌细胞壁的组成成分β（1，3）－D－葡聚糖的合成，破坏真菌细胞结构，使之溶解。由于哺乳动物细胞不合成β（1，3）－D－葡聚糖，因此米卡芬净钠一般不会产生类似二性霉素B样的细胞毒性。目前米卡芬净钠的抗念珠菌活性已明确，但其抗曲菌活性则需进一步研究。尚未观察到二性霉素B或唑类抗真菌药与米卡芬净钠之间存在交叉耐药性，也不清楚真菌是否会对米卡芬净钠产生耐药性。

2. 临床应用　米卡芬净在体外和真菌感染动物模型中对念珠菌属和曲菌属均有很高的抗菌活性，对耐唑类药物的白色念珠菌、光滑念珠菌、克柔念珠菌和其他念珠菌均有良好的抗菌活性，但不能抑制新型隐球菌、毛孢子菌属、镰孢属或结合菌。米卡芬净钠治疗食管念珠菌病的推荐剂量为150mg/d，预防造血干细胞移植患者的念珠菌感染的推荐剂量为50mg/d。在临床试验中，米卡芬净钠用于上述两种适应证时的平均疗程分别为15天和19天。

3. 用法与用量　米卡芬净钠只能用生理盐水（可用5%葡萄糖注射液代替）配制和稀释。配制时，每50mg米卡芬净钠先加入5ml生理盐水溶解。为减少泡沫的产生，须轻轻转动玻璃瓶，不可用力振摇。随后将已溶解好的米卡芬净钠溶液加入到100ml生理盐水中滴注给药，给药时间至少1小时，否则易产生不良反应。给药前输液管路应先用生理盐水冲洗，加药输液应注意避光保存。

4. 注意事项　健康志愿者和患者在应用米卡芬净钠后可能出现肝功能异常。部分同时给予米卡芬净钠和其他药物的患者曾经出现过肝功能失调、肝炎，甚至恶化为肝衰竭。如果患者在给予米卡芬净钠后出现的肝功能异常情况持续发展，那么对这些患者应密切观察其肝功能变化情况，以确定继续给药治疗所带来的益处是否大于可能存在的风险。

有报道指出，米卡芬净钠可能导致患者血尿素氮和肌酐水平升高，个别病例还曾出现肾功能失调和急性肾功能衰竭。因此，肾功能检查异常患者应密切留意肾功能变化情况。此外，部分患者在米卡芬净钠治疗过程中还出现过溶血和溶血性贫血。因此，对出现有关症状的患者应密切观察，同时积极评价患者继续治疗的风险/利益比。

5. 不良反应　肝功能异常是主要的不良反应，但发生率并不高。米卡芬净钠还有可能引起与组胺有关的不良反应，如皮疹、瘙痒、面部肿胀和血管舒张。当给药剂量在50～150mg/d时，米卡芬净钠可能引起注射部位反应，如静脉炎和血栓性静脉炎。这些不良事件通常发生在通过外周静脉给药的患者当中。使用米卡芬净钠前，医师应该询问患者是否对此药或其他药物过敏，以及既往病史，包括是否患有肝病、肾病或血液疾病（如贫血、骨髓功能降低等）。

6. 药物相互作用　已经在健康志愿者中进行了11项米卡芬净钠与其他药物之间的药物相互作用临床研究，其中包括霉酚酸酯、环孢素、他克莫司、泼尼松龙、西罗莫司、硝苯地平、氟康唑、利托那韦和利福平。在这些研究中，未发现上述药物会影响米卡芬净钠的药代动力学；单剂量或多剂量米卡芬净钠也不会对霉酚酸酯、环孢素、他克莫司、泼尼松龙、氟康唑的药代动力学产生影响。

与米卡芬净钠合用时，西罗莫司的药时曲线下面积（AUC）将升高21%，最大峰浓度（Cmax）则不受影响；硝苯地平的AUC和Cmax则分别升高18%和42%。因此，联合应用西罗莫司/米卡芬净钠和硝苯地平/米卡芬净钠的患者应留意西罗莫司或硝苯地的毒性反应，同时在必要时可减少此两种药物的给药剂量。米卡芬净钠不是P糖蛋白的抑制剂，因此，此药不会影响P糖蛋白介导的药物转运。

（三）安多芬净（anidulafungin）

安多芬净是一种新型棘白菌素类的广谱抗真菌药，经化学修饰改良的天然分子，可用于口服和注射，适用于治疗食管性念珠菌病和所有曲霉菌病。

1. 药效学和作用机制　安多芬净的血药浓度和药时曲线下面积与剂量成正比，血浆蛋白结合率>80%，在体内不经过肝、肾代谢，而是在血液中进行缓慢的化学降解，消除半衰期长达40～50小时，在肝、肾功能不全者体内无蓄积，不需要调整剂量。

2. 抗菌谱 安多芬净的体外抗真菌谱与卡泊芬净、米卡芬净相似，对几乎所有念珠菌（包括耐氟康唑菌株）均具有强大的杀菌活性，对曲菌则表现为抑菌活性，相比较而言，安尼芬净对烟曲菌、土曲菌以及黑曲菌的抑菌活性更强，而对黄曲菌的抑菌活性则较弱，对新生隐球菌以及毛霉、根霉和犁头霉等接合菌无活性。

3. 临床应用 安多芬净已批准的适应证为念珠菌血症、腹腔念珠菌脓肿、念珠菌腹膜炎以及食管念珠菌。对于念珠菌血症、腹腔念珠菌脓肿或念珠菌腹膜炎，推荐剂量为首剂200 mg 静脉滴注，然后以 100 mg/d 静脉滴注维持，疗程应持续至末次阳性血培养后 14 天。对于食管念珠菌，推荐剂量为首剂 100mg 静脉滴注，然后以 50mg/d 静脉滴注维持，疗程取决于临床反应，通常需要达到或超过 14 天，或持续至症状消失后 7 天。一项多中心随机双盲临床试验的结果显示，在治疗终点、治疗结束后 2 周及 6 周，安尼芬净治疗念珠菌血症和其他侵袭性念珠菌病的总有效率分别为 76%、65% 和 56%，均优于氟康唑治疗组。

体外试验证明，安多芬净具有如二性霉素 B 等多烯类化合物的杀菌效果，同时不具有吡咯类化合物如氟康唑等引起的抗药性问题，作为一种广谱抗真菌药，安多芬净具有很高的体外抗严重真菌感染活性，预临床试验显示体外暴露于安多芬净 5 分钟即可以杀灭包括氟康唑抗药株在内的 99% 的假丝酵母，实验室很难产生安多芬净抗药性，且不会与吡咯类或二性霉素 B 之间产生交叉耐药，Ⅰ期临床研究表明，当与目前的慢性免疫抑制剂环孢素联用时，机体对安多芬净有良好的免疫耐受性。对于治疗侵入性念珠菌病和侵入性曲菌菌也有效果，Ⅱ期临床结果非常可观，副作用主要是静脉炎或血栓性静脉炎、头痛、呕吐和发热等。

四、抗真菌药物的联合应用

理论上，联合应用抗真菌药物可能有以下优点：①由于不同药物的作用机制和作用靶位不同，联合用药可能产生协同或相加的抗真菌效应，或者可以更快地产生抑菌或杀菌效应；②由于不同药物的抗真菌谱并不完全相同，联合用药可能获得更广的抗真菌谱；③可以减少真菌发生继发耐药的机会；④可以减少毒性较大的药物的剂量，从而降低药物不良反应的发生率。

（一）侵袭性念珠菌病的多药联合治疗

对于侵袭性念珠菌病，目前认可的联合治疗方案为二性霉素 B + 氟胞嘧啶及二性霉素 B + 氟康唑。美国感染性疾病学会（IDSA）建议，二性霉素 B + 氟康唑可用于念珠菌血症的治疗，而二性霉素 B + 氟胞嘧啶可用于念珠菌血症、肝脾念珠菌病、念珠菌脑膜炎、念珠菌心内膜炎以及念珠菌眼内炎。两项回顾性研究结果显示，二性霉素 B 联合氟胞嘧啶治疗侵袭性念珠菌病的疗效优于常规剂量或小剂量二性霉素 B 单药的疗效。一项随机、双盲、多中心临床试验结果显示，氟康唑（800 mg/d）联合二性霉素 B（每天 0.6 ~ 0.7 mg/kg）治疗非克柔念珠菌菌血症的总体有效率为 69%，而氟康唑（800 mg/d）单药治疗组的总体治疗有效率为 56%，联合治疗组的疗效明显优于氟康唑（800 mg/d）单药治疗组。

（二）侵袭性曲菌病的多药联合治疗

临床最为常用的联合治疗方案包括二性霉素 B + 氟胞嘧啶、二性霉素B + 伊曲康唑以及二性霉素 B + 利福平，其中接受二性霉素 B + 氟胞嘧啶联合治疗组的总体有效率为 68.3%，接受二性霉素 B + 利福平联合治疗组的总体有效率为 66.7%，而接受二性霉素 B + 伊曲康唑联合治疗组的总体有效率仅 48.8%。

近年来受到普遍关注的联合治疗方案主要是二性霉素 B 或二性霉素 B 脂质体 + 棘白菌素类药物以及具有抗曲菌活性的三唑类药物 + 棘白菌素类药物。研究显示，对于二性霉素 B 治疗失败的侵袭性曲菌病（确诊或临床诊断）患者，与伏立康唑单药治疗相比，采用伏立康唑 + 卡泊芬净联合治疗可显著降低病死率。在实体器官移植后继发侵袭性曲菌病的患者中，接受伏立康唑 + 卡泊芬净联合治疗者的 90 天存活率达到了 67.5%，明显优于接受二性霉素 B 单药治疗的对照组患者。此外，脂质体二性霉素 B + 卡泊芬净治疗侵袭性曲菌病也有少量文献报道，但均缺乏对照研究。总体而言，对于危及生命的侵袭性曲菌病或标准治疗失败的侵袭性曲菌病，二性霉素 B 或二性霉素 B 脂质体 + 棘白菌素药物、具有抗曲菌活性的三唑类药物 + 棘白菌素药物等联合治疗方案可望成为新的治疗选择，但其有效性尚待大样本的随机对照临床试验结果进一步证实。

（三）隐球菌病的多药联合治疗

已有多项随机对照临床试验结果证实，二性霉素 B 和氟胞嘧啶联合治疗隐球菌病的疗效明显优于二性霉素 B 单药治疗，三唑类药物（氟康唑或伊曲康唑）联合氟胞嘧啶治疗隐球菌病的疗效也明显优于三唑类药物单药治疗，因此，这两类联合方案已经成为治疗隐球脑膜炎以及播散性隐球菌病的标准方案。

（蔡柏蔷）

参 考 文 献

1. Petrikkos G, Skiada A. Recent advance in antifungal chemotherapy. International J of Antimocrobial Agents, 2007, 30:108－117
2. 张象麟. 药物临床信息参考. 北京：国家药品监督管理局药品审评中心出版，2007
3. 中华医学会呼吸病学分会感染学组，中华结核和呼吸杂志编辑委员会. 肺真菌病诊断和治疗专家共识. 中华结核和呼吸杂志，2007，11:821－834

第十四章　支气管哮喘治疗新药

支气管哮喘是一种慢性气道炎症性疾病。哮喘患者接触过敏原从而导致 IgE 介导的超敏反应是诱发哮喘的最常见的危险因素。回顾哮喘的发病机制，可以发现 IgE 在其中起到重要作用。Omalizumab（奥马珠单抗）是 IgE 的单克隆抗体，可以直接作用于 IgE 介导的超敏反应途径的起始阶段，因此可以直接抑制 I 型超敏反应和炎症。

一、IgE 的作用

在哮喘的发病机制中，有两个重要的环节：变应原的致敏作用（致敏时相）和再次暴露于变应原时出现过敏的临床症状（效应时相）。在致敏作用过程中，吸入的变应原（即气源性变应原）被气道树突状抗原呈递细胞摄取，并呈递给抗原特异性的 T 细胞，导致这些 T 细胞释放细胞因子，诱导 B 细胞 IgE 的表达。循环 IgE 通过其 Fc 片段结合到肥大细胞和嗜碱性粒细胞表面的高亲和力受体（FcεRIs）上。再次接触变应原时，变应原与效应细胞表面的 IgE 发生交联作用，引起细胞脱颗粒，释放炎症介质，这些炎症介质包括：组胺、前列腺素、白三烯及其他各种细胞因子。这些介质引起速发的超敏反应，从而导致急性支气管痉挛，临床即表现为支气管哮喘的急性发作。这些细胞因子的持续表达尚可引起慢性的过敏性炎症，导致气道高反应性及支气管痉挛的症状持续存在。IgE 本身还有可能参与致敏过程，树突状细胞表面也表达 FcεRIs，并可与 IgE 结合，目前认为可达到集中抗原的作用。另外，IgE 还可与 B 细胞的低亲和力受体结合（FcεRIIs），可以调节进一步的 IgE 的合成。

二、奥马珠单抗的作用机制

奥马珠单抗（omalizumab，商品名 Xolair，Genentech 公司）是人源化的 DNA 来源的 IgE 单克隆抗体，可与 IgE 的 Fc 片段相结合，而其抗原表位位于 ε 链的 CH3 区域，与 FcεRIIs 和 FcεRIs 的结合位点重叠。这一设计决定了 omalizumab 无法与已结合在细胞表面的 IgE 发生交联作用，从而诱导肥大细胞和嗜碱性粒细胞的脱颗粒作用。这是抗 IgE 治疗安全性的一个保证。奥马珠单抗是与游离的 IgE 相结合，形成无生物活性的 IgE - 抗 IgE 复合物，从而阻断了级联反应。使用奥马珠单抗后血清游离 IgE 水平可很快下降 89% ~99%，并可通过后续给药持续保持极低水平。进一步的研究表明，奥马珠单抗可同时减轻速发和迟发的超敏反应，可减少下呼吸道分泌物中的嗜酸性粒细胞数量，还可下调肥大细胞、嗜碱性粒细胞以及树突状细胞表面的 FcεRIs 的表达。从而降低了炎症介质的释放和抗原的呈递。

三、临床试验证据

与奥马珠单抗相关的随机双盲，安慰剂对照的临床试验主要有 4 个。这些临床试验入组的患者都是病程一年以上、需要吸入糖皮质激素治疗的哮喘患者。每个入组的患者至少存在一项非季节性变应原（特别是尘螨、蟑螂、猫狗毛屑）皮肤试验的阳性，以及血清 IgE 水平增高。所有试验的结果均显示受试者可从奥马珠单抗临床治疗中获益。其中，有 3 项临床试验观察的是中重度持续哮喘的患者（需要吸入倍氯米松或等价换算的剂量为 168～1200μg/d），与安慰剂相比，奥马珠单抗能够显著降低哮喘急性加重的次数以及发生急性加重患者的百分比，能够改善肺功能和生活质量；此外，奥马珠单抗组需要使用吸入糖皮质激素控制症状的剂量也明显低于安慰剂组。

第 4 项临床试验观察的是更为严重的哮喘患者，这些患者需要吸入高剂量的糖皮质激素（氟替卡松≥1000μg/d）控制症状。在这一试验中，虽然两组哮喘急性发作的次数没有显著差别，但是，奥马珠单抗治疗组需要使用吸入糖皮质激素控制症状的剂量还是明显低于安慰剂组。

四、临床使用

目前对奥马珠单抗的临床使用经验仍然不足。可以明确的是，可能通过奥马珠单抗治疗获益的患者包括：明确对非季节性气源性变应原过敏，并需要吸入大剂量糖皮质激素，特别是因此出现副作用的；疾病控制不稳定，经常出现急性加重的；以及对每日用药依从性差从而导致症状无法控制的。根据现在临床试验资料的汇总分析显示，对奥马珠单抗敏感的患者存在以下特征：FEV_1 占预计值百分比小于 65%，吸入糖皮质激素剂量超过相当于 800μg/d 的二丙酸倍氯米松，在过去一年中因急性加重到急诊就诊次数超过 1 次。而对每天需要口服激素控制症状的患者，奥马珠单抗不一定会有效。

在准备应用奥马珠单抗治疗之前，应检测患者的血清总 IgE 水平，因为奥马珠单抗的剂量是根据血清 IgE 水平及体重决定的。推荐剂量是：每 4 周内给予 0.016mg 每 kg 体重每 IgE 单位〔0.1016mg/（kg·U）IgE〕，每 2 周或每 4 周皮下给药一次。这个给药剂量是根据将循环游离 IgE 水平控制在 10U/ml 所需要的药量来估计的。

使用奥马珠单抗过程中无需监测血清总 IgE 水平，因为循环 IgE－抗 IgE 复合物的存在，总 IgE 水平会假性升高。由于在治疗过程中并未观察到其他实验室异常，所以无需做任何实验室监测。

五、药物制剂

奥马珠单抗是 5ml 小瓶装的无菌冻干粉剂，使用无菌注射用水溶解后，取 150mg 或 75mg 注射给药。该粉剂需要 15～20 分钟完全溶解。该溶液完全清亮透明后使用很少出现注射部位反应。该溶液具粘性，需小心抽入注射器，注射时间至少需要 5～10 秒。药物配置后，在室温下存放不超过 4 小时，在冰箱内存放不超过 8 小时。一般来说，处于哮喘急性发作状态并非用药的反指征。

由于循环 IgE－抗 IgE 复合物的存在，血清总 IgE 水平会升高。近期有报道称已研究出测定血清游离 IgE 的方法，将来或可据此调节奥马珠单抗的给药剂量。

六、治疗效果和副作用

奥马珠单抗的治疗效果可能需要数周才能体现出来。一项临床试验显示，在 16 周内出现疗效的患者中，有 87% 的患者是在 12 周内出现，提示我们应至少治疗 12 周再做疗效评价。实验显示在给药中止后，血清 IgE 和 FcεRIs 水平会重新上升，因此，为了效果持续，可能需要长期给药，但是目前缺乏停药后药效持续时间的研究数据。在体重出现明显变化时，应重新调整治疗剂量。

目前最为关注的奥马珠单抗的不良反应是致癌和过敏反应。使用奥马珠单抗的患者出现癌症的发生率高于安慰剂组〔分别为 20/4127（0.5%）和 5/2236（0.2%）〕。主要为上皮和实质脏器肿瘤。由于大部分使用奥马珠单抗的患者到目前为止仅随访 2 年，长期用药的后果尚不清楚。因此，目前来说，不建议对有肿瘤病史和高度肿瘤家族史的患者使用奥马珠单抗。

奥马珠单抗理应不会出现过敏反应，因为该药不会和已结合在细胞表面的 IgE 发生作用。然而，在现有的临床试验中，有 3 例患者出现了过敏反应，其中 2 例是在奥马珠单抗给药即刻发生，另 1 例是在第一次注射 2 小时后出现。

在临床试验中发生率较安慰剂组高的其他不良反应还包括：皮疹、腹泻、恶心、呕吐、鼻出血、月经过多、血肿和注射局部反应。试验中最常见的不良反应是病毒感染、上呼吸道感染、鼻窦炎和头痛。但在奥马珠单抗组和安慰剂组发生率无显著差别，因此并非药物副作用。

虽然理论上，人体应会对该药的鼠源成份产生抗体，但是目前为止未观察到任何因此带来的免疫复合物介导的病理反应。另外，还应注意奥马珠单抗可能干扰 IgE 清除寄生虫的作用，虽然目前尚未观察到这方面的问题，但还需在以后的长期使用中进行监测。

七、未知领域

奥马珠单抗的临床试验均严格入组对非季节性气源性变应原过敏的哮喘患者。因此，该药对季节性变应原（如真菌、花粉）引起的哮喘患者，甚至对皮肤变应原试验阴性的患者的作用尚不清楚。对血清总 IgE 水平超过试验设计范围的患者的有效用药剂量目前也无法得知。

虽然临床试验入组标准严格，不同患者对药物的反应仍存在很大差异，产生这种差异的原因目前也不清楚，有必要进行进一步的研究，有助于我们今后预测不同患者的治疗反应。

目前的临床试验中奥马珠单抗均作为吸入皮质激素的辅助治疗与安慰剂进行比较，尚未将它与其他治疗如白三烯调节剂、茶碱进行比较。我们也想知道，对使用低剂量吸入激素控制不佳需要升阶梯治疗的患者，该药与其他药物的效果差异如何。

另外，在上文已经提到，目前对奥马珠单抗的治疗反应最长也不过观察到了 2 年，鉴于哮喘是一个慢性病，我们还需注意长期的试验观察来判断该药的长期效果以及不良反应，特别是对儿童。

总之，奥马珠单抗可使一组特定的重度哮喘的患者人群临床获益，但是目前对该药在哮喘的阶梯治疗中的作用尚无定论。该药价格昂贵，虽然可能减少因为哮喘急性发作造成的住院费用，但是近期发布的美国的成本量效关系分析提示对大多数重症患者使用该药并不合适，在该药价格没有下降前，似乎并不推荐临床医师选择该药作为治疗方案。

（邵 池）

参 考 文 献

1. Presta LG, Lahr SJ, Shields RL, et al. Humanization of an antibody directed against IgE. J Immunol, 1993, 151:2623 - 2632
2. Schulman ES. Development of a monoclonal anti - immunoglobulin E antibody (omalizumab) for the treatment of allergic respiratory disorders. Am J Respir Crit Care Med, 2001, 164:S6 - S11
3. Owen CE. Anti - immunoglobulin E therapy for asthma. Pulm Pharmacol Ther, 2002, 15:417 - 424
4. Hochhaus G, Brookman L, Fox H, et al. Pharmacodynamics of omalizumab: Implications for optimized dosing strategies and clinical efficacy in the treatment of allergic asthma. Curr Med Res Opin, 2003, 19:491 - 498
5. Fahy JV, Fleming HE, Wong HH, et al. The effect of an anti - IgE monoclonal antibody on the early - and late - phase responses to allergen inhalation in asthmatic subjects. Am J Respir Crit Care Med, 1997, 155:1828 - 1834
6. Djukanovic R, Wilson SJ, Kraft M, et al. Effects of treatment with anti - immunoglobulin E antibody omalizumab on airway inflammation in allergic asthma. Am J Respir Crit Care Med, 2004, 170:583 - 593
7. Noga O, Hanf G, Kunkel G, Kleine - Tebbe J. Basophil histamine release decreases during omalizumab therapy in allergic asthmatics. Int Arch Allergy Immunol, 2007, 146 (1):66 - 70
8. Beck LA, Marcotte GV, MacGlashan D, et al. Omalizumab - induced reductions in mast cell Fc epsilon RI expression and function. J Allergy Clin Immunol, 2004, 114:527 - 530
9. Prussin C, Griffith DT, Boesel KM, et al. Omalizumab treatment downregulates dendritic cell FcεRI expression. J Allergy Clin Immunol, 2003, 112:1147 - 1154
10. Busse W, Corren J, Lanier BQ, et al. Omalizumab, anti - IgE recombinant humanized monoclonal antibody, for the treatment of severe allergic asthma. J Allergy Clin Immunol, 2001, 108:184 - 190
11. Soler M, Matz J, Townley R, et al. The anti - IgE antibody omalizumab reduces exacerbations and steroid requirement in allergic asthmatics. Eur Respir J, 2001, 18:254 - 261
12. Milgrom H, Berger W, Nayak A, et al. Treatment of childhood asthma with anti - immunoglobulin E antibody (omalizumab). Pediatrics, 2001, 108:e36 - e36
13. Holgate ST, Chuchalin AG, Hebert J, et al. Efficacy and safety of a recombinant anti - immunoglobulin E antibody (omalizumab) in severe allergic asthma. Clin Exp Allergy, 2004, 34:632 - 638
14. Bousquet J, Wenzel S, Holgate S, et al. Predicting response to omalizumab, an anti - IgE antibody, in patients with allergic asthma. Chest, 2004, 125:1378 - 1386
15. Wu AC, Paltiel AD, Kuntz KM, et al. Cost - effectiveness of omalizumab in adults with severe asthma: Results from the asthma policy model. J Allergy Clin Immunol, 2007, 120 (5):1146 - 1152

第十五章　治疗肺动脉高压新药介绍

在过去的几十年中肺动脉高压（PAH）的治疗进展相当缓慢。自从 PAH 发现后，20 世纪 50 年代 Dresdale 和 Woal 等学者就提出了经验性治疗这一概念，即通过各种血管扩张剂来降低肺动脉压力。于是多种血管扩张剂开始试用于 PAH 的治疗。包括：异丙肾上腺素、乙酰胆碱、硝酸酯类、α 受体阻断剂、血管紧张素转换酶抑制剂、肼苯达嗪以及钙离子通道阻断剂（calcium channel blockers，CCB）等（表 3 – 15 – 1）。但是临床研究很快发现，除了某些钙离子通道阻断剂以外，其他类型的血管扩张剂均未显示出明确的临床疗效。在 20 世纪 80 年代，曾经发表过应用口服抗凝药物和钙离子通道阻断剂治疗 PAH 的非对照临床研究结果，CCB 就成为 PAH 治疗的主要药物。后来心肺移植或肺移植也成为 PAH 的治疗手段之一。在进入新世纪后，PAH 的治疗新药物不断涌现，使 PAH 的临床治疗进入了一个崭新的时代。目前临床应用降低肺动脉压力的新药包括：前列环素及其结构类似物、内皮素受体阻断剂和 5 型磷酸二酯酶抑制剂。

表 3 – 15 – 1　肺动脉高压治疗的编年史

年　代	治疗方法
1950 ~ 1980	经验性应用血管扩张剂
1980 ~	口服抗凝药物；钙离子通道阻断剂；心肺移植或肺移植
1990 ~	静脉应用前列环素；经皮球囊房间隔造口术
2000 ~	新一代肺动脉高压治疗药物

一、前列环素

前列环素类似物是人工合成制剂，与人体内的前列腺素 I_2 的作用相似。前列腺素 I_2 是花生四烯酸的主要代谢产物，主要有血管内皮细胞产生，研究表明，前列环素（PGI_2）缺乏可导致 PAH。前列环素不仅有强力扩张肺血管和体循环血管作用，另外还有抗血小板聚集的作用。而在 PAH 病理检查中发现肺动脉镜下原位小血栓形成。Christman 的一项里程碑式研究报道，PAH 患者体内前列环素缺乏而血栓素过多。Tuder 证实，重度 PAH 患者肺内前列环素合成酶表达减少。前列环素类似物可能通过以下机制使血管平滑肌舒张：①刺激 cAMP 的产生；②抑制血管平滑肌细胞增生；③抑制血小板聚集，从而提高心排血量，减缓平滑肌细胞生长，使肺动脉压力和右心房压力下降，氧饱和度上升，症状改善甚至几乎消失。常用的前列环素类似物包括：静脉用依前列醇，口服贝前列素，皮下用曲前列环素和吸入用伊洛前列环素。

（一）依前列醇

通用名：依前列醇。英文：epoprostenol。商品名：Flolan。化学名：（5Z，9a，11a，13*E*，15*S*）-6，9-环氧-11，15-二羟基前列腺-5，13-二亚乙基三胺-1-羧基。分子量：374.45。分子式：$C_20H_{31}NaO_5$。

1．药理作用　具有直接扩张肺循环及体循环动脉血管床和抑制血小板聚集两大作用。动物实验显示，该药扩张血管后使左右心室后负荷降低，心排出量增加。对动物心率的影响是剂量依赖性的。小剂量时，刺激迷走神经引起的心动过缓，大剂量时由于扩张了血管，血压下降，反射性引起心动过速。药物本身对心脏传导束没有影响。动物体内观察到该药具有扩张支气管平滑肌、抑制胃酸分泌、减缓胃排空的作用。

2．药效学、药代动力学　在体内正常pH状态下迅速水解或被酶分解。动物实验显示，用氚标记的依前列醇血浆清除率较高〔93ml/（kg·min）〕，容积分布小（357 ml/kg），血浆半衰期为2.7分钟。动物注射后达峰时间为15分钟。目前尚无人体内该药的药动学资料。在体外，该药在pH7.4室温37°C条件下半衰期为6分钟。体内半衰期小于6分钟。体外血浆中该药半衰期无性别差异。依前列醇在体内迅速分解为6-酮-PGF1α，6，15-二酮-13，14-二氢d-PGF1，两种代谢产物生物学活性均低于依前列醇本身，半衰期为2～3分钟，其代谢物较稳定，但生物活性极弱。

3．依前列醇治疗肺动脉高压的临床疗效　早在20世纪80年代静脉用依前列醇就用于特发性肺动脉高压的治疗，1995年美国食品和药物管理局（FDA）批准该药用于肺动脉高压的治疗。在一项由多中心参加的历时12周的前瞻、随机、开放的临床验证中，将81例重度特发性肺动脉高压（IPAH）患者（纽约心肺国内分级：NYHA分级为Ⅲ～Ⅳ级）分为2组，治疗组41例患者除接受静脉用依前列醇治疗外还常规治疗（口服血管扩张剂，抗凝治疗等），对照组40例患者只接受常规治疗。研究结果表明：在使用依前列醇治疗12周后，治疗组患者除临床症状减轻外，6分钟步行距离由基线状态315m提高到12周后的362m，对照组患者基线状态平均6分钟步行距离为270m，12周后降低为204m。治疗组平均肺动脉压力下降了8%（对照组上升了3%），平均肺动脉阻力下降了21%（对照组上升了9%）。对照组有8例患者死亡，而治疗组无死亡。

另外一项多中心、随机、对照、开放研究证实，长期静脉输注依前列醇可改善硬皮病相关性PAH患者的运动耐量和血流动力学状态。该研究将患者随机分为依前列醇+常规治疗组及常规治疗对照组。研究的主要观察指标是运动耐量，次要指标包括观察心肺循环血流动力学、患者的症状、体征及生存率。治疗12周后结果表明，依前列醇治疗组的运动耐量改善，平均6分钟步行距离由基线状态的270m提高到12周后的316m，而对照组的平均6分钟步行距离由基线状态的270m下降到12周后的192m。治疗12周后2组的平均6分钟步行距离差值为108m，两组比较有显著统计学差异。依前列醇组12周后血流动力学改善，平均肺动脉压下降5mmHg，对照组升高0.9 mmHg。治疗组肺血管阻力下降4.6 mmHg/（L·min），对照组增加0.9 mmHg/（L·min）。依前列醇组21例患者的NYHA心功能分级得到改善，而对照组患者无1例改善。依前列醇治疗组Borg呼吸困难评分和呼吸困难-疲倦比值均得到改善，雷诺现象的严重程度和指（趾）端溃疡的发生率较对照组明显降低。依前列醇治疗组和对照组分别有4例和5例患者死亡。

McLaughlin 连续对 162 例 IPAH 患者长期给与依前列醇治疗，平均随访 36.3 月（中位随访 31 月）。随访包括心功能分级、运动耐量和血流动力学。随访发现治疗后 PAH 的 1 年、2 年和 3 年的生存率分别为 87.8%、76.3% 和 62.8%，明显高于以往报道的 58.9%、46.3% 和 35.4%。预测基线状态生存率采用运动耐量、心功能分级、右心房压力、腺苷急性血管扩张试验等标准。依前列醇治疗 1 年后，预计基线状态生存率采用运动耐量、心功能分级和平均肺动脉压的改善程度。

同样，Sitbon 等人也对持续 输入依前列醇对 IPAH 患者长期生存率的影响进行研究，他们首先假设依前列醇能改善 NYHA 心功能分级Ⅲ或Ⅳ级 IPAH 患者的生存率。从 1992 年 12 月到 2001 年 1 月间，他们入选 YNHA 心功能分级为Ⅲ或Ⅳ级的 178 例 IPAH 患者给与依前列醇治疗。在基线状态、治疗 3 个月和每年均进行 6 分钟步行距离测试和右心导管检查。结果表明依前列醇治疗 1 年、2 年、3 年和 5 年时患者生存率分别是 85%（对照组为 58%）、70%（对照组 43%）、63%（对照组 3%）、55%（对照组 28%）。通过变量分析发现，与预后不佳相关的基线状态因素包括曾有右心功能衰竭史、NYHA 心功能Ⅳ级、6 分钟步行距离≤250 m（中位值）、右房压≥12 mm Hg 以及平均肺动脉压≥65 mm Hg。对基线状态及治疗 3 个月时的资料进行多变量分析发现，与生存率较低有关的因素包括曾有右心功能衰竭史、3 个月内持续 NYHA 心功能分级持续Ⅲ级或Ⅳ级以及总的肺血管阻力较基线状态下降小于 30%。

因此，研究者认为，接受依前列醇治疗的 IPAH 患者长期生存率与治疗前基线状态严重程度及治疗 3 个月时对药物的反应有关。因此他们建议对依前列醇治疗 3 个月后 NYHA 心功能分级持续Ⅲ或Ⅳ级，或者血流动力学无改善者，或同时符合这两种情况的 PAH 患者均可考虑进行肺移植。截至 2003 年底，美国约有 2 550 名肺动脉高压患者正在接受此药治疗，研究显示经过一年的治疗，肺动脉压可降低 20%，心排量可增加 60%，肺血管阻力减少 50%。

4. 用法、安全性和耐受性

(1) 用法　依前列醇的应用比较复杂，需要持续静脉输注。常温下性质不稳定，输注前需要低温保存，血液半衰期短。因此只能通过静脉持续注射给药。为使患者长期得到治疗，通常在锁骨下静脉植入便携式静脉泵，应用依前列醇治疗时一般从小剂量开始，1～2ng/（kg·min），随后依据药物的副作用和患者的耐受程度以 1～2ng/（kg·min）的速度逐渐上调药物剂量，许多患者似乎最终都能达到一个稳态浓度，这时就不需继续上调药物剂量。许多患者的稳态剂量都在 20～40ng/（kg·min）之间，但由于个体差异较大，稳态剂量的变化范围也较大。

(2) 副作用　依前列醇的常见副作用：咀嚼时下颌关节痛，头痛，腹泻，恶心，面色潮红，肌肉骨骼疼痛，皮肤出血性疱疹。这些副作用是轻微的，是剂量依赖性的，往往在药物慎重减量时减弱或消失。过量使用可引起严重副作用。

在静脉应用依前列醇时应避免突然停药。因为可导致部分患者的 PAH 反弹，使症状恶化甚至死亡。对于高度依赖依前列醇的重度 PAH 患者，即使停药较短时间（20～30 分钟）也可导致病情恶化。因此建议患者在随身携带备用输液泵的同时，还携带一个装有预混药物的备用盒。万一中心静脉通路出现问题（如导管阻塞或移位），患者应立即寻求医疗急救机构的帮助，在中心静脉通道恢复之前，需建立外周静脉通道以保证药物继续输入。患者通常需要在医疗机构留观，确保新建立的中心静脉通道万无一失。

长期静脉输入依前列醇的其他并发症包括与插管相关的感染，可表现为穿刺部位局限性感染、脉管炎、蜂窝组织炎或脓毒血症、与置管相关的静脉血栓形成、血小板减少和腹水。中心静脉置管偶尔可导致气胸或血胸。每年有 0.1% ~0.6% 的患者发生输液泵相关的败血症，输液泵的失灵及中心静脉置管移位也常见，可导致药物供给中断，严重时可危及生命。肺静脉阻塞病患者使用依前列醇后，由于扩张了毛细血管前静脉，而毛细血管后静脉处于闭塞状态，出现严重肺水肿，可致患者死亡。

（3）药物相互作用　与利尿剂、降压药及其他的扩血管药合用可使血压降低。抗血小板药物及抗凝药与依前列醇合用时有出血的潜在危险性。但临床试验中，PAH 患者使用依前列醇时合并用抗凝药物并未发现出血现象。临床试验中，依前列醇可与地高辛、利尿剂、抗凝药物，口服扩血管药物等合用。

由于依前列醇临床应用复杂（包括长期留置导管，药物要临时调配，输液泵的操作），故强烈建议患者到 PAH 专科医疗机构接受治疗。长期应用依前列醇需要在有丰富临床经验的护士和内科医师的指导下进行。

在当前依前列醇治疗时代，对 PAH 患者的预后判断引起大家重视。一些过去认为预后极差的患者长期静脉输注依前列醇后生存时间相对延长。许多 IPAH 患者长期持续应用依前列醇可受益数年。Barst 等人在数个医疗中心进行的小样本研究中发现，早期应用依前列醇可使 PAH 患者长期受益。最近 Shapiro 和 MaLaughkin 进行了更大规模持续静脉输注依前列醇的研究，结果也证实患者可长期获益。应用该药如果能使患者的平均肺动脉压和肺血管阻力下降，心排出量增加，许多患者可受益多年。

（二）曲前列环素

通用名：曲前列环素。英文名：treprostinil。商品名：Remodulin。分子量：412.49。分子式：$C_{23}H_{33}NaO_5$。尚未在中国上市。

1. 药理作用　直接扩张肺血管及全身血管床，抑制血小板聚集。动物模型显示，曲前列环素的扩血管作用可降低左右心室的后负荷，增加心排出量。该药可导致剂量依赖的负性肌力作用，对心脏传导束无影响。像依前列醇一样，曲前列环素对大多数肺动脉高压患者有帮助，能改善呼吸困难指数、肺动脉的临床症状和体征，能提高患者运动耐量。

2. 药效学、药代动力学和新陈代谢　本药为皮下用前列环素，在室温下稳定，且半衰期为 3 小时。Remodulin 是皮下脂肪内持续注射的曲前列环素。该药皮下注射后吸收迅速，其绝对生物利用度几乎为 100%，血浆稳态浓度在注射后 10 小时出现，皮下注射起始量为 1.25ng/（kg · min），逐渐增加至最大剂量 22.5 ng/（kg · min）。体外活性浓度为 330 ~ 10 000μg/L，91% 与血浆蛋白结合。大部分通过肝脏代谢，有 5 种代谢产物（HU1 - HU5），代谢产物的生物活性和转归目前尚不清楚。体外试验有关肝脏细胞色素 P450 与曲前列环素相互作用表明，该药不抑制 CYP - 1A2，2C9，2C19，2D6，2E1 及 3A。药物清除为双向，给药剂量的 79% 由尿排出，其中 4% 为原形，64% 为代谢产物。给药剂量的 13% 由粪便排泄。对一个 70kg 体重的健康人，体循环清除率为 30L/h。由于曲前列环素通过肝脏代谢，肝功能轻中度受损患者起始剂量应减少为 0.625ng/（kg · min）。目前尚无重度肝功能受损患者应用曲前列环素的临床资料。也尚无肾功能受损患者使用该药的资料。曲前列环素不影响地高辛及华法林血浆药物结合力。体外研究显示，镇痛药物对乙酰氨基酚 1000mg 每 6 小时 1 次，连续给药 7 次，对曲前列环素代谢没有影响。皮下注射的速度为 15ng/（kg·min）。

3．治疗肺动脉高压的临床疗效　为验证这种药物对 PAH 患者的疗效，研究者选用 14 例 IPAH 患者静脉给与依前列醇和曲前列环素进行敏感试验，结果证明，两种药物的血流动力学相似——非血管阻力分别下降 22% 和 20%。为进一步验证曲前列环素皮下给药的疗效，研究者对 25 例 IPAH 患者先后通过静脉和皮下给药并进行比较，结果 2 种给药途径使患者肺动脉平均压分别下降 6% 和 13%，肺血管阻力分别下降 23% 和 28%。另一项对入选的 26 例 IPAH 患者分别历时 8 周、治疗组与安慰剂对照组例数为 2∶1 的随机研究表明，短期皮下注射曲前列环素能改善患者心肺循环血流动力学。治疗组中 2 例患者因发生无法耐受副作用而退出研究，另 15 例接受曲前列环素的患者在 8 周内，6 分钟步行 距离增加（37 ± 17）m（治疗前 373m 治疗后 379m），对照组 6 分钟步行距离减少 6 ± 28m（治疗前 384m 治疗后 379m）。两组比较没有统计学意义。同样有用曲前列环素治疗 8 周后患者肺血管阻力指数下降 20% 这种血液动力学改变对患者有益，但仍然没有统计学意义。同依前列醇一样，曲前列环素常见的副作用有头痛、腹泻、颜面潮红、下颌关节痛及脚痛。也可发生皮下给药部位疼痛，偶尔疼痛可十分剧烈并可出现皮下红斑和硬结。几乎所有皮下给药的患者均出现注射部位疼痛的副作用。该研究结果表明，这种新型的皮下给药制剂能安全有效的应用于门诊患者，并为其他大规模研究奠定了基础。

目前，评价皮下注射曲前列环素治疗 PAH 疗效的规模最大、安慰剂对照的随机研究有多个国家共同完成，以特发性 PAH（IPAH）、结缔组织病或先天性体 - 肺循环分流导致的 PAH 患者为研究对象，选择自 1998 年 11 月至 1999 年 10 月间北美的 24 个医学中心和欧洲、澳大利亚以及以色列的 16 个医学中心就诊的 470 例 PAH 患者，随机分成常规治疗联合皮下注射曲前列环素组和常规治疗联合皮下注射安慰剂对照组（不含曲前列环素的赋形剂）。由于在上述研究中出现了给药部位疼痛和局部反应的副作用，所以该研究所用药物的初始剂量更低，在治疗 12 周末最大允许剂量限制在 22.5ng/（kg·min）。研究主要观察终点是运动耐量，通过 6 分钟步行距离来评价。结果表明曲前列环素治疗组运动耐量改善而安慰剂组没有变化，治疗组中为差值提高 16m（$P = 0.006$）。这种运动耐量的提高似乎是剂量依赖性的。药物剂量小与平均剂量一半的患者 6 分钟步行距离几乎没有改善，而剂量大于 13.8ng/（kg·min）的患者步行距离平均增加 36m。曲前列环素治疗组的其他指标如呼吸困难 - 疲倦比值和 Borg 呼吸困难评分也得到改善。另外，曲前列环素能够显著的改善血流动力学参数如平均右房压、平均肺动脉压、心脏指数、肺血管阻力和混合静脉血氧饱和度等。

尽管以上指标在统计学上有显著差异，但曲前列环素治疗组 6 分钟步行距离增加 16m 还是相对较少，低于静脉应用依前列醇治疗 PPH 和硬皮病激发 PAH 研究中的 6 分钟步行距离增加值，分别为 47m 和 99m。其中的原因是多方面的，就患者的入选标准而言，曲前列环素研究入选的患者范围比其他两个依前列醇研究更广。依前列醇研究仅选择心功能Ⅲ或Ⅳ级的 PAH 患者；而曲前列环素则入选了 53 例心功能Ⅱ级的患者，治疗后 6 分钟步行距离平均增加 17m，34 例心功能Ⅳ级患者平均增加 54m。在曲前列环素的研究的基线资料中，药物治疗组和安慰剂对照组 6 分钟步行距离分别是 326 ± 5m 和 327 ± 6m；依前列醇治疗 IPAH 研究的基线资料中常规治疗联合依前列醇治疗组和单独常规治疗组分别为 315m 和 270m。在硬皮病相关 PAH 研究中，则分别为 272m 和 240m。这表明曲前列环素研究入选患者的病情较轻，这可能是曲前列环素疗效相对不显著的原因。此外，药物的治疗效果还与基线步行距离有关，治疗前步行距离到达 351 ~ 450m 的患者，治疗后距离的增加不明显；相反，步行距离在最低范围内即 50 ~ 150m 的患者，治疗后可增加 51m。曲前列环素入选多种类型 PAH，除 IPAH 外和硬皮病相关的 PAH 外，还包括先天性心脏病相关的 PAH，后者在既往从未被纳入研究范围。并且在该实验中表明曲前列环素对其无任何疗效，可能与病程太长有关，很难在较短的 12 周内对治疗产生反应。

4. 安全性与耐受性　皮下注射曲前列环素可导致给药部位出现疼痛和红斑。虽然有多种方法可治疗此种副作用，但没有一种治疗方法能够对所有患者有效。不同患者对疾病治疗如局部热敷和冷敷，局部使用止痛剂和消炎药的反应不同。一些患者对口服非甾体抗炎药有良好的效果，部分患者经过几个月的治疗后局部疼痛和红斑改善。有些患者发现每 3 天改变注射部位要比每天改变效果更好。最常选用的注射部位是腹部皮下脂肪多的部位，亦可选用臀部或股外侧或上臂内侧。由于曲前列环素半衰期较长，如果导管移位或输液泵功能失调导致给药中断，产生的后果并不严重，这种情况下重置导管或更换备用泵都不会引起严重的后果。曲前列环素给药装置—mini - med 泵大小如同寻呼机，体积比依前列醇给药用的 CADD 泵小。同时还有专门有预混药物的注射器，患者只需将注射器直接连接在泵上加药即可，无需每天按无菌操作原则配药。

常见副作用有：注射局部痛疼，约有 85% 的患者发生。疼痛阻止剂量进一步的增加。在一项大规模研究中，8% 的患者无法忍受在任何剂量所造成的疼痛而早期退出试验。目前认为疼痛的感觉在不同患者之间，甚至在同一患者不同的注射部位之间差异大，建议患者每 3 天更换注射部位。其他副作用同依前列醇。但是副作用发生的速度并不快，并且通常比较轻。在使用该药 6 ~ 18 个月后，患者中 30% ~ 50% 会在咀嚼时有颚部疼痛。在使用 5 月后，一些患者会出现腹泻。多数患者有注射部位的反应。少数曾有颜面潮红、头痛、恶心、皮疹、头晕、水肿、瘙痒或低血压。

尽管有上述的副作用，但与依前列醇比较，少有突然停止给药的风险，对于静脉使用依前列醇后出现危及生命的副作用时，可用皮下注射前列环素替代。Treprostinil 在 2002 年在美国批准用于肺动脉高压的治疗。

（三）贝前列素

通用名：贝前列素（贝拉普罗）。英文名：beraprost。商品名：德纳，Dorner。分子式：$C_{24}H_{29}NaO_5$，分子量：420.48。

1. 药理作用

（1）抗血小板作用　末梢循环障碍的患者和健康成人口服本品，可抑制血小板聚集和血小板粘附。能抑制聚集诱导物质引起的人血小板聚集，对人血小板凝集块有溶解作用（体外实验）。

（2）扩张血管、增加血流量作用　健康成人口服本品后，皮肤血流量增加。末梢循环障碍的患者口服本品，可以提高安静时组织内氧分压，缩短肢体缺血试验的缺血恢复时间，用激光多普勒方法可测出皮肤血流量的增加。另外，对 K^+、$PGF_{2\alpha}$引起收缩的狗股动脉、肠系膜动脉等各种离体动脉显示扩张作用（体外实验），增加犬各脏器血管的血流量。对病理模型的作用：慢性动脉闭塞性疾病模型：在月桂酸诱发的大鼠后肢循环障碍、麦角胺－肾上腺素诱发的大鼠尾循环障碍以及电刺激诱发的家兔动脉血栓模型中，可抑制缺血性病变的恶化和血栓形成。血栓模型：对大鼠动脉血栓性疾病和大鼠静脉血栓性疾病有抑制血栓形成的作用。皮肤溃疡模型：促进由醋酸引起的大鼠皮肤溃疡的愈合。

（3）作用机制　与前列环素一样，本药通过血小板和血管平滑肌的前列环素受体，激活腺苷酸环化酶、使细胞内 cAMP 浓度升高，抑制 Ca^{2+} 流入及血栓素 A_2生成等，从而有抗血小板和扩张血管的作用。

2. 药效学、药代动力学　贝前列素（beraprost）是第一个具有稳定的生物学效应，可以口服的前列环素制剂。空腹很快吸收，30 分钟达峰值，生物半衰期为 35～40 分钟。血浆中浓度：8 名健康成年人 1 次口服贝前列素钠 10μg 时，Tmax 为 1. 42 小时，Cmax 为 0. 44 ng/ml、半衰期为 1. 11 小时。另外，连续 10 日口服贝前列素钠每次 50μg，1 日 3 次，最高血浆原药浓度是 0. 3～0. 5 ng/ml，没有出现因反复给药引起的药物蓄积。12 名健康成年人 1 次口服贝前列素钠 50μg 后，24 小时内尿中原形药物的排泄量是 2. 8μg，β－氧化物的排泄量是 5. 4μg。原形药物和 β－氧化物也可以葡萄糖醛酸结合物的形式排泄，总排泄量中游离形式的原形物和 β－氧化物的比率分别是 14% 和 70%。经口给予小鼠和大鼠本品的 LD_{50}为 11. 6～48. 3mg/kg，狗经口给予本品 5、10、20 mg/kg 时未出现死亡。用豚鼠及大鼠血清进行的抗原性试验中，没有发现本品有抗原性。

3. 贝前列素治疗肺动脉高压的临床疗效　贝前列环素有预防野百合碱诱导的 PAH 模型的肺血管损伤作用。而且大剂量的贝前列环素似乎对离体豚鼠心肌有正性肌力和负性频率作用。另外，贝前列环素还曾用于治疗外周血管性疾病（如间歇性跛行、系统性硬化导致的雷诺现象和指/趾端坏疽）。但是结论不一。日本 1995 年开始应用贝前列环素治疗 PAH。有几项小样本、开放、非对照研究报道贝前列环素可改善 IPAH 患者的肺血流动力学。绝大多数患者治疗 2 个月后心功能得到改善。肺血管阻力平均下降 26%。在一项回顾性、开放、非对照研究中，24 例 PAH 患者接受贝前列环素治疗，其生存率比 34 例接受常规治疗的 PAH 患者的生存率明显提高，3 年生存率分别为 76% 和 44%。

在一项为期 12 周的随机、双盲、安慰剂对照研究中，选择 130 例 NYHA 心功能分级为Ⅱ级或Ⅲ级的多种类型的 PAH 患者（包括 IPAH 以及结缔组织病、先天性体－肺循环分流、门静脉高压和 HIV 感染等相关的 PAH）为研究对象，给以口服贝前列素平均剂量为 80μg，每日 4 次，并以 6 分钟步行距离来评价患者的运动耐量。结果全部患者 6 分钟步行距离平均增加 25m，其中 IPAH 患者增加 45m，而由相关因素导致的 PAH 亚组则没有明显增加。但以上 2 个亚组的心肺循环动力学参数及生存率没有显著差异。贝前列环素扩张体循环血管导致的副作用较常见，多发生在给药初期，提示 PAH 患者对贝前列环素的耐受性是影响患者是否能长期治疗的主要因素。

另一项为期 12 个月、随机双盲、安慰剂对照研究中选择 116 例 NYHA 心功能分级分别为Ⅱ级或Ⅲ级的 PAH 患者，研究表明贝前列环素治疗 6 个月后，患者得病变进展程度较对照组慢，这也进一步证实了以前的研究结果：口服贝前列素治疗 3 个月及个 6 月后，患者 6

分钟步行试验的距离比基线状态分别增加 22m 和 31m，与安慰剂组比较有显著性差异。然而，这种效应持续到 9 及 12 个月时逐渐消失。患者的血流动力学状态与基线比较没有显著差异。两组的生存率也无显著差异。这些资料提示贝前列环素的疗效可能随着用药时间的延长而减弱。

4. 安全性与耐受性　由于贝前列素的半衰期短，患者需要用 120mg，每天 4 次。一些患者注意到在药物被清除过程中，症状会再次出现。但所有患者都能耐受。主要副作用：恶心、颜面潮红、头痛、颚部疼痛、腿痛和足背水肿。系统血压下降，特别是在加量后出现。

（1）严重不良反应　①出血倾向：脑出血（低于 0.1%）、消化道出血（低于 0.1%）、肺出血（发生率不明），眼底出血（低于 0.1%），应密切观察、如出现异常时，应停止给药，给予适当的处置；②休克（发生率低于 0.1%）：有引起休克的报告，应密切观察，如发现血压降低、心率加快、面色苍白、恶心等症状时，应停止给药，给予适当的处置；③间质性肺炎（发生率不明）：曾有出现间质性肺炎的报告，应密切观察，如出现异常时，应停止给药，给予适当的处置；④肝功能低下（发生率不明）：曾有出现黄疸和 GOT、GPT 升高等肝功能异常的报告，应密切观察，如出现异常时，应停止给药，给予适当的处置；⑤心绞痛（发生率不明）：曾有发生心绞痛的报告，如出现异常时，应停止给药，给予适当的处置；⑥心肌梗死（发生率不明）：曾有发生心肌梗死的报告，如出现异常时，应停止给药，给予适当的处置。

（2）其他不良反应　①有发生下列不良反应的可能性，应密切观察，并给予适当的处置；②出血倾向：出血倾向、皮下出血（发生率低于 0.1%），鼻出血（发生率不明）；③血液：贫血、嗜酸性粒细胞增多（发生率低于 0.1%），血小板减少、白细胞减少（发生率不明）；④过敏：皮疹（发生率 0.1% ~5%），湿疹、瘙痒（发生率低于 0.1%）；⑤精神、神经系统：头痛、头晕（发生率 0.1% ~5%），眩晕、嗜睡、蒙眬状态、麻木感（发生率低于 0.1%）；⑥消化系统：恶心、腹泻、腹痛、食欲不振（发生率 0.1% ~5%），胃溃疡、呕吐、胃功能障碍、口渴、胃灼热（发生率 0.1% ~5%）；⑦肝脏：GOT 升高、GPT 升高、γ－GTP 升高、LDH 升高（发生率 0.1% ~5%），胆红素升高、ALP 升高（发生率低于 0.1%），黄疸（发生率不明）；⑧肾脏：BUN 升高（发生率 0.1% ~5%），血尿（发生率低于 0.1%），尿频（发生率不明）；⑨循环系统：颜面潮红、发热、头晕、心悸、皮肤潮红（发生率 0.1% ~5%），血压下降、心率加快（发生率低于 0.1%）；⑩其他：甘油三酯升高（发生率 0.1% ~5%），水肿、疼痛、胸痛、关节痛、胸闷、耳鸣、乏力、发热、出汗（发生率低于 0.1%），背痛、脱毛、咳嗽（发生率不明）。

（3）禁忌证　①妊娠或可能妊娠的妇女禁服本品（有关妊娠期间用药的安全性尚未确立）；②出血的患者（如血友病、毛细血管脆弱症、上消化道出血、尿路出血、咯血、眼底出血等患者服用本品可能导致出血增加）禁服本品。

（4）注意事项　①下列患者请慎重服药：正在使用抗凝血药、抗血小板药、血栓溶解剂的患者；月经期的妇女；有出血倾向及其因素的患者；②孕妇及哺乳期妇女用药：妊娠或可能妊娠的妇女禁服本品（有关妊娠期间用药的安全性尚未确立）。哺乳期妇女应避免服用本品，必须服用时，应停止哺乳（大鼠的动物实验表明，本药可以在乳汁中分布）；③儿童服药的安全性尚未确立（没有使用经验）；④老年患者用药：老年患者服用时应注意用药量

（通常老年人生理功能有所下降）。

（5）药物相互作用　①与下列药物有协同作用：抗凝血药，法华林等；抗血小板药，阿司匹林、噻氯匹定等；血栓溶解剂，尿激酶等。有增加出血倾向的可能，应密切观察，如发现异常，应给予减少剂量或停止合并用药等适当的处置；②与前列腺素 I_2 制剂可能有协同作用，合用时有可能导致血压下降。

该药在日本已经批准用于 PAH 的治疗，目前正在接受欧洲药品监督局的审核。贝前列环素能否成为综合、多向治疗药物中的一种还需要进一步研究。另外，缓释制剂的出现有望改善 PAH 患者的风险-效益比值。

（四）伊洛前列环素

通用名：伊洛前列环素。英文名：iloprost。商品名：万他维，Ventavis。化学名：5-(E)-(1S，5S，6R，7R)-7-羟基-6-［(E)-(3S，4RS)-3-羟基-4-甲基-1-辛烯-6-炔基］-双环［3.3.0］辛-3-亚基-戊酸。分子式：$C_{22}H_{32}O_4$。分子量：360.49。

1. 药理作用　伊洛前列环素是一种人工合成的前列环素类似物。具有以下药理学作用：①吸入后可选择性作用于肺动脉血管床，可持续降低肺动脉压力与肺血管阻力，增加心排出量，使混合静脉血氧饱和度得到明显改善，对体循环血管阻力以及动脉压力影响很小；②抑制血小板聚集，粘附及其释放反应，抑制血栓形成；③ 通过 cAMP 传导通路抗细胞增殖作用；④抗炎作用，如抑制内皮损伤后白细胞的粘附以及损伤组织中白细胞的聚集，并减少肿瘤坏死因子的释放。增加毛细血管密度以及降低微循环中存在的炎症介质如 5-羟色胺或组胺所导致的血管通透性增加；⑤通过抑制纤维蛋白及细胞因子活性而具有抗纤维化作用。

肺动脉高压的吸入治疗在 10 多年前就有了吸入 NO 的应用。腺泡内肺动脉被肺泡单位紧紧围绕，因此吸入肺泡的血管扩张药物首先沉积在肺泡表面，使部分邻近肺泡的小血管优先扩张，并且在药物进入血液循环之前，毛细血管前括约肌和微动脉平滑肌细胞内的药物浓度已经很高，可以持续作用于这部分微小血管一段时间，可使这些血管扩张。伊洛前列环素的气溶胶剂型雾化的粒子足够小（直径 3~5pm）可以确保肺泡沉积，因此在扩张肺血管的同时能减少大多数前列环素的副作用。目前上市的药物为伊洛前列环素（ILOPROST，万他维），还可用于静脉、口服。

2. 药效学、药代动力学　肺动脉高压患者吸入伊洛前列环素（伊洛前列环素在口含器内剂量为 5μg），末期的血清最高药物浓度为 100~200 ng/ ml。这一血浆浓度下降的半衰期约为 5~25 分钟。在吸入伊洛前列环素 30 分钟到 1 小时之后，血浆浓度低于 25ng /ml。

目前尚未进行吸入药物分布方面的研究。健康志愿者在静脉输注伊洛前列环素后，稳态表观分布容积为 0.6~0.8L/kg 体重。血浆浓度在 30~3000ng /ml 范围内时，与血浆蛋白的结合呈浓度依赖性，最高结合率大约为 60%，其中 75% 是与白蛋白结合。

目前也未进行吸入药物代谢方面的研究。伊洛前列环素主要通过 β-羧基氧化酶进行大量代谢。原形药物不能排泄。其主要代谢产物为四去甲-伊洛前列环素，这一代谢产物在尿中以自由和结合的 4 种非对映异构体形式存在。动物实验表明四去甲-伊洛前列环素无药理活性。体外研究表明无论静脉给药或吸入给药，伊洛前列环素在肺内的代谢产物均相同。

目前未进行吸入药物排泄方面的研究。肾功能与肝功能正常的志愿者静脉输注伊洛前列环素后，大多数情况下表现为双相消除的特点，平均半衰期分别为 3 ~5 分钟以及 15 ~30 分钟。伊洛前列环素的总清除率大约为 20ml/（kg · min），这表明伊洛前列环素存在肝外代谢途径。

应用^3H – 伊洛前列环素在健康志愿者进行质量 – 平衡研究。静脉输注后，总放射性的回收率为 81%，尿液与粪便中的回收率分别为 68% 和 12%。代谢产物通过血浆与尿液双相排除，经计算半衰期分别为 2 ~5 小时（血浆）和 2 ~18 小时（尿液）。

在患者体内的特性：肾功能异常：一项静脉输注伊洛前列环素的研究表明，终末期肾功能衰竭接受间断血液透析治疗的患者伊洛前列环素的清除率〔平均 CL = 5 ± 2ml/（kg · min)〕与肾功能衰竭无需接受间断血液透析治疗的患者〔平均 CL = 18 ± 2 ml/（kg · min)〕相比明显降低。肝功能异常：由于伊洛前列环素主要通过肝脏进行代谢，肝功能的变化将影响药物的血浆水平。一项对 8 名肝硬化患者静脉应用伊洛前列环素的研究中，伊洛前列环素的平均清除率大约为 10ml/（kg · min)。

年龄与性别：年龄与性别与伊洛前列环素的药代动力学无临床相关性。

3．伊洛前列环素治疗 PAH 临床疗效　特发性肺动脉高压患者吸入伊洛前列环素比吸入 NO 可产生更有效的血管扩张效应。在一项历时 3 个月的非对照的开放性研究中，入选了特发性肺动脉高压的 19 个患者，每天分 6 到 12 次吸入 50 到 200μg 的伊洛前列腺素，提高了功能分级、活动能力（6 分钟步行距离平均增加了 148m）和肺血流动力学。在 3 个月的研究期间有 4 个患者死亡。

在另一项历时 1 年的非对照开放性研究中，入选了 24 个患特发性肺动脉高压的患者，每天 6 ~8 次雾化吸入伊洛前列环素到全天总量 100 ~150μg，提高了活动能力（6 分钟步行距离平均增加了 75m）和肺血流动力学。这项治疗一般说来耐受性很好除了在一些患者有轻微的咳嗽、轻微的头痛和下颌痛。

一项吸入伊洛前列环素的历时 3 个月的随机双盲安慰剂对照的欧洲多中心试验已经完成。总共入选了 203 个心功能Ⅲ到Ⅳ级的特发性肺动脉高压、伴随结缔组织病的肺动脉高压或者未手术的慢性肺血栓栓塞性 PAH 患者。伊洛前列环素每天用量是 2.5 或 5μg 6 ~9 次每天（最大剂量 45μg/d、平均剂量 30μg/d）。17% 的接受治疗的患者达到了主要联合终点即 6 分钟步行距离增加 10% 和心功能分级改善而无临床恶化或着死亡，相比较安慰剂组 5% 的患者达到了此联合终点。有利于伊洛前列环素的 6 分钟步行距离治疗效果是在整体人群增加了 36m、在特发性肺动脉高压亚组增加了 59m。伊洛前列环素在 NYHA 功能分级（$P<0.05$）、生活质量（$P<0.05$）、Mahler 呼吸困难指数（$P<0.05$）的改善方面也有明显的统计学意义。在 3 个月后，肺循环血流动力学在吸入伊洛前列环素后测量时与基线值相比有明显的改善。重要的是，两组在吸入治疗前肺循环血流动力学无变化，而安慰剂对照治疗组明显恶化。研究期间，伊洛前列环素组有 1 例患者死亡，而安慰剂组有 4 例患者死亡（不显著）。

4．耐受性和安全性　因吸入伊洛前列环素有相对短的作用时间，所以要获得持续的临床效益，需要 1 天吸入 6 ~9 次。用喷射式雾化器，每次吸入药物的时间大约花费 15 分钟，用超声雾化器，吸入时间可缩短到 5 分钟左右。总体来说，吸入伊洛前列环素耐受良好，可减少耐药性产生，尽管咳嗽、脸红、头痛在伊洛前列环素组更常发生，但这些不良事件轻微而且是一过性的。

未进行吸入药物排泄方面的研究。肾功能与肝功能正常的志愿者静脉输注伊洛前列环素后，大多数情况下表现为双相消除的特点，平均半衰期分别为3～5分钟以及15～30分钟。伊洛前列环素的总清除率大约为20ml/（kg·min），这表明伊洛前列环素存在肝外代谢途径。应用^3H－伊洛前列环素在健康志愿者进行质量－平衡研究。静脉输注后，总放射性的回收率为81%，尿液与粪便中的回收率分别为68%和12%。代谢产物通过血浆与尿液双相排除，经计算半衰期分别为2～5小时（血浆）和2～18小时（尿液）。

（1）副作用　①肾功能异常：一项静脉输注伊洛前列环素的研究表明，终末期肾功能衰竭接受间断血液透析治疗的患者伊洛前列环素的清除率〔平均CL＝5±2ml/（kg·min）〕与肾功能衰竭无需接受间断血液透析治疗的患者〔平均CL＝18±2ml/（kg·min）〕相比明显降低；②肝功能异常：由于伊洛前列环素主要通过肝脏进行代谢，肝功能的变化将影响药物的血浆水平。一项对8名肝硬化患者静脉应用伊洛前列环素的研究中，伊洛前列环素的平均清除率大约为10ml/（kg·min）。

年龄与性别：年龄与性别与伊洛前列环素的药代动力学无临床相关性。

（2）毒理研究

1）全身毒性　急性毒性研究发现，口服或单次静脉给予超过静脉治疗量2个数量级（100倍）的剂量，伊洛前列环素可引起严重的中毒症状或死亡。与前列环素一样，伊洛前列环素有血流动力学作用（血管扩张，皮肤发红，低血压，抑制血小板功能，呼吸窘迫），以及常见的中毒症状如淡漠、步态异常以及姿势改变等。

啮齿类或非啮齿类动物持续静脉/皮下注射伊洛前列环素，剂量超过人体全身治疗量的14～47倍（根据血浆药物浓度计算），疗程26周，未出现任何组织毒性。只出现预期的药理学作用如低血压，皮肤发红，呼吸困难，肠蠕动加快等。

2）潜在的遗传毒性与致癌性　在细菌和哺乳动物细胞体外实验中，未发现伊洛前列环素能够导致基因突变，此外，中毒剂量的伊洛前列环素未引起人淋巴细胞畸变，且微核试验中亦无致畸变作用。在对大鼠和小鼠致癌性研究中，未发现伊洛前列环素有潜在致癌性。

3）生殖毒性　在大鼠胚胎及胎毒性研究中，持续静脉给予伊洛前列环素，一些幼鼠发生前爪单一趾骨异常，这一现象与伊洛前列环素的剂量无关。在兔以及猴身上进行的类似胚胎毒性研究中，伊洛前列环素达到最大使用剂量并未造成幼兔及幼猴指（趾）发育异常或其他明显的组织结构异常。在大鼠研究中发现乳汁中含有极微量的伊洛前列环素。

4）局部耐受性，接触致敏以及潜在的抗原性　在大鼠吸入伊洛前列环素的研究中，给予20μg/ml的伊洛前列环素26周，未出现上呼吸道与下呼吸道明显的局部刺激性症状。

在豚鼠身上进行的皮肤致敏作用（极大化检测）以及抗原性研究中未发现有潜在的致过敏作用。

（3）用法用量

1）成人　每次吸入应从2.5μg开始（吸入装置中口含器所提供的剂量）。可根据不同患者的需要和耐受性逐渐增加伊洛前列环素剂量至5.0μg。根据不同患者的需要和耐受性，每天应吸入伊洛前列环素6～9次。根据口含器与雾化器所需的药物剂量，每次吸入时间大约应为5～10分钟。肾功能或肝功能不全患者、肝功能异常以及肾功能衰竭需要血液透析的患者，伊洛前列环素的清除率是降低的，应考虑减少用药剂量（参见［注意事项］以及

［药代动力学］）。

2）儿童以及青少年（18 岁以下）　目前还没有在儿童或青少年中应用的经验。除非有资料支持，否则本药不能应用于 18 岁以下的患者。疗程：长期治疗。雾化器的使用：如果某种雾化器能达到下列标准，则认为它适用于本药溶液的雾化；液滴的中位空气动力学直径（MMAD）或中位直径（MMD）为 3 ~ 4 mm；口含器输出剂量为：每次吸入伊洛前列环素 2.5 或 5 μg；一个剂量为 2.5 或 5 μg 伊洛前列环素的雾化时间：大约为 4 ~ 10 分钟（为了避免全身性副作用，4 分钟内输出的伊洛前列环素不得超过 5 μg）。为了尽可能减少意外暴露，吸入伊洛前列环素时推荐使用装有过滤器或吸入触发装置的雾化器，并保持房间的良好通风。

（4）不良反应　除了由于吸入用药的局部不良反应如咳嗽加重外，吸入伊洛前列环素的不良反应主要与前列环素药理学特性有关。临床试验中最常见的不良反应包括血管扩张，头痛以及咳嗽加重。

非常常见的不良反应（100 位患者中可能有 10 或者更多的人出现下述情况）：因血管扩张而出现潮热或者面部发红；咳嗽增加；血压降低（低血压）。

1）常见不良反应（100 位患者中可能有 1 ~ 10 人出现下述情况）　头痛；颊肌痉挛（口腔开合困难）；晕厥：晕厥是该疾病的一种常见症状，临床试验中伊洛前列环素治疗组与对照组晕厥的发生率无明显差异，但是也可能在使用本药时发生，请参见注意事项部分。

2）其他可能的反应　如果患者服用抗凝剂（抗凝血剂），也许会发生微量的出血。由于大部分肺动脉高压患者服用抗凝药物，常见出血事件（大部分为血肿）。伊洛前列环素组出血事件的发生频率与安慰剂对照组相比无明显差异。

3）以下患者禁用　对伊洛前列环素或任何赋形剂过敏者。

出血危险性增加的疾病（如活动性消化性溃疡，外伤，颅内出血或者其他出血），由于本药对血小板的作用可能会使出血的危险性增加。

（5）注意事项　①对于体循环压力较低的患者（收缩压低于 85 mmHg），不应当开始用本药治疗；②应注意监测以避免血压的进一步降低。对于急性肺部感染，慢性阻塞性肺疾病，以及严重哮喘的患者应作密切监测；③对于能够进行外科手术的栓塞性肺动脉高压患者不应首选本药治疗；④有晕厥史的肺动脉高压患者应避免一切额外的负荷和应激，如运动过程中。如果晕厥发生于直立体位时，每天清醒但未下床时吸入首剂药物是有帮助的。如果晕厥的恶化由基础疾病所造成，应考虑改变治疗方案；⑤肝功能异常患者，肾功能衰竭需要血液透析的患者，伊洛前列环素的清除均是降低的，因此应考虑减低剂量；⑥本药不能给妊娠期妇女使用，从开始治疗和治疗期间请使用可靠的避孕方法。妊娠妇女不得经空气接触本药。目前并不清楚本药是否经乳汁分泌，因此哺乳期妇女不应使用此药物，当开始使用本药治疗，请立即停止哺乳。目前尚无儿童及青少年的用药经验。除非得到足够资料的支持，否则本药不能应用于 18 岁以下的患者。新生儿、婴儿不得经空气接触本药；⑦老年患者用药：对老年人应用此药物无特殊要求。

（6）药物相互作用　伊洛前列环素可增强 β－受体阻断剂，钙离子通道阻断剂，血管扩张剂以及血管紧张素转换酶抑制剂等药物的抗高血压作用。

因为伊洛前列环素有抑制血小板功能的作用，因此与抗凝药物（如肝素，香豆素类抗凝药物）或其他抑制血小板聚集的药物（如乙酰水杨酸，非类固醇抗炎药物，磷酸二酯酶抑制剂以及硝基血管扩张药）合用时可增加出血的危险性。

对静脉输注伊洛前列环素与地高辛，乙酰水杨酸以及组织型纤溶酶原激活剂（t-PA）的相互作用作了研究。结果表明，静脉输注伊洛前列环素不影响患者多次口服地高辛后的药代动力学，对同时给予的t-PA的药代动力学也无影响。动物实验发现伊洛前列环素可能导致t-PA稳态血药浓度降低。

动物实验表明，预先给予糖皮质激素可减轻伊洛前列环素的扩血管作用，但不影响对血小板聚集的抑制作用。这一发现对于本药用于人体的意义尚不清楚。

注意本药溶液不可接触皮肤以及眼睛，并且要避免口服。

二、内皮素受体阻断剂

1988年，Yanagisawa等首次分离了内皮素-1（endothelin-1，ET-1），它是一个含21个氨基酸的多肽，分子量2492kD。随即发现了内皮素家族的其他2个成员（ET-2、ET-3），他们具有共同的高度同源的氨基酸序列。人ET-1、ET-2、ET-3位于不同的染色体，在不同组织中分布也不同，肾脏细胞表达高水平的ET-2；ET-3主要在肠道和脑组织中有高浓度表达。ET-1主要由内皮细胞分泌，是一种强效的内源性血管收缩剂，并有使血管平滑肌细胞增生，致纤维化和致炎作用，在肺动脉高压患者的血浆和肺组织中浓度较高。ET-1表达增加与肺动脉高压严重度和预后紧密相关。

（一）ET-1的生理和病理作用

ET家族有ET_A和ET_B两个受体，均属于鸟嘌呤核苷酸G蛋白偶连受体，ET_A受体位于肺血管平滑肌细胞，与ET-1和ET-2有高度亲合力，与ET-3亲合力较低；ET_B受体位于肺血管内皮细胞和平滑肌细胞，与3种ET游离体的亲合力基本相似。

激活的ET-1与ET_A受体结合，通过G蛋白激活磷脂酶C和1-4-5-三磷酸肌醇途径，导致血管平滑肌细胞内贮存池释放钙离子，引起强烈的缩血管作用；同时，ET_A受体和ET_B受体也中介ET-1的有丝分裂作用，导致包括血管平滑肌细胞在内的多种类型细胞的增殖。血管内皮细胞的ET_B受体不仅可通过增加一氧化氮和前列环素的表达导致血管扩张，而且有助于清除循环血浆中ET-1。正常情况下肺脏释放和清除ET的量基本相似（均约50%），肺动脉和肺静脉ET-1水平无明显的梯度变化。ET-1通过ET_A受体发挥收缩血管和/或促细胞增殖作用，而通过ET_B与舒张血管和/或抑制细胞增殖作用，两种受体比例调节着二者作用的平衡。在肺动脉高压病理条件下，血浆循环ET-1水平升高，内皮素受体表达异常，ET_A和ET_B受体都介导了内皮素有害作用，ET-1在肺动脉高压发病中起重要作用（图3-15-1）。

（二）ET-1受体阻断剂的分类

1. 双重ET_A/ET_B受体阻断剂　波生坦（bosentan）是一种特异竞争性的非肽类双重ET_A/ET_B受体阻断剂，与血管中的ET_A受体及脑、上皮和平滑肌细胞中的ET_B受体，竞争性地抑制ET-1与ET_A受体、ET_B受体的结合，阻滞ET-1的作用，是第一个用于治疗肺动脉高压的口服药物。2001～2002年，波生坦先后在加拿大和美国获得批准，可应用于肺动脉高压WHO/NYHA Ⅲ或Ⅳ级患者的治疗，可作为WHO/NYA功能Ⅲ级的IPAH和结缔组

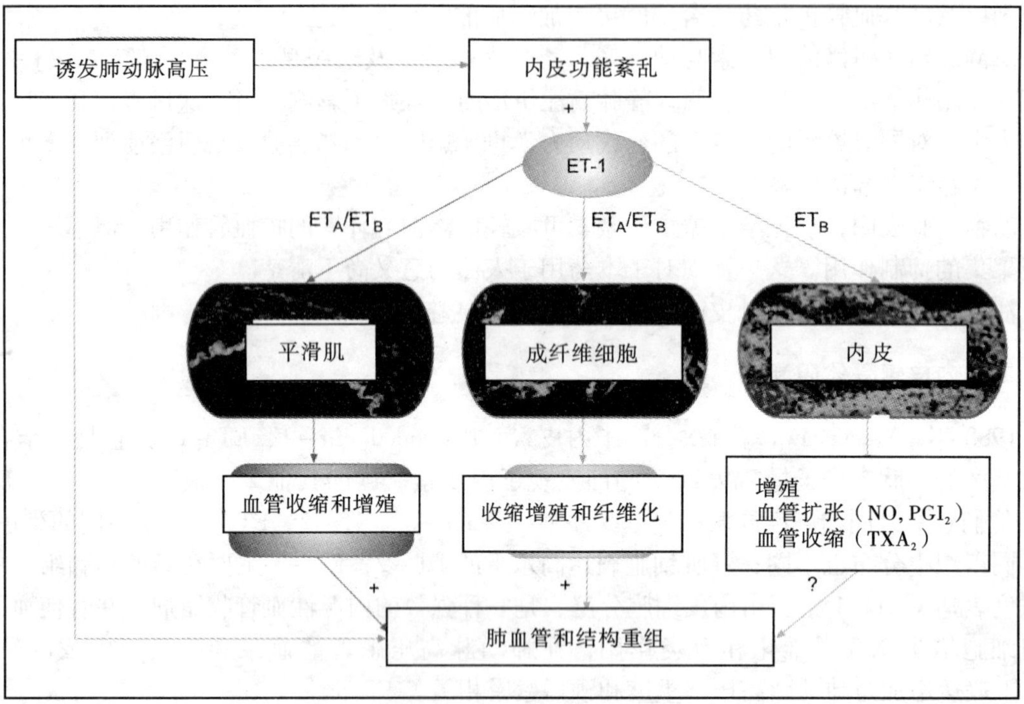

图 3－15－1　ET－1 在肺动脉高压发病中的作用

NO：一氧化氮；PGI_2：前列环素；TXA_2：血栓素 A_2；＋：刺激作用；?：作用不明。

织病相关性肺动脉高压患者的一线药物，还可用于拒绝或者不能耐受有创治疗（例如静脉注射伊前列醇）的患者。

2. 选择性 ET_A 受体阻断剂　司他生坦（sitaxsentan）是高选择性的 ET_A 受体阻断剂。目前已完成一项治疗肺动脉高压的随机、安慰剂、对照研究（即 STRIDE－1 试验），结果表明，司他生坦可改善患者运动耐量和血流动力学，减少临床事件发生（但仅限于低剂量 100mg/d）。针对该药物的另一项治疗肺动脉高压的预初研究也显示出类似结果。但至今缺乏司他生坦和波生坦治疗肺动脉高压的对比研究。目前尚未获美国 FDA 批准。

安贝生坦（ambrisentan）是另一种高选择性的 ET_A 受体阻断剂。至今正在进行一项治疗肺动脉高压有效性和安全性的预初研究，初步结果显示，安贝生坦可提高运动耐量、改善血流动力学，作用与其他选择性 ET_A 受体阻断剂相似。目前尚未获美国 FDA 批准。

其他一些针对司他生坦和安贝生坦的Ⅲ期对照临床试验正在进行或在计划中，这些研究将进一步探讨选择性 ET_A 受体阻断剂的疗效和不良反应，并与波生坦进行比较。

（三）波生坦的药代动力学和疗效

1. 药代动力学　波生坦是一种高度替代的嘧啶衍生物（无手性中心），化学名称：苯磺胺，4－（1，1－二甲基）－N－［6－（2－羟基乙氧基）－5－（2－甲氧苯氧基）［2，2′－双嘧啶］－4－yl］，单水化物，分子式：$C_{27}H_{29}N_5O_6S \cdot H_2O$，商品名：全可利。波生坦口服生物利用度 50%，血浆蛋白结合率 98% 以上，平均分布容积 17.8 ± 3.6L/h，每日二次口服，约3~5天血浆水平达到稳态，服药后3~4小时达最大血浆浓度，清除半衰期5.6小时，通过细胞色素P450（CYP450）酶系统CYPZC9和CYP3A4在肝脏代谢，90%以上通过胆道排泄。肾脏对波生坦的清除作用极少，经尿液排泄的未代谢的波生坦仅占0.13%。

2. 临床疗效 2001年Channick等完成了第一个双盲、随机、安慰剂对照的波生坦治疗肺动脉高压的研究，简称为351试验。2003年Rubin等进行了多中心、大样本、双盲、随机、安慰剂对照、波生坦治疗肺动脉试验研究，简称为BREATHE-1试验。目前已完成4项波生坦作为一线药物治疗肺动脉高压的随机对照研究、2项依前列醇联合波生坦治疗肺动脉高压的随机对照研究及相应的随访研究，结果表明，双重ET_A/ET_B受体阻断剂可改善患者运动耐量、血流动力学、心功能分级和多普勒超声心动图参数，推迟临床恶化时间。现已被美国PDA批准用于肺动脉高压的治疗。

尽管波生坦治疗PAH有效，但BREATHE-1试验证明，16周后WHO/NYHA功能分级提高到Ⅰ级或Ⅱ级的患者比例不足40%，并主要提高IPAH患者的运动能力（延长行走距离：6MWT波生坦组延长46m，而安慰剂组缩短5m），而对于硬皮病相关PAH患者则只能防止行走距离缩短（波生坦组延长3m，而安慰剂组缩短40m）。因此，Sitbon和McLaughlin等分别对上述最早的两项随机试验（351试验和BREATHE-1试验）中29例和169例IPAH患者继续进行了开放性后续随访研究，平均随访时间分别为1年和2.1±0.5年，结果表明：波生坦作为一线治疗药物，可改善进展型IPAH患者的生存率。

2003年Sitbon等报道了351试验中29例患者随访1年的结果：波生坦治疗改善WHO/NYHA功能分级，提高6MWT的运动能力，1年内病情无反复。其中11例患者在波生坦治疗15±4月后，行右心导管检查发现血流动力学持续改善，与基础值相比，长期随访发现心脏指数增加（约18%），肺血管阻力降低（约18%），肺动脉平均压稍降低，所有患者均未发现任何低血压症状。

2005年McLaughlin等报道了BTREATH-1试验中169例随访结果，平均随访时间2.1±0.5年，16例患者随访超过3年。研究中19例患者死亡，3例患者接受肺移植，没有患者接受房间隔造口术。长期存活的WHO/NYHA功能分级Ⅲ或Ⅳ级IPAH患者，单一应用波生坦治疗的患者存活1年和2年以上的比例分别为85%和70%（预期生存率分别为69%和57%）；治疗方案中包括应用波生坦的患者（长期随访期间可能加上或换成另一种治疗，如前列环素类药物或第5型磷酸二酯酶抑制剂）存活1年和2年以上的比例分别为96%和89%，故推荐将波生坦作为WHO/NYHA功能Ⅲ级的IPAH患者的一线药物治疗方案，可改善长期预后。目前还没有波生坦对其他类型PAH（如结缔组织病相关性PAH）长期存活率影响的研究。

另外，BREATHE-2试验观察了波生坦联合持续静脉注射依前列醇治疗肺动脉高压的有效性和安全性研究。2002年Barst等报道了BREATHE-3试验：一项有关波生坦治疗儿童PAH的多中心、开放性、非对照、平行设计的单剂量和多剂量临床研究，19例患者（IPAH 10例、先天性体-肺循环分流相关PAH 9例）的WHO/NYHA功能分级为Ⅱ级（78.9%）和Ⅲ级（21.1%），其中10例患者同时接受静脉持续注射依前列醇治疗，12周后的评估结果表明：无论是否联合应用依前列醇，波生坦治疗儿童肺动脉高压改善血流动力学和WHO/NYHA功能分级，耐受性良好，与成人相似。

近年来，人们又相继进行了 BREATHE－4 和 BREATHE－5 试验。其中 BREATHE－4 试验为多国家、多中心、非对照的开放试验，观察波生坦治疗 HIV 感染相关肺动脉高压的有效性和安全性。结果显示：波生坦明显改善 HIV 感染相关肺动脉高压患者运动量和血流动力学，药物耐受性良好，可以与抗病毒药物合用。BREATHE－5 试验为波生坦对先心病艾森曼格综合征患者的有效性、安全性和耐受性的研究。54 例患者以 2∶1 比例随机入选至波生坦组和安慰剂组，结果表明：波生坦可改善患者的运动量和血液动力学，耐受性良好，不引起艾森曼格综合征患者的外周动脉血氧饱和度恶化，即波生坦对先心病艾森曼格综合征患者可能是新的重要的治疗选择。

总之，波生坦可以提高 IPAH、食欲抑制剂和结缔组织病相关性 PAH 患者以及 HIV 感染相关 PAH、先心病、艾森曼格综合征和儿童 PAH 患者的运动量，改善血流动力学，抑制病情恶化。临床长期研究发现，波生坦可以延长 IPAH 患者的生存期。

（四）波生坦的安全性和副作用

波生坦的副作用主要表现为肝脏损害，肝脏转氨酶［如丙氨酸转氨酶（alanine，ALT）和天冬氨酸转氨酶（aspanrtate，AST）］的升高具有剂量和时间依赖性，但是可逆的。658 例波生坦治疗患者中 11% 有 3 倍以上的 ALT 或 AST 升高（280 例安慰剂组中仅有 2%），其中 0.3% 同时出现总胆红素升高，波生坦 250mmHg 每日 2 次口服或更高剂量，其引起转氨酶升高的程度越严重，90% 以上患者肝脏酶学变化出现在波生坦治疗的前 16 周。肝脏酶学异常大多数是无症状的，少数表现为腹痛、发热、疲劳或流感样症状，97% 患者在停药或降低剂量后几天至 9 周内肝功能即恢复正常，尚未发现有严重或持久的肝功能损害。引起肝脏损伤的原因为波生坦竞争性抑制胆盐从肝细胞清除的泵出通道。因此，必须在治疗前和后每周检测肝脏转氨酶水平。中度和重度肝功能不全以及转氨酶基线水平升高大于 3 倍正常值高限的患者禁忌应用波生坦；如果应用波生坦后肝脏转氨酶水平升高，必须改变治疗方案：转氨酶水平升高在 3～5 倍正常值高限而无临床症状患者，降低波生坦用量至 62.5mg 每日 2 次；在 5～8 倍正常值高限而无临床症状患者，降低波生坦用量至 62.5mg 每日 1 次，逐渐停掉或继续减量；如果肝脏转氨酶水平升高的同时出现肝脏损害的临床症状或胆红素升高大于 2 倍正常值上限，治疗必须立即停止。波生坦的其他副作用包括血红蛋白和血细胞比容出现剂量依赖性下降（占 10%）等。建议使用波生坦治疗 1 和 3 个月后检测血红蛋白浓度，以后每隔 3 个月检查 1 次。最早两项 pH 对照试验的 165 名 PH 患者口服波生坦 125mg 每日 2 次，具有良好的治疗耐受性，因不良反应（主要为肝功能异常）而终止治疗的发生率 5%（安慰剂组 3%）。

动物试验证实波生坦具有致畸作用，因此，妊娠期禁用波生坦；波生坦治疗前必须除外妊娠；治疗期间应采取可靠方法避孕，每个月进行妊娠测试，停用后至少 3 个月内不能妊娠。

由于波生坦既是 CYP450 同工酶的底物又是其诱导剂，同时服用通过 CYP450 酶代谢的药物可影响波生坦的浓度和疗效。因此，应用格列苯脲和环孢素时，禁忌联合应用波生坦；酮康唑、伊曲康唑或利托那韦唑可升高波生坦血药浓度，必须更频繁监测肝功能；波生坦可降低辛伐他汀、洛沙坦、地高辛血浆浓度，必须监测胆固醇或地高辛血药浓度水平，并调整剂量；临床研究表明，波生坦 125mg 或 250mg 每日 2 次剂量对华法林活性没有明显影响，二者联合应用不需要调整华法令和类似口服抗凝剂的首次剂量，但应严密监测 INR。

（五）联合用药

波生坦联合前列环素（epoprostenol）是非常有潜力和吸引力的肺动脉高压治疗方法，二者联合治疗的随机、双盲、安慰剂对照试验（BREATHE－2）已完成。波生坦加 5 型磷酸二酯酶抑制剂联合治疗，不良反应没有增加。BREATHE－2 研究评价了 IPAH 和硬皮病相关 PAH 患者，33 例患者开始持续静脉注射依前列醇 16 周，然后随机分配至伊前列醇联合波生坦组 125mg 每日 2 次（n＝22）和安慰剂（n＝11），16 周后评估结果表明：联合用药与单纯静脉注射依前列醇疗效均较明显，但依前列醇加波生坦组与依前列醇加安慰剂组的 WHO/NYHA 功能分级和 6MWT 距离改善没有统计学上的差别。因此，尽管有的患者受益于波生坦加依前列醇的联合疗法，但考虑到疗效、安全性和费用，联合疗法在成为标准疗法之前还要经过大样本随机控制试验研究。静脉或皮下注射依前列醇或曲前列环素治疗 PH 有效后，波生坦可用作序贯治疗药物，至今已有 3 项临床研究证实该方案安全可行，约 65% 的 PAH 患者可成功将静脉或皮下注射依前列醇或曲前列环素换成口服波生坦，换药前 mPAP 越低、换药越顺利。

三、5 型磷酸二酯酶抑制剂

近年来，对 5 型－磷酸二酯酶（PDE5）在肺循环中作用认识的进一步深入，使磷酸二酯酶抑制剂为临床治疗肺动脉高压带来了新希望。5 型－磷酸二酯酶抑制剂最初被开发用于治疗男性勃起功能障碍，由于肺和阴茎的生物化学相似，在这两个器官内，磷酸二酯酶高度集中，它在阴茎中可影响勃起，在肺部则会促使血管变细。西地那非有针对性地抑制该种酶的产生，通过松弛血管平滑肌使血管扩张进而导致血流更加通畅，从而改善肺动脉高压患者的血液流通状况。已上市的 5 型－磷酸二酯酶抑制剂有：sildenafil（西地那非）、tadalafil（他达拉非）、vardenafil（艾力达），主要用于男性勃起功能障碍，对于肺动脉高压的治疗只有西地那非有系列临床试验数据。

西地那非通用名：枸橼酸西地那非片。商品名：万艾可。主要成分及其化学名称为：1－{4－乙氧基－3－（6，7－二氢－1－甲基－7－氧代－3－丙基－1 氢－吡唑并［4，3d］嘧啶－5－基）苯磺酰} 分子式：$C_{22}H_{30}N_6O_4S \cdot C_6H_8O_7$。分子量：666.70

（一）药理作用

血管平滑肌细胞内环磷酸鸟苷（cGMP）水平在维持血管张力及血管平滑肌生长中起关键作用。NO 扩血管作用主要通过血管平滑肌内的 cGMP 来完成。NO 一旦产生就会激活可溶性鸟苷酸环化酶，使得 cGMP 产生增多，cGMP 能激活 cGMP 激酶，使钾通道开放，从而引起血管平滑肌舒张，使肺动脉压力下降。由于 cGMP 可被磷酸二酯酶迅速降解，细胞内 cGMP 的血管舒张效应维持时间短暂。磷酸二酯酶是一个水解环化核酸的家族，能水解环磷酸腺苷酸（cAMP）和 cGMP，使它们转化为无活性的产物的 5′－磷酸腺苷和 5′－磷酸鸟苷，限制了它们细胞内信号传导作用。cAMP 特异磷酸二酯酶抑制剂茶碱类药物能抑制支气管平滑肌收缩，临床广泛用于治疗支气管哮喘，但抑制 cAMP 特异的磷酸二酯酶药物（茶碱）对肺循环的效应相对微弱。在急慢性肺动脉高压动物模型中，选择抑制 cGMP 特异的磷酸二酯酶药物显示出放大内源性 NO 或吸入 NO 的舒张肺血管平滑肌的效应。研究显示，5 型－

磷酸二酯酶在人类肺中高表达，在慢性肺动脉高压患者肺组织中，5 型 - 磷酸二酯酶基因表达和活性均增强，这为 5 型 - 磷酸二酯酶抑制剂治疗肺动脉高压提供了理论基础的实验室依据。

（二）药效动力学、药代动力学

体外实验显示，西地那非对 PDE5 具有选择性。该药对 PDE5 的作用远较其他已知的磷酸二酯酶强（是对 PDE5 作用的 80 倍、对 PDE2 或 PDE4 作用的 1000 多倍）。西地那非对 PDE5 的选择性大约是 PDE3 的 4000 倍，后者与心肌收缩力的控制有关，因此该特点有重要的意义。西地那非对 PDE5 的作用约是对 PDE6 作用的 10 倍。PDE6 是存在于视网膜中的一种酶。西地那非对 PDE6 的选择性相对较低，是它在高剂量或高血浆浓度时出现色觉异常的原因。除人海绵体平滑肌外，在血小板、血管和内脏平滑肌以及骨骼肌内也有低浓度的 PDE5 存在。西地那非对这些组织中 PDE5 的抑制，可能是其增强 NO 的抗血小板聚集作用（体外实验）、抑制血小板血栓形成（体内实验）以及舒张外周动静脉（体内实验）的基础。

西地那非在实验性肺损伤的动物模型治疗中显示可降低 PAP，在麻醉猪的实验中，用 25、50、100mg 西地那非，分别在用药后的 30、60、90 分钟测肺动脉压力，发现小剂量西地那非在 30 分钟后即显著降低肺动脉压力，并能维持 30 ~ 60 分钟，大剂量则能维持 90 分钟。在野生型及血管内皮 NO 合成酶缺乏的大鼠实验中，西地那非除能降低缺氧诱发的肺动脉高压外，还能降低右心室收缩压力的增高。

本品口服后吸收迅速，绝对生物利用度约为 40%。药代动力学参数在推荐剂量范围内与剂量成比例。药物清除以肝代谢为主（细胞色素 P450 同工酶 3A4 途径），生成有活性的代谢产物，其性质与西地那非近似。细胞色素 P450 同工酶 3A4（CYP4503A4）的强效抑制剂（如红霉素、酮康唑、伊曲康唑）以及细胞色素 P450（CYP450）的非特异性抑制物如西咪替丁与西地那非合用时可能会导致西地那非的代谢降低。西地那非及其代谢产物的半衰期约为 4 小时。空腹状态下口服 30 ~ 120 分钟（中位值 60 分钟）后达到血浆峰浓度。与高脂肪饮食同服时，吸收速率降低，达峰时间平均延迟 60 分钟，血浆峰浓度平均下降 29%。西地那非及其代谢产物大约有 96% 与血浆蛋白结合，蛋白结合率与药物总浓度无关。西地那非主要通过肝脏的微粒体酶细胞色素 P4503A4（主要途径）和细胞色素 P4502C9（次要途径）清除。主要循环代谢产物是 N - 去甲基化物，后者将被进一步的代谢。N - 去甲基代谢产物具有与西地那非相似的 PDE 选择性，在体外，它对 PDE5 的作用强度约为西地那非的 59%。此代谢产物的血浆浓度约为西地那非的 40%，故西地那非的药理作用大约 20% 来自其代谢产物。口服或静脉给药后，西地那非主要以代谢产物的形式从粪便中排泄（约为口服剂量的 80%），小部分从尿中排泄（约为口服剂量的 13%）。特殊人群的药代动力学：老年人：健康老年志愿者（≥65 岁）的西地那非清除率降低，游离血药浓度比年青健康志愿者（18 ~ 45 岁）约高 40%。肾功能不全：轻度（肌酐清除率等于 50 ~ 80ml/min）和中度（肌酐清除率等于 30 ~ 49ml/min）肾损害的志愿受试者单剂口服西地那非 50mg 的药代动力学没有改变。重度肾损害（肌酐清除率等于≤30ml/min）的志愿受试者，西地那非的清除率降低，与无肾脏受损的同年龄组志愿者相比，血浆浓度时间曲线下面积（AUC）和最大浓度（Cmax）几乎加倍。肝功能不全：肝硬变（Child - Pugh 分级 A 级和 B 级）志愿受试者的西地那非清除率降低，与同年龄组无肝损害的志愿者相比，AUC 和 Cmax 分别增高 84%

和47%。因此，年龄65岁以上、肝功能损害、重度肾功能损害会导致血浆西地那非水平升高。

（三）西地那非治疗肺动脉高压的临床研究

西地那非是一种强效、高选择性PDE5抑制剂，随着对肺循环中PDE5活性的深入了解，对西地那非的急性血流动力学效应和长期治疗PAH的疗效有了进一步认识。

1. 单药治疗肺动脉高压中的作用　研究显示，西地那非能阻断正常人由于急性缺氧引起的肺血管收缩。显著降低PAH患者的平均肺动脉压（mPAP）。Michelakis等人入选13例PAH患者以评价西地那非疗效，结果表明西地那非能降低mPAP和PVR，增加心脏指数。该药降低mPAP的效应与NO相似，但有明显影响体循环血流动力学的效应。特发性肺动脉高压患者服用西地那非1~2小时后，心排出量明显增加，同时肺动脉压、肺血管阻力和平均肺动脉压则明显降低。服用后8小时的肺动脉压和平均动脉压仍显著低于用药前的基线值。

几项非随机、单中心研究表明，西地那非是一种有前途的治疗PAH药物。Bharani和同事们采用十字交叉设计，对入选的10例PAH患者分别给与西地那非或安慰剂治疗2周。2周后接受西地那非治疗的患者，6分钟步行距离显著增加，呼吸困难指数明显改善，超声心动图估测的收缩期PAP下降。另外的一项研究对29例患者给与西地那非（25~100mg，tid）治疗5~20个月，结果发现NYHA心功能分级、6分钟步行距离和呼吸困难指数改善，非侵入性检查估测的收缩期PAP中度下降。临床研究显示无论是服用西地那非2周的疗效验证，还是长达5~20个月临床观察，肺动脉高压患者在6分钟步行和呼吸困难指数方面均有明显的改善。超声心动图评价的收缩期肺动脉压力结果不尽相同，一些研究显示服药后肺动脉压力明显下降。也有研究显示，尽管患者临床症状明显缓解，但肺动脉压力仅轻微下降。

许多重度慢性血栓栓塞性PAH（CTEPH）即使经过外科手术和长期内科治疗（包括抗凝剂治疗）后，PAH仍然会继续进展。研究显示，一些CTEPH患者的非阻塞血管也会不断发生重塑，且血管反应性不断增加，因此长期应用西地那非可能对CTEPH患者有益。Gohfrani等人报道，慢性血栓栓塞性肺高压患者接受6个月的西地那非治疗。患者平均肺动脉压（mPAP）和肺血管阻力（PVR）分别降低了15%和30%，同时6分钟步行距离显著增加。除头痛和恶心外，该药没有其他明显的副作用。该研究显示长期应用西地那非能够有效地治疗CTEPH。

2. 联合用药在肺动脉高压中的治疗作用　当联合吸入NO时，sildenafil可扩大和延长吸入NO的效应。Sildenafil联合NO吸入降低肺动脉楔压、增加心脏指数，获得比任何一个单药更大程度的降低PVR。西地那非还可以可防止NO吸入突然撤出后的反弹性肺血管收缩。

除了sildenafil联合NO吸入的急性血管反应研究外，吸入伊洛前列环素（iloprost）比sildenafil能更显著的降低平均肺动脉压（mPAP）和肺血管阻力（PVR），而联合治疗可获得比任何单药更多及更长的mPAP和PVR的下降。西地那非单独或联合吸入伊洛前列环素能提高特发或继发肺动脉高压患者的活动耐力。Stiebellehner等人报道了3例对长期静脉使用依前列醇反应不明显的PAH患者，联合应用西地那非治疗后临床症状获得肯定性改善。研究显示患者6min步行试验距离增加与临床气短症状缓解是相一致的。药物耐受性好，对心律及血压无影响。这一结果表明长期联合应用药物对治疗重度 PAH 意义重大。前列环素主要通过刺激 cAMP 起作用，磷酸二酯酶抑制剂能放大前列环素引起的血管扩张作用，并使前列环素发挥作用的时间延长。西地那非和前列环素协同效应的机制还不很清楚，但这些发现表明环核苷酸之间存在显著的交叉反应。可能的机制是：①1，5－磷酸二酯酶抑制剂可增加平滑肌内 cAMP 的含量。这或许只是单纯链条并联通路外的附加效应；②前列环素通过 NO－cGMP 信号通路起作用。

（三）安全性和耐受性

西地那非起始剂量 25mg 每 8 小时 1 次，口服，如患者可耐受，将剂量增加至 50mg 每 6 小时 1 次，或 0. 5mg/（kg·4h）。

临床常见的副作用有腹泻、皮疹、头痛、潮红、消化不良、鼻塞及视觉异常等。视觉异常为轻度和一过性的，主要表现为视物色淡、光感增强或视物模糊。一些研究显示了其有效性而且相对非常小的副作用（比如，头痛、鼻充血、视力障碍。实验性肺损伤动物模型用西地那非治疗后，尽管由于通气－血流比值失调使气体交换能力下降，但 PAP 持续降低。这一点提示对合并严重肺脏疾病的 PAH 患者应用该药治疗时需要慎重。

西地那非－硝酸酯类影响合用时对血压的影响：两者同时给药时，发现从给药开始到所观察的 6 小时内，均可看到血压的下降。所以，在任何情况下联合给予西地那非和有机硝酸酯类或提供 NO 类药物（如硝普钠）均属禁忌。

其他药物对西地那非的作用：体外实验研究显示本品主要通过细胞色素 P450 3A4（主要途径）和 2C9（次要途径）代谢，故这些同工酶的抑制剂会降低西地那非的清除。体内实验表明，健康志愿者同时服用本品 50mg 和西咪替丁（一种非特异性细胞色素 P450 抑制剂）800mg，血浆内西地那非浓度可增高 56%。单剂西地那非 100mg 与细胞色素 P450 3A4 的特异性抑制剂红霉素（500mg，每日 2 次，共 5 天达到稳态）合用时，西地那非的药时曲线下面积（AUC）升高 182%；单剂西地那非 100mg 与另一种 CYP450 3A4 抑制剂 HIV 蛋白酶抑制剂 saquinavir 合用，达到稳态时（1200mg，每日 3 次），则后者的 Cmax 提高 140%，AUC 增加 210%，西地那非不影响后者的药代动力学；酮康唑、伊曲康唑等更强效的 CYP450 3A4 抑制剂，上述作用可能更大；当与 CYP450 3A4 抑制剂（如酮康唑、红霉素、西咪替丁）合用时，西地那非的清除率降低。同时服用 CYP450 3A4 的诱导剂（如利福平）也将降低血浆西地那非水平。抗酸药（氢氧化铝/氢氧化镁）对本品生物利用度没有影响；CYP450 2C9 抑制剂（如甲苯磺丁脲、华法林）、CYP450 2D6 抑制剂（如选择性 5－羟色胺再摄取抑制剂、三环抗抑郁药）、噻嗪类药物及噻嗪类利尿剂、血管紧张素转换酶抑制剂、钙离子通道阻断剂等，对西地那非的药代动力学没有影响。袢利尿剂和保钾利尿剂可使西地那非活性代谢产物（N－去甲基西地那非）的 AUC 增加 62%，而非选择性－受体阻断剂使其增加 102%。这些对西地那非代谢产物的影响不会引起临床变化。西地那非对其他药物的作用：本品是一种细胞色素 P450 1A2、2C9、2C19、2D6、2E1 和 3A4（$IC_{50}>150\mu mol/L$）的弱抑制剂。由于服用推荐剂量西地那非后其血浆峰浓度约为 1μmol/L，故西地那非不会改变这些同工酶作用底物的清除。高血压患者同时服用西地那非（100mg）和氨氯地平 5mg 或 10mg，收缩压平均降低 8mmHg，舒张压平均降低 7mmHg。未发现经 CYP450 2C9 代谢的甲苯磺丁脲（250mg）和华法林（40mg）与西地那非有明显的相互作用。西地那非（50mg）

不增加阿司匹林（150mg）所致的出血时间延长。健康志愿者平均最大血浆酒精浓度为0.08%时，西地那非（50mg）不增强酒精的降压作用。西地那非（100mg）不影响HIV蛋白酶抑制剂saquinavir、ritonavir稳态时的药代动力学，后二者都是CYP450 3A4的底物。

（四）结论

总之，早期的研究证实长期应用西地那非能有效治疗慢性PAH，副作用少、发生率低（如头痛、鼻充血和视力障碍）。由于口服给药方便，临床疗效显著，副作用少，所以西地那非尤其适合长期治疗。尽管已有治疗效果肯定的相关报道，仍需要设计合理的大规模的随机临床试验评价西地那非的疗效（目前正在进行中），也需要设计其他临床研究比较该药和其他药物的疗效，以及在联合治疗中所起的作用。

美国胸科协会（ACCP）在2004年肺动脉高压治疗指南中已经将磷酸二酯酶抑制剂列为可选择的治疗药物之一。美国及欧洲FDA分别在2005年及2006年批准磷酸二酯酶抑制剂西地那非作为特殊用药，用于肺动脉高压的治疗。磷酸二酯酶抑制剂主要用于其他药物治疗失败或不适合的肺动脉高压患者。也可与其他药物联合应用。联合用药主要与内皮素受体阻断剂、前列环素或吸入NO合用。

（五）其他

目前上市的5-型磷酸二酯酶抑制剂还有tadalafil（他达拉非）、vardenafil（艾力达），尽管这两种药物与西地那非相似，但尚未获得治疗肺动脉高压的临床疗效观察资料。

（施举红）

参考文献

1. Driscoll JA, Chakinala MM. Medical therapy for pulmonary arterial hypertension. Expert Opin Pharmacother, 2008, 9:65-81
2. Dupuis J & Hoeper MM. Endothelin receptor antagonists in pulmonary arterial hypertension. Eur Respir J, 2008, 31:407-415
3. Benedict N, Seybert A, Mathier MA. Evidence-based pharmacologic management of pulmonary arterial hypertension. Clin Ther, 2007, 29:2134-53
4. Nakayama T, Shimada H, Takatsuki S, et al. Efficacy and limitations of continuous intravenous epoprostenol therapy for idiopathic pulmonary arterial hypertension in Japanese children. Circ J, 2007, 71:1785-90
5. Naeije R, Huez S. Expert opinion on available options treating pulmonary arterial hypertension. Expert Opin Pharmacother, 2007, 8:2247-65

第十六章 内科胸腔镜技术及其临床应用

内科胸腔镜（medical thoracoscopy，又称为 pleuroscopy）是一项侵入性操作技术，主要用于经无创方法不能确诊的胸腔积液患者的诊治，能够在直视下观察胸膜腔的变化并可进行胸膜壁层和/或脏层活检，因此，这项技术的应用对肺胸膜疾病的诊断具有很重要的临床意义。

一、内科胸腔镜的概念

（一）内科胸腔镜的发展史

1910 年，瑞典斯德哥尔摩德内科医师 Jacobaeus 在局部麻醉下，使用胸腔镜对渗出性胸膜炎的患者进行了诊断性检查，这就是最早的“诊断性胸腔镜”。此后 40 年间，人们采用“Jacobaeus 方法”用来进行胸膜粘连的松解治疗，以提高肺结核患者的气胸治疗效果。20 世纪 60 年代早期，随着抗结核治疗药物的进展，结核性胸膜粘连明显减少，一些熟悉胸腔镜应用的欧洲内科医师，开始用胸腔镜诊治肺胸膜疾病，主要用于结核和恶性胸腔积液的诊断；同时，一些美国医师也开始在临床应用这项技术。

20 世纪 90 年代，由于内镜技术的发展和微创操作的要求，出现了“外科胸腔镜”，主要是我们现在看到的电视辅助胸腔镜手术（video - assisted thoracoscopic surgery，VATS）。外科胸腔镜的应用使得更多的肺科医师了解和使用“内科胸腔镜”。据美国 1994 年的一项 1000 名肺科医师的调查显示，大约 5% 的美国肺科医师使用内科胸腔镜技术诊治肺胸膜疾病。在欧洲，胸腔镜技术包括在肺科医师培训计划中。在我国，近几年也有多家医院采用普通硬质胸腔镜或支气管镜代替胸腔镜进行肺胸膜疾病的诊断。

近几年，一种新型软硬结合的胸腔镜出现，它是由可弯曲的前端与硬质的操作杆部组成的，比传统的硬质胸腔镜更易于操作。许多医师已开始在临床应用这种顶端可弯曲的内科胸腔镜（flexirigid thoracoscopy，或称为 semi - rigid thoracoscopy）。

（二）内科胸腔镜与外科胸腔镜的区别

胸腔镜检查为临床医师提供了直视胸膜腔内病变的机会，并可能对病变进行诊断和/或治疗。内、外科胸腔镜的主要区别在于以下几方面：①内科胸腔镜由肺科医师或呼吸内镜医师在气管镜室来完成，而外科胸腔镜由胸外科医师在手术室进行；②内科胸腔镜采用局部麻醉（或加用静脉镇静）下胸壁单一切口来完成对胸膜腔的观察和病灶活检，患者容易耐受，外科胸腔镜则需要全身麻醉、双腔气管插管来保证患侧操作；③内科胸腔镜很少使用一次性用品，不需全身麻醉，因此费用明显低于外科胸腔镜；④内科胸腔镜由于视野小，仅有一个观察切口，因此主要用于诊断以及胸膜粘连松解和固定，而外科胸腔镜科可完成病灶切除和粘连严重的胸膜松解等操作。

内、外科胸腔镜各有其不同的适应证。在此，我们主要介绍内科胸腔镜技术及其临床应用，以便更多的呼吸科医师了解和使用这项技术。

二、内科胸腔镜的技术操作

（一）仪器设备

内科胸腔镜是一项侵入性较小的操作，仅需要在胸壁做一个检查切口，所用装置包括胸壁穿刺器套管（trocar）、胸腔镜或代用纤维支气管镜及其光源和图像系统、活检钳及术后所需胸腔引流等物品。不同地区根据条件不同所用检查的胸腔镜不同，主要有以下3种：①普通硬质胸腔镜，它与外科胸腔镜不同，它是将导光束、目镜以及活检孔道全部集于一根金属管中，当操作者在操作时可直接采用硬质活检钳对病灶区域进行活检。通常由于工作孔道较粗，故活检钳也相对较大，活检组织亦较大，病理阳性率较高。其不足是操作不灵活、不易变化方向多角度观察胸腔内改变；②支气管镜代胸腔镜：我国一些作者采用这种方法，它可在没有胸腔镜设备的地区进行胸膜疾病的诊断。与硬质镜比较存在一定的缺点，如：气管镜在胸腔内的定位不易掌控，活组织取材较小；③前端可弯曲电子胸腔镜：这是近几年出现的新型设备，它的硬质杆部具有普通硬质胸腔镜的易操作性，而前端可弯曲部分可多方向观察胸腔内改变，并且它与电子气管镜使用同一光源监视系统，有良好的应用前景。

（二）操作过程

1. 选择穿刺点　胸腔镜操作的前提条件是足够的胸膜腔空间，至少6～10cm，通常对没有粘连的胸腔积液患者容易进行操作。如果没有足够胸腔空间，则需要在胸腔镜术前或当时在X线引导下进行人工气胸来制造一个安全的穿刺空间，避免损伤肺脏。Hersh等报道经胸壁超声选择穿刺点置入trocar既安全有效，又不需要进行术前的人工气胸，同时超声检查节省时间，因此超声定位穿刺进针可以替代内科胸腔镜前的人工气胸。通常患者取健侧卧位，切口选择在患侧腋部胸壁第4～8肋间，常用6～7肋间。

2. 局部麻醉　穿刺点处给予2%利多卡因5～20ml局部麻醉，疼痛明显者可给予肌注哌替啶或静脉给予咪达唑仑和芬太尼镇静，并进行心、电、血压、血氧饱和度监测，保持患者自主呼吸良好。

3. 切口、置入胸腔镜和观察胸膜腔　在穿刺点行9 mm的切口，钝性分离皮下各层至胸膜，置入穿刺套管，将胸腔镜经套管送入胸膜腔，按照内、前、上、后、侧、下的顺序观察脏层、壁层、膈胸膜和切口周围胸膜。可疑病变可进行活检。遇到胸腔粘连，可采用电凝或电切进行粘连带的松解，但需注意出血，由于内科胸腔镜不如VATS止血方便可靠，所以分离时要特别注意，宁慢勿快，比较粗大的粘连带和时间较长的粘连带内容易有小的血管，可首先用去甲肾上腺素局部喷洒，多点分段电凝，慎用电切。遇到恶性胸腔积液或复发性良性积液需行胸膜固定术，常用3～5g消毒的干的滑石粉通过雾化装置均匀喷入胸膜腔。对于气胸患者，2～3g滑石粉即可，术后需要留置胸腔闭式引流进行负压吸引。

4. 术后　操作完成后，经trocar置入胸腔闭式引流管，术后行X线胸片了解置管位置及胸腔变化。

（三）适应证

内科胸腔镜主要用于诊断，同时也可以进行部分胸腔内治疗。其主要适应证为：①经多种无创方法仍不能明确病因的胸腔积液；②肺癌或胸膜间皮瘤的分期；③对恶性积液或复发性良性积液患者进行滑石粉胸膜固定治疗；④对于自发性气胸中的Ⅰ期和Ⅱ期，局部治疗也是内科胸腔镜的适应证；⑤其他适应证包括需要在膈肌、纵隔和心包进行活检的病例。

（四）禁忌证

内科胸腔镜是一项安全的检查。胸膜腔闭塞是本项检查的绝对禁忌证，因此严重胸膜粘连不宜进行检查。相对禁忌证包括：①出血性疾病，以血小板低于 $40\times10^9/L$ 为临界值；②低氧血症；③严重心血管疾病；④持续的不能控制的咳嗽；⑤极度虚弱者。

（五）并发症及其预防

常见的并发症包括：心律失常、轻度高血压或低氧血症，这些并发症多能够通过吸氧完全纠正。

活检后出血多数可以自行止血，对于相对微小地持续出血，可以采用电凝固来止血，Loddenkemper 等进行 6 000 余例胸腔镜的经验指出，胸腔镜造成的出血不需要外科进行干预。相对最少见而严重的并发症是血管损伤造成的出血，也是引起死亡的主要原因，需要进行紧急开胸手术止血治疗。活检后气胸、支气管胸膜瘘少见，选择安全的穿刺点和小心地活检可以避免这一并发症。人工气胸造成的最危险的并发症是空气或气体的栓塞，发生率小于 0.1%。胸腔积液吸引后复张性肺水肿发生危险很小，即使几千毫升胸液在胸腔镜期间完全吸出，由于胸腔与大气相通，等量的气体很快会从胸壁穿刺套管中进入胸腔，使肺部不能完全复张。我们的经验未发现心律失常和肺水肿。

胸腔置管时间延长，Hansen 等对 146 例行内科胸腔镜患者研究显示平均术后置管时间为 3.14 天（1～10 天），给予胸膜固定治疗者为 6.47 天（1～19 天）。我们的置管时间为 1～8 天，无拔管延迟。当出现脓胸时胸腔引流时间明显延长，甚至需要外科治疗。

此外，皮下气肿、滑石粉胸膜固定术后发热、切口局部感染、切口皮肤感觉异常、肿瘤胸部的种植转移均可发生，我们的报道有 6 例出现皮下气肿，未予处理，后自行吸收；置入胸壁套管时疼痛 2 例，活检轻微疼痛 12 例，术后伤口疼痛 28 例；1 例粘连较重患者术中出血约 150ml，局部注射肾上腺素盐水后止血，生命体征稳定；术后发热 6 例，均在术后第 2 天发生，多在 38℃以内，仅 1 例到 39℃，第 3 天体温均降至正常水平；未发生伤口感染。

总之，内科胸腔镜为一项安全的侵入性检查，其并发症发生率报道不同，为 3%～22.6%，但严重并发症少见，已报道的死亡率为 0.01%～0.6%。

三、内科胸腔镜的临床应用

（一）不明原因的胸腔积液的诊断

临床上常见胸腔积液患者经过充分大量的诊断性检查，包括胸腔穿刺和胸膜活检仍不能明确病因，对这类患者行内科胸腔镜检查有助于诊断。我们对 60 例不明原因胸腔积液患者行胸腔镜检查，结果发现恶性肿瘤 32 例（53.3%）、结核 16 例（26.7%）、阴性结果或慢性炎症 5 例（8.3%）、肺炎合并胸膜炎 4 例（6.7%）、粘连严重未能看到胸壁者 3 例（5%）。恶性肿瘤中肺腺癌 11 例、鳞癌 6 例、淋巴瘤 1 例、小细胞癌 3 例、胸膜间皮瘤 3 例、乳腺癌转移 3 例、肾癌转移 1 例、不明原发灶 4 例。

（二）恶性胸腔积液诊治

恶性胸腔积液是内科胸腔镜的主要诊断和治疗适应证。对 208 例恶性胸腔积液患者（58 例弥漫性胸膜间皮瘤，29 例肺癌，28 例乳腺癌，30 例其他肿瘤，58 例不明原发灶，5 例恶性淋巴瘤）分析表明：胸腔积液细胞学的诊断阳性率为62%，胸膜活检为44%，内科胸腔镜为95%，后者显著的高于前二者并且高于前二者结合的阳性率（74%），所有的方法结合起来总阳性率为97%。通过回顾分析146例内科胸腔镜结果显示，对于恶性胸腔积液，内科胸腔镜检查的敏感性为88%，特异性达96%。

内科胸腔镜假阴性结果可能与以下因素有关：活检不够充分或没有代表性、操作者缺乏经验、胸腔粘连而不能看到肿瘤组织。对于转移性恶性胸腔积液，壁层胸膜的盲检确诊率低，大约30%的患者壁层胸膜常常不受累及，因此直视下脏层或膈胸膜活检可能确诊。此外，胸腔镜活检的标本体积相对大，因此对于病理学家相对容易明确肿瘤组织的来源。

对于恶性胸腔积液，可在内科胸腔镜直视下将脱石棉滑石粉均匀地喷洒胸膜的各部分而进行胸膜固定术，这是传统的胸膜固定术的选择。对一些非肿瘤性复发性胸腔积液患者，如乳糜胸，也可通过内科胸腔镜进行滑石粉胸膜固定术治疗。对较大的胸膜壁层恶性肿瘤也可在镜下采取介入治疗的方法减轻瘤负荷，如：氩气刀、高频电刀、激光等治疗。胸壁单个良性胸膜间皮瘤，若考虑胸壁肿瘤为良性间皮瘤可直接在内科胸腔镜下完全切除，达到治愈目标。

（三）结核性胸腔积液的诊治

有作者认为结核性胸膜炎通过盲法胸膜活检可达70%～90%的阳性率，通常没有必要用内科胸腔镜来诊断结核。但是来自南非的研究显示，胸腔镜诊断率为98%，而胸膜活检阳性率为80%。因此，通过内科胸腔镜检查来诊断结核性胸膜炎同样有很大的临床价值。此外，胸腔镜活检组织的结核培养高阳性率为我们提供了进行抗结核药物敏感试验的可能，这可能会对治疗和预后有一定的影响。另一项关于激素治疗结核性胸膜炎的研究发现，胸腔镜术中胸腔积液完全引流对症状的改善优于任何随后的治疗，可能由于胸腔镜检查改善了胸膜内的粘连和充分引流胸膜腔液体，从而改善了症状。内科胸腔镜可一次性抽净胸腔积液，快速排除胸腔积液，解除局部血液及淋巴循环障碍，促进渗出吸收；排除胸腔积液，消除对胸膜的刺激，避免胸膜肥厚；冲洗掉胸腔蛋白质，降低了胸腔的胶体渗透压，减轻胸腔积液渗出；放净胸腔积液并冲洗胸腔，冲洗掉胸腔中的炎性介质，减轻胸膜的炎症反应，减少渗出；剪断粘连，防止胸膜腔分割，利于胸腔积液引流。胸腔内禁止注入异烟肼等抗结核药，以免加重胸膜粘连及肥厚。

（四）脓胸的治疗

对早期脓胸（发病2周内，无严重胸腔粘连），内科胸腔镜可以进行有效的治疗，用活检钳夹取纤维样改变，使胸膜腔由多房变为一个腔隙，有利于成功的引流和冲洗，因此如果适合留置胸腔闭式引流的患者应当同时进行胸腔镜检查。对于严重胸腔粘连和机化的病变，必需进行外科治疗。

（五）气胸及支气管胸膜瘘的治疗

对于自发性气胸，在插入胸腔闭式引流管前，用内科胸腔镜很容易观察到肺和胸膜的病变。根据镜下观察，按照 Vanderschueren 分级分为以下几期：Ⅰ期为镜下肺正常；Ⅱ期可见肺胸膜粘连；Ⅲ期镜下可见小的肺大疱（直径≤2cm）；Ⅳ期镜下可见大量的肺大疱（直径>2cm）。虽然通过 VATS 或开胸手术可以发现明显病变，但通过内科胸腔镜也可以发现一些肺大疱或胸膜瘘。对于手术后或外伤等引起的较大的瘘口可应用硝酸银后用无细胞组织填充剂填堵。通过内科胸腔镜可以进行肺大疱凝固或脱石棉滑石粉胸膜固定。脱石棉滑石粉胸膜固定术是传统的处理方法，复发率低于10%，只有4%～10%的病例需要外科手术。Ⅳ期患者存在大量的肺大疱，需要行VATS或外科手术。

（六）血胸的治疗

胸腔积液中血红蛋白浓度超过同时自身血液血红蛋白一半以上时称为血胸，除见于外伤外，也可见于气胸造成含血管的粘连带断裂所致。若无需要外科手术治疗的情况，可通过内科胸腔镜进行诊断与治疗。镜下找到出血部位后可电凝等止血。有时进镜后找不到出血点，且观察半小时无明显出血时可放置胸腔闭式引流，肺脏膨胀后通过自身的压迫作用也可止血。若较大血管损伤造成的持续快速出血应采取外科胸腔镜或开胸手术治疗。

（七）其他病因所致胸腔积液的诊治

对于既非肿瘤又非结核的胸腔积液患者，内科胸腔镜可以提供镜下的线索来寻找病因，例如：类风湿性胸腔积液、胰腺炎所致胸腔积液、肝硬化性胸腔积液、腹腔积液的蔓延或创伤。这些病因经询问病史、胸腔积液分析和理化检查，通常可以得到诊断，但对于不能确诊的患者，内科胸腔镜有助于确定诊断。当不明胸腔积液是继发还是来源于原发性肺部疾病时，如：肺纤维化或肺炎，胸腔镜检查和活组织检查可明确诊断。对于内科治疗无效的顽固性肝源性、肾源性及心源性胸腔积液也可行胸腔镜治疗，抽净胸腔积液行胸腔闭锁术（方法同恶性胸腔积液的胸膜闭锁术）。

（八）特发性胸膜炎（idiopathic pleural effusion）的诊断

即使经过全面的胸腔积液检查和胸腔镜活检，仍有部分胸腔积液患者不能明确病因，病理诊断为非特异性胸膜炎（non-specific pleuritis）。Venekamp等通过对胸腔镜病理诊断为非特异性胸膜炎的75例患者经过近3年的追踪研究，91.7%为良性过程，仅8.3%进展为肿瘤，最终发现不明病因的特发性胸膜炎比例为25%，与Hansen报道相似（23%）。因此，大多数胸腔镜病理诊断为非特异性胸膜炎的患者可以找到病因，仅有部分患者无病因，临床上可以称为真正的“特发性胸膜炎”，病程呈良性过程。

四、总结

内科胸腔镜作为一项呼吸科医师可操作的安全、有效的微创诊疗技术，对胸腔积液和气胸等胸膜疾病的诊断和治疗具有重要的临床应用价值。通过内科胸腔镜可以明确或排除恶性或结核性积液，准确率几乎达到100%；有助于明确胸膜疾病的病因和恶性积液的预后判断以及制定相应的治疗方案；此外，对脓胸和自发性气胸的治疗亦有很大的意义；通过内科胸腔镜向胸腔内吹入滑石粉治疗恶性胸腔积液和复发性良性积液（如：乳糜胸）。相信不久的将来内科胸腔镜会成为呼吸科医师必须掌握且相当实用的诊疗技术。

（童朝晖）

附：内科胸腔镜典型病例

病例 1

患者，女，56 岁，农民，右侧胸痛 1 年伴双手胀痛 5 个月、发现右侧胸腔积液 3 个月。于 2005 年 7 月 14 日收入院，在外院 4 次抽胸腔积液提示淡黄色渗出液，外院右手活检提示“硬皮病”，给予抗结核和泼尼松治疗无效。为明确诊断收入我院行内科胸腔镜检查，结果见图 3－16－1。

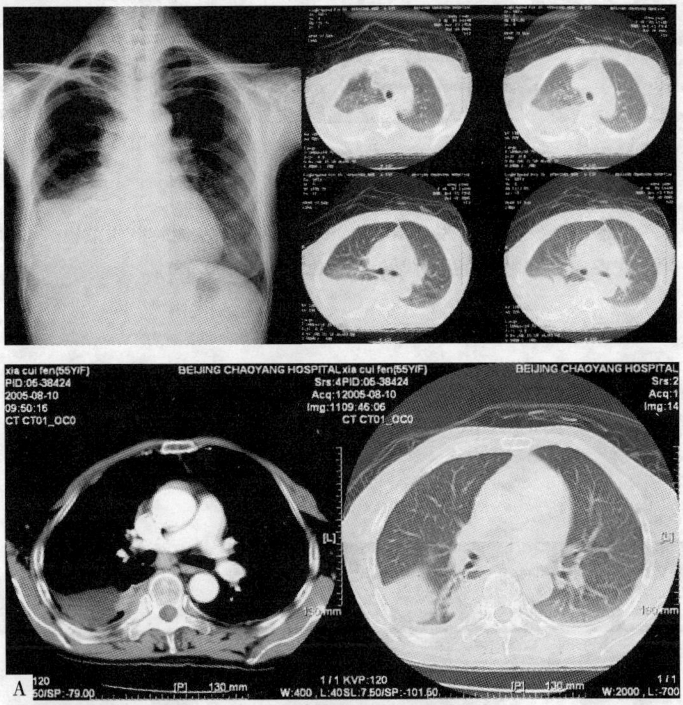

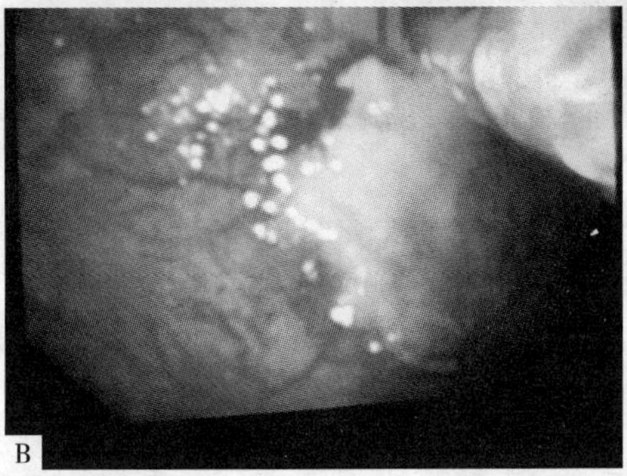

图 3－16－1　病例 1 内科胸腔镜检查结果

A. 胸部 CT 示：支气管隆突下可见 1.8 × 1.3cm 增大淋巴结，右侧胸膜局限性增厚并可见多发结节，右侧胸腔积液；B. 胸腔镜下可见弥漫性病变，部分区域呈白色稍突起改变。病理报告：鳞状细胞癌。

病例 2

患者，女，61 岁，退休工人，咳嗽咳痰 3 月，发现胸腔积液 1 天于 2006 年 1 月 2 日收入院。患者于 14 年前右乳癌切除，此次发现左乳块状物。入院后抽腔积液提示血性渗出液，胸部 CT 提示肺内多发小结节影，胸膜结节，左侧胸腔积液。内科胸腔镜检查结果见图 3 - 16 - 2。

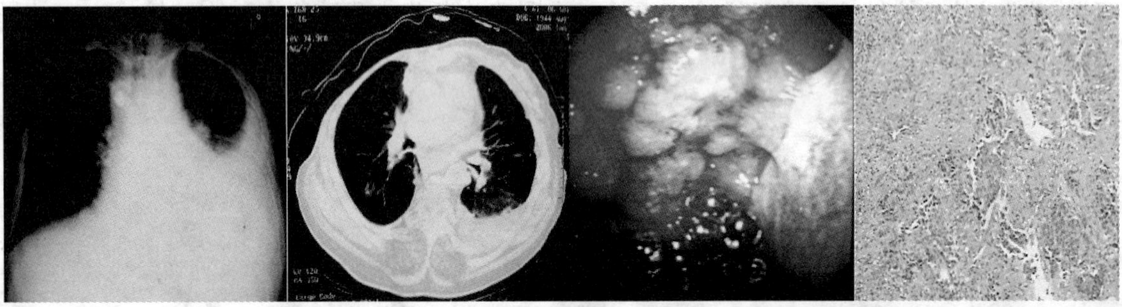

A　　B　　C　　D

图 3 - 16 - 2　病例 2 内科胸腔镜检查结果

A. 胸部 X 线示左侧中量胸腔积液；B. 胸部 CT 示左肺内多发小结节影，胸膜结节，左侧胸腔积液；C. 胸腔镜下特点为壁层胸膜大小不等的结节病变；D. 病理证实为乳腺癌并胸膜转移（HE 染色，100 倍）。

病例 3

患者，女，77 岁，发现胸腔积液 10 天收入院。抽胸腔积液草黄色，细胞学（ - ）。内科胸腔镜检查结果见图 3 - 16 - 3。

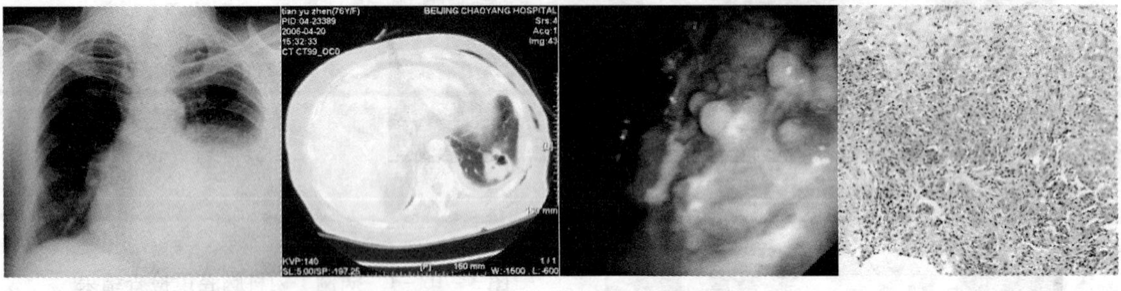

A　　B　　C　　D

图 3 - 16 - 3　病例 3 内科胸腔镜检查结果

A. 胸部 X 线片示左侧中量胸腔积液；B. 胸部 CT 示抽水后左下肺团块影，内有空洞；C. 胸腔镜下特点为壁层胸膜大小不等的结节病变；D. 病理证实为肺腺癌并胸膜转移（HE 染色，100 倍）。

病例 4

患者，女，60 岁，家庭主妇。体检发现右侧胸腔积液 10 余天，于 2005 年 10 月 28 日入院。在外院 3 次抽血性胸腔积液共约 1900ml，CEA、CA199、CA125 均升高，考虑恶性胸腔积液可能性大。胸部 CT 示右肺下叶纵隔旁软组织密度影占位？胸部增强 CT 示肺内结节影及胸膜小结节影，考虑肺癌所致胸腔积液可能性大。气管镜检查未见异常。内科胸腔镜检查结果见图 3－16－4。

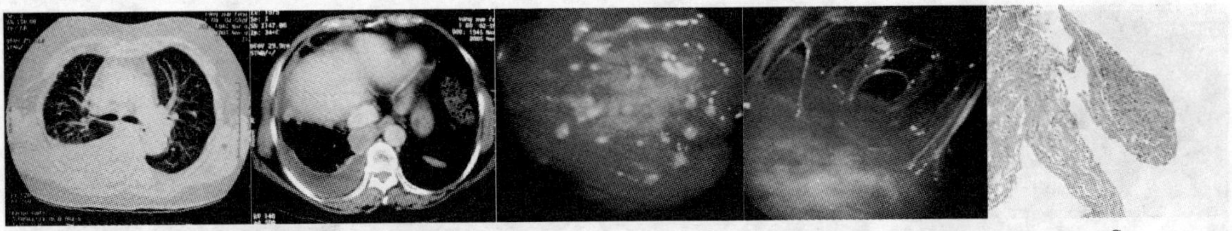

A　　B　　C

图 3－16－4　病例 4 内科胸腔镜检查结果

A. 胸部 CT 示右肺下叶纵隔旁软组织密度影占位，右侧胸腔积液；B. 胸腔镜下特点表现为壁胸膜充血、弥漫性小结节影，胸膜粘连分隔似为良性病变，胸腔镜下难以与结核病变区分；C 病理证实为肺腺癌并胸膜转移（HE 染色，100 倍）。

病例 5

患者，女，42 岁，个体职工，发热咳嗽 12 天，发现左侧胸腔积液 6 天。左氧氟沙星治疗体温降至正常。胸部 CT：左下叶肺炎？左侧胸膜肥厚，左侧胸腔积液，胸腔积液化验提示渗出液，为明确诊断进行内科胸腔镜检查，结果见图 3－16－5。

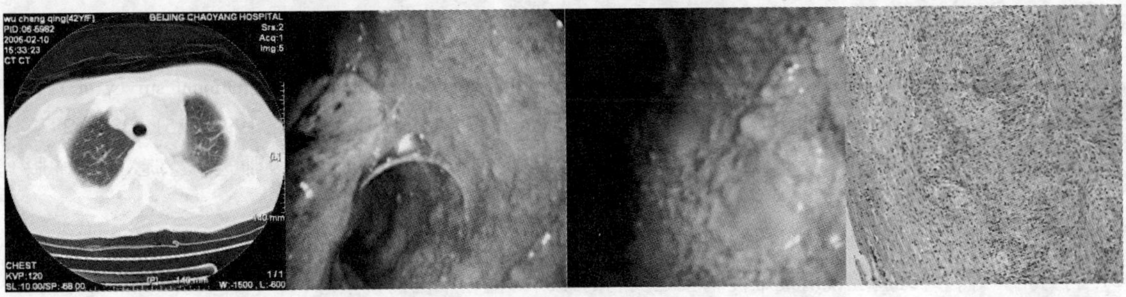

A　　B　　C

图 3－16－5　病例 5 内科胸腔镜检查结果

A. 胸部 CT 示左下叶肺炎？左侧胸膜肥厚，左侧胸腔积液；B. 胸腔镜下特点表现为壁层胸膜充血、弥漫性小结节影；C. 病理证实部分肉芽肿中心可见干酪样坏死，并可见多核巨细胞及类上皮细胞，为结核性胸膜炎（HE 染色，100 倍）。

病例6

患者，女，59岁，教师，间断憋气6月余，于2005年11月24日入院。胸透示右侧大量胸腔积液，予胸腔引流、抗炎等治疗后仍未明确诊断。外院增强CT示右肺中央型肺癌伴纵隔、肺门及腋窝淋巴结转移，右侧胸膜转移。支气管镜（-），外院考虑不除外结节病，予口服泼尼松治疗，但胸腔积液仍渐增长，故收入院行内科胸腔镜检查，结果见图3-16-6。

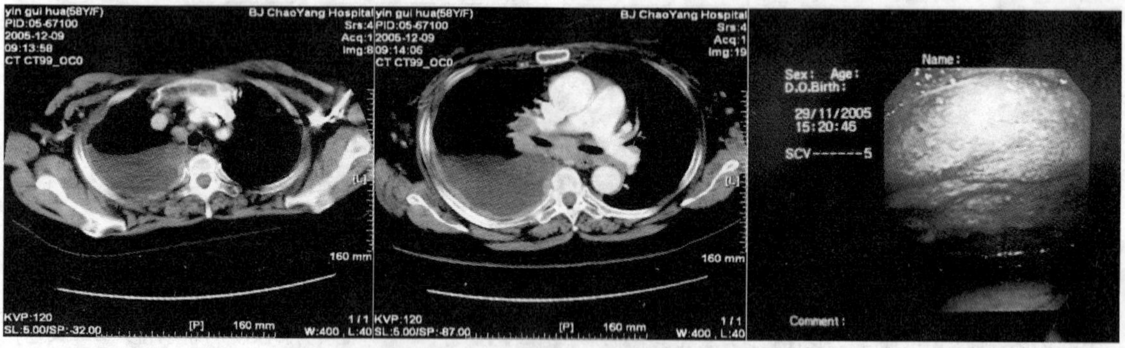

图3-16-6 病例6内科胸腔镜检查结果

A. 胸部CT示右侧大量胸腔积液，右肺中央型肺癌伴纵隔、肺门及腋窝淋巴结转移，右侧胸膜转移；B. 胸腔镜下特点为弥漫小点状、充血改变；病理证实：非霍奇金淋巴瘤。

（童朝晖）

参 考 文 献

1. Loddenkemper R. Thoracoscopy: State of the art. Eur Respir J, 1998, (11):213-221
2. Tape TG, Blank LL, Wigton RS. Procedural skills of practicing pulmonologists: A national survey of 1, 000 members of the American College of Chest Physicians. Am J Respir Crit Care Med, 1995, 151:282-287
3. 薛立福，苏莉莉，姜淑娟，等. 局麻胸腔镜术对胸膜肿瘤的诊断价值. 医师进修杂志（内科版），2004，27（8）：35-36
4. 高平，陈正贤，郭纪全，等，胸腔镜临床检查应用，中国内镜杂志，2003，9（11）：42-44，54
5. 付秀华，等，纤维胸腔镜对疑难性胸膜腔疾病的诊断价值，中国内镜杂志，2004，10（9）：99-100
6. Ernst A, Hersh PH, Herth F, et al. A novel instrument for the evaluation of the pleural space: An experience in 34 patients - semirigid pleuroscope to diagnose and treat pleural diseases. Chest, 2002, 122:1530-1534
7. 童朝辉，王臻，王辰. 内科胸腔镜技术及其临床应用. 中华结核和呼吸杂志，2007，30（3）：220-222
8. 童朝辉，王臻，徐莉莉，等. 可弯曲电子内科胸腔镜在不明原因胸腔积液诊断中的应用. 中华结核和呼吸杂志，2007，30（7）：533-537
9. Hersh CP, Feller-Kopman D, Wahidi M, et al. Ultrasound guidance for medical thoracoscopy: A novel approach. Respiration, 2003, 70 (3):299-301

10. Ishida A, Iwamoto Y, Miyazu, Y, et al. Diagnosis of tuberculous pleurisy using a Flexirigid Thoracoscope. Journal of Bronchology, 2004, 11 (1):29 -31
11. Blanc FX, Atassi K, Bignon J, et al. Diagnostic value of medical thoracoscopy in pleural disease: A 6 - years retrospective study. Chest, 2002, 121:1677 -1683
12. 邓学军，施增发，刘野球. 纤维支气管镜代替胸腔镜胸膜活检在顽固性胸腔积液诊断中的作用. 辽宁医学杂志，2004，18 (1):48
13. Hansen M, Faurschou P, Clementsen. Medical thoracoscopy, results and complications in 146 patients: A retrospective study. Respir Med, 1998, 92 (2):228 -232
14. Colt HG. Thoracoscopy: A prospective study of safety and outcome. Chest, 1995, 108:324 -329
15. Jancovici R, Lang - Lazdunski L, Pons F, et al. Complications of video - assisted thoracic surgery: A five - year experience. Ann Thorac Surg, 1996, 61:533 -537
16. Colt HG. Thoracoscopy: Window to the pleural space. Chest, 1999, 116:1409 -1415
17. Light RW. Diagnostic principles in pleural disease. Eur Respir J, 1997, 10:476 -481
18. Ferrer JS, Munoz XG, Orriols RM, et al. Evolution of idiopathic pleural effusion: A prospective, long - term follow - up study. Chest, 1996, 109:1508 -1513
19. Schwarz C, Lubbert H, Rahn W, et al. Medical thoracoscopy: hormone receptor content in pleural metastases due to breast cancer. Eur Respir J, 2004, 24:728 -730
20. Walzl G, Wyser C, Smedema J, et al. Comparing the diagnostic yield of Abrams needle pleural biopsy and thoracoscopy. Am J Respir Crit Care Med, 1996, 153A460
21. Wyser C, Walzl G, Smedema J, et al. Corticosteroids in the treatment of tuberculous pleurisy. A double - blind, placebo - controlled, randomized study. Chest, 1996, 110: 333 -338
22. Schramel FMNH, Postmus PE, Vanderschueren RGJRA. Current aspects of spontaneous pneumothorax. Eur Respir J, 1997, 10:1372 -1379
23. Venekamp LN, Velkeniers B, Noppen M. Does 'idiopathic pleuritis' exist? Natural history of non - specific pleuritis diagnosed after thoracoscopy. Respitation, 2005, 72:74 -78

第四篇　临床病案讨论篇

病例1　间断咳嗽4年，活动后气短、间断胸痛4年
——气道中心性间质纤维化

患者　男，32岁

【临床资料】

1．主诉　间断咳嗽4年，活动后气短、间断胸痛3年。

2．现病史　患者4年前无明显诱因出现咳嗽，活动后明显，无咳痰、胸痛、发热。近3年来出现左胸阵发性烧灼样疼痛，无放射，持续几分钟后可自行缓解，同时出现爬山后气促。当地医院就诊，肺功能示轻度限制性通气功能障碍，血气分析示轻度低氧血症，CT示双肺广泛分布不规则线状、网织状、蜂窝状阴影，考虑弥漫性肺间质病变，予泼尼松20mg qd治疗2个月后，咳嗽明显减轻，左侧胸痛则进一步加重，并出现右侧阵发性胸痛，性质同左侧，但程度较轻。6个月后患者咳嗽、胸痛缓解，气促同前。4个月前无明显诱因又出现左侧胸痛，性质较锐，吸气时明显，有压痛。病程中无脱发、皮疹、光过敏，无口干、眼干、关节痛，无反复口腔溃疡，体重无明显变化。

既往史：无特殊。个人史：吸烟7年余，每日1包。家族史：母亲患有哮喘。

3．查体　口唇轻度发绀，胸廓无畸形，胸肋骨无压痛，右下肺腋中线处可闻及爆裂音，左下肺呼吸音低，心率84次/分，律齐，肺动脉瓣听诊区第二心音亢进伴分裂，无杂音，腹软，无压痛，肝脾肋下未及，轻度杵状指。

4．专科检查

（1）肺功能　FEV_1 占预计值的60.9%，FVC占预计值的63.0%，FEV_1/FVC：80.69%，TLC占预计值的69.0%，RV占预计值的81%，RV/TLC：30.2%，CO弥散量占预计值的42.9%，CO弥散率占预计值的72.5%。

（2）血气分析（吸室内空气）　PaO_2：64.8mmHg，$PaCO_2$：39.6mmHg，SaO_2：93.4%，P（A－a）O_2：38.1mmHg。

（3）电子支气管镜　镜下所见大致正常。TBLB：支气管粘膜慢性炎症，少许肺组织中肺泡上皮增生，肺泡间隔纤维组织增多，可见炭末沉积。BALF：细胞分类：细胞总数7.0×10^7/L，巨噬细胞77%，中性粒细胞7%，淋巴细胞13%，嗜酸性粒细胞3%；T细胞亚群：

CD4：30.4%，CD8：36.7%，CD3：72.5%，CD4/CD8＝0.8。毛刷找瘤细胞（－）。

（4）痰找瘤细胞　（－）。

（5）痰培养　（－），痰涂片找菌丝、孢子（－）。

（6）痰抗酸杆菌　（－）。

（7）PPD（＋），TB－Ab（－）。

（8）胸部HRCT（图4－1－1）　双肺弥漫性网状影及囊状影，可见支气管壁增厚，左侧胸腔积液，纵隔淋巴结肿大。

（9）开胸肺活检病理（图4－1－2）　小气道周围纤维化，气道壁平滑肌增生，细支气管壁少量慢性炎症细胞浸润，有局限性淋巴组织增生。免疫组化染色：S－100阴性，CD1a少许散在阳性。

5．辅助检查

（1）血常规　Hb：154g/L，RBC：5.09×10^{12}/L，WBC：（6.3～7.17）$\times10^{9}$/L，E：7.7%～9.8%；N、L分类正常。尿常规、便常规均正常。

（2）肝、肾功能正常　ESR：4mm/h；IgE：514.3～192U/ml（正常＜100U/ml）；ECP：58.5μg/L（正常＜15μg/L）；肺癌筛选（TPA、NSE、Cyfra211）正常。

（3）免疫指标　ANA：HN1∶80；SMA、AMA、PCA、LKM、HRA、AMA－M2均（－）；抗ENA抗体：抗SSA 52KD，余（－）；ANCA（－）。

（4）UCG未见异常。

6．诊断　气道中心性间质纤维化（airway－centered interstitial fibrosis，ACIF）。

【治疗与处理】

1．治疗方案　目前对于ACIF尚无统一治疗方案，治疗前应对患者的基本病情进行综合分析，评价患者的危险/疗效比，药物的剂量、疗程应根据个体化的原则，视治疗后患者的疗效以及是否出现副作用而定，一般可给予至少1年的泼尼松治疗。本病例治疗初，泼尼松为1 mg/（kg·d），1月后逐渐减量至维持量5mg/d～15mg/d。

2．随访　参照IPF的方法进行随访，治疗后3个月、6个月各检查1次，以判断疗效和有无副作用出现。

【讨论与分析】

1．关于诊断　特发性间质性肺炎（idiopathic interstitial pneumonias，IIPs）是一组病因未明的疾病，在过去几年中其分类标准几经修改，2002年美国胸科协会（ATS）/欧洲呼吸病学会（ERS）发表的"国际多学科共识分类方案"将IIPs分为7类。IIPs的病理学特点为不同程度的间质纤维化和炎症，通常纤维化和炎症改变分布广泛，可累及支气管血管束、肺泡隔以及小叶间隔。但最近国外报道12例气道中心性间质纤维化患者，加上本病例，共13例，其病理特点不同于IIPs中的任何一类。

（1）ACIF的诊断　ACIF患者的共同特点是以慢性咳嗽和缓慢进展的呼吸困难为主要临床表现。肺功能表现为FEV_1和FVC下降，FEV_1平均为（53±15.5）%，FVC平均为（51±15.8）%，12例患者中10例FEV_1/FVC大于80%，显示为限制性通气功能障碍。9例患者测定了RV，除2例外，其余均表现为RV降低或正常。支气管肺泡灌洗液多有淋巴细胞增加，平均为（21±11.4）%。CT上主要的异常是支气管血管周围间质增厚，牵引性支气管扩张伴气道壁增厚以及周围纤维化。一些病例中，邻近中心气道可见纤维团块影。

ACIF 的确诊依赖病理，表现为明显的以膜性和呼吸性细支气管为中心的间质纤维化。细支气管常有狭窄和扭曲，但无闭塞。因外膜纤维组织增生细支气管壁常显著增厚，某些病例有显著的平滑肌增生。气道壁和间质偶有慢性炎症细胞浸润。因 CT 上较大气道周围亦见有明显的纤维化，因而称之为气道中心性间质纤维化。

（2）鉴别诊断　在间质性肺病中能显著影响细支气管的疾病有外源性过敏性肺泡炎（extrinsic allergic alveolitis，EAA）、呼吸性细支气管炎伴间质性肺病（respiratory bronchiolitis interstitial lung disease，RBILD）、隐源性机化性肺炎（cryptogenic organizing pneumonia，COP）以及其他一些间质性肺病，如肺朗格汉斯细胞组织细胞增多症（pulmonary Langerhans cell histiocytosis，PLCH）等。这些疾病均可有慢性咳嗽和呼吸困难的临床表现，需与 ACIF 进行鉴别。

EAA，由反复吸入各种具有抗原性的有机气雾颗粒、低分子量化学物质所引起，临床症状的出现与从事某些活动在时间上有相关性，急性型通常在接触抗原后 4 ~ 8 小时发病，出现咳嗽、呼吸困难、发热、寒战等，通常在脱离接触后 24 ~ 48 小时内缓解。亚急性型于接触抗原后数天到数周发病，慢性型为长时间（4 个月或以上）接触小剂量抗原引起，后两型的主要症状为呼吸困难和咳嗽。EAA 的肺功能改变为限制性或混合性通气功能障碍伴弥散障碍。典型 CT 表现为弥漫分布、边界不清、密度较淡的、以小叶为中心的微小结节影，弥漫性磨玻璃样影以及气体陷闭引起的斑片状密度减低区，慢性期除上述表现外，还可见不规则线状影、牵引性支气管扩张和蜂窝肺。病理上 EAA 可表现为气道中心性炎症，但 EAA 炎症反应明显，可见淋巴细胞、浆细胞以细支气管为中心斑片状浸润肺泡壁，常见上皮样肉芽肿或巨噬细胞。由于平滑肌肥大和细支气管周围纤维化，细支气管可狭窄。与 EAA 不同，本例患者无抗原接触史，Churg 等报道的 12 例患者仅少数有可能抗原接触史，虽有 2 例养鸽者，但其血特异性抗鸟抗体阴性，这在典型的饲鸽者肺中不常见。而且 13 例 ACIF 患者影像学上无上述 EAA 的影像学特征，病理上气道壁和间质仅偶有慢性炎症细胞浸润，未见上皮样肉芽肿。此外，EAA 患者 BALF 中淋巴细胞显著升高，通常占 40% 以上，而上述 13 例 ACIF 患者 BALF 中淋巴细胞仅有轻度增高。

RBILD，是一种常见于严重吸烟者（平均在 30 包年以上）的临床病理综合征。最常见的表现为进行性活动后呼吸困难和干咳，肺功能改变多为限制性或混合性通气功能障碍伴弥散功能降低。胸部 X 线表现为弥漫对称分布的网状或网状结节影伴磨玻璃样变、支气管壁增厚，肺容积通常正常。此外，约 20% 的 RBILD 患者胸部 X 线检查可正常。病理上表现为以呼吸性细支气管和邻近肺泡为中心的肺泡巨噬细胞聚集伴轻度间质炎症，巨噬细胞胞质中含棕色或褐色颗粒，细支气管周围可有轻度纤维化，并向邻近肺泡间隔延伸。BALF 中巨噬细胞显著增加。Churg 等报道的 12 例 ACIF 患者中只有 3 例吸烟，吸烟的包年数非常低，本病例患者吸烟量也不大，而且这 13 例 ACIF 患者 BALF 中淋巴细胞增加，而非巨噬细胞增加，病理上亦未见以呼吸性细支气管为中心的肺泡巨噬细胞聚集，因此与 RBILD 明显不同。

COP，又称特发性闭塞性细支气管炎伴机化性肺炎（idiopathic bronchiolitis obliterans with organizing pneumonia，idiopathic BOOP），临床上无明显病因，发病年龄大多在 60 ~ 70 岁，最常见的症状为咳嗽和亚急性发作的呼吸困难，其他症状有发热、厌食、体重下降等。肺功能表现为限制性通气功能障碍伴弥散功能降低。最常见的 X 线表现为双肺斑片状分布的肺泡浸润影，可游走。不到 20% 的患者可以弥漫间质浸润为主要表现，约 1/4 的患者可有胸膜受累，75% 的患者肺容积正常。HRCT 上表现为斑片状分布的气腔实变影或磨玻璃样影，50% 以上的患者表现为胸膜下或支气管周围分布。病理上的特征性改变为肺泡和细支气管管腔内的肉芽组织，由增生的成纤维细胞和肌纤维母细胞组成。BALF 中淋巴细胞增加（可达 40%），嗜酸性粒细胞和中性粒细胞也增加。从发病、影像学以及病理上看，13 例 ACIF 患者与 COP 均有明显不同。此外，值得一提的是闭塞性细支气管炎（bronchiolitis obliterans，BO）与 ACIF 也有许多类似之处，如：小支气管和细支气管壁的增厚，不同程度的上皮下纤维化和平滑肌增生，还可有外膜的纤维化，偶尔，纤维化过程可向邻近间质呈某种程度的延伸，但通常轻微，而且非常局限。BO 的主要病理学表现为小支气管和细支气管的狭窄和闭塞，胸部影像学显示不同程度的过度充气或外周血管纹理减弱，肺功能呈阻塞性通气功能障碍，弥散功能常降低，BALF 中中性粒细胞增加，由此可与 ACIF 鉴别。

PLCH，肺朗格汉斯细胞组织细胞增多症是一种较罕见的单核－吞噬细胞异常增生性疾病，此病与吸烟密切相关，90%～100% 的患者为吸烟者，发病高峰年龄为 20～40 岁。临床上主要表现为干咳和活动后呼吸困难，但约有 25% 的患者无症状。胸部体格检查通常（62% 的患者）正常。在整个疾病过程中有 25% 的患者会发生气胸，气胸可反复发生或为双侧气胸。肺功能可表现为阻塞、限制或混合性通气功能障碍，VC 通常降低，但 RV 正常或增加，因此 TLC 相对正常，RV/TLC 增加，70%～100% 的患者有弥散功能障碍。影像学上表现为双侧对称分布的小结节影，伴薄壁或厚壁囊状影。随疾病进展，结节影逐渐减少，囊样改变越来越明显。病变主要集中在上中肺野。胸腔积液和肺门淋巴结增大非常罕见。BALF 中巨噬细胞显著增加，中性粒细胞和嗜酸性粒细胞也有中度增加，淋巴细胞比值正常或下降。PLCH 的特征性组织学改变为肉芽肿性病变，早期集中在终末细支气管和呼吸性细支气管周围，进行性侵犯和破坏细支气管壁，肉芽肿中心区含大量朗格汉斯细胞，周围有淋巴细胞、嗜酸性粒细胞、浆细胞、巨噬细胞浸润，随后病变逐渐向临近的肺泡间质扩展形成典型的星形灶或环形结节灶，邻近肺泡腔内可见大量巨噬细胞，以后病灶内可出现纤维化。免疫组化染色示膜表面 CD1a、S－100 蛋白阳性。Churg 等报道的 12 例 ACIF 患者影像学上未见结节、囊状影，组织学上未见肉芽肿性改变，病灶内无明显炎症细胞浸润，BALF 中无巨噬细胞增加，而为淋巴细胞增加。本例患者虽有囊样改变，但 BALF 和病理上不符合 PLCH，且 S－100 蛋白染色阴性，CD1a 染色仅少许散在阳性，因此可与 PLCH 鉴别。

ACIF 患者在影像学、BALF 和病理上与 EAA、RBILD、COP、PLCH 均有不同之处，不能归到现有的间质性肺病的任何一类中，但 ACIF 是否是一个独特的特异疾病尚有待于进一步明确。

2．关于治疗　由于 ACIF 是新报道的一种疾病，因此目前尚无统一治疗方案。国外报道的 12 例患者中 4 例接受了至少 1 年的泼尼松治疗，初为 1mg/（kg·d），1 月后逐渐减量至维持量 5～15mg/d。其余 8 例接受了短期的泼尼松治疗（3 月），初始剂量为 0.5mg/（kg·d），继以吸入糖皮质激素和支气管扩张剂治疗至少 1 年。5 例患者疾病进展，其中 4 例死亡，死亡时间分别为诊断后 1、3、3、10 年。2 例患者病情稳定，3 例改善或病情恢复，1 例失访，1 例为新近确诊。总的来说，治疗前应对患者的基本病情进行综合分析，评价患者的危险/疗效比，药物的剂量、疗程应根据个体化的原则，视治疗后患者的疗效以及是否出现副反应而定。

【提示】

ACIF 是一种间质性肺病，具有间质性肺病的共同特点，当患者以慢性咳嗽和缓慢进展的呼吸困难为主要临床表现时，需进行全套肺功能、血气分析、胸部 HRCT 检查以及支气管肺泡灌洗，确诊依赖病理，由于 TBLB 所得到的肺组织少，因此必要时可进行开胸或胸腔镜肺活检。

（徐　凌）

参考文献

1. Churg A，Myers J，Suarez T，et al. Airway－centered interstitial fibrosis. A distinct form of aggressive diffuse lung disease. Am J Surg Pathol，2004，28（1）:62－68
2. Glazer CS，Rose CS，Lynch DA. Clinical and radiologic manifestations of hypersensitivity pneumonitis. J Thorac Imaging，2002，17（4）:261－272
3. Ryu JH，Myers JL，Swensen SJ. Bronchiolar disorders. Am J Respir Crit Care Med，2003，168:1277－1292
4. American Thoracic Society，European Respiratory Society. American Thoracic Society/European Respiratory Society International Multidisciplinary Consensus Classification of the Idiopathic Interstitial Pneumonias. Am J Respir Crit Care Med，2002，165（2）:277－304
5. Tazi A，Soler P，Hance AJ. Adult pulmonary langerhans'cell histiocytosis. Thorax，2000，55:405－416
6. Abbott GF，Rosado－de－Christenson ML，Franks TJ，et al. Pulmonary langerhans cell histiocytosis. Radiographics，2004，24:821－841
7. De Carvalho PEP，Kairalla RA，Capelozzi VL，et al. Centrilobular fibrosis：a noval histological pattern of idiopathic interstitial pneumonia. Pathol Res Pract，2002，198:577－583
8. 徐凌，蔡柏蔷，刘鸿瑞，等. 气道中心性间质纤维化的诊断及鉴别诊断. 中国医学科学院学报，2005，27（1）:99

病例2 双下肢肿伴反复流产7年，渐进性呼吸困难1月
——系统性红斑狼疮合并弥漫性肺泡出血

患者：女，31岁

【临床资料】

1. 主诉 双下肢肿伴反复流产7年，渐进性呼吸困难1月。

2. 现病史 患者7年前无明显诱因流产（孕28周），伴右下肢水肿，曾诊为“右下肢深静脉血栓形成”，经肝素及华法林治疗后好转。6年来尿中泡沫增多，无肉眼血尿和腰痛。2年前再次发生流产，查血常规：WBC 10.1×10^9/L，Hb 122g/L，PLT 157×10^9/L，24小时尿蛋白11.5g，Cr 160μmol/L，BUN 9.7mmol/，血沉 50 mm/h，抗核抗体1∶40（分型不详），补体C3：0.3g/L，补体C4：0.1g/L，肾穿刺活检：狼疮肾病（Ⅴ型）。诊断：“系统性红斑狼疮（SLE），狼疮肾病”。2002年9月开始服用泼尼松60 mg/d，维持6个月后每月减10 mg/d，至10 mg/d维持至今。同时加用依木兰100 mg/d，逐渐减量1年后停用。服用糖皮质激素过程中出现血压升高，最高180/100 mmHg，服用拜新同及卡托普利控制血压，因再次出现左下肢深静脉血栓形成，继续用肝素继以华法林抗凝。近1月来无诱因出现活动后气短，无咳嗽、咳痰、咯血，无发热、胸痛等症状。患病后无蝶形红斑、光过敏、口腔溃疡、雷诺现象及关节炎，脱发不明显，精神差，睡眠欠佳，食欲尚可，二便正常，体重增加约10kg。家族史：有一兄患“系统性红斑狼疮”，父死于“慢性肾功能衰竭”。

3. 查体 BP 190/100 mmHg，HR 120次/分，R 25次/分，贫血貌，全身浅表淋巴结未及肿大，吸气末双肺底可闻及细湿啰音，腹部无压痛，双下肢膝以下可凹性水肿。

4. 专科检查

（1）血气分析 （吸氧，鼻导管3L/min）pH 7.435，PaO_2 72.5 mmHg，$PaCO_2$ 34.6 mmHg。

（2）痰细胞 （-）。

（3）痰细菌 （-）。

（4）痰结核菌 （-）。

（5）PPD （-）。

（6）超声心动图 心房、心室大小正常，左心室射血分数正常，无肺动脉高压。

（7）肺通气/灌注显像（V/Q） 无不匹配现象。

（8）胸部X线片 双肺门模糊，双肺渗出样改变。

（9）胸部HRCT 双肺弥漫渗出改变和斑片影（图4-2-1，4-2-2）。

（10）支气管镜检查 镜下大致正常，左舌叶支气管肺泡灌洗液（BALF）为血性。支气管肺泡灌洗液细菌涂片、培养、真菌培养，结果均阴性。

3. 辅助检查

（1）血常规 WBC 6.8×10^9/L，Hb 67g/L（小细胞低色素贫血），PLT 148×10^9/L

（2）血液生化 ALB 33g/L，Cr 183μmol/L（53～130），BUN 12.6 mmol/L（2.9～

7.5)，胆固醇 4.97 mmol/L（2.9～6.0），甘油三酯 1.08 mmol/L（0.45～1.8），ESR > 140 mm/h，C 反应蛋白 1.81 mg/dl（0～0.8）。ANA 1∶320（+），双链 DNA 抗体（-），补体正常（CH50 60.2U/ml，C3 97.3 mg/dl，C4 18.2 mg/dl），抗心磷脂抗体（+），狼疮抗凝物（+++）。

4. 诊断　系统性红斑狼疮（SLE）合并继发性弥漫性肺泡出血

【治疗与处理】

1. 治疗方案　甲基泼尼松龙 80mg/d 静脉点滴，2 周后改为泼尼松 60mg/d，2 月后逐渐减量。

2. 随访　患者出院后 1 个月随访，无咳嗽、咳痰、呼吸困难，复查胸部 CT，完全恢复正常（图 4-2-3，4-2-4）。

【讨论与分析】

1. 关于诊断　临床上某些 SLE 患者可并发肺泡出血（diffuse alveolar hemorrhage，DAH)，伴有肺动脉高压时更易发生肺泡出血。通常主要发生在年轻的 SLE 女性患者中。肺泡出血系肺泡-毛细血管单位的急性损伤，有非特异性肺泡炎和肺血管炎的表现，以弥漫性肺泡出血和大量含铁血黄素细胞沉积于肺泡腔内为其特征。亦可见肺泡壁增厚，透明膜形成，纤维蛋白、免疫球蛋白和/或补体沉积于肺泡隔和小血管壁。

（1）发病机制　SLE 并发肺泡出血（SLE-DAH）的发病机制仍然不清楚，也许有多种机制参与了发病。免疫复合物介导的肺损伤、以肺微血管炎或毛细血管炎形式存在的血管炎、与感染有关的弥漫性血管损伤和其他基础疾病以单一或联合形式参与了发病过程。从临床表现到病理学改变，急性狼疮性肺炎和急性肺泡出血有相似之处。这似乎代表了急性炎症性肺部疾病的不同疾病过程，其特征为从肺泡到毛细血管单元的不同损伤形式。

（2）临床表现　SLE-DAH 的临床表现变化相当大，轻者属于少见、轻度、慢性类型；急性、大量、危及生命的大出血时，临床表现为突发性呼吸困难，发热，咳嗽，大咯血，并迅速出现低氧血症和严重贫血。胸部 X 线片表现为两肺大片浸润影，边界模糊。肺泡灌洗液中有大量含铁血黄素细胞。发生 SLE-DAH 时，常常同时有狼疮性肾炎的临床表现。此外，近 1/3 病例可有急性病毒性或细菌性呼吸道感染，呼吸道感染尤其好发于应用环磷酰胺治疗的患者。病原体包括巨细胞病毒、军团菌、曲菌和金葡菌等。

（3）诊断　如同狼疮性肺炎，大部分 SLE-DAH 发生于已经确诊的 SLE 患者。但是，据文献报道，部分患者是在发生肺泡出血后确诊为 SLE。SLE-DAH 的诊断，需要综合临床表现和组织病理学检查。临床上任何表现为肺泡出血的患者，均应作 SLE 的血清学检查。其他血清学检查也需进行，以除外引起肺泡出血的其他各种原因，如测定 ANCA（抗中性粒细胞胞质抗体）以排除韦格纳肉芽肿（Wegener's granulomatosis），检测 anti-GBM（抗肾小球基底膜抗体）以除外肺出血肾炎综合征（Goodpasture's syndrome）。此外，SLE-DAH 应与充血性心力衰竭、尿毒症性或血小板减少性咯血相鉴别。通常需要作支气管镜检查，以发现出血部位，在急性发作时肺泡灌洗液为血性（如本病例）。当患者无大咯血时，支气管肺泡灌洗液中如充满含铁血黄素的巨噬细胞，也为肺泡出血的证据。有时需进行开胸肺活检，但如果患者临床表现典型且血清学证据，也并不一定作开胸肺活检检查。

本例患者为一青年女性，诊断系统性红斑狼疮（SLE）27 个月。SLE 的诊断是明确的：

患者有反复流产史，反复下肢和肾静脉血栓，大量蛋白尿，肾穿刺活检病理“狼疮肾病（Ⅴ型）”，ANA 抗体阳性。诊断 SLE 后的治疗是系统、规范的。足量糖皮质激素〔相当于泼尼松 1mg/（kg·d)〕半年，然后逐渐减量，至小剂量（泼尼松 10mg/d）维持至本次发病前。但是本例 SLE 有特殊性，结合“反复流产史、反复下肢和肾静脉血栓、本次住院查狼疮抗凝物及抗心磷脂抗体阳性”，诊断“继发于 SLE 的抗磷脂综合征（APS，antiphospholipid syndrome)”明确。继发性 APS 的治疗主要是针对原发病进行，同时，华法林和肝素抗凝的疗效在很多研究中得到肯定。在这 2 年的病史中，该患者确实积极的进行华法林抗凝治疗，在本次住院前仍在继续服用华法林，病情稳定。

（4）鉴别诊断　本例患者是以呼吸道症状起病，时间只有 1 个月，这在患者既往病史中是没有过的。主要表现为渐进性的呼吸困难，开始为活动后气短，逐渐出现静息状态下的呼吸困难，进而发展到需要持续吸氧。除了上述呼吸困难症状，无咳嗽、咳痰、胸痛、咯血和发热（包括午后低热）等症状。动脉血气分析显示低氧血症，胸部 X 线片和 CT 显示“双肺弥漫性斑片、渗出阴影”（图 4－2－1，4－2－2）。就本病例而言，其主要的鉴别诊断有如下几点：

1）肺部感染　本例患者长期服用激素，继发感染的机会非常大。本次发病是在院外，故肺部感染只能是“社区获得性肺炎（CAP)”。但是 CAP 常见的病原体如：肺炎链球菌和革兰阴性菌（包括肺炎克雷白菌、铜绿假单胞菌）引起肺炎的可能性不大，因为患者无发热、外周血白细胞和粒细胞正常，多次痰细菌培养阴性。由于患者免疫功能低下，肺结核和机会性致病菌如曲菌和念珠菌引起的肺炎的可能性要考虑。但是，患者不发热，多次查痰未发现抗酸菌和真菌，使肺结核和肺部真菌感染的诊断也仅仅停留在“怀疑”阶段。

2）肺栓塞　SLE 患者易并发肺血栓栓塞（PTE)，患者出现不明原因的低氧血症，而且有一条重要线索可以怀疑（PTE)，即：下肢静脉和肾静脉血栓，这是 PTE 的重要危险因素之一。但是，仔细阅读胸部 CT，可以体会到双肺的病变广泛（双侧上、中、下肺弥漫的渗出、斑片影)，这和 PTE 导致肺梗死的肺部影像不同。而且超声心动图没有发现肺动脉高压，肺 V/Q 显像也排除 PTE 的可能。

3）肺部改变与 SLE 活动有关？评价 SLE 是否活动最权威的是 SLEDAI 评分，评价的结果只有蛋白尿一项（4 分），其他各项指标均阴性，包括：癫痫、精神病、器质性脑病、视觉异常、脑神经病变、狼疮性头痛、脑血管意外、血管炎、关节炎、肌炎、管型尿、血尿、新发红斑、脱发、粘膜溃疡、胸膜炎、心包炎、低补体、DNA 抗体效价增高、发热、白细胞减少、血小板减少。给我们的印象是患者的 SLE 不活动。这时患者的诊断非常困难，有可能对诊断有帮助的一项检查是电子支气管镜。但是患者正在服用华法林，在凝血功能异常的情况下支气管镜检查是相对禁忌证。而停用抗凝药又担心加重患者的深静脉血栓。仔细权衡利弊，决定在患者和家属充分理解的前提下进行支气管镜检查。镜下观察：各级支气管腔通畅、粘膜光滑，分嵴锐利，无气道分泌物。但是左舌叶支气管灌洗液呈血性，第一管（注入 20ml 无菌生理盐水）灌洗液颜色稍淡，但是第二管灌洗液颜色明显加深。至此，弥漫性肺泡出血（DAH）的诊断明确。为什么会出现 DAH，还是考虑和 SLE 有关。虽然从 SLEDAI 评分看，该患者 SLE 活动的指标不多，但是会不会 SLE 肺部表现与 SLE 其他器官系统的表现不相符？

应用甲基泼尼松龙80mg/d静脉点滴，2周后呼吸困难明显好转，动脉血气分析显示氧合明显改善，2周后复查胸部CT：双肺阴影基本完全吸收（图4-2-3，4-2-4）。之前还曾考虑该患者DAH与华法林使用有关，但患者华法林并未减量，双肺阴影吸收仅与激素使用有关，因此DAH还是SLE的肺部表现，而不是华法林的副作用。

在结缔组织病中，DAH主要继发于SLE和系统性血管炎。SLE-DAH的发生率占所有SLE发作的1%~3.7%左右，平均发病年龄27~31岁左右，女性多见。通常SLE-DAH出现在SLE诊断后的31~35月（最短2周，最长19年）。SLE-DAH出现咯血症状的只占一半左右，因此，无咯血症状不能排除DAH；另外，发热（体温超过38℃）只有26%；但是，几乎都出现的一个临床症状是不同程度的呼吸困难。SLE-DAH的主要特点有：①DAH可以反复发作；②出现DAH时几乎所有SLE患者都在服用不同剂量的激素，因此SLE在积极治疗中出现弥漫性肺部病变不能完全除外DAH；③SLE常见的临床表现，比如：脱发、面部红斑、口腔溃疡、关节炎少见，这可以解释本例患者呼吸道症状和肺部影像学表现与全身症状不一致的现象，SLE-DAH也不能完全通过SLE是否“活动”来预测；④虽然DAH与SLE全身表现不一致，但是，狼疮肾炎与SLE-DAH有一定的相关性。本例患者就是如此，在本次入院前，其24小时尿蛋白大于3g。

2. 关于治疗 SLE-DAH是预后不良的一种疾病，病死率大于50%，需要机械通气及合并细菌感染是病死率高的危险因素。糖皮质激素是治疗SLE-DAH的主要手段，剂量相当于泼尼松1~3mg/（kg·d），有的患者需要甲基泼尼松龙冲击（1g/d，3天）治疗。在急性期加用环磷酰胺等免疫抑制剂的治疗作用还存在争议，有的作者认为环磷酰胺可以改善预后，但是有的作者观察到加用环磷酰胺增加病死率。血浆置换的疗效更有争议，在SLE患者进行血浆置换主要有两种担心：①增加自身抗体的合成，产生“反跳现象”；②增加感染的风险。有作者观察到血浆置换并没有改善DAH患者的病死率。这种争议主要由于目前还缺乏大规模的临床病例对照研究，上述作者仅是对20例左右的病例进行回顾分析得出的结论。

【提示】

“稳定期”SLE新出现呼吸困难、肺部阴影，即使没有咯血，不能完全除外SLE继发的DAH。如果同时血红蛋白含量不明原因的进行性下降，要想到DAH可能。及时进行支气管镜检查可以早期诊断，改善预后。

对诊断SLE-DAH最有帮助的几点是：①呼吸困难和不明原因的低氧血症；②新出现的肺部浸润影，而且通常是双肺对称的弥漫性间质-肺泡的浸润；③不明原因的新出现的贫血或原来贫血症状明显加重，通常外周血血红蛋白下降10~30g/L；④肺功能：CO弥散量（DLco）大于预测值的130%，但是要注意DLco要在肺泡出血的48小时内测定；⑤诊断DAH最有利的证据是支气管镜下支气管肺泡灌洗（BAL），BAIF呈血性，或BALF中含有大量吞噬含铁血黄素或色素的巨噬细胞，在排除其他原因的情况下可以确定诊断。

应注意，不同结缔组织病（CVD）继发弥漫性间质性肺部的特点不同。如：①硬皮病（scleroderma）是并发间质性肺病（ILD）最多的一种结缔组织病，尸体解剖发现70%~80%硬皮病患者有肺纤维化。在病理上，硬皮病的肺纤维化类似于特发性肺间质纤维化（IPF），其中，非特异性间质性肺炎（NSIP）的比例高于寻常性间质性肺炎（UIP）；②类风湿关节严（RA）的肺部病变主要是UIP，另外，闭塞性支气管炎和机化性肺炎（BOOP）也是RA肺损害的一种重要类型；③SLE主要表现为急性狼疮性肺炎和/或肺泡出血，SLE产生慢性肺纤维化的少见；④皮肌炎肺部3种主要肺部病变是：BOOP，UIP和弥漫性肺泡损伤（DAD）；⑤干燥综合征主要的肺部病变为：淋巴细胞性间质性肺炎，恶性淋巴瘤和肺纤维化。

（曹彬）

参考文献

1. Specks U. Diffuse alveolar hemorrhage syndromes. Curr Opin Rheumatol, 2001, 13:12 - 17
2. Green RJ, Ruoss SJ, Kraft SA, et al. Pulmonary capillaritis and alveolar hemorrhage. Chest, 1996, 110: 1305 - 1316
3. Santos - Ocampo AS, Mandel BF, Fessler BJ. Alveolar hemorrhage in systemic lupus erythematosus. Chest, 2000, 118:1083 - 1090
4. Keane MP, Lynch JP. Pleuropulmonary manifestations of systemic lupus erythematosus. Thorax, 2000, 55: 159 - 166
5. Collard HR, Schwarz MI. Diffuse alveolar hemorrhage. Clin Chest Med, 2004, 25 (3):583 - 592

病例3 发热、干咳半月，胸闷、憋气10天
——急性间质性肺炎

患者：女，20岁

【临床资料】

1. 主诉 发热、干咳半月，胸闷、憋气10天。

2. 现病史 患者近10日来突发无规律高热伴干咳，无胸痛、咯血，有进行性呼吸困难。既往体健。

3. 查体 T 38℃，P 120次/分，R 35次/分，BP 120/80 mmHg。口唇发绀，浅表淋巴结不大，双肺散在干湿啰音；心律齐，未闻及杂音。腹软，肝肋下3 cm，质软，轻压痛，脾未触及。双下肢无水肿。

4. 专科检查

（1）肺功能 血气分析（FiO_2 29%）：pH 7.466，$PaCO_2$ 26.2 mmHg，PaO_2 64.5mmHg。

（2）电子支气管镜 因病情危重，未作。

（3）痰细胞 （-）。

（4）痰细菌 （-）。

（5）痰结核菌 （-）。

（6）PPD （-）。

（7）胸部X线片 双肺弥漫性浸润性阴影（图4-3-1）。

（8）常规实验室检查 WBC 8×10^9/L，中性0.81，淋巴0.18，单核细胞0.02。ALT 48U/L。血培养阴性，血军团菌抗体、单纯疱疹抗体，EB病毒抗体、巨细胞病毒抗体、人类免疫缺陷病毒抗体均阴性。

5. 辅助检查 病理：为明确诊断，于发病第2个月末在机械通气支持下行开胸肺活检。病理所见肺泡间隔增宽，有慢性炎症细胞浸润，可见较多成纤维细胞，部分细支气管壁及肺间质可见多核巨细胞，仅见一处不典型上皮样细胞肉芽肿改变，肺泡Ⅱ型上皮细胞弥漫性增生，但上皮细胞内未见包涵体。肺泡腔内可见水肿液和成堆的吞噬细胞及红细胞。有肺气肿，胸膜及小叶间肺间质水肿。抗酸染色未找到抗酸杆菌，结核菌DNA-PCR阴性，PAS及六胺银染色未找到真菌和肺孢子菌等。病变符合急性间质性肺炎改变（图4-3-2，4-3-3）。

6. 诊断 急性间质性肺炎（acute interstitial pneumonia，AIP）

【治疗与处理】

1. 治疗方案 患者先后给予多种抗生素、抗感染、抗结核、抗真菌及双相持续正压通气（BiPAP）治疗无效。病程呈进行性恶化，遂予呼吸机辅助通气并给予糖皮质激素加环磷酰胺（CTX）治疗。住院治疗过程中先后出现了双侧自发性气胸、心脏骤停、胸腔感染等极严重的情况，经过抢救治疗3月余，患者病情漫漫稳定、好转。逐渐停止吸氧，出院前拔除气管插管后，以后恢复一般体力活动。

2. 随访　患者出院后随访2年，双肺弥漫性病变逐渐吸收，尚有小部分纤维条索影残留，肺功能恢复，体力正常，逐渐胜任正常工作和生活。

【讨论与分析】

1. 关于诊断　1944年，Hamman和Rich报道了一组以暴发起病、快速进展为呼吸功能衰竭并迅速死亡为特征的肺部疾病。虽然这类患者的胸部X线片有广泛的肺部弥漫性浸润影，但病理检查中并无类似于细菌性肺炎的肺泡腔中大量炎性细胞的浸润；而是特异性地表现为肺间质中结缔组织的弥漫增生。于是将这种新的疾病命名为“急性弥漫性间质纤维化（acute diffuse interstitial fibrosis）”，即Hamman－Rich综合征。从临床角度看，该综合征可以等同于不明病因的急性呼吸窘迫综合征（ARDS），而组织学上又属于弥漫性肺泡损伤（diffuse alveolar damage，DAD）。1986年，Katzenstein报道了8例与Hamman－Rich综合征相似的病例：均有急性呼吸衰竭，并在症状出现的1～2周内使用机械通气；7例在半年内死亡，1例康复。组织上主要为肺泡间隔增厚水肿，炎症细胞浸润，活跃的成纤维细胞增生但不伴成熟的胶原沉积，广泛的肺泡损伤和透明膜形成。以后正式提出以急性间质性肺炎（AIP）取代已使用多年的Hamman－Rich综合征等相关名词，并纳入特发性间质性肺炎（idiopathic interstitial pneumonia，IIP）范畴，以此与IIP中的寻常型间质性肺炎（UIP），脱屑型间质性肺炎（DIP）和非特异性间质性肺炎（NSIP）等加以区别。

AIP的急性肺损伤是一种大范围的、病理表现单一的肺实质性变化，与已知ARDS的表现类似；但与其他IIP类型中所见的急性损伤——反复数年的多灶性损伤迥然不同。这种不同造成了两者在组织病理和临床表现上各具特色，并就此推测两者的发病机制亦有差别。虽然目前的研究已深入到蛋白甚至基因水平，人们已知诸如促炎症因子、抗炎症因子，金属蛋白酶及抑制因子和凋亡等在IIP中的相应作用，但AIP的确切发病机制目前尚不清。

（1）临床表现　AIP起病突然、进展迅速、迅速出现呼吸功能衰竭、多需要机械通气维持、平均存活时间很短，大部分在1～2月内死亡。AIP的发病无性别差异，文献中的发病年龄范围是7～83岁，平均49岁。大多数患者既往体健、发病突然；绝大部分患者在起病初期有类似上呼吸道病毒感染的症状——可持续1天至几周，虽经广泛研究仍无病毒感染的证据。半数以上的患者突然发热，干咳，继发感染时可有脓痰；有胸闷、乏力、伴进行性加重的呼吸困难，可有发绀、喘鸣、胸部紧迫或束带感；很快出现杵状指（趾）。双肺底可闻及散在的细捻发音。部分患者可发生自发性气胸。抗生素治疗无效，多于两周至半年内死于急性呼吸衰竭和右心功能衰竭。如早期足量应用糖皮质激素，病情可缓解甚至痊愈。

实验室检查不具有特异性；外周血WBC可增高，少数有嗜酸性粒细胞轻度增高，RBC和Hb因缺氧而继发增高。血沉多加快，可达60mm/1h，血清蛋白电泳示α_2或γ球蛋白增高，IgG和IgM常增高，IgA较少增高；血气分析为呼吸衰竭Ⅰ型，偶见Ⅱ型。

（2）影像学表现　AIP的影像学表现并不具备特异性，与ARDS相似。在早期，部分患者的胸部X线片可正常；多数则为双肺中下野散在或广泛的点片状、斑片状阴影，此时与支气管肺炎不易鉴别。随着病情的进行性加重，双肺出现不对称的弥漫性网状、条索状及斑点状浸润性阴影，并逐渐扩展至中上肺野，尤以外带明显；但肺尖部病变少见，肺门淋巴结不大；偶见气胸、胸腔积液及胸膜增厚。胸部CT多为双肺纹理增厚、结构紊乱、小片状阴影并可见支气管扩张征；也有双侧边缘模糊的磨玻璃样改变，或为双侧广泛分布的线状、网状、小结节状甚或实变阴影，偶见细小蜂窝样影像（图4-3-1）。

（3）病理表现 AIP的病理表现分为急性渗出、亚急性增殖和慢性纤维化3期，其分别代表如下表现的存在：透明膜、肺泡内的水肿、渗出或出血；Ⅱ型肺泡上皮细胞增生、成纤维细胞在间质及肺泡腔中增殖；大量成纤维细胞和胶原结缔组织增殖和肺内蜂窝样改变。随后通过HRCT技术，比较病理分期与影像学所见之间的相互关系。发现：①渗出期，会有部分残存的正常肺组织影像接近阴影区（指磨玻璃样变和/或实变区）或存在于阴影区之中；不论是何种阴影表现，均不伴有支气管扩张影像的出现；②增殖期，磨玻璃样变和实变区内支气管扩张影像的出现几率近乎相同；③纤维化期，近乎全部肺阴影区均伴有支气管扩张影像的出现，并发现有1例病例有小蜂窝样改变。

（4）诊断标准 AIP的临床诊断标准如下：①急性下呼吸道疾病，发病时间≤60日；②影像学检查示双肺弥漫性浸润阴影；③肺活检示弥漫性、机化性或浸润性的肺泡损伤；④不存在任何已知的突发疾病或其他易感因素，如：感染、系统性炎性反应综合征（SIRS）、污染环境或毒物接触史、结缔组织疾病和原先已有的间质性肺疾病；⑤既往胸部X线片正常。

（5）鉴别诊断 AIP的临床表现可等同于不明病因的ARDS，病理学则为弥漫性肺泡损伤（DAD）的表现。但是临床上能够产生DAD表现的疾病很多，诸如各种类型的感染、药物性DAD、吸入有毒气体、急性放射性肺炎、结缔组织病和血管炎等。所以，除了临床鉴别之外，必须进行病理学方面的鉴别诊断。AIP需与以下疾病相鉴别：

1）特发性间质性肺炎（IIP） 包括特发性肺纤维化（IPF/UIP）、脱屑型间质性肺炎（DIP）、非特异性间质性肺炎（NSIP）和隐源性机化性肺炎（COP）等，IIP的共同特点是起病多隐匿、病程较长，平均存活时间为4~5年。患者多表现为进行性的胸闷、气短。胸部CT可见多少不同的蜂窝影或网状影，胸膜下弓形线状影及支气管扩张。其组织学的共同特点是纤维化区域内多为成熟的胶原纤维束，而活化的成纤维细胞很少出现，甚至没有。这与AIP的表现正好相反。对于具体的某种类型的病理表现分述如下。

（ⅰ）UIP：最大的特点为，当转换低倍镜视野时，正常肺组织、间质纤维化、炎症细胞浸润和蜂窝样改变尽显镜下。大部分纤维组织由大量嗜酸性胶原及少许相应的炎症或基质细胞组成。胶原的沉积增厚了肺泡壁并形成片状痕迹或伴蜂窝样改变。在蜂窝状扩大的气腔中，支气管上皮细胞或增生的Ⅱ型肺泡上皮细胞覆盖于气腔表面；气腔中多含有浓缩的粘液组织、中性粒细胞及其他炎症细胞。肺泡之间有由胶原和不同数量的慢性炎症细胞所致的增厚的肺泡壁分隔。虽然大部分的纤维化区域是无细胞成分的胶原组织构成的——它揭示出纤维化的“陈旧性”；但也有些区域会出现活化的成纤维细胞的聚集，它体现出纤维化尚处于活动期；此种“新旧”纤维化同时出现于标本中的表现是诊断UIP的关键。整个标本中，炎症反应通常只呈中等程度，主要以小淋巴细胞为主，其次是巨噬细胞及中性粒细胞。

（ⅱ）DIP：最大的特点是大量巨噬细胞聚集于肺泡腔，宛如肺泡上皮细胞大量脱落，故而得名。实际上，这些细胞多为单个核细胞，也有少量分散的多核巨细胞存在。肺泡壁上的肺泡上皮细胞呈增生形态。肺泡间隔因胶原的沉积和少量炎性细胞的浸润而呈轻至中度增宽。在低倍镜下，DIP的表现很是单一，不仅不存在成纤维细胞聚集区，蜂窝样改变也很少出现；这与UIP的组织学特点形成了鲜明的对照。

（ⅲ）NSIP：肺泡壁中的炎症和纤维化的程度变化较大，以间质炎症为主，纤维化的程度较轻甚至缺如。浸润于肺泡间质中的慢性炎症细胞包括：淋巴细胞和大量浆细胞；这些细胞的浸润密度在所有类型的 IIP 中被认为是最高的。所以，这种表现在组织学上极易识别，也被认为是 NSIP 的特异表现。另外 40% 的 NSIP 病例，其炎症细胞的浸润和纤维化的程度基本相近；但有时，这种表现也不易与 UIP 区分。而鉴别的要点是标本的总体变化相当一致，蜂窝样变不显著，纤维母细胞聚集区也很少见。另外所剩的 10% 以间质胶原沉积为主，它可局限或弥散存在；但是沉积区中很少见到活跃的纤维母细胞，而多为成熟的胶原束；所以与 AIP 也很易鉴别。

（ⅳ）COP：即特发性闭塞性细支气管炎伴机化性肺炎（BOOP），发病较急，但进展缓慢。胸部 X 线片上双肺多发性斑片影在病程中常有明显的游走现象。胸部 CT 可见层状或结节状分布的较强的密度增高区，不见血管影像，其边缘区域有“气状征”。病理特点是阻塞性细支气管炎，有肉芽组织堵塞于扩大的小气道内，有时延伸至肺泡管；肺泡壁及间隔有以单核细胞为主的浸润；这些改变多局限于次小叶范围。影像及病理学的病变区和正常区界限分明，通常不会与 AIP 混淆。

2）ARDS　其组织学特征为肺间质水肿和 DAD。而 AIP 的病理表现就是 DAD 的增殖或机化期的表现，所以两者在临床表现和组织上均难以鉴别。但 ARDS 多有原发病及明确的病因，如感染、外伤等，故 ARDS 的诊断不应依赖肺活检，通过结合临床对典型病例往往不难诊断。有部分学者仍推测 AIP 源于某些病毒的感染且属于 ARDS 范畴；遗憾的是至今也无任何证据。所以对两者的鉴别有时需做大量工作来寻找 ARDS 的病因。可以理解为何某些文献将 AIP 称为特发性 ARDS，以及临床上会将 AIP 误认为是 ARDS。但目前看来，这二者是有区别的。一方面是病因方面的差异；另一方面是在应用糖皮质激素后，AIP 的预后可望改善，而 ARDS 对糖皮质激素的治疗反应常属无效。

2. 关于治疗　由于对 AIP 病因和发病机制尚知之甚少，所以对本病并无特异性的治疗手段。AIP 是一种具有潜在逆转可能的急性肺损伤性疾病，如在病变早期及时治疗可完全康复而不遗留肺部阴影或仅有少许条索状阴影。本病对肾上腺皮质激素反应尚好，而且应该早期、大量和长期地运用。用法：泼尼松 40～80mg/d，持续 3 个月，病情稳定后方逐渐减量，维持时间当视病情发展而定，但疗程不宜短于 1 年。如果减量过程中病情复发加重，应当重新加大剂量以控制病情。如果病情凶险，可使用冲击疗法：静脉注射甲基泼尼松龙 500～1000mg/d，持续 3～5 天；病情稳定后再改为口服。此外，还有联合应用免疫抑制剂如甲基泼尼松龙 250mg/d＋环磷酰胺 1500mg/d ＋ 长春新碱 2 mg 并取得满意疗效的报道。

既然将 AIP 划归 IIP 范畴，那么间质成纤维细胞的增殖活化作用应视为极为重要的发病机制。从病理学的电镜所见看，部分区域肺泡腔内渗出物的“渗入间隔”也必然会伴有纤维化的发生。所以，糖皮质激素的运用应该对抑制纤维化的发生起重要作用。当然，单纯的药物治疗是远远不够的，急速恶化的呼吸功能衰竭往往是主要的致命因素。所以，机械通气通常是必需的。如果肺泡的塌陷可以明显促进纤维化的发生、发展并且加重肺泡间隔的增厚，那么在机械通气时加用一定水平的 PEEP 就显得尤为重要；甚至有人认为人工合成的表面活性物质也具有一定的应用价值。这充分表明了 AIP 与 ARDS 的相似性。

AIP 的平均死亡率为 78%（60%～100%），平均存活期为 33 天。虽然尚无法预示存活率的组织病理指征，但存活者多有严重的肺实质损害，而死亡者则少有之。现在 ARDS 的死亡率因治疗手段的不断改进已降至 50% 以下；而 AIP 的死亡率却一直居高不下。总之，医学界应进一步加强对 AIP 的研究。

【提示】

AIP 并无特异性的临床实验室诊断指标，所以最重要的是考虑到该病存在的可能性。之后应在 AIP 和 ARDS 之间作出鉴别。AIP 缺乏明确的病因和系统性的损伤、无原先业已存在的可引起弥漫性肺泡损伤的疾病；而后者往往都有比较明确的诱因。若要明确诊断，必须依赖临床诊断和肺组织活检——尤其是开胸肺活检后进行病理学诊断。临床上如果怀疑有 AIP 的可能性，应注意：①认真询问病史：重点是在 AIP 和 ARDS 之间作出鉴别。AIP 缺乏明确病因和系统性损伤、无事前业已存在的可引起弥漫性肺泡损伤的疾病；而 ARDS 往往都有比较明确的诱因；②体格检查：特别注意患者是否有其他系统性疾病尤其是结缔组织病的症状和体征；③辅助检查：血气和胸部影像学的检查是必需的。抗核抗体等免疫学指标亦应包括在内。肺活检病理学检查对诊断 AIP 十分重要；④处理：必须首先控制和纠正呼吸功能衰竭，所以往往首先使用机械通气。之后才是糖皮质激素和免疫抑制剂的运用。

（王京岚　蔡柏蔷）

参 考 文 献

1. Katzenstein AL, Myers JL, Mazur MT. Acute interstitial pneumonia. A clinicopathologic, ultrastructural, and cell kinetic study. Am J Surg Pathol, 1986, 10:256
2. 王京岚，等：急性间质性肺炎——附一例报告．中华内科杂志，1997，36（11）：744 - 747
3. Ichikado K, Johkoh T, Ikezon J, et al. Acute interstitial pneumonia: High - resolution CT findings correlated with pathology. AJR Am J Roentgenal, 1997, 168:333
4. Katzenstein AL, Myers JL. Idiopathic pulmonary fibrosis: Clinical relevance of pathologic classification. Am J Respir Crit Care Med, 1998, 157 (4pt1): 1301
5. Akira M. Computed tomography and pathologic findings in fulminant forms of idiopathic interstitial pneumonia. J Thorac Imag, 1999, 14:76 - 84
6. Bouros D, Nicholson AC, Polychronopoulos V, et al. Acute interstitial pneumonia. Eur Respir J, 2000, 15: 412 - 418
7. Vourlekis JS, Brown KK, Schwarz MI. Acute Interstitial pneumonitis: Current understanding regarding diagnosis, pathogenesis, and natural history. Seminars in Respir and Crit Med, 2001, 22 (4): 399 - 407
8. ATS/ERS International Multidisciplinary Consensus Classification of the Idiopathic Interstitial Pneumonias. Am J Respir Crit Care Med, 2002, 165:277 - 304
9. Vourlekis JS. Acute interstitial pneumonia. Clin Chest Med, 2004, 25 (4): 739 - 747
10. Martinez FJ. Idiopathic interstitial pneumonias. Proc Am Thorac Soc, 2006, 3:81 - 95, 2006

病例4　反复咳嗽、咳痰伴气促4年余，加重半年——弥漫性泛细支气管炎

患者，男，47岁

【临床资料】

1. 主诉　反复咳嗽、咳痰伴气促4年余，加重半年。

2. 现病史　患者自2000年4月起无明显诱因出现发热（T 39℃），咳嗽、咳黄绿色量多脓痰，伴有活动后气短及胸闷。2003年5月病情加重，多次胸部X线片提示“双肺感染”，给予多种抗生素治疗效果不明显，半月后逐渐出现左侧头痛、耳聋、眼胀、面部麻木、肩痛，且咳嗽、咳痰、气短无好转。曾经用泼尼松40 mg/d治疗1个月，无明显疗效。2003年7月诊断“鼻窦炎”，CT检查示：“双侧上颌窦、筛窦、蝶窦、额窦及窦口鼻道复合体区慢性炎症并息肉形成，鼻中隔稍向左偏移”。后行鼻息肉切除术，术后病理：慢性鼻息肉、慢性鼻窦炎。

3. 查体　体型偏瘦，双肺呼吸音粗，双肺可闻及少许哮鸣音，右肺明显，双下肺可闻及湿啰音。

4. 专科检查

（1）肺功能　FEV_1 占预计值23%，FVC占预计值30%，提示重度阻塞性通气功能障碍，重度限制性通气功能障碍。支气管舒张试验（－）。血气：（呼吸室内空气）PaO_2 53.6mm Hg。

（2）电子支气管镜　粘膜普遍充血，分泌物多。支气管肺泡灌洗液：细菌、真菌、结核菌涂片（－），细菌和真菌培养（－）。

（3）痰细胞　（－）。

（4）痰细菌　嗜麦芽窄食单孢菌；铜绿假单胞菌。

（5）痰结核菌　（－）。

（6）PPD　（－）。

（7）胸部X线片　双中下肺散在小结节阴影和小片阴影（图4－4－1）。

（8）胸部CT　双肺中内带见多个散在圆形透亮区，弥漫性小结节阴影、环形阴影和双轨征；双肺支气管扩张，右肺中叶炎症，双肺肺气肿（图4－4－2）。

5. 辅助检查

（1）病理　TBLB病理：（右后下叶）少许被覆假复层纤毛柱状上皮之粘膜及肺组织显慢性炎，部分血管周纤维组织增多，有玻璃样变，肺泡间隔增宽，胶原沉积，肺泡Ⅱ型细胞增生，抗酸染色（－）。

6. 诊断　弥漫性泛细支气管炎（diffuse panbronchiolitis，DPB）

【治疗与处理】

1. 治疗方案　应用小剂量红霉素治疗（150mg qd），并加强体位引流排痰。根据痰培养药敏结果选用适当的抗生素。

2. 方法与剂量 详见讨论与分析

3. 随访 小剂量红霉素治疗 1 个月后，喘息症状减轻，痰量减少。双肺哮鸣音消失，湿啰音减少。嘱患者长期服用小剂量红霉素（1 ~ 2 年），出院 2 ~ 3 月后复查胸部 CT，观察疗效。耳鼻喉科定期复查鼻窦炎情况。

【讨论与分析】

1. 关于诊断 弥漫性泛细支气管炎（DPB）是以肺部呼吸性细支气管为主要病变区域的特发性、弥漫性、炎性和阻塞性气道疾病，可表现为慢性咳嗽、多痰和劳力性呼吸困难，并伴有气流受限症状。本病在 1969 年由日本学者最早报道，与支气管哮喘、支气管扩张和慢性阻塞性肺疾病相比，临床症状方面有相似之处，但 DPB 具有特征性的病理学和影像学表现。现在已明确 DPB 是一个特异的临床疾病——一种鼻窦 - 支气管综合征，其特征为慢性鼻窦炎和支气管炎症。肺部特征为一种慢性支气管炎。其主要临床表现为慢性咳嗽、咳痰、活动后呼吸困难、并可导致呼吸功能障碍。常有反复发作的肺部感染，并可诱发呼吸衰竭，多数预后不良。

（1）临床表现 通常隐袭缓慢发病，常见三大症状为咳嗽，咳痰及活动时气短。几乎所有患者都有慢性鼻窦炎的病史，通常发生于 20 ~ 40 岁，常需要作鼻窦手术（本病例患者有鼻窦炎病史以及鼻息肉切除术）。慢性咳嗽和咳大量痰为常见的并发症，可见于疾病的发病之初或患鼻窦炎之后的几年内，通常发生于 20 ~ 50 岁（平均年龄为 39.5 岁），2/3 的患者不吸烟，男性较女性有较高的发病倾向。

1）咳痰 患者早期咳无色或白色痰源于流感嗜血杆菌或肺炎球菌的感染，痰量逐渐增多，变为脓痰。本病也易并发铜绿假单胞菌感染，此时脓痰更为增多。常为进行性的，最终可发生呼吸衰竭。

2）肺部听诊 81% 的病例有湿啰音，58% 可有干啰音，49% 的病例有两种啰音。DPB 时的啰音多为水泡音，以两下肺为主，较慢性支气管炎时的啰音，其密度为高（数目为多）。根据此种啰音的密度，能够推断疾病的程度和判断疗效。啰音的密度越高，则 PaO_2 越低。排痰及用红霉素治疗后，啰音密度可减少，部分病例可消失。有的病例也可有干啰音或高调的喘鸣音。早期出现低氧血症为其特点，患者可有发绀及轻度杵状指。

3）慢性鼻窦炎的症状 患者常有鼻塞，流脓性鼻涕，嗅觉减退的症状，必要时可摄鼻窦像或鼻镜检查。

本病例具有慢性鼻窦 - 支气管综合征的临床表现，咳嗽、咳黄绿色量多脓痰，伴有活动后气短及胸闷，合并低氧血症，符合 DPB 的临床表现。

（2）胸部影像学检查 DPB 患者的胸部 X 线片具有特征性改变，有助于诊断（图 4 - 4 - 1）。典型的胸像为弥漫性播散性的小结节影，边缘不清，主要分布于双肺肺底部。有些病例中，因气体陷闭可造成肺部充气过度。轻度的支气管扩张常常可发生于中叶和舌叶，表现为双轨征。随着病情进展，有些病例可有囊性病变或弥漫性支气管扩张。胸部 X 线片常常显示有含气量增加所致的肺透亮度增强和两肺野弥漫性小结节状和粟粒样阴影。结节直径 2 ~ 5 mm，边缘不清，形状不规整。这种小结节的存在有别于支气管哮喘，慢性支气管炎和肺气肿。DPB 按其胸部 X 线片表现共分 5 型：

Ⅰ型：仅有含气量增加所致的肺透亮度增加而无小结节；

Ⅱ型：除有含气量增加外，尚可见小结节阴影，但仅限于1个肺叶；

Ⅲ型：小结节阴影分布于全肺野；

Ⅳ型：除有Ⅲ型改变外，两肺下野尚可见支气管充气和双轨状阴影；

Ⅴ型：除有Ⅳ型改变外尚可见大小不等的环形阴影。

胸部CT显示小结节或粟粒样阴影的特点，位置更加清晰，表现为：①弥漫性小结节影和线状阴影，小叶中心性小颗粒状，肺小动脉逐渐分支变细，在其前端或其邻近可见小结节，宛如“小雪团挂在树枝上”的影像，而且与胸壁有少许间隔是其特点。CT上的圆形影常散在分布于胸膜至支气管和血管分支的末端以及叶中部区域；②小支气管和细支气管扩张，细支气管扩张表现为双轨状或小环形。多数病例以两肺下叶最明显，多呈弥漫性，在其近端的细支气管常有扩张和肥厚。经治疗，小结节状阴影可消退，此时难与支气管扩张鉴别；③支气管壁增厚；④另一特点是常易合并中叶和舌叶肺不张。高分辨CT对诊断更有帮助。本病例的影像学改变为DPB典型的改变，胸部X线片示双中下肺散在小结节阴影；胸部CT显示散在圆形透亮区，弥漫性小结节阴影、环形阴影和双轨征，双肺肺气肿。

（3）血液和血清学检查　白细胞增多常见，但贫血通常少见。C－反应蛋白和血沉也增加。血清学方面，可有IgG和IgA的增加。类风湿关节炎试验常是阳性，但类风湿关节炎血凝反应常为阴性。最为特征性的是持续的冷凝集试验升高。效价通常升高4～16倍（×512）到×2048；正常少于×128，已有报道，DPB的冷凝集为多克隆，含有IgG，在某些病例中，含有IgA和IgM。这些发现和某些感染相似，例如与支原体感染所致的相似。但是在DBP中针对支原体肺炎的抗体测定为阴性。周围血中淋巴细胞CD4/CD8之比是增加的。红霉素治疗后，两种淋巴细胞都能降到正常水平。

（4）肺功能测定　肺功能试验基本上表现为阻塞性损害，FEV_1降低，这是DPB的基本特征。某些进展性的病例，阻塞性肺功能损害的基础上可伴有限制性通气障碍。但肺顺应性和弥散功能多在正常范围，动脉血气分析显示早期常有低氧血症，晚期伴有高碳酸血症。低氧血症与呼吸性细支气管壁的肥厚，管腔狭窄，残气量增加；及血流和气体分布不均，通气/血流比例失调等有关。残气量（RV）和残气量与肺总量（RV/TLC）之比通常是增加的。随着疾病的进展，肺泡通气不足加重，可出现高碳酸血症，时间长后可导致肺动脉高压和肺心病，最终患者将演变为慢性呼吸衰竭。本例患者的肺功能表现为严重的阻塞性通气功能障碍，FEV_1占预计值23%，FVC占预计值30%，并且合并限制性通气功能障碍，为典型的DPB患者的肺功能改变。

（5）组织病理学　DPB是一种特发性疾病，通常DPB的病变在肺部弥漫存在，所谓“泛”，就是指病变累及呼吸性细支气管的“全”层。开胸活组织检查可获得满意的组织标本，而经支气管肺活检检查，能取得包括呼吸性细支气管组织在内的可判断的标本率很低，为36.6%。

DPB肺部大体解剖通常显示肺脏过度充气，在肺小叶中心区域常常可见到典型的直径为2～3 mm的淡黄色结节。典型的组织病理学特征为呼吸性支气管管壁的增厚，伴有淋巴细胞的浸润。这些炎性改变扩展到周围气管组织也常见。在疾病进展时，呼吸性支气管狭窄和收缩以及这些细胞的浸润，淋巴滤泡的增生，管壁中泡沫细胞和附近区域中泡沫细胞的积累。远端末稍支气管发生继发性的扩张。病变为呼吸性细支气管的慢性炎症和慢性呼吸性细支气管周围炎；肉眼所见：淡黄色和白色的结节较均匀一致，弥漫地分布在两肺中。镜下所见：

1）呼吸性细支气管壁的淋巴组织肥大，增生及圆形细胞浸润，致使管壁肥厚，内腔狭窄或可见息肉状肉芽组织充满于管腔内，致使管腔闭塞，有时在管壁可见纤维化和肉芽组织。

2）肉芽组织及瘢痕灶的形成，使呼吸性细支气管及狭窄、闭塞。闭塞的呼吸性细支气管及其末梢的肺泡隔和肺泡壁中，有成堆的吞噬脂肪的泡沫细胞（黄色瘤）。

3）闭塞部位以远的支气管管腔以及肺泡有过度充气或支气管扩张。

（6）诊断和鉴别诊断　诊断 DPB 的最低条件为慢性鼻窦炎、慢性咳嗽、多痰和活动性呼吸困难；影像学上表现为弥漫结节影，其边缘不清，肺功能为阻塞性通气功能障碍；冷凝集试验呈持续性的增加。通常在其疾病过程中，大部分患者有这些临床特点（表4－4－1）。

表4－4－1　诊断 DPB 的临床特点

慢性鼻窦炎	
临床症状：慢性咳嗽、多痰和活动性呼吸困难	
胸部听诊：湿啰音、干啰音	
胸部 X 线片：	弥漫性播散性结节影；
	肺过度充气；
	双轨征
肺功能测定：	阻塞性损害：$FEV_1<70\%$ 预计值或 $FEV_1/FVC<70\%$；
	$VC<80\%$ 预计值；
	RV 和 RV/TLC 增加（$RV>150\%$，$RV/TLC>45\%$）；
	低氧血症（$PaO_2<80mmHg$）
其他特点（特征性但非诊断性）：	
	冷凝集试验呈持续性的增加；
	HLA－B54 存在（如果阳性，有助于诊断）；
	血清 IgA 和 IgG 增加；
	血清 CD4/CD8 淋巴细胞比例增加；
	类风湿因子阳性

1995 年 1 月由日本厚生省提出了弥漫性泛细支气管炎的诊断标准。主要临床表现有：

1）临床症状　持续性咳嗽，咳痰及活动时气短。

2）胸部听诊　断续性湿性啰音（多数为水泡音，有时伴有连续性干啰音或高调喘鸣音）。

3）胸部 X 线　两肺弥漫散在的颗粒状阴影（常伴有肺过度充气，病情进展可见两下肺支气管扩张，有时伴有局灶性肺炎）。胸部 CT：小叶中心性颗粒状阴影。

4）肺功能及血气分析　一秒钟用力呼气容积占用力肺活量比值降低（$FEV_1/FVC<70\%$）及低氧血症（$PaO_2<80mmHg$），病情进展可伴有肺活量下降，残气量（率）增加，

通常无肺散功能减低。

5）血液检查　冷凝集效价增高（64 倍以上）。

6）合并慢性鼻窦炎或有既往鼻窦炎病史（尽可能由 X 线片确诊）。

满足上述主要临床表现 1）~6）项者即可作出临床诊断。

本例病理学检查虽然未得到典型的 DPB 的病理学改变，这与经支气管镜肺活检所获得的标本较少有关。如果进行开胸肺活检或经胸腔镜肺活检，则能获得较大的标本，可能会获得较满意的病理学结论。但是，典型 DPB 病例通过临床诊断即可，并不是一定需要有病理学依据。纵观本病例的临床表现、实验室检查和影像学表现，可以诊断 DPB。

2. 关于治疗　弥漫性泛细支气管炎是一种慢性和进展性疾病，预后较差。疾病的进展依赖于炎症部位的范围和严重程度，以及慢性气道感染的并发症。疾病过程的早期阶段，痰中经常含有正常的菌丛，感染或寄植的细菌中常常有流感嗜血杆菌，长期应用针对这一细菌的抗生素治疗，则可能发生铜绿假单胞菌感染，这显然可以加速本病的破坏性，导致肺部发生弥漫性支气管扩张和囊性改变。晚期阶段，患者常发生慢性呼吸衰竭和肺心病。未经治疗的患者从第一次就诊开始，其 5 年生存率相当低，约 42%，10 年生存率为 25.4%。

1984 年以后，按照 Kudoh 的长期、低剂量红霉素疗法，DPB 患者的预后得到了显著的改善。大部分患者可用每日 600 mg 红霉素治疗。长期红霉素治疗后（平均 20 个月），患者的一般情况，包括主观感觉（咳嗽，咳痰和呼吸困难）和客观情况（胸部 X 线片和低氧血症）都有显著的改善。600 mg 的红霉素剂量所得到得到最大血清浓度和痰浓度，远低于正常所需的抑制致病菌的最低浓度。很显然，红霉素疗法并不是通过抗菌疗效来起作用的。红霉素也许在这些患者中起了抗炎或免疫抑制作用。

低剂量红霉素治疗 DPB 的机制如下：①低剂量红霉素疗法改善了患者的支气管高反应性；②经红霉素疗法 DPB 患者的周围血中，伴有 HLA - DR 表达的 T 细胞活化百分比明显下降；③红霉素降低了中性粒细胞的直接迁移。DPB 患者中支气管肺泡灌洗液中中性粒细胞显著增加，在这些患者中所发生的肺损伤，中性粒细胞起了重要作用；④红霉素治疗 DPB 的另一可能作用为抑制过度的分泌作用。红霉素可以在体外试验中证实能抑制人呼吸道中的呼吸糖结合物的分泌；⑤红霉素抑制了因铜绿假单胞菌感染后、中性粒细胞所产生的白介素 - 8（IL - 8）。DPB 患者铜绿假单胞菌感染时，可使 IL - 8 生成增加，导致气道内中性粒细胞积累。红霉素通过抑制 IL - 8 的生成而产生治疗效应；⑥体外研究表明，红霉素可加速培养的中性粒细胞凋亡。凋亡的中性粒细胞仍保持其细胞膜的完整，被巨噬细胞吞噬之后，不至于释放出组织毒性物资，因而红霉素起到了减轻组织损伤的作用；⑦ DPB 患者的支气管灌洗液中的防御素（defensin）是增加的。防御素有很强的免疫效应，可使气管、支气管的上皮细胞的粘液渗出增加。DPB 时的肺损伤与中性粒细胞产生防御素积累有关系。红霉素可降低防御素的上升而产生治疗作用；⑧红霉素虽然缺乏或没有对铜绿假单胞菌的杀伤作用，但是铜绿假单胞菌与红霉素接触后，就容易被中性粒细胞所杀灭；⑨DPB 患者周围血液中的 活性 $CD8^+$、$CD4^+$ 和 $CD3^+$ 的比例是增加的，红霉素治疗后使这些细胞的比例有所降低，故红霉素能调节淋巴细胞的功能和影响 DPB 的病程。

DPB 的治疗原则：不管痰中的细菌种类如何，一律首选红霉素（EM），初期病例每日口服 600mg 或 400mg，治疗 6 个月以上，对于病情发展的病例可使用 2 年以上，停药后复发病例，再使用仍然有效。其他大环内酯类抗菌素，如克拉仙（CAM），罗红霉素（RXM）与红霉素疗效相同。对于感染症状明显而红霉素治疗 1 个月无效者，可以应用 CAM 或 RXM。

急性发作期的治疗：当患者有明显的感染症状时：如发热、咳脓痰、痰量增多、血沉增快，C－反应蛋白阳性，血白细胞及中性粒细胞增加时，考虑到有铜绿假单胞菌感染的可能性时，针对病原菌及根据药物敏感试验选用抗生素，如第三、四代先锋霉素、氨基醣苷类抗菌素、呼吸喹喏酮类和羧卞青霉素等。在使用其他抗生素时，不停用红霉素。

其他辅助疗法：包括口服祛痰剂及使用支气管扩张剂，如 β 受体激动剂等。有低氧血症时使用氧疗，长期氧疗可提高患者的生活质量。

【提示】

DPB 在日本并不罕见，并在日本的呼吸临床占有重要地位。自 1995 年来我国也有个别 DPB 病例报告，但是目前国内呼吸科医师对本病仍认识不足，DPB 可能混在支气管扩张、慢性阻塞性肺疾病（COPD）内，也有可能被误诊为肺纤维化等，如果临床上提高警惕性，深入进行对 DPB 的广泛的研究，肯定能有更多的 DPB 病例会被发现。

诊断 DPB 时，临床上应注意与原发性不动纤毛综合征、慢性支气管炎、BOOP、支气管扩张、支气管哮喘、囊性肺纤维化、肺间质纤维化和慢性阻塞性肺疾病等进行鉴别诊断。DPB 患者通常均有慢性鼻窦炎或有既往鼻窦炎病史；支气管哮喘和 DPB 虽然都有干啰音和阻塞性通气功能障碍的临床表现，但是支气管哮喘患者通常无大量痰液；DPB 和 COPD 均为阻塞性通气功能障碍，但 COPD 患者的胸部片缺乏结节状阴影；DPB 与肺间质纤维化可在临床上作鉴别，DPB 患者通常痰量较多，且在胸部 X 线片显示结节样阴影和肺部过度充气，并有阻塞性通气功能障碍。DPB 和弥漫性支气管扩张在临床上十分相似，鉴别相当困难。两种疾病临床上均有咳嗽、多痰、呼吸困难、血沉增快、C－反应蛋白升高和冷凝集试验效价增加，唯一的鉴别点是 DPB 患者的胸部 X 线片上有结节状阴影（如本病例）。然而，需指出晚期 DPB 病例可发展成弥漫性支气管扩张。

（蔡柏蔷）

参 考 文 献

1. Homma H, Yamanaka A, Tanimto S, et al. Diffuse Panbronchioltis, a disease of the transitional zone of the lung. Chest, 1983, 83:63－69
2. 贺正一，李燕燕．弥漫性泛细支气管炎（综述）．中华结核和呼吸杂志，1996，19（2）：115－117
3. Fisher MS, Rush WL, Rosado－de－Christenson, et al. Diffuse panbronchiolitis. Arch Pathol Lab Med, 1998, 122:156－160
4. Koyama H, Geddes DM. Erythromycin and diffuse panbronchiolitis. Thorax, 1997, 52:915－918
5. Tsang KWT, Ooi CGC, Ip MSM, et al. Clinical profiles of Chinese patients with diffuse panbronchiolitis. Thorax, 1998, 53（4）：274－280
6. Kudoh S, Azuma A, Yamamoto M, et al. Improvement of survival in patients with diffuse panbronchiolitis trea-

ted with low - dose erythromucin. Am J Respir Crit Care Med, 1998, 157 : 1829 - 1832

7. Tsang KWT. Diffuse Panbronchiolitis: Diagnosis and treatment. Clin Pulm Med, 2000, 7 (5): 245 - 252
8. Ryu JH, Myers JL, Swensen SJ. Bronchiolar disorders. Am J Respir Crit Care Med, 2003, 168 : 1277 - 1292
9. Poletti V, Casoni G, Chilosi M, et al. Diffuse panbronchiolitis. Eur Respir J, 2006, 28 : 862 - 871

病例5 间断咳嗽、咳痰、发热6月余
——淋巴细胞性间质性肺炎

患者，女，15岁

【临床资料】

1. 主诉 间断咳嗽、咳痰、发热6月余。

2. 现病史 患者于2004年8月17日无明显诱因出现咳嗽、咳痰、发热，体温最高达39.5℃，痰为黄色粘痰，量较多，伴畏寒、寒战。胸部X线片示右肺中叶片状影，支气管镜提示右肺中叶支气管感染，诊为右肺中叶肺炎。2004年9月2日于当地医院行右肺中叶切除术，病理：肺泡腔及支气管周围有大量炎症细胞浸润，部分区域伴肉质变。诊为“右肺中叶综合征”，予抗感染治疗（具体不详），症状明显缓解，体温降至正常。2004年底患者受寒后再次出现咳嗽、咳痰、气促等症状，同时低热，体温波动于37℃～38℃，血常规：WBC：（2.48～5.04）$\times 10^9$/L，中性：36%～55%，淋巴：39%～54%，血沉10mm/h，5uPPD（－），3次痰找抗酸杆菌均阴性。胸部CT示：右肺中叶实变和不张，两肺纹理间可见边界不清的粟粒样微小淡结节影，纵隔、肺门淋巴结肿大，考虑为血行播散型肺结核，予异烟肼、利福平、乙胺丁醇、吡嗪酰胺治疗40天（因全身出现皮疹停止治疗），同时服泼尼松20mg，qd治疗2周，症状明显缓解，2周后泼尼松减至10mg，qd，患者再次出现胸闷、气促、发热，体温波动于37℃～38℃，将泼尼松加至20mg，qd，体温降至正常，但仍有胸闷、气促，复查胸部X线片较前无明显变化，就诊于我院。

既往史：过敏性鼻炎5～6年。2003年4月出现咳嗽、发热伴寒战，诊为肺炎，予阿奇霉素输液治疗，体温降至正常，此后于2003年11月和2004年3月反复出现上述症状，胸部X线片示右肺斑片影，予大环内酯类药物治疗后病情好转。个人史：无特殊。

3. 查体 颈前可及两个1cm×1cm淋巴结，质中，无压痛，口唇、甲床无发绀，双肺呼吸音略粗，未闻及干湿啰音。心（－）。腹软，肝肋下未及，脾肋下1cm，质软，无压痛。杵状指（－）。

4. 专科检查

（1）肺功能 FEV_1：38.4%，FVC：37.6%，FEV_1/FVC：86.6%。因合作欠佳，弥散功能未作。

（2）血气分析（吸室内空气） pH：7.413，PaO_2：81.2mmHg，$PaCO_2$：35.2 mmHg，SaO_2：97.4%，$P_{(A-a)}O_2$：29.1mmHg。

（3）痰抗酸染色 （－）。

（4）痰培养 （－）。

（5）胸部X线片（图4－5－1）及胸部HRCT（图4－5－2，4－5－3） 右肺中叶实变和不张，内有支气管扩张表现，右肺上叶胸膜下结节，两肺纹理增重，纹理间可见边界不清的粟粒样微小淡结节影，右斜裂增厚，纵隔、肺门淋巴结肿大，双腋下可见淋巴结。

5. 辅助检查

（1）血、尿、便常规正常，血沉正常，抗结核抗体（－）。

（2）ANA、ENA、ANCA、RF均阴性。免疫球蛋白正常。

（3）肝功能 ALT：45μ/L，AST：36μ/L，TBA：13.7μmol/L，LDH：324μ/L。

（4）血脂 甘油三酯230mg/dl，胆固醇正常。

（5）EB病毒抗体IgG型、IgM型均阴性。

（6）抗HIV（－），HBsAg（－）。

（7）腹部B超 脾大（脾厚4.2cm，肋下2.4cm），副脾。

（8）病理（图4－5－3） 外院肺切除标本我院会诊，病变符合肺淋巴增生性疾病，考虑为滤泡性细支气管炎及淋巴细胞性间质性肺炎。免疫组化：CD20淋巴滤泡（＋），CD3肺间质和滤泡周（＋），CD68肺泡内巨噬细胞（＋）。

6. 诊断 淋巴细胞性间质性肺炎（lymphocytic interstitiall pneumonia，LIP），滤泡性细支气管炎。

【治疗与处理】

1. 治疗方案 糖皮质激素或联合免疫抑制剂。泼尼松40 mg/d，2个月后逐渐减量。

2. 随访 治疗3个月后随诊，评价药物疗效，以后定期随诊。整个治疗过程中应监测药物的副作用。

【讨论与分析】

1. 关于诊断 2002年美国胸科协会/欧洲呼吸病协会（ATS/ERS）将特发性间质性肺炎（idiopathic interstitial pneumonia，IIP）分为7类，淋巴细胞性间质性肺炎（lymphocytic interstitiall pneumonia，LIP）是其中的一类，LIP是一种反应性肺淋巴增生，此病的诊断有赖于病理，表现为弥漫性肺间质致密淋巴细胞浸润。

LIP的确切病因目前尚不清楚，很可能是多种因素共同作用的结果。然而有证据强烈提示病毒感染在某些病例的发病中起一定作用。在成人及儿童患者中均检测到EB病毒DNA，因此EB病毒可能是造成某些病例发病的原因之一。HIV感染也与LIP相关，HIV感染的儿童当中16%～50%出现LIP，最常发生于2～3岁时。LIP与人疱疹病毒8（HHV－8）、乙型肝炎病毒、肺孢子菌之间的相关性也有报道。然而，这些病原体是通过何种特殊通路诱导淋巴样组织增生的尚不清楚。自身免疫性疾病与LIP也强烈相关，约占LIP的39%，这些自身免疫性疾病包括：干燥综合征、系统性红斑狼疮、类风湿性关节炎、自身免疫性甲状腺炎、重症肌无力、溶血性贫血、恶性贫血、自身红细胞致敏综合征、慢性活动性肝炎、口炎性腹泻以及原发性胆汁性肝硬化。此外，也有苯妥英引起的药物反应与LIP相关以及Castleman病、军团菌肺炎、肺泡蛋白沉积症、肺泡微石症合并LIP的报道。LIP还可以是同种异体骨髓移植的一个晚期并发症，常发生于移植后200～400天。鉴于特发性LIP罕见，因此确诊为LIP的患者应进行全面检查以明确有无任何已知的病因或相关疾病。

成人LIP患者常为女性，发病时的平均年龄为50岁。起病缓慢，表现为进行性咳嗽、呼吸困难，可有发热、消瘦、胸痛，偶有咯血、关节痛。体检双肺底可闻及爆裂音，杵状指以及外周、纵隔淋巴结肿大或脾大在儿童患者中多见。可有轻度贫血以及免疫球蛋白产生异常，表现为多克隆高丙种球蛋白血症，此外75%以上的患者有IgG或IgM的单克隆增加，低丙种球蛋白血症或单克隆丙种球蛋白病则提示淋巴增生性恶性肿瘤的可能。肺功能常表现为限制性通气功能障碍伴弥散功能受损。特发性 LIP 极少进展为纤维化，因而杵状指（趾）、爆裂音以及其他生理特征常缺如或轻微。

胸部 X 线片上 LIP 表现为特征性的以双下肺为主的网状、粗网状结节状或细网状结节状影，还可有斑片状的浸润影以及局灶实变影。LIP 的 HRCT 表现有：边界不清的小叶中央性结节和胸膜下小结节（1 ~ 4mm）、磨玻璃样影，支气管血管束增厚、小叶间隔增厚，此外 68% 的患者有 1 ~ 30mm 的薄壁囊状气腔，还可有淋巴结增大。Johkoh 等曾对 22 例 LIP 患者的薄层 CT 进行了研究，发现除上述常见病变外，还可有 1 ~ 2cm 的大结节、肺气肿、气腔实变、支气管扩张、胸膜增厚等。

支气管肺泡灌洗（BAL）对 LIP 有一定诊断价值，灌洗液中淋巴细胞增加，CD3 细胞增加以及多克隆 CD20 B 细胞增加提示 LIP。LIP 的确诊有赖于外科肺活检，其病理特征为弥漫性肺间质致密淋巴细胞浸润，常可见淋巴滤泡，有时支气管周围亦受累，但通常病变轻微。腺泡内无病变特别严重的区域（如腺泡周围或腺泡中央），偶有非坏死性肉芽肿形成。淋巴细胞呈多克隆性，主要是 T 细胞，内有散在的 B 细胞、浆细胞和组织细胞，同时有Ⅱ型肺泡细胞的增加和肺泡巨噬细胞的轻度增生。其他表现有肺泡腔中蛋白样液体以及单核细胞、泡沫巨噬细胞或巨细胞的聚集。

滤泡性细支气管炎是一种支气管相关淋巴样组织增生病。常中年发病，多合并有结缔组织病。临床表现为进行性气短、发热、咳嗽以及反复上呼吸道感染。肺功能可表现为阻塞性、限制性或混合性通气功能障碍，也可正常。此病的胸部 X 线表现与 LIP 相似，但 HRCT 上小叶中央性和支气管周围性结节更明显，而磨玻璃样改变不常见。结节很可能代表了支气管周围淋巴滤泡的融合。确诊需外科肺活检，其组织学特征为：细支气管周围大量淋巴滤泡形成，间质炎症程度轻，无气道扩张（这与滤泡性支气管扩张不同），无闭塞性细支气管炎，尚未发现有肉芽肿形成。应用 PCR 技术对免疫球蛋白重链基因进行扩增通常能显示多克隆图形。

从临床角度考虑，LIP 主要需与低度恶性淋巴瘤鉴别。恶性淋巴瘤的淋巴细胞呈单克隆性，浸润更致密，形态单一，可有肺结构的破坏、Dutcher 小体（含有免疫球蛋白的核内包涵体）、胸膜浸润，病变沿淋巴通路分布（支气管血管束、胸膜和小叶间隔），但 HE 染色常难以区分这两种疾病，因此需要进行免疫组化染色以及分子基因重排检测，如应用 PCR 技术对免疫球蛋白重链基因的克隆性重排进行检测。LIP 尚需与细胞型 NSIP 鉴别，后者男性略多，HRCT 上磨玻璃样影为其显著特征，病理上间质炎症细胞浸润程度轻于 LIP，一些肺泡壁可未受累。外源性过敏性肺泡炎 HRCT 上亦表现为磨玻璃样影以及边界不清的小叶中央性结节，但呼气相可显示气体陷闭引起的斑片状密度减低区，提示存在细支气管的炎症。此外囊状气腔、小叶间隔增厚、淋巴结增大罕见。外源性过敏性肺泡炎患者常有吸入有机气雾颗粒或低分子化学物质史，症状的出现与从事某些活动存在时间相关性，可呈急性或亚急性发病，病理上病变常为细支气管周围分布，炎症细胞浸润程度轻于 LIP，常见肉芽肿和机化性肺炎，由此可与 LIP 鉴别。

2. 关于治疗　LIP 的治疗方法为糖皮质激素或联合免疫抑制剂。糖皮质激素的剂量为：泼尼松（0.75 ~ 1）mg/（kg · d），最大 100mg/（kg · d），服用 8 ~ 12 周或直至病情稳定，然后逐渐减量至 0.25mg/（kg · d），继续服用 6 ~ 12 周。与 HIV 相关的 LIP 可给予联合抗反转录病毒治疗。此病的病程个体间差异很大，一些患者治疗反应极好，可完全持续缓解，一些患者在进展为肺纤维化和肺心病以前病情可相对稳定数月或数年，而另一些患者可在数月内死于肺病。LIP 患者诊断后 5 年内死亡率约为 33% ~50%，近 5% 的患者发展为低度恶性 B 细胞淋巴瘤。

滤泡性细支气管炎患者多预后良好，然而有研究报道年龄在 30 岁以下的患者疾病倾向于进行性发展。治疗可针对原发病或使用糖皮质激素或硫唑嘌呤治疗。

【提示】

1. 患者有以下特点时需考虑到 LIP，可行开胸或胸腔镜肺活检证实：起病缓慢，表现为进行性咳嗽、呼吸困难，肺功能呈限制性通气功能障碍伴弥散功能受损。支气管肺泡灌洗液中淋巴细胞增加，胸部 X 线片上表现为以双下肺为主的网状、粗网状结节状或细网状结节状影，斑片状浸润影以及局灶实变影。HRCT 上表现为边界不清的小叶中央性结节和胸膜下小结节、磨玻璃样影，支气管血管束增厚、小叶间隔增厚、薄壁囊状气腔等。

2. 特发性 LIP 罕见，因此确诊为 LIP 的患者应进行全面检查以明确有无任何已知的病因或相关疾病。

（徐　凌）

参考文献

1. American Thoracic Society, European Respiratory Society. American Thoracic Society/European Respiratory Society International Multidisciplinary Consensus Classification of the Idiopathic Interstitial Pneumonias. Am J Respir Crit Care Med, 2002, 165 (2):277 -304
2. Nicholson AG and Path MRC. Lymphocytic interstitial pneumonia and other lymphoproliferative disorders in the lung. Semi Respir Crit Care Med, 2001, 22:409 -422
3. Swigris JJ, Berry GJ, Raffin TA, et al. Lymphoid interstitial pneumonia. A narrative review. Chest, 2002, 122:2150 -2164
4. Kim EA, Lee KS, Johkoh T, et al. Interstitial lung diseases associated with collagen vascular diseases: radiologic and histopathologic findings. Radiographics, 2002, 22:S151 -S165
5. Cottin V, Thivolet -Bejui F, Reynaud -Gaubert M, et al. Interstitial lung disease in amyopathic dermatomyositis, dermatomyositis and polymyositis. Eur Respir J, 2003, 22 (2):245 -250
6. Das S and Miller RF. Lymphocytic interstitiall pneumonitis in HIV infected adults. Sex Transm Infect, 2003, 79:88 -93
7. Johkoh T, Muller NL, Pickford HA, et al. Lymphocytic interstitiall pneumonia: thin -section CT findings in 22 patients. Radiology, 1999, 212:567 -572
8. Cha SI, Fessler MB, Cool CD, et al. Lymphoid interstitial pneumonia: clinical features, associations and prognosis. Eur Respir J, 2006, 28:364 -369

病例6 咳嗽8个月，胸闷气短7个月
——多发性肌炎合并肺间质纤维化

患者，男，50岁

【临床资料】

1. 主诉 咳嗽8个月，胸闷气短7个月。

2. 现病史 2003年10月出现咳嗽，咳少量白稀痰。伴双手指间关节疼痛，剧烈活动后逐渐出现气短。胸部X线平片及胸部CT示“间质性肺炎伴纤维化”。2004年2月始后背和前胸部出现散在红色斑丘疹，无疼痛、瘙痒、脱屑。发病以来睡眠、食欲可，精神差。无脱发、皮疹、光过敏，无口干、眼干、雷诺现象，有反复口腔溃疡。近半年来体重下降5kg。

3. 查体 躯干部散在斑丘疹；无明显发绀；双肺底可闻及爆裂音（Velcro）；心界不大，HR 90次/分，律齐；杵状指（-）。

4. 专科检查

（1）肺功能 限制性通气功能障碍和弥散功能障碍。血气pH 7.451，PaO_2 72.9 mmHg，$PaCO_2$ 38.1mmHg，$P_{(A-a)}O_2$ 20.7 mmHg。

（2）电子支气管镜 镜下所见大致正常；行右中叶支气管肺泡灌洗和右下叶外基底段TBLB。毛刷细菌涂片、真菌涂片、抗酸染色、找瘤细胞均为阴性。肺泡灌洗液细胞分类：细胞总数1.7×10^7/L，吞噬细胞68%，淋巴细胞25%，中性粒细胞3%，嗜酸性粒细胞4%。T细胞亚群：T4% 19.3，T4/T8 0.3，T8% 65.4，T3% 85.6。TBLB：（右下叶基底段）少许支气管粘膜显慢性炎。

（3）痰细胞 阴性。

（4）痰细菌 阴性。

（5）痰结核菌 阴性。

（6）PPD 阴性。

（7）胸部X线平片 两肺间质纹理增多、紊乱，成网格状改变（图4-6-1）。

（8）胸部CT 双肺间质纹理增多，成网格状，部分呈磨玻璃样改变（图4-6-2）。

5. 辅助检查

（1）肌活检病理 （光镜）肌纤维大小不等，少数肌纤维明显萎缩，以束周分布较多，偶见坏死肌纤维和少数再生肌纤维，另有少数散在分布的小角形肌纤维，少数肌核内移，间质小血管壁增厚，结缔组织中可见个别单核炎性细胞。免疫组化：肌内膜弥散少数$CD68^+$细胞和个别$CD4^+$细胞，偶见$CD8^+$细胞，肌束间结缔组织中和小血管周围可见个别$CD68^+$细胞和$CD4^+$细胞，未见$CD19^+$细胞。结论：轻度肌源性改变，以束周改变明显，伴有神经源性成分；常见于结缔组织疾病合并肌肉损害或皮肌炎。

（2）特异性检查 ESR 50 mm/h；ANA（+）1∶160；自身抗体SMA（+）1∶320；抗ENA：RNP、SSA（+）；抗Jo-1（+）；肌酶谱AST：38 U/L，LDH：385 U/L，CK：265

U/L，HBD：295U/L；CK－MM：100%；补体 CH50：70.8U/ml。

6．诊断　多发性肌炎合并肺间质纤维化。

【治疗与处理】

1．治疗方案　口服糖皮质激素治疗，泼尼松 50mg qd，1 个月后缓慢减量，每 4 周减 5mg。环磷酰胺（CTX）100mg 口服每日 1 次。同时给予预防性抗结核治疗。

2．方法与剂量（详见讨论）。

3．随访　免疫内科门诊随诊，监测血、尿常规、肝肾功能、血糖、便潜血等。调整药物剂量。

【讨论与分析】

1．关于诊断　多发性肌炎（polymyositis，PM）和皮肌炎（dermatomyositis，DM）是一组主要累及皮肤和肌肉的疾病，表现为横纹肌的弥漫性、炎症性和退行性疾患。皮肤和肌肉病变可同时或先后出现，PM 表现为炎症性肌病，出现肌肉萎缩、疼痛和无力，多先发生于下肢肌肉，继而在短期内影响骨盆和肩部肌肉，最终发展到面、颈和喉肌瘫痪。DM 为面、胸和四肢对称性红肿，毛细血管扩张，且伴有肌肉病变。PM－DM 的肺部病变主要表现为间质性肺炎，肺泡低通气或因食管张力减低引起的吸入性肺炎（表 4－6－1）。约有 1/3 患者的肺部病变可先于皮肤肌肉病变。约 50～70% 的 PM－DM 患者合并间质性肺疾病时，其抗 Jo－1 抗体可为阳性，而无间质性肺疾病者抗 Jo－1 抗体仅 20% 阳性。本例抗 Jo－1 抗体阳性，符合多发性肌炎合并肺间质纤维化。

表 4－6－1　PM－DM 的肺部表现

吸入性肺炎
呼吸肌功能障碍
呼吸衰竭
限制性通气功能障碍
膈肌功能障碍
原发性肺动脉高压
间质性肺疾病
寻常型间质性肺炎（UIP）
非特异性间质性肺炎（NSIP）
弥漫性肺泡损伤（DAD）
闭塞性支气管炎伴机化性肺炎（BOOP）
坏死性肺毛细血管炎

影像学和呼吸生理检查表明，约 30% 的 PM－DM 患者可合并肺间质疾病。平均发病年龄为 50 岁，其中以 PM－DM 的女性患者易合并肺间质疾病。肌肉和皮肤病变的严重程度与肺间质病变的发生，这二者之间无明显的相关关系。但是，如果这些患者患有多关节炎，则易合并肺间质病变。此外，恶性肿瘤患者如果合并 PM－DM，也可以有肺间质疾病的表现。

根据 PM－DM 合并肺间质疾病患者的临床症状、预后与病理组织学的研究，PM－DM 的肺部改变可分 4 种病理类型：闭塞性机化性细支气管炎；普通型间质性肺炎（UIP）；弥漫性肺泡损伤和非特异性间质性肺炎。现简述如下：①闭塞性细支气管炎伴机化性肺炎占40%，可见细支气管闭锁和炎性细胞浸润。肺泡和间质中的中性粒细胞占17%，其他为巨噬细胞、淋巴细胞、浆细胞和嗜酸性粒细胞；②寻常型间质性肺炎占33%。病理可见正常肺组织间散布间质瘢痕和蜂窝状改变，伴有大量淋巴细胞和浆细胞浸润，肺泡中充满大量巨噬细胞；③弥漫性肺泡损伤占20%。病理可见广泛的肺泡细胞损伤、透明膜形成、肺泡内水肿和局灶性出血；④细胞型间质肺炎较少见，为非特异性的细胞间质性炎症，单核细胞（主要为淋巴细胞和浆细胞）聚集于间质中，伴轻度纤维化和细支气管炎。

（1）临床表现　PM－DM 合并肺间质疾病的临床表现差异很大。间质性肺炎多以亚急性起病，表现为进行性气短，伴有或不伴有咳嗽，常有发绀和动脉血氧分压的下降等，这些症状在肌病出现之前可已经存在数月或几年。病理改变为弥漫性肺泡损伤，细胞型间质性肺炎。慢性起病者病理类型为闭塞性细支气管炎伴机化性肺炎。

PM－DM 合并肺间质疾病的患者也可能急性起病，表现为咳嗽、发热、呼吸困难，患者可以在数日或数周内伴有或不伴有肌肉、皮肤或其他系统的表现。胸部影像学检查显示弥漫性、混合性肺泡间质浸润。这种临床表现与 Hamman－Rich 综合征（急性间质性肺炎）相似。组织学上有肺泡间隔的胶原沉着，散在的间质淋巴浆细胞浸润以及Ⅱ型肺泡上皮细胞增生。急性起病者多死于呼吸衰竭。

早期体征不明显，偶可闻及双肺底爆裂音（velcro）及断续性粗啰音。后期有杵状指。DM 并发间质性肺病时，甲周红斑、雷诺现象、关节痛等症状较明显，有的患者可伴发皮肤坏死。

（2）实验室检查　PM－DM 合并肺间质疾病的胸部 X 线片和 HRCT 的表现因期而异，诊断率 4.7%～80.8%。早期以磨玻璃样影、颗粒状、结节状阴影为主，向肺纤维化过渡时，则以网状、线状阴影为主；在晚期主要是轮状或蜂窝状阴影及肺实质缩小；此外，尚有肺门增大、肺门阴影模糊、肺动脉增宽和肺不张等。但胸膜炎和胸腔积液等不常见。通常，这些影像学改变很难与特发性肺纤维化（IPF）的影像学相鉴别。由于呼吸肌的衰弱或膈肌的功能不全，影像学上也可以显示肺容积的下降。

肺功能检查：PM－DM 合并肺间质疾病的肺功能表现为限制性通气功能障碍和弥散功能障碍，后者约占 50%～64%。通常肺功能改变可先于胸部 X 线片的改变。肺容积（VC）减少，一氧化碳弥散功能（DLco）降低。血气分析显示低氧血症和呼吸性碱中毒。运动后低氧血症更为明显，且肺泡－动脉氧分压差进一步扩大。个别 PM－DM 患者无明显的呼吸系统症状，而胸部 X 线片和 HRCT 的表现为肺间质疾病，常规肺功能检查正常或在正常范围内。

（3）诊断　PM－DM 合并肺部病变的诊断需根据多项指标综合分析。①症状及体征：干咳、喘息性咳嗽、杵状指、爆裂音；②胸部 X 线平片异常：肺泡炎、间质性肺炎和肺纤维化；③肺功能检查：VC、DLco、PaO_2 下降；④免疫学等指标：抗 Jo－1 抗体阳性，血沉增快，LDH、CPK 升高；⑤PM－DM 的病理学和肺部病理学检查结果。

确诊：②＋⑤项；可疑：具备②项中的 1 项，需除外尘肺、结核等。

本病例咳嗽 8 个月，胸闷气短 7 个月，剧烈活动后逐渐出现气短。胸部 X 线平片示两肺间质纹理增多、紊乱，成网格状改变；胸部 CT：双肺间质纹理增多，成网格状，部分呈磨玻璃样改变。具有 PM－DM 的病理学改变。完全符合②＋⑤项，故可以诊断多发性肌炎合并肺间质纤维化。此外，本病例的免疫学指标检查表现为抗 Jo－1 抗体阳性，血沉增快，LDH、CPK 升高等，也支持多发性肌炎。影像学和肺功能检查符合多发性肌炎合并肺间质纤维化。

（4）PM－DM 的其他肺部表现

1）吸入性肺炎　PM－DM 患者中食管受累常见，表现为食管不协调的蠕动、食管反流、吞咽疼痛和胃肠道排空延缓。由于保护气道功能的丧失，吞咽功能障碍可导致反复吸入性细菌性肺炎，肺脓肿，有时甚至发生急性呼吸窘迫综合征（ARDS），成为患者死亡的重要原因。广泛肌肉和皮肤病变的患者易发生吸入性肺炎，这往往提示患者预后不良。

2）肺泡低通气　由于肌肉的炎症，PM－DM 患者的近端肌群受累，尤其是呼吸肌群受累，造成呼吸肌衰弱，形成限制性通气功能障碍。呼吸肌衰弱导致肺容积下降，最大吸气压力和呼气压力降低，这样可发生进行性的肺泡低通气。一般而言，限制性通气功能障碍越严重，则患者的气体交换异常就越明显，最终造成二氧化碳潴留和低氧血症，晚期这些患者临床上表现为高碳酸血症性呼吸衰竭，常常需要机械通气治疗。呼吸肌的受累，使呼吸肌运动和肺部扩张受限。咳嗽反射减弱和最大吸气能力的减低，可导致肺不张，通常肺基底部易发生肺不张。肺不张也可为支气管内痰栓所致。患者无力咳痰，易发生细菌性肺炎。

3）肺动脉高压　PM－DM 患者可并发继发性肺动脉高压，其原因是：扩张性心肌病所致的左心室功能衰竭、呼吸肌衰弱所致的高碳酸性呼吸衰竭或继发于因肺间质病所致的气体交换异常。但也可以因为小动脉和小肺动脉原发性纤维浸润过程，导致血管管腔闭塞和严重的、不可逆的原发性肺动脉高压。胸部 X 线平片显示肺野清晰，而肺动脉段明显扩张。多普勒超声探查也可发现肺动脉高压。肺功能检查有一氧化碳弥散功能下降，血气分析显示低氧血症。患者有明显的呼吸困难，并最终可产生肺心病的临床表现。

4）PM－DM 并发恶性肿瘤　PM－DM 病例中恶性肿瘤的发生率约为 10%～15%，肿瘤的发生率随年龄增长而增加，约 70% 的 DM 先于肿瘤发生。所以，诊断特发性或自身免疫类型的 PM－DM 时，应与其肿瘤变异类型相鉴别。此外，PM－DM 病程较长者，肺癌的发病率也增加。5%～10% 的支气管肺癌或其他癌症可有肿瘤变异类型的 PM－DM。尤其老年患者如有 PM－DM 首先应排除恶性肿瘤的可能性。

2. 关于治疗

（1）糖皮质激素　为治疗多发性肌炎和皮肌炎的首选药，多数患者经治疗可得到明显缓解。成人开始剂量为泼尼松 1～2mg/（kg·d）（60～100mg/d）。一般用药 1～4 周症状可开始改善，自开始用药到病情最大程度改善约需 1～6 个月。待病情控制，肌力好转或恢复、肌痛减少或消失、肌酶（特别是肌酸磷酸激酶）下降或趋于正常、皮疹减轻或消失后，泼尼松开始减量，每 4 周减 5mg，或每月减原剂量的 25%，亦可每周减原用量的 1/10。总的原则是先快后慢，先多后少，如减药过快出现病情复发，则须重新加大剂量控制病情。在治疗过程中，应注意观察肌力、肌酶谱等的变化，以判定疗效及肌炎有否复发。泼尼松需维持用药数月或数年，疗程不少于 2 年。通常，肌酸磷酸激酶高的患者治疗效果较好。

当上述常规治疗无效，或出现严重的急性肌炎，或出现严重的吞咽困难、心肌受累或有活动性肺泡炎时，可采用甲基泼尼松龙冲击治疗。方法是甲基泼尼松龙每日 800～1000mg，静脉滴注，连用3天。接着改用泼尼松60mg/d，维持治疗。

糖皮质激素的副作用有胃肠不适、骨质疏松、电解质紊乱、糖尿病、高脂血症，抗感染能力下降，甚至股骨头无菌性坏死等。糖皮质激素特别是地塞米松，可引起激素性肌病，表现为近端肌无力，显示与多发性肌炎相似的肌电图改变，易与肌炎病变加重混淆，根据血肌酸磷酸激酶无进一步增高和激素减量症状好转可加以鉴别。

（2）免疫抑制剂　对严重病例单用大剂量糖皮质激素治疗的方法已被早期应用免疫抑制剂与糖皮质激素联合治疗所取代。一方面可有效改善症状，减少复发，另一方面还能减少皮质激素用量，以减轻副作用。常用药物为甲氨蝶呤和硫唑嘌呤。

1）甲氨蝶呤（MTX）　MTX的使用方法是成人每周10～15mg静脉注射，最大剂量每周50mg。通常剂量为0.5mg/（kg·w），疗效更佳。除静脉注射外，还可采用口服、肌内注射和皮下注射的给药方法，剂量相似，为每周1次，7.5～15mg。甲氨蝶呤与糖皮质激素的早期联合用药，可使肌无力、肌酶得到明显改善。还可减少皮质激素的用量，从而减轻其副作用。病情稳定后一般甲氨蝶呤需小剂量维持用药数月至1年，过早停药，可引起复发。因MTX可引起骨髓抑制，应每1～2周需监测血常规的变化。MTX亦可诱导肝纤维化和神经毒性，可同时给小剂量叶酸和肌酐口服，以减少副作用，定期检测转氨酶（SGOT、SGPT）的变化。

2）硫唑嘌呤　起效比MTX所需时间长。通常起始剂量为1.5～2.5mg/（kg·d），每日剂量范围为100～200mg。现主张硫唑嘌呤与糖皮质激素联合用药，其疗效明显优于单用皮质激素治疗，且可减少皮质激素的剂量。每日可用硫唑嘌呤150～200mg治疗，直至疾病缓解，然后皮质激素可减量，每日泼尼松15mg以下，硫唑嘌呤亦减量，每日50～100mg维持，可减少对肝脏、骨髓和胃肠道的副作用。

3）环磷酰胺　一般仅用于其他治疗因毒副作用而失败者。口服剂量为1～2mg/（kg·d），每日剂量为50～150mg。环磷酰胺比MTX或硫唑嘌呤毒性大，用药期间要注意其对肝、肾和骨髓的毒性。

3．其他治疗　①γ球蛋白治疗：大剂量γ球蛋白静脉输入治疗［0.4g/（kg·d），连用5天］，可使激素治疗无效的皮肌炎患者病情得到明显改善，也可能对严重的、顽固性病例有效；②全身照射治疗：全身照射治疗使顽固性多发性肌炎和皮肌炎患者病情得到改善。但仅限于特殊病例；③血浆置换疗法：血浆置换治疗对多发性肌炎和皮肌炎治疗有效，主要对早期、活动性病例有效。

【提示】

1．呼吸内科医师不仅要对呼吸系统疾病要有深入了解，而且应该熟悉其他系统疾病在肺部的表现，知道如何诊断和治疗这些疾病。本例患者由于首先出现呼吸系统症状，以及影像学的异常表现，因而最初在呼吸内科就诊。门诊医师在查体时发现患者躯干部有散在斑丘疹，立即考虑到结缔组织疾病的可能性，住院后通过免疫学检查和肌肉活检的病理学检查得以确诊。

2．PM－DM合并肺部病变的治疗反应，大部分取决于其组织学类型。如果患者有较多的细胞型间质性肺炎类型（例如：BOOP、细胞型间质性肺炎和肺血管炎），则对糖皮质激素单独治疗或合并应用其他免疫抑制剂（环磷酰胺或硫唑嘌啉）治疗反应较好。而表现为进展型寻常型间质性肺炎（UIP）并出现蜂窝肺和弥漫性肺损伤的PM－DM患者，对治疗的反应较差。因此，对这类患者应该强调尽早进行支气管肺泡灌洗（BAL）及经支气管镜肺活检（TBLB），或开胸肺活检，以决定其病理类型。本例由于客观原因，未作肺活检，只能首先应用糖皮质激素进行试验性治疗。

3．若伴有肺部感染，应配合抗生素治疗。总之，早期肺泡炎阶段，用皮质激素有效率可达50%～77%，但相当部分病例预后不良，死亡率为30%以上，寻常型间质性肺炎、弥漫性肺泡损伤的患者死亡率更高。如果患者系老年人、有吞咽困难、吸入性肺炎、合并有心脏病和存在雷若氏现象，则预后较差。对糖皮质激素有抵抗的病例，可选用环磷酰胺和硫唑嘌呤。

（蔡柏蔷）

参考文献

1. 毕黎琦　周广宇．炎性肌病．吴东海　王国春主编．实用临床风湿病学．北京：中国医药科技出版社，2001，389－409
2. Schwarz MI. The lung in polymyositis. Clin Chest Med，1998，19（4）：701－712
3. Dalakas MC. Polymyositis，dermatomyositis，and inclusion body myositis. In：Braunwald E，Fauci AS，Issebacher KJ，et al ed：Harrisons principles of internal medicine. 15th ed New York McGraw－Hill，2002，2524－2529
4. Suda T，Fujisawa T，Enomoto N，et al. Interstitial lung diseases associated with amyopathic dermatomyositis. Eur Respir J 2006，28：1005－1012

病例7 咳嗽、咳痰、呼吸困难2个月，加重10天 ——非特异性间质性肺炎

患者，女性，20岁

【临床资料】

1. 主诉 咳嗽、咳痰、呼吸困难2个月，加重10天。

2. 现病史 患者于2004年2月出现咳嗽、咳黄痰。后逐渐出现憋气，吸气时明显，走坡路及上楼梯加重，曾诊为："双肺感染"，抗生素治疗无效。呼吸困难逐渐加重，平地行走即感觉气短，上楼梯困难。4月6日起出现低热，体温37.7℃左右，最高达39.4℃。胸部X线片示：双肺斑片阴影。血常规：WBC 9.4×10^9/L、中性粒细胞63.1%、Hb 169G/L。肝肾功能正常。发病以来，精神、睡眠可，食欲差，乏力明显，近期出现盗汗，体重无明显变化。

既往：甲亢病史1年。

3. 查体 BP 100/70mmHg，HR 100次/分，甲状腺稍肿大，口唇略发绀，双肺呼吸音粗，右肺可闻及爆裂音及湿啰音；心脏、腹部查体未见异常，双下肢无水肿。

4. 专科检查

（1）肺功能 因呼吸困难明显，无法接受检查。

（2）动脉血血气分析 pH 7.46、PaO_2 51 mmHg、$PaCO_2$ 34 mmHg、SaO_2 88%。

（3）电子支气管镜 支气管镜镜下未见明显异常。毛刷找瘤细胞、细菌、真菌、抗酸杆菌均为（-）；支气管肺泡灌洗液细菌、真菌、结核菌培养（-）。行右下叶外后基底段经支气管镜肺活检，病理报告为极少许支气管粘膜及肺组织显慢性炎，未见上皮样细胞结节及坏死。

（4）痰细胞 （-）。

（5）痰细菌涂片 革兰阳性球菌成对偶见。

（6）痰结核菌 （-）。

（7）PPD （-）。

（8）ESR 10mm/h；ANA 1∶160（+）；ENA（-）；补体 CH_{50} 74.2U/ml。

（9）胸部X线片 双肺弥漫性斑片状阴影，肺纹理紊乱，部分呈网状（图4-7-1）。

（10）胸部CT 两肺弥漫性斑片状阴影，呈磨玻璃样，伴间质性炎性改变，左肺舌段结节伴钙化，纵隔内见肿大淋巴结，右下肺动脉干增宽（图4-7-2）。经过泼尼松40mg qd，环磷酰胺（CTX）100mg qd治疗1个月后，胸部CT示两肺弥漫性斑片状阴影明显吸收（图4-7-3）。

5. 辅助检查 开胸肺活检病理（图4-7-4）：符合非特异性间质性肺炎，富细胞为主型。免疫组化：CD68巨噬细胞（+），CD3间质弥漫（+），CD20间质灶性（+），AE1/AE3上皮（+），CD1α（-），CEA（-）。

6. 诊断 非特异性间质性肺炎（NSIP）。

【治疗与处理】

1. 治疗方案 泼尼松 40mg qd，环磷酰胺（CTX）100mg qd。

2. 方法与剂量

3. 随访 患者经泼尼松 + 环磷酰胺治疗 1 个月后，患者呼吸困难明显改善，可以停用氧气治疗，行走和上楼无气短。胸部 CT 示双肺弥漫性阴影显著吸收（图 4－7－3）。

【讨论与分析】

1. 关于诊断 非特异性间质性肺炎（NSIP）为特发性间质性肺炎（IIP）的一种类型，NSIP 具有肺间质疾病的临床共同特点，如干咳、气短、双肺爆裂音、限制性通气功能障碍、低氧血症、肺部浸润影等。NSIP 的发病年龄以中老年为主，多数患者在 40 岁以上，总体上比 UIP 患者年轻 10 岁左右，甚至有 20 岁以下发病者，如本例患者仅 20 岁。NSIP 患者男女比例相近。起病方式相对缓慢，但从出现症状到诊断很少超过 1 年。本例患者临床病史为 3 个月。

NSIP 患者如果病变仅限于肺部，找不到其他疾病为致病原因时，为特发性非特异性间质性肺炎（iNSIP）。其他可能与 NSIP 相关的因素有：结缔组织疾病、有机粉尘的吸入、某些药物反应以及急性肺损伤的机化期等。

（1）临床表现 NSIP 的主要临床症状与 IPF 相似，但病程较短。出现运动性呼吸困难和咳嗽，大约 1/3 患者有发热，杵状指少见，约占 13%。体检可闻双下肺爆裂啰音。部分患者有贫血，白细胞增多，大部分血沉增快，CRP 反应阳性，少数 ANA 和 ds－DNA 阳性。

（2）影像学检查

1）胸部 X 线片 以中下肺野及胸膜下为主，双侧肺有较均匀分布的间质浸润阴影，可呈磨玻璃样。随着病情发展出现线条状及网状或结节状阴影，但很少出现蜂窝肺，偶出现亦为极少量。晚期肺体积可缩小。胸部平片对鉴别诊断意义并不大（图 4－7－1）。

2）胸部高分辨 CT NSIP 在胸部 HRCT 的表现主要为成片状的磨玻璃样改变，尤以胸膜下区域明显（图 4－7－2）。绝大部分患者都有这种改变，在近 1/3 的病例这是唯一的 HRCT 异常表现。这与病理学上的肺间质炎症和肺泡壁增厚的特点是相符合的。有时还可见到小片实变及不规则线状影、支气管血管纹理增厚及牵引性支气管扩张。而蜂窝样变则少见，发生率从 0%～25.8% 不等。但即使有蜂窝样变，其所占总体病变的比例也很小。磨玻璃样变所对应的病理学改变是肺泡间隔增厚，在不伴有牵引性支气管扩张时，磨玻璃样变是反映炎症病变的可靠指标。牵引性支气管扩张的存在则提示有纤维化的成分。根据 HRCT 的表现即可大致判断组织学上炎症－纤维化的比例。小片状实变影是原有气腔被细胞性或非细胞性物质占据所致。肺泡腔内泡沫细胞的积聚，或肺泡腔、肺泡管被肉芽组织充盈，以及显微镜下蜂窝样变的肺组织被粘液栓填均可产生片状实变影。HRCT 的表现有助于判断 NSIP 患者临床病情的严重程度、以及治疗反应和预后。

（3）支气管肺泡灌洗（BAL）及经支气管肺活检（TBLB） 支气管肺泡灌洗液（BALF）检查对 NSIP 没有确诊价值，但可以排除一些疾病，如感染、肿瘤、结节病及一些职业肺病。对 NSIP 患者的 BAL 检查发现，支气管肺泡灌洗液中细胞总数明显增多，平均（4.4～4.5）$\times 10^5$/ml；其淋巴细胞所占比例通常明显高于普通型间质性肺炎（UIP）的病例。NSIP 患者 BALF 的细胞分类大致如下：巨噬细胞 39 ± 27.9，中性粒细胞 25.0 ± 21.7，淋巴细胞 32.3±29.2。通常 CD4/CD8 比例倒置，平均为 0.63，肺泡炎症为主的患者倒置更明显，可达 0.3~0.2。而在 UIP 这一比例平均值为 1.65。

BALF 中以淋巴细胞增多为主者对糖皮质激素治疗反应良好，预后理想。中性粒细胞增多时表示 NSIP 已进入肺纤维化期，预后较差。BALF 检查仅能帮助评估治疗反应和预后。平均为 37.7%~42.7%。研究表明，BALF 细胞总数及分类情况无助于 NSIP 和 UIP 的鉴别，也不能用来判断预后。

TBLB 对诊断往往不能提供足够的证据，TBLB 的作用仍限于排除肉芽肿性疾病（如结节病、过敏性肺泡炎）、肿瘤和一些感染。本例患者虽然进行了 TBLB，但未得到明确的病理学诊断依据，只能再作开胸肺活检。

（4）肺功能检查 NSIP 早期肺功能可能无变化，随着病情的发展，在不同阶段有不同的变化。肺功能以限制性通气功能障碍和弥散功能障碍为特点。NSIP 肺弹性回缩力升高，肺顺应性下降，肺活量、全肺容量减少。气流速度不受阻，结果 FEV_1/FVC 正常或偏高。气体交换受障碍，因毛细血管的破坏，致气体交换面积减少，肺泡隔增厚，使弥散距离增加，结果弥散功能下降。所有病例都有一氧化碳弥散率 DLco 的下降。2/3 的患者有活动后低氧血症。另外 V/Q 比例失衡也是重要的低氧血症原因。NSIP 患者动脉血气显示低氧血症伴肺泡-动脉氧分压差〔$P_{(A-\alpha)}O_2$〕增大，和静脉血混杂（生理分流）具有特征性。动脉血氧分压下降，动脉血二氧化碳分压正常或偏低。肺功能的变化因肺细胞浸润与肺纤维化之间的严重程度不同而有特异的相关性。本例患者的血气分析有明显的低氧血症，PaO_2 51 mmHg。

（5）组织学表现 NSIP 的组织病理学特点为肺泡壁明显增厚，其间含有不同程度的炎症与纤维化表现。病灶可呈片状分布，但最重要的特征是不同部位病变在时相上的一致性，在同一标本上见不到像 UIP 那样的新老病灶共存的现象。似乎各病灶最初的损伤发生的时间很相近，而后在炎症-纤维化进程中亦基本同步，共处于这一过程的某一阶段。总的来说 NSIP 对肺泡结构的破坏较轻，即使是纤维化明显的患者蜂窝样改变也不显著，且很少见到成纤维细胞灶。在不同病例之间，炎症与纤维化的程度和比例可能有很大差异，并可据此将患者分为两组。只有细胞性炎症而几乎没有纤维划归为：

1）细胞型组（富细胞型）组织学特征 其主要特征是轻、中度间质慢性炎症，炎症区Ⅱ型肺泡上皮增生。次要特征有间质淋巴细胞聚集，灶性肺泡巨噬细胞聚集，轻至中度慢性胸膜炎，细支气管炎及机化性肺炎等。阴性特征：缺乏病毒包涵体或细菌、真菌感染，无致密间质纤维化，无蜂窝状纤维化，无弥漫性严重肺泡间隔炎性肉芽肿，嗜酸性粒细胞浸润不明显或缺乏。

2）纤维化型组织学特征 其主要特征是间质纤维化病变一致，缺乏 UIP 的新老斑病变并存和斑片状分布特征，经常保留肺脏结构，轻或中度间质炎症。次要特征有Ⅱ型肺泡上皮增生，细支气管化生，血管内膜和中膜增厚，间质淋巴细胞聚集，胸膜纤维化，细支气管炎等。阴性特征：不存在成纤维细胞灶，嗜酸性粒细胞和肉芽肿不明显或不存在，缺乏病毒包涵体及细菌或真菌等。

两组类型代表了 NSIP 疾病表现谱的两端。细胞型组的治疗反应和预后都明显好于纤维化型组。本例患者的病理学诊断为符合非特异性间质性肺炎，富细胞为主型。治疗表明，患者对糖皮质激素治疗反应好，临床症状明显改善，影像学检查显示双肺阴影吸收。

（6）诊断和鉴别诊断　如果无外科肺活检的资料，单凭临床表现是无法鉴别 NSIP 和 UIP。作为一个群体，NSIP 的病例有一些不同于 UIP 的特征；但是对于具体的病例来说，这些特征最多只有提示诊断的作用。NSIP 需要与其他类型的肺间质疾病相鉴别。

1）IPF　IPF 的临床症状与影像学都有其特殊的表现，诊断不难。临床症状及影像学不典型时需作肺活检。IPF 具有重要的组织学特点，有新老病变并存、轻重不一，以及在纤维化和蜂窝病变区有平滑肌增生。可见“成纤维细胞灶”，特点为在粘液基质间有成束淡染的成纤维细胞，这些细胞沿肺泡间隔长轴平行排列。

2）特发性呼吸性细支气管炎间质性肺炎（RBILD）/脱屑性间质性肺炎（DIP）　绝大多数患者为吸烟者，男性多于女性，多见于中老年人。起病隐袭或呈亚急性。进行性呼吸困难和干咳是 RBILD 和 DIP 的主要临床症状，部分患者有杵状指，疾病好转后杵状指可减轻。肺功能显示轻度限制性通气功能障碍。影像学 DIP 早期双肺呈模糊阴影、磨玻璃样改变，晚期出现线条状、网状或网结节阴影，一般无蜂窝肺。RBILD 以网状、网结节、磨玻璃阴影为主。DIP 的病理特点为两肺病变均匀一致，肺泡腔内有大量肺泡巨噬细胞聚集。间质炎症轻微，胶原沉积不明显，无典型成纤维细胞灶。RBILD 的病理特点与 DIP 相仿，但病变分布呈斑片状，局限在细支气管周围的肺泡内，不像 DIP 那样呈弥漫均匀一致。末梢及呼吸性细支气管内有粘液栓，壁层有慢性炎症。戒烟后可自愈或明显好转。糖皮质激素疗效理想，预后好。

3）隐源性机化性肺炎（cryptogenic organizing pneumonia，COP）　COP 好发于 50～60 岁，男女无差异，与吸烟关系不大。发病多呈亚急型，也可起病隐袭，有流感样症状、运动性呼吸困难、干咳较多，较少见咳痰或咯血、胸痛、盗汗等。很少出现杵状指。肺功能示轻至中等度限制性通气功能障碍。影像学两肺显示多发性斑片状浸润阴影，磨玻璃样影或实变阴影，实变影内可见支气管充气征，以上是肺泡炎的表现。病变有游走性是其特点。此外可见间质炎变化，表现为网状、网结节状、结节状阴影，但无蜂窝肺出现。偶可见孤立局灶性阴影，边缘清楚，内可有空洞，数月或数年不变。如诊断困难可行支气管镜肺活检，如在细支气管以下的气道内有肉芽组织形成和机化肺炎改变，诊断基本成立。肉芽组织由松散的胶原纤维和肌纤维组成。间质炎症较轻。必要时行局限性开胸肺活检或经胸腔镜肺活检，可获较大组织，COP 的治疗方法首选糖皮质激素，疗效非常理想，可在 24～48 小时内明显好转，肺部阴影消失常需数周。部分患者肺部遗留病变不能完全吸收。

2. 关于治疗　NSIP 的治疗主要是糖皮质激素，泼尼松 0.5mg/（kg·d），疗程根据病情决定，直至疾病痊愈。进一步达稳定状态，才能逐渐减量并停药，疗程至少 1 年。大多数患者治疗后临床症状、影像学和肺功能均有明显改善，部分患者肺上阴影吸收，部分患者病情稳定不变，少数病情继续恶化。治疗效果与病期有密切关系，细胞型处于疾病早期，疗效理想。混合型疗效次之。纤维化型已进入晚期，主要为胶原纤维，对治疗已无反应，疗效差。到纤维化期是否应加用免疫抑制剂，如环磷酰胺、硫唑嘌呤等，疗效如何尚无定论。

【提示】

NSIP 的诊断对临床医师和病理科医师来说都是一个难点，仅根据临床症状和 X 线影像学表现，作出正确诊断比较困难。较年轻的患者如果其临床症状和影像学表现与典型的 IPF

不一致时，应争取作肺活检，以获得病理组织学证据。经支气管镜肺活检往往不能获得足够提供诊断的材料。本例患者虽然作过经电子支气管镜肺活检，但是并没有得到明确的病理学诊断。而开胸肺活检后的病理学检查，使本病例获得确诊。所以，临床上遇到类似病例，如有条件应争取局限性开胸肺活检或经胸腔镜肺活检。两种肺活检都应选择新鲜病变部位，即炎症明显的部位取活体组织，可保持原发病的特点。一般取材 2～3 块，每块约 1cm 直径即可观察组织全貌。如在病灶密集、纤维化明显的地区取材，则从组织学上难以与 IPF 相鉴别。局限性开胸肺活检（即小切口肺活检）切口仅 5～7cm，损伤很小，手术时间短，阳性率高。经胸腔镜肺活检无需开胸，损伤少。NSIP 需要与其他类型的肺间质疾病相鉴别。

（徐　凌）

参 考 文 献

1. Katzenstein A－L A，RF Fiorelli. Nonspecific interstitial pneumonia/fibrosis：Histologic feature and clinical significance. Am J Surg Pathol，1994，18：136－147
2. Katzenstein A－L A，JL Myers. Idiopathic pulmonary fibrosis：Clinical relevance of patholigic classification. Am J Respir Crit Care Med，1998，157：1301－1315
3. ATS/ERS International Consensus Statement. Idiopathic Pulmonary Fibrosis：Diagnosis and Treatment. Am J Respir Crit Care Med，2000，161：646－664
4. ATS/ERS International Multidisciplinary Consensus Classification of the Idiopathic Interstitial pneumonias. Am J Respir Crit Care Med，2002，165：277－304
5. Flaherty KR，Thwaite EL，Kazerooni EA，et al. Radiological versus histological diagnosis in UIP and NSIP：Survival implications. Thorax，2003，58（2）：143－8
6. Martinez FJ. idiopathic interstitial pneumonias. Proc Am Thorac Soc，2006，3：81－95

病例8 间断痰中带血8个月
——特发性肺含铁血黄素沉着症

患者，男，33岁

【临床资料】

1. 主诉 间断痰中带血8个月

2. 现病史 2004年1月起无明显诱因咳暗红色血痰5~7口，无发热、胸痛、呼吸困难等不适，查血常规示小细胞低色素性贫血，CT示双肺野内磨玻璃样阴影，多发肺大疱。痰细胞学检查：含铁血黄素细胞阳性。诊为"特发性肺含铁血黄素沉着症"，给予泼尼松30mg，qd口服以及铁剂补铁治疗，一周后上述症状缓解，一月后血红蛋白上升到110g/L左右。泼尼松渐减量至10mg/d维持至今，期间偶有痰中带血。

既往史：4年前发现不明原因贫血，Hb 80g/L左右，无咯血，补铁治疗后Hb很快恢复正常。

3. 查体 中度贫血貌，双肺呼吸音减低，未闻及干湿啰音，HR：82次/分，律齐，各瓣膜听诊区未闻及病理性杂音，腹软，肝脾肋下未及。

4. 专科检查

（1）肺功能 FEV_1占预计值76.2%，FVC占预计值110.3%，FEV_1/FVC：57.3%，TLC占预计值的111.6%，RV/TLC：29.1%，DLco占预计值的92.9%，可逆试验：改善16.4%。

（2）电子支气管镜 左主、左舌叶、左下叶以及右主支气管内见鲜红色血液。BALF：大量含铁血黄素细胞，毛刷涂片：抗酸杆菌（-）、瘤细胞（-）。

（3）痰细胞学 炎症细胞及较多吞噬含铁血黄素的巨噬细胞。

（4）胸部X线片和胸部CT（4-8-1，4-8-2） 双肺磨玻璃样改变，双肺胸膜下多发肺大疱。

5. 辅助检查

（1）血常规 红细胞：3.79×10^{12}/L，网织红细胞：3.3%，血红蛋白：77g/L，白细胞：8.80×10^9/L，中性粒细胞：72%，淋巴细胞：21.2%，血小板：190×10^9/L。

（2）尿常规 WBC：15/μl，RBC（-）。

（3）肝肾功能、PT、APTT均正常。

（4）嗜异性凝集试验、冷凝集试验、coomb's试验、抗肾小球基底膜抗体均阴性。

（5）血清铁：54μg/dl，总铁结合力：475μg/dl，转铁蛋白饱和度：11%，铁蛋白：89ng/ml。

（6）ECG 完全性左束支传导阻滞。

（7）UCG 左房、左室轻度增大，左室收缩功能减低（EF：35%），左室壁及室间隔回声增强，呈磨玻璃样改变，左室心内膜回声增强，左室下壁无运动。

（8）冠状动脉CTA 冠状动脉未见明显变化，左主干、前降支、右冠未见明显狭窄，回旋支细小，未见明显狭窄。

6．诊断　特发性肺含铁血黄素沉着症。

【治疗与处理】

1．治疗方案　继续予泼尼松 10mg，qd 口服 + 速力菲 100mg，bid 补铁，同时加用普米克都保 200μg，bid 吸入以及硫唑嘌呤 100mg，qd 治疗。

2．随访　20 天后，CT 示双肺磨玻璃样病变有所吸收。一月后 Hb 上升至 98g/L。痰中带血减少，乏力明显减轻，活动后气短消失。

【讨论与分析】

1．关于诊断　特发性肺含铁血黄素沉着症（idiopathic pulmonary hemosiderosis，IPH）为原因不明的间歇性、弥漫性肺泡出血性疾病，其特点为肺泡毛细血管反复出血，渗出的血液溶血后，其中珠蛋白部分被吸收，而含铁血黄素沉着于肺组织。患者临床表现为反复发作的咳嗽、咯血、缺铁性贫血。部分患者有家族遗传史。

当肺毛细血管破裂出血、渗出的血液溶血，其中珠蛋白部分被吸收，含铁血黄素沉着于肺组织并引起反应是为肺含铁血黄素沉着症。肺含铁血黄素沉着症分为原发性和继发性两类。原发性肺含铁血黄素沉着症包括 IPH 和 Goodpasture 综合征，但 IPH 无肾小球肾炎的改变。继发性者系指心脏疾患引起肺淤血（如二尖瓣狭窄）及其后的含铁血黄素沉积或者结缔组织病引起肺血管炎及出血，血液系统疾患引起的肺内出血等病症。例如，风湿性心脏病二尖瓣狭窄患者，由于肺毛细血管扩张、淤血并破裂出血者，可发生肺含铁血黄素沉着，肺野可出现弥漫性结节样病灶，肺泡巨噬细胞吞噬褐色含铁血黄素颗粒，并可在痰中检出，这种已知病因的含铁血黄素沉着症称为继发性含铁血黄素沉着症。

（1）发病机制

1）免疫因素　多数学者认为发病与免疫有关。特发性含铁血黄素沉着症系不明原因的抗原刺激产生抗体，抗原抗体反应作用于肺泡，肺泡上皮受损，致使肺泡毛细血管扩张，通透性增加和破裂，导致肺泡毛细血管反复出血。有报道特发性肺含铁血黄素沉着症患者，血清 IgG、IgA、IgM 均增高，其中以 IgA 更明显。部分患者嗜酸性粒细胞增多，肺内肥大细胞聚集。有些患者抗核抗体、冷球蛋白抗体阳性。某些病例经用肾上腺皮质激素、免疫抑制剂或血浆置换治疗有效。这均支持发病与免疫有关。

2）遗传因素　此病患者有因父母系近亲婚配，或为双胞胎发病，或为兄弟两人发病，故认为发病与遗传因素有关，但至今未发现致病基因。

3）牛乳过敏　Heiner 报告了 7 例小儿牛乳过敏者，其中确诊为特发性含铁血黄素沉着症者 4 例，牛乳皮肤试验均阳性，牛乳沉淀素增高，停牛乳后症状消失，未再发病。但牛乳过敏不能解释所有婴儿的发病。现对明确由牛乳过敏所致病者，称为 Heiner 综合征。

4）发育与结构异常　肺泡壁毛细血管及邻近的上皮细胞发育结构功能异常，或弹力纤维存在异常的酸性粘多糖使血管壁弹性削弱并扩张，或因病毒感染所致肺泡壁的损害。

（2）临床表现　本病主要见于儿童，也可见于 30 岁左右的成年人。成年男性发病约为女性的 2 倍，有家族发病的报告。儿童期发生 IPH，多呈急性，成年人 IPH 的发生相对隐匿。反复咯血或间断血痰、咳嗽、胸痛、气短、发热和继发于缺铁性贫血的乏力。IPH 也可表现为呼吸困难和异常胸部 X 线表现，而无缺铁性贫血和明显咯血。在此种情况下，支气管肺泡灌洗发现 BALF 中红细胞数目增加和含铁血黄素巨噬细胞，可提示诊断 IPH。约 20% 的儿童病例，可发现淋巴结肿大和肝脾肿大。

急性发作期的症状主要为急性肺出血所致。常有发作性呼吸困难、咳嗽、咯血、心率增快、面色苍白、发绀、黄疸等。年幼患者咯血症状常不显著，但发作性苍白、无力、贫血常较突出。急性发作常突然发生，数日后逐渐缓解。急性发作期患者肺部叩诊可呈浊音，可闻及干湿性啰音。肺泡出血反复发作是 IPH 的特征。无长期后遗症的 IPH 患者，临床上可以自然缓解，约占25%。然而，约1/3～1/2 病例在3 年内死亡，死亡多因严重肺泡出血所致。

急性发作的间歇缓解期中，患者可表现慢性贫血、全身倦怠乏力、咳嗽，而且常可见杵状指（趾）和肝脾大，少数患者可有少量咯血。病情若多次反复发作，可出现肺纤维化和右心肥大。肺间质纤维化明显时，肺部可闻及爆裂音（Velcro 啰音），与细小湿啰音相似，但细小、调高、表浅、密集，吸气末明显。若继发肺部感染可有高热、咳嗽加剧、咳黄痰等症状。严重患者可发生心肌炎，而出现心律紊乱、房室传导阻滞，甚至猝死。患者最终导致肺动脉高压、肺源性心脏病和呼吸衰竭。

（3）实验室检查和特殊检查

1）血液检查　血象显示缺铁性贫血改变，即小细胞低色素性贫血，网织红细胞显著增多，骨髓检查可见红细胞系统增生活跃，血清铁和总铁结合力显著降低，红细胞盐水脆性试验正常。白细胞总数往往增高，可有嗜酸性粒细胞增多。血小板总数正常。血沉可加快。由于血红蛋白在肺泡内破坏，血清胆红素可增高。血清 IgA 增高，直接 Coomb 试验、冷凝集试验、嗜异凝集集试验可呈阳性。由于肺组织损伤、红细胞破坏，血清乳酸脱氢酶可增高。

2）影像学检查　在急性期胸片显示肺野呈短暂浸润，粟粒状或大片融合阴影，当病情呈间歇性发作时，呈间质性改变。急性发作期胸片表现是多样的，多为两侧肺野弥漫性小斑点状阴影，也可呈广泛的弥漫性间质性肺炎的表现，或类似支气管肺炎的局限性斑片状阴影等。阴影以肺门周围和中下肺野为多，严重者可融合成大片状或云絮状阴影。肺部改变也可为单侧性或局限性。有些患者在发病早期胸部 X 线片可以无异常改变，以后才逐渐出现肺部阴影。阴影密度一般比较低。形成肺间质纤维化时，可见弥漫性网状结构，重者有囊性透亮区。后期可有肺动脉高压和肺心病表现。胸部 CT 检查可更早期发现中下肺野有弥漫性小结节状阴影。在急性发作期 CT 可显示反映肺泡出血的磨玻璃状阴影。在肺纤维化阶段，CT 显示肺泡间隔增厚及蜂窝肺。

多数病例肺部病变在1～2 周内即有明显吸收，但有的可延续数月，阴影反复出现。个别患者阴影可存在3～4 年而无变化。肺门淋巴结一般不大，但少数患者可有肺门淋巴结肿大。

IPH 影像学表现可分为5 种类型。一型（隐匿型）：仅表现为肺纹理稍增强；二型（磨玻璃型）：双肺野呈磨玻璃状，双下肺有片状模糊阴影；三型（细网状型）：双肺野内中带有片状模糊阴影，伴隐约细网格阴影；四型（网状结节型）：网状、粟粒状、结节状阴影弥漫分布于除肺尖及肋膈角以外之肺野，心影增大，肺动脉段突出，双肺门阴影增大；五型（复合型）：为网状结节型、磨玻璃型之集合。

3）肺功能检查　表现为限制性通气功能障碍。由于反复出血，肺实质内聚集游离的血红蛋白可摄取一定量的 CO，故测定一氧化碳弥散功能（DLco），DLco 反而增加，促使弥散功能呈假性增高。贫血时 DLco 值需用血红蛋白值校正。随着时间推移和肺纤维化的出现，弥散量下降，肺顺应性、肺总量、残气容积减低。

4）动脉血气分析　早期患者血气分析多正常，肺泡大量出血或发生广泛肺间质纤维化时，PaO_2 降低，$PaCO_2$ 正常或下降，重者可呈现为Ⅰ型呼吸衰竭。后期合并肺气肿、肺心病发生呼吸衰竭时，除 PaO_2 下降外，$PaCO_2$ 可升高，表现为Ⅱ型呼吸衰竭。

5）痰、胃液、支气管肺泡灌洗液检查　可查见含铁血黄素巨噬细胞。

6）经支气管镜肺活检　可获得病理组织学依据。组织学检查可发现Ⅱ型上皮细胞增生伴有毛细血管扩张和扭曲，红细胞和含铁血黄素巨噬细胞充满肺泡腔。肺间质中含铁血黄素沉积是胶原增生和肺纤维化的基础。

（4）诊断　①大部分为儿童患者，成人占 20% 左右，可有家族史；②有反复发作的咯血、呼吸困难、不明原因的缺铁性贫血；③影像学检查表现为两肺野弥漫性小斑点状阴影，也可呈广泛的弥漫性间质性肺炎的表现。阴影以中下肺野为多，严重者可融合成大片状或云絮状阴影。慢性或反复发作可见广泛间质纤维化；④痰、胃液（婴幼儿）和支气管肺泡灌洗液查见含铁血黄素巨噬细胞。支气管镜肺活检可明确诊断。

（5）鉴别诊断　IPH 为肺的单一病变，无肾受累，亦无肾或肺抗基底膜抗体，因而可与韦格纳肉芽肿、Goodpasture 综合征以及系统性红斑狼疮鉴别。IPH 的诊断是一种除外性方法。超声心动图检查有助于除外二尖瓣疾病，尿化验有助于除外肾小球肾炎的存在。血清抗体测定有助于与系统性血管炎、结缔组织病和 Goodpasture 综合征鉴别。

1）继发性肺含铁血黄素沉着症　最常见是继发于心脏病，尤其是二尖瓣狭窄和各种原因引起的慢性左心衰竭的肺含铁血黄素沉着症。其发生机制是由于肺部淤血使肺内毛细血管压长期增高，血液外渗而发生溶血和反复少量出血，含铁血黄素沉着于组织中引起异物反应。这些患者心脏体征常很明显，病史也明确。痰呈污褐色，镜检可见心力衰竭细胞，普鲁士蓝反应阳性。胸片显示肺内弥漫性细结节状阴影外，还可见二尖瓣狭窄等所表现的心影改变。根据这些特点不难与特发性肺含铁血黄素沉着症鉴别。

2）Goodpasture 综合征　临床特点是肺出血、胸片显示肺浸润性阴影、贫血和急性肾小球肾炎。本综合征与特发性肺含铁血黄素沉着症的关系至今不明。有学者认为两者是近似的疾病，后者可能是前者的不典型类型。临床上最主要的区别在于本综合征有肾小球肾炎的改变，而特发性肺含铁血黄素沉着症无肾小球肾炎的改变，而且前者病情更为严重。

3）血行播散型肺结核　本病肺部可见弥漫性小结节状阴影，但阴影以上、中肺野为多而且可以有钙化，而特发性肺含铁血黄素沉着症肺阴影以肺门及中、下肺野为多，但不钙化。血行播散型肺结核患者有明显的中毒症状，一般不咯血，也无贫血，痰含铁血黄素巨噬细胞阴性，病程经过良好，抗结核治疗有效等均可与本病鉴别。

4）其他原因所致的肺泡出血性疾病　如系统性红斑狼疮、韦格纳肉芽肿、结节性多动脉炎、过敏性紫癜、白塞病、特发性冷球蛋白血症、药物过敏所致疾病，如 D－青霉胺过敏等。某些感染性肺炎、胸部外伤者也可引起肺泡出血。支气管内出血虽不是肺泡出血，但可吸入肺泡内。这些疾病均有其原发病的特征，除肺泡出血外，还有其他的损害和临床症状，组织病理学也有所不同，不难作出正确诊断。

5）其他　如溶血性贫血等需与本病鉴别，但根据溶血方面的检查是不难与本病鉴别的。

2. 关于治疗

（1）一般治疗　大量咯血伴呼吸困难，应卧床休息，吸氧，必要时输血，同时给予止血药物和铁剂，纠正贫血。对牛乳过敏的IPH患者多为2岁以内的婴幼儿，应进无乳饮食。合并肺部感染时，应使用抗菌药物。

（2）肾上腺皮质激素　可以迅速改善急性出血症状，泼尼松1～2mg/（kg·d）。糖皮质激素吸入疗法可试用。

（3）免疫抑制剂　如肾上腺皮质激素治疗无效，则可试用免疫抑制剂。一般常用硫唑嘌呤，用量为2～3mg/kg，成人每日50～100mg，但疗程和停药指征还不明确，有报道疗程1.5年效果良好。

（4）血浆置换　适用于对其他治疗无反应的患者。去除免疫复合物所产生的持久性免疫损伤，可使患者临床症状、胸部X线改变、肺功能得到一定程度的改善。

（5）脾切除　病情常可好转，尤其对于贫血症状，但疗效不确切。

（6）去铁疗法　为了防止过多的铁对肺组织的损伤，可采用去铁疗法，用铁络合剂清除肺沉积的铁，以阻止肺纤维化的发展。可应用去铁胺（deferoxamine）治疗。儿童剂量为25mg/（kg·d），分两次肌注。用药后每日约可排出肺中含铁黄素的铁2～10mg。但因铁络合剂有明显的毒性作用，故未能广泛推广使用。

【提示】

特发性肺含铁血黄素沉着症（IPH）是肺泡毛细血管出血导致含铁血黄素颗粒在肺内沉积，引起临床上出现贫血、咳嗽、气促、咯血等呼吸道症状的疾病。IPH无特异体征，故极易误诊，而且误诊时间长，有报道IPH可以长期误诊为贫血、肺结核等。

误诊原因：①对本病认识不足，特别易误诊为缺铁性贫血，另外大量铁剂沉积在肺内引起呼吸道症状易误诊为肺炎、肺结核等病。所以临床上出现肺炎、肺咯血等症状时，如果患者有贫血的症状，应该考虑到IPH的可能性；②过分依赖影像学检查，本病急性期影像学表现为透光度减低，磨玻璃样改变，也可为为点状、片状或网状影改变，影像学检查时易误诊为肺炎或间质性肺炎。而临床医师往往没有将患者的临床表现与影像学检查结果联系起来考虑，也误认为肺炎或间质性肺炎；③本病的确诊需找到痰液或支气管肺泡灌洗液中的含铁血黄素细胞，故怀疑本病时，应反复多做几次。因此对婴幼儿反复发热、咳嗽、气急而无明显原因发生贫血者要考虑本病的可能性，应与缺铁性贫血、溶血性贫血及肺结核区别，以免引起误诊。

（蔡柏蔷）

参 考 文 献

1. Green RJ, Ruoss SJ, Kraft SA, et al. Pulmonary capillaritis and alveolar hemorrhage. Chest, 1996, 110: 1305－1316

2. Schwarz MI, Cherniack RM, King TE. Diffuse alveolar hemorrhage and other rare infiltrative disorders. In: Murry JF, Nadel JA, eds. Textbook of respiratory medicine. 2nd ed, Vo1 2, Philadilphia: W B Saunders

Company，1994，1889 - 1912

3. Franks TJ，Koss MN. Pulmonary capillaritis. Curr Opin Pulml Med，2000，6：430 - 435
4. Specks U. Diffuse alveolar hemorrhage syndromes. Curr Opin Rheumatol，2001，13：12 - 17
5. Lee JG，Joo KW，Chung WK，et al Diffuse alveolar hemorrhage in lupus nephritis. Clin Nephrol，2001，55：282 - 288
6. Colby TV，Fukuoka J，Ewaskow SP，et al. Pathologic approach to pulmonary hemorrhage. Ann Diagn Pathol，2001，5：309 - 319
7. 林江涛. 弥漫性肺泡出血综合征. 见：蔡柏蔷，李龙芸，主编. 协和呼吸病学. 北京：中国协和医科大学出版社，2005，1215 - 1226
8. Ioachimescu OC，Sieber S，Kotch A. Idiopathic pulmonary haemosiderosis revisited. Eur Respir J，2004，24：162 - 170

病例 9　咳嗽 2 个半月，活动后气短 1 个半月
——隐源性机化性肺炎

患者，女，39 岁

【临床资料】

1. 主诉　咳嗽 2 个半月，活动后气短 1 个半月。

2. 现病史　因咳嗽 2 个半月，活动后气短 1 个半月于 2003 年 3 月 20 日入院。发病初有流清涕，主要症状为干咳、活动后气短，偶有少许白粘痰，无发热、胸痛。先后用多种抗生素治疗无效，活动后气短逐渐加重。

既往史：无特殊。

3. 查体　体温 36.5℃，呼吸 24 次/分，脉搏 90 次/分，血压 100/70mmHg，全身浅表淋巴结无肿大，胸廓无畸形，双下肺及肺底呼吸音略低，可闻及散在爆裂音，无杵状指（趾）。

4. 专科检查

（1）肺功能　FVC 占预计值百分比为 69.6%，$FEV_{1.0}$ 73%，$FEV_{1.0}$/FVC 90.07%，DLco 38.3%；血气（呼吸室内空气）：pH 7.481，PaO_2 58.4mmHg，$PaCO_2$ 33.6mmHg，HCO_3 24.8mmol/L。

（2）电子支气管镜　镜下大致正常，毛刷找瘤细胞（-），毛刷找抗酸菌（-）。

（3）痰细胞　阴性。

（4）痰细菌　阴性。

（5）痰结核菌　阴性。

（6）PPD　阴性。

（7）胸部 X 线片（图 4-9-1）：双下肺实变影。

（8）胸部 CT（图 4-9-2，4-9-3）　双肺下叶后基底段大片实变，可见支气管充气征，纵隔淋巴结不大。

5. 辅助检查　病理：右下肺后段支气管肺组织活检（TBLB）病理示：少许肺组织呈慢性炎，纤维组织增生。为进一步明确肺部病变性质，行经皮肺组织穿刺检查（左下叶后基底段肺实变处），病理示（图 4-9-4 和图 4-9-5）：部分肺组织的肺泡管和肺泡内有疏松纤维组织呈肉芽状延伸，病变时相一致。肺组织结构完整，肺泡Ⅱ型上皮细胞增生，肺泡腔及肺泡间隔可见巨噬细胞浸润。

6. 诊断　隐源性机化性肺炎（cryptogenic organizing pneumonia，COP）。

COP 又称为特发性闭塞性细支气管炎伴机化性肺炎（bronchiolitis obliterans organizing pneumonia，BOOP），即不明原因的 BOOP。

【治疗与处理】

1. 治疗方案　糖皮质激素（激素）是目前治疗 COP 的有效药物。

2. 方法与剂量　甲基泼尼松龙 80mgQD 静脉注射一周，泼尼松 50mg qd 口服 1 月，

40mg qd 口服三周。以后每 1～2 个月泼尼松减量 5mg。

3．随访 激素治疗 1 个月后，患者活动后气短明显减轻，仍有少许干咳。激素治疗 2 月后复查血气（自然状态）：pH 7.444，PaO_2 70.1mmHg，$PaCO_2$ 35.5mmHg，HCO_3 27.8mmol/L；胸部 CT 示双下肺实变明显吸收（图 4－9－6 和图 4－9－7）。

【讨论与分析】

1．关于诊断 隐源性机化性肺炎（COP）具有以下特征：①疾病初期患者有流感样症状，且有短暂的进行性呼吸困难；②胸部 X 线片和 CT 显示斑片状阴影；③组织病理学检查可发现肺泡管内有明显的机化。COP 为一种侵犯肺实质的限制性通气功能障碍的疾病，故本病可归入浸润性或间质性肺部疾病。

Epler 等于 1985 年首次提出闭塞性细支气管炎伴机化性肺炎（BOOP）的概念。BOOP 是一种临床病理综合征，可以继发于多种病因和系统性疾患。而 COP 通常指特发性 BOOP，由于其独特的临床表现、病理和影像学特征，已被归入特发性间质性肺炎（idiopathic interstitial pneumonias，IIPs）的一个亚类。

男女发生 COP 的比例大致相等，年龄 20～80 岁，平均发作时年龄 55 岁，无诱因，大多数发病呈亚急性，发病前常有流感样症状。病程相对较短（大多数 <3 个月）。常见症状为咳嗽和活动后呼吸困难，可伴间断发热、乏力和体重下降，而咯血、胸痛、关节疼痛及夜间盗汗等症状罕见。少数危重病例以呼吸困难为突出表现。查体时肺部可闻及局限性或广泛的爆裂音，肺实变的体征和杵状指则少见。可有 ESR、CRP 升高，约 30% 的 COP 患者 ESR 大于 60mm/h。外周血 WBC 正常，但中性粒细胞比例升高。通常抗生素治疗无效。本例患者的临床表现非常典型：发病前有流感样症状，主要症状为咳嗽和活动后呼吸困难，病程两个半月，双下肺及肺底散在爆裂音，病史及辅助检查除外了药物、感染以及结缔组织病等病变的可能。

COP 的肺功能通常为轻至中度的限制性通气功能障碍，常伴中度 DLco 下降，但弥散率可能正常。少数可有气道阻塞，多为吸烟患者。可有轻度静息和/或劳力后低氧血症。

COP 的支气管肺泡灌洗液（BALF）提示淋巴细胞总数和比例提高（可达到 40%），中性粒细胞和嗜酸性粒细胞也增加，但 CD4/CD8 比值降低。如果 BALF 中嗜酸性粒细胞比例明显增加，应与嗜酸性粒细胞肺炎进行鉴别诊断。

大部分 COP 的影像学可分为 3 类：①双肺多发斑片状浸润影：这是 COP 最常见、最具有特征性的影像学表现。阴影为游走性，密度从磨玻璃样改变到实变，肺实变则代表机化性肺炎。阴影大小不等，从 3～5cm 到整个肺叶。90% 的 COP 患者胸部 CT 上存在实变，实变内可见“空气－支气管充气征”。50% 以上病变在胸膜下或气管周围分布，多累及下肺叶。实变存在时多有支气管充气征。在实变区域存在轻度圆柱状支气管扩张。如患者存在下肺实变，则高度提示可能为 COP。约 60% 可见磨玻璃样改变，通常与肺实变相关，而胸腔积液罕见。大约 15% COP 患者存在多发大结节，这些结节有不规则边缘和“空气－支气管充气征”（45%）；②双肺弥漫性、不对称的肺部浸润影：这种阴影常为网状、结节灶或网状结节型；③孤立局灶型：常发生在上肺野，阴影内常显示“空气－支气管充气征”，边缘清楚，偶有空洞，可稳定数月到数年。

不管 COP 的临床和影像学多么典型，确诊还是取决于组织病理学证据。经支气管镜肺活检（TBLB）的组织标本过少，常不能得到特征性病理所见。病变位于周边部位的可行经皮肺组织穿刺检查取得病理标本，本例经皮肺组织穿刺病理学检查获得明确诊断。临床上必要时需开胸肺活检或胸腔镜下肺活检，以获得较大的病理标本才能确诊本病。COP 的病理特点是机化性肺炎病变主要在小气道呈斑片状分布，累及肺泡管和肺泡腔。由疏松结缔组织组成，其炎性细胞浸润较少，而且病变时相一致。可伴有或不伴有细支气管腔内息肉样改变。病变区间质有轻度慢性炎细胞浸润，肺Ⅱ型上皮增生和肺泡腔内含巨噬细胞及泡沫细胞，局部气腔可见少量纤维素。

鉴别诊断：由于 COP 在临床上无特异性，故鉴别诊断相当重要。COP 主要应与其他各种弥漫性疾病相鉴别：

（1）特发性肺间质纤维化（IPF/UIP） IPF，即寻常型间质性肺炎（UIP）与 COP 酷似，鉴别两者十分重要。从临床表现来说，COP 较 UIP 病情重，有周身不适、体重减轻、发热等，COP 患者杵状指少见，COP 胸部 X 线片多为肺泡性异常，部分病例有游走性斑片状阴影，肺容积无变化，无蜂窝肺的表现。而 UIP 患者有较多较密的细湿啰音，杵状指多见，血沉较低，支气管肺泡灌洗液中淋巴细胞计数不高，胸部 X 线片及 CT 常表现间质性改变，常有肺容积降低和蜂窝肺的改变。对糖皮质激素治疗反应两者有完全不同的表现：COP 对糖皮质激素治疗有效，症状改善，胸部 X 线片异常影像可消散。而 UIP 对糖皮质激素治疗反应欠佳，慢性期无明显疗效。

（2）慢性嗜酸性粒细胞肺炎（CEP） COP 与 CEP 在临床上相似，两者对糖皮质激素治疗反应良好，胸部 X 线片表现也相似，而且都有嗜酸性粒细胞的增加。但是 COP 嗜酸性粒细胞的增加很少超过 10%。另外，CEP 病理学上的特点为肺泡腔内和基质内有较多的嗜酸性粒细胞浸润。

（3）外源性过敏性肺泡炎 临床表现和胸部 X 线片均与 COP 相近，且肺部阴影也呈游走性，两者对激素均有良好的治疗反应。但是从职业史、环境、吸入诱发实验和抗体 - 补体血清学检查等方面入手，可鉴别这两种疾病。

（4）闭塞性支气管炎（BO） BO 是一种小气道疾病，临床表现为快速进行性呼吸困难，肺部可闻及高调的吸气中期干鸣音；胸部 X 线片提示肺过度充气，但无浸润阴影；肺功能显示阻塞性通气功能障碍，而一氧化碳弥散功能正常。肺活检显示直径为 1 ~ 6 mm 的小支气管和细支气管的疤痕狭窄和闭塞，管腔内无肉芽组织息肉，而且肺泡管和肺泡正常。BO 对激素治疗反应差，预后不良。而 COP 为一种肺泡疾病，组织活检可见肉芽组织长入小气道，包括肺泡和肺泡管。胸部 X 线片有浸润阴影。肺功能为限制性通气功能障碍，对激素反应良好，故特发性 COP 与 BO 从临床到病理，是两种完全不同的疾病（表 4 - 9 - 1）。

表 4-9-1 BO 与 COP 的比较

	闭塞性支气管炎（BO）	隐源性机化性肺炎（COP）
概述	气流阻塞性疾病	间质性疾病
临床表现	气道阻塞	肺炎
胸部影像学	正常	斑片状浸润影
肺功能	阻塞性通气功能障碍，FEV_1、$FEV_1/FVC\%$ 降低；CO 弥散功能正常	限制通气功能障碍，肺总量下降；阻塞性通气功能障碍较少，气体弥散受损
病理	气道为广泛细支气管闭塞，肺泡正常	呼吸性细支气管和肺泡管受累，机化性肺炎
支气管肺泡灌洗液	中性粒细胞	淋巴细胞
皮质激素治疗反应	差	佳
预后	差	佳

（5）其他疾病　COP 有肺实变者需与肺泡癌、淋巴瘤、血管炎、结节病和感染（特别是结核分枝杆菌或非结核分枝杆菌感染）相鉴别。当实变在胸膜下时，应与慢性嗜酸性粒细胞肺炎相鉴别。如为多发性大结节，鉴别诊断时应考虑到：转移性肿瘤、淋巴瘤和早期肺脓肿。实变在支气管周围和胸膜下分布时应考虑到 COP 可能，如同时存在磨玻璃样影和囊肿，还需与淋巴细胞性间质性肺炎（LIP）或脱屑性间质性肺炎（DIP）相鉴别。大多数 COP 经皮质激素治疗后影像学明显改善。

病理诊断：不管 COP 的临床和影像学多么典型，确诊还是取决于组织病理学证据。病变位于周边部位的可行经皮肺组织穿刺检查取得病理标本，但目前临床上诊断 COP，常常需经开胸肺活检或胸腔镜下肺活检，经病理组织学证实有 COP 的特征性所见才能确诊本病。经支气管镜肺活检（TBLB），因获得的肺组织标本过少，常不能得的特征性病理所见。COP 肺活检标本的肉眼检查无特异性，受累组织坚实、呈灰色，有时因富含新鲜结缔组织而呈粘液样外观。

COP 的镜下特征性病理所见如下：在低倍镜下，病变呈斑片状分布，小气道内有结缔组织栓。小气道受累范围随病例的不同而变化，约半数病例病变广泛累及终末和呼吸性细支气管，2/3 的患者可累及肺泡管。终末细支气管壁内常常有单核细胞浸润，肺泡壁易与增生的肉芽组织相区别。有些病例的肺泡内可见急性炎症细胞和纤维素性渗出，远端气室内可形成结缔组织肉芽，并伴有中度的间质受累。但更为常见的是已形成的水肿性肉芽组织充塞终末和呼吸性细支气管，并延伸入肺泡管，肺泡管内反应通常最为强烈。肉芽组织栓内常有巢状慢性炎症细胞浸润，有时富含浆细胞，但急性渗出很少。少数病例可见多核巨细胞。

机化性肺炎在临床和影像学上，为形成典型 COP 起了决定性的作用。机化性肺炎的病理特点为：肺泡内形成肉芽组织，由松散的胶原成纤维细胞和肌纤维母细胞所组成。肉芽组织成分随疾病分期而变化，从纤维渗出到胶原纤维。疾病早期阶段，肺泡腔内可见中性粒细胞、嗜酸性粒细胞、淋巴细胞和浆细胞。肺间质内存在着炎症，但通常较轻微。无蜂窝肺的表现。

细支气管的损伤形成了管腔内的肉芽肿组织栓塞，构成了 COP 的“增殖”类型。这种栓塞通常在肺泡内比在支气管管腔内更为明显，如在细支气管管内发现肉芽肿栓塞，那么肺泡或肺泡管一定有这种肉芽肿栓塞存在。总之，肺泡和细支气管管腔内的结缔组织肉芽肿为 COP 的特征性改变。

COP 病理的主要鉴别诊断包括：弥漫性肺泡损伤（DAD，包括 AIP）、非特异性间质性肺炎（NSIP）、淋巴细胞性间质性肺炎（LIP）、脱屑性间质性肺炎（DIP）等。

2. 关于治疗　糖皮质激素是目前治疗 COP 的有效药物，但是目前理想的剂量和治疗期限尚未统一。现常用方案如下：

（1）初期治疗　开始用泼尼松 1 mg/（kg·d），时间约 1~3 个月；一般来说，大多数病例在用药后 7~10 日内症状及影像学有所改善。

（2）糖皮质激素减量期　第二阶段治疗期间将泼尼松由初期剂量，逐渐减量至 20~40mg，时间为 3 个月。

（3）糖皮质激素维持治疗期　维持剂量为泼尼松 5 ~10mg/d，后期可改为泼尼松 5mg，隔日 1 次。

泼尼松全疗程为 1 年。泼尼松停药过早则有复发的可能。泼尼松治疗过程中应警惕激素的各种并发症，尤其是肺部真菌感染。总之，COP 的预后比 IPF/UIP 为佳，部分病例也可自然缓解。COP 的发现至今只不过 10 余年时间；对 COP 仍需作进一步的研究。本例患者经皮质激素治疗后症状及血气分析改善，影像学示双下肺的实变影逐渐吸收。

免疫抑制剂如环磷酰胺、依木兰等偶尔也用于 COP 的治疗，主要用于病情重、进展快而激素治疗无效的 COP 患者，偶尔用于需要减激素又要防止病情复发的患者，但其疗效尚不肯定。小部分患者可自行康复。有报道极少数患者可进展到呼吸衰竭和死亡，通常肺内合并有肺间质纤维化。

既往也有红霉素试验治疗 COP 的报道，6 例 COP 患者，年龄 18~83 岁，影像学表现为斑片状浸润阴影或间质浸润性病变，支气管肺泡灌洗液显示淋巴细胞增多。经口服红霉素每日 600 mg 治疗后，2~4 周后出现临床和影像学的改善，所有患者在 2~3 月后完全恢复。但是红霉素对 COP 的治疗效应仍有待于进一步临床研究证实。

COP 的预后良好，2/3 患者经治疗后临床和病理生理异常可完全恢复。由于病情进行性进展而引起死亡者少见。Epler 等报道的 50 例 COP，因病情进行性进展而死亡者仅 2 例。日本报道的 30 例特发性 COP，除 1 例死亡外，其余均预后良好，而且未用激素治疗者预后也佳。

【提示】

由于 COP 临床研究的进展，其定义和分类也在变化。现在 COP 的定义如下：COP 为一种小气道腔内肉芽组织阻塞造成的疾病，有时可完全阻塞小气道，肉芽组织可延伸到肺泡管和肺泡。COP 的特点包括：结缔组织增殖形成腔内息肉；纤维渗出；肺泡内巨噬细胞累积；肺泡壁炎症；但肺组织结构仍完整。尽管 COP 有一定临床特点，但是，由于其临床表现无特异性，且发病率亦较低，通常易造成误诊或误诊。所以，临床上应该提高警惕，及早进行有关检查，以提高 COP 的诊断率。

1. 提高临床警惕性　临床上可对某些病例，根据其症状、体征、实验室检查、支气管肺泡灌洗液和影像学检查作出初步判断，以下特点往往可提示 COP：

（1）起病缓慢，且有迁延性的呼吸道症状（干咳、发热、气急）、爆裂啰音和周身症状，体重下降和周身不适。

（2）实验室检查　血常规示白细胞数不升高、血沉增快和 C－反应蛋白阳性。

（3）胸部 CT 和胸部 X 线片示　双肺多发性斑片状浸润影，双肺弥漫性网状间质阴影或呈大叶分布的肺泡性浸润影。特征性的改变为游走性阴影。

（4）支气管肺泡灌洗液　显示淋巴细胞、嗜酸性粒细胞和中性粒细胞均增加。

（5）临床上不支持肺结核、支原体和真菌等肺部感染，抗生素治疗也无效。

（6）肾上腺皮质激素治疗效果明显。

2. 重视肺活检　COP 可能以种种方式存在，如果其临床病史和胸部影像学怀疑该病，可通过一些创伤性检查获得特征性病理而尽早得以诊断：①纤维（电子）支气管镜检查：同时可行支气管肺泡灌洗（BAL），如在灌洗液分析中发现淋巴细胞和肥大细胞明显增多，CO4/CD8 的比例下降，也提示 COP 的诊断。如经支气管镜肺活检标本中有细支气管以下气道内肉芽组织形成和机化性肺炎等改变，则诊断基本明确；②经皮肺组织穿刺：有时可以获得病理学诊断；③电视胸腔镜下肺活检：这是近来广泛开展的新技术，创伤性较小，所取得的标本也较满意；④开胸肺活检（OLB）：可获得较多的肺组织标本，故 OLB 虽有一定的创伤性，但病理学诊断较为容易。

（蔡柏蔷　黄　蓉）

参 考 文 献

1. Epler GR, Colby TV, Mcloud TC, et al. Bronchiolitis obliterans organizing pneumonia. N Engl Med, 1985, 312:152－158
2. King TE Jr, Mortenson RL. Cryptogenic organizing pneumonitis. The North American experience. Chest, 1992, 102:8s－13s
3. Cordier JF. Organising pneumonia. Thorax, 2000, 55:318－328
4. Lazor R, Vanderenne A, Pelletier A, et al. Cryptogenic organizing pneumonia: Characteristics of relapses in a series of 48 patients. Am J Respir Crit Care Med, 2000, 162:571－577
5. Cordier JF. Update on crytogenic organizing pneumonia (idiopathic bronchiolitis obliterans organizing pneumonia). Swiss Med Wkly, 2002, 132:588－591
6. Ryu JH, Myers JL, Swensen SJ. Bronchiolar disorders. Am J Respir Crit Care Med, 2003, 168:1277－1292
7. American Thoracic Society/European Respiratory Society International Multidisciplinary Consensus Classification of the Idiopathic Interstitial Pneumonias. Am J Respir Crit Care Med, 2002, 165:277－304
8. Cordier J－F. Cryptogenic organising pneumonia. Eur Respir J, 2006, 28:422－446

病例 10　咳嗽，气短 3 年，加重伴发热 3 个月
——显微镜下多血管炎

患者，男，50 岁

【临床资料】

1. 主诉　咳嗽，气短 3 年，加重伴发热 3 个月。

2. 现病史　患者自 1999 年起咳嗽，感到气短。曾诊断为"肺间质病变"。近半年来活动后气短加重，近 3 个月来发热、双足麻木感，消瘦，睡眠差伴食欲不振。

3. 查体　贫血貌，双下肺爆裂音，杵状指。

4. 专科检查

（1）肺功能　限制性通气功能障碍，弥散功能障碍。血气分析：pH 7.482，PaO_2 74.3 mmHg，$PaCO_2$ 34.6mmHg。

（2）电子支气管镜　大致正常。毛刷找细菌、真菌、抗酸菌及癌细胞均阴性。

支气管肺泡灌洗液内可见大量含铁血黄素细胞。

（3）痰细胞　阴性。

（4）痰细菌　阴性。

（5）痰结核菌　阴性。

（6）PPD　阴性。

（7）胸部 X 线片（4-10-1）　双下肺密度增高阴影，右下肺明显。

（8）胸部 CT（4-10-2）　双肺间质纹理重，双下肺渗出性改变，肺泡内有填充性改变，呈弥漫性、磨玻璃样。

2. 辅助检查

（1）常规　ESR 118mm/h。Hb 127 ~87g/L，呈进行性下降。尿中红细胞 250/μl，尿蛋白 15-25mg/dl，24 小时尿蛋白 0.98g。

（2）肾功能　血肌酐 176mmol/L 逐渐升高至 827.2mmol/L，尿素氮 85.7 mmol/L 上升至 277.1 mmol/L。肾核素动态提示双肾血流灌注及功能较差。

（3）特异性检查　p-ANCA 阳性 1∶640，c-ANCA（-），MPO-ANCA 定量 200RU/ml。RF（±），ANA，抗 ds-DNA 抗体，抗 ENA 抗体，抗肾小球基底膜抗体均阴性。

3. 诊断　显微镜下多血管炎（microscopic polyangiitis，MPA），弥漫性肺泡内出血，急性肾功能衰竭。

【治疗与处理】

治疗方案：入院后给予甲基泼尼松龙 1.0 冲击 3 天，后改为泼尼松 50mg qd，环磷酰胺 0.2g 每周两次。后因出现少尿、肾功能衰竭，经血液透析治疗，一般有所好转。但出现咯血，严重呼吸困难，气管插管行机械通气治疗，肺泡内大量血性分泌物涌出，后终因呼吸循环衰竭死亡。

【讨论与分析】

1. 关于诊断 1948 年 Davson 等报告了一组有肾脏受累的结节性多动脉炎（polyarteritis nodosa，PAN）中的一种显微镜下形式的血管炎——结节性多动脉炎的显微镜下型，认为是 PAN 的一个亚型。1993 年召开了有关系统性血管炎命名的 Chapel Hill 共识会议，根据病变累及血管大小进行了重新分类。正式将 MPA 与经典的 PAN 分开，并制定了二者的定义及鉴别诊断标准。会议讨论了非肉芽肿性小血管炎累及上或下呼吸道、伴或不伴有坏死性肾小球肾炎、无抗肾基底膜抗体或免疫复合物的病例，建议用呼吸道显微镜下多血管炎（显微镜下多动脉炎）的名称，因这些患者肺血管炎主要是坏死性肺泡毛细血管炎。国外资料报告 MPA 的年发病率为 2.4/100 万，平均发病年龄为 50 岁，男女比例为 1 ~1.8 : 1。

（1）一般临床表现 发病时多有周身症状如发热、关节痛、肌痛、皮疹等。周身症状或咯血可出现于本病“暴发”期前数月甚至数年。确定诊断时半数以上仍有周身症状。几乎 100% 患者均有肾小球肾炎，特点为急进性肾小球肾炎，不经治疗急剧恶化 80% 患者出现镜下血尿，20% 呈肉眼血尿。90% 患者肾功能不全，不少于 30% 患者少尿。高血压不多见，21% 出现轻度高血压。

其他临床表现与结节性多动脉炎很相似，例如有肌痛、关节痛或关节炎见于 65% ~72% 患者，皮疹尤其是紫癜，裂片出血占 44% ~58%，胃肠道出血占 29%。耳鼻喉受累较结节性多动脉炎多见，而周围神经病变较结节性多动脉炎少见。MPA 的临床表现谱不仅包括经典的肺肾综合征，还有仅局限于肾脏，肺，胃肠道或皮肤的病变。

MPA 复发可见于 25.3% ~36.4% 的患者，平均于最初缓解后 2 年。复发时临床表现可与初次相同，但是也可以不同，可累及新的器官。复发时的临床表现比初次轻。

（2）MPA 的肺部表现

1）临床表现 文献报道大约 50% 的 MPA 患者临床上有肺脏受累，表现为咯血、咳嗽、胸膜病变和呼吸困难，如果合并感染，可有咳痰。北京协和医院近年来诊断的 16 例 MPA，其中 12 患者肺部受累。但是仅 2 例患者以咯血为首发症状，10 例患者以咳嗽为首发症状，其中 5 例合并呼吸困难，3 例有胸痛。7 例患者影像学检查（胸部 X 线片和 CT）示弥漫性肺间质纤维化。所有患者均有发热和肾脏受累的临床表现。

大约 50% 的患者肺脏受累，可产生肺泡内出血，血管炎性过程中的毛细血管壁的直接损伤是肺泡内出血的主要原因。支气管小动脉亦可受累。表现为咯血、发热、双肺湿啰音等。除非合并感染，否则咳痰不明显。咯血可出现在弥漫性肺损伤之前，是病情严重的表现，预后不良。明显咯血见于 5% ~29% 的患者，多伴有贫血、低氧血症、呼吸困难。如果肺泡内出血与近端气道不相通，即使有大量出血存在，临床上也不发生咯血。因此咯血不是肺泡内出血的必要症状。贫血为血液丧失所致，也可能与肾功能障碍有关。肺血管炎也可导致肺间质纤维化。本病是引起肺肾综合征（或肺肾出血综合征）的主要原因之一，常需与 Goodpasture 综合征所致相鉴别。本病血管壁多无或很少有免疫复合物沉积，后者多有免疫复合物沉积。本例在咯血出现前行 BALF 见大量含铁血黄素细胞，提示有隐性肺泡出血；临终出现大咯血最终死亡。

2）影像学检查 肺泡出血的患者胸像表现为迅速出现的弥漫性肺泡填塞，表现为双下肺斑片状浸润阴影。好发于肺门周围和肺基底部，可向肺尖和肺周围部分播散。支气管空气造影征常见。需注意与肺水肿和肺部弥漫性感染相鉴别。但是个别患者即使有大咯血，胸部X线片仍可正常。急性发作后2～3日，血液可吸收，肺泡腔内的实变影可为网状阴影所替代。如无进一步的咯血，胸像在1～2日内可恢复正常。CT在肺泡出血期间，CT显示肺实变，表现为弥漫性、斑片状磨玻璃样改变。由于反复发作，最终可发展为慢性病变，发生肺间质浸润，CT显示网状阴影合并间隔增厚、弥漫性肺间质纤维化。

3）肺功能检查 MPA患者发病初肺功能检查表现为限制性通气功能障碍或混合性通气功能障碍。MPA患者如果肺泡内有明显的新鲜出血，则弥散量（DLco）增加。理论上，由于肺泡内有新鲜的红细胞存在，可使一氧化碳（CO）摄取增加，造成DLco的持续增高。DLco的测定是一项敏感和有用的指标，尤其对反复肺泡出血的患者特别适用。但是部分患者因肺泡出血严重，不能适应这项检查。此外，DLco只能检测肺泡出血的情况，而不能鉴别出血的原因，更不能反映出血后引起的病理改变。当怀疑有肺泡出血存在时，如需进行DLco的测定，应注意：在肺泡出血发生后应立即进行检查，因为在急性肺泡出血48小时后，DLco可恢复正常；对有呼吸衰竭的患者应采用重复呼吸法而不用单次呼吸法；多次重复测定有助于确定肺泡出血的回顾诊断；患者如有贫血，DLco需用血红蛋白值来校正；测定值如明显高于正常则有诊断意义，高于患者的原有基础值诊断意义可能更大。但是，MPA患者在晚期出现弥漫性肺间质纤维化时，可有弥散功能障碍。

4）支气管肺泡灌洗（BALF） 可发现含铁血黄素细胞，BALF内发现含铁血黄素细胞是MPA患者肺泡内出血的证据。

（4）实验室检查

1）常规检查 血沉、C反应蛋白、血小板及白细胞数多增高，14%有嗜酸性粒细胞增高。C3、C4正常。类风湿因子39%～50%阳性，抗核抗体21%～33%阳性。几乎所有患者均有显微镜下血尿，90%有蛋白尿（24小时尿蛋白超过3g）。多数血肌酐增高。

2）特异性检查 MPA患者可出现ANCA阳性。目前通过经典的间接免疫荧光法（IIF）将ANCA分为抗核周型中性粒细胞胞质抗体（p－ANCA）和抗胞质型中性粒细胞胞质抗体（c－ANCA）。pANCA可作用于多种底物，MPO仅是其中的一种。p－ANCA在不同炎症患者也可呈阳性，而不是只出现与血管炎和（或）肾小球肾炎。由于IIF检测p－ANCA容易出现假阳性。临床上应采用纯化的MPO为抗原，ELISA法检测p－ANCA，即MPO－ANCA。通过抗原特异性ELISA检测p－ANCA的主要靶抗原髓过氧化物酶（MPO）及c－ANCA的主要靶抗原蛋白酶3（PR3），ANCA检测的敏感性及特异性得到了提高。比较p－ANCA和c－ANCA两组患者临床表现和肺、肾损害无明显差异。MPA的MPO－ANCA阳性率约为50%，PR3－ANCA阳性率约为40%，约10%ANCA阴性；韦格纳肉芽肿PR3－ANCA阳性率约为75%，MPO－ANCA阳性率约为20%，约5%ANCA阴性；变应性肉芽肿性血管炎MPO－ANCA阳性率约为60%，PR3－ANCA阳性率约为10%，约30%ANCA阴性。MPO－ANCA对MPA的诊断有重要意义，但MPO－ANCA对MPA的诊断特异性不似PR3－ANCA对韦格纳肉芽肿的诊断特异性高。本病例MPO+++，MPO－ANCA定量200RU/ml，结合临床上有组织缺血及广泛炎症所致的全身表现，即应拟诊为MPA。

（5）病理学 MPA的病理学特征主要是节段性纤维素样坏死，血管壁及其周围有中性粒细胞浸润。在肾脏主要表现为局灶性节段性坏死性肾小球肾炎，部分为新月体肾炎。免疫荧光检查一般无免疫复合物或仅有微量沉积。在肺脏的组织学特征为肺泡间质中性粒细胞浸润以及继之出现的纤维素样坏死，导致肺泡毛细血管膜的完整性破坏，中性粒细胞和红细胞漏出到肺泡腔内。毛细血管和小静脉血栓常见。血管壁多无或很少有免疫复合物沉积。几乎100%的MPA累及肾小球，主要表现为急进型肾小球肾炎。患者出现血尿、蛋白尿，血肌酐、尿素氮升高，不经治疗迅速发展为肾功能衰竭。高血压并不多见。很少会发展为肾病综合征，肾血管造影通常是正常的。

（6）诊断　诊断靠病史、体格检查、实验室检查和活体组织检查综合判断。肾活检对鉴别结节性多动脉炎及显微镜下多血管炎有重要意义。MPA的较特异的诊断标准如下：①活检证实小血管坏死性血管炎和/或肾小球肾炎，无/寡免疫复合物沉积；②大于一个系统活检证实有小到中等血管血管炎或可相当的肾小球肾炎的指标；③无活检或可相当的证据证实有呼吸系统肉芽肿形成。此外，MPA和韦格纳肉芽肿这两种寡免疫复合物小血管炎有着密切的联系，部分MPA患者最后转化为韦格纳肉芽肿。在一项64例MPA的研究中，6例（9.4%）分别在随访20～72个月后转化为韦格纳肉芽肿。目前MPA公认的诊断标准如下（表4－10－1）：

表4－10－1　显微镜下多血管炎的诊断标准

1. 症状
（1）急进型肾小球肾炎
（2）肺出血
（3）其他器官的症状：紫癜、皮下出血、胃肠道出血和多发性神经炎
2. 组织学发现：小动脉、毛细血管和小静脉、以及血管周围炎性细胞浸润
3. 实验室检查
（1）MPO－ANCA：阳性
（2）CRP：阳性
（3）蛋白尿、血尿、BUN和血肌酐增加
诊断
1. 确诊
（1）二项或二项以上症状，和阳性的组织学发现
（2）二项或二项以上症状，包括第一项症状和第二项症状，和MPO－ANCA阳性
2. 可能诊断
（1）三项症状阳性
（2）一项症状阳性和MPO－ANCA阳性

2. 关于治疗　应用糖皮质激素和免疫抑制剂治疗MPA已得到充分肯定，但治疗的剂量和时机的关系有待于进一步讨论。临床上应该根据MPA病变部位，疾病的阶段性，严重程度和有无并发症决定治疗方案。皮质激素制剂是治疗本病的首选药物，环磷酰胺对诱发缓解有肯定疗效。轻症患者在尚无器官功能不全时可以单用泼尼松治疗，初始剂量为每日1.0mg/kg，3～4周后逐渐减量至原用半量，维持3周后，病情稳定则继续缓慢减量，速度更慢，至10mg/d后长期维持或隔日服用，至少1年或更长时间。对于急、重症患者，可将口服结合甲基泼尼松龙静脉冲击治疗，每天15mg/kg，连续3天。

由于本病预后差更值得考虑肾上腺皮质激素与环磷酰胺联合治疗。如果患者单用泼尼松治疗 1 个月未见改善，对皮质激素有抗药性者，或者在激素减量时病情复发，器官功能恶化，或暴发性全身血管炎，应采用泼尼松和环磷酰胺联合治疗。环磷酰胺剂量为 2.0mg/(kg·d) 口服，或 200mg 隔日静脉给药，或 400mg 每周静脉给药，剂量调整按血白细胞计数维持在（3.0 ~ 5.0）$\times 10^9$/L 为宜至病情缓解。以后根据患者情况减量维持，但是用药时间至少一年或更长时间。环磷酰胺也可静脉冲击治疗。尽管环磷酰胺的累积总量以及疗程与肿瘤的发生并没有明确的相关性，但是累积总量超过 100g 的患者有肿瘤的好发趋势。

【提示】

MPA 的临床表现复杂，肺部病变是 MPA 常见的临床表现之一，需与各种感染性疾病，如感染性心内膜炎、原发性腹膜炎、消化性溃疡、胰腺炎、多发性神经炎、引起肺泡出血的各种疾病、肾小球肾炎、结节性多动脉炎和肺肾血管炎综合征等疾病鉴别。累及肺部时，需要与各种引起肺部弥漫性病变的疾病相鉴别。在明确为坏死性血管炎后，应根据各种血管炎的特征，结合病理组织学特征和相应的辅助检查作出诊断。临床上有组织缺血及广泛炎症所致的全身表现，MPO - ANCA 阳性，即应疑诊 MPA，尽快进行各项检查，综合作出正确判断。

临床医师对于 MPA 的认识程度直接影响到患者确诊的进程，关系到掌握治疗时机。影响到 MPA 患者预后的最主要因素是早期诊断、早期治疗。MPA 患者出现严重的肾功能衰竭时，预后就很差。比较确诊时血肌酐 > 500mmol/L 和 < 500mmol/L 两组患者，前者死亡率 47%，后者 15%。说明早期治疗的重要性。

（蔡柏蔷）

参 考 文 献

1. Harper J, Savage COS. Pathogenesis of ANCA - associated systemic vasculitis. J Pathol, 2000, 190: 349 - 359
2. Jennette JC, Thomas DB, Falk RJ. Microscopic polyangiitis (microscopic polyarteritis). Semin Diagn Pathol, 2001, 18: 3 - 13
3. Irvine AD, Bruce IN, Walsh MA, et al. Microscopic polyangiitis. Delineation of a cutaneous - limited variant associated with antimyeloperoxidase autoantibody. Arch Dermatol, 1997, 133: 474 - 477
4. Groupe d'Etudes, et al. Recherche sur les Maladies "Orphelines" Pulmonaries (GERM "O" P). Microscopic polyangiitis with alveolar hemorrhage. A study of 29 cases and review of the literature. Medicine (Baltimore), 2000, 79: 222 - 233
5. Gayraud M, Guillevin L, Ie Toumelin P, et al. Long - term followup of polyarteritis nodosa, microscopic polyangiitis, and Churg - Strauss syndrome: Analysis of four perspective trials including 278 patients. Arthritis Rheum, 2001, 44: 666 - 675
6. Lauque D, Cadranel J, Lazor R, et al. Microscopic polyangiitis with alveolar hemorrhage. Medicine, 2000, 79: 222 - 233
7. Ozaki S. ANCA - associated Vasculitis: Diagnostic and therapeutic strategy. Allergology International, 2007, 56: 87 - 96

病例11 间断低热、咳嗽伴左侧胸痛，气憋2月——肺淋巴管平滑肌瘤病

患者，女，28岁

【临床资料】

1. 主诉 间断低热、咳嗽伴左侧胸痛，气憋2月。

2. 现病史 患者于2002年3月劳累后出现午后低热，体温37.5～37.8℃，伴少许刺激性干咳。4天后出现左侧胸部隐痛，深呼吸及平卧位加重，胸痛呈进行性加重趋势。活动后感气憋。胸部X线片、超声检查示“左侧胸腔积液”，予穿刺抽液，为乳糜样液体，考虑为“结核性胸腔积液”，给予抗结核治疗，同时用泼尼松30mg/d，半月后胸腔积液无明显减少。患者发病后午睡时偶有盗汗，无明显乏力、食欲不振、咯血、消瘦、无夜间阵发性呼吸困难。体重无明显改变。

既往史：幼年曾患“白癜风”，后治愈。2000年12月突发“左侧气胸”，予保守治疗后好转。

个人史：无烟酒嗜好，未婚未育，月经史无异常。

家族史：家族中无遗传性疾病史。

3. 查体 无发绀及杵状指。颈静脉无怒张。全身浅表淋巴结未触及异常肿大。胸廓无畸形，左下肺叩诊浊音，听诊呼吸音低，双肺未闻及干、湿性啰音。心、腹检查未见明显异常。

4. 专科检查

（1）肺功能 FEV_1 42.3%，FVC 69.5%，FEV_1/FVC 53.0%。RV 166%占预计值百分比，TCL 94.6%占预计值百分比，RV/TLC 173%，气道可逆试验改善11.8%，DLco20.6%，提示：混合性通气功能障碍，弥散功能障碍。血气分析（呼吸室内空气）：pH 7.43，PaO_2 72.9mmHg，$PaCO_2$ 31.3mmHg，HCO_3^- 20.8mmol/L。

（2）细胞 阴性。

（3）痰细菌 阴性。

（4）痰结核菌 阴性。

（5）PPD 阴性。

（6）胸部X线片 左侧胸腔积液（图4－11－1）。

（7）胸部HRCT 双肺纹理增多，紊乱，双肺弥漫性薄壁囊泡样改变以及左侧胸腔积液（图4－11－2）。

5. 辅助检查

（1）病理 肺活检标本肉眼见肺膜表面多个隆起，直径0.1～0.2cm，切面见肺为多囊状，直径0.1～0.5cm，囊内壁光滑。镜下见肺组织呈囊状，可见部分正常肺泡及扩张肺泡，肺泡间隔有丰富的梭形、长核、胞质丰富的平滑肌样的细胞（图4－11－3）。免疫组化示LAM的标记抗体HMB45（＋）（图4－11－4），孕激素受体（PR）（＋），雌激素受体

（ER）（-）。病理特征符合 LAM。

（2）胸腔积液　淡粉色乳糜样，有核细胞总数 900/μl，白细胞 50/μl，比重 1.038，蛋白 10.2g/dl，LDH 64U/L，GLU 141mg/dl，CHO 80mg/dl，TG 235mg/dl，乳糜试验（+），普通细菌培养（-），镜下查见大量淋巴细胞，间皮细胞，未见瘤细胞。

（3）核素淋巴显像　考虑左侧乳糜胸，为胸导管上段有瘘道进入胸腔。

4. 诊断　肺淋巴管平滑肌瘤病（lymphangioleimyomatosis，LAM）

【治疗与处理】

1. 治疗方案　抗雌激素治疗。

2. 方法与剂量　安宫黄体酮 45mg 每月 1 次，米非司酮 25mg，每日 1 次，促黄体激素释放激素阻断剂（LHRH-A）3.75mg 每月 1 次。

3. 随访　已经失访。

【讨论与分析】

1. 关于诊断　早在 1975 年，Corrin 和 Enterline 等首先报道了一组 LAM 的病例。LAM 的发病率约 1/1 000 000，目前报道的病例数已有数百例，每年新增病例约 100 例。我国医学界对 LAM 认识较晚，近年来文献报道的有明确病理诊断的个案仅 10 余例。北京协和医院近 2 年来共诊断 7 例 LAM，所有病例均有病理学诊断。

（1）病因　LAM 病因不清楚。受累及者几乎全是育龄妇女，平均发病年龄 34 岁，偶有报道发生于男性、幼女或绝经后妇女。北京协和医院 7 例病例均为育龄女性，发病年龄为 16～39 岁。Johnson 统计的 186 例 LAM 中仅 8 例发生在绝经后，其中 6 例服用雌激素替代治疗，说明 LAM 发病与雌激素密切相关。LAM 与结节性硬化（tuberous sclerosis complex，TSC）密切相关，文献报道约有 2.3% TSC 患者同时诊断为 LAM，有 LAM 胸部影像学表现的可达 26%～39%。Hancock 总结的 445 例 LAM 患者中有 83 例同时患有 TSC。TSC 是以多发错构瘤（包括淋巴管平滑肌瘤）为特征的常染色体显性遗传疾病，其基因 TSC1 和 TSC2 为抑癌基因，分别位于染色体 9q34 和 16p13。无 TSC 的 LAM 患者可能是 TSC 基因等位基因均发生变异的结果，TSC2 变异见于散发的 LAM 或合并 TSC 的 LAM，而 TSC1 变异仅见于合并 TSC 的 LAM 患者。使用最新的遗传分子学方法对单肺移植复发患者研究，Karbowniczek 和 Bittmann 均发现供体肺的 LAM 细胞来源于受体，而不是供体肺新发生的，提出尽管 LAM 为组织行为学良性的疾病，但 LAM 细胞可能来源于淋巴管肌肉脂肪瘤的转移（metastasis）或前体细胞移位（migration）。

（2）临床表现　LAM 从起病到诊断通常要数年，常见临床表现为进行性加重的呼吸困难（59%）、气胸（49%）、咳嗽（39%）、胸痛（22%）、乳糜性胸腔积液（18%），部分患者可有乳糜性腹腔积液、心包积液及乳糜尿、乳糜痰液，约 50% 的 LAM 同时有肾淋巴管肌肉脂肪瘤而出现腹胀、腹痛等症状，单纯 LAM 者比合并 TSC 者气胸和乳糜胸更为多见。本病例是以乳糜性胸腔积液为主要表现，国内报道病例自发性气胸和乳糜性胸/腹腔积液均占半数，可见我国医学界对此病认识不足，多在患者出现乳糜性胸腔积液、气胸等典型症状后才引起临床医师注意，之前误诊最长达十余年。本病极易误诊为其他引起进行性呼吸困难、自发性气胸及肺弥漫性多发囊肿的疾病，如特发性肺纤维化、肺朗格汉斯细胞组织细胞增生症、慢性阻塞性肺疾病、肺结核及肺囊性纤维化等。

（3）影像学检查

1）胸部X线片　早期可正常，或仅表现为磨玻璃样阴影，随病情发展逐渐出现弥漫性小结节，自粟粒状到中等大小的结节或网状，呈均匀性分布，偶于肺下部明显。肺部阴影可能是由于多发性囊腔压迫过度增生的平滑肌造成。早期肺体积保持正常，随病情发展肺野中可见模糊不清的少量囊样变，胸部X线片显示直径>1cm的囊肿，肺囊肿形成导致肺体积明显增大。淋巴管阻塞形成较多的Kerley B线。同时肺受累前后皆可出现单侧或双侧乳糜性胸液，常有自发性气胸发生。

2）胸部CT和HRCT　常规胸部X线片对肺囊肿显示不清，胸部CT可提供进一步的信息，CT尤其HRCT是诊断LAM的重要手段。最具诊断价值的影像学检查为胸部HRCT。HRCT的典型改变为双肺弥漫性薄壁囊性改变，为均匀分布于肺的薄壁囊肿，直径在0.5～5cm，壁厚<2 mm。早期囊肿较小，随病情发展增大。由于其发生率为100%，故是诊断LAM的重要影像学表现。早期也可发现磨玻璃样阴影。这些改变在普通CT扫描中可能不易看出。普通CT仅能检查出5%的患者有结节状阴影，如出现片状阴影则最大可能为出血影。CT或HRCT可发现肺门、纵隔、腹后壁、腹腔、肾脏、盆腔的病变。

总之，对于有气胸以及肺气肿样影像学改变的年轻女性患者，不管是否能诊断LAM，均需要考虑进行胸部HRCT检查。其他影像学表现有：气胸、乳糜胸、心包积液、胸导管扩张和淋巴结肿大等。

（4）肺功能检查　LAM患者初期肺功能检查可正常，后渐出现阻塞或混合性通气功能障碍。LAM是在肺间质疾病中具有网结节阴影，同时伴有肺容量增加、阻塞性通气功能障碍或混合性通气功能障碍的少数疾病。LAM患者可有肺过度充气，肺总量增加，胸腔气体量增加。气流受阻时，肺功能检查示残气量与残气/肺总量比值增加，甚至在肺总量及胸腔气体量正常情况下残气量即增加。肺活量、第1秒用力肺活量（FEV_1）、FEV_1/FVC下降，约20%～25%的病例第一秒用力呼气量（FEV_1）可逆试验阳性。肺弹性回缩力下降及肺抵抗力上升造成气流受限。气体交换明显降低，肺弥散功能显著下降，肺泡-动脉氧分压差〔$P_{(A-a)}O_2$〕加大。动脉血气分析常提示呼吸性碱中毒和低氧血症等。

（5）病理　LAM在病理上表现为肺的多囊状改变。肺表面有广泛分布的囊肿，为扩张的淋巴管在脏层和壁层胸膜上形成类似肺大疱的病变。显微镜下可见扩张的淋巴管和异常增生的平滑肌细胞（LAM细胞）。LAM细胞呈多形不规则排列，从小圆形到椭圆形、梭形及大的上皮样细胞。病灶内或病灶周围无炎症细胞浸润。LAM细胞还见于小气道及肺血管。LAM细胞彼此形态相似，但较短呈多形性，沿淋巴管、支气管血管束、小静脉、肺泡、肺间质内外增生，引起这些管腔阻塞及扩张，形成弥漫性终末气腔扩张的囊肿，直径1mm至数厘米。组织内可见一定程度的含铁血黄素，淋巴管极度扩张、扭曲，肺门、纵隔、腹后壁淋巴结多肿大。胸导管壁增厚、腔扩张，阻塞后出现乳糜胸。肺外脏器如肾、腹后壁、腹腔内和盆腔内常同时发生血管平滑肌瘤。

免疫组织化学染色显示平滑肌标志阳性及特征性的HMB-45抗体阳性，这对于标本较小时尤其有诊断价值。例如，经支气管镜肺活检获得的标本通常较小，HMB-45染色有助于LAM的确诊。LAM细胞的细胞核雌激素受体和孕激素受体常为阳性。

LAM可分为两期：①早期：终末细支气管外、肺泡壁和胸膜上有不典型的平滑肌细胞，肺泡呈扩张性囊肿；②晚期：病灶内出现胶原形成结节，肺泡明显扩张。

LAM 病理生理改变为平滑肌细胞增生，堵塞小气道并破坏了支撑肺泡的弹性组织，导致弥漫性囊性变，引起气短及自发性气胸，平滑肌堵塞淋巴管引起乳糜性胸腔积液，堵塞小血管引起出血。

LAM 缺乏特异的试验检查帮助诊断。确诊有赖于开胸手术、胸腔镜或经支气管镜肺活检病理检查，偶尔也可通过胸腔积液细胞学检查确定诊断，经支气管镜肺活检可在较小损伤情况下获得足够诊断的病理标本，有时行开胸手术获得病理标本。

2. 关于治疗　由于 LAM 十分罕见，缺乏大样本的前瞻性研究，难以比较各种治疗方法的效果。根据以往的治疗经验，糖皮质激素、细胞毒性药物和放射治疗并不能对该病带来益处。LAM 与雌激素密切相关，因此各种抗雌激素治疗被广泛采用。其中孕激素和/或卵巢切除似乎最为有效，约有一半的患者在接受孕激素治疗后病情好转或稳定。卵巢切除术联合黄体酮是相对比较有效的治疗方法。黄体酮的常用剂量为每月 400 mg 或每 2 月 400mg，肌注；或口服每日 10mg，少数有效患者减量或停药后病情可恶化。治疗应争取早期开始，若肺已严重破坏，任何治疗则难以奏效。有学者曾试用他莫昔芬（tamoxifen）每天 20mg，但因毒性高，疗效差，已很少使用。应用促黄体生成素释放激素（1uteinizing hormone - releasing hormone，LHRH）同类药物做化学性卵巢切除可以代替卵巢切除术，但这方面的资料很少。

抗雌激素治疗似乎与组织 ER 和 PR 并不相关，而有乳糜性胸腹腔积液的患者却更能从中受益。乳糜性胸腔积液的治疗最有效的是化学或外科胸膜粘连术。胸膜粘连术并发症有纵隔、腹膜后、咽后壁、心包及皮下气肿，张力性纵隔或心包气肿是 LAM 患者致死的重要并发症。其他方法有胸导管照射、转流等，及无脂或中长链甘油三酯饮食的保守治疗，疗效均不肯定或有较多并发症。

病情严重的 LAM 病例可以考虑肺移植，到 1996 年全世界已完成肺移植术 60 多例。肺移植是治愈 LAM 的有效方法，应在内科治疗无效、肺功能严重损坏时进行，约 50% 的患者肺移植后存活 3 年。肺移植的最大问题是术后复发，已报告 2 例单纯肺移植患者术后复发，说明 LAM 是全身性疾病，除肺外可累及腹后壁、腹腔、肾脏、盆腔等，体液因子可能在发病与发展中起重要作用。

LAM 常于怀孕后加重，肺大疱常在乘坐飞机时破裂导致气胸，故不建议本病患者妊娠及乘坐飞机。因特网上有专门介绍 LAM 的网站，美国的 LAM 基金会（http://lam.uc.edu）及英国的 LAM Trust（http://www.lamtrust.co.uk），可为患者及医护人员提供有关 LAM 的信息。

【提示】

这是北京协和医院诊断的第一例 LAM 病例，有了本例的临床诊断经验，近 2 年来北京协和医院已诊断 7 例 LAM 病例，所有病例均有病理学诊断依据。LAM 为罕见病，但是本病临床表现却类似常见病，希望大家从其诊治思路中有所启发。患者在入院前经过一系列的检查和治疗，并按结核性胸膜炎治疗。在入院后，呼吸内科病房青年主治医师虽然从未有诊断 LAM 的经验，但很快作出了正确的诊断并经病理证实。这些值得作为经验来介绍。

1. 临床提示　其中有两点需要注意：①作为临床医师平时的临床知识面一定要广，尤其要注意学习临床医学的新进展，多读书，看文献。在进行鉴别诊断时思路要开阔，不能局限于旧的条条框框。如本例是一个典型的 LAM 病例，育龄期女性、气胸、乳糜胸和双侧肺囊性改变，其 LAM 的诊断已呼之欲出。LAM 病例罕见，病房主治医师以前从未诊断过 LAM，其他医师也都没有什么临床经验。由于平时在临床学习、查房时鉴别诊断中经常提起 LAM，因此在理论上对 LAM 并不陌生，所以虽然第一次遇到 LAM 病例，但也使患者获得迅速正确的诊断；②胸部 HRCT 的价值。由于本例在普通 CT 上不易觉察到典型的薄壁囊泡样改变，而在 HRCT 下却十分明显。对于任何怀疑肺气肿/肺大疱的病变，HRCT 应更有优势，而且本例的肺功能提示残气量增加，在选择 CT 时应申请 HRCT。由于目前的治疗方法并无确切依据，根据每个患者的基础状况选择治疗方案十分重要。而对于这样一个少见病，患者间以及患者和专业人士间的互相支持也很重要，因特网为此提供了很好的工具。

2. 关于 LAM 的诊断　LAM 虽然罕见，实际上诊断并不困难。LAM 在临床上有如下特点：①几乎所有的病例均为育龄期女性；②自发性气胸；③乳糜胸（气胸和乳糜胸可反复发生）；④部分患者有少量咯血；⑤慢性进展的呼吸困难；⑥低氧血症，阻塞性和混合性通气功能障碍；⑦HRCT 示双肺弥漫性囊性改变；⑧可出现肺外表现（肾及腹膜后改变）；⑨手术肺活检可确定诊断，与黑色素瘤相关的 HMB45 抗体阳性为 LAM 的标记性抗体。但当育龄期女性发生气胸和/或乳糜胸与双肺弥漫性囊性病变同时存在时，需要高度怀疑 LAM 的可能。

（1）诊断　年轻女性患者发生渐进性呼吸困难不能缓解，类似肺气肿的临床症状及有胸部 X 线阴影，并出现反复气胸或乳糜胸液时即应考虑为 LAM。CT 或 HRCT 常可代替肺活检确诊。诊断困难时应作支气管镜肺活检、开胸肺活检或胸腔镜活检。北京协和医院通过经支气管镜肺活检，已诊断 3 例 LAM。肺活体组织可显示极具特点的平滑肌束，尤其免疫组化染色显示平滑肌束有特异性。应用黑色素瘤杂交的单克隆抗体（HMB－45）作免疫组化染色，平滑肌细胞即可染色，更增加了诊断的敏感性和特异性。胸液中有较多的团状细胞束，内部为未成熟的平滑肌细胞，外表为内皮细胞，如找到可确诊。

（2）鉴别诊断　本病主要表现为气胸、乳糜胸和双肺弥漫性囊性改变。鉴别诊断需要重点与能引起进行性呼吸困难、易发生自发性气胸和肺部出现弥漫性多发性囊肿的疾病相鉴别：①特发性肺纤维化；②肺朗格汉斯细胞组织细胞增生症；③慢性过敏性肺炎；④结节硬化症（tuberousclerosis）；⑤Ⅳ型肺结节病；⑥肺气肿；⑦囊性支气管扩张及肺囊性纤维化等。

（蔡柏蔷　徐凯峰）

参 考 文 献

1. 高鹏，黄蓉，蔡柏蔷，等. 淋巴管平滑肌瘤病临床分析. 中国医学科学院学报，2004，26；（3）：306－309
2. Johnson SR，Tattersfield AE. Lymphangioleiomyomatosis. Semin Respir Crit Care Med，2002，23：85－92
3. Hamcock E，Osborne J. Lymphangioleimyo－matosis：A review of the literature. Respiratory Medicine，2002；96：1－6
4. Johoson J. Lymphangioleiomyomatosis：Clinical features，management and basic mechanisms. Thorax，1999，54：254－264
5. Johnson SR. Lymphangioleiomyomatosis. Eur Respir J，2006，27：1056－1065

病例 12　查体发现双肺弥漫性病变 1 月余
——肺泡蛋白沉积症

患者，男，28 岁

【临床资料】

1. 主诉　查体发现双肺弥漫性病变 1 月余。

2. 现病史　患者于 2004 年 7 月 22 日常规体检时胸部 X 线片发现双下肺网格样改变，偶感乏力，无发热畏寒，无呼吸困难，无咳嗽、咳痰，无胸痛，无心悸，夜间可平卧，无明显活动后气促。曾抗感染治疗，效果不佳。

3. 查体　口唇无发绀，双肺底可闻及细小爆裂音。

4. 专科检查

（1）肺功能　限制性通气功能障碍、弥散功能降低. 血气分析：pH：7.414，$PaCO_2$：38.4 mmHg，PaO_2：73 mmHg。

（2）电子支气管镜　未见异常。

（3）痰细胞　阴性。

（4）痰细菌　阴性。

（5）痰结核菌　阴性。

（6）PPD　阴性。

（7）胸部 X 线片　双下肺网格样结节状阴影，部分呈磨玻璃样改变（图 4 - 12 - 1）。

（8）胸部 CT　双肺弥漫性磨玻璃样密度增高影伴网格样改变，呈“碎石路”征（图 4 - 12 - 2）。

5. 辅助检查

病理：

（1）经支气管镜肺活检病理（图 4 - 12 - 3）　少许肺组织显慢性炎，肺泡腔内见粉染物，符合肺泡蛋白沉积症，PAS（ + ）。

（2）支气管肺泡灌洗液病理（图 4 - 12 - 4）　少量粉染蛋白样物质，可见针状裂隙，结合特染符合肺泡蛋白沉积症；PAS（ + ），粘卡（ - ），AB（ - ）。

6. 诊断　肺泡蛋白沉积症（pulmonary alveolar proteinosis，PAP）。

【治疗与处理】

1. 治疗方案　目前全肺灌洗是治疗 PAP 最有效的方法。

2. 方法与剂量　本例确诊后首先行左肺全肺灌洗，一周后行右肺灌洗。全肺灌洗方法详见后述。

3. 随访　全肺灌洗完成后，患者出院，随诊肺功能和胸部 CT。嘱患者每隔 6 ~ 12 个月需要重复全肺灌洗治疗。

【讨论与分析】

1. 关于诊断 肺泡蛋白沉积症的发病年龄范围较广，从新生儿到72岁的老人均可患该病。PAP虽可见于各年龄组，但最多见于20~50岁。该病有些病例呈家族式，提示可能有基因因素存在。通常该病多见于男性。PAP的发病率约为0.5/百万。

（1）临床表现 多数患者发病隐袭，约20%患者发病急。本例患者在体检时才被发现，平时无明显症状。一般而言，PAP临床表现为活动后气短，可有轻微的咳嗽，有白粘痰，继发感染后痰量增多。胸痛和咯血相当少见，但可有乏力，不适，体重下降和食欲减退。PAP患者的体征通常不明显。有严重缺氧者有杵状指，发绀和视网膜斑点状出血。PAP患者在静息时呼吸平稳，几乎没有异常的肺部体征，呼吸音往往正常。深吸气时，肋间隙有轻度的回缩，胸廓运动正常。呼吸音常常正常，肺基底部偶可闻及少许细湿啰音或捻发音。

（2）胸部X线片 两肺表现为较均匀一致的改变。通常肺门周围的浸润较为显著，而周围肺野的浸润轻微，如同肺水肿时的“蝙蝠”状阴影的表现。PAP的胸部X线片通常表现为双侧肺对称的弥漫细小的羽毛状或结节状浸润影，可见支气管充气征。以肺基底部表现为著。肺门周围表现为“蝶形”或“蝙蝠翅膀”状阴影，酷似肺水肿的改变，但无左心室失代偿的影像学表现，如心脏扩大，Kerley B线及叶间胸膜增厚和胸腔积液等。

（3）胸部CT 以肺基底部表现为著。肺门周围可表现为“蝶形”或“蝙蝠翅膀”状阴影，酷似肺水肿的表现。HRCT可显示双肺斑片状阴影，内有支气管空气造影征，空气造影征的边缘很清晰，锐利，小叶间隙和间隔可有典型的增厚。叶间隔增厚为弥漫性“间质”类型。此种类型如伴有斑片状阴影。其间有正常肺组织或肺纹理，则称为“地图”类型或“碎石路”征，文献上也称为“疯狂的堆砌（crazy - paving）”。

（4）其他 肺功能为轻度限制性通气功能障碍，表现为肺容量的轻度减少，一氧化碳弥散容量（DLco）的降低。血气分析示：PaO_2和SaO_2下降，$PaCO_2$减少。痰液检查可发现有PAS - 阳性的物质。支气管肺泡灌洗典型表现“牛奶”状或“泥浆”样的液体。

PAP的诊断主要依靠支气管肺泡灌洗或经支气管肺活检，通常不需开胸肺活检。经肺段支气管肺泡灌洗所获得的灌洗液，通常呈“牛奶”状。光镜下可见大量无定形的碎片，其间有巨大的吞噬细胞，含有丰富的细胞质，PAS染色为阳性。除巨噬细胞外，别无其他细胞成分。如发现有中性粒细胞或淋巴细胞，则应考虑到感染或自身免疫反应的可能。电镜下可见丰富的层状体和环绕的磷脂。

2. 关于治疗 目前认为全肺灌洗为唯一有效的治疗PAP的方法。

（1）经支气管镜支气管肺泡灌洗 灌洗液使用无菌加温的生理盐水。每次支气管肺泡灌洗时，分段灌洗一侧肺，每一肺段或亚段分次灌入温生理盐水50~100 ml，可重复数次，全肺灌洗液总量可达2000~4000 ml。每次灌洗前局部应用少量利多卡因以减少刺激性咳嗽。吸引可适当变换体位，拍打肺部或鼓励患者咳嗽，以利于灌洗液体排出。同时可给予吸氧。灌洗过程约1~2小时。灌洗后肺部可有少许细湿啰音，第二天可自行消失。必要时可给予抗生素口服，以预防感染。经支气管镜分段灌洗的优点是安全、简便、易掌握运用。其缺点：需反复多次灌洗；每次灌洗较为费时；支气管镜管径的大小也影响灌洗的质量。

（2）全肺灌洗 全肺灌洗是治疗PAP最有效的方法。全肺灌洗的适应证是：PAP的诊断明确；肺内分流>10%；患者呼吸困难症状明显；显著的运动后低氧血症。

1）全肺灌洗前的准备　全面查体，包括胸部X线片，心电图、实验室检查，肺功能、血气分析等。对患者的心肺功能有全面评价。

2）患者准备　当日应禁食。全肺灌洗通常需全身麻醉，并合用肌松剂，全过程应在手术室内进行。需配备有一定经验的内科医师，麻醉师和护士等。应连续监测心率，心律和血氧饱和度。动脉血气，麻醉深度和肌松剂阻断程度也需监护。

3）灌洗过程　在全麻下经Carlens双腔气管内导管进行全肺灌洗。首先由技术熟练的麻醉师导入双腔气管内插管，仔细检查并确保双肺被完全隔离。灌洗时，用Carlens管分别为双侧肺通气。一般先将内套囊管插入左主气管，外套囊管位于气管内，应保证插管位置的正确。然后给内套囊和外套囊充气膨胀，注气量应适当，要能封闭气道，不至于漏气。用100%纯氧通气至少20分钟来清除肺泡内的氮气，将治疗肺在吸气末隔离起来。这样排出一侧肺内的气体，注入生理盐水，而另一侧肺保证能提供适当的气体交换。温生理盐水注入被灌洗的一侧肺，随后吸出。一般每次灌注500~1000 ml 37℃生理盐水，然后吸出同量的灌洗液，每次回收量的丢失不应超过150~200 ml，故应仔细记录每次出入量，如每次流失量多于200 ml，应警惕液体流入另一侧肺。

全肺灌洗过程应反复进行，通常第一轮流出的典型的灌注液是乳白色的或者是混浊的，到洗出液完全清亮时，一侧肺则需要10~20L生理盐水。操作结束时，需要引流和吸引出肺内残余的生理盐水并且恢复100%氧气通气。如患者一般情况好，术后可以直接拔管。如患者呼吸微弱或有低氧血症的表现，则可以把双腔管换为气管内插管，把患者送到ICU病房进监护，进行大约术后一小时的机械通气治疗。通常在灌洗结束后约1小时，肺脏可完全恢复通气。如患者一般情况见好，并且不存在明显的呼吸困难，可唤醒患者，拔除气管内插管。全肺灌洗通常需分成两次来进行，中间间隔时间为3~7天。

4）肺脏恢复通气　一旦结束肺灌洗，立即将肺内的生理盐水和分泌物吸引干净，灌洗侧的肺脏可能会不断产生一些泡沫，应及时吸引。在恢复阶段应鼓励患者深吸气，必要时可以应用β_2-受体激动剂吸入治疗。

5）全肺灌洗时的监护　全肺灌洗时的主要并发症为低氧血症，但吸入较高浓度的氧气即可改善症状。双腔气管内插管位置是否正确、灌洗液是否溢流到正在通气的肺中是全肺灌洗中的主要危险。在灌洗前和整个操作过程中，熟练的置管、检查是否漏气是最基本的安全措施。在快速灌注大量液体时，有发生气压伤的可能。其他并发症包括胸膜积液、液气胸、外科肺气肿和低体温等。仔细监测患者的核心温度，可使低体温的危险性降到最小。整个操作过程中，应该让患者躺在一个可加热的垫子上，身上盖上一条对流加热的毯子。并用内置的热交换器来控制灌洗液的温度。全肺灌洗的其他并发症：肺内分流的增加，影响气体交换；灌注的生理盐水流入对侧肺；低血压；支气管痉挛；肺不张和肺部感染等。

6）全肺灌洗的间隔时间　全肺灌洗通常需分成两次来进行，以完成左右两肺的全肺灌洗过程，文献报告中间的间隔时间一般为3~7天。同一次住院期间，两肺灌洗间隔时间主要取决于第一侧肺灌洗后的恢复情况，北京协和医院呼吸内科49例次PAP病例两侧肺灌洗平均间隔时间为9.1±1.5天（3~35天）。

总之，全肺灌洗是安全有效地治疗PAP的方法，并发症很少，国外100余例全肺灌洗，只有一例发生气胸。近年来北京协和医院呼吸内科对22例PAP患者接受了全麻下全肺灌洗治疗。总的全肺灌洗次数为49次，平均单次肺灌洗总量约10 L。灌洗治疗后，患者症状迅速改善，很多患者在入院时严重活动受限，治疗后症状明显改观。X线胸像也有显著改善；有少数患者在全肺灌洗后出现短暂发热，1例术后肺部感染，1例显著肺水肿，但很快缓解。未出现严重并发症或死亡。在肺功能改善方面；动脉血氧改善最为明显，平均 PaO_2 从62mmHg上升至75mmHg，肺泡－动脉氧分压差从45mmHg下降至31mmHg，这两者的改善在统计学也均具有显著性。

PAP患者的全肺灌洗的反应良好，有些患者每隔6～12个月则需要重复全肺灌洗治疗。现在由于该项技术的应用，PAP患者的预后已得到明显改善。约半数以上的患者经全肺灌洗治疗后，病情明显改善。Wasserman曾随访21例PAP患者，最长已存活19年，而且该患者已有13年不需再进行肺灌洗治疗。但少数PAP患者病情呈进行性进展，尽管反复多次作全肺灌洗治疗，但仍死于呼吸衰竭。

（3）同期双侧序贯全肺灌洗　随着全肺灌洗技术的不断发展与完善，Beccaria等于2004年报道了PAP患者行同期双侧序贯全肺灌洗的远期疗效及并发症情况。Mason等主编的呼吸内科教科书2005年第4版有关PAP一章，在治疗性全肺灌洗方面提出了同期双侧序贯全肺灌洗，即在同一次麻醉过程先灌洗一侧肺，灌洗完一侧肺后，如果患者的血氧、血压、心率、心律均较稳定10分钟后，可以接着再灌洗另一侧肺。在灌洗过程中，一般采用无创脉搏氧饱和度和无创血压监测，单侧肺通气时采用压力控制模式，适当地给予10～12 cmH_2O 的呼气末正压，并间断予拍打胸壁，直至回收的灌洗液颜色清亮为止。在灌洗完一侧肺后给呋塞米40mg静脉注射，如生命体征能稳定10分钟则继续灌洗另一侧肺。

全肺灌洗的适应征及灌洗过程中的注意事项均适用于同期双侧序贯全肺灌洗。此外，对于同期双侧序贯全肺灌洗，在完成一侧肺灌洗后评价灌洗另一侧肺的安全性尤为重要。已灌侧肺行单侧肺通气试验，如 SpO_2 达到90%以上维持10分钟则可以开始灌洗另一侧肺。如果出现肺水肿、心律失常、严重低氧血症等严重并发症则不应继续灌洗另一侧肺，应结束灌洗并及时处理并发症。Beccaria等报道了21例PAP的全肺灌洗治疗，其中有20例是行同期双侧序贯全肺灌洗，仅有1例患者由于在灌洗过程中出现了心律失常而未行双侧序贯全肺灌洗，改为分次单侧全肺灌洗。所有患者均未出现气胸、肺水肿、血流动力学不稳定等严重并发症，仅1例在6个月后诊断为肺结核及另一例在1年后出现肺部奴卡菌感染。

北京协和医院呼吸内科近年来已经完成10例患者的双侧序贯全肺灌洗，同期双侧序贯全肺灌洗过程中患者生命体征较平稳，未出现严重并发症，术后均不需有创通气支持，仅1例灌洗当天夜间出现肺水肿，予利尿及无创通气支持后迅速好转，考虑与回收量比灌入液量少1000 ml及全肺灌洗后肺表面活性物质暂时减少相关。因此根据现有的临床经验可以认为在全麻下同期双侧序贯全肺灌洗是比较安全的，但尚有待于积累更大样本的临床资料进行安全性评价。

（4）GM－CFS治疗展望　动物实验提示PAP的发病与粒细胞－巨噬细胞集落刺激因子（granulocyte－macrophage colony－stimulating factor，GM－CSF）缺乏有关。国外报道一例肺泡灌洗无效的患者进行重组GM－CSF的治疗，治疗后患者的呼吸困难症状明显改善，动脉血氧分压上升，活动耐量增加，胸部X线片上肺泡浸润部分吸收和 $P_{(A-a)}O_2$ 提高。这个治疗方案有效的合理证据在于，使用GM－CSF治疗后，$P_{(A-a)}O_2$ 改善，停用后病情恶化，恢复使用后，病情再次改善。但另外3例使用GM－CSF治疗中，仅1例病例对治疗有反应，其病情的改善程度与过去使用全肺灌洗后的病情改善程度相似。GM－CSF潜在的副作用包括局部反应，发热，肌痛，头痛和感冒样症状。更严重的副作用包括过敏反应，心衰和毛细血管综合征。而且每日皮下注射和高昂的药费也是难以应用于临床的原因。这种新治疗方法尚待研究证实，但有可能取代全肺灌洗，成为PAP首选治疗措施。

【提示】

本病例是在查体时发现胸部X线片有弥漫性病变，临床上并无明确症状。在其他医院就诊时曾诊断衣原体肺炎，给予抗感染治疗无效。来北京协和医院就诊时，门诊医师发现患者CT除有双肺弥漫性改变外，还有典型的“碎石路”征表现，随即考虑到有PAP的可能，决定在作支气管镜检查的同时，行支气管肺泡灌洗和经支气管镜肺活检，经病理学检查，使患者迅速得到明确诊断。

通常，肺泡蛋白沉积症的诊断可能较为困难。症状和体征并无特异性。实验室检查中，除LDH有轻度的升高外，其余实验室检查并无特异性。至今临床上尚无特异的生化检查诊断PAP。肺功能检查只是表现DLco的降低，伴限制性通气功能障碍，并无特异性的发现。吸纯氧时PAP患者可有肺内分流增加。常规胸部X线平片虽有异常表现，但也无特异性。胸部HRCT能提这一病征。PAP的HRCT异常发现与某些非典型肺炎、肺孢子菌肺炎、闭塞性支气管炎伴机化性肺炎和某些结节病的HRCT有相类似之处，所以容易被漏诊或误诊为其他疾病。对于PAP的诊断和治疗，应该了解以下几点：

1. PAP的病史、症状和体征并无特异性，实验室检查也无特异性，故PAP的诊断较为困难。肺功能检查只是表现DLco的降低，伴限制性通气功能障碍，并无特异性的发现。

2. PAP的胸部X线片和胸部HRCT虽有明显的异常表现，但也无特异的临床诊断意义。如果胸部X线片示肺门周围“蝶形”或“蝙蝠翅膀”状阴影，酷似肺水肿的表现，以及胸部HRCT出现“碎石路”征，在除外其他可能疾病后，常常提示PAP。

3. 目前单用支气管肺泡灌洗（BAL）就可诊断大多数肺泡蛋白沉积症病例。用光学显微镜检查BAL液可以发现特征性的颗粒状，无定形的PAS－阳性的脂蛋白物质。应用电子显微镜或特异性免疫化学方法可以确定这种肺泡内物质为肺表面活性物质。

4. 经支气管镜或开胸肺活检所得的肺组织，仍为诊断PAP的“黄金标准”，但除非诊断有困难的病例，一般并不需要采取这种方法。

5. 当有临床表现（如症状、实验检查结果、胸部X线片和胸部HRCT表现等）提示PAP时，单用BAL通常足以排除其他疾病和诊断本病。

6. 目前经支气管镜支气管肺泡灌洗或全肺灌洗为唯一有效的治疗PAP的方法。同期双侧序贯全肺灌洗是比较安全的。与分期单侧全肺灌洗比较，同期双侧序贯全肺灌洗利用一次双腔气管内插管序贯完成双侧肺的灌洗治疗，使PAP患者避免了在短期内再次行全麻下行另一侧肺灌洗，免除了短期内再次全麻及气管插管的痛苦，提高了双腔气管插管的使用效率，可以缩短住院时间，节约医疗资源。

（蔡柏蔷）

参 考 文 献

1. Seymour JF & Presneill JJ. Pulmonary alveolar proteinosis – progress in the 44 years. Am J Respir Crit Care Med，2002，166：215 – 235
2. Wang BM，Stern EJ，Schunidt RA，et al. Diagnosing pulmonary alveolar proteinosis：A review and an update. Chest，1997，111：460 – 466
3. Danel C，Israel – Biet D，Costabel U，et al. Therapeutic applications of bronchoalveolar lavage. Eur Respir J，1992，5：1173 – 1175
4. Goldstein LS，Kavuru MS，Stoller JK. Pulmonary alveolar proteinosis：A review. Clinical Pulmonary Medcine，1999，6（2）：102 – 109
5. Seymour JF，Dunn AR. Efficacy of granulocyte – macrophage colony – stimulating factor in acquired alveolar proteinosis. N Eng J Med，1996，335：1924 – 1925
6. Rossi SE，Erasmus JJ，Volpacchio et al. "Crazy – paving" pattern at thin – section CT of the lungs：Radiologic – pathologic overview. Radiographic，2003，23（6）：1509 – 1519
7. 徐凌，蔡柏蔷. 肺泡蛋白沉积症的新进展. 国外医学呼吸病学分册，2000，20（增刊）：43 – 45
8. 于广祥，叶铁虎，严梅，等. 肺泡蛋白沉积症单侧肺灌洗术的麻醉管理 12 例报告. 中华麻醉学杂志，2001，21：431 – 433
9. 谢世光，蔡柏蔷，等. 同期双侧序贯全肺灌洗治疗肺泡蛋白沉积症 10 例分析. 中华内科杂志，2007，46（2）：118 – 122
10. Beccaria M，Luisetti M，Rodi G，et al. Long – term durable benefit after whole lung lavage in pulmonary alveolar proteinosis. Eur Respir J，2004，23：526 – 531
11. Trapnell BC，Whitsett JA，Nakata K. Pulmonary alveolar proteinosis. N Engl J Med，2003，349：2527 – 2539
12. Kavuuru MS，Thomasen MJ. Pulmonary alveolar proteinosis. In：Mason RJ，Broaddus VC，Murray JF eds. Textbook of respiratory medicine，4th ed，Philadelphia：WB Saunders Company，2005，1716 – 1734

病例 13 间断发热、咳嗽、咳痰、活动后气短 1 年半，加重半年——肺曲菌球病

患者，男，52 岁

【临床资料】

1. 主诉 间断发热、咳嗽、咳痰、活动后气短 1 年半，加重半年。

2. 现病史 1 年半前始间断午后发热，咳嗽，咳白粘痰，偶痰中带血丝，活动后气短，当地医院摄胸部 X 线片示“双肺间质性改变，右侧胸腔积液”，予抗感染治疗无效，后予抗结核治疗 2 月仍低热，后加用泼尼松后症状改善，泼尼松渐减量至半年后停用。半年前再发上述症状，伴高热，先后予第三代头孢菌素及左氧氟沙星治疗无效。痰培养生长白色念珠菌，胸部 CT 示双肺弥漫性大片状高密度阴影，以两上肺为著，改用大扶康抗真菌治疗，并予甲基泼尼松龙冲击治疗，症状改善，甲基泼尼松龙渐减量，后渐出现咯血、血糖升高及肝功能异常，北京协和医院胸部 CT 示双肺多发斑片状阴影，部分成结节团块影，部分结节内有空洞形成。

既往史：2004 年诊断为糖尿病，吸烟 30 余年，1 包/天，否认有机粉尘及发霉稻草接触史，个人史及家族史无特殊。

3. 查体 双肺呼吸音低，双下肺闻及少量湿性啰音。

4. 专科检查

(1) 痰真菌培养（×3 次） 烟曲菌。

(2) 痰抗酸染色 阴性。

(3) 血培养 未生长致病菌。

(4) PPD 试验 红肿，11 mm×21 mm。

(5) 胸部 X 线片 双肺纹理明显增粗，右上肺圆型团块阴影，内有空腔（图 4-13-1）。

(6) 胸部 CT 双肺间质纹理明显增粗，已进展呈双肺弥漫性多发性斑片状阴影，部分成结节状肿块，部分有空洞形成，壁增厚，无气液平（图 4-13-2）。

(7) 支气管镜 各叶段支气管管腔通畅，未见新生物，管腔内见多量白色粘稠分泌物附着，不易吸出。

5. 辅助检查

(1) 尿常规 白细胞大量，红细胞少量。

(2) 空腹血糖 8.4mmol/L，三餐后 2 小时血糖分别为 9.3、9.7、14.5mmol/L。

(3) 血清血管紧张素转换酶（SACE） 34.1U/L。

(4) 抗核抗体（ANA） +H 1∶160。

(5) 抗中性粒细胞胞质抗体（ANCA） 阴性。

(6) 抗双链 DNA 抗体 阴性。

6. 诊断 肺曲菌球病；双肺弥漫性病变，性质待定；糖尿病。

【治疗与处理】

1. 治疗方案　患者由于一般情况差，有肺部基础疾病，双肺弥漫性病变，性质不明确，长期使用糖皮质激素治疗，手术风险较大而未行手术治疗，予伊曲康唑口服治疗。

2. 方法与剂量　伊曲康唑的剂量一般为为 200 ~ 400mg/d，本例予 100mg，3 次/天口服，服用伊曲康唑治疗后体温渐降至正常而出院，建议其疗程大于 3 个月。

3. 随访　定期复查胸部 X 线片，观察曲菌球的大小是否变化。如使用抗真菌药物，应定期复查肝功能。如反复发作咯血特别是危及生命的大咯血，如能耐受手术，可推荐手术治疗。

【讨论与分析】

1. 关于诊断　肺曲菌球是肺部曲菌感染的一种常见的类型，属于非侵入性的曲菌感染。肺曲菌球是曲菌孢子进入呼吸道和侵入肺内已有的空洞特别是肺上叶空洞内寄生定植，形成的真菌球样结构。曲菌球由大量的真菌菌丝、炎症细胞、纤维、粘液、组织碎片组成，经常是在肺空洞内出现，尽管其他种类的真菌也可以形成曲菌球结构，如接合菌亚纲和镰刀菌，但曲菌尤其是烟曲菌是最常见的病原菌。肺内空洞源自于肺部原有的疾病如肺结核、结节病、组织胞质菌病、支气管扩张、支气管囊肿、肺脓肿、韦格内肉芽肿、癌性空洞等。其中最常见的是开放性肺结核空洞，有 17% 的肺结核空洞患者在 3 年内出现曲菌球。曲菌球的自然病程变异很大，大部分患者肺曲菌球在很长的一段时间内保持稳定，曲菌球自然溶解消散的发生率约为 7% ~10%，偶尔可增大。

（1）临床表现　曲菌球可以存在数年而无临床症状，患者可于体格检查胸透或 X 线摄片时才被发现。常见的症状为咯血、咳嗽、气短、发热、疲乏。最常见的症状是咯血，偶有严重的大咯血，特别是见于有潜在肺结核的患者。失血量可达 1 000ml 以上。5% ~10% 曲菌球患者因大咯血致死。出血通常来自于支气管动脉，咯血的机制包括：局部浸润与空洞壁相连的血管，真菌内毒素的作用，曲菌球在空洞内活动机械损伤空洞壁血管。少数患者可有低热，伴继发性感染时出现高热。但在大多数患者，影响其生存的最重要因素是其基础肺部疾病，慢性呼吸衰竭或肺炎是其主要死亡原因。也有 7% ~10% 的曲菌球可自行缓解。另有部分曲菌球并无临床症状，但持续存在数年，最终形成钙化。

体格检查没有特异性，有一部分患者可以在局部有阳性体征，如呼吸动度减低及支气管呼吸音。实验室检查白细胞计数正常，血沉可增快。

（2）影像学检查　胸部 X 线检查是诊断肺曲菌球病的最简单的方法，胸部 X 线片的典型表现为：在一圆形或卵圆形的空洞内见 1 个或多个圆形块状影，可随体位改变而移动，其周边可出现新月状透亮区。好发部位以肺上叶多见，多为单个，而很少见有多个者。空洞直径 3 ~6cm，壁厚薄不一。邻近胸膜常有增厚，并常先于曲菌球特征性 X 线病变前出现。气液平面少见，若有则多提示出血、伴发细菌感染或曲菌球液化。病程长者可在曲菌球的边缘或曲菌球内出现钙化。

有时肿块影可能在常规胸部 X 线片检查中难于发现，必要时可行体层摄影或胸部 CT 以发现曲菌球。CT 扫描对肺曲菌球有很高的诊断价值，典型的影像学表现为新月形的空气环包绕一团致密影，致密影在空洞内常可随体位变动而移动。CT 除能显示典型的肺曲菌球外，还可表现为空洞和空腔所组成的海绵状结构，无新月状空气影，此时曲菌球是固定不变的。

CT 扫描还能发现不成熟或正在形成的曲菌球，故能显示不同发育阶段的曲菌球。开始为空洞内曲菌菌丝向附近的空洞壁生长，相互交织形成包含有不规则空气腔的粗糙紊乱的网状结构，以后逐渐融合形成成熟的典型曲菌球或仅停留在网状结构阶段而不继续发展。

（3）诊断和鉴别诊断 本例患者因反复发热、咳嗽、咳痰，胸部 X 线片及 CT 改变提示双肺弥漫性空洞性病变，右上肺空洞内可见团块状阴影，一般抗生素治疗无效，抗真菌药物及糖皮质激素治疗有效，应考虑肺部弥漫性肺病变合并真菌感染的可能。患者有基础肺疾病及糖尿病，长期使用糖皮质激素及反复使用广谱抗生素，咳白粘痰，应高度怀疑肺部真菌感染，胸部 X 线示右上肺空洞内团块状阴影，痰培养生长烟曲菌，可以诊断为肺曲菌球。可改变体位行胸部 X 线及 CT 检查可以证实曲菌球的活动性。

肺曲菌球的临床表现并无特征性，诊断需结合临床资料、影像学和病原学检查结果综合判断。咳痰标本单次找到曲菌并无诊断价值。采集下呼吸道标本涂片发现菌丝，真菌培养阳性有助于诊断，肺活检病理检查发现曲菌可作出诊断。

在曲菌病的诊断过程中，尚要与细菌感染、其他真菌感染及肿瘤等疾病相鉴别。如果在肺内发现球形阴影时，需将曲菌球与结核球、良性和恶性肿瘤、肺脓肿等疾病相鉴别，其鉴别见表 4－13－1。临床上曲霉菌感染无特异性表现，与其他很多病都非常相似，故曲菌病早期诊断有时十分困难，最主要的鉴别在于临床标本中发现和分离出曲霉菌，并能证实分离出的曲霉菌并非腐生性，确在组织中。因曲霉菌是条件致病菌，其孢子又无处不在，所以对真菌检查尤其是阳性的培养结果要慎重判断。一般而言，取自无菌部位标本中分离出来的曲霉菌有临床意义，但必须排除操作时的污染。取之于其他部位，尤其是与外界相通部位的标本如痰液、粪便等中分离出的曲霉菌多无病理意义，除非真菌直接镜检同时见大量菌丝或反复培养均为同一菌种或多处标本培养均为同一菌种。

表 4－13－1 肺曲菌球的鉴别诊断

	肺曲菌球	结核球	良性肿瘤	肺脓肿
发病年龄	30 岁以上，男性多见	青壮年较多	不定	不定
症状	多有咯血	较少见	常见	发热、脓痰、血白细胞数升高
X 线表现				
部位	上肺野较多见	上肺野较多见	不定	中下肺野较多见
形态	圆球形/卵圆形	圆/椭圆形	圆/椭圆形	圆/椭圆形
密度	均匀球体上方常有一新月形透亮区，但球体可随体位改变而变动	多不均匀，有钙化，可有空洞形成	常均匀，可有空洞形成，无空洞影	早期呈均匀块，空洞形成后，中心透亮，液平面
边缘	光滑或略毛糙	一般清晰	清晰，光滑	模糊或梢清晰
肺野	清晰，或有病变	可有纹理走向	清晰或肺不张	模糊或稍清晰
阴影	肺门，周围多见	有结核病灶	—	—

2. 关于治疗　外科手术切除是唯一能够治愈曲菌球的方法。肺曲菌球的自然史表现各异，可以是从自发性溶解到反复发作危及生命的咯血，然而并没有哪一临床表现能够预见曲菌球是自发性溶解还是反复发作危及生命的咯血。有如此高的不能预见的危险性，特别是危及生命的咯血，因此所有的肺曲菌球患者行手术治疗看来都是合理的。然而手术治疗有较高的术后并发症及死亡率，很多患者由于一般情况差，高龄，肺功能差而不能接受行手术。因此行术前应行肺功能评价，然后作出合理的选择。对于无临床症状的肺曲菌球患者，可以选择临床观察，如本病例。对于少量咯血的患者，包括卧床休息、吸氧、镇咳、体位引流是有益的。对于大量咯血且肺功能较好的患者可以考虑手术治疗。对于出现危及生命的大咯血而又不能手术的患者可以考虑支气管动脉栓塞治疗，但只能短期内止血，易于复发。

抗真菌化学治疗适用于不能手术治疗的有症状的曲菌球患者，主要的内科治疗包括肠外、静脉注射、空洞内、或经支气管注射抗真菌药物。在体外二性霉素 B 和伊曲康唑可以有效的抗烟曲菌，然而口服伊曲康唑和静脉注射二性霉素 B 治疗结果变异很大，疗效尚不确切，因为药物很难扩散到空洞内曲菌球内。有人认为 CT 表现为海绵样曲菌球是曲菌球形成的早期阶段，在这一阶段二性霉素 B 加伊曲康唑联合治疗有良好的效果。二性霉素 B 常用的剂量是 0. 6 ~1. 2mg/（kg · d），然而对于严重的免疫抑制的患者必需使用较大的剂量〔1 ~1. 5mg/（kg · d）〕，伊曲康唑是另一种用于治疗侵入性肺曲菌病的抗真菌治疗药物，其剂量为 200 ~400mg/d。抗真菌药物治疗最佳疗程尚未知，但推荐至少使用至临床症状缓解，一般不应短于 3 个月。抗真菌药物的不良反应，二性霉素 B 常见有肾功能损害，伊曲康唑常见有肝功能损害。

【提示】

肺曲菌球是最常见的和最易于识别的一种肺曲菌病，曲菌球可以存在数年而无临床症状，经常是常规胸部 X 线片检查或出现咯血时发现有曲菌球后才引起注意。放射学上，肺曲菌球的改变是位于肺上叶的、空洞内可活动的肿块影伴周围的空气新月征。如熟悉本病的胸部 X 线片和 CT 改变则一般不易误诊。

1. 提高对本病的认识　肺曲菌球常见的症状为咯血、咳嗽、气短、发热、疲乏。对于原有肺空洞性病变特别是肺结核空洞的患者，如反复出现咯血则应高度怀疑本病，应尽早行痰真菌培养、胸部 X 线片和 CT 检查。

2. 熟悉胸部 X 线片和 CT 改变　肺曲菌球的胸部影像学改变具有特异性，典型表现为肺上叶空洞内一圆形的、实性肿块，通过空气与空洞壁相分离，空洞内实性肿块位置可以随患者的体位的变化而变化，常伴有空洞壁及邻近胸膜的增厚。在特定的临床表现时，熟悉 CT 改变有助于帮助确立诊断。

3. 重视病原学检查　痰检可以发现曲菌的存在，但有 50% 的患者为阴性。几乎所有的病例血清曲菌 IgG 抗体都为阳性。但在其他非烟曲菌性曲菌球或使用糖皮质激素治疗的患者可以出现假阴性。

4. 重视病情的变化　大部分患者肺曲菌球在很长的一段时间内保持稳定，但偶出现病变类型的变化，如曲菌球可转变为侵袭性肺曲菌病，因此出现症状的变化时应及时行胸部影像学检查。

（蔡柏蔷）

参考文献

1. Soubani AO, Chandrasekar PH. The clinical spectrum of pulmonary aspergillosis. Chest, 2002, 121 : 1988 - 1999
2. Kawamura S, Maesaki S, Tomono K, et al. Clinical evaluation of 61 patients with pulmonary aspergilloma. Intern Med, 2000, 39 : 209 - 212
3. Park CK, Jheon S. Result of surgical treatment for pulmonary aspergilloma. Eur J Cardiothorac Surg, 2002, 21: 918 - 923
4. Franquet T, Muller NL, Gimenez A, et al. Spectrum of pulmonary aspergillosis: histologic, clinical, and radiologic findings. Radiographics, 2001, 21 : 825 - 837
5. Chen JC, Chang YL, Luh SP, et al. Surgical treatment for pulmonary aspergilloma: A 28 year experience. Thorax, 1997, 52 : 810 - 813
6. Kawana A, Yamauchi Y, Kudo K. Anti - fungal chemotherapy for symptomatic pulmonary aspergilloma. Jpn J Infect Dis, 2000, 53 : 29 - 30

病例14 左下肢肿胀3天，呼吸困难，喘憋1天——急性肺血栓栓塞

患者，男性，74岁

【临床资料】

1. 主诉 左下肢肿胀3天，呼吸困难、喘憋1天。

2. 现病史 患者于2004年10月15日在连续硬膜外麻醉下行双侧腹股沟斜疝无张力修补术。术后约1周出现左下肢肿胀、疼痛。双下肢超声探查：左侧股浅、深股静脉及股总静脉血栓形成，给予低分子肝素钙（fraxiparine，速碧林）6150 U（0.6 ml），q12h皮下注射。10月25日无明显诱因出现呼吸困难，喘憋。

3. 查体 BP120/90mmHg，一般状况可，双肺呼吸音清，未闻及干、湿啰音，心率72次/分，心律齐，$P_2 > A_2$，心界不大，腹软，肝、脾肋下未及，左下肢周径上、下为44.5cm、35cm，右下肢周径为43cm、33cm。

4. 专科检查 血气分析：pH 7.438，PaO_2 71.2 mmHg，$PaCO_2$ 31.5 mmHg。

5. 辅助检查 特异性检查：CTVPA（CT肺动脉-静脉造影）示双侧肺动脉内多发肺血栓栓塞（图4-14-1，4-14-2），下腔静脉、股静脉、左胫后和腓后静脉内血栓形成（图4-14-3）。

6. 诊断 急性肺血栓栓塞。

【治疗与处理】

1. 治疗方案 患者于2004-10-22出现左下肢肿胀，双下肢彩超提示：下腔静脉、深静脉及股总静脉血栓形成，即给予低分子肝素钙（速碧林）6150 IU，q12h皮下注射。2004-10-25经CTVPA检查发现双侧肺动脉内多发肺血栓栓塞，左股浅静脉、股静脉、左胫后和腓后静脉内血栓形成。于2004-10-25行下腔静脉滤器置入术。术后给予肝素连续静脉注射。剂量为7U/（kg·h）。根据APTT调节肝素注射剂量，于10月27日开始给予华法林3mg/d，停用连续静脉注射普通肝素，给予速碧林6125 IU q12h皮下。1周后停用低分子肝素（速碧林）治疗，继续口服华法林3mg/d。以后根据APTT调整华法林剂量。

2. 方法与剂量（详见讨论部分）。

3. 随访 出院后每周来医院随诊，复查APTT，并调整华法林剂量。由于患者已经行下腔静脉滤器置入术，终身将服用华法林。

【讨论与分析】

1. 关于下肢深静脉血栓诊断 肺血栓栓塞（pulmonary thromboembolism，PTE，以下简称肺栓塞）是由于肺动脉或肺动脉某一分支被血栓堵塞而引起的病理过程，是许多疾病的一种严重并发症。临床上最常见的血栓是来自下肢深静脉及盆腔静脉。栓塞后如肺组织产生严重的血供障碍，可发生坏死，则称为肺梗死。肺栓塞大多数是由发生在下肢周围静脉、包括股静脉、腘静脉和腓肠肌深静脉中的深静脉血栓（deep venous thrombosis，DVT）所致，故深静脉血栓形成往往是肺栓塞的前兆。临床上静脉血栓栓塞（venous thromboembolism，

VTE）是一种复杂的血管疾病，其发病机制多种多样，代表了包括深静脉血栓和肺血栓栓塞两大类疾病。目前认为，肺栓塞只是深静脉血栓的并发症，肺栓塞的原发病则是深静脉血栓形成。约30%的DVT患者可发生有症状的肺栓塞。如果将无症状的肺栓塞也统计在内，那么50%～60%的DVT患者可发生肺栓塞。北京协和医院103例DVT病例中，合并肺栓塞者达46例，发生率为45%。另一方面82%的肺栓塞患者可发现有DVT。本例患者先出现左下肢深静脉血栓的症状和体征，随后再发生急性肺血栓栓塞。

临床上如要正确诊断肺栓塞，则必须认识DVT的临床表现和了解相关实验室检查，认识DVT形成的危险因素，预防DVT的形成和及时治疗DVT，可以避免或减少肺栓塞发生的可能。此外，及时诊断DVT，也有助于肺栓塞的诊断。

（1）深静脉血栓形成的危险因素　①长期卧床：长期卧床尤其在老年患者中，其DVT的危险性增加。如有创伤、外科手术则血栓栓塞的危险性可显著增加；②外科手术：大部分的术后DVT都发生在腓肠肌静脉，腓肠肌的静脉分支丛内有利于血栓形成。本例患者在外科手术后发生左下肢DVT；③恶性肿瘤：临床上患有恶性肿瘤的患者也有发生血栓形成的高度危险性。各种癌症增加了血栓发生的危险性，尤其肺癌伴随DVT的发生率最高；④妊娠和口服避孕药：孕妇中血栓栓塞性疾病的发生率比同年龄中非妊娠妇女高约7倍。妊娠后3个月和分娩期，孕妇常常有下肢静脉压迫、静脉扩张、血小板增多、血小板粘附性增加等均为血栓形成诱发因素。口服避孕药的妇女有较高的血栓栓塞性疾病发生率，其危险性与制剂中雌激素剂量有关；⑤免疫系统异常：抗心磷脂抗体综合征（antiphospholipid antibody syndrome）患者的动脉和静脉系统有易发生血栓形成的危险性。

（2）深静脉血栓形成的临床表现　临床上造成肺栓塞的大部分血栓，绝大多数来自下肢的深静脉。只有小部分患者的血栓来自骨盆、右心室和上肢静脉。下肢DVT大都发生在腓肠肌静脉和腘静脉内，局部有疼痛，站立或行走时明显加重，患肢肿胀，腓肠肌、腘部及腹股沟内侧可有压痛。Homan征阳性（即伸直患肢，将踝关节急速背曲，可引起腓肠肌疼痛）。当血栓延伸到股、髂静脉时，疼痛加重，伴凹陷性水肿，股静脉处可摸到一条有压痛的束状物。表4-14-1总结了可疑DVT形成的临床征象，并分析了其主要危险因素和次要危险因素。提出了DVT高度可能性和低度可能性的区分方法。但是，仍需注意60%以上的患者临床查体可完全正常，无阳性体征，必须通过实验室检查来诊断。

表4－14－1 可疑深静脉血栓形成

1. 主要危险因素
活动期癌症（尚未治疗，或姑息治疗中）
瘫痪、轻瘫、下肢或足部近期内石膏固定术后而不能活动
近期内卧床休息3天以上，或4周内有外科手术史
深静脉系统分布周围有局限压痛
股部和腓肠肌部位肿胀（应测量）
腓肠肌部位肿胀比对侧超过3 cm（测定部位于胫骨粗隆下10 cm）
深静脉血栓形成的明显家族史（家族中二代以上的人群患有深静脉血栓形成）
2. 次要危险因素
下肢近期内创伤史（60天内）
可凹陷水肿（有症状的肢体）下肢浅表静脉扩张（并非静脉曲张）
红斑
6个月内有住院史
3. 深静脉血栓形成的临床可能性
（1）高度可能性
>3个主要因素，并且无其他可能选择的诊断
>2个主要因素，>2个次要因素，并且无其他可选择的诊断
（2）低度可能性
1个主要因素，>2个次要因素，另有一个可选择的诊断
1个主要因素，>1个次要因素，无其他可选择的诊断
无主要因素，>3个次要因素，另有一个可选择的诊断
无主要因素，>2个次要因素，无其他可选择的诊断

（3）下肢静脉血栓的检查　临床实践表明，如果没有适当的检查，单凭病史和临床症状诊断下肢DVT形成是不可能的。目前常用的DVT检查方法有：下肢静脉造影（CV）、CT静脉造影（CTV）、多普勒超声检查（DUS）、磁共振静脉成像（MRV）、静脉电阻抗图像法（IPG）和下肢静脉放射性核素造影（RDV）等。这些方法可分为创伤性和无创伤性方法两大类，两类方法各有利弊，临床选择时取决患者的病情及需解决的问题。通常对于有症状的DVT，CTV、MRV、DUS和IPG是可靠的检查方法；而对于无症状的DVT，DUS和IPG检查的可靠性就较低。当今，CV仍是诊断DVT的金标准。

CT静脉造影（computed tomo－venogrphy，CTV）是近年来出现的DVT诊断方法，通常在静脉注射造影剂时行螺旋CT或多排CT肺动脉造影（CTPA）后进行CTV检查。一般无需再次注射造影剂，并且可同时行肺动脉、腹部、盆腔和下肢深静脉检查，以明确有无肺栓塞及DVT。检查快捷，操作简便，且与CV、多普勒超声血管等检查有良好的可比性，敏感性和特异性均在90%以上。现在已经成为诊断DVT的常用方法。尤其对于肺部症状不明显的PTE或仅仅有下肢DVT的患者，能及早发现下肢DVT并开始抗凝治疗。本例患者是在进行CTVPA时，显示左股浅静脉、股深静脉、左胫后腓后静脉干血栓形成。CTV和CTPA同时完成，快速、简便，同时准确诊断DVT和PTE。

2. 关于肺血栓栓塞的诊断

（1）肺血栓栓塞的临床表现

1）症状　①呼吸困难及气短：为肺栓塞最重要的临床症状。可伴发绀。呼吸困难的程度和持续时间的长短与栓子的大小有关。本例患者首先出现的症状为呼吸困难、喘憋；②胸痛：常为钝痛，较大的栓塞可有夹板感。若表现为胸骨后压迫性痛，这可能为肺动脉高压、或右心室缺血所致。冠状动脉供血不足，也常可发生心肌梗死样疼痛。有时因栓塞部位附近的胸膜有纤维素性炎症，产生与呼吸有关的胸膜性疼痛；③晕厥：往往提示有大的肺栓塞存在，发作时均可伴脑供血不足。此时应与中枢神经系统疾病相鉴别；④咯血：当有肺梗死或充血性肺不张时，可有咯血，均为小量咯血，每次数口到 20～30ml；⑤休克：约 10% 患者发生休克，均为巨大栓塞，常伴肺动脉反射性痉挛，可致心排出量急骤下降，血压下降，患者常有大汗淋漓，焦虑等，严重者可猝死；⑥其他：如室上性心动过速、充血性心力衰竭突然发作或加重。慢性阻塞性肺部疾病恶化，过度通气等。

2）体征　①肺部体征：发生肺栓塞后因肺不张、心力衰竭、肺泡表面活性物质丧失致肺不张及肺毛细血管渗透性改变，因此常可闻及细湿啰音。神经反射及介质作用可引起小支气管的痉挛，间质水肿等，使肺部出现哮鸣音。当有胸腔积液，或闻及胸膜摩擦音时，常提示有肺梗死；②心脏体征：心动过速往往是肺栓塞的唯一及持续的体征。大块肺栓塞患者时，于胸骨左缘有右心室奔马律、三尖瓣关闭不全杂音，吸气时增强。心界向右扩大，肺动脉瓣区第二音亢进及分裂；③肺栓塞后的非特异临床表现：肺栓塞后发热较为常见，早期可有高热（>39℃），低热可持续一周或一周以上；弥散性血管内凝血（DIC）；急性腹痛，如有横膈胸膜炎或充血性脏器肿大时可伴有急性腹痛；④肺梗死后综合征：一般发生肺栓塞后 5～15 天可出现类似心肌梗死后综合征，如有心包炎、发热、胸骨后疼痛、胸膜炎、白细胞增多及血沉快等。

（2）肺血栓栓塞的实验室检查

1）一般项目　肺栓塞时，白细胞、血沉、乳酸脱氢酶、CPK、SGOT、胆红素可有升高，但对肺栓塞的诊断无特异性。而心肌酶谱明显增高，将有利于肺栓塞与急性心肌梗死的鉴别诊断。

2）血气分析　发生肺栓塞后常有低氧血症。PaO_2 平均为 8.3 kPa（62 mm Hg）。仅有 9% 肺栓塞患者显示 PaO_2 大于 10.7 kPa（80 mm Hg）。原有心肺疾病的患者发生肺栓塞后，其 PaO_2 更低。但是 PaO_2 无特异性，无低氧血症也不能排除肺栓塞。

3）心电图　表现为急性右心室扩张和肺动脉高压，心电轴显著右偏、极度顺钟向转位、不完全或完全性右束支传导阻滞及有典型的 $S_ⅠQ_ⅢT_Ⅲ$ 波型（Ⅰ导联 S 波深、Ⅲ导联 Q 波显著和 T 波倒置），有时出现肺性 P 波，或肺－冠状动脉反射所致的心肌缺血表现，如 ST 段抬高或压低的异常。

4）胸部 X 线片　①浸润阴影：肺出血、水肿所造成，为圆形或密度高低不等的片状影，呈非节段性分布，多数分布两肺下叶，以右侧多见，并好发于后基底段；②局限性或普遍性肺血流减少：当一个较大的肺叶或肺段动脉栓塞时，X 线表现为阻塞区域的肺纹理减少，以及局限性肺野的透亮度增加；③肺梗死时的 X 征象：一般于栓塞后 12 小时至一周出现突变阴影，典型的形态为楔状或截断的圆锥体，位于肺的外周，底部与胸膜相接，顶部指向肺门，以下肺肋膈角区多见；④肺动脉高压征象：较大的肺动脉或较多肺动脉分支发生栓塞，使未被栓塞的肺动脉内血流量突然增加，高度充血及扩张。尤其在连续观察下，若右下肺动脉逐渐增粗，横径 >15mm，则诊断意义更大；⑤心脏改变：一般少见，只有广泛的肺小动脉栓塞时，才有急性肺源性心脏病改变，如右侧心影扩大，伴上腔静脉及奇静脉增宽；⑥一侧或双侧横膈抬高及胸膜反应；发生肺栓塞后患侧膈肌固定和升高较为有意义，可有胸膜增厚、粘连、或少量胸腔积液；有时有盘状肺不张。

5）CT 肺动脉造影（CTPA） CTPA 的临床应用在肺栓塞的诊断过程中出现了一个革命性的变化。CTPA 现在日益应用普遍，CTPA 优于肺通气/灌注扫描，已逐渐取代其他影像学检查。CTPA 的定量分析与肺栓塞的临床严重程度相关性很好。如果临床上能除外肺栓塞，那么 CTPA 也能有助于诊断其他疾病。

CTPA 检查时，从静脉注入造影剂——非离子碘水溶液优维显，12 ~15 秒后主动脉弓到膈上方进行扫描，3 ~4 分钟后检查腓肠肌至膈肌下缘，无需再从静脉注入造影剂；通常一次检查同时获得肺动脉情况（CTPA）和深静脉情况（CTV），从而简化诊断过程，提高 PTE 和 DVT 的诊断率。一般而言，CTPA 创伤小，除碘过敏者外，几乎所有患者均能耐受该检查，特别是急诊和重症患者、也适合于老年和儿童患者。研究表明，16 排螺旋 CT 能很好显示腓肠肌静脉、髂静脉和下腔静脉内血栓，并可以评价下腔静脉滤网情况。CTPA 的特异性 99%，敏感性 86%。

肺栓塞的直接 CTPA 征象为：①部分性血栓栓塞，血栓游离于血管腔内，周围有造影剂环绕，在 CT 扫描图上呈圆形低密度影。如与扫描层平行可呈轨道状充盈缺损，在斜行时呈偏心缺损。此种表现多为急性肺动脉栓塞；②完全性血栓栓塞，其远端血管不显影；管腔被栓子完全阻塞呈杯口状、不规则的圆杵状或斜坡状；③环状附壁血栓，表现为附壁性充盈缺损，栓子的内侧呈环形凹向或凸向血流，血栓附着于血管壁上，与血管呈钝角，尤其好发于血管分叉处，为亚急性或慢性栓塞表现。本病例 CTPA 征象明确显示双侧肺动脉内多发肺血栓栓塞，为迅速诊断急性肺动脉血栓栓塞提供了直接依据。

肺栓塞的 CTPA 间断征象为：①肺梗死，表现为楔形高密度影，周缘呈磨玻璃样渗出，尖端与相应阻塞的肺动脉相连，基底靠近胸膜；②肺动脉高压，中心肺动脉扩张；③肺动脉栓塞部位明显扩张，这在肺窗内较易分别，周围分支显著纤细。构成“残根征”；④心脏增大，右心房和右心室扩大、右心功能不全；⑤胸腔积液：多发生于肺梗死同侧。

与放射性核素扫描相比较，CTPA 的优点如下：①检查迅速；②在肺栓塞除外后，能提供其他诊断；③较容易安排进行紧急检查；在怀疑有肺栓塞的患者中 CTPA 可作为首选影像学检查方法；④质量高的 CTPA 检查，如果阴性，可以不再需要作其他检查，也不需要进行肺栓塞的临床治疗；⑤CTPA 能可靠地诊断大面积肺栓塞。

2003 年英国胸科协会（BTS）在肺栓塞指南中指出：大面积肺栓塞应该在 1 小时内进行影像学检查，非大面积肺栓塞应该在 24 小时进行检查。

6）超声心动图 ①心腔内径改变：右心增大尤以右心室（RV）增大显著；②室壁运动异常：室间隔运动异常，表现为左心室后壁的同向运动，其幅度显著大于其他原因造成的室间隔的异常运动，随呼吸变化幅度增大；③三尖瓣环扩张伴少至中量的三尖瓣反流；④肺动脉高压；⑤直接检出肺动脉内栓子并评估其位置、阻塞程度累及范围有利于制定治疗方案，但超声心动图检出率较低。

7）肺通气及灌注（V/Q）显像　肺通气/灌注显像结果可分为正常、低度可能、中度可能和高度可能性。正常和低度可能性者基本可除外肺栓塞，高度可能性者 PTE 的可能大于 90%。同时 V/Q 显像可为选择性肺动脉造影指示病变部位。2003 年英国胸科协会（BTS）在肺栓塞指南中指出，肺 V/Q 显像可用于：①胸部 X 线检查正常的患者；②目前患者无明显的心肺疾病症状；③如果 V/Q 显像结果无诊断意义，往往需要其他影像学检查；④V/Q 显像正常，可以除外肺栓塞。

8）肺动脉造影　选择性 CPA 是目前诊断肺栓塞最正确、可靠的方法，阳性率高达 85% ~90%，可以确定阻塞的部位及范围。肺动脉造影的 X 线征象：①血管腔内充盈缺损：肺动脉内有充盈缺损或血管中断对诊断 PTE 最有意义；②肺动脉截断现象：为栓子完全阻塞一支肺动脉后而造成的；③某一肺区血流减少，一支肺动脉完全阻塞后，远端肺野无血流灌注，局限性肺叶、肺段血管纹理减少或呈剪枝征象；④肺血流不对称，栓子造成不完全阻塞后，造影过程中，动脉期延长，肺静脉的充盈和排空延迟。

3．关于治疗

（1）抗凝治疗　常用抗凝药物有肝素和华法林。开始口服抗凝剂华法林之前，须给予肝素治疗。起始单独应用口服抗凝剂无效或更危险。

1）肝素疗法　对于临床上高度可能肺栓塞病例，如无抗凝绝对禁忌证，在影像学检查之前，就应立即给予肝素治疗。①持续静脉内输液效果最好，出血并发症也减少。首次应给予一个初始负荷剂量（2000 ~5000U）静脉内冲入。2 ~4 小时后开始标准疗法，每小时滴入 1000 U 或以 18U/（kg · h）持续静脉滴注，由输液泵控制滴速，每日总量约为 25000U。如按体重计算则：最初肝素的冲击负荷剂量为：80U/kg，随后维持剂量为：18U/（kg · h）；②间歇静脉注射：每 4 小时（5000U 肝素）或每 6 小时（7500U 肝素）静脉内给肝素一次，每日总量为 36000U；③间歇皮下注射：每 4 小时（5000U）、每 8 小时（10000U）、每 12 小时（20000U）皮下注射一次肝素，必须避免肌内注射，以防发生血肿。肝素一般连续使用 7 ~10天。肝素抗凝治疗的主要并发症是出血，出血部位常见于皮肤、插管处，其次胃肠道、腹膜后间隙或颅内。

2）低分子量肝素（LMWH）　可与 AT - Ⅲ相结合而产生抗凝作用。由于 LMWH 对因子 Xa 比凝血酶有较高的亲和力，故不影响 APTT。LMWH 经皮下注射后有相当高的生物利用度，血清半衰期也较长，可产生预期抗凝反应。而且出血的并发症也较少。

3）维生素 K 拮抗剂　防止复发性血栓栓塞是肺栓塞治疗中很重要的问题，一般在应用肝素 3 ~7 天后或达到治疗性 APTT 水平后，目标国际标准化比值（INR）为 2.0 ~3.0；一旦达到，肝素可以停用（无论是应用普通肝素还是 LMWH），此时都应开始口服抗凝剂。华法林（Warfarin，苄丙酮香豆素钠）每日剂量 2.5 ~5 mg。口服抗凝剂维持量均根据凝血酶原活动度调节，使其保持在 20 ~30%，或使凝血酶原时间保持为对照值的 1.5 ~2.5 倍，国际标准化比值（INR）为 2.0 ~3.0。由于口服抗凝剂发挥治疗作用需 3 ~5 天，因此需与肝素合用数天，直到口服抗凝剂起作用，才停用肝素。一般口服抗凝剂需持续 6 周 ~6 个月不等。标准治疗时间：①短暂危险因素者 4 ~6 周；②首次非特异因素者 3 个月；③其他至少 6 个月；如果栓塞危险因素继续存在，则需长期使用抗凝治疗。

（2）溶血栓治疗

1）适应证 主要应用大面积肺栓塞、肺血管床阻塞50%以上，或伴有低血压患者。肺栓塞发生少于14日内溶栓疗法较为理想。对于非大面积肺栓塞，溶栓治疗不应该作为一线治疗。

2）禁忌证 ①绝对禁忌证：患有活动性出血及颅内新生物；近2个月内有过卒中或颅内手术史。对大面积肺栓塞和休克患者则无绝对禁忌证；②相对禁忌证：近2周内有大手术、分娩或创伤；近10日内作过活检或创伤检查，如腰穿、胸腔穿刺等；妊娠、心房纤颤、近期内链球菌感染、胃肠道溃疡病、出血体质等。

3）急性肺栓塞的溶血栓治疗方案 见表4－14－2。

表4－14－2 急性肺栓塞的溶血栓治疗方案（美国FDA批准）

溶栓药物	方 案	批准时间
SK 链激酶（streptokinase）	250 000 U 静脉注射（负荷量，注射时间 ＞30分钟）；随后100 000U/h，共24小时	1977
UK 尿激酶（urokinase）	4 400U/kg 静脉注射（负荷量，注射时间 ＞10分钟）；随后4 400U/kg/h，共12～24小时	1978
rt－PA 重组组织型纤维蛋白溶酶原激活剂	100mg 静脉注射，注射时间＞2小时	1999

（3）应用下腔静脉滤器的适应证 ①对有抗凝治疗禁忌的肺栓塞患者；②抗凝治疗得当但有严重出血或再发肺栓塞（尤其是中、重度肺动脉高压）危险的患者；③对高危患者（如与介入治疗或外科肺动脉血栓内膜剥脱术并用；中重度肺动脉高压，伴较高部位深静脉血栓形成者；矛盾性栓塞伴深静脉血栓形成的患者）；④髋关节骨折作紧急手术前，也可预防性使用下腔静脉滤器。如果应用可撤离的下腔静脉滤器，植入10～14天后静脉造影证明远端无血栓则可以撤除下腔静脉滤器。既往认为，下腔静脉滤器植入术对预防肺栓塞及防止再次发生肺栓塞，是一种安全有效的方法。然而，1998年临床研究证实，下腔静脉滤器放置后12天是有效的，但是短期和远期的死亡率均无改善，而且下腔静脉滤器组2年内DVT的复发率明显增加。目前临床上对于下腔静脉滤器的放置已经不如以前积极。

【提示】

肺血栓栓塞的诊断比较困难，临床工作中易忽略及误诊，诊断过程中应注意以下几点：

1．重视发生肺血栓栓塞的可能情况 ①注意肺栓塞的危险因素：如外科手术、分娩、骨折、长期卧床、肿瘤、心脏病（尤其合并心房纤颤）、肥胖及下肢深静脉炎等。出现下肢无力、静脉曲张、不对称性下肢水肿；②警惕原有疾病突然变化，不能解释的呼吸困难的加重、胸痛、咯血、发绀、心律紊乱、休克、昏厥、发作性或进行性充血性心力衰竭、慢性阻塞性肺疾病恶化、手术后肺炎或急性胸膜炎等症状；③不能解释的低热、血沉增快、发绀、黄疸；④心力衰竭时对洋地黄制剂反应不好；⑤胸部X线片有圆形或楔形阴影，原因不明的肺动脉高压及右室肥大。

2．临床和实验室诊断程序 见图4－14－4。

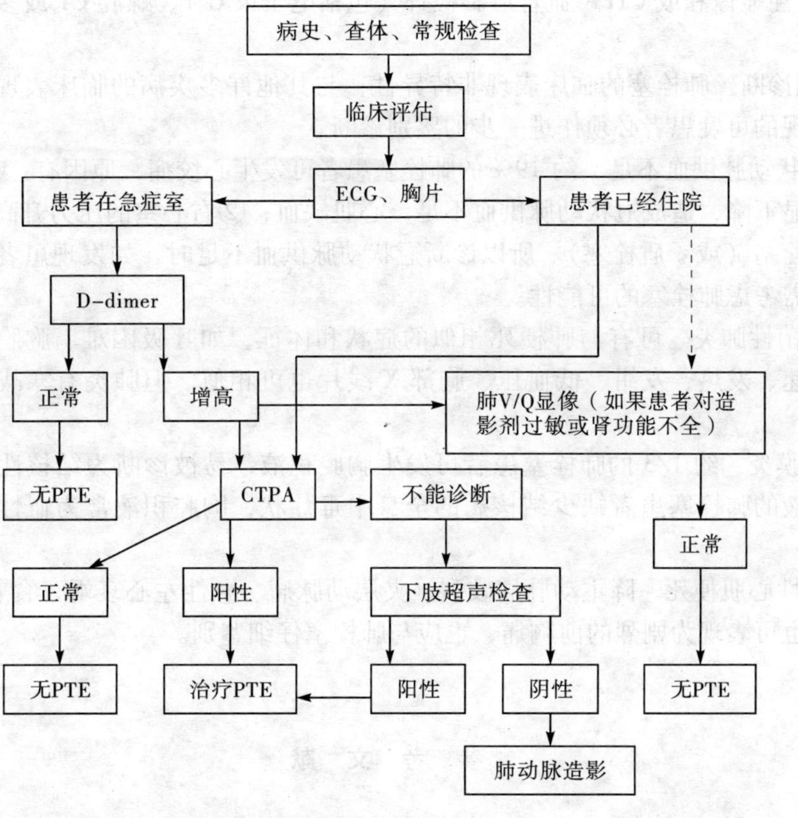

图4-14-4　对临床症状提示有肺血栓栓塞可能的患者所应进行的诊断程序

①常规实验室检查：如胸部X线片、心电图、血气分析、血液生化试验等检查，可为部分患者排除肺栓塞的诊断，而确诊为其他心肺疾病；②CTPA，肺灌注和通气显像，如结果正常，则可除外肺栓塞。如肺灌注和通气显像不正常，可根据PIOPED标准进行判断。如不能诊断，可作下肢静脉血管造影（CV），IPG，DUS等以辅助诊断肺栓塞；③肺动脉造影：经CTPA，V/Q显像后，还不能确诊的可疑患者应行肺动脉造影，可使其中15%～50%得到肺栓塞的诊断。疑大面积肺栓塞者或伴有明显的低氧血症和/或低血压时，可直接作肺动脉造影。

（1）非大面积肺栓塞的诊断程序　怀疑肺血栓栓塞时，应首先快速检测D-二聚体，如 <500μg/L，可基本排除肺栓塞；如>500μg/L，继续行下肢静脉静脉超声检查，如有深静脉血栓形成，即可开始抗凝治疗；如下肢静脉静脉超声检查无明显异常，应行肺通气/灌注显像，结果正常或接近正常者，不予治疗，肺血栓栓塞高度可能者，可作超声心动图检查，以观察右心室功能，并采取合理治疗（溶栓或抗凝）；不能确诊者，应行肺动脉造影检查。目前已应用CTPA来替代肺通气/灌注显像和/或肺动脉造影。但CTPA对肺段以下栓塞诊断有困难，需参考核素肺通气/灌注扫描结果，综合分析。

（2）大面积肺栓塞的诊断程序　怀疑大面积肺栓塞时，由于存在休克或低血压，病情危重，应首先行超声心动图检查，如为大面积肺栓塞，可显示肺动脉高压及右心室超负荷的征象；并可排除其他心血管疾病，如心脏压塞或主动脉夹层瘤。高度可疑肺血栓栓塞患者，可仅依据超声心动图结果行溶栓治疗。若患者病情稳定，应根据患者原有无心肺疾病情况选择肺通气/灌注显像和或 CTPA 血管造影检查（包括电子束 C T、螺旋 CT 或多排 CT），以明确诊断。

3．鉴别诊断　肺栓塞的临床表现非特异性，与其他许多疾病的临床表现相类似，因此对临床已发现的可疑患者必须作进一步的鉴别诊断。

（1）冠状动脉供血不足　约 19% 的肺栓塞患者可发生心绞痛，原因有：①巨大栓塞时，心排出量明显下降，造成冠状动脉供血不足，心肌缺血；②右心室的压力升高，冠状动脉中可形成反常栓塞（或矛盾栓塞）。所以诊断冠状动脉供血不足时，如发现患者有肺栓塞的易发因素，则需考虑肺栓塞的可能性。

（2）细菌性肺炎　可有与肺梗死相似的症状和体征，如呼吸困难、胸膜痛、咳嗽、咯血、心动过速、发热、发绀、低血压、胸部 X 线片也可相似。但肺炎有寒战、脓痰、菌血症等。

（3）胸膜炎　约 1/3 的肺栓塞患者可发生胸腔积液，易被诊断为结核性胸膜炎。但是并发胸腔积液的肺栓塞患者缺少结核病的全身中毒症状，胸腔积液常为血性、量少、消失也快。

（4）急性心肌梗死、降主动脉瘤破裂、夹层动脉瘤、急性左心衰竭、食管破裂、气胸、纵膈气肿等也可表现为剧烈的前胸痛，也应与肺栓塞仔细鉴别。

（蔡柏蔷）

参 考 文 献

1. 蔡柏蔷. 提高对深静脉血栓形成的认识. 中华内科杂志，2000，39（8）:509－510
2. 徐凌，毕红霞，蔡柏蔷，等. 深静脉形成 103 例临床分析. 中华内科杂志，2000，39（8）:513－516
3. 蔡柏蔷. 北京协和医院肺栓塞基础病因的变迁. 中华结核和呼吸杂志，2001，24（12）:715－717
4. 蔡柏蔷. 肺血栓栓塞症诊断和治疗的新进展. 世界医学杂志，2002，6（1）:1－4
5. 中华医学会呼吸病分会. 肺血栓栓塞症的诊断与治疗指南（草案）. 中华结核和呼吸杂志，2001，24（5）:259－264
6. Task force on pulmonary embolism. European Society of Cardiology. Guidelines on diagnosis and management of acute pulmonary embolism. Euro Heart J，2000，21:1301－1336
7. BTS Guidelines. British thoracic society guidelines for the management of suspected acute pulmonary embolism. Thorax，2003，58:470－484
8. Schoepf UJ & Costello P. CT angiography for diagnosis of pulmonary embolism: State of the art. Radiology，2004，230（2）:329－337
9. Goldhaber SZ. Pulmonary embolism. Lancent，2004，363:1295－1303
10. Qaseem A，Snow V，Barry P，et al. Current Diagnosis of venous thromboembolism in primary care: A clinical practice guideline from the American Academy of family physicians and the American College of Physicians. Ann Fam Med，2007，5:57－62
11. Segal J，Eng J，Tamariz LJ，et al. Review of the evidence on diagnosis of deep venous thrombosis and pulmonary embolism. Ann Fam Med，2007，5:63－73

病例15 咳嗽2年，气促、多关节痛、鼻梁塌陷1年余——复发性多软骨炎

患者，女，38岁

【临床资料】

1. 主诉 咳嗽2年，气促、多关节痛、鼻梁塌陷1年余。

2. 现病史 患者2年前无明显诱因出现干咳，偶有少量白粘痰，无发热、盗汗、咯血及胸痛。2003年3月起症状加重，伴轻度气促，呼气时明显，并出现声音嘶哑，四肢多关节肿痛；鼻梁出现疼痛。2003年7月发现鼻梁塌陷。查血沉90 mm/h，CRP 13.40 mg/dl。诊断为“复发性多软骨炎”，8月25日起用甲基泼尼松龙240mg/d静点×3天，之后改口服泼尼松60mg/d。8月30日受凉后出现明显呼吸困难，加用氨茶碱、抗感染药物治疗后症状缓解。

3. 查体 耳郭无畸形，鼻梁塌陷，呈“鞍鼻”（图4-15-1），无发绀，双侧胸廓对称，双肺叩诊呈清音，双肺背部听诊可闻及少许吸气相哮鸣音，左肺中、下肺野明显。未闻及湿啰音。右手小指远端指间关节不能伸直，各关节无压痛。

4. 专科检查

（1）常规检查 血常规：WBC（9.72～11.96）$\times 10^9$/L，中性粒细胞70%～72.5%，Hb、PLT均正常。肝肾功：正常。CRP<0.1 mg/dl，ESR 2mm/h。

（2）肺功能 FEV_1 14.9%，FVC 40.4%，PEF 9.9%，FEF_{50} 0.21 l/s，符合上气道梗阻（固定型）。流速容量图示吸气和呼气流速均明显下降，吸气流速明显受限而呈现吸气平台（图4-15-2）。

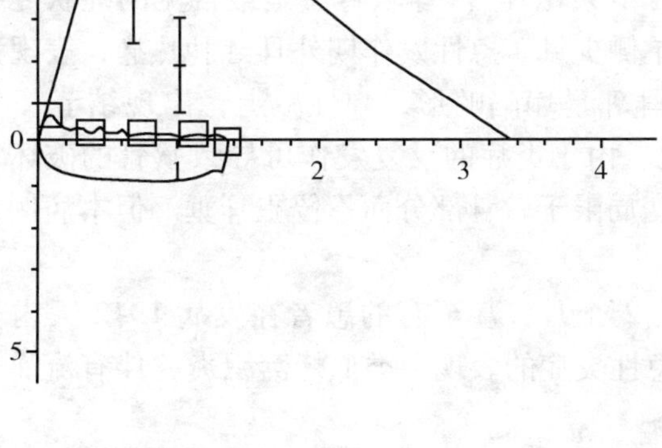

图4-15-2 流速容量图示：吸气和呼气流速均明显下降，吸气流速明显受限而呈现吸气平台

（3）痰细胞 （－）。

（4）痰细菌 （－）。

（5）痰结核菌 （－）。

（6）ANCA、AKA、APF、RF、LA、ACL、ENA、ANA、抗 ds－DNA 均（－）。免疫球蛋白：IgG 5.35 g/L，IgA 0.69 g/L，IgM 1.15g/L。

（7）胸部 CT 正气道和左右支气管狭窄。

5. 辅助检查

（1）病理 鼻中隔软骨活检病理提示“软骨组织，软骨陷窝内细胞数量增多，个别细胞有空泡变性，间质未见明显炎性细胞浸润”。

（2）特异性检查 CT 三维重组提示主气管中下段管壁增厚，气管软骨密度增高，管腔狭窄，最窄处位于主动脉弓平面，其矢状径约 6.5 mm，左右径约 5.3 mm，左、右主支气管管壁增厚，管腔中度狭窄，以左侧明显（图 4－15－3）。双侧假声带及声带均匀性增厚，喉室及声门裂变窄。

6. 诊断 复发性多软骨炎。

【治疗与处理】

1. 治疗方案 泼尼松 60mg/d，一周后减量至 55mg/d，此后每隔一周减量 5mg/d；静点环磷酰胺（CTX）400mg/w。

2. 方法与剂量（详见讨论）。

3. 随访。

【讨论与分析】

1. 关于诊断 复发性多软骨炎（relapsing polychondritis，RP）是一种原因不明的、少见的、累及全身多系统的疾病，表现为反复发作和缓解及进展性炎性破坏性病变等特点，常累及软骨和其他全身结缔组织。本病首发于耳、鼻、咽、喉、气管、支气管和关节等软骨组织，进而可累及多系统。患上 RP 后，全身易多处受到侵犯，除软骨外，呼吸系统、心血管系统、眼、内耳等器官或部位也可以受影响。RP 的病因和发病机制目前仍不清。

（1）临床表现 本病自新生儿至 90 岁老人均可发病，发病年龄为 40～60 岁，男女两性发病率无差别。临床过程多种多样，其临床症状以软骨炎症为主，可突然发病，特征是发作与缓解反复交替，发作时可有发热和全身倦怠的全身症状。多数病例在确诊时，已有多系统累及。RP 也可突然发作、病情突然加重，或呈暴发性发作伴呼吸衰竭。软骨分布于全身各种组织和器官，通常软骨炎的表现是多部位的，临床表现因受累及的部位而各不相同。

1）耳软骨炎 典型表现为“松软耳”、“菜花耳”。耳软骨炎是最常见的症状之一，在 39% 的病例为首发症状，常见为对称性，单侧少见。急性发作期外耳红肿热痛，表现为外耳耳郭红、肿、热、痛、有红斑结节。以后耳郭呈塌陷畸形，弹性减退，出现结节（呈鹅卵石状或呈鳞状），可有耳软骨的钙化或骨化。由于炎症的反复发作可导致软骨的破坏、外耳郭松弛、塌陷畸形，和局部色素沉着。病变局限于软骨部分而不侵犯耳垂。但本病例无耳软骨炎的临床表现。

2）鼻软骨炎 可发生于起病后数日致 2 个月，甚至有的患者在发病 1～2 天内鼻梁可突然下陷（图 4－15－1）。急性期呈一般急性炎症的表现，类似蜂窝织炎，伴有流涕、粘膜糜烂、结痂及轻度鼻出血，触之鼻中隔软骨肿胀柔软。反复发作后鼻中隔溶解破坏，进而表现为鼻塌陷呈鞍状。

3）气管软骨炎 RP 伴发气管软骨伴发炎症时，病理检查可见气管软骨的溶解、气管粘膜肿胀及肉芽增生等，气管内腔可变狭甚至阻塞。如果软骨溶解严重，则吸气时，气管软骨环不能维持气道的一定形状，因而出现窒息死亡并合并肺炎。气管支气管软骨的再生比破坏更不规则。过度再生的结果可使软骨出现双层结构。气管环状软骨的不均等再生使气管偏歪，后者又加重了再生不良部的负荷，从而出现发夹样变形。支气管软骨的不均等再生导致内腔的狭窄。

4）关节炎 为常见症状，急性发作时，表现为关节红肿热痛和功能障碍。可为一过性单发不对称的大关节病变，也可为持续的多发性对称性小关节病变。最常累及的关节为掌指关节、近端指间关节、和膝关节，其次为踝关节、腕关节、肘关节。也可累及胸骨旁的关节，如肋软骨、胸骨柄及胸锁关节等，骶髂关节炎及耻骨联合在 RP 中也可累及。关节炎常为突然发作、非破坏性及非畸形性，出现局部的疼痛和压痛，可有肿胀，病变发作数天至数周后自行缓解或抗炎治疗后好转。

5）眼部炎症 包括巩膜炎、虹膜炎及结膜炎等。主要表现为眼的附件炎症，可单侧性，也可对称性。最常见为结膜炎、角膜炎、虹膜睫状体炎、巩膜炎和色素膜炎。上述症状的严重程度与其他处炎症常相平行。视网膜病变也常有发生，如网膜微小动脉瘤、出血和渗出、网膜静脉闭塞、动脉栓塞、视网膜剥离、视神经炎及缺血性视神经炎等。

6）听觉或/及前庭功能损伤 患者常突然发作，有恶心、呕吐、眩晕、耳鸣、耳聋、眼球震颤、平衡失调等，内耳受累时有听力下降。这与病变侵犯外听道或咽鼓管有关，导致狭窄或闭塞，使听力受到损害；如果病变累及中耳和内耳，可表现为听觉或/及前庭功能损伤；合并的血管炎累及内听动脉分支时，也可出现听觉异常和前庭功能损伤。

7）心血管病变 本病可累及心血管系统，包括主动脉瘤、心包炎、大血管栓塞、主动脉关闭不全、二尖瓣反流、心包炎、大动脉炎、小血管或大血管炎症和心脏瓣膜损害，并可引起死亡。一般男性主动脉受累常见，表现为主动脉环及降主动脉进行性扩张，有些病例可出现升主动脉瘤，胸、腹、主动脉及锁骨下动脉发生动脉瘤。

8）皮肤病变 表现为血管炎、结节性红斑及各种皮疹。皮损为非特异性的，包括口腔阿复他溃疡、紫癜、网状红斑结节、皮肤溃疡、角化、溢脓、色素沉着、指（趾）甲生长迟缓、脱发及脂膜炎等。活检病理常呈白细胞碎性血管炎。

9）神经系统 少数病人有累及，如表现为 2、6、7、8 脑神经麻痹，小脑性共济失调、癫痫、器质性脑病和痴呆等，少数报道有颅内动脉瘤形成。

10）肾脏 受累及不多见，最常见的病理组织类型为轻度系膜增生型和局灶节段新月体型肾小球肾炎，其他还有肾小球硬化、IgA 肾病、间质性肾小管肾炎等。

（2）实验室检查

1）常规实验检查 无特异性表现，主要表现为正细胞正色素性贫血、白细胞数明显增高、血小板数升高、嗜酸性粒细胞数增高、血沉增快、低白蛋白血症、高免疫球蛋白血症和低补体血症等，血沉增快最常见，且与疾病的活动性有关。

2）血清学检查 血清学检查在急性期常有 C 反应蛋白阳性，尿中粘多糖排泄增多，血清磷酸酶及 IgA 升高。有时类风湿因子及抗核抗体阳性。梅毒血清学反应假阳性。血循环免疫复合物也常阳性。间接荧光免疫法显示抗软骨抗体，及抗天然胶原Ⅱ型抗体在活动期一般均阳性。用皮质激素治疗后可转阴性，因此天然胶原Ⅱ型抗体阳性对 RP 的诊断可能有帮助。尿酸性粘多糖阳性，在疾病发作期可大于正常值4.21倍，其可提示软骨破坏的程度。

3）影像学检查　胸部X线片显示有肺不张及肺炎。气管支气管体层摄影可见气管、支气管普遍性狭窄，尤其两臂后伸挺胸侧位相可显示气管局限塌陷。同时也能显示主动脉弓进行性扩大，升和降主动脉、耳郭、鼻、气管和喉有钙化。周围关节的X线显示关节旁的骨密度降低，偶有关节腔逐渐狭窄，但没有侵袭性破坏。脊柱一般正常，少数报告有严重的脊柱后凸、关节腔狭窄、腰椎和椎间盘有侵袭及融合改变。耻骨和骶髂关节有部分闭塞及不规则的侵蚀。

CT 可发现气管和支气管树的狭窄程度及范围，可发现气管和支气管壁的增厚钙化、管腔狭窄变形及肿大的纵隔淋巴结。呼气末 CT 扫描可观察气道的塌陷程度。高分辨 CT 可显示亚段支气管和肺小叶的炎症。CT 气道三维重建像清楚地显示气道狭窄的程度与部位。

4）心脏超声检查　可发现升主动脉瘤或降主动脉瘤、心包炎、心肌收缩受损、二尖瓣或三尖瓣反流、心房血栓等。心电图可出现Ⅰ度或完全房室传导阻滞。

5）支气管镜检查　直接观察受累的气道，显示气管支气管树的炎症、变形、塌陷等。支气管粘膜有红斑、水肿，肉芽肿样改变或苍老萎缩。软骨环破坏者可见呼气时相应气道塌陷。镜下取活检，有助于明确诊断，但出血较多。但在评价气道阻塞程度中的作用不如肺功能，而且可能诱发气道塌陷窒息死亡。

6）肺功能　通过测定吸气和呼气流量曲线显示呼气及吸气均有阻塞。分析流速－容积曲线，可得到50%肺活量时的最大呼气流速和最大吸气流速，这样可以区别固定性狭窄和可变的狭窄在呼吸困难中所占的比例，及判断狭窄的位置。

7）病理检查　活组织检查可提供进一步的诊断证据，但如果临床表现典型，活组织检查不必进行。活检的部位可以是鼻软骨、气道软骨、耳郭软骨等，但活检后可能激发复发性多软骨炎的发作，造成新的畸形，故应特别注意，取耳郭软骨应从耳后入手。

（3）诊断标准和鉴别诊断　1975 年 McAdom 提出了 RP 的诊断标准：①双耳复发性软骨炎；②非浸袭性多关节炎；③鼻软骨炎；④眼炎症含结膜炎、角膜炎、巩膜炎或外巩膜炎、葡萄膜炎；⑤喉和/气管软骨炎；⑥耳蜗和/前庭受损。以上标准中 3 条和 3 条以上者可确诊，而不需要病理学证实。

1979 年 Damiani 为达到早期诊断，对上述标准作了修改，提出以下标准：①满足上述标准 3 项或更多项者；②至少有上述一项阳性另有组织学证据（软骨活检）；③有两处或更多处不同解剖位置的软骨炎，对皮质激素、氨苯砜治疗有效。上述标准对典型病例诊断不困难，如强调了双耳软骨炎或至少两处不同部位的软骨炎。但是，早期不典型的病例如只有一处部位的软骨炎，及早作软骨活检仍相当重要。

RP 应与以下疾病作鉴别诊断：①耳郭炎需要与感染性周围软骨炎、慢性外耳道炎、耳郭钙化以及痛风等鉴别；②鼻周围炎需与感染性慢性鼻炎、坏死性肉芽肿、先天性梅毒及麻疯鉴别；③有关节炎表现时需与类风湿性关节炎等鉴别；④气管支气管弥漫性狭窄变性时，应该与结节病、肉芽肿性疾病、淀粉样变性等疾病相鉴别。

（4）复发性多软骨炎的肺部表现和鉴别诊断　本病与呼吸系统的关系主要见于该病伴发气管软骨伴发炎症时，病理检查可见气管软骨的溶解、气管粘膜肿胀及肉芽增生等，气管内腔可变狭窄甚至阻塞。如果软骨溶解严重，则吸气时，气管软骨环不能维持气道的一定形状，因而出现窒息死亡并可以合并肺炎。气管支气管软骨的再生比破坏更不规则。过度再生的结果可使软骨出现双层结构。气管环状软骨的不均等再生使气管偏歪，后者又加重了再生不良部的负荷，从而出现发夹样变形。支气管软骨的不均等再生导致内腔的狭窄。

RP 的呼吸系统临床表现有：多数患者主诉慢性咳嗽、咳痰、气短、喘息、声嘶和呼吸困难，病情可以呈进行性加重，往往被诊断为慢性支气管炎，历时 6 个月至数十年。本病也可常常合并肺炎，反复呼吸道感染和喘憋，有时会出现气管前和甲状腺软骨压痛、声嘶哑或失声症。急性发作时可因气管壁塌陷而造成窒息死亡。

胸部影像学改变，特别是 CT 三位重组显示气管支气管狭窄，管壁不规则及继发性肺不张等改变。支气管镜检查可见气管、支气管普遍狭窄、粘膜增厚、水肿、萎缩及软骨环显示不清等。

诊断 RP 引起的气管狭窄尤其需与下列呼吸系统疾病相鉴别：

1）支气管内膜结核　可有发热、咳嗽、咳痰等的症状，X 线及纤维喉镜检查显示正气管狭窄；本病常继发于活动性肺结核，尤其是空洞型肺结核。临床上多次痰查抗酸杆菌，或经纤维支气管镜毛刷找抗酸杆菌来进行诊断。

2）肺泡蛋白沉积症　本病为一种少见的疾病。蛋白物质沉积于肺泡内引起阻塞性通气障碍。支气管粘膜可发生肿胀，临床上也有发热和憋气等。X 线检查可显示双肺有弥漫性片絮状或结节状阴影，呈蝶形向外放射。

3）气管、支气管内淀粉样变性　原发性呼吸道淀粉样变性，可发生于气管、支气管和肺实质内。病变广泛时可引起气道阻塞，临床上有哮鸣音和呼吸困难，肺部反复发生感染，同时病变累及声带时可有声音嘶哑。

4）韦格纳肉芽肿（Wegener granulomatosis，WG）　是肺血管炎疾病中常见的一种类型。基本病变是坏死性肉芽肿和血管炎，病变可累及小动脉、静脉及毛细血管，是一种多系统性疾病，临床可表现为鞍鼻和鼻窦炎、皮肤、肺病变及进行性肾功能衰竭。血清抗中性粒细胞胞质抗体（antineutrophil cytoplasmic antibodies，ANCA），诊断活动期 WG 的敏感性是 71% ~100%，特异性为 86%。ANCA 可分为 3 种类型：中心颗粒型、核周围型和均匀型。其中 cANCA（granular pattern）认为是 WG 的特异性抗体，可作为诊断及监测 WG 活动性的指标。

2. 关于治疗　RP 目前尚无统一的治疗方案。传统的治疗包括阿司匹林或其他非甾体消炎药物、氨苯砜和糖皮质激素。

（1）阿司匹林或其他非甾体消炎镇痛药和氨苯砜　适用于病情较轻的患者。氨苯砜用药方法如下：①从小剂量开始：氨苯砜 25mg/d，逐渐加量，最大为 100 mg/d；②维持剂量以最小有效量为佳；③定期查肝功能、肾功能和血常规。氨苯砜平均剂量为 75mg/d，剂量范围 25 ~200mg/d。因有蓄积作用，服药 6 日需停药 1 日，持续约 6 个月。氨苯砜副作用：皮疹、肝大和肝功能损害、嗜睡、溶血性贫血、药物性肝炎、恶心及白细胞数下降等。

（2）糖皮质激素和免疫抑制剂　适用于中重度的患者。开始用泼尼松 30 ~60mg/d，重度急性发作的病例，如喉、气管及支气管、眼、内耳被累及时，泼尼松的剂量可达 80～200mg/d。按病情的不同可增加或减少剂量，待临床症状好转后，逐渐减量为 5～25mg/d，维持用药时间 3 周至 6 年，平均 4 个月，少数需长期持续用药。皮质激素及氨苯砜治疗无效时，或病情严重的病例，包括巩膜炎、气管支气管软骨炎、肾小球肾炎或心脏瓣膜受累时，应加用免疫抑制剂，如甲氨蝶呤、环磷酰胺、硫唑嘌呤及巯嘌呤等。

（3）药物治疗进展　近来有报道，infiximab——一种肿瘤坏死因子（TNFα）阻断剂成功治疗了 2 例复发性 RP 患者，这 2 例病例对常规免疫抑制治疗无明显疗效，应用 infiximab 治疗后，临床和实验室指标均得到明显改善，但是该药的长期疗效仍然需要观察。

（4）其他治疗

1）外科手术　对具有严重的会厌或会厌下梗阻而导致重度呼吸困难的患者，应立即行气管切开造瘘术，甚至需辅予合适的通气。一般不选用气管插管，因可引起气道的突然闭塞死亡，如不可避免，要选择较细的插管。

2）金属支架　对多处或较广泛的气管或支气管狭窄，可置入金属支架，以缓解呼吸困难。主要并发症是咳嗽、咯血、粘液栓、气胸、肉芽肿形成、溃疡和支架断裂等。如果考虑应用支架治疗 RP，需要仔细评估支架治疗的利弊。

3）其他　对弥漫性小气道受累者，经鼻持续气道内正压（CPAP）可缓解症状，需逐步调整呼气末正压水平，10 cm H_2O 的呼气末正压水平较为适合。

【提示】

一般认为凡有下列情况之一者应疑有本病：①一侧或两侧外耳软骨炎，并伴外耳畸形；②鼻软骨炎或有原因不明的鞍鼻畸形；③反复发作性巩膜炎；④不明原因气管及支气管广泛狭窄，软骨环显示不清，或有局限性管壁塌陷。再结合实验室检查，如尿酸性粘多糖含量增加及胶原Ⅱ型抗体存在，将有助于诊断。

RP 患者的预后较难判断。RP 的病死率约为 30% 左右。病程长短不一，最长可达 24 年，常有复发。死亡平均出现于本病发作后 4 年左右，死亡原因主要为侵犯呼吸道，气道塌陷引起突然窒息而致死亡，或由于反复的呼吸道感染等。其次原因为心血管系统、肾脏病变，如动脉瘤破裂、瓣膜性心脏病及肾功能衰竭。预后差的指标有：诊断时患者年龄大、贫血、喉气管累及、鞍鼻畸形、呼吸道症状、显微镜下血尿等，伴有血管炎和对口服激素反应不好的患者预后更差。

（蔡柏蔷）

参考文献

1. Lee－Chiong TL. Pulmonary manifestation of ankylosing spondylitis and relapsing polychondritis. Clin Chest Med，1998，19（4）：747－759
2. Adliff M，Ngato D，Keshavjee，et al. Treatment of diffuse tracheomalacia secondary to relapsing polychondritis with continuous positive airway pressure. Chest，1997，112：1701－1704
3. Molina JF，Espinoza LR. Relapsing polychondritis. Baillieres Best Pract Res Clin Rheumatol，2000，14：97－109

4. Myers B, Gould J, Dolan G. Relapsing polychondritis and myelodysplasia: A report of two cases and review of the current literature. Clin Lab Haematol, 2000, 22:45-8
5. Sarodia BD, Dasgupta A, Mehta AC, et al. Management of airway manifestations of relapsing polychondritis. Chest, 1999, 116:1669-1675
6. Trentham DE, Le CH. Relapsing polychondritis. Ann Intern Med, 1998, 129:114-122
7. Charlier C, Pham XV, Kahan A. Sustained response to infliximab in 2 patients with refractory relapsing polychondritis. J Rheumatol, 2003, 30 (6):1394-1395
8. Kent Peter D, Michet Clement J Jr, Luthra Harvinder S. Relapsing polychondritis. Current Opinion in Rheumatology, 2004, 16 (1):56-61
9. 中华医学会风湿病学分会. 复发性多软骨炎诊治指南（草案）. 中华风湿病学杂志, 2004, 8 (4): 252-253
10. Lee KS, Ernst A, Trentham DE, et al. Relapsing polychondritis: Prevalence of expiratory CT airway abnormalities. Radiology, 2006, 240:565-573

病例 16 反复咽痛、咳嗽、咳痰半年，加重伴气短 2 个月——艾滋病合并肺孢子菌肺炎

患者，女，33 岁

【临床资料】

1. 主诉 反复咽痛、咳嗽、咳痰半年，加重伴气短 2 个月。

2. 现病史 患者于 2004 年 2 月起出现咽痛、咳嗽，咳黄白色粘痰，量较多，粘稠，无咯血，反复发作。6 月起出现气短，咽痛、咳嗽、咳痰症状加重，外院查胸部 X 线片“两肺纹理增粗”，胸部 CT 示“间质性肺炎”。曾给予口服泼尼松 50mg/d，斯皮仁诺等治疗，症状无好转，胸闷气短加重，活动气短明显。

既往史：1995 年因贫血异体输血史。

3. 查体 呼吸浅快，R 30 次/分，神清合作。口腔粘膜未见溃疡和出血点，浅表淋巴结无肿大，双肺呼吸动度正常，肋间隙不宽，双下肺语颤正常对称，无胸膜摩擦感、皮下捻发音。听诊左肺呼吸音粗，双肺未闻及干湿啰音，心脏（-），腹平软，肝未及，脾于肋下 3cm 可及，质中，无触痛。

4. 专科检查

（1）痰细胞 （-）。

（2）痰细菌 痰找肺孢子菌 ×2 次（+）。

（3）痰结核菌 （-）。

（4）PPD （-）。

（5）胸部 X 线片 双肺间质纹理增厚，左下肺片影（图 4-16-1）。

（6）胸部 CT 双肺弥漫间质病变呈网状，合并磨玻璃样改变（图 4-16-2）。

5. 辅助检查

（1）特异性检查 HIV 抗体 2 次均为阳性，血常规：白细胞 $5.84 \times 10^9/L$，淋巴细胞 11.9%，$CD4^+$ 2.8%，计数 18/μl，明显降低。

6. 诊断 艾滋病合并肺孢子菌肺炎。

【治疗与处理】

1. 治疗方案 单元隔离，予持续低流量吸氧，先后静脉及口服氟康唑预防真菌感染，口服复方新诺明（TMPco）3 片 tid，治疗 PCP。

2. 方法与剂量 详见讨论部分。

3. 随访 治疗艾滋病，感染内科随诊。

【讨论与分析】

1. 关于诊断 获得性免疫缺陷综合征（acquired immunodeficiency syndrome，AIDS），又称艾滋病，是一种由人类免疫缺陷病毒（human immunodeficiency virus，HIV）引起以 T 淋巴细胞受损为其主要特征的细胞免疫功能不全疾病，已在全世界范围内广泛流行，估计目前全球艾滋病患者存活约 4 000 万，其中 15 岁以下 270 万，已成为举世瞩目的重大公共卫生

和社会问题。至 2002 年 12 月我国 HIV 感染 100 万例，艾滋病 10 万例。艾滋病患者 80% 有肺部病变，其中 90% 属感染性疾病，15% ~20% 的患者在同一时候可有一种以上的机会性感染，尸检材料表明：绝大多数艾滋病患者的下呼吸道有明显的病变。AIDS 患者因机体细胞免疫异常发生的呼吸道感染称 AIDS 相关呼吸道感染。根据 1984 年美国心肺和血液研究所对 1064 例艾滋病病例的分析：441 例（41%）出现肺部并发症，感染占 92%，其中肺孢子菌肺炎（Pneumocystis carinii pneumonia，PCP）达 85%。

HIV 的传播途径主要为：①性传播：同性恋和异性恋性交传播；②血液传播：输血或血制品、使用不洁的注射器；③母婴传播：孕妇 HIV 感染后通过胎盘或产后哺育过程中将 HIV 垂直传播给婴儿；④其他：医护人员护理 HIV/ARDS 患者；实验操作人员或医务人员不慎被 HIV/ARDS 患者血液等标本污染的锐器刺伤等。在我国艾滋病通过血液传播，是一条重要的传播途径，本例患者很可能是在 1995 年因贫血进行异体输血的过程中被感染的。

（1）艾滋病并发肺部感染的临床表现 从感染 HIV 到出现 AIDS 临状表现，约需半年至 5 年或更长时间，在此期间约 10% ~30% HIV 感染者发展成 AIDS，25% ~30% 可能产生 AIDS 相关综合征如各种肺机会性感染，神经障碍和恶性肿瘤，因此可表现消瘦、乏力、形式多样，而艾滋病相关呼吸道感染者呼吸道症状常见，根据对 12000 例艾滋病相关呼吸道感染者分析，常见呼吸系统症状有：①咳嗽占 27%，PCP 感染时多为干咳：②呼吸困难占 23%，无特异性，在 PCP 者可进行性加重常伴低 O_2 血症；③发热占 9%。

艾滋病并发肺部感染的体征主要有：发热、心动过速、发绀。低血压常提示为一种急性病程（如细菌性败血症）。部分患者双肺可闻及吸气相喀啦音。血氧饱和度下降可作疾病严重的重要指标之一。

（2）肺孢子菌肺炎（PCP） 这是最常见严重的肺部机会性感染，也可能是艾滋病的首要表现，是诊断艾滋病的重要线索，常发生在 $CD4^+$ 淋巴细胞 <200/μl 时，淋巴细胞计数越低 PCP 发生危险性越大，本病例 $CD4^+$ 淋巴细胞只有 18/μl，故发生 PCP 感染的可能性极大。约 3/4 的艾滋病患者在病程中至少感染过一次 PCP。PCP 是艾滋病最主要的并发症和死因之一，未经预防的艾滋病患者约 80% 发生 PCP，若不及时治疗病死率达 100%。

肺孢子菌肺炎（PCP）是肺孢子菌引起的一种致命性肺炎，多见于肿瘤化疗患者、器官移植者、自身免疫病以及各类先天性或后天获得性免疫功能不全者。肺孢子菌原被认为是一种原虫，现证实它是一种不典型真菌，位于子囊菌和担子菌之间，其细胞膜富含胆固醇而非普遍存在于真菌细胞膜的麦角固醇，对二性霉素 B 等抗真菌药物耐药。

1）PCP 感染的临床表现非特异性，呈亚急性，早期有低热，非刺激性干咳，进而出现高热，活动性呼吸困难，低氧血症甚至发展为呼吸衰竭，有 10% PCP 病程呈急进型，可在一个月内发生呼吸衰竭，需要呼吸机治疗，病死率为 51%。北京协和医院 5 例艾滋病患者并发 PCP，临床表现为发热、呼吸困难和低氧血症，平均动脉血氧分压（PaO_2）58.1 mmHg，因此对既往身体健康的青壮年如突发间质性肺炎和呼吸衰竭，应警惕艾滋病合并 PCP 的可能性，在处理时应同时取血查抗 HIV 抗体。

文献报告，某些 PCP 患者仅有明显发热，呼吸系统的症状轻微，有 6% ~7% PCP 患者可完全无症状，与其他免疫功能低下者相比，艾滋病合并的 PCP 起病较隐匿，病程较长，缺氧、呼吸困难等症状发展也较缓慢。体检有时可在两肺基底部闻及干性啰音，PCP 多有低蛋白血症或贫血（白细胞数系正常）。虽然血乳酸脱氢酶（LDH）在95%的PCP患者增高，但LDH无特异性，当患者血LDH水平正常时不能排除PCP。胸部X线片的典型改变可显示两肺弥漫性肺泡和间质性浸润，呈磨玻璃样或融合成粗网状，约10%～20%患者胸部X线片无异常改变，因此胸部X线片正常并不能除外PCP。艾滋病合并肺孢子菌肺炎是唯一胸部X线片可以是正常的肺炎。肺功能为限制性通气障碍，90%以上患者肺弥散功能障碍 PaO_2 下降，部分患者血气分析可正常，但肺泡－动脉血氧分压差［$P_{(A-a)}O_2$］两级梯运动（1.5mm）试验均呈阳性（大于5 mmHg），敏感性100%，因此有作者建议P（A－a）O_2 两级梯运动试验可作为PCP的筛选试验。肺功能无助于PCP诊断，但对排除PCP有一定的帮助。

2）实验室检查　痰液、诱导痰（因PCP者常无痰）或支气管肺泡灌洗液肺孢子菌是常用诊断方法，阳性率分别为60%～89%，由于前者无创伤性，如采用免疫荧光单克隆抗体染色其敏感性可提高到92%，因此是常见的诊断方法。本病例痰找肺孢子菌2次均为阳性。镓－67肺显像有助于PCP诊断，静脉注入镓后24～72 h显像，如肺和纵隔内放射性核素浓聚增多大于其他软组织，如肝等显像（核素呈弥漫性分布）而胸像无异常时可诊断PCP。

3）鉴别诊断　当HIV/AIDS相关呼吸道感染以呼吸困难表现为主时（如PCP）主要需与肺间质纤维化、肺血栓栓塞、肺血管炎、肺水肿、弥漫性细支气管（DPB）和闭塞性细支气管炎（BOOP）等鉴别。此外还需与SARS及HIV/AIDS可能发生下列非感染性疾病鉴别。

A. 重症急性呼吸综合征（SARS）　也可有发热，咳嗽，外周血白细胞计数淋巴细胞不高，甚至 $CD4^+$ 降低，及胸部X线片显示网状片状阴影，部分可进展，迅速出现低氧血症，易与PCP混淆。但SARS是呼吸道传染病，患者一般有SARS的密切接触史，群发肺炎或传染他人史，而冠状病毒分离和血清抗体检查有助于本病诊断。

B. 卡波济肉瘤（KS）　在同性恋或异性恋的男性艾滋病者多见，涉及肺间质病变、支气管壁损害、胸膜病变和淋巴结肿大，多数在出现皮肤损害后发生，但亦可是初发表现，常有咳嗽和呼吸困难，偶有发热、血痰和胸痛，绝大多数无明显体征。胸部X线片：①肺间质性浸润：肺周边明显，可呈局限性或弥漫性分布；②结节样浸润：结节边缘模糊，有胸液较为常见，可双侧或单侧，镓肺显像有助于KS和肺部感染的鉴别。

C. 淋巴细胞间质性肺炎（LIP）和非特异性间质性肺炎（NSIP）　这是一组淋巴细胞增生性肺疾病，LIP发病隐匿，有呼吸困难、咳嗽和发热，肺听诊时可有爆裂音，轻者可自行缓解，重者可进行性发展，产生呼吸衰竭。大多数NSIP患者 $CD4^+$ 淋巴细胞数目 $<200/\mu l$ 既往有肺机会性感染（如PCP）史有肿瘤和接受化疗史。88%患者有非刺激性咳嗽，可伴发热，胸部X线片一半无异常，异常者两肺呈网状阴影或弥漫性结节影，肺弥散功能可障碍，PaO_2 正常或减低，镓肺显像多可异常（占38%），LIP和NSIP诊断需通过肺活检证实。

2. 关于治疗

（1）治疗药物

1）甲氧磺胺嘧啶－磺胺甲基异恶唑（复方新诺明，TMP－SMZ，TMPco）　早在20世纪70年代，复方新诺明治疗PCP的疗效已被证实，成为抗PCP的第一线药物。艾滋病流行后，PCP治疗有了新进展。现在不管PCP的严重程度，用或不用其他药物，TMP－SMZ都应使用。传统剂量TMP 20mg/（kg·d），加SMZ 100mg/d。分3～4次口服。宜同时加服碳酸氢钠，并保持每日尿量在2000 ml以上。疗程14～21天。TMP－SMZ的副作用很多，包括皮疹、发热、瘙痒、胃肠功能紊乱和血细胞减少，多数副作用发生在治疗后7～10天。大约10%～20%的患者因TMP－SMZ的耐受不良需换用其他药物治疗。加用皮质激素可减少TMP－SMZ的皮肤方面的副作用。

2）戊脘脒 原是抗原虫生物的一种芳香族二脒，是最早用于治疗PCP的药物之一。戊脘脒〔3～4mg/（kg·d），静脉〕是第一个成功的应用于治疗PCP的药物，但这些PCP患者并非艾滋病患者。研究证实其在艾滋病患者中有严重的副作用，但并未超过TMP－SMZ。严重的副作用包括低血压、低血糖、胰腺炎、糖尿病、尖端扭转型室性心动过速、肾功能不全。其适应证为不能耐受TMP－SMZ口服的轻度PCP患者和不能耐受或对TMP－SMZ无效的严重的PCP患者中应用。

3）甲氧苄啶〔20mg/（kg·d）〕加氨苯砜（100mg/d） 对轻度PCP的治疗中显出与TMP－SMZ一样的作用。其副作用包括皮疹、高铁血红蛋白血症、溶血性贫血、中性粒血球减少症。

4）克林霉素（600～900mg/d）加上伯氨喹啉（15～30mg/d） 另一种替代TMP－SMZ口服治疗轻度PCP的用药。这些药结构上优于磺胺或磺胺的复合物. 可限制交叉毒性的发生。这种联用和上述联合用药在非轻型PCP治疗上一样有效。应用克林霉素，20%～25%患者可出现短暂的皮疹和消化道症状。

5）阿托喹酮（2 250mg/d） 一种羟萘醌化合物，最初发现它有抗疟活性，因其只有口服制剂，必须随食物吸收。常规口服的生物利用度<10%，一种能提高生物利用度的新型微粒已在研制，也许能产生较好的结果。因此，阿托喹酮作为第二线用药，在TMP－SMZ不能耐受和胃肠吸收功能无障碍的轻型PCP患者中应用。不能和利福平同时使用。

6）三甲曲沙（45mg/m^2 体表面积） 是二氢叶酸还原酶的亲脂性抑制剂，在体外抗PC作用是甲氧苄胺的1 500多倍，在抢救治疗中作用显著，包括一些使用机械通气的病人。然而，系列的对照实验未显示其作用优于常规治疗，如TMP－SMZ和静脉用的戊脘脒治疗。严重的毒性使其在治疗中较TMP－SMZ少用。三甲曲沙目前作为第二线用药，在难治的或其他治疗失败的患者中静脉应用，同时必须应用甲酰四氢叶酸。防止血细胞减少这种严重副作用的发生。

（2）治疗的选择 治疗的选择受以下因素的影响：①疾病的严重程度；②药物胃吸收的可能性；③药物耐受不良史。通常，第一线的治疗药物是TMP－SMZ。在轻型PCP和对TMP－SMZ有轻度的耐受不良史的病例，可选用以下治疗：①TMP－SMZ；②氨苯砜和甲氧苄胺；③克林霉素和伯氨喹啉或阿托喹酮。

在轻型PCP，对TMP－SMZ严重耐受不良的患者，如无消化道的吸收障碍，阿托喹酮是合理的选择。在多数病例治疗7～10天后，呼吸系统的症状和氧合作用可改善。在治疗初期，轻型病例常恶化，常规疗程是21天。TMP－SMZ初期静脉应用几天后可改为常规口服。不需要复查支气管镜。治疗后的二次预防是必要的。

如无严重的不耐受史，抗PC治疗应考虑静脉用药，并保持应用TMP－SMZ。研究表明选用戊脘脒或三甲曲沙加用亚叶酸治疗，另外同时应用皮质激素可改善氧合作用，以减少肺纤维化、机械通气时间及降低死亡率。

皮质激素的应用原则如下：①第1~5d，泼尼松40 mg口服，每12h 1次；②第6~10 d，泼尼松40 mg口服，每日1次；③第11~21 d，泼尼松20 mg，每日1次。应用皮质激素应注意合并感染，如分枝杆菌、疱疹感染。

（3）治疗方案　文献报道，有些作者根据患者的临床症状、胸部X线片和血气分析制定了PCP的治疗方案，可供参考。Vilar等提出的方案：

1）轻中度PCP　TMP 20mg/（kg·d）和SMZ 100mg/（kg·d），分4次口服；TMP-SMZ过敏者：①雾化戊烷脒600 mg/d；②克林霉素300~450 mg口服，4次/d，伯氨喹15 mg，口服，1次/d；③阿托喹酮混悬液750 mg，口服，2次/d；④氨苯砜100 mg/d，口服；TMP-SMZ治疗失败：①TMP 20 mg/kg和SMZ 100 mg/kg，4次/d，静注；②戊烷脒4mg/（kg·d），静注。

2）重度PCP（必须加用皮质激素）　TMP 20 mg/（kg·d）和SMZ 100 mg/（kg·d），分4次静注；TMP-SMZ过敏者：①克林霉素600 mg，4次/d；伯氨喹15~30 mg/d，口服；②戊烷脒4 mg/（kg·d），静注；TMP-SMZ治疗失败：①改用或加用戊烷脒4 mg/（kg·d），静注；②三甲曲沙45 mg/（m^2·d）静注；亚叶酸20~45mg/（m^2·d），分4次静注。以上各药物疗程均为3周。

【提示】

1．警惕HIV感染和艾滋病　诊断HIV/AIDS相关呼吸道感染的前提是明确患者存在HIV或AIDS。HIV/AIDS近代新发现的病，为能早期诊断在临床工作中，对青壮年的未明热、非刺激咳嗽、低氧血症和呼吸困难或进展迅速的间质性肺炎、治疗无效反复发生的肺炎，在伴有下列某些情况时应警惕HIV感染或AIDS存在：①有静脉嗜毒史、性乱史、性传播疾病史，进口血制品或未经HIV检测的血液输注史或高流行地区和国家居住史等发生HIV/AIDS的流行病史；②不明原因的免疫功能低下，$CD4^+$淋巴细胞数减低小于200/μl或200~500/μl，$CD4^+/CD8^+<1$；③不明原因的机会性致病原感染检测阳性；④慢性腹泻（每日4~5次），3个月内体重下降的10%以上；⑤不明原因的全身淋巴结肿大（直径>1cm）；⑥卡波济肉瘤或不明原因的中枢神经感染，痴呆，脊髓病，末梢神经病变；⑦反复出现严重的泌尿生殖器念珠菌感染，或单纯疱疹（口腔、泌尿生殖器）；⑧高热而血白细胞数不高伴贫血。对上述特定患者应及时检查血清抗HIV抗体，一次阴性不能除外HIV/AIDS诊断，应检查3次以上。

2．熟悉肺孢子菌肺炎的临床特点

（1）临床上PCP通常发生于细胞免疫缺损的患者，PCP也是初步诊断AIDS的依据。

（2）PCP的临床表现：干咳、发热和在几周内逐渐进展为呼吸困难。

（3）PCP的肺部症状出现的平均时间约为4周，PCP相对进展较为缓慢可区别于普通细菌性肺炎。

（4）实验室检查可以发现淋巴细胞减少（总淋巴细胞计数<1 000/ml），CD4淋巴细胞减少，低氧血症常见。

（5）胸部X线片和CT：双侧间质浸润，有高度特征的“磨玻璃”样表现；但30%的患者胸部X线片无明显异常，PCP成为唯一有假阴性胸部X线片表现的肺炎。

（蔡柏蔷）

参 考 文 献

1. Vilar FJ, Khoo SH, Wale T. The management of Pneumocystis carinii pneumonia. Br J Clin Pharmacol, 1999, 47:605-609
2. Castro M. Treatment and prophylaxis of Pneumocystis carinii pneumonia. Semin Respir Infect, 1998, 13: 296-303
3. Fishman JA. HIV infection and opportunistic pulmonary infections in AIDS. In: Fishman AP, Elias JA, Fishman JA, et al eds. Fishman's pulmonary diseases and disorders. 3rd ed, New York, 1998, 2103-2105
4. Gatell JM, Marrades R, El-Ebiary M, et al. Severe pulmonary infections in AIDS patients. Semin Respira Infect, 1996, 11:119-126
5. Huang L, Stansell TD. AIDS and lung. Medical Clinics of North America, 1996, 80:775-785
6. Slotar D, Escalante P, Jones BE. Pulmonary manifestations of HIV/AIDS in tropics. Clin Chest Med, 2002, 23:355-367
7. Huang L, Morris A, Limper AH, et al. An official ATS workshop summary: Recent advances and future directions in pneumocystis Pneumonia (PCP). Proc Am Thorac Soc, 2006, 3:655-664

病例17　发热2周，咳嗽、咯血1周
——重症军团菌肺炎

患者，男，28岁

【临床资料】

1. 主诉　发热2周，咳嗽、咯血1周。

2. 现病史　两周前患者出差后出现发热，体温38.5℃，多于午后、夜晚发热，胸透“未见异常”，血常规：WBC：16.3×10^9/L，中性粒细胞：77.9%，双侧扁桃体肿大，诊为“上呼吸道感染”，给予青霉素静脉点滴，3天体温无下降，改用左氧氟沙星静脉2天，体温仍在39℃左右，以午后及晚间为主，并逐渐出现咳嗽、咳白粘痰。1周后咳痰带血块，胸部X线片“双上肺异常阴影”，考虑“肺结核合并感染”，给予HRZS四联抗结核治疗及头孢呋辛抗感染治疗，但患者体温仍高达38~39℃，咳嗽、咳痰症状无好转。5天后突然咳粉红色泡沫样痰，伴有腹泻十余次、为稀水便，很快出现呼吸困难，不能平卧，咳大量粉红色泡沫痰，查体：血压：120/60mmHg，呼吸：35次/分，口唇发绀，双肺大量水泡音，考虑急性左心衰，给予强心、利尿、泰能抗感染及气管插管、呼吸机辅助呼吸治疗后，患者病情逐渐平稳。3天后拔除气管插管，为进一步诊治转入RICU。

既往史：否认结核、肝炎，否认外伤、手术及药物过敏史。否认近期接触结核患者史。

个人史：无毒物、放射性物质接触史。未到过疫区或牧区。有少量吸烟史。

3. 查体　T 39.5℃，P 100次/分，R 34次/分，BP120/80mmHg。神清，皮肤粘膜无黄染、出血点，浅表淋巴结无肿大。结膜轻度充血，巩膜无黄染。口唇轻度发绀，咽充血，扁桃体不大。双肺呼吸音粗，未闻及干湿啰音。心率100次/分，律齐，各瓣膜听诊区未闻及杂音。腹软，无压痛、反跳痛及腹肌紧张，肝脾未触及。无杵状指（趾），双足背轻度可凹性水肿。

4. 专科检查

（1）痰找瘤细胞　阴性。

（2）痰找抗酸杆菌　阴性。

（3）痰细菌培养、真菌培养　阴性。

（4）胸部X线片　双肺弥漫性渗出阴影。胸部CT：双肺大片状渗出阴影，双侧胸腔积液（图4-17-1A，B，C）。

（5）胸腔积液检查　常规：外观黄色微混，细胞总数4200/μl，白细胞数410/μl，单核90%，多核10%；黎氏试验（+）；总蛋白：1.53g/dl；LDH：205U/L；LDH/血清LDH>0.6；ADA：35.8 U/mL；抗酸染色、细菌培养：（-）；细胞学病理检查：大量高度增生的间皮细胞及急慢性炎细胞；免疫组化：Calretintin（+），CEA（-）。

5. 辅助检查

（1）血常规　WBC 33.3×10^9/L，中性粒细胞92.8%，Hb 99g/L，PLT 160×10^9/L；尿常规正常。

（2）肝、肾功能、电解质　ALT 237～380U/L，AST 267U/L；LDH 282U/L，Cr 0.8mg/dl，BUN 12.7mg/dl，Na 132mmol/L，P 3.2mg/dl。

（3）血气分析（鼻导管吸氧 5L/min）　PaO_2 64mmHg，$PaCO_2$ 38.5mmHg，SaO_2 93%。

（4）骨髓涂片染色　细胞内 G^- 球杆菌。骨髓需氧、厌氧菌培养：阴性。骨髓抗酸染色：阴性。

（5）军团菌抗体（德国欧蒙 IFA 法）　Lp8 型，急性期 1∶100，恢复期 1∶400，4 倍升高。

6. 诊断　重症军团菌肺炎。

【治疗与处理】

1. 治疗方案　莫西沙星 400mg qd 口服＋阿奇霉素 250mg qd 口服，总疗程 8 周。

2. 随访　患者出院后治疗 2 个月随访，体温正常，无咳嗽、咳痰、呼吸困难，复查胸部 X 线片，完全恢复正常（图 4－17－2）。

【讨论与分析】

1. 关于诊断　军团菌肺炎最早报道见于 1976 年美国退伍军人大会上爆发的急性肺炎，当时造成 29 人死亡，后来尸体解剖发现一种革兰阴性杆菌，即军团菌。因此，军团菌肺炎仅有 30 年的历史。军团菌肺炎可散发，也可暴发流行。社区获得性肺炎中，军团菌肺炎大约占 2%～3%，而占收入 ICU 的重症肺炎 8% 左右。军团菌肺炎是通过吸入被细菌污染的气雾或气溶胶而致病的，但是军团菌肺炎患者并不是传染源，目前还没有与军团菌患者密切接触而致病的报道。军团菌肺炎典型的病理改变为急性纤维蛋白化脓性肺炎。

（1）临床表现　军团菌肺炎的临床表现差异较大，轻者无明显症状，但是重症患者多有多器官损害。

1）肺部表现　咳嗽的发生率为 90%，呈非刺激性，伴少量非脓性痰，有时咳嗽可阵发性发生。胸痛发生率 40%，多呈胸膜炎样疼痛，有时较为剧烈，在部分患者为较突出症状。咯血发生率 17%，多为痰中带血丝。呼吸困难的发生率可达 36%～94%，一般不很严重。

2）肺外表现　部分军团菌肺炎患者中存在，可涉及全身各器官系统，其中以神经、消化和泌尿系统最为多见。

A. 神经系统　发生率约 50%，主要表现有神经状态改变，意识模糊，严重额部头痛、嗜睡和定向力障碍，偶见谵妄，言语障碍，精神错乱和步态失常等。神经系统异常表现的严重程度与发热、低氧、氮质血症或代谢紊乱无明显关系，脑脊液多数正常，偶有蛋白或淋巴细胞数轻度增高，脑电图可呈典型弥漫慢波；偶有颈项强直或脑膜刺激征的临床表现。

B. 消化系统　胃肠道表现多在发病初期时出现。25% 有恶心、呕吐，30% 有腹泻或稀便（可有腹痛、肠鸣音亢进），每日 3～4 次，为糊状或水便，无脓血和粘液便。也可有肝功能异常，但肝大、腹膜炎、胰腺炎、结肠炎、直肠周围脓肿和阑尾脓肿罕见发生。本病例在发病过程中有明显的消化系统症状，腹泻十余次，为军团菌肺炎的肺外表现。

C. 肾脏　约 25%～50% 患者有镜下血尿和蛋白尿、极少数可发生肌红蛋白尿、急性肾小管间质性肾炎、肾盂肾炎、肾脓肿、肾小球肾炎，近 10% 可发生急性肾功能衰竭。约半数患者有蛋白尿和显微镜血尿，其中某些病例属于非少尿型急性肾功能衰竭（在军团菌肺炎中仅 10% 为少尿型急性肾功能衰竭），与休克和肌红蛋白尿无关。

D. 心脏、血液系统 相对缓脉是军团菌肺炎心脏侵犯的表现，发生率约31%～50%，一般是指患者在没有心律紊乱、未用心脏起搏器和β受体阻断剂情况下，当体温在高于39℃时，其心率（约110次/分）无相应地增快（正常时每升高0.5℃，心率增快10次），偶可引起心内膜炎、心肌炎、心包炎或白细胞、血小板减少。

E. 免疫系统 纤维蛋白化脓性肌炎，肌溶解，肌酶升高。

所以，如果肺炎患者的肺外表现突出，比如：神经系统：头痛、晕厥、甚至意识丧失等；消化道症状：腹痛、腹泻、转氨酶升高；肾脏：蛋白尿、血尿、甚至急性肾功能衰竭；心脏：心律紊乱、甚至急性心力衰竭等，就要考虑有无军团菌肺炎的可能。

（2）胸部X线片 主要表现为迅速进展的非对称性、边缘不清的肺实质性浸润阴影（尽管已进行适当的抗生素治疗），呈肺叶或肺段性分布，以下叶多见，早期单侧分布，继而涉及两肺，约半数患者可发展成多叶性肺炎，1/3的患者有胸腔积液，有的可早于肺浸润阴影的出现，部分患者也可有心包积液，少数有肺脓肿和空洞，特别是在使用大量糖皮质激素或其他免疫功能底下者多见。军团菌肺炎胸部X线片异常阴影吸收缓慢，一些临床上已改善的无症状者胸部浸润影可暂时进展或持续存在，消散期可超过6周者，肺部浸润影的吸收慢于其他细菌性肺炎。

（3）非特异性检查 白细胞数中度增高，可伴核左移，血沉几乎都增快，可能有血转氨酶、乳酸脱氢酶、轻、中度碱性磷酸酶升高，有高氮质血症或血钠、血磷降低，部分患者可能有蛋白尿、显微镜下血尿。

（4）特异性检查

1）军团菌培养 标本取自痰、血液、胸腔积液、气管抽吸物、肺活检材料，培养基为活性炭酵母浸液琼脂（BCYE）（由酵母浸膏、活性炭、ACE，可溶性焦磷酸铁及琼脂组成），在2.5%～5% CO_2 环境下培养1周，如阳性特异性100%，有绝对诊断价值。

2）直接免疫荧光（DFA） 取痰、胸液或气管抽吸物等标本涂片甲醇固定后，采用荧光素标记的军团菌抗体直接与标本作用，在荧光显微镜下观察军团杆菌，每张涂膜发现5条以上染色鲜明，形态典型的细菌即可报告阳性。敏感性50%～70%，特异性96%～99%。

3）尿抗原测定 采用放射免疫法或酶联免疫法测定尿LP－1抗原；其特异性几乎100%仅次于培养，敏感性90%；本测定虽只能测定LP－1抗原，但LP－1约占嗜肺军团菌肺炎病原的80%～90%，并有以下优点：①取尿标本容易（取痰困难），胸腔积液亦可作标本；②测定迅速，在发病后3天就可检出抗原；③使用抗生素（如红霉素等）后，仍可获得阳性结果，并持续数周；④尿中抗原在发病60余天后仍存在。

4）血清抗体检查 被军团杆菌感染后，血清可出现两种特异性抗体，即IgG及IgM抗体，其中特异性IgM抗体在感染后1周左右出现，而IgG抗体在发病2周开始升高，1个月后左右达到高峰。

A. 间接免疫荧光试验（IFA） ①双份血清测定：急性恢复期血清，抗体效价增长≥4倍，并效价≥1∶128，可作为军团菌肺炎诊断依据（急性期为发病7天以内，恢复期为发病21天～42天）；②单份血清测定：单份血清抗体效价≥1∶256，提示军团菌感染，但需结合临床表现分析。

IFA有以下缺点：①抗体效价明显升高，尚要相当时间（仅27%患者发病后1周升高），影响早期诊断，有20% ~30% 嗜肺军团菌杆菌阳性的患者，其抗体效价不高；②有报告包括铜绿假单胞菌、松脆类杆菌、结核杆菌、金葡菌、大肠杆菌、嗜肺杆菌、野兔热、钩端螺旋体病、鼠疫、鹦鹉热、支原体感染及囊性肺纤维化，用加热杀死的细菌抗原作IFA检测可出现交叉反应，但抗体效价不高；③约15% 患者属于免疫功能低下或轻症患者敏感性比预期低，抗体效价达不到上述规定水平；④有些患者抗体（如LP-1的IgM抗体）升高可持续数月甚至数年，使鉴别军团菌肺炎有否再发十分困难；⑤因米克戴德军团杆菌等非军团菌引起的军团菌肺炎中，IFA的特异性不高。为避免漏诊，IFA应与其他特异性诊断技术配合使用。

B. 微量凝集试验（MAA）与试管凝集试验（TAT） 以军团菌全菌为抗原，检测患者血中凝集抗体。于起病时及4周~8周后两次采血检查，如后一次血清抗体效价呈4倍或以上增高，TAT达1:160或以上，MAA达1:64或以上为阳性，如果一次血清抗体效价达1:320或以上也为阳性。

C. 酶联免疫吸附试验（ELISA） 以军团菌为抗原用ELISA检测军团菌抗体（可检测IgM与IgG抗体）。

5）聚合酶链式反应（PCR） PCR技术是一种体外DNA扩增方法检测军团菌DNA，标本取自尿、支气管肺泡灌洗液和血清等。本方法敏感性和特异性高，具有快速和可测定嗜肺军团杆菌以外的其他军团菌的优点。但操作稍繁琐，同PCR探针方法比，PCR与ELISA结合检测军团菌操作简便。PCR和DNA探针杂交技术相结合可在一定程度上提高检测的敏感性和特异性，对非军团菌诊断的敏感性优于培养和DFA方法，但对痰军团菌检测的敏感性不如培养高。

（5）诊断和鉴别诊断 军团菌肺炎应结合患者临床综合情况诊断。典型病例有发热、寒战、刺激性咳嗽、胸痛、相对缓脉、非对称性两肺内浸润阴影等征象，病程早期发生腹泻、转氨酶升高、低磷血症、尿蛋白阳性和少量红细胞或精神神经症状等对提示军团菌肺炎的临床诊断是有帮助的。而特异性的实验室检查是诊断军团菌肺炎的重要依据，因此在怀疑本病诊断时应及时做有关军团菌病的特异性检查。遇到以下肺炎情况应考虑由军团菌引起可能：①发热体温持续超过40℃；②痰革兰涂片仅见大量中性粒细胞，罕见细菌时；③有不明原因的肺外（如神经、消化、泌尿系统等）症状，腹泻、肾功能衰竭、相对缓脉等；④低磷血症或低钠血症（排除其他原因）；⑤用β-内酰胺类、氨基糖苷类抗生素治疗无效时。

总之，目前军团菌肺炎的确定诊断有以下几种方法：①痰、胸液、血或支气管灌洗液培养阳性。但是军团菌培养需要特殊培养基，而且对营养要求高，生长缓慢，培养的阳性率不高；②军团菌尿抗原阳性。但是这种方法仅能检测嗜肺军团菌血清Ⅰ型，对于其他嗜肺军团菌以及非嗜肺军团菌阳性率很低；③双份血清抗体效价4倍升高或减低，但是血清抗体检测受检测方法的影响，其中间接免疫荧光抗体法（IFA）检测是公认比较好的方法。

2. 关于治疗 由于军团菌在细胞内寄生，所以抗生素应选择容易进入肺组织、气道分泌物并且细胞内药物浓度高的药物。大环内酯类是治疗军团菌的肺炎首选，新大环内酯抗菌素，如：阿奇霉素、克拉霉素由于抗菌活性高，副作用小，现在的使用已经比红霉素更广泛。呼吸氟喹啉酮，例如：莫西沙星、加替沙星也有很好的抗军团菌的活性，但是是否其疗效优于大环内酯类抗菌素尚不明。利福平也有抗军团菌的活性，但是临床往往不单独应用，而与大环内酯类抗菌素联用，用于严重军团菌肺炎的治疗。此外，有免疫抑制者尽可能停用免疫抑制药物。当前，常用治疗方案如下：

（1）大环内酯类　新大环内酯类如阿奇霉素、克拉霉素、罗红霉素有比红霉素更好抗军团菌活性，可首选用于军团菌肺炎治疗。阿奇霉素或克拉霉素 500mg 静滴或口服每日 1 次。红霉素一般 1.0g 静滴每 6 小时 1 次，若治疗反应好，2 天后可改为口服 0.5g 每 6 小时 1 次，疗程 2 周～3 周，以防复发。

（2）氟喹诺酮类　环丙沙星、氧氟沙星、莫西沙星等有较好抗军团菌活性，一般 400mg 静滴每日 1 次。现认为对病情严重、院内感染及免疫功能缺陷者应首选氟喹诺酮类。

（3）利福平　由于可导致耐药菌株生长，一般不单独应用，常与红霉素联用治疗严重感染、免疫抑制或对单用红霉素效果不佳者，剂量为 0.45g～0.6g 每日 1 次静滴或口服。

（4）四环素类　多西环素用于不能应用红霉素者，首剂 0.2g 静滴，然后 0.1g 每 12 小时一次静滴，有效后改为口服。

【提示】

本病例患者为青年男性，发病前有出差、到公共浴室洗澡的经历。急性起病，病初呼吸道症状轻，稽留热型；病情进展快，出现呼吸衰竭；查体发现双肺未闻及湿性啰音；血常规示白细胞数增高，而且进行性升高，血沉快，进行性升高，胸腔积液为渗出性；当时给人的印象是感染，是社区获得性肺炎，还是肺结核？患者抗生素治疗无效，但怎么看抗生素治疗无效？患者应用青霉素静脉 3 天，左氧氟沙星静脉 2 天，红霉素、头孢呋辛 5 天、泰能 6 天，故可以除外一般感染，因为泰能具有相当强的杀菌作用，泰能治疗 6 天仍无效，应该考虑为特殊感染。另外，患者肺外表现多，消化道：腹泻、肝转氨酶升高，心脏：急性左心衰，血液系统：WBC 高，贫血。当时治疗上应用泰能，但患者体温无下降，停用泰能，应用加替沙星加克拉霉素治疗后体温下降，但由于患者肝转氨酶高达 380U/L 多，停用克拉霉素，以后体温波动并上升 39℃。这时抗生素怎么用？患者可能为特殊感染，停用静脉抗生素，应用口服抗生素莫西沙星 400mg qd、阿奇霉素 250mg qd。坚持治疗后，患者体温下降至 37℃左右，呼吸衰竭完全纠正，可以停止吸氧并下地活动。另外，患者胸部 X 线片、CT 显示双肺阴影明显吸收，胸腔积液消失，转氨酶下降。现在可以肯定患者肝酶升高是疾病本身引起的，坚决积极治疗原发病后肝酶下降；WBC 明显下降。

对于本病例需查找感染的证据。虽进行各种标本的培养，均为阴性，未发现病原体。非典型病原体抗体检查，支原体、衣原体抗体阴性、军团菌抗体（试管凝集法）均阴性，关于结核方面的检查均阴性、肥达－外斐试验阴性。但骨髓涂片发现胞内 G^- 球杆菌，其中一个细胞内有 6 个细菌。胞内细菌种类较少，军团菌是其中一个，典型的军团菌为 G^- 球杆菌，此患者已用抗生素一个多月，细菌的形态可能会发生变化。找到胞内菌，在治疗上选用了针对胞内菌的两种药物：莫西沙星和阿奇霉素，这两种药物胞内的浓度远远高于胞外浓度。其他的抗生素，包括所有的 β－内酰胺类都不能进入胞内杀菌，只有大环内酯类和氟喹诺酮类这两类药物可进入胞内杀菌。由于考虑到特殊感染，患者入院时血清与恢复期血清抗体变化对诊断有相当意义。抗体检测方法采用德国欧蒙实验室的 IFA 方法，此法在检测军团菌抗体的方法中，是一个标准的方法，而不同于常用的试管凝集法。结果检测到 Lp8 抗体，急性期 1∶100，恢复期 1∶400，4 倍升高，依据此结果军团菌肺炎确诊，此患者为 Lp8 型军团菌。

本病例为社区获得性肺炎，且还是一例重症肺炎。但是对于常见的社区获得性肺炎本病例所用的抗生素，包括青霉素、红霉素、左氧氟沙星、头孢呋辛应该有效，但治疗后病情无改善，反而迅速进展，故还需要考虑特殊感染或耐药菌感染，但真菌感染没有依据。至于结核，当时病变以双上肺为主，故应该考虑，但从急性起病，病情进展迅速看，结核病可以除外。重症肺炎合并多系统损害，包括心脏、消化系统、血液系统的改变是该患者的特点。从患者的临床表现、治疗转归分析，确实非常支持军团菌感染，可惜开始采用试管凝集法检测结果是阴性的。后来在骨髓涂片中发现 G^- 球杆菌，进一步采用 IFA 法，确诊病原体为军团病菌。

本病例诊治经过表明，对于临床遇到的肺外表现比较突出的重症肺炎，临床上要警惕军团菌肺炎。目前由于军团菌肺炎的诊断方法的限制（如：军团菌培养、尿抗原），即使开始血清抗体检测阴性也不能完全排除军团菌肺炎的诊断，2～3 周后复查军团菌抗体，如果抗体效价 4 倍变化，则可以明确诊断。另外，应该注意，对于军团菌抗体检测，IFA 法是公认的金标准。

另外，经典教科书认为大环内酯类抗生素或氟喹喏酮抗菌药在用药 48 小时内起效，但个别患者在用药 1 周后才可能起效。对于军团菌肺炎的疗程，一般推荐 2～3 周。某些病例抗感染治疗 2～3 周，可能疗程过短，6～8 周可能比较合适。对于重症军团菌肺炎，可以联合使用大环内酯类抗生素和氟喹喏酮类抗菌药。

（曹　彬）

参 考 文 献

1. 中华结核和呼吸病杂志编辑委员会. 军团菌肺炎诊断标准. 中华结核和呼吸杂志，1992，15：281
2. 陆慰萱、朱元珏、罗慰慈，等. 嗜肺军团杆菌肺炎 37 例综合分析. 中华结核和呼吸杂志，1997，20：91－93
3. Yu VL. Vergis EN. Legionellosis. In：Fishman AP，Elias JA，Fishman JA，et al eds. Fishman's pulmonany diseases and disorders. 3rd ed，New York：McGraw－Hill，1998，2235－2246
4. Pedro－Botet ML，Sabria－Leal M，Haro Metal . Nosocomical and community－acquired Legionella pneumonia：Clinical comparative analysis . Eur Respir J，1995，8（11）：1929－1933
5. Cunha BA. Ortega AM. Atypical pneumonia. extra－pulmonary clues guide the way to diagnosis. Postgrad Mad，1996，99（1）：123－128
6. Cunha BA. Clinical feature of legionnaires'disease. Seminars in Respiratory Infection，1998，13：11～127
7. Goetz MB，Finegald SM. Pyogenic bacterial pneumonial，lung abecess and empyema. In：Murray M，Nadel B eds. Textbook of respiratory medicine. 3rd ed，Philadelphia：W－B Saunders，2000，P1014－1015
8. Hidiyeh M，Carrol KC. Laboratory diagnosis of atypical pneumonia. Semin Respir Infec，2000，15：101
9. Den Boer JW & Yzerman EPF. Diagnosis of Legionella infection in Legionnaires disease. Eur J Clin Microbiol Infect Dis，2004，23（12）：871－878
10. Dieder BMW. Legionnella spp. and legionnaires'disease. J. Infection，2008，56（1）：1－12

病例18　间断咯血12年，加重2月余
——白塞（贝赫切特）病合并肺动脉瘤形成

患者，男性，37岁

【临床资料】

1. 主诉　间断咯血12年，加重2月余。

2. 现病史　患者12年前无诱因出现发热，最高40℃，伴口腔溃疡、外阴溃疡。无咳嗽、咳痰，无活动后呼吸困难、无咯血、胸痛，无腹痛、腹泻。肺CT发现肺内阴影、右肺门大。数周后患者无诱因出现胸闷憋气，活动后加重，咯新鲜血，每日数十至数百毫升，最大量可达500 ml。行针刺试验及颈部淋巴结活检诊为白塞病。给以泼尼松40mg qd，后渐为减为30mg qd，病情渐好转，偶有痰中带血。泼尼松减至10mg qd后即出现口腔、外阴溃疡，间断咯血，鲜红色，量逐渐增多，每次最大量可达800 ml，Hb渐降至33g/L。

3. 查体　发育正常，体型偏瘦，贫血貌。口腔无溃疡，气管略右偏，右下肺叩实音，右下肺呼吸运动减低，双肺未闻及干啰音。心率：94次/分，律齐，心尖部可闻及3/6级病理性杂音。周围血管征（-）。腹（-），外阴未见溃疡。

4. 专科检查

（1）痰细胞　（-）。

（2）痰细菌　（-）。

（3）痰结核菌　（-）。

（4）PPD　（-）。

（5）胸部X线片　右肺门下方约4cm大小的结节影（图4-18-1）。

（6）胸部CT　右下肺动脉血管瘤。右中间段支气管狭窄，右下叶支气管闭塞，右下肺不张（图4-18-2）。

5. 辅助检查

（1）V/Q扫描　右肺中叶及左肺后基底段灌注减低，通气正常。

（2）肺动脉造影　右肺动脉主干局限性狭窄，右下肺动脉主干动脉瘤，远端分支未见显影，左肺舌段动脉分枝减少（图4-18-3）。

6. 诊断　白塞（贝赫切特）病合并肺动脉瘤形成。

【治疗与处理】

1. 治疗方案　泼尼松50 mg/d，环磷酰胺100 mg/d。

2. 方法与剂量　见讨论部分。

【讨论与分析】

1. 关于诊断　1937年土耳其皮肤科医师Behcet首先报道了一组口腔溃疡、生殖器溃疡和眼葡萄膜炎病变的三联征，后称之为眼、口、生殖器综合征。白塞病（Bechet's disease，BD）是一种以复发性口腔溃疡、生殖器溃疡、眼炎及皮肤损害为特征的累及多系统的全身性疾病。病变主要发生于口-眼-生殖器，可有结节红斑。关节、消化、心脏、泌尿、神经

系统均可受累及，少数有下肢静脉炎及大动脉炎。肺累及率为5%～10%，少数病例肺部病变为BD的唯一表现。该病多见于男性。病理组织学的主体是血管炎，白塞病的病因不明确，临床表现复杂多样，缺乏实验室特异诊断标准，无有效根治方法，有眼、中枢神经及大血管受累者预后不佳。任何年龄均可患本病，发病年龄16～40岁。国内BD患病率约为10～25/10万人。

(1) 临床表现　本病全身各系统均可受累。常见受累部位为口腔、生殖器、皮肤、眼、关节等，大血管、神经系统和消化道等受累较少见。病程中常发热、头痛、乏力、食欲不振等全身症状。过度疲劳、月经前后、气候或季节变化均可引起病情加重。

1) 口腔溃疡　为BD的最基本症状，几乎所有患者均有复发性口腔溃疡，且为首发症状。不定期复发，溃疡可发生在口腔的任何部位，多位于舌缘、颊、唇、软腭、咽、扁桃体等处。可为单发，也可成批出现。初为一圆形红斑，继之出现一针尖大小疱疹，很快发展成溃疡，米粒或黄豆大小，圆形或不规则形，边缘清楚，深浅而一，底部有黄色覆盖物，周围为一边缘清晰的红晕伴有疼痛。一般约1～2周可自行消退不留瘢痕。

2) 生殖器溃疡　75%患者合并生殖器溃疡，病变与口腔溃疡基本相似。但出现次数少。溃疡深而大，疼痛剧烈、愈合慢、复发次数少。受累部位为外阴、阴道、肛周、宫颈、阴囊、阴茎等处。少数患者溃疡可经久不愈。可因溃疡深而致大出血或阴囊静脉壁坏死破裂出血。

3) 眼炎　眼部受累可在起病后数月内出现，但也可在口腔溃疡几年后出现。约25%患者可致失明。最常见的眼部病变为葡萄膜炎。眼球其余各组织也均可受累，包括角膜炎、疱疹性结膜炎、巩膜炎、脉络膜炎、视网膜炎、视神经炎、坏死性视网膜血管炎、眼底出血等。前房积脓是葡萄膜炎的最严重表现。由于前后葡萄膜炎、视网膜血管炎可致患者视物不清，患者常主诉眼前有点状物。葡萄膜炎及视网膜血管炎为眼损害的特征性表现。

4) 皮肤病变　皮损发病率可达98%，表现为结节性红斑、疱疹、丘疹、痤疮样皮疹、多形红斑、环行红斑、坏死性结核疹样损害、浅表栓塞性静脉炎、大疱性坏死性血管炎、Sweet病样皮损、脓皮病等。

5) 关节损害　关节症状约占60%，包括关节痛和关节炎。可累及四肢大小关节，可表现为非对称性或对称性、单发或多发，反复发作。

6) 神经系统损害　即神经白塞病，发病率为5%～50%，多于病后数月至数年出现，少数患者中可为首发症状。中枢神经系统受累比外周神经系统多见。神经系统受累的临床表现因受累部位不同而不同。

7) 消化道损害　即肠白塞病，发病率为10%～50%。从口腔、食管下端、胃部、回肠远端、回盲部、升结肠到肛门的全消化道均可受累。溃疡可单发或多发，深浅不一，表现为上腹饱胀、吞咽困难、中下腹胀满、阵发性绞痛、腹泻、便秘等。严重者可有溃疡穿孔引起消化道出血。

8) 心血管损害　全身大小血管均可累及，大血管累及时称为血管白塞病。动脉系统受累时，因血管壁的炎症使动脉壁的弹力纤维破坏，造成动脉扩张或产生动脉瘤样改变。有的动脉壁内膜纤维增生，使管壁增厚导致管腔变窄伴血栓形成。可有无脉症样表现。脑动脉受累时可有头晕、头痛、晕厥。冠状动脉受累时可出现心肌缺血梗死。主动脉瘤破裂时可致死。

9) 泌尿生殖系统　肾脏损害较少见，可有间歇性或持续性蛋白尿或血尿，症状较轻，多为一过性。肾动脉受累时可发生肾性高血压，肾病理检查可有 IgA 肾小球系膜增殖性病变或淀粉样变。附睾炎发生率约为 4% ~10%，较具特异性。

（2）肺部损害的临床表现　BD 的肺部损害约 5% ~10%，但大多病情严重。肺血管受累时有肺动脉瘤形成，瘤体破裂时可形成肺血管 - 支气管瘘，致肺内出血；BD 合并肺血管病是一少见疾病，北京协和医院自 1999 年 ~2004 年共收治了 7 例确诊 BD 合并肺动脉瘤的病例。BD 合并肺动脉血栓较少见，肺静脉血栓形成可致肺梗死；肺泡毛细血管周围炎可使内皮增生纤维化影响换气功能。肺受累时患者有咳嗽、咯血、胸痛、呼吸困难等。大量咯血可致死亡。

BD 的肺基本病理损害是肺血管病变和间质病变两种类型，全肺血管均可受累，表现为毛细血管和不同口径的动脉和静脉受累的节段性血管炎，以及血栓形成，肺血栓栓塞或肺梗死等，可有结节与动脉瘤形成。

BD 的肺部表现在肺外症状开始出现后 3 ~6 年开始显示。病变分血管病变和间质病变两种类型，但以前者为主，全肺大小血管均可受累。肺部表现是由肺血管炎及其后遗改变，肺栓塞和气管支气管树小溃疡引起。肺血管炎常合并血栓、肺梗死、肺出血、肺动脉瘤形成。血管的炎症反应主要为淋巴细胞性，但也可见浆细胞、嗜酸性粒细胞、巨噬细胞和中性粒细胞浸润炎症血管。肺动脉瘤的形成是由于炎症渗出破坏动脉壁的弹力组织和肌组织，并由纤维组织所取代。病变的组织往往同时可见新鲜和陈旧的机化性血栓。肺血管树受累是白塞病最严重、预后最差的表现之一。

BD 的肺部主要病变为复发性多发性肺栓塞，肺动脉炎和动脉瘤形成。主要呼吸系统症状是咯血，发生率达 91.7%，41% 患者咯血量大，需输血。咯血是本病预后最差的征象，30% 的患者可因此而致命，其中 80% 在两年内死亡。咯血的原因主要是动脉瘤的破裂、支气管血管吻合处破裂、血栓栓塞所致的肺梗死、支气管粘膜溃疡等，本病例患者反复发生咯血，很可能为多次肺动脉瘤破裂所致。其他症状为：有呼吸困难，通常是肺实质受累所致，肺实质受累后出现支气管炎、肺气肿和肺纤维化，形成限制性或阻塞性通气障碍。胸膜炎样胸痛与肺梗死或肺部感染有关，可有咳嗽和发热等。

90% 的 BD 患者显示胸部 X 线片异常改变，并与肺血管炎、肺出血或肺梗死有关，表现为双侧弥漫性浸润，单侧节段性浸润（以右下叶为主）、肺门血管突出、胸腔积液，或显示为单或双侧大小不一的弥漫性渗出或圆形结节状阴影，有时可被误诊为肺炎、肺肿瘤甚至肺脓疡。肺栓塞时可表现为肺门周围的密度增高的模糊影。高分辨 CT 或肺血管造影等均有助于肺部病变诊断。胸部 CT 能显示肺动脉瘤病变，高分辨 CT 对诊断肺血管炎更有价值，表现为星状影，这与炎症和动脉瘤形成，而造成的血管口径不规则变化有关。

诊断白塞病所致的肺部病变较为困难，但现在随着诊断技术的发展，BD 的肺病变的诊断正确率也有所提高，常用的有：

A. 肺通气/灌注（V/Q）显像　将有助检出肺内病变，部分患者肺 V/Q 显像可见双侧弥漫性灌注缺损。

B. 肺动脉造影　①肺动脉高压征；②肺动脉受累及其病变呈弥漫性及双侧性，也有以一侧为主；③肺动脉瘤形成，国外报道 2179 例白塞病中，有 24 例（1.1%）发生肺动脉瘤，多见于左下叶肺动脉起始部，有些呈多发，双侧性及囊性；④单个或多个肺动脉闭塞。造影前必须严格选择病例。但是，血管造影可能会造成血管瘤破裂，故不能作为常规检查和治疗的手段。

C. 胸部 CTPA（CT 肺动脉造影）　有助于动脉瘤的诊断，动脉瘤的 X 线征象也可显示浸润性阴影。如若动脉瘤的近端血管有血栓形成而发生闭塞，血管造影就可产生阴性结果。CT 肺动脉造影可避免假阴性结果，是一项安全、可靠的诊断方法。也可避免发生错误地进行带有危险性的动脉瘤针刺活检。CT 肺动脉造影将为大咯血的 BD 患者提供手术指征。MRI 对血管受累及的显示更清晰。

肺功能检查显示阻塞性通气功能障碍。白塞病患者常有严重的、不可逆的气道阻塞，及 V/Q 比例失调，弥散功能仅轻度下降。对支气管扩张药物的治疗反应很差。引起气道阻塞的原因可能与 4 ~5 级支气管管腔狭窄及支气管上皮炎性病变有关。

（3）实验室检查　BD 的实验室检查无特异性。活动期可有血沉增快、粘蛋白、C 反应蛋白升高、免疫球蛋白轻度升高；部分患者血浆铜兰蛋白及冷球蛋白阳性。血小板凝集功能增强，V 因子、Ⅷ因子、纤维蛋白原水平增高、冷球蛋白溶解时间延长等。

针刺反应试验：用无菌针头在前臂屈面中部斜行刺人约 0.5 ~1cm 后，退出或注射生理盐水，24 ~48 小时后局部出现直径约为 2 ~5mm 大小的毛囊炎样小红点或脓疱疹样改变为阳性，否则为阴性。此试验特异性比较高且与疾病活动性相关。

（4）诊断和鉴别诊断 BD　诊断主要依靠临床表现，故应注意详尽的病史采集及典型症状的临床表现。为了便于本病的诊断，现将国际标准（1989 年）介绍如下（表 4 -18 -1）。

表 4 -18 -1　白塞（贝赫切特）病分类标准

1. 反复口腔溃疡：1 年内反复发作 3 次
2. 反复生殖器溃疡：医师观察到或患者诉说生殖器溃疡
3. 眼病变：前和（或）后葡萄膜炎、视网膜血管炎、裂隙灯检查时玻璃体内可有细胞
4. 皮肤病变：结节性红斑、假性毛囊炎、脓性丘疹、座疮样皮疹（非青春期且未服用糖皮质激素者）
5. 针刺试验阳性
有反复口腔溃疡伴其余 4 项中 2 项以上者，可诊断为本病。其他与本病密切相关并有利于诊断的症状有：关节痛或关节炎、皮下栓塞性静脉炎、深部静脉栓塞、动脉栓塞和（或）动脉瘤、中枢神经病变、消化道溃疡、附睾炎和家族史

鉴别诊断：诊断 BD 应注意排除其他疾病。通常典型病例诊断并不困难，但表现不典型者、以某一系统症状为突出表现者易误诊为其他疾病。以关节症状为主要表现者，应注意与类风湿关节炎、Reiter 综合征、强直性脊柱炎相鉴别；皮肤损害应与多形红斑、结节红斑、梅毒、Sweet 病、单纯疱疹感染、系统性红斑狼疮相鉴别；神经系统损害与感染性、变态反应性脑脊髓膜炎，脑脊髓肿瘤，多发性硬化，精神病相鉴别；附睾炎与附睾结核相鉴别。

在诊断 BD 合并肺部表现时应注意排除其他肺疾病，如肺结核及肺炎。确诊为肺动脉瘤时，注意结合临床，与慢性肺动脉高压、真菌、外伤、梅毒、巨细胞动脉炎所致的动脉瘤鉴别。肺血管炎的病理也应与其他肺疾病，如韦格纳肉芽肿等鉴别。非白塞病引起的肺栓塞及梗死，一般无血管炎，可资鉴别。

2. 关于治疗　BD 目前尚无有效的根治办法。治疗的目的在于控制现有症状，防治重要脏器损害，减缓疾病进展。

（1）一般治疗　急性活动期，应卧床休息。发作间歇期应注意预防复发。如控制口、咽部感染，避免进刺激性食物。伴病毒感染者可用阿昔洛韦等抗病毒药治疗。明确有结核病者应进行正规抗结核治疗。

（2）局部治疗　口腔溃疡可局部用糖皮质激素糊膏或贴膜等，毛囊炎样皮疹可用抗生素软膏；生殖器溃疡用1∶5000高锰酸钾溶液清洗后加用抗生素软膏；眼结角膜炎可应用皮质激素眼膏或滴眼液，眼葡萄膜炎须应用散瞳剂点眼以防止炎症后粘连，重症眼炎者可在球结膜下注射肾上腺皮质激素。

（3）全身治疗

1）非甾体类抗炎药　可消炎镇痛作用。对缓解皮肤损害、生殖器溃疡疼痛及关节炎症状有一定疗效，常用药物有布洛芬0.4~0.6g，3次/日；萘普生0.2~0.4g，2次/日；双氯酚酸钠25mg，每日3次。

2）秋水仙碱　对关节病变、结节红斑、口与阴溃疡、眼色素膜炎均有一定的治疗作用，0.5mg，每日3次。

3）酞胺哌啶酮（thalidomide）　用于治疗严重的口腔、生殖器溃疡。50mg，每日3次。妊娠妇女禁用，以免致畸，另外有引起神经轴索变性的副作用。

4）肾上腺糖皮质激素　对控制急性症状有效，但停药后易复发，故主要用于全身症状重，有中枢神经系统病变，内脏系统的血管炎，口、阴部巨大溃疡及急性眼部病变。一般2周内症状控制即可减量，逐渐减量后停药。常用量为泼尼松40~60mg/d，重症患者如严重眼炎、中枢神经系统病变、严重血管炎患者可考虑采用静脉应用大剂量甲基泼尼松龙冲击，1000mg/d，3天为一疗程，同时配合免疫抑制剂效果更好。

5）免疫抑制剂　重要脏器损害时应选用此类药。常与肾上腺皮质激素联用。此类药物副作用较高，用药时间应注意严密监测。常用药物有苯丁酸氮芥、硫唑嘌呤、环磷酰胺、甲氨蝶呤、环孢素等。①苯丁酸氮芥：用于治疗视网膜、中枢神经系统及血管病变。用法为2mg，每日3次。持续使用数月直至病情控制至稳定，然后逐渐减量至小量维持。病情完全缓解半年后可考虑停药。一般神经系统病变经治疗后可获得较长时间的缓解。但眼损害需用药2~3年以上，以免复发。用药期间，应眼科就诊，定期监测视力情况及眼葡萄膜炎及视网膜炎的活动性。副作用有继发感染，长期应用有可能停经或精子减少、无精；②硫唑嘌呤：0.1g，每日2次。可抑制口腔、眼睛的病变。停药后易复发；③甲氨蝶呤：低剂量（每周7.5~15mg，口服或静注）可用于治疗神经系统病变。副作用有消化道及骨髓抑制、肝损害等；④环磷酰胺：在急性中枢神经系统损害或肺血管炎、眼炎时，可以和泼尼松配合使用，采用大剂量静脉冲击疗法，每次用量0.5~1.0/m^2体表面积。3~4周后可重复使用；⑤环孢素：治疗对秋水仙碱或其他免疫抑制剂有抵抗的眼白塞病效果较好。剂量为每天5~7mg/kg，应用时应注意监测血压和肝肾功能，不用于非急性眼病患者。

【提示】

1. 白塞病合并肺动脉瘤临床上并不常见，不同程度的咯血是该病最常见和最典型的临床表现，本例患者单次咯血量达500ml之多，咯血乃动脉瘤破裂侵入支气管所致。而活动性血管炎导致原位血栓形成是也是咯血的重要原因，发热是咯血后吸收热所致。

2. 本例BD合并肺动脉瘤，胸部影像学的表现为肺门增大、近肺门处团块或结节影，肺动脉造影可见结节影明显而且均匀的增强现象。从肺动脉造影结果看，本例患者的肺动脉瘤呈囊状的瘤样扩张，并有远端血管闭塞。肺动脉瘤的直径4 cm。文献报道白塞病合并肺动脉瘤直径为 1 ~ 7cm，曾报道 1 个患者最多可有 7 个肺动脉瘤。就肺血管瘤发生的位置来说，本例患者肺动脉瘤发生在右下肺动脉主干，文献报道 BD 合并肺血管瘤多发生于右下基底段肺动脉，其次好发于右和左肺动脉主干。

3. BD 合并肺动脉瘤时，肺通气/灌注扫描常常表现为双侧段或亚段灌注减低，与通气不匹配，本例患者肺灌注扫描结果符合上述特点。肺动脉瘤常伴有下肢深静脉血栓，但栓子紧紧地粘附于炎性静脉壁，因此白塞病患者很少发生肺血栓栓塞，但也有 BD 合并肺血栓栓塞的报道。

4. 甲基泼尼松龙联合环磷酰胺是目前治疗白塞病合并肺动脉瘤的经典而有效治疗方案。有文献报道治疗白塞病合并肺动脉瘤时，环磷酰胺每月 1000mg 冲击或 2mg/（kg·d），同时合用口服甲基泼尼松龙 1mg/kg；对于严重咯血的治疗为甲基泼尼松龙 500 ~ 1000mg/d 联合环磷酰胺，连续冲击 3 天。根据病情甲基泼尼松龙可逐渐减量，而环磷酰胺则需要维持至少 1 年，硫唑嘌呤可以替代环磷酰胺。本例采用糖皮质激素结合免疫抑制剂的疗法，咯血逐渐停止，未再出现咯血症状。

5. 有关白塞病合并肺血管瘤的介入治疗问题，文献报道血管造影或介入治疗可能会造成血管瘤破裂，故不能作为常规检查和治疗的手段。

总之，白塞病患者病程中若有咯血，特别是胸部影像学出现难以解释的肺门突然增大、肺部孤立或多发结节影时，应想到合并肺动脉瘤的可能，并注意和肺血栓栓塞鉴别。增强胸部螺旋 CT 是诊断该病简单、安全的手段，糖皮质激素结合免疫抑制剂是治疗该病的有效手段。因此，对该病的早期认识，积极有效的治疗必将改善患者的预后。

（蔡柏蔷）

参 考 文 献

1. Tunaci A, Berkmen YM, Gokmen E. Thoracic involvement in Behcet's disease: Pathologic, clinical, and imaging features. AJR, 1995, 164: 51 - 56
2. Moutsopoulos HM. Behcet's syndrome. In: Braunwald E, Fauci AS, Issebacher KJ, et al eds. Harrisons principles of internal medicine. 15th ed, New York: McGraw - Hill, 2002, 1956 - 1956
3. Annaca LS, Idil A, Batioglu F. A descriptive study on Behcet's disease. Acta Ophthalmol Scand, 1996, 74: 403 - 406
4. 李向培. 白塞病. 见：吴东海，王国春主编. 实用临床风湿病学. 北京：中国医药科技出版社，497 - 506
5. Saba D, Saricaoglu H, Bayram AS, et al. Arterial lesions in Behcet's disease. Vasa, 2003, 32: 75 - 81
6. Mahendran C, Singh P, Mani NB, et al. Successful treatment of pulmonary artery aneurysms secondary to possible Behcet's disease. Respiration, 2002, 69: 355 - 358
7. Hamuryudan V, Yurdakul S, Moral F, et al. Pulmonary artery aneurysms in Behcet's syndrome: A report of 24 cases. Br J Rheumatol, 1994, 33: 48 - 51
8. Tunaci M, Ozkokmaz B, Tunaci A, et al. CT findings of pulmonary artery aneurysms during treatment for Behcet's disease. AJR, 1999, 172: 729 - 733
9. Erkan F, Gül A, Tasli E. Pulmonary manifestation of Behcet's disease. Thorax, 2001, 56: 572 - 578

病例 19 发热伴咳嗽、咳痰 2 周
——奴卡菌肺炎

患者：男，55 岁

【临床资料】

1. 主诉 发热伴咳嗽、咳痰 2 周。

2. 现病史 患者于 2004 年 2 月 3 日夜间无明显诱因畏寒，寒战，体温 37.2℃，胸部 X 线片“右下肺近肋膈处可见约 2cm 类圆形密度增高影”，CT“右肺内上叶尖段及下叶后基底段病灶，肝内低密度占位”，静脉予林可霉素 + 地塞米松治疗 3 天效果不佳，仍有发热，T 最高为 39.2℃，伴咳嗽、咳白粘痰，有时咳灰黑色痰（3 ~ 4 口/日），伴胸闷、憋气，不能平卧，同时感右上腹持续性胀痛，期间出现恶心、呕吐胃内容物 1 次，此后换用头孢呋辛体温有所下降，仍有低热，10 日患者出现双下肢水肿。血常规：WBC 19.7 $\times 10^9$/L，中性粒细胞 85.4%；尿酮体 ≥7.8mmol/L，Glu ≥28 mmol/L；空腹血糖 16.6 mmol/L，血 K^+ 2.8mmol/L，Na^+ 121mmol/L，Cl^- 89mmol/L，诊断糖尿病酮症治疗后收入院。患病以来无皮肤脓肿，无头痛，意识改变，有多尿，多饮，食欲较差，精神、睡眠尚可。排便 1 次/日，夜尿 4 ~ 5 次。体重近来减轻 10kg。

既往史：血糖升高 1 年，未规律服用降糖药物。否认结核、肝炎病史。起病前曾有家禽接触史。吸烟 1 包/日 ×40 余年，已戒 4 年，不饮酒。

2. 查体 入院查体：T 37.2℃，R 16 次/分，BP 120/70 mmHg，一般情况可，右下肺呼吸音低，可闻及细湿啰音。HR 90 次/分，律齐，未闻及杂音及心包摩擦音。腹部外形膨隆，触诊腹软，无压痛，肝肋下 3 指，肝区无叩痛。

3. 专科检查

（1）肺功能 无异常。

（2）痰找瘤细胞 阴性。

（3）痰找抗酸杆菌 阴性。

（4）痰细菌培养、真菌培养 阴性。

（5）胸部、腹部 CT 双肺多发空洞，肝脓肿，少量胸腔积液（图 4 - 19 - 1）。

（6）经皮肺穿刺肺组织 弱抗酸染色见大量奴卡菌（图 4 - 19 - 2）。

4. 辅助检查

（1）血常规 WBC 11.64 $\times 10^9$/L，中性粒细胞 82.6%，Hb 112g/L，PLT 391 $\times 10^9$/L。

（2）尿常规 Glu≥55 mmol/L，RBC LARGE，WBC 10 ~ 15/HPF。

（3）肝、肾功能、电解质 ALT 及 TBil 正常，ALB 2.7mg/dL，K^+ 4.23mmol/L，Na^+ 124.9 mmol/L，Cl^- 92.1mmol/L，Cr 0.98mg/dl，Glu 271mg/dl。

（4）血糖谱 空腹 6.0 mmol/L，早餐后 2h 9mmol/L，中餐后 2h 7.1mmol/L 晚餐后 9.2mmol/L，睡前 8.2mmol/L。

5. 诊断 奴卡菌肺炎，继发肝脓肿，糖尿病。

【治疗与处理】

1. 治疗方案 头孢曲松2g qd 静脉滴注 + 复方新诺明 2 片 bid，头孢曲松疗程 3 周，复方新诺明总疗程 4 个月。

2. 随访 患者出院后 1 个月随访，体温正常，无咳嗽、咯痰、呼吸困难。复查胸部 CT，病灶已明显吸收，但残留少许空洞样病变和结节状病变；腹部 CT 则完全恢复正常（图 4 - 19 - 3 A，B）。继续治疗后胸部 CT 完全正常。

【讨论与分析】

1. 关于诊断 奴卡菌病（Nocardiasis）是奴卡菌属病原体造成的局限性或播散性，急性或慢性化脓性疾病。本病常见病原体包括星形奴卡菌（N. asteroides），巴西奴卡菌（N. brasiliensis）和豚鼠奴卡菌（N. caviae），尤以星形奴卡菌最为多见。奴卡菌属其他病原体如 Nocardia transvalensis 和 Nocardia veterana 的感染等亦有报道。奴卡菌是一种呈分支状的革兰阳性棒杆菌，标准抗酸染色（3% 盐酸，即 Ziehl - Neelsen 法）阴性，而改良的弱抗酸染色（1% 硫酸，即 Kinyoun 法）为阳性，借此可以和分枝杆菌鉴别。奴卡菌一般生活在土壤和有机质中，可以通过皮肤，呼吸道和消化道等途径侵入人体，侵入后感染可以局限在某个器官，如足菌肿型或皮肤肿型奴卡菌病，但在免疫力低下的患者往往造成血源播散。除了肺炎以外，最易发生化脓性感染的部位是脑，其次有肾脏，脾脏，肝脏，甲状腺，肾上腺和骨。皮肤脓肿也是常见的并发症，但是该部位的脓肿形成不一定由血行播散造成，也可以是奴卡菌直接定植（inoculation）的结果。

文献报道，奴卡菌感染往往多见于免疫力低下（如 HIV 感染，器官移植，长期服用糖皮质激素等），或是有肺部基础病（如慢性阻塞性肺疾病，肺隔离症，肺泡蛋白沉积症，囊性纤维化等）的患者。免疫力正常的奴卡菌肺炎患者也屡有报道。本例患者有未控制的糖尿病，可能是其感染奴卡菌的基础。另外，患者生活在农村地区，经常接触土壤、家禽，有接触奴卡菌的机会。

（1）临床表现 大多数奴卡菌病都伴有肺部病变的发生（约为70% ~75%），其他主要受累的脏器有脑、肢体、腹壁、眼睛、纵隔等。

肺奴卡菌病的临床表现无特异性，各个肺叶均可受累，可表现为大叶性肺炎、肺脓肿、或肺结核样症状；还可类似于肺部葡萄球菌感染等。主要症状有发热，寒战可不明显，盗汗，乏力，厌食及咳嗽，初为干咳，逐渐出现粘液脓性痰或血痰，严重者还可出现呼吸困难。病程逐渐慢性化，出现消瘦等消耗症状。此期病例易与肺结核、肺脓肿、肺癌等混淆，应注意鉴别。肺部形成空洞的常有咯血；累及胸膜的可有胸痛及脓胸的体征。胸壁受累的可形成皮下窦道，经久不愈，类似于放线菌病。

约 1/3 肺奴卡菌病患者可通过血行播散侵入脑、肝脏、肾脏、皮肤等部位，形成迁徙病灶，多为转移性脓肿，导致播散性奴卡菌病。主要见于免疫力低下或缺损的患者。本病例已经播散至肝脏，有肝脓肿形成。

（2）实验室检查 常规检查有中性粒细胞增多、血沉增快等。细菌学检查通常取痰液、脓液、胸腔积液、脑脊液等标本进行涂片检查。典型者可以发现革兰阳性或抗酸染色弱阳性的纤细分支状菌丝，直径小于1um，长度在10 ~20um 间，长者可达50um，或串珠样类似于球菌的菌体（图 4 - 19 - 2）。奴卡菌可以在多种培养基上生长，但生长缓慢。用含血培养基、氧气充分以及次培养过程中使用避光的方法可以加快细菌生长的过程。为避免漏诊，应建立以下重要原则：

1）奴卡菌生长缓慢，2 周时间才有明显的菌落形成，4 周时菌落才出现特征性外观，因此，对可疑病例标本培养的时间应尽可能长，至少 4 周。

2）一旦痰涂片发现革兰阳性的分支状细菌应当警惕奴卡菌或放线菌的可能，并对标本进行抗酸染色。与普通的萋尼染色不同，脱色时间不能超过 10 秒钟，也可改用 Hank 抗酸染色法（使用 5% 硫酸 - 亚甲蓝溶液进行复染、脱色）。

（3）影像学　奴卡菌肺炎的病灶一般位于上肺，影像学表现多种多样，包括肺实变，浸润影，孤立或多发结节等多种改变，容易形成空洞是共同的特点，这是因为奴卡菌肺炎常常造成坏死性炎症。典型的奴卡菌脓肿不容易包裹和纤维化，容易从肺部原发病灶形成肺内播散，形成多个大小不等的脓肿。本例患者既有肺部空洞，又有肝脓肿，符合这一特点。

（4）诊断和鉴别诊断　肺部奴卡菌病的症状和体征无特异性，诊断较为困难。尤其在艾滋病、脏器移植等高度免疫功能低下患者，由于可能同时存在多种病原体导致的机会性感染，临床症状相互重叠，诊断更为困难。临床上对于肺部的亚急性或慢性感染经普通抗感染治疗或抗结核治疗无效时，应考虑本病的可能，特别是伴有脑实质或皮肤多发脓肿的病例。对于可疑病例应进行痰或脓液涂片、标本培养及病理学检查。颅内受累的患者还要进行脑脊液和尿液浓缩涂片、培养。标本病理组织检查可发现不含巨细胞的肉芽肿，内有抗酸染色和革兰染色阳性的菌丝。对诊断有极大价值。

近年来，支气管镜检查使本病确诊的几率大大增加。支气管镜不仅可以检查吸取液，还可对肺部局限、孤立的病灶进行活检，有助于明确诊断。应注意的是，为避免导致局部形成蜂窝织炎，不应进行支气管肺泡灌洗，应进行肺内抽吸。

本病目前尚无理想的血清学诊断方法。国外一些实验室建立了 EIA 方法检测血清中的特异性抗体（IgG 型，无 IgM 型）。该方法敏感性可以达到 91%，但特异性较低，主要原因是与结核杆菌间存在着低效价的交叉反映。另外，有学者用 PCR 方法检测奴卡菌的 DNA，对诊断似乎有帮助价值。不过，以上两种方法并未得到医学界的认可。

由于肺奴卡菌病容易导致播散，对本病所有患者都应进行常规头颅影像学检查，特别是有颅内受累症状和体征的患者。

如前所述，慢性肺病患者气道分泌物中分离到奴卡菌也可能是定植、一过性感染或污染而非发病。鉴别要点除上述表现外，奴卡菌染色的特点也有一定的帮助价值。呼吸道定植的奴卡菌革兰氏染色呈阴性，培养后也只呈短暂阳性。对于有明显诱因的患者即使分离到细菌，如果没有明显的疾病表现，也可以考虑密切观察，不必急于治疗。

临床上需要鉴别的疾病主要有肺部亚急性或慢性感染及各受累脏器脓肿、肺内占位性疾病，如结核病和放线菌病等。

2. 关于治疗　奴卡菌培养周期较长，通常要 2～4 周，在这一过程中，抗生素大部分都已发生了降解反应，很难进行药物敏感试验以帮助临床针对性地选用抗生素。

治疗奴卡菌病的首选药物是磺胺嘧啶。剂量宜大，且疗程长。方案：磺胺嘧啶 6～10g/d，分 4 次口服，一旦病情得到控制，可以减量至 4g/d。疗程至少 3～6 个月。视感染部位和病情轻重，必要时可延长至 1 年。还可选用复方磺胺甲基异恶唑，方案：TMP 10～20mg/

(kg·d)、SMZ 50～100mg/（kg·d），分2次口服，疗程同前。磺胺过敏或有禁忌的病例可以使用米诺环素（二甲胺四环素，minocycline，MINO）。方案：100～200mg bid。其他的四环素类药物疗效不肯定。新星奴卡菌感染可以使用红霉素，方案：每次500～750mg，4次/日；或者氨苄青霉素，方案：每次1g，4次/日。其他有效的药物包括阿米卡星、头孢派酮/他唑巴坦、亚胺培南、头孢曲松等。

改善一般情况，去除诱因以及增强抵抗力等等也相当重要。对于局部顽固的慢性病灶必要时可以考虑脓肿切开/置管引流。奴卡菌肺炎的治疗疗程要足够，一般3～6个月，否则容易复发。对所有患者在结束治疗的6个月时间内都要进行密切随访。

【提示】

奴卡菌肺炎的症状和体征均无特异性，如果在免疫力低下的患者身上发生的肺炎经一般抗生素治疗（包括抗结核治疗）效果不好，病变位于上肺，有空洞形成，即应考虑奴卡菌病的可能，若有其他部位血行播散感染，如脑脓肿，皮肤脓肿等更强烈提示奴卡菌感染。确诊该病需病原学检查。

奴卡菌肺炎亦可表现为类似于慢性肉芽肿性炎症，提示该病可以慢性化。文献报道这类患者可以无基础疾病，自身免疫力正常，往往形成慢性奴卡菌病。及早明确病原学诊断是改善患者预后的决定因素，除了痰培养以外，必要时应考虑侵入性检查以尽快明确诊断。本例患者的确诊就是通过经皮肺穿刺得到肺组织进行弱抗酸染色才得以明确，说明对于病原不明，经验性治疗无效的重症肺炎患者，合适地选择侵入性检查对于改善患者预后有极其重要的意义。

（曹　彬　吴　东）

病例20 关节肌肉疼痛5月余，低热3个月，气短2个月
——韦格纳肉芽肿

患者，男，58岁

【临床资料】

1. 主诉 关节肌肉疼痛5月余，低热3个月，气短2个月。

2. 现病史 患者于2004年7月起全身多处关节肌肉疼痛，累及双膝、肘部、肩部、双侧近端指间关节及掌指关节，右小指掌指关节一过性红肿，双膝关节酸疼。觉头晕，恶心。10月起低热，T 37～38℃，血沉104 mm/h，RF 80.8U/ml，尿酸正常，ANA阴性，血常规Hb 100g/L，尿蛋白（++），红细胞（+++），肝肾功能ALT 14U/L，肌酐147.4μmol/L，考虑“类风湿可能性大”，曾给予甲氨蝶呤（MTX）静滴治疗。后出现持续性鼻塞，伴轻度胸闷憋气。复查血肌酐608μmol/L，血沉120 mm/h，Hb 68g/L，尿红细胞（+++），胸部X线片示“右下肺条状高密度影及小片状模糊影”。起病后精神较差，睡眠不佳，食欲减低。右下肢曾出现出血点样皮疹，2～3天自行消退。10天来患者出现左侧口腔粘膜溃烂，进行性加重，疼痛明显。既往史：否认肝炎、结核、糖尿病、冠心病及高血压病史。无手术外伤输血史，无食物药物过敏史。个人史：吸烟史20年，1包/天，已戒烟3年。

3. 查体 BP160/100mmHg，贫血貌，左侧口腔粘膜见一范围约3cm×3cm糜烂溃烂，心肺腹查体无特殊，双下肢不肿。

4. 专科检查

（1）肺功能 常规肺功能因病情较重未作。血气分析（呼吸室内空气）：pH 7.467，$PaCO_2$ 36.9 mmHg，PaO_2 59.2 mmHg。

（2）电子支气管镜 气管、左右主支气管内大量脓性及血性分泌物。左下肺背段支气管开口窄，粘膜有结节感。经支气管镜毛刷找真菌、找瘤细胞、找抗酸杆菌均为阴性。支气管镜吸取液细菌、真菌培养阴性。

（3）痰细胞 （－）。

（4）痰细菌 鲍曼不动杆菌、嗜麦芽窄食单胞菌、阴沟肠杆菌；痰真菌培养：烟曲菌，黄曲菌。

（5）痰结核菌 （－）。

（6）PPD （－）。

（7）胸部X线片 2004年12月29日：右中及双下肺野条片影，左上肺钙化灶，右肋膈角变钝。2005年1月12日：双下肺多发结节影，右肋膈角钝，右膈肌抬高。1月17日：左下肺巨大空洞（图4－20－1）。

（8）胸部CT 2004年12月14日：右下肺索条影伴小斑片影，右上肺小空洞影。2005年1月5日：双肺多发小结节，与前片比较明显增多、增大，并伴空洞形成（图4－20－2）。1月24日：右肺中叶实变影，与1月5日胸部X线片相比较左肺下叶空洞增大（图4－20－3），右肺上叶结节明显缩小。

5. 辅助检查

(1) 病理 肾穿活检病理示新月体性肾炎Ⅲ型，病变慢性化，结合临床，符合小血管炎肾损害。

(2) 特异性检查 ANCA。2004年12月7日：MPO-ANCA阴性，PR3-ANCA >200RU/ml，IIF-ANCA（+）C1：640；2004年12月30日：MPO-ANCA阴性，PR3-ANCA >300RU/ml，IIF-ANCA（+）C1：640；2005年1月25日：MPO-ANCA阴性，PR3-ANCA 149RU/ml，IIF-ANCA弱阳性C1：40。ANA+ds-DNA、ENA均阴性。

(3) 双肾B超 双肾弥漫性病变。

(4) 常规检查 尿常规：蛋白1.5g/L，RBC 150/μl；尿沉渣：RBC满视野，正常形态70%，异常形态30%。血常规：WBC 7×10^9/L，中性粒细胞88.7%，Hb 75g/L，PLT160 $\times10^9$/L；肝肾功能：ALT 136 U/l，Cr 4.22mg/dl，BUN 74.9mg/dl。

6. 诊断 韦格纳肉芽肿（Wegener's granulomatosis，WG），急进性肾功能衰竭，医院内获得性肺炎 真菌感染。

【治疗与处理】

1. 治疗方案 首选环磷酰胺和糖皮质激素联合治疗。同时应用抗生素和抗真菌药物。应用免疫球蛋白以增强患者的免疫功能，血液透析治疗。

2. 方法与剂量 甲基泼尼松龙1g qd，冲击治疗3天，3天后改为口服泼尼松60mg/d，以后逐渐减量；环磷酰胺（CTX）400mg每周1次静脉注射×4次。以后改为口服100~50 mg qd。抗感染治疗：伊曲康唑200mg，qd口服，舒普深2.0 + 可乐必妥200mg，qd静脉滴注。

【讨论与分析】

1. 关于诊断 韦格纳肉芽肿（Wegener's granulomatosis，WG）是一种病因不明的中、小血管坏死性肉芽肿性炎性疾病。主要累及上、下呼吸道和肾脏，可同时累及其他脏器。临床上分为只有呼吸道受累而无其他系统受损的局限型和包括肾脏在内的多系统受累的系统型。发病初期大部分为局限型，此后可发展为系统型；部分患者开始即表现为系统型；少数患者只表现为局限型而不会进展为系统型。

国内WG的发病率尚不清楚。美国WG的发病率估计每5年百万人口中可发现13~30例WG病例，从1979~1988年平均每年死于本病者1784人。两性均可发病，男略多于女。可见于任何年龄，但发病高峰期在40~50岁之间。

(1) 临床表现 大部分患者初期以呼吸道症状就诊。约一半患者发热、热型多不规则。35%患者有明显的体重下降。病初80%患者无肾脏受累，50%患者无肺部受累，但在整个病程中80%患者均有肾和肺受累。

1) 上呼吸道 上呼吸道是疾病初期最常见的受累部位。口腔受累可表现为口腔溃疡、增生性牙龈炎、下颌腺和/或腮腺肿大；外耳受累表现为耳垂软骨炎、耳垂萎缩、外耳道炎，内耳受累表现为感觉神经性耳聋、眩晕，中耳可有浆液性中耳炎且常伴感染；鼻部受累常为突出的症状，主要表现为粘膜肿胀、鼻腔堵塞、结痂性溃疡、鼻中膈穿孔、鼻衄、浆液血性分泌物及鞍鼻畸形，检查发现弥散性粘膜破坏，有恶臭性结痂，其下组织松脆易碎；鼻窦炎常见，按受累频率排列，依次为颌窦、筛窦、额窦和蝶窦。胸部X线片显示窦道粘膜增厚和骨壁破坏。鼻窦炎和鼻受累者常有继发性感染，多数为金黄色葡萄球菌。WG 的复发可能与细菌寄植于上呼吸道有一定关系，带菌者的复发率是非带菌者的 5～6 倍。喉气管受累的临床表现不一，可以是无症状的，也可表现为轻度声音嘶哑，喘鸣甚至致命的上呼吸道阻塞。最为特征性病变为声门下狭窄。喉镜下可见急性充血、粘膜易碎或瘢痕形成。

2）呼吸系统

A. 气管和支气管　10%～30%的 WG 患者可出现气管和主要支气管的肉芽肿病变。症状为非特异的，包括呼吸困难、喘息、喘鸣和声音改变。在诊断 WG 后，往往需要数年才会出现大气道的狭窄。如果病变发生在原位，可能缺乏 WG 的临床表现。气管狭窄的部位通常在声门下方 3～5 cm 处。远端气管和主支气管可能发生更广泛的狭窄。肺功能测定虽然对 WG 诊断帮助不大，但有明显呼吸道狭窄时，如声门下气道狭窄等，肺功能测定可能提示有限制性或阻塞性通气障碍。尤其流速－容量图可以表现为典型的上气道阻塞的图形。吸气相和呼气相流速环呈平台样改变，表明有气流限制。螺旋 CT 三维成像可以显示气道狭窄的部位和严重程度。支气管镜检查能够进一步明确狭窄部位的形态、发现肉芽肿和血管炎病变、以及溃疡和坏死的表现，但是通过组织学诊断 WG 往往较为困难，因为经支气管镜活检常常显示非特异的改变（坏死或炎症）。

B. 肺　55%～90%的 WG 患者可有肺部受累的表现，这是 WG 的基本特征。最常见的症状为咳嗽、咯血和胸膜炎。胸部 X 线片改变为肺浸润和结节影。肺浸润可为一过性的、迁移性的，甚至未经治疗即可消失。持续弥散性间质浸润少见，如遇这种情况要与其他疾病相诊断。肺结节常为多发的、双侧的，可有空洞形成。空洞大小从几毫米到几厘米不等，边界或清晰或模糊。胸膜渗出、弥漫性肺出血及纵膈和/或肺门淋巴结肿大少见。弥漫性肺泡出血可以很广泛，预后差，死亡率达 50%。

C. 肺泡出血　肺泡出血较为少见，但表明肺微血管床有弥漫性损伤。此时，大部分患者可能同时还存在迅速进展性的肾小球肾炎。胸部 X 线片显示有双侧弥漫性肺泡出血阴影。弥漫性肺泡出血可成为主要临床表现或在缺乏其他特征性改变的情况下出现，经支气管镜肺泡灌洗液检查可以发现大量含铁血黄素细胞、血液和浆液性的灌洗液，而缺乏感染的病原学证据。此时往往需与 Goodpasture's 综合征相鉴别。肺外受累部位的活组织检查有助于明确诊断。如果患者有镜下血尿或肾功能不全，应该进行经皮肾活检。迅速进展性的肾小球肾炎伴有免疫荧光染色阴性（例如，pauci－immune），在肺泡出血的情况下，为 WG 的特点。

3）肾　肾脏受累在疾病初期少见，但最终将见于 85% 病例。主要表现为蛋白尿、血尿、尿红细胞管型及肾功能不全，如本病例。有些患者的肾损害是隐匿性的，仅在肾组织活检时发现局灶性肾小球肾炎。通常一旦出现蛋白尿可能会很快（常在几天到几周之内）进展为暴发性的肾小球肾炎，导致不可逆的肾功能衰竭。如果不治疗，这类患者平均存活时间不到半年，即使积极的治疗，仍有 42% 的患者会发展为肾功能不全，其中 11% 需要透析或肾移植。

4）眼　8%～15%病例最初可有眼部症状，眼的任何部位均可受累，角膜炎、结膜炎、巩膜炎、浅层巩膜炎、葡萄膜炎、眶后假性肿瘤或突眼、鼻泪管阻塞、视网膜血管阻塞和视神经炎等，约 8% 患者可失明。眼部表现通常是非特异性的，但突眼对 WG 有一定诊断价值，特别是与呼吸道症状及肾小球肾炎同时出现时强烈提示 WG。

5）皮肤　13% ~25%患者病初有皮肤症状，40% ~50%病例出现皮肤损害。紫癜最常见，好发于下肢，但可见于躯干、上肢及面部。皮肤损害的其他表现还有溃疡、皮下结节和斑丘疹等。脓皮病样损害和雷诺现象偶见。皮肤损害很少成为WG的主要表现，但其活动程度与其他脏器的损害程度相平行。因此，活动性的皮肤损害是系统型疾病活动的标志。在治疗过程中出现新的皮肤损害可能提示疾病的复发，但应除外感染及药疹等其他因素。

6）关节　关节肌肉受累较为常见，发病率为33% ~ 66%。本病例首发症状为关节疼痛，并累及全身。大部分WG患者只有关节痛，28%患者可发展为关节炎，表现为单关节炎、游走性寡关节炎、对称或不对称性多关节炎。一般为非侵蚀性的，非畸形性的。少数患者以持续或反复的关节肿痛为主要临床表现，应注意与其他关节炎相鉴别。特别是半数以上患者类风湿因子阳性，易误诊为类风湿性关节炎。WG关节的损害程度与疾病的活动相平行，一般不需要单独的治疗。

7）神经系统　神经系统受累在病初少见，但在疾病过程中22% ~50%病例出现神经系统症状。周围神经病变最常见，多发性单神经炎是常见的临床表现。肌电图和神经传导研究对确定神经受累范围和分布很有用。6% ~9%患者出现脑神经病变，脑神经Ⅱ、Ⅳ和Ⅶ最常受累。脑血管意外可见于4%以上患者，包括小脑或脑干梗死、硬膜下血肿、蛛网膜下腔出血。单灶或多灶性团块、片状脑膜炎、弥散性脑膜和脑室周围白质病变可引起弥散性或局灶性中枢神经症状。根据受累程度和范围不同，临床表现为头痛、精神错乱、痴呆、癫痫、尿崩或全垂体功能不全。WG的神经系统受累主要由下列3种原因：颅外邻近组织如窦道及中耳等病变向颅内的扩散；神经系统直接的肉芽肿形成；血管炎影响脑及周围神经。脑CT或MRI可发现梗死、出血、占位病变、弥散性脑膜增强或脑室周围白质病变；为排除感染和蛛网膜下腔出血，应行腰穿刺检查。

8）心脏　心脏受累大多为心包炎，可有无症状性心包渗出或主诉胸痛，偶见心脏压塞。病理检查可显示有局灶性或弥散性血管炎和肉芽肿累及心包。其他心脏受累表现有冠状动脉炎导致的心脏缺血、心肌炎、心内膜炎、瓣膜炎、心律失常及传导阻滞等。

9）消化道　胃肠道受累常无症状，因而其发病率不易估测。大肠或小肠溃疡引起的腹痛、腹泻、出血为常见症状，严重者可有肠穿孔。另外也可有胆囊炎，不明原因的腹腔积液、肛周溃疡、胰腺炎或肝酶升高等表现。临床上脾受累症状少见，但病理解剖显示78% ~100%的患者有脾的坏死、血管炎及肉芽肿损伤。在服用糖皮质激素的情况下，胃肠道受累的物理征可能不明显，切不可产生虚假的安全感。腹部平片可察觉游离气体，提示肠穿孔。内镜可发现溃疡，进行组织活检对确立诊断有帮助。

10）泌尿生殖系统　除肾脏以外，泌尿生殖系统的任一部位均可受累，但发病率较低。输尿管阻塞可由外部团块压迫所致，出血性膀胱炎可由环磷酰胺引起，也可由坏死性血管炎所致。其他受累表现有肉芽肿或坏死性前列腺炎、坏死性尿道炎、睾丸炎、附睾炎、阴茎坏死，女性宫颈、阴道等有坏死性血管炎及肉芽肿形成。

（2）实验室检查　血常规为正细胞正色素性贫血、白细胞数中度升高、血小板增多、血沉加快、C－反应蛋白及免疫球蛋白升高等。疾病活动期，大部分患者血小板超过$400\times10^9/L$，少数患者甚至高达$1\ 000\times10^9/L$，但治疗有效时会降低。可有微血管溶血性贫血。血沉及C－反应蛋白在疾病的活动期升高，缓解期降低或恢复正常，可用于监测疾病的活动性。免疫球蛋白升高以 IgA 最为明显。另外，50% 以上患者可类风湿因子阳性。抗核抗体及冷球蛋白常为阴性。总补体及 C3 水平正常或略升高。有肾脏损害时，尿检可见蛋白尿，血尿或镜下血尿及管型尿等。

ANCA 是一组针对中性粒细胞质成分，如 PR3、髓过氧化酶（myeloperoxidase）、弹性蛋白酶和组织蛋白酶 G 等的抗体的总称。用间接免疫荧光法测定，其核型可分为两型：cANCA 和核周型 ANCA（perinuclear ANCA）。cANCA/PR3 - ANCA 对 WG 的特异性达 95% ~ 98%。因此 cANCA 阳性，虽无其他特殊的临床表现也应怀疑 WG，但 cANCA 阴性也不能排除 WG。cANCA 对 WG 的敏感性取决于疾病的病变程度和活动性，活动性局限型患者 cANCA 的阳性率为 70% ~80%，而活动性的系统型患者 cANCA 的阳性率几乎达 100%。在完全缓解期绝大部分患者 cANCA 为阴性，部分缓解时则效价降低。缓解期如 cANCA 的效价升高或持续阳性提示 WG 可能复发。因此 cANCA 的连续检测有助于了解疾病活动性的变化及指导治疗。但有少数患者虽然 ANCA 的效价升高，仍可处于长期的缓解状态而不复发。相反，另有少数患者复发时 ANCA 的效价并无明显上升。

（3）诊断　WG 的诊断主要是根据疾病的临床表现和病理特征。如果患者有系统表现、上呼吸道症状及 cANCA 阳性应高度怀疑 WG，鼻粘膜溃疡、突眼、肺浸润或空洞形成、蛋白尿及尿沉渣检查异常则进一步支持 WG 的诊断，贫血、血沉增快、白细胞增多更说明患者有系统性疾病，但受累部位的病理活检仍然是确诊 WG 的最重要和必需的方法。美国风湿病协会（ACR）1990 年提出的 WG 的分类标准（表 4 - 20 - 1）。符合 4 项标准中 2 项或 2 项以上时，可诊为 WG。该分类标准的敏感性为 88.2%，特异性为 92%。

表 4 -20 -1　ACR（1990 年）确定的韦格纳肉芽肿（WG）分类标准

标　准	定　义
1. 鼻或口腔炎症	疼痛或无痛性口腔溃疡，或脓性或血性鼻分泌物
2. 胸部 X 片异常	显示有结节，固定的浸润灶，或空洞
3. 尿沉渣异常	镜下血尿（每高倍视野大于 5 个红细胞）或红细胞管型
4. 活检有肉芽肿炎症	病理显示动脉壁内或血管周围或血管外区域有肉芽肿炎症

本例患者有口腔溃疡症状，胸部 X 线片显示多发结节影和空洞，尿沉渣异常，肾活检有肉芽肿炎症。几乎完全符合 4 项标准，诊断 WG 无疑。

根据患者的症状体征及实验室检查综合判断，可将疾病的活动性分为部分缓解和完全缓解。部分缓解是指疾病的进展得到控制。肾功能虽然异常，但处于稳定状态，不再恶化。肺浸润得到控制并开始消退，其他受累脏器也无疾病活动的表现。血沉可以仍然异常，但有开始下降的趋势。完全缓解是指临床上无任何疾病活动的表现。肺部的浸润消失或可见有疤痕但无炎症活动的表现。肾功能处于稳定状态或有所改善。蛋白尿可持续存在，但无肾小球活动性损害的依据如血尿及红细胞管型尿等。无系统性炎症表现。血沉恢复正常或有轻微的升高，但这种升高必须是非疾病本身活动所致。

（4）韦格纳肉芽肿的其他诊断标准：1998 年日本（Japanese Research Group，MHLW）提出了韦格纳肉芽肿新诊断标准（表 4－20－2）。

表 4－20－2　韦格纳肉芽肿新诊断标准

1. 症状
  （1）E 症状
    鼻部症状：化脓性鼻涕、鼻出血和鞍鼻
    眼睛症状：眼疼痛、视觉障碍和突眼
    耳部：耳痛和中耳炎
    喉部：咽痛、音哑和喉部梗阻
  （2）L 症状　血痰、咳嗽和呼吸困难
  （3）K 症状　血尿、蛋白尿、急进性肾功能衰竭、水肿和高血压
  （4）血管炎所致的其他症状
  （a）一般症状：发热（38℃ 或以上，二周或更长时间），体重下降（6 kg 或更多，并超过 6 个月）
  （b）局部症状：紫癜、多关节炎/多发关节痛、巩膜外层炎、多发神经炎、缺血心脏病、胃肠道出血和胸膜炎
2. 血液学表现
  （1）在上述 E、L 和 K 部位出现坏死性合并巨细胞肉芽肿
  （2）坏死性新月性肾小球肾炎，无免疫沉积物
  （3）小动脉、毛细血管和小静脉的坏死性肉芽肿性血管炎
3. 实验室发现　PR3－ANCA 阳性（或者 C－ANCA 间接免荧光阳性）

诊断
1. 确诊韦格纳肉芽肿
  （1）3 项或 3 项以上的症状阳性，包括 E，L，和 K 症状
  （2）2 项或 2 项以上的症状阳性，和任何阳性的组织学发现
  （3）1 项或 1 项以上的症状阳性，和任何阳性的组织学发现，和阳性的 PR3－ANCA/ANCA
2. 韦格纳肉芽肿可能诊断
  （1）2 项或 2 项以上的症状阳性
  （2）1 项或 1 项以上的症状阳性，任何阳性的组织学发现
  （3）1 项或 1 项以上的症状阳性，和阳性的 PR3－ANCA/ANCA

（5）鉴别诊断　韦格纳肉芽肿应与下列的疾病相鉴别。

1）Churg－Strauss 综合征　受累脏器与 WG 相似，亦为坏死性，肉芽肿性血管炎。但其特征有嗜酸性粒细胞增多及常伴有哮喘。上呼吸道受累一般无破坏性改变如狭窄、肺空洞型结节等罕见。ANCA 的阳性率为 10%～60%，且为 pANCA，其靶抗原一般为髓过氧化酶。

2）显微镜下多血管炎　一种主要累及毛细血管、小动脉和小静脉的坏死性血管炎，可累及中、小血管。坏死性肾小球肾炎及肺毛细血管炎常见，这些特点与 WG 相似，但无肉芽肿形成。主要为 pANCA 阳性，特异性为 80%，敏感性约 50%。因所累及血管较小，血管造影对其诊断意义不大。

3）结节性多动脉炎　为中、小动脉受累的坏死性血管炎，但不累及微血管。无上呼吸

道受累，很少累及肺脏。肾脏受累常见，但主要是叶间动脉和弓形动脉壁坏死性炎症，动脉壁纤维化可形成动脉瘤。选择性肾及肠系膜血管造影可发现中小血管瘤。无肉芽肿形成。ANCA 阳性率低，乙肝病毒标志物检出率为 6% ~54%。高血压常见。

4）Goodpasture 综合征　主要表现为肺出血和肾小球肾炎。但其特征是有抗基底膜抗体存在。免疫组化方法可见此抗体线性沉积于肺和肾组织中。肺肾以外其他脏器受累少见。

5）胸部 X 线片有空洞性改变的肺部感染性病变　如空洞性肺结核，肺真菌感染，金黄色葡萄球菌肺炎等。

2. 关于治疗　首选环磷酰胺和糖皮质激素联合治疗。一般开始口服环磷酰胺〔2mg/（kg·d）〕加上大剂量的泼尼松〔1mg/（kg·d）〕。急性症状消失后（一般需要一个月），泼尼松可逐渐减量直到完全停止。但环磷酰胺在临床症状完全缓解后至少应维持 1 年，然后开始减量，一般 2 ~3 个月减 25mg 直至停药。对于某些患者，为了维持缓解，防止复发，可能一直都需要低剂量的环磷酰胺治疗。对危及生命的重症（弥散性肺出血，急性进展性肾小球肾炎），可采用大剂量静脉甲基泼尼松龙冲击治疗，每日 1g，连用 3 天。然后用常规量糖皮质激素治疗。环磷酰胺开始可用 3 ~5mg/（kg·d），3 ~4 天后改为 2mg/（kg·d）。

无论环磷酰胺还是糖皮质激素，减量的速度都应个体化。每次减药前，都要根据患者主诉、体征和化验结果对病情进行评估，以决定减量的速度。病情复发后可增加环磷酰胺的剂量，必要时，加用泼尼松。有间发感染应及时处理，因感染可加重 WG 或引起 WG 复发。

治疗过程中，应密切观察外周血象。开始时应隔日查 1 次白细胞，白细胞水平不应低于 3×10^9 ~3.5×10^9/L，或中性粒细胞数目不应低于 1×10^9 ~1.5×10^9/L。环磷酰胺对白细胞数目影响的高峰一般在用药后 7 ~19 天出现。当白细胞处于稳定状态后，测定的间隔时间可稍长，但不应超过两周。

为减少药物毒副作用，可采用包括应用环磷酰胺冲击、环孢素、硫唑嘌呤、甲氨蝶呤、增效磺胺、免疫球蛋白静脉治疗等方法。环磷酰胺静脉冲击治疗可使临床症状得到明显缓解，但维持效果不如口服。对于某些环磷酰胺长期治疗不能耐受的患者，可用硫唑嘌呤〔2mg/（kg·d）〕加小剂量泼尼松（5 ~10mg/d）维持治疗，一般治疗时间为半年至两年。甲氨蝶呤对于轻型或局限型患者有一定效果，开始常用 0.05 ~0.3mg/（kg·w），然后增加到最大耐受剂量（一般不超过 25mg/w），同时每日加用糖皮质激素治疗。甲氨蝶呤维持效果不如环磷酰胺，较易复发。对于用常规免疫抑制剂治疗无效的患者，可用免疫球蛋白静脉冲击治疗，能控制和改善病情，但是否能取得完全缓解尚有争议。

【提示】

1. 临床上如果发现患者具有多系统病变，尤其具有上呼吸道症状以及 cANCA 阳性应该考虑 WG。

2. 查体时尤其注意有无关节病变、鼻粘膜溃疡、口腔溃疡、突眼和皮肤紫癜等损害。

3. 实验室检查　贫血、血沉增快、白细胞增多说明患者有系统性病变；血尿、蛋白尿和胸部 X 线片及胸部 CT 显示肺浸润影、结节阴影或空洞形成则支持 WG。

4. 受累部位的病理活检是确诊 WG 的“金指标”，如果缺乏明显的临床症状和 c－ANCA 阳性指标，则主张行病理检查，取材部位多为鼻粘膜、鼻窦、肺脏和肾脏。

总之，WG 是一种致命性疾病，发展迅速，预后不好，应用糖皮质激素治疗前，平均存活期5个月，82%患者在1年内死亡，90%患者2年内死亡。虽然糖皮质激素可使局限型WG缓解，但疾病复发和进展常出现，而且糖皮质激素不能使系统型WG缓解。随着细胞毒药物的应用，WG的预后有了很大改善。目前大于80%的患者平均存活时间超过5年。但如有肺弥漫性出血或老年患者同时有严重肾功能不全的预后差，死亡率较高。只有极少数患者能治愈。大部分在缓解一段时间后出现复发。另外，WG疾病本身可引起某些脏器的不可逆性损害或残疾，如慢性肾功能不全需要透析或移植治疗，听力减退需加用助听器及少数可引起耳聋。视力下降或失明、鼻变形等。药物的副作用如肿瘤、严重感染等也是影响预后的重要因素。

（蔡柏蔷）

参 考 文 献

1. Kippel JH and Dieppe PA. Rheumatology. 2nd ed, London, Mosby 2000, 7.22.1－7.22.9
2. Shaun R, et al. Kelly's Texbook of Rheuatology (6th ed). Health Science Asia, Elseier Science, 2001, 167－1184
3. Duna GF, et al. Wegener's granulomatosis. Rheumtic Dis Clin North Am, 1995, 21:949－986
4. Koopman WJ. Arthritis and allied conditions. 13th ed, Baltimore, et al: Williams and Wikins, 1997, 1491－1505
5. Leavitt RY, et al. The American College of rheumatology 1990 criteria for the classification of Wegener's granulomatosis. Arthritis Rheum, 1990, 33:1101－1107
6. Lynch JP, White E, Tazelaar H et al. Wegener's Granulomatosis: Evolving concepts in treatment. Seminars in Respiratory and Critical Care medicine. 2004, 25 (5):491－521
7. 吴东海. 韦格纳肉芽肿. 见：蔡柏蔷，李龙芸主编. 协和呼吸病学. 北京：中国协和医科大学出版社，2005, 1227－1235
8. Yazici Y. Vasculitis Update, 2007. Bulletin of the NYU Hospital for Joint Diseases 2007, 65 (3):212－214
9. Ozaki S. ANCA－associated Vasculitis: Diagnostic and Therapeutic Strategy. Allergology International, 2007, 56:87－96

病例21 肺淀粉样变、气管支气管淀粉样变、胸膜和肺间质淀粉样变3例

例Ⅰ

患者，男，68岁

【临床资料】

1. 主诉 发现肺部占位性病变2月余。

2. 现病史 患者两个月前体检时胸透发现左下肺占位性病变，胸部CT示“两下肺多发结节影，两上肺陈旧结核”。免疫学检查：RF 132.8U/ml；抗RNP抗体32、17.5KD；ANA：S 1：80；抗dsDNA、APF、AKA、ANCA（-），ESR 8 mm/h，CRP正常；IgM 2.93g/L，IgA、IgG正常。抗感染治疗1个多月后，复查胸部CT无明显变化。既往史：“类风湿性关节炎”史10余年。“胃炎”病史7年。否认结核病史。吸烟1.5包/日，30余年，已戒烟4年。

3. 查体 浅表淋巴结未及，轻度桶状胸，双肺呼吸音清，未闻及干湿啰音。

4. 专科检查

（1）肺功能 无异常。

（2）痰找癌细胞 （-）。

（3）痰细菌涂片、真菌涂片 （-）。

（4）胸部CT（图4-21-1） 两下肺多发结节影，两上肺陈旧结核。

（5）血气分析 pH 7.404，PaO_2 81.8mmHg，$PaCO_2$ 42.9mmHg，SaO_2 96.4%。

（6）支气管镜 镜下见广泛炭末沉积。毛刷涂片革兰染色、抗酸染色、找真菌、找瘤细胞均（-），左下叶BALF未见瘤细胞。

（7）CT引导下经皮行左下肺肺穿刺病理检查（图4-21-2） 纤维组织内可见弥漫淋巴细胞浸润，间质见淀粉样物沉积；免疫组化CD20（+），CD3（+），LCA（+），PC（散在+）；刚果红（+）。抗酸染色（-）。

5. 辅助检查

（1）血、尿、便常规、AFP、甲功能 均正常。

（2）血免疫球蛋白、蛋白电泳、免疫电泳、尿轻链定量 均正常

（3）骨髓涂片 正常。

（4）头颅X线 正常。

（5）胃镜 慢性浅表性胃炎，Hp（-）。结肠镜未见异常。

（6）齿龈活检 刚果红染色（+）。

6. 诊断 肺淀粉样变。

【治疗与处理】

随诊观察2~3月，复查胸部X线片或CT，若病变稳定可继续观察，若病变进展建议行化疗：马法兰2mg qd、泼尼松40mg qd、秋水仙碱0.5mg bid ×2周。

例Ⅱ

患者，男，55岁

【临床资料】

1. 主诉 活动后气短2年，进行性加重3月余。

2. 现病史 2年来无明显诱因出现活动后气短，无发热、咳嗽、咳痰和其他不适。因发作喘憋行支气管镜示左主支气管开口明显狭窄，病理刚果红染色（+），曾行激光和冷冻治疗各1次，效果不明显。随后喘憋加重、平卧困难，伴喉中有哮鸣音。近3月来，活动后气短进行性加重，登楼和平路行走气短明显。

既往史：无特殊。

个人史：吸烟20年，1包/日，戒烟2年。

3. 查体 轻度桶状胸，双肺呼吸音清，未闻及干湿啰音。

4. 专科检查

(1) 肺功能 阻塞性通气障碍，FEV_1：17.5%预计值，FEV_1/FVC：15.6%，流速容量环见呼气期平台。

(2) 支气管镜检查（图4-21-3） 镜下见正气管粘膜充血、水肿明显，软骨环结构消失，正气道内可见突向管腔的多发结节，粘膜表面粗糙、脆、易出血。隆突增宽，左右主支气管开口不规则狭窄，因粘膜易出血，未行粘膜活检。

(3) 5U PPD皮试 （++）

(4) 胸部CT（图4-21-4） 正气道远端管壁增厚，管腔狭窄，可见突向管腔的多发结节。

5. 辅助检查

(1) 血沉、CRP均正常，血TB-Ab（+），肝肾功能正常。

(2) 血尿轻链定量、血蛋白电泳和免疫球蛋白均正常。尿本周蛋白阴性。

(3) 免疫学指标 阴性。

(4) 腹部B超 脂肪肝。

6. 诊断 气管支气管淀粉样变。

【治疗与处理】

建议激光治疗。

例Ⅲ

患者，男，39岁

【临床资料】

1. 主诉 咳嗽、咳痰3月余，气促2月。

2. 现病史 2004年11月末感冒后出现咳嗽、咳痰，为阵发性咳嗽，咳黄白色痰液，无发热、盗汗、乏力、胸痛和咯血等其他不适症状，自服感冒药后咳嗽、咳痰症状渐好转，后逐渐出现气促，活动后加重。在当地医院摄胸部X线片：双下肺感染，双侧胸腔积液。

3. 查体　全身浅表淋巴结未及肿大，口唇无发绀，咽部轻度充血，颈静脉无充盈怒张，气管居中，胸廓对称，双肺呼吸音粗，双下肺叩浊、呼吸音减弱，未闻及干湿啰音及哮鸣音，无胸膜摩擦音。心界不大，心率93次/分，律齐，未闻及病理性杂音。腹部（－），双下肢轻度可凹性水肿，无杵状指（趾）。

4. 专科检查

（1）肺功能　轻度混合性通气障碍，弥散正常。

（2）电子支气管镜　支气管粘膜普遍炎症。

（3）痰细胞　（－）。

（4）痰细菌　（－）。

（5）痰结核菌　（－）。

（6）PPD　（－）。

（7）胸部X线片　双肺纹理厚，可疑左下肺片状炎症，左侧少至中量胸腔积液（图4－21－5）。

（8）胸部CT　双肺间质性改变，双侧胸腔积液，可疑左下肺片状炎症，纵隔内多发肿大淋巴结（图4－21－6）。

5. 辅助检查

（1）病理　经胸腔镜肺活检，肺胸膜和肺间质纤维组织增生伴透明变化；组化染色：胸膜和肺间质血管周，刚果红和甲基紫染色阳性，符合胸膜和肺间质淀粉样变。

（2）特异性检查　胸液检查：粉红，微浊，黎氏试验（－），细胞总数7200/μl，有核细胞160/μl，多核型56%，单核型44%，蛋白17.9g/l，Glu 6.33mmol/l，CEA系列（－），CA125：314U/ml，未见抗酸杆菌，离心检查见较多组织细胞及淋巴细胞，少许间皮细胞，未见癌细胞。UCG：左室心肌肥厚，EF 61.2%。

6. 诊断　胸膜和肺间质淀粉样变。

【讨论与分析】

1. 关于诊断

（1）常见淀粉样变的分类　本文论述了3例肺淀粉样变、气管支气管淀粉样变、胸膜和肺间质淀粉样变的病例。淀粉样变为一组表现各异的疾病，其共同特点是受累组织的细胞外基质中有淀粉样蛋白质沉积。沉积在组织中的蛋白聚集物为具有β片层结构的原纤维蛋白，这些淀粉样物质（amyloid）可被过碘酸－雪夫（PAS）染色成紫色，对刚果红有嗜染性，经刚果红染色后，在偏光显微镜下呈黄、绿二色性双折光体。虽然淀粉样物质在形态上呈均一性，但实质上包含着不同类型的蛋白质，目前发现的蛋白质至少有23种。以往将淀粉样变分为原发系统性、继发系统性、家族性以及局限性淀粉样变，现在已不再使用这种分类方法，而是根据蛋白质性质的不同将淀粉样变分类（表4－21－1），命名方法为A加一个后缀，A代表淀粉样物质（amyloid），后缀为特异的蛋白质。

表 4-21-1　常见淀粉样变的分类

类　型	原纤维前体蛋白	临床综合征
AA	血清淀粉样 A 蛋白	与遗传或获得性慢性炎症性疾病相关的继发性系统性淀粉样变
AL	单克隆免疫球蛋白的轻链	
	系统性生成	与单克隆丙种球蛋白病、骨髓瘤等相关的系统性淀粉样变
	局部生成	局限于泌尿生殖道、胃肠道、皮肤、眼、呼吸道等处的淀粉样变
ATTR	正常血浆甲状腺转载蛋白	心脏显著受累的老年系统性淀粉样变
	遗传性甲状腺转载蛋白变体	常染色体显性遗传淀粉样变；家族性淀粉样多神经病，常有显著的心和/或肾受累
$A\beta_2M$	β_2 微球蛋白	与肾衰和长期透析相关的系统性淀粉样变，主要累及关节周围
Aβ	β-淀粉样前体蛋白	老年性痴呆（Alzheimer 病）
AIAPP	胰岛淀粉样多肽	Ⅱ型糖尿病中胰岛的淀粉样物质

（2）淀粉样变的发病机制　AL 淀粉样变的原纤维来自于免疫球蛋白的轻链或轻链碎片。在系统性 AL 淀粉样变中，单克隆轻链通常由髓内低度恶性的克隆性浆细胞产生，可累及除脑以外的所有器官，主要为心、肾、肝、周围以及自主神经系统。即使只有单个器官功能受损的表现，血管通常也广泛受累，其他器官中可有淀粉样物质的隐性沉积。系统性 AL 淀粉样变的发病率不高，在美国年发病率为 5.1～12.8/百万，中位发病年龄为 64 岁，无性别差异。未治疗的系统性 AL 淀粉样变中位生存期为诊断后 12～13 个月，有充血性心力衰竭的患者中位生存期更短，为 4～6 个月。局限性 AL 淀粉样变很少见，轻链由位于淀粉样沉积物附近的淋巴浆细胞克隆产生。

AA 淀粉样变的原纤维系由血清淀粉样 A 蛋白（serum amyloid A protein，SAA）分解而来。人 SAA 家族为高密度脂蛋白的载脂蛋白，分子量为 12～14kD。急性相 SAA 由 SAA1 和 SAA2 组成，主要由肝脏产生，炎症时可升高 1000 倍。当 SAA 与高密度脂蛋白分离并降解后，以 AA 淀粉样原纤维的形式沉积在组织细胞外基质中，导致器官功能紊乱，其中 SAA1 在淀粉样变中起主要作用。AA 蛋白沉淀引起的淀粉样变可见于慢性感染性炎症（结核病、骨髓炎、麻疯、支气管扩张等）、慢性非感染性炎症（类风湿性关节炎、强直性脊柱炎、Reiter 病、银屑病性关节炎、Crohn 病、囊性纤维化、Castleman 病等）、肿瘤（霍奇金淋巴瘤、肾癌等），称为继发性淀粉样变性。在美国，慢性炎症性疾病（包括肿瘤）患者中 1% 出现 AA 淀粉样变，在欧洲，这一数值升高到 5%～10%。AA 淀粉样变患者中约 91% 有肾脏受累，表现为蛋白尿以及肾功能的丧失，其他受累部位有胃肠道（22%）、肝脏（5%）、神经（3%）、淋巴结（2%），心脏受累罕见，如果受累也几乎从不导致心衰，肺脏受累少有报道。AA 淀粉样变患者的中位生存期为 2～3 年，其生存时间的长短很大程度上依赖于原发炎症的活动性以及受无肾脏受累。家族性地中海发热（familial Mediterranean fever，FMF）的患者也可发生 AA 淀粉样变，此病为常染色体隐性遗传病，特征性的表现为痛性发热性浆膜炎，逐渐出现淀粉样变，偶有肺部受累，表现为弥漫性阴影、肺门淋巴结肿大和肺动脉高压。

ATTR 淀粉样变的原纤维来自于甲状腺转载蛋白（transthyretin，TTR），血浆 TTR 为 55kD 的四聚体，主要由肝脏合成。TTR 导致的淀粉样变有两种：突变 TTR 引起的遗传性或家族性淀粉样变以及正常 TTR 引起的老年系统性淀粉样变。前者由 TTR 中单个氨基酸的替代造成，这种替代可改变单体的折叠，促进 β 片层的形成，目前已发现 60 种以上的变体。在美国遗传性淀粉样变的发病率小于 1/10 万，周围神经和心脏是最常受累的部位，肺脏受累罕见。老年系统性淀粉样变的发生率随年龄的增加而增加。尸检资料显示，肺血管或肺泡隔淀粉样物质沉积在小于 80 岁的患者中发生率为 2%，80～84 岁为 10%，85 岁以上为 20%。虽然组织学上有肺淀粉样变的证据，但很少有临床症状。

（3）呼吸道淀粉样变综合征　呼吸系统淀粉样变既可为原发系统性淀粉样变累及呼吸系统所致，也可为局限于呼吸道的淀粉样变（表 4－21－2）。在大多数情况下，呼吸道淀粉样变为 AL 型。

表 4－21－2　呼吸道淀粉样变综合征

淀粉样物质的类型	淀粉样物质的分布（放射学 +/－支气管镜）	临床意义
AL	喉	结节或弥漫浸润型。通常为局限性，有时可延伸到气管支气管树
	气管支气管	结节或弥漫浸润型。淀粉样沉积通常局限于呼吸道
	肺实质	
	结节型	单个或多发结节，通常局限于呼吸道
	弥漫肺泡隔型	弥漫肺泡间隔受累，通常为系统性 AL 淀粉样变的表现
	胸内淋巴结病	通常为系统性 AL 淀粉样变的表现
ATTR、AA、其他	肺实质	
	弥漫肺泡隔型	通常为组织学上的偶尔发现，明显的临床症状和放射学异常非常少见

1）喉淀粉样变　喉是上呼吸道淀粉样变最常累及的部位，约占呼吸道淀粉样变的 12%～40%。有症状的喉淀粉样变常为局限型，偶为系统性 AL 淀粉样变的一个表现。喉淀粉样变可表现为散在结节，也可为弥漫浸润，以后者更常见。声门上区最常受累，常表现为声音嘶哑或喘鸣，可有喉部胀满感、憋闷感和劳累性呼吸困难。喉镜检查可见弥漫性粘膜肥厚，或伴有息肉样肿物。组织活检显示粘膜下淀粉样物沉积，侵及血管壁或浆液粘液腺基底膜，脂肪组织中的淀粉样物可呈透明环状，常有浆细胞、异物巨细胞等在周边浸润，可见局灶性钙沉积。其他脏器如泪腺、淋巴结、胃或皮肤淀粉样变偶尔也可以累及喉部。

2）气管支气管淀粉样变　气管支气管淀粉样变不常见（病例Ⅱ），占所有有症状的气管支气管病变的0.5%。据报道，其5年生存率在30%～50%。此种类型淀粉样变的发病年龄为9～94岁（平均53岁），男女之比1∶1，无种族差异。绝大多数患者无基础疾病。临床类型以多灶性气管支气管粘膜下斑块最常见，其次为单灶瘤块样肿物，弥漫浸润型最少见。病变一般不扩展至支气管壁外。

A. 临床表现 典型表现为50岁后发病，常见症状为咳嗽，当病变引起气道部分阻塞时，可有哮鸣，呼吸困难和反复肺部感染症状，如发热，咳脓痰等，部分患者有咯血。患者有广泛性支气管内多发性淀粉样物质沉积时，可引起阻塞性通气障碍，严重时有低氧血症。如果气道狭窄分泌物滞留合并有继发感染，此时咳嗽呈持续性伴咳脓痰，临床上可有发热和白细胞增多。支气管阻塞可造成肺叶或肺段不张，患者可出现活动后气短、呼吸困难加重。淀粉样物沉积可导致血管脆性增加和出血机制障碍，故咯血颇为常见。

虽然组织学上气道受累在系统性AL淀粉样变中可能较常见，但有症状的气管支气管淀粉样变通常为局限型。气管或支气管壁被淀粉样物质浸润以弥漫浸润（多灶性粘膜下斑块）最常见，其次为单灶结节或肿瘤样肿物。

B. 影像学表现 胸部X线片或CT可显示阻塞性肺炎、肺不张和气管支气管树局灶性或弥漫性狭窄等征象。约1/4病例胸部X线片所见在正常范围。56%的病例有肺不张，9%有纵膈或肺门团块状阴影，1%有单侧肺气肿，这与气道内淀粉样变物质起了单向活瓣作用有关。CT有助于发现气管和支气管内的淀粉样斑块及气道狭窄，但其临床价值有限。螺旋CT扫描和气道解剖数字图像重组可显示粘膜所累及程度和气道阻塞状态，该项技术与支气管镜相比，创伤较少。气管解剖数字图像重组技术，对通过支气管镜切除淀粉样斑块起了很大作用。这项技术可显示从喉至亚段支气管内弥漫性环状气管壁增厚或块状阴影。这两种类型的病变均可导致气道阻塞。气管解剖数字图像重组技术可清楚地显示气道的解剖结构，包括矢状面和冠状面的图像，有助于判断气道狭窄，并且能估计病程的进展和治疗情况。

C. 支气管镜 支气管镜检可见支气管壁多处或单灶隆起或普遍性狭窄。隆起呈光滑无蒂结节，大小不等，大者可达1cm，其上覆盖苍白上皮。有时支气管完全阻塞。诊断主要靠组织活检，但活检可发生严重的出血。病理显示粘膜下有不规则结节状或弥漫片状均质嗜伊红物沉积，可深达软骨周围，包绕粘液腺。多数病例可见不同数量的浆细胞和多核巨细胞浸润。约14%病例有骨质化生。个别病例骨化异常明显和广泛，可诊断为继发性气管支气管骨化病。病变部粘膜上皮完整，偶可见鳞状化生。已报道死于呼吸道淀粉样变的病例（均为多灶性或弥漫性病变），死因主要为出血、肺部感染和呼吸衰竭。

3）肺实质淀粉样变 肺实质淀粉样变可表现为单发或多发结节型，也可表现为弥漫肺泡隔型，前者通常为局限AL型，后者常为系统性淀粉样变的一个表现。

A. 单发或多发结节型（病例I） 结节性病变多位于肺周围胸膜下区，由不规则团块状淀粉样物组成，呈灰色光亮结节，大小不等，大者可达8 cm。有的含白垩质小点或形成硬块。其间或邻近小血管壁和肺泡隔也受累。外周常有淋巴细胞和浆细胞呈不规则片状浸润和巨噬细胞反应。1/4病例可见骨或软骨化生及钙化，约5%病例有空洞形成。已报道有单结节型，多结节型，粟粒型等。发病年龄37～94岁（平均65岁）；结节型和50%多结节型有症状。

影像学上表现为孤立结节影或多发结节影，多位于外周和胸膜下，常累及肺下叶，结节大小不等，小者直径0.4cm，大者可达15 cm，80%边缘光滑，约1/4病例可见骨或软骨化生及钙化，约5%病例有空洞形成。

50%多结节型患者有症状，主要为咳嗽、无痰或少痰、咯血和活动后气促。肺功能一般不受损。肺部单个结节型的患者有时可无明显的临床症状。诊断主要靠开胸肺活检或手术切除后病理检查，个别病例经针吸肺活检确诊。极少单结节型和多结节型为系统性淀粉样变的一部分。

纵隔以及肺门淋巴结增大很少为局限型肺淀粉样变所致，遇此种情况时应寻找系统性病因。与孤立或多灶性B细胞淋巴瘤相关的局限性AL沉积可引起淋巴结淀粉样变。淋巴结淀粉样变常有爆米花样钙化，偶尔表现为蛋壳样钙化。

B. 弥漫肺泡隔型（病例Ⅲ） 尸检资料表明，肺部弥漫性肺实质淀粉样变是系统性AL淀粉样变的一个常见组织学表现，但临床上并不常见。局限性肺淀粉样变表现为弥漫肺泡隔型者少有报道。肺部弥漫性肺实质淀粉样变的胸部X线片呈网状或网状结节影，有时与心源性肺水肿很相似，常伴有肺门及纵隔淋巴结肿大，可有一侧或双侧少量胸腔积液。病理示两肺体积可增大，呈灰色，质地如橡胶状。病变主要位于肺泡隔间质和小动、静脉周围。超微结构检查见淀粉样物沉积于肺泡隔的胶原纤维部分，肺泡隔薄部（即肺泡上皮和毛细血管内皮基底膜融合为一的部位）较少受累。但大量沉积可导致肺泡隔的明显增厚和肺泡毛细血管的阻塞。可并发轻度纤维组织增生。肺门及纵隔淋巴结淀粉样变十分常见。

此型患者约90%有症状，进行性气促、呼吸窘迫最为常见和突出的症状。主要表现为呼吸困难、气促、咳嗽，咳少量白粘痰和咯血，较常合并肺部感染，经常发热伴咳脓痰。两肺可闻细湿啰音。后期出现发绀和低氧血症。肺功能检查可有限制性通气障碍和弥散功能减低。胸部X线片示两肺弥漫性网状、网状结节影，可伴肺门及纵隔淋巴结肿大（淋巴结淀粉样变）。临床诊断有一定困难。文献中已报道的病例约一半为死后尸检诊断，其余为经支气管肺活检、开胸肺活检或经胸腔镜肺活检。部分病例可合并系统性或心脏淀粉样变。病情进展快，患者多死于呼吸衰竭、继发感染或全身衰竭。

4）胸膜淀粉样变 淀粉样变患者可出现胸腔积液（病例Ⅲ）。淀粉样变所致胸腔积液可为单侧或双侧，可为渗出液或漏出液。淀粉样变引起胸腔积液的原因是多方面的。如为漏出液，其主要原因可能是充血性心力衰竭。文献报道心脏淀粉样变与肺部病变之间存在显著的相关性，约50%的病例与心力衰竭有关。肺部淀粉样变阻碍淋巴回流以及肺血管内淀粉样变物质沉积导致肺静脉压升高也可能是漏出液的部分原因。虽然充血性心力衰竭在胸腔积液的产生中起了重要作用，但渗出液的发生率与漏出液相似。胸腔积液中的白细胞数在50～400/μl之间，以淋巴细胞为主，偶有乳糜性胸腔积液的报道。肾病综合征、血清白蛋白小于2.5g/dl的患者如果不合并充血性心力衰竭，则较少出现胸腔积液。胸膜增厚见于3%系统性AL淀粉样变患者。

除系统性AL淀粉样变外，约3.6%的呼吸系淀粉样变患者可有其他基础疾病，这类继发性淀粉样变临床症状常常不明显，多于胸部X线检查或支气管肺组织活检，甚至尸检时发现，因此对呼吸系淀粉样变患者应作有关检查以确定有无基础疾病，以免贻误对基础疾病的治疗。

5）诊断 诊断呼吸系统淀粉样变有一定困难。目前常用的诊断方法有：

A. 胸像及胸部CT 可显示气管，支气管狭窄和阻塞的部位，以及气管、支气管管壁的结节和肺内的单个、多发结节，提示肺不张或阻塞性肺炎；②肺功能检查：尤其是流速－容量图，对估计患者的气道阻塞程度相当有用，可显示气管淀粉样变的典型上气道阻塞图形；③纤维（电子）支气管镜：诊断本病的最佳方法为纤维支气管镜检查，支气管镜不仅可发现气管，支气管管壁的结节，管腔狭窄，而且可显示阻塞的部位，程度，范围和形态，更为重要的是，可通过纤支镜能活检而取得标本作病理检查；④外科手术：手术后切除肺内的结节如作病理检查，可明确诊断；⑤开胸或经胸腔镜肺活检：此为创伤性检查，肺部弥漫性病变型的淀粉样变病例可以采用，但需严格掌握适应证。

总之，诊断淀粉样变需要得到病理组织学的证实。系统性淀粉样变可行腹壁皮下脂肪活检（敏感性54% ~82%，特异性100%），直肠活检（敏感性75% ~85%）、唇腺活检（敏感性86%）和骨髓活检（敏感性50% ~60%）。呼吸系统淀粉样变可通过支气管镜活检、经皮肺穿、外科手术切除、开胸或经胸腔镜肺活检获取标本。刚果红染色后，在偏光显微镜下呈黄、绿二色性双折光体仍是诊断的金标准。但须注意在常规实践中可有假阳性结果出现，这通常是由于刚果红染色方法不佳所致。

确诊淀粉样变后，还须判定原纤维的类型，方法有两类：①组织样本的直接检测；②证明存在浆细胞恶病质或变体 TTR。直接检测包括：（a）高锰酸钾法：高锰酸钾处理后刚果红染色失去双折光特性见于 AA 和 Aβ_2M 淀粉样变。AL 和 ATTR 淀粉样变对高锰酸钾具有抵抗性。（b）免疫组化法：应用针对 λ 或 κ 轻链、SAA、TTR 的抗体进行免疫组化染色，但是免疫组化法常不能使 AL 淀粉样物着色，这可能是由于原纤维来自于单克隆轻链的可变区，个体之间存在差异所致。然而免疫组化如能除外 AA 以及 ATTR 淀粉样变，则 AL 淀粉样变的诊断极为可能。证明存在浆细胞恶液质或变体 TTR 的方法包括尿液、血液以及骨髓检查。免疫固定电泳可检测血清、尿液中有无 κ 或 λ 轻链的过度产生，但系统性 AL 淀粉样变时髓内浆细胞克隆常非常少，因此 10% 的患者免疫固定法检测可阴性。骨髓浆细胞免疫表型的测定则有助于单克隆丙种球蛋白病的诊断。免疫球蛋白基因重排研究可识别骨髓内或局限型 AL 淀粉样变组织内微少的克隆。变体 TTR 的检测需行氨基酸测序或基因型分析。第三步是要明确器官受累的部位及其功能。对于呼吸道淀粉样变来说，这包括胸部平片、CT 扫描、肺功能检查（可显示气管淀粉样变的典型上气道阻塞图形）以及纤维支气管镜检查。要注意寻找系统性淀粉样变的证据。放射性标记的血清淀粉样 P 成分（serum amyloid P component，SAP）可与体内淀粉样沉积物特异结合，并与淀粉样沉积物的数量成正比，因此 ^{123}I－SAP 闪烁扫描术可用于诊断、定量和监测。此项检查对实质脏器，如肝、肾和脾最敏感，虽然对肺的敏感性差，但可帮助判断是否有其他脏器受累。

6）鉴别诊断　呼吸系统淀粉样变需与下列疾病相鉴别：①如果胸部 X 线片或 CT 显示有气管或支气管狭窄/或结节状改变，临床上有声音嘶哑、咳嗽、气道阻塞合并阻塞性肺炎，肺功能表现为阻塞性通气功能障碍，则需与复发性多软骨炎，正气管内肿瘤，如圆柱瘤等，支气管内膜结核和韦格纳肉芽肿等疾病相鉴别；②患者有咯血，应与支气管扩张鉴别；③胸部 X 线片显示弥漫性肺部病变，则应注意和各种原因所致的肺弥漫性病变相鉴别；④胸部 X 线片显示单个团块阴影，临床上要和原发性支气管肺癌鉴别；⑤胸部 X 线片显示多发性结节影，需注意与来自全身各器官的恶性肿瘤所致的肺内多发性转移瘤相鉴别。

2．关于治疗

（1）局限型呼吸道淀粉样变　有症状的喉淀粉样变常需内镜下切除治疗，较大的肿块可通过喉正中切开术切除，但分期内镜下切除可能同样有效且并发症较少。二氧化碳激光烧灼对于小的复发性病变可能部分有效，此项技术对机体的损伤较小，有助于保存喉部功能。局部以及全身糖皮质激素对喉淀粉样变无效。气管支气管淀粉样变的治疗很大程度上取决于患者的症状，治疗方法包括间断支气管镜下切除、外科手术切除、二氧化碳激光烧灼和Nd：YAG（钕：钇－铝－石榴石）激光治疗。反复支气管镜下治疗更可取，要比外科手术切除安全。此外，有低剂量外照射放疗成功的报道。应用支气管镜在狭窄部位放入支架能起姑息治疗作用。如果患者无明显症状时可不予处理。肺淀粉样结节生长缓慢，不影响肺的气体交换以及患者的生存，因此很少需要处理，如需要可手术切除，但部分患者可于术后数年内复发。由于淀粉样变患者有凝血机制的异常以及淀粉样物质对血管系统的浸润，进行上述操作时有可能引起严重的出血，应注意防范。

（2）系统性淀粉样变呼吸道受累　弥漫肺实质受累常是系统性淀粉样变的一个表现，预后差。放疗不能改变疾病的病程。如果是AL淀粉样变，可采用化疗的方法来抑制浆细胞的增生。方案有：①VAD（长春新碱＋阿霉素＋地塞米松）：年龄小于79岁、无心力衰竭症状、无自主神经病或周围神经病的患者可首选此方案，这些患者的临床反应率（受累器官功能改善）为54%，中位生存期为50个月，治疗相关的死亡率（治疗结束后100天内的死亡率）为7%。VAD方案对干细胞无影响，这保留了患者将来接受干细胞移植的机会；②中等剂量的马法兰（25mg/m^2）：不适合VAD或VAD治疗反应不佳的患者可选用此方案，血液学反应率为46%，中位生存期尚无法评估。

如果患者不适合上述两个方案，可选用下述方案：①标准口服马法兰＋泼尼松：反应率（指血浆单克隆蛋白浓度下降至少50%和/或受累器官功能改善）为20%～30%，出现明显临床疗效的中位时间为12个月，中位生存期为治疗后18～25个月。具体剂量为：马法兰15mg/kg，泼尼松0.8mg/kg，每日1次，连续7天，每6周重复1次，每重复1次，马法兰的日剂量增加2mg，直至循环中期出现白细胞减少或血小板减少；②高剂量地塞米松：临床反应率为35%，出现疗效所需时间为2～6个月（中位时间4个月），中位生存期为治疗后20.6月。剂量为40mg/d，连用4天，每21天1次，共8次；③口服马法兰＋高剂量地塞米松：血液学反应率为67%，出现反应所需时间为2.3～10.1个月（中位时间4.5个月），临床反应率为48%。在接受高剂量地塞米松治疗时，如患者存在成对室性期前收缩或室性心动过速应给予预防性胺碘酮治疗，另外，治疗期间给予H_2受体阻断剂或质子泵抑制剂预防消化性溃疡，环丙沙星和伊曲康唑预防感染。烷化剂治疗对干细胞的收获不利，因此如患者存在可逆禁忌证、有可能接受干细胞移植时最好选用高剂量地塞米松治疗；④高剂量马法兰（200mg/m^2）＋自体外周血干细胞移植：临床反应率为42%～83%，疗效多于治疗3～6个月后出现，据报道接受治疗的患者中位生存期为治疗后7.8年，5年生存率为61%，但与治疗相关的死亡率也非常高，达13%～39%，尤其是有心脏受累以及多器官受累的患者，因此有下列情形之一者不适合此方案治疗：ⅰ有症状的心脏淀粉样变；ⅱ有症状的自主神经病；ⅲ淀粉样变致胃肠道出血史；ⅳ需透析的肾衰；ⅴ年龄大于70岁；ⅵ两个以上脏器受累。

AA淀粉样变的治疗目标是降低血清SAA水平，要达到这一目标首先是要控制原发炎症。如果对原发疾病的治疗能使SAA浓度维持在10mg/L以下（正常基础值为3 mg/L以下），则有助于淀粉样物质的消退，防止淀粉样物质的积累，延长患者的生存。对于FMF，秋水仙碱可控制发热及SAA的合成，因此可预防和逆转淀粉样物质引起的器官功能紊乱。

ATTR 淀粉样变的最有效治疗方法为肝移植，肝移植可消除 99% 的致病蛋白，阻止神经症状的进展，但不能预防淀粉样心肌病的恶化。

（3）淀粉样变治疗进展　淀粉样沉积物非常稳定，但它们在体内能不断溶解，只是溶解的速度很慢，慢于沉积的速度。上述化疗或控制原发炎症的方法都是为了降低致淀粉样变蛋白浓度至阈值以下，以减少淀粉样物质的沉积，从而有利于淀粉样物质的吸收。另一种治疗方法是针对淀粉样沉积物中的共同结构。目前已发现许多化合物能直接与淀粉样物质结合，诱导淀粉样物质的重吸收或分解。4′-碘-4′-脱氧阿霉素（4′-iodo-4′-deoxy doxorubicin，IDOX），蒽环霉素的一种衍生物，是这些分子的原型，能与各种生化组成的淀粉样原纤维特异地、高亲和力地结合，体外实验显示这种化合物能促进淀粉样原纤维的解体，动物实验显示，IDOX 能减少小鼠 AA 淀粉样沉积物的形成。临床试验表明单独应用这种药物治疗 AL 淀粉样变，小部分患者出现反应，治疗效应主要见于软组织受累者。

血清淀粉样 P 成分（serum amyloid P component，SAP）以及氨基葡糖多聚糖（glycosaminoglycans，GAGs）是各种淀粉样沉积物的共同成分。SAP 是一种糖蛋白，分子量 230kD，由 5～10 个相同的非共价亚单位连接而成，在电子显微镜下呈特异的“炸面包圈”样形态。SAP 能以一种钙依赖的方式与各种淀粉样沉积物结合。SAP 对各种蛋白酶介导的水解均具有高度抵抗力，与原纤维结合后能保护原纤维不被蛋白水解。SAP 结合抑制剂 CPHPC，脯氨酸的一种回文衍生物，能阻断 SAP 的结合位点，并能与 SAP 交叉连接，从而有利于循环中 SAP 的清除。动物实验已显示，CPHPC 可使淀粉样沉积物减少。对 19 名外周淀粉样变患者的初步研究也显示组织淀粉样 P 物质负荷减少。如果这种药物确能阻止淀粉样物质的积累，那么可用于各种淀粉样变的治疗。

GAGs 能促进蛋白前体转变为原纤维聚集物，高度硫酸化的 GAG 链可作为原纤维装配的脚手架。在 GAGs 与淀粉样原纤维结合时，能与之竞争结合的小分子物质有抑制淀粉样物质沉积的作用。许多聚磺酸化 GAG 类似物正在研究之中，其中 Fibrillex（钠-1，3-丙烷-二磺酸盐）是第一个进入临床的药物，对于 AA 淀粉样变来说，Fibrillex 是一个有前途的治疗药物。Fibrillex 能竞争性地与 SAA 结合，从而抑制 SAA 与组织中 GAG 的结合。动物实验已显示，Fibrillex 对 AA 淀粉样物质的沉积有抑制作用，2005 年完成的多中心Ⅱ/Ⅲ期试验结果显示，Fibrillex 在一定程度上降低 AA 淀粉样变的死亡率，但与安慰剂组比较无统计学意义。然而该药可明显抑制 AA 淀粉样变患者肾功能的衰退，同时其产生的严重及非严重副反应与安慰剂组无显著差异，因此仍有一定的临床价值。

另一种有希望的治疗方法是免疫治疗，即应用针对淀粉样物质的抗体。这种单克隆抗体（11-1F4）能识别各种淀粉样蛋白共有的 β 片层结构。动物试验已显示，11-1F4 能使 AL 淀粉瘤快速消退，并能快速显著减少 AA 淀粉样变小鼠肝脏、脾脏原纤维的沉积。免疫组化分析显示 11-1F4 还能识别其他类型的淀粉样物质，如 ATTR、AlyS、AApoA1 和 Aβ。目前正在大规模的生产这种抗体以便进行Ⅰ/Ⅱ期临床试验。

IL-6 在 AA 淀粉样变中起重要作用，载有人 IL-6 基因的转基因小鼠在 3 月龄大时脾、肝、肾中有淀粉样物质沉积。研究显示 IL-6 受体抗体能显著抑制 SAA 的产生，抑制淀粉样物质的沉积，因此 IL-6 受体抗体有望用于 AA 淀粉样变的治疗。

【提示】

关于呼吸道淀粉样变的诊治可按图 4 - 21 - 7 进行。

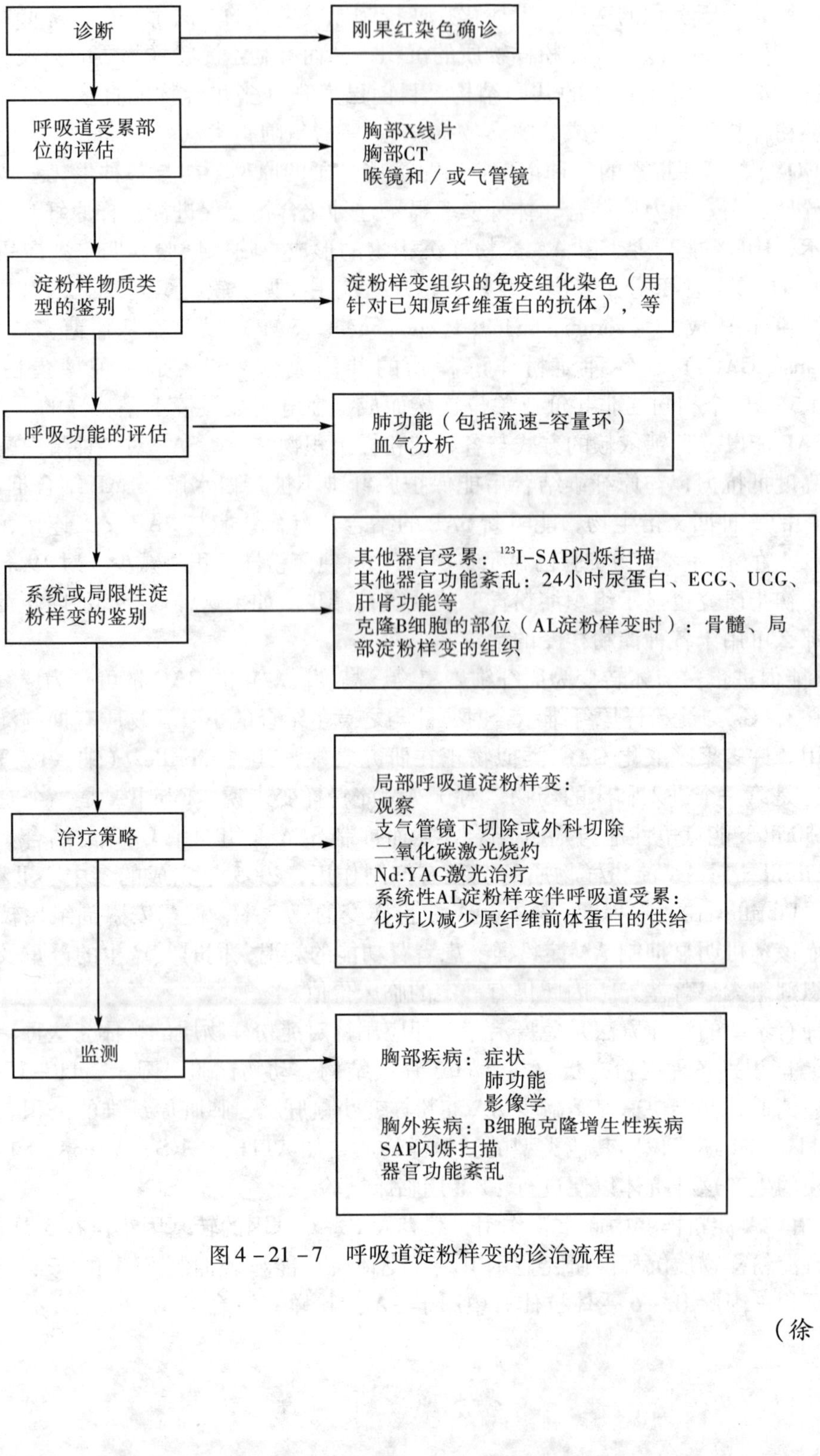

图 4 - 21 - 7　呼吸道淀粉样变的诊治流程

（徐　凌）

参 考 文 献

1. Gillmore JD, Hawkins PN. Amyloidosis and the respiratory tract. Thorax, 1999, 54:444 - 451
2. Gibbaoui H, Abouchacra S and Yaman M. A case of primary diffuse tracheobronchial amyloidosis. Ann Thorac Surg, 2004, 77 (5):1832 - 1834
3. Merlini G and Westermark P. The systemic amyloidoses: Clearer understanding of the molecular mechanisms offers hope for more effective therapies. J Intern Med, 2004, 255 (2):159 - 178
4. van Gameren Ⅱ, Lokhorst H, Hazenberg BP, et al. Therapeutic options in systemic AL amyloidosis. Neth J Med, 2004, 62 (4):106 - 113
5. Kyle RA, Gertz MA, Greipp PR, et al. A trial of three regimens for primary amyloidosis: colchicine alone, melphalan and prednisone, and melphalan, prednisone, and colchicine. N Engl J Med, 1997, 336 (17): 1202 - 1207
6. Skinner M, Sanchorawala V, Seldin DC, et al. High - dose melphalan and autologous stem - cell transplantation in patients with AL amyloidosis: An 8 - year study. Ann Intern Med, 2004, 140:85 - 93
7. Guidelines Working Group of UK Myeloma Forum, British Commitee for Standards in Haematology, British Society for Haematology. Guidelines on the diagnosis and management of AL amyloidosis. Br J Haematol, 2004, 125 (6):681 - 700
8. Berk JL, O'Regan A and Skinner M. Pulmonary and tracheobronchial amyloidosis. Semin Respir Crit Care Med, 2002, 23 (2):155 - 165
9. 孙永昌，许文兵，罗慰慈，等. 胸膜淀粉样变. 中华结核和呼吸杂志，1997，20 (4):212 - 214
10. Xu ling, CAI Bai - qiang, Zhong Xu, et al. Respiratory manifestation in amyloidosis. Chinese Medical Journal, 2005, 118 (24):2027 - 2033
11. Lachmann HJ & Hawkins PN. Amyloidosis and the lung. Chronic Respiratory Disease, 2006, 3:203 - 214

病例22 咯血、胸痛、低热9个月，呼吸困难7个月
——原发性肺动脉肉瘤

患者，女，36岁

【临床资料】

1. 主诉 咯血、胸痛、低热9个月，呼吸困难7个月。

2. 现病史 1997年7月患者出现咳嗽、咯血、右侧胸痛伴午后低热（T 37.5℃），青霉素治疗无效。9月予以抗结核治疗，此时患者出现活动后气短。12月5日胸部X线片示双侧肺门淋巴结肿大。因考虑结节病于1998年1月15日加用泼尼松，40mg/d，此后咳嗽、咯血、低热略有好转，但呼吸困难加重。2月15日，上述症状加重，T升至38.5℃。患者自起病后体重下降8 kg。既往身体健康，未服避孕药，无下肢水肿、口眼干、关节肿痛等。月经及家族史无特殊。

3. 查体 T 38.5℃，P 110次/分，BP 110/60 mm Hg。浅表淋巴结未触及，双侧脉搏对称；双肺未闻及干湿啰音及胸膜摩擦音；心律齐，肺动脉第二音（P_2）亢进，肺动脉瓣区Ⅲ级收缩期杂音；腹平软，肝脾未触及，未闻及血管杂音；双下肢无水肿。

4. 治疗经过 入院后因考虑肺大动脉炎伴血栓形成、慢性肺栓塞不除外，于1998年3月6日行肝素抗凝治疗。治疗后PaO_2升至70.5 mmHg，而其他症状无改善。因体温、血沉和C－反应蛋白持续异常，因而考虑疾病处于活动期，于5月11日予甲基泼尼松龙0.5g静点，每周3次，共3周（6月1日改为泼尼松45 mg/d至死亡），6月1日予环磷酰胺0.2g静点，每周2次（至7月13日）。之后体温渐至正常，血沉和C－反应蛋白曾分别降至50 mm/1 h和13.1mg/L。7月11日，患者突发寒战、胸闷气短，T 39℃，BP 70/40 mm Hg，双肺满布湿啰音。按败血症休克、急性左心衰竭抢救。次日血细菌培养示阴沟肠杆菌。7月27日死亡。

5. 专科检查

（1）肺功能 血气（FiO_2为21％）：pH 7.527，PaO_2 53.7 mmHg，$PaCO_2$ 28.0 mmHg。

（2）纤支镜 因病情重，未作。

（3）痰细胞 （－）。

（4）痰细菌 （－）。

（5）痰结核菌 （－）。

（6）PPD （－）。

（7）胸部X线片 右肺动脉影进行性扩大（图4－22－1）。

（8）胸部磁共振成像（MRI） 肺动脉主干、左下肺动脉及右肺动脉扩张，其内血流信号消失（图4－22－2）。

（9）超声心动图 右房、右室增大，肺动脉高压。下肢、下腔静脉彩超和盆腔、肝、胆、胰、脾B超均正常。

6. 辅助检查

(1) 实验室检查　血白细胞 7.9×10^9/L, Hb 105g/L, 血小板 331×10^9/L; 血沉 130mm/ 1h; 蛋白电泳: 白蛋白 0.379, α_1 0.1814, α_2 0.1319, β0.1143, γ0.2935, IgG 12.8 g/L, IgA 4.36 g/L, IgM 5.09 g/L, C－反应蛋白 73.2 mg/L; 抗核抗体、补体、肿瘤抗原系列、肝肾功能、凝血酶原活动度、蛋白 C、蛋白 S、抗凝血酶Ⅲ及活化蛋白 C 抵抗正常。

(2) 特异性检查　肺动脉造影示主肺动脉扩张，右肺主动脉、左肺下动脉闭塞；右心室压力 64/3 (27) mmHg，肺动脉干压力 56/5 (31) mmHg。体循环动脉造影示头臂、双肾、肠系膜动脉正常。

(3) 死亡后病理检查　双肺及肺动脉内未见血栓。右主肺动脉中见一总长 19 cm、直径 1～4 cm 肿物完全阻塞管腔并侵及肺动脉主干和左主肺动脉；左主肺动脉仅留一狭窄腔隙，左下肺动脉完全堵塞。双肺动脉肿物穿透动脉壁，在双侧肺组织中形成 3 cm×5cm×5 cm 和 11 cm×9cm×9 cm 的界清的分叶状肿物；右肺肿物穿透支气管壁，在腔内形成直径 1.5 cm 的灰白色圆形肿物。肺门及纵隔淋巴结共 16 个，直径 0.3～1.5 cm（图 4－22－3）。镜下：右肺动脉内充满大量形态不规则的肿瘤细胞，胞质丰富、红染，可见横纹（图 4－22－4、5）。免疫组化：平滑肌肌动蛋白、肌结肌动蛋白和波形蛋白阳性，角蛋白、结蛋白、S－100 蛋白和肌球蛋白阴性。肺门及纵隔淋巴结内见瘤细胞；右肺下叶见梗死灶及片状出血，无癌栓；部分肺泡腔内充满粉染水肿液。结论：肺动脉巨大多形性横纹肌肉瘤，肿瘤完全阻塞右主肺动脉及左下肺动脉，部分阻塞左主肺动脉，并侵及双肺实质及右肺下叶主支气管；肺门及纵隔淋巴结转移性横纹肌肉瘤；右下叶肺梗死；肺水肿及出血（病理解剖仅限胸部）。

6. 诊断　原发性肺动脉肉瘤。

【讨论与分析】

1. 关于诊断　原发性肺动脉肉瘤是一种罕见的、致死性的恶性肿瘤，在临床上极易与肺血栓栓塞（PTE）等肺血管疾病相混淆。PTE 是内源性或外源性栓子堵塞肺动脉或其主要分支引起肺循环障碍的临床和病理生理综合征，其主要病理生理改变是由于肺动脉的机械堵塞和由此引起的体液因子的变化导致肺血管阻力增加，肺动脉压力升高甚至右心功能衰竭。近年来医学界对肺血栓栓塞类疾病的认识在不断加深，但由于 PTE 临床表现多种多样，且缺乏特异性，易造成误诊和漏诊，故有必要对与之有相似临床表现的疾病进行鉴别，这其中就包括对肺动脉肉瘤的再认识。

临床上许多疾病可引起肺动脉阻塞和（或）扩张。除血栓、心血管病变及畸形外，其他类型是肿瘤和血管内肉芽肿，而后者更为罕见。从 20 世纪 70 年代至今，只有 6 例肺动脉肉芽肿的报道（吸毒所致 3 例，血吸虫性、异物性和肉芽肿性巨细胞性血管炎各 1 例）。长在血管外的肿瘤压迫肺动脉引起阻塞的也只有 5 例，主要是由肺癌、纵隔肿物和胰腺癌转移所致。肺动脉内肿瘤的病例最多，除绒癌 2 例、右心室肉瘤阻塞肺动脉主干的 4 例外，均为原发于肺动脉的肉瘤。自 Mandelstamm 于 1923 年首次报道肺动脉肉瘤至今，共有 138 例报道，男∶女为 70∶68，年龄 13～81 岁，平均 49.3 岁。原发性肺动脉肉瘤病理类型多种多样，其中包括肺动脉恶性间叶瘤和肺动脉纤维肉瘤，目前国内只有个案报道，累计不到 20 例。肺动脉肉瘤 90% 两个以上部位受累，85% 的患者主肺动脉有病变，65% 左肺动脉有病变，

71%右肺动脉有病变；32%病变侵及肺动脉瓣，10%侵及右室流出道。

（1）临床表现　由于肿瘤生长在肺动脉内，从而导致肺动脉堵塞，故其临床表现与肺循环进行性阻塞的病理生理酷似，可以出现与PTE类似的病理生理学改变和临床表现。典型的病理改变是固定性肿瘤的阻塞肺动脉；有些肿瘤则由于有蒂而存在往返运动，使症状更具多样性。通常患者有进行性加重的胸痛、咳嗽、咯血和呼吸困难，是因瘤栓对远端肺循环的阻塞所致，其中部分病例的咳嗽可源于肿瘤对邻近气道的侵犯。肺动脉受阻会引起肺动脉压升高，故体循环淤血的症状常见报道；当与肺动脉瓣相邻的肺动脉主干严重受阻时会造成心排出量下降，进而产生晕厥和猝死。另外，疲乏无力和明显体重下降则是恶性疾病的常见表现。

（2）查体　少部分患者无阳性发现。但大多数会有因肺动脉高压和右室负荷过高所致的P_2亢进和大循环淤血体征，肺动脉瓣区可闻及收缩期杂音（占全部病例的44%）；若肿瘤闭塞肺动脉瓣，P_2则消失。其他少见的体征有肺梗死所致的胸膜摩擦音、心包受累后的心脏压塞以及发绀、杵状指等。虽然通常会出现贫血和血沉升高，但此类结果并无特异性。

（3）影像学表现　①肺门影扩大（占53%），为扩张的肺动脉或肿物对肺组织的侵占，常被误诊为肺门淋巴结肿大；②肺内结节影（40%），为肿瘤的直接侵犯和（或）转移所致；③心脏和（或）心包影扩大（33%）；④肺动脉远端血管影稀疏（18%）。肺动脉造影均示灌注缺损，平均右室收缩压为74mmHg。

目前，临床上新的影像学技术的应用，已经使肺动脉肉瘤的诊断带来新方法。多排CT扫描同时应用三维结构重组（3D影像），可以发现肺动脉腔内的软组织阴影或充盈缺损、肿物所致的血管管腔扩张、或肿瘤对血管外组织的侵袭作用，因而能较容易地识别肺动脉内肿物。

（4）其他　核素的通气和（或）灌注检查均示灌注异常。尽管普遍认为它无助于疾病的鉴别，但由于纤维蛋白溶解作用或栓塞复发的缘故，血栓栓塞的灌注存在易变性，而肿瘤的灌注则无明显变化。心电图只提示右房和右室肥厚。血管和心脏彩色超声虽然有时可以发现肺动脉和（或）右心室流出道内的占位，但很难与肺血管炎和肺血栓栓塞鉴别，除非带蒂的肿瘤随心脏收缩的周期出现往返运动。不难看出，上述一系列的症状、体征及检查在其他肺血管阻塞性疾病中也常可以看到，所以不难理解为何该病常被误诊为肺血栓栓塞、肺动脉狭窄、肺血管炎、肺癌及纵隔纤维化等，而明确诊断多通过尸检取得。

（5）诊断和鉴别诊断　临床上以下几点可能有助于肺动脉肉瘤与PTE的鉴别：①肺动脉肉瘤起病隐匿，病情进展缓慢，如同本病例，而缺乏PTE的突发性；②肺动脉肉瘤患者多有发热、食欲减退和体重下降等全身表现；③肺动脉肉瘤患者一般缺乏引起PTE的栓子来源，如下肢深静脉血栓形成等；④肺动脉肉瘤患者影像学检查多表现为主肺动脉及左、右肺动脉甚至右心室流出道内较大肿块，导致主肺动脉或左、右肺动脉主干几乎闭塞。肿块边界不规则，可见分叶或分隔现象，而这些特征在单侧中心型PTE少见；⑤肺动脉肉瘤虽经有效的抗凝或溶栓治疗，但病情仍继续恶化。

影像学是肺血管病变诊断及鉴别诊断的重要手段。当胸部X线片示肺门肿物、单侧肺动脉扩张以及近端肺动脉分支扩张时，高度提示肺动脉肉瘤的存在；而若同时出现肺内肿块影、心脏影扩大和外周血管纹理稀疏时诊断基本可以确立，因为肺内肿块影的出现提示肿瘤在肺内浸润和（或）转移的存在。在 CT 和 MRI 中，某些特点更能提示本病的存在，如单侧中央型肺动脉血栓极难见到，而这类表现在肺动脉肉瘤中则很常见。与栓塞类病变的血管突然狭窄、隔断和狭窄后的局部扩张相比，肉瘤的形成是持续性软组织充盈肺动脉，有时可见扩张的血管外壁的不均匀性，提示肿瘤组织的浸润和播散。由于肿瘤组织坏死、出血和骨化的缘故，肺动脉肉瘤更易产生不同密度的影像。本例患者的影像学资料基本符合上述特点，与病理学结果高度吻合；同时，肺门阴影在短时间内的进行性扩大揭示了肿瘤的快速生长，这在大动脉炎中是极难发现的，而在肺动脉狭窄中也是看不到的。但是，上述表现并非是本病的特异性诊断指标。例如，有将 CT 片所见的骨化影像认为是慢性血栓栓塞钙化的报道。

所以，诊断此病的关键在于对本病的认识和警惕，尤其是当按肺血栓栓塞予以抗凝、溶栓治疗后病情仍恶化，贫血和血沉不能纠正时，就应考虑到该病的可能，可通过活检和手术以明确诊断。近年来由于对此病认识的加深，以及新的诊断技术的出现，患者生前的诊断成功率已从 1989 年前的 40% 升至目前的 90%。

（6）肺动脉肉瘤的分型　绝大多数横纹肌肉瘤出现于横纹肌组织，但也有少数病变是由原始的具有多功能的间质细胞发展而来，这就解释了为何在诸如肺大动脉等不含横纹肌的组织中也会有该病变的出现。目前，绝大多数学者认为，肺动脉肉瘤就是起源于这种具有多向分化能力的原始多能间质细胞；新近的研究也证实，在小动脉内膜中确实存在此类细胞，故肺动脉肉瘤包含着许多不同的病理类型（表 4－22－1），在 138 例的病理标本中，肉瘤侵占肺动脉主干的占 85%，侵占右肺动脉的占 71%，侵占左肺动脉的占 65%，侵占肺动脉瓣的占 32%，侵占右心室流出道的占 10 %，两个部位以上受累的近 90%，肺和纵隔转移的病例占 50%，远处转移的占 16 %。肺动脉肉瘤的镜下形态与其他部位的相应病变并无明显差别，不同肉瘤之间的鉴别在必要时可以进行免疫组化。横纹肌肉瘤的病理表现可分为胚胎性、腺泡样和多形性 3 类，前二种多见于 20 岁以下的青少年，后者仅见于成人，本例的情况与之相符。

表 4－22－1　肺动脉肉瘤的病理类型

病理类型	例　数	病理类型	例　数
未分化肉瘤	43	骨肉瘤	4
平滑肌肉瘤	22	粘液肉瘤	3
梭状细胞肉瘤	19	血管外皮细胞瘤	2
恶性纤维组织肉瘤	10	血管肉瘤	2
纤维肉瘤	7	骨样软骨肉瘤	1
纤维粘液肉瘤	6	肌肉瘤	1
横纹肌肉瘤	6	纤维平滑肌肉瘤	1
软骨肉瘤	5	血管纤维肌肉瘤	1
间叶瘤	4	血管内皮瘤	1

2. 关于治疗　肉瘤的特性决定了治疗应以手术为主。文献报道目前共有60例患者接受了手术治疗，主要为肿物切除、肺切除和肺动脉移植。手术后的1、2、5年存活率分别为31%、24%和6%。手术与化疗、放疗的联合治疗虽可将第1、2年的存活率提高到58%和39%，但尚无存活5年的报道。如果不治疗，2年存活率只有3%，同样无存活5年的病例。术后辅以放疗和（或）化疗可提高1~2年的生存期。

【提示】

对本例患者，首先考虑的是局限于肺动脉的大动脉炎并继发血栓形成。其原因是：①肺血栓栓塞在肺动脉阻塞中最常见；②由于无下肢及盆腔静脉系统血栓形成以及体循环淤血的证据，故在临床上假设肺动脉的阻塞源于不断脱落的小栓子较难成立；③缺乏巨大肺血栓栓塞的临床症状；④局限于肺动脉的大动脉炎并继发血栓形成，能较好地解释肺动脉的阻塞和其他临床表现。可以推测：大动脉炎起始于右侧肺动脉，继而产生血栓累及对侧血管。这一诊断可以解释近乎全部临床表现，但唯一困难的是肺门动脉影的进行性扩大，这正是本例中最能反映肿瘤特性的临床表现。而这种疑虑受到了来自抗凝、糖皮质激素和免疫抑制剂治疗所取得的疗效的影响，产生这种认识的最根本原因是对肺动脉肿（肉）瘤的认识不足。事实上，在近10年的肺动脉肉瘤的病例中，肺血栓栓塞在先于病理的临床诊断中仍居首位（占53%），其次是肺动脉肿瘤、纵隔肿物、肺动脉狭窄及肺癌等。所以，临床上不应由于肺动脉肿瘤存在的可能性，而抛弃正常的临床思维，同时也不应放松对肺动脉肉瘤的警惕。

（王京岚　蔡柏蔷）

参 考 文 献

1. Bradley Jr WG，Reeder MM. Reeder and Felson's gamuts in radiology. New York：Springer Verlog，1993，207 - 208
2. Parish JM，Rosenow ES 3rd，Swensen SJ，et al . Pulmonary artery sarcoma. Clinical features. Chest，1996，110：1480 - 1488
3. Cox JE，Chiles C，Aquino SL，et al. Pulmonary artery sarcomas：A review of clinical and radiologic features. J Comput Assist Tomogr，1997，21：750 - 755
4. 王京岚，徐凯峰，杨宁，等. 原发性肺动脉肉瘤——附1例报告. 中华内科杂志，1999，38：235 - 238
5. 李一鸣. 肺动脉肉瘤临床与影像特征的回顾. 国外医学临床放射学分册，1999，22：161 - 162
6. 熊长明，程显声，柳志红，等. 肺动脉肉瘤误诊为肺血栓栓塞三例原因分析. 中华结核和呼吸杂志，2004，27（11）：737 - 739
7. Choi EY，Yoon YW，Kwon HM，et al. A case of pulmonary artery sarcoma diagnosed with multislice CT scan with 3D reconstruction. Yonsei Medical J，2004，45（3）：547 - 551
8. Kaplinsky EJ，Favaloro RR，Pombo G，et al. Primary pulmonary artery sarcoma resembling chronic thromboembolic pulmonary disease. Eur Respir J，2000，16：1202 - 1204
9. Gladish GW，Sabloff BM，Munden RF，et al. Primary thoracic sarcomas. Radio Graphics，2002，22：621 - 637
10. Omura A，Tobe S，Yoshida K. et al. Sugical treatment for recurrent pulmonary artery sarcoma. Gen Thorac Cardiovaso Surg，2008，56（1）：28 - 31

病例23　发现肺部阴影1个月
——肺上皮样血管内皮瘤

患者，女，19岁

【临床资料】

1．主诉　发现肺部阴影1个月。

2．现病史　体检发现双肺弥漫性结节状阴影，无不适主诉。经常规抗生素治疗1周无好转，行支气管肺组织活检，病理结果为肺组织内可见多个灶性结节，由无定形均质的染物构成，多位于肺泡腔内，其中可见多个大小不一的细胞，刚果红染色（－），第Ⅷ因子组织化学染色（＋）。

诊断：以新生物性病变可能性大，朗格汉斯细胞组织细胞增生症（?）肉芽肿性病变，不除外转移瘤。以后经多家会诊最后诊断病变符合肺上皮样血管内皮瘤。

3．查体　未发现明显异常。

4．专科检查

（1）痰液查结核菌　（－）。

（2）痰液查肿瘤细胞　（－）。

（3）痰液培养细菌真菌　（－）。

（4）肿瘤标志物　Cyfra211、NSE、TPA、CEA均为阴性。

（5）支气管镜检查　未见异常发现。

（6）肺功能检查　镜下大致正常。毛刷细菌、真菌、结核菌阴性。

（7）胸部X线片及CT检查　两肺弥漫性分布的结节状阴影，大小不等，密度均匀，以中下肺野为居多（图4－23－1）。

（8）病理（图4－23－2）　经支气管肺组织活检病理报告：肺组织内可见多个灶性结节，由无定形均质的染物构成，多位于肺泡腔内，其中可见多个大小不一的细胞，刚果红染色（－），第Ⅷ因子组织化学染色（＋）。低倍镜下示肿瘤结节边界清楚，低倍镜下示中央有数个淡染的硬化灶；肺泡消失，纤维组织形成（HE×150）。高倍镜下肿瘤结节中有裂隙样血管腔，被覆血管内皮细胞，增生及玻璃样变纤维结缔组织，边缘有少许炎细胞浸润（HE×300）。符合肺上皮样血管内皮瘤。

5．辅助检查

（1）实验室检查　血常规、尿常规、便常规、ESR、肝肾功能、血糖正常。

（2）B超　肝、胆、胰、脾、双肾、肾上腺、腹膜后淋巴结、输尿管、膀胱、子宫、双附件、甲状腺均无异常。

6．诊断　肺上皮样血管内皮瘤。

【治疗与处理】

未行特殊治疗。

【讨论与分析】

1. 关于诊断　肺上皮样血管内皮瘤（pulmonary epithelioid hemangioendothelioma，PEH）是一种罕见的肺内多发性肿瘤，1975 年 Dail 和 Liebow 首先报道，称为血管内支气管肺泡肿瘤（intravascular bronchoalveolar tumor，IVBAT）后来通过电镜发现肿瘤细胞内有 Weibel - Palade 小体，第Ⅷ因子组织化学染色阳性证实了肿瘤来源于血管内皮细胞。上皮样血管内皮瘤更多见于肝脏、骨和其他组织，原发于肺部的很少见，目前文献中报道的 PEH 不到 50 例。PEH 的发病年龄为 7～76 岁，70%～85% 患者发病年龄在 20～60 岁之间。女性多见于男性，占 60%～80%。

肺上皮样血管内皮瘤生长缓慢，目前有病例已经随诊了 30 年其病灶无改变，疾病的预后较好。Kitaichi 等总结 21 例患者 3 例为单发结节行手术治疗，术后随诊 37～53 月仍无病存活，3 例存活 1～320 月，平均存活 73 月；4 例 16～140 月后死于 PEH 的限制性肺功能下降相关的肺部感染，平均存活 59 月；1 例死因不明。预后差的因素包括起病时伴有呼吸道症状、广泛的淋巴道血管侵犯、胸膜侵犯、肝转移、淋巴结肿大等。胸腔积液病理有纤维素性胸膜渗出且其中有肿瘤细胞侵犯、可见纺锤形肿瘤细胞也是预后差的因素。Kitaichi 等观察到 3 例在 5～15 年的随诊中自行缓解，其中 2 例有脏层胸膜侵犯、1 例有肝转移、1 例有血管侵犯。故认为胸膜侵犯、肝转移、血管侵犯均与预后关系不大。

（1）临床表现　临床过程为慢性进展性，起病时症状轻，44%～76% 无临床症状，只在体检摄胸部 X 线片时偶然发现。少数可有干咳、胸痛、气短或呼吸困难等非特异性表现，也有伴随咯血、肥大性骨关节病、肺动脉高压等，数年或数十年后死于限制性肺功能下降的相关疾病。

1）病史　肺上皮样血管内皮瘤的临床表现的一个特点就是在肺和/或肝、皮肤、骨及其他脏器广泛病变的时候却可以不伴有任何临床表现，并且可以多年不变，这是其他肺部病变，尤其是占位性病变所少有的。少数患者伴有呼吸道症状，最后以限制性呼吸障碍为主死于呼吸衰竭。

2）查体　多无任何异常体征，即使伴有一些呼吸系统体征，如干湿啰音，少数患者有杵状指，也并无特殊的阳性意义。

3）实验室检查　尚无特异的实验室检查指标，今后有待于进一步研究，有无分子生物学方面的特殊发现。

4）X 线检查　胸部 X 线片典型为双肺多个结节影，直径 2 cm 左右，界限清楚或模糊，常无隆突或纵隔淋巴结肿大。胸部 CT 为沿血管分布的多个结节影，边界不规则，有中心钙化。少数病例表现为单侧肺孤立或 2～4 个阴影，直径最大可为 5cm，少数病例有胸腔积液。肝脏是较多同时伴发的器官。

（2）诊断　诊断依赖肺病理检查，大体标本表现为多发的边缘清楚的实质性结节，直径 0.3～3cm，切面很硬，灰白色或黄棕色。显微镜下有特征性表现，病灶中心为细胞少的硬化区，为凝固性坏死、玻璃样变、钙化或/和骨化；病灶周围的细胞成分很多，肿瘤细胞为圆形，胞质丰富，核圆形或卵圆形，分裂象少见。有时可见纺锤体形肿瘤细胞。肿瘤细胞可通过 Kohn 孔播散，淋巴管和血管浸润不常见。第Ⅷ因免疫组织化学染色阳性。是低度恶性的肉瘤，组织学上是浸润性生长，可以在胸腔内播散和通过血管或淋巴管远处转移。

（3）鉴别诊断

1）肺内转移瘤　首先应该进行鉴别诊断的是肺内转移瘤，转移瘤多呈粟粒状之后发展成棉絮状，边缘开始模糊融合，发展迅速，伴随症状较多，可以找到原发肿瘤的证据。

2）肺泡微结石症　是肺泡内存在弥漫性分布的含钙、磷的微细结石。本病有明显的家族倾向，多数为同胞。多数患者早期无临床症状，主要改变为逐渐出现限制性通气障碍。在没有呼吸道阻塞的情况下，肺容量及肺活量减低时应高度警惕。

3）与其他疾病相鉴别　本病应该与粟粒性结核、肺含铁血黄素沉着症、尘肺、钡尘肺、锡尘肺等相鉴别。

2. 关于治疗　目前无特殊治疗方法，倾向于定期观察，尤其是无症状的患者病灶为孤立性或仅有 2 ~ 4 个病灶时，可以考虑手术切除。化疗和放疗无作用。有学者用干扰素 -α2A 治疗 1 例皮肤、骨、肝脏和肺上皮样血管内皮瘤出现部分缓解，提示免疫调节药物可能有效。此病为少见病例，其诊断、治疗和预后的研究尚需进一步病例的收集。

【提示】

本病临床表现轻微，胸部影像缺乏特征性，容易误诊。但是只要重视病理学诊断，大多数可以确诊。肺上皮样血管内皮瘤属少见病种，临床病程和肺的影像学表现都有其特点，只要熟悉本病一般不至于漏诊，最终的诊断途径是病理学证据的获得。

（张　力）

参 考 文 献

1. Kitaichi M, Nagai S, Nishimura K, et al. Pulmonary epithelioid haemangioendothelioma in 21 patients, including three with partial spontaneous regression. Eur Respir J, 1998, 12：89 – 96
2. Nagata N, Takatsu H, Sato Y, et al. Metastatic pulmonary epithelioid hemangioendothelioma with peculiar radiographic features. Respiration, 1999, 66：78 – 80
3. Carter EJ, Bradburne RM, Jhung JW, et al. Alveolar hemorrhage with epithelioid hemangioendothelioma, a previously unreported manifestation of a rare tumor. Am Rev Respir Dis, 1990, 142：700 – 701
4. Ledson MJ, convery R, Carty A, et al. Epithelioid hemangioendothelioma. Throax, 1999, 54：560 – 561

病例24 活动后心慌气短1年半，加重伴咳嗽、咯血痰4周——良性转移性平滑肌肉瘤

患者，女性，30岁

【临床资料】

1. 主诉 活动后心慌气短1年半，加重伴咳嗽、咯血痰4周。

2. 现病史 11周前停经，B超证实妊娠。出现口唇及甲床发绀，走平路感到气短，间断吸氧；出现咳嗽，咳暗红色泡沫血痰，高枕卧位。

既往史 体检，无特殊记载。

3. 查体 呼吸急促，间断鼻导管吸氧，左锁骨上可及2枚1～2cm大小、质软、移动好、无触痛的浅表淋巴结，双肺呼吸音粗，轻度活动后发绀明显。

4. 专科检查

（1）血气分析 PaO_2 45.2 mmHg，$PaCO_2$ 26 mmHg。

（2）肺功能 阻塞性通气和弥散功能障碍。

（3）胸部X线片及CT（图4-24-1） 双下肺心影旁可见团片状实变影两肺中外带间质纹理增厚，并可见粟粒状结节影，心影大小正常，双肺心影旁可见片状实变影边界不清，内部可见含气支气管征，病变周围肺野内可见间质增厚，沿支气管血管束分布的粟粒状影，双上肺可见代偿性肺气肿，双下肺中外带可见多发的小叶中心性肺气肿，双肺门及纵隔内无明显增大的淋巴结。

（4）病理检查结果（图4-24-2） 左锁骨上淋巴结，平滑肌瘤或平滑肌瘤病，免疫组织化学：SMACT，Pesmin（-），S-100（+）。CT引导下细针穿刺肺活检：少许增多的平滑肌组织，病变符合平滑肌肿瘤或所谓的良性转移性平滑肌瘤病。

5. 辅助检查

（1）心脏彩色多普勒检查 心脏结构未见异常。

（2）盆腔B超声（图4-24-3） 子宫8.4cm×7.6cm×5.6cm，可见胎囊3.6cm×2cm×5cm×3.0cm，未见胎心，双侧卵巢正常大小。诊断：胎儿停止发育，子宫增大，子宫中央可见椭圆形低密度影，可能为胎囊，子宫的外缘不光滑，其右侧可见突出的肿块，考虑浆膜下子宫肌瘤不除外。

6. 诊断 良性转移性平滑肌瘤病。

【治疗和处理】

1. 治疗方案 本病例应用米非丝酮治疗近1年的时间。

2. 随访 每2月复查胸部X线片和胸部CT（图4-24-4），发现肺实变灶明显缩小，但代之以纤维化形成和蜂窝肺的出现。临床症状有所好转。未发现其他远处转移迹象。但是最终死于肺部感染。

【讨论与分析】

1. 关于诊断 本例患者为育龄期女性，患有子宫肌瘤的同时，子宫外（如肺、肾、

脑、淋巴结、皮肤）出现形态一致的平滑肌肿瘤，对激素治疗敏感，妊娠期病变迅速增长，子宫及输卵管、卵巢切除后，病变会缩小。影像学表现：最常见的影像学表现为双肺内的多发结节，结节边缘较光滑，可有分叶，也可出现空洞。本例在胸部 X 线片上也有粟粒性状改变，CT 示粟粒性结节一般沿支气管血管束分布，且在肺的外带较为明显，而肺的内带即两侧心缘旁可见两处大片状实变影，界线不清，并可见合气管征，曾被考虑为肺水肿合并肺出血，但患者心影正常，经随诊病变变化不大。

本病是良性还是低度恶性病变一直存在争论。光镜下瘤细胞与正常子宫平滑肌细胞相似，无明显的核异型性或异常的核分裂，无血管侵犯。组织学上呈良性表现。电镜下可以见未分化不成型的细胞，至少可以发现一个异常的核分裂。鉴于病变呈慢性生长方式，多发且类似于血行转移灶，病变可以迅速进展，导致呼吸衰竭以至死亡，一些学者认为定义为良性转移性平滑肌瘤是不正确的，可能为低度恶性的平滑肌肉瘤。

本病需与以下疾病作鉴别诊断：

（1）肺淋巴管平滑肌瘤病（PLAM）　绝大多数为生育期妇女，有呼吸困难，咯血常见。典型的影像三大征象包括网状间质病变，乳糜胸水，和反复气胸。CT 显示在间质改变的基础上可见薄壁的囊腔，一般无肺内结节。而本例肺内大片状实变影及粟粒状结节影为主要特征，而薄壁不典型。由于此两种疾病均为罕见，影像学上的鉴别有待进一步考证。

（2）肺泡癌　肺内表现可以是结节，片状实变影，可以有含气支气管征及间质改变。但一般支气管壁不规则，结合病史临床症状有助于鉴别。

2. 关于鉴别诊断　治疗无可以借鉴的治疗模式，行全子宫及子宫外肿瘤切除的同时，应行双附件切除术，这样术后盆腔复发的可能性较小，手术后雌激素处于缺乏状态，肺内病变会消退。根据活检标本的雌激素和黄体酮受体测定结果制定最佳治疗方案。使用孕酮或激素释放类似物对某些患者的效果较好，可以达到病变的消退。也有采用化疗成功的病例报告。

预后：Parenti 的文章中提到 14 例随诊 PBM L 中，1 年内死亡的仅有 1 例，生存 1～2 年的有 2 例，生存期超过 4 年的有 11 例，最长的生存期超过 30 年。

【提示】

尽管平滑肌瘤病很常见，并且肺脏是常见的受累器官，但是原发于肺的少见，故应提高对本病的警惕，尤其是育龄期妇女，诊断时注意充分运用肺组织病理学标本。

（张　力）

参 考 文 献

1. 张力，原永平. 胸部少见肿瘤. 见蔡柏蔷，李龙芸主编. 协和呼吸病学. 北京：中国协和医科大学出版社，2005，952－967

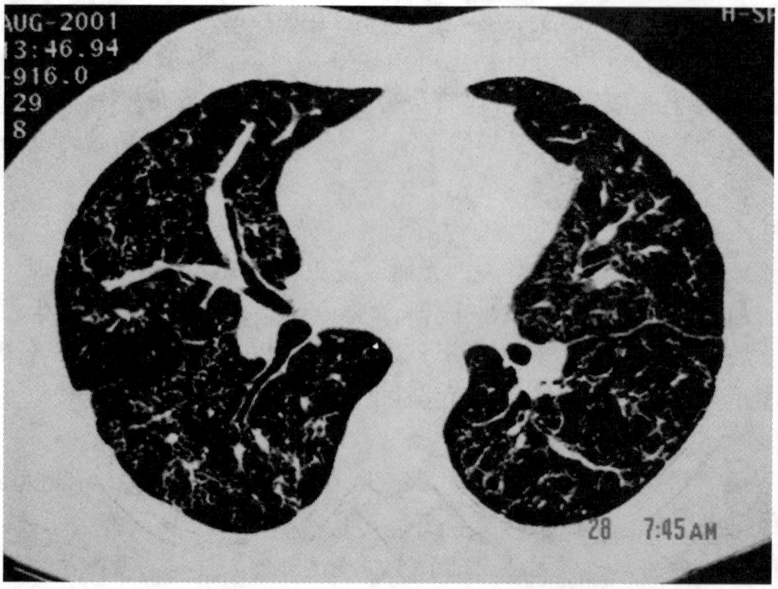

图4-1-1 ACIF 的 CT 表现：胸部 CT 示双肺弥漫性网状影及囊状影，可见支气管壁增厚

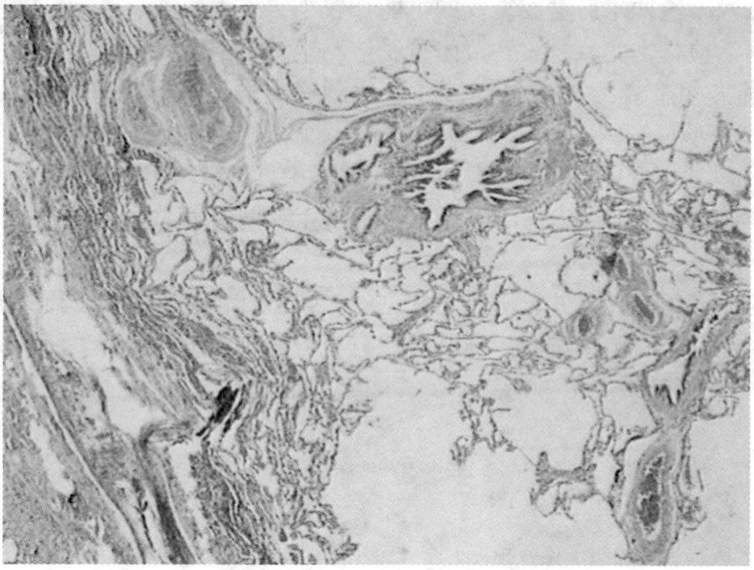

图4-1-2 ACIF 的病理表现（HE 染色，放大倍数×30）：开胸肺活检病理显示，小气道周围纤维化，气道壁平滑肌增生，细支气管壁少量慢性炎症细胞浸润

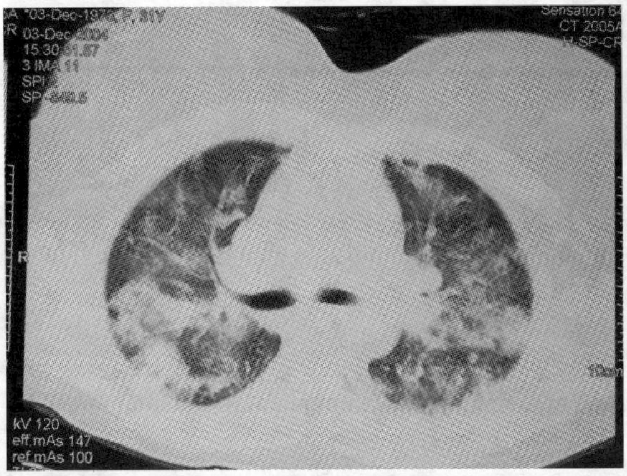

图 4－2－1　CT 示双上肺斑片、渗出影

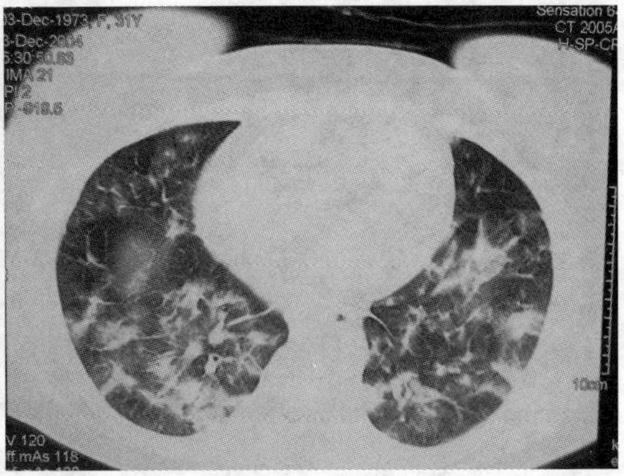

图 4－2－2　CT 示双中、下肺斑片、渗出影

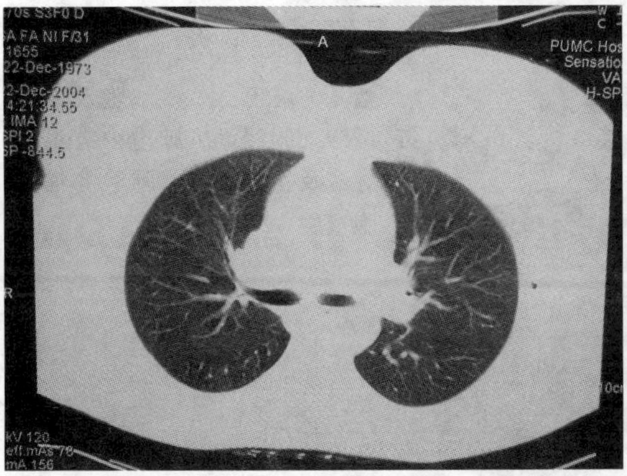

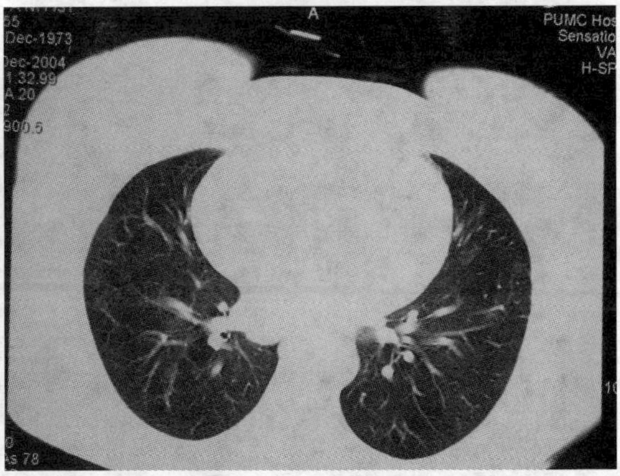

图 4－2－3，4－2－4　2 周后复查 CT：示双上、中、下肺斑片影、渗出影基本完全吸收

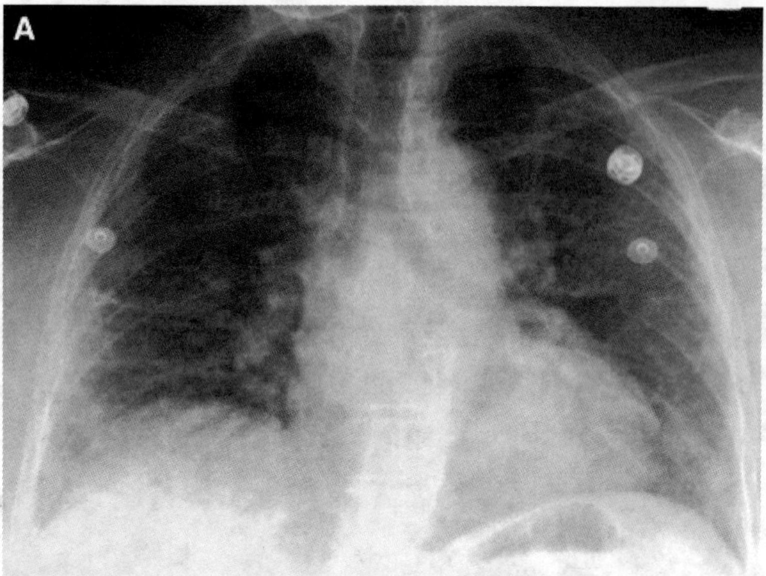

图 4－3－1　胸部 X 线片显示肺容积缩小、弥漫性网状影和磨玻璃样改变

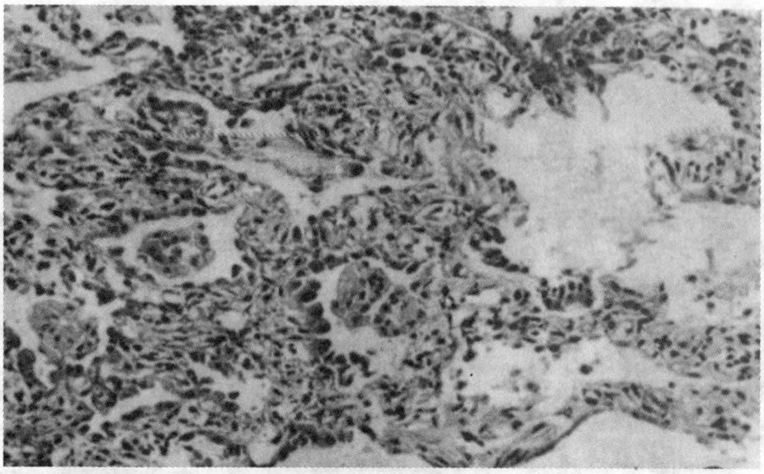

图 4－3－2　肺泡间隔增宽，淋巴、单核细胞及成纤维细胞浸润，肺泡内有水肿液及吞噬细胞，肺泡Ⅱ细胞增生　HE×150

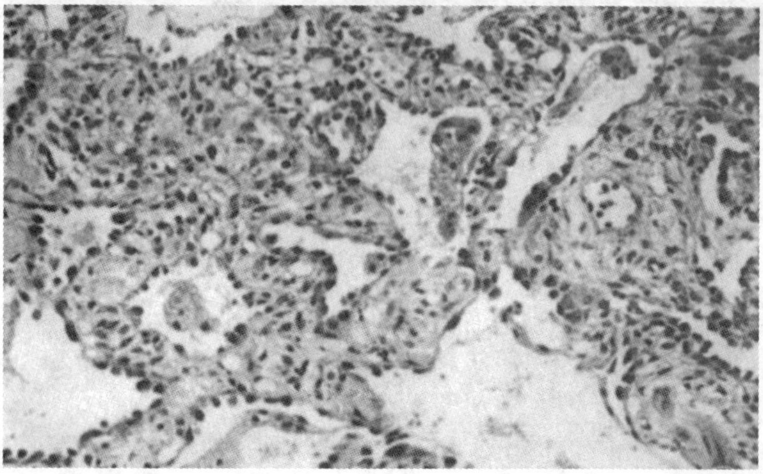

图 4－3－3　肺泡间隔有较多的成纤维细胞及淋巴细胞浸润，肺泡Ⅱ细胞增生，肺泡腔内少量蛋白性物质　HE×300

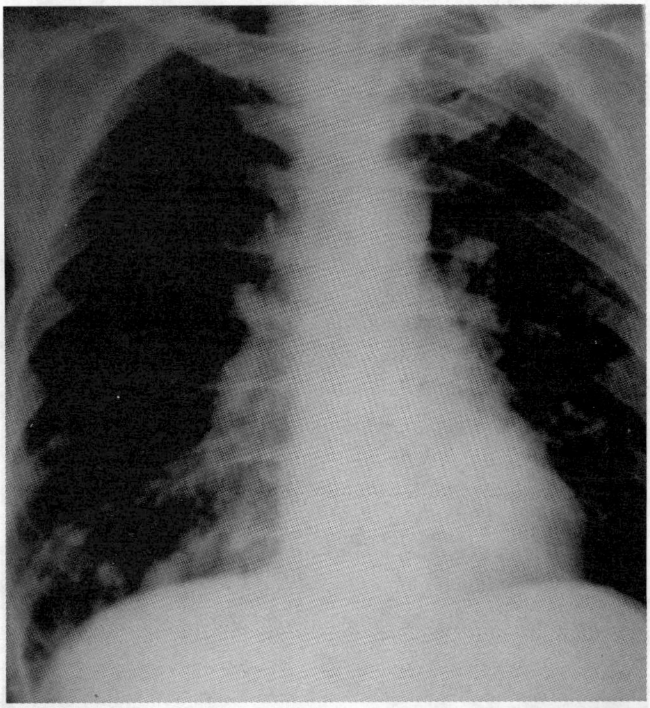

图4-4-1　胸部X线片：双中下肺散在小结节阴影和小片阴影

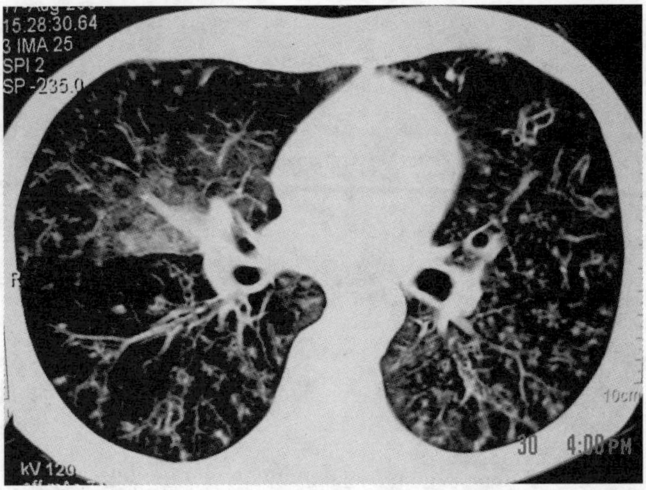

图4-4-2　双肺中内带见多个散在圆形透亮区，弥漫性小结节阴影、环形阴影和双轨征；双肺支气管扩张，右肺中叶炎症，双肺肺气肿

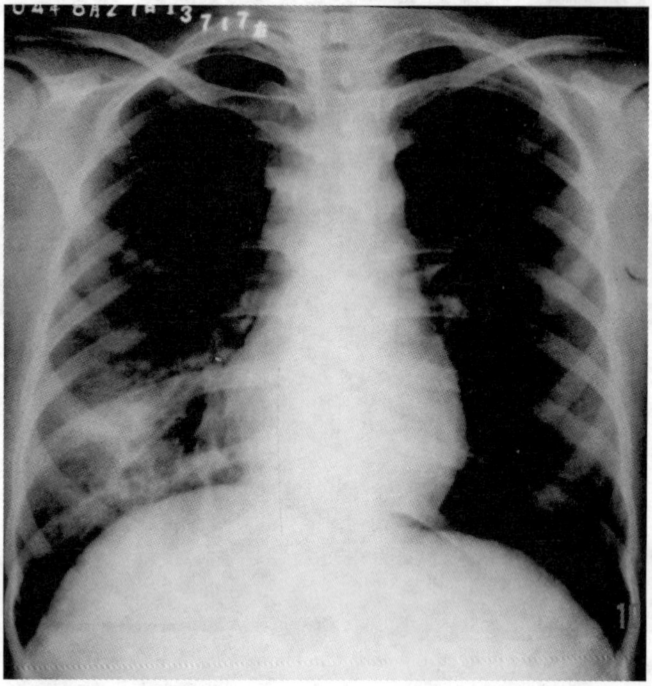

图4-5-1 LIP的胸部X线片表现：胸部X线片显示右肺下野片状影

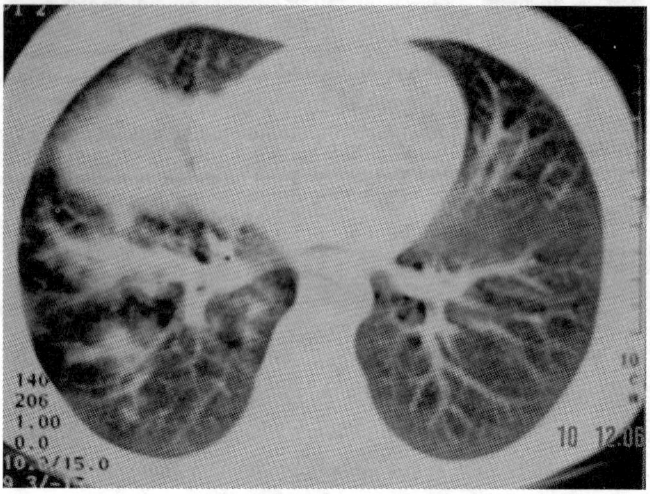

图4-5-2 LIP的胸部CT表现：右肺中叶实变影，右下肺斑片影，支气管血管束增厚

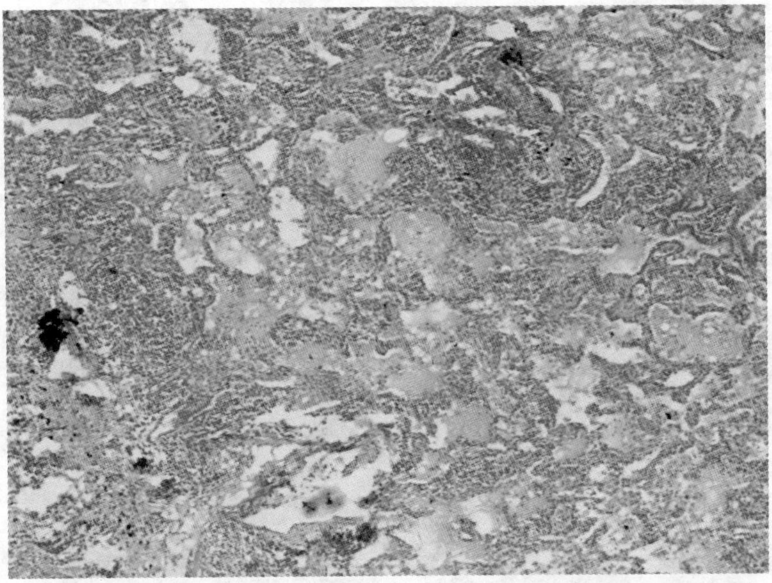

图4－5－3　LIP的病理学表现（HE染色）：HE染色显示弥漫性肺间质致密淋巴细胞浸润，可见淋巴滤泡

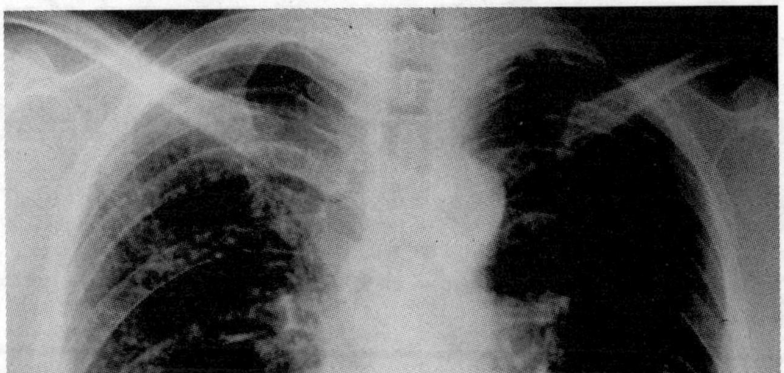

图4－6－1　胸部X线平片示两肺间质纹理增多、紊乱，成网格状改变

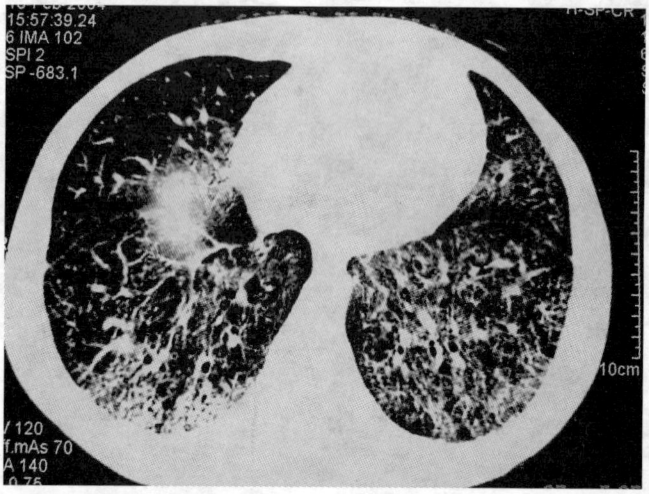

图 4－6－2　胸部 CT：双肺间质纹理增多，成网格状，部分呈磨玻璃样改变

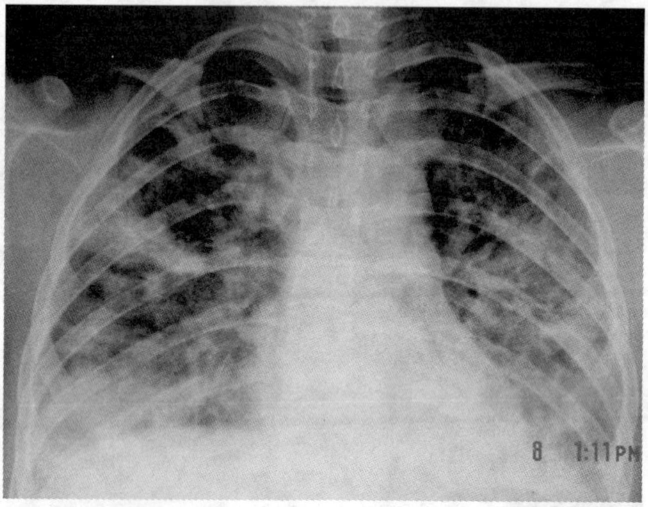

图 4－7－1　胸部 X 线片：双肺弥漫性斑片状阴影，肺纹理紊乱，部分呈网状，肺容积缩小

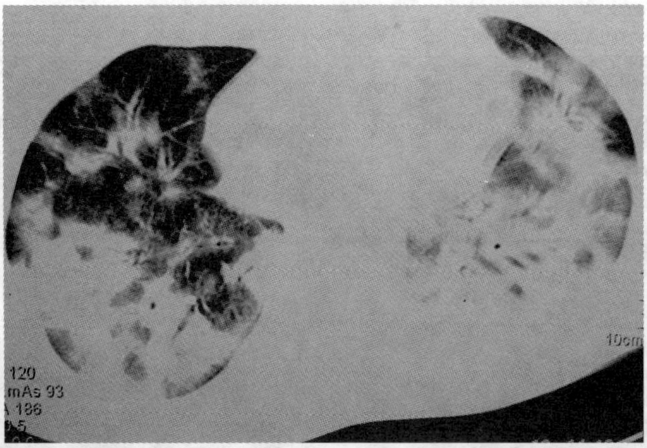

图 4－7－2　胸部 CT：两肺弥漫性斑片状阴影，呈磨玻璃样，伴间质性炎性改变

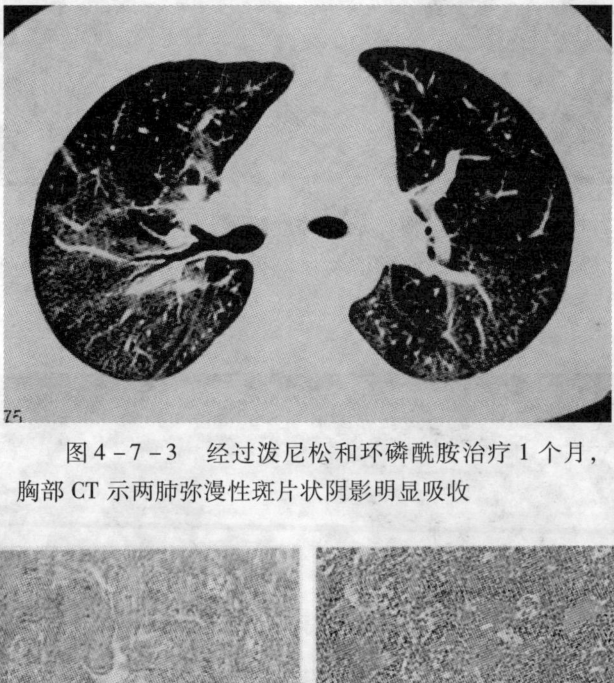

图 4－7－3　经过泼尼松和环磷酰胺治疗 1 个月，胸部 CT 示两肺弥漫性斑片状阴影明显吸收

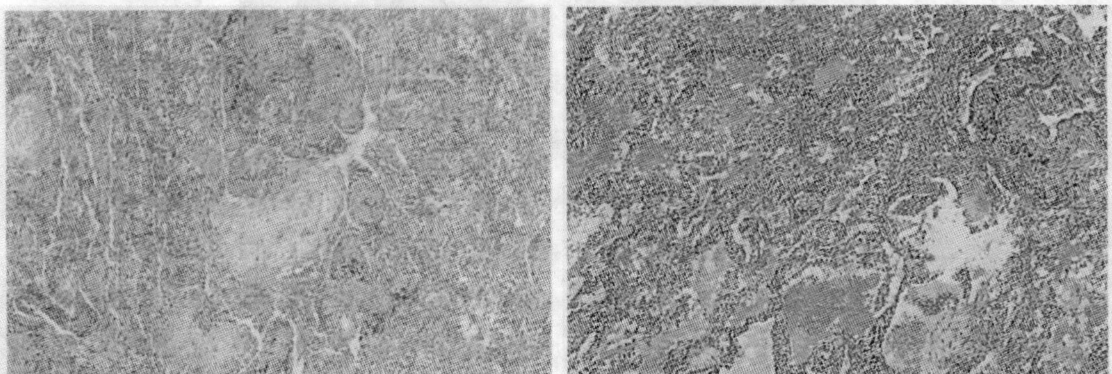

A. HE ×60　　　　B. HE ×60

图 4－7－4　开胸肺活检病理：符合非特异性间质性肺炎，富细胞为主型

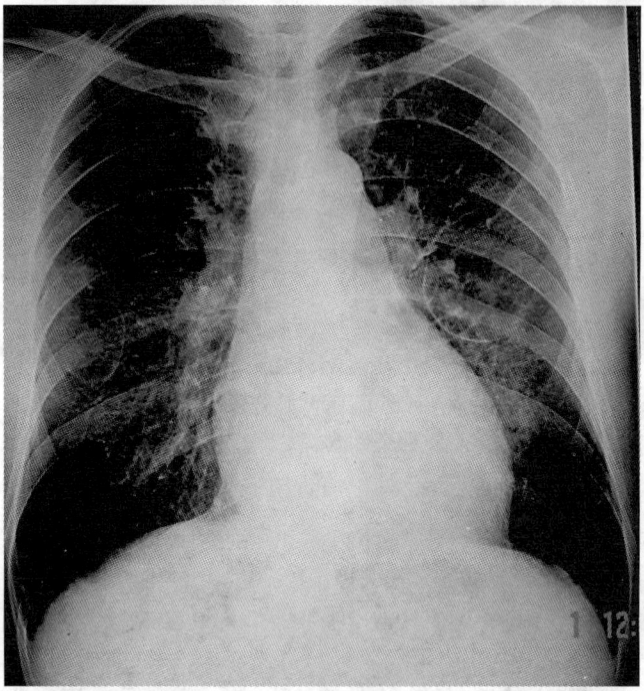

图4－8－1　胸片示双肺纹理厚，呈磨玻璃样改变，双肺多发肺大疱，心影增大

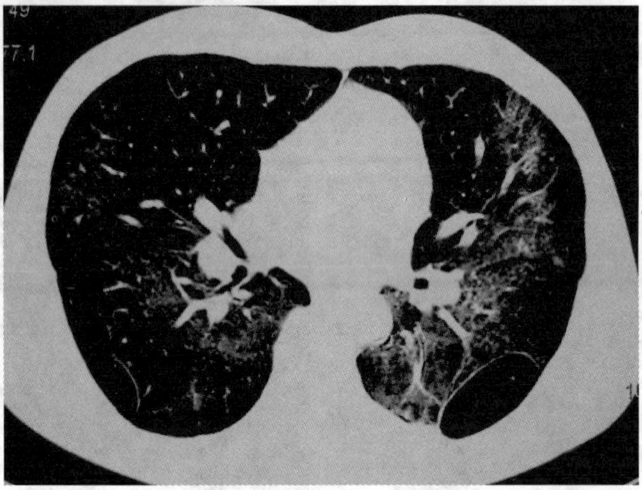

图4－8－2　胸部CT示双肺磨玻璃样改变，双肺胸膜下多发肺大疱

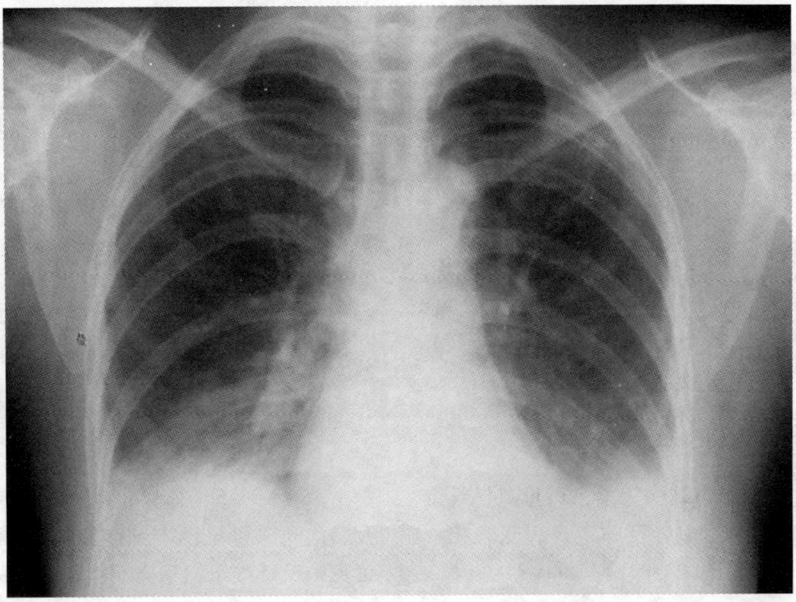

图4-9-1 双下肺实变影（治疗前）

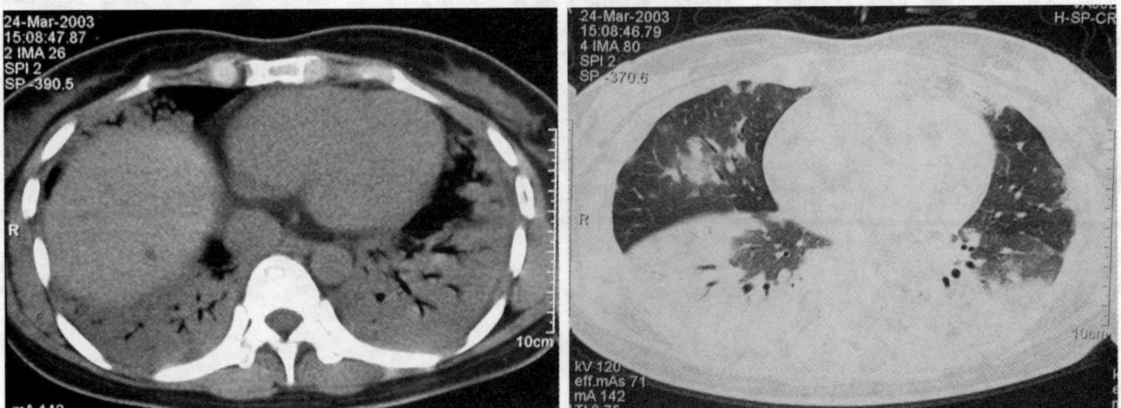

图4-9-2 和图4-9-3 双下肺后外基底段实变影，可见支气管充气征（治疗前）

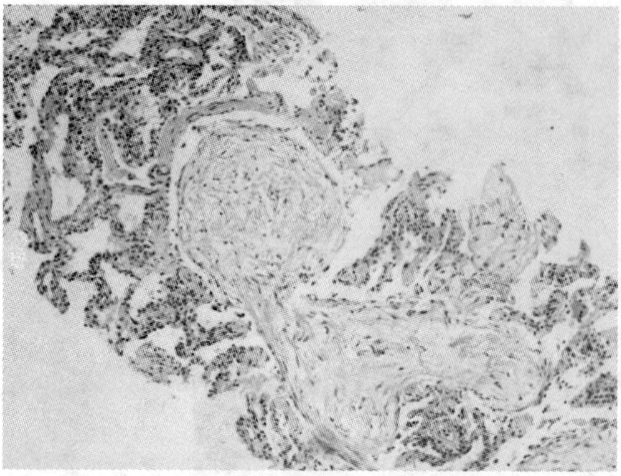

图4－9－4 肺组织结构完整，可见疏松纤维组织呈肉芽状延伸到肺泡管及肺泡，病变时相一致 HE×100

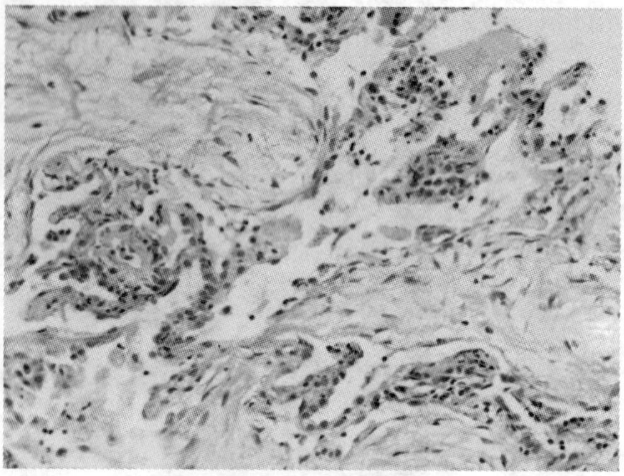

图4－9－5 肺泡Ⅱ型上皮细胞增生，肺泡腔及肺泡间隔可见巨噬细胞浸润，肺泡管及肺泡内可见疏松纤维组织呈肉芽状延伸 HE×300

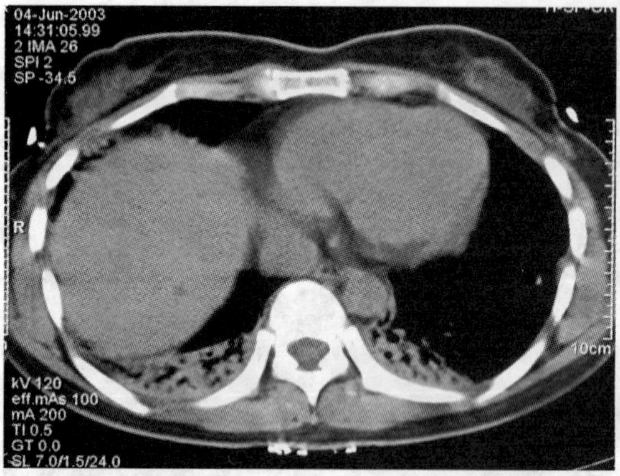

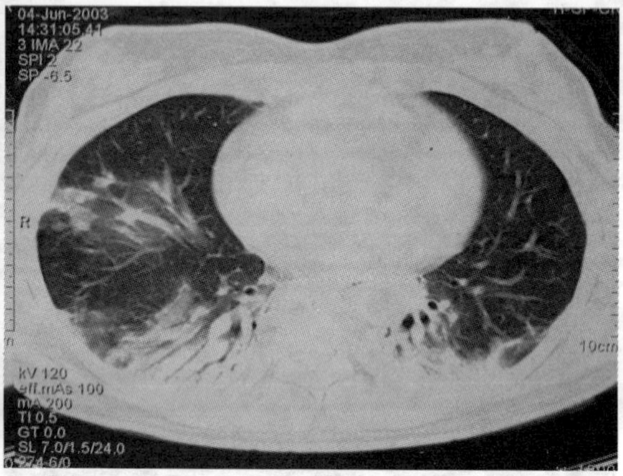

图4－9－6和图4－9－7 经糖皮质激素治疗两月后双下肺实变影明显吸收

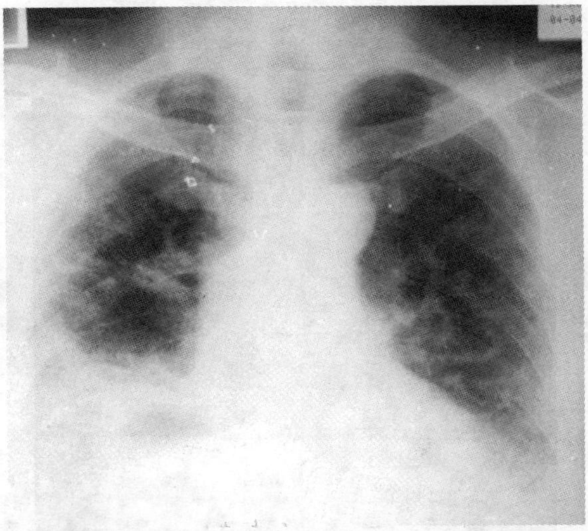

图 4 - 10 - 1　胸部 X 线片示肺部容积减少，双下肺密度增高阴影呈磨玻璃样改变，以右下肺明显

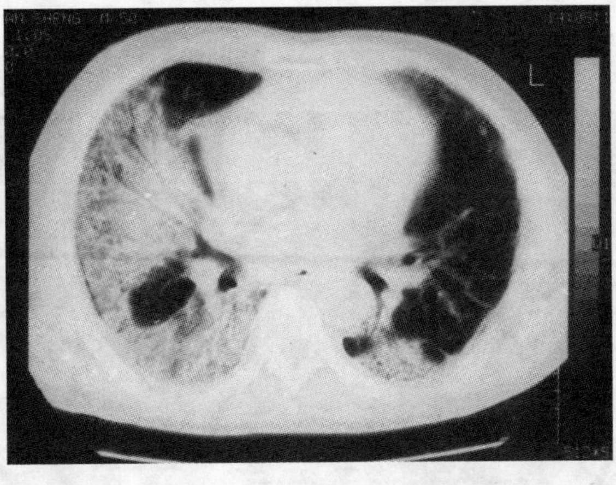

图 4 - 10 - 2　CT 示双肺弥漫性病变，呈磨玻璃样，以右肺明显，肺泡内有填充性改变

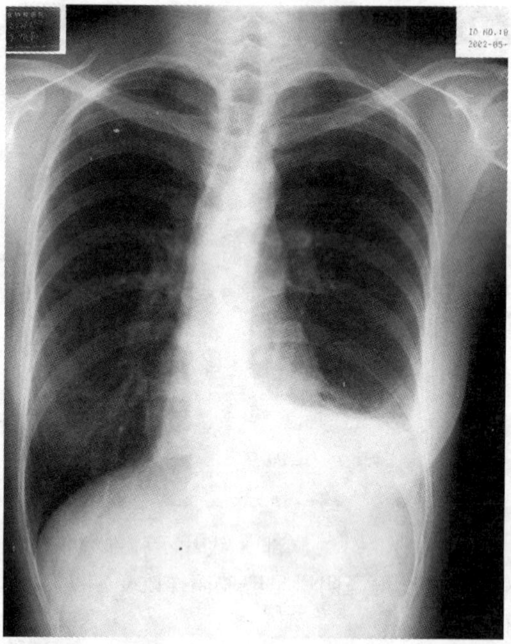

图4－11－1　左侧胸腔积液，胸液分析显示为乳糜胸

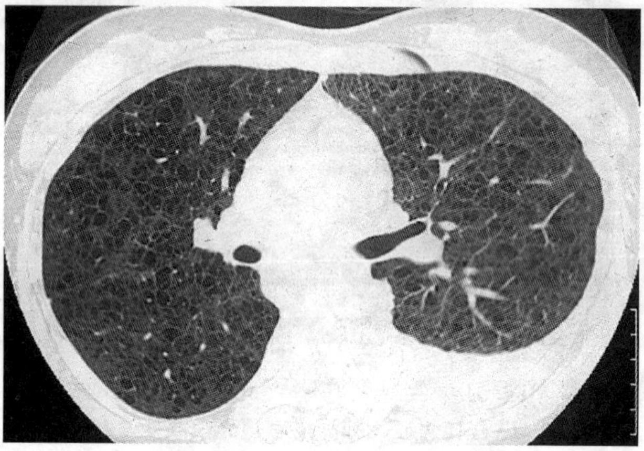

图4－11－2　胸部HRCT示双肺弥漫性囊性改变及左侧胸腔积液

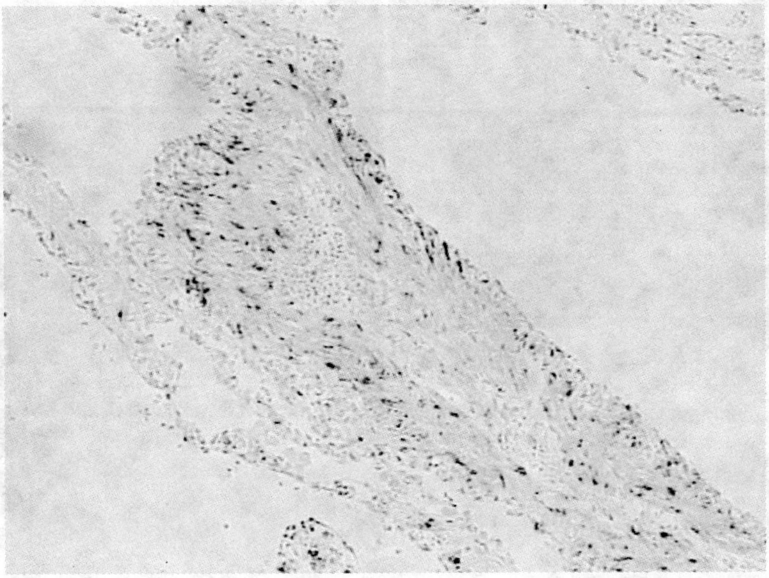

图 4 - 11 - 3　肺组织病理示扩张的淋巴管及异常增生的平滑肌样细胞

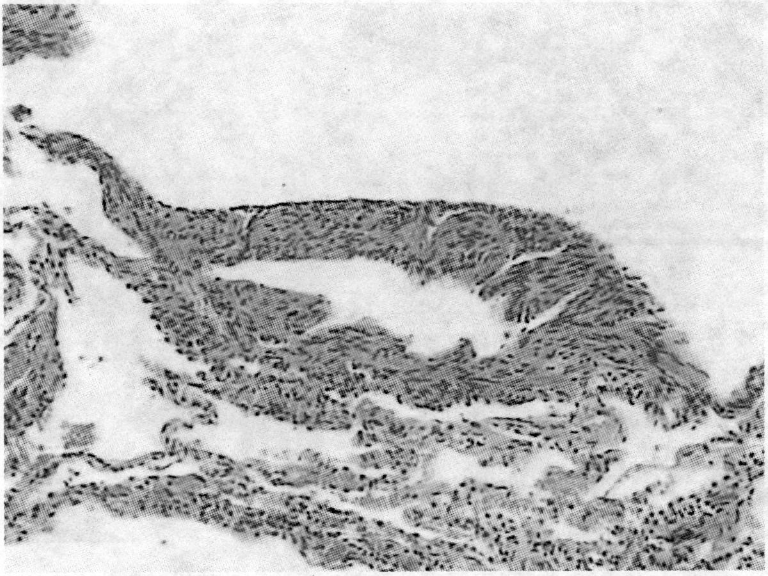

图 4 - 11 - 4　LAM 的标记性抗体 HMB45（+）

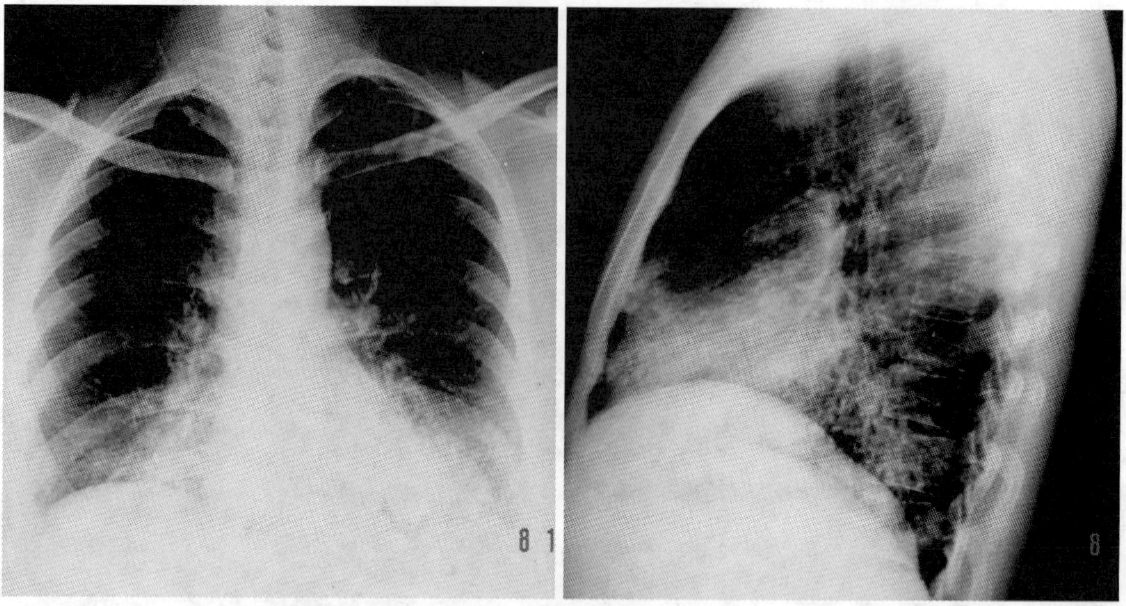

图 4 - 12 - 1　胸部正侧位 X 片：双下肺网格样结节状阴影，部分呈磨玻璃样改变

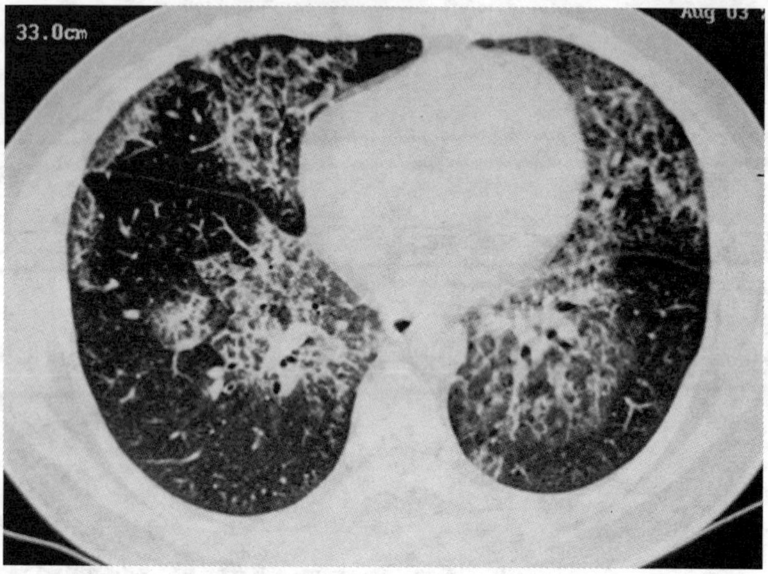

图 4 - 12 - 2　胸部 HRCT 显示肺部广泛的磨玻璃样阴影伴有小叶间隙和间隔的典型增厚，表现为多角形态，称为“碎石路”征或“疯狂的堆砌（Crazy - paving)”

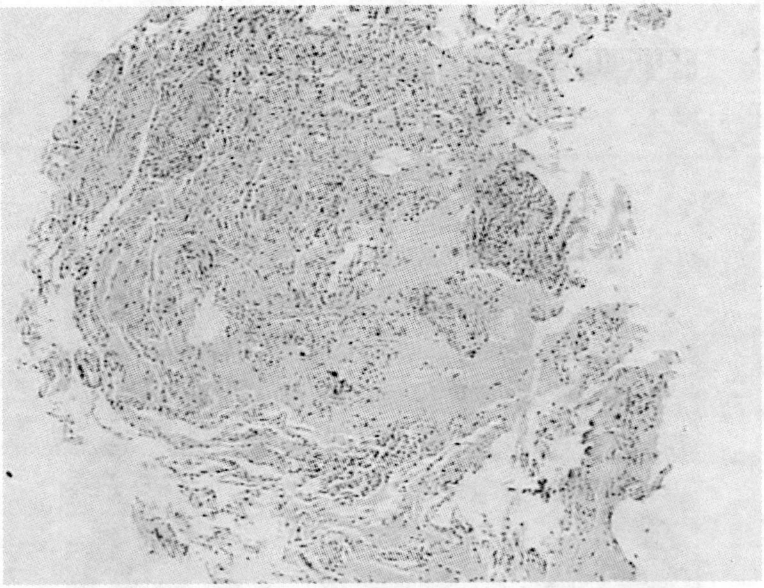

图4-12-3　经支气管镜肺活检病理：少许肺组织显慢性炎，肺泡腔内见粉染物，符合肺泡蛋白沉积症，PAS（+）

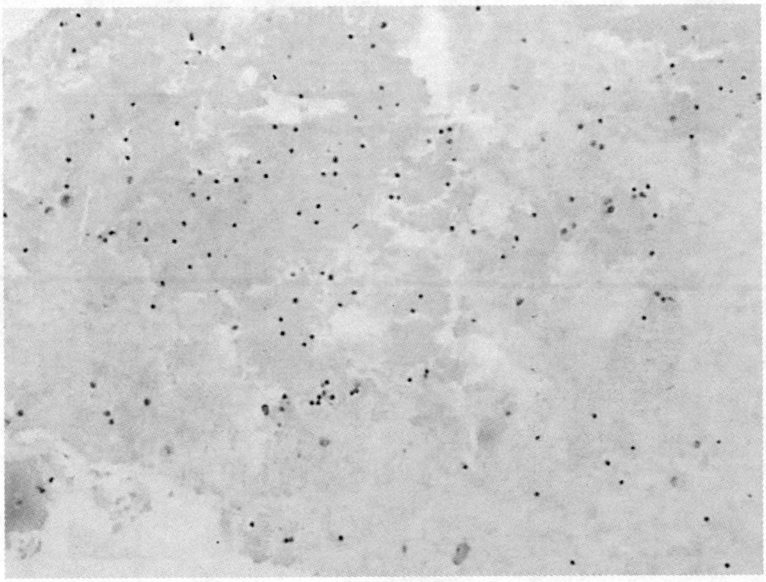

图4-12-4　支气管肺泡灌洗液病理：少量粉染蛋白样物质，可见针状裂隙，结合特染符合肺泡蛋白沉积症；PAS（+），粘卡（-），AB（-）

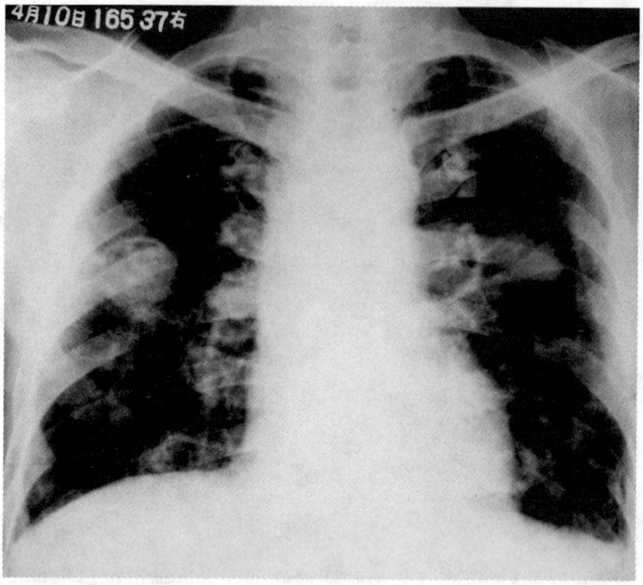

图 4－13－1　胸部 X 线片示双中肺野圆形结节状阴影，右侧结节阴影内有新月状空洞影

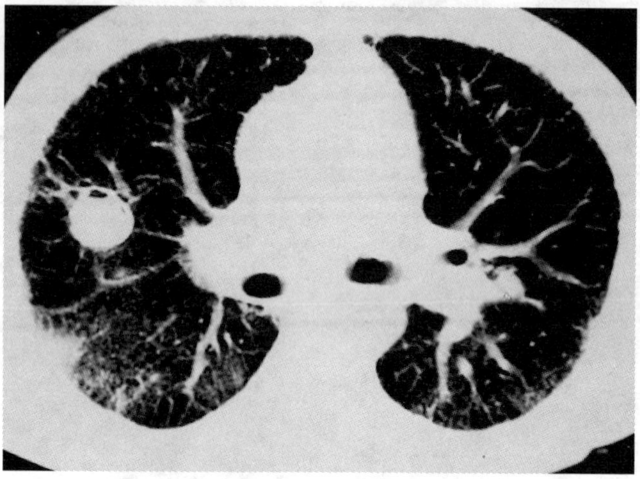

图 4－13－2　胸部 CT：双肺多发大小不等结节状阴影，右侧结节阴影中有新月状空洞影

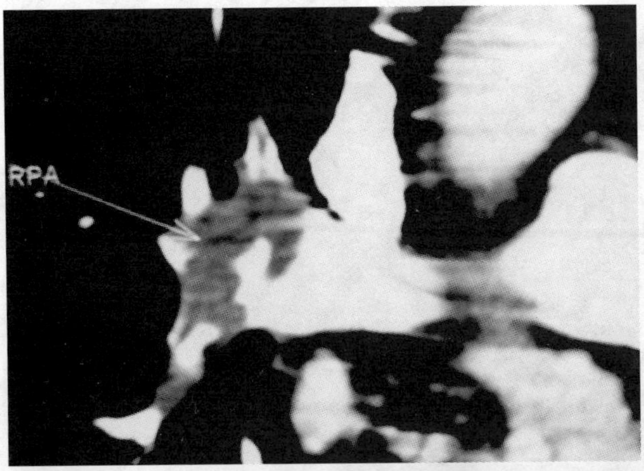

图 4－14－1　右侧肺动脉内多发肺血栓栓塞（箭头所指）

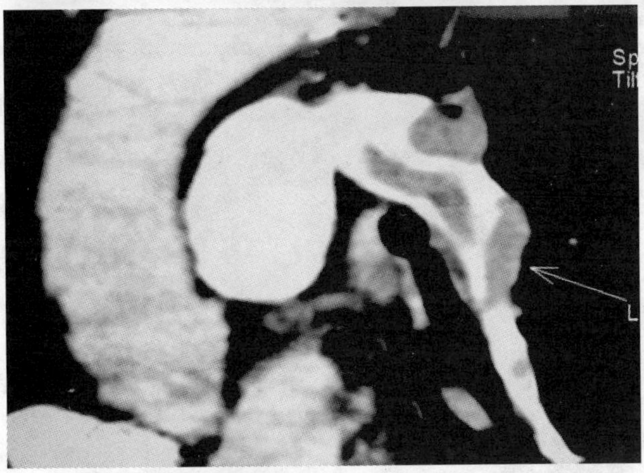

图 4－14－2　左侧肺动脉内多发肺血栓栓塞（箭头所指）

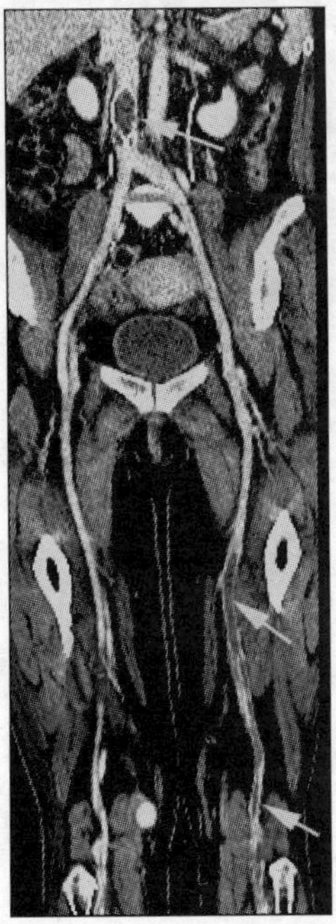

图 4－14－3　CT 静脉造影（CTV）：下腔静脉、股静脉、左胫后和腓后静脉干血栓形成（箭头所指）

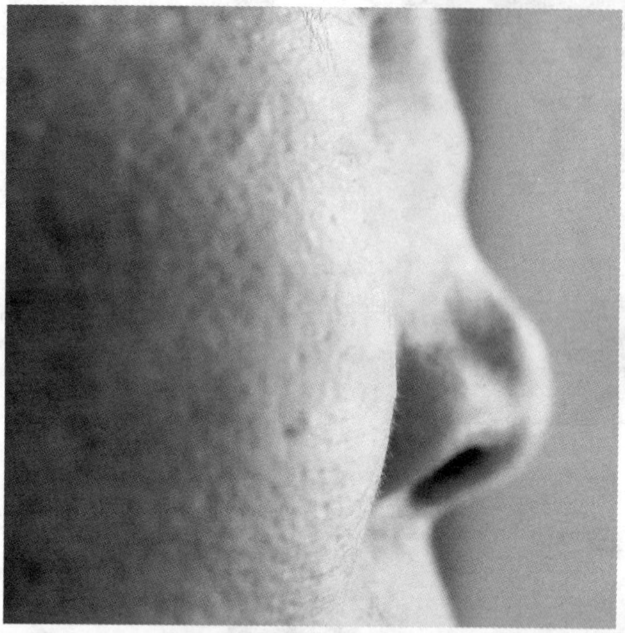

图4－15－1　示鼻梁塌陷

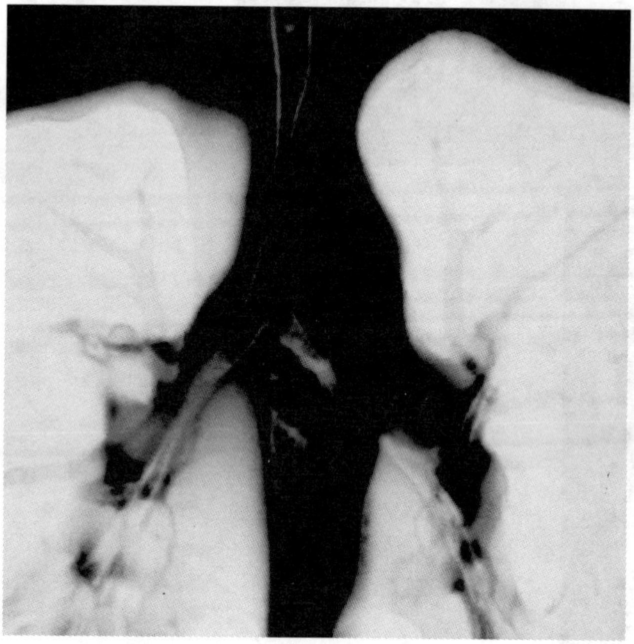

图4－15－3　CT三维重组提示主气管中下段管腔狭窄，最窄处位于主动脉弓平面，其矢状径约6.5mm，左右径约5.3 mm，左、右主支气管管壁增厚，管腔中度狭窄，以左侧明显

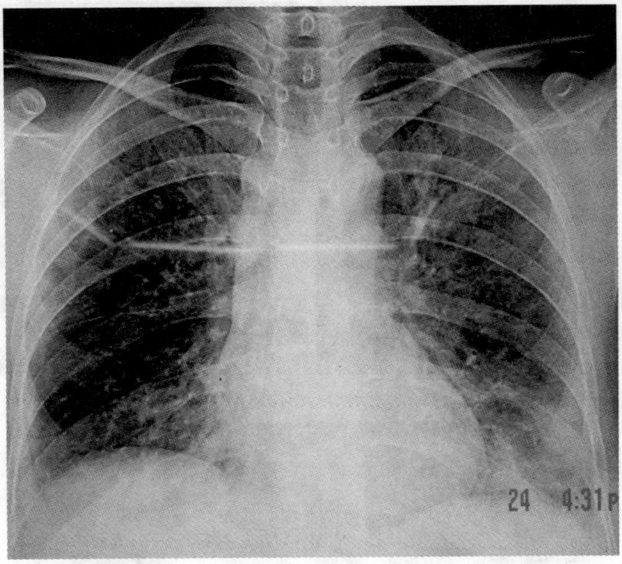

图 4 - 16 - 1　胸部 X 线片示双肺间质纹理增厚，左下肺片影

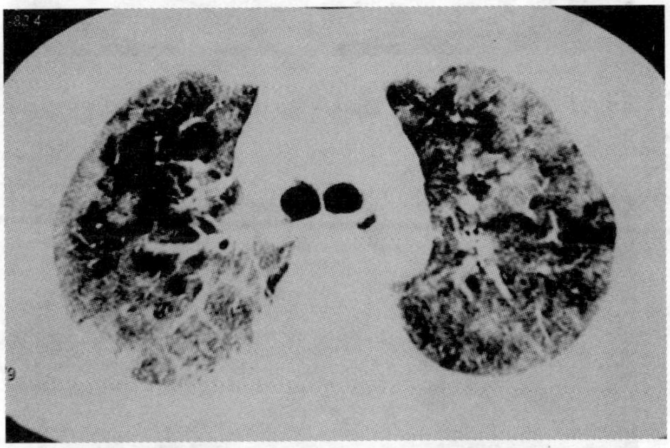

图 4 - 16 - 2　胸部 CT 示双肺弥漫间质病变呈网状，合并磨玻璃样改变

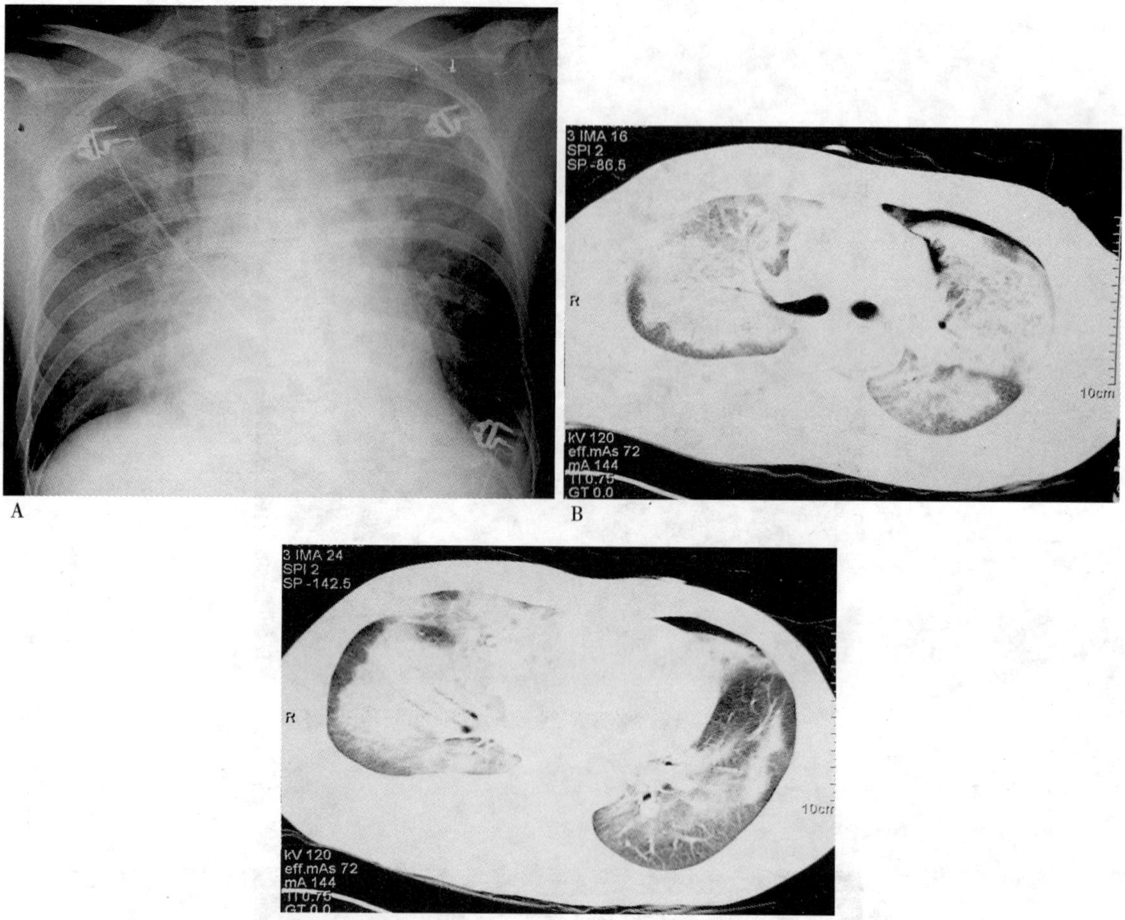

图 4－17－1（A，B，C） 胸部 X 线片和 CT 示双肺弥漫渗出影

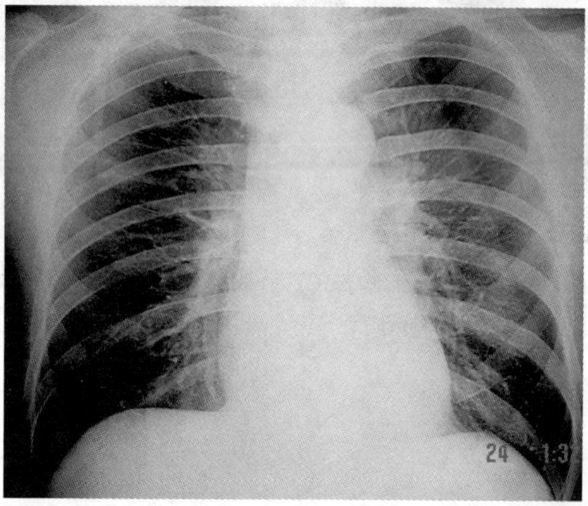

图 4－17－2 发病后 3 个月（治疗后 2 个月），胸部 X 线片已基本恢复正常

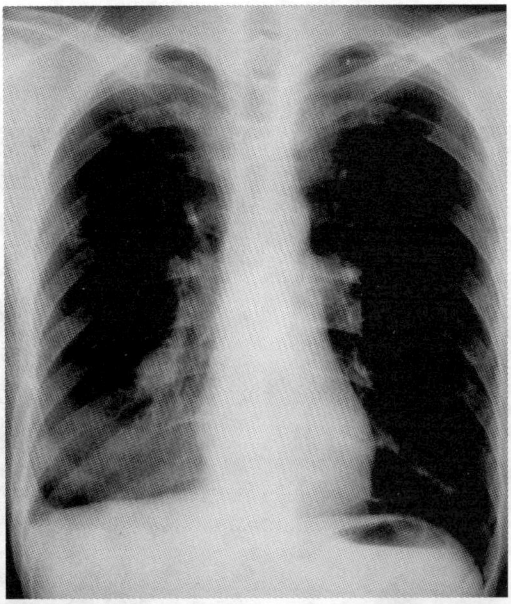

图 4－18－1　胸部 X 线片：右肺门团块影

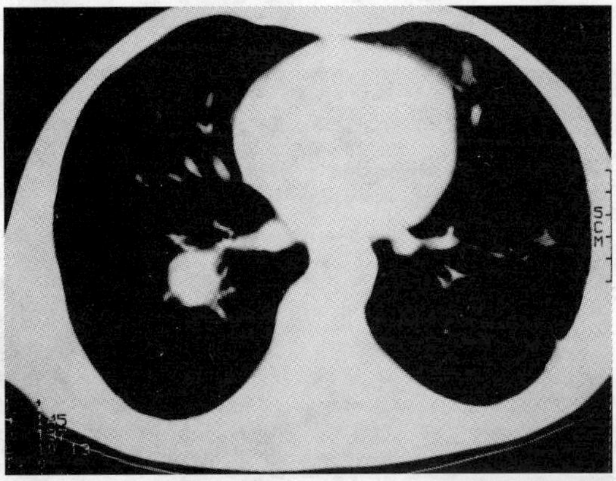

图 4－18－2　胸部 CT：右下肺动脉血管瘤

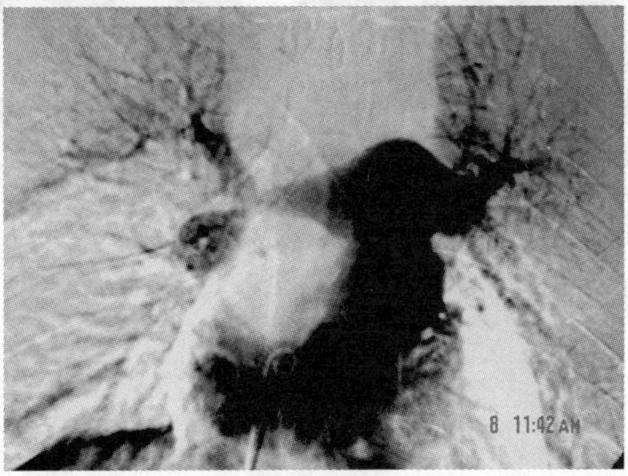

图 4－18－3　肺血管造影显示为右下肺动脉瘤

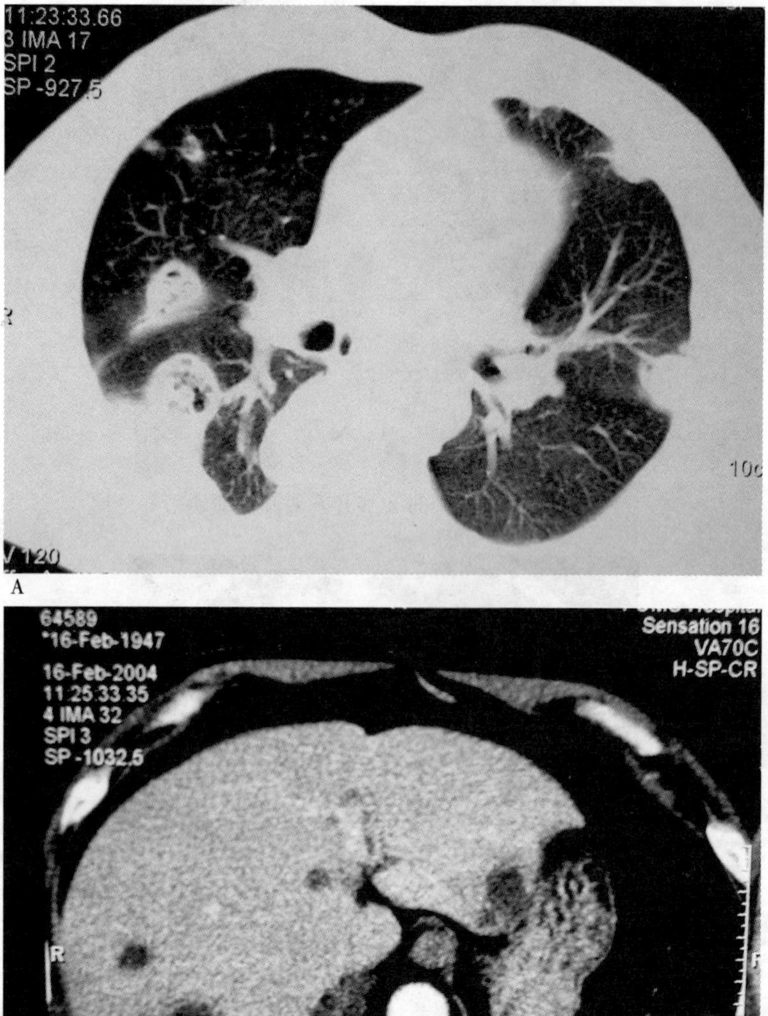

图 4－19－1（A，B） 胸部 CT：治疗前肺内多发病灶，内有空洞形成；肝内多发脓肿

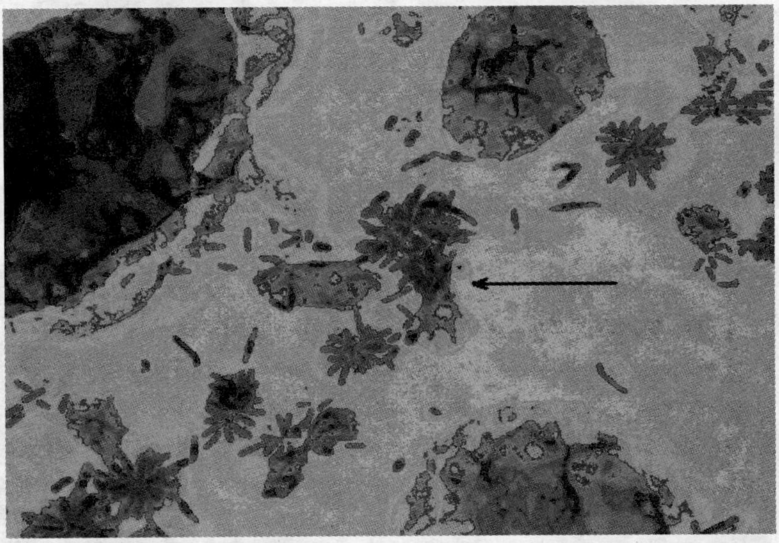

图 4－19－2　经皮肺穿刺所得肺组织中弱抗酸染色见大量奴卡菌（箭头所示）

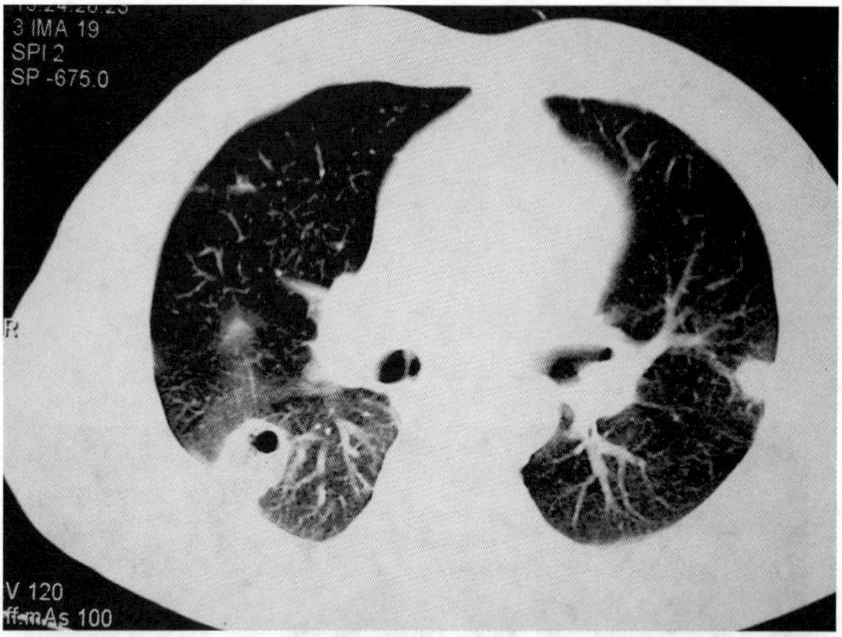

A

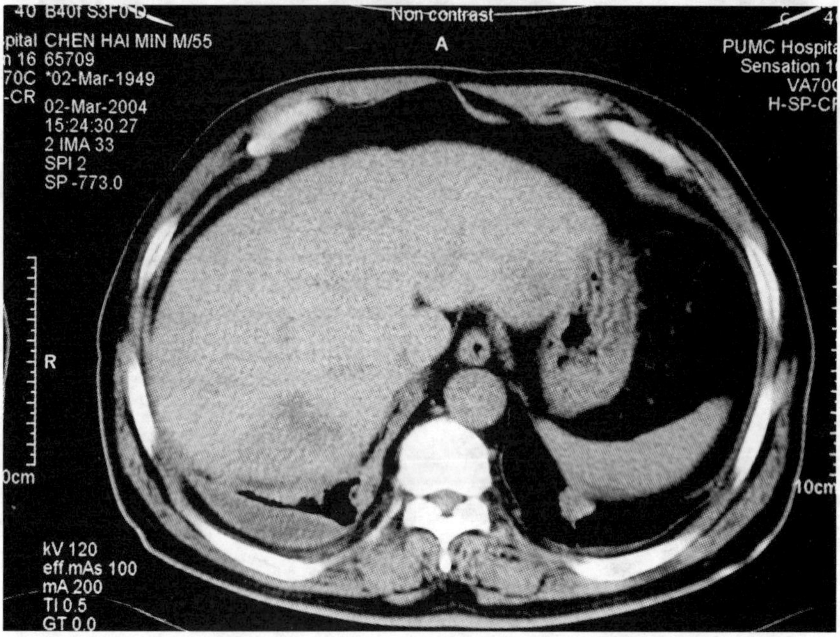

B

图4-19-3（A，B） 治疗后肺内多发病灶明显吸收；治疗后肝脏内多发脓肿明显吸收

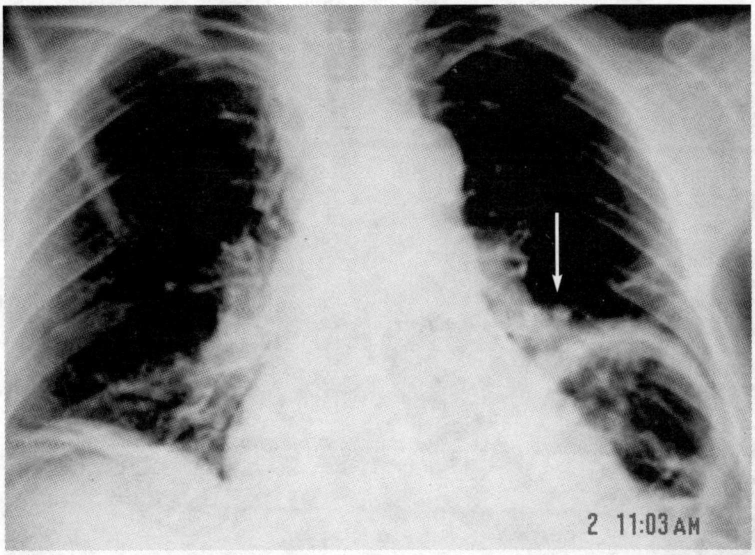

图 4－20－1　胸部 X 线片（2005 年 1 月 17 日）：左下肺巨大空洞（箭头所指）

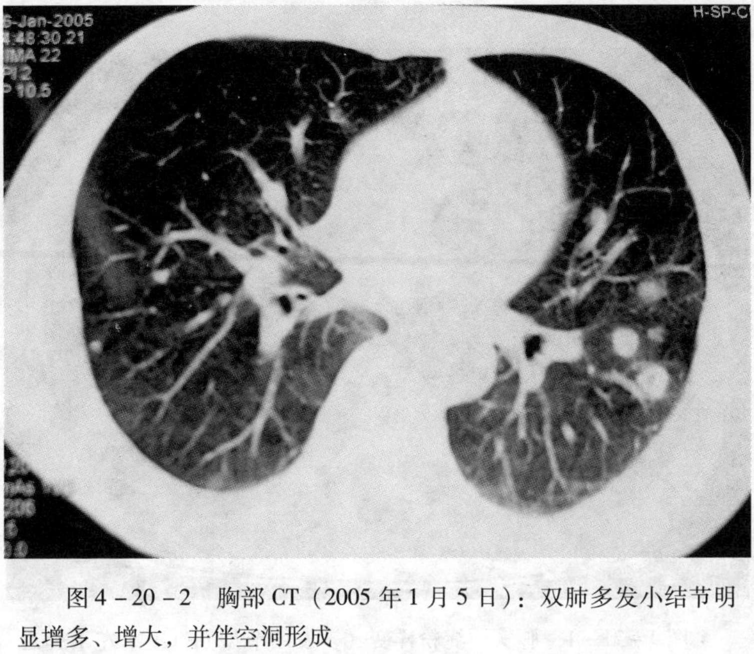

图 4－20－2　胸部 CT（2005 年 1 月 5 日）：双肺多发小结节明显增多、增大，并伴空洞形成

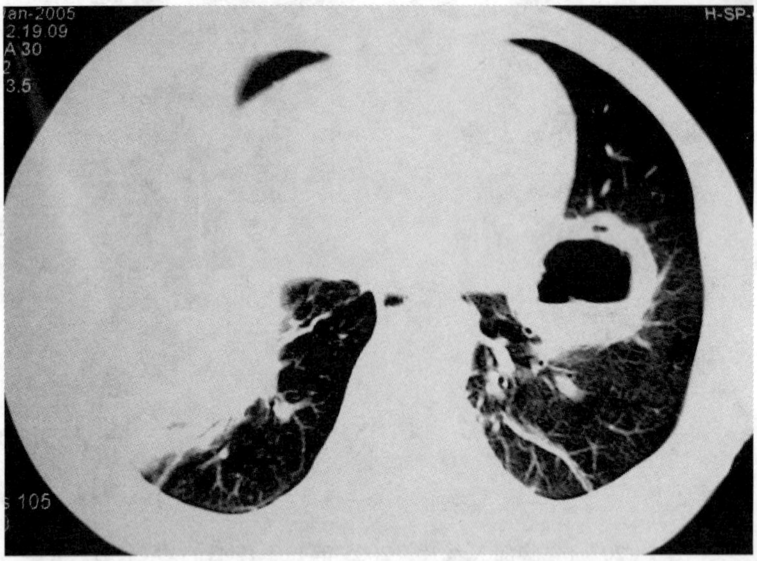

图4-20-3　胸部CT（2005年1月24日）：左肺下叶大空洞，内有液平

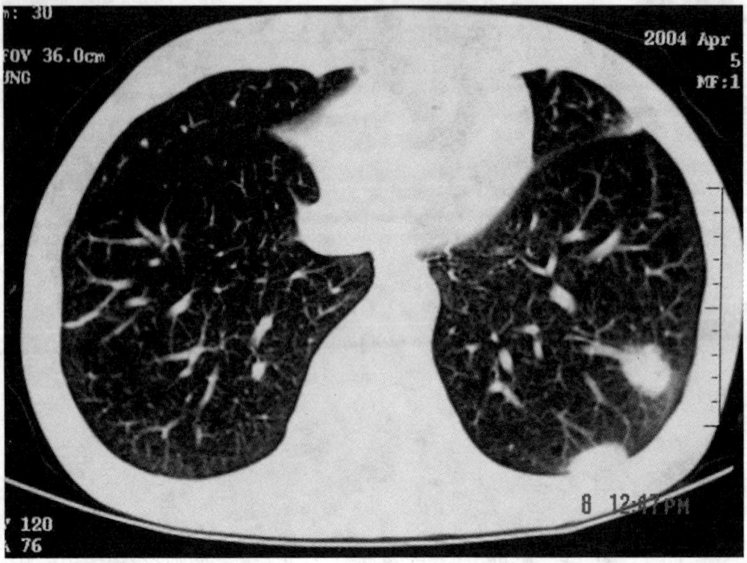

图4-21-1　肺实质淀粉样变（多发结节型），CT示左下肺近胸膜处两个结节影

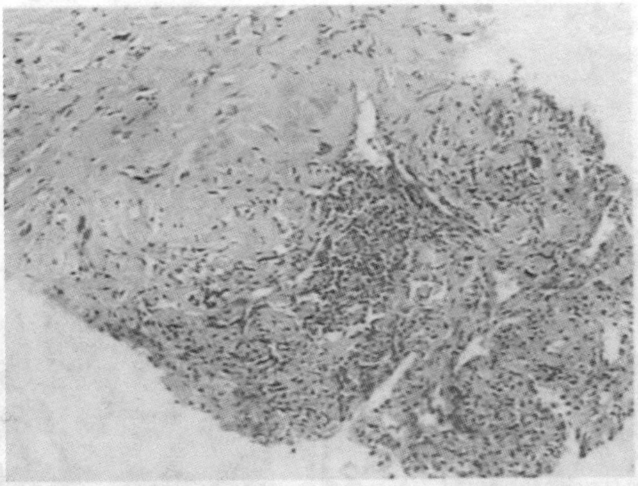

图4-21-2　左下肺肺穿刺病理检查：纤维组织内可见弥漫淋巴细胞浸润，间质见淀粉样物沉积；免疫组化CD20（+），CD3（+），LCA（+），PC（散在+）；刚果红（+）

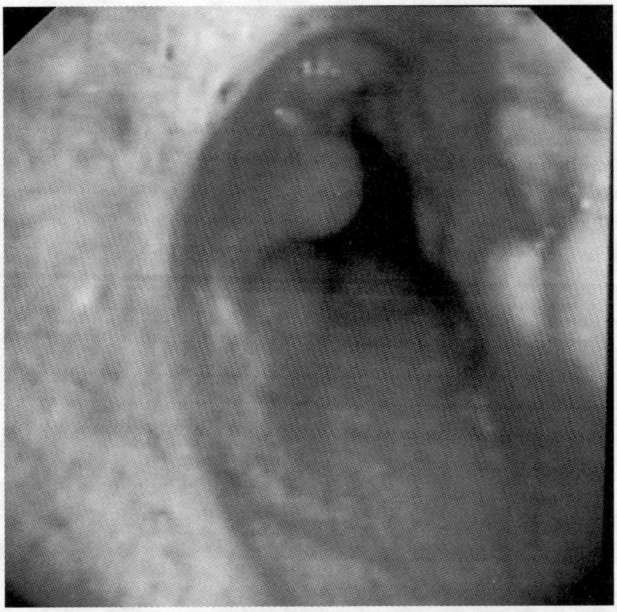

图4-21-3　气管支气管淀粉样变支气管镜下表现：支气管镜检查示正气管粘膜充血、水肿，软骨环结构消失，可见突向管腔的多发结节

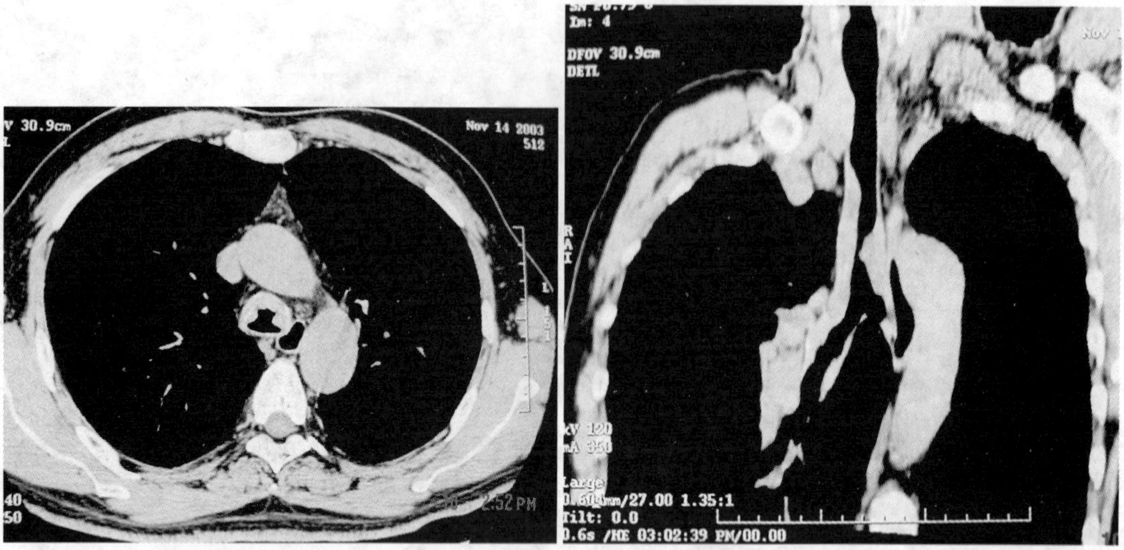

A　　　　B

图4－21－4　气管支气管淀粉样变CT表现（A，B）：胸部CT示正气道远端管壁增厚，管腔狭窄，可见突向管腔的多发结节

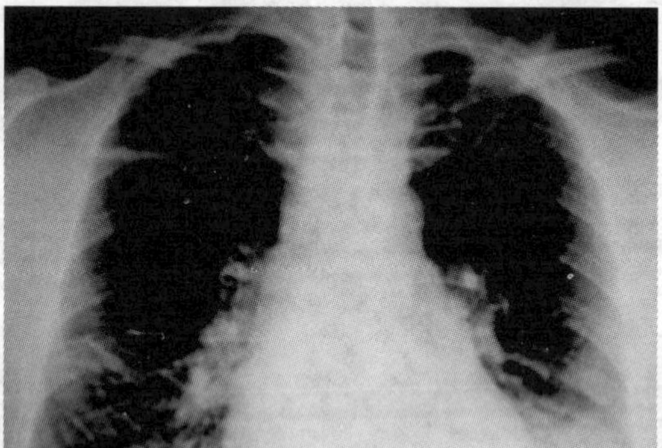

图4－21－5　双肺纹理厚，可疑左下肺片状炎症，左侧少至中量胸腔积液

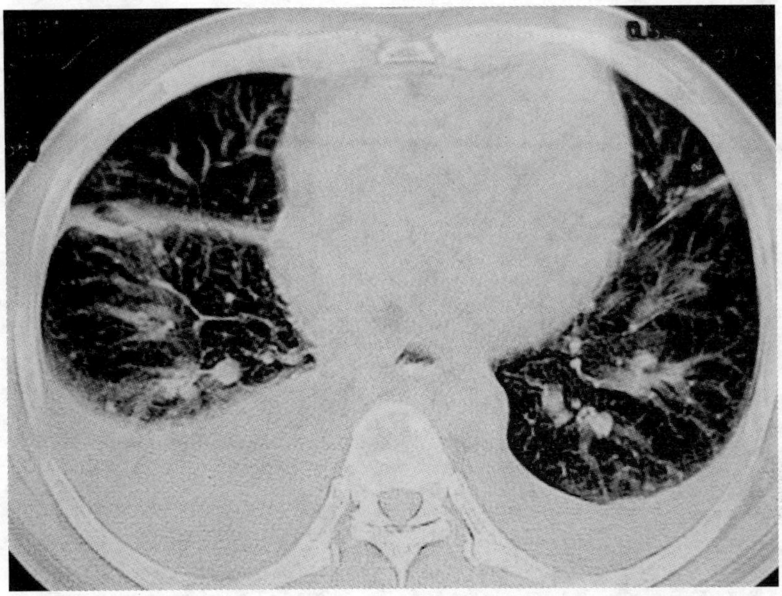

图 4－21－6　双肺间质性改变，双侧胸腔积液，可疑左下肺片状炎症，纵隔内多发肿大淋巴结

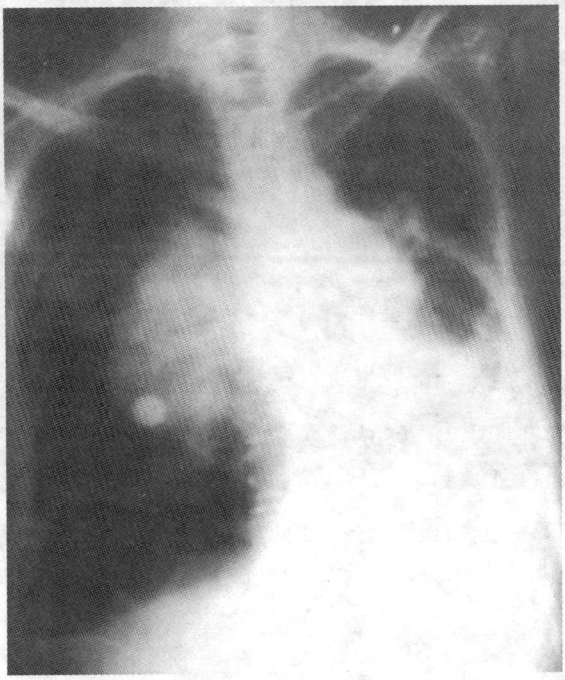

图 4－22－1　胸部 X 线片：右肺动脉影进行性扩大

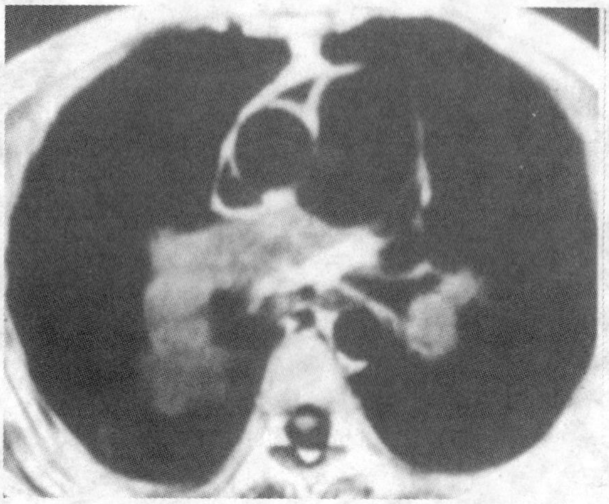

图4－22－2　MRI：肺动脉主干、左下肺动脉及右肺动脉扩张，其内血流信号消失

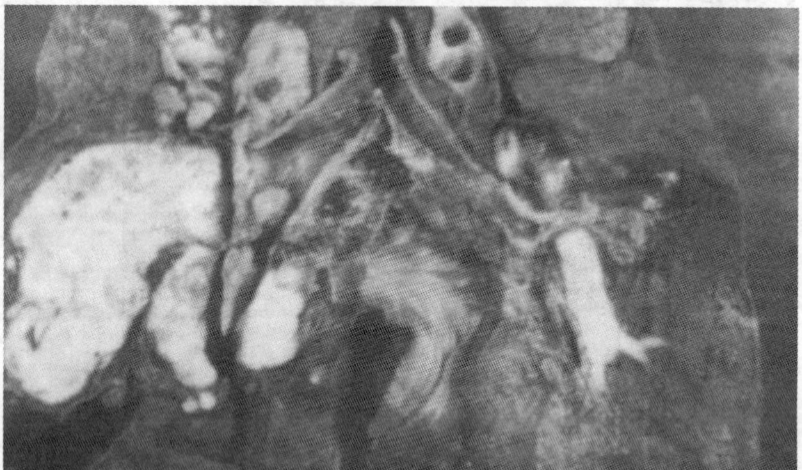

图4－22－3　病理解剖：右主肺动脉及左下肺动脉内一巨大肿物，纵隔淋巴结肿大

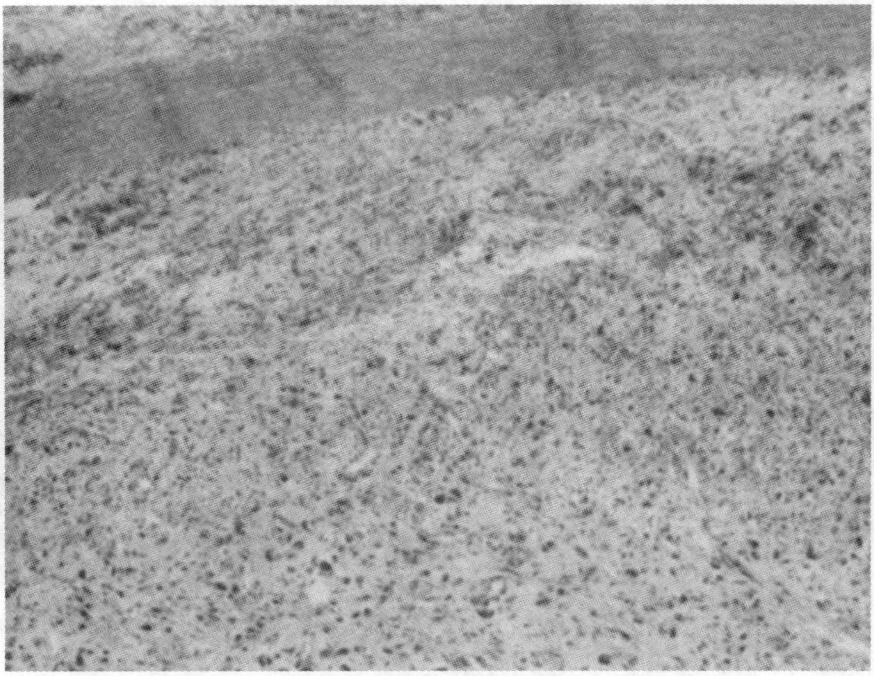

图 4－22－4　肺动脉内可见大量肿瘤细胞　HE ×40

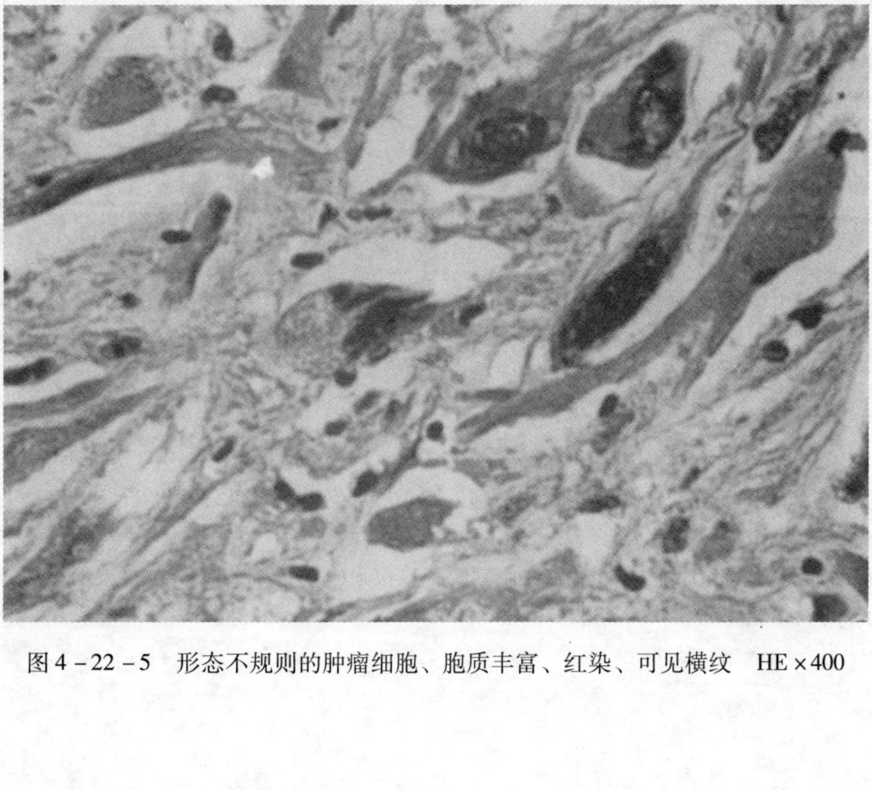

图 4－22－5　形态不规则的肿瘤细胞、胞质丰富、红染、可见横纹　HE ×400

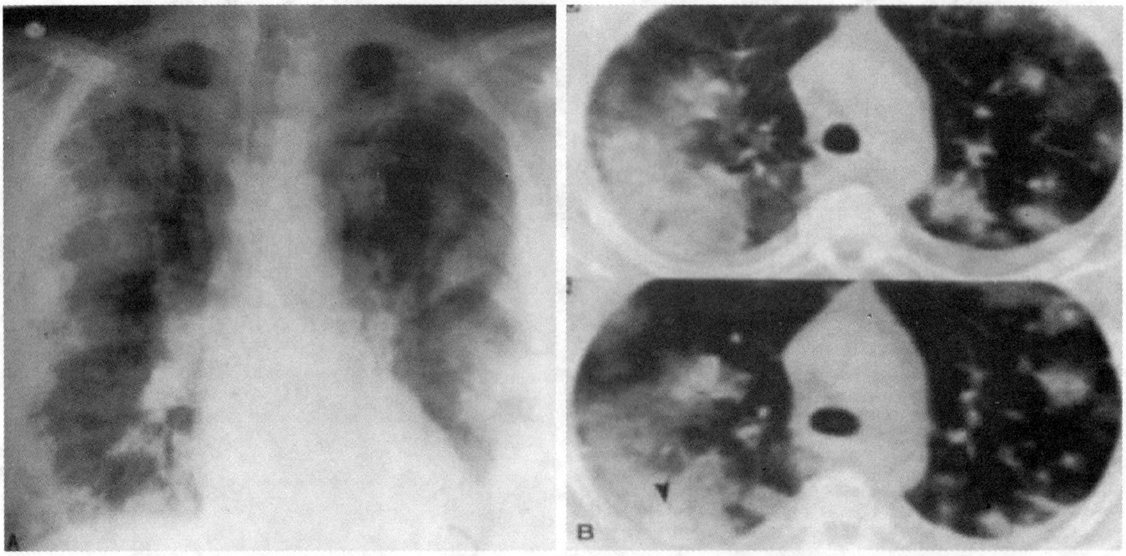

图 4 - 23 - 1　两肺弥漫分布的结节状阴影，大小不等，密度均匀，中下肺野为多

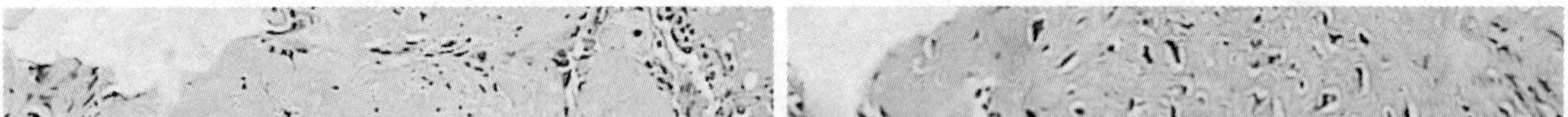

图 4 - 23 - 2　经支气管肺组织活检病理：肺组织内可见多个灶性结节，由无定形均质的染物构成，多位于肺泡腔内，其中可见多个大小不一的细胞，刚果红染色（ - ），第Ⅷ因子组织化学染色（ + ）。低倍镜下示肿瘤结节边界清楚，低倍镜下示中央有数个淡染的硬化灶；肺泡消失，纤维组织形成（HE ×150）。高倍镜下肿瘤结节中有裂隙样血管腔，被覆血管内皮细胞，增生及玻璃样变纤维结缔组织，边缘有少许炎细胞浸润（HE ×300）

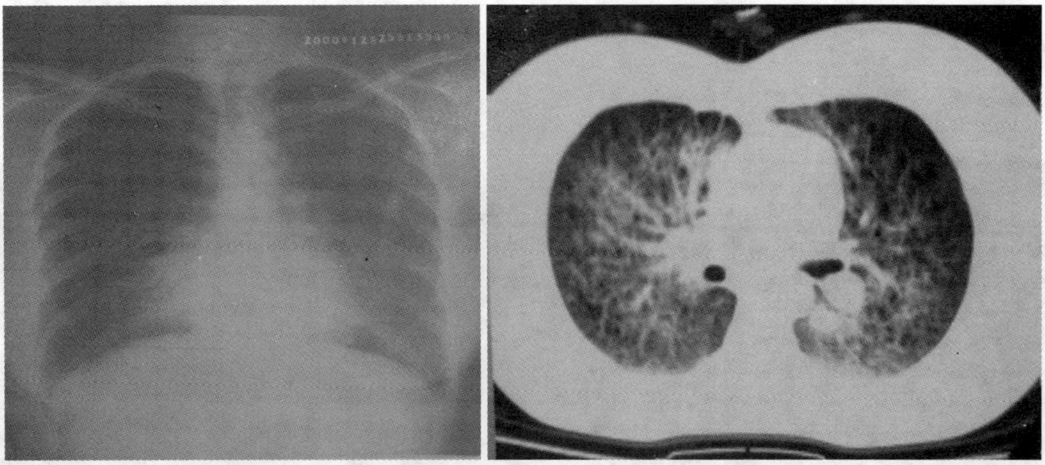

图 4－24－1 胸部 X 线片及 CT

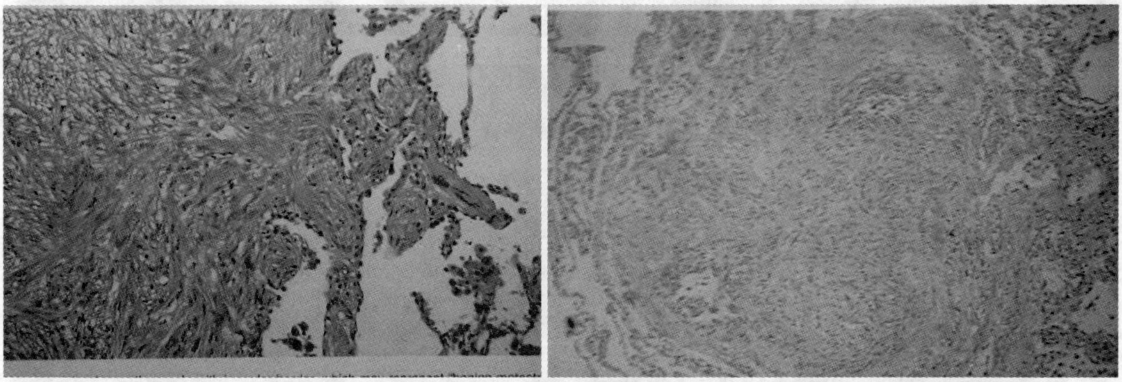

图 4－24－2 病理检查

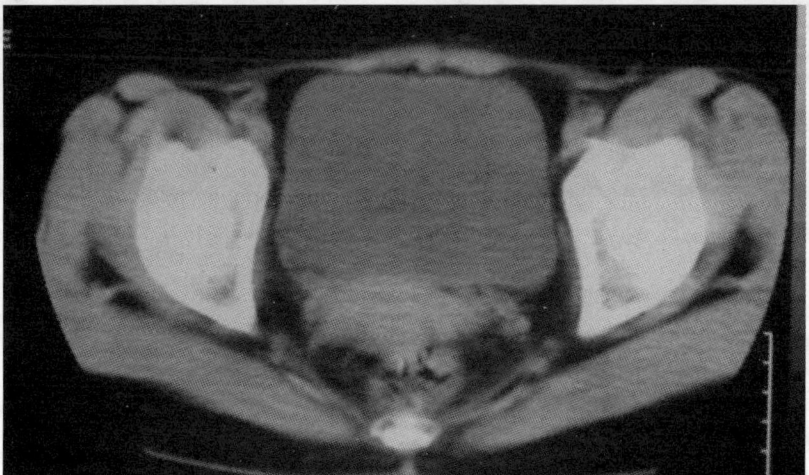

图 4－24－3 盆腔 B 超声

治疗前　　治疗后2个月　　治疗后4个月

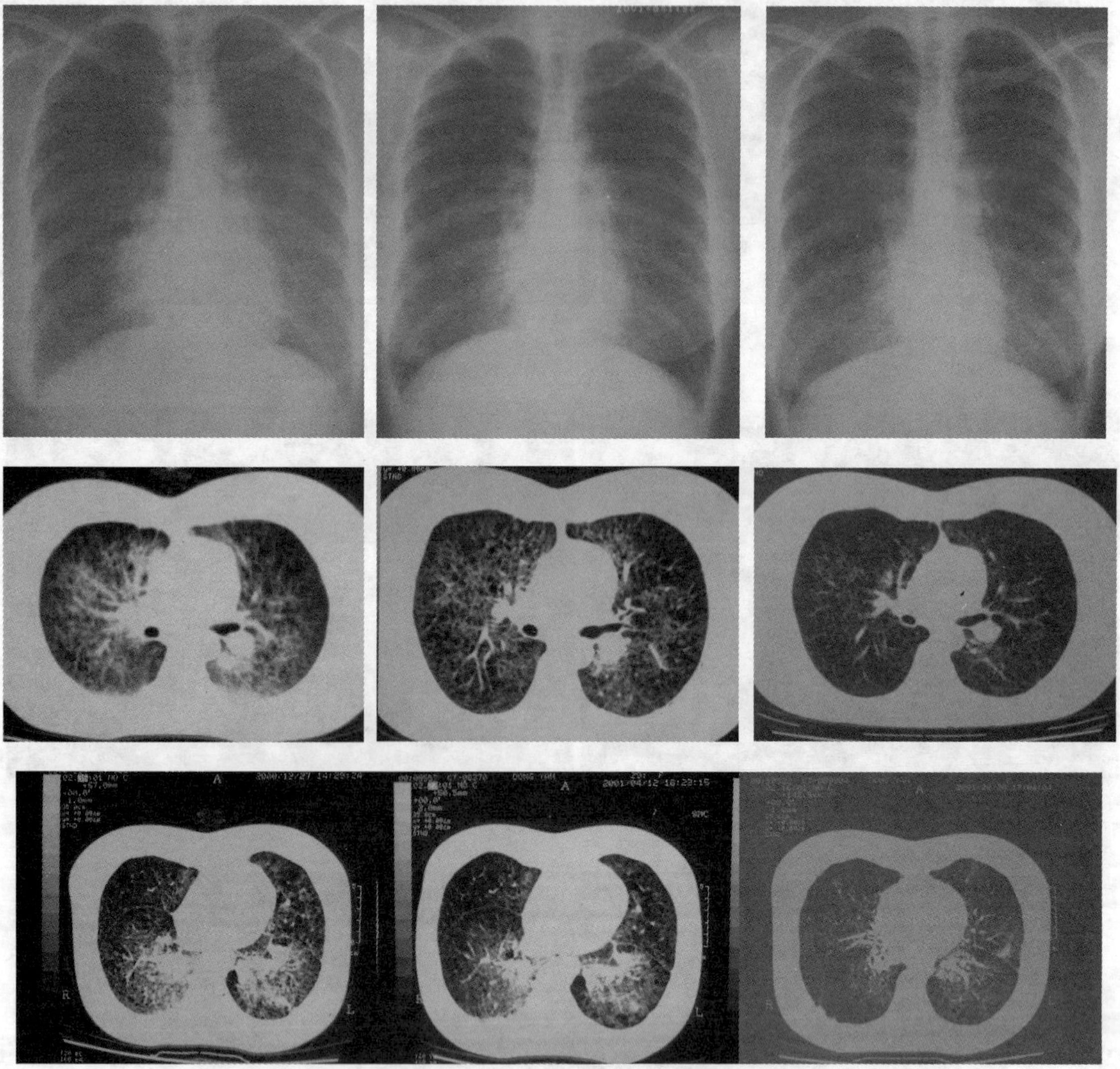

图 4-24-4　治疗前、治疗后 2 个月、治疗后 4 个月的胸部 X 线片 CT

说　明

本书中介绍的各种诊断技术、治疗方案以及药物剂量是各位作者根据当前医学理论和临床经验，并参考相关文献慎重制订的，编校人员也尽了很大努力以保证书中所荐药物剂量的准确性。但现代医药学是一门不断发展的科学，新理论、新技术和新的治疗药物不断推出，随着今后临床实践经验的不断积累和认识的深化，诊断技术、治疗方法和药物剂量可能发生变化。因此我们主张，临床医师在决定治疗方案和药物剂量时，应该了解当今的最新相关知识，认真阅读和仔细核对药物说明书中所规定的应用指征、用药方法和剂量，特别是当医师采用不熟悉的药物或新药时尤有必要。编著者和出版者郑重说明，对因使用本书资料而引起的任何事故和医疗纠纷概不负责。也不能以本书中的内容作为法律依据。

中国协和医科大学出版社